Thieme

Notfallmedizin

Herausgegeben von

Jens Scholz
Peter Sefrin
Bernd W. Böttiger
Volker Dörges
Volker Wenzel

Mit Beiträgen von

N. Aurbek
J. Bardutzky
E. Biermann
B. W. Böttiger
L. Brandt
D. Brix
H. Brugger
F. X. Brunner
M. W. Büchler
G.-D. Burchard
C. Byhahn
B. Dirks
V. Dörges
H. D. Dörr
W. R. Dombrowsky
B. Durrer
W. Eisenmenger
E.-J. Finke
M. Fischer
C. W. Flesche
D. Frangoulidis
A. Gabel
K. Gerlach
J.-T. Gräsner
A. Gries
Th. Hachenberg
J. Hauke
G. Heller
M. Helm
H. Herff
R. Holzbach
B. Hossfeld
H. B. Huttner
K.-G. Kanz
M. Kinn
W. Kirchinger
R. Klose
H. Krause
H. Krieter
H. Kuhnigk
U. van Laak
L. Lampl
A. Lechleuthner
W. Lederer
W. Ch. Loos
D. Lüttje
Th. Luiz
C. Madler
L. Mahlke
B. Mayer
V. Meineke
J. Meixensberger
M. Messelken
T. Messer
Hp. Moecke
M. Mohr
S. Oppermann
F.-G. Pajonk
S. N. Piper
F.-A. Pitten
T.-M. Radda
P. Rechenbach
H. Riedmiller
A. Roosen
T. Rosolski-Jantzen
P. Rupp
F. Salomon
J. Schallhorn
Th. Schlechtriemen
G. Schmöller
St. Schwab
A. Seekamp
P. Sefrin
M. Sikinger
D. Singer
F. Spöhr
D. Stratmann
L. Szinicz
A. Thierbach
H. M. Thiermann
C. Tiltscher
W. Toepfer
H. Trimmel
W. Ummenhofer
W. G. Voelckel
A. Walther
V. Wenzel
J. Werner
S. Wirtz
M. Zürcher

2., vollständig überarbeitete Auflage

231 Abbildungen
138 Tabellen

Georg Thieme Verlag
Stuttgart · New York

Bibliografische Information
der Deutschen Nationalbibliothek

Die Deutsche Nationalbibliothek verzeichnet diese Publikation in der Deutschen Nationalbibliografie; detaillierte bibliografische Daten sind im Internet über http://dnb.d-nb.de abrufbar.

Wichtiger Hinweis: Wie jede Wissenschaft ist die Medizin ständigen Entwicklungen unterworfen. Forschung und klinische Erfahrung erweitern unsere Erkenntnisse, insbesondere was Behandlung und medikamentöse Therapie anbelangt. Soweit in diesem Werk eine Dosierung oder eine Applikation erwähnt wird, darf der Leser zwar darauf vertrauen, dass Autoren, Herausgeber und Verlag große Sorgfalt darauf verwandt haben, dass diese Angabe **dem Wissensstand bei Fertigstellung des Werkes** entspricht.

Für Angaben über Dosierungsanweisungen und Applikationsformen kann vom Verlag jedoch keine Gewähr übernommen werden. **Jeder Benutzer ist angehalten**, durch sorgfältige Prüfung der Beipackzettel der verwendeten Präparate und gegebenenfalls nach Konsultation eines Spezialisten festzustellen, ob die dort gegebene Empfehlung für Dosierungen oder die Beachtung von Kontraindikationen gegenüber der Angabe in diesem Buch abweicht. Eine solche Prüfung ist besonders wichtig bei selten verwendeten Präparaten oder solchen, die neu auf den Markt gebracht worden sind. **Jede Dosierung oder Applikation erfolgt auf eigene Gefahr des Benutzers.** Autoren und Verlag appellieren an jeden Benutzer, ihm etwa auffallende Ungenauigkeiten dem Verlag mitzuteilen.

Die 1. Auflage erschien 1999 unter der Herausgeberschaft von G. Hempelmann, H. A. Adams und P. Sefrin.

Rüdigerstraße 14
70469 Stuttgart
Deutschland
Telefon: +49/(0)711/8931-0
Unsere Homepage: www.thieme.de

Printed in Germany

Zeichnungen: Andrea Schnitzler, Innsbruck – M. & P. Gusta, Paris
Umschlaggestaltung: Thieme Verlagsgruppe
Umschlagabbildungen:
Einklinkerfoto, oben: Ausladen eines Patienten aus dem Rettungshubschrauber „Christophorus 1", Innsbruck, Österreich (Quelle: ÖAMTC Christophorus Flugrettungsverein, Wien, Österreich)
Einklinkerfoto, Mitte: Dissektion der Aorta ascendens mit akuter Aortenklappeninsuffizienz (Quelle: Dr. Corinna Velik-Salchner, Univ.-Klinik für Anästhesie und Allg. Intensivmedizin, Medizinische Universität Innsbruck, Österreich)
Einklinkerfoto, unten: Hyperextensionsverletzung an der Halswirbelsäule mit traumatischer Rückenmarkschädigung (Quelle: Dr. Anton Kathrein, Univ.-Klinik für Unfallchirurgie und Sporttraumatologie, Medizinische Universität Innsbruck, Österreich)
Foto rechts oben: Windenbergung durch einen Rettungshubschrauber, Rega Basis Locarno (Quelle: Schweizerische Rettungsflugwacht REGA, 8058 Zürich-Flughafen, Schweiz)
Foto rechts unten: Thomas Möller, Stuttgart

Der Abdruck erfolgt mit freundlicher Genehmigung der genannten Personen/Institutionen.

Satz: Sommer Druck, Feuchtwangen
Gesetzt in: 3B2, Vers. 7.51f/W
Druck: Firmengruppe APPL, aprinta druck, Wemding

ISBN 978-3-13-112782-2 1 2 3 4 5 6

Vorwort der Herausgeber zur zweiten Auflage

Liebe Kolleginnen und Kollegen,
sehr geehrte Damen und Herren,

nirgendwo in der Medizin stehen auch gravierende Entscheidungen unter einem so enormen Druck wie in der Notfallmedizin. Kann sonst durch eine umfassende Anamnese und unter Einsatz einer umfangreichen Diagnostik sowie ggf. in Absprache mit einem Konsiliarius eine Diagnose gestellt und die darauf basierende Therapie initiiert werden, bedarf es in der Notfallmedizin immer sehr schneller Entscheidungen vor Ort, die auf einem möglichst umfassenden Wissen und fundierter praktischer Erfahrung fußen sollten.

Bei den meisten Notfallpatienten tritt eine lebensgefährliche Verletzung oder Erkrankung plötzlich auf, wodurch diese Patienten sofort auf die kompetente Hilfe anderer Menschen angewiesen sind. Während technische Innovationen in der Notfallmedizin vieles erleichtert haben, darf die individuelle Kompetenz des (Not-)Arztes und des gesamten Notfallteams auf gar keinen Fall vernachlässigt werden. Gerade das Leben der am schwersten erkrankten oder verletzten Notfallpatienten hängt unmittelbar von der Qualität der am Notfallort geleisteten medizinischen Versorgung ab. Daher ist es von größter Wichtigkeit, dass das gesamte Notfallteam sein Wissen regelmäßig auffrischt und sich auch über den individuellen Kenntnis- und Erfahrungsstand klar bewusst ist. Alarmierende Berichte von Fehlintubationen am Einsatzort zeigen, dass eine lückenlose Kombination aus initialer Ausbildung und kontinuierlicher einschlägiger klinischer Praxis, Fortbildung und Rezertifizierung notwendig ist, um vorhandenes Wissen auch tatsächlich in der Akutversorgung zur Rettung von Menschenleben umzusetzen. Notfallpatienten sind nicht in der Lage, sich ihren Arzt auszusuchen. Deshalb müssen wir alle gute Leser und Lehrer sein, um global vorhandenes Wissen auf breiter Ebene 24 h am Tag an jedes Krankenbett und an jeden noch so ungewöhnlichen Einsatzort zu transportieren – und dadurch die optimale Versorgung der uns anvertrauten Notfallpatienten sicherzustellen.

In den letzten Jahren sind viele klinisch-wissenschaftliche Innovationen erarbeitet worden, von denen gerade Notfallpatienten profitieren. So können zum Beispiel das neurologische Leistungsvermögen und das Überleben nach einer erfolgreichen kardiopulmonalen Reanimation durch die Anwendung der milden therapeutischen Hypothermie deutlich verbessert werden, wenn dieses Wissen nicht nur bekannt ist, sondern auch bei den richtigen Patienten fachgerecht im klinischen Alltag eingesetzt wird. Eine erfolgreiche Umsetzung auch neuer Konzepte in der alltäglichen klinischen Praxis bedeutet oft das Überwinden von persönlichen, finanziellen, institutionellen, fachlichen oder sogar politischen Widerständen – dieses Buch soll Ihnen auch hierfür Argumente und Rückhalt bieten. Gleichzeitig müssen wir die Grenzen unserer Möglichkeiten erkennen und respektieren, wenn wir im Einzelfall nichts mehr tun können. Gerade in einer Zeit immer knapper werdender Ressourcen sollen unsere therapeutischen Möglichkeiten so zielgerichtet eingesetzt werden, dass möglichst viele Patienten möglichst gut von unserer Arbeit und von unserem Wissen profitieren.

Die hier vorliegende 2. Auflage des bereits etablierten Lehrbuchs *Notfallmedizin* aus dem Jahr 1999 ist eine komplette Neubearbeitung. Wir haben dabei sehr großen Wert darauf gelegt, dass die Autoren der jeweiligen Kapitel ausgewiesene Experten im deutschsprachigen Raum sind, um eine State-of-the-Art-Darstellung und eine Diskussion der Themen zu gewährleisten. Sie werden schnell feststellen, dass die Kombination aus persönlicher klinischer Erfahrung, wissenschaftlicher Kompetenz und didaktischem Geschick der Autoren Lernen und Fortbildung auf sehr hohem Niveau ermöglichen. So wird eine hervorragende Orientierung aufgrund aktueller und von Experten bewerteter Information gewährleistet, auch um angesichts der täglich auf uns alle einströmenden Informationsflut den Überblick nicht zu verlieren. In dieser Auflage werden die Abbildungen farbig wiedergegeben, um die Anschaulichkeit des Werkes zu erhöhen. Alle Autoren haben zielgerichtete Kapitel erstellt, sodass wir ein übersichtliches Werk vorliegen haben, das dennoch das gesamte Spektrum der interdisziplinären Notfallmedizin widerspiegelt. Notfallmediziner arbeiten meist in separaten Rettungsteams, sodass ein gegenseitiger Erfahrungsaustausch oft nicht während der unmittelbaren klinischen Tätigkeit stattfinden kann. Umso wichtiger ist ein nicht nur informationsreiches, sondern geradezu unterhaltsames Buch.

Wir freuen uns sehr, wenn wir von Ihnen – positive und negative – konstruktive Kritik erfahren. Wissenschaft und damit klinische Versorgungsstrategien sind immer im Fluss und es ist nicht zu früh, bereits jetzt die nächste Auflage dieses Buchs zu planen.

Wir danken Ihnen für Ihr Vertrauen und wünschen Ihnen viel Freude beim Lesen.

Ihre

Prof. Dr. Jens Scholz, Kiel
scholz@anaesthesie.uni-kiel.de

Prof. Dr. Peter Sefrin, Würzburg
sefrin@agbn.de

Prof. Dr. Bernd W. Böttiger, Köln
bernd.boettiger@uk-koeln.de

Prof. Dr. Volker Dörges, Kiel
doerges@anaesthesie.uni-kiel.de

Prof. Dr. Volker Wenzel, M. Sc., Innsbruck
volker.wenzel@uki.at

Im Spätsommer 2007

Anschriften

Nadine Aurbek
Institut für Pharmakologie und Toxikologie der Bundeswehr
Neuherbergstraße 11
80937 München

Dr. med. Jürgen Bardutzky
Neurologische Klinik
Universitätsklinikum Erlangen
Schwabachanlage 6
91054 Erlangen

Dr. iur. Elmar Biermann
Justitiar des Berufsverbands Deutscher Anästhesisten (BDA)
Roritzerstraße 27/IV
90419 Nürnberg

Prof. Dr. med. Bernd W. Böttiger
Klinik und Poliklinik für Anästhesiologie und Operative Intensivmedizin
Universitätsklinikum Köln
Kerpener Straße 62
50937 Köln

Prof. Dr. med. Ludwig Brandt, M. Sc.
Zentrum für Anästhesie, Notfallmedizin und Schmerztherapie
Helios Kliniken Wuppertal
Heusnerstraße 40
42283 Wuppertal

Dr. med. David Brix
Urologische Klinik und Poliklinik
Universitätsklinikum Würzburg
Oberdürrbacher Straße 6
97080 Würzburg

Priv.-Doz. Dr. Hermann Brugger
ICAR-MEDCOM
Europastraße 17
39031 Bruneck
ITALIEN

Prof. Dr. Dr. Franz X. Brunner
Hals-Nasen-Ohren-Klinik
Zentralklinikum Augsburg
Stenglinstraße 2
86156 Augsburg

Prof. Dr. Markus W. Büchler
Klinik für Allgemein-, Viszeral- und Transplantationschirurgie
Universitätsklinikum Heidelberg
Im Neuenheimer Feld 110
69120 Heidelberg

Prof. Dr. med. Gerd-Dieter Burchard
Bernhard-Nocht-Institut für Tropenmedizin
Bernhard-Nocht-Straße 74
20359 Hamburg

Priv.-Doz. Dr. med. Christian Byhahn
Klinik für Anästhesiologie, Intensivmedizin und Schmerztherapie
Klinikum der Johann Wolfgang Goethe-Universität
Theodor-Stern-Kai 7
60590 Frankfurt/Main

Dr. rer. nat. Dr. med. Burkhard Dirks
Sektion Notfallmedizin
Universitätsklinik für Anästhesiologie
Prittwitzstraße 43
89075 Ulm

Prof. Dr. med. Volker Dörges
Klinik für Anästhesiologie und Operative Intensivmedizin
Universitätsklinikum Schleswig-Holstein, Campus Kiel
Schwanenweg 21
24105 Kiel

Dr. med. Harald D. Dörr
Institut für Radiobiologie der Bundeswehr
Klinische Radiobiologie
Neuherbergstraße 11
80937 München

Prof. Dr. med. Wolf R. Dombrowsky
Katastrophenforschungsstelle (KFS)
Christian-Albrechts-Universität Kiel
Westring 400
24098 Kiel

Dr. med. Bruno Durrer
FMH Allg. Medizin, Notarzt SGNOR
Doktorhuus
3822 Lauterbrunnen
SCHWEIZ

Prof. Dr. med. Wolfgang Eisenmenger
Institut für Rechtsmedizin der Universität München
Nußbaumstraße 26
80336 München

Dr. med. Ernst-Jürgen Finke
Thorner Straße 9
80993 München

Prof. Dr. Matthias Fischer
Klinik für Anästhesiologie, operative Intensivmedizin und Schmerztherapie
Klinik am Eichert
Eichertstraße 3
73035 Göppingen

Dr. med. Christian W. Flesche
Klinik für Anästhesiologie, Intensiv-, Notfallmedizin und Schmerztherapie
Krankenhaus Cuxhaven GmbH
Altenwalder Chaussee 10
27474 Cuxhaven

Dr. med. Dimitrios Frangoulidis
Institut für Mikrobiologie der Bundeswehr
Neuherbergstraße 11
80937 München

Dr. med. Andreas Gabel
Kardiologie, Flugmedizin, Notfallmedizin
Medizinischer Dienst der Deutschen Lufthansa AG
Flughafen Bereich West
60546 Frankfurt/Main

Priv.-Doz. Dr. med. Klaus Gerlach, DEAA
Steenbeek 20/3
23669 Timmendorfer Strand

Dr. med. Jan-Thorsten Gräsner
Klinik für Anästhesiologie und Operative Intensivmedizin
Universitätsklinikum Schleswig-Holstein, Campus Kiel
Schwanenweg 21
24105 Kiel

Prof. Dr. med. André Gries
Interdisziplinäre Notfallaufnahme
Klinikum Fulda gAG
Pacelliallee 4
36013 Fulda

Prof. Dr. med. Thomas Hachenberg
Klinik für Anästhesiologie und Intensivmedizin
Universitätsklinikum Magdeburg A.ö.R.
Leipziger Straße 44
39120 Magdeburg

Jens Hauke
Abteilung für Anästhesiologie und Intensivmedizin
Bundeswehrkrankenhaus
Oberer Eselsberg 40
89081 Ulm

Dr. med. Gilbert Heller
Klinik für Anästhesiologie und Operative Intensivmedizin
Universitätsklinikum Schleswig-Holstein, Campus Kiel
Schwanenweg 21
24105 Kiel

Dr. med. Matthias Helm
Abteilung für Anästhesiologie und Intensivmedizin
Bundeswehrkrankenhaus
Oberer Eselsberg 40
89081 Ulm

Dr. med. Holger Herff
Universitätsklinik für Anästhesie und Allgemeine Intensivmedizin
Medizinische Universität Innsbruck
Anichstraße 35
6020 Innsbruck
ÖSTERREICH

Dr. med. Rüdiger Holzbach
LWL-Kliniken Warstein und Lippstadt
Franz-Hegemann-Straße 23
59581 Warstein

Dr. med. Björn Hossfeld
Abteilung für Anästhesiologie und Intensivmedizin
Bundeswehrkrankenhaus
Oberer Eselsberg 40
89081 Ulm

Dr. med. Hagen B. Huttner
Neurologische Klinik
Universitätsklinikum Erlangen
Schwabachanlage 6
91054 Erlangen

Priv.-Doz. Dr. med. Karl-Georg Kanz
Chirurgische Klinik, Campus Innenstadt
Klinikum der Universität München
Nußbaumstraße 20
80336 München

Michael Kinn
Abteilung für Anästhesie, Intensivmedizin und Schmerztherapie
BG-Unfallklinik Ludwigshafen
Ludwig-Guttmann-Straße 13
67071 Ludwigshafen

Dr. med. Werner Kirchinger
GSF – Forschungszentrum für Umwelt und Gesundheit GmbH
Institut für Strahlenschutz
Ingolstädter Landstraße 1
85764 Oberschleißheim

Prof. Dr. med. Roderich Klose
Friedrich-von Bodelschwingh-Straße 25 A
67071 Ludwigshafen

Dr. med. Henning Krause
Zentrum Akute Medizin – Anästhesiologie und operative Intensivmedizin
Asklepios Klinik Barmbek
Rübenkamp 220
22291 Hamburg

Priv.-Doz. Dr. med. Heiner Krieter, DEAA
Klinik für Anästhesiologie
Anästhesiologie – Intensivtherapie – Notfallmedizin – Schmerztherapie
Klinikum Saarbrücken gGmbH
Winterberg 1
66119 Saarbrücken

Priv.-Doz. Dr. med. Herbert Kuhnigk, DEAA
Klinik und Poliklinik für Anästhesiologie
Universitätsklinikum Würzburg
Oberdürrbacher Straße 6
97080 Würzburg

Dr. med. Ulrich van Laak
Schifffahrtmedizinisches Institut der Marine
Kopperpahler Allee 120
24119 Kronshagen

Prof. Dr. med. Lorenz Lampl
Abteilung für Anästhesiologie und Intensivmedizin
Luftrettungsstation „Christoph 22"
Bundeswehrkrankenhaus
Oberer Eselsberg 40
89081 Ulm

Prof. Dr. med. Dr. rer. nat. Alex Lechleuthner
Institut für Notfallmedizin der Berufsfeuerwehr Köln
Scheibenstraße 13
50737 Köln

Prof. Dr. med. Wolfgang Lederer
Universitätsklinik für Anästhesie und Allgemeine Intensivmedizin
Medizinische Universität Innsbruck
Anichstraße 35
6020 Innsbruck
ÖSTERREICH

Priv.-Doz. Dr. med. Dr. med. habil. Wolfgang Ch. Loos
Praxis für Frauenheilkunde und Geburtshilfe
Karl-Böhm-Straße 2
85598 Baldheim

Hon.Prof. Dr. Dieter Lüttje
Klinik für Geriatrie
Klinikum Osnabrück
Sedanstraße 115
49090 Osnabrück

Dr. med. Thomas Luiz
Institut für Anästhesiologie und Notfallmedizin I
Westpfalz-Klinikum GmbH
Hellmut-Hartert-Straße 1
67655 Kaiserslautern

Prof. Dr. med. Christian Madler
Institut für Anästhesiologie und Notfallmedizin I
Westpfalz-Klinikum GmbH
Hellmut-Hartert-Straße 1
67655 Kaiserslautern

Dr. med. Lutz Mahlke
Klinik für Unfallchirurgie (Traumatologie)
Universitätsklinikum Schleswig-Holstein, Campus Kiel
Arnold-Heller-Straße 7
24105 Kiel

Dr. med. Bernd Mayer
Lehrbeauftragter für Katastrophenmedizin der Univ. Graz
Auen 13, Birglhof
8162 Passail 2
ÖSTERREICH

Priv.-Doz. Dr. med. Viktor Meineke
Institut für Radiobiologie der Bundeswehr
Neuherbergstraße 11
80937 München

Prof. Dr. med. Jürgen Meixensberger
Klinik und Poliklinik für Neurochirurgie
Universitätsklinikum Leipzig
Liebigstraße 20
04103 Leipzig

Dr. med. Martin Messelken
Klinik für Anästhesiologie, operative Intensivmedizin und Schmerztherapie
Klinik am Eichert
Eichertstraße 3
73035 Göppingen

Dr. med. Thomas Messer
Klinik für Psychiatrie, Psychotherapie und Psychosomatik
Bezirkskrankenhaus Augsburg
Dr.-Mack-Straße 1
86156 Augsburg

Dr. med. Heinzpeter Moecke
Asklepios Klinik Nord Heidberg
Tangstedter Landstraße 400
22417 Hamburg

Prof. Dr. med. Michael Mohr
Klinik für Anästhesiologie und Intensivmedizin
DIAKO Ev. Diakonie-Krankenhaus gGmbH
Gröpelinger Heerstraße 406/408
28239 Bremen

Dr. med. Stefan Oppermann
Institut für Notfallmedizin
Bredowstraße 4
22113 Hamburg

Prof. Dr. med. Frank-Gerald B. Pajonk
Privat-Nerven-Klinik Dr. med. Kurt Fontheim
Lindenstraße 15
38704 Liebenburg

Priv.-Doz. Dr. med. Swen N. Piper
Klinik für Anästhesiologie und Operative Intensivmedizin
Klinikum Ludwigshafen
Bremserstraße 79
67063 Ludwigshafen

Priv.-Doz. Dr. med. Frank-Albert Pitten
Institut für Krankenhaushygiene und Infektionskontrolle
Siemensstraße 18
35394 Gießen

Primarius Prof. Dr. med. Thomas-Michael Radda
Augenabteilung
Sozialmedizinisches Zentrum Ost – Donauspital
Langobardenstraße 122
1220 Wien
ÖSTERREICH

Dr.-Ing. Peer Rechenbach
Am Beedenkamp 2
22559 Hamburg

Univ.-Prof. Dr. med. Hubertus Riedmiller
Urologische Klinik und Poliklinik
Universitätsklinikum Würzburg
Oberdürrbacher Straße 6
97080 Würzburg

Dr. med. Alexander Roosen
Urologische Klinik und Poliklinik
Universitätsklinikum Würzburg
Oberdürrbacher Straße 6
97080 Würzburg

Prof. Dr. med. Tanja Rosolski-Jantzen
Wellengang 35
23968 Wismar

Dr. med. Peter Rupp
Notfallzentrum Hirslanden Bern
Salem-Spital
Schänzlistraße 39
3000 Bern 25
SCHWEIZ

Priv.-Doz. Dr. med. Fred Salomon
Klinik für Anästhesie und Intensivmedizin
Klinikum Lippe-Lemgo GmbH
Rintelner Straße 85
32657 Lemgo

Jörg Schallhorn
Feuerwehr Hamburg
Bredowstraße 4
22113 Hamburg

Dr. med. Thomas Schlechtriemen
Rettungszweckverband Saar
Rettungsdienst
Saarpfalz-Park 9
66450 Bexbach

Gerhard Schmöller
Landeshauptstadt München
Branddirektion, Aus- und Fortbildung
Fb Rettungsdienst
An der Hauptfeuerwache 8
80331 München

Prof. Dr. med. Jens Scholz
Klinik für Anästhesiologie und Operative Intensivmedizin
Universitätsklinikum Schleswig-Holstein, Campus Kiel
Schwanenweg 21
24105 Kiel

Prof. Dr. Stefan Schwab
Neurologische Klinik
Universitätsklinikum Erlangen
Schwabachanlage 6
91054 Erlangen

Prof. Dr. med. Andreas Seekamp
Klinik für Unfallchirurgie (Traumatologie)
Universitätsklinikum Schleswig-Holstein, Campus Kiel
Arnold-Heller-Straße 7
24105 Kiel

Prof. Dr. med. Peter Sefrin
Klinik und Poliklinik für Anästhesiologie
Sektion für präklinische Notfallmedizin
Universitätsklinikum Würzburg
Oberdürrbacher Straße 6
97080 Würzburg

Dr. med. Marcus Sikinger
Klinik für Anästhesiologie
Universitätsklinikum Heidelberg
Im Neuenheimer Feld 110
69120 Heidelberg

Prof. Dr. med. Dominique Singer
Sektion Neonatologie und Pädiatrische Intensivmedizin
Zentrum Frauen-, Kinder- und Jugendmedizin
Universitätsklinikum Hamburg-Eppendorf
Martinistraße 52
20246 Hamburg

Dr. med. Fabian Spöhr
Klinik und Poliklinik für Anästhesiologie
und Operative Intensivmedizin
Universitätsklinikum Köln
Kerpener Straße 62
50937 Köln

Dr. med. Dieter Stratmann
Institut für Anästhesiologie
Kliniken im Mühlenkreis
Klinikum Minden
Friedrichstraße 17
32427 Minden

Prof. Dr. med. Ladislaus Szinicz
Leiblstraße 6
82166 Gräfelfing

Dr. med. Andreas Thierbach
Klinik für Anästhesie, Intensivmedizin, Notfallmedizin
und Schmerztherapie
Klinikum Idar-Oberstein GmbH
Dr.-Ottmar-Kohler-Straße 2
55743 Idar-Oberstein

Priv.-Doz. Dr. med. Horst M. Thiermann
Institut für Pharmakologie und Toxikologie der
Bundeswehr
Neuherbergstraße 11
80937 München

Dr. med. Cordula Tiltscher
Klinik für Psychiatrie, Psychotherapie und Psychosomatik
Bezirkskrankenhaus Augsburg
Dr.-Mack-Straße 1
86156 Augsburg

Dr. med. Wolfgang Toepfer
Flottenkommando
Abt. Admiralarzt der Marine
Postfach 1163
24956 Glücksburg/Ostsee

Prim. Dr. Helmut Trimmel
Abt. für Anästhesie, Notfall- und Allgemeine Intensivmedizin
A.ö. Schwerpunktkrankenhaus der Stadt Wien Neustadt
Corvinusring 3 – 5
2700 Wiener Neustadt
ÖSTERREICH

Prof. Dr. med. Wolfgang Ummenhofer
Departement Anästhesie
Universitätsspital
Petersgraben 4
4031 Basel
SCHWEIZ

Univ.-Prof. Dr. Wolfgang G. Voelckel
Universitätsklinik für Anästhesie und Allgemeine Intensivmedizin
Medizinische Universität Innsbruck
Anichstraße 35
6020 Innsbruck
ÖSTERREICH

Priv.-Doz. Dr. Andreas Walther
Klinik für Anästhesiologie
Universitätsklinkum Heidelberg
Im Neuenheimer Feld 110
69120 Heidelberg

Prof. Dr. med. Volker Wenzel, M. Sc.
Universitätsklinik für Anästhesie und Allgemeine Intensivmedizin
Medizinische Universität Innsbruck
Anichstraße 35
6020 Innsbruck
ÖSTERREICH

Prof. Dr. med. Jens Werner
Klinik für Allgemein-, Viszeral- und Transplantationschirurgie
Universitätsklinikum Heidelberg
Im Neuenheimer Feld 110
69120 Heidelberg

Dr. med. Sebastian Wirtz
Abt. für Anästhesiologie und operative Intensivmedizin
Asklepios Klinik Barmbek
Rübenkamp 220
22291 Hamburg

Dr. Mathias Zürcher
Departement Anästhesie
Universitätsspital
Petersgraben 4
4031 Basel
SCHWEIZ

Inhaltsverzeichnis

Abkürzungen Notfallmedizin

A., Aa.	Arteria, Arteriae
ACD-CPR	Kompressions-Dekompressions-CPR
AchR	Azetylcholinrezeptor
ACLS	advanced cardiac life support
ACSCOT	American College of Surgeons, Committee on Trauma
AHA	American Heart Association
AICD	automatisch implantierbares Kardioverter-Defibrillator-System
AKS	akutes Koronarsyndrom
ALEP	Alarm- und Einsatzplan
ÄLRD	Ärztlicher Leiter Rettungsdienst
ALTE	apparent life-threatening events
AMS	acute mountain sickness
ANTS	anaesthesists non-technical skills
ANV	akutes Nierenversagen
AP	Angina pectoris
APGAR	Atmung, Puls, Grundtonus, Aussehen, Reflexe
ARDS	akutes Atemnotsyndrom
ARS	acute radiation syndrome
ASR	Achillessehnenreflex
ATLS	advanced trauma life support
AVP	Arginin-Vasopressin
BÄK	Bundesärztekammer
BAND	Bundesvereinigung der Arbeitsgemeinschaften der Notärzte Deutschlands
BBiG	Berufsbildungsgesetz
BGA	Blutgasanalyse
BGB	Bürgerliches Gesetzbuch
BHP	Behandlungsplatz
BHR	Bauchhautreflex
BLS	basic life support
BNP	brain natriuretic peptide
BSR	Bizepssehnenreflex
BURP	backward upward rightward pressure
BWS	Brustwirbelsäule
CCHF	crimean-congo-haemorrhagic-fever
CCT	kraniales Computertomogramm
CLE	consequential late effects
CMS	chronic mountain sickness
COPD	chronic obstructive pulmonary disease
CPAP	continuous positive airway pressure
CPP	cerebral perfusion pressure
CPPV	continuous positive pressure ventilation
CPR	kardiopulmonale Reanimation
CRM	crew resource management
CRS	cutaneous radiation syndrome
CWC	Chemiewaffenkonvention
DGzRS	Deutsche Gesellschaft zur Rettung Schiffbrüchiger
DIVI	Deutsche Interdisziplinäre Vereinigung für Intensivmedizin
DWI	diffusionsgewichtete MRT-Sequenz
EDD	esophageal detector device
ELT	endless-loop-tachycardia
ERC	European Resuscitation Council
ERCP	endoskopisch retrograde Cholangiopankreatikographie
ETC	ösophagotrachealer Kombitubus
EUG	Extrauteringravidität
FNA	Feinnadelaspiration
FWDV	Feuerwehrdienstvorschrift
GBS	Guillain-Barré-Syndrom
GCS	Glasgow Coma Scale
GGVE	Gefahrgutverordnung Eisenbahn
GGVS	Gefahrgutverordnung Straße
GIS	gastrointestinales Strahlensyndrom
GIT	Gastrointestinaltrakt
GRTW	Großrettungswagen
HACE	high altitude cerebral edema
HAPE	high altitude pulmonal edema
HAPH	high altitude pulmonary tension
HES	Hydroxyethylstärke
HIB	Haemophilus influenzae B
HK	Havariekommando
HKV	Vereinbarung über die Errichtung des Havariekommandos
HWS	Halswirbelsäule
HZV	Herzzeitvolumen
IABP	intraaortale Ballongegenpulsation
ICAO	International Civil Aviation Organization
ICB	intrazerebrale Blutung
ICP	intrazerebraler Druck
ICR	Interkostalraum
ICRP	International Commission on Radiological Protection
IfSG	Infektionsschutzgesetz
IHT	Inhalationstrauma
IKAR	Internationale Kommission für Alpine Rettungsarbeit
ILCOR	International Liaison Committee on Resuscitation
ILMA	Intubationslarynxmaske
IMO	International Maritime Organization
IPPV	intermittierende positive Druckbeatmung
IRTW	Infektionsschutzrettungswagen
ISMM	Internationale Gesellschaft für Gebirgsmedizin
ISTA	Aortenisthmusstenose
ITH	Intensivtransporthubschrauber
ITV	inspiratory threshold valve
ITW	Intensivtransportwagen
IVIG	intravenöse Immunglobuline
KED	Kendrick Extrication Device
KEL	Krankenhauseinsatzleitung
KG	Körpergewicht
KOF	Körperoberfläche
KRINKO	Kommission für Krankenhygiene und Infektionsprävention

KUS	Kompressionsultraschall
LAGA	Länderarbeitsgemeinschaft
Lig., Ligg.	Ligamentum, Ligamenta
LMA	Larynxmaske
LNA	Leitender Notarzt
LT	Larynxtubus
LTS	Larynxtubus S
M., Mm.	Musculus, Musculi
MANV	Massenanfall von Verletzten
MC	medical coordinator
MEES	Mainzer Emergency Evaluation Score
MG	Myasthenia gravis
MIND	minimaler Notarztdatensatz
MPA	maritime patrol aircraft
MRCC	maritime rescue coordination center
MWBO	Musterweiterbildungsordnung
m.w.N.	mit weiteren Nachweisen
N., Nn.	Nervus, Nervi
NA	Notarzt
NACA	National Advisory Commitee for Aeronautics
NAEMSP	National Association of Emergency Medical Services Physicians
NASCIS	North American Spinal Cord Injury Study
NAW	Notarztwagen
NEF	Notarzteinsatzfahrzeug
NK	Nervenkampfstoffe
NO	Stickstoffmonoxid
NOMI	non-occlusive mesenterial ischemia
NSE	neuronspezifische Enolase
NSTEMI	Nicht-ST-Hebungsinfarkt
NVS	neurovaskuläres Strahlensyndrom
OrgL	Organisatorischer Leiter Rettungsdienst
OVCW	Organisation zum Verbot chemischer Waffen
PAF	plättchenaktivierender Faktor
PCI	perkutane Koronarintervention
PEEP	positiver endexspiratorischer Druck
PEG	Paul-Ehrlich-Gesellschaft
PEP	Postexpositionprophylaxe
PFC	persistierende fetale Zirkulation
PMT	pacemaker-mediated-tachycardia
PPHN	persistierende pulmonale Hypertension des Neugeborenen
PSR	Patellarsehnenreflex
PTC	Patienten-Transport-Compartment
PTCA	perkutane transluminale Koronar-angioplastie
PWI	perfusionsgewichtete MRT-Sequenz
RA	Rettungsassistent
RCC	rescue coordination center
RDD	radiological dispersal devices
RDS	respiratory distress syndrome
RettAssG	Rettungsassistentengesetz
RH	Rettungshelfer
RKI	Robert Koch-Institut
RLS	Rettungsleitstelle
ROS	reactive oxygen species
ROSC	return of spontaneous circulation
RS	Rettungssanitäter
RSV	respiratory syncytial virus
RSZ	regionales Strahlenschutzzentrum
RTH	Rettungshubschrauber
RTS	Revised Trauma Score
RTW	Rettungswagen
SA	Sanitäter
SAB	Subarachnoidalblutung
SAR	Suche und Rettung (Search & Rescue)
SCIWORA	spinal cord injury without radiographic abnormalities
SEG	Schnelleinsatzgruppe
SeuchRNeuG	Seuchenrechtsneuordnungsgesetz
SGB	Sozialgesetzbuch
SH	Sanitätshelfer
SHT	Schädel-Hirn-Trauma
SIDS	sudden infant death syndrome
SIRS	systemic inflammatory response syndrome
SJS	Stevens-Johnson-Syndrom
SMR	standardisierte Mortalitätsratio
SPEED	sudden pacemaker emergencies and electrical disorders
SSK	Strahlenschutzkommission
SSSS	staphylococcal scalded skin syndrome
SSW	Schwangerschaftswoche
StAKoB	Ständige Arbeitsgemeinschaft der Kompetenz- und Behandlungszentren
STCW	standards of training, certification and watchkeeping
STEMI	ST-Hebungsinfarkt
StGB	Strafgesetzbuch
STIKO	Ständige Impfkommission am Robert Koch-Institut
TCRA	traumatic cardiorespiratory arrest
TEN	toxische epidermale Nekrolyse
TMAS	telemedical maritime assistance service
TPR	Tibialis-posterior-Reflex
TSR	Trizepssehnenreflex
UAP	instabile Angina pectoris
UEG	untere Explosionsgrenze
UIAA	Union Internationale des Associations des Alpinistes
Ü-MANV	überregionale Hilfe beim Massenanfall von Verletzten
VA	Verletztenablage
VAH	Verbund für angewandte Hygiene
VEGF	vascular endothelial growth factor
VHF	virales hämorrhagisches Fieber
VKOF	verbrannte Körperoberfläche
WADEM	World Association for Disaster and Emergency Medicine
WAG	Windenabseilgerät
WHO	World Health Organization
WMS	Wilderness Medical Society
WPW	Wolff-Parkinson-White-Syndrom

Grundlagen

1 Historische Einführung

1 Historische Einführung

L. Brandt

Roter Faden

Entstehung der modernen Notfallmedizin
Zur Entwicklung der Organisation des Rettungswesens
Atemspende
Herzmassage
Sauerstoff und intravenöse Therapie
Elektrische Maßnahmen

Älteste Wiederbelebungsmethoden. Der Wunsch, einen in Not geratenen Mitmenschen vor dem drohenden Tod zu bewahren, ist sicher einer der Urtriebe des „Herdentieres" Mensch. Die dazu verwendeten Maßnahmen waren ursprünglich wohl eher vom Instinkt geleitet, als von Vernunft und Überlegung bestimmt. Man versuchte, den leblos scheinenden Körper durch Anrufen zu erwecken, durch Rütteln, Schlagen oder Schmerzreize zu einer Reaktion zu veranlassen. Gelang dies nicht, wartete man ab, registrierte das Auskühlen des Körpers und versuchte, durch Auflegen von Asche oder frischem Tiermist Wärme zuzuführen. Half auch dies nichts, wartete man weiter zu. Fortschreitende Auskühlung, Totenflecke und zunehmender Geruch waren schließlich die Zeichen des unumkehrbaren Endes. Der Kampf mit dem Tod war verloren, der Leichnam wurde bestattet oder verbrannt.

Inversionsmethode. Der Mensch wählte für seine ersten Ansiedlungen die Ufer von Flüssen und Seen; Wasser war zum Überleben notwendig, konnte aber auch den Tod bedeuten: Der Ertrinkungsunfall war wohl eine der häufigsten akzidentellen Todesursachen in früherer und frühester Zeit. Mutmaßlich hatte der Verunglückte über seine Körperöffnungen zu viel Wasser aufgenommen. Man hielt die Ertrunkenen kopfüber oder hängte sie an den Füßen auf, damit das durch Mund und Nase eingetretene Wasser den Körper auf dem gleichen Weg wieder verlassen konnte. Jahrtausende alte Abbildungen aus der Zeit Ramses II. (ca. 1300 v. Chr.) geben ein Zeugnis von dieser als „Inversionsmethode" bezeichneten Aktion (Abb. 1.**1**).

Die Inversionsmethode war bis in unsere Tage hinein populär (vgl. Wilhelm Buschs Gedicht „Der Lohn einer guten Tat") und wurde in verschiedensten Variationen angewandt.

Mund-zu-Mund-Beatmung. Auch die Methode der Mund-zu-Mund-Beatmung ist viele Jahrtausende alt. Im hebräischen „Talmud" wird vom „Geheimnis der Hebammen" berichtet. Asphyktische Neugeborene wurden auf diese Art wiederbelebt. Im „Alten Testament" erfährt man im zweiten Buch der Könige von der Wiederbelebung eines Knaben durch den Propheten Elisa mit Hilfe der Mund-zu-Mund-Beatmung (2. Könige 4, 32 – 35): „Als Elischa in das Haus kam, lag das Kind tot auf seinem Bett. Er ging in das Gemach, schloß die Tür hinter sich und dem Kind und betete zum Herrn. Dann trat er an das Bett und warf sich über das Kind; er legte seinen Mund auf dessen Mund, seine Augen auf dessen Augen, seine Hände auf dessen Hände. Als er sich so über das Kind hinstreckte, kam Wärme in dessen Leib. Dann stand er auf, ging im Haus einmal hin und her, trat wieder an das Bett und warf sich wieder über das Kind. Da nieste es siebenmal und öffnete die Augen."

Gleich mehrfach wird auch im Neuen Testament über die (Wieder-)Erweckung von (Schein-)Toten erzählt, ohne dass jedoch die dazu verwendeten Methoden erwähnt würden:
- die Tochter des Jairus wird ins Leben zurückgeholt (Lukas 8, 40 – 56),
- der Jüngling von Nain entsteigt wiederbelebt dem Sarg (Lukas 7, 11 – 17),
- selbst Lazarus, der bereits Zeichen des sicheren Todes aufweist („Herr, er riecht aber schon, denn es ist bereits der vierte Tag"), kann wiedererweckt werden (Johannes 11, 17 – 44).

Erfolgreiche Wiederbelebungen scheinen im Altertum nichts Ungewöhnliches gewesen zu sein. In der römischen Literatur (Celsus, Plinius) waren es die beiden Ärzte Appolonius von Tyana und Asklepiades von Bithynien, die durch solche Wundertaten zu großem Ansehen gelangten. Die

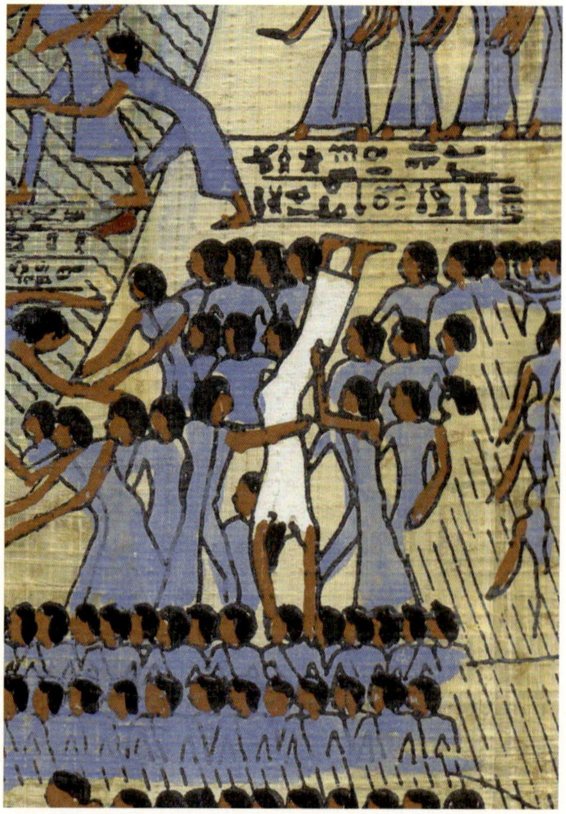

Abb. 1.**1** Ausschnitt aus einem Relief im Ramesseum in West-Theben. Bei der Schlacht von Kadesh (13. Jh. v. Chr.) schlugen die Truppen Ramses II. die Hethiter über den Fluss Orontes in die Flucht. Dabei ertrank deren König. Seine Soldaten versuchten, ihn mit Hilfe der Inversionsmethode wiederzubeleben.

Unkenntnis der sicheren Todeszeichen und die daraus resultierende Gefahr der Verbrennung oder Bestattung noch Lebender, d.h. Scheintoter, eröffnete den Ärzten jener Zeit die Möglichkeit, sich immer wieder mit solchen Taten zu profilieren.

Scheintod. Die Angst davor, lebendig begraben zu werden, hat sich bis in unsere Tage gehalten, berechtigterweise, wie Berichte aus der Tagespresse immer wieder zeigen. Die Einrichtung von Leichenhäusern auf Friedhöfen und die modernen Vorschriften im Umgang mit Verstorbenen sind die direkten Konsequenzen aus diesen Erfahrungen. In der 2. Hälfte des 18. Jahrhunderts stellte Johann Peter Frank in seinem „System einer vollständigen medicinischen Polizey" fest: „Die Zahl der lebendig Begrabenen ist gewiß größer als die Zahl der Selbstmörder." Die versehentliche Bestattung Scheintoter wurde zu einem zentralen Thema der medizinischen Literatur des 18. und 19. Jahrhunderts (z.B. J.J. Brühier, A. de Haen, P.G. Hensler, J.C.F. Scherff, A.G. Richter, C.W. Hufeland). Auch die populären Literaten jener Zeit griffen diese Urangst immer wieder auf (Gottfried Keller, Friederike Kempner, Alfred de Musset, Edgar Allen Poe, Arthur Schnitzler).

Reanimation im frühen Mittelalter. Relativ wenig ist über die Maßnahmen bekannt, welche im Altertum zur Wiederbelebung angewandt wurden. Erwähnt wurden bereits die Inversionsmethode und die Mund-zu-Mund-Beatmung. Hierzu geben zum ersten Mal die Ärzte des Mittelalters Auskunft. Der im 6. Jh. n. Chr. lebende Aetius von Amida schildert in seinem „Tetrabiblon" Reanimationsmaßnahmen bei Erhängten und Ertrunkenen: „Zum Bewußtsein zurückgebracht werden bisweilen die Gehenkten, indem man ihnen Essig in den Mund gießt mit Pfeffer oder Brennesselsamen. … Den Gehenkten, die noch leben, hilft ein in die Nase geblasenes Niesmittel und Venensektion im Ellbogen. Lasse sie auch trinken Pfeffer mit sehr scharfem Essig und zwinge sie, sich zu erbrechen. Auf die zusammengekniffenen Teile des Halses müßt Ihr warme Ölumschläge legen oder warmen Anis oder Gänsefett und mit weicher Wolle den Hals einwickeln, um ihn zu erwärmen." Die Ertrunkenen solle man „außerdem … zuerst mit dem Kopf nach unten aufhängen, und sie zwingen, das eingeschluckte Wasser auszuspeien, indem man sie mit einer Feder oder mit dem Finger reizt und von außen her mittels Drücken mit den Händen der Spannung des Bauches zu Hilfe kommt". Ähnlich äußert sich im 7. Jh. n. Chr. Paulus von Aegina in seiner „De re medica".

Reanimation im späten Mittelalter. Trotz dieser erfolgversprechenden Ansätze trat der Gedanke der Wiederbelebung im späten Mittelalter und in der frühen Neuzeit wieder in den Hintergrund. Ein Grund dafür mag die christliche Überzeugung gewesen sein, das Leben auf Erden sei nichts weiter als die Vorstufe zum ewigen Leben im Himmel, der Tod und damit das Ende dieses „irdischen Jammertals" eine Erlösung. Auch die Ärzte waren der Überzeugung, dass der Versuch einer Einflussnahme auf den Zeitpunkt des Todes einem Aufbegehren gegen den Plan Gottes gleichkäme, wie Paracelsus in seiner „Philosophia sagax" formulierte: „Es stirbt kein Mensch, dessen Tod nicht vorher geweissagt würde. … Denn so genau und gut ist alles am Menschen von Gott gezählt, dass es nicht ein Härlein gibt, das nicht von Gott gezählt worden wäre. So wohl, wie alles am Menschen gezählt wird, so sehr wird auch dafür gesorgt, dass ihm Weissagungen übermittelt werden, betreffs seiner Zukunft, seiner Geburt, seines Todes, seines Lebenswandels und Endes."

Entstehung der modernen Notfallmedizin

Reanimation in der Neuzeit. Es dauerte nicht weniger als bis zum 17. Jahrhundert, ehe man akzeptierte, dass, ungeachtet bzw. durchaus in Konsens mit der göttlichen Vorsehung, das Gebot der christlichen Nächstenliebe die Aufforderung implizierte, seinem vom Tod bedrohten Mitmenschen Hilfe angedeihen zu lassen.

Es musste deshalb wohl auch ein Pfarrer sein, Sebastian Weiss aus Dittersbach auf dem Eigen in der Lausitz, welcher kurz nach dem Dreißigjährigen Krieg die erste dem Autor bekannte Schrift mit Berichten über und Empfehlungen zur Wiederbelebung Ertrunkener zum Druck gab. Sie trägt den Titel: „Kurtzer Bericht und Handgrieff / Wie man mit denen Personen / groß und klein / so etwan in eusserste Wassers = Gefahr / durch Gottes Verhängnis / gerathen / nicht zu lange im Wasser gelegen: Doch gleichsam für Tod herausgezogen werden / gebähren und umbgehen solle: Damit nechst Göttlicher Gnade sie (da noch etwan ein Leben in ihnen / über Menschliche Vernunft seyn möchte /) könten erhalten werden" (Abb. 1.**2**).

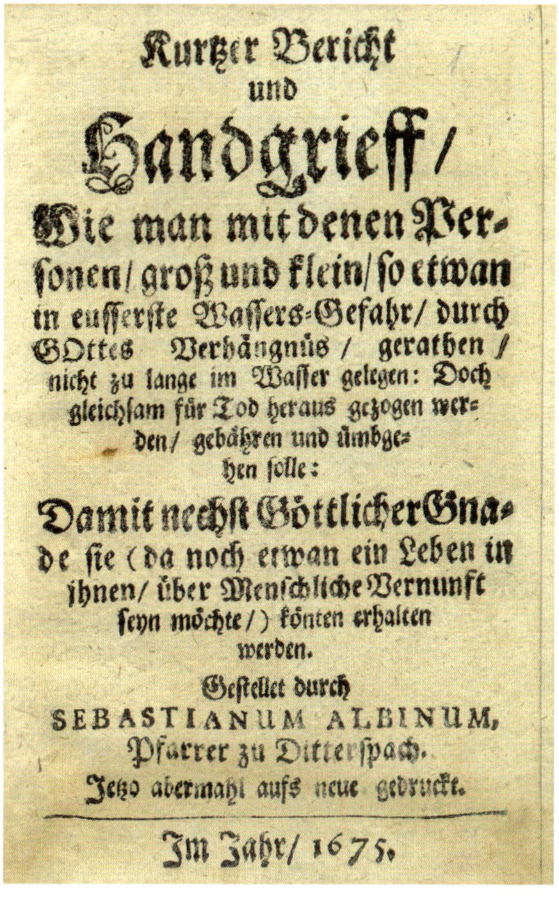
Kurtzer Bericht
und
Handgrieff/
Wie man mit denen Personen/ groß und klein/ so etwan
in eusserste Wassers=Gefahr/ durch
GOttes Verhängnüs/ gerathen/
nicht zu lange im Wasser gelegen: Doch
gleichsam für Tod heraus gezogen werden/ gebähren und ümbgehen solle:
Damit nechst Göttlicher Gnade sie (da noch etwan ein Leben in
ihnen/ über Menschliche Vernunfft
seyn möchte/) könten erhalten
werden.
Gestellet durch
SEBASTIANUM ALBINUM,
Pfarrer zu Ditterspach.
Jetzo abermahl aufs neue gedruckt.
Im Jahr/ 1675.

Abb. 1.**2** Titelblatt eines Nachdrucks der Schrift des Lausitzer Pfarrers Sebastian Weiss aus Dittersbach in der Lausitz über die Wiederbelebung Ertrunkener.

1

Reanimation von Ertrunkenen. Es sollten noch einmal nahezu 100 Jahre vergehen, ehe die erste offizielle Aufforderung zur Hilfeleistung bei Ertrinkungsunfällen erfolgte. Im Jahr 1740 wurde auf Befehl Ludwigs XV. in Frankreich ein „Avis, concernant les personnes noyées qui paraissent mortes et qui ne l'étant pas, peuvent recevoir des secours pour être rappelées à la vie" („Bericht, wie man denjenigen, welche man ertrunken zu sein glaubt, zu Hilfe kommen solle") erlassen, dessen Autor R.A.F. de Réaumur sich auf Erfahrungen stützte, welche einige Jahre zuvor im „Schweizer Merkur" bekanntgemacht worden waren. Schnell verbreitete sich der Bericht über ganz Europa und wurde zur Grundlage unzähliger staatlicher Verordnungen. Zum endgültigen Durchbruch verhalf der Idee der Wiederbelebung die Gründung der „Maatschappij tot Redding van Drenkelingen" am 6. August 1767 in Amsterdam.

Ausweitung der Reanimationsmaßnahmen. In dem Maße wie die Verordnungen auch in küstenfernen Regionen zunehmend Verbreitung fanden, wurden die Wiederbelebungsmaßnahmen nicht mehr nur auf Ertrunkene beschränkt, sondern auf Erhängte, Erfrorene, Erstickte, Vergiftete, vom Blitz Erschlagene und auf andere Arten Verunglückte ausgedehnt. Größte Verdienste um die Verbreitung des Wiederbelebungsgedankens erwarb sich die im April 1774 in London gegründete „Royal Humane Society", welche sich v.a. um die qualitative Verbesserung der Reanimationsmaßnahmen und eine entsprechende Belohnung erfolgreicher Bemühungen verdient machte. Sie diente als Vorbild für die Gründung der modernen Rettungsgesellschaften im 19. und 20. Jahrhundert, wie der „Wiener Freiwilligen Rettungsgesellschaft" durch J. Mundy im Jahr 1881 und des „Deutschen Samaritervereins" durch F. von Esmarch im Jahr 1882.

Zur Entwicklung der Organisation des Rettungswesens

Erste-Hilfe-Vereinigungen. Mundys „Wiener Freiwillige Rettungsgesellschaft" und Esmarchs „Deutscher Samariterverein" gehörten zu den ersten Institutionen, welche versuchten, den Gedanken von einer ersten Hilfe bei Unglücksfällen aller Art nicht nur ideell zu verbreiten, sondern auch die entsprechenden organisatorischen Voraussetzungen für eine schnelle und effiziente Anwendung geeigneter Maßnahmen zu schaffen.

Instrumentarium zur Erstversorgung. Neben der Ausbildung der potenziellen Helfer gehörten hierzu die Entwicklung und Verbesserung geeigneten Instrumentariums sowie die Schaffung von Möglichkeiten, dieses im Bedarfsfall schnell zur Hand zu haben.

Bereits die „Maatschappij tot Redding van Drenkelingen" in Amsterdam hatte an der Küste in bestimmten Distanzen Rettungskästen anbringen lassen, ein Überbleibsel davon stellen noch heute die an allen Gewässern zur Verfügung stehenden Rettungsringe dar. Auch die „Royal Humane Society" in England ließ Rettungskästen, sog. „Resuscitation Sets", wie sie in den Schriften von C. Kite und J. Curry empfohlen wurden, an bestimmten, der Öffentlichkeit bekannt gemachten und zugänglichen Plätzen deponieren.

Transportmöglichkeiten. Ein weiteres Problem bestand in der Schaffung geeigneter Transportmöglichkeiten, um die Verunglückten oder Verwundeten nötigenfalls an einen Ort transportieren zu können, wo eine suffiziente Erste Hilfe möglich war. Das Transportproblem stellte sich v.a. da, wo am Ort der Verletzung eine Primärversorgung nicht möglich war, z.B. an der Kriegsfront. Die Verletzten mussten schnellstmöglich aus dem Kampfgeschehen herausgeschafft und in Einheiten, welche in sicherer Entfernung von der Front waren, versorgt werden.

Versorgung von Kriegsverletzten. Das früheste Beispiel der Einrichtung eines „Frontlazaretts" enthält die Darstellung der Schlacht von Kadesh aus dem 13. Jahrhundert v. Chr. im Ramses-Tempel von Abu Simbel. Dort ist dargestellt, wie hinter der Front ein am Bein verletzter Soldat Ramses II. von einem Arzt versorgt wird (Abb. 1.**3**).

Auch in den Homerischen Epen aus dem 8. Jh. v. Chr. wird die Versorgung von Verletzten hinter der Front beschrieben. Erinnert sei hier nur an die berühmte Abbildung aus dem Trojanischen Krieg, welche zeigt, wie Achilles seinem Kampfgefährten Patroklos Erste Hilfe leistet.

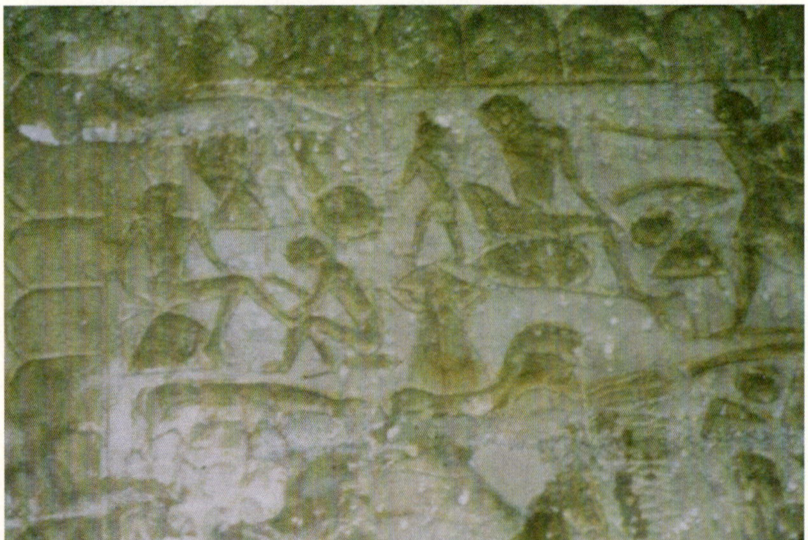

Abb. 1.**3** Darstellung eines Feldlazaretts in der Schlacht von Kadesh (13. Jh. v. Chr.); Ramses-Tempel in Abu Simbel. Der ägyptische Pharao Ramses II. kämpfte in der Schlacht von Kadesh gegen die Hethiter und ließ dieses Ereignis gleich mehrfach bildlich festhalten: in Abydos, im Ramesseum von Theben, in Karnak, in Luxor, in Abu Simbel und in Derr.

Akutchirurgie. Das Zeitalter der modernen Kriegschirurgie und damit auch gleichzeitig der Akutversorgung von Verletzten begann im 16. Jahrhundert mit Ambroise Paré (1510–1590), dem Vater der französischen Chirurgie. Über seine Verdienste um die Akutchirurgie kann man bei Hirsch („Biographisches Lexikon der hervorragenden Ärzte aller Zeiten und Völker") nachlesen: „Niemand vor Paré hat soviel für die Chirurgie getan wie er, niemand mit so praktischem Talent, erfinderischem Geist und reich an Hilfsmitteln sich mit derselben beschäftigt. Er eröffnete neue Wege, wußte seine vieljährigen kriegschirurgischen Erfahrungen nutzbar zu machen, indem er sich an die einfache Naturbeobachtung hielt und dadurch die Chirurgie aus ihrer langen Kindheit heraustreten ließ".

Ein anderer Kriegschirurg, ebenfalls Franzose, setzte beinahe 300 Jahre später die Tradition von Paré fort.

Fliegende Ambulanzen. Dominique-Jean Larrey (1766–1842), der Leibarzt Napoleons I., richtete erstmals „fliegende Ambulanzen" ein, welche die nur schwer beweglichen Feldlazarette, die den schnellen Truppenbewegungen kaum nachkommen konnten, ersetzten. Wenn man so will, kam hier zum ersten Mal der Gedanke auf, der Arzt solle zum Verletzten kommen und nicht der Verletzte zum Arzt.

Neutralität der Sanitätsdienste. In jener Zeit entstand auch die Idee, nicht nur den Verletzten aus den eigenen Reihen Erste Hilfe zu leisten, sondern auch dem verletzten Feind. Dieser humanitäre Gedanke erlebte seine weltweite Anerkennung in der *Genfer Konvention vom 22. August 1864*, welche das Prinzip der Neutralität der Sanitätsdienste festschrieb und unter dem Zeichen des *Roten Kreuzes* weltweit verbreitete.

Arbeits- und Verkehrsunfälle. Mit der industriellen Revolution in der Mitte des 19. Jahrhunderts und dem Beginn des Städtebaus entstanden neben der Kriegsfront weitere Kumulationspunkte akuter Lebensgefährdung durch Verletzungen, nämlich die Industriebetriebe, die Baustellen und der Straßenverkehr. Als im Jahr 1886 auf einer Großbaustelle in Berlin mehrere Handwerker verunglückten, entstand der Gedanke, den *„Arbeiter-Samariter-Bund"* zu gründen, welcher dann am 29. November 1888 realisiert wurde. Einer der berühmtesten Förderer dieses Vereins war der Kieler Chirurg *Friedrich von Esmarch* (1823–1908), welcher das erste Lehrbuch für Erste Hilfe herausgab.

Zwei weitere Hilfsorganisationen, deren Aktivitäten nach einer fast 1000-jährigen Geschichte bis heute ungebrochen sind, dürfen in diesem Zusammenhang nicht unerwähnt bleiben, die *Johanniter* und der *Malteser Hilfsdienst*, welche beide ihre Wurzeln im 6. Jh. n. Chr. auf Geheiß Papst Gregors des Großen gegründeten Xenodochium (Hospital) in Jerusalem haben.

Atemspende

Mit einer Atemspende beginnt nach christlichem Verständnis die Geschichte der Menschheit: „Da formte Gott, der Herr, den Menschen aus Erde vom Ackerboden und blies in seine Nase den Lebensatem. So wurde der Mensch zu einem lebendigen Wesen" (Genesis 2,7).

Mund-zu-Mund-Beatmung. Erwähnt wurde die Mund-zu-Mund-Beatmung bereits zur Wiederbelebung eines Knaben durch den Propheten Elisa und als „Geheimnis" der jüdischen Hebammen. Tatsächlich wurde diese Methode im Rahmen der Neugeborenenreanimation über Jahrtausende angewandt, im Gegensatz zur Wiederbelebung erwachsener Menschen, wo sie erst seit Mitte des 18. Jahrhunderts Anwendung fand, lange, nachdem die künstliche Beatmung mit Hilfsmitteln bereits praktiziert wurde. Im 16. Jahrhundert wurde die Mund-zu-Mund-Beatmung von dem Italiener Paolo Bagellardo in dessen „Libellus de aegritudinis infantium et de morbis puerorum" empfohlen, im 17. Jahrhundert von Alfonso Borelli („De motu animalium") und schließlich im 18. Jahrhundert von dem Franzosen Antoine Portal, welcher sinngemäß folgendes schrieb: „Das wirksamste und einfachste Mittel atemlose neugeborene Kinder wiederzubeleben, ist das Einblasen der Luft in die Brust der Neugeborenen, es sei, daß man seinen eigenen Mund auf den des Kindes legt oder daß man dies mit einem Röhrchen versucht" (Abb. 1.**4**).

Tracheotomie. Die Sicherung freier Atemwege durch Tracheotomie geht auf den bereits erwähnten Asklepiades von Bithynien im 1. Jh. n. Chr. zurück. Einer Sage nach soll allerdings bereits Alexander der Große einem seiner Soldaten, welcher an einem verschluckten Knochen zu ersticken drohte, die Trachea mit dem Schwert geöffnet haben, damit dieser wieder Luft bekäme. Als Notfallmaßnahme im Rahmen der Wiederbelebung Ertrunkener wurde die Tracheotomie im Jahr 1714 von Georg Detharding zum ersten Mal wieder erwähnt. Die zentrale Bedeutung der Atmung für das Überleben wurde anhand tierexperimenteller Stu-

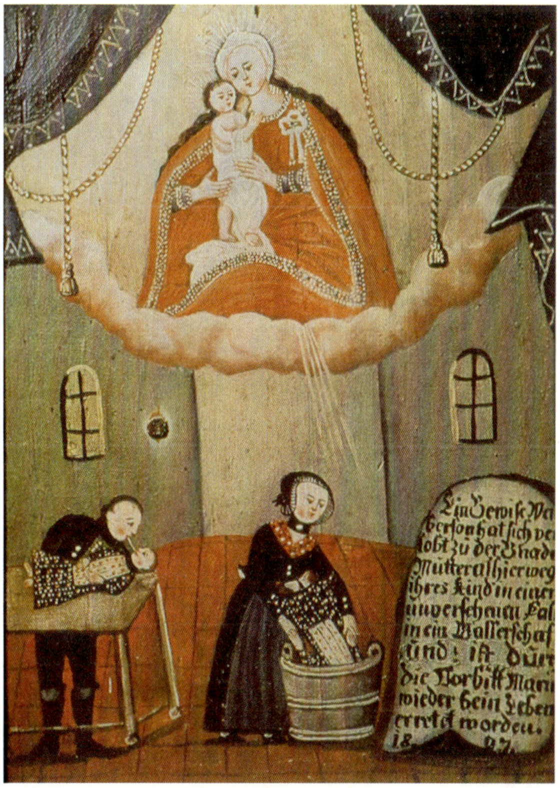

Abb. 1.**4** Reanimation eines Kindes, welches in einen Wasserbottich gefallen war, durch Mund-zu-Mund-Beatmung unter Zuhilfenahme eines Röhrchens. Votivtafel aus der Wallfahrtskirche Sammerei in Niederbayern, 1807.

dien im 16. Jahrhundert durch Andreas Vesalius und im 17. Jahrhundert durch den Engländer Robert Hooke nachgewiesen. Der schottische Chirurg John Hunter fasste in der zweiten Hälfte des 18. Jahrhunderts die Bedeutung der Atmung in dem einfachen Satz zusammen: „Alles, was zur Wiederherstellung der Arbeit des Herzens notwendig ist, ist die Wiederherstellung der Atmung."

Beatmungsgeräte. Das erste Beatmungsgerät war ein einfacher Blasebalg. Bereits im 13. Jahrhundert soll er im arabischen Kulturraum angewandt worden sein, auch Paracelsus empfahl im 16. Jahrhundert seine Verwendung. Weil er einfach zu handhaben und überall schnell verfügbar war – in nahezu jedem Haus gab es eine offene Feuerstelle –, wurde er schnell zum Notfallbeatmungsgerät schlechthin.

Erst im Jahr 1827 machte ihm der französische Physiologe Jean-Jacques-Joseph Leroy d'Étoilles den Garaus.

Wiederentdeckung der Mund-zu-Mund-Beatmung. Neben der Beatmung mit dem Blasebalg entdeckte man um die Mitte des 18. Jahrhunderts die Mund-zu-Mund-Beatmung als geeignete Maßnahme auch zur Wiederbelebung erwachsener Menschen wieder. Der Avis Ludwigs XV. aus dem Jahr 1740 enthält dazu die folgende Bemerkung: „Noch ein kräftiges Mittel, zu welchem man ebenmäßig zu Zeiten Zuflucht genommen, um die Ersäuften wieder zurechte zu bringen, ist auch dieses gewesen, daß man durch ein Röhrlein ihnen warmen Othem in den Mund geblasen. Man lieset bei dem Borello, daß ein Diener seinen verstorbenen Herren, durch Einblasen des warmen Othems in dessen Mund wieder lebendig gemacht".

Die erste Beschreibung einer Reanimation mit Hilfe einer Mund-zu-Mund-Beatmung in der neueren medizinischen Literatur erschien im Jahr 1744 in der Edinburgher Zeitschrift „Medical Essays and Observations" unter dem Titel „A Man dead in Appearance, recovered by distending the Lungs with Air". Autor war der Chirurg William Tossach. Die Idee wurde von John Fothergill in London („Die Mund-zu-Mund-Beatmung kann jeder durchführen, ohne Zeitverlust, ohne Kosten, mit wenig Aufwand und noch weniger Erfahrung. ... Sie ist möglicherweise das einzige Mittel, von dem man mit Recht behaupten kann, daß es sehr viel nützt, aber niemals schadet") und Jacques Jean Brühier in Frankreich begeistert aufgenommen, in der Neubearbeitung des Avis Ludwigs XV. im Jahr 1752 wurde sie bereits als erste Wiederbelebungsmaßnahme angeführt.

Manuelle Atemtechnik. Als um die Mitte des 19. Jahrhunderts die Beatmung mit dem Blasebalg in Verruf geriet, trat auch die Methode der Mund-zu-Mund-Beatmung zunehmend in den Hintergrund. Mit dem Jahr 1856 begann eine neue Ära der künstlichen Atmung, das Zeitalter der manuellen Techniken. In diesem Jahr erschien in London Marshall Halls Publikation zur „Prone and postural respiration in drowning", welche er selbst auch als „Postural method" oder „ready method" bezeichnete, weil sie sofort und überall, auch durch Laien angewandt werden konnte (Abb. 1.**5**).

Halls Methode war folgende: Während der Ertrunkene mit dem Gesicht auf den Boden gelegt wurde, kniete der Helfer neben ihm und fasste mit der einen Hand die Schulter, mit der anderen die Hüfte. Durch Ziehen des Ertrunkenen zur Seite erfolgte die Einatmung, durch langsames Loslassen die Ausatmung. Auf diese Art wurden pro Atemzyklus 70–240 ccm Luft ausgetauscht. Wegen ihrer Einfachheit wurde die Methode nach Marshall Hall sehr schnell von der Royal Humane Society akzeptiert und verbreitete sich innerhalb kürzester Zeit über ganz Europa.

Nur zwei Jahre nach der Beschreibung der manuellen Atemtechnik nach Marshall Hall erschien im „British Medical Journal" ein Bericht von Henry R. Silvester mit dem Titel „A new method of resuscitating still-born children, and of restoring persons apparently drowned or dead". Darin beschrieb dieser eine Methode der künstlichen Atmung, bei welcher der Patient mit einem Kissen unter den Schultern auf dem Rücken lag. Die Zunge wurde herausgezogen und festgehalten. Die Inspiration erfolgte in der Art, dass die Arme nach kranial und seitwärts gezogen wurden, bei der Exspiration wurden sie seitlich gegen den Thorax geführt und dieser sanft ausgedrückt. Auf diese Art wurden Atemzugvolumina von 300–500 ccm erreicht (Abb. 1.**6**).

Moderne Beatmungsgeräte und Intubation. In den darauf folgenden Jahren wurden noch eine ganze Reihe von Methoden manueller Atemtechnik entwickelt (Richardson, Pacini, Bain, Howard, Schäfer), keine von ihnen erlangte jedoch die Bedeutung der Silvester-Methode. Als dann schließlich in den 80er-Jahren des vorletzten Jahrhunderts mit den Entwicklungen von Fell, O'Dwyer, Kuhn und Dräger das Zeitalter der modernen Beatmungsgeräte hereinbrach, traten die manuellen Methoden zunehmend in den Hintergrund.

Die endotracheale Intubation zur Sicherung der Atemwege war bereits zu Beginn des 19. Jahrhunderts von James

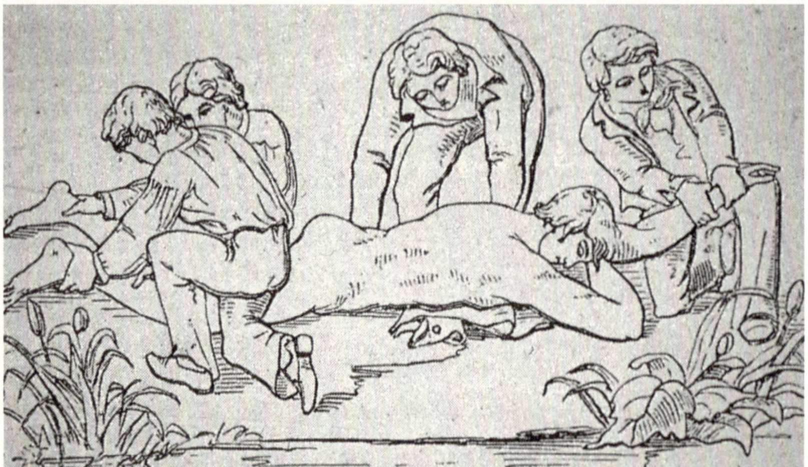

Abb. 1.**5** Darstellung der manuellen Methode nach Marshall Hall (Lancet, 25. Oktober 1856).

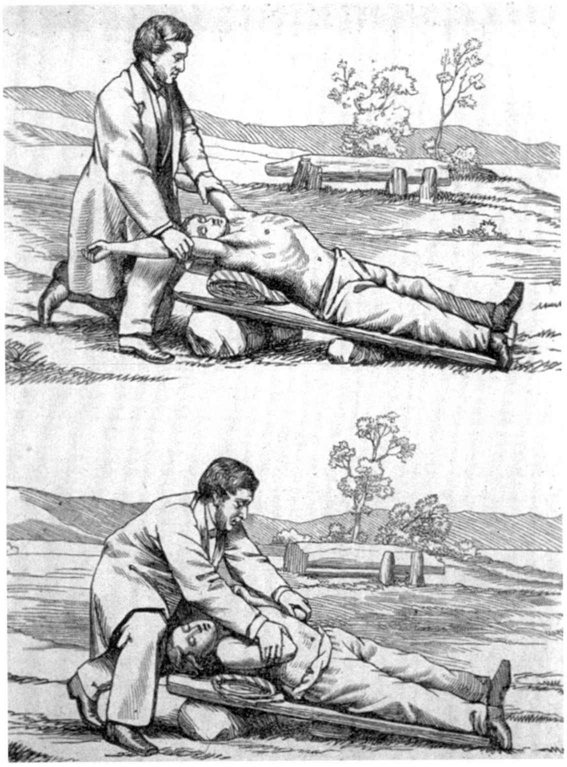

Abb. 1.6 Methode der manuellen Atemtechnik nach Silvester.

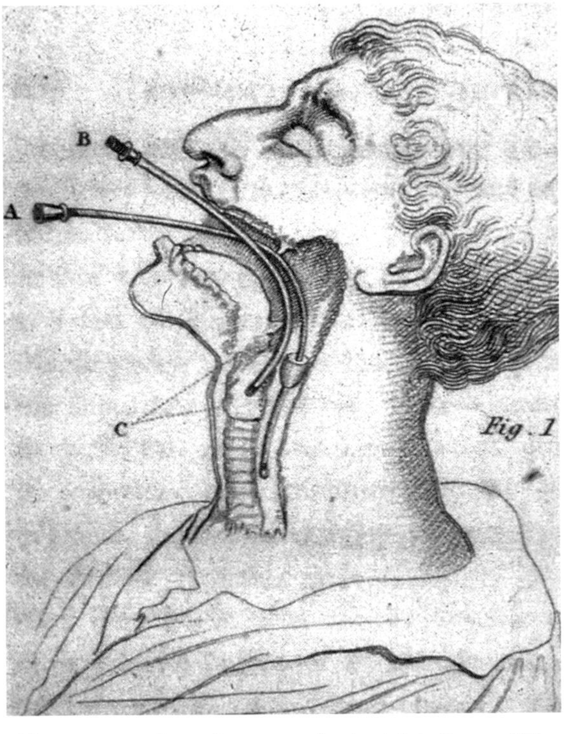

Abb. 1.7 Darstellung einer orotrachealen Intubation zur Wiederbelebung; Tafel aus James Curry's „Observations on apparent death" aus dem Jahr 1815.

Curry empfohlen worden (J. Curry, „Observations on apparent death, Second Edition", 1815; Abb. 1.7).

Herzmassage

Vorläufer der Herzmassage. Andreas Vesalius war 1543 der erste, welcher eine Beeinflussung der Herztätigkeit durch mechanische Maßnahmen beschrieb. Ihm gelang es, allein durch Beatmung flimmernde Hundeherzen wieder zum Schlagen zu bringen. Diese Experimente wurden mehr als 100 Jahre später von Robert Hooke erfolgreich wiederholt. Bis zur Anwendung der ersten zielgerichteten Herzmassage vergingen dann jedoch noch einmal mehr als 200 Jahre.

Dem Gedanken der extrathorakalen Herzmassage sehr nahe kam im Jahr 1804 Jakob Fidelis Ackermann mit seinen Empfehlungen zur Wiederbelebung: „... und dann sucht ein zweiter Gehilfe mit der Hand die Knorpel der unteren wahren Rippen, und die obere Bauchgegend niederzudrücken, und durch diese Handleistung die eingeblasene Luft zum Theil wieder auszudrücken, größtentheils aber auch das in den Venenstämmen und dem rechten Herzen stockende Blut gegen die Lungen auszutreiben, um dieselben mit der eingeblasenen Luft in Berührung zu setzen".

Erste Herzmassage an Hunden. Moritz Schiff führte im Jahr 1874 in Florenz an Hunden nach einem chloroforminduzierten Kreislaufstillstand die erste erfolgreiche (direkte) Herzmassage nach vorausgehender Thorakotomie durch. Er war in erster Linie an den Ursachen des Kreislaufstillstands während Chloroformnarkose interessiert. Bei seinen Experimenten hatte er zwar insoweit Erfolg, als er den Kreislauf der chloroformierten Hunde wieder in Gang bringen konnte, die Tiere starben jedoch infolge der hypoxischen Hirnschädigung. Nur 4 Jahre später, im Jahr 1878, publizierte Rudolf Böhm seine ersten Erfahrungen mit der extrathorakalen Herzmassage. Da aber auch er erst 5–10 min nach dem Herzkreislaufstillstand mit der Reanimation begann, verstarben auch seine Tiere an zerebralen Komplikationen bzw. an einem Lungenödem.

Herzmassage am Menschen. Der Schweizer Chirurg Paul Niehans führte im Jahr 1888 die erste offene Herzmassage an einem Menschen durch. Es handelte sich dabei um einen 40-jährigen Mann, der während einer Strumaoperation unter Chloroformnarkose einen Herzstillstand erlitten hatte. Leider war die Reanimation erfolglos. Ebenso erging es den Franzosen Tuffier und Hallion, welche im Jahr 1898 vor der „Societé de Chirurgie" über eine direkte Herzmassage bei einem 24-jährigen Patienten berichteten, bei dem fünf Tage nach einer Appendektomie eine Lungenembolie aufgetreten war. Auch der Chirurg Maag war bei einer am 24. Oktober 1900 durchgeführten direkten Herzmassage bei einem 27-jährigen Patienten nach Chloroformsynkope nur kurzfristig erfolgreich. Sein Patient verstarb nach 11 h, ohne das Bewusstsein wiedererlangt zu haben. Erst 1 Jahr später überlebte der erste Patient nach offener Herzmassage.

Der norwegische Arzt Kristian Igelsrud reanimierte eine 43-jährige Frau nach Chloroformsynkope während einer abdominalen Uterusexstirpation. Da man mit der Thorakotomie nicht lange zögerte, konnte man bereits 3–4 min nach Einsetzen des Herzstillstands mit der Massage beginnen.

Externe Herzmassage. Auch die indirekte, geschlossene Herzmassage fand bald nach den ersten experimentellen Erfahrungen am Tier durch Boehm ihre klinische Anwendung. Der Göttinger Chirurg Maass berichtete im Jahr 1892 über zwei erfolgreiche Anwendungen nach Chloroformsynkope. Im Februar 1904 gelang es dem Chirurgen George Crile in Cleveland, einen Patienten nach Thyreoidektomie durch Anwendung der externen Herzmassage wiederzubeleben.

Dennoch blieb die externe Herzmassage umstritten. Ein Grund mag darin liegen, dass sie als manuelle Methode in Konkurrenz zu den damals noch üblichen manuellen Techniken der Atemspende trat. Es ist leicht einsehbar, dass eine respiratorische Reanimation nach Silvester die gleichzeitige Anwendung der extrathorakalen Herzmassage unmöglich machte. Ein zweiter Grund mag darin zu suchen sein, dass die Methode niemals richtig den Ort ihrer ersten praktischen Anwendung, den Operationssaal, verlassen hat.

Zugangsweg zur direkten Herzmassage. Die hauptsächliche Indikation zur Herzmassage sah man lange Zeit lediglich im sog. „Chloroformkollaps" gegeben. Und was lag näher, als ein „chirurgisches" Problem auch chirurgisch mit einer direkten Herzmassage anzugehen. So lässt sich auch erklären, warum der abdominale, transdiaphragmale Zugang zur direkten Herzmassage in der ersten Hälfte unseres Jahrhunderts der Zugangsweg der Wahl blieb. Laparotomiert hatte man den Patienten ohnehin schon, eine zusätzliche Thorakotomie wollte man ihm, und sich selbst als Chirurg, nach Möglichkeit ersparen.

Renaissance der externen Herzmassage. Und so blieben die Kenntnisse über die geschlossene Herzmassage über mehr als ein halbes Jahrhundert verborgen, wogegen die experimentellen Physiologen sie längst in ihr Standardrepertoire aufgenommen hatten. So berichteten z. B. Gurvich und Juniev im Jahr 1947 über die Entwicklung von Kondensator-Defibrillatoren: „Sollten zwischen dem Einsetzen des Flimmerns und der ersten Anwendung der Defibrillation mehr als ein- bis eineinhalb Minuten vergehen, so ist es absolut notwendig, eine Herzmassage durch Druck auf den Thorax durchzuführen." Ihre Renaissance erlebte die externe Herzmassage jedoch erst wieder im Jahr 1960, mit den Publikationen von Kouwenhoven, Jude und Knickerbocker. Etwa um die gleiche Zeit wurde von Paul M. Zoll der präkordiale Faustschlag als Erstmaßnahme einer mechanischen Stimulation des Herzens empfohlen.

Sauerstoff und intravenöse Therapie

Reanimation und Sauerstoff. Sehr bald nach seiner Entdeckung durch Scheele (1771), Priestley (1775) und Lavoisier (1785) wurde der Sauerstoff zur Anwendung bei Reanimationen empfohlen. Erste Hinweise finden sich bereits im Jahr 1776 bei John Hunter in einer Fußnote seiner „Proposals for the Recovery of People apparently drowned": „Perhaps the dephlogisted air, described by Dr. Priestley, may prove more efficacious than common air". Eine ähnliche Formulierung findet sich in der im Jahr 1780 von J.C.F. Scherff verfaßten „Anzeige der Rettungsmittel bei Leblosen und in plötzliche Lebensgefahr Gerathenen": „Vielleicht würde die Luft, welche von Doktor Priestley mit dem Namen der Dephlogosticierten beleget wird, mit mehr Nutzen als die gewöhnliche Luft eingeblasen werden; doch sind mir noch keine Erfahrungen dafür bekannt geworden; ohngeachtet der Rath eines Hunters immer viel Obacht verdienet, und, nach Priestleys Erfahrungen, die Thiere in einer solchen Luft nicht nur viel länger leben, sondern sie sich auch bey vielen Prüfungen wohl sechsmal besser, als die gemeine Luft, bewiesen hat."

Beatmungsgerät für Sauerstoff. Im Verlauf des 19. Jahrhunderts wurde Sauerstoff, jetzt auch schon als „Oxygen" oder „Lebensluft" bezeichnet, zunehmend „der atmosphärischen oder aus der Lunge eines Dritten ausgehauchten Luft" vorgezogen. Schließlich stellte B. Lauder Brunton um die Jahrhundertwende ein Gerät vor, mit welchem eine Beatmung mit reinem Sauerstoff nun auch technisch ermöglicht wurde.

Intravenöse Therapie. Die Möglichkeit einer intravenösen Therapie wurde zum ersten Mal in den 60er-Jahren des 17. Jahrhunderts erwähnt. Nach ersten Erfahrungen durch Boyle, Clarke und Wren in England empfahl in Berlin der kurfürstliche Leibarzt Johann Sigismund Elsholtz in seiner im Jahr 1667 erschienenen „Clysmatica nova", bei Schwäche der Kräfte, Ohnmacht und Kollaps die Injektion von Flüssigkeiten direkt in die Blutgefäße zu versuchen. Die vermutlich erste dezidierte Empfehlung, Substanzen zur Wiederbelebung intravasal zu verabreichen, gab der Düsseldorfer Medizinalrat Johann Peter Brinckmann in seinem im Jahr 1772 gedruckten „Beweis der Möglichkeit, dass einige Leute lebendig können begraben werden." Im Kapitel „Von den Mitteln, wodurch die unvollkommene Todte wiederum können belebet werden", schreibt er: „Wenn aber diese und die übrige noch anzuführende andere reitzende Mittel nicht helfen wollen den vermeintlich todten zu beleben, so würde ich ein Mittel vorschlagen, woran man meines Wissens in diesen Vorfällen noch nicht gedacht hat. Ich meyne nemlich, das Einspritzen von lauwarmem Wasser in eine dem Herzen nahe gelegene Blutader. Man könnte sich hiezu die Blutadern am Arm, oder vielleicht noch wohl besser die Drosselader erwählen."

Etwa zur gleichen Zeit erwähnte John Hunter die Möglichkeit eines intravasalen Therapieversuchs zur Wiederbelebung, wenn auch mit einiger Skepsis: „I have not mentioned injecting stimulating substances directly into the veins, though it might be supposed a proper expedient: because, in looking over my experiments on that subject, I found none where animal life received increase" (J. Hunter: „Proposals for the Recovery of People apparently drowned", 1776).

Injektionsspritze und -kanüle. Mit Entwicklung der Injektionsspritze und -kanüle durch Pravaz und Wood um die Mitte des 19. Jahrhunderts wurde die intravasale Therapie zunehmend auch in die Reanimationskonzepte integriert. Die moderne Katecholamintherapie stand ab Beginn des 20. Jahrhunderts nach Isolierung des Adrenalin zur Verfügung.

Elektrische Maßnahmen

Erste Empfehlungen zum Einsatz elektrischer Maßnahmen bei einer Wiederbelebung finden sich in den 70er-Jahren des 18. Jahrhunderts. In seiner „Anzeige der hauptsächlichsten Rettungsmittel derer, die auf plötzliche Unglücksfälle leblos geworden sind, oder in naher Lebensgefahr

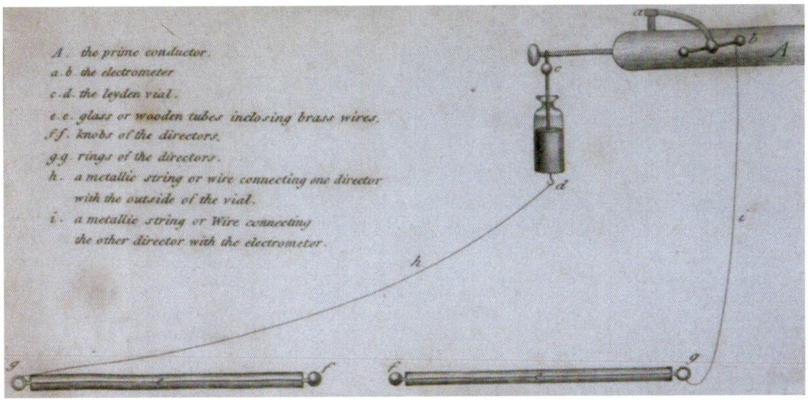

Abb. 1.**8** Tafel aus Charles Kite's „Essay on the recovery of the apparently dead", 1788. Mit diesem „Defibrillator" konnte Kite eine Reihe erfolgreicher Reanimationen durchführen.

schweben" des Altonaer Arztes Philipp Gabriel Hensler schreibt dieser, man solle nach Versagen konventioneller Reanimationsmethoden „... die weitere Stärkung aber und die neue Belebung der erschlafften Nerven den Aerzten überlassen, die vielleicht selbst den elektrischen Schlag nicht unnötig finden werden". Der bereits erwähnte John Hunter jedoch äußerte sich in seinen „Proposals" aus dem Jahr 1776 auch zur Elektrotherapie eher zurückhaltend: „How far electricity may be of service, I know not; but it may, however, be tried, when every other method has failed."

Elektroschock. Aber bereits 12 Jahre später gelang es dem Engländer Charles Kite, ein 3-jähriges Kind nach einem Fenstersturz durch einen Elektroschock wiederzubeleben. Das Gerät, welches er dazu verwendete, bestand aus einer Kleistschen oder Leidener Flasche als Stromquelle und zwei isolierten Handstücken, vergleichbar mit den Paddeln eines modernen Defibrillators (Abb. 1.**8**). Für Kite war die Elektrizität „... der stärkste Stimulus, über den wir verfügen. ... sind wir nicht berechtigt anzunehmen, daß dieser den Herzschlag wieder herzustellen vermag, d. h. unseren großen Wunsch nach einer Wiederbelebung des Kreislaufs erfüllt?"

Konkreter im Bezug auf eine direkte elektrische Stimulation des Herzens äußerte sich wenige Jahre später der bereits früher erwähnte James Curry, der in seinen „Popular observations on apparent death" aus dem Jahr 1792 feststellte, dass „... bei der Beendigung des Lebens durch Sturz, Schlag oder Blitz beide Kammern des Herzens im selben Augenblick zu schlagen aufhören, sodass es möglich erscheint, ihre Kontraktionen zu erneuern, wenn es gelingt, ihre Sensibilität wiederherzustellen. Stimuli jedweder Art haben diese Eigenschaft, aber keiner in dem Ausmaß wie die Elektrizität".

Moderne elektrische Reanimation. Dennoch blieb der Nutzen einer Beeinflussung der Herztätigkeit durch Elektrizität sowohl zur Defibrillation wie auch zur Rhythmustherapie bis zum Ende des 19. Jahrhunderts umstritten. Erst als im Jahr 1899 die experimentellen Erfahrungen von Joseph Priestley, welcher bereits mehr als 100 Jahre zuvor (1766), Tiere mit elektrischem Strom getötet hatte, ohne jedoch die Todesursache klären zu können, von Prevost und Batelli wieder aufgegriffen und experimentell überprüft wurden, begann die moderne Ära der elektrischen Reanimation.

Im Jahr 1947 berichteten Claude S. Beck und seine Mitarbeiter im JAMA über die erste erfolgreiche intrathorakale Defibrillation bei einem 14-jährigen Jungen („Der Patient erholte sich vollständig ohne erkennbaren neurologischen oder kardialen Restdefekt"). Schließlich berichteten im Jahr 1956 Zoll und Linnenthal über erfolgreiche externe Defibrillationen zur Beendigung von Kammerflimmern bei vier Patienten, von denen allerdings drei später verstarben.

Aus diesen Erfahrungen leitete Zoll die folgende Empfehlung: „When unexpected cardiac arrest occurs in the operating room, external electric stimulation and external electric defibrillation comprise a combined technique for cardiac resuscitation before recourse to the more formidable and dramatic procedure of cardiac massage."

Nahezu nahtlos schließen sich daran die Empfehlungen der „American Heart Association" aus den Jahren 1974 und 1980 zur Anwendung der Defibrillation an: „Die schnellstmögliche Anwendung der Defibrillation ist die Hauptdeterminante für das Überleben bei einem Kreislaufstillstand infolge Kammerflimmern. Deshalb sollte bei Patienten mit Kammerflimmern die Defibrillation immer zum frühestmöglichen Zeitpunkt durchgeführt werden."

Literatur

Ahnefeld FW, Brandt L, Safar P (Hrsg). Notfallmedizin – Historisches und Aktuelles. Laerdal; 1992.

Brandt L (Hrsg). Illustrierte Geschichte der Anästhesie. Stuttgart: Wissenschaftliche Verlagsgesellschaft; 1997.

2

Forschung in der Notfallmedizin

2

2 Forschung in der Notfallmedizin

F. Spöhr, V. Wenzel, B. W. Böttiger

Roter Faden

Besondere Aspekte notfallmedizinischer Studien
- **Studieneinschluss von Notfallpatienten**
- **Studiendesign**
- **Machbarkeit und Finanzierung notfallmedizinischer Forschung**
- **Interpretation notfallmedizinischer Studien**

Einfluss auf die klinische Praxis durch Studien in der Notfallmedizin
- **Milde Hypothermie nach Kreislaufstillstand**
- **Vasopressin versus Adrenalin nach präklinischem Kreislaufstillstand**
- **Qualität der kardiopulmonalen Reanimation**
- **Kortikosteroidtherapie nach Schädelhirntrauma**
- **Thrombolyse während der kardiopulmonalen Reanimation**
- **Theophyllin bei Asystolie oder bradykarder pulsloser elektrischen Aktivität**

Perspektiven der wissenschaftlichen Forschung in der Notfallmedizin

Die Notfallmedizin hat ihren Status als eigenständiges medizinisches Fachgebiet in den vergangenen Jahren gefestigt und ausgebaut. Als fachlicher Maßstab für klinisches Handeln wird auch in der Notfallmedizin zunehmend ein auf wissenschaftlicher Evidenz basiertes Vorgehen gefordert. Daraus ergibt sich die Notwendigkeit zur Durchführung großer klinischer Studien. Klinische Studien sind jedoch in der Notfallmedizin aus verschiedenen Gründen schwieriger durchzuführen als in anderen klinischen Bereichen, was hier näher betrachtet und erläutert werden soll.

Besondere Aspekte notfallmedizinischer Studien

Studieneinschluss von Notfallpatienten

Aufgrund ihrer akuten Erkrankung oder Verletzung sind Notfallpatienten häufig nicht einwilligungsfähig; aus ethischer Sicht wird jedoch in der Regel auch für diese Situation eine Einwilligungserklärung gefordert. Ein nachträgliches Einholen des Einverständnisses bei primär nicht einwilligungsfähigem Patienten kann vertretbar sein, muss jedoch im Einzelfall von den zuständigen Ethikkommissionen bewilligt werden. Bei multizentrischen Studien ist es in der Regel erforderlich, die Meinungen mehrerer, jeweils regional begrenzt zuständiger Ethikkommissionen einzuholen. Darüber hinaus muss die Frage der Randomisierung sehr schnell vor Ort entschieden werden, selbst wenn anamnestische und klinische Befunde nur sehr begrenzt vorliegen. Es ist daher besonders wichtig, eine eng begrenzte Anzahl von einfachen Ein- und Ausschlusskriterien zu wählen, damit die Inhomogenität der untersuchten Patientengruppen in einem vertretbaren Rahmen bleibt.

Studiendesign

Diagnosestudien umfassen eine reine Datenerhebung zur Evaluierung eines Konzepts. Therapiestudien testen neue therapeutische Optionen bzw. Interventionen am Patienten. Sie werden abhängig von ihrer Methodik unterteilt in
- Fallserien,
- Fall-Kontroll-Studien,
- Interventionsstudien und
- kontrollierte, randomisierte Untersuchungen (Tab. 2.**1**).

Nach den Kriterien der evidenzbasierten Medizin (EBM) wurden Bewertungskriterien für die Relevanz von medizinischen Studien entwickelt (Tab. 2.**2**). Die Evidenzstufe A

Art der Studie	Charakteristika
Fallserie	▸ retrospektiv ▸ subjektive Patientenauswahl ▸ keine Kontrollgruppe
Fall-Kontroll-Studie	▸ retrospektiv ▸ kontrolliert ▸ keine Ursachen-/Wirkungsbeziehung möglich
Interventionsstudie	▸ prospektiv ▸ Patient vor Intervention dient als Kontrolle für Therapieeffekt
Kontrollierte, prospektive Studie	▸ Therapie- und Kontrollgruppe ▸ Untersucher-/Patienteneffekt möglich ▸ „historische" Kontrollgruppe möglich
Kontrollierte, doppelblinde, randomisierte Studie	▸ prospektiv ▸ weitgehend untersucher- und patientenunabhängig ▸ Ursachen-/Wirkungsbeziehung ableitbar

Tabelle 2.**1** Übersicht verschiedener Therapiestudien in der Notfallmedizin. Die Wertigkeit der Studien im Sinne der evidenzbasierten Medizin (Evidenz, aber auch Planungs- und Arbeitsaufwand) nimmt in der genannten Reihenfolge zu

Tabelle 2.**2** Bewertung der Evidenz einer therapeutischen Maßnahme entsprechend den Kriterien der Evidenz basierten Medizin (EBM) (Sackett 1989)

A	zwei große randomisierte Studien
B	eine große randomisierte Studie
C	kleinere randomisierte Studien
D	nicht randomisierte Studie (Gruppen zeitgleich)
E	historische Kontrollen / Fallserien

entspricht dabei einer therapeutischen Erkenntnis, die sich auf mindestens zwei große randomisierte Studien stützt, B bedeutet eine große randomisierte Studie, C eine kleinere randomisierte Studie, D eine nichtrandomisierte Studie und E entspricht Studien mit historischen Kontrollen bzw. Fallserien (Sackett 1989). Um eine neue Therapie als Standard in der notfallmedizinischen Praxis zu etablieren, wird in der Regel mindestens die Evidenzstufe B gefordert. Notfallmedizinische Leitlinien berücksichtigen in ihren Empfehlungen diese unterschiedlichen Evidenzstufen, wie am Beispiel der internationalen Leitlinien zur Behandlung des Kreislaufstillstands deutlich wird (Nolan et al. 2005).

Machbarkeit und Finanzierung notfallmedizinischer Forschung

Eine wichtige Voraussetzung für die Durchführbarkeit einer Studie besteht darin, innerhalb einer begrenzten Zeit eine adäquate Patientenzahl zu rekrutieren. Der Stichprobenumfang bezeichnet die Anzahl der einzuschließenden Patienten, um eine statistisch sichere Aussage treffen zu können.

Wichtig: Bei der Festsetzung des Stichprobenumfangs muss insbesondere der β-Fehler berücksichtigt werden. Er bezeichnet das Risiko, einen tatsächlich vorhandenen Unterschied zwischen zwei Therapien aufgrund einer zu kleinen Anzahl von untersuchten Patienten statistisch *nicht* zu erkennen. Um das Risiko eines β-Fehlers gering zu halten, sollte die Variable β möglichst klein gewählt werden, was beispielhaft erläutert werden soll.

Bis zu 50% aller Patienten, die prähospital einen Kreislaufstillstand erleiden, können hämodynamisch stabilisiert werden (return of spontaneous circulation, ROSC). Wenn eine Therapie die ROSC-Rate von 50% um 5% auf 55% erhöhen soll, würden bei einem $\beta = 0{,}1$ zur statistischen Absicherung eines möglichen Therapieeffektes $2 \times 1692 = 3384$ Patienten benötigt (Tab. 2.**3**). Wird β größer gewählt, reduziert sich die Gruppengröße auf Kosten der Sicherheit, einen vorhandenen Effekt auch tatsächlich zu detektieren. Eine angenommene Überlebensrate von 35% nach 24 h, die wiederum durch die Therapie um 5% verbessert werden soll, würde eine ähnliche Gruppengröße erfordern.

Ist der zu erwartende Therapieeffekt jedoch geringer, ergeben sich entscheidende Änderungen der Gruppengröße. So wäre bei Annahme eines Therapieeffekts, der die Krankenhausentlassungsrate von 12% auf 14% steigern sollte $2 \times 4639 = 9278$ Patienten notwendig (Tab. 2.**3**).

Daraus wird ersichtlich, dass ausreichende finanzielle Ressourcen vorhanden sein müssen, um Studien dieser Dimension zu ermöglichen. Die Finanzierung innerhalb einer Institution, z. B. durch eine inneruniversitäre Forschungs-

Tabelle 2.**3** Notwendiger Stichprobenumfang (Anzahl der Patienten) einer Studie zu Kreislaufstillstand und kardiopulmonaler Reanimation bei verschiedenen β-Fehlern (Risiko, einen tatsächlich vorhandenen Unterschied zwischen zwei Therapien aufgrund einer zu kleinen Patientenanzahl statistisch *nicht* zu erkennen). Die Zahlen geben die Gruppengröße an, die notwendig ist, um einen Unterschied von 5% bezüglich einer Wiedererlangung des Spontankreislaufs (ROSC) und des Überlebens nach 24 h bzw. einen Unterschied von 2% bezüglich der Krankenhausentlassungsrate (KH-Entlassung) nachzuweisen

	Verbesserung [%]	**β = 0,1**	**β = 0,2**
ROSC	5 (50 → 55)	1692	1220
24 h	5 (35 → 40)	1459	1028
Krankenhausentlassung	2 (12 → 14)	4639	3324

förderung, kann für monozentrische Studien ausreichen. Größere, multizentrische Studien sind jedoch in der Regel nicht ohne Drittmittel (private Stiftungen, staatliche und halbstaatliche Organisationen [z. B. Deutsche Forschungsgemeinschaft, DFG], verschiedene Ministerien, Europäische Union und nationale Gesundheitsbehörden [z. B. National Institutes of Health der USA, NIH]) realisierbar. Industrielle Drittmittel können erhebliche finanzielle Ressourcen zur Verfügung stellen, was in der Vergangenheit insbesondere für teurere neue Therapieverfahren wie Amiodaron als Antiarrhythmikum bei der kardiopulmonalen Reanimation der Fall war (Kudenchuk et al. 1999).

Die finanzielle Unterstützung durch die Industrie ist im Bereich der Notfallmedizin deutlich geringer als in den meisten anderen Bereichen der klinischen Forschung, da viele sinnvolle Therapien nicht mit einem direkten kommerziellen Gewinn verbunden sind. Trotz dieser Schwierigkeiten ist in den letzen 25 Jahren eine deutliche Zunahme der Anzahl der Studien im Bereich Notfallmedizin zu beobachten (Abb. 2.**1**).

Interpretation notfallmedizinischer Studien

Nur ca. 10% der von uns bei der täglichen klinischen Arbeit durchgeführten Interventionen sind durch prospektive, klinische Untersuchungen bewiesen worden; weitere 40% sind einigermaßen bewiesen und ca. 50% sind nicht bewiesen (Ioannidis 2005). Dies ist teilweise historisch gewach-

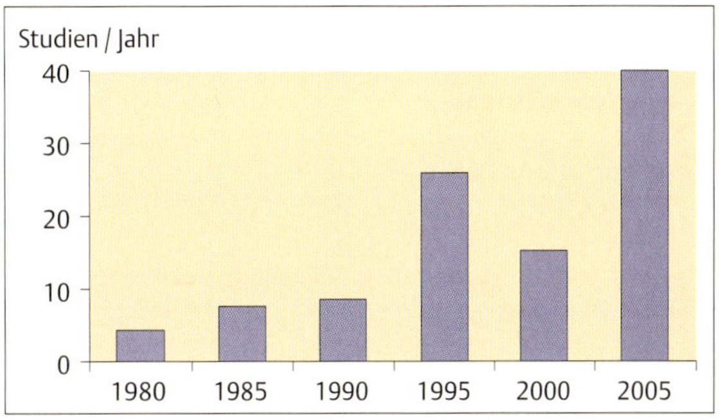

Abb. 2.**1** Anzahl der jährlichen Publikationen, die unter den Stichwörtern „cardiopulmonary resuscitation“ und „prehospital“ in der Datenbank Medline verzeichnet sind.

sen, hat aber auch mit dem Unvermögen zu tun, alte Traditionen zu hinterfragen.

Ein Beispiel ist die potenzielle Überlegenheit der kontrollierten Hypotension bei Patienten im schwerstem hämorrhagischen Schock (Bickell et al. 1994). Die statistische Signifikanz der Ergebnisse wurde in der sog. Bickell-Studie nur so knapp erreicht, dass das Überleben eines einzigen Patienten über die Signifikanz des Ergebnisses entschieden hat; hätte ein Patient weniger überlebt, wäre das Ergebnis nicht signifikant gewesen.

2

Weiterhin gilt die in der Studie praktizierte Randomisierung nach Wochentagen heute als sehr fragwürdige Methode. Eine Cochrane-Analyse fand dementsprechend keinerlei Beweise für eine spezifische Volumenstrategie beim unkontrollierten hämorrhagischen Schock (Kwan et al. 2003). Dies verdeutlicht, dass die Erwartungen an klinische Studien vor allem in komplexen Situationen häufig völlig überzogen und unrealistisch sind. Um eine bestimmte Intervention wissenschaftlich abschließend beurteilen zu können, sind 10 Jahre von ersten Tierversuchen bis zum Abschluss einer klinischen Studie (z. B. Vasopressin bei der CPR) realistisch (Wenzel et al. 2004).

Einfluss auf die klinische Praxis durch Studien in der Notfallmedizin

Einige bedeutende notfallmedizinische Studien aus den vergangenen Jahren sollen hier kurz dargestellt werden, um die Besonderheiten notfallmedizinischer Forschung zu veranschaulichen.

Milde Hypothermie nach Kreislaufstillstand

An dieser prospektiven europäischen Multicenterstudie (n=275) waren von 1996–2000 insgesamt 10 europäische Zentren beteiligt (Hypothermia after Cardiac Arrest Study Group 2002). Die hypotherme Therapie hatte einen deutlich positiven Effekt auf die Mortalität der Patienten nach 6 Monaten (41% vs. 55% in der Kontrollgruppe) und den neurologischen Zustand der überlebenden Patienten (55% mit gutem neurologischen Zustand vs. 39% in der Kontrollgruppe). Die Studie wurde nach einer 2-jährigen Vorbereitungszeit über 4 Jahre durchgeführt und hat ca. €1000000 gekostet, die über die EU (BIOMED II), die Industrie und weitere staatliche Mittel finanziert wurden. Die Studie trug maßgeblich dazu bei, die Anwendung der milden Hypothermie bei Patienten nach Kreislaufstillstand in den internationalen CPR-Leitlinien zu empfehlen (Nolan et al. 2005).

Vasopressin versus Adrenalin nach präklinischem Kreislaufstillstand

In dieser europäischen Multizenterstudie wurde Vasopressin mit Adrenalin als initialem Vasopressor bei der CPR von präklinischen erwachsenen Patienten verglichen (Wenzel et al. 2004). Innerhalb von ca. 3 Jahren wurden insgesamt 1219 Patienten in 35 Studienzentren eingeschlossen; es konnte kein Unterschied im Überleben der Patienten bei Klinikaufnahme bzw. -entlassung gezeigt werden. Ein Überlebensvorteil der mit Vasopressin behandelten Patienten zeigte sich dagegen in einer Subgruppe von Patienten mit initialer Asystolie. Die Kosten (ca. €250000,- ohne Personalkosten) wurden durch universitäre und staatliche Mittel sowie die Industrie finanziert.

Qualität der kardiopulmonalen Reanimation

Die Qualität der Durchführung von Reanimationsmaßnahmen wurde 2005 an 176 präklinisch reanimationspflichtigen Patienten untersucht (Wik et al. 2005). Das alarmierende Ergebnis dieser Studie war, dass ein künstlicher Kreislauf durch Thoraxkompressionen nur in ca. 50% der für die CPR verfügbaren Zeit aufrechterhalten wurde. Vor dem Hintergrund dieser Ergebnisse wurden die internationalen Leitlinien zur CPR 2005 grundlegend und mit dem Hauptziel modifiziert, eine koninuierlichere und damit effektivere Thoraxkompressionen zu gewährleisten (Nolan et al. 2005).

Kortikosteroidtherapie nach Schädelhirntrauma

Die Injektion von Kortikosteroiden bei Patienten mit Schädelhirntrauma wurde lange Zeit kontrovers diskutiert. Selbst die kumulierten Daten von über 2000 Patienten aus 13 vor 1997 durchgeführten kleineren randomisierten Studien ließen keine klare Aussage zu (Alderson u. Roberts 1997). Erst eine große internationale, randomisierte Multizenterstudie (*C*orticosteroid *R*andomisation *A*fter *S*evere *H*ead Injury, CRASH-Studie), in der über 10000 Patienten mit Schädelhirntrauma (GCS $\leq$14) eingeschlossen wurden, konnte die Frage der Effektivität der Kortikosteroidtherapie beantworten. Die Infusion von Methylprednisolon in einer hohen Dosis (2g über 1h+0,4g/h über 48h) steigerte die Mortalität nach 6 Monaten (25,7% vs. 22,3%) und verschlechterte das neurologische Ergebnis der überlebenden Patienten (Edwards et al. 2005). Der endgültigen Studie ging eine Pilotstudie mit etwa 1000 Patienten voraus, die die Machbarkeit dieser notfallmedizinischen Studie demonstrierte (Edwards et al. 2002). Die Kosten für diese außergewöhnlich große notfallmedizinische Studie wurden vom Medical Research Council der britischen Gesundheitsbehörde und der Industrie (Medikament/Plazebo) getragen.

Thrombolyse während der kardiopulmonalen Reanimation

Aufgrund kleinerer Studien (Böttiger et al. 2001) wurde die Thrombolyse in den CPR-Leitlinien (Nolan et al. 2005) als Therapieoption bei CPR-Patienten gewertet, sofern eine thrombotische Ursache (z. B. fulminante Lungenembolie oder Myokardinfarkt) als auslösendes Ereignis vermutet wird.

Die TROICA-Studie („*ThRO*mbolysis *I*n *C*ardiac *A*rrest") wurde nach einer 3-jährigen Planungsphase 2004 begonnen. In der doppelblinden, randomisierten, plazebokontrollierten Studie wurden Effektivität und Sicherheit einer Thrombolyse mit Tenecteplase mit der Standardtherapie bei Patienten mit präklinischem Kreislaufstillstand verglichen (Spöhr et al. 2005). Um eine möglichst gute Vergleichbarkeit der Daten zu gewährleisten, wurden überwiegend Länder bzw. Städte ausgesucht, die über ein arztgestütztes Rettungsdienstsystem verfügen.

Die Studie wurde im Juli 2006 nach Einschluss von 1050 Patienten in 60 Studienzentren in 10 Ländern aufgrund eines fehlenden zusätzlichen Vorteils durch die Thrombolyse vorzeitig beendet. Die Studie, die unter der Schirmherrschaft des ERC durchgeführt wurde, erfolgte in Kooperation mit der Industrie (Boehringer-Ingelheim) und hatte ein Drittmittelvolumen von mehreren Millionen Euro.

Theophyllin bei Asystolie oder bradykarder pulsloser elektrischen Aktivität

In einer doppelblinden Studie an Patienten (n=971), die bei präklinischer Asystolie oder bradykarder pulsloser elektrischen Aktivität nach Atropin und Adrenalin keinen Spontankreislauf erlangten, wurde der Effekt von bis zu 2×250 mg Theophyllin mit Plazebo verglichen (Abu-Laban et al. 2006). Mit Theophyllin oder Plazebo behandelte Patienten hatten vergleichbar häufig einen Spontankreislauf, vergleichbare Klinikaufnahme- und Entlassungsraten (0,4% vs. 0,6%). Diese Studie verdeutlicht die Schwierigkeit, statistische Unterschiede in einem Patientenkollektiv mit extrem schlechten Überlebenschancen zu zeigen. Um einen klinisch bedeutsamen Unterschied bei der Krankenhausentlassungsrate nachzuweisen, wäre eine unrealistisch hohe Anzahl von Patienten notwendig gewesen.

Perspektiven der wissenschaftlichen Forschung in der Notfallmedizin

Bei großem Bedarf für aussagekräftige notfallmedizinische Studien erscheint es wichtig, Forschungsaktivitäten zu koordinieren und zu fördern. Die in Nordamerika gegründete PULSE-Initiative (*P*ost-resuscitative and initial *U*tility in *L*ife *S*aving *E*fforts) ist ein Ansatz, die finanzielle Förderung von notfallmedizinischen Studien durch das US-National Institute of Health zu verbessern (Becker et al. 2002), was durch das „Resuscitation Outcomes Consortium" auch gelungen ist. Diese mit mehreren Millionen US-Dollar ausgestattete Struktur muss jedoch noch den Nachweis erbringen, auch leistungsfähig zu sein. Die Treffen der wissenschaftlich tätigen Arbeitsgruppen der Deutschen Gesellschaft für Anästhesiologie und Intensivmedizin (DGAI) im Bereich der Notfallmedizin, die seit 2005 jährlich stattfinden, sind ein Beispiel für den Informationsaustausch und die Koordinierung notfallmedizinischer Forschung in Deutschland (Gräsner et al. 2005). Die bereits bestehenden Netzwerke für die Forschung in der Notfallmedizin sollten gesichert und entwickelt werden, um durch koordinierte Studienaktivitäten die notfallmedizinische Versorgung der uns anvertrauten Patienten weiter zu verbessern.

Kernaussagen

Besondere Aspekte notfallmedizinischer Studien

Patienten häufig nicht einwilligungsfähig, Entscheidung über Patienteneinschluss unter Zeitdruck.

Große Patientenzahlen notwendig, um sicher über Therapieeffekt entscheiden zu können.

Finanzielle Unterstützung durch Drittmittel oft geringer als in anderen Forschungsbereichen.

Überinterpretation von Ergebnissen kann zu falschen Schlussfolgerungen führen.

Einfluss auf die klinische Praxis durch Studien in der Notfallmedizin

Leitlinien zur Behandlung von Kreislaufstillstand und Schädelhirntrauma maßgeblich durch große randomisierte Studien beeinflusst.

Überlegenheit einer spezifischen Therapie bei Patienten mit sehr schlechter Prognose schwierig zu überprüfen.

Perspektiven der wissenschaftlichen Forschung in der Notfallmedizin

Studiennetzwerke werden zukünftig an Bedeutung gewinnen, denn sie können:

- einzelne Forschungaktivitäten koordinieren,
- durch Rekrutierung finanzieller Ressourcen und Einschluss vieler Patienten eine Fragestellung adäquat beantworten.

Literatur

Abu-Laban RB, McIntyre CM, Christenson JM, van Beek CA, Innes GD, O'Brien RK, et al. Aminophylline in bradyasystolic cardiac arrest: a randomised placebo-controlled trial. Lancet 2006; 367(9522): 1577 – 1584.

Alderson P, Roberts I. Corticosteroids in acute traumatic brain injury: systematic review of randomised controlled trials. BMJ 1997; 314(7098): 1855 – 1859.

Becker LB, Weisfeldt ML, Weil MH, Budinger T, Carrico J, Kern K, et al. The PULSE initiative: scientific priorities and strategic planning for resuscitation research and life saving therapies. Circulation 2002; 105(21): 2562 – 2570.

Bickell WH, Wall MJ, Jr., Pepe PE, Martin RR, Ginger VF, Allen MK, Mattox KL. Immediate versus delayed fluid resuscitation for hypotensive patients with penetrating torso injuries. N Engl J Med 1994; 331(17): 1105 – 1109.

Böttiger BW, Bode C, Kern S, Gries A, Gust R, Glätzer R, et al. Efficacy and safety of thrombolytic therapy after initially unsuccessful cardiopulmonary resuscitation: a prospective clinical trial. Lancet 2001; 357(9268): 1583 – 1585.

Edwards P, Farrell B, Lomas G, Mashru R, Ritchie N, Roberts I, et al. The MRC CRASH Trial: study design, baseline data, and outcome in 1000 randomised patients in the pilot phase. Emerg Med J 2002; 19(6): 510 – 514.

Edwards P, Arango M, Balica L, Cottingham R, El-Sayed H, Farrell B, et al. Final results of MRC CRASH, a randomised placebo-controlled trial of intravenous corticosteroid in adults with head injury-outcomes at 6 months. Lancet 2005; 365(9475): 1957 – 1959.

Gräsner JT, Bahr J, Böttiger BW, Cavus E, Dörges V, Gries A, Wenzel V, Scholz J. Forschung in der deutschsprachigen Notfallmedizin. Anästh Intensivmed 2005; 46: 483 – 490.

Hypothermia after Cardiac Arrest Study Group. Mild therapeutic hypothermia to improve the neurologic outcome after cardiac arrest. N Engl J Med 2002; 346(8): 549 – 556.

Ioannidis JP. Why most published research findings are false. PLoS Med 2005; 2(8): e124.

Kudenchuk PJ, Cobb LA, Copass MK, Cummins RO, Doherty AM, Fahrenbruch CE, et al. Amiodarone for resuscitation after out-of-hospital cardiac arrest due to ventricular fibrillation. N Engl J Med 1999; 341(12): 871 – 878.

Kwan I, Bunn F, Roberts I. Timing and volume of fluid administration for patients with bleeding. Cochrane Database Syst Rev 2003; (3): CD002245.

Nolan JP, Deakin CD, Soar J, Böttiger BW, Smith G. European Resuscitation Council guidelines for resuscitation 2005. Section 4. Adult advanced life support. Resuscitation 2005; 67 Suppl 1: S39 – 86.

Sackett DL. Rules of evidence and clinical recommendations on the use of antithrombotic agents. Chest 1989; 95(2 Suppl): 2S – 4S.

Spöhr F, Arntz HR, Bluhmki E, Bode C, Carli P, Chamberlain D, et al. International multicentre trial protocol to assess the efficacy and safety of tenecteplase during cardiopulmonary resuscitation in patients with out-of-hospital cardiac arrest: the Thrombolysis in Cardiac Arrest (TROICA) Study. Eur J Clin Invest 2005; 35(5): 315 – 323.

Wenzel V, Krismer AC, Arntz HR, Sitter H, Stadlbauer KH, Lindner KH. A comparison of vasopressin and epinephrine for out-of-hospital cardiopulmonary resuscitation. N Engl J Med 2004; 350(2): 105 – 113.

Wik L, Kramer-Johansen J, Myklebust H, Sorebo H, Svensson L, Fellows B, Steen PA. Quality of cardiopulmonary resuscitation during out-of-hospital cardiac arrest. JAMA 2005; 293(3): 299 – 304.

2

3
Ethische Aspekte

3 Ethische Aspekte

M. Mohr

Roter Faden

3

Charakteristisch für die Notfallmedizin sind Zeitdruck, unvollständige Informationen sowie begrenzte diagnostische und therapeutische Mittel. Trotz dieser Erschwernisse unterliegt der Notfalleinsatz den gleichen ethischen Anforderungen wie jede andere medizinische Maßnahme. Wann treten ethische Konflikte auf und wie lassen sich diese lösen?

Wichtig: In der Notfallmedizin gibt es keine Sonderethik, nur besondere Bedingungen!

Zentrale medizinische Herausforderung in der Notfallmedizin ist der Herz-Kreislaufstillstand. Auch die ethischen Fragen sind hier von herausragender Bedeutung:
- Muss bei einem Kreislaufstillstand ausnahmslos mit Wiederbelebungsbemühungen begonnen werden?
- Darf von einer grundsätzlichen Zustimmung des Patienten ausgegangen werden?
- Sind solche Maßnahmen immer eine Hilfe zum Besten des Patienten?
- Wann können solche Bemühungen nicht mehr zur gebotenen Reaktion zählen?

Das Vorgehen beim Herz-Kreislaufstillstand soll exemplarisch im Mittelpunkt der ethischen Analyse stehen. An welchen Regeln und Grundsätzen kann sich der Notarzt orientieren? Entscheidend ist die Kenntnis möglicher Begründungsstrategien und ethischer Prinzipien.

Wichtig: Die Kenntnis ethischer Grundsätze befähigt zur qualifizierten und nachvollziehbaren Begründung (not)ärztlicher Entscheidungen in Konfliktsituationen.

Was bedeutet Ethik?

Terminologie

Die Begriffe „Moral" und „Ethik" werden oft synonym verwandt. „Moral" bezeichnet die Gesamtheit der in einer Gruppe oder Gesellschaft beachteten Regeln und dient der Charakterisierung eines positiven Handelns (Beckmann 1997). Was ist gut, sittlich richtig oder moralisch positiv?

Definition: Ethik als philosophische Disziplin beschäftigt sich mit den Prinzipien und Normen von Moralkonzepten und analysiert diese auf ihre Begründungfunktion (Beckmann 1997).

Die ethische Reflexion soll in den Stand versetzen, moralisches Handeln im Einzelfall zu begründen. Welche theoretischen Grundlagen stehen hinter dem, was als moralisch gut oder korrekt verstanden wird? Man muss nicht ein Fachmann für Ethik sein, um moralisch korrekt zu handeln. Dies kann durchaus auf der Grundlage von Erfahrung und Intuition geschehen, unter Orientierung an den Sitten und der Sittlichkeit einer Gesellschaft. Die Fragen in der Ethik lauten: Warum ist eine bestimmte Handlung moralisch geboten? Die ethische Analyse führt eine Einzelfallentscheidung zurück auf die zugrunde liegenden allgemeinen Normen und Prinzipien. Ethische Kompetenz befähigt dazu, die dem eigenen moralisch korrekten Handeln zugrunde liegenden Normen und Prinzipien zu kennen und neu anzuwenden (Beckmann 1997).

Wichtig: Moral muss man besitzen, Ethik muss man kennen.

Ethische Theorien

Welche Normenkonstellation oder welches theoretische Konzept soll als Begründung für moralisch adäquates Handeln herangezogen werden? Ist eine Handlung moralisch richtig, weil sie beispielsweise pflichtgemäß erfolgte, weil sie das beste Ergebnis hervorbrachte oder weil sie in angemessener Haltung des Handelnden vorgenommen wurde? Gängige ethische Begründungstheorien befassen sich mit diesen Fragen:
- Orientiert sich das Handeln an bestimmten moralischen Vorgaben oder Pflichten (Deontologie)?
- Welche moralische Qualität weisen die Folgen der Handlung auf, auch im Sinne einer Nutzenmaximierung (Utilitarismus)?
- Sind Haltung und Einstellung des Handelnden moralisch angemessen (Tugendethik)?

Solche Begründungstheorien sind abhängig von persönlichen Überzeugungen einschließlich religiöser oder ideologischer Einschätzungen.

Begründungshierarchie

An der Schnittstelle von Philosophie und Medizin wurde ein Modell einer ethischen Begründungshierarchie entwickelt (Abb. 3.**1**), welches zwei Vorteile aufweist: Es ist einfach und schnell zu verstehen und die weltanschaulich geprägte Auseinandersetzung über die Frage, welche ethische Theorie die bessere ist, steht im Hintergrund (Beauchamp u. Childress 2001).

Wichtig: Die vier Ebenen der ethischen Begründungshierarchie (Beauchamp u. Childress 2001) sind:
- ethische Theorien,
- Prinzipien,
- Regeln und Pflichten,
- Entscheidungen und Handlungen.

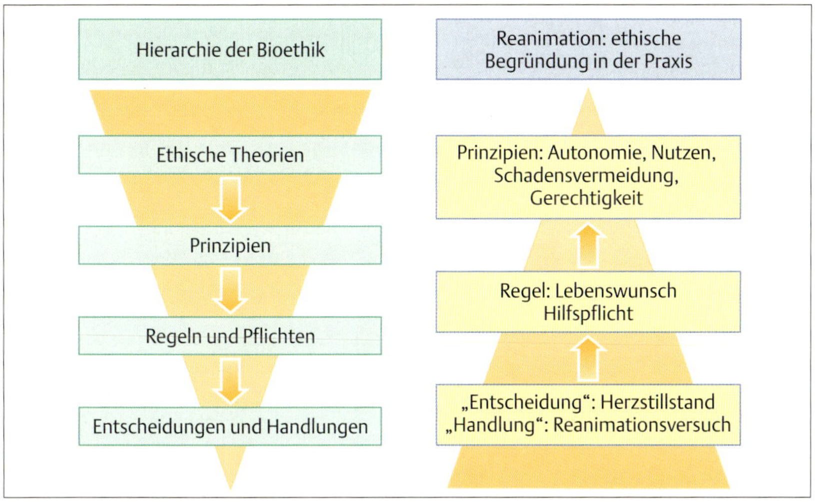

Abb. 3.**1** Begründungshierarchie in der Bioethik (links, nach Beauchamp und Childress 2001) und die ethische Begründung medizinischen Handelns in der Praxis am Beispiel der Reanimation (rechts): Rückführung von Entscheidung und Handlung auf allgemeine ethische Prinzipien, ohne Rückgriff auf kontroverse ethische Theorien.

Hinweis für die Praxis: Bei der Herz-Lungen-Wiederbelebung ist die ethische Begründungshierarchie von unten nach oben zu lesen (Abb. 3.**1**). Der Reanimationsversuch ist eine medizinische (Be)Handlung. Ausgehend von der Erkenntnis bzw. Diagnose, dass ein Herz-Kreislaufstillstand vorliegt, wird die Entscheidung zur Reanimation getroffen (unterste Ebene). Als Rechtfertigung dient die Regel, dass jeder Mensch leben will und das Recht hat zu überleben. Zusätzlich greifen die allgemeine Hilfeleistungspflicht und die Garantenstellung der professionellen Helfer (nächsthöhere Ebene der Regeln). Solche Regeln beruhen auf ethischen Prinzipien wie der Respektierung des Patientenwunsches (Autonomie) oder des Nutzens und der Schadensabwendung (Ebene der Prinzipien).

Regeln haben einen engeren Bezug zum Kontext, Prinzipien dagegen einen grundsätzlichen Charakter und dienen zur Begründung der Regeln. Ethische Theorien bilden den ideologischen Überbau und können im Einzelfall zur Rechtfertigung der Prinzipien herangezogen werden (Beauchamp u. Childress 2001).

Vier ethische Prinzipien

Kernstück der Begründungshierarchie ist die Ebene der Prinzipien. Ausgehend von unterschiedlichen ethischen Theorien und persönlichen Überzeugungen ist es möglich, sich auf allgemeine Prinzipien zu verständigen, an denen sich moralisch adäquates Handeln orientieren kann (Beauchamp u. Childress 2001).

Wichtig: Vier Prinzipien als Grundlage ethisch begründeten Handelns (Beauchamp u. Childress 2001):
- Das Prinzip des Respekts vor der Autonomie.
- Das Prinzip der Schadensvermeidung.
- Das Prinzip des Nutzens.
- Das Prinzip der Gerechtigkeit.

Autonomie

Dem Prinzip des Respekts vor der Autonomie entspricht das Recht auf Selbstbestimmung und die Achtung vor der freien Willensäußerung des Patienten. Das Patientenwohl orientiert sich nicht an der Vorstellung des Arztes oder der Gesellschaft, sondern einzig am Interesse des Patienten (Beckmann 1997)

Die gesellschaftliche Diskussion in der jüngeren Vergangenheit etwa zur Bedeutung von Patientenverfügungen lässt erkennen, dass sich innerhalb der vier Prinzipien eine Rangfolge entwickelt hat. War die Arzt-Patienten-Beziehung vormals stark von einem paternalistischen Vorgehen geprägt, im Sinne einer ärztlichen Entscheidungs- und Verantwortungsübernahme für den Patienten, so hat sich mittlerweile das Selbstbestimmungsrecht des Patienten als vorrangiges Prinzip etabliert. Dies spiegelt sich auch in der jüngeren höchstrichterlichen Rechtsprechung wider: An oberster Stelle steht die Autonomie des Individuums (BGH 2003).

Wichtig: Der Respekt vor der Autonomie des Patienten ist das führende Prinzip bei der Entscheidungsfindung in der Medizin, auch in der Notfallmedizin!

Schadensvermeidung

Dem Prinzip der Schadensvermeidung entspricht das alte *„primum nihil nocere"*. Durch die ärztliche Heilkunst darf dem Patienten kein zusätzliches Leid zugefügt werden.

Nutzen

Das Prinzip des Nutzens findet sich schon in den Regeln *„bonum facere"* und *„salus aegroti suprema lex est"*. Die Medizin soll dem Patienten helfen und sein Wohlbefinden fördern. Beide Prinzipien finden sich bereits im Eid des Hippokrates: „In welches Haus ich auch immer eintrete, werde ich es tun zum Wohle des Kranken." Sowie: „Und ich will mich enthalten von allem, was gefährlich oder schädlich ist. Ich werde keine tödliche Arznei irgendjemand geben, auch nicht, wenn er darum bittet, noch werde ich einen solchen Rat dazu geben." (Kleeberg 1979, S. 14f).

Gerechtigkeit

Das Prinzip der Gerechtigkeit beinhaltet einen gerechten und fairen Umgang mit dem Patienten und den zur Verfügung stehenden Ressourcen. Ärztliches Handeln erfolgt unabhängig vom Ansehen der Person unter gerechter Verteilung der Mittel.

Konkretisierungen in der Praxis

Aufklärung und Einwilligung

Voraussetzung für die Behandlung eines entscheidungsfähigen Patienten sind seine Aufklärung und Einwilligung. Der Arzt informiert über die geplanten Maßnahmen, weist auf alternative Verfahren hin und klärt über Nutzen und Risiken der einzelnen Vorgehensweisen auf. Der bewusstseinsklare, in seiner Urteilsfähigkeit nicht eingeschränkte Patient entscheidet sich frei und unbeeinflusst für eine der möglichen Alternativen. Der hier in seiner optimalen Form dargestellte Prozess wird aus der Patientenperspektive auch als *„informed consent"* charakterisiert. Die Arzt-Patienten-Beziehung zeichnet sich durch beidseitige Mitwirkung, erfolgreiche Kommunikation, gegenseitigen Respekt und eine gemeinsame Entscheidungsfindung aus (Jonsen et al. 2006).

Hinweis für die Praxis: Auch in der Notfallmedizin gilt zunächst das Selbstbestimmungsrecht des Patienten und als Voraussetzung für eine medizinische Behandlung seine Aufklärung und Einwilligung.

Durch die infolge der akuten gesundheitlichen Bedrohung eingeschränkte Entscheidungsfähigkeit tritt diese Verpflichtung oftmals zurück. Der Patient kann nicht über Rechte und Pflichten aufgeklärt werden, er kann nicht einwilligen. Doch führt der Bewusstseinsverlust auch zum Autonomieverlust? Aus philosophischer Sicht kann der Mensch seine Autonomie wie auch seine Würde nicht verlieren: Autonomie als Verfasstheit ist zu unterscheiden von der Selbstbestimmung, die abhängig ist von der Daseinsform: Durch Bewusstlosigkeit eingeschränkt ist nicht die essenzielle Seite der menschlichen Autonomie, sondern lediglich die funktionale (Beckmann 1997).

Wichtig: Ist der Patientenwille notfallbedingt nicht eindeutig zu erkennen, so greifen die nachgeordneten Prinzipien der Schadensabwendung und des Nutzens. Es gilt die grundsätzliche Vorgabe: Im Zweifel für das Leben.

Patientenverfügungen

Eine Patientenverfügung ist eine schriftliche (oder mündliche) Willensäußerung eines einwilligungsfähigen Patienten zur zukünftigen Behandlung im Fall der Äußerungsunfähigkeit (Meran et al. 2002). Die Verfassung einer Patientenverfügung ist Ausdruck des Selbstbestimmungsrechts. In den „Handreichungen für Ärzte zum Umgang mit Patientenverfügungen" hat die Bundesärztekammer betont, dass grundsätzlich der in der Patientenverfügung geäußerte Wille des Patienten gilt, es sei denn, es lägen konkrete Anhaltspunkte vor, die auf eine Änderung des Willens schließen lassen (Bundesärztekammer 1999)

Der Notarzt ist in seiner Entscheidungsfindung durch mangelnde Informationen zu den Patientenpräferenzen eingeschränkt. Notärzte mit Erfahrungen im Umgang mit Patientenverfügungen in einer präklinischen Notfallsituation halten diese grundsätzlich für hilfreich, doch werden auch bei Vorliegen einer Verfügung die Entscheidungen in Abhängigkeit von den jeweiligen Umständen des Einsatzes (Notfallbedingungen, Grunderkrankung, Prognose) getroffen (Gerth et al. 2005). Die Umstände des Rettungseinsatzes mit der Verpflichtung zum unverzüglichen Handeln erschweren die Berücksichtigung von Patientenverfügungen.

Hinweis für die Praxis: Als Ausdruck des autonomen Patientenwillens haben Patientenverfügungen Bindungswirkung, obwohl es für ihr unbedingtes Wirksamwerden in der Reanimationssituation derzeit noch an verlässlichen Mechanismen fehlt, mit denen ihre handlungsleitende Gültigkeit in der Kürze der zur Verfügung stehenden Zeit sicher eingeschätzt werden könnte (Deutscher Beirat 2004, 107 f.).

Spezielle Notfallverfügungen in einheitlicher und kurzer Form mit notfallmedizinisch relevanten Aussagen wie der Ablehnung einer kardiopulmonalen Reanimation könnten die Berücksichtigung in der Notfallsituation erleichtern.

Suizid

Dem Suizid liegen oftmals krankhafte psychische Störungen (Depressionen, Schizophrenien oder chronischer Alkoholismus) oder eine situative Verzweiflung zugrunde.

Hinweis für die Praxis: Ausgehend von der Überlegung, dass einem Suizidversuch eine therapierbare Ursache zugrunde liegen kann, ergibt sich zunächst die grundsätzliche ethische Verpflichtung zur Lebenserhaltung und Schadensabwendung und für den Rettungsdienst die Indikation zur Intervention und Lebensrettung.

Findet die Hilfspflicht bei einem Suizidversuch ihre Grenze am Selbstbestimmungsrecht des Betroffenen? Im Einzelfall kann eine unheilbare Erkrankung und der absehbare Tod zu der Entscheidung der Selbsttötung geführt haben, d. h. dem Handeln liegt ein freier, nach ernsthafter Abwägung getroffener Entschluss zugrunde („Bilanzsuizid"). Aus Respekt vor der Selbstbestimmung und dem Wunsch des Patienten könnte ein solches bedachtes Vorgehen ethisch akzeptabel sein. Ein Verzicht auf rettendes Eingreifen ist aber umstritten, sowohl aus religiöser als auch juristischer Sicht (Nationaler Ethikrat 2006). In der Regel ist für das Rettungsteam in der Akutsituation des Suizidversuchs eine Überprüfung der Hintergründe unmöglich und daher Hilfe indiziert.

Versorgungsengpässe / Katastrophenmedizin

Notfallmedizinische Ressourcen müssen in gleichem Maße Notfallpatienten zur Verfügung stehen. Auch die Notfallmedizin hat ökonomische Rahmenbedingungen. Bei einem Einsatz muss geprüft werden, wieweit Einsatzkräfte und Material bei einem Patienten gebunden werden und so möglicherweise zur Hilfe für einen anderen nicht mehr verfügbar sind.

Entscheidungen im Umgang mit Engpässen gehören zur Routine in der Medizin (Intensivbetten, Notfallpatienten im Nachtdienst). Der Massenanfall von Verletzten, etwa bei einem Großschadensfall, kann bei der Sichtung die Festlegung von Versorgungsreihenfolgen („Priorisierung") bis hin zum Versorgungsausschluss („Triage") erforderlich machen.

Hinweis für die Praxis: Im Großschadens- oder Katastrophenfall wird sich die Versorgung (Triage) an der individuellen Behandlungsnotwendigkeit orientieren: Lebensrettung geht vor Leidenslinderung.

Eine mögliche Strategie kann das Vorgehen nach dem Zufallsprinzip und in chronologischer Abfolge sein: Auf eine aktive Auswahl wird verzichtet, die Reihenfolge ist rein zufällig bzw. in Abhängigkeit von dem zeitlichen Zugriff auf den Patienten (Illhardt 2001).

ERC-Richtlinien

Grundlagen

Die Empfehlungen des European Resuscitation Councils (ERC) zu ethischen Fragen am Lebensende und bei der Herz-Lungen-Wiederbelebung beziehen sich auf die genannten vier Prinzipien (ERC 2005):

- Es dürfen keine paternalistischen Entscheidungen über den Kopf des autonomen Patienten hinweg getroffen werden.
- Das Wohl des Patienten wird bei einem Herz-Kreislaufstillstand in der Regel im Überleben liegen.
- Bei aussichtslosen Fällen kann es darum gehen, weiteres Leid und Schaden durch den Verzicht auf Wiederbelebungsbemühungen zu vermeiden.
- Gerechtigkeit bedeutet besonders die gerechte Verteilung der Ressourcen, damit in einer medizinischen Notlage allen adäquat geholfen werden kann.

Die Richtlinien betonen die zunehmende Bedeutung von Vorausverfügungen hinsichtlich einer Therapiebegrenzung am Lebensende. Dies drückt den auch international gewachsenen Respekt vor der Patientenautonomie aus.

Verzicht auf Reanimationsversuche

Hier nennen die Richtlinien keine eindeutigen Vorgaben. Sinnlos sind Wiederbelebungsmaßnahmen, wenn kein Nutzen im Sinne einer Lebensverlängerung mit akzeptabler Qualität zu erwarten ist. Der Wert von Prädiktoren für eine fehlende Überlebenschance ist begrenzt. Entscheidungen zum Therapieverzicht bewegen sich immer in einer Grauzone.

Hinweis für die Praxis: Es gibt keinen ethischen Unterschied zwischen einem primären Therapieverzicht und einem sekundären Therapieabbruch.

Bei einem plötzlichen Herz-Kreislaufstillstand in einer präklinischen Situation ohne weitere Informationen wird man zunächst mit Wiederbelebungsmaßnahmen beginnen und erst danach Zeit finden, Fragen zu stellen. Spätere Erkenntnisse können das Einstellen der Bemühungen rechtfertigen.

Abbruch von Reanimationsversuchen

Hinweis für die Praxis:

- Eine Asystolie dauert mehr als 20 min trotz regelrechtem Einsatz erweiterter Wiederbelebungsbemühungen und dem Geschehen liegt keine reversible Ursache zugrunde.
- Prüfung jeder Entscheidung im Einzelfall, besondere Bedingungen erfordern spezifische Entscheidungen (Ertrinken, Hypothermie etc.).
- Fortsetzung der Reanimationsbemühungen bei persistierendem Kammerflimmern.
- Ein Kind stellt eine Sondersituation dar.
- Zusätzliche Informationen (Patientenverfügung) können den Abbruch rechtfertigen.

Kernaussagen

Was bedeutet Ethik?

Ethik als philosophische Disziplin analysiert Prinzipien und Normen von Moralkonzepten.

Die ethische Begründungshierarchie (nach Beauchamp u. Childress 2001) umfasst vier Ebenen: ethische Theorien, Prinzipien, Regeln und Pflichten sowie Entscheidungen und Handlungen. Kernstück der Begründungshierarchie sind vier Prinzipien: Respekt vor der Autonomie des Patienten, Schadensvermeidung, Nutzen und Gerechtigkeit.

Der Respekt vor der Autonomie des Patienten ist das führende Prinzip bei der ärztlichen Entscheidungsfindung.

Konkretisierungen in der Praxis

Auch in der Notfallmedizin gilt zunächst das Selbstbestimmungsrecht des Patienten und als Voraussetzung für eine medizinische Behandlung seine Aufklärung und Einwilligung.

Ist der Patientenwille nicht eindeutig zu erkennen, so greifen die nachgeordneten Prinzipien der Schadensabwendung und des Nutzens. Es gilt die grundsätzliche Vorgabe: Im Zweifel für das Leben.

Als Ausdruck des autonomen Patientenwillens haben Patientenverfügungen Bindungswirkung. Die Umstände des Rettungseinsatzes mit der Verpflichtung zum unverzüglichen Handeln erschweren aber die Berücksichtigung.

Bei einem Suizidversuch sind zunächst Hilfsmaßnahmen zur Lebenserhaltung indiziert, da die Prüfung der Hintergründe unter Notfallbedingungen eingeschränkt ist.

Im Großschadens- oder Katastrophenfall wird sich die Versorgung (Triage) an der individuellen Behandlungsnotwendigkeit orientieren: Lebensrettung geht vor Leidenslinderung.

ERC-Richtlinien

Die Empfehlungen beziehen sich auf die genannten vier Prinzipien.

Es gibt keinen ethischen Unterschied zwischen einem primären Therapieverzicht und einem sekundären Therapieabbruch.

Abbruch von Reanimationsversuchen:

- Eine Asystolie dauert mehr als 20 min trotz regelrechtem Einsatz erweiterter Wiederbelebungsbemühungen; dem Geschehen liegt keine reversible Ursache zugrunde.
- Prüfung jeder Entscheidung im Einzelfall, besondere Bedingungen erfordern spezifische Entscheidungen (Ertrinken, Hypothermie etc.).
- Fortsetzung der Reanimationsbemühungen bei persistierendem Kammerflimmern.
- Ein Kind stellt eine Sondersituation dar.
- Zusätzliche Informationen (Patientenverfügung) können den Abbruch rechtfertigen.

3

Literatur

Beauchamp TL, Childress JF. Principles of Biomedical Ethics. 5th ed. New York: Oxford University Press; 2001.

Beckmann JP. Zur Frage der ethischen Legitimation von Handeln und Unterlassen angesichts des Todes. In: Mohr M, Kettler D. Ethik in der Notfallmedizin: Präklinische Herz-Lungen-Wiederbelebung. Berlin: Springer; 1997: 57 – 67.

Bundesärztekammer. Handreichungen für Ärzte zum Umgang mit Patientenverfügungen. Dtsch Aerztebl 1999; 96: B-2195 – 2196.

Bundesgerichtshof. Mitteilung der Pressestelle Nr. 52 / 2003. www.bundesgerichtshof.de.

Deutscher Beirat für Erste Hilfe und Wiederbelebung. Reanimation – Empfehlungen für die Wiederbelebung. Bundesärztekammer (Hrsg). 3. Aufl. Köln: Deutscher Ärzte Verlag; 2004: 107 – 109.

European Resuscitation Council Guidelines for Resuscitation 2005. Resuscitation 2005; 76S1: S171-S180.

Gerth MA, Kettler D, Mohr M. Patientenverfügungen in der präklinischen Notfallmedizin – eine Befragung von Notärzten. Anasthesiol Intensivmed Notfallmed Schmerzther 2005; 40: 743 – 749.

Illhardt FJ. Die Triage – ein Stachel im medizinischen Ethos der Entscheidungen. Zeitschr med Ethik 2001; 47: 193 – 199.

Jonsen AR, Siegler M, Winslade WJ. Klinische Ethik. 5. Aufl. Köln: Deutscher Ärzte Verlag; 2006.

Kleeberg J. Eide und Bekenntnisse in der Medizin. München: S. Karger 1979; 14 – 15.

Meran JG, Geissendörfer SE, May AT, Simon A (Hrsg). Möglichkeiten einer standardisierten Patientenverfügung: Gutachten im Auftrag des Bundesministeriums der Gesundheit. Münster: LIT Verlag; 2002.

Nationaler Ethikrat. Selbstbestimmung und Fürsorge am Lebensende. 13. Juli 2006. www.ethikrat.org / stellungnahme.

Allgemeine Notfallmedizin

4

Notfall und Notfallmedizin

4 Notfall und Notfallmedizin

P. Sefrin

Roter Faden

Notfall und Akutfall

Durch die Tatsache, dass zur Versorgung von vermeintlichen oder echten Notfällen verschiedene Versorgungssysteme zum Einsatz kommen, werden die damit im Zusammenhang verwendeten Begrifflichkeiten häufig verwechselt oder durcheinander geworfen. Aus diesem Grunde erscheint eine klare Abgrenzung differenter Situationen und Zuständigkeiten erforderlich.

Begriffe aus dem Bereich der Notfallmedizin sind in der Deutschen Industrienorm (DIN 13050-Stand 2002) unter der Überschrift „Rettungswesen" defininiert. Unabhängig davon haben sich allerdings inzwischen Definitionen etabliert, die sich im täglichen Umgang eingebürgert haben.

Notfall

Um sich der Notfallmedizin als speziellen Teilbereich der Medizin zu nähern, muss zunächst der Notfall definiert werden.

Definition: Ein Notfall ist ein plötzlich eingetretenes Ereignis, welches eine unmittelbar Gefahr für Leben und Gesundheit des Patienten bedeutet. Die vitalen Funktionen sind durch Verletzung oder akute Erkrankung bedroht, gestört oder ausgefallen.
(Gemäß DIN 1305: Ein Notfall ist ein Ereignis, das unverzüglich Maßnahmen der Notfallrettung erfordert.)

Es handelt sich bei einem Notfall im medizinischen Sinne somit um Patienten, bei denen es vordergründig um eine Veränderung der Funktionen Bewusstsein, Atmung und Kreislauf geht.

Die Bundesärztekammer unterscheidet grundsätzlich zwei Systeme für die medizinische Versorgung von Akut- und Notfällen. Die niedergelassenen Ärzte gewährleisten gemäß SGB V im Zuge des Sicherstellungsauftrages die Gesamtversorgung von Patienten innerhalb und außerhalb der Sprechstundenzeiten und versorgen die nicht unmittelbar bedrohlich erscheinenden Krankheitsfälle. Für die vital bedrohlichen Notfälle existiert die notärztliche Versorgung im Rahmen des Rettungsdienstes.

Akutfall

Der Akutfall der Bundesärztekammer wird auch synonym mit dem Begriff der *Notfallsituation* bezeichnet.

Definition: Eine Notfallsituation ist ein plötzlich eintretender Zustand, der mit einer akuten Bedrohung oder dem Gefühl einer solchen einhergeht, ohne dass eine gegenwärtige Bedrohung vorliegt.

Es handelt sich damit um ein akut entstehendes, lokalisiertes pathologisches Geschehen, allerdings verbunden mit der Gefahr zusätzlicher örtlicher oder allgemeiner Schädigungen. Medizinisch kann es sich um einen akut entstandenen Schaden, aber auch um eine Aggravierung oder Dekompensation eines chronischen Leidens handeln, das z. B. mit heftigen Schmerzen verbunden ist.

Der Begriff Notfall wird nicht nur im Bereich des Rettungsdienstes, sondern auch im Bereich des ärztlichen Bereitschaftsdienstes benutzt. Dort ist er jedoch sehr weit gefasst, da hier sowohl die objektiven wie die subjektiven Bedürfnisse den Notfall- bzw. Akuteinsatz des diensthabenden Arztes rechtfertigen. Im Bereich des vertragsärztlichen Notfall- bzw. Bereitschaftsdienstes liegt es im Ermessen des Patienten oder seiner Angehörigen, was als Notfall eingestuft wird. Der Ausschluss eines Notfalles kann nur nach persönlicher Inaugenscheinnahme durch den Arzt erfolgen.

Notfallmedizin

Die Versorgung von Notfällen und Notfallsituationen (Akutfällen) erfolgt mit Mitteln und Möglichkeiten der Notfallmedizin. Die Notfallmedizin ist wesentlicher Bestandteil der notärztlichen Tätigkeit im präklinischen Bereich. Notfallmedizin im präklinischen Bereich ist die Versorgung eines breiten Spektrums von Notfällen, die mit einer begrenzten Ausstattung an Geräten und Medikamenten, eingeschränkten diagnostischen Möglichkeiten und eingeschränkter personeller Assistenz unter besonderen psychologischen Bedingen zu bewältigen ist.

Definition: Notfallmedizin umfasst die Erkennung und sachgerechte Behandlung drohender oder eingetretener medizinischer Notfälle, die Wiederherstellung und Aufrechterhaltung der vitalen Funktionen, sowie die Wiederherstellung und Aufrechterhaltung der Transportfähigkeit.

Hieraus wird andererseits ersichtlich, dass die notärztliche Versorgung obligater Bestandteil des gesetzlich geregelten, medizinischen Gesamtversorgungskonzepts ist.

Definition: Dem entspricht auch die Definition der Notfallmedizin in der DIN 13050 – Entwurf 2007: Notfallmedizin umfasst die Erkennung und sachgerechte Behandlung drohender oder eingetretener medizinischer Notfälle, die Wiederherstellung und Aufrechterhaltung der vitalen Funktionen.

Tätigkeitsbereich der Notfallmedizin. Die Notfallmedizin umfasst heute allerdings sowohl den präklinischen wie klinischen Bereich. Inzwischen ist neben der Tätigkeit im Bereich des Rettungsdienstes das Arbeitsfeld der *klinischen*

Notaufnahme hinzugekommen, nachdem sich im klinischen Bereich ein Wandel vollzogen hat. Im klinischen Bereich konzentriert sich die Notfallmedizin auf die *Akutversorgung* vital bedrohter oder gestörter Patienten (Notfallpatienten), wobei die materielle und personelle Beschränkung nicht in gleichem Maße wie in der Präklinik greift. Die Notwendigkeit einer neuen Sichtweise wurde bei der Analyse des Sachverständigenrates für die konzertierte Aktion im Gesundheitswesen im Jahre 2003 offenbar, die in der Forderung mündete, dass interdisziplinäre Notaufnahmen für Krankenhäuser der Schwerpunkt- und Maximalversorgung als Bereich für die innerklinische Notfallmedizin als Standardkonzeption gefordert wurden.

Transport von Intensivpatienten. Eine Mittelstellung zwischen Präklinik und einem speziellen klinischen Bereich nimmt die Versorgung im Rahmen des Transportes von Intensivpatienten ein, wobei von dem im Rahmen des Rettungsdienstes eingesetzten Arzt neben fundierten Kenntnissen der Notfall- auch solche der Intensivmedizin gefordert werden. Der Intensivtransport mit gesonderten Rettungsdienstfahrzeugen ist heute fester Bestandteil des Rettungsdienstes, um intensivpflichtige Patienten zwischen einzelnen Behandlungsstätten zu transportieren.

Versorgung der Vitalfunktionen. Der präklinische und klinische Bereich in der Notaufnahme haben gemeinsam die interdisziplinäre Sichtweise und die Konzentration auf die Versorgung der Vitalfunktionen. Dabei muss auf die diagnostischen, logistischen und therapeutischen Verfahrensweisen der jeweiligen Fachdisziplin zurückgegriffen werden, nachdem im Vordergrund die auf einer Verdachtsdiagnose beruhende symptombezogene Vorgehensweise steht. Trotz dieser Gemeinsamkeiten gibt es für den Notfallmediziner situations- und organisationsbedingt zwischen der Präklinik und der Klinik erhebliche Unterschiede. Während dem Notfallmediziner in der Notaufnahme neben routiniertem Assistenzpersonal eine Reihe von aussagekräftigen diagnostischen Hilfsmitteln zur Verfügung stehen, muss in der Präklinik organisationsbedingt darauf verzichtet werden. Basis der dringlichen therapeutischen Entscheidungen sind neben der persönlichen Erfahrung und Routine einfache Hilfsmittel wie Notfall-EKG oder Pulsoxymetrie.

Aufgaben der Notfallmedizin. Die Bundesärztekammer definiert in ihrem gesundheitspolitischen Programm aus dem Jahre 1994 die Notfallmedizin als eine schnell zu leistende präklinische Medizin zur Abwendung unmittelbarer Lebensgefahr oder zur Verhinderung schwerer gesundheitlicher Schäden mit den Mitteln der Intensivmedizin direkt am Notfallort.

Die Notfallmedizin besitzt heute nicht mehr den Charakter eines improvisierenden Handelns, sondern hat die Ebene einer fortgeschrittenen, auf die besonderen Verhältnisse der Präklinik und Klinik adaptierten medizinischen Disziplin erreicht. Gerade für die Akutphase verschiedener Krankheitsbilder gibt es neue Erkenntnisse, die für die Primärtherapie von Bedeutung sind. Gelingt es durch die notfallmedizinische Intervention eine isolierte Störung zu beseitigen, ist damit zunächst auch die Gefahr der Ausdehnung auf andere Organe und Funktionen gebannt. Im Rahmen der Erstversorgung lassen sich die Ursachen einer Lebensbedrohung jedoch meist nicht oder nicht vollständig beseitigen, sodass hier vielfach nur eine präklinische, symptomatische Intensivtherapie eingeleitet werden kann.

Ärztliche Notfallversorgung. Aufgrund der zeitlichen Dringlichkeit und der Komplexität der Schäden wurde die Erstversorgung von Notfallpatienten, vor allem außerhalb der Klinik, zunehmend zu einer Aufgabe von Ärzten. In einem Urteil des Bundesgerichtshofes aus dem Jahre 1992 (III/ZR1978/91) wird Sozialversicherten und Familienangehörigen ein Anrecht auf eine ärztliche Notfallversorgung, unter Berücksichtigung des jeweiligen Standes der medizinischen Wissenschaft und Technik, zugestanden. Die zu erbringende Leistung wird ausschließlich von der Schwere der Erkrankung oder des Traumas bestimmt. Dies impliziert, dass entsprechende Handlungs- und Versorgungskonzepte von den jeweiligen medizinischen Fachgesellschaften festgelegt werden. Nur durch notfallmedizinische *Richt- oder Leitlinien* kann die Basis für eine verpflichtende Qualitätskontrolle geschaffen werden.

Sonstige Begriffe

Notfallpatient. Im Mittelpunkt der notfallmedizinischen Versorgung steht der Notfallpatient, der in den Rettungsdienstgesetzen der Länder definiert ist.

Definition: Notfallpatienten sind Verletzte oder Erkrankte, die sich in Lebensgefahr befinden oder bei denen schwere gesundheitliche Schäden zu befürchten sind, wenn sie nicht unverzüglich medizinische Hilfe erhalten.

Aus der Definition wird deutlich, dass es sich bei Notfallpatienten weder ausschließlich um Verletzte, die bei verschiedenen Traumatisierungen zu beklagen sind, sondern auch um Patienten mit akuten Erkrankungen aus verschiedenen Fachdisziplinen sowie um Patienten mit Intoxikationen handeln kann.

Definition: Dieser Tatsache wird die Definition in der DIN 13050 (Stand 2007 – Entwurf) eher gerecht, die den Notfallpatienten definiert als:
Ein Patient, der sich in Folge Erkrankung, Verletzung oder sonstigen Gründen in unmittelbarer oder zu erwartender Lebensgefahr befindet, die eine Notfallversorgung und/oder Überwachung und einen geeigneten Transport zu weiterführenden diagnostischen Einrichtungen oder medizinischer Behandlung erfordert.

Weitere notfallmedizinische Definitionen. Über diese Definition des Notfallpatienten hinaus gibt es weitere notfallmedizinische Definitionen, die in einer eigenen Norm (DIN 13050, Rettungswesen, Begriffe, Stand 2007 – Entwurf) festgeschrieben sind:

- *Notfallrettung* ist die organisierte Hilfe, die in ärztlicher Verantwortlichkeit erfolgt und die Aufgabe hat, bei Notfallpatienten am Notfallort lebensrettende Maßnahmen oder Maßnahmen zur Verhinderung schwerer gesundheitlicher Schäden durchzuführen, ggf. ihre Transportfähigkeit herzustellen und diese Personen ggf. unter Aufrechterhaltung der Transportfähigkeit und Vermeidung weiterer Schäden in eine weiterführende Versorgungseinrichtung zu befördern.
- *Notarzt:* Ein Arzt in der Notfallrettung, der über eine entsprechende Qualifikation verfügt.
- *Notfall:* Ein Ereignis, das unverzüglich Maßnahmen der Notfallrettung erfordert.
- *Notfallmedizin:* Sie umfasst die ärztliche Beurteilung und Entscheidung über die Priorität der medizinischen Ver-

4

sorgung von Patienten hinsichtlich Art und Umfang der Behandlung sowie über Zeitpunkt, Art und Ziel des Transportes

- *Notfallpatient:* Ein Patient, der sich infolge Erkrankung, Verletzung oder aus sonstigen Gründen in unmittelbarer oder zu erwartender Lebensgefahr befindet, die eine Notfallversorgung und/oder Überwachung und einen geeigneten Transport zu weiterführenden diagnostischen Einrichtungen oder medizinische Behandlung erfordert.
- *Unfall:* Ein plötzliches, unvorgesehenes und durch äußere Ursachen eintretendes Ereignis, das zu einem Schaden an Personen und/oder Sachen führt.
- *Erste Hilfe:* Sie umfasst medizinische, organisierte und betreuende Maßnahmen an Erkrankten oder Verletzten mit einfachen Mitteln.

Kernaussagen

Notfall und Akutfall

Ein Notfall ist ein plötzlich eintretendes Ereignis, welches eine unmittelbare Gefahr für Leben und Gesundheit bedeutet und Maßnahmen der Notfallrettung erfordert.

Davon abzugrenzen ist der Akutfall (Notfallsituation) als plötzlich eintretender Zustand, der mit einer akuten Bedrohung oder dem Gefühl einer solchen einhergeht, ohne dass unbedingt eine momentane Bedrohung vorliegen muss.

Die Einordnung eines vermeintlichen Akutfalles als Notfall liegt im Bereich der vertragsärztlichen Versorgung im Rahmen des ärztlichen (Notfall-)Bereitschaftsdienstes im Ermessen des Patienten oder seiner Angehörigen.

Notfallmedizin

Notfallmedizin ist die Wiederherstellung und Aufrechterhaltung der vitalen Funktionen.

Sowohl im präklinischen wie im klinischen Bereich wird unter dem daraus resultierenden Zeitdruck und der Komplexität der Schäden eine Akutversorgung differenten Umfangs mit Konzentration auf die Versorgung der Vitalfunktionen erfolgen müssen.

Kennzeichen der Notfallmedizin sind ein breites Spektrum von Notfällen und die dadurch bedingte Interdisziplinarität.

Notfallmedizinische Richt- oder Leitlinien sind die Basis für eine verpflichtende Qualitätskontrolle.

Sonstige Begriffe

Weitere Begriffe und notfallmedizinische Definitionen sind in der DIN 13050 (Rettungswesen, Begriffe) festgeschrieben:

- Notfallpatienten sind Verletzte oder Erkrankte, die sich in Lebensgefahr befinden oder bei denen schwere gesundheitliche Schäden zu befürchten sind, wenn sie nicht unverzüglich medizinische Hilfe erhalten.
- Notfallrettung ist die organisierte Hilfe, die in ärztlicher Verantwortlichkeit erfolgt.

5

Untersuchung und Überwachung des Notfallpatienten

5 Untersuchung und Überwachung des Notfallpatienten

M. Helm, J. Hauke, L. Lampl

Roter Faden

Allgemeiner Ablauf

Die Untersuchung und Überwachung des Notfallpatienten sind elementare Bestandteile des notärztlichen Handelns (Abb. 5.**1**). Die notfallmedizinische Diagnostik verläuft dabei in 2 Phasen.

Elementardiagnostik. Das vordringliche Ziel der ersten Phase – der sog. „Elementardiagnostik" – ist das rasche Erkennen einer möglichen akuten Vitalgefährdung des Notfallpatienten und ggf. die sofortige Therapie dieser Störung durch lebensrettende Sofortmaßnahmen. Im Mittelpunkt dieser Phase steht demnach die Überprüfung der Vitalfunktionen:

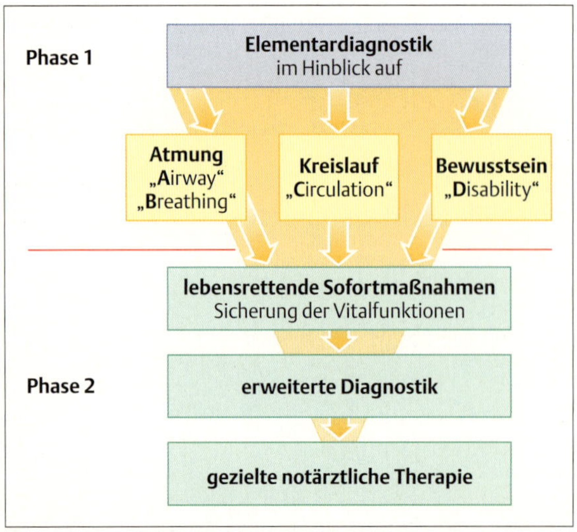

Abb. 5.**1** Notärztlicher Handlungsplan: Phasen der Diagnostik und Therapie.

- „Atmung" („*A*irway" und „*B*reathing"),
- „Herz und Kreislauf" („*C*irculation") sowie
- „Bewusstsein" („*D*isability").

Die Reihenfolge von Diagnostik und Sofortmaßnahmen richtet sich in Anlehnung an den Therapiealgorithmus des American College of Trauma Surgeons nach der Abfolge, mit der gleichzeitig vorliegende Vitalstörungen zu einer perakuten Schädigung des Organismus führen können (ATLS 2004).

Erweiterte Diagnostik. Erst nachdem eine vitale Bedrohung des Patienten ausgeschlossen bzw. abgewendet werden konnte, beginnt die 2. Phase der Notfalldiagnostik. Ziel dieser sog. „erweiterten notfallmedizinischen Diagnostik" ist es, unter Einbeziehung der präklinisch zur Verfügung stehenden Möglichkeiten eine „Erstdiagnose" zu erheben, die als Basis für eine gezielte notärztliche Therapie dient.

Bei der so erhobenen „Erstdiagnose" handelt es sich häufig nicht um eine definitive Enddiagnose, sondern vielmehr um eine „Verdachtsdiagnose", die sich in Abhängigkeit von der zugrunde liegenden Ursache auf die Erfassung systematischer, organ- oder regionsspezifischer Auswirkungen beschränkt. So ist es beispielsweise präklinisch nicht relevant, ob ein hypovolämischer Schock bei einem Patienten mit stumpfen Abdominaltrauma durch eine Verletzung der Milz, der Leber oder eines anderen intraabdominalen Organes hervorgerufen wurde.

Wichtig: Präklinisch relevant ist vielmehr, dass die Verdachtsdiagnose „stumpfes Abdominaltrauma mit hypovolämischem Schock" überhaupt gestellt wird und daraus die richtigen Konsequenzen, nämlich Unmöglichkeit der präklinischen Blutstillung, Initiierung einer „Schocktherapie" inkl. differenzierter Volumentherapie, rascher Transport in eine geeignete Zielklinik unter entsprechender Voranmeldung, gezogen werden.

Die präklinische Notfallmedizin ist gekennzeichnet durch die Notwendigkeit eines zeitkritisches Vorgehens unter meist erschwerten äußeren Bedingungen, mit gleichzeitig eingeschränkten diagnostischen und therapeutischen Mitteln sowie limitierten personellen und insbesondere auch limitierten materiellen Ressourcen, bei einem primär unbekannten Patienten. Dennoch ist die Befürchtung, präklinisch nur unzureichend eine adäquate Notfalldiagnose stellen zu können, unbegründet. So wird der Beitrag einer (mehr oder minder umfangreichen) apparativen Diagnostik zur Diagnosefindung auf lediglich 5% geschätzt (Dailey 1992). Den weitaus größten Anteil zur (Notfall-)Diagnosefindung tragen mit 85% vielmehr die Anamneseerhebung sowie die Evaluation der Begleitumstände und mit 10% die körperliche Untersuchung bei – d.h. der Notarzt ist trotz aller Einschränkungen nahezu „im Vollbesitz seiner diagnostischen Kräfte" (Lehmann 1994).

Apparative Diagnostik und Monitoring. Basierend auf den Erkenntnissen, die der Notarzt aus der „Elementardiagnostik" sowie der „erweiterten Diagnostik" gewonnen hat,

5

müssen der Schweregrad der Erkrankung bzw. Verletzung festgelegt und wirksame Akutmaßnahmen durchgeführt sowie der Transport mit möglichst geringer Zeitverzögerung nach vollständiger oder zumindest begonnener Stabilisierung der Vitalfunktionen unter *fortlaufendem* – auch apparativen – *Monitoring* in eine geeignete Zielklinik veranlasst werden. Die dafür notwendigen diagnostischen und therapeutischen Maßnahmen laufen parallel und ineinander greifend ab und erfordern vom Notarzt während des gesamten Einsatzes eine fortlaufende Reevaluation.

Wichtig: Der wichtigste Monitor ist demnach der Notarzt selbst.

Der Bereich der Diagnostik und des Monitorings gliedert sich in folgende Teilprozesse, die häufig parallel bzw. eng verknüpft ablaufen:

- Erhebung der Begleitumstände (Genese),
- Erhebung der Notfallanamnese,
- Untersuchung des Notfallpatienten mit Überprüfung der Vitalfunktionen und der Erfassung von Leitsymptomen,
- Verlaufsbeobachtung zur Überprüfung therapeutischer Maßnahmen an der Notfallstelle und während des Transports.

Der (präklinische) Notfallpatient ist hinsichtlich Morbidität und Mortalität als „zeitsensibel" einzustufen. Beispielhaft sei in diesem Zusammenhang der Patient mit einer „intraabdominellen Hämorrhagie" angeführt: Zeitliche Verzögerungen im Notfallmanagement um jeweils 3 min gehen bei dieser Patientengruppe mit einer Erhöhung der Mortalität um jeweils 1 % einher (Clarke et al. 2002). Demzufolge unterliegen sämtliche präklinischen Maßnahmen einer „zeitkritischen" Vorgehensweise. Das notärztliche Handeln ist aus diesem Grund gekennzeichnet durch eine sog. „horizontale" Arbeitsweise, d. h. eine Vielzahl von diagnostischen, therapeutischen sowie einsatztaktisch-organisatorischen Maßnahmen werden nicht nacheinander, sondern vielmehr koordiniert, parallel zueinander am Patienten durchgeführt. Allerdings setzt eine derartige „horizontale" Arbeitsweise einen sehr disziplinierten „Teamapproach" mit klar definierten Handlungsabläufen und Aufgabenverteilungen voraus, welche jedem Teammitglied auch bekannt sein müssen.

Wichtig: Der „Teamleader" ist hierbei der Notarzt.

Elementardiagnostik

Hinweis für die Praxis: Nach Eintreffen an der Notfallstelle und Ausschluss einer Eigen- sowie Fremdgefährdung ist unverzüglich eine Erstbeurteilung des Patienten durchzuführen. Ziel dieser „Elementardiagnostik" ist das rasche Erkennen einer möglichen akuten Vitalgefährdung des Notfallpatienten und ggf. die sofortige und ebenso konsequente Therapie dieser Störung durch lebensrettende Sofortmaßnahmen.

Überprüfung der „Atmung"

Die Überprüfung der Atmung gliedert sich in 2 Teilbereiche, nämlich der Überprüfung des „Atemwegs" (Airway) sowie der „Atmung" selbst (Breathing):

- Zunächst ist zu differenzieren, ob überhaupt eine Atmung vorhanden ist. Bei fehlender Eigenatmung muss sofort überprüft werden, ob eine Atemwegsverlegung vorliegt und diese unmittelbar beseitigt werden. Das erfordert bereits in dieser frühen Phase der Elementardiagnostik durchaus therapeutische Maßnahmen wie Absaugen, Ausräumen von Fremdkörpern, Einbringen von Hilfsmitteln zur Atemwegssicherung und eine kontrollierte Beatmung mit höchstmöglicher inspiratorischer Sauerstoffkonzentration. In diesem Fall folgt unmittelbar die Überprüfung der „Circulation".
- Ist eine Atmung vorhanden, ist zu prüfen, ob eine akut bedrohliche Atemfunktionsstörung vorliegt. Klinische Zeichen hierfür sind beispielsweise hochgradige Dyspnoe sowie Zyanose, eine stark erhöhte oder erniedrigte Atemfrequenz, Zeichen einer paradoxen Atmung (bei Rippenserienstückfrakturen und instabiler Thoraxwand) oder Zeichen einer inversen Atmung (bei Bolusgeschehen) sowie vermehrtes bzw. vermindertes (oder gar fehlendes) Atemgeräusch (ebenso bei Bolusgeschehen).

Überprüfung von „Herz und Kreislauf"

Die Überprüfung der „Circulation" erfolgt ebenso einfach wie rasch durch Palpation zentraler Pulse (A. carotis oder A. femoralis):

- Zunächst ist zu differenzieren, ob überhaupt ein Kreislauf vorhanden ist oder nicht. Bei fehlendem zentralem Puls ist unverzüglich mit der kardiopulmonalen Reanimation zu beginnen und eine EKG-Schnellableitung mit Defibrillationsbereitschaft anzuschließen.
- Sind Pulse vorhanden, so kann über die Pulsqualität indirekt auf den Blutdruck geschlossen werden. Zusätzlich können durch die Palpation des Pulses Informationen über Puls- bzw. Herzfrequenz und den Herzrhythmus gewonnen werden.

Überprüfung des „Bewusstseins"

Die Überprüfung des Bewusstseins („Disability") erfolgt primär durch klares und lautes Ansprechen des Patienten:

- Zunächst ist zu differenzieren, ob der Patient „bewusstlos" ist oder nicht. Reagiert der Patient sofort und adäquat auf Ansprache, ist er als „bewusstseinsklar" einzustufen.
- Reagiert der Patient nicht auf Ansprache, sind Schmerzreize zu setzen, z. B. durch Kneifen an den Armen oder Beinen. Reagiert der Patient weder auf Ansprache noch auf Schmerzreize, ist er als „bewusstlos" einzustufen. Es handelt sich dabei um einen akut bedrohlichen Zustand. In diesem Fall folgt unmittelbar die Überprüfung von Atmung und „Circulation".
- Reagiert der Patient zwar nicht auf Ansprache, aber mehr oder minder adäquat auf Schmerzreize, so ist er als „bewusstseinsgetrübt" einzustufen.

Erweiterte Diagnostik

Erhebung der Begleitumstände

Im Rahmen der notärztlichen Diagnostik hat die Evaluation der Begleitumstände einen hohen Stellenwert, trägt sie doch – zusammen mit der Erhebung der Anamnese – 85 % zur Findung der notärztlichen Erstdiagnose bei.

Dabei ist die Evaluation der Begleitumstände nicht streng auf die zweite diagnostische Phase beschränkt, vielmehr beginnt sie u. U. bereits vor der ersten diagnostischen

Phase bei der Alarmierung bzw. auf dem Weg zum Patienten. So kann der Notarzt alleine durch eine aufmerksame Beobachtung der Umgebung des Einsatzortes – noch bevor er den Patienten überhaupt erreicht und Kontakt mit ihm aufgenommen hat – wesentliche Informationen erhalten. Der auf diese Weise gewonnene erste Eindruck kann für eine vorläufige Beurteilung der Unfallsituation und des Unfallhergangs bzw. des sozioökonomischen, kulturellen und psychologischen Milieus richtungsweisend sein.

Traumatologische Notfälle

Notfallstelle und Unfallsituation. Eine besondere Bedeutung kommt der Evaluation der Begleitumstände bei traumatologischen Notfällen zu. So kann beispielsweise bei Verkehrsunfällen bereits bei der Ankunft bzw. im Landeanflug an der Unfallstelle ein erster Überblick über die Notfallstelle und die Unfallsituation gewonnen werden. Wichtige Fragen in diesem Zusammenhang sind beispielsweise:

- Welche Gefahren (z.B. Feuer, Rauch, Gefahrgut, etc.) sind an der Unfallstelle zu erwarten? Dies ist insbesondere im Hinblick auf eine mögliche Eigengefährdung der Rettungskräfte an der Unfallstelle von hoher Bedeutung.
- Wie hoch ist die Anzahl und wie ist die Position der beteiligten Fahrzeuge bzw. verletzten Personen?
- In welchem Zustand befindet sich die Straße (Nässe, Eis- oder Schneeglätte)? Die Beantwortung dieser Frage lässt Rückschlüsse auf den zugrunde liegenden Unfallmechanismus zu.
- Wurden Fahrzeuginsassen getötet? Ist dies der Fall, so müssen die überlebenden Fahrzeuginsassen primär als schwerverletzt bzw. als potenziell polytraumatisiert eingestuft werden.

Unfallhergang und Unfallmechanismus. Aus dem Unfallhergang bzw. Unfallmechanismus lassen sich wiederum – in Kombination mit den klinischen Zeichen – wichtige Rückschlüsse auf mögliche Verletzungen bzw. Verletzungsmuster ziehen. Allerdings können aufgrund des zwischenzeitlich hohen Standards im Fahrzeugbau hinsichtlich aktiver sowie passiver Sicherheitssysteme (z.B. Sicherheitsgurt, Gurtstraffer, Front-, Seiten- und Kopfairbag etc.) klinische Zeichen, wie beispielsweise Prellmarken oder Schürfungen am Patienten, auch völlig fehlen, sodass Informationen zum Unfallhergang bzw. Unfallmechanismus mitunter die einzigen Quellen darstellen, mit Hilfe derer Rückschlüsse auf zugrunde liegende Verletzungen bzw. Verletzungsmuster gezogen werden können. Einige zentrale Fragen in diesem Zusammenhang sind beispielsweise:

- Liegt eine Frontal-, Heck- oder Seitenkollision vor? Handelt es sich um einen Unfall ohne „Fremdeinwirkung"?
- Welche Fahrzeuge bzw. Fahrzeugklassen sind miteinander kollidiert (PKW gegen PKW, PKW gegen LKW etc.)
- Wo in den Fahrzeugen befanden sich die Insassen zum Zeitpunkt des Unfalls (Fahrer, Beifahrer, Rücksitz etc.)? Handelte es sich um den Fahrer des Motorrads oder um die Sozia?
- Wo befinden sich die Fahrzeuginsassen bzw. Unfallbeteiligten zum Zeitpunkt des Eintreffens der Rettungskräfte? Wurde beispielsweise ein Fahrzeuginsasse herausgeschleudert?
- Sind aktive und passive Rückhaltesysteme (Airbag, Sicherheitsgurt) vorhanden und wurden diese auch benutzt bzw. sind diese auch aktiviert worden? Wurden ein Fahrradhelm oder ein Motorradhelm und/oder Motorradschutzkleidung getragen?
- Wie ist die Lage des Fahrzeugs und welche Deformationen an der Fahrzeugkabine liegen vor?
- Welche sonstigen Schäden (Lenkrad und/oder Lenksäule deformiert, Einengung des Fußraumes) liegen an dem Fahrzeug vor?
- Welche Schäden weist das Fahrzeug im Fall einer Kollision mit einem Fußgänger bzw. Zweiradfahrer auf?
- Wie hoch war die Aufprallgeschwindigkeit?
- Wie ist das Alter der Patienten?

Typische Verletzungen. Als typische Verletzungen bzw. Verletzungsmuster finden sich:

- Beckenverletzungen und Nieren-, Leber- bzw. Milzverletzungen sowie Verletzungen der lateralen Thoraxwand (und der Lunge) im Rahmen von Seitenkollisionen.
- Schwerwiegende Gesichts- und Hirnschädelverletzungen in Kombination mit Verletzungen der Wirbelsäule (insbesondere der HWS) bei frontalen Kollisionen ohne Sicherheitssysteme (Sicherheitsgurt, Gurtstraffer sowie Airbag).
- Verletzungen der Halswirbelsäule durch Heckaufprall.
- Verletzungen der unteren Extremitäten (mitunter sog. Mehretagenfrakturen) sowie des Beckens bei starken Deformationen des Fußraumes.
- Hohe Wahrscheinlichkeit schwerwiegender Kopf- und Halswirbelsäulenverletzungen bei Kindern.
- Hohe Wahrscheinlichkeit einer relevanten Komorbidität bei älteren Traumapatienten (z.B. arterielle Hypertonie, koronare Herzerkrankung, Diabetes mellitus etc.).

Sturz aus großer Höhe. Bei Stürzen aus großer Höhe können die Ermittlung der Sturzhöhe sowie die Auffindungssituation richtungsweisend sein. Im Vordergrund stehen Verletzungen der Wirbelsäule und des Rückenmarks sowie die traumatische Aortenruptur. Bei Sturzhöhen von 3 m oder mehr, muss grundsätzlich von einer Polytraumatisierung ausgegangen werden.

Besonderheiten bei älteren Patienten. Insbesondere bei älteren Patienten sollte grundsätzlich die Möglichkeit einer *zugrunde liegenden schwere Erkrankung* in Betracht gezogen werden, welche die eigentliche Ursache für das vordergründige Trauma sein könnte (z.B. Myokardinfarkt als Ursache des Verkehrsunfalls oder apoplektischer Insult als Ursache des Treppensturzes).

Nichttraumatologische Notfälle

Alter, Auffindungsort und Auffindungssituation. Bei nichttraumatologischen Notfällen spielt die Erhebung der Begleitumstände eine nicht minder wichtige Rolle hinsichtlich der Eruierung möglicher Ursachen für den vorliegenden Notfall. Von Bedeutung sind in diesem Zusammenhang das Alter des Patienten, der Auffindungsort sowie die Auffindungssituation. Klassische Beispiele sind:

- die junge, bewusstlose Person in einem sozialen Brennpunkt mit umherliegenden Spritzenbestecken, was auf einen Drogennotfall hindeutet,
- das Kind oder die ältere Person im Pflegebett mit Heimoxygenator, Absaugpumpe und Pflegeutensilien, die einen primär respiratorischen Notfall erwarten lassen,
- die bewusstlose Person, die auf der Toilette kollabiert ist, nachdem sie beim Stuhlgang gepresst hatte und ein akutes vaskuläres Ereignis intrakraniell oder koronar auslöste.

Erhebung der Anamnese

Auch in der Notfallmedizin kommt der Anamnese eine diagnostische Schlüsselrolle zu. Ziel ist es, angesichts des herrschenden Zeitdruckes rasch und gezielt die wesentlichen Informationen zu erheben, aus denen sich diagnostische und therapeutische Weichenstellungen ableiten. Daher erfolgt die Anamneseerhebung im Sinne der „horizontalen Arbeitsteilung" parallel zu anderen diagnostischen und therapeutischen Maßnahmen. Sie muss nicht ausschließlich durch den Notarzt erfolgen, sondern kann auch teilweise an Rettungsdienstpersonal delegiert werden, sofern sichergestellt ist, dass alle erhobenen Informationen beim Notarzt zusammenfließen.

Dokumente und Informationen. Während der Notarzt mit dem Patienten spricht, kann beispielsweise der erste Rettungsdienstmitarbeiter, der nicht mehr unmittelbar zur Patientenversorgung benötigt wird, zusammen mit Angehörigen oder Polizei relevante Dokumente und Informationen zusammentragen. Dazu zählen:

- aktuelle Arztbriefe,
- Pflegekurven,
- Medikationspläne,
- Patientenausweise (z.B. Allergie, Marcumar, Anästhesiekomplikationen, Schrittmacher, Endokarditis),
- Patientenverfügungen,
- Hausarzt- und Facharztadressen und
- Medikamentenvorräte.

Fremdanamnese. In Abhängigkeit von der Kommunikationsfähigkeit des Patienten ist es fast immer sinnvoll, Angehörige, Zeugen und ggf. Dolmetscher hinzuzuziehen, um ein möglichst vollständiges Bild zu erhalten. Eine Verkleinerung des Personenkreises der anwesenden Angehörigen bei delikaten Fragestellungen (z.B. Frage nach Drogenkonsum der Kinder im Beisein der Eltern) wird vielfach empfohlen, erfordert aber viel Zeit und Fingerspitzengefühl und sollte unter dem Gesichtspunkt der Verhältnismäßigkeit nur Ausnahmefällen vorbehalten sein. Gerade auch bei Verdachtsmomenten für Gewaltdelikte kann es sinnvoller sein, sensible Gesprächsanteile, aus denen nicht zuletzt ein Gefährdungspotenzial für das Rettungsdienstteam erwachsen kann, zu verschieben und an einem sichereren und unverfänglicheren Ort, beispielsweise während Untersuchung und Transport im Rettungsmittel, wieder aufzugreifen (Friedrich 2006).

Anamnesegespräch. Neben der Notfallsituation selbst stellt die Präsenz des mehrköpfigen Rettungsteams in der Wohnung einen nicht zu unterschätzenden zusätzlichen Stressor für Patient und Angehörige dar. Daher ist es wichtig, im Anamnesegespräch Ruhe und Kompetenz zu vermitteln. Dies beginnt mit einer persönlichen Vorstellung des Notarztes und einer relativ offenen Einstiegsfrage und setzt sich in einer sachlichen und vertrauensvollen Gesprächsführung fort, die dennoch straff und zielorientiert ist und überwiegend geschlossene Fragen auf einfachem sprachlichen Niveau verwendet.

Traumatologischer Notfall

Beim traumatologischen Notfall stehen im Vordergrund:

- Unfallhergang und -zeitpunkt sowie
- Auftreten und Dauer einer Bewusstlosigkeit.

Eine primär neurologische oder kardiozirkulatorische Ursache ist stets in Betracht zu ziehen, insbesondere wenn keine plausible Unfallursache angegeben werden kann oder eine Amnesie zum Unfall besteht (z.B. „plötzlich schwarz vor den Augen geworden"). Dies kann erhebliche Auswirkungen auf Therapie und Wahl der Zielklinik haben.

In diesem Zusammenhang sind auch Vorerkrankungen und Dauermedikationen von Interesse. Besonderes Augenmerk sollte dabei auf die Einnahme von Thrombozytenaggregationshemmern gelegt werden, weil sie sich zunehmender Beliebtheit erfreuen, über lange Halbwertszeiten verfügen und ihre Wirkung im Rahmen der konventionellen Gerinnungsdiagnostik bei Klinikaufnahme nur unzureichend erfasst wird.

Hinweis für die Praxis: Vor Analgosedierung oder Narkoseeinleitung sollte analog zum innerklinischen Vorgehen versucht werden, Nüchternheit, Allergien, stattgehabte Operationen bzw. Vornarkosen sowie erbliche Muskelerkrankungen (maligne Hyperthermiedisposition) abzufragen. Bei Frauen vor der Menopause kann nach der Möglichkeit einer bestehenden Schwangerschaft gefragt werden.

Das AMPLE-Abfrageschema, das sich im angelsächsischen Sprachraum großer Beliebtheit erfreut, trägt insbesondere beim Traumapatienten zur Vollständigkeit der Anamnese bei (Tab. 5.**1**).

Nichttraumatologischer Notfall

Bei nichttraumatologischen Notfällen sind Anlass und Zeitpunkt sowie Geschwindigkeit des Symptombeginns und das derzeit führende Beschwerdebild von Interesse.

Bei Patienten mit Amnesie oder Bewusstseinsstörungen ist relevant, ob

- eine Synkope,
- ein Sturz oder
- ein Krampfanfall

beobachtet wurden, die Begleitverletzungen erwarten lassen. Bei unbeobachtetem Eintreten derartiger Symptome muss herausgefunden werden, wann der Patient zuletzt beschwerdefrei gesehen wurde. Die Rekonstruktion der präklinischen Zeitabläufe ist heutzutage vor dem Hintergrund der jeweils empfohlenen Zeitfenster für Lysetherapie oder andere revaskularisierende Interventionen von entscheidender Wichtigkeit.

Ferner sind bisher vorgenommene Eigenmedikationen (z.B. Nitrospray, „Asthmaspray") sowie Maßnahmen der ersten Hilfe durch Angehörige (z.B. Beschwerdelinderung durch Lagerungsmaßnahmen) ebenso zu erfragen wie die Grunderkrankungen, Dauermedikationen, der behandelnde Hausarzt, der Zeitpunkt des letzten Arztkontakts sowie Ort und Zeitraum des letzten stationären Aufenthalts.

Bei offenkundig hochgradig pflegebedürftigen Patienten oder Vorliegen maligner Grunderkrankungen sollte aktiv

Tabelle 5.**1** Einfaches Abfrageschema zur Anamnese bei Traumapatienten (nach ATLS 2004)

A	*Allergies*	Allergien
M	*Medications*	Medikamente
P	*Past Illness / Pregnancy*	Vorerkrankungen / Schwangerschaft
L	*Last Meal*	Nüchternheit
E	*Events / Environment related to injury*	Verletzungsanlass / -umstände

5

nach Patientenverfügungen bzw. Absprachen mit Hausarzt oder Heimleitung bezüglich palliativen Vorgehens geforscht werden.

Hinweis für die Praxis: Abschließend muss der Notarzt eine kritische Wertung der erhobenen eigen- und fremdanamnestischen Angaben vornehmen, die durchaus voneinander abweichen können. Das daraus entstehende Beschwerdebild stellt die Grundlage für die folgende körperliche Untersuchung und ihre Schwerpunkte dar.

Untersuchung des Notfallpatienten

Bei der körperlichen Untersuchung ist der Notarzt auf seine Sinneswahrnehmungen Sehen, Hören, Fühlen und Riechen angewiesen, die im Vergleich zu den kontrollierten und optimierten Untersuchungsbedingungen in Klinik und Arztpraxis teilweise erheblich eingeschränkt sind:

- Die Lichtverhältnisse sind nicht nur nachts im Freien sondern gelegentlich auch tagsüber in geschlossenen Gebäuden so dürftig, dass sie eine zuverlässige Inspektion des Patienten, seines Hautkolorits oder der Venenverhältnisse nicht zulassen.
- Umgebungslärm an der Unfallstelle (Feuerwehraggregate) oder während des Transports (RTW, RTH) erschwert das Hören so nachhaltig, dass die Bedingungen für die Perkussion regelhaft und für die Auskultation sehr häufig ungenügend sind.
- Die Palpation des Patienten, die eine hinreichende Entkleidung voraussetzt, wird häufig durch initial eingeschränkte Zugänglichkeit (eingeklemmter Patient) oder widrige Witterungsverhältnisse beeinträchtigt.
- Die Wahrnehmung von Gerüchen kann nicht immer sicher dem Patienten oder der Umgebung zugeordnet werden.

Erstes Bild des Gesamtzustands

Bereits im Zuge der Elementardiagnostik und des Anamnesegesprächs macht sich der Notarzt ein erstes Bild über den Gesamtzustand des Patienten und erfasst folgende offensichtliche Aspekte:

- Hautfarbe: z.B. Blässe, Kongestion, Zyanose, Ikterus,
- Hautbeschaffenheit: z.B. Kälte (Zentralisation), Wärme (Fieber), Schwitzen, stehende Hautfalten und trockene Schleimhäute (Exsikkose),
- Ernährungszustand: z.B. Adipositas, Kachexie,
- Körperhaltung: z.B. Schonhaltungen, Orthopnoe,
- grobe psychische Auffälligkeiten: (z.B. verwirrt, agitiert, verlangsamt).

Eingehende körperliche Untersuchung

Kranio-kaudale Systematik. Die eingehende körperliche Untersuchung folgt zweckmäßigerweise einer kranio-kaudalen Systematik, um keine wichtigen Befunde zu übersehen. Der Patient wird dabei zumindest etappenweise vollständig entkleidet, wobei auf Wärmeerhaltung Wert gelegt wird (z.B. beheizter RTW und Decke). Insbesondere beim traumatisierten Patienten hat sich die im Folgenden beschriebene Abfolge bewährt.

Bewusstseinszustand. Der Bewusstseinszustand wird über die grobe Einschätzung (klar / getrübt / bewusstlos) im Rahmen der Elementardiagnostik hinaus anhand der Glasgow-Koma-Skala (GCS) in den Funktionalitäten „Augen öffnen", „beste motorische Antwort" und „beste verbale Kommunikation" beurteilt und einer Skala zwischen 3 und 15 zugeordnet (Tab. 5.**2**). Dieser Score, der ursprünglich zur innerklinischen Verlaufsbeobachtung Schädelhirnverletzter geschaffen wurde (Teasdale u. Jenett 1974), weist zwar eine deutliche Untersucherabhängigkeit v.a. im mittleren Scorebereich auf (Lackner et al. 2002), hat sich aber als einziger präklinischer Score zur neurologischen Beurteilung in der täglichen Routine sowie in der Literatur durchgesetzt. Insbesondere aus einem GCS-Wert kleiner oder gleich 8 wird eine vitale Bedrohung abgeleitet und beim Schädelhirntrauma eine harte Intubationsindikation gestellt.

Tabelle 5.**2** Beurteilung des Bewusstseinszustands und des neurologischen Defizits nach der Glasgow-Koma-Skala. Es wird jeweils die beste Reaktion jeder Funktionalität bewertet (Teasdale u. Jenett 1974)

Verhalten	Antwort	Score
Augen öffnen	spontan	4
	auf Anruf	3
	auf Schmerzreiz	2
	fehlend	1
Beste motorische Antwort	gezielt auf Aufforderung	6
	gezielt auf Schmerzreiz	5
	ungezielt auf Schmerzreiz	4
	Beugesynergismen	3
	Strecksynergismen	2
	keine Bewegung	1
Verbale Antwort	orientiert	5
	verwirrt	4
	inadäquat	3
	unverständlich	2
	keine	1
Maximale Punktsumme		**15**

Pupillen. Die Pupillen werden hinsichtlich Form (rund oder entrundet) und Ausgangsgröße (eng, mittel, weit) sowie Motorik (Pupillenreaktion bei Lichteinfall) im Seitenvergleich beurteilt. Seitendifferenzen können auf lokale intrakranielle Drucksteigerungen (z.B. Blutung) hinweisen. Artefakte durch lokales Bulbustrauma, Voroperation oder Glasauge sind jedoch in Betracht zu ziehen. Symmetrische Veränderungen weisen in der Regel auf generalisierte Prozesse hin, wie beispielsweise beidseitige Miosis bei Opiatintoxikation, beidseitige Mydriasis ohne Lichtreaktion bei hypoxischem Hirnschaden, Einklemmung oder Adrenalinmedikation.

Inspektion des Schädels. Bei der Inspektion des Schädels weist das Austreten von Blut und Liquor aus Nase oder Ohren auf Schädelbasisfrakturen im Bereich der Frontobasis oder der Felsenbeinregion hin.

Palpation des Schädels. Die Palpation des Schädels erfasst Wunden, Stufenbildung und Druckschmerzhaftigkeit. Insbesondere okzipitale Wunden werden bei bewusstlosen Patienten häufig übersehen, wenn sie nicht durch eine starke Blutung imponieren und die gründliche Palpation des Hinterkopfes unterbleibt. Im Bereich des Gesichtsschädels können Instabilitäten und Krepitationen der Jochbeine, des Oberkiefers und des Unterkiefers von enoral palpiert oder beim wachen Patienten durch Unregelmäßigkeiten der Okklusion oder Doppelbilder erfragt werden.

Inspektion der Mundhöhle. Durch Inspektion der Mundhöhle werden enorale Blutungsquellen ausgeschlossen (z. B. Zungenbissverletzung), die in ihrem Ausmaß unterschätzt werden, wenn der Patient das Blut konsequent schluckt.

Untersuchung der Halswirbelsäule. Die Untersuchung der Halswirbelsäule beschränkt sich auf die Palpation der Dornfortsätze und möglicher Stufen oder Druckdolenzen und die Frage nach Schluckproblemen, die Hinweis auf ein prävertebrales Hämatom geben können. Eine Funktionsprüfung auf Bewegungsumfang und Schmerzhaftigkeit unterbleibt präklinisch zugunsten einer frühzeitigen und großzügigen Indikationsstellung zur HWS-Immobilisation.

Schultergürtel. Der Schultergürtel wird auf Stabilität und Druckschmerzhaftigkeit untersucht, wobei auf Stufenbildungen im Verlauf der Schlüsselbeine und Schultergelenke geachtet wird.

Inspektion des Thorax. Die Inspektion des Thorax umfasst morphologische und funktionelle Aspekte. Neben Prellmarken und Gurtmarken sowie Hämatomen und offenen Wunden werden symmetrische Atemexkursionen, ein forcierter Einsatz der Atemhilfsmuskulatur und eine obere Einflussstauung beurteilt. Ineffektive Atemmuster können bei instabilem Thorax infolge Rippenserienstückfrakturen unter Spontanatmung beobachtet werden. Bei der Inspiration kollabieren Teile der Thoraxwand und treten bei Exspiration wieder hervor, was auch als paradoxe Atmung bezeichnet wird. Unter kontrollierter Beatmung kann das „Hinterherhinken" einer Thoraxhälfte auf eine halbseitige Belüftungsstörung durch Trauma, Bronchusverlegung oder zu tiefe endobronchiale Intubation hindeuten.

Palpation des Thorax. Bei der Palpation des Thorax werden Krepitationen bei Rippen- oder Sternumfrakturen sowie das typische Knistern eines Hautemphysems ertastet. Schmerzen bei vorsichtiger anterioposteriorer oder bilateraler Thoraxkompression weisen ebenfalls auf Frakturen hin.

Auskultation des Thorax. Durch Auskultation der Thoraxorgane werden die Atemgeräusche im Seitenvergleich sowie Herztöne, Herzgeräusche und die Regelmäßigkeit der Herzaktionen beurteilt.

Inspektion des Abdomens. Die Inspektion des Abdomens beschreibt Prellmarken, Gurtmarken, Hämatome und Wunden und ihre Beziehungen zu den blutungsgefährdeten parenchymatösen Organen Leber und Milz.

Palpation des Abdomens. Die Palpation des Abdomens erfasst die Spannung der Bauchdecken, Resistenzen und Schmerzpunkte. In der Frühphase nach Trauma schließen weiche Bauchdecken eine intraperitoneale Verletzung jedoch keineswegs aus. Die Auskultation des Abdomens hat beim Traumapatienten in der Regel keine diagnostische Relevanz.

Inspektion und Untersuchung des Beckens. Becken und Beckenorgane werden auf äußere Verletzungszeichen inspiziert. Inkontinenz und genitaler oder analer Blutaustritt, der oft lange verborgen bleibt, können auf schwerwiegende innere Verletzungen hinweisen. Durch vorsichtige anterioposteriore oder bilaterale Kompression der Beckenschaufeln lässt sich zwar eine instabile Fraktur des Beckens nicht gänzlich ausschließen, aber zumindest eine Instabilität des vorderen Beckenrings erkennen. Um keine verstärkten Blutungen aus den Beckenvenenplexus zu provozieren, sollte diese Untersuchung behutsam und einmalig durchgeführt werden. Auch Beinlängendifferenzen und Rotationsfehlstellungen der unteren Extremitäten geben Hinweise auf Beckenfrakturen.

Inspektion und Untersuchung der Extremitäten. Obere und untere Extremität werden auf äußere Verletzungen, Fehlstellungen und Längendifferenzen untersucht. Die großen Gelenke passiv oder – wenn möglich – aktiv durchbewegt und periphere Durchblutung, Motorik und Sensibilität im Seitenvergleich überprüft. Wenn Motorik und Sensibilität der Extremitäten nicht seitengleich oder im Bereich der unteren Extremitäten deutlich schwächer sind, muss immer auch an ein zentralnervöses Geschehen gedacht werden und eine erweiterte neurologische Untersuchung folgen.

Inspektion und Untersuchung der Körperrückseite. Die Rückseite des Patienten sollte, wenn es Verletzungsmuster und Einsatzablauf zulassen, im Rahmen der Umlagerung per Schaufeltrage oder durch Drehung en bloc auf offene Wunden, BWS/LWS-Klopfschmerz oder Gegenstände (z. B. Glasscherben, Steine), die Druckstellen verursachen können, untersucht werden.

Besonderheiten bei nichttraumatologischen Notfällen

Bei nichttraumatologischen Notfällen wird der vorgestellte universelle Untersuchungsgang entsprechend der vorherrschenden Symptomatik adaptiert. Analog zu den Meldebildern der Rettungsleitstellen ist es sinnvoll, die Beschwerdebilder „Bewusstseinsstörung", „kardiale Störung", „respiratorische Störung" und sonstiges „akutes Schmerzereignis" anhand der Leitsymptome zusammenzufassen und die körperliche Untersuchung darauf zu fokussieren. Dabei ist jedoch vor allzu ausgeprägtem diagnostischem „Schubladendenken" zu warnen, da sonst wichtige Befunde übersehen werden. Bei Patienten nach Synkope oder Krampfanfall, bei denen ein Sturz nicht ausgeschlossen werden kann, ist beispielsweise immer nach Begleitverletzungen zu suchen. Umgekehrt muss beim Traumapatienten an krankheitsbedingte Ursachen oder Komorbiditäten gedacht werden.

Neurologischer Notfall. Die Bewusstseinsstörung bzw. der neurologische Notfall erfordern neben einer differenzierten Beurteilung von Bewusstsein und psychischem Zustand auch eine kurze, orientierende Erhebung des Hirnnervenstatus (Tab. 5.**3**).

Inkontinenz stellt ein weiteres, eher unspezifisches Zeichen für eine zentralnervöse Störung dar. Dahingegen liefern Meningismuszeichen bei Hirnblutung oder entzündlichen Prozessen oder ein Zungenbiss nach Krampfanfall etwas spezifischere Hinweise auf Genese oder Ablauf der beobachteten neurologischen Störung. Sensibilität und Motorik der Extremitäten müssen immer im Seitenvergleich beurteilt werden, um eine Halbseitensymptomatik zu entdecken.

Modalität	Hirnnerv	Aktion
Visus und Okulomotorik	II, III, IV, VI	Pupillenreaktion, Augenmotilität, Frage: Doppelbilder
Mimik	VII	Grimassieren, Mund spitzen
Gleichgewichtssinn	VIII	Frage: Drehschwindel, Fallneigung
Zungenmotorik	XII	Zunge herausstrecken

Tabelle 5.**3** Grob orientierende Beurteilung des Hirnnervenstatus

Bei Bewusstseinsstörungen aufgrund von Intoxikationen können endogene oder exogene Toxine teilweise am Patientengeruch wahrgenommen werden. Beispiele hierfür sind:

- Ammoniakgeruch bei Leberkoma,
- Uringeruch bei Urämie,
- Alkoholgeruch bei Alkoholintoxikation,
- Bittermandelgeruch bei Zyanidintoxikation,
- Fruchtzuckergeruch bei Ketoazidose.

Kardiozirkulatorischer Notfall. Die Leitsymptome des kardiozirkulatorischen Notfalles in der Akutsituation sind durch das akute Pumpversagen und die Gegenregulationsmechanismen geprägt. Dazu zählen Schockzeichen wie Blässe und gestörte akrale Durchblutung im Rahmen der Zentralisation, aber auch die obere Einflussstauung und feuchte Rasselgeräusche bei der Lungenauskultation. Der thorakale Schmerz mit seinen typischen Ausstrahlungen in den linken Arm oder Hals kann beim akuten Koronarsyndrom mitunter fehlen.

Knöchelödeme, tastbare Schrittmacheraggregate oder Sterniotomienarben weisen auf ein chronisches Geschehen in der Vorgeschichte hin.

5

Respiratorischer Notfall. Beim respiratorischen Notfall imponieren die Leitsymptome Zyanose, Dyspnoe, Orthopnoe und pathologische Atemmuster bereits bei flüchtiger Inspektion. Die Differenzierung von Stenose der oberen Atemwege oder Obstruktion der tiefen Atemwege erfordert eine gründliche Auskultation mit differenzierter Beurteilung von in- und exspiratorischem Giemen bzw. Stridor. Bei einer schweren Obstruktion der unteren Atemwege (z.B. Asthmaanfall) kann das Atemgeräusch vollständig aufgehoben sein („silent chest").

Weitere klinische Angaben wie produktiver Husten, Hämoptoe oder Fieber können helfen, die Ursache der akuten Störung einzugrenzen. Chronische Veränderungen wie Uhrglasnägel weisen auf eine längere Vorgeschichte hin, was auch Einfluss auf die präklinische Akuttherapie haben kann (z.B. nichtinvasive Beatmung anstelle Intubation bei akut exazerbierter COPD).

Akuter Schmerz. Der akute Schmerzzustand, der nicht mit einem akuten Koronarsyndrom in Verbindung gebracht wird, erfordert eine gründliche Schmerzanamnese hinsichtlich Auslöser, Lokalisation, Stärke, Verlauf und Schmerzcharakter. Durch Palpation (z.B. Abdomen) oder Perkussion (z.B. Nierenlager) werden Schmerzpunkte und -auslöser eingegrenzt und Begleitreaktionen wie Überwärmung oder Abwehrspannung erfasst.

Während livide angeschwollene oder blasse, kühle Extremitäten typisch für eine primär vaskuläre Ursache des akuten Extremitätenschmerzes sind, muss bei thorakalen oder abdominellen Schmerzen, die anderweitig nicht erklärbar sind, immer ein peripherer Pulsstatus im Seitenvergleich erhoben werden, der Hinweise auf große, zentrale Gefäßverschlüsse oder Aneurysmata geben kann.

Apparative Diagnostik und Monitoring

Grundlagen

Klinische Beobachtung und apparatives Monitoring. Grundlage für die präklinische Überwachung des Notfallpatienten ist die klinische Beobachtung durch den Notarzt. Zusätzlich hierzu wird ein apparatives Monitoring durchgeführt.

Wichtig: Beide Verfahren ergänzen sich gegenseitig und ermöglichen bei kombinierter Anwendung eine adäquate präklinische Überwachung des Notfallpatienten. So ist eine korrekte Bewertung der klinischen Zeichen häufig nur mit Hilfe eines objektivierenden apparativen Monitorings möglich – umgekehrt muss aber dringend davor gewarnt werden, den apparativ gewonnenen Messsignalen bzw. Messwerten uneingeschränkt Glauben zu schenken, ohne dass dabei das klinische Bild mit in die Bewertung einbezogen wird.

Erstes Beispiel. Unter der Einsatzmeldung „Atemnot" wird der Notarzt zu einer 80-jährigen Patientin gerufen. Der Notarzt findet eine deutlich dyspnoische, aber nicht zyanotische Patientin vor. Nach Erhebung der Anamnese und der klinischen Untersuchung ergibt sich sehr rasch der V.a. das Vorliegen einer Pneumonie. Das pulsoxymetrische Monitoring zeigt eine periphere Sauerstoffsättigung von 83% unter Raumluft. Nach Applikation von 8 l/min Sauerstoff via Gesichtsmaske steigen die Sättigungswerte stabil auf 95%. Eine endotracheale Intubation und Beatmung, wie zu Beginn der präklinischen Therapie zunächst erwogen, muss nicht durchgeführt werden.

Als „objektivierende" Komponente ergänzt das pulsoxymetrische Monitoring die klinische Beurteilung der Patientin hinsichtlich der Einschätzung der Oxygenierung, der Art und des Umfangs der zu ergreifenden Maßnahmen sowie deren Effektivität in hervorragender Weise.

Zweites Beispiel. In einer Wohnanlage bricht Feuer aus. Dabei wird im 3. Stock des Gebäudes ein 25-jähriger Mann vom Feuer eingeschlossen und kann erst nach etwa 15 min von der Feuerwehr über die Drehleiter aus seiner verrauchten Wohnung gerettet werden. Der Mann ist bewusstseinsgetrübt – sein Gesicht, die Zunge und die Mundhöhle sind rußgeschwärzt; zudem klagt er über Atemnot. Das pulsoxymetrische Monitoring ergibt allerdings eine unauffällige periphere Sauerstoffsättigung von 95% unter Raumluft. Dennoch erhält der Patient unter dem Verdacht auf eine Rauchgasinhalation vom Notarzt hochdosiert Sauerstoff via Maske und wird rasch in die Klinik transportiert.

Dort ergibt die Blutgasanalyse u.a. einen CO-Hb-Gehalt von 21 %.

Da die gebräuchlichen (Zweiwellenlängen-)Pulsoxymeter Dyshämoglobine, wie beispielsweise CO und CN, nicht erfassen können, zeigt ein pulsoxymetrisches Monitoring bei Patienten, die Dyshämoglobine in höherer Konzentration aufweisen, inkorrekte – in der Regel „falsch positive" – Werte an. Ein „blindes" Vertrauen in das pulsoxymetrische Monitoring, infolge Unkenntnis der methodisch-technischen Einschränkungen – ohne Einbeziehung der Anamnese bzw. des Unfallhergangs sowie der klinischen Zeichen – hätte in dem geschilderten Fall zu einer fatalen Fehleinschätzung geführt.

Hinweis für die Praxis: Sowohl die klinische Beobachtung als auch das apparative Monitoring sollten also nie getrennt voneinander angewendet und bewertet werden, sondern immer nur in der Zusammenschau beider Verfahren. Der wichtigste Monitor ist demnach der Notarzt selbst.

Anforderungsprofil des apparativen Monitorings. Aufgrund der vielfältigen Besonderheiten des präklinischen Notfalleinsatzes, muss ein apparativ-technisches Monitoring ein ganz spezielles Anforderungsprofil erfüllen. Idealerweise sollten hierbei folgende Kriterien erfüllt werden:

- sofortige Einsatzbereitschaft,
- nichtinvasive Messmethodik,
- kontinuierliche Messung,
- Eindeutigkeit der Messwerte,
- geringe Störanfälligkeit gegenüber vielfältigen äußeren Einflüssen,
- einsetzbar für sämtliche Altersstufen,
- ein hohes Maß an Bedienungsergonomie,
- netzunabhängiger Betrieb mit hoher Akkukapazität,
- geringes Gewicht,
- ausreichende Robustheit des Geräts,
- akustische sowie optische Signal- und Alarmgebung,
- automatische Messwertspeicherung.

Bewährte apparative Monitoringverfahren. Obwohl enorme Fortschritte zu verzeichnen sind, erfüllen die heute präklinisch zu Verfügung stehenden apparativen Monitoringverfahren dieses Anforderungsprofil lediglich mehr oder minder näherungsweise. Zu den bewährten und etablierten apparativen Monitoringverfahren im Bereich der präklinischen Notfallmedizin zählen aktuell:

- Elektrokardiogramm,
- Blutdruckmessung,
- Pulsoxymetrie,
- Kapnometrie / Kapnographie,
- Körpertemperaturmessung,
- Bestimmung des Blutzuckers.

Anwendung finden sowohl Einzelgeräte für das jeweilige Monitoringverfahren als auch Kombinationsgeräte, die unterschiedliche Monitoringverfahren in einem Gerät vereinen (Abb. 5.**2**).

Vor dem Hintergrund einer rasanten technologischen Weiterentwicklung werden zunehmend Monitoringverfahren, die bisher ausschließlich innerklinisch zur Verfügung standen, einer präklinischen Anwendung zugänglich. Dabei muss allerdings kritisch hinterfragt werden, ob das technisch realisierbare, präklinisch auch wirklich sinnvoll nutzbar ist.

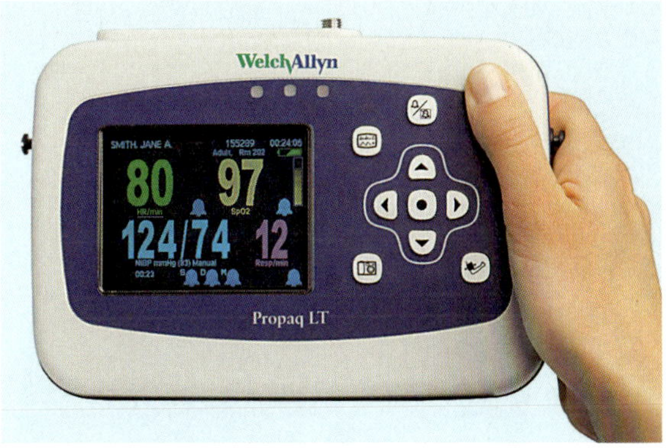

Abb. 5.**2** Kompakter Multiparametermonitor mit Pulsoxymetrie, Elektrokardiogramm sowie nichtinvasiver, automatischer Blutdruckmessung (mit freundlicher Genehmigung der Firma Welch Allyn).

Elektrokardiogramm

Die kontinuierliche Ableitung eines Elektrokardiogramms (EKG) gehört heute zum Standardmonitoring jedes Notfallpatienten. Daneben stellt das EKG aber das entscheidende apparative Hilfsmittel zur Diagnostik und Therapie kardialer Notfälle dar.

In der Regel ist das EKG-Gerät in einen portablen Defibrillator integriert und bildet mit diesem eine kompakte Diagnose- und Therapieeinheit (Abb. 5.**3**).

Die gebräuchlichste Routineableitung des EKG erfolgt präklinisch über 3 Elektroden:

- 1. Elektrode (rote Farbkodierung) an der rechten Schulter,
- 2. Elektrode (gelbe Farbkodierung) an der linken Schulter und
- 3. Elektrode (grüne oder schwarze Farbkodierung).

Ableitungen nach Einthoven. Dies erlaubt die Registrierung der 3 Standardableitungen I–III nach Einthoven. Als Standardableitung wird meist die Ableitung II nach Einthoven verwendet, da in dieser Richtung bei den meisten Patienten die elektrische Herzachse verläuft und die P-Wellen sowie der QRS-Komplex am besten zur Darstellung kommen.

Ableitungen nach Goldberger. Durch eine zusätzliche (4.) Elektrode an der rechten unteren Thoraxapertur (meist schwarze Farbkodierung) können neben den 3 bipolaren Standardableitungen nach Einthoven, die 3 unipolaren Ableitungen nach Goldberger (aVR, aVL, aVF) registriert werden.

Ableitung über Defibrillatorelektroden. Eine weitere gebräuchliche Variante stellt die Ableitung des EKG über 2 Elektroden – den Defibrillatorelektroden (Hard-Paddles oder großflächige Klebeelektroden, sog. Patches) – dar. Diese Variante wird primär meist bei „bewusstlosen" Patienten mit vermeintlichem Kreislaufstillstand angewendet. Der Vorteil dieser Methode besteht in der Schnelligkeit, mit der eine EKG-Ableitung erzielt werden kann, und damit in der Schnelligkeit der Diagnostik eines möglichen Kreislaufstillstands. Zudem kann über die Elektroden bei Vorliegen eines defibrillationswürdigen Befunds sofort auch defibrilliert werden.

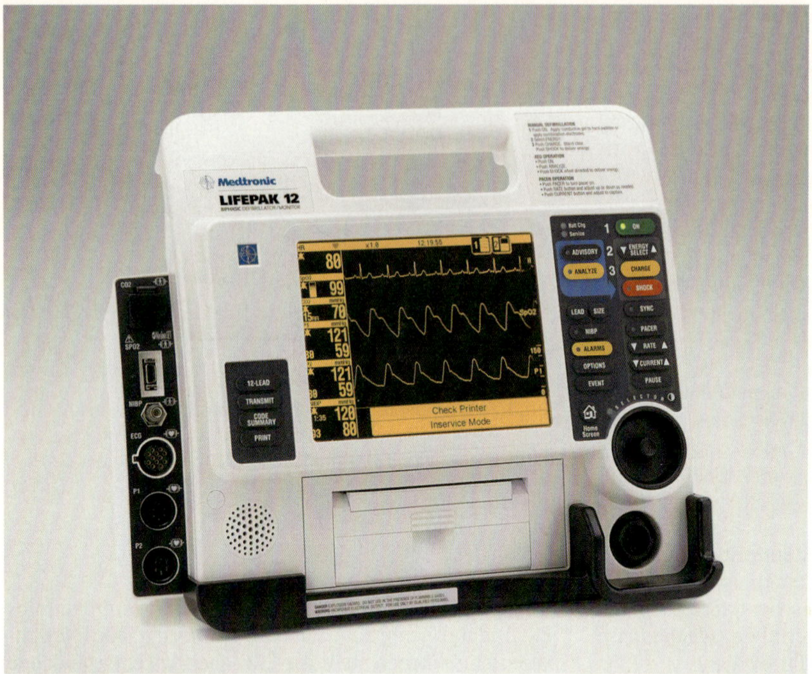

Abb. 5.**3** Defibrillator mit den Funktionen: EKG-Überwachung, Defibrillation, Kardioversion und transthorakale Schrittmacherstimulation (mit freundlicher Genehmigung der Firma Medtronic).

Diagnostisches Spektrum. Mit der Ableitung des EKG über (zwei) drei bzw. vier Elektroden können Störungen der Herzfrequenz und des Herzrhythmus, die Funktion eines Herzschrittmachers sowie die Differenzierung eines Herzstillstands ausreichend beurteilt werden.

Wichtig: Zur Diagnostik einer Myokardischämie und insbesondere vor der geplanten Durchführung einer präklinischen Lysetherapie ist hingegen die EKG-Ableitung über 10 Elektroden unabdingbar. Mit dieser Anordnung sind hinreichend Schädigungen des Herzmuskels (Ischämie oder Läsion) beurteilbar.

Zudem können damit Hinweise auf mögliche Elektrolytstörungen (Hypo-/Hyperkalziämie bzw. Hypo-/Hyperkaliämie) gewonnen werden. Allerdings handelt es sich bei der aus dem EKG gestellten Diagnose einer Elektrolytstörung immer um eine „Verdachtsdiagnose", die innerklinisch durch Laboruntersuchungen bestätigt werden muss.

Blutdruckmessung

Ebenso wie die kontinuierliche EKG-Ableitung zählt die arterielle Blutdruckmessung (RR, benannt nach Riva Rocci) zum Standardmonitoring jedes Notfallpatienten. Der Blutdruck ist eine wichtige Variable für die Organperfusion (insbesondere Gehirn und Herz) sowie für die myokardiale Arbeitsbelastung. Die Aufrechterhaltung eines adäquaten arteriellen Blutdruckes zählt zu den Basismaßnahmen der präklinischen Notfalltherapie. Allerdings ist zu beachten, dass ein „normaler" Blutdruck nicht immer gleichbedeutend ist mit „normalem Blutfluss" bzw. einer „normalen" Gewebeperfusion.

Grundsätzlich kann der Blutdruck *invasiv* oder *nichtinvasiv* gemessen werden. Im Bereich der präklinischen Notfallmedizin wird in aller Regel die schnell und einfach durchzuführende (intermittierende) nichtinvasive Blutdruckmessung bevorzugt. Eine Ausnahme hiervon bildet der Sekundär- bzw. Intensivtransport, bei dem sehr häufig eine (kontinuierliche) invasive Blutdruckmessung vorgenommen wird.

Nichtinvasive Blutdruckmessung

Die nichtinvasive Blutdruckmessung beruht, unabhängig vom Messverfahren, auf dem Prinzip der Messung nach Riva Rocci, bei der das arterielle Gefäß mittels einer Druckmanschette komprimiert und anschließend wieder entlastet wird. Während der Druckentlastung werden entweder der wiedereinsetzende Blutfluss oder die wiederkehrende Druckwelle erfasst.

Bei der nichtinvasiven Blutdruckmessung unterscheidet man die *manuelle Blutdruckmessung* mit oder ohne Stethoskop sowie die automatische *oszillometrische Blutdruckmessung.*

Die Messung erfolgt normalerweise am Oberarm – in Ausnahmefällen am Ober- bzw. Unterschenkel. Insbesondere bei oszillometrischen Verfahren wird auch am Unterarm bzw. Handgelenk gemessen.

Die Genauigkeit der Blutdruckmessung ist wesentlich von der Manschettenbreite abhängig, die etwa 40% des Arm- bzw. Beinumfangs betragen sollte.

Hinweis für die Praxis: Die Blutdruckmanschette sollte etwa 2/3 des Oberarmes bedecken bzw. die Breite der Blutdruckmanschette sollte etwas mehr als der Durchmesser der Extremität betragen. Zu breite Manschetten ergeben „falsch niedere", zu schmale Manschetten „falsch hohe" Blutdruckwerte. Im Zweifelsfall sollte immer an beiden Armen gemessen werden. Seitendifferente Blutdruckwerte finden sich u. a. bei Aortenisthmusstenose und disseziierendem Aortenaneurysma.

Manuelle palpatorische Blutdruckmessung. Bei der manuellen palpatorischen Blutdruckmessung wird bei gleichzeitiger Palpation des Radialispulses die Blutdruckmanschette aufgeblasen, bis der Puls verschwindet. Anschließend wird der Manschettendruck wieder langsam reduziert, bis der Puls tastbar ist – der dabei auf dem Manometer ablesbare

Wert entspricht dem systolischen Blutdruck. Der diastolische Blutdruckwert kann mit dieser Methode nicht ermittelt werden. Diese Messmethode eignet sich besonders, um sich schnell, bei u.U. lauten Umgebungsgeräuschen, einen Überblick über die Kreislaufsituation zu verschaffen.

Manuelle auskultatorische Blutdruckmessung. Bei der manuellen auskultatorischen Blutdruckmessung wird das Stethoskop über der A. brachialis platziert (medialer Bereich des Cubitus) und die Manschette auf etwa 200 mmHg aufgepumpt (bei Hypertonikern höher). Anschließend wird der Manschettendruck wieder langsam reduziert, bis man den sog. *Korotkow-Ton* hört. Sein Auftreten wird dem systolischen und sein Verschwinden dem diastolischen Blutdruck gleichgesetzt. Mit dieser Messmethodik können also sowohl systolischer als auch diastolischer Blutdruck bestimmt werden; der mittlere Blutdruck lässt sich durch folgende Formel näherungsweise bestimmen: mittlerer Blutdruck = (systolischer Druck × 2 + diastolischer Druck) / 3.

Automatische oszillatorische Blutdruckmessung. Bei der automatischen oszillometrischen Blutdruckmessung werden Druckwellen erfasst, die bei Reduktion des Manschettendruckes durch die arterielle Pulsation entstehen und auf die teilweise noch okkludierte Manschette übertragen werden. Dieses Oszillationsmuster der arteriellen Pulsation wird über einen Drucksensor an der Manschette in ein digitales Signal umgewandelt. Die während der Manschettendeflation erstmalig auftretenden Oszillationen entsprechen dem systolischen Blutdruck, das Oszillationsmaximum dem mittleren arteriellen Druck und konstant niedrige Oszillationen dem diastolischen Blutdruck. Die automatische oszillometrische Blutdruckmessung bietet gegenüber den manuellen Methoden eine Vielzahl von Vorteilen:

- Messung sämtlicher Blutdruckwerte (systolischer, diastolischer mittlerer arterieller Blutdruck),
- Messung ist unabhängig von Umgebungsgeräuschen sowie vom Hörvermögen und Tastgefühl des Untersuchers,
- präzisere Messung durch genormte Manschettendeflation,
- Möglichkeit der automatisierten Blutdruckmessung in variablen Zeitabständen,
- Möglichkeit der Messwertspeicherung inkl. Trendwertspeicherung.

Invasive Blutdruckmessung

Die direkte, invasive arterielle Blutdruckmessung ist unter allen Methoden die genaueste. Zudem bietet sie den Vorteil einer kontinuierlichen Blutdrucküberwachung. Für den Bereich des Primärrettungsdienstes ist diese Methode jedoch wenig praktikabel. Im Rahmen des Sekundärrettungsdienstes bzw. Intensivtransports hingegen ist die invasive Blutdruckmessung ein Standardverfahren.

Pulsoxymetrie

Die Pulsoxymetrie erlaubt die nichtinvasive kontinuierliche Messung der partiellen *Sauerstoffsättigung* des arteriellen Blutes ($pSaO_2$). Zudem wird die *Pulsfrequenz* erfasst. Das Prinzip der Pulsoxymetrie macht sich das unterschiedliche Extinktionsverhalten von oxygeniertem und desoxygeniertem Hämoglobin zunutze.

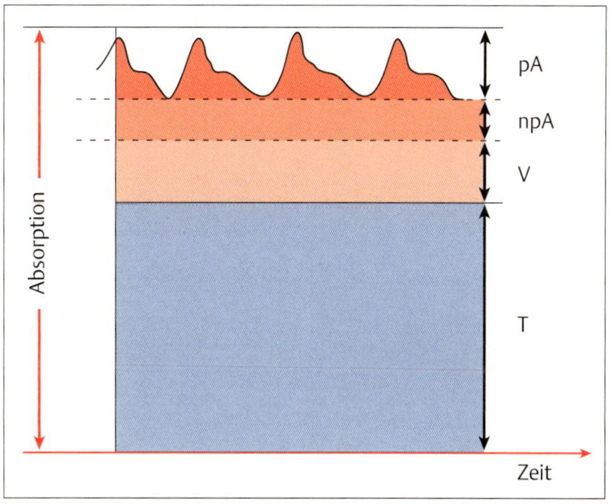

Abb. 5.**4** Absorption und Modulation des vom Sensor des Pulsoxymeters emittierten Lichtes. pA = pulsatile Absorption durch das arterielle Blut während der Systole, npA = nichtpulsatile Absorption des arteriellen Blutes während der Diastole, V = Absorption durch venöses Blut, T = Absorption durch das Gewebe (Knochen, Fett, Muskel, Knorpel etc.). Die Differenz zwischen dem Spitzenwert der pulsatilen arteriellen Absorption (pA + npA + V + T) und der Basisabsorption (npA + V + T) ergibt die arterielle Pulsation, woraus die arterielle Sauerstoffsättigung ermittelt wird (nach Fitzal 1999).

Prinzip der Pulsoxymetrie. In der Regel werden sog. Transmissionssensoren verwendet, bei denen eine im Sensor eingebaute Lichtquelle Licht mit 2 unterschiedlichen Wellenlängen (in der Regel rotes Licht von 660 nm und infrarotes Licht von 940 nm) emittiert. Die Absorption im Gewebe wird von einem ebenfalls im Sensor eingebauten Detektor erfasst. Dabei ist zu unterscheiden zwischen der sog. Basisabsorbtion, die u.a. durch Gewebe, Muskeln, Knochen und venöses Blut bedingt wird, und pulszyklischen Veränderungen der Lichtabsorption, die ausschließlich durch das arterielle Blut hervorgerufen wird (Abb. 5.**4**). Entsprechend der empirischen und applikationsortspezifischen Kalibration werden als Messort in der Regel die Finger verwendet.

Sauerstoffsättigung des Hämoglobins. Die Pulsoxymetrie gibt Auskunft über die Sauerstoffsättigung des funktionell intakten Hämoglobins (die sog. partielle Sauerstoffsättigung $pSaO_2$). Nichtfunktionelle, pathologische Hämoglobine wie z.B. COHb oder MetHb werden mit den gebräuchlichen Zweiwellenlängenpulsoxymetern nicht erfasst. Da die pathologischen Hämoglobine normalerweise in sehr geringem Anteil vorliegen (< 2 %), können sie vernachlässigt werden. Die partielle Sauerstoffsättigung $pSaO_2$ überschätzt dabei die tatsächliche Sättigung nur geringfügig.

Liegen dagegen pathologische Hämoglobine in wesentlich höherer Konzentration vor, beispielsweise im Rahmen von Vergiftungen (z.B. bei Rauchgasintoxikation hohe COHb- und CNHb-Spiegel, bei Kohlenmonoxidintoxikation hohe COHb-Spiegel, bei Intoxikation mit Methämoglobinbildnern hohe MetHb-Spiegel), so sind die pulsoxymetrischen Messwerte der konventionellen Zweiwellenlängenpulsoxymeter *nicht* mehr verwertbar. Durch Verwendung von Licht weiterer Wellenlängen können neuere Pulsoxymeter die Fraktionen klinisch relevanter Dyshämoglobine einzeln quantitativ nachweisen und einen korrekteren Sauerstoffsättigungswert ermitteln.

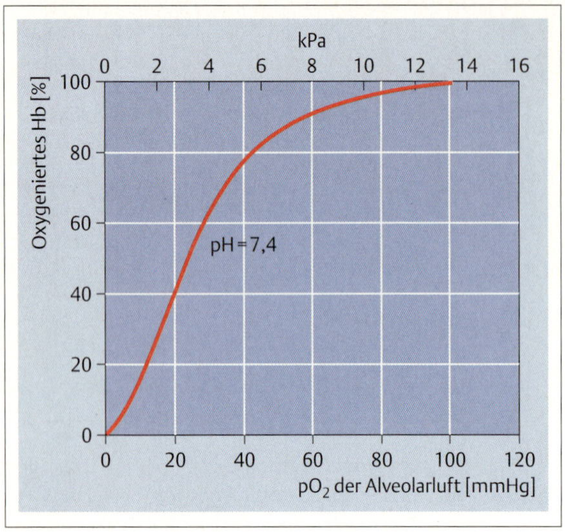

Abb. 5.**5** Sauerstoffbindungskurve als Beziehung zwischen dem Sauerstoffpartialdruck der Alveolarluft und dem prozentualen Anteil des oxygenierten Hämoglobins (Hb) am Gesamthämoglobin (nach Fitzal 1999).

Hinweis für die Praxis: Als Faustregel gilt, dass bei hohen Konzentrationen pathologischer Hämoglobine (z. B. COHb, MetHb, CNHb) mit konventionellen Pulsoxymetern meist „falsch hohe" SaO_2-Werte gemessen werden, d. h. dass die Oxygenation des Patienten als „zu gut" eingestuft wird.

5

Sauerstoffdissoziationskurve. Die Beziehung zwischen Sauerstoffsättigung (SaO_2) und Sauerstoffpartialdruck (PaO_2) wird durch die Sauerstoffdissoziationskurve wiedergegeben (Abb. 5.**5**). Dabei gilt folgende Faustregel:

- Normalwerte: $pSaO_2 > 95\%$
- Hypoxie: $pSaO_2 < 90\%$
- „Zyanose" erkennbar bei $pSaO_2 < 80\%$

Pulsoxymetrie als nahezu ideales Monitoringverfahren. Die Pulsoxymetrie ist damit eine Methode, die einem „idealen" Monitoringverfahren für den Bereich der präklinischen Notfallmedizin sehr nahe kommt: Als nichtinvasives, kontinuierliches Verfahren erweitert es die begrenzten klinischen Fähigkeiten des Notarztes, indem bereits sich „anbahnende" Hypoxien zu einem sehr frühen Zeitpunkt – lange bevor klinische Zeichen erkennbar sind – detektiert und so zeitgerecht adäquate therapeutische Maßnahmen eingeleitet und zudem deren Effektivität, quasi „online" überprüft werden können. Hierzu ein Fallbeispiel: Im Rahmen eines Frontalzusammenstoßes zweier PKW's wird eine 20-jährige angeschnallte Fahrerin, deren älteres Fahrzeug über keinen Airbag verfügt, in ihrem Wrack eingeklemmt. Bei Eintreffen des Notarztes ist sie bewusstseinsgetrübt (GCS = 12). Sie befindet sich im Schock (RR: 80 / 60 mmHg; HF 125 / min), zudem klagt sie über Atemnot (Atemfrequenz 20 / min bei offensichtlich schmerzhaft eingeschränkten Atemexkursionen; Zeichen einer Zyanose liegen allerdings nicht vor). Die primäre Sauerstoffsättigung $pSaO_2$ liegt bei 80 %. Offensichtlich liegt eine Polytraumatisierung vor. Die Rücksprache mit dem Einsatzleiter der Feuerwehr ergibt, dass die technischen Rettungsmaßnahmen etwa 20 min in Anspruch nehmen werden. Nach hochdosierter Applikation von Sauerstoff via Gesichtsmaske mit Reservoirbeutel (8 l / min) und Analgesie mittels Ketamin in subnarkotischer Dosis, steigen die Sauerstoffsättigungswerte auf 95 % an und bleiben während der gesamten technischen Rettungsphase stabil auf diesem Niveau. Auf die risikobehaftete Einleitung einer Narkose und endotrachealen Intubation im eingeklemmten Zustand – wie primär vom Notarzt ins Auge gefasst – kann deshalb verzichtet werden. Nach Befreiung der Patientin aus dem Wrack, wird nun unter kontrollierten und optimierten Lagerungsbedingungen im RTW die Narkoseeinleitung und endotracheale Intubation problemlos durchgeführt. Die Sauerstoffsättigung steigt danach stabil auf 99 % an.

Messgenauigkeit. Die Messgenauigkeit der Pulsoxymeter liegt – je nach Hersteller – bei ± 2 %. Aufgrund der empirischen Kalibration der Geräte nimmt die Messgenauigkeit in der Regel bei $pSaO_2$-Werten < 70 % deutlich ab. Allerdings haben Messungenauigkeiten in diesem Bereich eine geringe klinische Relevanz, da bereits $pSaO_2$-Werte < 90 % als Hypoxie einzustufen sind.

Anwendungsgrenzen. Hyperoxien, d. h. paO_2-Werte > 100 mmHg, können methodisch bedingt nicht erfasst werden. Ebenso können mit Hilfe der Pulsoxymetrie keine Aussagen über den arteriellen Sauerstoffgehalt sowie über den arteriellen Kohlendioxidpartialdruck ($paCO_2$) getroffen werden. Anwendungsgrenzen finden sich auch bei stark zentralisierten und unterkühlten Patienten, wenngleich neuere Methoden der Signalverarbeitung erhebliche Verbesserungen erbracht haben. Die Tatsache, dass die Pulsoxymetrie nur bei Vorhandensein eines pulsatilen Flusses funktioniert, lässt sich andererseits auch zum Nachweis einer Durchblutung frakturierter Extremitäten nach Ruhigstellung nutzen.

Kapnometrie und Kapnographie

Definition: Die Messung des endexspiratorischen Kohlendioxidpartialdruckes im Atemgas wird als *Kapnometrie* bezeichnet. Unter *Kapnographie* hingegen versteht man die Messung des Kohlendioxids im Atemgas unter Angabe der inspiratorischen und exspiratorischen Konzentration in der Atemluft mit einer graphischen Darstellung der Messwerte über den gesamten Atemzyklus.
Da die Kapnographie eine kontinuierliche Beurteilung über den gesamten Ventilationszyklus ermöglicht, ist sie der Kapnometrie im klinischen Gebrauch überlegen (Abb. 5.**6**).

Der endexspiratorische CO_2-Partialdruck wird in der Regel in mmHg angegeben, alternativ auch in kPa oder in % der Atemluft. Dabei gilt: 1 % der Atemluft entspricht unter Atmosphärenbedingungen (760 mmHg = 100 kPa) etwa 7,6 mmHg bzw. 1 kPa.

Methodik

Verwendung finden sog. Infrarotabsorptionskapnometer, bei denen man die Fähigkeit des CO_2-Moleküls zur Lichtabsorption im infraroten Bereich nutzt. Dabei wird Licht mit einer Wellenlänge von 4,26 µm verwendet, welches in der Atemluft praktisch ausschließlich von CO_2 absorbiert wird. Dieses wird von einer Lichtquelle emittiert, durch den Atemgasstrom geleitet und von einem Detektor erfasst. Je nach Platzierung des Sensors unterscheidet man

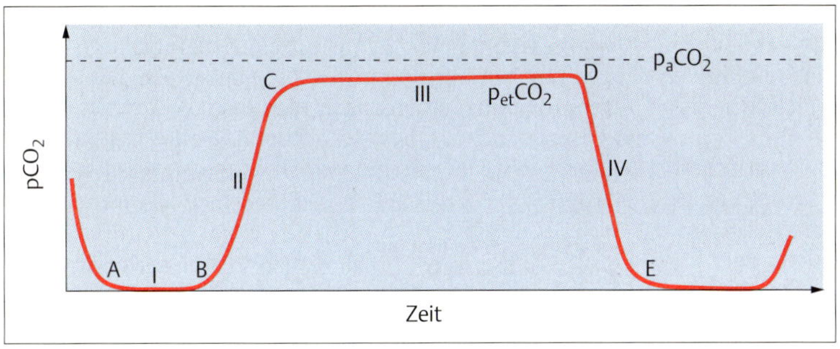

Abb. 5.**6** Normales Kapnogramm während Expiration und Inspiration (nach Fitzal 1999).
Phase I (A – B): Ende der Inspirations- und Beginn der frühen Exspirationsphase; zunächst kein CO_2-Anstieg durch Ausatmung von Totraumluft.
Phase II (B – C): steiler CO_2-Anstieg durch Einstrom von Alveolarluft.
Phase III (C– D): endexspiratorische Plateaubildung durch Ausatmung von homogenen Alveolargas. D: endexspiratorischer CO_2-Spitzenwert. Annäherung des endexspiratorischen und arteriellen CO_2-Partialdruckes: Bei normalen Ventilationsperfusionsverhältnissen beträgt die arteriell-alveoläre CO_2-Differenz lediglich 2 – 5 mmHg.
Phase IV (D – E): Beginn der Inspirationsphase mit steilem CO_2-Abfall auf praktisch Null.

zwischen sog. Haupt- und Nebenstrommessverfahren. Für beide Verfahren gibt es präklinisch einsetzbare Geräte.

Hauptstromverfahren. Beim Hauptstromverfahren wird der Sensor möglichst patientennah direkt im Atemgasstrom platziert (z.B. zwischen Endotrachealtubus und HME-Filter des Beatmungsgeräts). Der Vorteil besteht in der schnellen Reaktion des Geräts auf CO_2-Konzentrationsänderungen. Ein Nachteil besteht in dem relativ großen und schweren Sensor, mit der Gefahr einer Sensordislokation.

Nebenstromverfahren. Beim Nebenstromverfahren wird, ebenfalls möglichst patientennah, über einen Ansaugschlauch aus dem Atemgasstrom kontinuierlich ein Teil der Atemluft (ca. 20 – 200 ml) zum Hauptgerät, in dem sich auch der Sensor befindet, abgesaugt. Der Vorteil besteht in dem sehr leichten Tubusadapter sowie der geringen Dislokationsgefahr. Nachteilig ist die Verringerung des Atemminutenvolumens um den abgesaugten Anteil, der bei Kleinkindern und Säuglingen durchaus relevant sein kann, weil in der Notfallmedizin keine Messgasrückführung praktiziert wird. Zudem kommt es bei niedrigen Absaugraten und hohen Beatmungsfrequenzen zu Verzögerungs- und Verdünnungseffekten im Absaugschlauch, woraus falsch niedrige Messwerte resultieren.

Hinweis für die Praxis: Als Faustregel gilt, dass der endexspiratorische CO_2-Partialdruck 2 – 5 mmHg niedriger ist, als der arterielle CO_2-Partialdruck. Bei Störungen des Ventilationsperfusionsverhältnisses kann diese arteriell-endtidale CO_2-Differenz jedoch erheblich zunehmen. Dabei wird der endtidale CO_2-Partialdruck deutlich niedriger als der arterielle CO_2-Partialdruck. Ursache dafür können beispielsweise eine verminderte Perfusion der Lunge bei Schock und Lungenarterienembolie oder eine verringerte Ventilation bei Lungenkontusion, Aspiration oder Pneumonie sein.

Sicherheitsmonitoring

In gleicher Weise wie die Pulsoxymetrie erweitert die Kapnographie als nichtinvasives, kontinuierliches Monitoringverfahren, im Sinne eines „objektivierenden" Faktors, die begrenzten klinischen Fähigkeiten des Notarztes. In diesem Zusammenhang ist die besondere Bedeutung der Kapnometrie als zuverlässige Verifikationsmöglichkeit der endotrachealen Tubuslage bei der Notfallintubation und die Rolle der Kapnographie als „Sicherheitsmonitoring" im Rahmen einer Notfallbeatmung hervorzuheben.

Kombination von Pulsoxymetrie und Kapnometrie. Bei guter Präoxygenierung und Beatmung mit hohen inspiratorischen Sauerstoffanteilen reagiert die Pulsoxymetrie häufig viel zu träge, um eine Tubusfehllage oder eine Beatmungsdiskonnektion zeitgerecht feststellen zu können. Das Ausbleiben der Exspiration von CO_2 bei Diskonnektion oder vollständigem Abknicken von Tubus oder Beatmungsschlauch wird hingegen unmittelbar detektiert. Die Kombination von Pulsoxymetrie und Kapnometrie ist innerklinisch in der Lage, 93 % aller vermeidbaren Narkosezwischenfälle durch rechtzeitige Detektion eines Beatmungsproblems zu verhindern (Tinker et al. 1989). Ein mindestens vergleichbarer Stellenwert ist für den Bereich der Präklinik zu erwarten, wo die Rate an Fehlintubationen auch in aktuellen Untersuchungen erschreckend hoch ist (Timmermann et al. 2006).

Anwendungsgrenzen. Die Grenzen der Kapnographie liegen bei Patienten im Kreislaufstillstand, die beispielsweise bei fulminanter Lungenembolie oder insuffizienter Herzdruckmassage zu wenig Kohlendioxid abatmen, um eine endotracheale Tubuslage sicher zu verifizieren. Im angelsächsischen Sprachraum wird daher auch der *Ösophagusdetektor* propagiert, ein selbstentfaltendes Gummibällchen, das unmittelbar nach Intubation mit dem Tubus konnektiert wird und einen Sog appliziert. Wenn der Tubus tracheal liegt, sorgen die Trachealknorpelspangen dafür, dass die Trachea offen bleibt und sich das Bällchen mit Totraumluft aus den Lungen füllt. Bei ösophagealer Tubuslage kollabieren die muskulären Ösophaguswände, sodass keine Luft aspiriert werden kann. Eine endobronchiale Lage bei zu tiefer Intubation lässt sich weder durch Kapnometrie noch durch Luftaspiration detektieren. Hier wird die bilaterale Thoraxauskultation auf Seitengleichheit des Atemgeräuschs empfohlen.

Wichtig: Veränderungen des Kapnogramms weisen entweder auf patientenbedingte Ursachen bzw. Störungen oder aber auf Störungen des Beatmungssystems hin. Dabei gilt als Faustregel, dass schnell einsetzende Veränderungen grundsätzlich gefährlicher einzustufen sind als langsam einsetzende Veränderungen.

5

Diagnostischer Stellenwert

Aufgrund einer Vielzahl von Einflussfaktoren ist die Interpretation der Kapnographie weit schwieriger als die der Pulsoxymetrie.

Patientenbedingte Veränderungen der exspiratorischen CO_2-Konzentration können *respiratorische, zirkulatorische* oder *metabolische Ursachen* haben. Metabolische Einflüsse sind im Bereich der präklinischen Notfallmedizin eher zu vernachlässigen. Eine Ausnahme bildet die ausgeprägte (akzidentelle) Hypothermie, die zu einer deutlichen Abnahme des exspiratorischen CO_2 führen kann. Dahingegen sind kardiozirkulatorische Einflüsse sehr vielfältig. So führt eine Abnahme des Herzzeitvolumens infolge von Schock oder arterieller Lungenembolie zu einem Abfall des exspiratorischen CO_2. Akute Veränderungen der Compliance oder Resistance von Lunge und Thorax als typische respiratorische Ursachen können zur Hypoventilation und konsekutivem Anstieg des exspiratorischen CO_2 führen. Die mitunter schwierige Aufgabe des Notarztes ist es dann, anhand klinischer Befunde die zugrunde liegende Störung zu differenzieren und spezifisch zu therapieren. Beispielhaft seien intrathorakale (z.B. Pneumothorax) und extrathorakale restriktive Veränderungen (z.B. Pressen durch inadäquate Narkosetiefe) genannt. Obstruktionen äußern sich durch eine charakteristisch abgeflachte Steigung des Exspirationsschenkels im Kapnogramm. Auch hier müssen intrapulmonale Obstruktionen (z.B. Bronchospasmus, Verlegung der tiefen Atemwege) von iatrogenen obstruktiven Störungen (z.B. zu tief eingeführter Tubus, nicht vollständig abgeknickter Tubus oder Beatmungsschlauch) anhand klinischer Kriterien abgegrenzt werden.

5

Wichtig: Das „Abarbeiten“ einer akut aufgetretenen pathologischen Veränderung des Kapnogramms beginnt immer mit einer zügigen Überprüfung des Beatmungssystems und schließt Ventilator, kompletten Verlauf der Beatmungsschläuche einschließlich Beatmungsventil, Tubuskonnektion, Tubustiefe, Zustand der Tubusfixierung und Cuffdruck ein. Parallel wird eine aktuelle Erhebung des hämodynamischen Status initiiert und eine Einschätzung der Narkosetiefe vorgenommen. Erst dann ist es sinnvoll, Mutmaßungen über akute pathologische Lungenveränderungen anzustellen.

Ein prognostischer Stellenwert wird der Kapnometrie beim Kreislaufstillstand zugeschrieben. Nach 20 min laufender kardiopulmonaler Reanimation besitzt ein endtidaler CO_2-Wert über 10 mmHg eine hohe Sensitivität und Spezifität hinsichtlich des Überlebens des Patienten (Levine et al. 1997).

Therapeutischer Stellenwert

Über die Früherkennung akuter Beatmungsstörungen hinaus trägt die Kapnographie zur präklinischen Beatmungsoptimierung bei, wovon verschiedene Patientengruppen nachweislich profitieren. Für Patienten in der Postreanimationsphase sowie für Schädelhirntraumatisierte existieren beispielsweise eindeutige Empfehlungen zur Normokapnie und damit Normoventilation. Die Qualität der präklinischen Beatmung ist jedoch bei alleinigem Einsatz der Pulsoxymetrie oft unzureichend, da sie nur Aussagen zur Oxygenation des Patienten und nicht zur Ventilation erlaubt. Die präklinische Handbeatmung am Beatmungsbeutel resultiert beispielsweise aufgrund zu hoher Frequenzen und inadäquat hoher Tidalvolumina häufig in exzessiven Hyperventilationen. Auch die frequenzkontrollierte Beatmung an Notfallrespiratoren bietet, bei Einstellung des Atemminutenvolumens nach Faustformeln, keinen Schutz vor Hyper- oder Hypoventilation und sollte mit Hilfe der Kapnographie jeweils individuell adaptiert werden (Helm et al. 2003).

Hinweis für die Praxis: Bei Vorliegen eines Schädelhirntraumas in Verbindung mit schwerem Thoraxtrauma wird wegen der ausgeprägten arteriell-endtidalen CO_2-Partialdruckdifferenz der Stellenwert der Kapnographie gelegentlich in Frage gestellt. In der Praxis hat es sich jedoch bei diesem speziellen Patientenkollektiv bewährt, einen endtidalen CO_2-Partialdruck um 25 – 30 mmHg anzustreben, um eine Normoventilation mit einem arteriellen CO_2-Partialdruck von 35 – 40 mmHg zu erzielen.

Körpertemperaturmessung

Nicht nur in der Alpin- und Seenotrettung sondern auch in der alltäglichen präklinischen Patientenversorgung der gemäßigten Breiten spielt die akzidentelle Hypothermie eine häufig unterschätzte Rolle.

Risikofaktoren. Als Risikofaktoren gelten lange Liegedauer, kühle Umgebungstemperatur, Intoxikation und Verbrennung. Beim Trauma wurden darüber hinaus hohes Patientenalter, Einklemmung und Polytrauma als Risikofaktoren identifiziert und eine Inzidenz von 49,6% für Hypothermien (Körperkerntemperatur < 36 °C) beobachtet (Helm et al. 1995).

Symptomatik. Als unerwünschte Folgen stehen in der Akutversorgung schwer beherrschbare Herzrhythmusstörungen und Koagulopathien im Vordergrund. Da nur 4,4% der hypothermen Patienten in der oben zitierten Studie klinische Symptome zeigten, kommt der Körpertemperaturmessung eine besondere Bedeutung zu.

Hinweis für die Praxis: Auch bei internistischen und neurologischen Krankheitsbildern, wie beispielsweise beim Auffinden einer bewusstlosen Person ohne weitere anamnestische Hinweise, müssen eine Hypothermie oder Fieber frühzeitig diagnostiziert werden, weil sich daraus gravierende Weichenstellungen für das weitere therapeutische Vorgehen ergeben (Russo et al. 2005).

Andererseits gilt die Induktion einer milden Hypothermie in der unmittelbaren Postreanimationsphase inzwischen als gesicherte therapeutische Intervention, die selbstverständlich auch überwacht werden muss.

Messort und Messmethode. Der Messort muss repräsentativ für die Körperkerntemperatur und ihre Veränderungen sein. Er sollte gut zugänglich sein, sodass die Messung praktikabel, ohne aufwändige Lagerungsmanöver, hygienisch, sicher, schnell und präzise auch bei Kindern und unkooperativen Patienten durchgeführt werden kann. Damit scheiden rektale, vesikale, orale, axilläre Messungen und die messmethodisch sehr exakte Temperaturbestimmung im unteren Ösophagusdrittel für die notärztliche Anwendung weitgehend aus.

Wichtig: Aufgrund räumlicher Nähe und verwandter Gefäßversorgung repräsentiert das Trommelfell die Körperkerntemperatur, die im zentralen Regulationsorgan, dem Hypothalamus, vorherrscht. Durch Infrarotthermometer lässt sich die Tympanontemperatur schnell, sicher und mit, für notfallmedizinische Belange, hinreichender Genauigkeit bestimmen. Der Messbereich der verwendeten Thermometer muss im Gegensatz zu klassischen Fieberthermometern jedoch auch den Bereich der Hypothermie zuverlässig erfassen.

Sonographie

Wichtig: Während innerklinisch die abdominelle Notfallsonographie FAST (*F*ocused *A*bdominal *S*onographie for *T*rauma) einen hohen Stellenwert innerhalb moderner Schockraumalgorithmen besitzt, wird ihr präklinischer Einsatz PFAST (*P*rehospital *F*ocused *A*bdominal *S*onographie for *T*rauma) zurzeit kontrovers diskutiert. Die Untersuchung beschränkt sich primär auf eine Fragestellung, den Nachweis freier intraperitonealer Flüssigkeit, die anhand von 5 standardisierten Schallkopfeinstellungen beantwortet werden muss (Abb. 5.**7**).

Einsatzmöglichkeiten von PFAST. Diese Beschränkung ermöglicht es dem speziell geschulten Untersucher, der nicht das gesamte Repertoire der abdominellen Sonographie beherrschen muss, mit vertretbarem Zeitaufwand und hoher Sensitivität sowie Spezifität eine lebensbedrohliche intraabdominelle Blutung zu diagnostizieren (Walcher et al. 2006). Dadurch können frühzeitig wichtige therapeutische und einsatztaktische Konsequenzen gezogen werden, wie beispielsweise die Auswahl und gezielte Vorabinformation der geeigneten Zielklinik. Analog zum 12-Kanal-EKG beim Infarktpatienten könnte so die Zeit bis zur innerklinischen therapeutischen Intervention entscheidend verkürzt werden. Ob dieser Zeitvorteil im Rahmen der individualmedizinischen Routineversorgung tatsächlich erzielt wird und damit den erheblichen Einsatz an Schulung und Logistik rechtfertigt, ist noch nicht abschließend geklärt. Bei der Bewältigung eines Massenanfalls von Verletzten stellt die Notfallsonographie sicherlich ein wertvolles Instrument zur Festlegung von Transportprioritäten und Transportzielen fest.

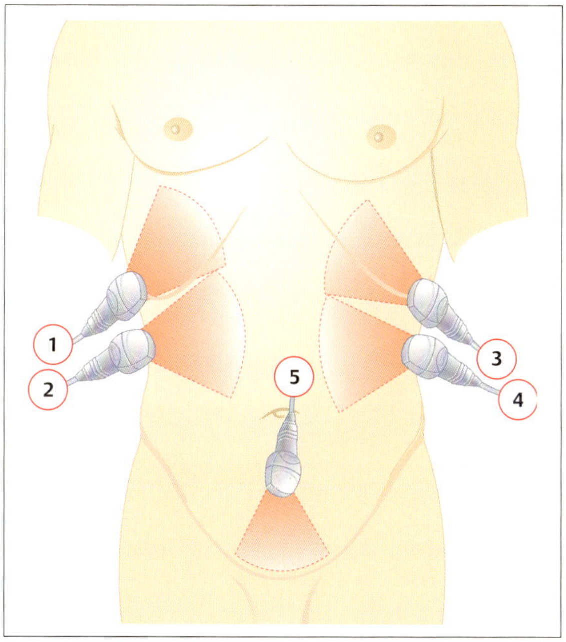

Abb. 5.**7** Reihenfolge der Schallkopfeinstellungen in der präklinischen Sonographie:
1 Lateral-diaphragmaler Längsschnitt rechts: Pleuraraum, subphrenisch
2 Lateral-kaudaler Längsschnitt rechts: Morison-Pouch, perihepatisch, Retroperitoneum
3 Lateral-diaphragmaler Längsschnitt links: Pleuraraum, subphrenisch, perisplenisch
4 Lateral-kaudaler Längsschnitt links: Koller-Pouch, Retroperitoneum
5 Medianer Unterbauchschnitt quer / längs: retro- und paravesikal (nach Walcher 2006)

Anwendungsgrenzen. Extraperitoneale Blutungsquellen wie beispielsweise Beckenfrakturen, Oberschenkelfrakturen und retroperitoneale Hämatome, die ebenfalls lebensbedrohlich und zeitkritisch sein können, werden im Rahmen der PFAST jedoch nicht sicher erfasst.

Einsatzmöglichkeiten von FEER. Mit FEER (*F*okussierte *E*chokardiographie *E*valuation in der *R*eanimation) existiert mittlerweile auch ein transthorakales präklinisches Notfallsonographiekonzept für nichttraumatologische Patienten in Reanimationssituationen. Die speziell geschulten Untersucher müssen ebenfalls über keine profunden kardiologischen Vorkenntnisse verfügen. Über einen von subkostal erhobenen Vierkammerblick sollen ALS-konform binnen 10-sekündiger diagnostischer Unterbrechungen der Herzdruckmassage (Pulskontrolle) potenzielle mechanische Herzaktionen detektiert und beurteilt werden. Insbesondere bei pulsloser elektrischer Aktivität, Perikarderguss und Hypovolämie konnten bereits Auswirkungen auf das weitere therapeutische Vorgehen gezeigt werden (Breitkreuz et al. 2007). Der Nachweis einer Prognoseverbesserung steht allerdings noch aus.

Laboruntersuchungen

Blutglukosebestimmung. Die Blutglukosebestimmung ist bislang die einzige routinemäßig durchgeführte Laboruntersuchung in der präklinischen Notfallmedizin. Aus der innerklinischen Notfalldiagnostik des Patienten sind weiterführende Laboruntersuchungen dagegen nicht wegzudenken und auch im hausärztlichen Bereich spielen sie dank einfach durchzuführender Schnelltests zu verschiedenen Fragestellungen eine zunehmende Rolle.

Wichtig: Da die Hypoglykämie eine Vielzahl verschiedener, völlig unspezifischer Symptome bieten kann, lässt sie sich beim bewusstseinsgetrübten Patienten praktisch nie anhand klinischer Zeichen sicher ausschließen. Die Blutzuckerbestimmung sollte daher als obligater Bestandteil im Untersuchungs- und Versorgungsablauf jedes Notfallpatienten, vorzugsweise im Zusammenhang mit der Schaffung des i.v. Zuganges, fest verankert sein.

Für die Selbstmessung diabetischer Patienten gibt es eine Vielzahl handlicher und ergonomischer Geräte, die sich für den Einsatz im Rettungsdienst eignen, auch wenn derzeit kontrovers diskutiert wird, ob sie über eine hinreichende Messgenauigkeit für die innerklinische Steuerung der perioperativen intensivierten Insulintherapie verfügen.

5

Arterielle Blutgasanalyse. Die arterielle Blutgasanalyse stellt den Goldstandard für die Beurteilung von Oxygenation und Ventilation dar. Auch bei venöser Probenentnahme erlaubt sie meist Aussagen zu Elektrolytstatus, Hämoglobingehalt oder Hämatokrit und Base Excess. Moderne, portable und netzunabhängige Blutgasanalysatoren sind zwischenzeitlich so handlich, dass sie im Prinzip auf allen Luft- und Bodenrettungsmitteln mitgeführt werden können. Die Messungen sind jedoch kostenintensiv und – zumindest bei arterieller Probenentnahme – so zeitaufwändig und invasiv, dass sie in der Primärrettung keine routinemäßige Anwendung finden. Zudem ermöglichen sie kein kontinuierliches Monitoring der respiratorischen Situation, die präklinisch starken, perakuten Schwankungen unterworfen sein kann, sondern liefern nur punktuelle Momentaufnahmen. Beim Intensivtransport kritisch kranker Patienten, der unter völlig anderen Rahmenbedingungen abläuft, hat sich jedoch die arterielle Blutgasanalyse in Verbindung mit Pulsoxymetrie und Kapnometrie als äußerst wertvoll erwiesen.

Weitere Labortests. Weitere Labortests wie *semiquantitative Troponinbestimmungen* im Schnelltest sind im hausärztlichen Bereich zunehmend gebräuchlich. Aufgrund des Zeitbedarfs für die Durchführung des Tests und der verzögerten Kinetik der Troponinisoenzyme nach Infarkt bietet der Schnelltest in der präklinischen Notfallmedizin keine erkennbaren Vorteile gegenüber präziser Anamneseerhebung und klinischer Untersuchung in Verbindung mit dem 12-Kanal-EKG und hat sich bislang nicht durchgesetzt.

5

Kernaussagen

Allgemeiner Ablauf
Die präklinische Untersuchung und Anamneseerhebung beginnt grundsätzlich erst nach Ausschluss einer möglichen Eigengefährdung des Rettungsteams und trägt zu 95% zur Diagnosefindung bei.

Elementardiagnostik
Zunächst werden die Vitalparameter überprüft, in der Reihenfolge der ABC-Regel, beginnend mit „Airway“, „Breathing“, „Circulation“ und „Disability“ (= Bewusstsein). Störungen der Vitalfunktionen werden unmittelbar therapiert. Anschließend erfolgt die erweiterte Diagnostik.

Erhebung der Begleitumstände
Die Kenntnis von Unfallmechanismus, Krafteinwirkung und Auffindesituation trägt wesentlich zum Verständnis des Verletzungsmusters oder der Erkrankung und damit zu einer gezielteren Diagnostik bei. Sie muss daher präklinisch erlangt und an die Weiterbehandelnden übermittelt werden.

Erhebung der Anamnese
Bei der Anamneseerhebung kommt es darauf an, rasch und gezielt die Informationen zu erlangen, die zur diagnostischen Einordnung des Notfallgeschehens notwendig sind. Neben der Eigenanamnese spielen fremdanamnestische Angaben und Dokumente eine wichtige Rolle.

Untersuchung des Notfallpatienten
Die körperliche Untersuchung folgt im Grundsatz einem kraniokaudalen Vorgehen. Bei Vorliegen von Leitsymptomen beispielsweise für neurologische, respiratorische oder kardiozirkulatorische Beschwerdebilder erfolgt ein symptombezogen adaptierter Untersuchungsgang. Eine zu frühe Fokussierung auf ein Beschwerdebild kann jedoch zum Übersehen von Begleitverletzungen oder Begleiterkrankungen führen.

Apparative Diagnostik und Monitoring
Die apparativen Untersuchungs- und Überwachungsmöglichkeiten bereichern das diagnostische Instrumentarium des Notarztes, ohne eine fundierte klinische Untersuchung und Anamneseerhebung zu ersetzen.

Elektrokardiogramm und Blutdruckmessung
Die Beurteilung der Herzströme und die nichtinvasive Blutdruckmessung stellen zusammen mit der Pulsoxymetrie das absolut unverzichtbare Basismonitoring in der Notfallmedizin dar.
Die moderne präklinische Infarkttherapie setzt darüber hinaus die Fähigkeit zur Analyse des 12-Kanal-EKG voraus.

Pulsoxymetrie und Kapnometrie / Kapnographie
Die Pulsoxymetrie stellt ein nahezu ideales Monitoringverfahren für die Notfallmedizin dar, weil sie schnell, kontinuierlich und nichtinvasiv relativ zuverlässige und einfach zu interpretierende Daten zur respiratorischen und zirkulatorischen Situation liefert.
Bei beatmeten Patienten muss sie zwingend um die Kapnometrie / Kapnographie ergänzt werden, um eine hinreichend sichere Beatmung, beginnend bei der endotrachealen Intubation, zu gewährleisten. Die Pulsoxymetrie überwacht die Oxygenierung des Patienten, die Kapnometrie die Ventilation.
Über die Funktion als Sicherheitsmonitoring hinaus bietet die Kapnometrie / Kapnographie diagnostische Optionen und trägt zur Verbesserung der Beatmungstherapie bei. Die Interpretation der gewonnenen Daten ist jedoch schwieriger als bei der Pulsoxymetrie.

Körpertemperaturmessung
Mit der Infrarotmessung der Tympanontemperatur steht ein sehr praktikables und relativ genaues Verfahren zu Bestimmung der Körperkerntemperatur zur Verfügung. Bereits beim Vorliegen von Risikofaktoren für eine akzidentelle Hypothermie muss davon großzügig Gebrauch gemacht werden.

Sonographie
Neuere, portable und akkubetriebene Sonographiegeräte eignen sich prinzipiell zum präklinischen Einsatz bei Notfallpatienten. Welche Fragestellungen sich dadurch mit vertretbarem Zeitaufwand und hinreichender Sicherheit durch Notärzte beantworten lassen und welche Patientengruppen davon profitieren, ist derzeit Gegenstand wissenschaftlicher Untersuchungen.

Laboruntersuchungen
Die präklinische Bestimmung der Blutglukose stellt eine unverzichtbare diagnostische Maßnahme dar. Sie ist allerdings die einzige Laboruntersuchung, die einen Stellenwert in der präklinischen Notfallmedizin besitzt. Im Intensivtransport bewähren sich zudem portable Blutgasanalysatoren.

Literatur

American College of Surgeons Committee on Trauma. Initial Assessment and Management. In: Advanced Trauma Life Support for Doctors. Student Course Manual. 7th ed. Chicago; 2004: 11 – 40.

Breitkreutz R, Walcher F, Seeger FH. Focused echocardiographic evaluation in resuscitation management (FEER): Concept of an advanced life support-conformed algorithm. Crit Care Med 2006; 35: S150 – S161.

Clarke JR, Trooskin SZ, Doshi PJ, Greenwald L, Mode CJ. Time to laparotomy for intra-abdominal bleeding from trauma does affect survival for delays up to 90 minutes. J Trauma 2002; 52: 420 – 425.

Dailey RH. Approach to the patient to in the emergency department. In: Rosen P, Barkin RM (eds). Emergency Medicine. Concepts and Clinical Practice. St. Louis: Mosby Year Book; 1992; 22 – 37.

Fitzal S. Untersuchung und Überwachung des Notfallpatienten. In: Hempelmann G, Adams HA, Sefrin P (Hrsg). ains. Band 3: Notfallmedizin. Stuttgart: Georg Thieme; 1999: 21 – 40.

Friedrich H. Eigensicherung im Rettungsdienst – Situationsgerechtes Verhalten in Konflikt- und Gefahrenlagen. Edewecht: Stumpf & Kossendey; 2006.

Helm M, Schuster R, Hauke J, Lampl L. Tight control of prehospital ventilation by capnography in major trauma victims. Br J Anaest 2003; 90: 327 – 332.

Helm M, Lampl L, Hauke J, Bock KH. Akzidentelle Hypothermie bei Traumapatienten – Von Relevanz bei der präklinischen Notfallversorgung? Anaesthesist 1995; 44: 101 – 107.

Lackner CK, Ruppert M, Lazarovici M, Stolpe E. Anwenderperformance und -variabilität der Glasgow-Coma-Skala – Prospektive Studie zur Reliabilität der GCS-Anwendung in der Akutmedizin. Notfall Rettungsmed 2002; 5: 173 – 185.

Lehmann U, Schmucker P. Die Fundamente der Notfalldiagnose: Leitsymptome, Begleitumstände, Anamnese und körperliche Untersuchung. In: Madler C, Jauch KW, Werdan K (Hrsg). Das NAW Buch: Praktische Notfallmedizin. München: Urban & Schwarzenberg 1994: 77 – 87.

Levine RL, Wayne MA, Miller CC. End-tidal carbon dioxide and outcome of out-of-hospital cardiac arrest. N Engl J Med 1997; 337: 301 – 306.

Russo S, Timmermann A, Radke O, Kerren T, Bräuer A. Akzidentelle Hypothermie in häuslicher Umgebung. Bedeutung der präklinischen Temperaturmessung. Anaesthesist 2005; 54: 1209 – 1214.

Teasdale G, Jennett B. Assessment of coma and impaired consciousness – A practical scale. Lancet 1974; 2: 81 – 84.

Timmermann A, Russo S, Eich C, Rössler M, Braun U, Rosenblatt WH, Quintel M. The out-of-hospital esophageal and endobronchial intubations performed by emergency physicians. Anaesth Analg 2007; 104: 619 – 623.

Tinker JH, Dull DL, Caplan RA, Ward RJ, Cheney FW. Role of monitoring in prevention of anaesthetic mishaps: a closed claims analysis. Anesth 1989; 71: 541 – 546.

Walcher F, Weinlich M, Conrad G, Schweigkofler U, Breitkreutz R, Kirschning T, Marzi I. Prehospital ultrasound imaging improves management of abdominal trauma. Br J Surg 2006; 93: 238 – 242.

6

Techniken in der Notfallmedizin

6 Techniken in der Notfallmedizin

A. Gries, M. Sikinger

Roter Faden

Venöse Zugänge

Die Punktion einer Vene und das Anlegen eines sicheren intravenösen Zugangs sind für jeden Notfallpatienten obligat. Der Venenzugang ist dabei die Voraussetzung sowohl für die Volumentherapie als auch für eine adäquate Pharmakotherapie. Die Punktion einer peripheren Vene ist in der Regel ein komplikationsloses Verfahren, das auch in Notfallsituationen meist leicht gelingt und inklusive vorbereitender Maßnahmen auch unter hygienischen Gesichtspunkten nicht länger als eine Minute Zeit in Anspruch nimmt. Diese Tatsache rechtfertigt auch die Anlage eines intravenösen Zugangs bei Patienten, die einer akuten Pharmakotherapie nicht bedürfen, bei denen aber im Zeitverlauf therapiebedürftige Komplikationen auftreten können. Dies gilt auch für den Fall, dass nur eine einmalige intravenöse Medikamentenapplikation vorgesehen sein sollte.

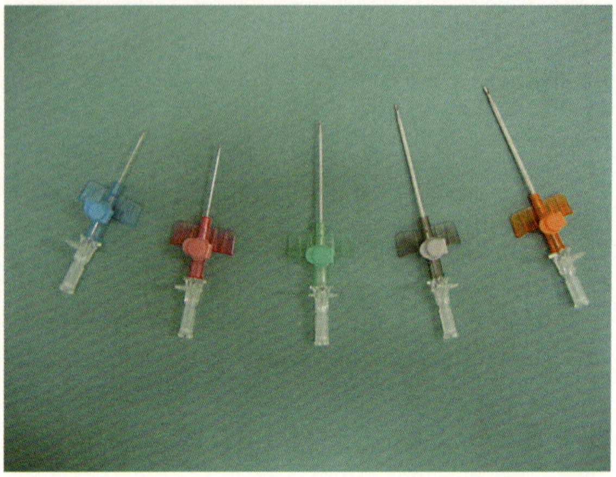

Abb. 6.1 Venenverweilkanülen unterschiedlicher Größe.

Wichtig: Der Verzicht zur Anlage eines periphervenösen Venenzugangs unter dem Aspekt der Zeitersparnis und eines schnellen Transports sollte nur wenigen Ausnahmesituationen vorbehalten bleiben.

Venenverweilkanülen. Die heute gebräuchlichen Venenverweilkanülen (Abb. 6.1) sind aus silikonisiertem PVC oder Teflon und daher flexibel und gefäßschonend. Zur eigentlichen Gefäßpunktion haben die Kunststoffkanülen einen Stahlmandrin, der nach erfolgreicher Punktion zurückgezogen und entsorgt wird. Falls die Venenverweilkanüle über keine eigene Zuspritzmöglichkeit verfügt, muss zwischen Kanüle und Infusionsleitung ein Dreiwegehahn installiert werden.

Die Auswahl des Kanülenlumens muss zweckmäßig sein und sich an den Bedürfnissen des Notfallpatienten orientieren (Tab. 6.1). Entscheidend für die Flussrate ist weniger der Punktionsort als vielmehr das Kanülenlumen. Dabei dient eine Farbkodierung der verschiedenen Kanülendurchmesser zur schnellen Identifikation.

Tabelle 6.1 Durchmesser und Durchflussraten von Venenverweilkanülen

Gauge	22 G	20 G	18 G	17 G	16 G	14 G
Farbe	blau	rosa	grün	weiß	grau	orange
Außendurchmesser [mm]	0,8	1,0	1,2	1,4	1,7	2,0
Innendurchmesser [mm]	0,6	0,8	1,0	1,2	1,4	1,7
Durchfluss [ml / min]	31	54	80	125	180	270

Technik der peripheren Venenpunktion

Prinzipiell wird die Venenpunktion an der oberen Extremität von möglichst distal nach proximal hin durchgeführt. Somit kann nach einer Fehlpunktion eine weiter proximal gelegene Vene erneut punktiert werden. Die Venen des Handrückens sind in der Regel gut sichtbar, von geradem Verlauf und direkt subkutan gelegen. Gerade jedoch bei älteren Patienten oder chronisch Kranken sind sie häufig brüchig und subkutan leicht verschieblich.

Vorgehen. Nachdem der Patient über die geplante Maßnahme informiert wurde, erfolgt zunächst die Stauung am Oberarm, idealerweise mit einer Blutdruckmanschette, die auf ca. 40 mmHg aufgepumpt wird.

Hinweis für die Praxis: Ein Herabhängen der Extremität erleichtert dabei die venöse Füllung.

Nachdem die Haut über der Punktionsstelle großzügig mit Desinfektionsmittel gesäubert wurde, wird zunächst die Hand des Patienten umfasst und mit dem Daumen die Haut etwas weiter distal der gewählten Punktionsstelle gespannt. Dadurch wird ein Wegrollen des Gefäßes vor der Kanüle weitgehend verhindert. Die Punktion der Vene sollte direkt durch die Haut in einem Einstichwinkel von etwa 30–45° zur Hautoberfläche erfolgen. Sobald Blut in das Schauglas der Kanüle zurückströmt, wird der Einstichwinkel abgeflacht und die Stahlkanüle etwa 1–2 mm weiter in das Gefäßlumen eingeführt. Danach wird die Kunststoffkanüle über den Stahlmandrin hinweg weiter in die Vene vorgeschoben. Nach dem Öffnen der Stauung wird die Venenverweilkanüle sicher mit einem dafür vorgesehenen Pflaster gegen Zug fixiert (Abb. 6.**2**).

Danach sollte die Stahlkanüle unter Kompression der Vene entfernt und eine Infusion angeschlossen werden. Die Verwendung sog. Sicherheitskanülen, bei denen die Kanüle irreversibel in einen Schutzschild einrastet oder in einer Kanülenschutzkammer versenkt wird, bietet für alle Beteiligten sowohl während als auch nach dem Gebrauch einen sicheren Schutz vor Nadelstichverletzungen.

Hinweis für die Praxis: Nach dem Zurückziehen aus der Vene ist die Gefahr einer Nadelstichverletzung mit dem kontaminierten Stahlmandrin für alle Beteiligten am größten. Die Kanüle muss danach umgehend in einer dafür vorgesehenen Abwurfbox entsorgt werden.

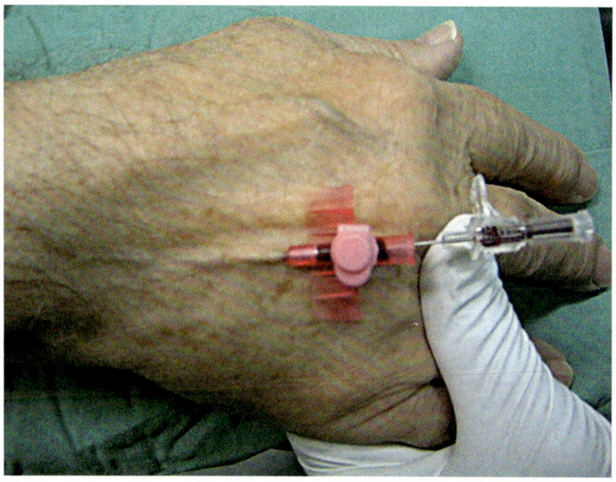

Abb. 6.**2** Korrekt intravasal platzierte Venenverweilkanüle der Größe 20 G.

Komplikationen. Bleiben die Venen auch nach der Stauung nicht sichtbar, sollte die Stauung kurz geöffnet werden, um sie danach am herabhängenden Arm erneut anzulegen. Auch das sanfte Beklopfen der Einstichregion und ein wiederholter Faustschluss können die Venen besser zur Darstellung bringen. Liegt die Kunststoffkanüle nach dem Zurückziehen des Stahlmandrins paravasal, darf dieser nicht erneut in die Kunststoffkanüle eingeführt werden. Eine abgeknickte Kunststoffkanüle könnte dadurch abgeschert werden und im Gewebe verbleiben. Infusionsnadeln, die paravasal liegen, sollten allerdings nicht gleich entfernt werden, um bei einer erneuten Stauung größere Blutungen zu verhindern.

Weitere Punktionsstellen

Prinzipiell eignen sich neben den Handrückenvenen auch alle anderen Armvenen zur Punktion (Abb. 6.**3**):

- Die *V. cephalica*, die an der radialen Unterarmbeugeseite geradlinig in Längsrichtung des Oberarms verläuft, bietet sich zur Kanülierung proximal des Handgelenks an.
- In der Ellenbeuge werden daneben auch die *V. mediana cubiti* und die *V. basilica* sichtbar, die sich im Notfall ebenfalls zur Punktion mit einer großlumigen Kanüle eignen.

6

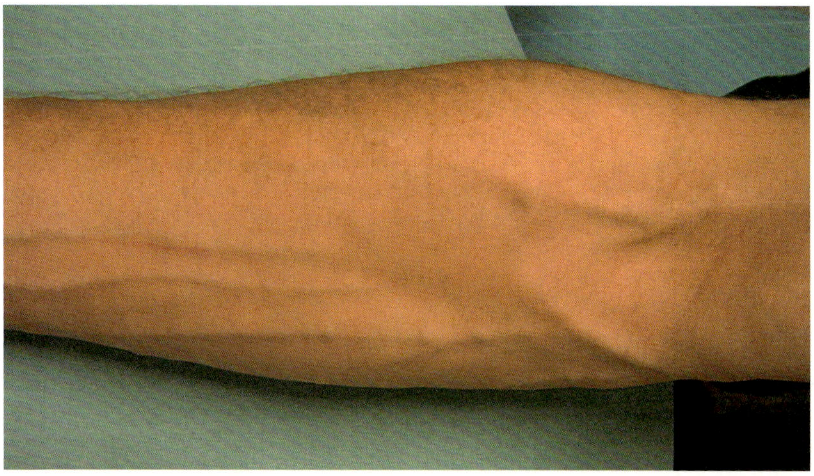

Abb. 6.**3** Oberflächlich verlaufende Venen des Unterarms und der Fossa cubitalis.

- Am Unterschenkel kann in gleicher Weise die *V. saphena magna* kanüliert werden, die etwa 5 cm proximal des Sprunggelenks an der medialen Unterschenkelseite kranialwärts zieht.

Alternativen

In besonderen Notfallsituationen kann auch die Punktion stammnaher Venen indiziert sein.

Vena jugularis externa. Die V. jugularis externa verläuft sichtbar am Hals vom Kieferwinkel über den M. sternocleidomastoideus und mündet dann nicht mehr sichtbar über die V. cervicalis superior in die V. jugularis interna.

Hinweis für die Praxis: Die Punktion der V. jugularis externa ist v. a. im Rahmen der Reanimation der Punktionsort der ersten Wahl, da über den thoraxnahen peripheren Venenzugang mit entsprechend kurzen Einschwemm- und Anschlagszeiten für Medikamente zu rechnen ist.

Bei der Punktion liegt der Patient in der Regel auf dem Rücken, wobei der Kopf im Nacken überstreckt und zur Gegenseite hin gewendet wird. Zur besseren Darstellung des Gefäßes kann durch Trendelenburg-Lagerung der venöse Rückstrom zum Herzen hin verbessert oder durch die Beatmung der intrathorakale Druck erhöht werden.

Die Punktionstechnik der V. jugularis externa gleicht derer anderer Venen, wobei insbesondere darauf zu achten ist, die Haut über der Punktionsstelle möglichst straff zu ziehen, um ein Ausweichen der Vene vor der Nadel zu verhindern.

Vena femoralis. Die Punktion der V. femoralis in der Leiste ist insbesondere bei hypovolämen Patienten mit kollabierten peripheren Venen in Betracht zu ziehen. Infolge bindegewebeartiger Adhäsionen ist die Vene in ihrem Verlauf durch die Lacuna vasorum aufgespannt und auch im Schockzustand meist offen und punktierbar.

Unabhängig davon, ob ein Venenkatheterset oder eine großlumige Venenverweilkanüle verwenden wird, sollte die Punktionskanüle mit einer kochsalzbefüllten Spritze versehen werden. Der Punktionsort befindet sich unterhalb des Leistenbandes etwa 1 cm weit medial des tastbaren Pulses der A. femoralis. Nach der Hautpunktion wird die Nadel schräg in kranialer Richtung vorgeschoben, bis dunkelrotes Blut aspiriert werden kann, das nach Absetzen der Spritze nicht pulsiert. Bei der versehentlichen Punktion der Arterie sollte die Kanüle bei korrekter intravasaler Lage nicht entfernt, sondern verschlossen, sicher fixiert und als arterieller Zugang gekennzeichnet werden.

6

Zentraler Venenkatheter

Die Punktion thoraxnaher zentraler Venen ist wegen des vergleichsweise hohen Zeitaufwands, der nicht gerade seltenen Sofortkomplikationen (z. B. die arterielle Punktion, Pleurapunktion) sowie der eingeschränkten Sterilität unter Notfallbedingungen nur wenigen ausgesuchten Situationen vorbehalten.

Präklinische Indikationen. Folgende präklinische Indikationen lassen die Anlage eines zentralen Venenkatheters (ZVK) sinnvoll erscheinen:

- Es ist unmöglich, einen periphervenösen oder intraossären Zugang zu etablieren. Dies kann im Rahmen eines manifesten Volumenmangelschocks der Fall sein, aber auch unter schwierigen anatomischen Verhältnissen, z. B. bei einer Adipositas per magna.
- Die Anlage eines Schnellinfusionskatheters oder einer Schrittmacherschleuse ist erforderlich.
- Es besteht die Notwendigkeit, hochwirksame Substanzen wie etwa Katecholamine kontinuierlich zu applizieren. Dies kann z. B. in der Stabilisierungsphase nach einer Reanimation der Fall sein. Allerdings sollte der benötigte Zeitaufwand unter eingeschränkten präklinischen Bedingungen immer gegen einen zügigen Transport und eine definitive Versorgung in der Klinik abgewogen werden.

Seldinger-Technik

Sowohl unter klinischen als auch unter präklinischen Bedingungen wird die Anlage eines ZVK nahezu ausschließlich in Seldinger-Technik durchgeführt. Vorteilhaft ist dabei die Möglichkeit, einen dicklumigen Katheter bei geringer Gefäßtraumatisierung einzubringen.

Wichtig: Gerade bei der Anlage eines ZVK unter Notfallbedingungen ist ein streng steriles Vorgehen indiziert.

Vorgehen. Die Venenpunktion erfolgt mit einer dünnlumigen Kanüle mit aufgesetzter Spritze. Wurde das Lumen der Vene getroffen, kann leicht dunkelrotes Blut aspiriert werden. Danach wird der Einstichwinkel abgeflacht und die Kanüle wenige Millimeter im Gefäßlumen weiter vorgeschoben. Nach sicherer Fixierung der Kanüle mit der einen Hand wird die Spritze mit der anderen Hand entfernt und der flexible Führungsdraht über die Punktionskanüle in das Gefäßlumen eingeführt. Nach dem Entfernen der Punktionskanüle über den Seldinger-Draht, der als Führung für den Verweilkatheter in das Gefäß dient, wird ein Dilatator über den Draht vorgeschoben, Haut und Faszie bougiert und sogleich wieder entfernt. Dies gewährleistet das problemlose Einführen des Katheters durch das Gewebe. Nachdem der Venenkatheter erfolgreich platziert wurde, kann der Führungsdraht entfernt und erneut dunkelrotes Blut aspiriert werden.

Hinweis für die Praxis: Präklinisch ist die freie Aspiration von nicht pulsierendem Blut die einzige Möglichkeit, die korrekte intravenöse Lage zu überprüfen.

Der Katheter wird dann mit einer Haltenaht fixiert und die Punktionsstelle mit sterilen Kompressen abgedeckt.

Wichtig: Zentrale Venenkatheter dürfen nur nach Prüfung auf Rückläufigkeit in Betrieb genommen werden.

Komplikationen. Werden beim Vorschieben des Venenkatheters in das Gefäßlumen Herzrhythmusstörungen im EKG beobachtet, können diese durch eine intrakardiale Katheterlage hervorgerufen und nach dem Zurückziehen des Katheters um wenige Zentimeter beseitigt werden.

Punktion der Vena subclavia

Unter erschwerten Notfallbedingungen ist der Zugangsweg über die V. subclavia möglicherweise technisch einfacher zu etablieren. Das Lumen der V. subclavia wird durch Bindegewebestrukturen auch bei ausgeprägter Hypovolämie offen gehalten und bleibt damit katheterisierbar. Die anatomischen Leitstrukturen zur Identifikation des Punktionsortes sind knöchern und werden von der Klavikula und der ersten Rippe gebildet, wohingegen die anatomischen Orientierungshilfen zur V.-jugularis-interna-Punktion (M. sternocleidomastoideus und die A. carotis) unter Schockbedingungen möglicherweise schwer zu finden sind.

Vorgehen. Die V. subclavia verläuft zwischen Schlüsselbein und erster Rippe zum Sternoklavikularbereich, wo sie sich mit der V. jugularis der gleichen Seite vereinigt. Im Bereich der Medioklavikularlinie verläuft das Gefäß unmittelbar unterhalb des Schlüsselbeins und kann dort auch punktiert werden. Dazu sticht man etwa 1 – 2 cm unterhalb der Klavikula in der Medioklavikularlinie ein und führt die Nadelspitze direkt unter die Klavikula. Dies geschieht am besten unter Knochenkontakt. Danach wird die Stichrichtung geändert und die Kanüle flach auf das Sternoklavikulargelenk hin zugeführt. In der Regel lässt sich bei erfolgreicher Punktion schlagartig dunkelrotes Blut aspirieren. Die Platzierung des Katheters erfolgt ebenfalls in Seldinger-Technik.

Wichtig: Gerade bei der Subklaviapunktion ist die richtige Lagerung des Patienten von entscheidender Bedeutung. Der Arm der Punktionsseite sollte ausgestreckt und eng am Körper anliegend gelagert werden, wobei eine leichter nach kaudal gerichteter Zug am Arm durch einen Helfer die Punktionsbedingungen verbessert.

Komplikationen. Die häufigste und schwerwiegendste Komplikation der V.-subclavia-Punktion ist die parenchymatöse oder pleurale Verletzung mit der Entwicklung eines Pneumothorax. Des Weiteren bestehen keine oder nur unzureichende Möglichkeiten der Gefäßkomprimierung bei versehentlicher arterieller Punktion, die gerade bei antikoagulierten Patienten zu erheblichen Blutungen führen kann.

Wichtig: Beidseitige Punktionsversuche der V. subclavia sollten unter allen Umständen vermieden werden.

Eine Verletzung der Pleurahöhle ist auch bei der Punktion der V. jugularis interna möglich, jedoch eher selten. Im Vordergrund stehen neben Nervenläsionen v. a. die Fehlpunktion der A. carotis und die damit verbundenen Blutungskomplikationen.

Punktion der Vena jugularis interna

Vorgehen. Die V. jugularis interna kann im kaudalen Halsdreieck punktiert werden, unmittelbar bevor sie sich hinter dem Sternoklavikulargelenk mit der V. subclavia vereint. Die Vene zieht schräg unter dem M. sternocleidomastoideus den Hals hinab, kranial am medialen Rand des Muskels beginnend, und endet basal am lateralen Ansatz des Muskels am Sternum.

Als Rechtshänder tastet man mit der linken Hand die A. carotis mit 3 Fingern in ihrem Verlauf. Ist die Arterie sicher identifiziert, kann sie durch leichten Zug nach medial in Richtung Kehlkopf fixiert werden, um dadurch die Gefahr der Karotispunktion zu minimieren. Die Vene wird mit einer der Kanüle aufgesetzten Spritze punktiert, indem man etwa 1 cm weit lateral zur Arterie in einem 45°-Winkel zur Oberfläche hin einsticht. Die Kanüle wird dann in einem 30°-Winkel nach lateral in Richtung Mamille vorgeschoben. Bisweilen kann die Vene beim Vorschieben der Kanüle unbemerkt durchstochen werden, sodass erst durch langsames Zurückziehen der Kanüle Blut aspirabel ist.

Hinweis für die Praxis: Nach erfolgreicher Blutaspiration sollte der Einstichwinkel abgeflacht und die Kanüle einige Millimeter weit in das Gefäßlumen vorgeschoben werden, um eine sichere intravasale Lage zu gewährleisten.

Die Platzierung des Katheters geschieht in bereits beschriebener Seldinger-Technik und muss durchschnittlich etwa 15 – 18 cm weit eingeführt werden.

Chirurgischer Venenschnitt – Venae sectio

Heute wird diese Technik nur selten, z. B. beim Verlegen von implantierten Langzeitkathetern oder als Ultima Ratio verwendet, wenn andere Punktionstechniken ausscheiden.

Vorgehen. Grundsätzlich eignen sich für eine Venae sectio nur großlumige, zentrale Venen, wobei auch die V. saphena und die V. cubitalis als periphere Gefäße in Frage kommen. Um einen Katheter intravasal zu platzieren, muss das Gefäß in ausreichender Länge chirurgisch freipräpariert und proximal und distal der eigentlichen Punktionsstelle abgeklemmt werden. Zwischen den beiden Gefäßklemmen kann das Gefäß nun mittels einer Venenverweilkanüle punktiert und nach Entfernen der proximalen Klemme in das Gefäßlumen vorgeschoben werden. Um einen großlumigen Katheter zu platzieren, kann es nötig sein, eine Längsinzision des Gefäßes zwischen den beiden Klemmen mit einem Skalpell durchzuführen. Anschließend werden Gefäß und Gewebe chirurgisch verschlossen.

Wichtig: Diese Technik erfordert gerade unter Notfallbedingungen einen sehr hohen Zeitaufwand. Auch sollte sie nur von chirurgisch versiertem Personal durchgeführt werden und bleibt deshalb absoluten Ausnahmesituationen vorbehalten.

Gefäßzugang beim Kind

Die Venenkanülierung bei kleinen Kindern erfordert auch unter optimalen klinischen Bedingungen ein gewisses Maß an Übung, Geschicklichkeit und Geduld. Umso mehr kann in der präklinischen Notfallsituation die Etablierung eines periphervenösen Zugangs beim (Klein-)Kind enorme Schwierigkeiten bereiten. Daher sollte von mehrfachen frustranen und zeitraubenden Punktionsversuchen abgesehen und frühzeitig alternative Möglichkeiten in Betracht gezogen werden. Insbesondere im Rahmen pädiatrischer Notfallsituation hat sich daher der intraossäre Zugang etabliert. Er stellt heute eine gleichwertige Alternative zu einem periphervenösen Zugang dar. Das Verfahren ist schnell und mit geringem Trainingsaufwand einfach zu erlernen. Zudem ist die Erfolgsquote als sehr hoch und die Komplikationsrate als sehr niedrig einzustufen. Scheint die Etablierung eines periphervenösen Zugangs dennoch aussichtsreich, eignen sich zur Punktion besonders die V. saphena im Knöchelbereich, die V. radialis am Handgelenk sowie die V. jugularis externa am Hals.

Intraossärer Zugang

Grundsätzlich eignet sich eine ganze Reihe von Knochen zur intraossären Punktion, wobei bei Patienten bis zum 6. Lebensjahr insbesondere Tibia und Femur von Bedeutung sind.

Hinweis für die Praxis: Als Routinezugang hat sich die Punktion der proximalen Tibia durchgesetzt.

Anatomische Hinweise. Die Punktionsstelle befindet sich 1–2 cm distal der Tuberositas tibiae an der anteromedialen Knochenfläche. Dabei sollte die Punktion nach kaudal erfolgen, um eine mögliche Verletzung der Epiphysenfuge zu vermeiden. Alternative Punktionsstellen sind distale Tibia und distaler Femur. Die Punktionsstelle im Bereich der distalen Tibia befindet sich 4–6 cm proximal des Malleolus medialis an der medialen Knochenfläche. In diesem Fall soll die Punktion nach kranial erfolgen, um ebenfalls die Verletzung der Epiphysenfuge zu vermeiden.

Der distale Femur kann in etwa 3–4 cm Abstand zur Femurkondyle in der Mittellinie an der anterioren Knochenfläche punktiert werden. Hier sollte die Punktion wiederum nach kranial erfolgen, um eine Epiphysenfugenverletzung zu vermeiden.

Punktionstechnik

Die Technik der intraossären Punktion wird im Folgenden anhand des Routinezugangsweges an der proximalen Tibia mit einer Standard-IO-Kanüle beschrieben (Abb. 6.**4**).

Vorbereitung. Um die Frakturgefahr zu minimieren, muss zunächst ein festes Widerlager unter dem Kniegelenk geschaffen werden, indem das Bein z. B. durch zusammengerollte Tücher unterpolstert und dadurch fixiert wird. Alternativ dazu kann der Unterschenkel mit einer Hand von dorsal umfasst werden. Dadurch wird einerseits ein Widerlager erzeugt, welches das Bein fixiert, andererseits kann so die Haut im Bereich der Punktionsstelle gespannt und können demzufolge die Punktionsbedingungen verbessert werden. Die Punktionsstelle muss gründlich desinfiziert und mit einem möglichst durchsichtigen Lochtuch zur besseren anatomischen Orientierung abgedeckt werden.

Vorgehen. Die IO-Kanüle wird zunächst an der Punktionsstelle, die sich 1–2 cm distal der Tuberositas tibiae an der anteromedialen Knochenfläche befindet, aufgesetzt und die darunter liegende Haut mit Daumen und Zeigefinger der anderen Hand zwischen anteriorer und medialer Tibiakante gespannt.

Hinweis für die Praxis: Eine vorherige Hautinzision der Punktionsstelle bis auf das Periost kann die Punktion der Markhöhle erleichtern, da die Nadel nun direkt auf dem Knochen aufgesetzt werden kann.

Bei einem Einstichwinkel von etwa 80° zur Hautoberfläche nach kaudal wird die IO-Kanüle unter konstantem axialem Druck und Rechts-links-Drehbewegungen in die Substantia compacta gebohrt, bis ein plötzlicher Widerstandsverlust den Eintritt in die Markhöhle anzeigt.

Nach erfolgreicher Punktion wird die Kanüle mit einer Hand fixiert und der Trokar mit der anderen aus dem Schaftgewinde herausgedreht. Die Kanüle sollte nun federnd im Knochen fixiert sein. Die Aspiration von Blut oder Knochenmark bestätigt letztlich die korrekte Kanülenlage, wobei dies in einigen Fällen trotz sicherer Platzierung im Markraum unmöglich ist. Die anschließende Injektionsprobe sollte mit Kochsalzlösung durchführt werden, wobei keine Extravasatbildung im Bereich der Punktionsstelle auftreten darf.

Wichtig: Sollte die Kanüle nicht korrekt platziert werden können, wird auf weitere Punktionsversuche am gleichen Knochensegment verzichtet und eine andere Punktionsstelle gewählt.

Um eine Kanülendislokationen während des Einsatzes zu vermeiden, sollte an die IO-Kanüle eine kurze, flexible Verbindungsleitung angeschlossen werden, die wiederum über einen Dreiwegehahn mit der eigentlichen Infusionslösung verbunden ist. Zur sicheren Fixierung wird die IO-Kanüle mit Schlitzkompressen unterpolstert und samt Infusionsleitung mit einer elastischen Binde zusätzlich am Bein fixiert. Zusätzlich kann das Bein mit einem Sam Splint (s. S. 66) immobilisiert werden.

Hinweis für die Praxis: Die Risiken und Nebenwirkungen der intraossären Punktion als Notfallzugang sind insgesamt, gerade vor dem Hintergrund der Vorteile dieser Methode, als gering einzustufen. Die einzig absolute Kontraindikation zur Anlage einer IO-Kanüle ist eine Fraktur nahe der Punktionsstelle.

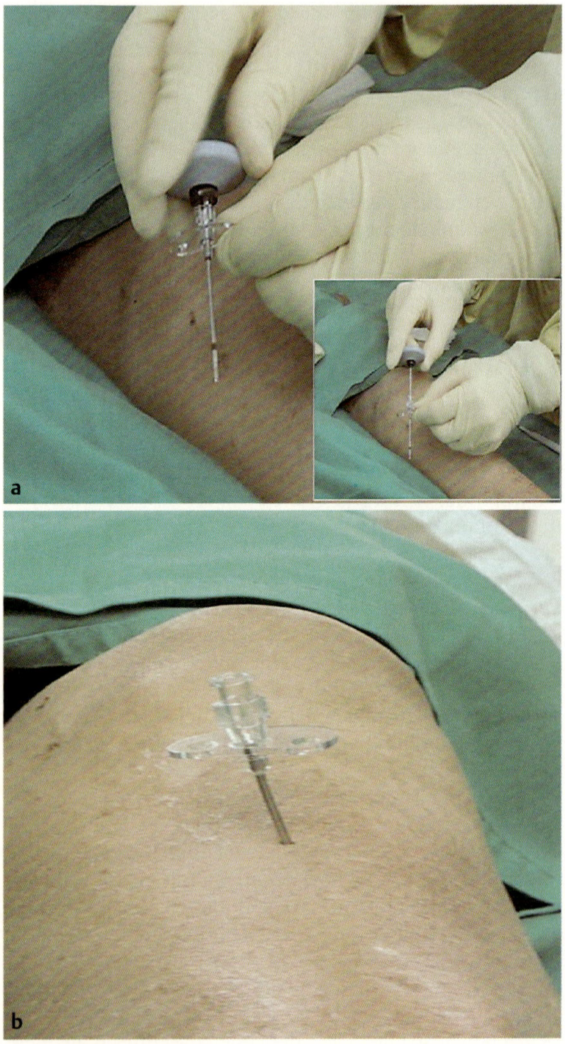

Abb. 6.**4a** u. **b** Punktionstechnik.
a Standard-IO-Kanüle mit Trokar.
b Bereits platzierte IO-Kanüle in der proximalen Tibia.

Komplikationen. Die häufigste Frühkomplikation ist die Extravasation nach Kanülendislokation. Eine Osteomyelitis als Spätkomplikation tritt meistens in Zusammenhang mit einer sehr langen Kanülenverweildauer auf und hat demnach keine präklinische Relevanz. Berichte über die Entwicklung eines Kompartmentsyndroms oder von Abszessen im Bereich der Punktionsstelle sind als Seltenheit einzustufen.

Indikation. Die Indikation zur intraossären Punktion umfasst alle Notfallsituationen bei pädiatrischen Patienten ≤6 Jahren, bei denen dringlich ein Gefäßzugang geschaffen werden muss, der konventionell nicht oder nur zeitlich verzögert etabliert werden kann. Nahezu alle gängigen Medikamente und Infusionslösungen, die in der Notfallmedizin intravenös appliziert werden, können sicher über einen IO-Zugang verabreicht werden. Hinsichtlich Dosierung, Anschlagszeit und Wirkdauer intraossär verabreichter Medikamente bestehen keine Unterschiede zur intravenösen Gabe. In Situationen mit absoluter Dringlichkeit, z.B. im Rahmen der kardiopulmonalen Reanimation oder dem schweren hämorrhagischen Schock, sollte dem IO-Zugang gegenüber der konventionellen Venenpunktion der Vorzug gegeben werden.

Arterielle Punktion

In der Notfallmedizin gibt es praktisch keine Indikation zur arteriellen Kanülierung. Denkbar wären Szenarien, in denen präklinisch eine arterielle Punktion ohne Zeitverzögerung zwar noch gelingt, jedoch aufgrund der Progredienz des Krankheitsbildes mit einem raschen Kreislaufverfall des Patienten unmittelbar zu rechnen ist, der eine Arterienpunktion in der Akutversorgungsphase in der Klinik fast unmöglich macht.

Dagegen ist der arteriellen Druckmessung im Bereich der Intensivtherapie und damit auch des arztbegleitenden Interhospitaltransfers ein hoher Stellenwert einzuräumen.

Notfallthorakotomie, Pleurapunktion, Pleuradrainage

Die Anlage einer Thoraxdrainage beim thoraxverletzten Patienten mit Spannungspneumothorax gehört zur gängigen Praxis in der präklinischen Notfallmedizin, ist aber bezogen auf die Anzahl aller Notarzteinsätze vergleichsweise selten. Das schwere Thoraxtrauma, gerade im Rahmen von Mehrfachverletzungen, ist mit einer hohen Letalität behaftet, sodass eine adäquate und zeitnahe Versorgung bereits präklinisch erfolgen muss.

Klinische Untersuchung

Die Indikation zur präklinischen Anlage einer Thoraxdrainage stützt sich auf eine gute klinische Untersuchung ohne die innerklinisch verfügbaren apparativen Untersuchungsmethoden.

Die Basisuntersuchung beim Thoraxtrauma umfasst:

- die Auskultation,
- die Palpation,
- die Inspektion,
- evtl. die Perkussion,
- die Erhebung der Atemfrequenz und des Beatmungsdruckes beim intubierten Patienten.

Auskultation. Die Auskultation im Seitenvergleich ist für das Vorliegen eines Pneumothorax die klinische Untersuchung mit der höchsten Spezifität. Liegt beim Thoraxtrauma ein einseitig abgeschwächtes oder fehlendes Atemgeräusch vor, muss nach Tubuskorrektur von einem Pneumothorax ausgegangen werden.

Wichtig: Beim intubiert beatmeten Patienten muss die korrekte Tubuslage unbedingt überprüft werden, da die endobronchiale Fehllage oder große Belüftungsstörungen nach einer Aspiration einen Pneumothorax vortäuschen können.

Inspektion. Die Inspektion soll neben Prellmarken sowohl die Symmetrie als auch die Atemexkursionen im Seitenvergleich erfassen. Paradoxe Atembewegungen der Thoraxwand bei Rippenserienfrakturen sind sichere Zeichen eines instabilen Thorax.

Palpation. Im Rahmen der Palpation werden Schmerzpunkte erfasst und die Stabilität des knöchernen Thorax durch laterale und ventrale Kompression überprüft. Das typische Hautknistern beim Vorliegen eines Emphysems ist ein Zeichen für eine bronchiale oder parenchymatöse Verletzung der Lunge.

Pulsoxymetrie. Die Pulsoxymetrie ist zwar unspezifisch, kann aber bei thoraxverletzten Patienten auch wichtige Hinweise auf das Vorliegen eines Pneumothorax geben. Die Entstehung eines Spannungspneumothorax ist typischerweise mit einem deutlichen Abfall der pulsoxymetrischen Sauerstoffsättigung verbunden. Die Kapnometrie ist zur Detektion eines Spannungspneumothorax ungeeignet. Der endexspiratorisch gemessene CO_2-Abfall ist zwar ein Hinweis auf einen Spannungspneumothorax, jedoch zu unspezifisch. Beim beatmeten Patienten ist der deutlich erhöhte Beatmungsdruck (über 35 cm H_2O) oder die rasche Zunahme des Beatmungsdruckes mit zunehmender Kreislaufinstabilität (Tachykardie/Hypotonie) ein Alarmsignal. Nachdem andere Ursachen wie Obstruktionen, bronchiale Fehllagen oder eine zu flache Narkose ausgeschlossen sind, muss immer an einen Spannungspneumothorax gedacht werden.

Indikation für die präklinische Anlage einer Thoraxdrainage

Wichtig: Allein der dringende Verdacht auf das Vorliegen eines Spannungspneumothorax macht die unverzügliche Entlastung und die Anlage einer Thoraxdrainage ohne weitere Diagnostik zwingend erforderlich.

Neben dem akut lebensbedrohlichen Spannungspneumothorax, der einer sofortigen Entlastung bedarf, bestehen noch weitere Indikationen zur präklinischen Anlage einer Thoraxdrainage: Ein unter Beatmung zunehmendes Hautemphysem ist ein sicheres Zeichen für eine bronchiale oder parenchymatöse Verletzung der Lunge und praktisch immer mit einem Pneumothorax verbunden. Innerhalb kürzester Zeit kann sich daraus ein Spannungspneumothorax entwickeln. Daher ist die Anlage einer Thoraxdrainage beim Vorliegen eines Hautemphysems beim beatmeten Patienten indiziert. Ein primär steigender Beatmungsdruck bei thoraxverletzten Patienten ist nach Ausschluss anderer Ursachen als Alarmsignal für einen (Spannungs-)Pneumothorax zu werten, der einer sofortigen Entlastung bedarf.

Hinweis für die Praxis: Beim wachen, spontan atmenden Patienten mit einer stabilen respiratorischen Funktion (AF unter 25/min, S_aO_2 über 90% unter O_2-Insufflation), sollte dagegen selbst bei Hinweisen auf einen Pneumothorax zugunsten einer raschen Versorgungszeit auf die präklinische Anlage einer Thoraxdrainage verzichtet werden.

Möglichkeiten der Pleuraentlastung

Von Ausnahmefällen abgesehen, in denen ein Spannungspneumothorax sofort entlastet werden muss, erfolgt die präklinische Anlage einer Thoraxdrainage grundsätzlich bei intubierten und beatmeten Patienten.

Entlastungspunktion

Eine Entlastungspunktion mit einer großlumigen Kanüle (z.B. 14 G) im 2. oder 3. Interkostalraum in der Medioklavikularlinie kann zwar einen pleuralen Überdruck kurzfristig entlasten, darf die Anlage einer Thoraxdrainage aber nicht ersetzen. Die Gefahr der Dislokation der Kanülenspitze und die Okklusion des kleinen Lumens durch Gewebeteile und Blutkoagel ist zu groß, als dass sie sicher und dauerhaft einen Pneumothorax entlasten könnte.

Hinweis für die Praxis: Somit bleibt die Punktion des Spannungspneumothorax mit einer Tiegel-Kanüle hoch akuten speziellen Situationen vorbehalten, in denen aus technischen oder zeitlichen Gründen primär keine Thoraxdrainage angelegt werden kann. Sobald jedoch möglich, soll die definitive Entlastung durch eine Thoraxdrainage erfolgen.

Thorakozentese

Eine Alternative zur Punktion der Pleurahöhle ist die digitale Thorakozentese, die jedoch ebenfalls keine definitive Versorgung des Pneumothorax darstellt. Über einen etwa 3–4cm langen Hautschnitt in der vorderen bis mittleren Axillarlinie in Höhe des 4.–6. Interkostalraumes wird durch stumpfes Präparieren mit dem Zeigefinger oder einer stumpfen Schere eine Öffnung in der Pleura parietalis geschaffen, ohne dabei eine Thoraxdrainage einzulegen.

6

Thoraxdrainage

Hinweis für die Praxis: Die Anlage einer Thoraxdrainage erfolgt in stumpfer Präpariertechnik im Sinne einer Minithorakotomie und ist der Goldstandard zur definitiven Entlastung eines pleuralen Überdruckes.

Der nach Monaldi beschrieben Zugangsweg im 2.–3. ICR in der Medioklavikularlinie besitzt in Bezug auf die Komplikationsrate keine gesicherten Vorteile gegenüber der Position nach Bülau im 4.–6. ICR der vorderen Axillarlinie. Unter Notfallbedingungen sollte zur Anlage einer Bülau-Drainage jedoch nicht tiefer als in der Mamillenhöhe eingegangen werden. Die über die Bülau-Position eingelegte Thoraxdrainage ist zum einen kosmetisch günstiger und bietet durch die dorsale Platzierung den Vorteil einen später sich entwickelnden Pleuraerguss oder Hämatothorax besser drainieren zu können.

Technik zur Anlage einer Thoraxdrainge. Wie bei der Durchführung aller invasiven Techniken ist auf ein streng steriles Vorgehen zu achten. Dies umfasst bei der Anlage der Thoraxdrainage die gründliche Hautdesinfektion, die Benutzung steriler Handschuhe und das Unterlegen des Thorax mit einem sterilen Tuch.

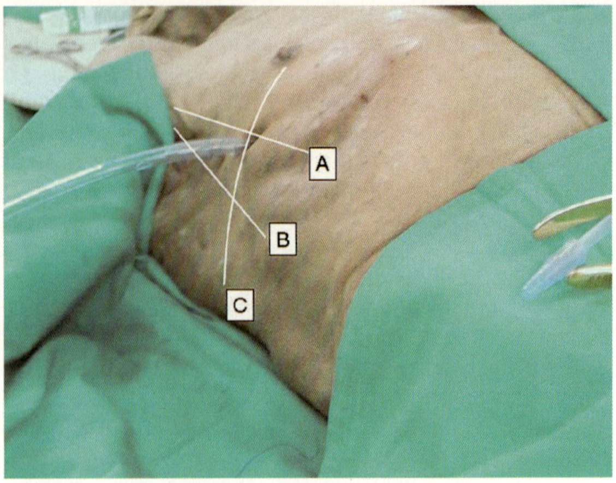

Abb. 6.**5** Thoraxdrainage in Bülau-Position.
A vordere Axillarlinie
B hintere Axillarlinie
C 5. ICR

Nach einer Hautinzision von ca. 3–4cm parallel zum Rippenverlauf werden das Subkutangewebe und die Muskulatur mit dem Finger oder einer stumpfen Schere auseinander gedrängt, bis unter den Fingerspitzen die Interkostalmuskulatur getastet werden kann (Abb. 6.**5**). Unter Drehbewegungen und kontinuierlichem Druck wird nun die Interkostalmuskulatur und die ihr anhaftende Pleura parietalis durchstoßen, bis die Fingerspitze in die Pleurahöhle fällt. Unter der Führung des Fingers wird die Drainagenspitze *ohne Trokar* durch die geschaffene Pleuraöffnung in der Pleurahöhle eingeführt und ab dem Pleuradurchtritt etwa 15–20cm weit in die Pleurahöhle vorgeschoben. Bei Vorliegen eines reinen Pneumothorax sollte die Drainage eher nach ventrokranial vorgeschoben werden. Die dorsokaudale Platzierung beim Hämatothorax erlaubt hingegen die bessere Drainage von Flüssigkeiten aus dem Pleuraspalt.

Hinweis für die Praxis: Aufgrund des erheblichen Verletzungsrisikos soll generell auf die Verwendung eines Trokars verzichtet werden.

Beim intubierten und beatmeten Patienten ist der Anschluss an eine Absaugung oder ein Ventil zwar nicht zwingend erforderlich, aber allein aus hygienischen Gründen empfehlenswert. Dazu kann die Drainage an ein Heimlich-Ventil mit einem Sekretbeutel angeschlossen werden.

Nach einer adaptierenden Hautnaht und der Bildung eines kurzen Stegs wird die Drainage beidseits mit einem Faden fixiert, die Wunde mit sterilen Kompressen abgedeckt und darüber zum Schutz vor eindringender Luft ein sog. Dachziegelverband mit breitem Pflaster angelegt.

Gefahren und Komplikationen. Vorsicht ist beim Vorliegen von Rippenfrakturen geboten, da die Frakturenden häufig spitz und scharf sind, sodass es leicht zu Verletzungen des tastenden Fingers kommen kann. Schwerwiegende Komplikationen wie Organperforationen und schwere Blutungen sind unter Anwendung einer stupfen Präpariertechnik sehr selten. Subkutane, intraabdominelle oder intrapulmonale Fehllagen werden ebenfalls selten beobachtet.

In einigen Fällen kann die Präparation des Drainagekanals mit dem Finger und die Eröffnung der Pleura aufgrund straffer Gewebeverhältnisse oder enger Zwischenrippenräume schwierig sein. Hier kann die Präparation auch mit einer Schere in stumpfer Technik erfolgen, wobei darauf zu achten ist, dass in der Wundtiefe ausschließlich Spreizbewegungen durchgeführt werden.

Wichtig: Mit Ausnahme der Hautinzision verbietet sich das Schneiden mit einem Skalpell, da es dabei zu schweren Blutungen kommen kann.

Koniotomie im Notarztdienst

Mittlerweile hat die Koniotomie in den Leitlinien und Empfehlungen internationaler Fachgesellschaften zum Management des schwierigen Atemweges einen festen Platz eingenommen. Jedoch ist ihr Einsatz aufgrund der vergleichsweise hohen Invasivität nur dann empfohlen, wenn andere Maßnahmen fehlschlagen oder nicht ausreichend schnell durchgeführt werden können (s. Kap. 7).

In der Präklinik ist der Koniotomie ein besonderer Stellenwert einzuräumen, da einerseits ein Zeitverlust bei der Atemwegssicherung inakzeptabel ist, andererseits einige in der Routineanästhesie gebräuchliche Hilfsmittel zum Atemwegsmanagement nicht flächendeckend zu Verfügung stehen.

Indikation

Hinweis für die Praxis: Für die präklinische Notfallmedizin werden grundsätzlich 2 Szenarien unterschieden, in denen die Indikation zur Koniotomie gestellt wird.

- Die Maskenbeatmung und Intubation misslingen – der Patient kann nicht oxygeniert werden. In dieser klassischen *„Cannot-ventilate-cannot-intubate-Situation"* ist der Patient akut vital durch die Hypoxämie bedroht. Misslingen die alternativen Anwendungen der supraglottischen Atemhilfen (Larynxmaske, Larynxtubus, Combitube, Easytube) oder stehen diese Hilfsmittel nicht zur Verfügung, muss die Koniotomie sofort durchgeführt werden (s. Kap. 7).
- Die endotracheale Intubation misslingt, wobei eine Oxygenierung über eine Gesichtsmaske oder supraglottische Atemhilfen zwar möglich ist, aber für die weitere präklinische Versorgung als nicht ausreichend erscheint. Die Indikationsstellung zur präklinischen Koniotomie trotz aktuell möglicher Oxygenierung muss allerdings streng individuell abgewogen werden.

Dabei spielen folgende Überlegungen eine Rolle: Da bei Notfallpatienten aufgrund fehlender Nüchternheit immer von einem hohen Aspirationsrisiko ausgegangen werden muss, ist die endotracheale Intubation der „Goldstandard" zur notfallmäßigen Sicherung der Atemwege. Obwohl die Laryxmaske im Vergleich zur konventionellen Maskenbeatmung die Aspirationsgefahr zwar verringert, stellt sie dennoch keinen sicheren Schutz dar. Zwar bieten der Combitube und Easytube durch die Blockung im Ösophagus eine Ableitung von Magensaft, verhindern aber keine Aspiration bei z. B. schweren Blutungen aus dem Rachenraum. Eine frühzeitige Koniotomie ist auch dann indiziert, wenn zwar initial die Oxygenierung durch supraglottische Atemwegshilfen gelingt, aber aufgrund einer Schwellung der oberen Atemwege oder Halsweichteile im Rahmen von Verbrennungen oder allergischen Reaktionen mit einer vollständigen Obstruktion der oberen Atemwege im Zeitverlauf gerechnet werden muss.

Allgemeine Hinweise zur Technik

Die Lokalisation zur Anlage einer Koniotomie befindet sich in der unter der Haut tastbaren Lücke zwischen Schild- und Ringknorpel. Zwischen diesen beiden Strukturen spannt sich das Lig. cricothyroideum aus, die Zielstruktur der Koniotomie.

Für die Durchführung wurden verschiedene Verfahren beschrieben, die in anatomisch-chirurgische Präparationstechniken und Punktionsverfahren unterteilt werden.

Unabhängig davon, welche der Techniken zum Einsatz kommen, müssen folgende Anforderungen erfüllt sein:

- das Instrumentarium muss unmittelbar zu Verfügung stehen,
- leicht zu handhaben und
- mit einem Standardkonnektor zum Anschluss an die üblichen Beatmungseinheiten versehen sein.
- Das Verletzungsrisiko für benachbarte Strukturen muss so gering wie nur möglich sein.

Konventionelle chirurgisch-anatomische Präpariertechnik

Zur besseren anatomischen Orientierung sollte der Kopf des Patienten leicht überstreckt werden. Dabei ist die Gefahr durch eine moderate Überstreckung, auch bei bestehenden Halswirbelsäulenverletzungen, als klinisch eher gering einzustufen – jedenfalls sollte im Rahmen einer solchen Ausnahmesituation die Atemwegssicherung Priorität haben.

Schild- und Ringknorpel können mit dem Zeigefinger der Arbeitshand palpiert und der Schildknorpel mit Daumen und Zeigefinger der anderen Hand in Form eines nach kaudal offenen „V" fixiert werden.

Die Längsinzision der Haut wird nun von der Mitte des Schildknorpels beginnend bis zum Ringknorpel hin durchgeführt. Die Schnittlänge sollte dabei maximal 3,5 cm betragen und streng medial erfolgen, um das Verletzungsrisiko benachbarter Strukturen auf ein Minimum zu reduzieren (Abb. 6.**6**).

Zunächst wird das Unterhautfettgewebe stumpf mit einer Präparierschere gespreizt, die Fascia praetrachealis gespalten und die infrahyoidale Muskulatur auseinander gedrängt, bis darunter das Lig. cricotyroideum sichtbar wird. Danach wird mit einem Skalpell die Querinzision des Lig. cricotyroideums durchgeführt. Unter Zuhilfenahme eines Kilian-Spekulums kann nun die Öffnung der Membrana cricothyroidea dargestellt werden, ohne dabei die beiden Knorpel visierartig auseinander zu drängen.

Der Endotrachealtubus sollte zur besseren Stabilität und Führung mit einem Mandrin armiert werden und die abgeschrägte Tubusspitze beim Einführen nach kranial zeigen. Der Tubus wird dann unter gleichzeitigem Zurückziehen des Kilian-Spekulums eingeführt und im Verlauf zuerst um 90° und dann um 180° in der Sagittalebene gedreht und nach kaudal vorgeschoben.

Nach Entfernen des Führungsstabs wird der Cuff geblockt und die Tubuslage auskultatorisch überprüft. Eine sichere Tubusfixation im Hautniveau kann sowohl mit Nahtmaterial als auch mit einer Mullbinde durchgeführt werden.

Rapid-four-Step-Technik

Die Rapid-four-Step-Technik ist eine Modifikation der konventionellen Präpariertechnik, die v. a. im nordamerikanischen Rettungswesen Anwendung findet. Hierbei wird vom Kopfende des Patienten aus eine Querinzision der

6

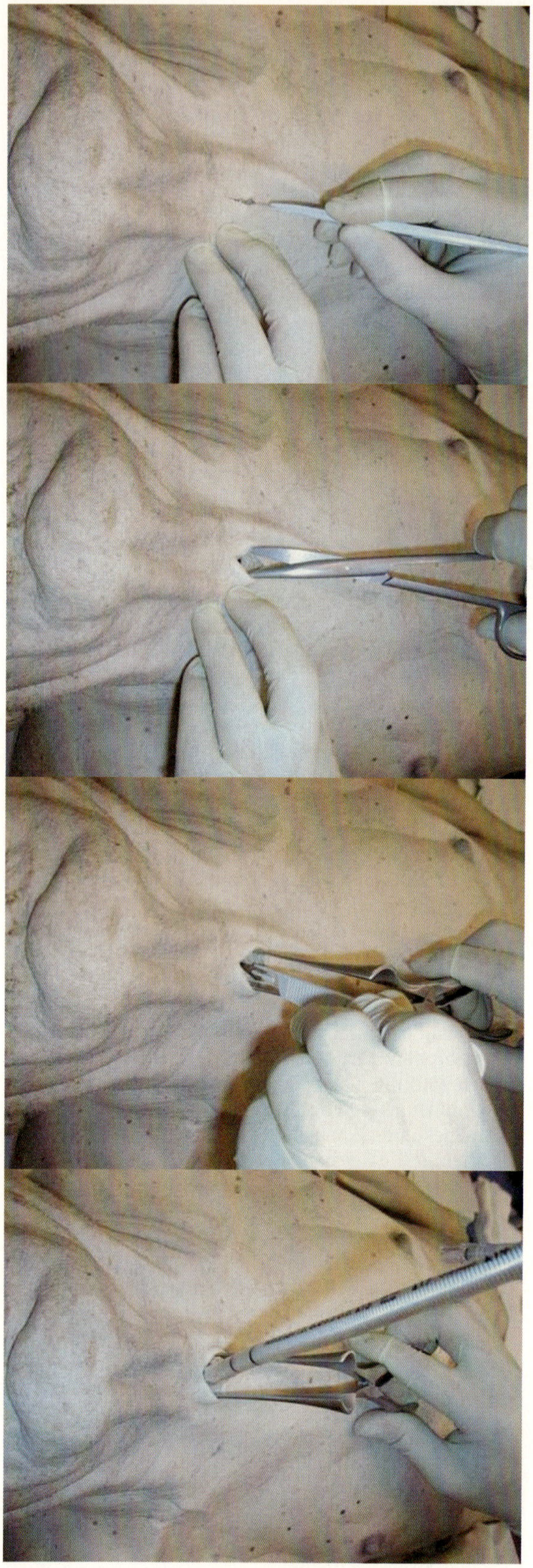

Abb. 6.**6** Vorgehen bei der chirurgisch-anatomischen Präpariertechnik.

Haut und des Lig. cricothyroideum durchgeführt. Mit einem speziellen Trachealhaken kann der Ringknorpel mit dem kaudal davon gelegenen Trachealanteil nun gefasst und nach ventral gezogen werden, sodass ein Endotrachealtubus unterhalb des Hakens in die Trachea vorgeschoben werden kann.

Perkutane Punktionsverfahren

Direkte Punktionstechnik

Vom Kopfende des Patienten aus wird zunächst die Lücke zwischen Schild- und Ringknorpel getastet. Danach wird die konkav vorgeformte Punktionskanüle (Abb. 6.**7**) zunächst mit einer 10-ml-Spritze konnektiert und unter kontinuierlichem Druck und Aspiration durch die Haut und die Membrana cricothyroidea in die Trachea vorgeschoben. Verschiedene Anwender empfehlen die Spritze vorher mit wenigen Millilitern Kochsalzlösung zu befüllen, sodass die erfolgreiche Punktion der Trachea durch die Aspiration von Luftblasen erkannt werden kann. Die aufgesetzte Stoppvorrichtung soll dabei eine Verletzung der Trachealhinterwand und des Ösophagus verhindern. Eine Stichinzision durch die Haut mit einem Skalpell kann den erforderlichen Kraftaufwand für die eigentliche Punktion verringern. Nach erfolgreicher Punktion der Trachea wird der Kunststoffkatheter über die Punktionskanüle in die Trachea vorgeschoben und nach obligatorischer Auskultationskontrolle mit einer Haltenaht fixiert.

Da der geringe Querschnitt einer solchen intratracheal platzierten Kanüle keine manuelle Beatmung mit einem Beatmungsbeutel oder einem in der Notfallmedizin gebräuchlichem Beatmungsgerät zulässt, muss an die Kanüle ein spezielles Jetsystem angeschlossen werden. Hierfür sind geeignete Jetpistolen (Manujet III) verfügbar, die an eine zentrale Sauerstoff- oder Druckluftversorgung angeschlossen und manuell bedient werden.

Hinweis für die Praxis: Bei dieser Art der transtrachealen Jetventilation muss sichergestellt sein, dass das insufflierte Atemgas über die Glottis und den Mundrachenraum nach oben hin entweichen kann, da ansonsten eine Überblähung der Lunge mit Barotrauma droht. Da ein Teil des verabreichten Gasvolumens sofort über die oberen Luftwege wieder abströmt, sind deutlich höhere Atemminutenvolumina notwendig.

Kontraindikationen und Komplikationen. Obwohl durch dieses Verfahren zumindest für einen gewissen Zeitraum die Oxygenierung wiederhergestellt werden kann, so ist ihr Einsatz aufgrund der Unmöglichkeit, eine adäquate Ventilation durchzuführen, limitiert und daher z. B. für Patienten mit Schädelhirnverletzungen ungeeignet. Daneben ist die Komplikationsrate der transtrachealen Jetventilation in der präklinischen Notfallsituation vergleichsweise hoch. Wird die Luft z. B. versehentlich in das paratracheale Gewebe insuffliert, droht die definitive Verlegung der Atemwege.

Seldinger-Technik

Vergleichbar dem Verfahren der direkten Punktionstechnik wird zunächst eine Punktionskanüle in der Trachea platziert (Abb. 6.**8**). Nach erfolgreicher Punktion der Trachea wird ein Führungsdraht sicher intratracheal platziert und die Punktionskanüle über den liegenden Seldinger-Draht entfernt. Danach wird eine Hautinzision von ca. 0,5 – 1 cm beidseits neben dem Führungsdraht durchgeführt und der

6

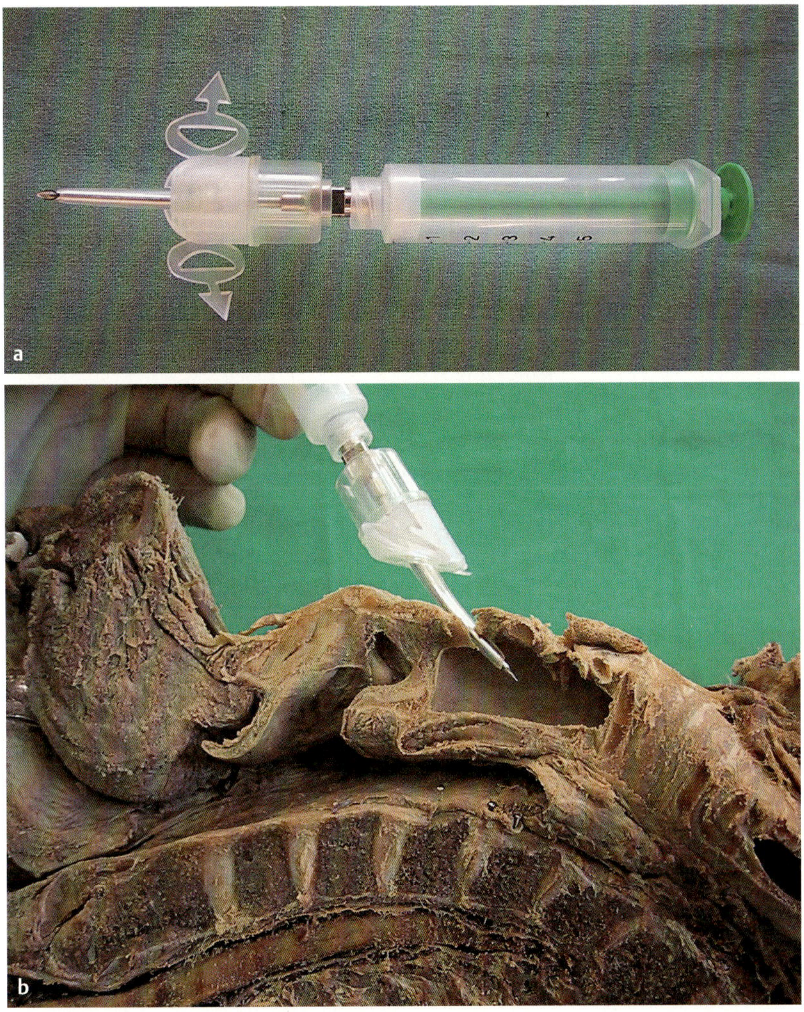

Abb. 6.**7a** u. **b**
a System zur direkten Punktion der Membrana cricothyroidea; Qicktrach I.
b Platzierung der Kanüle am Leichenpräparat.

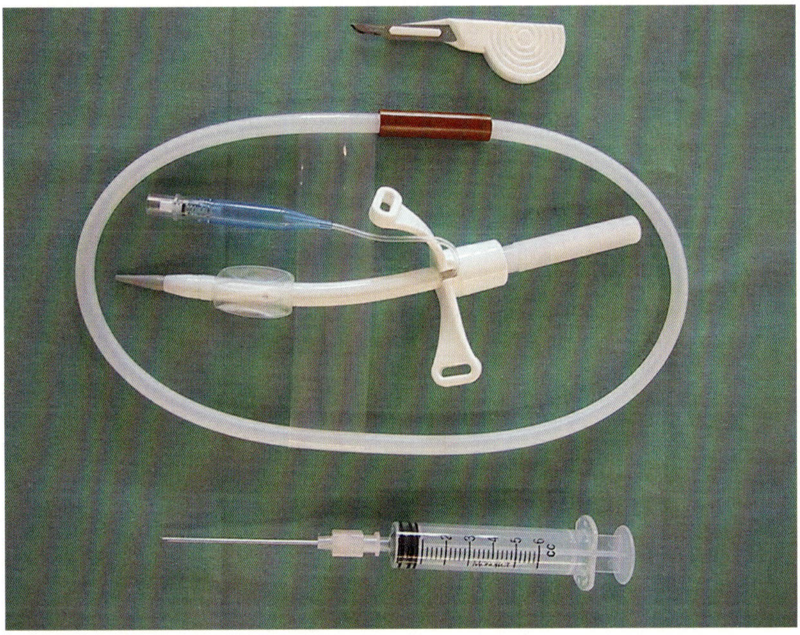

Abb. 6.**8** Melker-Koniotomieset mit Punktionkanüle, Seldinger-Draht und blockbarer Trachealkanüle.

Stichkanal mit einem Dilatator erweitert, sodass nach dessen Entfernung die Koniotomiekanüle in die Trachea eingebracht und mit einer Haltenaht fixiert werden kann.

Wichtig: Die auskultatorische Lagekontrolle ist obligat.

Bewertung

Welchem Koniotomieverfahren im Notfall der Vorzug gegeben wird, ist letztlich von der Routine und Erfahrung des Notarztes abhängig.

Vorteile der Punktionstechnik. Aufgrund des in der Regel geringeren Zeitbedarfs kann die Punktionskoniotomie in der „Cannot-ventilate-cannot-intubate-Situation" auch zur Überbrückung sinnvoll sein, bis nach gesicherter Oxygenierung ein anatomisch-chirurgisches Verfahren zur Atemwegssicherung durchgeführt werden kann. Untersuchungen weisen allerdings darauf hin, dass in der Hand des Geübten die Koniotomie auch in chirurgisch-anatomischer Technik innerhalb von 30s durchgeführt werden kann.

Vorteile der chirurgisch-anatomischen Technik. Entscheidende Argumente für die Verwendung blockbarer Endotrachealtuben und damit für die chirurgisch-anatomische Koniotomietechnik sind einerseits der sichere Aspirationsschutz und andererseits die Möglichkeit, nicht nur eine adäquate Oxygenierung, sondern auch eine ausreichende Ventilation zu gewährleisten. Über einen Endotrachealtubus (ID 6mm) ist mit einem möglichen AMV von etwa 15l/min eine ausreichende Ventilation gewährleistet, wohingegen eine 13-G-Jetventilationskanüle, die in Stahlinnenkanülentechnik eingeführt wurde, mit einem möglichen AMV von etwa 2l/min lediglich eine ausreichende Oxygenierung sicherstellt.

Um einerseits einen sicheren Aspirationsschutz und andererseits eine ausreichende Ventilation zu gewährleisten, können blockbare Koniotomiekanülen mit einem ID von 5mm eine wertvolle Alternative zum chirurgisch-anatomischen Vorgehen sein.

6

Nachteile der chirurgisch-anatomischen Technik. Die unter Notfallbedingungen durchgeführte Koniotomie kann unter Unständen mit erheblichen Komplikationen behaftet sein. Dabei können Gefäßverletzungen v.a. bei den chirurgisch-anatomischen Präpariertechniken zu erheblichen Blutungen führen und die Sichtverhältnisse bei weiterer Präparation derart verschlechtern, dass ein Zugang zu den Atemwegen eventuell unmöglich wird.

Bei den Punktionsverfahren scheinen Blutungskomplikationen durch die geringere Gewebetraumatisierung geringer zu sein als bei der chirurgisch-anatomischen Technik.

Maskenbeatmung

Wichtig: In der Notfallmedizin ist die suffiziente Maskenbeatmung mit einem Beatmungsbeutel die erste und für den Patienten essenzielle Maßnahme zur Oxygenierung.

Gesichtsmasken sind in verschiedenen Größen und Größenbezeichnungen erhältlich und je nach Fabrikat aus Gummi oder Silikon. Für Säuglinge und Kleinkinder werden in der Regel sog. Rendell-Baker-Masken verwendet, die sich aufgrund ihrer weichen Konsistenz dem kindlichen Gesicht gut anpassen. Andere Masken besitzen wiederum einen aufblasbaren Randwulst, der die individuelle Anformung an das Patientengesicht ermöglicht. Alle Masken sind mit einem 22-mm-Innenkonus zum Anschluss an ein Winkelstück oder einen Beatmungsbeutel versehen.

Lagerung

Für den Erfolg einer suffizienten Maskenbeatmung ist die Lagerung des Patienten von entscheidender Bedeutung. Optimale Voraussetzungen sowohl für die Maskenbeatmung als auch für die endotracheale Intubation ist die verbesserte Jackson-Position (Abb.6.**9**).

Dabei liegt der Kopf auf einer 5–10cm dicken, festen Unterlage, der Hals ist gebeugt und der Kopf im Atlantookzipitalgelenk gestreckt. Um die Luftwege des Patienten maximal weit zu öffnen und einer Spontanatmung oder assistierten/kontrollierten Beatmung möglichst wenig Widerstand entgegen zu setzen, wird der Esmarch-Handgriff durchgeführt (Abb.6.**10**). Dazu wird der Unterkiefer mit beiden Händen von der Kinnspitze bis zum Kieferwinkel umgriffen, durch vorsichtiges Vorziehen in Progenie gebracht und in dieser Stellung fixiert.

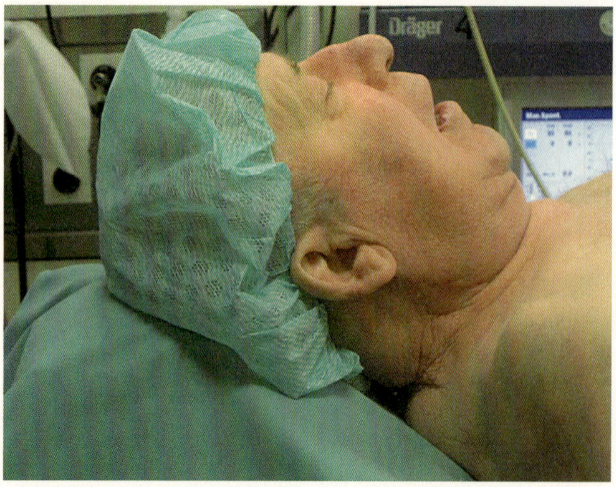

Abb.6.**9** Verbesserte Jackson-Position. Optimale Lagerung zur Maskenbeatmung und orotrachealen Intubation.

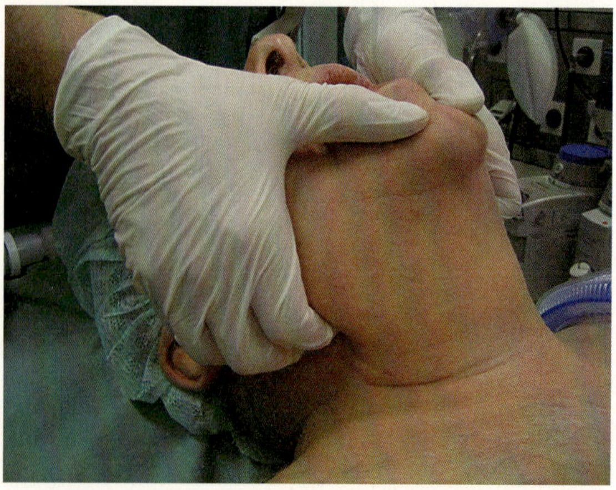

Abb.6.**10** Esmarch-Handgriff.

Durchführung der Maskenbeatmung

Mit der rechten Hand wird die Maske zuerst an der Nasenwurzel aufgesetzt und dann nach unten auf das Gesicht geklappt; bei korrekter Größenwahl der Maske sind Nasenwurzel, beide Mundwinkel und der Unterkiefer zwischen Kinnspitze und Unterlippe umschlossen. Vor dem Aufsetzen sollte die Unterlippe des Patienten mit dem linken Zeigefinger etwas nach unten gezogen werden, sodass der Maskenwulst bei endgültiger Platzierung die Lippen leicht geöffnet hält. Danach wird mit den Endgliedern von Daumen und Zeigefinger der linken Hand (C-Griff; Abb. 6.**11**) die Maske locker auf das Gesicht gehalten. Die restlichen 3 Finger ziehen den Unterkiefer der Maske entgegen, während Zeigefinger und Daumen die Maske nur locker fixieren; die Abdichtung geschieht durch den Randwulst.

Erfolgskontrolle. Bei korrekter Maskenbeatmung sind die Atemwege offen und die Spontanatmung ungehindert; nicht atmende Patienten lassen sich leicht und ohne Widerstand beatmen. Bei Veränderungen dieser Bedingungen z. B. durch die Verlegung der Atemwege oder Undichtigkeit der Maske sollte die Maskenhaltung durch ggf. erneute Abfolge der beschriebenen Handgriffe modifiziert werden. Eine Erfolgskontrolle ergibt sich für den Geübten aus dem klinischen Gesamteindruck:

- gleichmäßige Atemexkursion,
- entspannte Spontanatmung,
- Hautfarbe,
- O_2-Sättigung.

Guedel- und Wendl-Tuben. Ist die Maskenbeatmung trotz optimaler Lagerung und Technik insuffizient oder gar unmöglich, so können die Beatmungsbedingungen durch das Einführen von Oro- oder Nasopharyngealtuben meist verbessert werden. Gerade bei zahnlosen Patienten können Zunge oder zurückfallende Lippen den Rachenraum verlegen und machen daher eine Maskenbeatmung unmöglich. Auch bei sehr adipösen Patienten sind die Bedingungen häufig aufgrund eingeschränkter Reklination schwierig.

Ein *Guedel-Tubus* in passender Größe verhindert bzw. beseitigt die Verlegung des Oropharyngealraumes durch Zunge oder Halsweichteile. Er wird mit der Konkavseite nach kranial in den Mund eingeführt und mit einer 180°-Drehung in den Rachenraum geschoben, sodass die Tubusspitze etwa 1 cm proximal der Epiglottis zum Liegen kommt.

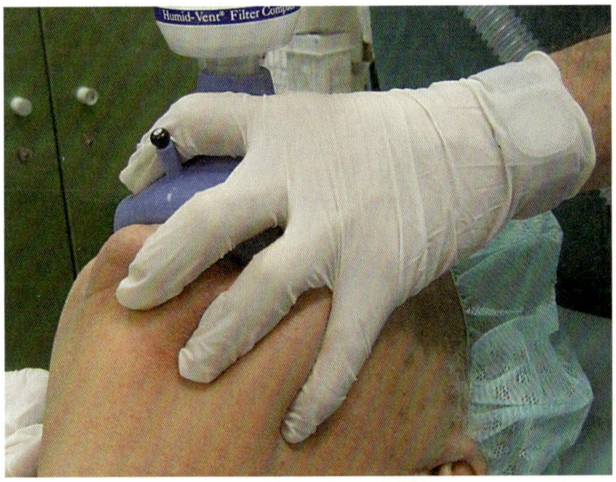

Abb. 6.**11** C-Griff zur Maskenbeatmung.

Wichtig: Allerdings sollte der Guedel-Tubus erst dann eingelegt werden, wenn der Patient narkotisiert oder bewusstlos ist, da sonst ein Würgereflex mit der Gefahr des Erbrechens ausgelöst werden kann.

Die richtige Größe des Guedel-Tubus wird durch den Abstand vom Mundwinkel bis zum Ohrläppchen des Patienten ermittelt (Abb. 6.**12**).

Der *Wendl-Tubus* (Abb. 6.**13**) erfüllt die gleiche Funktion wie der Guedel-Tubus, wobei er auch in flacheren Narkosestadien gut toleriert wird. Der flexible Tubus wird mit der abgerundeten schrägen Öffnung zum Septum hin durch den unteren Nasengang eingeführt, bis die Spitze distal der Uvula und proximal der Epiglottis liegt.

Endotracheale Intubation

Wichtig: Die endotracheale Intubation ist der Goldstandard zur Sicherung der Atemwege und zur Optimierung der Beatmung.

Trotz der Dringlichkeit der Maßnahme ist der Schüssel zu einer erfolgreichen und raschen Intubation eine sorgfältige Vorbereitung. Zeitverluste aufgrund fehlerhaften Instrumentariums oder insuffizienter Lagerung des Patienten

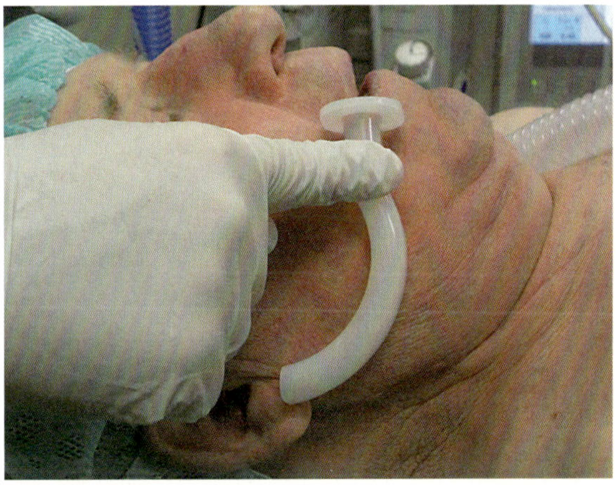

Abb. 6.**12** Abmessen der korrekten Größe des Guedel-Tubus.

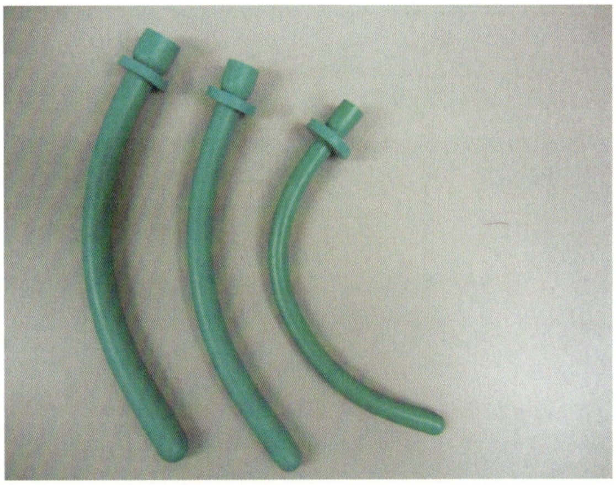

Abb. 6.**13** Wendl-Tuben.

können somit vermieden werden und führen nicht zu einer unnötigen Gefährdung des Patienten.

Die nötige Ausrüstung zur Durchführung der Intubation des Erwachsenen ist in Tab. 6.**2** zusammengestellt.

Technik der Laryngoskopie

Lagerung. Der Kopf des Patienten sollte falls möglich unter leichter Überstreckung im Atlantookzipitalgelenk mit einem Kissen oder einer Decke circa 5–10 cm erhöht gelagert werden (Schnüffelposition), um dadurch sowohl Mund, Pharynx, Kehlkopf und Trachea annähernd in eine Achse zu bringen. Um die Gefahr einer passiven Regurgitation zu vermeiden, sollte der Oberkörper des Patienten unter Berücksichtigung der Kreislaufverhältnisse und des Verletzungsmusters etwa 30–45° erhöht gelagert werden.

Durchführung. In der Regel muss der Mund des Patienten mit Hilfe des Kreuzgriffes von Daumen und Zeigefinger der rechten Hand aktiv geöffnet werden (Abb. 6.**14**).

Der Intubateur, der sich hinter dem Kopf des Patienten befindet, nimmt den Laryngoskopgriff mit seiner linken Hand und führt den Spatel vorsichtig über den rechten Mundwinkel ein. Unter dem Wegdrücken der Zunge nach links wird der Spatel tiefer in den Mund eingeführt, bis die Spitze der Epiglottis sichtbar wird. Der Spatel wird nun vorsichtig in die Vallecula zwischen dem Zungengrund und der Epiglottis vorgeschoben und gleichzeitig ein kräftiger Zug in Richtung der Längsachse des Laryngoskops nach vorne und oben ausgeübt. Dadurch wird der Kehldeckel aufgerichtet und die Stimmbänder kommen zur Darstellung (Abb. 6.**15**).

Tabelle 6.**2** Instrumentarium für die Intubation des Erwachsenen

▸ Gesichtsmasken (für Erwachsene Gr. 3–4)
▸ Beatmungsbeutel mit Sauerstoffreservoir und O_2-Schlauch
▸ O_2-Versorgung
▸ Absaugvorrichtung mit möglichst großlumigen Absaugkathetern ▸ Laryngoskop mit gebogenen Spateln (MacIntosh) der Gr. 3 und 4 ▸ Guedel-Tubus, Wendl-Tubus ▸ Endotrachealtuben (ID 7,0 und 7,5 für Frauen; ID 8,0 und 8,5 für Männer) ▸ Führungsstab, Magill-Zange ▸ 10-ml-Blockerspritze, Fixationspflaster oder -binde ▸ Falls notwendig: Medikamente zur Narkoseeinleitung

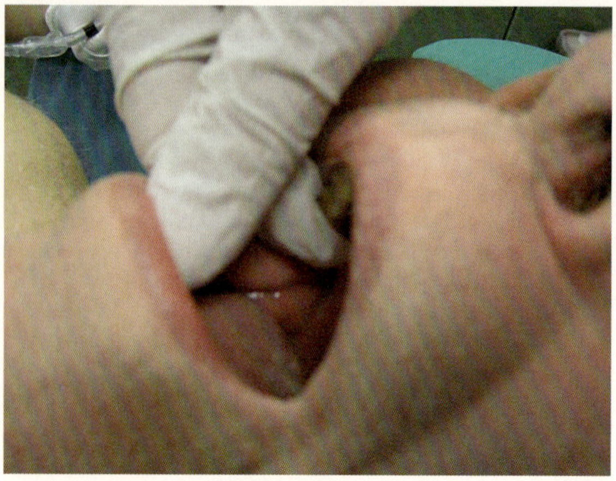

Abb. 6.**14** Der Kreuzgriff zur Mundöffnung.

Hinweis für die Praxis: Hebelbewegungen mit dem Laryngoskop müssen unter allen Umständen unterbleiben. Sie erschweren nicht nur die Einstellung des Kehlkopfes, sondern führen auch häufig zu Zahnverletzungen.

Sind keine Kehlkopfstrukturen zu identifizieren, kann dies an einem zu tiefen Einführen des Laryngoskops liegen, da die Epiglottis aufgeladen und die Stimmritze dadurch verdeckt ist. Durch langsames Zurückziehen des gebogenen Spatels kann die Stimmritze oft gut dargestellt werden. Falls nur die hintere Kommissur oder die Aryknorpel erkannt werden, ist durch kontinuierlichen Druck auf den Kehlkopf von außen in dorsaler, kranialer und rechtslateraler Richtung (BURP-Manöver: backward, upward, rightward pressure) mit der rechten Hand des Intubateurs oder eines Helfers die Stimmbandebene häufig leichter einzusehen.

Durch den manuellen Druck auf den Ringknorpel mit dem Daumen und Mittelfinger einer Hand soll während des gesamten Intubationsvorgangs die Regurgitation von Mageninhalt verhindert werden. Dieser Handgriff nach Sellick wird spätestens nach dem Eintritt der Bewusstlosigkeit bis zum Blocken des Cuffs nach der erfolgreichen Tubusplatzierung aufrechterhalten.

Durchführung der Intubation

Nach der Darstellung der Stimmbandebene wird der Endotrachealtubus mit der rechten Hand entlang des rechten Mundwinkels schonend zwischen die hell erscheinenden Stimmbänder eingeführt (Abb. 6.**16**). Die konkave Seite der

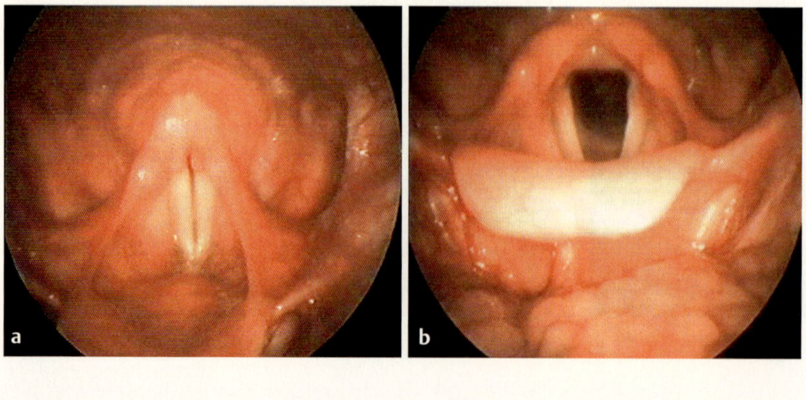

Abb. 6.**15a** u. **b** Laryngoskopiebefund in Phonationsstellung (**a**) und Respirationsstellung (**b**). Sichtbar sind Epiglottis, Stimmlippen und Aryknorpel.

Tubuskrümmung ist dabei nach vorne gerichtet und somit dem Verlauf der Zunge angepasst. Danach wird die Blockermanschette umgehend mit etwa 5 – 10 ml Luft gefüllt, bis unter Überdruckbeatmung keine Luft mehr neben dem Tubus aus der Trachea entweichen kann. Der Tubus wird nur so weit in die Trachea vorgeschoben, bis der Cuff die Stimmritze vollständig passiert hat. Markierungen etwa 2 – 3 cm oberhalb des Cuffs geben dabei die Intubationstiefe vor. Nach Überprüfung der Lage durch die initiale Auskultation über dem Epigastrium und beiden Lungenflügeln sowohl apikal als auch basal wird der Tubus endgültig mit einer Mullbinde oder einem Pflaster im Mundwinkel sicher fixiert.

Erfolgskontrolle. Ein sicherer Garant für den Intubationserfolg ist die kontinuierliche, direkte Sicht auf die Stimmritze und die Tubusspitze während des gesamten Intubationsvorgangs.

Ein weiterer sicherer Hinweis ist der Nachweis von ausgeatmetem CO_2 mittels Kapnometrie.

Ein Beschlagen des Tubuslumens währender der Exspiration muss als ein nicht sicheres Zeichen der trachealen Lage gewertet werden.

Hinweis für die Praxis: Besteht nach der Auskultation weiter Unsicherheit über die korrekte Tubuslage aufgrund fehlender Atemgeräusche, auch gerade bei anhaltender Zyanose oder gar einem Abfall der pulsoxymetrischen Sättigung, muss der Tubus unverzüglich entfernt und der Patient bis zum nächsten Intubationsversuch mit der Maske zwischenbeatmet werden. Grundsätzlich gilt: „if in doubt, take ist out!"

Nach erfolgter Fehlintubation kann der geblockte Tubus – bei noch ausreichender Sättigung – als Aspirationsschutz für einen zweiten Intubationsversuch sogar im Ösophagus belassen werden, falls dadurch die Sichtverhältnisse und die Orientierung nicht weiter verschlechtert werden.

Spezielle Lagerungen in der Notfallmedizin

Generell kann jede erforderliche Lagerung eines Notfallpatienten mit der Kombination aus Trage und Vakuummatratze durchgeführt und während des Transports sicher aufrechterhalten werden. Die Vakuummatratze kommt insbesondere als Standardimmobilisation bei Traumapatienten zum Einsatz, kann jedoch auch bei jeder Art von Patient als Lagerungshilfe dienen. Bei der Lagerung von Notfallpatienten gelten hierarchische Prinzipien. Dabei haben Lagerungsmaßnahmen zur Behandlung einer drohenden oder bereits eingetretenen vitalen Gefährdung (Schocklage, stabile Seitenlage) des Patienten Priorität vor stabilisierenden Lagerungsformen (Schienung von Extremitätenverletzungen).

Hinweis für die Praxis: Die Kombination beider Lagerungsmaßnahmen ist dann als sinnvoll einzustufen, wenn die Ausführung der Einzelmaßnahme zeitnah und suffizient erfolgt und ausreichend Zugriff zum Patienten und zum Monitoring sichergestellt ist.

Stabile Seitenlage

Die stabile Seitenlage ist die Standardlagerung des bewusstlosen oder bewusstseinsgetrübten Patienten, der zu diesem Zeitpunkt eine suffiziente Spontanatmung besitzt und noch nicht intubiert ist. Bei der korrekten Ausführung der stabilen Seitenlage ist der Kopf im Atlantookzipitalgelenk überstreckt; der unten liegende Mundwinkel bildet den tiefsten Punkt der Lagerung. Dadurch können die Atemwege freigehalten und eine Aspiration verhindert werden. Die Kombination mit einer Schocklagerung ist generell möglich.

Schocklagerung

Die Schocklagerung ist die klassische Lagerung des hypotonen oder hypovolämen Patienten. Hierbei wird der Patient am besten mit der ganzen Trage in Kopf-tief-Position ge-

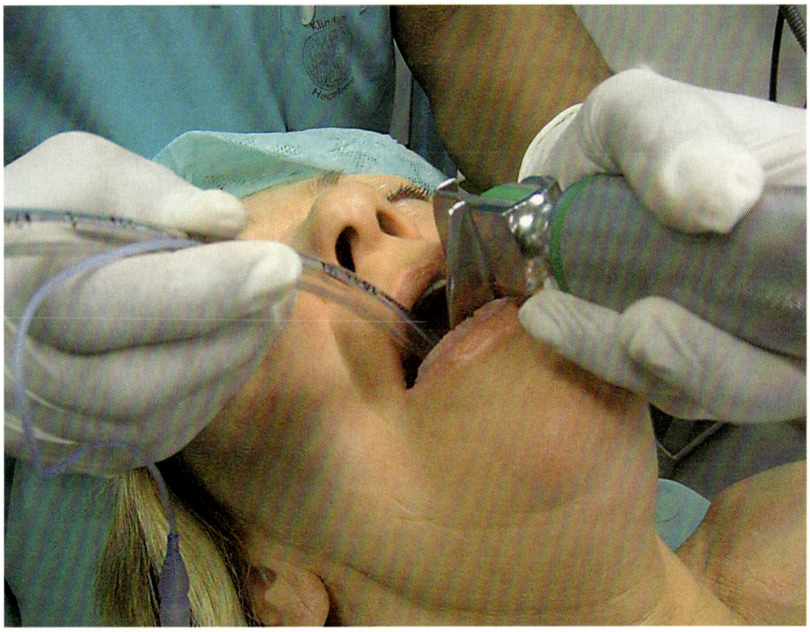

Abb. 6.**16** Intubation.

bracht; falls dies nicht möglich ist, werden die Beine etwa 30 cm angehoben.

Immobilisation der Wirbelsäule

Bei vielen Trauma- und Polytraumapatienten muss mit einer Begleitverletzung der Wirbelsäule gerechnet werden. Insbesondere Patienten mit Schädelhirnverletzungen weisen häufig auch Verletzungen der Halswirbelsäule (HWS) auf. Daher ist die routinemäßige Immobilisation der Wirbelsäule ein fester Bestandteil der präklinischen Traumaversorgung. So stehen zahlreiche Hilfsmittel für die präklinische Immobilisation der Wirbelsäule bei Traumapatienten zur Verfügung, die sich in unterschiedliche Anwendungsbereiche und Indikationen gliedern.

Immobilisation der Halswirbelsäule

Die Immobilisation der HWS wird generell bei allen Verletzungen des Schädels, bei Akzelerations- und Dezelerationstraumen und bei Wasserunfällen durchgeführt. Bei der Verwendung von HWS-Immobilisationsschienen (z. B. Stifneck; Abb. 6.**17**) wird die Halswirbelsäule in Neutralposition stabilisiert, ohne dabei einen achsengerechten Zug auszuüben. Die Abstützung erfolgt über die Schultern des Patienten, das Brustbein, Unterkiefer und das Hinterhaupt. Eine Aussparung über dem Kehlkopf und der Trachea ermöglicht das Tasten des Karotispulses. Zur Anlage einer Stifneck wird der Kopf des Patienten durch einen Helfer möglichst von kranial umfasst und die HWS in Neutralposition stabilisiert. Der zweite Retter misst am Patienten den Abstand zwischen Unterkante des Kinns und dem Schulterplateau (in Querfingern seiner Hand) und wählt die entsprechende Größe der Schiene aus. Danach wird zuerst der ventrale Anteil der Schiene eng unter das Kinn geführt und am Brustbein angelegt, um dann den geöffneten Kragen der HWS-Schiene unter dem Nacken des Patienten durchzuführen. Danach wird die Schiene mittels Klettverband fixiert. Bei einer falsch angelegten Stifneck besteht die Gefahr einer unzureichenden Immobilisation oder einer Kompression der großen Halsgefäße mit der potenziellen Folge einer Steigerung des intrakraniellen Druckes und einer zerebralen Ischämie.

Immobilisation der Wirbelsäule durch ein KED-System

Der Einsatz eines sog. Rettungskorsetts, z. B. KED-System (Kendrick Extrication Device), ermöglicht eine schonende Rettung besonders aus räumlich beengten Situationen, bei denen keine Tragen oder Schienen zum Einsatz kommen können. Es handelt sich hierbei um ein steifes Rettungskorsett, das um den Rumpf des Patienten angelegt wird und eine Immobilisation der Wirbelsäule sowie des Kopfes ermöglicht. Der Patient kann bei einem korrekt angelegten KED-System (Abb. 6.**18**) ohne großes Gefahrenpotenzial so aus dem Fahrzeug oder einem Schacht gehoben werden. Nach dem Anlegen einer Stifneck wird das KED-System zunächst in geöffnetem Zustand hinter den Rücken des sitzenden Patienten geschoben. Durch das Schließen und Zuziehen der 3 Rumpfgurte wird der Patient fixiert, wobei die Stabilisierung durch die eingearbeiteten Längsstäbe erfolgt. Zusätzlich verhindern die beiden Beingurte ein Herausrutschen aus dem Korsett. Durch Haltegriffe am Korsett ist ein schonender Transport oder eine Rettung in sitzender Position gewährleistet.

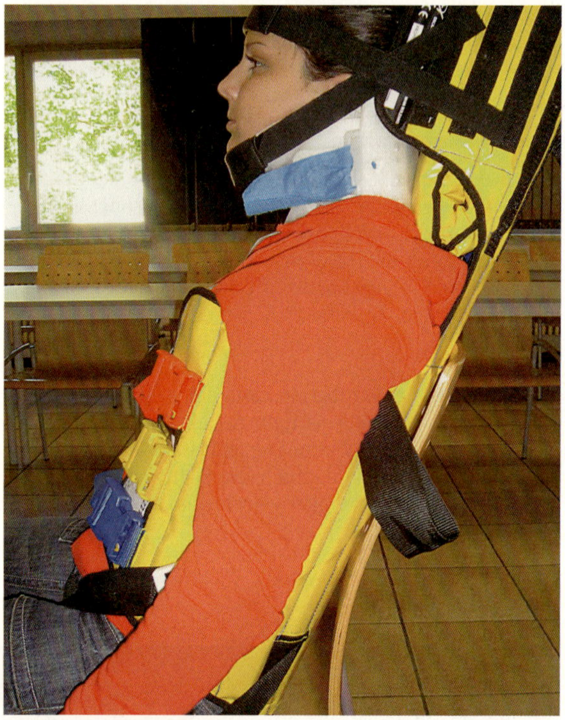

Abb. 6.**18** Angelegtes KED-System.

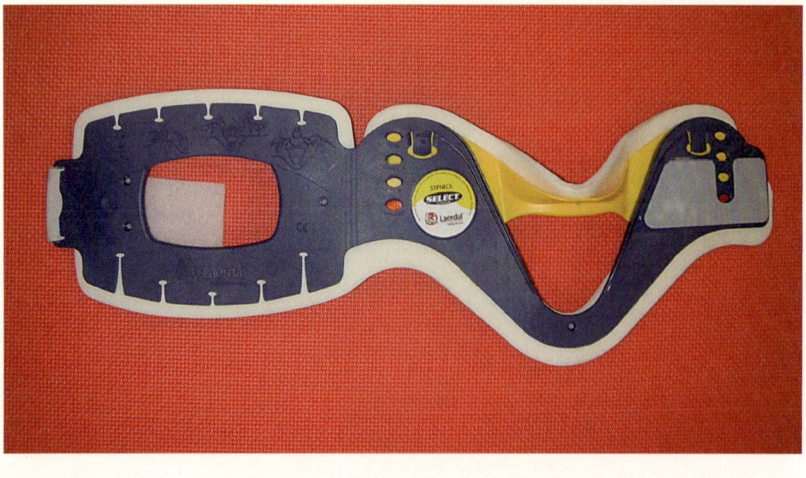

Abb. 6.**17** Stifneck-Selekt-HWS-Immobilisationskragen der Fa. Laerdal.

6

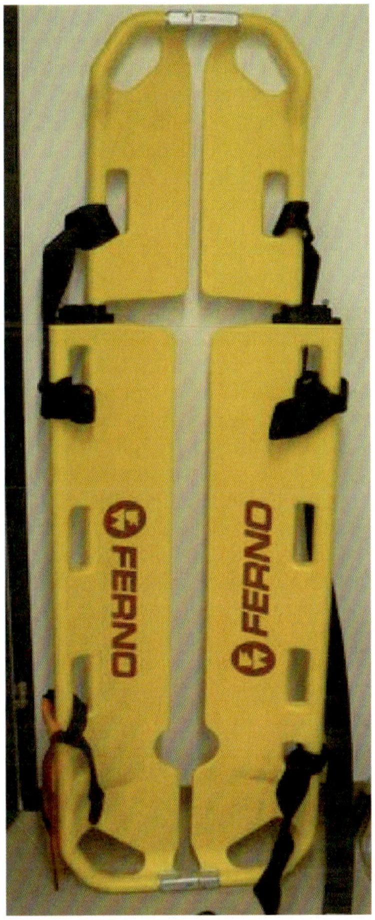

Abb. 6.**19** Schaufeltrage mit Fixationsgurten.

Immobilisation mit der Schaufeltrage

Die Schaufeltrage (Abb. 6.**19**) dient dem einfachen und schonenden Umlagern eines Patienten auf eine Vakuummatratze. Sie ist in der Regel aus Aluminium gefertigt und ermöglicht aufgrund ihrer Abmessungen die schnelle Rettung aus engen räumlichen Verhältnissen. Durch die schaufelähnliche Konstruktion der beiden Einzelteile wird das Unterschieben unter den Patienten erleichtert; Bewegungen des Verletzten werden auf ein Mindestmaß reduziert. Nach Anlage einer HWS-Schiene werden die beiden Schaufeltragenteile rechts und links neben dem Patienten positioniert. Anschließend wird der Patient von einem Retter an Schultergürtel und Hüfte festgehalten, während der zweite Retter die Schaufelblätter einer Tragenhälfte vorsichtig unter den Patienten schiebt. Nach dem identischen Vorgehen auf der Gegenseite werden die Schnappschlösser am Kopf- und Fußende der Schaufeltrage vorsichtig geschlossen.

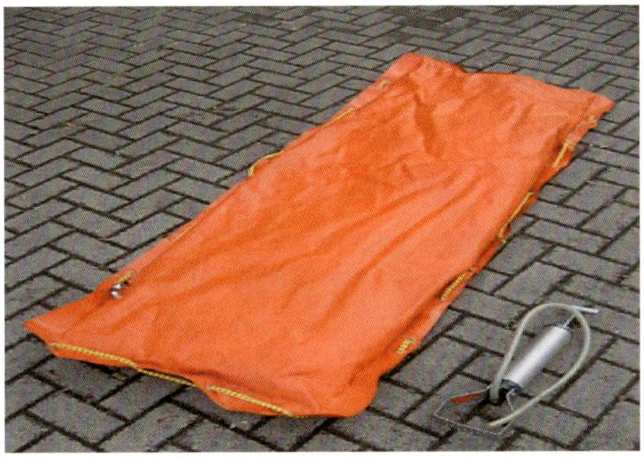

Abb. 6.**20** Vakuummatratze mit Absaugpumpe.

Wichtig: Eine Sicherung des Patienten mit Haltegurten auf der Schaufeltrage ist unbedingt erforderlich.

Immobilisation mit der Vakuummatratze

Bei der Vakuummatratze (Abb. 6.**20**) handelt es sich um einen strapazierfähigen Kunststoffsack, der in Form und Größe an eine Luftmatratze erinnert. Die Füllung besteht aus kleinen Styroporkügelchen, die sich den Körperkonturen anpassen und nach Anmodellierung und Absaugung der enthaltenen Luft aus der Vakuummatratze eine harte und stabile Schale ergeben. Nach der routinemäßigen Anlage einer HWS-Immobilisationsschiene wird der Traumapatient mit der Schaufeltrage auf die Vakuummatratze umgelagert. Im noch belüfteten Zustand wird die Matratze v. a. an den frakturierten Körperregionen anmodelliert. Danach wird die Luft aus der Vakuummatratze mit einer Pumpe abgesaugt und der Patient mit Gurten gesichert. Mit dieser Technik ist eine effektive Immobilisation der unteren Extremität, des Beckens und des BWS- und LWS-Bereichs möglich.

Immobilisation mit dem Spine Board

Zur Rettung und Lagerung von Traumapatienten kommt v. a. im angloamerikanischen Rettungsdienst das sog. Spine Board zum Einsatz. Das aus Holz oder Kunststoff bestehende Rettungsbrett ist am Rand mit länglichen Aussparungen versehen, die als Tragegriffe oder zur Fixierung der Gurte verwendet werden können. Die aus Kunststoff gefertigten Spine Boards sind häufig mit einem Schaumstoffkern versehen, sodass sie auch zur Rettung aus Gewässern oder auf Eisflächen zum Einsatz kommen. Nach dem Anlegen einer HWS-Schiene wird der Patient mit der Schaufeltrage auf das Spine Board platziert. Ist eine Schaufeltrage nicht vorhanden, kann der Patient vorsichtig auf das Spine Board gedreht werden. Kopf und HWS werden dann durch spezielle Fixierungssysteme auf dem Spine Board in Neutralposition ruhig gestellt. Durch mehrere Klettgurte wird der Patient dann auf dem Brett gesichert. Sowohl Liegekomfort, Schmerzlinderung durch Immobilisation und Lagerungsstabilität sprechen aber dennoch für den Einsatz der Vakuummatratze als universelle Lagerungshilfe bei Traumapatienten.

Schienung bei Extremitätenfrakturen

Extremitätendiagnostik. Bei allen Verletzungen der oberen und unteren Extremität kann es sich um isolierte Verletzungen von knöchernen Strukturen oder Weichteilen und deren Kombination handeln. Durch eine unsachgerechte Erstversorgung einer Fraktur am Notfallort kann zum primär entstandenen Trauma ein zusätzliches Sekundärtrauma gesetzt werden. Deshalb sollte nach Einleitung lebensrettender Sofortmaßnahmen eine orientierende Extremitätendiagnostik erfolgen. Diese umfasst die Inspektion und Palpation und bewertet die Durchblutung, Motorik und Sensibilität der betroffenen Extremität. Beim

6

wachen und kontaktfähigen Patienten wird die Diagnostik durch die Möglichkeit einer gezielten Befragung erleichtert. Den lebensrettenden Sofortmaßnahmen und der Erstdiagnostik folgen dann eine ausreichende Analgesie, schonende Rettungsmaßnahmen und eine sachgemäße Lagerung. Von zentraler Bedeutung bei offenen Frakturen ist die Infektionsverhütung durch sterile Wundabdeckung, wobei der einmal am Unfallort angelegte Verband bis zur definitiven operativen Versorgung auf der Wunde verbleibt.

Erstmaßnahmen der Frakturversorgung. Die Erstmaßnahmen der Frakturversorgung bestehen in der Analgetikagabe, der Reposition und Retention. Dabei ist die schnellstmögliche Beseitigung der Fehlstellung einer frakturierten Extremität durch Reposition eine adäquate Maßnahme zur Ausschaltung der Schmerzursache und wird in der Regel auch ohne Analgetika von den meisten Patienten toleriert. Ein vorsichtiger axialer und langsam ansteigender Zug und Gegenzug an der betroffenen Extremität nimmt die Spannung von Hautarealen über der Fraktur und den Zug von Nerven und Gefäßen. So wird dem zusätzlich drohenden Weichteilschaden durch die Reposition entgegengewirkt.

Wahl des Schienungsmaterials. Die Wahl eines geeigneten Schienungsmaterials zur Behandlung von Extremitätenfrakturen ist mitunter entscheidend für den Therapieerfolg und bedeutsam für die Vermeidung sekundärer Schäden durch Lagerung und Transport. Traditionell werden immer noch am häufigsten pneumatischen Schienen und Vakuumschienen zur präklinischen Frakturversorgung eingesetzt. Dabei bieten alternative Systeme wie z. B. die In-Line-Traction-Schienen oder die Sam-Splint einige Vorteile.

Sam-Splint

Die Sam-Splint-Schiene (Abb. 6.**21**) ist eine mit Verbundschaumstoff ummantelte Aluminiumplatte, die aufgrund ihres geringen Gewichts und ihrer hohen Anpassungsfähigkeit universell einsetzbar ist und nicht nur in der Notfalltherapie ihre Anwendung findet. Die Sam-Splint dient der Schienung von Frakturen jeder Art und bietet gegenüber Luftkammer- und Vakuumschienen gerade bei Frakturen des Oberarms oder der Finger entscheidende Vorteile. Eine Fixation offener Frakturen ist durch die freie Zugänglichkeit der Wunde ebenfalls gut möglich. Nach erfolgter Extension und Reposition der betroffenen Extremität wird die Schiene zunächst vorgeformt, an der Frakturstelle angelegt und die beiden benachbarten Gelenke mitgeschient. Die Fixierung erfolgt mit einer Mullbinde oder Pflasterstreifen. Ungeeignet ist die Sam-Splint zur HWS-Immobilisation und bei Frakturen, bei denen eine Extension aufrechterhalten werden muss.

Vakuumschienen

Vakuumschienen werden als Armschienen, Unterarmschienen sowie als Beinschienen mit und ohne Fußstütze angeboten (Abb. 6.**22**). Durch Absaugen der Luft aus den mit Polystyrengranulat gefüllten Kammern wird die Schiene angeformt, erhärtet und stabilisiert dadurch die Extremität. Durch die vorhandenen Klettbänder kann die Schiene dann fixiert werden. Vakuumschienen eignen sich zur Immobilisation von Frakturen des Unterschenkels, des Unterarms und Sprunggelenks sowie zur Fixation von Gelenkfrakturen. Humerus- und Femurfrakturen hingegen werden aufgrund der fehlenden Immobilisation des Schulter- bzw. Hüftgelenks nur unzureichend mit einer Vakuumschiene stabilisiert. Prinzipiell bieten Vakuumschienen eine akzeptable Möglichkeit der Fixation, wobei ebenfalls keine Extension der Extremität aufrechterhalten werden kann.

Wichtig: Ein entscheidender Nachteil von Vakuumsystemen ist die Gefahr einer Verkürzung der Schiene durch Evakuieren von Luft aus den Kammern. Dadurch kann zum einen die Stabilität der Schiene beeinträchtigt und zum anderen ein Sekundärschaden provoziert werden.

Pneumatische Schienen, Luftkammerschienen

In der Regel werden unterschiedliche Größen pneumatischer Schienen für die Behandlung von Unterarm- und Unterschenkelfrakturen angeboten. Wie Sam-Splint und Vakuumschienen sind auch sie vollständig röntgendurchlässig. Ein Vorteil von Luftkammerschienen liegt in der Anwendung bei offenen Frakturen, wo sie nach erfolgter Reposition und Extension der Extremität im aufgeblasenen Zustand eine Kompression auf Wunden und Blutungen ausüben und dadurch zur Blutstillung beitragen. Sicherlich problematisch ist in diesem Zusammenhang ein zu hoher Füllungsdruck, der durch Kompression von Nerven, Blutge-

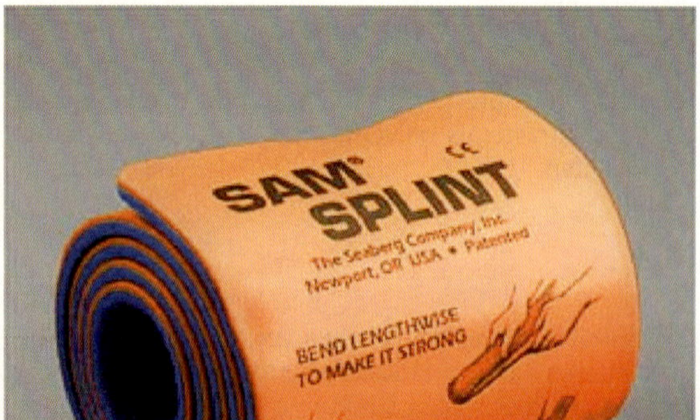

Abb. 6.**21** Sam-Splint.

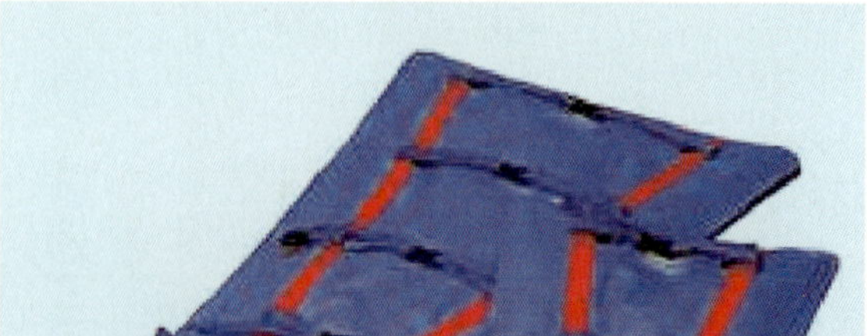

Abb. 6.**22** Vakuumarm- und Beinschiene.

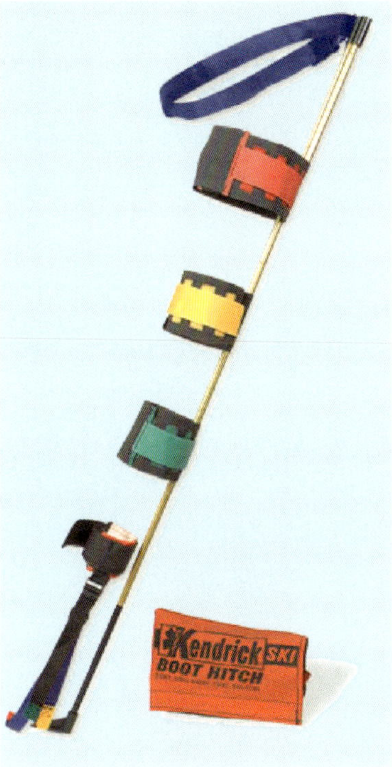

Abb. 6.**23** Kendrick Traction Device.

fäßen und Weichteilen auch einen Sekundärschaden provozieren kann.

Hinweis für die Praxis: Unerlässlich sind immer eine suffiziente Reposition der Fraktur und eine kontinuierliche Extension beim Anlegen einer pneumatischen Schiene. Die Überprüfung von Durchblutung, Motorik und Sensibilität der betroffenen Extremität ist nach deren Immobilisation in jedem Fall erforderlich.

In-Line-Traction-Schienen

Kendrick Traction Device. Dieses System dient der Schienung von Frakturen der unteren Extremität und gewährleistet eine permanente Extension. Es besteht aus einer in Segmente unterteilten Aluminiumstange, die auf die Beinlänge des Patienten eingestellt werden kann, einem Beckengurt sowie 3 Gummimanschetten zur Fixation der Stange an der betroffenen Extremität (Abb. 6.**23**). Indikationsschwerpunkt ist die Versorgung von offenen oder geschlossenen Femurfrakturen; das System ist vom Hersteller nicht für die Anwendung bei Unterschenkelfrakturen zugelassen.

Wichtig: Da die Fixierungspunkte des Kendrick Traction Device am Oberschenkel und am Sprunggelenk liegen, verbietet sich der Einsatz bei Beckenfrakturen, Hüftgelenkluxationen, Frakturen des distalen Unterschenkels und Kniegelenkverletzungen.

Donway Traction Splint. Das Donway-System ist eine Extensionsschiene für den Einsatz bei offenen und geschlossenen Frakturen sowohl von Femur als auch proximaler Tibia und Fibula. Über ein Pumpsystem wird dabei die nötige Extension aufgebaut und der kontinuierliche Zug an der betroffenen Extremität über ein angeschlossenes Manometer überwacht. Die Fixationspunkte befinden sich in Höhe der Leiste und des oberen Sprunggelenks, sodass sich der Einsatz bei Becken- und Hüftverletzungen sowie Frakturen des distalen Unterschenkels wiederum verbietet. Das System kann für Patienten ab 8 Jahren und bis zu einer Körpergröße von 2,08 m eingesetzt werden; für Kinder zwischen 4 und 8 Jahren ist eine pädiatrische Version erhältlich.

Kernaussagen

Venöse Zugänge

Ein sicherer intravenöser Zugang ist für jeden Notfallpatienten obligat.

Unter Reanimationsbedingungen ist die V. jugularis externa Punktionsort der ersten Wahl.

Die präklinische Anlage eines ZVK bleibt Ausnahmesituationen vorbehalten.

Intraossärer Zugang

Der Routinezugang bei Kindern und Erwachsenen ist die proximale Tibia.

In der pädiatrischen Notfallsituation ist der intraossäre Zugang dem intravenösen Zugang gleichzusetzen; bei der CPR und schwerer Hypovolämie ist er der Zugang der ersten Wahl!

Bei der kardiopulmonalen Reanimation des Erwachsenen ist die intraossäre Punktion als alternative Medikamentenapplikationsform empfohlen (ERC-Leitlinien 2005).

Alle gängigen Notfallmedikamente können intraossär verabreicht werden.

Arterielle Punktion

In der Notfallmedizin gibt es praktisch keine Indikation zur präklinischen Anlage einer intraarteriellen Kanüle.

Notfallthorakotomie, Pleurapunktion, Pleuradrainage

Der dringende Verdacht auf einen Spannungspneumothorax erfordert die sofortige Entlastung des pleuralen Überdrucks.

Grundsätzlich erfolgt die präklinische Anlage einer Thoraxdrainage bei intubierten und beatmeten Patienten im Sinne einer Minithorakotomie in stumpfer Präpariertechnik.

Die Anlage einer Thoraxdrainage in Bülau-Position bietet gegenüber der Monaldi-Position den Vorteil, durch die ventrale Platzierung auch einen guten Sekretabfluss zu gewährleisten.

Koniotomie im Notarztdienst

Misslingen alternative Anwendungen supraglottischer Atemhilfen in der klassischen „Cannot-ventilate-cannot-intubate-Situation", muss die Koniotomie unverzüglich durchgeführt werden.

Das technische Vorgehen richtet sich in erste Linie nach der Erfahrung und Routine seines Anwenders.

Um neben einer ausreichenden Oxygenierung auch eine suffiziente Ventilation zu gewährleisten, sollte die intratracheal eingebrachte Kanüle einen möglichst großen Innendurchmesser besitzen.

Maskenbeatmung

Eine suffiziente Maskenbeatmung mit einem Beatmungsbeutel und einem hohen FiO_2 ist die erste und essenzielle Maßnahme zur Oxygenierung.

Aufgrund der hohen Aspirationsgefahr ist eine möglichst rasche Intubation anzustreben.

Das Tidalvolumen sollte 6 ml / kgKG betragen.

6

Endotracheale Intubation
Die endotrachelae Intubation ist der Goldstandard zur Atemwegssicherung und zur Optimierung der Beatmung.
Kann die korrekte intratracheale Tubuslage nicht zweifelsfrei nachgewiesen werden, muss der Tubus unverzüglich entfernt werden: „if in doubt, take it out!"

Spezielle Lagerungen in der Notfallmedizin
Lagerungsmaßnahmen zur Behandlung einer vitalen Bedrohung haben eindeutige Priorität vor stabilisierenden Lagerungsformen.

7
Atemwegsmanagement

7 Atemwegsmanagement

V. Dörges, C. Byhahn

Roter Faden

Notfallmedizinische Gegebenheiten

Präklinische Notfallsituation

Besonderheiten des Atemwegsmanagements in Notfallsituationen. Bei Notfallintubationen zur präklinischen Sicherung der Atemwege treten Schwierigkeiten und Komplikationen deutlich häufiger auf als während geplanter Narkoseeinleitungen (Doran et al. 1995). Gründe hierfür sind neben patientenimmanenten Faktoren eine fehlende adäquate technische Ausstattung und die im Vergleich zur innerklinischen Situation stark veränderten Umgebungsbedingungen wie z. B. Witterungseinflüsse oder mangelnde Beleuchtung sowie der eingeschränkte Zugang zum Patienten.

Bei geplanten Narkoseeinleitungen kommt es je nach Patientengruppe bei 1 – 10 % zu Intubationsschwierigkeiten (Benumof 1991). Kürzlich veröffentlichte Daten belegen eine im Vergleich zum innerklinischen Atemwegsmanagement deutlich erhöhte Inzidenz von Problemen bei der präklinischen Sicherung des Atemwegs (Thierbach et al. 2004). In dieser Studie gelang das Atemwegsmanagement in 80 % der Fälle problemlos, während unerwünschte Ereignisse oder Komplikationen in 20 % dokumentiert wurden. Darüber hinaus stellte sich heraus, dass Patienten mit schwerem Trauma häufiger unerwünschte Ereignisse und Komplikationen aufwiesen als nicht traumatisierte Patienten. Insbesondere die Anzahl der für eine erfolgreiche Intubation benötigten Versuche war bei Traumapatienten erhöht.

Erschwertes Atemwegsmanagement. Typische Erkrankungen und Verletzungen, die das Atemwegsmanagement in der Notfallmedizin erschweren können:
- Verletzungen oder Immobilisation der Halswirbelsäule,
- Mittelgesichts- und Kieferverletzungen,
- Verletzungen der Halsweichteile,
- Kehlkopf- und Trachealverletzungen (z. B. Erhängen, Angriffe gegen den Hals),
- thermische Verletzungen im Gesichts- und Halsbereich, Inhalationstrauma,
- Fremdkörperverlegung,
- Epiglottitis,
- stattgehabte Aspiration,
- intraorale und pharyngeale Schwellungen (z. B. Insektenstich, angioneurotisches Ödem).

Wichtig: In den genannten Studien war die Aspiration die am zweithäufigsten auftretende Komplikation. Da Notfallpatienten generell als nicht nüchtern gelten, ist bei ihnen die Wahrscheinlichkeit einer Regurgitation mit anschließender Aspiration von Mageninhalt deutlich erhöht.

Physiologische Gegebenheiten. Der physiologische Mechanismus zum Schutz vor Regurgitation wird durch die Relaxation des unteren Ösophagussphinkters und das Erlöschen von Schutzreflexen, z. B. infolge eines Kreislaufstillstandes, aufgehoben (Gabrielli et al. 2005). Darüber hinaus wird das Aspirationsrisiko durch Herzdruckmassage, Maskenbeatmung oder Lagerungsmaßnahmen weiter erhöht. Daher sollte während Maskenbeatmung am nicht nüchternen Patienten der Krikoiddruck nach Sellick angewendet werden (Landsman 2004), wodurch der Ösophagus verschlossen wird und damit zum einen der Einstrom von Luft mit der Gefahr einer Überblähung des Magens und zum anderen die Regurgitation von Mageninhalt in den Rachenraum verhindert wird.

Logistische und personelle Besonderheiten

Empfehlungen des ILCOR. In der präklinischen Notfallmedizin kann der Facharztstandard eines Anästhesisten nicht vorausgesetzt werden, das Atemwegsmanagement muss demnach häufig von diesbezüglich unerfahrenerem Personal durchgeführt werden. Die praktische Erfahrung in der Notfallmedizin ohne regelmäßige Tätigkeit in der Anästhesie reicht regelhaft jedoch nicht aus, um die einschlägigen Forderungen des ILCOR (International Liaison Committee on Resuscitation) zu erfüllen. Diese Empfehlungen fordern von jedem Notarzt nach entsprechender Einarbeitung die Intubation von mindestens 6 – 12 Notfallpatienten / Jahr (Anonymous 2005). Bei einer präklinischen Intubationsrate von etwa 8 % wären demnach jährlich 75 – 150 Notarzteinsätze erforderlich, die insbesondere in notärztlichen Versorgungsbereichen mit einer geringen Einsatzfrequenz individuell nur im Ausnahmefall erreicht werden.

Wichtig: Dementsprechend häufig sind vom intubierenden Notarzt unbemerkte rechts endobronchiale aber auch ösophageale Tubusfehllagen mit entsprechend resultierenden sog. „Atemwegskatastrophen" (Timmermann et al. 2007; von Goedecke et al. 2007).

Erschwerende Faktoren. Darüber hinaus kann eine Vielzahl unterschiedlicher Faktoren die Sicherung der Atemwege in der Notfallmedizin erschweren, wie eine nicht veränderbare Position des Patienten, extreme Licht- und Witterungsverhältnisse oder beengte räumliche Verhältnisse, wobei andererseits Maßnahmen zur Optimierung der Lagerung die Hypoxiezeit verlängern. Ist ein Patient z. B. nach einem Verkehrsunfall im Fahrzeug eingeklemmt und nur eingeschränkt zugänglich, so ist eine endgültige Sicherung der Atemwege mittels direkter Laryngoskopie erschwert oder sogar unmöglich. Sollte eine Atemwegssicherung in dieser Situation dennoch vor der technischen Rettung erforderlich sein, bietet sich der Gebrauch supraglottischer Beatmungshilfen an.

Indikationen für eine präklinische Sicherung der Atemwege

In Mitteleuropa sind akute Erkrankungen für mehr als 80% der Indikationen für eine präklinische Sicherung der Atemwege verantwortlich, während Traumapatienten hieran lediglich einen Anteil von 10–20% haben (Karch et al. 1996). Die häufigste Indikation zur Sicherung der Atemwege ist der Kreislaufstillstand.

Hinweis für die Praxis: Die folgenden drei Kriterien gelten als allgemeine Indikationen für eine präklinische Sicherung der Atemwege:
- Apnoe,
- schwere respiratorische Insuffizienz,
- Glasgow Coma Scale Score <9.

Eine präklinische Intubation ist ebenfalls häufig indiziert bei polytraumatisierten oder schwer schädelhirntraumatisierten Patienten sowie bei hoher Aspirationsgefahr.

Dringlichkeit. Die Dringlichkeit einer Sicherung der Atemwege in der Notfallmedizin wird in Abhängigkeit von der individuellen Diagnose in drei Kategorien unterteilt:
- sofortige Intervention,
- notfallmäßige Intervention,
- dringliche Intervention.

Erforderliche Voruntersuchungen. Das Ausmaß erforderlicher Voruntersuchungen sowie die Abwägung der mit den einzelnen Maßnahmen verbundenen Risiken sind in erster Linie von deren Dringlichkeit abhängig:
- Ein sofortiger orotrachealer Intubationsversuch sollte bei allen Patienten mit einem *Atemstillstand* vorgenommen werden, ohne jegliche weitere Untersuchungen zur Risikoabschätzung und Planung alternativer Verfahren.
- Patienten mit starker *Atemnot* oder *Bewusstseinsverlust* benötigen eine unmittelbare Therapie. Aber in diesen Fällen bleibt ein wenig Zeit für die Präoxygenierung des Patienten, für eine orientierende Untersuchung im Hinblick auf einen schwierigen Atemweg und für die Vorbereitung der adäquaten Ausrüstung für ein alternatives Atemwegsmanagement bei vermuteten Intubationsschwierigkeiten.
- Patienten mit rasch zunehmender Schwellung im Bereich der oberen Luftwege oder mit Verletzungen der Thoraxwand zeigen nicht immer die Anzeichen einer akuten respiratorischen Dekompensation, haben aber eine dringliche Indikation zur Sicherung der Atemwege. Parallel zu der frühestmöglichen Sauerstoffgabe können eine gezielte Untersuchung und eine kurze Anamnese durchgeführt werden. Somit gelingt es auch bei einer dringlichen Intervention, im Sinne einer Risikominimierung sowohl pharmakologische als auch technisch-apparative Besonderheiten zu berücksichtigen.

Das Erkennen eindeutiger Hinweise für potenzielle Intubationsprobleme kann zur Vermeidung sog. „Atemwegskatastrophen" erheblich beitragen.

Prädiktoren für eine erschwerte Intubation. Schnell und einfach zu erfassende Prädiktoren für eine erschwerte Intubation in der Notfallmedizin:
- eingeschränkte HWS-Beweglichkeit (HWS-Immobilisation, Stifneck, KED-System),
- Mikrogenie,
- Mundöffnung <2 cm,
- Ankylose des Kiefergelenks,
- extreme Makroglossie,
- fortgeschrittene rheumatoide Arthritis,
- Missbildungssyndrome,
- Narbenbildung (wie Zustand nach Tumoroperationen, Verbrennungen, Bestrahlungen),
- Epiglottitis,
- atemwegsverlegende Tumoren.

Schwierige Intubation. Eine Intubation wird als schwierig bezeichnet, wenn die erfolgreiche Platzierung des Endotrachealtubus durch einen „erfahrenen Arzt" (Facharztstandard Anästhesie) mit konventioneller Laryngoskopie mehr als 3 Versuche erfordert oder länger als 10 min. dauert.

Hinweis für die Praxis: Wenn weder die Intubation noch eine Beutel-Masken-Beatmung möglich ist, liegt eine „cannot-intubate-cannot-ventilate"-Situation vor, in der keinerlei Zeit für weitere frustrane Intubationsversuche vergeudet werden darf. In diesem seltenen Fall ist der sofortige Wechsel auf eine alternative Technik zur Sicherung des Atemwegs zwingend erforderlich.

Techniken zur Sicherung der Atemwege

Monitoring

Insbesondere in schwierigen Situationen erfordert das erfolgreiche Atemwegsmanagement ein strukturiertes Vorgehen, dessen exakter Ablauf allen Beteiligten bekannt ist.

Folgende apparative Monitoringverfahren sind neben den bekannten klinischen Techniken für die kontinuierliche Überwachung während und nach erfolgter Sicherung der Atemwege erforderlich:
- Pulsoxymetrie,
- Kapnometrie oder Kapnographie.

Pulsoxymetrie. Durch seine einfache Handhabung und die für den Patienten gefahrlose Anwendung ist die Pulsoxymetrie zu einem die Patientensicherheit verbessernden Routineverfahren des Atemfunktionsmonitorings in der Notfallmedizin geworden.

Hinweis für die Praxis: Allerdings benötigt bei Apnoe der Abfall der partiellen Sauerstoffsättigung insbesondere bei ausreichend oxygenierten Patienten mehrere Minuten, weshalb die Pulsoxymetrie kein Verfahren zur Kontrolle der korrekten Tubuslage darstellt.

Kapnometrie. Die Kapnometrie stellt hingegen ein sehr sicheres Verfahren zur Tubuslagekontrolle dar und ist daher bei Patienten mit intakter Kreislauffunktion die Methode der Wahl zur Verifikation der korrekten Tubuslage (Petroianu et al. 1995).

Hinweis für die Praxis: Bei Vorliegen eines Kreislaufstillstandes ist das Verfahren für diese Indikation nicht geeignet. Auch bei evtl. vorliegenden Ventilations-Perfusions-Störungen, wie z.B. bei Notfallpatienten mit Thoraxtrauma oder nach Aspiration, ist die Überprüfung einer adäquaten Ventilation nur bedingt möglich.

Allerdings erfüllt die Kapnometrie die Funktion eines Frühwarnsystems, indem sie frühzeitig Fehler im Beatmungssystem anzeigt, die durch fehlenden oder verminderten Rückfluss von CO_2 unmittelbar erkannt werden können (Ward et al. 1998a; Ward et al. 1998b). Neben den im Haupt- und Nebenstrom mittels Infrarotabsorption arbeitenden Geräten sind auch Messmethoden verfügbar, die durch Farbindikatorumschlag das Vorhandensein von CO_2 anzeigen. Diese Technik erlaubt lediglich die Verifikation der Tubuslage, jedoch nicht die Steuerung oder Überwachung einer kontrollierten Beatmung.

Sauerstoffgabe und Freimachen der Atemwege

Bei allen spontan atmenden Patienten sollte eine ausreichende Oxygenierung durch Sauerstoffinsufflation in adäquater Konzentration sichergestellt werden. Weiterhin müssen bei partieller oder totaler Atemwegsverlegung durch Flüssigkeiten oder feste Fremdkörper die Atemwege freigemacht werden. Dies erfolgt bei bewusstlosen Patienten entweder durch Absaugen der Flüssigkeit oder durch Fremdkörperextraktion mit Hilfe einer Magill-Zange unter laryngoskopischer Sicht (Lipp u. Dick 1995).

Maskenbeatmung

Die Maskenbeatmung ist eine weltweit verbreitete Technik, die regelmäßig zur Ventilation und Oxygenierung von Notfallpatienten eingesetzt wird und als eine der grundlegenden notfallmedizinischen Fertigkeiten immer wieder trainiert werden sollte. Über ein Beatmungsbeutel-Masken-System kann eine assistierte und auch eine kontrollierte Beatmung durchgeführt werden. Ein hoher Sauerstoffflow (~10 l/min) gewährleistet neben einer besseren Oxygenierung aufgrund des hohen inspiratorischen Sauerstoffanteils von ca. 60–70% insbesondere auch eine bessere Kompensation der Undichtigkeiten der Gesichtsmaske und einen ausreichenden Druckaufbau, um den Beatmungswiderstand zu überwinden. Ein inspiratorischer Sauerstoffanteil von 100% bei gleichzeitig extrem sparsamem Verbrauch ist jedoch nur bei Verwendung eines Demand-Ventils zu realisieren.

Erschwerte Maskenbeatmung. Aufgrund anatomischer oder pathophysiologischer Gegebenheiten, z.B. bei extrem übergewichtigen Patienten, kann die Maskenbeatmung jedoch erschwert oder ganz unmöglich sein. Eine Optimierung der Kopfposition des Patienten, das Halten der Maske in der passenden Größe mit zwei Händen, die Überstreckung des Kopfes und das Anheben des Unterkiefers sowie die frühzeitige Einlage eines Oro- oder Nasopharyngealtubus können das Zurückfallen der Zunge verhindern und erleichtern häufig die Beatmung.

In verschiedenen Studien konnte gezeigt werden, dass die sowohl von Notärzten als auch von Rettungsassistenten durchgeführte Maskenbeatmung infolge von Unerfahrenheit und mangelndem Training insuffizient sein kann (Lawes u. Baskett 1987), was u.a. auch zu einem erhöhten Risiko der Magenbelüftung mit nachfolgender Regurgitation und Aspiration führt (Stone et al. 1998). Der dramatische Abfall des unteren Ösophagusverschlussdruckes und der Compliance der Lungen im Kreislaufstillstand bereits nach wenigen Minuten beeinflusst ebenfalls die Verteilung des Atemgases bei Beatmung eines ungesicherten Luftweges während der kardiopulmonalen Reanimation und führt zu einer deutlichen Mehrbelüftung des Magens mit den o.g. Folgen und zu einer zunehmenden Minderbelüftung der Lungen (Wenzel et al. 1998).

Nachteile der Maskenbeatmung. Die Maskenbeatmung im Rahmen von Reanimationsmaßnahmen hat somit erhebliche Nachteile für den Patienten:

- Die Herzdruckmassage ist weniger effektiv, da sie mit der Maskenbeatmung synchronisiert werden muss.
- Tracheale / bronchiale Absaugung und endobronchiale Medikamentenapplikation sind nicht möglich.
- Die Abnahme der pulmonalen Compliance und des unteren Ösophagusverschlussdruckes erhöhen das Risiko der Magenbelüftung und damit der Regurgitation und Aspiration.

Versuche, mit kleineren Beatmungsbeuteln kleinere Tidalvolumina zu verabreichen, führten zwar zu einer deutlich verringerten Mageninsufflation, resultierten aber bei Nichtverfügbarkeit von Sauerstoff und dementsprechender Beatmung mit Raumluft (21% O_2) in einer nicht ausreichenden Oxygenierung (Dörges et al. 2000a). Diese Ergebnisse zeigen in Übereinstimmung mit früheren Untersuchungen, dass bei Verabreichung kleiner Atemzugvolumina von ca. 400–500 ml (6 ml / kg) möglichst frühzeitig eine maximale inspiratorische Sauerstoffkonzentration anzustreben ist.

Hinweis für die Praxis: In den aktuellen internationalen Leitlinien zur kardiopulmonalen Reanimation ist als Kompromiss zwischen adäquatem Beatmungsvolumen, ausreichender Oxygenierung, vermindertem Risiko der Magenüberblähung und ausreichender Zeit für die Herzdruckmassage empfohlen, über 1 s das Tidalvolumen einzubringen, das eine normale Hebung des Brustkorbes bewirkt (Anonymous 2005).

Endotracheale Intubation

Vorteile gegenüber der Maskenbeatmung. Die endotracheale Intubation ist ein weltweit verbreitetes Verfahren und wird häufig als sog. „Goldstandard" bei der Sicherung der Atemwege bezeichnet. Das Einführen eines blockbaren Tubus in die Trachea zeigt wesentliche Vorteile gegenüber der Maskenbeatmung:

- Sichere Beatmung mit an die Erfordernisse des Patienten angepassten Beatmungsdrücken von bis zu ca. 50 mbar.
- Bestmöglicher Aspirationsschutz durch effektive Abdichtung der Trachea gegen das Eindringen fester und flüssiger Fremdkörper.
- Möglichkeit der endobronchialen Applikation von Medikamenten.
- Möglichkeit der trachealen / bronchialen Absaugung.
- Erhöhte Effektivität der Herzdruckmassage durch Desynchronisation der Beatmung während der kardiopulmonalen Reanimation (CPR).

Indikationen. Die allgemeinen Indikationen zur Intubation von Notfallpatienten beinhalten neben dem Atemstillstand alle Zustände, bei denen die Spontanatmung des Patienten so stark beeinträchtigt ist, dass weitere Schäden drohen. Hierzu zählen:

- schwere Atemnot oder Atemstörung,
- Polytrauma,
- schweres Schädelhirntrauma,
- hohes Regurgitations- und Aspirationsrisiko,
- Schmerzzustände, die nur durch eine Intubationsnarkose zu beherrschen sind.

Wichtig: Für die Durchführung der endotrachealen Intubation bestehen im Notfall keine Kontraindikationen. Jedoch sind bei Traumapatienten mit Verdacht auf eine HWS-Verletzung alle Maßnahmen unter achsengerechter Stabilisierung durch eine Hilfsperson („in-line-stabilisation") oder bei suffizient angelegtem Stifneck durchzuführen.

Nachteil der Methode. Vor allem in der Notfallmedizin erfordert die erfolgreiche Durchführung der endotrachealen Intubation hervorragende Kenntnisse und große Erfahrung im Umgang mit dieser zum Teil doch komplexen Technik, was zusammen mit der zwingend erforderlichen Kontrolle und definitiven Verifikation der Lage der Tubusspitze in der Trachea durchaus als Nachteil dieser Methode bezeichnet werden kann. Die unerkannte ösophageale Fehlintubation und die akzidentelle, unbemerkte Extubation sind die gravierendsten Zwischenfälle beim Atemwegsmanagement, da sie innerhalb kürzester Zeit zu schwersten hypoxischen Schäden oder zum Tod des Patienten führen können (Timmermann et al. 2007a; von Goedecke et al. 2007). Hierdurch wird die essenzielle Bedeutung der primären und fortdauernden Kontrolle der Tubuslage noch einmal hervorgehoben.

Durchführung. Bei der Intubation in der Notfallmedizin kommen regelhaft ein Laryngoskop mit einem gebogenen Spatel nach Macintosh in der entsprechenden Größe sowie ein mit einem Führungsstab versehener ausreichend dimensionierter Endotrachealtubus zur Anwendung. Bei Säuglingen und Kleinkindern hingegen werden häufig gerade Spatel nach Miller oder Foregger bevorzugt, da diese im Gegensatz zu gebogenen Spateln ein Aufladen der Epiglottis erlauben und damit insbesondere bei diesen kleinen Patienten die Sicht auf den Larynx und die Stimmbandebene verbessern können.

Die weit verbreitete Macintosh-Technik weist allerdings selbst bei sehr erfahrenen Anwendern eine signifikante Rate an Fehlversuchen auf. In einem derartigen Fall wird häufig versucht, den Tubus „blind" in der Trachea zu platzieren, meistens unter Zuhilfenahme eines deutlich über die Tubusspitze hinausragenden Führungsstabes oder Tubuswechselkatheters. Diese Technik des blinden Einführens eines Katheters in die Trachea mit anschließender Überfädelung eines Endotrachealtubus kann zwar in Einzelfällen zum Erfolg führen, beinhaltet neben einer hohen Misserfolgsrate aber insbesondere das Risiko einer Perforationsverletzung wichtiger Strukturen, einer ösophagealen Fehlintubation sowie einer mechanischen Traumatisierung des Kehlkopfes mit der Gefahr einer sich entwickelnden „cannot-intubate-cannot-ventilate"-Situation bei wiederholten blinden Intubationsversuchen.

Hinweis für die Praxis: Die Verwendung eines nicht über die Tubusspitze hinausreichenden Führungsstabes zum Biegen des Tubus in eine „Hockeyschlägerform" kann durchaus zum Erfolg führen, von wiederholten blinden Intubationsversuchen ist allerdings dringend abzuraten.

Spatelmodifikationen. Aus dieser Problematik erklärt sich auch die Vielzahl der heute erhältlichen Spatelmodifikationen, wobei deren sinnvoller Einsatz in der Notfallmedizin natürlich begrenzt ist: Der McCoy-Spatel mit seiner konstruktionsbedingt bestehenden Möglichkeit, die Epiglottis ohne weitere achsendrehende oder -knickende Bewegungen anzuheben, kann in der Notfallmedizin insbesondere bei der vorsichtigen Intubation von Patienten mit Verdacht auf HWS-Verletzung unter achsengerechter Stabilisierung erfolgreich zum Einsatz kommen.

Der neu entwickelte Universalspatel nach Dörges kann bauartbedingt die Macintosh-Spatel der Größen 2 – 4 ersetzen und ist ab dem zweiten Lebensjahr für alle Altersstufen problemlos einsetzbar. Die im Vergleich zum Macintosh-Spatel geringer ausgeprägte Krümmung des Spatelblattes erleichtert in Verbindung mit der sehr niedrigen Bauhöhe die schnelle Intubation von Notfallpatienten auch bei eingeschränkter Mundöffnung und durch den weniger geübten Anwender (Abb. 7.**1**). Gerade in der präklinischen Notfallmedizin kann die Beschränkung auf nur noch zwei vorzuhaltende Spatelblätter (je ein Säuglings- und Universalspatel) zu einer effektiveren Nutzung des verfügbaren Stauraumes und zu einer Reduktion von Kosten und Gewicht der Ausrüstung führen (Gerlach et al. 2003).

Schwierige Intubation. Ist die direkte Laryngoskopie mit Sicht auf den Kehlkopf im ersten Versuch unmöglich, können folgende Maßnahmen dazu beitragen, die endotracheale Intubation auch bei schwierigen anatomischen Gegebenheiten erfolgreich durchzuführen:

- ggf. Vertiefung der Narkose,
- Lagerung des Kopfes in verbesserter Jackson-Position („Schnüffelstellung"),
- Krikoiddruck durch eine Hilfsperson,
- Durchführung des BURP-Manövers (backward upward rightward pressure), um den Kehlkopf der optischen Achse des Intubateurs zu nähern,
- Wahl eines um 0,5 – 1,0 mm ID kleineren Tubus,
- Biegen des Tubus mit Hilfe eines Führungsstabes in eine „Hockeyschlägerform",

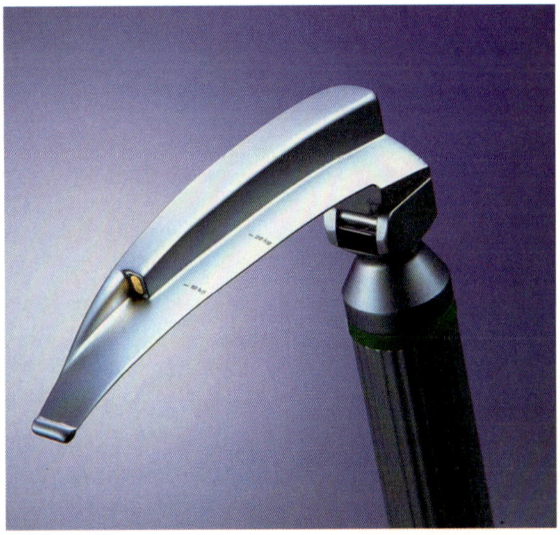

Abb. 7.**1** Dörges-Universalspatel zur endotrachealen Intubation von Erwachsenen und Kindern ab 10 kg (mit freundlicher Genehmigung von Karl Storz GmbH & Co. KG, Tuttlingen).

7

- Anwendung eines Laryngoskopspatels anderer Form oder Größe,
- Anwendung von Intubationskathetern (z. B. Eschmann-Stab, Aintree-Katheter),
- bei großer Erfahrung und vorsichtiger Anwendung Vorschieben des Führungsstabes um 1 – 2 cm über die Tubusspitze hinaus.

Blind nasale Intubation

Die blind nasale Intubation ist in der heutigen Notfallmedizin eine absolute Rarität. Sie erfordert große Erfahrung und sollte nur in ausgewählten Fällen zur Sicherung der Atemwege bei erhaltener Spontanatmung und ohne jeglichen Verdacht auf eine HWS- oder Schädelverletzung zur Anwendung kommen.

Technisch aufwändige Intubationsverfahren

Flexibles Intubationsfiberskop. Flexible Intubationsfiberskope sind die effektivsten Hilfsmittel bei der erwartet schwierigen Intubation eines Patienten mit erhaltener Spontanatmung. Wenn ein flexibles Intubationsfiberskop mit einer kleinen, starken Batterielichtquelle ausgestattet ist, kann es auch beim präklinischen Atemwegsmanagement zum Einsatz kommen (Thierbach u. Lipp 1999). Der erfolgreiche Gebrauch flexibler Intubationsfiberskope bedarf allerdings einer großen Erfahrung und einer entsprechenden Logistik, wodurch die präklinischen Einsatzmöglichkeiten dieser Methode sicher auf wenige Zentren beschränkt bleiben werden.

Starres Intubationsendoskop. Das ebenfalls mit einer starken Batterielichtquelle betriebene starre Intubationsendoskop nach Bonfils kann die Möglichkeiten für eine erfolgreiche endotracheale Intubation im Fall eines unerwartet schwierigen Atemwegs mit Hilfe der indirekten Laryngoskopie evtl. erweitern (Bein et al. 2004a; Bein et al. 2004b; Byhahn et al. 2007). Dieses starre Intubationsendoskop vereinfacht die orotracheale Intubation bei verschiedensten anatomischen Problemen, die eine direkte Laryngoskopie unmöglich machen, wie z. B.

- eine eingeschränkte Mundöffnung,
- eine Immobilisation der HWS,
- eine große Zunge oder eine mandibuläre Retrognathie (Abb. 7.**2a**).

7

Wichtig: Diese Technik der Intubation mittels indirekter Laryngoskopie ist nicht aufwändiger als die Standardlaryngoskopie, bedarf aber ebenfalls der klinischen Erfahrung und ständiger Übung, weshalb der präklinische Einsatz dieser Technik ebenfalls noch auf einige wenige Zentren beschränkt ist (Byhahn et al. 2007).

Videolaryngoskop. Videolaryngoskope mit Macintosh-, Miller-, Universal- oder speziell geformten (Glidescope) Spateln in allen Größen sind mittlerweile auch als robuste, akkubetriebene Kompaktversion für das Management des schwierigen Atemweges verfügbar. Der Einsatz dieser Technik in der präklinischen Notfallmedizin ist ebenfalls noch auf einige wenige Zentren beschränkt (Abb. 7.**2b**)

Supraglottische Verfahren

Die zuverlässige Beherrschung alternativer Techniken zur Schaffung eines Zugangs zu den Atemwegen ist von entscheidender Bedeutung, wenn Routinemaßnahmen versagen. Intensives Training derartiger Situationen sowie das Vorgehen nach standardisierten Leitlinien und Algorithmen ermöglichen die Erkennung typischer Probleme und die unverzügliche Einleitung adäquater therapeutischer Maßnahmen. Da die supraglottischen Verfahren die blinde Platzierung der jeweiligen Beatmungshilfe erlauben, können die Atemwege während dieses Manövers nicht auf Traumatisierung, Blutung, Fremdkörper oder andere pathologische Zustände inspiziert werden. Generell sind alle supraglottischen Verfahren bei Patienten kontraindiziert, die an einer Ingestion korrosiver Substanzen leiden oder eine starke Schwellneigung der oberen Atemwege, z. B. eine akut entzündliche Erkrankung wie eine Epiglottitis, aufweisen.

Bewertung supraglottischer Beatmungshilfen

Neben dem ösophagotrachealen Kombitubus (Abb. 7.**3a**) (Frass et al. 1987; Lefrancois u. Dufour 2002) und der Standardlarynxmaske (Abb. 7.**3b**) (Brain et al. 1985; Grayling et al. 2002) mit allen bekannten Vor- und Nachteilen haben sich in den vergangenen Jahren insbesondere die Intubationslarynxmaske (Abb. 7.**3c**) (Brain et al. 1997; Baskett et al. 1998; Timmermann et al. 2007b), der Larynxtubus (Abb. 7.**3d**) (Dörges et al. 2000b; Kette et al. 2005) und der Larynxtubus S (Abb. 7.**3e**) (Dörges et al. 2003; Thierbach et al. 2006) in der präklinischen Praxis bewährt.

Der Kombitubus steht nur in zwei Größen zur Verfügung und ist für pädiatrische Anwendungen nicht geeignet. Auch die Intubationslarynxmaske kann erst ab einem Körpergewicht von > 30 kg angewendet werden; der kleinste verfügbare Tubusinnendurchmesser beträgt 6,0 mm. Die klassische Larynxmaske hingegen wird – ebenso wie der Larynxtubus und der Larynxtubus S – bereits in sehr kleinen Größen angeboten, die auch eine sichere Anwendung bei Säuglingen und Neugeborenen ermöglichen. Sowohl Larynxtuben, die klassische Larynxmaske, als auch die Intubationslarynxmaske werden von der Industrie mittlerweile als Einmalartikel angeboten, was insbesondere für die Vorhaltung in der Notfallmedizin ökonomisch vorteilhaft ist.

Alternative zur endotrachealen Intubation. In den aktuellen Leitlinien 2005 des European Resuscitation Council zur Reanimation wird die endotracheale Intubation zwar als die bestmögliche Technik zur Sicherung der Atemwege bezeichnet, supraglottische Hilfsmittel werden jedoch explizit als akzeptable Alternativen genannt (Anonymous 2005).

Wichtig: Diese Alternativen werden als geeignet beschrieben für Anwender, die nur über geringe Erfahrung in der endotrachealen Intubation verfügen. Darüber hinaus sollten sie bei denjenigen Patienten zum Einsatz kommen, bei denen eine endotracheale Intubation nicht innerhalb kürzester Zeit mit wenigen Versuchen möglich ist.

Evidenzbasierte Bewertung. Die supraglottischen Beatmungshilfen Kombitubus (ETC), Larynxmaske (LMA) und Larynxtubus (LT) werden als akzeptable, sicher anzuwendende und hilfreiche Alternativen zur endotrachealen Intu-

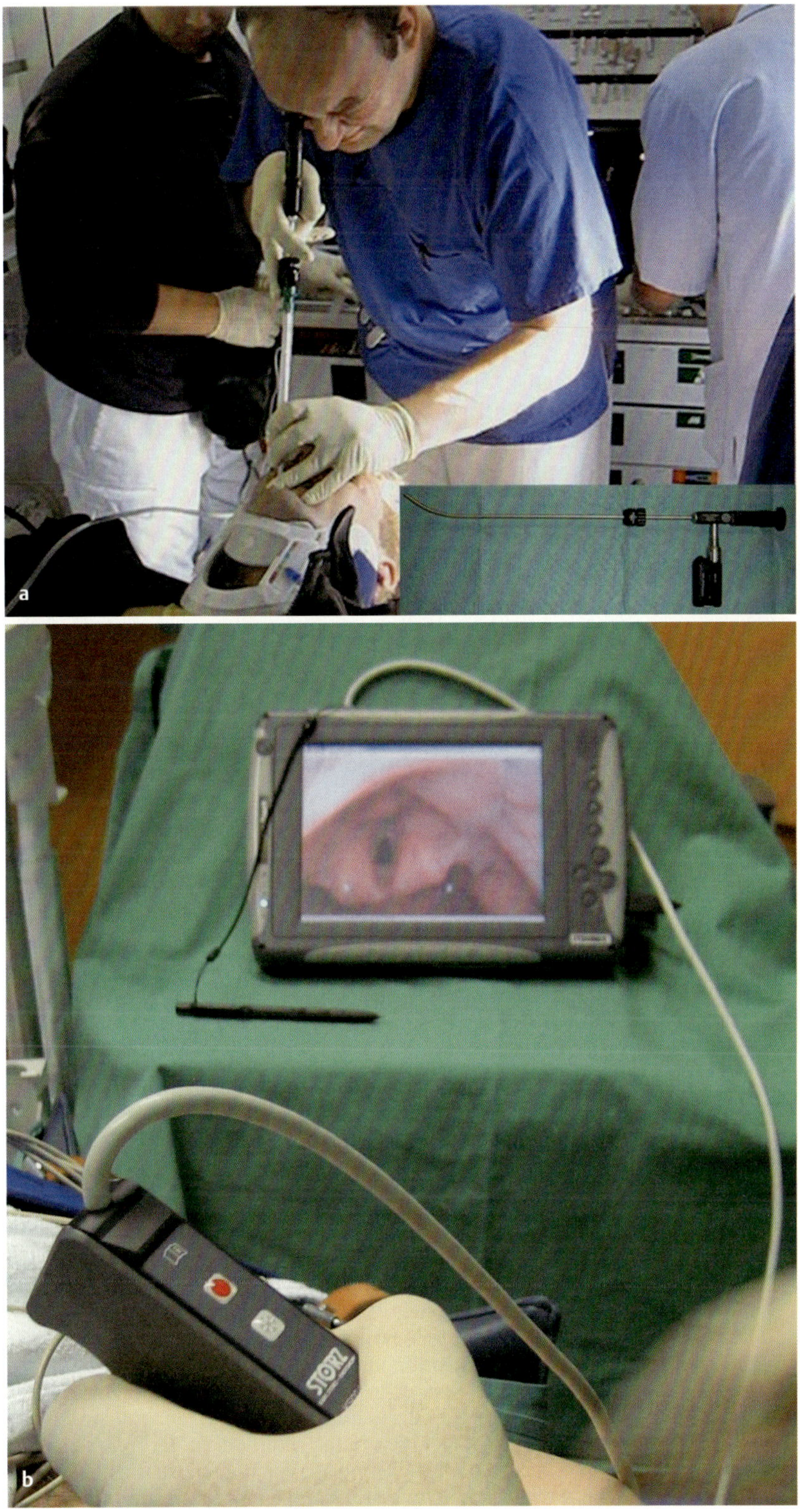

Abb. 7.**2a** u. **b** Präklinische Intubation eines polytraumatisierten Patienten mit immobilisierter HWS. **a** Mittels batteriebetriebenem Intubationsendoskop nach Bonfils. **b** Mittels Videolaryngoskop.

bation empfohlen und nach evidenzbasierten Kriterien folgendermaßen bewertet und klassifiziert (Barnes et al. 2001) – zum Zeitpunkt der Erstellung dieser Empfehlung war die Datenlage für die präklinische Anwendung der Intubationslarynxmaske und des Larynxtubus S für eine endgültige evidenzbasierte Eingruppierung noch nicht ausreichend:

- Die Platzierung von ETC, LMA und LT ist im Vergleich zur endotrachealen Intubation einfacher.
- Die Beatmung (Oxygenierung und Ventilation) mit diesen Beatmungshilfen ist der über einen Endotrachealtubus vergleichbar und einer Beutel-Masken-Beatmung definitiv überlegen.

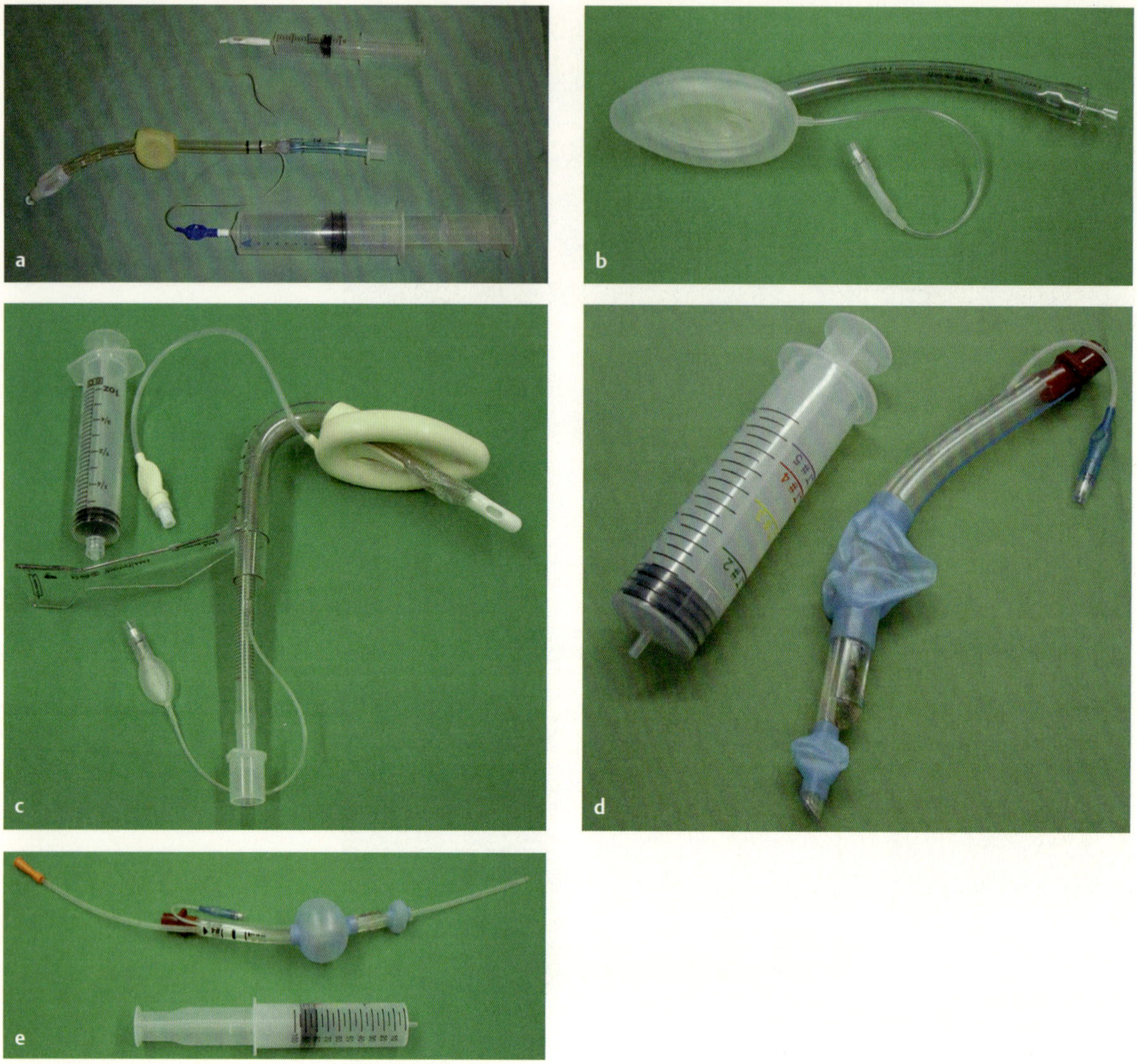

Abb. 7.**3a–e** Supraglottische Beatmungshilfen.
a Ösophagotrachealer Kombitubus.
b Larynxmaske „Classic“ (Einmalartikel).
c Intubationslarynxmaske; mit eingelegtem Endotrachealtubus (Einmalartikel).
d Larynxtubus mit Blockerspritze (Einmalartikel).
e Larynxtubus S mit integriertem zweiten Lumen zur Platzierung einer Magensonde (Magensonde eingelegt) und Blockerspritze (Einmalartikel).

- Die Komplikationsraten dieser Verfahren sind mit der der endotrachealen Intubation vergleichbar.
- ETC, LMA und LT können auch bei unmöglicher endotrachealer Intubation erfolgreich eingesetzt werden.

Wichtig: Somit ist selbstverständlich, dass zumindest eine der dargestellten supraglottischen Beatmungshilfen jederzeit und unmittelbar verfügbar sein muss, wenn die endotracheale Intubation des Notfallpatienten mittels direkter Laryngoskopie aus welchem Grund auch immer nicht gelingt. Unabdingbare Voraussetzung für den erfolgreichen Einsatz in Notfallsituationen ist die sichere und routinierte Anwendung der jeweiligen Beatmungshilfe in der klinischen Praxis.

Chirurgischer Atemweg

Indikation. Der chirurgische Atemweg ist die Ultima Ratio in allen Algorithmen zum Atemwegsmanagement. Dieses Verfahren ist dann indiziert, wenn eine Sicherung der Atemwege weder mittels endotrachealer Intubation noch mit einer der genannten alternativen Techniken gelingt und wenn darüber hinaus auch keine Maskenbeatmung möglich ist, also im Fall einer Cannot-intubate-cannot-ventilate-Situation. Insbesondere bei Patienten, die massive Schwellungen im Mundrachenraum nach Insektenstichen oder Tumoren aufweisen, bei schweren Blutungen nach Gesichtsschädelverletzungen oder bei Verlegung der Atemwege durch nicht extrahierbare Fremdkörper kann die schnellstmögliche Anlage eines chirurgischen Atemwegs lebensrettend sein.

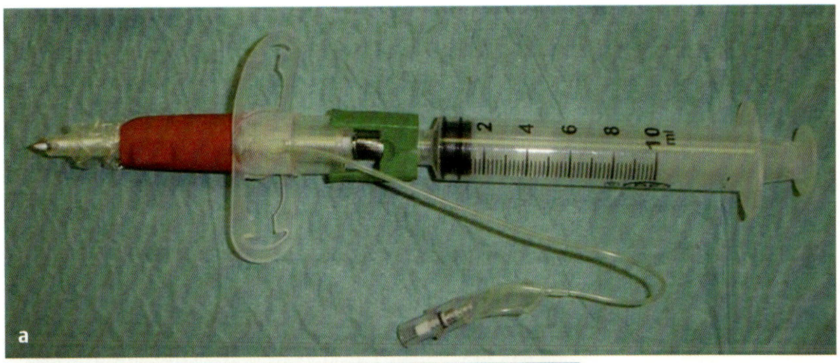

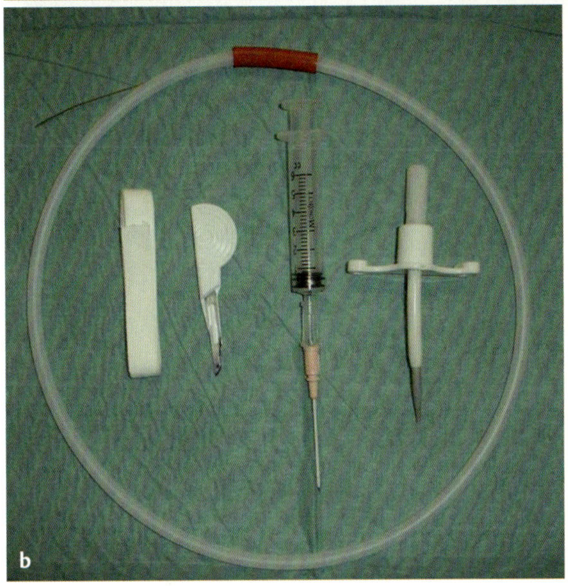

Abb. 7.**4a** u. **b** Sets zur Krikothyreotomie.
a QuickTrach-II-Koniotomieset (Einschrittverfahren).
b Melker-Koniotomieset (Seldinger-Technik).

Krikothyreotomie. Bei Jugendlichen und Erwachsenen wird üblicherweise eine Krikothyreotomie (Koniotomie) vorgenommen. Es handelt sich hierbei um das Einbringen eines Tubus bzw. einer Kanüle durch die Membrana cricothyroidea in die Trachea. In Deutschland stehen verschiedene industriell gefertigte Sets zur Verfügung, die entweder auf einem Einschrittverfahren (z. B. QuickTrach II, Abb. 7.**4a**) oder dem Dilatationsprinzip in Seldinger-Technik (z. B. Melker Emergency Cricothyrotomy Kit, Abb. 7.**4b**) beruhen.

Wichtig: Aufgrund von tubus- bzw. kanülenassoziierten Druckschäden am kranioventralen Rand des Schildknorpels mit konsekutiver narbiger Ausheilung und daraus resultierender Schrumpfung des zirkulären Schildknorpels mit der Gefahr einer subglottischen Trachealstenose als Spätfolge muss jedwede Koniotomie schnellstmöglich, d. h. innerhalb von Stunden, entweder in eine chirurgische Tracheotomie überführt oder der Patient oro- oder nasotracheal umintubiert werden.

Chirurgischer Atemweg bei Kindern. Bei Kindern erfolgt der notfallmäßige Zugang zu den unteren Atemwegen ebenfalls über die Membrana cricothyroidea, jedoch wird anstatt einer Trachealkanüle oder eines Tubus eine dünne Kanüle eingelegt, über die eine sog. transtracheale Ventilation vorgenommen wird. Hierzu stehen ebenfalls verschiedene Sets zur Verfügung, deren sichere und korrekte Anwendung im Notfall jedoch ein entsprechendes Training voraussetzt.

Abhängig von der verfügbaren Ausstattung, der Qualifikation des mit der Sicherung der Atemwege betrauten Personals und der ursächlichen Störung, welche die Sicherung der Atemwege erfordert, muss ein chirurgischer Atemweg präklinisch mit einer Häufigkeit zwischen 2 und 15 % angelegt werden (Fortune et al. 1997; Gerich et al. 1998). Durch die mittlerweile eigentlich zwingende Verfügbarkeit alternativer Beatmungshilfen insbesondere auch in der Notfallmedizin und durch einen hohen Ausbildungsstand des eingesetzten Personals kann die Inzidenz dieser sehr invasiven „Maßnahme der letzten Wahl" erheblich gesenkt werden. Dennoch sind für die Anlage eines chirurgischen Atemwegs beim respiratorischen Notfall schlussendlich drei Dinge entscheidend:

- die zeitnahe Indikationsstellung,
- die Erfahrung mit dem jeweils verfügbaren Material und
- der Mut, rechtzeitig zu handeln.

Lagekontrolle des künstlichen Atemwegs

Tubusfehllage. Insbesondere beim Atemwegsmanagement in der Notfallmedizin beinhalten die verschiedenen Verfahren zur Sicherung der Atemwege allesamt das potenzielle Risiko einer unerkannten Fehllage, wobei die ösophageale Tubusfehllage häufig deletäre Auswirkungen hat (von Goedecke et al. 2007). Auch nach primär korrekter Positionierung kann es noch zu einer akzidentellen und unbemerkten Dislokation z. B. des Endotrachealtubus kommen. Insbesondere bei Säuglingen und Kleinkindern, deren Trachea eine Länge von deutlich unter 10 cm aufweist, besteht bereits bei geringsten Manipulationen die Gefahr der Luxation des Tubus aus der Trachea. Deshalb sind die Überprüfung der korrekten Lage von Endotrachealtubus, supraglottischer Beatmungshilfe oder Trachealkanüle sowie deren Sicherung gegen akzidentelle Dislokation sowohl in der präklinischen als auch in der innerklinischen Notfallmedizin von essenzieller Bedeutung.

Wichtig: Mit Ausnahme der direkten Laryngoskopie zur Kontrolle des Tubusverlaufs zwischen den Stimmbändern gelten alle klinischen Tests und Verfahren als unsicher.

Unsichere Tests und Zeichen zur Kontrolle der endotrachealen Tubuslage:

- beidseitige Auskultation des Thorax (apikal, basal),

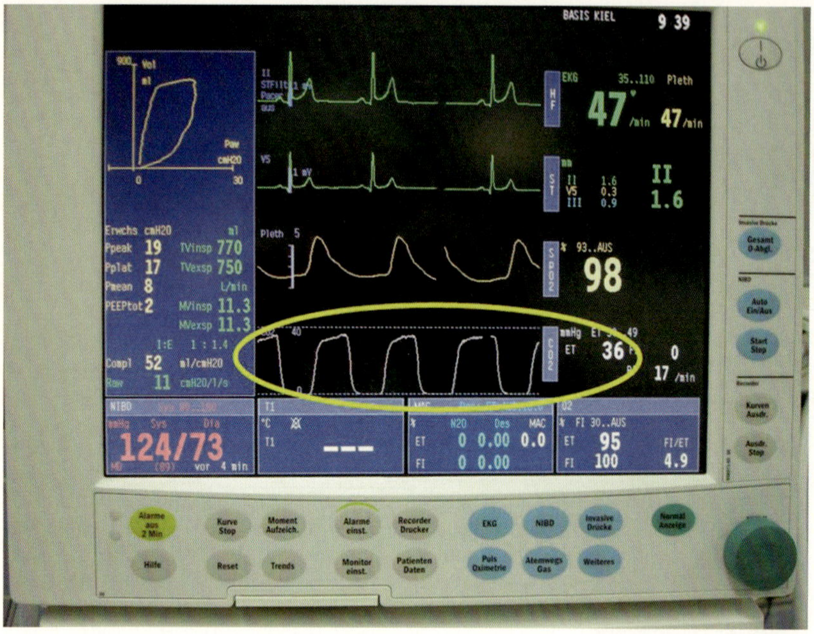

Abb. 7.**5** Kapnographie integriert in Kompaktmonitor.

- Auskultation des Epigastriums,
- Beobachtung seitengleicher Thoraxexkursionen,
- Kondensation der Ausatemluft im Endotrachealtubus während der ersten Exspiration (Beschlagen des Tubus).

Methoden zur Kontrolle der Tubuslage

Kapnometrie. Demgegenüber hat sich die Kapnometrie/-graphie (Abb. 7.**5**) als wichtigste apparative Methode zur Verifizierung der Tubuslage in der klinischen Anästhesie etabliert. Dieses nahezu sichere Verfahren wird seit einigen Jahren auch zunehmend in der Notfallmedizin eingesetzt (Sanders 1989) und sollte mittlerweile gerade in diesem Bereich als obligatorisch gelten. Nur bei Patienten mit Kreislaufstillstand bereitet die Verifizierung der korrekten Tubuslage Probleme. Die geringe Perfusion der Lunge während extrathorakaler Herzdruckmassage führt nicht zu endexspiratorischen Kohlendioxidkonzentrationen, die eine Differenzierung der Tubuslage zwischen Trachea und Ösophagus ermöglichen (Ornato et al. 1990).

Ösopgagusdetektionsmethode. Ein weiteres nahezu sicheres Verfahren zur Verifizierung der Tubuslage ist die Ösophagusdetektionsmethode, die auf der Nutzung des im angloamerikanischen Sprachraum sog. „esophageal detector device" (EDD, Abb. 7.**6**) beruht. Bei dieser Methode wird mit Hilfe eines kleinen Gummiballons oder einer großvolumigen Spritze abrupt Luft aus dem Tubus gesaugt. Im Gegensatz zum muskulären Ösophagus kann die Trachea aufgrund ihrer Knorpelspangen bei dem dabei entstehenden Unterdruck nicht kollabieren. Deshalb kann sich der Gummiballon oder die Spritze nur bei endotrachealer Tubuslage füllen. Die Ösophagusdetektionsmethode wird bei Patienten mit Kreislaufstillstand gegenüber dem CO_2-Nachweis bevorzugt (Bozeman et al. 1996). Beide Methoden sind Bestandteil der aktuellen Leitlinien des European Resuscitation Council zur kardiopulmonalen Reanimation (Anonymous 2005).

Hinweis für die Praxis: Nahezu sichere Verfahren zur Kontrolle der endotrachealen Tubuslage:
- Kapnographie/Kapnometrie,
- Ösophagusdetektionsmethode (esophageal detector device, EDD).

Algorithmus

In der Notfallmedizin hat sich im Atemwegsmanagement das Vorgehen nach standardisierten Algorithmen bewährt. Der nachfolgend dargestellte Algorithmus für das Notfallatemwegsmanagement beschreibt die Abfolge der verschiedenen dargestellten Verfahren (Abb. 7.**7**). Er muss allerdings an interne Standards und die jeweils verfügbaren Techniken angepasst werden.

Erster Intubationsversuch. Ist der erste Intubationsversuch nicht erfolgreich, so sollte er nach spätestens 30 s abgebrochen werden, um den Patienten mittels Maskenbeatmung zu oxygenieren und um bei einer Reanimation die Herz-

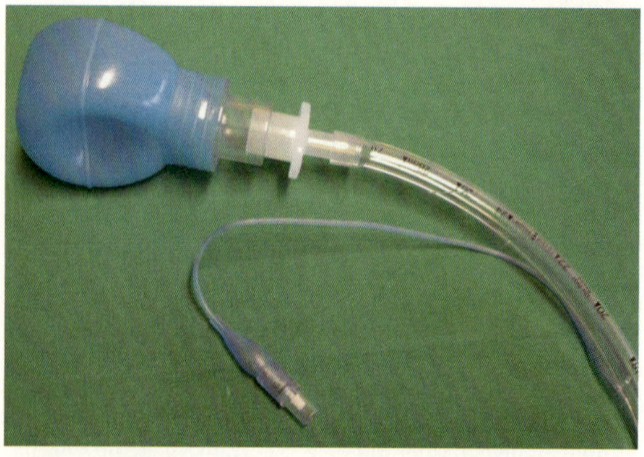

Abb. 7.**6** Ösophagusdetektionsmethode zur Verifikation der trachealen Tubuslage.

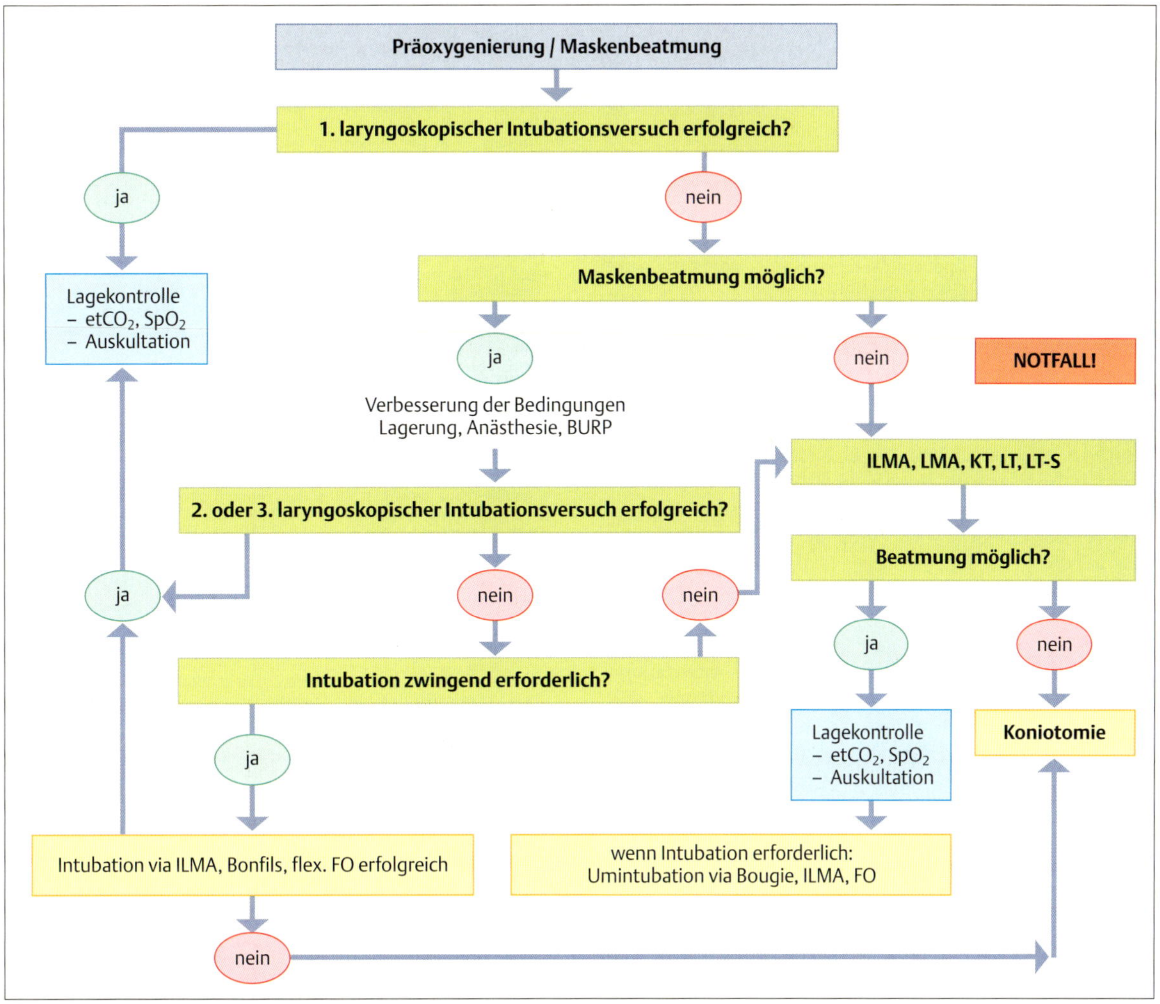

Abb. 7.**7** Algorithmus zum Atemwegsmanagement bei Notfallpatienten (nach Dörges): $etCO_2$, endexspiratorische Kohlendioxidkonzentration; SpO_2, Sauerstoffsättigung; ILMA, Intubationslarynxmaske; LMA, Standardlarynxmaske; KT, ösophagotrachealer Kombitubus; LT, Larynxtubus; LTS, Larynxtubus S (mit Absaugkanal).

druckmassage nicht zu lange zu unterbrechen (Anonymous 2005). Falls auch die Maskenbeatmung nicht gelingt, besteht die für den Patienten extrem gefährliche und zeitkritische Cannot-intubate-cannot-ventilate-Situation, die einen sofortigen Wechsel auf ein alternatives, in der Regel supraglottisches Verfahren erfordert.

Weitere Intubationsversuche. Auch bei erfolgreicher Maskenbeatmung sollten vergebliche Intubationsmanöver spätestens nach dem 3. Versuch beendet und alternative Verfahren angewendet werden, um die Oxygenierung sicherzustellen und um eine weitere Verschlechterung der Atemwegssituation, z.B. durch Auslösung von Schwellungen oder Blutungen, zu vermeiden. Falls auch diese Alternativen erfolglos bleiben, muss zur Sicherstellung einer adäquaten Oxygenierung ohne jegliche weitere Zeitverzögerung unverzüglich ein chirurgischer Atemwegszugang geschaffen werden.

Notwendigkeit der Intubation. Die zentrale Frage, nämlich ob eine Intubation zwingend erforderlich ist oder ob die Oxygenierung des Patienten über einen alternativen Atemweg zunächst ausreicht, sollte in der Notfallmedizin bereits vor dem ersten Intubationsversuch gestellt und beantwortet werden (sog. „Plan B im Kopf haben"), damit bei Intubationsschwierigkeiten schneller und zielgerichteter entschieden und gehandelt werden kann.

Hinweis für die Praxis: Nach jeder Platzierung eines Endotrachealtubus, einer alternativen supraglottischen Beatmungshilfe oder einer Trachealkanüle erfolgt obligatorisch die Lagekontrolle. Die Gesamtdauer bis zur Sicherung der Atemwege bei einem Patienten mit sofortiger oder notfallmäßiger Intubationsindikation darf auch bei auftretenden Komplikationen die individuelle Hypoxietoleranz des Patienten keinesfalls überschreiten.

Kernaussagen

Notfallmedizinische Gegebenheiten

Schlechte Beleuchtung, beengte räumliche Verhältnisse, eingeschränkter Zugang zum Patienten / Atemweg, Eigengefährdung, häufig Zusammenarbeit mit unbekanntem Personal, individuell unterschiedliche persönliche Qualifikation des Notarztes / Rettungsassistenten.

Indikationen für eine präklinische Sicherung der Atemwege

Apnoe, schwere respiratorische Insuffizienz, GCS <9 sind allgemeine Indikationen für eine präklinische Sicherung der Atemwege. Bei Polytrauma, schwerem Schädelhirntrauma sowie bei hoher Aspirationsgefahr ist eine präklinische Intubation ebenfalls häufig indiziert.

Techniken zur Sicherung der Atemwege

Goldstandard ist die endotracheale Intubation, aber vielfache erfolglose Intubationsversuche führen nicht zur Sicherstellung der Oxygenierung, sondern gefährden den Patienten durch fortdauernde Hypoxie und zunehmende Traumatisierung der oberen Luftwege.

Der alternative Einsatz einer supraglottischen Beatmungshilfe sollte rechtzeitig in Betracht gezogen werden („Plan B").

Sind weder Maskenbeatmung noch endotracheale Intubation möglich, muss zeitnah eine supraglottische Beatmungshilfe platziert werden, da in dieser akut lebensbedrohlichen „cannot-intubate-cannot-ventilat"-Situation die schnellstmögliche Wiederherstellung der Oxygenierung des Patienten im Vordergrund steht und nicht mehr die endotracheale Intubation.

Gelingt die Oxygenierung auch mit der gewählten Beatmungshilfe nicht, bleibt meist keine Zeit, eine weitere supraglottische Beatmungshilfe einzusetzen. Bei drohender oder bereits eingetretener Hypoxie ist jetzt als Ultima Ratio umgehend ein chirurgischer Zugangsweg zu den Atemwegen zu schaffen.

Lagekontrolle des künstlichen Atemwegs

Die Kapnometrie / -graphie oder – insbesondere im Kreislaufstillstand – die Ösophagusdetektionsmethode sind als nahezu sichere apparative Methoden zur Verifizierung der Tubuslage auch in der Notfallmedizin Standard, alle klinischen Tests und Verfahren gelten als unsicher.

Algorithmus

Ein Algorithmus für den schwierigen Atemweg sollte für jeden Rettungsdienstbereich maßgeschneidert auf die eigenen Möglichkeiten und Erfordernisse vorgehalten werden.

Literatur

Anonymous. 2005 International Consensus on Cardiopulmonary Resuscitation and Emergency Cardiovascular Care Science with Treatment Recommendations. Resuscitation 2005; 67: 157 – 341.

Barnes TA, MacDonald D, Nolan J, Otto C, Pepe P, Sayre MR, Shuster M, Ziritsky A. American Heart Association. International Liaison Committee on Resuscitation. Cardiopulmonary resuscitation and emergency cardiovascular care. Airway devices. Ann Emerg Med 2001; 37 (Suppl 4): S145 – 151.

Baskett PJ, Parr MJ, Nolan JP. The intubating laryngeal mask. Results of a multicentre trial with experience of 500 cases. Anaesthesia 1998; 53: 1174 – 1179.

Bein B, Yan M, Tonner PH, Scholz J, Steinfath M, Dörges V. A comparison of the intubating laryngeal mask airway and the Bonfils intubation fibrescope in patients with predicted difficult airways. Anaesthesia 2004a; 59: 668 – 674.

Bein B, Worthmann F, Scholz J, Brinkmann F, Tonner PH, Steinfath M, Dörges V. Tracheal intubation using the Bonfils intubation fibrescope after failed direct laryngoscopy. Anaesthesia 2004b; 59: 1207 – 1209.

Benumof JL. Management of the difficult adult airway with special emphasis on awake tracheal intubation. Anesthesiology 1991; 75: 1087 – 1110.

Bozeman WP, Hexter D, Liang HK, Kelen GD. Esophageal detector device versus detection of end-tidal carbon dioxide level in emergency intubation. Ann Emerg Med 1996; 27: 595 – 599.

Brain AI, Mc Ghee TD, McAteer EJ, Thomas A, Abu-Saad MA, Bushman JA. The laryngeal mask airway. Development and preliminary trials of a new type of airway. Anaesthesia 1985; 40: 356 – 361.

Brain AI, Verghese C, Addy EV, Kapila A, Brimacombe J. The intubating laryngeal mask. II: A preliminary clinical report of a new means of intubating the trachea. Br J Anaesth 1997; 79: 704 – 709.

Byhahn C, Meininger D, Walcher F, Hofstetter C, Zwissler B. Prehospital emergency endotracheal intubation using the Bonfils intubation fiberscope. Eur J Emerg Med 2007; 14: 43 – 46.

Doran JV, Tortella BJ, Drivet WJ, Lavery RF. Factors influencing successful intubation in the prehospital setting. Prehosp Disaster Med 1995; 10: 259 – 264.

Dörges V, Ocker H, Hagelberg S, Wenzel V, Idris AH, Schmucker P. Smaller tidal volumes with room air are not sufficient to ensure adequate oxygenation during bag-valve-mask ventilation. Resuscitation 2000a; 44: 37 – 41.

Dörges V, Ocker H, Wenzel V, Schmucker P. The laryngeal tube: a new simple airway device. Anesth Analg 2000b; 90: 1220 – 1222.

Dörges V, Ocker H, Wenzel V, Steinfath M, Gerlach K. The laryngeal tube S: a modified simple airway device. Anesth Analg 2003; 96: 618 – 621.

Fortune JB, Judkins DG, Scanzaroli D, McLeod KB, Johnson SB. Efficacy of prehospital surgical cricothyrotomy in trauma patients. J Trauma 1997; 42: 832 – 836.

Frass M, Frenzer R, Rauscha F. Evaluation of the esophageal tracheal combitube in cardiopulmonary resuscitation. Crit Care Med 1987; 15: 609 – 611.

Gabrielli A, Wenzel V, Layon AJ, von Goedecke A, Verne NG, Idris AH. Lower esophageal sphincter pressure measurement during cardiac arrest in humans: potential implications for ventilation of the unprotected airway. Anesthesiology 2005; 103: 897 – 899

Gerich TG, Schmidt U, Hubrich V, Lobenhoffer HP, Tscherne H. Prehospital airway management in the acutely injured patient: the role of surgical cricothyrotomy revisited. J Trauma 1998; 45: 312 – 314.

Gerlach K, Wenzel V, von Knobelsdorff G, Steinfath M, Dorges V. A new universal laryngoscope blade: a preliminary comparison with Macintosh laryngoscope blades. Resuscitation 2003; 57: 63 – 67.

von Goedecke A, Herff H, Paal P, Dorges V, Wenzel V. Field Airway Management Disasters (Editorial). Anesth Analg 2007; 104: 481 – 483.

Grayling M, Wilson IH, Thomas B. The use of the laryngeal mask airway and Combitube in cardiopulmonary resuscitation; a national survey. Resuscitation 2002; 52: 183 – 186.

Karch SB, Lewis T, Young S, Hales D, Ho CH. Field intubation of trauma patients. Am J Emerg Med 1996; 14: 617 – 619.

Kette F, Reffo I, Giordani G, Buzzi F, Borean V, Cimarosti R, Codiglia A, Hattinger C, Mongiat A, Tararan S. The use of the laryngeal tube by nurses in out-of-hospital emergencies: preliminary experience. Resuscitation 2005, 66: 21 – 25.

Landsman I. Cricoid pressure indications and complications. Paediatr Anaesth 2004; 14: 43 – 47.

Lawes EG, Baskett PJ. Pulmonary aspiration during unsuccessful cardiopulmonary resuscitation. Intensive Care Med 1987; 13: 379 – 382.

Lefrancois DP, Dufour DG. Use of the esophageal tracheal combitube by basic emergency medical technicians. Resuscitation 2002; 52: 77 – 83.

Lipp M, Dick W. Airway occlusion as an emergency. Recognition and treatment (German). Internist 1995; 36: 765 – 768.

Ornato JP, Garnett AR, Glauser FL. Relationship between cardiac output and the end-tidal carbon dioxide tension. Ann Emerg Med 1990; 19: 1104 – 1106.

Petroianu G, Maleck W, Bergler WF, Ellinger K, Osswald PM, Rüfer R. Preclinical control of intubation and artificial respiration. Animal experiment and literature review (German). Anaesthesist 1995; 44: 613 – 623.

Sanders AB. Capnometry in emergency medicine. Ann Emerg Med 1989; 18:1287 – 1290.

Stone BJ, Chantler PJ, Baskett PJF. The incidence of regurgitation during cardiopulmonary resuscitation: a comparison between the bag valve mask and laryngeal mask airway. Resuscitation 1998; 38: 3 – 6.

Thierbach A, Lipp M. Fiberoptic intubation in prehospital emergency medicine (German). Notfall und Rettungsmedizin 1999; 2: 105 – 110.

Thierbach A, Piepho T, Wolcke B, Kuster S, Dick W. Erfolgsraten und Komplikationen bei der präklinischen Sicherung der Atemwege (German). Anaesthesist 2004; 53: 543 – 550.

Thierbach AR, Piepho T, Kleine-Weischede B, Haag G, Maybauer M, Werner C. Comparison between the larangeal tube S and endotracheal intubation Simulation of securing the airway in an emergency situation. Anaesthesist 2006; 55: 154 – 159.

Timmermann A, Russo S, Eich C et al. Out-of-hospital esophageal and endobronchial intubations performed by emergency physicians. Anesth Analg 2007a; 104: 619 – 623.

Timmermann A, Russo SG, Rosenblatt WH et al. Intubating laryngeal mask airway for difficult out-of-hospital airway management: a prospective evaluation. Br J Anaesth 2007b; 99: 286 – 291.

Ward KR, Yealy DM. End-tidal carbon dioxide monitoring in emergency medicine, Part 1: Basic principles. Acad Emerg Med 1998a; 5: 628 – 636.

Ward KR, Yealy DM. End-tidal carbon dioxide monitoring in emergency medicine, Part 2: Clinical applications. Acad Emerg Med 1998b; 5: 637 – 646.

Wenzel V, Idris AH, Banner MJ, Kubilis PS, Williams JL Jr. Influence of tidal volume on the distribution of gas between the lungs and the stomach in the nonintubated patient receiving positive pressure ventilation. Crit Care Med 1998; 26: 364 – 368.

8

Kardiopulmonale Reanimation

8 Kardiopulmonale Reanimation

H. Herff, B. W. Böttiger, V. Dörges, V. Wenzel

Roter Faden

Pathophysiologie des Kreislaufstillstands
- Respiratorische Störungen
- Kardiozirkulatorische Störungen

Basismaßnahmen (BLS – Basic Life Support)
- Diagnose eines Kreislaufstillstands
- Thoraxkompressionen
- Freimachen der Atemwege
- Beatmung

Erweiterte Reanimationsmaßnahmen
- Koordinierung der Maßnahmen
- Mögliche reversible Ursachen eines Kreislaufstillstands
- Sicherung der Atemwege
- Methoden zur Verbesserung des Blutflusses bei der Herzdruckmassage

EKG-Analyse und Defibrillation
- Bedeutung der Defibrillation
- EKG-Analyse
- Defibrillation

Medikamente bei der CPR
- Applikationswege
- Vasopressoren
- Antiarrhythmika
- Natriumbikarbonat (Natriumhydrogenkarbonat)
- Zusätzliche Medikamente
- Prähospitale Fibrinolyse

Postreanimationsphase
- Einstellen der Reanimationsmaßnahmen
- Allgemeine Intensivtherapie
- Therapeutische milde Hypothermie
- Langzeitprognose

Reanimation von Kindern
- Freimachen der Atemwege – Fremdkörperaspiration beim Kind
- Diagnose des Kreislaufstillstands
- Beatmung
- Thoraxkompressionen und Beatmung
- Intraossärer Zugang
- Medikamente bei der Kinderreanimation
- Defibrillation
- Hypothermie

Basismaßnahmen und erweiterte Reanimationsmaßnahmen. Die kardiopulmonale Reanimation (CPR) als Therapie des Kreislaufstillstands besteht aus Basismaßnahmen (Basic Life Support, BLS) und erweiterten Reanimationsmaßnahmen (Advanced Cardiac Life Support, ACLS).
Zu den sog. *Basismaßnahmen* gehören
- die künstliche Beatmung sowie
- die Thoraxkompressionen und ggf. auch
- die Defibrillation mittels automatischer Defibrillatoren.

Die *erweiterten Reanimationsmaßnahmen* umfassen u. a.
- die Defibrillation,
- die Intubation sowie
- die Applikation von Vasopressoren und Antiarrhythmika.

CPR-Leitlinien. Die aktuellen CPR-Leitlinien sind anhand eines „evidence-based" Konzepts entstanden, d. h. nur klinische Studien mit eindeutig positivem Ergebnis führen auch zu einer klinischen Empfehlung. In den Leitlinien des European Resuscitation Council (ERC) und in denen der American Heart Association (AHA) (European Resuscitation Council 2005; International Guidelines for CPR and ECC 2000). Im November 2005 erfolgte die Veröffentlichung der überarbeiteten internationalen CPR-Leitlinien, die hier eingearbeitet sind (European Resuscitation Council 2005). Die Veränderungen zu den Leitlinien 2000 sind in Tab. 8.**1** wiedergegeben.

Pathophysiologie des Kreislaufstillstands

Respiratorische Störungen

Respiratorische Störungen führen über einen Sauerstoffmangel sekundär zum Pumpversagen des Herzens und sind v. a. beim Kleinkind die Hauptursache für einen Kreislaufstillstand (European Resuscitation Council 2005), können jedoch auch beim älteren Kind und beim Erwachsenen einen Kreislaufstillstand verursachen. So führt zum Beispiel eine komplette Verlegung der oberen Atemwege, sei es durch einen Fremdkörper (extrinsische Ursache) oder insbesondere beim bewusstlosen Patienten durch das Zurückfallen der Zunge (intrinsische Ursache), innerhalb weniger Minuten zum Tod (Tab. 8.**2**).

Kardiozirkulatorische Störungen

Herzrhythmusstörungen können die Pumpfunktion des Herzens direkt beeinflussen und das Herzzeitvolumen so stark reduzieren, dass praktisch kein Auswurf mehr zustande kommt.

Erkrankungen des Herzens und der Gefäße, die zu einem myokardialen Pumpversagen führen können, sind:
- koronare Herzerkrankung (KHK),
- akuter Myokardinfarkt,
- primäre und sekundäre Hypertrophien,
- Erkrankungen der Herzklappen,
- restriktive und dilatative Kardiomyopathien,
- Myokarditis,
- Perikardtamponade,
- Lungenembolie.

Basismaßnahmen (BLS – Basic Life Support)

Diagnose eines Kreislaufstillstands

Die Symptome des akuten Kreislaufstillstands sind:
- fehlender Puls der A. carotis (gilt nicht für den Laienhelfer),
- Bewusstlosigkeit,
- Atemstillstand oder Schnappatmung sowie
- weite, reaktionslose Pupillen.

Tabelle 8.1 Die wichtigsten Änderungen der Leitlinien 2005 (Herff et al. 2005)

Defibrillation	▸ bei nicht beobachtetem Kreislaufstillstand initial 2 min Basis-CPR vor der 1. Defibrillation ▸ „Single-Shock"-Strategie ▸ nach der Defibrillation sofort mit Basis-CPR fortfahren
Adrenalin	▸ Adrenalin wird beim Kammerflimmern bei der EKG-Analyse vor dem 3. Schock erstmalig appliziert (nach 2 erfolglosen Schocks) ▸ bei PEA oder Asystolie wird Adrenalin sofort appliziert ▸ Repitition alle 3 – 5 min
Antiarrhythmika	▸ nach 3 erfolglosen Defibrillationen werden 300 mg Amiodaron appliziert ▸ ggf. können weitere 150 mg injiziert werden
Thrombolyse	▸ besteht Verdacht auf eine Lungenembolie als Ursache eines Kreislaufstillstands sollte lysiert werden ▸ bei erfolgloser Standard-CPR-Therapie kann eine Thrombolyse in Einzelfällen in Erwägung gezogen werden ▸ nach einer Thrombolyse wird die CPR für mind. 60 – 90 min fortgesetzt
Hypothermie	▸ nach einer erfolgreichen CPR werden erwachsene außerklinische Patienten mit initialem Kammerflimmern für 12 – 24 h auf 32 – 34 °C gekühlt ▸ diese Maßnahme kann auch für Patienten mit nicht defibrillierbarem EKG-Rhythmus oder innerklinischem Kreislaufstillstand sinnvoll sein

Tabelle 8.2 Respiratorische und kardiozirkulatorische Ursachen eines Kreislaufstillstands (Herff et al. 2005)

Respiratorische Ursachen	Kardiozirkulatorische Ursachen
Verlegung der Atemwege	dekompensierte Herzinsuffizienz
Niedriger O_2-Partialdruck in der Umgebungsluft	Herzrhythmusstörungen (Elektrolytstörungen)
Störungen der zentralen Atemregulation	Pulmonalarterienembolie
Störungen der Atemmechanik	Schock
Störungen des alveolären Gasaustausches	Perikardtamponade
Ertrinken	Spannungspneumothorax

Puls. Durch mehrere Studien konnte gezeigt werden, dass selbst professionelle Retter Schwierigkeiten hatten, das Fehlen oder Vorhandensein eines Pulses mit hinreichender Sicherheit festzustellen (Eberle et al. 1996). Ungeübte Helfer sollten daher bei einem Patienten mit plötzlichem Kreislaufstillstand keine zeitaufwändige Suche nach einem Puls vornehmen, sondern lediglich nach indirekten Zeichen einer intakten Zirkulation wie Atmung, Husten oder Bewegungen des Patienten suchen. Fehlen diese, sollte unverzüglich mit der CPR begonnen werden (European Resuscitation Council 2005; International Guidelines for CPR and ECC 2000).

Schnappatmung. Da von Laienhelfern häufig agonale Schnappatmung der Patienten als normale Atmung fehlinterpretiert wurde und eine lebensrettende CPR unterblieb, empfehlen die CPR-Leitlinien nun in der Laienreanimation, alle bewusstlosen Patienten mit „abnormaler" Atmung mittels Thoraxkompressionen und Beatmung zu reanimieren. Voraussetzung zur korrekten Beurteilung der Atmungsqualität ist das Freimachen der oberen Atemwege.

Thoraxkompressionen

Selbst bei optimalen CPR-Bedingungen und korrekt durchgeführten Thoraxkompressionen werden maximal 30 % des normalen Herzzeitvolumens und höchstens 20 % der normalen Gehirnperfusion erreicht. Da es in der Praxis aber offensichtlich immer wieder zu längeren Thoraxkompressionspausen oder zu unzureichender Thoraxkompressionstiefe kommt (Wik et al. 2005), ist es essenziell, Unterbrechungen der Thoraxkompressionen bewusst und gezielt so kurz wie möglich zu halten. Um die Anzahl der Thoraxkompressionen während der CPR zu erhöhen, wird seit 2005 bei einem ungeschützten Atemweg eine Thoraxkompressions- zu Ventilationsfrequenz von 30:2 empfohlen. Bei Erwachsenen liegt dem Kreislaufstillstand meist ein Kammerflimmern zugrunde und die Lungen und das arterielle Blut enthalten demnach zu CPR-Beginn noch ausreichend Sauerstoff. Daher werden die CPR-Maßnahmen nach der Diagnose des Kreislaufstillstands zur sofortigen Beendigung der Ischämie nun mit initial 30 Thoraxkompressionen begonnen, bevor beatmet wird. Nur bei Kindern oder bei Patienten mit eindeutig asphyktischer Genese des Kreislaufstillstands (z. B. bei Ertrunkenen) wird initial 5-mal ventiliert, bevor mit Thoraxkompressionen begonnen wird.

Koronardurchblutung

Die entscheidende hämodynamische Variable zur Wiederherstellung eines Spontankreislaufs ist der linksventrikuläre koronare Perfusionsdruck (Differenz aus mittlerem diastolischem Aortendruck und diastolischem rechtsatrialem Druck). Dieser ist v.a. von einer korrekten Durchführung der Thoraxkompressionen abhängig. Während eines Kreislaufstillstands sind die Koronararterien maximal dilatiert, sodass die koronare Durchblutung nahezu direkt mit dem koronaren Perfusionsdruck korreliert. Da die linksventrikuläre Koronardurchblutung nur während der Diastole (= Entlastungsphase bei den Thoraxkompressionen) erfolgen kann, müssen die eingesetzten Maßnahmen darauf abzielen, einen möglichst hohen diastolischen Aortendruck aufzubauen. Tierexperimentelle Daten deuten darauf hin, dass das Optimum des koronaren Perfusionsdruckes während der CPR bei etwa 30 mmHg liegt. Einer pharmakologischen Steigerung des diastolischen Aortendruckes durch Vasopressoren kommt daher eine wichtige Rolle zu.

Technik der Herzdruckmassage

Praxis:

- Der Helfer kniet (bei am Boden liegendem Patienten) oder steht (bei auf der Trage oder im Bett liegendem Patienten) seitlich zum Patienten.
- Optimaler Druckpunkt ist die kaudale Sternumhälfte in der Brustmitte; der Patient muss auf einer harten Unterlage liegen.
- Der Druck wird mit gestreckten Ellbogengelenken, übereinander gelegten Handballen und angehobenen Fingerspitzen senkrecht von oben ausgeübt.
- Die Kompressionstiefe der Herzdruckmassage sollte beim Erwachsenen ca. 4 – 5 cm betragen.
- Druck und Entlastungsphase sind gleich lang.
- In der Entlastungsphase sollten die Hände den Kontakt zum Patienten beibehalten, um den korrekten Druckpunkt nicht zu verlieren. Es darf jedoch keinesfalls Druck auf den Thorax ausgeübt werden (nicht abstützen!).
- Die Kompressionsfrequenz sollte ungefähr 100 / min betragen.
- Es wird immer im Verhältnis 30 Kompressionen zu 2 Beatmungen reanimiert (30:2).

Wichtig: Ziel ist es, mit möglichst wenig Unterbrechungen effektive Thoraxkompressionen durchzuführen.

Freimachen der Atemwege

Hierzu wird der Kopf des Patienten in Rückenlage so weit wie möglich überstreckt und der Unterkiefer bei geschlossenem Mund angehoben (Esmarch-Handgriff). In dieser Position sollte an der Nase des Patienten ein Atemstrom wahrnehmbar sein. Ist dies nicht der Fall, z.B. bei Verlegung des Rachens, so muss die Mundhöhle inspiziert und ausgeräumt sowie bei Bedarf abgesaugt werden. Wenn für einen Laienhelfer dann keine oder nur eine abnormale Atmung wahrnehmbar ist, muss die CPR begonnen werden. Stellt dagegen ein professioneller Helfer eine ausreichende Kreislauffunktion fest, wird dementsprechend nur mit der Beatmung begonnen.

8

Beatmung

Beatmung bei ungeschütztem Atemweg

Klassische Methode. Ohne Hilfsmittel gilt die klassische Methode der Mund-zu-Mund- / Mund-zu-Nase-Beatmung als Mittel der Wahl. Ausgebildete Helfer können auch Hilfsmittel wie zum Beispiel einen Oro- bzw. Nasopharyngealtuben (nach Guedel bzw. Wendel), eine Taschenmaske, ein Beutel-Masken-System oder bereits primär einen Larynxtubus verwenden, um den Atemweg möglichst frühzeitig zu sichern.

Sauerstoff. Wann immer möglich sollte zusätzlich Sauerstoff entweder direkt in den Beatmungsbeutel oder besser in einen auf den Beatmungsbeutel aufgesteckten Sauerstoffreservoirbeutel oder ein Demand-Ventil, eingeleitet werden. Hierbei kann die inspiratorische Sauerstoffkonzentration auf 50% bei direktem Anschluss, nahezu 90% bei Verwendung eines Reservoirbeutels und 100% bei einem Demand-Ventil erhöht werden.

Hinweis für die Praxis: Viele Helfer neigen dazu, in einer Stresssituation wie einer CPR einen Patienten zu hyperventilieren. Ein hohes Atemminutenvolumen führt zu höheren intrapulmonalen Drücken, die den venösen Blutrückfluss zum Herzen und somit das durch Thoraxkompressionen erzielte Herzzeitvolumen reduzieren. Dementsprechend ist eine Hyperventilation mit einer deutlich schlechteren Überlebenswahrscheinlichkeit verbunden (Aufderheide et al. 2004).

Überdruck und ungeschützter Luftweg. Bei einem CPR-Patienten sinkt der untere Ösophagusverschlussdruck auf Werte unter 5 cm H_2O, sodass bei einer Beatmung mit Überdruck (erfordert in der Regel Beatmungsdrücke von 10 – 20 cm H_2O) und einem ungeschützten Atemweg ein Teil des Beatmungsvolumens in den Magen gelangt (Gabrielli et al. 2005) (Abb. 8.**1**).

Dies kann zu einer Regurgitation und Aspiration von Mageninhalt in die Lunge führen. Durch die stetige Erhöhung des intragastralen Druckes entsteht ein Zwerchfellhochstand, der wiederum eine normale Ausdehnung der Lunge bei der Beatmung verhindert. Die sich somit verschlechternde Lungencompliance erfordert wiederum höhere Beatmungsdrücke, was eine Umverteilung des Beatmungsvolumens in den Magen weiter verstärkt (Abb. 8.**2**) (Johannigman et al. 1991; Ruben et al. 1961).

Durchbrechung des Circulus vitiosus. Je höher das Beatmungsvolumen ist, umso schneller entwickelt sich ein solcher Circulus vitiosus bei der Beatmung eines Patienten mit ungeschütztem Luftweg (Wenzel et al. 2001). Ein Patient mit Kreislaufstillstand sollte daher so beatmet werden, dass sich der Thorax gerade sichtbar anhebt. Das resultierende Tidalvolumen sollte beim Erwachsenen ca. 500 – 600 ml betragen, was zum Beispiel durch Verwendung eines kleineren (Kinder-) Beatmungsbeutels erreicht werden kann. Zudem sollte ein Beatmungshub nur über 1 s durchgeführt werden, um so die Beatmungszeit zu reduzieren und Zeit für lebensrettende Thoraxkompressionen zu gewinnen. Dabei ist ein möglichst hoher FiO_2 anzustreben (European Resuscitation Council 2005).

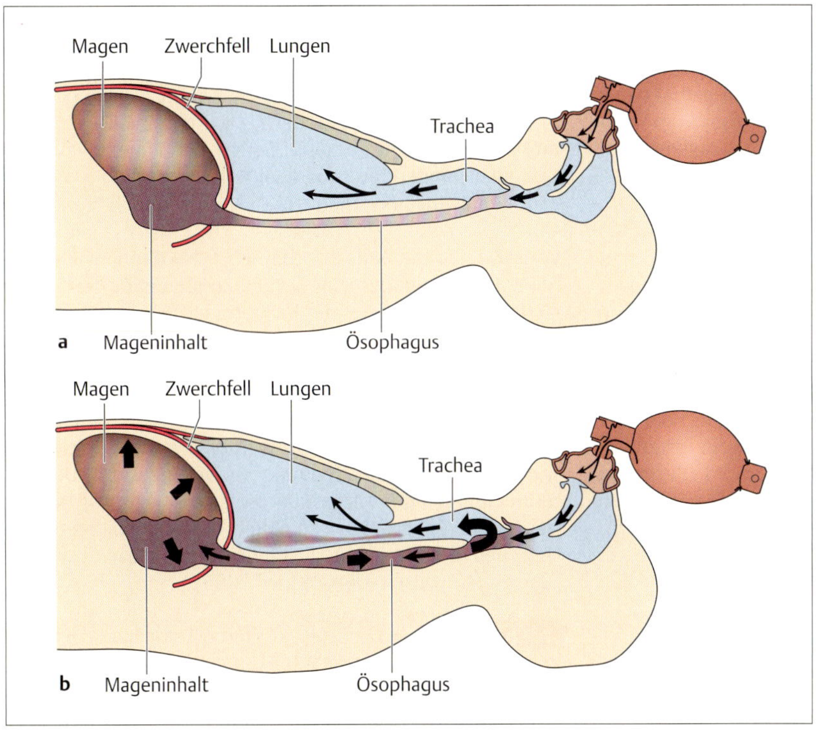

Abb. 8.**1a** u. **b** Mechanik der Verteilung der Tidalvolumina zwischen Lungen und Magen bei ungeschütztem Atemweg. Ist der untere Ösophagusverschlussdruck höher als der zur Beatmung nötige Druck, strömt das Atemgas in die Lungen (**a**). Ist dagegen der untere Ösophagussphinkter bei der Reanimation ausgefallen und übersteigt der zur Beatmung nötige Druck den unteren Ösophagusverschlussdruck, so droht die Magenbeatmung mit nachfolgender Regurgitation und Aspiration (**b**).

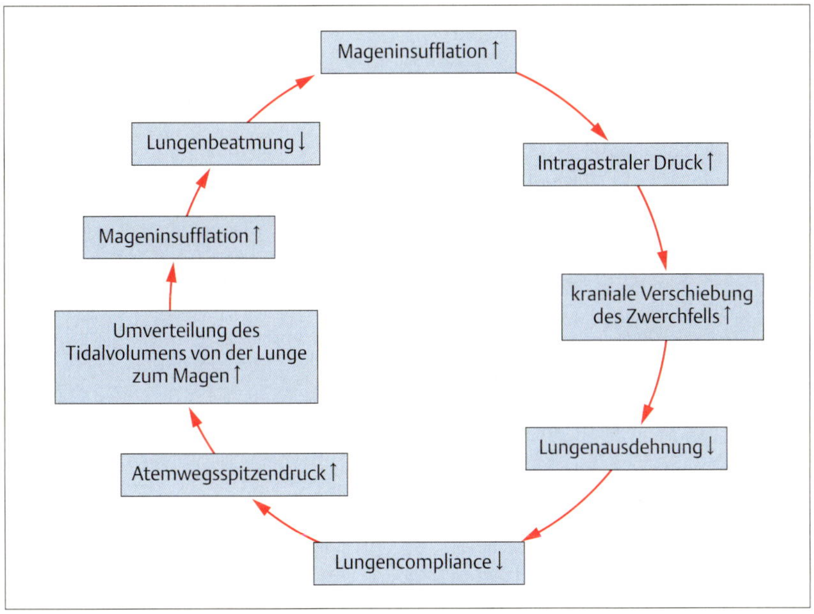

Abb. 8.**2** Circulus vitiosus aus steigender Magenbeatmung und sinkender Lungenbeatmung bei der Beatmung mit einem ungeschützten Luftweg (Wenzel et al. 1998, mit freundlicher Genehmigung).

Infektionsgefahr bei der Mund-zu-Mund-/Mund-zu-Nase-Beatmung

Ein großer Teil von Helfern ist nicht bereit, an einer ihnen unbekannten Person eine Mund-zu-Mund-/Mund-zu-Nase-Beatmung durchzuführen. Ob man sich hierbei durch Kontakt mit Speichel zum Beispiel mit dem HI-Virus infizieren kann, ist nicht vollständig geklärt (Wenzel et al. 2001). Belegt sind dagegen Einzelfälle einer Infektionsübertragung von Tuberkulose und dem Severe Acute Respiratory Distress Syndrome (SARS). Für Helfer, die eine Mund-zu-Mund-/Mund-zu-Nase-Beatmung ablehnen oder aus anderen Gründen nicht durchführen können oder wollen, werden lediglich Thoraxkompressionen empfohlen (European Resuscitation Council 2005).

Effektivitätskontrolle und Komplikationen

Eine erfolgreiche CPR manifestiert sich am auffälligsten in einem „Engerwerden" der Pupillen sowie einer besseren Durchblutung der Haut und der Schleimhäute. Eine endexspiratorische CO_2-Messung gilt als Perfusions-Indikator der Thoraxkompressionen, da erfolgreich reanimierte Patienten in der Regel eine dreimal höhere endexspiratorische CO_2-Konzentration als erfolglos reanimierte Patienten haben (European Resuscitation Council 2005). Frakturen von Sternum und Rippen kommen bei ungefähr 30% aller CPR-Versuche vor. Verletzungen innerer Organe sowie ein Pneumothorax kommen hingegen bei richtiger Technik selten vor (Lederer et al. 2004). Ursachen dieser Komplikationen sind in erster Linie zu aggressive Thoraxkompressionen und ein falscher Druckpunkt.

Erweiterte Reanimationsmaßnahmen

Koordinierung der Maßnahmen

Thoraxkompressionen. Auch bei den erweiterten CPR-Maßnahmen (*A*dvanced *C*ardiac *L*ife *S*upport, *ACLS*) steht die möglichst ununterbrochene Durchführung der die Ischämie beendenden und einen Minimalkreislauf erzeugenden Thoraxkompressionen im Vordergrund (European Resuscitation Council 2005). Häufig vorkommende Pausen oder eine große Anzahl falsch ausgeführter Thoraxkompressionen, wie in der Praxis häufig zu beobachten ist (Wik et al. 2005), müssen unbedingt vermieden werden (European Resuscitation Council 2005).

Verhältnis Thoraxkompression und Beatmung. Bei einem reanimationspflichtigen Patienten wird mit der CPR sofort im Verhältnis 30 Thoraxkompressionen zu 2 Beatmungen begonnen. Nach schnellstmöglicher EKG-Analyse erfolgt bei beobachtetem Kreislaufstillstand, falls erforderlich, eine einmalige Defibrillation mit biphasisch 150–200 Joule (360J monophasisch). Bei einer Kreislaufstillstandszeit von mehr als 5 min (unbeobachteter Kreislaufstillstand) hat sich die Durchführung von 2 min Basis-CPR vor der ersten Defibrillation als vorteilhaft erwiesen (Wik et al. 2003). Ohne Abwarten einer EKG-Veränderung werden die Thoraxkompressionen dann fortgesetzt. Sofern der Patient in dieser Zeit nicht eindeutige Lebenszeichen zeigt, wird erst nach weiteren 2 min eine erneute EKG-Analyse durchgeführt.

Weitere Schritte. Falls erforderlich, wird dann erneut einmalig mit nun maximaler Geräteenergie defibrilliert, nach weiteren 2 min erfolgt die Vasopressorinjektion und, falls erforderlich, eine dritte Defibrillation. Die EKG-Analysen und ggf. weitere Defibrillationen werden in 2-minütigem Abstand fortgesetzt sowie Adrenalin (1 mg) alle 3–5 min appliziert.

Die Thoraxkompressionen werden erst bei ausreichend wiederhergestelltem Spontankreislauf eingestellt. Die Unterbrechungen der Thoraxkompressionen, z. B. zur Intubation, sind möglichst kurz zu halten. An mögliche reversible Ursachen des Kreislaufstillstands sollte gedacht werden (European Resuscitation Council 2005).

Wichtig: Entsprechend der Anfangsbuchstaben der acht reversiblen Ursachen, werden diese aus memotechnischen Gründen unter dem Schlagwort der „4 H's und HITS" (deutsche Übersetzung für „4 T's" aus dem Englischen: *H*erzbeuteltamponade; *I*ntoxikation, *T*hrombose [kardial und pulmonal], sowie *S*pannungspneumothorax, Abb. 8.**3**).

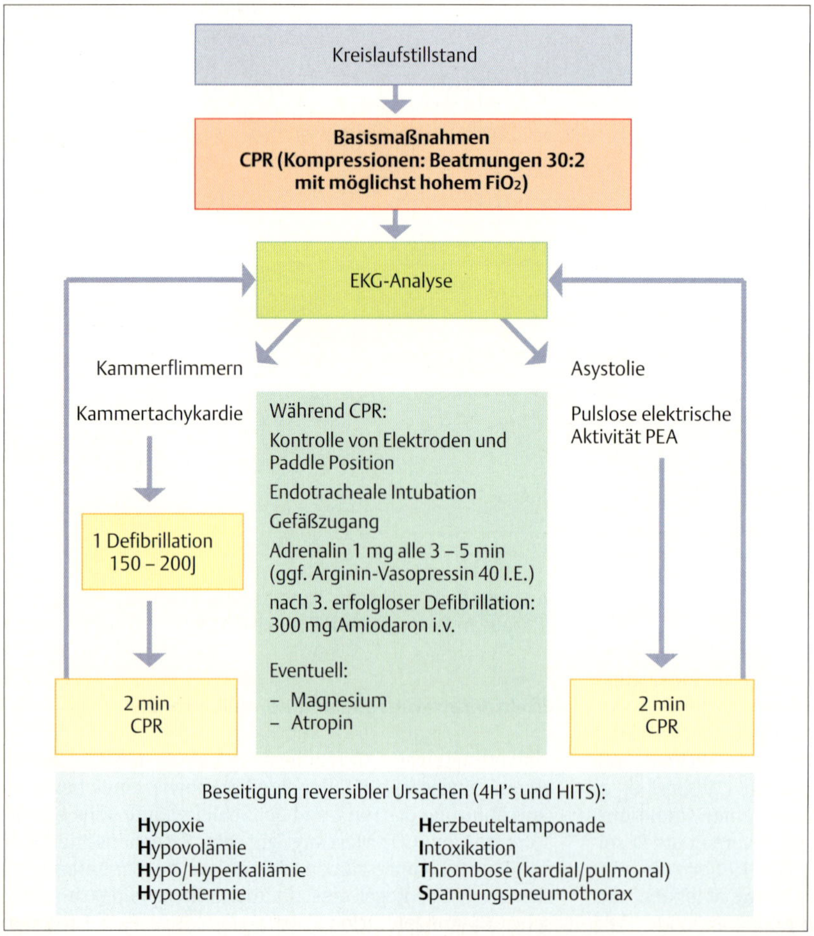

Abb. 8.**3** ACLS-Algorithmus.

Mögliche reversible Ursachen eines Kreislaufstillstands

Einige potenziell behandelbare Ursachen eines Kreislaufstillstands werden entsprechend der Anfangsbuchstaben unter den 4 H's und HITS zusammengefasst (Abb. 8.**3**):

- Ein *Spannungspneumothorax* muss umgehend durch Punktion der Pleurahöhle oder Anlage einer Thoraxdrainage entlastet werden.
- *Herzbeuteltamponaden*, obgleich präklinisch sehr schwer zu diagnostizieren, können links paramedian unterhalb des Xiphoids punktiert werden.
- Spezifische Antidotgabe bei *Intoxikationen* ist ebenfalls nur selten möglich, kann aber bei klarer Indikationsstellung lebensrettend sein.
- Zur spezifischen Therapie von *pulmonalen Embolien* oder *Koronarverschlüssen* steht die Fibrinolyse zur Verfügung.
- Eine *Hypoxie* muss bei der CPR grundsätzlich vermieden oder beseitigt werden.
- Ergibt sich der Verdacht auf eine ausgeprägte *Hypovolämie* nach Trauma, so erfolgt eine ausreichende Volumensubstitution.
- Elektrolytstörungen sind präklinisch kaum zu diagnostizieren. Innerklinisch sollte die Elektrolytkontrolle zum Standard jeder CPR gehören; entsprechend der Befunde ist zu substituieren. Bei ausgeprägter *Hyperkaliämie* bietet sich kurzfristig die Kalziuminjektion an.
- *Hypotherme* Patienten stellen aufgrund der verlangsamten Stoffwechselprozesse eine besondere Patientengruppe dar. So kann die Hypothermie organprotektiv wirken; entsprechend sollte auch bei prolongierter CPR kein unterkühlter Patient präklinisch für tot erklärt werden („nobody is dead, until he or she is warm and dead") (European Resuscitation Council 2005).

Hinweis für die Praxis: Jeder Hypothermiepatient sollte auch unter laufender CPR auf eine Intensivstation gebracht und dort wiedererwärmt werden. Zur Wiedererwärmung stehen externe Wärmemaßnahmen, warme Infusionslösungen, Peritoneallavagen oder im besten Fall ein kardiopulmonaler Bypass zur Verfügung. Bei Körpertemperaturen unter 30 °C sollten keine Medikamente appliziert werden; ansonsten erfolgt die Gabe in doppelt verlängerten Intervallen; je normothermer der Patient, desto kürzer werden die Intervalle (European Resuscitation Council 2005). Bei einer Körpertemperatur unter 30 °C wird ein Patient mit Kammerflimmern dreimal defibrilliert; bleiben diese Versuche erfolglos, so sollte erst nach Erwärmen über 30 °C erneut defibrilliert werden. Eine CPR in Folge einer Hypothermie ist keine Kontraindikation, die Patienten nach Wiederherstellung eines Spontankreislaufs mit milder therapeutischer Hypothermie weiterzubehandeln (European Resuscitation Council 2005).

Sicherung der Atemwege

Die endotracheale Intubation ist im notarztgestützten Rettungsdienst die beste Methode zur Sicherung der Atemwege im Rahmen der CPR. Im Sinn einer möglichst ununterbrochenen Durchführung der Basis-CPR-Maßnahmen kann die endgültige Sicherung der Atemwege entsprechend der Situation auch auf einen späteren Zeitpunkt verschoben werden. Sie sollte jedoch nach Wiedereinsetzen eines Spontankreislaufs noch vor dem Transportbeginn erfolgen (European Resuscitation Council 2005). Nach einer endotrachealen Intubation sollte die korrekte Lage des Endotrachealtubus nicht nur durch Auskultation, sondern auch

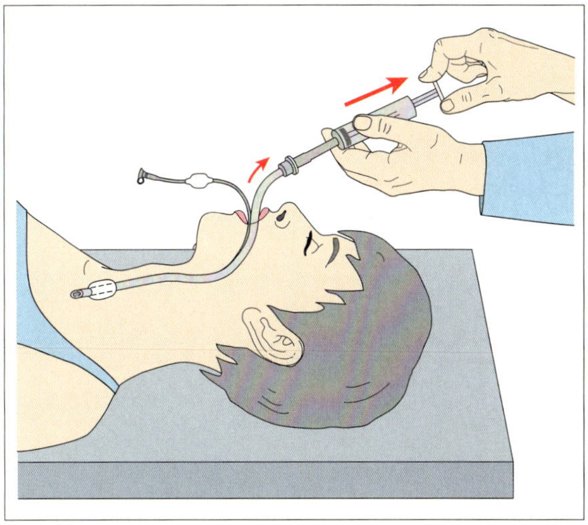

Abb. 8.**4** Der Ösophagusdetektor erzeugt durch Zug einen Sog am distalen Tubusende. Bei korrekter intratrachealer Lage kann in der starren Trachea Luft aus den tieferen Atemwegen angesaugt werden. Bei einer ösophagealen Fehlintubation verlegt die flexible Ösophaguswand den Tubus und verhindert ein Ansaugen von Luft (Van Aken et al. 2007).

durch einen „Ösophagusdetektor" (Abb. 8.**4**), durch qualitative endexspiratorische Kohlendioxidmessung oder Kapnometrie geprüft und bestätigt werden. Insbesondere bei sehr geringem Herzzeitvolumen kann ein niedriges endtidales Kohlendioxid eine ösophageale Tubuslage vortäuschen.

Ein Intubationsversuch sollte nur von in Intubationsmaßnahmen ausgebildeten und geübten Rettern vorgenommen werden und keinesfalls länger als 30 s dauern, da ansonsten die lebensrettenden Herzdruckmassagen zu lange unterbrochen werden. Bei unmöglicher oder nicht zeitgerecht möglicher konventioneller Intubation können unabhängig von der Ursache von ausgebildetem Personal alternativ auch eine Larynxmaske (auch Pro Seal LM) ein Larynxtubus oder ein Kombitubus zur Atemwegssicherung eingesetzt werden (Abb. 8.**5** u. 8.**6**). Zu berücksichtigen ist allerdings – v. a. bei der Larynxmaske – ein im Vergleich zum Endotrachealtubus verringerter Aspirationsschutz.

Wichtig: Nach erfolgter Sicherung der Atemwege wird mit möglichst hohem Sauerstoffanteil mit einer Frequenz von 10 / min ohne Unterbrechung der Thoraxkompressionen beatmet.

Methoden zur Verbesserung des Blutflusses bei der Herzdruckmassage

ACD-CPR und ITV. Eine Technik zur Verbesserung des Blutflusses unter CPR ist die aktive Kompressions-Dekompressions-CPR (ACD-CPR) in Kombination mit dem Impedanzventil (inspiratory threshold valve ITV). Entscheidend für den Einstrom von Blut in den Thorax ist der geringe intrathorakale Unterdruck, der entsteht, wenn der Thorax entlastet wird und sich wieder in die Ruheposition zurückverformt. Dieser Unterdruck kann bei einer ACD-CPR gesteigert werden, indem der Thorax in der Entlastungsphase durch Zug einer Saugglocke am Sternum aktiv dekomprimiert wird. Dies erhöht den Blutrückfluss zum Herzen, und bei der nächsten Thoraxompression wird bei der ge-

8

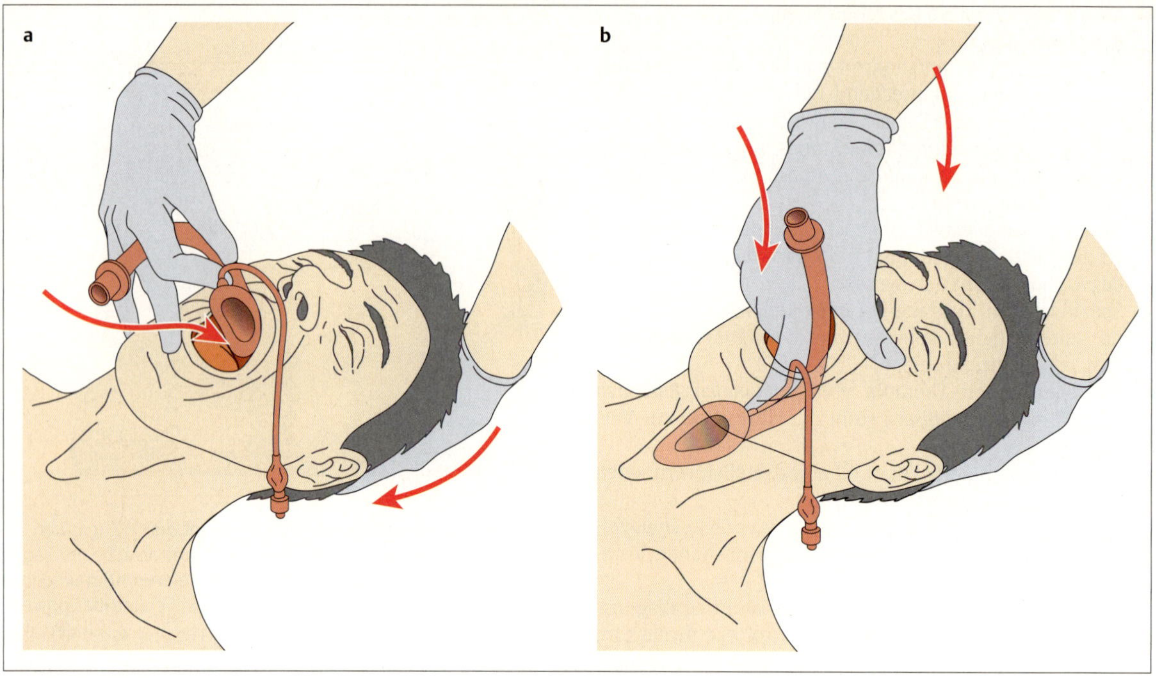

Abb. 8.**5a** u. **b** Einführung der Larynxmaske als alternatives Hilfsmittel zur Beatmung bei der CPR. Eingezeichnet ist die Lagerung des Kopfes und der Weg, den die Larynxmaske beim Einführen nehmen soll (**a**). Durch leichten Druck gegen die Rachenhinterwand kann das Einführen erleichtert werden (**b**) (Herff et al. 2006).

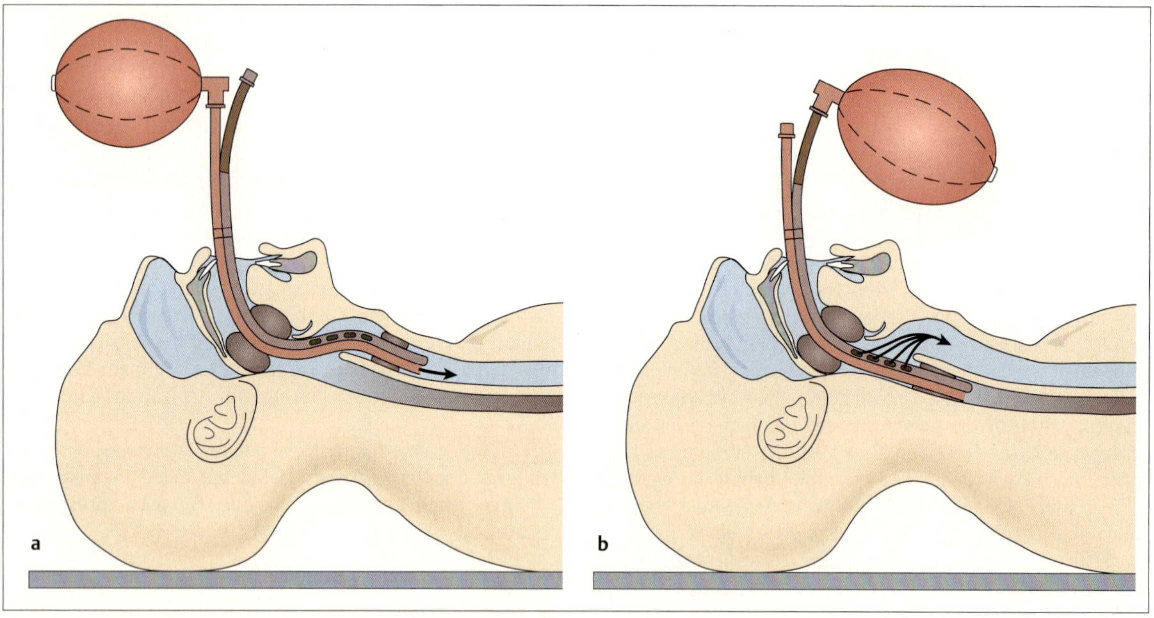

Abb. 8.**6a** u. **b** Der Kombitubus wird als Alternative zur endotrachealen Intubation „blind" in den Pharynx eingeführt. Ist die Tubusspitze in der Trachea, so kann über die distale Öffnung intratracheal ventiliert werden (**a**). Meist kommt die Spitze aber im Ösophagus zum Liegen und so kann über die Perforationen zwischen dem ösophagealen und dem pharyngealen Cuff extraglottisch beatmet werden (**b**) (Herff et al. 2006).

steigerten Vorlast folglich das Auswurfvolumen erhöht (Cohen et al. 1992). In klinischen Studien ließ sich mit diesem Verfahren allein kein Überlebensvorteil gegenüber der herkömmlichen Standard-CPR nachweisen (European Resuscitation Council 2005; Mauer et al. 1996; Nolan et al. 1998).

Einlass-Druck-Ventil. Zur weiteren Verbesserung dieser Technik wurde ein spezielles Einlass-Druck-Ventil (Inspiratory Threshold Valve, ITV) entwickelt, das auf den Beatmungstubus aufgesetzt wird. Dehnt sich der Brustkorb nach einer Kompression wieder aus oder wird er bei der ACD-CPR aktiv gedehnt, so verschließt das ITV die Atemwege gegen aus einem Beatmungsbeutel nachströmendes

Gas. Dies erhöht den Unterdruck im Thorax weiter und folglich wird wiederum der Blutrückfluss zum Herzen verbessert; eine aktive Beatmung über das Ventil ist jederzeit möglich (Lurie et al. 1998). In ersten klinischen Studien konnten mit dem ITV sowohl für die ACD-CPR als auch für die herkömmliche Standard-CPR eine erhöhte 24-h-Überlebensrate, aber keine erhöhte Klinikentlassungsrate gezeigt werden (European Resuscitation Council 2005; Plaisance et al. 2004; Wolcke et al. 2003). In den aktuellen CPR-Leitlinien gibt es keine eindeutige Empfehlung für oder wider das ITV-Konzept.

Offene Herzmassage und kardiopulmonaler Bypass

Die wohl älteste bekannte alternative CPR-Technik ist die offene Herzmassage: Durch eine Thorakotomie wird das Herz freigelegt und mit einer Frequenz von ca. 80/min mit der Hand komprimiert, wodurch ein sehr hoher Blutdruck erzeugt werden kann. Diese CPR-Technik kann nur bedingt oder in Ausnahmefällen empfohlen werden. Eine Technik für die ausschließlich klinische Anwendung ist der kardiopulmonale Bypass. Zwar konnte die Überlegenheit der Bypass-CPR gegenüber der Standard-CPR gezeigt werden (European Resuscitation Council 2005); aufgrund des Aufwandes ist es aber fraglich, ob diese Technik je in der Routine eingesetzt werden wird. Einen festen Platz hat die Bypass-CPR sicherlich bei der Reanimation von Patienten mit hypothermem Kreislaufstillstand.

EKG-Analyse und Defibrillation

Bedeutung der Defibrillation

Aus epidemiologischer Sicht ist *Kammerflimmern* die häufigste Ursache eines plötzlichen präklinischen Kreislaufstillstands bei Erwachsenen. Da bei diesem Herzrhythmus die Überlebenschance um etwa 10%/min ohne Defibrillation sinkt, ist die möglichst frühzeitige Defibrillation essenziell (Weaver et al. 1988).

Zeitpunkt des Notrufs. Daher empfehlen die Leitlinien des Jahres 2005 einzelnen Helfern bei Erwachsenen initial den Notruf abzusetzen und dann erst mit der Basis-CPR zu beginnen, um möglichst frühzeitig einen Defibrillator zum Notfallort zu bringen (European Resuscitation Council 2005). Die Defibrillation soll einen möglichst großen Anteil eines flimmernden Myokards mit unkontrollierten elektrischen Aktionen vollständig depolarisieren, um über eine kurz andauernde Asystolie den Schrittmacherzentren im Herzen die Rückkehr zu einem regulären Rhythmus zu ermöglichen.

AEDs. Eine wichtige Strategie, um eine schnellstmögliche Defibrillation zu erreichen, ist die Vorhaltung von halbautomatischen Defibrillatoren, sog. „AEDs" – „Automatic external Defibrillator" – in Bereichen, in denen aufgrund eines hohen Publikumsverkehrs mit dem wiederholten Auftreten von Kreislaufstillständen gerechnet werden kann. Da sich in den meisten Fällen unter den Zeugen eines Kreislaufstillstands kein professioneller Retter befindet, sind diese AED-Geräte so konzipiert, dass sie potenziell von jedermann bedient werden können (Weaver et al. 1988). In Bereichen, in denen in Erster Hilfe geschultes Personal zur Verfügung steht und in denen immer wieder einmal mit Reanimationsereignissen zu rechnen ist, wie zum Beispiel in öffentlichen Bädern, Flughäfen, Bahnhöfen usw., sollten diese Ersthelfer gezielt in der Bedienung des AED geschult werden (European Resuscitation Council 2005). Der Erfolg einer Defibrillation hängt u.a. davon ab, wie viele Herzmuskelfasern gleichzeitig depolarisiert werden, d.h. der Strom soll durch eine möglichst große Herzmuskelmasse fließen. Entscheidend sind die richtige Elektrodenplatzierung sowie ein möglichst geringer transthorakaler Widerstand. Bei den meisten AEDs werden Klebeelektroden verwendet. Sämtliche modernen AEDs arbeiten mit biphasischen Schockimpulsen.

EKG-Analyse

Sowohl bei den AEDs als auch bei den herkömmlichen Defibrillatoren steht die exakte EKG-Analyse im Vordergrund. Während diese bei den AEDs nach Tastendruck automatisch durch einen Chip erfolgt, wird bei herkömmlichen Geräten das EKG-Bild in den gewählten Ableitungen auf einem Monitor dargestellt und die Interpretation dem Anwender überlassen.

Asystolie. Bei der herkömmlichen EKG-Analyse muss darauf geachtet werden, dass die Amplitudenverstärkung maximal eingestellt ist, da sonst eine fälschlicherweise angezeigte Nulllinie als Asystolie fehlinterpretiert werden könnte. Die Asystolie ist durch fehlende elektrische Erregungen, also eine klassische „Nulllinie" (Amplitude < 1 mV) im EKG gekennzeichnet. Im Herzen finden keine koordinierten oder auch unkoordinierten elektrischen Erregungen statt; sie ist mit der schlechtesten Überlebensprognose verbunden.

Kammerflimmern. Das Kammerflimmern ist im EKG durch einen oszillierenden Erregungsablauf sozusagen als „Sägezahnmuster" ohne Kammerkomplexe charakterisiert. Kammerflattern ist durch eine rhythmische Erregung größerer Myokardareale mit hoher Frequenz (> 250/min) gekennzeichnet. Meist geht dieser Rhythmus innerhalb kurzer Zeit in ein Kammerflimmern über.

Pulslose ventrikuläre Tachykardie. Gleiches gilt für die pulslose ventrikuläre Tachykardie mit breiten Kammerkomlexen, die aufgrund ihrer hohen Frequenz mit einem Kreislaufstillstand einhergehen kann. Die pulslose elektrische Aktivität beschreibt eine organisierte elektrische Aktivität des Herzens ohne gleichzeitige mechanische Kontraktion. Bei dieser Form des Kreislaufstillstands kann das EKG trotz Pulslosigkeit einen Sinusrhythmus, alle Arten der Erregungsleitungsblockierung oder auch einen Kammerrhythmus aufweisen.

Hinweis für die Praxis: Viele moderne Defibrillatoren für professionelle Helfer bieten im sog. halbautomatischen Modus die Möglichkeit wie bei den AEDs das EKG-Bild auch automatisch analysieren zu lassen. Dies ist eine Zusatzoption, von der auch professionelle Helfer durchaus Gebrauch machen können.

Defibrillation

Ist durch einen professionellen Retter Kammerflimmern/-flattern oder eine pulslose ventrikuläre Tachykardie diagnostiziert worden, so ist die Indikation für eine Defibrillation gegeben.

Zeitpunkt. Unterschiedlich wird mittlerweile jedoch der optimale Zeitpunkt für die Schockabgabe beurteilt. Voraussetzung für eine erfolgreiche Defibrillation ist das Vorhandensein von energiereichen Phosphaten in der Herzmuskelzelle in ausreichender Menge. Derzeit wird deshalb postuliert, dass bei längeren Kreislaufstillstandszeiten von mehr als 5 min eine kurze CPR-Phase vor der ersten Defibrillation einen positiven Effekt auf die metabolische Situation der Myokardzellen und somit auf den anschließenden Defibrillationserfolg hat (European Resuscitation Council 2005; Cobb et al. 1999; Wik et al. 2003). Daher empfehlen die CPR-Leitlinien 2005 bei außerklinischem Kreislaufstillstand mit zumeist unbekannter Dauer, primär für 2 min Basis-CPR durchzuführen und dann erst zu defibrillieren. Da es für den innerklinischen Kreislaufstillstand keine Studien mit eindeutigem Ergebnis gibt, wird dort keine Empfehlung für oder wider eine vorgeschaltete Basis-CPR gegeben. Wird der Eintritt eines Kammerflimmerns dagegen an einem Monitor beobachtet und steht ein Defibrillator zur Verfügung, so wird sofort defibrilliert (European Resuscitation Council 2005).

Biphasische Defibrillation. Im Vergleich zur bis vor wenigen Jahren generell durchgeführten monophasischen Defibrillation (positiver, ohne nachfolgenden negativen Stromimpuls) besteht die gewählte Energieform bei der biphasischen Defibrillation aus einem positiven und einem nachfolgenden negativen Stromimpuls (European Resuscitation Council 2005; Brown et al. 1992; Schneider et al. 2000).

Energiemenge. Die zu wählende Energiemenge ist vom Gerätetyp abhängig und wird vom Hersteller entsprechend individuell empfohlen. Mit der biphasischen Defibrillation änderte sich auch die Strategie von den „Dreier-Defibrillationsserien" zur „single-shock-strategy" hin. So beendet eine einzelne biphasische Defibrillation schon mit einer Wahrscheinlichkeit von über 95 % ein bestehendes Kammerflimmern (im Gegensatz zur monophasischen Defibrillation mit 59 – 68 %) (European Resuscitation Council 2005). Hingegen ist nach erfolgreicher Defibrillation eine etwaige Auswurfleistung des Herzens sehr niedrig. Der CPR-Patient hat also nach einer biphasischen Defibrillation sehr wahrscheinlich keinen defibrillierbaren Rhythmus mehr, andererseits jedoch auch noch keinen suffizienten Spontankreislauf und profitiert daher immer noch von der durch die Thoraxkompressionen erzeugten Perfusion (European Resuscitation Council 2005; Plaisance et al. 2004).

Single Shock. Aus diesen Gründen wird deshalb gemäß der Leitlinien 2005 nur noch einmalig als „single shock" defibrilliert (European Resuscitation Council 2005). Eine EKG-Analyse erfolgt erst wieder nach 2 min, direkt vor einer evtl. erforderlichen weiteren Defibrillation. Nach einer erfolgreichen Defibrillation, dann am „schlagenden Herzen", durchgeführte Thoraxkompressionen erhöhen die Gefahr für ein erneutes Kammerflimmern offensichtlich nicht (European Resuscitation Council 2005).

Zudem wird durch den Verzicht auf die früheren „Defibrillationsserien" die Wahrscheinlichkeit für das Auftreten strominduzierter kardialer Nekrosen verringert (Brown et al. 1992; Schneider et al. 2000).

Hinweis für die Praxis: Zur EKG-Analyse und Defibrillation werden die Thoraxkompressionen nur möglichst kurz unterbrochen. Nach schnellstmöglicher Analyse des EKG-Bildes wird bei entsprechender Indikation einmalig defibrilliert und ohne weitere EKG-Analyse werden die Thoraxkompressionen für 2 min wieder fortgeführt. Bei einer Defibrillation ist jeglicher Körper- und Metallkontakt mit dem Patienten zu vermeiden.

Die meisten Erwachsenen mit plötzlichem Kreislaufstillstand zeigen im EKG initial ein Kammerflimmern. Da die Überlebenschance bei diesen Patienten um 7 – 10 % / min ohne Defibrillation sinkt (Weaver et al. 2001), wird beim beobachteten Kreislaufstillstand mit Kammerflimmern eine frühestmögliche Defibrillation dringend empfohlen.

Elektroden-, Paddleposition

Der Erfolg einer Defibrillation hängt u. a. davon ab, wie viele Herzmuskelfasern gleichzeitig depolarisiert werden, d. h. der Strom soll durch eine möglichst große Herzmuskelmasse fließen. Entscheidend ist ein möglichst geringer transthorakaler Widerstand. Dieser kann durch großflächige Elektroden (8 – 12 cm Durchmesser) sowie Verwendung von Elektrodengel und kräftigen Anpressdruck bei Paddle-Defibrillation herabgesetzt werden. Großflächige Klebeelektroden (Patches) haben den Vorteil, den transthorakalen Widerstand herabzusetzen, bieten zudem die Möglichkeit schnell und sicher eine exakte EKG-Diagnose stellen zu können und können weiterhin noch zur Schrittmacherstimualtion verwendet werden.

Hinweis für die Praxis: Die Elektroden sind nicht auf nasser Haut zu verwenden, da sonst zwischen den Elektroden auf der Haut ein Kurzschluss entstehen kann. Bei nassgeschwitzten Patienten muss also unbedingt vor einer Defibrillation der Brustkorb zwischen den beiden Elektroden abgetrocknet werden.

Grundsätzlich sind mehrere Elektrodenpositionen möglich; die beiden geläufigsten sind:

- Eine Elektrode (v. a. bei einer Defibrillation mittels Paddles) wird rechts parasternal (Sternum) unterhalb des Schlüsselbeins in der mittleren Klavikularlinie, die andere über der Herzspitze im 5. ICR in der vorderen Axillarlinie (Apex) aufgesetzt (Abb. 8.**7**).
- Eine anterior-posteriore Positionierung wird oft bei einer Defibrillation mittels Klebeelektroden gewählt, wobei hierzu eine Elektrode links präkordial und die zweite am Rücken links oder rechts paravertebral in Höhe des Herzens aufgeklebt wird.

Wichtig ist bei der Elektrodenpositionierung v. a., dass diese so weit voneinander entfernt aufgebracht werden, dass eine möglichst große Energiemenge das Myokard durchfließt. Insbesondere die apikale Elektrode sollte daher ausreichend weit lateral positioniert sein. Wenn rechts parasternal aufgrund z. B. eines Schrittmachers bei kleinem Thorax eine Elektrode nicht positioniert werden kann, ist die beidseits laterale Befestigung in der Axillarlinie eine weitere Alternative. Ein Überlegenheitsnachweis für eine spezifische Positionierung konnte bisher nicht gezeigt werden (European Resuscitation Council 2005).

Platzierung der Elektroden. Welche der beiden Elektroden an welcher der beiden vorgesehenen Positionen aufgesetzt wird, ist bei einer Defibrillation am geschlossenen Thorax bezüglich des Defibrillationserfolgs nicht relevant. Bei ei-

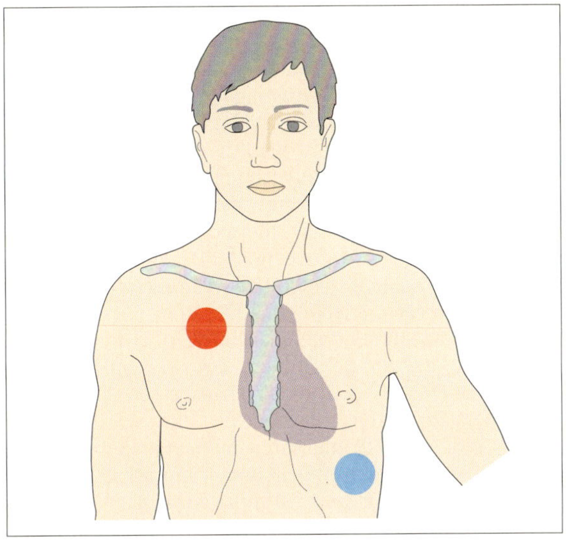

Abb. 8.**7** Geläufige Platzierung transthorakaler Defibrillationselektroden rechts parasternal unter dem Schlüsselbein und über der Herzspitze.

ner Defibrillation am geöffneten Thorax soll jedoch bei einer Stromflussrichtung von rechts oben nach links unten eine geringere Energiemenge erforderlich sein. Müssen Patienten mit implantierten Schrittmachern oder implantierten Cardioverter-Defibrillatoren (sog. ICD, Implantable Cardioverter Defibrillator) defibrilliert werden, sollten die Elektroden in einem Abstand von mindestens 10 cm zu den jeweiligen Implantaten aufgesetzt werden, um deren Beschädigung zu vermeiden.

Weitere Hinweise. Um den CPR-Ablauf durch inadäquate ICD-Entladungen nicht negativ zu beeinflussen, kann der ICD durch Auflegen eines dafür vorgesehenen Magneten vorübergehend ausgeschaltet werden. Nach einer erfolgreichen Defibrillation müssen sämtliche implantierte elektronische Systeme gewartet und auf ihre Funktionsfähigkeit geprüft werden. Wird der Eintritt eines Kammerflimmerns im EKG beobachtet, so kann man mit der ulnaren Faustseite auf die Mitte des Sternums den sog. präkordialen Schlag ausführen. Er kommt als Erstmaßnahme nur bei beobachtetem Kreislaufstillstand zur Anwendung und vermag unter diesen Voraussetzungen mechanische Energie in eine elektrische Aktion umzuwandeln, die zu einer myokardialen Kontraktion führen kann. In einzelnen Fällen lösen wiederholte Faustschläge in Abständen von 1–2 s effektive myokardiale Kontraktionen aus (Pacing).

Wichtig: Der präkordiale Schlag ist nicht ungefährlich. Er kann sowohl Bradykardien als auch ventrikuläre Tachykardien in Kammerflimmern umwandeln. Bei Schwangeren und Kleinkindern ist er hingegen kontraindiziert (European Resuscitation Council 2005).

Begleitende Medikation. Die ventrikuläre Tachykardie kann als eine Arrhythmieform angesehen werden, die mit zunehmender Frequenz in der Regel über eine zunehmende Kreislaufinsuffizienz zum Kreislaufstillstand führen kann. Die frühzeitige Intervention, sei es durch Antiarrhythmika oder durch eine synchronisierte elektrische Kardioversion unter Analgosedierung, kann lebensrettend sein. Ihre Darstellung sei jedoch den entsprechenden Abschnitten überlassen.

Synchronisierte Defibrillation. Im Falle der pulslosen ventrikulären Arrhythmie erfolgt die CPR gemäß dem Vorgehen beim Kammerflimmern – eine synchronisierte Defibrillation kann jedoch versucht werden. Dabei ist nach Auslösen der Schocktasten die verzögerte Energieabgabe zu beachten – keinesfalls dürfen deshalb Paddles vor erfolgter Schockabgabe vom Patienten entfernt oder dieser gar berührt werden!

Wichtig: Sind bei Asystolie p-Wellen vorhanden, so kann eine transthorakale Schrittmacherstimulation erfolgreich sein. Bei vollkommener Asystolie führt das Pacing allerdings zu keinen verbesserten Ergebnissen (European Resuscitation Council 2005).

Medikamente bei der CPR

Eine Übersicht zu Medikament, Dosierung und Zugangsweg zeigt Tab. 8.**3**.

Applikationswege

Intravenöser Zugang. Als *erste Wahl* für die Medikamentenapplikation gilt der intravenöse Zugang. Sofern bereits vorhanden, sollte dabei ein zentralvenöser Zugang bevorzugt werden, da die Medikamente schneller ins zentrale Kompartiment gelangen. Die Anlage eines zentralen Venenkatheters unter CPR-Bedingungen wird nicht empfohlen (European Resuscitation Council 2005; International Guidelines for CPR an ECC 2000). Nach periphervenöser Injektion sollten alle Medikamente mit mindestens 20 ml Kochsalzlösung, in der Regel über eine laufende Infusion, eingeschwemmt werden.

Tabelle 8.**3** Medikamente bei der CPR

Medikament	Dosierung	Bemerkung
Adrenalin	1 mg	i.v., i.o. alle 3–5 min
Adrenalin	2–3 mg	e.b.
Vasopressin	40 IU	i.v., e.b., i.o.
Atropin	3 mg	i.v., i.o. Wiederholung nach 5 min
Amiodaron	300 mg	i.v., i.o.
Magnesium	2 g	i.v., i.o.

Intraossäre Injektion. Sollte die Anlage eines venösen Zugangs in kurzer Zeit unmöglich sein, bietet sich sowohl bei Kindern als auch bei Erwachsenen die intraossäre Injektion als Zugangsweg der *zweiten Wahl* an.

Endobronchiale Applikation. Als Zugangsweg der *dritten Wahl* können Adrenalin, Vasopressin und Atropin über einen Endotrachealtubus endobronchial appliziert werden. Der Nachteil dieses Verfahrens ist, dass unter Umständen Medikamente in schlecht perfundierte Lungenareale gelangen und so nur unzureichend resorbiert werden, umgekehrt jedoch dann nach Wiederherstellung eines Spontankreislaufs plötzlich aus diesen Lungenarealen ins Blut eingeschwemmt werden können, was z. B. bei Adrenalin zu ausgeprägten Tachyarrhythmien führen kann (Paradis et al. 2002).

Hinweis für die Praxis: Aufgrund dieser unklaren Pharmakokinetik sind demnach der intravenöse oder der intraossäre Zugang zu bevorzugen. Wird die endobronchiale Applikation angewandt, so wird dabei die doppelte bis dreifache i. v.-Dosis der Medikamente (Ausnahme Vasopressin: hier auch 40 IU) möglichst in 10 ml destilliertem Wasser (schnellere Resorption als mit NaCl) gelöst und appliziert (European Resuscitation Council 2005).
In vielen Fällen ist bei Reanimationspatienten die V. jugularis externa gestaut und bietet sich demnach als einfach zu punktierende Vene an, aus der Medikamente sehr schnell in das zentrale Kompartiment gelangen.

Vasopressoren

Adrenalin

Vermutet wird, dass Adrenalin bei der CPR über seine α-adrenerge Erhöhung des peripheren Gefäßwiderstands eine Umverteilung des durch Thoraxkompressionen erzeugten Herzzeitvolumens zu den Organen Herz und Gehirn bewirkt. Es gibt jedoch bisher keine prospektiven klinischen Studien, die belegen, dass Adrenalin im Vergleich zu Placebo die Überlebensrate bei Patienten mit Kreislaufstillstand verbessert. Den positiven hämodynamischen Effekten des Adrenalins stehen als Nachteile gegenüber, dass Adrenalin den myokardialen Sauerstoffverbrauch des flimmernden Herzens durch übermäßige β-Rezeptor-Stimulation steigert, die subendokardiale Myokardperfusion relativ vermindert sowie ventrikuläre Rhythmusstörungen und Herzversagen in der Postreanimationsphase begünstigt (Paradis et al. 2002). Zur Frage nach der optimalen Dosierung von Adrenalin bei Patienten im Kreislaufstillstand gibt es eine Vielzahl von Untersuchungen. Unter anderem zeigten sehr groß angelegte, klinische Studien in den USA und Kanada, dass hohe Adrenalindosierungen das Reanimationsergebnis im Vergleich zu 1 mg Adrenalin/Zyklus nicht verbessern (Brown et al. 1992). Dementsprechend werden höhere Adrenalindosen derzeit nicht empfohlen (European Resuscitation Council 2005).

8

Wichtig: Während einer CPR wird Adrenalin intravenös in einer Dosierung von 1 mg alle 3 – 5 min empfohlen. Bei Kammerflimmern wird Adrenalin nach der zweiten erfolglosen Defibrillation appliziert (also in der Analysephase unmittelbar vor der dritten Defibrillation).

Vasopressin

Als „Reserve-Vasopressor" steht neben Adrenalin Arginin-Vasopressin (AVP) zur Verfügung, das ebenfalls zu einer Verbesserung des Blutdrucks während der CPR führt. In den letzten 10 Jahren fand man in zahlreichen, v. a. tierexperimentellen CPR-Untersuchungen einen Vorteil bei der Verwendung von AVP verglichen mit Adrenalin (Paradis et al. 2002). In einer innerklinischen als auch einer großen außerklinischen Multizenterstudie konnte die sichere und mit Adrenalin gleichwertige Wirkung des AVP demonstriert werden (Stiell et al. 2001; Wenzel et al. 2004); in einer Metaanalyse erwiesen sich AVP und Adrenalin als gleich wirksam zur Behandlung des Kreislaufstillstands (Aung u. Htay 2005). Während AVP v. a. einen Überlebensvorteil bei Patienten mit Asystolie bewirkte, wurde mit der Kombination von AVP und Adrenalin in einer Subgruppenanalyse bei Patienten mit Kammerflimmern, pulsloser elektrischer Aktivität und Asystolie sogar ein Vorteil bei der Krankenhausentlassung erreicht. Dieser synergistische Effekt von AVP und Adrenalin insbesondere bei längerer Kreislaufstillstandzeit wurde zuvor schon in tierexperimentellen Untersuchungen gezeigt. Vasopressin wird in den internationalen Leitlinien und im Algorithmus der American Heart Association als gleichwertig zu Adrenalin bewertet, aber im Algorithmus des European Resuscitation Council nicht empfohlen. Wird mit Adrenalin kein Spontankreislauf erreicht, kann alternierend die Gabe von Vasopressin (40 IU) entsprechend der Leitlinien der American Heart Association erwogen werden. Die Kombination von Adrenalin mit Vasopressin in Form einer alternierenden Gabe wird derzeit in einer großen präklinischen Studie in Frankreich überprüft.

Antiarrhythmika

Injektion von Amiodaron. Eine Verbesserung der Langzeitüberlebensrate konnte bislang für kein Antiarrhythmikum gezeigt werden (European Resuscitation Council 2005). In mehreren klinischen Studien zeigte sich aber bei Kammerflimmern durch Amiodaroninjektion ein Vorteil bei der Wiederherstellung eines Spontankreislaufs und der Krankenhausaufnahme (Dorian et al. 2002; Kudenchuk et al. 1999). Daher wird nach drei Defibrillationsversuchen bei persistierendem Kammerflimmern oder ventrikulärer Tachykardie die intravenöse Gabe einer Dosis von 300 mg Amiodaron verdünnt in 20 ml 5 %-Glukoselösung empfohlen (European Resuscitation Council 2005).

Zentralvenöse Applikation von Amiodaron. Wenn der Patient bereits mit einem zentralvenösen Zugang versorgt ist, sollte Amiodaron aufgrund der starken Venenreizung zentralvenös appliziert werden; eine Repetition in halber Dosis nach 10 min ist möglich. Das früher häufig verwendete Lidocain hat bei defibrillationsrefraktärem Kammerflimmern und pulsloser Kammertachykardie keinen bewiesenen Effekt, weswegen nach Möglichkeit und wenn verfügbar Amiodaron injiziert werden sollte (European Resuscitation Council 2005; International Guidelines for CPR an ECC 2000).

Magnesium. Magnesium kann unter Umständen bei defibrillationsrefraktärem Kammerflimmern ebenfalls vorteilhaft sein. Seine routinemäßige Anwendung bei der CPR bringt offenbar keinen nachweisbaren Vorteil; bewiesen ist dagegen der Nutzen bei durch Hypomagnesämie induzierten Herzrythmusstörungen (European Resuscitation Council 2005). Bei defibrillationsrefraktärem Kammerflimmern oder Hypomagnesämie können 2 g Magnesium-Sulfat-Lösung 50% über 1–2 min appliziert werden; nach 10–15 min kann eine Wiederholung durchgeführt werden. Innerklinisch sollte der Magnesiumspiegel im Serum kontrolliert werden (European Resuscitation Council 2005; International Guidelines for CPR an ECC 2000).

Wichtig: Amiodaron wird bei defibrillationsrefraktärem Kammerflimmern nach der dritten Defibrillation in einer Dosis von 300 mg intravenös appliziert (European Resuscitation Council 2005); ggf. Repetition mit 150 mg.

Natriumbikarbonat (Natriumhydrogenkarbonat)

Wirkprinzip. Wirkprinzip des Natriumbikarbonats bei einer metabolischen Azidose ist seine Reaktion mit organischen Säuren (z. B. Milchsäure) unter Protonenaufnahme, wobei die Anionen der organischen Säuren (z. B. Laktat) pH-neutral zurückbleiben und zeitversetzt in der Leber metabolisiert werden (s. u.). Die Pufferreaktion führt zur Bildung von Kohlendioxid und Wasser, welches wiederum zum Großteil zu Kohlensäure hydratisiert wird. Hierbei entstehen also aus einer fixen organischen Säure gleiche Mengen einer flüchtigen anorganischen Säure, wobei sich der pH-Wert in der Peripherie zunächst nicht ändert. Erst bei der Lungenpassage des Blutes kann Kohlendioxid abgeatmet werden, wodurch die Zahl der freien Protonen sinkt und letztendlich der pH-Wert steigt. Eine Grundvoraussetzung für eine Natriumbikarbonatpufferung ist also der Abtransport der entstehenden Kohlensäure von der Peripherie zur Lunge durch einen suffizienten Kreislauf.

Einschränkungen der Natriumbikarbonatgabe. Bei Patienten mit Kreislaufstillstand kann aber wegen eines verminderten pulmonalen Blutflusses und eines gestörten Ventilationsperfusionsverhältnisses nur wenig Kohlendioxid abgeatmet werden. Injiziert man dann Natriumbikarbonat, so wird zwar die Milchsäure abgepuffert, es entsteht jedoch eine äquimolare Menge Kohlensäure, die aber im peripheren Gewebe zurückbleibt – der lokale pH-Wert bleibt also gleich. Da Kohlendioxid die Zellwände im Gegensatz zu metabolischen Säuren ungehindert passieren kann, sinkt der intrazelluläre pH-Wert sogar weiter ab. So wurde erwartungsgemäß nach einer lokalen Natriumbikarbonatinjektion ein Anstieg des intramyokardialen Kohlendioxidpartialdrucks und dementsprechend eine intramyokardiale Azidose gemessen (Abb. 8.**8**). Bei diesen Einschränkungen überrascht es nicht, dass in den meisten

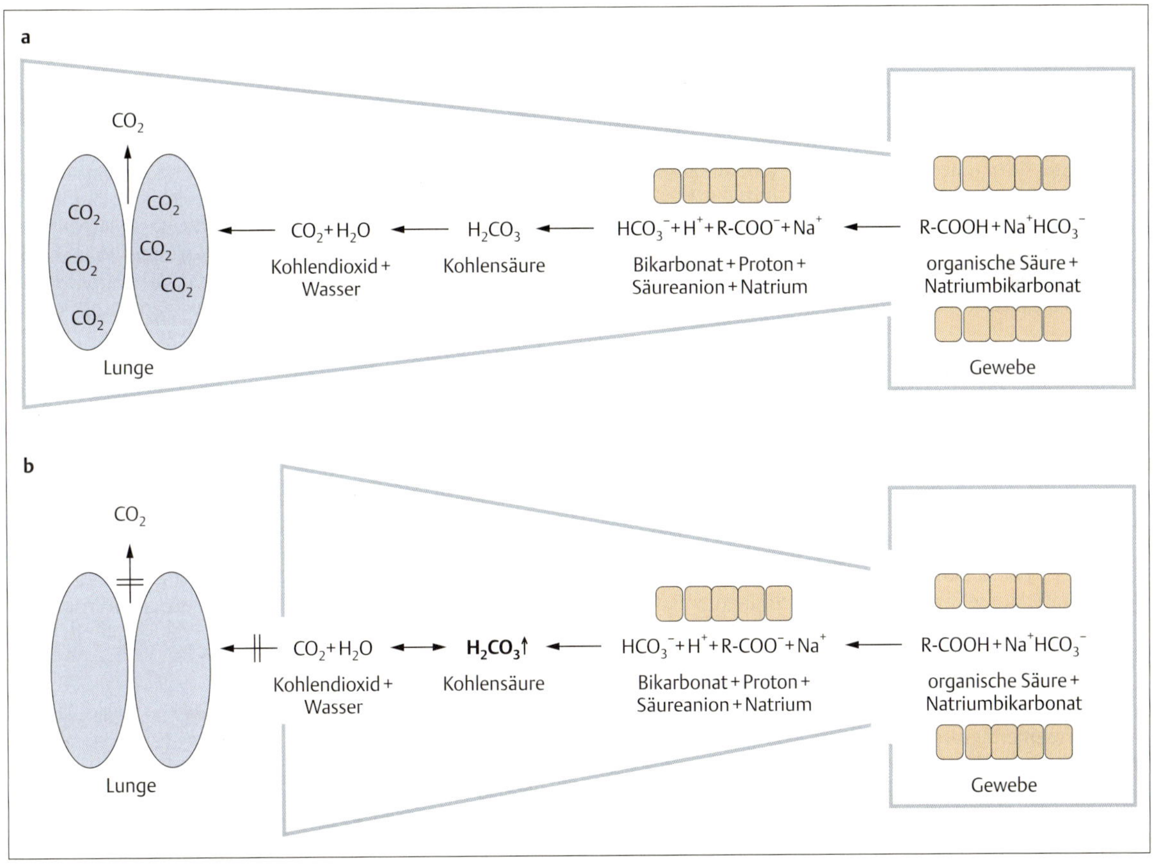

Abb. 8.**8a** u. **b** Vereinfachte schematische Darstellung der Natriumbikarbonatpufferung.
a Patient mit intaktem Kreislauf. Reaktion des Natriumbikarbonats mit organischen Säuren unter Protonenaufnahme zu Kohlensäure, Anionen der organischen Säuren und Natrium bleiben pH-neutral zurück, Kohlendioxid und Wasser entsteht. Abatmung von Kohlendioxid über die Lunge, Zahl der freien Protonen im peripheren Gewebe sinkt, pH-Wert steigt (Wik et al. 2003).
b CPR-Patient. Transport von Kohlensäure zur Lunge und Abatmung vermindert, Zahl der freien Protonen im peripheren Gewebe bleibt unverändert, geringe Pufferwirkung im Gewebe (Wik et al. 2003) (Beispiel für organische Säure: Milchsäure C_2H_4OH-COOH; Beispiel für Säureanion: Laktat C_2H_4OH-COO^-).

Studien durch Natriumbikarbonatgabe bei der CPR kein Überlebensvorteil gezeigt werden konnte (Dybvik et al. 1995; Steen 2005).

Indikation. Eine Verwendung von Natriumbikarbonat sollte im Rahmen der CPR nur bei exzessiver Hyperkaliämie, vorbestehender metabolischer Azidose oder Intoxikation mit trizyklischen Antidepressiva erwogen werden (European Resuscitation Council 2005; International Guidelines for CPR an ECC 2000).

Wichtig: Natriumbikarbonat wird für die CPR allgemein nicht mehr empfohlen (European Resuscitation Council 2005).

Zusätzliche Medikamente

Atropin. Atropin kann zur totalen Vagolyse bei der Therapie einer Asystolie oder einer pulslosen elektrischen Aktivität mit Frequenzen unter 60 / min eingesetzt werden. Die empfohlene Dosierung beträgt bei Asystolie 3 mg Atropinsulfat i. v. (European Resuscitation Council 2005). Ein Nachweis eines Vorteils konnte in klinischen Studien nie gezeigt werden. Angesichts von Einzelfallberichten über Erfolge und der extrem schlechten Prognose der betroffenen Patienten verbleibt Atropin dennoch als Therapieoption in den Leitlinien 2005. Gleiches gilt gemäß der Leitlinien des ERC bei atropinresistentem und persistierendem asystolen Kreislaufstillstand für den Einsatz von Theophyllin (5 mg / kgKG).

Kalzium. Im Gegensatz dazu kann Kalzium auf ein ischämisches Myokard toxisch wirken und sollte nur bei klarer Indikationsstellung wie Hypokalzämie, ausgeprägter Hyperkaliämie oder einer Überdosis von Kalziumantagonisten angewandt werden. Dann werden initial 10 ml Kalziumlösung 10 % (2,3 mmol Kalzium) appliziert, was auch wiederholt werden kann. (European Resuscitation Council 2005; International Guidelines for CPR an ECC 2000). Innerklinisch sollte der Kalziumspiegel im Serum kontrolliert werden.

Prähospitale Fibrinolyse

Eine Vielzahl klinischer und experimenteller Daten weisen auf den möglichen Vorteil einer frühen Fibrinolyse in Bezug auf die mikrozirkulatorische Reperfusion, die Überlebensrate und die zerebrale Ischämietoleranz nach Kreislaufstillstand hin (Padosch et al. 2002). Bei 50 – 70 % der CPR-Patienten ist ein Gefäßverschluss in Form eines akuten Myokardinfarkts, seltener auch einer fulminanten Lungenembolie Ursache des Kreislaufstillstands. Fibrinolytika bewirken eine Auflösung dieser gefäßverschließenden Thromben bzw. Emboli. Bei einer Lungenembolie kommt es zudem durch die Thoraxkompressionen zu einer mechanischen Fragmentierung des vorhandenen pulmonalen Embolus, was zu einer Vergrößerung der Angriffsfläche des Fibrinolytikums und somit zu einer erhöhten Effektivität dieser Therapie führen kann. Somit kann die während einer CPR durchgeführte Fibrinolyse möglicherweise die dem Kreislaufstillstand zugrunde liegenden Ursachen beseitigen. Bei vermuteter thrombotischer bzw. embolischer Genese eines Kreislaufstillstands kann eine Fibrinolyse im Einzelfall unter strenger Beachtung anderweitiger Kontraindikationen erwogen werden (Spöhr et al. 2005). Eine große klinische Studie in Europa konnte allerdings keinen Vorteil einer generellen systemischen Fibrinolyse bei der CPR belegen.

Wichtig: Bei der Pulmonalarterienembolie kann die Fibrinolyse die Wirksamkeit der CPR verbessern. Die Reanimation sollte dann ggf. für mindestens 60 – 90 min weitergeführt werden (European Resuscitation Council 2005).

Postreanimationsphase

Einstellen der Reanimationsmaßnahmen

Die Diagnose eines Hirntodes kann während der CPR nicht gestellt werden. Die Chancen, doch noch erfolgreich zu reanimieren, sind in der Regel dann gering, wenn auch nach einstündiger Reanimation keine spontane Aktivität zu erreichen ist, sondern lediglich eine elektrische Aktivität mit verlangsamten Kammerkomplexen resultiert oder Kammerflimmern mit ständigen Amplitudenverlusten anhält. Die Vorhersage nicht erfolgreicher CPR-Versuche ist sehr komplex und daher sehr fehleranfällig. Deshalb kann hier keine allgemein gültige Entscheidungslinie angegeben werden. Die Einstellung des CPR-Versuchs ist eine individuelle Entscheidung des behandelnden Arztes, die aufgrund des initialen EKG-Rhythmus, ggf. der Durchführung von Laien-CPR, Eintreffzeiten der Rettungskräfte, dem Reanimationsverlauf und auch der Berücksichtigung der bisherigen Lebensqualität des Patienten getroffen werden sollte. Ein Transport in eine Zielklinik unter laufender CPR, außer bei unterkühlten und ggf. im Einzelfall auch bei intoxikierten Patienten, ist meist sinnlos.

Allgemeine Intensivtherapie

In jedem Fall ist nach einer erfolgreichen CPR eine Intensivtherapie notwendig, um das bestmögliche Langzeitergebnis zu erreichen. Patienten sind in der unmittelbaren Postreanimationsphase durch Hypotonie, Herzrhythmusstörungen, multiples Organversagen oder septische Inflammation gefährdet. So lange kein ausreichender Wachheitsgrad nach einer CPR erreicht ist, müssen die Patienten zur Sicherstellung einer ausreichenden Oxygenierung künstlich beatmet werden. Klinisch nicht belegt ist der prophylaktische Einsatz sog. hirnprotektiver Medikamente wie Barbiturate, Kalziumantagonisten und Hydantoinderivate im Rahmen der Erstversorgung. Kommt es in der Aufwachphase jedoch zu Krampfanfällen, dann sind diese aggressiv, z. B. mit Benzodiazepinen und / oder Barbituraten zu therapieren. Besondere Bedeutung kommt, durch die postischämische Ausschaltung der Autoregulation der Hirngefäße, der Blutdruckstabilität nach einer erfolgreichen CPR zu. Der Blutzuckerspiegel sollte unbedingt in engen Grenzen im Normalbereich gehalten werden (European Resuscitation Council 2005).

Therapeutische milde Hypothermie

Wirkung. Der therapeutische Einsatz der Hypothermie zur Neuroprotektion nach der Wiederherstellung eines Spontankreislaufs hat in den letzten Jahren an Bedeutung gewonnen. So führt die Reduktion der Körpertemperatur u. a. auch über eine generelle Verlangsamung des Stoffwechsels der Hirnzelle nicht nur zu einer Herabsetzung des Glukose- und Sauerstoffverbrauchs, sondern auch zu einer verminderten Bildung freier Radikale. Diese reaktiven Sauerstoffverbindungen (reactive oxygen species, ROS) führen über unspezifische Oxidationsvorgänge zu Zellschäden und spielen eine zentrale Rolle bei der Entstehung des postischämischen Reperfusionsschadens (Popp et al. 2005).

Außerdem inhibiert eine milde Hypothermie direkt die Aktivität apoptoseinduzierender Proteasen (Caspasen) und stabilisiert die Mitochondrienfunktion. Des Weiteren verzögert eine milde Hypothermie die reperfusionsbedingte Aktivierung von VEGF (vascular endothelial growth factor) und damit indirekt die Freisetzung von zellmembranschädigendem Stickstoffmonoxid (NO).

Besondere Bedeutung scheint auch der hypothermiebedingten Senkung der nach einem Kreislaufstillstand überschießenden Freisetzung exzitatorischer Neurotransmitter (Glutamat, Aspartat) zuzukommen (Popp et al. 2005). Diese führen zu einer überschießenden Neuronenaktivierung mit konsekutiver intrazellulärer Kalziumüberladung, was wiederum über Caspasenaktivierung zur Einleitung apoptotischer Prozesse führt.

Mögliche Komplikationen. Seit 1996 zeigten drei prospektive, randomisierte Studien deutliche Vorteile für die nach einem Kreislaufstillstand und CPR mit milder Hypothermie therapierten Patienten (The Hypothermia after Cardiac Arrest Study Group 2002; Böttiger et al. 2001; Zeiner et al. 2000). Der Einsatz der therapeutischen Hypothermie kann mit Komplikationen verbunden sein, deren Ausmaß vom Grad der Hypothermie und der klinischen Überwachung der Patienten abhängt. So kann es zu Elektrolytverschiebungen und zu damit verbundenen Herzrhythmusstörungen kommen. Eine Hemmung der ADH-Ausschüttung führt zu einer verstärkten Diurese und einer konsekutiven Hypovolämie, welche evtl. durch eine bisher ursächlich weitgehend ungeklärte, nichtentzündliche Extravasation von Flüssigkeit verstärkt wird. Zudem wurden Störungen der Blutgerinnung, Veränderungen der Blutviskosität und eine höhere Infektionsrate beobachtet. Des Weiteren kann eine Hypothermie zu einer Insulinresistenz führen (Popp et al. 2005).

Ziel. Ziel ist es, den Patienten – wahrscheinlich am besten so schnell als möglich, spätestens jedoch innerhalb von 4 h nach erfolgreicher CPR, auf 32 – 34 °C Körperkerntemperatur zu kühlen (European Resuscitation Council 2005). Dabei gilt, dass die Patienten generell analgosediert und ggf. auch muskelrelaxiert werden sollen, um ein körpereigenes Gegensteuern durch Kältezittern zu verhindern. Dies lässt sich insbesondere auch durch Pethidingabe unterstützen. Durch externe Kühlmethoden allein lässt sich auch bei Verwendung von Eispacks eine schnelle Kühlung nicht immer erreichen. Die Wiedererwärmung sollte mit maximal 0,25 – 0,5 °C / h sehr behutsam durchgeführt werden; eine Hyperthermie ist im weiteren Verlauf unbedingt zu vermeiden.

Hinweis für die Praxis: Als ein effektives und einfach anzuwendendes sowie äußerst kostengünstiges Verfahren wird die Infusion von 30 ml / kgKG 4 °C kalter Vollelektrolytlösung über 30 min postuliert (Popp et al. 2005). In 1 h konnte so die Körpertemperatur um bis zu 3,5 °C gesenkt werden.

Zudem wirkt die Volumengabe einer Hypovolämie nach einer CPR entgegen; zu einem gehäuften Auftreten von Lungenödemen kam es dabei nicht. Im Gegenteil verbesserten sich arterieller Mitteldruck, Nierenfunktion und Säure-Basen-Haushalt signifikant.

Extrakorporale Zirkulation. Ein sehr invasives Verfahren zur Kühlung ist die extrakorporale Zirkulation. Ein speziell zur Abkühlung nach CPR entwickeltes Verfahren stellt das Einführen eines speziellen intravenösen Katheters dar. Dieser wird an ein entsprechendes Kühlgerät angeschlossen und von kaltem Wasser durchströmt, was die Patienten zügig abkühlt. Größere klinische Studien über einen Vorteil dieses Verfahrens stehen jedoch noch aus.

Wichtig: Bewusstlose erwachsene Patienten mit initialem Kammerflimmern sollten nach Wiederherstellung eines Spontankreislaufs für die folgenden 12 – 24 h auf eine Körperkerntemperatur von 32 – 34 °C abgekühlt werden. Auch entsprechende Patienten mit nicht defibrillierbaren initialen Rhythmen oder nach intrahospitalem Herz-Kreislauf-Stillstand sowie Kinder können hiervon profitieren. Eine intensivmedizinische Überwachung mit strikter Kontrolle des Wasser- und Elektrolythaushalts sowie des Blutzuckerspiegels ist obligat (European Resuscitation Council 2005).

Langzeitprognose

Neurologisches Defizit. Eine Prognose nach einer CPR ist schwer zu stellen, da für jedes Prognoseverfahren eine Spezifität von 100 % zu fordern ist. Entscheidender Faktor für die oft unzureichende Erholung sind häufig die im Rahmen der Ganzkörperischämie und Reperfusion erlittenen Hirnschäden und das daraus folgende neurologische Defizit. Fehlen nach 3 Tagen bei komatösen Patienten noch jeglicher Pupillenreflex oder jegliche Schmerzantwort, ist die Prognose in der Regel schlecht.

Serummarker. Labortests wie die Bestimmung der neuronspezifischen Enolase (NSE) oder des Proteins S100-b geben letztlich nicht sicher genug Aufschluss über eine ggf. mangelnde Erholungsfähigkeit der Patienten. Wenn die Blutspiegel dieser Serummarker niedrig sind, ist die zerebrale Erholungsfähigkeit jedoch generell als günstig einzuschätzen (Böttiger et al. 2001). Ebenso gilt dies allgemein für EEG-Analysen bis zu 48 h nach der CPR (European Resuscitation Council 2005).

Zeitfaktor. Grundsätzlich gilt, dass bei der Hälfte aller Patienten, die nach einer CPR in der Klinik versterben, der Tod innerhalb von 72 h nach Klinikaufnahme eintritt. Als derzeit bester Langzeitprognosemarker gilt daher eine nach diesen 72 h an nicht sedierten, bewusstlosen und normothermen Patienten durchgeführte Stimulierung des N. medianus mit Aufzeichnung evozierter Potenziale. Beidseitiges Fehlen der N_{20}-Komponente der evozierten Potenziale bei hypoxisch bedingten Komapatienten geht mit einer schlechten Prognose einher (European Resuscitation Council 2005).

Reanimation von Kindern

Das primär kardiale Herzkreislaufversagen tritt beim Kind im Gegensatz zum Erwachsenen selten auf. Der Kreislaufstillstand im Kindesalter wird am häufigsten durch primär respiratorische Störungen ausgelöst, die zur Hypoxie und sekundär zum Stillstand des Herzens führen (Asphyxie). Die CPR wird deshalb hier mit 5 Beatmungen begonnen und erst im Anschluss werden Thoraxkompressionen durchgeführt. Da eine primär kardiale Ursache für einen Kreislaufstillstand bei Kindern unwahrscheinlich ist, sind hier primär immer externe Faktoren („4 H's und HITS") zumindest in Erwägung zu ziehen.

Freimachen der Atemwege – Fremdkörperaspiration beim Kind

Um die Atemwege beim Säugling freizumachen, muss lediglich das Kinn angehoben werden. Der Kopf darf keinesfalls maximal überstreckt werden. Bei einer Bolusverlegung sollte das noch bei Bewusstsein befindliche Kind, soweit möglich, zum Husten aufgefordert werden. Reichen die Hustenstöße nicht aus, werden Schläge auf den Rücken ausgeführt. Hierzu sollte das Kind mit leicht erniedrigtem Kopf in Bauchlage gehalten und dann sollten mit der flachen Hand kräftige Schläge zwischen die Schulterblätter ausgeführt werden. Auch Thoraxkompressionen, Schläge auf den Rücken im Wechsel mit Thoraxkompressionen oder Oberbauchkompressionen im Wechsel mit Thoraxkompressionen (nicht bei Kindern unter 1 Jahr: Verletzungsgefahr) können versucht werden. Die Entfernung von Fremdkörpern unterhalb der Glottis erfordert entsprechende Hilfsmittel.

Diagnose des Kreislaufstillstands

Beim Säugling ist der Karotispuls wegen des kurzen Halses schwer zu tasten. Es wird deshalb die Palpation der A. brachialis empfohlen. Alternativ kann bei größeren Kindern auch die A. femoralis palpiert werden. Dies setzt jedoch entsprechende Erfahrung und v. a. Übung voraus. Neugeborene mit einer Herzfrequenz unter 60 Schlägen/min sind reanimationspflichtig.

> **Wichtig:** Auch beim Kind sollte ungeübtes Personal auf die Suche nach einem Puls verzichten und bereits bei Fehlen von indirekten Zeichen einer intakten Zirkulation (Atmung, Husten, Bewegung) sofort mit der CPR beginnen.

Beatmung

Mund-zu-Mund-und-Nase. Sind keine Hilfsmittel vorhanden, erfolgt die Beatmung beim Säugling mittels Mund-zu-Mund-und-Nase-Beatmung, d. h. die Luft wird gleichzeitig in die Nase und in den Mund insuffliert. Als Richtgröße für das Atemzugvolumen gilt die Faustregel: Atemzugvolumen (ml) = Körpermasse (kg) × 7.

Die Beatmungsfrequenz für Neugeborene (Geburt bis 28. Tag) beträgt ca. 40/min, für Säuglinge ca. 30–40/min (28. Tag bis 12 Monate), für Kleinkinder/Vorschulkinder (1.–6. Lebensjahr) ca. 20–30/min und für Schulkinder (6.–8. Lebensjahr) ca. 20/min.

Kinderintubation. Ab der Pubertät gilt ein Kind nach den neuen CPR-Leitlinien als erwachsener Patient (European Resuscitation Council 2005). Auch beim kindlichen Patienten ist die bestmögliche Sicherung der Atemwege mittels endotrachealer Intubation im Rahmen der CPR anzustreben. Für Helfer mit wenig Erfahrung in der Kinderintubation ist allerdings dabei zu bedenken, dass durch eine effektive Maske-Beutel-Beatmung eine schlechte Prognose – bedingt durch eine evtl. nicht erkannte ösophageale Fehlintubation – verhindert werden kann. Insbesondere bei Kindern ist die Verifikation der Tubuslage oft schwierig, sodass die Intubation dem Geübten überlassen bleiben sollte. Alternative Beatmungshilfen wie die Larynxmaske oder der Larynxtubus werden für Neugeborene nicht empfohlen und auch bei älteren Kindern nur als Alternativen der zweiten Wahl betrachtet (European Resuscitation Council 2005).

Asphyxie. Da die häufigste Ursache des kindlichen Kreislaufstillstands die Asphyxie ist, beginnt die Kinderreanimation mit 5 Beatmungen, um die Alveolen initial mit Sauerstoff aufzusättigen. Nur bei bekannter kardialer Genese des Kreislaufstillstands und erhaltener Restfüllung der Lungen mit Sauerstoff beginnt die Reanimationssequenz mit initialen Kompressionen. Ist der Helfer zu Reanimationsbeginn allein vor Ort, soll er deshalb auch initial mit der CPR beginnen, um die Minderversorgung des kindlichen Organismus mit Sauerstoff zu durchbrechen und erst dann Hilfe holen. Im Gegensatz dazu wird bei erwachsenen Patienten zuerst Hilfe gerufen, um bei zu vermutender kardialer Genese des Kreislaufstillstands möglichst schnell einen Defibrillator vor Ort zu bringen.

Thoraxkompressionen und Beatmung

Daumentechnik. Bei Neugeborenen und Säuglingen wird die externe Herzdruckmassage mit der Daumentechnik (Hände des Helfers umfassen den Thorax, Fingerspitzen nach dorsal, Daumen liegen sternal) durchgeführt. Der Druckpunkt liegt eine Fingerbreite unterhalb der Intermamillarlinie. Die Kompressionstiefe sollte ca. ein Drittel des Thoraxdurchmessers betragen. Bei älteren Kindern kann eine einhändige Herzdruckmassage oder eine vorsichtige Herzdruckmassage wie beim Erwachsenen durchgeführt werden.

Anzahl der Kompressionen. Kinder werden gemäß der Leitlinien des Jahres 2005 von Laienhelfern und professionellen Helfern, die allein vor Ort sind, ebenfalls im Verhältnis 30 Kompressionen zu 2 Beatmungen reanimiert. Damit soll der Ersthelfer nicht durch unterschiedliche Lehraussagen zu Erwachsenen und Kindern verwirrt werden. Professionelle Helfer sollten, sofern sie nicht allein vor Ort sind, im Verhältnis 15 Kompressionen zu 2 Beatmungen reanimieren. Die Kompressionsfrequenz beträgt ebenfalls 100/min.

Im Gegensatz dazu werden Neugeborene bei Kreislaufstillstand oder einer Herzfrequenz von unter 60/min mit 120 Thoraxkompressionen pro Minute reanimiert. Das Kompressions-Ventilations-Verhältnis ist demnach bei Neugeborenen mit 40 Beatmungen pro min 3:1 (European Resuscitation Council 2005). Beim nicht intubierten Kind sollten die Kompressionspausen, in denen ventiliert wird, maximal 1,5 s lang sein.

> **Wichtig:** Bis zu einem Jahr gelten Kinder als Säuglinge, ab der Pubertät als Erwachsene. Entscheidend für das Vorgehen in der Praxis ist das durch den Helfer geschätzte Alter. Bestehen darüber Zweifel, werden Kinder unter entsprechender Reduktion der Beatmungsvolumina und einer Thoraxkompressionstiefe von einem Drittel des Thoraxdurchmessers nach den Erwaschenenschemata (30:2) reanimiert.

Intraossärer Zugang

Der intraossäre Zugang (i. o.) stellt eine einfache, komplikationsarme und schnelle Alternative zum intravenösen Zugang dar und kann selbst mit minimalem Trainingsaufwand in weniger als 30 s gelegt werden. Es können sowohl Notfallmedikamente als auch Infusionslösungen intraossär appliziert werden. Aus diesem Grund hat sich diese Applikationsmethode v. a. beim Kindernotfall durchgesetzt und wird weltweit empfohlen und gelehrt.

Hinweis für die Praxis: Spätestens nach 90 s oder nach 3 fehlgeschlagenen Venenpunktionsversuchen sollte auf die intraossäre Methode zurückgegriffen werden.

Medikamente bei der Kinderreanimation

Als Vasopressor der Wahl steht Adrenalin in einer Standarddosis von 0,01 mg / kgKG i. v. oder i. o. (im Ausnahmefall 0,1 mg / kgKG endotracheal) zur Verfügung. Der Einsatz von Vasopressin ist für allgemein gültige Empfehlungen hier bisher zu wenig validiert. Bei defibrillationsrefraktärem Kammerflimmern kann Amiodaron eingesetzt werden. Der Einsatz von Magnesium bei weiterhin bestehendem Kammerflimmern ist nicht ausreichend validiert; bei Torsades de Points und Hypomagnäsemie ist Magnesium das Mittel der Wahl. Wie bei der Erwachsenen-CPR ist der Einsatz von Atropin bei der Asystolie möglich, wenngleich nicht validiert. Natriumbikarbonat wird nicht empfohlen. (Da bei Drucklegung dieses Kapitels keine neuen tabellarischen Leitlinien zu allen CPR-Medikamenten zur Verfügung standen, entstammen die in 2005 fehlenden Dosierungen den Leitlinien des Jahres 2000. Dosierungen, die im Volltext der Leitlinien 2005 erwähnt und somit weiterhin gültig sind, wurden hervorgehoben.)

Defibrillation

Kinder werden gemäß der Leitlinien 2005 sowohl monophasisch als auch biphasisch mit 4 Joule / kgKG defibrilliert (European Resuscitation Council 2005). Gemäß dem Erwachsenenalgorithmus erfolgt nur jeweils ein Schock mit sofort wieder aufgenommenen Thoraxkompressionen. Erst nach 2 min folgen die nächste EKG-Analyse und ggf. eine weitere Defibrillation. AEDs werden für Kinder unter einem Jahr nicht empfohlen. Bis zur Pubertät sollten ein spezieller Kindermodus und kleinere Elektroden gewählt werden.

Hypothermie

Eine milde therapeutische Hypothermie von 32 – 42 °C über 12 – 24 h wird mittlerweile auch bei Kindern empfohlen, sofern diese nach einer primär erfolgreichen CPR nicht das Bewusstsein wiedererlangt haben. Zu Neugeborenen werden diesbezüglich keine Empfehlungen gegeben, obwohl auch hier zunehmend klinisch evident wird, dass die milde therapeutische Hypothermie Vorteile haben könnte. Im Gegensatz dazu steht bei Frühgeborenen der unbedingte Wärmeerhalt im Vordergrund (European Resuscitation Council 2005).

Kernaussagen

Pathophysiologie des Kreislaufstillstands

Beim Erwachsenen ist der Kreislaufstillstand zumeist kardial bedingt.

Basismaßnahmen (BLS – Basic Life Support)

Laien führen bei allen bewusstlosen Patienten mit „abnormaler“ (Schnapp-) oder fehlender Atmung eine CPR durch.

Auf 30 Thoraxkompressionen mit einer Frequenz von 100 / min folgen bei ungesichertem Atemweg 2 Beatmungen; eine Hyperventilation ist zu vermeiden; ein möglichst hoher Sauerstoffanteil im Beatmungsgas ist anzustreben.

Ziel ist die ununterbrochene Durchführung technisch korrekter Thoraxkompressionen zur Aufrechterhaltung eines Ersatzkreislaufs.

Steht (kundigen) Laien ein automatischer externer Defibrillator zur Verfügung, wird schnellstmöglich defibrilliert.

Erweiterte Reanimationsmaßnahmen

Auch bei den erweiterten Maßnahmen muss für eine ununterbrochene Basis-CPR gesorgt werden.

Nach Sicherung der Atemwege wird mit einer Frequenz von 10 Beatmungen pro min nicht synchron zu den ununterbrochenen Thoraxkompressionen ventiliert.

Ergibt sich in der EKG-Analyse ein Kammerflimmern, so wird präklinisch in der Regel nach 2 min vorgeschalteter Basis-CPR biphasisch je nach Gerät einmalig mit 150 – 200 Joule defibrilliert (monophasisch immer mit 360 J, teilweise auch biphasisch bis 360 J).

Wurde dagegen das Auftreten von Kammerflimmern beobachtet, wird ohne vorgeschaltete CPR einmalig defibrilliert (bei innerklinisch unbeobachtet aufgetretenem Kreislaufstillstand fehlen eindeutige Richtlinien zur CPR vor einer Defibrillation).

Danach wird die CPR sofort fortgesetzt; erst bei der nächsten EKG-Analyse nach 2 min erfolgen bei Änderung des EKG-Bildes eine Pulskontrolle, bei persistierendem Kammerflimmern erneut eine Defibrillation.

Medikamente bei der CPR

1 mg Adrenalin wird erstmalig nach der zweiten frustranen Defibrillation bzw. nach ca. 4 min CPR intravenös appliziert; bei fehlendem CPR-Erfolg wird diese Dosis alle 3 – 5 min wiederholt.

Nach der dritten erfolglosen Defibrillation und persistierendem Kammerflimmern werden 300 mg Amiodaron appliziert.

Postreanimationsphase

Alle initial überlebenden CPR-Patienten werden intensivmedizinisch betreut.

Eine viel versprechende Innovation für bewusstlose Patienten ist die milde therapeutische Hypothermie für 12 – 24 h.

Reanimation von Kindern

Im Vordergrund steht bei Kindern die asphyktische Genese des Kreislaufstillstands; dementsprechend beginnt die Reanimationssequenz bei Kindern mit 5 Beatmungen.

Kinder werden von Laien oder einzelnen professionellen Helfern ebenfalls im Verhältnis 30 Thoraxkompressionen zu 2 Beatmungen reanimiert.

Professionelle Teams reanimieren Kinder mit erhöhter Beatmungsfrequenz: 15 Thoraxkompressionen zu 2 Beatmungen.

Literatur

Aufderheide TP, Sigurdsson G, Pirrallo RG et al. Hyperventilation-induced hypotension during cardiopulmonary resuscitation. Circulation 2004; 109: 1960 – 1965.

Aung K, Htay T. Vasopressin for cardiac arrest: a systematic review and meta-analysis. Arch Intern Med 2005; 165: 17 – 24.

Böttiger BW, Mobes S, Glatzer R et al. Astroglial protein-S 100 is an early and sensitive marker of hypoxic brain damage and outcome after cardiac arrets in humnas. Circulation 2001; 103: 2694 – 2698.

Brown CG, Martind DR, Pepe et al. A comparison of standard and high dose epinpehrine in cardiac arrest outside the hospital. The Multicenter High-Dose Epinephrine Study Group. N Engl J Med 1992; 327: 1051 – 1055.

Cohen TJ, Tucker KJ, Lurie KG et al. Active compression-decompression. A new method of cardiopulmonary resuscitation. Cardiopulmonary Resuscitation Working Group. JAMA 1992; 267: 2916 – 2923.

Cobb LA, Fahrenbruch CE, Walsh TR et al. Influence of cardiopulmonary resuscitation prior to defibrillation in patients with out-of-hospital ventricular fibrillation. JAMA 1999; 28: 1182 – 1188.

Dorian P, Cass D, Schwartz B et al. Amiodarone as compared with lidocaine for shock-resistant ventricular fibrillation. N Engl J Med 2002; 346: 884 – 890.

Dybvik T, Strand T, Steen PA. Buffer therapy during out-of-hospital cardiopulmonary resuscitation. Resuscitation 1995; 29: 89 – 95.

Eberle B, Dick WF, Schneider T et al. Checking the carotid pulse: diagnostic accuracy of first responders in patients with and without a pulse. Resuscitation 1996; 33: 107 – 116.

European Resuscitation Council. Guidelines for Resuscitation 2005. Resuscitation 2005; 67 (S1): 1 – 189.

Gabrielli A, Wenzel V, Layon AJ, von Goedecke A, Verne NG, Idris AH. Lower esophageal sphincter pressure measurement during cardiac arrest in humans: potential implications for ventilation of the unprotected airway. Anesthesiology 2005; 103(4): 897 – 899.

Herff H, Schmittinger CA, Wenzel V. Erweiterte Maßnahmen der kardiopulmonalen Reanimation – Richtlinien 2005. Notfallmedizin up to date 2006; 1: 29 – 42.

International Guidelines 2000 for CPR and ECC. A consensus on science. European Resuscitation Council. Resuscitation 2000; 46: 1 – 447.

Johannigman JA, Branson RD, Davis K jr. et al. Techniques of emergency ventilation: a model to evaluate tidal volume, airway pressure, and gastric insufflation. J Trauma 1991; 31: 93 – 98.

Kudenchuk PJ, Cobb LA, Copass MK et al. Amiodarone for resuscitation after out-of-hospital cardiac arrest due to ventricular fibrillation. N Engl J Med 1999; 341: 871 – 878.

Lederer W, Mair D, Rabl W et al. Frequency of rib and sternum fractures associated with out-of-hospital cardiopulmonary resuscitation is underestimated by conventional chest X-ray. Resuscitation. 2004; 60: 157 – 162.

Lurie KG, Mulligan KA, McKnite S, et al. Optimizing standard cardiopulmonary resuscitation with an inspiratory impedance threshold valve. Chest 1998; 113: 1084 – 1090.

Mauer D, Schneider T, Dick W et al.: Active compression-decompression resuscitation: a prospective, randomized study in a two-tiered EMS system with physicians in the field. Resuscitation 1996; 33: 125 – 134.

Nolan J, Smith G, Evans R et al. The United Kingdom pre-hospital study of active compression-decompression resuscitation. Resuscitation 1998; 3711: 9 – 25.

Padosch SA, Motsch J, Böttiger BW. Thrombolyse während der kardiopulmonalen Reanimation. Anaesthesist 2002; 51: 516 – 532.

Paradis NA, Wenzel V, Southall J. Pressor drugs in the treatment of cardiac arrest. Cardiol Clin 2002; 20: 61 – 78.

Plaisance P, Lurie KG, Vicaut E, et al. Evaluation of an impedance threshold device in patients receiving active compression-decompression cardiopulmonary resuscitation for out of hospital cardiac arrest. Resuscitation 2004; 61: 265 – 271.

Popp E, Sterz F, Böttiger BW. Therapeutische milde Hypothermie nach Herz-Kreislauf-Stillstand. Anaesthesist 2005; 54: 96 – 104.

Ruben H, Knudsen EJ, Carugati G. Gastric inflation in relation to airway pressure. Acta Anaesthesiol Scand 1961; 5: 107 – 114.

Schneider T, Martens PR, Paschen H et al. Multicenter, randomized, controlled trial of 150J biphasic shocks compared with 200- to 360J monophasic shocks in the resuscitation of out-of-hospital cardiac arrest victims. Optimized Response to Cardiac Arrest (ORCA) Investigators. Circulation 2000; 102: 1780 – 1787.

Spöhr F, Arntz HR, Bluhmki E, et al. International multicentre trial protocol to assess the efficacy and safety of tenecteplase during cardiopulmonary resuscitation in patients with out-of-hospital cardiac arrest: the Thrombolysis in Cardiac Arrest (TROICA) Study. Eur J Clin Invest 2005; 35: 315 – 323.

Steen PA. Post-hoc analysis of sodium bicarbonate use for EMS systems? A caveat in resuscitation research. Acta Anaesthesiol Scand 2005; 49: 1 – 3.

Stiell IG, Hebert PC, Wells GA et al. Vasopressin versus epinephrine for inhospital cardiac arrest: a randomised controlled trial. Lancet 2001; 358: 105 – 109.

The Hypothermia after Cardiac Arrest Study Group. Mild therapeutic hypothermia to improve the neurologic outcome after cardiac arrest. N Engl J Med 2002; 346: 549 – 556.

Van Aken H, Reinhart K, Zimpfer M, Welte T: Intensivmedizin. 2. Aufl. Stuttgart: Georg Thieme; 2007.

Weaver WD, Hill D, Fahrenbruch CE et al. Use of the automatic external defibrillator in the management of out-of-hospital cardiac arrest. N Engl J Med 1988; 319: 661 – 666.

Wenzel V, Idris AH et al. Respiratory system compliance decreases after cardiopulmonary resuscitation and stomach inflation: Impact of large and small tidal volumes on calculated peak airway pressure. Resuscitation 1998; 38: 113 – 118.

Wenzel V, Idris AH, Dörges V et al. The respiratory system during resuscitation: a review of the history, risk of infection during assisted ventilation, respiratory mechanics, and ventilation strategies for patients with an unprotected airway. Resuscitation 2001; 49: 23 – 34.

Wenzel V, Krismer AC, Arntz HR et al. A comparison of vasopressin and epinephrine for out-of-hospital cardiopulmonary resuscitation. N Engl J Med 2004; 350: 105 – 113.

Wik L, Hansen TB, Fylling F et al.: Delaying defibrillation to give basic cardiopulmonary resuscitation to patients with out-of-hospital ventricular fibrillation: a randomized trial. JAMA 2003; 289: 1389 – 1395.

Wik L, Kramer-Johansen J, Myklebust H et al. Quality of cardiopulmonary resuscitation during out-of-hospital cardiac arrest. JAMA 2005; 293: 299 – 304.

Wolcke BB, Mauer DK, Schoefmann MF et al. Comparison of standard cardiopulmonary resuscitation versus the combination of active compression-decompression cardiopulmonary resuscitation and an inspiratory impedance threshold device for out-of-hospital cardiac arrest. Circulation 2003; 108: 2201 – 2205.

Zeiner A, Holzer M, Sterz F et al. Mild resuscitative hypothermia to improve neurological outcome after cardiac arrest. A clinical feasibility trial. Hypothermia After Cardiac Arrest (HACA) Study Group. Stroke 2000; 31: 86 – 94.

9

Todesfeststellung

9 Todesfeststellung

W. Eisenmenger

Roter Faden

Begriffsbestimmung und Aufgabe der Leichenschau

Definition: Der leblose menschliche Körper wird bis zur verwesungsbedingten Aufhebung des Zusammenhanges seiner einzelnen Teile als Leiche bezeichnet.

Das fortdauernde allgemeine Persönlichkeitsrecht des Verstorbenen und das Totensorgerecht der Angehörigen verlangen einen besonderen Umgang mit dem Leichnam, nämlich seine Bestattung. Voraussetzung für die Bestattung ist die ärztliche Leichenschau. Die Aufgaben und Ziele der Leichenschau sind in Tab. 9.**1** dargestellt.

Gesetzliche Regelungen

Veranlassung und Auftrag

In der Bundesrepublik Deutschland ist das Bestattungswesen auf *Länderebene* geregelt. Dies bedeutet, dass 16 verschiedene *Bestattungsgesetze und Verordnungen* existieren. Sie weichen zum Teil erheblich voneinander ab. Jeder Arzt muss sich deshalb über das Bestattungsgesetz des Bundeslandes, in dem er tätig ist, informieren.

Begriffsdefinitionen. Bereits der Begriff „Leiche" bedarf definitorischer, gesetzlicher Festlegung. Allgemein wird unter Leichnam der Körper eines toten Menschen verstanden, bevor die verwesungsbedingte Dekomposition bis zur Skelettierung fortgeschritten ist. Besonderheiten bietet allerdings die Geburtssituation. Das *bundeseinheitliche Personenstandsgesetz* unterscheidet zwischen lebend und tot zur Welt gekommenen Kindern, wobei bei letzteren eine gewichtsbezogene Unterteilung in Fehlgeburt und Totgeburt vorgenommen wird.

Eine totgeborene Leibesfrucht oder ein während der Geburt verstorbenes Kind mit einem Gewicht unter 500 g gilt als *Fehlgeburt*, erlangt nicht den Charakter einer Person, wird nicht in das Personenstandsregister eingetragen und kann sowohl bestattet wie auch „schicklich beseitigt" werden. Bei einem *totgeborenen Kind* von mindestens 500 g Gewicht, wie auch bei jeder Lebendgeburt, unabhängig von deren Geburtsgewicht, ist dagegen der Charakter einer menschlichen Person erfüllt. Sie muss in das Personenstandsregister eingetragen und der Tod und seine Umstände durch eine Leichenschau festgelegt werden. Danach hat eine Bestattung zu erfolgen.

Als *Lebendgeburt* wird ein Kind deklariert, wenn zumindest eines der folgenden Phänomene festgestellt wurde:
- Herz- bzw. Pulsschlag,
- spontane Atembewegung,
- Pulsation der Nabelschnur.

Leichenschau. Die Leichenschau *muss durch Dritte veranlasst* werden. Die Bestattungsgesetze verpflichten hierfür in erster Linie die nächsten Angehörigen, etwaige Per-

Tabelle 9.**1** Aufgaben und Ziele der Leichenschau

Sichere Todesfeststellung	▸ Vermeidung von Scheintodesfällen ▸ Voraussetzung für bestimmte Organexplantationen
Aufdeckung strafbarer Handlungen	▸ Abgrenzung der Todesarten: natürlich – nicht natürlich ▸ Feststellung vorsätzlicher und fahrlässiger Tötungen ▸ Einschaltung der Polizei bzw. der Strafverfolgungsbehörden bereits bei Anhalt für nicht natürlichen Tod
Seuchenprophylaxe	▸ Feststellung übertragbarer Krankheiten
Beschaffung von Grundlagen zur Todesursachenstatistik	▸ Epidemiologie der Todesursachen ▸ Voraussetzungen für Gesundheitsprophylaxe ▸ Grundlagen der Gesundheitspolitik
Sicherung postmortaler Leistungsansprüche	▸ Tod durch Berufskrankheit ▸ Unfalltod in der gesetzlichen und privaten Versicherung ▸ Kausalitätsnachweis bei Spätfolgen

sonensorgeberechtigte, leitende Ärzte in Krankenhäusern und Entbindungsheimen, Leiter von Pflegeheimen, Altenheimen usw., Schiffsführer und subsidiär die Polizei. Auch Personen, die beim Tod zugegen waren oder eine Leiche gefunden haben, werden in einigen Gesetzen genannt. Insbesondere bei Notfalleinsätzen außerhalb von Wohnungen bzw. in Heimen, Lagern oder Sammelunterkünften sollte ein Arzt, der zur Leichenschau aufgefordert wird, die Rechtsposition des Auftraggebers klären, um spätere Kostenstreitigkeiten zu vermeiden.

Berechtigung und Verpflichtung zur Leichenschau

Berechtigung zur Leichenschau. Bundesweit gilt, dass die *Leichenschau eine ärztliche Aufgabe* ist. Demnach ist jeder Arzt zur Leichenschau berechtigt. Weiterbildung zum Facharzt führt zu keiner Einschränkung der Berechtigung. Sonderregelungen existierten in einzelnen Ländern für den *Arzt im Praktikum* (AIP). Durch die neue Approbationsordnung hat sich das Problem erübrigt.

Eine *Ausnahmeregelung* von der ärztlichen Leichenschau ist im Bestattungsgesetz Schleswig-Holsteins verankert: Auf verkehrsmäßig schlecht erreichbaren Inseln, auf denen kein Arzt ansässig ist, darf auch eine andere geeignete Person die Leichenschau durchführen und den Leichenschauschein ausstellen.

Sehr viel divergenter sind die gesetzlichen Regelungen bezüglich der Verpflichtung zur Leichenschau (Tab. 9.**2**).

Verpflichtung zur Leichenschau. So weit die Bestattungsgesetze nur den niedergelassenen Arzt verpflichten, ergeben sich nicht selten Probleme, wenn ein *Notarzt* zur Leichenschau kommt oder ein Notfallpatient vor seinem Erscheinen oder während seiner Behandlung stirbt. Grundsätzlich ist ein nicht niedergelassener Notarzt nicht zur Leichenschau verpflichtet und kann sich dieser Aufgabe ohne Sanktionen entziehen. Auf der anderen Seite ist es offensichtlich, dass ein Notarzt, der den Tod eines Patienten feststellt und sich weigert, eine Leichenschau durchzuführen, dies der Umgebung und speziell der Polizei nur schwer wird vermitteln können. Allerdings existiert, mit Ausnahme von Berlin, Niedersachsen und Schleswig-Holstein, in allen Bundesländern für Notärzte die Möglichkeit der Ausstellung einer „vorläufigen Todesbescheinigung". Die vollständige Leichenschau muss dann ein anderer Arzt vornehmen.

Zeitliche Disposition

Bei der gesetzlichen Regelung der zeitlichen Disposition zur Durchführung der Leichenschau mussten widerstreitende Interessen Berücksichtigung finden. Während die Feststellung des eingetretenen Todes mittels der sog. sicheren Todeszeichen verlangt, dass die zur Ausprägung letzterer erforderliche Zeit abgewartet wird, erfordert die Aussicht auf erfolgreiche Reanimation den ärztlichen Einsatz so rasch wie möglich nach Eintritt des klinischen Todes.

Unverzügliche Leichenschau. Mit zunehmender Effizienz der notärztlichen Reanimation hat der Gesetzgeber folgerichtig die Interessenkollision so entschieden, dass dem *sofortigen Erscheinen* eines Arztes bei einer leblosen Person der Vorrang eingeräumt wurde. Während früher in manchen Bestattungsgesetzen ausdrücklich vorgesehen war, dass zwischen Verständigung eines Arztes und Durchführung der Leichenschau längere Zeit verstrichen sein musste, verlangen nun fast alle Bestattungsgesetze, dass die Leichenschau *unverzüglich nach Auftragserteilung* durchgeführt wird. Lediglich die Gesetze von Berlin, Bremen, Hamburg, Mecklenburg-Vorpommern und Schleswig-Holstein sehen andere zeitliche Regelungen vor (Bremen und Hamburg: unverzüglich, spätestens jedoch innerhalb 6 h nach Aufforderung; Berlin innerhalb 12 h; Mecklenburg-Vorpommern innerhalb 8 h; Schleswig-Holstein spätestens innerhalb 24 h).

Tabelle 9.**2** Verpflichtung zur Leichenschau nach Bundesländern

Land	Verpflichtung
Baden-Württemberg	NgA, KA im KH
Bayern	NgA im LKR seiner Niederlassung, in kreisfreien Städten auch angrenzender LKR, KA im KH, AA
Berlin	NgA, KA in KH
Brandenburg	jeder erreichbare NgA, AiN, NA, KA im KH
Bremen	NgA, NA, KA im KH
Hamburg	NgA, NA, Bereitschaftsarzt
Hessen	jeder Arzt auf Verlangen, AA
Mecklenburg-Vorpommern	jeder Arzt, NA, KA
Niedersachsen	AA
Nordrhein-Westfalen	AA, wenn kein anderer, NA muss nicht
Rheinland-Pfalz	NgA
Saarland	NgA, KA, AA subsidiär
Sachsen	NgA, NA, KA im KH
Sachsen-Anhalt	NgA, NA, KA
Schleswig-Holstein	keine Angaben, Laienleichenschau auf Halligen
Thüringen	jeder approbierte Arzt, KA

Abk.: AA = Amtsarzt oder Arzt am Gesundheitsamt, AiN = Arzt im Notfalldienst, KA = Klinikarzt, KH = Krankenhaus, LKR = Landkreis, NA = Notarzt, NgA = niedergelassener Arzt

Wichtig: Unverzüglich ist juristisch definiert als „ohne schuldhaftes Zögern". Schuldhaft wäre ein Zögern nicht, wenn eine andere wichtige ärztliche Aufgabe konkurrierend wahrgenommen wird. Hierzu zählt insbesondere die Behandlung von Lebenden, speziell in Notfällen. Private Angelegenheiten haben dagegen zurückzustehen.

Nachtzeit. Juristisch nicht ganz klar ist die Frage geregelt, inwieweit auch *zur Nachtzeit* die Durchführung einer Leichenschau unverzüglich vorgenommen werden muss. Bayern verlangt z. B. von dem Personenkreis, der zur Veranlassung der Leichenschau verpflichtet ist, dass diese nur dann zur Nachtzeit einen Arzt mit der Leichenschau beauftragen, wenn Anhaltspunkte für nicht natürlichen Tod vorliegen. Es ist also fraglich, ob ein Arzt einer nächtlichen Aufforderung zur Leichenschau unverzüglich folgen muss, wenn keine Anhaltspunkte für nicht natürlichen Tod bestehen. Zur sicheren Vermeidung juristischer Sanktionen empfiehlt sich auch in einem solchen Fall die unverzügliche Durchführung.

Sonderrechte

Inspektion und Untersuchung. Um eine Leichenschau durchführen zu können, bedarf es der direkten Inaugenscheinnahme und Untersuchung des Leichnams. Dies impliziert, dass der Leichenschauer *freien Zutritt* zu jeder Örtlichkeit haben muss, an der sich eine Leiche befindet.

Die Mehrzahl der Bundesländer hat hierfür eine besondere Regelung getroffen, weil sonst das Grundrecht der Unverletzlichkeit der Wohnung entgegenstünde. *Betretungsrecht* gesetzlich verankert in: Baden-Württemberg, Bayern, Brandenburg, Bremen, Hamburg, Mecklenburg-Vorpommern, Niedersachsen, Saarland, Sachsen und Sachsen-Anhalt.

Fremdanamnese. Ist die *gesundheitliche Vorgeschichte* eines Verstorbenen einem Leichenschauer nicht bekannt, was insbesondere bei Notfalleinsätzen fast regelhaft sein dürfte, so erfordert eine qualitätsgerechte Leichenschau die Einholung von Auskünften im weitesten Sinne einer Fremdanamnese.

Hierfür eignen sich insbesondere Auskünfte von Personen aus Gesundheitsberufen, die mit dem Verstorbenen in zeitlich engem Zusammenhang beruflich befasst waren. Da diese aber, mit Ausnahme von Heilpraktikern, der *Schweigepflicht* nach § 203 Strafgesetzbuch (StGB) unterliegen, bedarf es einer gesetzlichen Regelung, um die Schweigepflicht insofern zu durchbrechen. Alle Ländergesetze mit Ausnahme von Schleswig-Holstein sehen deshalb ein Auskunftsrecht des Leichenschauers vor, das sich aber nicht nur auf Kontaktpersonen aus Gesundheitsberufen erstreckt, sondern auch auf Kontaktpersonen aus dem privaten und beruflichen Bereich. Auf der anderen Seite unterliegen die Erkenntnisse des Leichenschauers, soweit sie nicht durch Meldepflichten den zuständigen Behörden zur Kenntnis gebracht werden müssen, der Schweigepflicht. Auch wenn aus dem Gesetzestext des § 203 StGB nicht ausdrücklich hervorgeht, dass Geheimnisse, die nach dem Tode eines Menschen dem Arzt bekannt geworden sind, der Schweigepflicht unterliegen, ist aus dem fortwirkenden Persönlichkeitsrecht des Menschen abzuleiten, dass ein solches Geheimnis ebenfalls geschützt werden muss.

Wichtig: Der Leichenschauer hat also sehr wohl zu überlegen, welche Mitteilungen er über die Erkenntnisse, die er bei einer Leichenschau gewonnen hat, im Gespräch mit Angehörigen, Kollegen oder Behörden weitergibt.

Sonderpflichten

Meldepflichten

Das Personenstandsgesetz verpflichtet den Leichenschauer bereits zur Mitteilung des eingetretenen Todes. Insofern muss die Schweigepflicht durchbrochen werden.

Um der Aufgabe gerecht zu werden, *strafbare Handlungen* ggf. erkennen und verfolgen zu können, muss die zuständige Behörde Kenntnis davon haben, dass eine solche Möglichkeit überhaupt in Betracht kommt. Deswegen sehen alle Bestattungsgesetze die *Pflicht zur Verständigung der Polizei* dann vor, wenn *Anhaltspunkte für nicht natürlichen Tod* bestehen.

Die meisten Gesetze verlangen auch die Verständigung der Polizei bei *nicht bekannter Identität* eines Toten.

Wichtig: Soweit die Leichenschauscheine der Bundesländer bei Festlegung der Todesart die Rubrik *„nicht aufgeklärt bzw. ungeklärt"* enthalten, wird teilweise auch hier expressis verbis die Einschaltung der Polizei verlangt. Es empfiehlt sich grundsätzlich, in diesem Fall die Polizei zu verständigen.

Da die Leichenschau auch der *Seuchenprophylaxe* dient, verlangen praktisch alle Bestattungsgesetze über das als Leichenschauschein verwendete Formular die Angabe, ob der Verstorbene unter einer ansteckenden Krankheit im Sinne des Bundesseuchengesetzes gelitten hat. Unabhängig davon verlangt das Bundesseuchengesetz eine Mitteilung über den Tod an dort im Einzelnen aufgeführten Erkrankungen.

Veränderungsverbot

Grundsätzlich darf eine Leiche vor Durchführung der Leichenschau nicht eingesargt oder in Räume verbracht werden, die zur Aufbewahrung von Leichen bestimmt sind. In Bayern wird dies in § 2 der Bestattungsverordnung expressis verbis geregelt. Allerdings existiert eine Ausnahmeregelung für Krankenhäuser und Entbindungsheime. Damit wird dem Dilemma entgegengesteuert, dass zwischen Feststellung des eingetretenen klinischen Todes und dem Auftreten sicherer Todeszeichen (Totenflecke, Totenstarre, Fäulnis) eine nicht ganz unbeträchtliche Zeitspanne vergehen muss, wobei es in Mehrbettzimmern den Mitpatienten nicht zugemutet werden soll, mit einem klinisch Toten auf engem Raum beisammen zu sein.

Spezielles Veränderungsverbot. Ein spezielles Veränderungsverbot bezieht sich auf Todesfälle, bei denen Anhaltspunkte für einen nicht natürlichen Tod bestehen oder bei unbekannten Personen. Hier dürfen Dritte bis zum Eintreffen des Leichenschauers nur Veränderungen vornehmen, die aus Gründen der öffentlichen Sicherheit zwingend erforderlich sind bzw. der Reanimation dienen. Spuren, die zur kriminalistischen Klärung eines Falles wichtig sind, dürfen nur unter dem Aspekt der unbedingten Notwendigkeit verändert werden.

Beschränkung der ärztlichen Maßnahmen. Speziell für den Notarzt ergibt sich insofern eine gewisse Beschränkung seiner Maßnahmen, soweit diese nicht medizinisch unbedingt erforderlich sind. So sollte z. B. beim Zerschneiden der Kleidung, um den Brustkorb freizulegen, nicht wahllos diese an verschiedensten Stellen durchtrennt oder aufgerissen werden, sondern eine *selbstgewählte Regelhaftigkeit* angewandt werden, die es erlaubt, nachträglich noch die eigene Schnittführung von z. B. deliktbezogenen Beschädigungsspuren zu trennen.

Beweissicherung. Auch die Tätigkeit des Leichenschauers unterliegt bei den genannten Voraussetzungen den spezifischen Belangen der Beweissicherung. Auch hier dürfen und sollen nur Veränderungen an der Leiche vorgenommen werden, die für die ordnungsgemäße Leichenschau unabdingbar notwendig sind. Die Abnahme eines Strangulationswerkzeugs vor Erscheinen der Polizei bei offensichtlich länger zurückliegendem Todeseintritt ist hierbei ebenso ein Fehler wie das Herausziehen eines Stichwerkzeuges aus einer Wunde oder das Säubern der Körperoberfläche von Anhaftungen von Blut oder Sekreten.

Sanktionen

Die Bestattungsgesetze und -verordnungen enthalten Strafandrohungen. Juristisch sind diese als *Ordnungswidrigkeiten* eingestuft und werden mit Geldbußen geahndet. Der Katalog der geahndeten Verstöße ist sehr unterschiedlich. So wird zumeist nicht eine nachlässige Durchführung der Leichenschau bestraft, sondern z. B. die Verwendung nicht zugelassener Formulare oder die unterlassene Meldung eines nicht natürlichen Todesfalles an die Polizei oder die Ausstellung einer Todesbescheinigung ohne Leichenschau.

Wichtig: Unabhängig von den Sanktionen in den Bestattungsgesetzen können *Straftatbestände des Strafgesetzbuches* durch Fehler bei der Leichenschau verwirklicht sein.

Scheintod. Bei leichtfertiger Feststellung des Todes trotz Vorliegen eines Scheintodes kann Tötung durch Unterlassung in Betracht kommen. So wurde gegen einen Leichenschauer wegen Tötung durch Unterlassung ermittelt, der einen kollabierten Patienten für tot erklärt hatte und sich geweigert hatte, Reanimationsversuche durchzuführen, obwohl anwesende Sanitäter ihn zur Reanimation aufgefordert hatten und nach seinem Weggehen eine solche auch vorübergehend erfolgreich durchgeführt hatten, wenn auch schließlich ohne dauerhaften Erfolg.

Allgemeine Gefahrenquelle. Eine besondere Gefahr beinhaltet die nachlässige Durchführung einer Leichenschau, wenn eine allgemeine Gefahrenquelle, die den Tod eines Menschen bedingt hat, als Ursache *nicht erkannt* wird und zu weiteren Todesfällen führt.

Typisch hierfür ist das Nichterkennen einer tödlichen Kohlenmonoxidvergiftung, die auf einen defekten Durchlauferhitzer, Ofen oder Kamin zurückzuführen ist, oder eines Stromtodes durch ein defektes elektrisches Gerät. Wenn weitere Personen durch solche Defekte versterben, kann dem Leichenschauer fahrlässige Tötung vorgeworfen werden. Schließlich ist der Arzt bei Ausübung seines Berufes zur Sorgfalt durch die *Berufsordnung* verpflichtet. Dies betrifft auch die Durchführung der Leichenschau. Somit ist bei Verletzung der Sorgfaltspflicht auch eine berufsgerichtliche Ahndung möglich.

Praktische Durchführung

Todesfeststellung

Es existieren verschiedene *Todesbegriffe*:
- klinischer Tod,
- endgültiger Tod,
- Hirntod,
- Scheintod.

Im Regelfall steht am Anfang der Todesdiagnose die Feststellung des *klinischen Todes*, der definiert ist als Sistieren von Herztätigkeit, Kreislauf und Atmung.

Gleichzeitig werden oft weite und lichtstarre Pupillen, Tonusverlust und Reflexlosigkeit festgestellt. Wird innerhalb einer bestimmten Zeit, die durch die Reanimationszeit des Gehirns bestimmt wird, der Herz- und Atemstillstand nicht behoben, kommt es zum *endgültigen Tod*. Damit werden Stillstand von Herz und Atmung irreversibel und es treten die *sicheren Todeszeichen* auf.

Als *sichere Todeszeichen* gelten
- Totenflecke,
- Totenstarre und
- Fäulnis.

Totenflecke. Totenflecke entstehen durch die hypostatische Absenkung des Blutes im Gefäßsystem. Sie bilden sich demnach lagerungsabhängig an den tiefstgelegenen Partien des Körpers. Sie manifestieren sich zunächst als ganz schwache, livide, fleckige Verfärbungen, an der in Rückenlage befindlichen Leiche zumeist zuerst an den seitlich-rückwärtigen Halspartien. Frühestens ist damit ca. 20 – 30 min nach dem Kreislaufstillstand zu rechnen. Im Verlauf der nächsten 4 – 6 h *konfluieren* die fleckigen Verfärbungsbezirke und *werden flächenhaft*, wobei schon geringster Auflagedruck auf die Haut, z. B. Kleiderfalten, die Ausbildung verhindern kann. Innerhalb der ersten 6 – 8 h postmortal sind die Totenflecke vollständig umzulagern, danach nur noch unvollständig. *Wegdrückbar* mit leichtem Druck sind sie innerhalb von ca. 12 h, danach bedarf es zunehmenden Druckes. Immerhin gelingt es auch nach Tagen mit einer Pinzette oder einem Fingernagel, an umschriebener Stelle die Totenflecke kurzzeitig zum Verschwinden zu bringen.

Die *Geschwindigkeit des Auftretens* wie auch die *Massivität der Ausprägung* hängt vom Blutgehalt des Körpers ab. Bei tödlichen Blutverlusten können sie fast fehlen. Die typische *Farbe* ist bläulich-violett. Sie wird durch den Sauerstoffgehalt der Erythrozyten bestimmt, der seinerseits die Farbe des Blutes bestimmt. Da bei Kälte die O_2-Bindungskapazität der Erythrozyten steigt, sind Totenflecken in kalter Umgebung heller rot. Bei CO-Vergiftung sind sie hellrot, wobei im Unterschied zu Kältetotenflecken alle Bereiche gleichfarbig und mehr leuchtend rot sind.

Totenstarre. Die Totenstarre ist Folge des Zerfalls energiereicher Phosphate und von Glykogen in der Muskulatur. Damit fehlt die biochemische Energie für die Lösung der Vernetzung der Muskelfilamente. In der Regel bildet sich die Starre von kopf- nach fußwärts aus. Sie beginnt ca. 2 h postmortal an der Kaumuskulatur, bei Zimmertemperatur liegt vollständige Starre nach ca. 8 – 10 h vor. Höhere Temperaturen beschleunigen den Eintritt, tiefe verlangsamen ihn. Bei erheblichem Energieverbrauch umschriebener Muskelgruppen vor dem Tode kann es zu Abweichungen in der Reihenfolge des Auftretens kommen („Jogger-Starre"). Durch autolytischen Zerfall der Muskulatur löst sich die

Starre wieder. Die Lösung setzt bei Zimmertemperatur durchschnittlich nach 48 – 72 h ein und führt zur vollständigen Lösung nach ca. 100 – 150 h. In der Frühphase kann die Totenstarre, die gewaltsam an einem Gelenk gebrochen wurde, wiederkehren. Dieses Phänomen ist bis zu ca. 7 – 8 h postmortal zu beobachten.

Autolyse und Fäulnis. Autolyse und Fäulnis sind Zerfallserscheinungen der Körperzellen, entweder durch körpereigene Fermente oder durch Bakterieneinfluss. Beispiele für Autolyse sind die Ablösung oberster Hautschichten bzw. die Hämolyse. Beispiele für Fäulnis sind die Grünverfärbung der Haut oder das sog. durchschlagende Venennetz. Die früheste Grünverfärbung der Haut wird zumeist nach einem Tag am Unterbauch rechts über dem Zökum beobachtet, wegen der innigen Nähe der dort zahlreich vorhandenen Bakterien zur Bauchdecke. Ursache ist die Bildung von Schwefel-Eiweiß-Verbindungen.

Scheintod. Das größte Problem bei der Todesfeststellung bilden sog. *Scheintodfälle.*

Bei ihnen ist, vergleichbar dem Winterschlaf mancher Tiere, die Funktion lebenswichtiger Organe so gedrosselt, dass eine *Vita minima* resultiert. Herzschlag und Atemtätigkeit sind ohne technische Hilfsmittel nicht feststellbar. Wichtig ist, die Ursachen des Scheintodes zu kennen, und auf deren mögliches Vorliegen zu achten (Tab. 9.**3**).

Wichtig: Um Scheintodesfälle sicher auszuschließen, ist nur die Todesfeststellung unter Beobachtung mindestens eines sicheren Todeszeichens geeignet!

Todesart

Die Festlegung der Todesart ist deshalb von größter Bedeutung, weil damit darüber entschieden wird, ob die Ermittlungsbehörden vom Todesfall unterrichtet werden müssen.

Aufgrund gesetzlicher Vorgaben ist der *natürliche Tod* vom *nicht natürlichen Tod* zu unterscheiden. Die meisten Bundesländer haben in ihrem Leichenschauschein darüber hinaus eine dritte Kategorie geschaffen: *nicht aufgeklärte Todesart.* § 159 der Strafprozessordnung (StPO) verlangt die Einschaltung der Staatsanwaltschaft bei Vorliegen eines nicht natürlichen Todes oder bei Auffinden einer unbekannten Leiche. Was unter nicht natürlichem Tod zu verstehen ist, wird allerdings nicht definiert.

Nicht natürlicher Tod. In Bayern gilt die Todesart als nicht natürlich, wenn ein Tod durch Selbstmord, Unfall, strafbare Handlung oder sonst durch Einwirkung von außen herbeigeführt, vorliegt.

Tabelle 9.**3** Ursachen von Scheintod

Vokal-Regel nach Prokop (Prokop und Göhler 1976)
A = Anämie, Anoxämie, Alkoholvergiftung
E = Epilepsie, Erfrieren, Elektrizität
I = Injury (v. a. offene Schädelhirnverletzungen)
O = Opiate und alle zentral wirksamen Gifte, speziell Barbiturate
U = Urämie und alle endokrinologischen und metabolischen Komaformen

Es ist in diesem Zusammenhang hervorzuheben, dass die Frage eines etwaigen Verschuldens für die Definition ohne Bedeutung ist, was speziell bei Todesfällen in unmittelbarem Zusammenhang mit ärztlichen Behandlungsmaßnahmen häufig missverstanden wird. Eine Asystolie bei Koronarangiographie ist in der Regel ein durch Einwirkung von außen herbeigeführter Tod und damit nicht natürlich, ohne dass dabei den Arzt ein Verschulden treffen muss bzw. trifft.

Natürlicher Tod. Für den natürlichen Tod existiert im Bestattungsgesetz Schleswig-Holsteins die Definition, dass dieser Folge einer bestimmten Krankheit sei. Ergänzend ist angemerkt worden, dass in diesem Fall der Tod völlig unabhängig von rechtlich bedeutsamen Faktoren eingetreten sei.

Häufige Fehlerquellen bilden Spättodesfälle nach einem Trauma. Stirbt ein Patient z. B. mehrere Tage oder Wochen nach einem Trauma an einer Pneumonie oder Embolie, so wird nach medizinischem Verständnis dies als natürliche Folgekrankheit aufgefasst und nach juristischer Auslegung missverstanden.

Wichtig: Steht am Anfang eines Krankheitsgeschehens ein Trauma bzw. eine sonstige Schädigung durch äußere Einwirkungen, so ist bei ununterbrochener Kausalkette der Tod, auch wenn er lange Zeit nach dem Primärereignis eintritt, nicht natürlich.

Nicht aufgeklärte Todesart. Problematisch kann dieses Verständnis bei sehr langen Zwischenräumen werden. Wenn jemand z. B. viele Jahre nach einem Hirntrauma im epileptischen Anfall stirbt, wird der Leichenschauer nicht in der Lage sein, die Kausalkette zu überblicken.

Es empfiehlt sich deshalb, bei Leichenschauen, bei denen die unmittelbare und länger zurückliegende Vorgeschichte nicht bekannt und die Todesursache nicht völlig eindeutig ist, die dritte Möglichkeit der Einordnung, nämlich nicht aufgeklärte Todesart, zu wählen.

Todesursache

Kausalkette. Alle Leichenschauscheine verlangen die Angabe einer Kausalkette hinsichtlich der Todesursache. Dabei ist die letztliche Todesursache der Mechanismus, der zum irreversiblen Stillstand von Herz- und Atemtätigkeit geführt hat.

Wichtig: Da der Tod immer mit dem endgültigen Herzstillstand verbunden ist, besteht ein häufiger Fehler bei der Leichenschau darin, dass als Todesursache Herzstillstand angegeben wird.

Eine klassische Kausalkette wäre demgegenüber als Angabe der Todesursache: Lungenembolie als Folge einer Beinvenenthrombose nach Unterschenkelfraktur. Selbstverständlich ist eine solche stufenförmige Kausalkette oft nicht vorhanden. Gleichwohl sollte sich der Leichenschauer bemühen, ätiopathogenetische Überlegungen anzustellen. Zahlreiche Untersuchungen in der Pathologie haben ergeben, dass die bei der Leichenschau festgelegte Todesursache bei autoptischer Nachkontrolle zu etwa 40 % falsch ist. Über die Todesursachenstatistik hat dies Auswirkungen auf die Gesundheitspolitik, aber auch auf Renten- und Versicherungsleistungen. Einzige Alternative ist die häufigere Vornahme von Sektionen.

Inspektion. Da die Todesursache und damit die Festlegung der Todesart nur bei *genauer Kenntnis der Vorgeschichte* und intensiver Inspektion und Begutachtung der Leiche und der Ablebensumstände möglich ist, muss aus rechtsmedizinischer Sicht die Vornahme der Leichenschau an der *entkleideten Leiche* gefordert werden, wobei auch die *Rückseite* der Leiche und alle *Körperöffnungen* untersucht und Pflaster und Binden entfernt werden müssen.

Dass diese Forderung oft nicht oder nicht vollständig erfüllt wird, ändert nichts an der Tatsache, dass sie ihre Berechtigung hat. Abgesehen davon verlangen die Bundesländer Baden-Württemberg, Bayern, Brandenburg, Bremen, Mecklenburg-Vorpommern, Rheinland-Pfalz, Saarland, Sachsen, Sachsen-Anhalt, Schleswig-Holstein und Thüringen ausdrücklich die Entkleidung der Leiche.

Da die meisten Menschen im Krankenhaus oder in Heimen versterben, ist zumeist aus der Vorgeschichte und dem Krankheitsverlauf der Rückschluss auf die Todesursache nicht sehr schwierig. Gleichwohl sei nochmals auf die hohe Fehlerzahl der Todesursachediagnosen bei autoptischer Nachprüfung verwiesen.

Häufung gleichartiger Todesfälle. Aus der Erfahrung der letzten Jahre muss auch auf eine besondere Problematik hingewiesen werden: Die *Tötung geriatrischer Patienten* durch Pflegepersonal. Da diese Patientengruppe zumeist an gravierenden inneren Erkrankungen leidet, die den Todeseintritt grundsätzlich zu jedem Zeitpunkt erklären können, fallen einzelne Todesfälle, die durch Überdosierung erforderlicher Medikamente oder durch weiche Bedeckung der Atemöffnungen herbeigeführt werden, bei der Leichenschau nicht auf. Lediglich die Häufung gleichartiger Todesfälle innerhalb der Dienstzeiten bestimmter Personen kann hier Anlass sein, Verdacht zu schöpfen und häufiger autoptische Kontrollen durchzuführen.

Häuslicher Tod. Auch beim Tod in der Wohnung erscheint die Todesursache zumeist klar, wenn eine längere hausärztliche Betreuung vorliegt und der Leichenschauer Kenntnis über deren Inhalt hat.

Plötzlicher Tod ohne bekannte Vorerkrankung. Umso mehr sind Problembewusstsein und größte Vorsicht erforderlich, wenn bei einem plötzlichen Tod ohne bekannte Vorerkrankung, bei der Leiche eines Unbekannten oder stark fäulnisveränderten Leichen eine Todesursache festgelegt werden soll.

Handelt es sich bei dem Toten um eine ältere Person, fällt den Leichenschauern in aller Regel nur die koronare Herzkrankheit als Todesursache ein. Dabei ist das Spektrum der Todesursachen, das bei den Obduktionen angetroffen wird, ungeheuer breit.

Besonderer Kritikpunkt sind immer wieder Fälle, bei denen bei nicht natürlichem Tod, speziell bei vorsätzlichem Tötungsdelikt, *wichtige Befunde* durch den Leichenschauer *übersehen* wurden.

Solche Fälle werden v.a. dadurch gebahnt, dass die Leiche zur Leichenschau nicht entkleidet und an sämtlichen Körperregionen besichtigt wird. So wurde in der kriminalistischen Literatur darüber berichtet, dass 30 Stiche in den Rücken bei der Leichenschau nicht erkannt wurden.

Ersticken. Besonders problemträchtig sind in dieser Hinsicht alle Formen des Erstickens, ganz speziell die Tötung durch Gewalteinwirkung gegen den Hals im Sinne des Drosselns oder Würgens. Gerade bei der Anwendung weicher Strangulationswerkzeuge oder einem sehr kräftigen primären Zugriff auf den Hals ohne Eindruck der Fingernägel sind äußerliche Befunde am Hals bisweilen sehr spärlich oder fehlen völlig.

Hier bedarf es unbedingt der gezielten Suche nach *feinsten Punktblutungen* (Petechien) in der Haut und den Schleimhäuten des Gesichts, nach denen speziell in den Konjunktiven und Lidhäuten, aber auch in der Lippenumschlagsfalte bei guter Beleuchtung gesucht werden muss, um Hinweise auf einen Erstickungsvorgang zu erhalten.

Auch die eingehende *Besichtigung der Halshaut* einschließlich der Nackenhaut ist zwingende Voraussetzung für ein Erkennen solcher Tötungsdelikte.

Innere Blutungen. Schwach ausgeprägte Totenflecke können Hinweis für schwere innere Blutungen sein. Speziell bei *stumpfer Gewalt gegen die Bauchregion* sind hierbei äußerlich zumeist keine Verletzungsbefunde erkennbar, da die Bauchdecken nachgiebig sind und meist keine Hämatome in ihnen entstehen. Fußtritte oder Faustschläge mit Verletzungen der Leber, der Milz, des Pankreas oder Gekröseeinrisse können so der Feststellung entgehen.

Penetrierende Verletzungen. Viele penetrierende Verletzungen mit kleinen Wunden, z.B. nach Stich oder Schuss, bluten nicht nach außen, da die unter der Haut gelegenen Muskelschichten sich im Laufe der Agonie verschieben und die Wundkanäle verlegen.

Jede an der Haut haftende Blutkruste muss kritisch untersucht und jedes angebrachte Heftpflaster entfernt werden.

Stumpfe Gewalt. Stumpfe Gewalt gegen den Schädel kann zu tödlichen Schädelhirntraumen führen, ohne dass äußerlich Wunden oder Schwellungen im Sinne sog. Beulen zur Beobachtung gelangen müssten. Insbesondere das subdurale Hämatom nach Faustschlägen oder das Schütteltrauma des Säuglings sind klassische Konstellationen, bei denen keine wesentlichen Befunde äußerlich sichtbar sein müssen.

Vergiftung. Außerordentlich schwer ist die Diagnose einer Vergiftung, wenn nicht bereits Anhaltspunkte aus der Auffindungssituation entstehen. Äußere Anhaltspunkte können aufgefundene Medikamenten- oder Giftbehältnisse sein, aber auch sog. Fixer-Utensilien oder frische Injektionsstellen. Es muss auch auf Gifte mit vorgeschriebenen Warnfarben, wie Pflanzenschutzmittel, hingewiesen werden, weil vielen Ärzten die Warnfarben nicht bekannt sind (z.B. türkisblau bei E 605). Auch der Geruchssinn kann bei mancher Vergiftung, wie bei den Salzen der Blausäure mit ihrem bittermandelartigen Geruch, einen Hinweis liefern. In jüngster Zeit sind bei Jugendlichen auch ungewöhnliche Vergiftungen beim Experimentieren mit pflanzlichen Drogen und Rauschmitteln beobachtet worden, die äußerlich nicht diagnostiziert werden können.

Letztlich muss dem Leichenschauer klar sein, dass ein gewisses Gespür und die notwendige Sorgfalt zusammenwirken müssen, um die Todesursache zu entdecken, wenn eine nicht natürliche Todesart in Betracht kommt.

Hinweis für die Praxis: Im Hinblick auf die doch relativ geringe Zahl der außerhalb ärztlicher Überwachung versterbender Personen sei nochmals ausdrücklich darauf hingewiesen, dass lieber einmal mehr als weniger die Todesursache als unklar eingestuft werden sollte, mit der Folge, dass auch die Todesart gleichermaßen unklar bleibt, und damit die Polizei eingeschaltet wird.

Todeszeit

Exakte Festlegung. Der Tod eines Menschen hat zahlreiche *juristische Konsequenzen*, so im Erb- und Versicherungsrecht. Gleichwohl ist weder der Todesbegriff noch der Todeszeitpunkt juristisch definiert; diese Aufgabe wurde der Medizin zugewiesen. Aus juristischer Sicht kommt der exakten Festlegung des *Todeszeitpunktes* wegen der oben angesprochenen Konsequenzen im Einzelfall große Bedeutung zu. Speziell im Erbrecht kann es von entscheidender Bedeutung sein, ob bei einem tödlichen Unfall oder einer Katastrophe mit annähernd gleichzeitigem Tod naher Verwandter der potentielle Erbe vor dem Erblasser oder umgekehrt verstorben ist, auch wenn nur Minuten dazwischen liegen. Deswegen bestehen die Standesbeamten mancher Bundesländer auf absolut exakter Datierung des Todeszeitpunktes und berufen sich hierbei auf die Vorschriften ihrer Bundesländer beziehungsweise auf § 336 Abs. 2 der Dienstanweisung für Standesbeamte.

Nachträgliche Konkretisierung. Nicht selten kommt es deshalb vor, dass einem Leichenschauer vom Standesamt bzw. vom Gesundheitsamt ein Leichenschauschein zur nachträglichen Konkretisierung des Todeszeitpunktes zurückgereicht wird. Aus medizinischer Sicht ist diese Fragestellung bisweilen problematisch. Bereits die Erkenntnis, dass nicht alle Zellen des menschlichen Organismus gleichzeitig absterben, sondern ihr Überleben von ihrer Vulnerabilität gegenüber einem Sauerstoffmangel abhängig ist, zeigt auf, worin die Problematik unter anderem begründet ist.

So lange der Tod als der endgültige Stillstand von Atmung und Kreislauf definiert war, gab es hier weniger Probleme; seitdem der Hirntodbegriff hinzugetreten ist, ist auch der Allgemeinheit klar geworden, dass der *Tod kein punktuelles Ereignis* ist.

Totauffindung. Beim Tod im Heim, im Krankenhaus, während ärztlicher Überwachung und nach Verletzungen, die mit dem Leben nicht vereinbar sind (z. B. Dekapitierung), sind Schwierigkeiten für die Festlegung des Todeszeitpunktes nicht zu erwarten bzw. nicht existent. Anders verhält es sich, wenn der Tod unbeobachtet eingetreten ist und insbesondere längere Zeit zwischen Tod und Auffindung vergangen ist. Hier bedarf es unter Umständen der Einbeziehung *rechtsmedizinischer Begutachtung*, um möglichst exakte Angaben machen zu können. Aber selbst hier sind der Festlegung Grenzen gesetzt. Manche Leichenschauscheine tragen dem insofern Rechnung, als darin auch der Zeitpunkt der Totauffindung angegeben werden kann.

Todeszeichen. In der frühpostmortalen Phase erfolgt die Orientierung am besten an den sicheren Todeszeichen (s. Abschnitt „Todesfeststellung"). Erstes Auftreten der Totenflecke, deren Konfluieren und Wegdrückbarkeit sowie die Ausprägung der Totenstarre und deren eventuelle Wiederkehr nach gewaltsamem Brechen liefern immerhin grobe Anhaltspunkte im Stundenbereich für die Festlegung der ungefähren Todeszeit.

Auslösung supravitaler Reaktionen. Obwohl innerhalb der ersten 6 – 8 h postmortal auch die Auslösung supravitaler Reaktionen Rückschlüsse erlaubt, wird dieses Phänomen allenfalls vom rechtsmedizinischen Spezialisten genutzt. Darunter ist die mechanische, elektrische und chemische Erregbarkeit der Muskulatur nach dem Eintritt des klinischen Todes zu verstehen. So kann innerhalb dieser Zeit ein Schlag auf größere Extremitätenmuskeln zu einer Kontraktion führen, verbunden mit einer sichtbaren Wulstbildung unter der Haut, dem sog. idiomuskulären Wulst. Ebenso kann elektrischer Strom die quergestreifte Muskulatur zu sichtbaren Kontraktionen bringen und an der Pupille kann die Wirkung von Miotika oder Mydriatika überprüft werden. Mit Ausnahme der Erzeugung eines idiomuskulären Wulstes setzen die anderen Prüfungen der supravitalen Reaktionen allerdings eine entsprechende Ausrüstung des Leichenschauers voraus, die in der Regel fehlt.

Auskühlung. Sehr viel praktikabler ist dagegen der Nachweis der erfolgten Auskühlung. Dies ist die beste und erfolgversprechendste Methode, wenn sie auf der Basis der rektalen Temperaturmessung erfolgt.

In den letzten Jahren hat insbesondere Henßge (Henßge 1982) ein sog. Nomogramm entwickelt, bei dem mittels Messung der tiefen Rektaltemperatur und der Raumtemperatur, unter Berücksichtigung des Körpergewichtes und der Art der Bedeckung der Leiche, die postmortale Liegezeit ermittelt werden kann, wobei auch hier eine statistische Streuung im Bereich weniger Stunden berücksichtigt werden muss.

Wichtigste Grundlage für die Anwendung des Nomogramms, die ihrerseits in die Hand des Spezialisten gehört, bildet die exakte Messung der tiefen Rektaltemperatur mit einem geeichten Thermometer, die Feststellung der Umgebungstemperatur und des Körpergewichts.

Dies wird in den ersten Stunden postmortal mit einem normalen Fieberthermometer problemlos gelingen. Ist allerdings die Rektaltemperatur unter 32 °C gesunken, fehlt auf dem normalen Fieberthermometer die Skala, sodass nur noch Temperatursonden bzw. ein Unterkühltenthermometer weiterhelfen. Die Messung der Temperatur an der Hautoberfläche oder in der Achselhöhle ist nicht für etwaige Rückschlüsse geeignet.

Mindestliegezeit. Hat sich die Körpertemperatur der Umgebungstemperatur angeglichen, sind nur noch Aussagen zur Mindestliegezeit möglich. Es kommen dann allenfalls grobe Schätzungen aus den späten Leichenveränderungen in Betracht. Die Lösung der Totenstarre und Fäulnisveränderungen lassen aber, wie eingangs beschrieben, nur noch sehr vage Rückschlüsse zu. In warmen Jahreszeiten kann das Wachstum von Fliegenmaden und deren weitere Entwicklung wie Verpuppung und Ausschlüpfen Hinweise liefern. Dazu ist allerdings Spezialwissen erforderlich.

Wichtig: Alle postmortalen Veränderungen, die zur Todeszeitbestimmung herangezogen werden können, sind sehr stark temperaturabhängig; darüber hinaus können auch andere Einflüsse wirksam werden, z. B. die Todesursache.

So laufen nach einer Sepsis Fäulnisveränderungen anders ab als im Normfall; beispielhaft sei auch erwähnt, dass die Reserve an energiereichen Phosphaten und Glykogen die Ausprägung und Lösung der Totenstarre ebenso beeinflusst wie der Blutgehalt die Ausprägung der Totenflecke.

Hinweis für die Praxis: Entsprechend muss der Leichenschauer in solchen Fälle Vorsicht walten lassen und sollte im Leichenschauschein seine zeitlichen Angaben ggf. mit entsprechendem Kommentar versehen.

Besondere Arten der Todesfeststellung und Leichenschau

Hirntodfeststellung

Das Transplantationsgesetz von 1997 hat festgelegt, dass der Hirntod dem Individualtod entspricht und damit dessen Feststellung auch eine rechtlich akzeptierte Form der Todesfeststellung ist.

Die *Hirntoddiagnostik* ist in der Praxis auf Krankenhauspatienten, die als Organspender in Betracht kommen, beschränkt. Das Vorgehen ist in den Richtlinien des wissenschaftlichen Beirats der Bundesärztekammer von 1997 festgelegt.

Erster Schritt. Hirntodfeststellung macht nur einen Sinn bei Patienten, die von *einer isolierten Schwerstschädigung des Gehirns* betroffen sind. In einem ersten Schritt muss ausgewählt werden, ob die Art dieser Schädigung zu den erlaubten Voraussetzungen gehört oder nicht.

Geeignete Voraussetzungen sind primäre supra- oder infratentorielle Hirnschädigungen und sekundäre Hirnschädigungen. Unter primärer Hirnschädigung sind z.B. Schwerstschädigungen durch Trauma oder Massenblutung zu verstehen, unter sekundärer Hirnschädigung werden beispielsweise die Folgen eines länger dauernden Sauerstoffmangels verstanden. Ausgeschlossen werden muss das Vorliegen einer Intoxikation, Relaxation und primären Hypothermie, eines metabolischen oder endokrinen oder entzündlichen Komas sowie eines Kreislaufschocks.

Zweiter Schritt. In einem zweiten Schritt müssen durch zwei voneinander unabhängige Ärzte, die über eine mehrjährige Erfahrung in der Intensivbehandlung von Patienten mit schweren Hirnschädigungen verfügen, die maßgeblichen Symptome des Ausfalls der Hirnfunktion untersucht werden.

Letztere beziehen sich auf
- das Vorliegen eines Komas und weiter bis mittelweiter Pupillen,
- das Fehlen des Lichtreflexes beidseits,
- des okulozephalen Reflexes,
- des Kornealreflexes,
- der Trigeminusschmerzreflexion und des Pharyngeal- und Trachealreflexes.

Außerdem muss der Ausfall der Eigenatmung im Apnoetest festgestellt sein.

Dritter Schritt. In einem dritten Schritt werden entweder ergänzende Untersuchungen, die den Ausfall der Hirnfunktion beweisen, eingesetzt, oder die maßgeblichen Symptome des Ausfalls der Hirnfunktion müssen nach längerer Beobachtungszeit erneut überprüft werden.

Als ergänzende Untersuchungen sind zugelassen:
- das Vorliegen eines standardisierten Nullinien-EEG über 30 min,
- unter bestimmten Bedingungen der Ausfall näher definierter evozierter Potenziale sowie
- der Nachweis des zerebralen Zirkulationsstillstandes beidseits, entweder durch
  - Dopplersonographie,
  - Perfusionsszintigraphie oder
  - zerebrale Angiographie.

Bei der Wiederholung der Untersuchung nach längerer Beobachtungszeit wird nochmals unterschieden zwischen Erwachsenen und Kleinkindern und supratentorieller und infratentorieller Hirnschädigung.

Todesfeststellung unter Reanimationsbedingungen

Für den Notarzt stellt sich häufig das Problem der Todesfeststellung unter Reanimationsbedingungen. Er wird zu einer sterbenden oder vermeintlich leblosen Person gerufen und trifft entweder einen Patienten mit den Anzeichen des klinischen Todes an oder der klinische Tod tritt während seiner ärztlichen Maßnahme ein. In solchen Fällen kann natürlich nicht die Diagnose aus dem Vorliegen eines der sicheren Todeszeichen gestellt werden, da diese Zeichen einen mehr oder weniger langen Zeitraum zwischen dem endgültigen Ausfall der Vitalfunktionen und ihrem Entstehen voraussetzen. In diesen Fällen ist die einzig sinnvolle und kunstgerechte Maßnahme die sofortige kardiopulmonale Reanimation.

Abbruch der Reanimation. Die entscheidende Frage ist, über welchen Zeitraum die Reanimation aufrechterhalten werden soll und muss, bevor eine dem Vorliegen eines der sicheren Todeszeichen vergleichbare Sicherheit für die Feststellung des Todes konstatiert werden kann.

In der Literatur wird teilweise die Meinung vertreten, dass nach etwa 30 min frustraner Bemühungen vom endgültigen Herz- und Kreislaufstillstand ausgegangen werden könne. Lediglich bei Patienten mit persistierendem Kammerflimmern oder ventrikulärer Tachykardie seien in der Folge auch nach längerem Intervall Reanimationen beobachtet worden (Bonnin et al. 1993). Andererseits ist wiederholt über Erfolge nach wesentlich längerer Reanimation berichtet worden (dazu sei hier nur auf zwei Arbeiten [Adams et al. 1996; Konrad et al. 1997] verwiesen). Es ist daher außerordentlich schwierig, einen Regelzeitraum für die Dauer der Reanimationsbemühungen zu definieren. Immer sind die Umstände des Einzelfalles zu würdigen, hier insbesondere das aktuelle Ereignis, die Grunderkrankung und der vorbestehende Allgemeinzustand.

Wichtig: Im Allgemeinen ist davon auszugehen, dass ein ernsthafter Reanimationsversuch erst nach 30 – 60 min beendet werden sollte.
Dieses Limit gilt ausdrücklich nicht für *Sonderfälle* wie Unterkühlungen, Intoxikationen und v.a. in kaltem Wasser ertrunkene Kinder. Bei Letzteren liegen Beobachtungen vor, dass selbst nach mehr als einer Stunde nach der Bergung die Reanimation erfolgreich war und keine neurologischen Defizite resultierten.

Einsetzen der Reanimation. Ein weiterer Aspekt ist die Zeit, die zwischen dem Eintritt des klinischen Todes und dem Einsetzen der Reanimation vergangen ist. Falls Laienhelfer unmittelbar nach dem Ereignis mit Reanimationsbemühungen begonnen haben, ist die Aussicht auf einen endgültigen Erfolg bekanntermaßen besser als bei zwischenzeitlichem Fehlen jedweder Reanimationsversuche.

Obwohl bei suffizienter Durchführung der Reanimation von einer Bewegung der Blutsäule in Herz und Gefäßen auszugehen ist, berichten erfahrene Notärzte über die Beobachtung schwacher Totenflecke, wenn mehr als 40–45 min frustraner Maßnahmen überschritten waren. Gleichwohl wird dies nicht regelhaft zu erwarten sein.

Wichtig: Somit stellt sich die Frage, ob allein aufgrund einer Mindestdauer der Reanimation die Todesdiagnose gestellt werden darf. Nordrhein-Westfalen hat für solche Fälle bereits eine Rubrik im Leichenschauschein geschaffen, in die eingetragen werden kann, dass nach einer genau zu beziffernden Dauer der Reanimationsbehandlung keine Herztätigkeit im EKG feststellbar war.

Transport. Die einschlägigen Gesetze verbieten den Leichentransport in nicht dafür zugelassenen Kraftfahrzeugen. So lange der Tod aber nicht eindeutig festgestellt wurde, ist ein Verbringen in das Rettungsmittel nicht untersagt. Wird während des Transportes der Tod festgestellt, ist es gesetzlich gestattet, den Toten zu einem Aufbewahrungsort für Leichen zu transportieren.

Zweizeitige Leichenschau. In diesem Zusammenhang wird auch immer wieder die „zweizeitige Leichenschau" diskutiert, nämlich das erneute Besichtigen des frustran reanimierten Patienten nach einer Zeit, in der eines der sicheren Todeszeichen erwartet werden kann. Ein solches Vorgehen kann im Einzelfall durchaus angezeigt sein, um beim Notarzt letzte Zweifel zu beseitigen.

Wie bereits oben erwähnt, haben mit Ausnahme von Berlin, Niedersachsen und Schleswig-Holstein die Bundesländer die Todesfeststellung und die eigentliche Leichenschau getrennt, indem der Notarzt eine vorläufige Todesbescheinigung ausstellen kann, wenn die endgültige Leichenschau durch einen anderen Arzt sichergestellt ist.

Leichenschau vor der Feuerbestattung

Das Gesetz über die Feuerbestattung aus dem Jahre 1934 und dessen Durchführungsverordnung von 1938 sahen vor der Kremierung eine weitere amtsärztliche Leichenschau vor.

Das Anliegen des Gesetzgebers war, besonders sorgfältig nach Anhaltspunkten für einen nicht natürlichen Tod zu suchen, da nach der Einäscherung die Nachweismöglichkeit eines nicht natürlichen Todes beseitigt ist.

Verlangt wurde im Gesetz eine amtsärztliche Bescheinigung, dass sich kein Verdacht auf nicht natürlichen Tod ergeben habe. Könnten bestehende Zweifel letztlich nicht beseitigt werden, sei eine Leichenöffnung vorzunehmen.

Nach dem Kriege galt dieses Gesetz in den meisten Bundesländern als Landesgesetz weiter. In Baden-Württemberg, Bayern, Berlin und Rheinland-Pfalz wurde allerdings das Gesetz nicht in seiner ursprünglichen Form übernommen, sondern durch andere Bestimmungen ersetzt. Diese Bestimmungen verlangen z. B. in Berlin ebenfalls eine zweite Leichenschau durch einen Arzt des Landesinstitutes für Gerichtliche und Soziale Medizin, grundsätzlich jedenfalls eine besondere Sorgfalt unter Einschaltung der Polizeibehörde hinsichtlich der Klärung möglicher Anhaltspunkte für einen nicht natürlichen Tod.

Sonderfall des Todes aus natürlicher Ursache: plötzlicher Kindstod

Definition und Epidemiologie

Definition: Als plötzlicher Kindstod, im englischen Sprachraum als Sudden Infant Death Syndrome (SIDS) bezeichnet, ist der Tod eines Säugling bzw. eines Kleinkindes ohne vorangegangene eindeutige Krankheitssymptome und ohne den Tod erklärenden autoptischen Befund definiert.

Diese Todesfälle stellen die häufigste Todesursache außerhalb der Perinatalperiode im ersten Lebensjahr dar. In den entwickelten Staaten liegt die Inzidenz zwischen 1–4 je 1000 Lebendgeborenen. Dabei spielen weder die geographische Lage des Landes noch der Stand des Gesundheitswesens eine entscheidende Rolle. In Mitteleuropa kann ein sog. *Wintergipfel* beobachtet werden. Bezüglich des *Lebensalters* treten um den 3., den 6. und den 8. Lebensmonat gehäuft Todesfälle auf. Jungen sind etwas häufiger betroffen als Mädchen.

Untersuchungen in England haben ergeben, dass die Kinder sehr junger Mütter, die Raucherinnen sind, überdurchschnittlich betroffen sind. *Frühgeburten* sollen häufiger betroffen sein als ausgetragene Kinder, ebenso Säuglinge aus sozial niederen Schichten.

Der Tod tritt zumeist ein, wenn die Säuglinge nach der Nahrungsaufnahme ins Bett gelegt werden. Wenn nach der üblichen Ruhezeit der Säugling nicht schreit bzw. die Mutter routinemäßig Nachschau hält, werden die Säuglinge tot im Bett gefunden. Da die Kinder bei der Auffindung bisweilen im Bettzeug eingewickelt sind, wurde und wird manchmal angenommen, dass ein Erstickungstod vorliege. In Einzelfällen wird dies nicht völlig auszuschließen sein, im Regelfalle spielt allerdings ein Sauerstoffmangel durch weiche Bedeckung keine Rolle.

Ätiologie

Die Ätiologie ist bis heute nicht geklärt und es existieren zahlreiche Theorien.

So wird wegen des Wintergipfels und häufig beobachteter, diskreter entzündlicher Veränderungen der Schleimhaut der Luftwege ein infektiöser Mechanismus vermutet. Virologische Untersuchungen des Myokards haben in bis zu 30 % der Fälle eine Myokarditis aufgedeckt. Andere Autoren vermuten tödliche Schlafapnoen bei unzureichender Reifung des Gehirns als Ursache. In jüngster Zeit wurde statistisch gezeigt, dass in Bauchlage gebettete Säuglinge häufiger Opfer des SIDS sind als Kinder in Rückenlage. Diskutiert wird in diesem Zusammenhang unter anderem ein gedrosselter Blutfluss zum bzw. vom Gehirn. Andere Theorien nehmen Bezug auf eine erhöhte Vulnerabilität des Zentralnervensystems während der physiologischen Reifungsschübe oder auf Überwärmung durch Kleidung oder weiche Bedeckung.

Befunde

Bei der Obduktion finden sich, wie schon per definitionem festgehalten, *keine gravierenden morphologischen Veränderungen*, die den Todeseintritt zwanglos erklären. Häufig werden petechiale Blutungen unter der Kapsel des Thymus vorgefunden, ebenso subseröse Petechien am Herzen und den Lungen. Die Farbgebung der Herzmuskulatur ist häufig missfarben graubraun bis rötlichgelb. Die Leber weist meist unregelmäßig umschriebene, wolkig-fleckige Verfärbungsbezirke mit leicht braungelbem Farbton auf. Häufig werden vergrößerte Lymphknoten im Mesenterium und/oder der Halsregion angetroffen. Im Lungengewebe finden sich bisweilen ausgeprägte atelektatische Bezirke. Mikroskopisch sind von verschiedenen Autoren vermehrte gliöse Reaktionen im Stammhirn beschrieben worden. Bei sorgfältiger Untersuchung der Schleimhäute in den Atemwegen werden gehäuft rundkernige Infiltrate angetroffen, die als Entzündungszeichen gedeutet werden. Auch variable mikroskopische Befunde an der Lunge und am Myokard sind immer wieder beschrieben und diskutiert worden. Allerdings lässt sich bisher kein einheitliches, symptomatisches makroskopisches oder mikroskopisches Befundmuster konstatieren. Klinisch-chemische Untersuchungen und molekularbiologisch-genetische Befunde haben ebenfalls keine Aufklärung der Ätiologie gebracht.

Deshalb wird nach wie vor diskutiert, dass es sich beim plötzlichen Kindstod um ein multifaktorielles Geschehen in einer Lebensperiode handeln könnte, in der die automatische Steuerung der lebenswichtigen Funktionen noch sehr störanfällig ist.

Differenzialdiagnose

Differenzialdiagnostisch kommen *innere Erkrankungen* im Gefolge nicht erkannter Missbildungen, hier speziell am Herzen und den großen Gefäßen, wie auch *klassische Infektionen* im Säuglingsalter in Betracht. In hoch entwickelten Gesundheitssystemen, mit regelmäßigen Vorsorgeuntersuchungen in der Schwangerschaft und postpartal, sind nicht erkannte Missbildungen allerdings relativ selten. Bei den klassischen Infektionen im Säuglingsalter ist in aller Regel die gesundheitliche Vorgeschichte wegweisend.

Bei den nicht natürlichen Todesfällen sind die bereits erwähnten *Unfälle mit Verwicklung* des Säuglings im Bettzeug oder die *Einklemmung des Halses* an kantigen Bettstrukturen seltene Ursache eines Todes.

Besonders schwierig ist die Abgrenzung des SIDS gegenüber der Tötung durch weiche Bedeckung.

Eigene Untersuchungen haben ergeben, dass dem *Vorliegen einzelner petechialer Blutungen* in den Lid- und/oder Bindehäuten der Augen in diesem Zusammenhang besondere Bedeutung zukommt.

Auch stumpfe Gewalteinwirkung gegen den Schädel, wenn sie im Bereich der Behaarung erfolgt, kann bei der äußeren Besichtigung schwer erkennbar sein oder unbemerkt bleiben. Ein besonderes Problem stellt das sog. *Schütteltrauma* dar. Wird ein Säugling heftig am Körper gefasst und geschüttelt, so kommt es zu verzögerten Relativbewegungen des kindlichen Schädels und in der Schädelkapsel zu Relativbewegungen des Gehirns gegenüber den knöchern Strukturen und der damit fest verbundenen Hirnhaut. Daraus können *tödliche subdurale Blutungen* resultieren, ohne dass äußerlich ein erkennbarer Befund vorhanden wäre. Autoptisch werden häufig Blutungen in der Netzhaut und am Sehnerv als Zusatzbefunde gefunden.

Der Leichenschauer sollte bei allen unklaren Todesfällen im Säuglings- und Kleinkindesalter versuchen, auf eine *Sektion* hinzuwirken. Vielen Eltern, die mit einem plötzlichen Kindstod konfrontiert werden, ist dies sogar ein eigenes Anliegen, weil erhebliche Schuldgefühle aus einem solchen Ereignis resultieren.

Das Ergebnis der Autopsie sollte bei typischen SIDS-Fällen dazu benutzt werden, die Eltern von diesen Schuldgefühlen im ausführlichen Gespräch zu befreien. Es existieren Vereine betroffener Eltern, die bei der Bewältigung eines solchen Erlebnisses große Hilfe leisten.

Kernaussagen

Begriffsbestimmung und Aufgabe der Leichenschau

Der leblose menschliche Körper wird bis zur verwesungsbedingten Aufhebung des Zusammenhanges seiner einzelnen Teile als Leiche bezeichnet. Voraussetzung für die Bestattung ist die ärztliche Leichenschau (Tab. 9.**1**).

Gesetzliche Regelungen

Das Bestattungswesen ist auf Länderebene geregelt. Die Pflicht zur Veranlassung der Leichenschau ist gesetzlich fixiert.

Jeder Arzt ist zur Leichenschau berechtigt; die Verpflichtung zur Leichenschau ist sehr differenziert geregelt. In der Regel ist die Leichenschau unverzüglich durchzuführen. Voraussetzungen sind ein Betretungsrecht sowie Regelungen zur Schweigepflicht. Bei Anhaltspunkten für nicht natürlichen Tod ist die Polizei zu verständigen. Ansteckende Krankheiten im Sinne des Bundesseuchengesetzes sind anzugeben. Veränderungen an der Leiche dürfen nur insoweit vorgenommen werden, wie sie für die ordnungsgemäße Leichenschau unabdingbar notwendig sind. Verstöße gegen die Bestattungsgesetze sind mit Sanktionen bedroht. Auch können Straftatbestände erfüllt werden, so bei Übersehen einer allgemeinen Gefahrenquelle.

Praktische Durchführung

Am Anfang der Todesdiagnose steht die Feststellung des klinischen Todes, des Sistierens von Herztätigkeit, Kreislauf und Atmung. Sichere Todeszeichen sind Totenflecke, Totenstarre und Fäulnis. Beim Scheintod liegt eine Vita minima vor (Tab. 9.**3**).

Die Festlegung natürliche oder nicht natürliche Todesart entscheidet über die Unterrichtung der Ermittlungsbehörden und hat weit reichende juristische Konsequenzen. Im Zweifelsfall empfiehlt sich die Einordnung als nicht aufgeklärte Todesart. Die Todesursache wird als Kausalkette angegeben; die letztliche Todesursache ist der Mechanismus, der zum irreversiblen Stillstand von Herz- und Atemtätigkeit geführt hat.

Die Vornahme der Leichenschau muss an der entkleideten Leiche erfolgen, wobei auch die Rückseite der Leiche und alle Körperöffnungen zu untersuchen sind.

Auch die Feststellung der Todeszeit hat weit reichende juristische Konsequenzen. Gegebenenfalls ist die rechtsmedizinische Begutachtung erforderlich. Die Messung der Rektaltemperatur ist vorrangig.

Besondere Arten der Todesfeststellung und Leichenschau

Die Hirntoddiagnostik folgt den Richtlinien des wissenschaftlichen Beirats der Bundesärztekammer.

Die Todesfeststellung unter Reanimationsbedingungen ist besonders verantwortungsvoll und erfordert die genaue Würdigung der Einzelumstände.

Die Leichenschau vor der Feuerbestattung erfordert eine besondere Sorgfalt unter Einschaltung der Polizeibehörde hinsichtlich der Klärung möglicher Anhaltspunkte für einen nicht natürlichen Tod.

Sonderfall des Todes aus natürlicher Ursache: plötzlicher Kindstod

Als plötzlicher Kindstod ist der Tod eines Säuglings bzw. eines Kleinkindes ohne vorangegangene eindeutige Krankheitssymptome und ohne den Tod erklärenden autoptischen Befund definiert. Die Ätiologie ist nicht eindeutig geklärt. Differenzialdiagnostisch sind Unfälle und Tötungsdelikte durch weiche Bedeckung oder Schütteltrauma abzugrenzen. Im Zweifel soll auf eine Sektion hingewirkt werden, die auch den Eltern Beruhigung verschaffen und Schuldgefühle nehmen kann.

Literatur

Adams HA, Hempelmann G, Beigl B, Schmitz CS. Spezifische Risiken der aktiven Kompression-Dekompression bei kardiopulmonaler Reanimation: Ein Fallbericht. Anästhesiol Intensivmed Notfallmed Schmerzther 1996; 31: 325 – 327.

Bonnin M, Pepe P, Kimball K, Clark P. Distinct criteria for termination of resuscitation in the out-of-hospital setting. JAMA 1993; 270: 1457 – 142.

Henßge C. Temperatur-Todeszeit-Nomogramm für Bezugsstandardbedingungen der Leichenlagerung. Kriminalistik und forensische Wissenschaften 1982; 46: 109 – 115.

Konrad Ch, Schüpfer G, Wietlisbach M, Evequoz D. Präklinische Reanimation mit persistierender Asystolie über 40 Minuten: Wann sollten die Bemühungen terminiert werden? Der Notarzt 1997; 13: 92 – 94.

Prokop O, Göhler W: Forensische Medizin. Stuttgart: Fischer 2005.

Wissenschaftlicher Beirat der Bundesärztekammer: Kriterien des Hirntodes. Entscheidungshilfen zur Feststellung des Hierntodes. Dtsch Ärzteblatt 1997; 94: C-957–C-964.

10

Volumenersatz und Schockbekämpfung im Rettungsdienst

10 Volumenersatz und Schockbekämpfung im Rettungsdienst

W. G. Voelckel, H. Trimmel

Roter Faden

> **Es ist deutlich zu erkennen, dass die Leistung von heute die Verwirrung von morgen ist.**
>
> *William D. Howells 1837–1920*

Grundlagen

Polytrauma und hämorrhagischer Schock sind zwei untrennbar miteinander verbundene Krankheitsbilder. Die gegenwärtig etablierten Therapiekonzepte zur Behandlung des Polytraumas basieren im Wesentlichen auf den medizinischen Erkenntnissen der großen kriegerischen Auseinandersetzungen des vergangenen Jahrhunderts. Noch während des 1. Weltkrieges hatte Cannon die Richtlinie vertreten, dass keine Flüssigkeit zugeführt werden sollte, bevor die Blutung des Verwundeten kontrolliert worden ist. Zu groß sei die Gefahr, dass der „Wundschock" unabwendbar werden könnte (Cannon et al. 1918). Die Erkenntnisse des 2. Weltkrieges und des Koreakonfliktes haben durch besseres Verständnis der Pathophysiologie des hämorrhagischen Schocks, der Transfusionsmedizin und der „endotrachealen Anästhesie" der modernen Kriegs- und Notfallmedizin zu ihrem Durchbruch verholfen. Als logische Konsequenz gehören heute die endotracheale Intubation und kontrollierte Beatmung, die Schaffung peripherer Gefäßzugänge, sowie eine frühestmögliche Infusionstherapie zu den scheinbar unumstößlichen Eckpfeilern in der präklinischen Versorgung von Patienten im hämorrhagischen Schock.

Dennoch muss die Frage gestellt werden, ob unsere derzeitigen Therapiekonzepte tatsächlich die Überlebenswahrscheinlichkeit von polytraumatisierten Patienten erhöhen oder anders ausgedrückt, ob einzelne Interventionen möglicherweise mehr schaden denn nützen. Als solche haben nicht nur die pointierte Arbeit von Bickell et al. (1994), sondern auch die Metanalysen der Cochrane-Datenbank die Effektivität einer aggressiven Volumentherapie beim unkontrollierten hämorrhagischen Schock in Hinblick auf den Zeitpunkt und die verabreichten Infusionsvolumina in Frage gestellt (Kwan et al. 2003). Die nachfolgende wissenschaftliche Diskussion hat nunmehr zu einer differenzierteren Auseinandersetzung mit der Volumenersatztherapie beim Polytrauma im Allgemeinen sowie dem Konzept der permissiven Hypotension bzw. der „kontrollierten Infusionstherapie" im Speziellen geführt (Kreimeier et al. 1996).

> **Wichtig:** Zum gegenwärtigen Zeitpunkt wird der Stellenwert einer Volumenersatztherapie anhand der Kernfrage definiert, ob eine Blutungssituation präklinisch kontrollierbar ist oder ob eine fortschreitende Hämorrhagie nur durch eine chirurgische Intervention behoben werden kann. In den Mittelpunkt rücken somit auch zunehmend Aspekte wie eine möglichst kurze „on-scene time" und „time to definitive care" anzustreben und Fehler bei der Narkoseinduktion und Notfallbeatmung zu vermeiden.

Trauma und Schock – Epidemiologie

Das Trauma ist unverändert die führende Todesursache junger Menschen vor Erreichen des 40. Lebensjahres. In einer Welt, die von Veränderung gekennzeichnet ist, wird das Trauma zukünftig weiter an Bedeutung gewinnen. So ist zu erwarten, dass die Zahl der traumabedingten Todesfälle weltweit von derzeit jährlich ca. 5 Mio bis 2020 auf mehr als 8,5 Mio ansteigen wird. Als Unfalltodesursachen stehen das Schädelhirntrauma sowie der hämorrhagische Schock im Vordergrund.

Die Letalität des Traumas kann hinsichtlich der zeitlichen Abfolge differenziert betrachtet werden (Tab. 10.**1**). Nicht erkannte bzw. nicht adäquat behandelte oder unkontrollierbare Blutungen verursachen innerhalb der ersten Stunden nach Trauma das Gros der „vermeidbaren Todesfälle".

Tabelle 10.**1** Letalität des Traumas

Minuten	1–4 h nach Trauma	>1 Woche nach Unfall
35 % Letalität	**50 % Letalität**	**15 % Letalität**
▸ Schwerstes SHT ▸ Hohe Querschnittsläsion ▸ Ventrikelrupturen ▸ Abriss großer Gefäße	▸ epi- und subdurale Hämatome ▸ Hämatopneumothorax ▸ Beckenfrakturen ▸ Leber-, Milz-, Gefäßläsionen	▸ Sepsis ▸ Multiorganversagen als Ausdruck eines protrahierten Schockgeschens
Nicht beeinflussbar	vermeidbare Todesfälle	günstig beeinflussbar

Leitsymptom Hypotension. Dem Leitsymptom Hypotension (systolischer Blutdruck < 90 mmHg) muss im Rahmen der Erstversorgung des Traumapatienten besondere Aufmerksamkeit geschenkt werden, da klinische Studien eine Korrelation von hypotensiven Blutdruckwerten bei Klinikaufnahme und der Früh- sowie Spätmortalität nachweisen konnten. In einer Kohortenstudie von Heckbert et al. war die traumatische, hämorrhagische Hypotension hoch prädiktiv für die Mortalität (54%) und Morbidität im Sinne eines posttraumatischen Organversagens (Heckbert et al. 1998). Auch nur kurz andauernde hypotensive Phasen (< 10 min) vor oder innerhalb der ersten 24 h nach Aufnahme in der Intensivstation sind mit einer erhöhten Mortalität und intensivmedizinischer Behandlungsdauer korreliert (Zenati et al. 2002).

Pathophysiologie des hämorrhagischen Schocks

Adrenalin und Noradrenalin. Die Fähigkeit des Organismus, den pathophysiologischen Zustand der Hypovolämie temporär zu kompensieren, ist an eine Vielzahl von endokrinen bzw. neurohumoralen Mechanismen geknüpft. Durch Stimulation der Barorezeptoren wird eine sympathikoadrenerge Reflexantwort getriggert, welche innerhalb von 30 s eine Freisetzung von Adrenalin aus dem Nebennierenmark und von Noradrenalin aus den peripheren Nervenendigungen zur Folge hat.

Die vasokonstriktorischen Effekte der Katecholamine werden über postsynaptische α_1- und extrasynaptische α_2-Rezeptoren vermittelt. Eine gleichzeitige Stimulation der präsynaptischen α_2-Rezeptoren blockiert jedoch eine weitere Noradrenalinausschüttung aus den terminalen Nervenendigungen. Dieser negative Rückkopplungsmechanismus scheint einer der Gründe für die vaskuläre Dekompensation in der Spätphase des hämorrhagischen Schocks zu sein (Bond u. Johnson 1985).

Arginin-Vasopressin. Anhaltende Stimulation der sinoaortalen Hochdruckrezeptoren im Aortenbogen und Karotissinus sowie der Niederdruckrezeptoren im Herzen und der pulmonalen Gefäßstrombahn induziert die Ausschüttung von weiteren Stresshormonen. So ist die Ausschüttung von Arginin-Vasopressin (AVP) bei mäßigen Blutdruckabfällen über die sinoaortalen Rezeptoren vermittelt, bei MAP-Werten < 30 mmHg jedoch Ausdruck einer zerebralen Ischämie (Errington u. Rocha 1972). Neben einer direkten, V_1-Rezeptor-vermittelten Vasokonstriktion potenziert AVP auch die vasokonstriktorischen Effekte von Angiotensin II und Noradrenalin. Aufgrund dieser synergistischen Effekte und der günstigen Verteilung der V_1-Rezeptoren in nichtvitalen Organsystemen, scheint AVP eine besondere Rolle in der Kompensation des hämorrhagischen Schocks einzunehmen (Pieber et al. 1999).

Angiotensin II und Noradrenalin. Bei Angiotensin II und Noradrenalin führt jedoch eine exzessive Stickstoffmonoxidbildung (NO) in der Dekompensationsphase des hypovolämen Schocks zu einer signifikanten Abnahme der vasokonstriktorischen Effekte. Weitere Pathomechanismen im Ablauf des hämorrhagischen Schocks beruhen auf einer Aktivierung der induzierbaren NO-Synthetase (iNOS), der Cyclooxygenase-2 (COX-2) und des Interleukin 1-β. In der Folge kommt es zu einer exzessiven Produktion von NO und Prostaglandinen, die über weitere Mediatoren eine inflammatorische Kaskade in Gang setzen, an deren Ende sich die schockspezifischen Mikrozirkulationsstörungen mit intravasaler Aktivierung der Gerinnung (DIC), anaerobem Stoffwechsel, ATP-Depletion, Zellmembranschädigungen, Vasoplegie und Erythrozytenaggregation findet (Hierholzer u. Billiar 2001).

Phase der Dekompensation. In der Phase der Dekompensation kommt es auf dem Boden einer profunden Gewebehypoxie und Azidose durch präkapilläre Vasoplegie und -dilatation bei Fortbestehen der postkapillären Vasokonstriktion zu vollständiger kapillärer Stase, massivem Austritt von Flüssigkeit sowie Sequestration von Makromolekülen und Erythrozyten ins Interstitium. Damit verbunden ist die irreversible Schädigung v. a. parenchymatöser Organe, Apoptose und Zelluntergang. In der Folge entwickeln sich SIRS, Sepsis und Multiorganversagen – häufig Todesursache in der zweiten und dritten Woche nach Trauma.

Wichtig: Physiologische Kompensationsmechanismen des hämorrhagischen Schocks sichern durch Vasokonstriktion und Zentralisation die Sauerstoffversorgung zentraler Organsysteme. Eine anhaltende Störung der Mikrozirkulation setzt jedoch eine Kaskade von inflammatorischen und prokoagulatorischen Mediatoren in Gang, die letztendlich in der Entwicklung eines irreversiblen Schockzustands münden.

Diagnose von Schock und Hämorrhagie

Präklinische Diagnostik. Im Unterschied zum intrahospitalen Verlauf sind die Möglichkeiten der präklinischen Diagnostik limitiert: Lediglich die Parameter der Makrozirkulation – Blutdruck und Herzfrequenz – stehen messtechnisch zur Verfügung. Daher treten klinische Anzeichen der Hypovolämie wie Füllungszustand der Jugularvenen, Rekapillarisierungszeit, klinische Anzeichen der Zentralisation wie kühle, blasse Haut und Schleimhäute in den Vordergrund. Indirekte Hinweise kann auch die Pulsoximetrie geben, welche jedoch beim zentralisierten Patienten in aller Regel keine oder falsche Werte liefert.

Die präklinische Hypotension ist der wesentliche Prädiktor für die Schwere der Verletzung und spiegelt in aller Regel das Ausmaß des Blutverlusts wider (Chan et al. 1997). Dennoch maskiert eine frühe sympathoadrenerge Gegenreaktion den Blutverlust. Die sympathische arterioläre Vasokonstriktion führt zu einer Erhöhung des systemischen Gefäßwiderstands, zu einer Konstriktion venöser Kapazitätsgefäße und zu einer Zunahme der Herzfrequenz.

Sympathoadrenerger Kompensationsmechanismus. Insgesamt ist die endogene Stressantwort mehr auf die Aufrechterhaltung des vaskulären Füllungszustands, und damit des arteriellen Blutdruckes, als auf den Erhalt des Herzzeitvolumens ausgerichtet. Ohne sympathoadrenerge Kompensationsmechanismen kann ein Blutverlust von 15 – 20% über 30 min nicht überlebt werden; die endogene Stressantwort verdoppelt diesen Wert auf 30 – 40% (Guyton 1991). Damit muss die Annahme, dass der arterielle Blutdruck direkt mit dem systemischen Blutfluss korreliert, verworfen werden. Anders ausgedrückt, erfolgt die Abnahme des Herzminutenvolumens deutlich früher und ist in der Frühphase des Schocks weit ausgeprägter als das Absinken des arteriellen Blutdruckes dies widerspiegelt. Dieses Phänomen ist besonders bei jüngeren Patienten zu beobachten; deren hämodynamische Dekompensation dann oft plötzlich und unerwartet auftritt. Es ist daher höchst problematisch und irreführend, primäre Therapiemaßnahmen aufgrund eines scheinbar „normalen" systolischen Blutdruckes zurückzustellen. Im Umkehrschluss rechtfertig jede Hypotension erweiterte Therapiemaßnahmen.

Wichtig: Die sympathoadrenerge Stressantwort des Organismus maskiert in der Frühphase der Hämorrhagie das Leitsymptom Hypotension.

Rationale der Schocktherapie

Wiederherstellung der Homöostase. Dem Maximalanspruch einer frühestmöglichen Wiederherstellung der Homöostase kann meist nur mit einer zeitlichen Latenz entsprochen werden, sodass die Notfalltherapie zunächst darauf ausgerichtet sein muss, die Kompensationsphase des Schocks zu prolongieren. Als solches müssen alle der präklinischen Behandlung zugänglichen Parameter des Sauerstofftransports zu den zentralen Organsystemen optimiert werden.

Neben einer Verbesserung der Sauerstoffverfügbarkeit und einer Modulation des Gefäßtonus mit vasoaktiven Substanzen nimmt die Erhöhung des intravaskulären Volumens mittels Infusionslösungen oder Plasmaersatzstoffen die zentrale Rolle in der Behandlung des hämorrhagischen bzw. hypovolämen Schocks ein.

Blutungskontrolle und Infusionstherapie. Die Zielsetzung eines Ausgleichs des Volumenmangels und der Wiederherstellung einer möglichst normalen Kreislauffunktion kann jedoch nur dann tatsächlich entsprochen werden, wenn die Blutungsquelle einer Kontrolle zugänglich ist. Vor diesem Hintergrund ermöglicht die Infusionstherapie eine Verbesserung der zuvor kompromittierten Durchblutung im Splanchnikus- und Hautgebiet sowie letztendlich die Korrektur der Mikrozirkulationsstörung. Eine frühzeitige Blutungskontrolle und die nachfolgende Infusionstherapie können somit der Entwicklung eines irreversiblen Schockzustands entgegenwirken, wenn es gelingt, den anaeroben Stoffwechselzustand zu durchbrechen, die lokale Azidose zu korrigieren und somit einer Ausschüttung von Mediatoren der Schockkaskade entgegenzuwirken. In diesem Zusammenhang wird bereits offensichtlich, dass nicht nur die Menge und Qualität der Infusionslösungen, sondern auch der richtige Zeitpunkt einer Volumenersatztherapie von entscheidender Bedeutung sind.

Unerwünschte Effekte. Neben dem unmittelbaren Nebenwirkungsprofil von Volumenersatzlösungen sind zahlreiche weitere unerwünschte Effekte zu nennen. Bei unkontrollierten Blutungen kann eine Erhöhung des systemischen Blutdruckes durch die Infusionstherapie auf normale oder „übernormale" Werte die Hämorrhagie weiter verstärken und zudem eine Koagulopathie durch Verdünnung der Gerinnungsfaktoren begünstigen. Nicht temperierte Infusionslösungen werden ferner eine bereits bestehende Hypothermie weiter verstärken. Werden zum Wiederauffüllen des Kreislaufsystems große Infusionsmengen benötigt, so kann die zwangsläufige Abnahme der Hämoglobinkonzentration trotz Zunahme des Herzzeitvolumens zu einer vital bedrohlichen Verdünnungsanämie mit nachfolgender zellulärer Ischämie führen. Ohne zeitgerechten Ersatz von Sauerstoffträgern ist in diesen Fällen letztendlich ein fataler Ausgang zu erwarten.

Wichtig: Die Rationale der Infusionstherapie beim hämorrhagischen Schock ist eine Verbesserung des Füllungszustands des Gefäßsystems, um die Qualität der Makro- und Mikrozirkulation zu optimieren und somit die Sauerstoffversorgung gefährdeter Organsysteme sicherzustellen. Die Infusionstherapie stößt dort an ihre Grenzen, wo eine Blutungsquelle nicht kontrollierbar ist und durch den Volumenersatz Sauerstoffträger sowie Gerinnungsfaktoren auf kritische Werte verdünnt werden.

Kontroversen der Volumenersatztherapie

Behandlungsmaxime. Oberstes Ziel bei der präklinischen Behandlung eines kritisch verletzten Patienten ist es, das Zeitintervall zwischen Trauma und definitiver Versorgung zu minimieren und gleichzeitig alle Erstbehandlungsmaßnahmen zu maximieren, die die Wahrscheinlichkeit erhöhen, dass der Patient lebend das Krankenhaus erreicht.

Kontroversen. Aus dieser Behandlungsmaxime ergeben sich zwangsläufig Kontroversen:

- Ist unter dem Anspruch einer möglichst kurzen Prähospitalzeit möglicherweise der Verzicht auf Infusionstherapie besser als aggressiver Volumenersatz?
- Welche Maßnahmen erhöhen nicht nur die Überlebenswahrscheinlichkeit des Kollektivs, sondern auch diejenigen des individuellen Patienten?
- Ist es zulässig, hypotensive Phasen bei einem Patienten mit einer präklinisch nicht beherrschbaren Blutung zu akzeptieren?
- Welche Volumenersatzmittel sind am besten geeignet, um einen Schockzustand zu durchbrechen?

Wichtig: Kurzum – welche Dosis welcher Infusionslösung soll welchem Patienten zu welchem Zeitpunkt verabreicht werden?

Bei der Beantwortung dieser Fragen offenbart sich das Dilemma, dass Traumapatienten eine sehr heterogene Gruppe mit einem zwangsläufig äußerst variablen Verletzungsmuster sind und letztendlich differenzierte Behandlungsstrategien benötigen.

Verzicht auf präklinischen Volumenersatz

Präklinische Behandlungszeit. Unter der Maxime, die prähospitale Behandlungszeit unter 20 min zu halten, muss kritisch hinterfragt werden, wie viel Zeit für das Aufsuchen einer peripheren Vene und die Anlage eines i. v.-Zugangs verwendet werden darf. Mehrere Studien zeigen – insbesondere unter den schwierigen Bedingungen des prähospitalen Settings – dass bei erwachsenen Notfallpatienten 8 – 12 min erforderlich sein können, um eine Venenpunktion mit Platzierung einer Verweilkanüle durchzuführen. Ferner darf nicht vergessen werden, dass im Idealfall durch einen großlumigen Gefäßzugang (1,7 mm ID) etwa 200 ml/min infundiert werden können; bei einer Verweilkanüle mit 1,2 mm ID beträgt die maximale Flussrate jedoch nur noch ca. 95 ml/min. Aus diesen Zahlen ist ersichtlich, dass unter Umständen bis zu 25 min verstreichen können, bis zumindest 1000 ml Infusionslösung appliziert sind.

Konsequenzen. Daraus leiten sich zwei Konsequenzen ab:

- Bei geringen Blutverlusten (<25 ml/min) und kurzen Transportzeiten (<20 min) kann durch eine präklinisch begonnene Infusionstherapie wohl kaum ein wesentlicher Effekt auf den Blutdruck und noch weniger auf das Überleben erwartet werden.
- Anders stellt sich die Situation dar, wenn die Blutung mehr als 50–100 ml/min beträgt. Bei diesem Patientengut muss trotz Einleiten einer präklinischen Infusionstherapie mit einer Letalität von 20–35 % gerechnet werden. Unterbleibt jedoch eine notfallmedizinische Behandlung, so erhöht sich die Sterblichkeit auf 40–95 % (Rossi 1997).

Wichtig: Nur wenn präklinische Maßnahmen zur Blutstillung möglich sind und der Volumenersatz ein progredientes Volumendefizit beseitigen kann, ist eine Verbesserung des Outcomes möglich.

Permissive Hypotension

Erhöhung des systemischen Blutdruckes. Es steht außer Frage, dass auch und gerade bei Verletzungsmustern, welche mit einer unkontrollierten Blutung vergesellschaftet sind, eine präklinische Kreislaufstabilisierung zwingend erforderlich ist, um das Überleben des Patienten zu ermöglichen. Vor dem Hintergrund, dass ein Anheben des Blutdruckes auf normale Werte durch exzessive Infusionstherapie möglicherweise mit schlechteren Überlebensraten verbunden ist, und aufgrund weiterer unerwünschter Wirkungen von Volumenersatzmitteln, muss zwangsläufig die Option einer „limitierten" Infusionstherapie diskutiert werden.

Konzept der permissiven Hypotension. Als solche ist die permissive Hypotension oder „hypotensive resuscitation" in den Mittelpunkt des Interesses gerückt. Diese beinhaltet alle therapeutischen Maßnahmen einschließlich der Volumenersatztherapie, die zu einer Erhöhung des systemischen Blutdruckes führen, ohne allerdings dessen „Normalisierung" anzustreben. Dieses Konzept wird durch Metaanalysen unterstützt, die zum gegenwärtigen Stand der Wissenschaft keinen Unterschied zwischen einer „frühen" und einer „späten" Volumenersatztherapie hinsichtlich des Outcomes von Traumapatienten zeigen konnten (Kwan et al. 2003). Der Nachweis steht jedoch noch aus, dass die permissive Hypotension anderen Therapieoptionen überlegen ist.

Definition eines Zielblutdruckes. Zusätzlich besteht das Dilemma, dass die Toleranzbreite hinsichtlich einer Hypotension interindividuell stark unterschiedlich ist. Als Konsequenz aus diesen Widersprüchlichkeiten ist die Definition eines Zielblutdruckes von zumindest 90 mmHg systolisch eine klinisch praktikable Mindestgröße. Eine wichtige Rationale für diesen Wert ist die zerebrale Perfusion. Ein systolischer Blutdruck von 90 mmHg ist typischerweise mit einem arteriellen Mitteldruck von 60–65 mmHg und somit bei normalen Hirndruckwerten (<15 mmHg) mit einem zerebraler Perfusiondruck (CPP) von 50 mmHg korreliert (CPP = mittlerer arterieller Blutdruck – intrazerebraler Druck). Dieser untere Grenzwert der physiologischen Autoregulationsbereiche markiert die Schwelle des Eintritts von Bewusstseinstörungen und EEG-Alterationen, wobei erneut die interindividuelle Schwankungsbreite, insbesondere bei einer vorbestehenden fixierten arteriellen Hypertonie, betont werden muss.

Schädelhirntrauma. Für Patienten mit einem Schädelhirntrauma (SHT) sind

- Hypoxie,
- Hyperkapnie und
- Hypotension

entscheidende Einflussfaktoren für die Entwicklung eines sekundären Hirnschadens und sind somit neben dem substantiellen Hirnschaden Prädiktoren für Mortalität und Morbidität. Für dieses Kollektiv ist ein zerebraler Perfusionsdruck von zumindest 60 mmHg zu fordern. Unter der Annahme von erhöhten intrazerebralen Druckwerten (>20 mmHg) leitet sich als Behandlungsziel eine Blutdruckstabilisierung auf mittlere arterielle Blutdruckwerte von 80–90 mmHg ab, was in aller Regel einen systolischen Blutdruck von 120 mmHg erfordert. Das isolierte Schädelhirntrauma erfordert folglich eine optimale Kreislaufstabilisierung mittels einer adäquaten Volumenersatztherapie und ggf. auch dem frühzeitigen Einsatz von Vasopressoren.

SHT und Hämorrhagie. Bei der Kombination von SHT und unkontrollierbarer Hämorrhagie besteht folglich ein Behandlungsdilemma für die Präklinik, da die geforderten zerebrale Perfusionsdrücke mit einer verstärkten Blutungsgefahr „erkauft" werden müssen. Dennoch wird die Stillung einer unkontrollierten Blutung quoad vitam immer Vorrang vor einer operativen und intensivmedizinischen Versorgung des Schädelhirntraumas haben müssen. Einer Reduktion der prähospitalen Behandlungs- und Transportdauer kommt bei dieser Patientengruppe höchste Bedeutung zu. Hier wird man versuchen müssen, nach Sicherstellung adäquater Oxygenierung und Ventilation durch verzögerungsfreien Transport unter begleitender aggressiver Volumensubstitution, etwa mittels „small volume resuscitation", rasch ein für die Definitivversorgung geeignetes Zentrum zu erreichen und dabei ein Mindestmaß an CPP aufrechtzuerhalten.

Wichtig: Das Konzept der permissiven Hypotension bei einer unkontrollierten Blutung beinhaltet alle therapeutischen Maßnahmen einschließlich der Volumenersatztherapie, die zu einer Erhöhung des systolischen Blutdrucks auf ca. 90 mmHg führen.
Beim isolierten Schädelhirntrauma ist eine maximale Kreislaufstabilisierung auf normale oder hochnormale Werte zwingend.
Bei der Kombination von SHT und unkontrollierter Blutung hat die definitive Blutungskontrolle höchste Priorität. Beim Blutdruck- und Blutungsmanagement sind Kompromisse einzugehen.

Kristalloide oder kolloidale Infusionslösungen zur Volumenersatztherapie

Ungeachtet der Überlegungen hinsichtlich einer zurückhaltenden oder moderaten präklinischen Infusionstherapie hat das notfallmedizinische Paradigma einer Kontrolle des Kreislaufsystems Gültigkeit. Zwangsläufig stellt sich daher die Frage nach der „optimalen" Infusionstherapie nicht nur hinsichtlich des „Timings" und des zu verabreichenden Volumens, sondern auch bezüglich der Auswahl der verwendeten Substanzen. Aus den unterschiedlichen Betrachtungsweisen des Europäischen und des Amerikanischen Sprachraumes resultierte über Jahre eine Art „Glaubenskrieg" zwischen den Anhängern einer alleinigen Gabe von kristalloiden Infusionslösungen und den Befürwortern von Kolloiden in der präklinischen Volumentherapie.

Kristalloide Infusionslösungen

Die derzeit gebräuchlichsten kristalloiden Infusionslösungen sind die 0,9%ige Kochsalzlösung und die Ringer-Laktatlösung. Typischerweise wird aufgrund des Risikos einer (hyperchlorämischen) Dilutionsazidose und einem scheinbar besseren Outcome im Tierexperiment zumeist dem Ringer-Laktat der Vorzug gegeben.

Dilutionsazidose. Die Dilutionsazidose kann vereinfacht als eine iatrogene Störung bzw. als Symptom einer Bikarbonatverdünnung im gesamten Extrazellularraum infolge großer Infusionsvolumina, besonders bei Verwendung von 0,9%iger Kochsalzlösung umschrieben werden. Dennoch ist auch die Beimengung von Laktat bzw. die Zusammensetzung der Ringer-Laktatlösung nicht unproblematisch. Da Laktat vornehmlich hepatisch metabolisiert wird, konkurrieren in größerer Menge exogen zugeführtes Laktat und eine, aufgrund des anaeroben Stoffwechsels induzierte, endogene Laktatazidose um den gleichen Abbauweg. Die dadurch bedingte Steigerung des O_2-Verbrauches ist groß und muss bei bestehender globaler Gewebehypoxie im Rahmen eines hämorrhagischen Schocks berücksichtigt werden. Wird Laktat nicht adäquat verstoffwechselt, verstärkt Ringer-Laktat eine bereits bestehende Azidose. Eine Forderung an eine ideale kristalloide Infusionslösung wäre daher die Beimischung der Pufferbase Bikarbonat in ihrer physiologischen Konzentration von 24 mmol / l, um den zuvor beschriebenen Störungen des Säure-Basen-Haushalts entgegenzuwirken (Zander et al. 2005).

Kolloidale Infusionslösungen

Hydroxyethylstärke. Unter den kolloidalen Infusionslösungen ist die Hydroxyethylstärke (HES) das derzeit gebräuchlichste Präparat. HES ist ein Makromolekül, das aus hydroxylierten und1,4 glycosidisch verbundenen Glukosemolekülen hergestellt wird. Durch Substitution der Glukosemoleküle mit Hydroxyethylketten wird ein schneller Abbau durch Serumglycosidasen verhindert. Die Elimination kleiner Molekulargewichte erfolgt über die Nieren; bei höherem Molekulargewicht ist eine signifikante Aufnahme in das retikuloendotheliale System zu erwarten. Gekennzeichnet durch das Molekulargewicht und den Hydroxyethylierungsgrad können die verfügbaren HES-Präparate, ebenso wie auch alle anderen kolloidalen Infusionslösungen, hinsichtlich

- ihrer maximalen Volumenwirkung,
- ihrer Volumenwirkdauer,
- der Halbwertszeit der Volumenwirkdauer und
- der maximal empfohlenen Dosis unterschieden werden.

Typischerweise gelangt HES 200 / 0,6% in der Schocktherapie zum Einsatz, da für dieses Präparat ein guter Volumeneffekt von 110% mit einer nur geringen Gerinnungsinterferenz beschrieben wurde. Angesichts der eher günstigen Resultate hinsichtlich des Nebenwirkungsprofils und der vertretbaren Tageshöchstdosis neuerer HES-Präparationen werden von den Herstellern maximale Tagesinfusionsmengen von bis zu 50 ml / kgKG (HES 130 / 0,4) genannt (Langeron et al. 2001).

Gelatinepräparate. Gelatinepräparate bestehen aus Polypeptiden tierischen Ursprungs und sind durch einen kürzer andauernden Volumeneffekt gekennzeichnet. Im Vergleich mit älteren HES-Lösungen oder mit Dextranen, sind die negativen Auswirkungen auf das Gerinnungssystem weniger stark ausgeprägt und die Nierenfunktion wird nicht beeinträchtigt. Damit ergibt sich als Indikation für den Einsatz von Gelatinepräparaten entweder ein insgesamt überschaubarer Volumenbedarf oder die Notwendigkeit einer zusätzlichen Gabe von Kolloiden bei hohem Volumenumsatz wenn die Gesamtdosismenge von HES erreicht wird.

Dextrane. Dextrane haben keine Vorteile gegenüber den zuvor genannten Präparaten und sind zusätzlich mit dem höchsten Risiko einer allergisch-anaphylaktischen Reaktion vergesellschaftet. Damit spielen die Dextrane für den präklinischen Einsatz im Rahmen der Schocktherapie derzeit keine Rolle.

Wichtig: Die frühzeitige Gabe von Ringer-(Lakatat-)Lösung ist neben der gezielten Indikationsstellung für kolloidale Infusionslösungen die Therapie der Wahl, wenn ein präklinischer Volumenersatz angestrebt wird.

Hyperosmolare Kochsalzkolloidlösungen

Vor dem Hintergrund, dass insbesondere die Mikrozirkulationsstörung im hämorrhagischen Schock entscheidend zur Entwicklung eines irreversiblen Zustandsbildes beiträgt und osmotisch wirksame Substanzen effektiv intrazelluläre und interstitielle Flüssigkeit in den intravaskulären Raum mobilisieren können, eröffnet der Einsatz von hyperosmolaren Infusionslösungen eine weitere Therapieoption.

Vorteile. Durch den Abstrom des interstitiellen, aber auch besonders des in hypoxisch geschwollenen Endothelzellen gespeicherten Wassers in das Gefäßsystem werden die Mikrozirkulation und somit die Sauerstoffversorgung der nachgeschalteten Gewebe dramatisch verbessert. Zusätzlich werden den hypertonhyperosmolaren Lösungen auch positiv inotrope Effekte zugeschrieben. In einer typischen Zusammensetzung von 7,5% NaCl und 6% HES (200 / 0,6) ergibt sich eine hyperosmalare isoonktoische Infusionslösung mit einer Osmolarität von 2750 mosmol / l. Die Gesamtinfusionsmenge dieser Spezialität ist auf 4 ml / kgKG limitiert (small volume resuscitation). Eine regelhaft beobachtete Serumhypernatriämie (bis 175 mmol / l) nach Verabreichung dieser Infusionsmenge ist ohne klinische Nachteile reversibel.

Relativierung. Auch wenn Einiges für den Einsatz dieser Substanz insbesondere bei einem begleitenden Schädelhirntrauma und bei penetrierenden Traumen spricht, so konnte eine Metaanalyse der Cochrane Library keinen eindeutigen Überlebensvorteil im Vergleich zu etablierten Infusionsstrategie aufzeigen (Bunn et al. 2004). Positive Trends bei Schädelhirnverletzten und die Inhomogenität der Studienpopulationen sprechen jedoch für einen vermutlich positiven Effekt in dieser Subgruppe, sodass eine präklinische Anwendung durchaus empfohlen werden kann. Trotz günstiger Effekte auf die Hämodynamik in der Präklinik darf nicht vergessen werden, dass der innerklinische, absolute Infusions- bzw. Transfusionsbedarf nicht reduziert wird.

Wichtig: Hyperosmolare, isoonkotische Infusionslösungen sind nach derzeitigem Wissensstand bei kreislaufinstabilen Patienten mit Schädelhirnhraума sowie bei penetrierenden Verletzungsmustern möglicherweise vorteilhaft.

Volumenersatz beim Verbrennungstrauma

Traumatisch-hypovolämer Schock. Patienten, die ein Verbrennungstrauma erleiden, sind bereits in der Frühphase nach der Verbrennung vital bedroht. Der Verbrennungsschock mit den bekannten Früh- und Spätfolgen steht hierbei im Vordergrund. Ursächlich für den intravasalen Volumenmangel ist der Abstrom von Plasma als Ausdruck des thermisch induzierten Kapillarlecks. Die Anreicherung von Plasmaeiweißen in dem sich rasch entwickelnden Verbrennungsödem sowie immense Wasserverluste über die geschädigte Haut und der Wassereinstrom in die Zellen kennzeichnen den Verbrennungsschock als traumatisch-hypovolämen Schock. Zusätzlich führt eine konsekutive allgemeine Hypoproteinämie zum Abstrom von Wasser und zu einer Ödembildung auch in nicht verbrannten Gewebebezirken. Bei Verbrennungen >20% der Körperoberfläche (KOF) des Erwachsenen und >5–10% im Kindesalter ist eine Infusionstherapie zwingend notwendig, wobei Art und Menge des Flüssigkeitsersatzes nicht nur über die Kreislaufstabilisierung, sondern auch über das Ausmaß des Verbrennungsödems entscheiden. Bei einer inadäquaten Flüssigkeitssubstitution kann die Ödembildung zu Gewichtszunahmen von 10–15% des ursprünglichen Körpergewichtes führen (Demling 2005).

Individuelle Infusionstherapie. Für die Prognose ist das Zeitintervall zwischen Trauma und Therapiebeginn entscheidend. Als grobe Richtschnur zur Bestimmung der erforderlichen Infusionsmenge innerhalb der ersten 24h dient die Parkland-Formel nach Baxter, zu deren Berechnung Verbrennungen 2. und 3. Grades berücksichtigt werden, obschon eine individuelle Infusionstherapie für den einzelnen Patienten anzustreben ist (Scheulen u. Munster 1982; Baxter 1978; Cartotto et al. 2002). Entsprechend der maximalen Flüssigkeitsverschiebung in der Frühphase nach Trauma wird die Hälfte der errechneten Infusionsmenge in den ersten 8h verabreicht:

Infusionsrichtlinie für das Verbrennungstrauma.
Flüssigkeitsersatz für die ersten 24 h:
2–4 ml Ringer-Laktat × % VKOF × kgKG
(VKOF = verbrannte Körperoberfläche)

Ringer-Laktat und HES. Im Vordergrund steht hierbei die Infusion von Ringer-Laktatlösung. Die alleinige Verabreichung sehr großer Mengen kristalloider Infusionslösung ist jedoch mit dem Risiko der Ödembildung und damit auch der Gefahr einer Verminderung der Gewebeperfusion und der Entwicklung eines Kompartmentsyndroms verbunden. Eine logische Konsequenz ist eine mögliche Abkehr von der strikten Ablehnung von kolloidalen Infusionslösungen in der Frühphase, d.h. innerhalb der ersten oder ab der 6.–8. Stunde nach Trauma. In diesem Zusammenhang stellt die HES in der Spezialität 6% 130/0,4 das derzeit zu favorisierende Kolloid dar (Schortgen et al. 2004). Der Stellenwert von hyperosmolaren-, iso- oder hyperonkotischen Lösungen ist derzeit noch ungeklärt. Dennoch kann insbesondere bei begleitenden Traumen der Einsatz dieser Substanzen sinnvoll sein.

Wichtig: Für die präklinische Behandlung des Verbrennungstraumas kommt überwiegend Ringer-Laktatlösung zum Einsatz. Kolloide (insbesondere HES) sind jedoch unter dem Aspekt einer geringeren Ödembildung und besseren Kreislaufstabilisierung auch in der initialen Schockphase nicht kontraindiziert. Unter Berücksichtigung etablierter Formeln zur Flüssigkeitssubstitution sollte eine Individualisierung der Volumentherapie angestrebt werden.

Volumenersatz im Kindesalter

Schwerstverletzte Kinder stellen eine besondere Herausforderung in der notfallmedizinischen Versorgung dar. Aufgrund der hohen Kompensationsfähigkeit des kindlichen Organismus können relevante bzw. vital bedrohliche Volumenmangelzustände bis zuletzt unerkannt bleiben. Ein schlagartiger Zusammenbruch des Kreislaufsystems mit einem dann häufig therapierefraktären Herzstillstand kann die Folge eines inadäquaten Volumenersatzes sein.

Wichtig: Damit müssen alle Bemühungen auf das frühzeitige Erkennen eines Volumenmangels und den Beginn einer möglichst frühzeitigen Volumentherapie ausgerichtet sein.

Als charakteristische Symptome des Schocksyndroms beim Kind sind

- die Tachypnoe,
- ein blasses oder marmoriertes Hautkolorit,
- eine Kapillarfüllung >1 s sowie
- Bewusstseinsveränderungen

hinweisend. Da auch die Messung des Blutdruckes häufig technisch schwierig ist bzw. keine befriedigenden Ergebnisse liefert, ist die klinische Untersuchung mit der Palpation peripherer Pulse oftmals entscheidend.

Wichtig: Idealerweise werden zur Durchführung einer präklinischen Volumenersatztherapie auch beim Kind 1–2 periphere Venenzugänge angelegt, wobei nach zwei vergeblichen Punktionsversuchen ein intraossärer Zugang anzustreben ist.

Wenn immer möglich, sollte im Kleinkindesalter auch eine Blutzuckerbestimmung durchgeführt werden. Die Therapiemöglichkeiten der akuten Hypovolämie im Kindesalter sind als grobe Leitlinien in Tab. 10.**2** ersichtlich (Lemburg 2001). Der Volumenersatz sollte beim Kind immer in Form eines Bolus mit anschließender klinischer Überprüfung der Kreislaufsituation erfolgen, um eine Volumenüberladung des Kindes zu vermeiden.

Typische Fehler im präklinischen Traumamanagement

Neben einer unkritischen Infusionstherapie, der Verzögerung des Patiententransportes beispielsweise durch frustrane Versuche einer peripheren Gefäßpunktion sowie dem „Nichterkennen" einer nicht kontrollierbaren Blutung können Fehler in der Notfallbeatmung eine weitere Verschlechterung der Kreislaufsituation nach sich ziehen.

Die negativen Effekte einer intermittierenden positiven Druckbeatmung (IPPV) auf den Kreislauf sind seit mehr als 50 Jahren bekannt. Im Unterschied zur Spontanatmung, die in der Inspirationsphase von einem intrathorakalen Druckabfall begeleitet ist und somit den Rückstrom von

10

Tabelle 10.2 Infusionsrichtlinien im Kindesalter (nach Lemburg 2001)

	Beispiele	Kristalloide	Kolloide
Schwerer drohender oder manifester Schock	▸ Polytrauma, Blutungen, Sepsis, Verbrennungen ▸ > 10 % Körperoberfläche	▸ 20 – 40 ml / kgKG ▸ als Bolus i. v. oder i. o.	▸ 10 ml / kgKG ▸ als Bolus i. v. oder i. o.
Mittlerer bis geringer Volumenmangel	▸ Infektion, Fieber, Hitzekollaps, Exsikkose ▸ Verbrennung < 10 % Körperoberfläche	▸ 10 – 20 ml / kgKG in ▸ 10 – 20 min i. v. / i. o.	▸ 5 – 10 ml / kgKG in ▸ 10 – 20 min i. v. / i. o.
Erhaltung	▸ Offenhalten Venflon etc.	▸ 5 – 10 ml / kgKG ▸ pro h i. v. / i.o	

venösem Blut zum Herzen begünstigt, hat die IPPV einen gegenteiligen Effekt. Noch ausgeprägter ist die Abnahme des venösen Rückstroms unter kontinuierlicher positiver Druckbeatmung (CPPV) (Lemburg 2001).

Wichtig: Ist zur Durchbrechung einer Hypoxämie oder Ventilationsstörung eine Notfallbeatmung indiziert, so sollte eine Normoventilation mit hohen inspiratorischen Sauerstoffkonzentrationen angestrebt werden. Im schweren hämorrhagischen Schock sollte so lange wie möglich auf eine PEEP- bzw. CPPV-Beatmung verzichtet werden. Wenn also in einer kritischen Schocksituation das Konzept der permissiven Hypotension verfolgt wird, ist der kontrollierten Beatmung besondere Beachtung zu schenken.

Kernaussagen

Grundlagen

Vermeidbare Todesfälle nach einem Trauma ereignen sich innerhalb der ersten 1 – 4 h.

Die nicht erkannte und nicht kontrollierte Blutung steht hierbei im Mittelpunkt.

Dem Leitsymptom „Hypotension“ kommt daher besondere Bedeutung zu.

Kontroversen der Volumenersatztherapie

Verzicht auf Volumenersatz bei geringen Blutverlusten (< 25 ml / min) und kurzen Transportzeiten (< 20 min).

Das Konzept der permissiven Hypotension bei einer unkontrollierten Blutung beinhaltet alle therapeutischen Maßnahmen einschließlich der Volumenersatztherapie, die zu einer Erhöhung des systolischen Blutdrucks auf ca. 90 mmHg führen.

Präklinischer Volumenersatz: frühzeitige Gabe von Ringer-Laktatlösung und gezielte Indikationsstellung für kolloidale Infusionslösungen.

Volumenersatz beim Verbrennungstrauma

Präklinischer Volumenersatz mittels Ringer-Laktatlösung und ggf. HES unter dem Aspekt der geringeren Ödembildung und besseren Kreislaufstabilisierung.

Individualisierung der Volumentherapie ist anzustreben.

Volumenersatz im Kindesalter

Das Erkennen und Behandeln einer relevanten Hypovolämie im Kindesalter hat oberste Priorität, um den Eintritt eines meist irreversiblen Kreislaufstillstands zu verhindern.

Der intraossäre Zugang ist die erste Alternative, wenn die Anlage einer Venenverweilkanüle innerhalb weniger Minuten nicht gelingt.

Typische Fehler im präklinischen Traumamanagement

Insbesondere in kritischen Kreislaufsituationen muss neben der Infusionstherapie auch der kontrollierten Beatmung besondere Bedeutung beigemessen werden.

Fehler in der Beatmung von Notfallpatienten können einen Schockzustand weiter aggravieren.

Literatur

Baxter CR. Problems and complications of burn shock resuscitation. Surg Clin North Am 1978; 58: 1313 – 1322.

Bickell WH, Wall MJJ, Pepe PE et al. Immediate versus delayed fluid resuscitation for hypotensive patients with penetrating torso injuries. N Engl J Med 1994; 331: 1105 – 1109.

Bond RF, Johnson G. Vascular adrenergic interactions during hemorrhagic shock. Fed Proc 1985; 44: 281 – 289.

Bunn F, Roberts I, Tasker R, Akpa E. Hypertonic versus near isotonic crystalloid for fluid resuscitation in critically ill patients. Cochrane Database Syst Rev 2004; CD002045.

Cannon W, Fraser J, Cowell E. The preventative treatment of wound shock. JAMA 1918; 70: 618 – 621.

Cartotto RC, Innes M, Musgrave MA et al. How well does the Parkland formula estimate actual fluid resuscitation volumes? J Burn Care Rehabil 2002; 23: 258 – 265.

Chan L, Bartfield JM, Reilly KM. The significance of out-of-hospital hypotension in blunt trauma patients. Acad Emerg Med 1997; 4: 785 – 788.

Demling RH. The burn edema process: current concepts. J Burn Care Rehabil 2005; 26: 207 – 227.

Errington ML, Rocha ESM. Vasopressin clearance and secretion during hemorrhage in normal dogs and in dogs with experimental diabetes insipidus. J Physiol 1972; 227: 395 – 4128.

Fewell JE, Abendschein DR, Carlson CJ et al. Continuous positive-pressure ventilation decreases right and left ventricular end-diastolic volume in the dog. Circ Res 1980; 46: 125 – 132.

Guyton AC. Circulatory shock and physiology of its treatment. In: Guyton AC (ed). Textbook of medical physiology. 8th ed. Philadelphia: Saunders; 1991: 263 – 271.

Heckbert SR, Vedder NB, Hoffman W et al. Outcome after hemorrhagic shock in trauma patients. J Trauma 1998; 45: 545 – 549.

Hierholzer C, Billiar TR. Molecular mechanisms in the early phase of hemorrhagic shock. Langenbecks Arch Surg 2001; 386: 302 – 308.

Kreimeier U, Messmer K. Prehospital fluid resuscitation. Anaesthesist 1996; 45: 884 – 899.

Kwan I, Bunn F, Roberts I. Timing and volume of fluid administration for patients with bleeding. Cochrane Database Syst Rev 2003; CD002245.

Langeron O, Doelberg M, Ang ET et al. Voluven, a lower substituted novel hydroxyethyl starch (HES 130 / 0.4), causes fewer effects on coagulation in major orthopedic surgery than HES 200 / 0.5. Anesth Analg 2001; 92: 855 – 862.

Lemburg P. Volumenersatz in der Notfalltherapie bei Kindern. Monatsschr Kindrheilk 2001;149:470 – 5.

Pieber D, Horina G, Sandner-Kiesling A et al. Pressor and mesenteric arterial hyporesponsiveness to angiotensin II is an early event in haemorrhagic hypotension in anaesthetised rats. Cardiovasc Res 1999; 44: 166 – 175.

Rossi R. Early care or quick transport? The effectiveness of preclinical treatment of emergency patients. Anaesthesist 1997; 46: 126 – 132.

Scheulen JJ, Munster AM. The Parkland formula in patients with burns and inhalation injury. J Trauma 1982; 22: 869 – 871.

Schortgen F, Deye N, Brochard L. Preferred plasma volume expanders for critically ill patients: results of an international survey. Intensive Care Med 2004; 30: 2222 – 2229.

Voelckel WG, von Goedecke A, Fries D et al. Treatment of hemorrhagic shock. New therapy options. Anaesthesist 2004; 53: 1151 – 1167.

Zander R, Adams HA, Boldt J et al. Requirements and expectations for optimal volume replacement. Anasthesiol Intensivmed Notfallmed Schmerzther 2005; 40: 701 – 719.

Zenati MS, Billiar TR, Townsend RN et al. A brief episode of hypotension increases mortality in critically ill trauma patients. J Trauma 2002; 53: 232 – 236; discussion 6 – 7.

11

Analgesie und Anästhesie im Rettungsdienst

11 Analgesie und Anästhesie im Rettungsdienst

P. Sefrin, H. Kuhnigk

Roter Faden

Ursachen für akute Schmerzen

Die häufigsten Ursachen für das Auftreten von akuten Schmerzen sind:

- *Traumaschmerz* (mit Gewebezerstörung): Hierbei handelt es sich um eine direkte Reizung und Erregung von Nozizeptoren bei einer mechanischen, chemischen oder thermischen Gewalteinwirkung. Anderseits können auch Reaktionen auf der Zell- und Gewebeebene zur Freisetzung von Substanzen (Prostaglandine, Bradykinine, Serotonin u.a.) führen, die dann als Noxen erregend und sensibilisierend auf die Nozizeptoren wirken. Nicht immer korreliert das Ausmaß der Schädigung mit der Intensität des Schmerzes.
- *Ischämieschmerz*: Bei internistischen Notfallpatienten steht der durch Ischämie verursachte Schmerz im Vordergrund. Speziell die koronare Ischämie ist ein Leitsymptom für das häufige akute Koronarsyndrom. Das gleiche physiologische Korrelat haben Schmerzen bei der peripheren arteriellen Verschlusskrankheit, die sich überwiegend in der unteren Extremität manifestiert. Im Bereich der Lunge stellt das Auftreten einer Lungenembolie eine mögliche Ursache für einen akuten ischämischen Schmerzzustand dar.
- *Kolikschmerzen*: Koliken gehören zu den heftigsten Schmerzzuständen in der Medizin und erfordern deshalb im Rahmen der Notfalltherapie eine rasche und v.a. spasmolytische Therapie. Die wichtigsten Kolikformen sind die Gallen- und Nierenkolik, die meist durch Steine ausgelöst werden.
- *Entzündungsschmerz*: Entzündungen können sich zwar akut mit Schmerzen manifestieren, sind meist kontinuierlich zunehmend und daher im Bereich der Notfallmedizin weniger von Bedeutung. Eine Pneumonie wird z.B. erst dann schmerzhaft, wenn es zu einer Mitbeteilung der Pleura in Form einer Pleuritis kommt.

Grundsätzliches

Einsatz von Analgetika. In einer Analyse bezüglich des Einsatzes von Analgetika im Rettungsdienst kann festgestellt werden, dass nach wie vor ca. 50% der Notärzte der Applikation von Analgetika trotz bestehender Schmerzen zurückhaltend gegenüberstehen. Die Indikation und die Auswahl der Analgetika für die verschiedenen Notfallsituationen hängen von einer Vielzahl von Faktoren ab:

- Vordergründig ist dies die persönliche Erfahrung im täglichen Umgang mit den verschiedenen Substanzen.
- Grund für die Zurückhaltung sind uneinheitliche Empfehlungen für die Verwendung von Analgetika und eigener Erfahrungen des Therapeuten.
- Noch immer herrschen Angst vor Atemdepression und Sucht beim Einsatz von Opioiden vor.

Wichtig: In der Notfallsituation, in der in kurzer Zeit Entscheidungen getroffen werden müssen, ist nicht die Zeit zum abwägenden Überlegen, sondern es wird hauptsächlich auf vorhandene praxiserprobte Konzepte zurückzugreifen sein. Hierbei spielen Algorithmen und überzeugende Informationen aus dem Bereich der Fortbildung eine große Rolle.

Verfügbarkeit. Neben logistischen Gründen einer beschränkten Auswahl von Substanzen, aufgrund der Tatsache, dass ausschließlich i.v.-applizierbare Analgetika in der Notfallmedizin Verwendung finden, sind auch Abstriche bezüglich der Verfügbarkeit zu machen, da z.B. im Rettungsdienst aus Kapazitätsgründen jeweils von einer Wirkgruppe nur ein Medikament vorgehalten werden kann. Aus diesem Grunde muss im Vorhinein bei den Beteiligten der differenten Fachgebiete, die alle ihre Eigenheiten und Vorlieben haben, ein verbindlicher Konsens für den präklinischen Bereich geschaffen werden. Aus der Erfahrung der Praxis ist bekannt, dass z.B. Anästhesisten häufiger zu stark wirkenden Opioiden greifen, als Allgemeinmediziner oder Internisten.

Analgesie bei Trauma

Bei traumatischen Einwirkungen, v.a. bei Verkehrsunfällen, kann es zu einer Kombination von Einzelverletzungen im Bereich mehrerer Körperregionen oder Organsysteme kommen, deren Folgen in weitreichende Funktionsstörungen des Organismus münden. Nicht nur der vom Patienten wahrgenommene Schmerz (z.B. bei einer Einklemmung), sondern erst recht die schmerzbedingten pathophysiologischen Konsequenzen, auch bei Bewusstlosen, machen eine suffiziente Analgesie im Sinne einer Verhinderung einer Aggravierung eines obligaten traumatisch-hämorrhagischen Schocks dringend erforderlich.

Schädelhirntrauma

Wichtig: Trotz bestehender Bewusstlosigkeit muss beim Schädelhirntrauma, v. a. wenn es mit anderen Verletzungen kombiniert ist, eine Reaktion auf Schmerzreize unterstellt werden, die eine analgetische Therapie notwendig macht.

Auch bei Bewusstlosen gibt es eine Schmerzempfindung und v. a. eine Schmerzverarbeitung mit daraus resultierendem erhöhten Sauerstoffverbrauch und Steigerung des intrakraniellen Druckes. Bei der Auswahl der geeigneten Substanzen besteht eine Konkurrenz zwischen analgetischer Wirkung und dem Einfluss auf den intrakraniellen Druck. Bei dem Einsatz von Ketamin ist, wie Studien gezeigt haben, eine solche nicht von der Hand zu weisen.

Am häufigsten wird in der Praxis des Rettungsdienstes *Fentanyl* als Mittel der Wahl benutzt. Diese Entscheidung ist allerdings vor dem Hintergrund der Tatsache zu sehen, dass eine möglicherweise resultierende Atemdepression keine Rolle spielt, da diese Patienten leitlinienadaptiert intubiert und beatmet werden, um dadurch in jedem Falle eine Hypoxie zu vermeiden.

Frakturen

Bei den Extremitätenverletzungen kommen zur Analgesie zunächst Repositions- und Immobilisationsverfahren zur Anwendung. Allerdings kann für die dazu notwendigen Manipulationen und auch zur Vermindung des Transporttraumas der Einsatz von Nichtopioidanalgetika indiziert sein, wozu das nicht saure antipyretische *Metamizol* geeignet ist. Es zeichnet sich durch seinen frühen Wirkbeginn (2 – 5 min) und seine für die Präklinik ausreichende Wirkdauer (2 – 4 h) aus. Alternativ kommen auch *Ketamin* S (0,125 – 0,25 mg / kgKG) oder das schwachwirkende Opioid *Tramadol* (50 – 100 mg) in Frage.

Verbrennungen

Die Schmerztherapie bei Verbrennungen ist abhängig von Intensität und Tiefe der dermalen Schädigung. Während eine Verbrennung 3. Grades nur geringe bis keine Schmerzen bereitet, sind Verbrennungen 1. und 2. Grades durch die direkte Schädigungen der Nozizeptoren mit starken Schmerzen verbunden. Sie sind geeignet, eine schockbedingte Permeabilitätsstörung zu aggravieren. Nachdem die einzusetzenden Analgetika einerseits die hypovolämische Hypotonie nicht beeinflussen sollen, andererseits aber eine ausreichend hohe Potenz haben müssen, bedarf es einer besonderen Adaptation an diese Schädigung. Aus diesem Grund sind sowohl stark wirkende *Opioide* wie auch *Ketamin* indiziert.

Hinweis für die Praxis: Dabei kann aufgrund des früh einsetzenden postaggressiven Stoffwechsellage eine sehr viel größere Menge an Schmerzmitteln notwendig werden, als die körpergewichtsbezogene Empfehlung des Herstellers vorsieht.

Akutes Koronarsyndrom

Einen der häufigsten Schmerzzustände, mit denen der Notarzt konfrontiert wird, stellt das akute Koronarsyndrom dar. Durch eine fachgerechte Analgesie kann durchaus kausal in die Pathophysiologie der Schädigung eingegriffen werden, um durch Dämpfung des überhöhten Sympathikotonus und Ökonomisierung der Herzarbeit die geschädigten Muskelareale des Myokards durch eine Senkung des O_2-Bedarfs vor einer irreversiblen Schädigung zu bewahren. So konnte nachgewiesen werden, dass nach Schmerzbeginn eine Hypokaliämie auftritt, die in Verbindung mit einer evtl. stressbedingten Hyperventilation zu fatalen Rhythmusstörungen führen kann.

Hinweis für die Praxis: Nachdem Stärke und Lokalisation des Schmerzes keine sichere Aussage über Grad und Gefährlichkeit der Schädigung zulassen, ist nach dem Versuch der Behandlung mit sublingualen Nitraten und der Gabe von Sauerstoff der Einsatz von stark wirkenden Analgetika indiziert.

Hierzu eignet sich besonders, da es neben der gewünschten Analgesie auch euphorisierend und als besonders vorteilhaft vasodilatierend und damit vorlastsenkend wirkt, *Morphin.* Morphin wird fraktioniert nach Wirkung, beginnend mit 2,5 mg appliziert und repetierend nachinjiziert, bis der Schmerz deutlich nachlässt. Zu bedenken ist, dass der Wirkeintritt eine Zeitdauer von 5 – 10 min umfasst und zu schnelle Nachinjektionen zu vermeiden sind. Eine Atemdepression ist unter diesem Therapiekonzept nicht zu befürchten.

Akutes Abdomen

Unter dem Bild des akuten Abdomens kann sich eine Vielzahl von Diagnosen mit differenter Pathophysiologie verbergen, weshalb es auch kein einheitliches Therapiekonzept geben kann. Allerdings kann die früher verbreitete Ansicht, den Schmerz bis zur Klinikaufnahme bestehen zu lassen, heute nicht mehr akzeptiert werden. Steht die spastische Komponente, wie z. B. bei einem Organverschluss oder entzündlicher Ursache (Appendizitis), im Vordergrund, ist *Metamizol* zuerst einzusetzen, wobei sowohl die langsame Bolusgabe 1,0 g oder die Kurzinfusion mit 2,5 g in Frage kommen.

Da durch die peritoneale Reizung der Schmerz häufig mit Übelkeit und / oder Erbrechen vergesellschaftet ist, sollte als Antiemetikum *Metoclopramid* (10 mg / i. v.) zusätzlich gegeben werden. Bei akuten Durchblutungsstörungen, wie z. B. einem mesenterialen Arterienverschluss, bei Verdacht auf Aortenaneurysma, Abdominaltrauma, aber auch bei Pankreatitis reicht ein Nichtopioid meist nicht aus, weshalb in diesen Fällen *Morphin* zum Einsatz kommen sollte.

Kolik

Koliken beziehen sich vornehmlich auf die Organe Niere und Galle, wobei die Schmerzen nicht nur isoliert durch Okklusion durch Konkremente, sondern auch durch Verletzungen und Entzündungen entstehen können. Aus diesem Grunde reicht die isolierte Gabe eines Spasmolytikums in der Notfallmedizin meist nicht, sondern es wird eine Supplementierung mit einem Analgetikum erforderlich. Im Sinne der Stufentherapie wird zunächst ein Analgetikum mit spasmolytischer Komponente, wie *Metamizol*, appliziert. Begleitend können

- bei darmbedingten Koliken noch *Metoclopramid* (Paspertin),
- bei Hyperperistaltik und Diarrhö Medikamente wie *Loperamid* (Imodium) gegeben werden.

Wenn dies nicht ausreicht, kann zusätzlich zu Butylscopolamin die Gabe eine *Opioids* wie Tramadol oder Pentazocin (Fortral) erwogen werden. Sofern auch diese Medikamentenkombination nicht ausreicht, bleibt noch die Gabe von *Morphin*, wobei die durch das Opioid verursacht Sphinktertonuserhöhung eine untergeordnete Rolle spielt.

11

Narkose im Rettungsdienst

Vorteile. Die Einleitung einer Narkose mit anschließender Atemwegssicherung gehört zu den gängigen und notwendigen Maßnahmen der präklinischen Notfallmedizin. Sie wird mit einer Häufigkeit von 5% bei Notarzteinsätzen durchgeführt. Neben ausreichender Analgesie, Sedierung und Anxiolyse bewirkt eine bereits am Notfallort begonnene Narkose eine Atemwegssicherung durch endotracheale Intubation und durch Einleiten einer kontrollierten Beatmung eine ausreichende Oxygenierung und stellt eine Normoventilation sicher. Darüber hinaus kann die frühzeitige prophylaktische Beatmung zur Reduktion eines posttraumatischen Lungenversagens (ARDS) beitragen und senkt die Mortalität, z.B. nach Polytraumatisierung und beim Schädelhirntrauma. Damit stellt die Narkose nicht nur eine supportive Maßnahme dar, die eine Intubation und kontrollierte Beatmung ermöglicht, sondern wird zu einer eigenständigen Therapiemaßnahme bei der Erstversorgung am Notfallort.

Komponenten der Narkose. Bei der Narkose handelt es sich um einen medikamentös herbeigeführten kontrollierten Zustand der Bewusstlosigkeit, dem nach Bedarf Schmerzausschaltung und Muskelerschlaffung beigefügt werden. Darüber hinaus beinhaltet eine Narkose weitere Komponenten, die durch Kombination verschiedener Substanzen erzielt werden. Im Speziellen handelt es sich um:

- Bewusstseinsverlust (Hypnose),
- Schmerzausschaltung (Analgesie),
- Muskelentspannung (Relaxierung),
- Reflexunterdrückung (vegetative Dämpfung),
- Erinnerungsverlust (Amnesie).

Eingriffe in die Vitalfunktion. Die dazu notwendigen Medikamente, speziell Analgetika, Sedativa und Hypnotika greifen in vitale Funktionen, wie Steuerung der Atmung oder der Hämodynamik ein. Somit beinhaltet die Durchführung einer Narkose auch umfangreiche Eingriffe in die Vitalfunktionen (Atemdepression, Aufhebung von Schutzreflexen, zirkulatorische Dysregulation, fehlender Muskeltonus). Voraussetzungen einer risikoarmen Narkose:

- Kenntnisse der Pharmakologie,
- Sicherheit bei der Atemwegssicherung,
- Erfahrungen im schwierigen Atemwegsmanagement,
- sicheres Einschätzen der Hämodynamik.

Wichtig: Daneben wird eine Narkose im Rettungsdienst unter schwierigen Umgebungsbedingungen und Zeitdruck eingeleitet. Die dekompensierte Grunderkrankung oder ein Trauma, eine latent sich entwickelnde Hypoxie oder ein Schockzustand unterschiedlicher Genese, sowie fehlende Vorbereitung des Patienten bilden Risikofaktoren für die Anästhesie.

Narkosedurchführung. Bei der Durchführung der präklinischen Narkose muss eine individuell bezogene Nutzen-Risiko-Abwägung erfolgen. Dabei sind das Verletzungsmuster oder die Erkrankung des Patienten, die Erfahrung und Routine des Notarztes, die Umgebungsbedingungen, die zu erwartende Transportzeit und das vorhandene Transportmittel einzubeziehen. Somit stellt die präklinisch eingeleitete Narkose ein Spannungsfeld dar, das sich durch Anästhesieerfahrung des Notarztes, Minimierung des Risikos und Ausnutzung des möglichen Nutzens für den Patienten definiert.

Grundsätzliche Indikation. Grundsätzlich geben die Ziele einer Narkose die Indikation vor. So können je nach den therapeutischen Anforderungen der Verletzung oder Erkrankung Analgesie, Hypnose und Amnesie durch adäquate Medikation, Sicherung der Atemwege durch eine nachfolgende Intubation, Oxygenierung und Normokapnie durch anschließende kontrollierte Beatmung oder die Gewährleistung einer Immobilisation für den Transport im Vordergrund stehen.

Hauptindikationen. Auch wenn die Sicherstellung dieser Ziele und weniger spezielle Diagnosen im Vordergrund stehen, muss die Indikation für die präklinische Narkose nachvollziehbar werden. Deshalb ist zur didaktischen Vereinfachung eine Orientierung an Diagnosen sinnvoll. Hauptindikationen für die Narkose im Rettungsdienst sind:

- Polytrauma,
- Schädelhirntrauma,
- Thoraxtrauma,
- schwerer Schockzustand,
- ausgedehnte Verbrennungen,
- therapieresistenter Status asthmaticus,
- Status epilepticus.

Auswahl der Analgetika und Anästhetika

Die nachfolgende Aufzählung differenter Substanzen macht deutlich, dass in der Notfallmedizin die Schmerzbekämpfung und die Narkose über die einzelnen Bereiche hinweg als interdisziplinäre Aufgabe anzusehen sind. Dabei sind fließende Übergänge von der reinen Analgesie über die Analgosedierung bis hin zur Anästhesie möglich.

Voraussetzung für die Schmerztherapie und die Narkose sind nicht nur klinische Erfahrung beim Einsatz differenter Analgetika und Anästhetika, sondern auch grundlegende Kenntnisse der Pharmakologie.

Hinweis für die Praxis: Das Idealanalgetikum für den Einsatz in der Notfallmedizin gibt es trotz pharmakologischer Fortschritte bis heute nicht, sodass die Auswahl der geeigneten Substanz fallbezogen erfolgen muss. Grundsätzlich gilt auch für die Notfallmedizin das WHO-Schema als Analgesiekonzept. Dieses wurde zwar ursprünglich für die Therapie für Tumorschmerzen konzipiert, hat sich aber inzwischen allgemein auch in der Notfallmedizin etabliert.

Eigenschaften. Idealerweise sollen die Medikamente für Analgesie und Narkose folgende pharmakologische und pharmakodynamische Eigenschaften erfüllen:

- einfache Handhabung,
- kurze Halbwertszeiten und damit gute Steuerbarkeit,
- schneller Wirkungseintritt,
- Metabolisierung weitgehend unabhängig von beeinträchtigen Organfunktionen,
- große therapeutische Breite,
- geringe Nebenwirkungsrate und überschaubares Nebenwirkungsprofil.

Anwendungsroutine. Grundsätzlich sollte man sich in der Notfallmedizin auf die Substanzen beschränken, die aus der täglichen Praxis bekannt sind und mit denen eine entsprechende Routine in der Anwendung besteht.

Vor oder neben der medikamentösen Therapie sind unbedingt die Basismaßnahmen wie
- Lagerung,
- Immobilisation und
- verbale Intervention anzuwenden.

Grundsätzlich gibt es 2 große Gruppen von Schmerzmitteln: Nichtopioide und Opioide, die durch andere Arzneimittelgruppen als Adjuvanzien ergänzt werden können (z. B. Sedativa, Antidepressiva u. a.).

Nichtopioide

Nichtopioide gehören außerhalb der Notfallmedizin zu den am häufigsten verwendeten Schmerzmittel, die allerdings häufig in ihrer Potenz für Notfälle nicht ausreichend sind. Ihr Wirkprinzip besteht in einer Hemmung des Enzyms Cycloxigenase 1 bzw. 2, wodurch die Synthese von Prostaglandinen vermindert wird. Es werden dabei folgende Gruppen unterschieden:
- nicht saure, antipyretische Analgetika (z. B. Paracetamol, Metamizol),
- saure, antiphlogistisch-antipyretische Analgetika (z. B. ASS, Diclofenac, Ibuprofen u. a.),
- Nichtopioidanalgetika ohne antipyretische und antiphlogistische Wirkung (z. B. Nefopan),
- selektive COX_2-Hemmer (z. B. Celecoxib, Parecoxib u. a.).

Nicht saure, antipyretische Analgetika

Paracetamol (Perfalgan, ben-u-ron). Die Indikation sind Schmerzen mit geringer Intensität. Besonders bei Kindern ist Paracetamol als Suppositorium ein sicheres Analgetikum.

Eine Erhöhung der Dosis über die Herstellerangaben hinaus bringt keine Steigerung der Wirkung, sondern eher Gefahren einer Leberschädigung durch den Metaboliten N-Acetyl-Benzo-Chinonimin. Seit kurzem gibt es auch eine intravenöse Applikationsform.

Metamizol (Novalgin, Baralgin). Neben einer guten Analgesie besonders bei Koliken und antipyretischen Wirkung wird Metamizol v. a. in der Notfallmedizin wegen seiner spasmolytischen Wirkung geschätzt.

Wichtig: Die Applikation muss grundsätzlich langsam erfolgen, da es sonst zu deutlichen und plötzlichen Blutdruckabfällen kommen kann.

Die Möglichkeit des Auftretens einer seltenen Agranulozytose spielt in der Notfallmedizin keine Rolle. Dosis: 1 – 2 g i. v. evtl. als Kurzinfusion.

Saure antiphlogistisch-antipyretische Analgetika (nichtsteroidale Antirheumatika)

Die analgetische, antipyretische und thrombozytenaggregationshemmende Wirkung wird auf die Hemmung der Cyclooxygenase zurückgeführt. Die Indikationen sind neben der Hemmung der Thrombozytenaggregation mäßig starke Schmerzen. Wesentliche Nebenwirkung sind Mikroblutungen im Gastrointestinaltrakt. Bei Traumapatienten ist die Gabe kontraindiziert. Das sog. „Aspirinasthma" wird auf eine vermehrte Bildung von Leukotrienen zurückgeführt, die eine Bronchokonstriktion und Schleimsekretion auslösen.

Hauptindikation. Hauptindikation in der Notfallmedizin ist das akute Koronarsyndrom, bei dem sowohl die analgetische Komponente in Kombination mit Morphin wie die Thrombozytenaggregationshemmung zum Tragen kommen. Dosis (bei ACS): 250 – 500 mg i. v.

Diclofenac (Diclac, Voltaren u. a.). Ist für die Akuttherapie weniger geeignet als v. a. bei entzündlichen Erkrankungen.

COX_2-Hemmer. Auch die selektiven COX_2-Hemmer sind u. a. aufgrund der langen Anschlagszeit für die Notfallmedizin nicht anwendbar. Darüber hinaus dürfen COX_2-Inhibitoren auf Anordnung der Europäischen Arzneimittel Agentur (EMEA) bei einem nachgewiesenem ACS oder einer zerobrovaskulären Erkrankung nicht eingesetzt werden.

Opioide

Ohne die Anwendung von Opioiden ist, abgesehen von einer Ketaminnarkose, die Durchführung einer Narkose im Rettungsdienst nicht mehr zeitgemäß. In der klinischen Anästhesie unterscheidet man aufgrund der Anwendungsbereiche grob zwischen 2 Gruppen von Opioiden:
- die sog. Narkoseopioide, die sich durch eine kürzere Wirkdauer und bessere Steuerbarkeit auszeichnen, sowie
- die Opioide, die ihre Domäne im Bereich der Schmerztherapie haben.

Zu ersteren zählen die Substanzen Fentanyl, Alfentanil, Sufentanil und Remifentanil. Zur Gruppe der Analgesieopioide zählen v. a. Piritramid sowie die Opioidreferenzsubstanz Morphin. Vertreter dieser Gruppe sind für Narkosezwecke nur bedingt geeignet.

Narkose im Rettungsdienst. Auch wenn in der Klinik derzeit der Trend zur ultrakurzwirksamen Opioiden wie Remifentanil besteht, empfiehlt sich für die Präklinik aufgrund des einfachen Handlings die „klassische" Substanz Fentanyl oder auch Sufentanil. Alfentanil ist im Rettungsdienst nicht weit verbreitet; Remifentanil liegt als Trockensubstanz vor und muss vor Verwendung erst aufgelöst und verdünnt werden und wird im klinischen Bereich nur über Spritzenpumpen verabreicht, was seiner Verwendung im Rettungsdienst entgegensteht.

Analgesie im Rettungsdienst. Substanzen wie Piritramid, Tramadol und Morphin sind für die Analgesie im Rettungsdienst sinnvoll, aber für die Durchführung einer präklinischen Narkose nur bedingt (Morphin, Piritramid) oder überhaupt nicht geeignet (Tramadol).

Kombinationsnarkose. Auch wenn mit sehr hohen Dosen von Opioiden aufgrund der sedierenden und analgetischen Eigenschaften Mononarkosen durchführbar sind, kann dieser Weg aufgrund der nicht sicheren Bewusstseinsausschaltung nicht empfohlen werden, sondern für eine Nar-

11

kose sollte immer eine Kombination von Opioiden und Sedativa oder Hypnotika gewählt werden.

Der Gesamtbedarf an Opioiden kann durch den kombinierten Einsatz von Nichtopioiden um 30 – 40 % reduziert werden, z. T. kommen synergetische Wirkungen zum Tragen.

Wirkungen und Nebenwirkungen. Alle Opioide weisen folgende Wirkungen und Nebenwirkungen auf:

Wirkungen:
- starke Analgesie,
- hypnotische Komponente mit Schläfrigkeit bis hin zur Bewusstlosigkeit (bei Anwendung sehr hoher Dosen),
- Veränderung der Stimmungslage, Euphorie,
- Bradykardie,
- Miosis.

Nebenwirkungen:
- Atemdepression,
- Übelkeit und Erbrechen,
- Histaminfreisetzung,
- Thoraxrigidät,
- hypotensive Kreislaufregulation,
- Bronchospasmus.

Nebenwirkungen auf die glatte Muskulatur abgesehen von der Bronchialmuskulatur und den Magen-Darm-Trakt spielen für die präklinische Anwendung von Opioiden zu Narkosezwecken eine untergeordnete Rolle.

Wichtig: Wichtig für den präklinischen Einsatz sind im Wesentlichen die nur geringen Auswirkungen auf das kardiovaskuläre System; die Pumpleistung des Herzens, der myokardiale Sauerstoffverbrauch sowie die Koronardurchblutung werden nur geringfügig beeinträchtigt.

Die unter Opioiden meist beobachtete Bradykardie trägt u. U. zur Ökonomisierung der Herzarbeit bei. Die Atemdepression durch Opioide spielt nur bei nicht beatmeten Patienten eine Rolle. Histaminfreisetzung oder sogar anaphylaktische Reaktionen auf Opioide sind sehr selten. Eine ausgeprägte Thoraxrigidität, die im Extremfall eine Beatmung nur unter Muskelrelaxation zulässt, ist ebenfalls nicht häufig und wird meist nur unter sehr hohen Dosen von Opioiden beobachtet.

WHO-Stufenschema
Das WHO-Stufenschema beruht auf der Intensitäts- und Wirkungssteigerung durch Kombinationen von Nonopioid- und Opioidanalgetika.

Tramadol (Tramal u. a.)

Tramadol ist ein μ-Rezeptoragonist. Die geringe analgetische Potenz lässt sich durch Dosissteigerung nicht ausgleichen. Sein Wirkspektrum ist für die Notfallmedizin geeignet. Wirkeintritt nach 5 – 8 min mit einem Wirkmaximum nach 20 – 30 min und einer Wirkdauer von 4 h. Nebenwirkungen auf das respiratorische und zirkulatorische System sind kaum zu befürchten. Die wichtigste Nebenwirkung ist Übelkeit und Erbrechen v. a. bei zu schneller Injektion.

Morphin (Morphin Merck)

Morphin ist nicht nur Referenzsubstanz der Opioide, sondern ein häufig verwendetes Analgetikum in der Notfallmedizin. Es besitzt eine hohe Affinität zum μ-Rezeptor (Analgesie, Atemdepression, Suchterzeugung). Die Wirkung tritt nach i. v.-Gabe nach 3 – 5 min ein, das Wirkmaximum wird nach 20 min erreicht. Die Indikation ist nicht nur bei starken Schmerzen wegen der zusätzlichen sedierenden und euphorisierenden Wirkung gegeben, sondern v. a. bei einem ACS wegen der Senkung der Vorlast.

In der Praxis wird wie auch bei anderen Opioiden das Medikament mit physiologischer Kochsalzlösung auf 10 ml expandiert und dann fraktioniert appliziert, um sich so an die Schmerzreduktion heranzutasten, ohne die typischen Nebenwirkungen in Kauf zu nehmen.

Fentanyl

Fentanyl ist das derzeit wohl am häufigsten verwendete Opioid für die Analgesie und zur Narkose. Es hat gegenüber Morphin eine 125fach stärkere analgetische Potenz. Die Anschlagszeit bis zum Eintritt der maximalen Wirkung beträgt 4 – 5 min. Die Dauer der maximalen analgetischen Wirkung wird mit 20 – 30 min veranschlagt. Es bewirkt eine relativ starke Atemdepression, die Kreislaufreaktion nach Gabe von Fentanyl ist nicht allzu ausgeprägt.

Hinweis für die Praxis: Fentanyl ist in zwei unterschiedlichen Konfektionsgrößen (2-ml- und 10-ml-Ampullen) verfügbar. 1 ml der Lösung enthält 0,05 mg der Wirksubstanz. Die 10-ml-Ampulle ist die für den Rettungsdienst adäquate Konfektionierung.

Dosierung:
- 0,1 – 0,3 mg zur Einleitung (70-kg-Patient),
- nach Intubation 0,5 – 1,0 mg (70-kg-Patient),
- für Kinder und Säuglinge 1 : 10 verdünnen,
- Nachinjektion von 0,1 – 0,2 mg nach 20 – 30 min oder bei Zeichen der nachlassenden Wirkung (z. B. ansteigende Herzfrequenz und RR-Anstieg).

Sufentanil

Sufentanil (Sufenta mite) hat gegenüber Fentanyl eine ausgeprägtere sedativ-hypnotische Wirkung und erlaubt vielfach eine Einsparung von Sedativa, v. a. im Bereich der Analgosedierung. Die Anschlagzeit bis zur vollen analgetischen Wirkung ist kürzer gegenüber Fentanyl und wird im Bereich von 2 – 3 min angegeben. Die analgetische Wirkdauer wird mit ca. 30 min veranschlagt. Bezüglich weiterer pharmakologischer Kenndaten wie Eliminationshalbwertszeit, Matabolisierungsrate usw. bestehen nur geringe Unterschiede gegenüber Fentanyl; für den präklinischen Einsatz sind diese nicht von Relevanz. Die Atemdepression ist im Vergleich zum Fentanyl weniger ausgeprägt; die Substanz bewirkt keine Histaminfreisetzung.

Sufentanil ist in unterschiedlichen Wirkstoffkonzentrationen im Handel (0,005 mg / ml und 0,05 mg / ml). Die für den Rettungsdienst besser geeignete Zubereitungsform ist Sufenta mite (0,005 mg / ml).

Dosierung:
- 0,1 µg / kgKG vor Intubation = 2 – 4 ml Sufenta mite (70-kg-Patient),
- 0,7 – 2 µg / kgKG = 10 – 40 ml Sufenta mite zur Aufrechterhaltung der Narkose (70-kg-Patient),
- Nachinjektion 2 – 3 ml nach 30 min oder bei Zeichen nachlassender Narkosetiefe.

Hypnotika und Sedativa

Die klassischen Einleitungssubstanzen für eine Narkose sind Barbiturate, Etomidate, Benzodiazipine und Ketamin. Im Rettungsdienst gelten v. a. Thiopental (Trapanal) und Etomidate (Hypnomidat) als bevorzugte Substanzen für eine Narkoseeinleitung.

Thiopental-Natrium. Thiopental, als der am meisten genutzte Vertreter der Barbiturate, wird seit über 60 Jahren in der Anästhesie eingesetzt. Der Bewusstseinsverlust erfolgt nach 20 – 40 s, die Wirkungsdauer beträgt etwa 5 min. Intravenös applizierte Barbiturate zeichnen sich v. a. durch folgende Eigenschaften aus:
- sichere, schnelle Schlafinduktion,
- antikonvulsive Wirkung,
- hirndrucksenkend,
- gut abschätzbare Wirkdauer bei nicht repetitiver Gabe,
- keine analgetische Wirkung.

Das *Nebenwirkungsprofil* ist ebenfalls überschaubar und v. a. gekennzeichnet durch:
- Kardiodepression mit kurzfristiger, teilweise ausgeprägter Blutdrucksenkung, v. a. bei schneller Injektion,
- Konstriktion der Bronchialmuskulatur, Bronchiospasmus und Laryngospasmus werden gelegentlich beobachtet,
- Hypoventilation und Apnoe.

Als wichtigste *Kontraindikationen* gelten:
- manifester Schock,
- Status asthmaticus,
- Intoxikation mit Alkohol, Schlafmitteln und Analgetika,
- maligne Hypertonie,
- akute hepatische Prophyrie (als seltenes Krankheitsbild).

Anwendungsbeschränkungen gelten für:
- obstruktive Atemwegserkrankungen,
- Hypovolämie,
- schwere Herzmuskelschädigungen,
- schwere Leber- und Nierenstörungen.

Durch adäquate *Dosisanpassung* können schwer wiegende Probleme meist vermieden werden. Besonders zu beachten ist eine streng intravenöse Applikation, da die Injektionslösung mit einem pH-Wert von 11 bei paravasaler Injektion schwere Gewebeschädigungen hervorruft.

Hinweis für die Praxis: Trapanal liegt in nicht spritzfertiger Form vor, daher 500 mg der Trockenmasse mit 20 ml NaCl oder Ampuwa auflösen. Die so hergestellte Lösung enthält 25 mg / ml Wirksubstanz und erlaubt eine gute Titration der Dosis.

Die übliche Induktionsdosis für Trapanal liegt bei 3 – 5 mg / kgKG. Bei agitierten Patienten, kreislaufstabilen Kindern und Schädelhirntrauma werden oft Dosen von 5 – 7 mg (teilweise noch höher) benötigt. Eine deutliche Dosisreduktion ist bei betagten Patienten, nicht ausgeglichener Hypovolämie und bereits bewusstseingetrübten Patienten notwendig. Teilweise sind hier Dosen von 1 – 2 mg / kgKG ausreichend.

Etomidate. Etomidate (Hypnomedat, Etomitat-Lipuro) ist ein Hypnotikum ohne analgetische Wirkung und zeichnet sich v. a. durch seine geringen kardiozirkulatorischen Nebenwirkungen aus. Auch im klinischen Bereich wird es v. a. zur Narkoseeinleitungen bei kardialen Risikopatienten eingesetzt. Die Substanz besitzt eine extrem hohe therapeutische Breite. Der Schlafeintritt nach 30 – 60 s mit einer Schlafdauer von ca. 4 – 8 min erfolgt langsamer, die Narkosetiefe erscheint flacher als bei den Barbituraten. Ein Absinken des Plasmagluco- und Mineralocorticoidspiegels spielt für den Einsatz in der Präklinik keine Rolle.

Etomidatzubereitungen mit Fettemulsion als Lösungsvermittler verursachen einen geringeren Injektionsschmerz. Das Auftreten von Myoklonien, das evtl. sogar mit einem Krampfanfall verwechselt werden kann, lässt sich durch vorherige Gabe von Opioiden (z. B. Fentanyl) oder Benzodiazepinen meist vermeiden. Zudem wird die hypnotische Wirkung von Etomidat dadurch verstärkt.

Vorteile des Etomidats:
- große therapeutische Breite,
- geringe Auswirkung auf den Kreislauf.

Kontraindikationen:
- Neugeborene und Säuglinge bis zum 6. Lebensmonat,
- keine Anwendung in der Schwangerschaft,
- keine Anwendung in der Stillzeit.

Nebenwirkungen:
- Laryngobronchospasmus,
- allergische Reaktionen,
- Injektionsschmerz und Thrombophlebitis,
- Auftreten von Myoklonien.

Dosierung: 0,15 – 0,30 mg / kgKG.

Ketamin. Ketamin (Ketanest-S) ist chemisch verwandt mit den Halluzinogenen und ist in zwei verschiedenen Formen auf dem Markt. Das „frühere" Ketamin ist ein Razemat von R- und S-Ketamin und wurde inzwischen vom reinen S-Ketamin abgelöst. Die Vorteile in weiter entwickelter Form bestehen in einer erhöhten Affinität zum NMDA-Rezeptor und der deutlich geringeren psychomimetischen Wirkkomponente. Ketamin ist das einzig derzeit verfügbare Monoanästhetikum. Es ist für den Katastropheneinsatz geeignet. Die analgetische Komponente der Substanz ermöglicht auch die Anwendung bei schmerzhaften Prozeduren während der technischen Rettung.

Hinweis für die Praxis: Ketamin kann beim Patienten eine deutliche veränderte Sinneswahrnehmung bis hin zum alptraumhaften Empfinden der Umgebung herbeiführen, auch wenn manche Patienten angenehme Wahrnehmungen äußern. Bei der heute benutzten Form des S-Ketamins sind psychotische Wahrnehmungen seltener, jedoch empfiehlt sich immer eine Kombination mit Midazolam, um dies zu verhindern.

Aufgrund der sympatikomimetischen Wirkung werden der Blutdruck wie auch die Herzfrequenz angehoben. Bei Durchführung einer Narkose mit Ketamin bleibt sehr häufig, jedoch nicht immer, die Spontanatmung erhalten und oft wird eine Hypersalivation beobachtet; Umstände, die gelegentlich die Intubation erschweren können. Dies erklärt auch den Wunsch vieler Anwender nach zusätzlicher Gabe von Muskelrelaxanzien zur Intubation bei Verwendung dieser Substanz. Ketamin bewirkt eine Tonuserniedrigung der Bronchusmuskulatur und gilt daher als Mittel der Wahl beim manifesten Status asthmaticus.

Obwohl eine Narkoseeinleitung mit Ketamin auch durch intramuskuläre Gabe möglich ist, wird diese Applikationsform für den Rettungsdienst nicht empfohlen.

Vorteile:
- einziges, verfügbares Monoanästhetikum,
- keine negativen Effekte auf das kardiozirkulatorische System,
- oft erhaltene Spontanatmung,
- Weitstellung der Bronchialmuskulatur,
- Mittel der Wahl beim Status asthmaticus.

Anwendungsbeschränkungen:
- instabile Angina pectoris oder Myokardinfarkt in den letzten 6 Monaten,
- gesteigerter Hirndruck, außer unter adäquater Beatmung,
- Glaukom und perforierende Augenverletzungen,
- Eingriffe im Bereich der oberen Atemwege.

Kontraindikation:
- schlecht eingestellte oder nicht behandelte arterielle Hypertonie (systolisch/diastolischer Blutdruck über 180/100 mmHg),
- Präeklampsie und Eklampsie,
- nicht oder ungenügend behandelte Hyperthyreose,
- drohende Uterusruptur,
- Nabelschnurvorfall.

Wichtig: Möglichst mit Midazolam kombinieren, um psychotische Reaktionen zu vermeiden; 2 – 3 mg Midazolam sind meist ausreichend.

Dosierung:
- zur Analgesie: 0,15 – 0,25 mg/kgKG,
- zur Narkoseeinleitung: 1 mg/kgKG,
- beim Status asthmaticus: 1 – 2,5 mg/kgKG,
- Aufrechterhaltung der Narkose: Nachinjektion von 50 % der Initialdosis alle 10 – 15 min.

Spezielle Narkosekonzepte

Für differente Notfalldiagnosen und Indikationen kommen auch differente Narkosekonzepte in Frage. Die nachfolgenden Beispiele müssen an die jeweiligen Situationen vor Ort adaptiert werden und erheben nicht den Anspruch auf Ausschließlichkeit.

Grundsätzlich ist davon auszugehen, dass bei der Einleitung einer Narkose bei Notfallpatienten eine „Rapid Sequence Induction“ (RSI) durchgeführt werden sollte, nachdem grundsätzlich von nicht nüchternen Patienten mit einem erhöhten Aspirationsrisiko auszugehen ist.

Wichtig: Alle Patienten im Rettungsdienst müssen als nicht nüchtern und damit potenziell aspirationsgefährdet angesehen werden.

Ziel der RSI ist es, die Zeitspanne zwischen dem Erlöschen der Schutzreflexe nach der Gabe des Einleitungshypnotikums und der Sicherung der Atemwege durch die endotracheale Intubation möglichst kurz zu halten. Im Unterschied zur Standardnarkoseeinleitung wird daher bei der RSI auf eine Maskenbeatmung vor Intubation verzichtet und die Intubation unter Krikoiddruck (Sellik-Manöver) durchgeführt.

Polytrauma

Die Einleitung einer Narkose bei Polytraumatisierten kann auf grundsätzlich zwei verschiedenen Wegen erfolgen:
- tiefe Narkose mit einem Einleitungshypnotikum ohne Muskelrelaxation oder
- flache Narkose mit vollständiger Muskelrelaxation.

Beide Ansätze bieten Vor- und Nachteile, die im Einzelfall gegeneinander abzuwägen sind.

Folgendes Vorgehen kann erwogen werden:
- Präoxygenierung mit 100 % O_2,
- Einleitung nach Gabe von Volumen (Ringer-Laktat und HAES):
  - 1 – 2 mg/kgKG Ketamin-S + (0,1 – 0,2 mg Fentanyl) + 5 mg Dormicum,
  - 1 – 3 – 5 mg/kgKG Thiopental + 0,1 – 0,2 mg Fentanyl,
- Intubation und Beatmung,
- Fortführung der Narkose mit:
  - 5 – 10 mg Dormicum, ggf. 5 – 10 mg Valium,
  - 0,2 – 0,3 mg Fentanyl ca. alle 20 – 30 min.

Hämorrhagischer Schock

- Präoxygenierung, Flachlagerung,
- Einleitung nach bzw. während der Gabe von Volumen:
  - 1 mg/kgKG Ketanest-S + 5 – 10 mg Etomidate + (0,1 – 0,2 mg Fentanyl),
  - alternativ: 1 mg/kgKG Ketamin + 5 – 15 mg Dormicum,
  - alternativ: 0,2 – 0,3 mg/kgKG Etomidate + 0,1 – 0,2 mg Fentanyl,
- Intubation und Beatmung,
- Fortführung der Narkose mit 5 – 10 mg Dormicum ca. alle 20 – 30 min + 0,5 mg/kgKG Ketanest-S alle 15 – 20 min,
- alternativ: 5 mg Dormicum + 0,2 mg Fentanyl ca. alle 20 – 30 min,
- alternativ: 10 – 20 µg Sufentanil,
- alternativ: 1 – 2 – 4 mg/kgKG Thiopental + 0,1 – 0,2 mg Fentanyl ggf. 0,5 – 1 ml Akrinor,
- Intubation und Beatmung,
- Fortführung der Narkose mit:
  - 5 – 10 mg Dormicum,
  - evtl. 0,2 mg Fentanyl alle 20 – 30 min.

Isoliertes Schädelhirntrauma

- Präoxygenierung mit 100 % O_2, Oberkörper ggf. 20° Hochlagerung,
- Einleitung:
  - 0,1 – 0,2 mg Fentanyl oder 10 – 20 µg Sufentanil,
  - 5 – 10 mg/kgKG Thiopental (*Cave*: Blutdruckabfall),

  - alternativ: 2 - 3 mg / kgKG Etomidate,
  - 30 - 40 mg Esmeron,
- Intubation und Beatmung,
- Fortführung der Narkose mit:
  - 5 - 10 mg Dormicum ggf. 5 - 20 mg Valium
  - 0,2 - 0,3 mg Fentanyl.

Myokardinfarkt (Kreislauf instabil)

- Präoxygenierung mit 100% O_2, Oberkörper flach bzw. leicht erhöht lagern,
- Narkoseeinleitung:
  - 0,1 - 0,2 mg / kgKG Fentanyl oder 5 - 10 mg Morphin
  - 0,2 - 0,3 mg / kgKG Etomidate (ggf. Succinylcholin 100 mg oder Esmeron 40 mg),
- Sellik-Manöver, Intubation und Beatmung,
- Fortführung der Narkose mit:
  - 5 - 10 mg Dormicum, 0,2 - 0,3 mg Fentanyl alle 20 - 30 min,
  - 5 - 10 mg Morphin alle 20 - 30 min bzw. nach Bedarf.

Status asthmaticus

- Präoxygenierung mit 100% O_2, Oberkörper 30° hochlagern,
- Einleitung:
  - 1 (bis 5) mg / kgKG Ketamin-S + 0,2 - 0,3 mg / kgKG Etomidate
  - alternativ 5 - 10 mg Dormicum
  - ggf. Atropin wegen starker Speichelsekretion,
- Intubation und Beatmung,
- Fortführung der Narkose mit:
  - 5 - 10 mg Dormicum,
  - 10 - 400 mg Ketamin,
  - evtl. 0,2 mg Fentanyl ca. alle 20 - 30 min.

Kernaussagen

Ursachen für akute Schmerzen

Schmerzzustände zählen zu den häufigsten Notarztindikationen. Schmerzbekämpfung ist nicht nur eine humanitäre Aufgabe, sondern kann die vitale Gesamtsituation positiv beeinflussen.

Ursachen für akute Schmerzen: Traumaschmerz, Ischämieschmerz, Kolikschmerzen, Entzündungsschmerz.

Grundsätzliches

Analgesie bei verschiedenen Notfallsituationen: Aufgrund der auftretenden Schädigungsursachen werden auch differente Analgesiekonzepte in der Notfallmedizin zur Anwendung kommen.

Narkose im Rettungsdienst

Bei 5% aller Notarzteinsätze ist die Einleitung und Durchführung einer Narkose erforderlich, die mit erheblich größeren Risiken wie unter klinischen Bedingungen verbunden ist.

Das Wesen einer Narkose ist die Kombination verschiedener Qualitäten, die auch durch die Kombination verschiedener Substanzen erreicht wird: Hypnose, Analgesie, Relaxierung, vegetative Dämpfung, Amnesie.

Bei der Durchführung einer präklinischen Narkose muss eine individuell bezogene Nutzen-Risiko-Analyse erfolgen. Dabei spielt die Intensität der Notfallfolgen eine entscheidende Rolle. Indikationen sind: Polytrauma, Schädelhirntrauma, Thoraxtrauma, schwerer Schockzustand, ausgedehnte Verbrennungen, therapieresistenter Status asthmaticus, Status epilepticus.

Spezielle Narkosekonzepte

Für differente Schädigungsmuster werden auch differente Kombinationen von Analgetika, Hypnotika und Sedativa zum Einsatz kommen, deren Vor- und Nachteile zu beachten sind. Neben dem isolierten Einsatz von Nichtopioid- und Opioidanalgetika für die reine Analgesie kommen verschiedene Kombinationen für eine notwendige präklinische Narkose in Frage.

Literatur

Beubler E. Klinische Pharmakologie der Schmerzmittel. Internist 2005; 46: 1076 - 1086.

Hofmann-Kiefer K, Draeger K, Fiedermutz M, Buchfelder A, Peter K. Qualität schmerztherapeutischer Maßnahmen bei der präklinischen Versorgung akut kranker Patienten. Anaesth 1998; 47: 91 - 101.

Kuhnigk H, Zischler K, Roewer N. Narkose in der Notfallmedizin. Stuttgart: Georg Thieme; 2007.

Rupp T, Delaney KA. Inadequate analgesia in emergency medicine. Ann Emerg Med 2004; 43: 494 - 503.

Schäfer M, Brack A. Indikationen und Kontraindikationen von Nicht-Opioid-Analgetika. Anästh Intensivmed 2006; 47: 213 - 226.

Sefrin P, Kern J. Schmerztherapie im Rettungsdienst. Anästh Intensivmed 1998; 39: 507 - 513.

Tries R, OrgL. Fehler beim MANV. Wer haftet wann? Rettungsdienst 2001; 24: 1218 - 1220.

Ulsenheimer K. Ethisch-juristische Aspekte der postoperativen Patientenversorgung. Anaesth 1997; 46: 343 - 347.

Werner C. Ketamin ist beim Schädelhirntrauma kontraindiziert - Faktum oder Fiktion. Anästh Intensivmed Notfallmed Schmerzther 1994; 29: 430 - 432.

12

Schnittstelle Klinik – Rettungsdienst

12 Schnittstelle Klinik – Rettungsdienst

G. Heller

Roter Faden

Übernahme von Patienten aus der Klinik zur Verlegung
- **Disponierbarer Sekundärtransport**
- **Nicht disponierbarer Sekundärtransport**

Übergabe von Patienten vom Rettungsdienst an die Klinik
- **Planbare Übergabe**
- **Übergabe eines Notfallpatienten**

Bauliche und organisatorische Voraussetzungen
- **Zentrale Notaufnahme**
- **Bauliche Voraussetzungen**
- **Organisatorische Voraussetzungen**
- **Schockraum**

Die Übergabe und die Übernahme von Patienten im Krankenhaus ist eine zentrale Aufgabe des Rettungsdienstes. Sie ist notwendig, um die Qualität der begonnenen Therapie zu überprüfen, fortzuführen und sie ggf. zu intensivieren. Der strukturierte, vollständige Informationsfluss ist die Grundlage einer jeden Übergabe. Die Patientenübergaben können in zwei Richtungen, nämlich von der Klinik zum Rettungsdienst und ebenso vom Rettungsdienst zur Klinik erfolgen. Die Übergabesituationen sind häufig beeinflusst von ihrer räumlichen Umgebung und der Dringlichkeit, daher wird auf die unterschiedlichen Möglichkeiten der Patientenübergabe näher eingegangen, um mögliche Fehlerquellen in dieser Phase aufzuzeigen.

Zu unterscheiden sind im Rahmen des arztbesetzten Rettungsdienstes v. a. folgende Szenarien:

- Klinik zu Rettungsdienst:
  - geplanter Transport eines Patienten von einer Station (in den meisten Fällen der Intensivstation oder aus dem Erstversorgungs- bzw. Diagnostikbereich) in eine weiterbehandelnde Einrichtung: disponierbarer Sekundärtransport,
  - Notfallverlegung eines Patienten: nicht disponierbarer Sekundärtransport.
- Rettungsdienst zu Klinik:
  - geplante Einweisung eines Patienten mit Arztbegleitung mit der Patientenübergabe auf einer Station oder in einem Funktionsbereich,
  - Aufnahme eines Notfallpatienten mit der Übergabe im „Schockraum".

Übernahme von Patienten aus der Klinik zur Verlegung

Disponierbarer Sekundärtransport

Strukturierter Arbeitsablauf. Die meisten Patientenübernahmen aus einer Klinik sind planbar. Daher ist für die Übernahme des Patienten im Regelfall ausreichend Zeit für einen strukturierten Arbeitsablauf vorhanden. Dazu gehört an erster Stelle das Gespräch mit dem behandelnden Arzt am Patientenbett unter Anwesenheit der den Patienten betreuenden Pflegekraft und des Rettungsassistenten und eine orientierende Untersuchung des Patienten durch den Notarzt. Des Weiteren werden alle notwendigen Medikamente, Spritzenpumpen und das Monitoring der vorbehandelnden Station übernommen.

Hinweis für die Praxis: Bei der Übernahme ist zu beachten, dass kein „monitorfreies Intervall" entsteht; die Überwachungseinheit des Krankenhauses darf erst dann diskonnektiert werden, wenn die weiterführende Überwachung an den Patienten angeschlossen ist. Der Transportbeginn soll erst nach einer gewissen Ruhephase des Patienten auf der Trage des Rettungsdienstes begonnen werden, um sicherzustellen, dass durch das Wechseln von Spritzenpumpen, Beatmungsgeräten und ggf. Beatmungsmustern und dem Wechsel der Überwachung keine therapiebedürftige Verschlechterung des Zustands des Patienten eingetreten ist.

Die Einsichtnahme in die Krankenakte und vorhandene Befundberichte durch den transportbegleitenden Notarzt ist keinesfalls als Kritik an den Behandlungsstrategien der abgebenden Klinik zu betrachten, sondern essenziell für die Übernahme der Verantwortung für den Patienten während des Transports. Diese Vorgehensweise stößt gelegentlich ebenso auf Unverständnis der abgebenden Station, wie die möglicherweise vom Notarzt erbetene Erweiterung des Monitorings oder der Einsatz von invasiveren Methoden als die auf der Station vorhandenen. Hier ist es wichtig, die Klinikmitarbeiter über den Sinn der für eine adäquate Überwachung während des Transports im Rettungsdienst für notwendig erachteten Maßnahmen aufzuklären, um einerseits Verständnis für das Vorgehen zu schaffen und andererseits, um die nächsten Übernahmen schon im Vorfeld positiv zu bahnen.

Schema Patientenübernahme. Dieses sieht wie folgt aus:

- Arzt-Arzt-Gespräch im Vorfeld des Einsatzes; Planung der Durchführbarkeit.
- Auf Station: Übernahme des Patienten am Krankenbett; Untersuchung.
- Lückenloses Fortführen des Monitorings.
- Konnektion an rettungsdienstliche Geräte.
- Überprüfung der Therapie unter neuem Geräteeinsatz.
- Ggf. Intensivierung / Anpassung der Therapie / Überwachung.
- Transportbeginn erst nach Erreichen eines „steady state".
- Sind alle Unterlagen mit übergeben worden?

Nicht disponierbarer Sekundärtransport

Die Übernahme von Notfallpatienten ist im Prinzip genauso strukturiert wie bei geplanten Verlegungen. Nur findet die nichtdisponierbare Verlegung häufig nicht in der geordneten Umgebung einer Station, sondern in einem Funktionsbereich statt. Die gegebene zeitliche Dringlichkeit darf jedoch nicht zum Verlust von Informationen führen: Ein Arzt-Arzt Gespräch ist gerade bei Notfallverlegungen ebenso essenziell wie die körperliche Untersuchung. Trotz der Zeitkomponente muss der Notarzt entscheiden, ob der Patient für den Transport von der Erweiterung des Monitorings oder beispielsweise von einer Intubation und Beatmung profitieren würde, und die Notwendigkeit dieser Maßnahmen erläutern. Auch hier ist mögliches Konfliktpotenzial gegeben: Dem behandelnden Klinikpersonal sind im Einzelfall die Möglichkeiten zur Intervention und die Gefahren für den Patienten während des Transportes nicht geläufig; sie sollten kurz erklärt werden.

Übergabe von Patienten vom Rettungsdienst an die Klinik

In Analogie zur Patientenübernahme ist auch bei der Übergabe eines Patienten an die aufnehmende Klinik in

- eine weniger dringliche Situation und
- die Übergabe eines Notfallpatienten zu unterscheiden.

Planbare Übergabe

Die Übergabe von arztbegleiteten Patienten, die nicht einer sofortigen Therapie bedürfen, findet zumeist auf einer Intensivstation oder im Bereich der Notaufnahme statt. Ebenso wie bei der Patientenübernahme werden die Anamnese und die bisherige Therapie am Patientenbett an das weiterbehandelnde Team übergeben – zusammen mit einer kurzen Zusammenfassung wichtiger Ereignisse während des Transports.

Übergabe eines Notfallpatienten

Eine Sonderform der Patientenübergabe stellt die Übergabe im „Schockraum“ dar. Der Begriff des Schockraums hat sich in den vergangenen Jahren als Bezeichnung für den Übergabe- und Erstbehandlungsraum für kritisch verletzte bzw. kranke Patienten in einer (internistisch ebenso wie chirurgischen) Notaufnahme etabliert. Die baulichen Voraussetzungen für eine Notaufnahme im Allgemeinen und die Organisation und der Arbeitsablauf im Schockraum im Speziellen stellen sowohl an die Klinik als auch an das Rettungsteam besondere Aufgaben und sollen inkl. der Organisation eines Schockraumes für in erster Linie traumatisierte Patienten näher betrachtet werden.

Bauliche und organisatorische Voraussetzungen

Zentrale Notaufnahme

Nur wenige deutsche Kliniken betreiben derzeit eine „Zentrale Notaufnahme“ im eigentlichen Sinne, d. h. eine gemeinsame Anlaufstelle für Patienten aller Fachdisziplinen. Stattdessen müssen Notfall- und Elektivpatienten häufig unnötig lange Wege zu den Aufnahmeräumen der einzelnen Fachdisziplinen in der Klinik (oder auf dem Krankenhausgelände) zurücklegen. Die Gründe für das Fehlen von Zentralen Notaufnahmen sind vielschichtig und v. a. historisch bedingt; im Rahmen von Umstrukturierungen und der Änderung von Aufnahme- und Versorgungsgewohnheiten werden Zentrale Notaufnahmen entweder als eigenständige, einer Fachdisziplin zugeordnete Einheiten innerhalb des Krankenhauses oder als interdisziplinär betriebene Funktionseinheiten in Zukunft häufiger zu finden sein.

Bauliche Voraussetzungen

Die baulichen Voraussetzungen einer Notaufnahme leiten sich von der Nutzung ab und beginnen schon vor der Tür:

- optimale Anfahrmöglichkeiten, gute Beschilderung,
- überdachte, großzügige, zugfreie Parkmöglichkeiten für Rettungsfahrzeuge, in ihrer Größe den Klinikbedürfnissen entsprechend (die Fahrzeughalle ist bei guter baulicher Planung im Großschadensfall ein zusätzlich einfach zu nutzender Raum für die Patientensichtung),
- Reinigungsmöglichkeit für Rettungsdienstpersonal- und material,
- Hubschrauberlandeplatz in unmittelbarer Nähe der Notaufnahme (vertikal oder horizontal), da das anderenfalls erforderliche Umlagern des Patienten vom Hubschrauber in ein Fahrzeug ein unnötiges Transporttrauma bedeutet und den Zeitvorteil des Lufttransportes egalisiert; zudem werden Kosten produziert und ggf. unnötig Rettungsmittel gebunden.

12

Für eine Zentrale Notaufnahme werden in der Klinik Aufnahmeräume vorgehalten, die für Patienten aller Fachdisziplinen genutzt werden können. Die vorzuhaltende medizintechnische Ausstattung muss dementsprechend transportabel sein. Diese Geräte und das Material (s. u.) dürfen nicht auch für andere Zwecke als den der Schockraumversorgung genutzt werden und müssen somit gesondert bevorratet werden.

Organisatorische Voraussetzungen

Intermediate Care Station. Die Verknüpfung mit einer Intermediate Care Station und/oder mit einer Aufnahmestation, die Patienten für einen Tag oder eine Nacht aufnimmt, um sie dann entweder zu entlassen oder auf eine weiterbehandelnde Station des Hauses zu verlegen, hat sich als organisatorisch und ökonomisch sinnvoll erwiesen.

Funktionsräume. Räumlich eng mit der Notaufnahme verbunden sollen die Funktionsräume insbesondere der Radiologie sein: Das CT muss sich auf der gleichen Ebene wie die Notaufnahme befinden, um die Diagnostik von Notfallpatienten nicht zu verzögern. Eine ideale Ergänzung zu räumlicher Nähe von Diagnostik und Behandlungsräumen sind Patiententragensysteme, die nicht nur röntgendurchlässig sind, sondern auch kompatibel zum Computertomographen – dadurch wird ein erneutes Umlagern erspart.

Wichtig: Die baulichen Grundsätze sollen auch für fachgetrennt vorgehaltene Notaufnahmen angewandt werden; die Organisation des Personals erfolgt dann ebenfalls abteilungsgetrennt.

Abteilungsstruktur. Organisatorisch kann eine Zentrale Notaufnahme als eine eigenständige Abteilung mit eigener Leitung und Personal innerhalb der Klinik fungieren oder auch einer der bei der fachübergreifenden Behandlung beteiligten Disziplinen zugeordnet sein. Das ärztliche Personal rekrutiert sich v. a. aus Internisten, Chirurgen und Anästhesisten sowie konsiliarisch eingesetzten Fachärzten; ein „Facharzt für Notfallmedizin“ (A&E: Accident and Emergency), wie er v. a. im angloamerikanischen Raum etabliert ist, wird in Deutschland derzeit von den an der Versorgung beteiligten Fachgesellschaften insoweit nicht für notwendig erachtet, als diese Ausbildung keine Qualitätsverbesserung für den Patienten mit sich bringen würde.

12

Schockraum

Eine Sonderform der Patientenübergabe ist die Übergabe eines vital bedrohten Patienten im Schockraum. Der Schockraum ist die Schnittstelle in der Klinik, an der die Arbeit des Rettungsdienstes überprüft, fortgesetzt und intensiviert wird. Durch diese Verzahnung ist er als Teil der Rettungskette anzusehen. Hier gelten besondere räumliche und organisatorische Anforderungen. Bei interdisziplinärer Nutzung eines Schockraums oder ab einer bestimmten Klinikgröße sind entsprechend dem Patientenaufkommen mehrere Behandlungsplätze vorzuhalten.

Bauliche Voraussetzung. Als bauliche Voraussetzung ist zu fordern:
- großer, zentraler Raum mit allen notwendigen technischen Anschlüssen für Wasser, Strom und medizinische Gase sowie Narkosegasabsaugung und Unterdruck,
- Licht (OP-Leuchten),
- Telekommunikation (mindestens 2 amtsberechtigte Telefone),
- Schreibmöglichkeiten für Klinikpersonal und Rettungsdienst.

Personelle Besetzung. Die personelle Besetzung eines Schockraums ist, sogar wenn er als Teil einer Notaufnahme betrieben wird, insbesondere während der Dienstzeiten durch die zunehmende Arbeitsverdichtung nicht immer einfach. Da die Qualität der Schockraumversorgung mit der Besetzung durch erfahrenes Personal steht und fällt, ist die Auswahl der Mitarbeiter von besonderer Bedeutung. Wünschenswert sind als personelle Mindestbesetzung eines Schockraums, der polytraumatisierte Patienten aufnimmt:
- 1 erfahrener Facharzt Unfallchirurgie,
- 1 Assistenzarzt Chirurgie,
- 2 Pflegekräfte der Notaufnahme,
- 1 erfahrener Facharzt Anästhesie,
- 1 Assistenzarzt Anästhesie auf Abruf,
- 1 – 2 Anästhesiepflegekräfte,
- zusätzliche Fachdisziplinen nach Anforderung,
- Hol- und Bringdienst,
- je nach häuslichen Gepflogenheiten:
  - Radiologe und / oder
  - radiologisches Assistenzpersonal.

Schockraumteam. Das Schockraumteam fungiert als Gruppe. Einen ausgeschriebenen Teamleader muss es nicht geben. Die ruhige, gezielte Kommunikation zwischen dem erfahrensten Arzt der hauptbehandelnden Fachabteilung und dem Anästhesisten reicht aus, um zielführende Entscheidungen über einen möglichst kurz zu haltenden Schockraumaufenthalt des Patienten bis zur definitiven klinischen Versorgung zu garantieren. Da der Anästhesist im Regelfall den Patienten vom Eintreffen in der Klinik bis zur Übergabe in den Operationssaal bzw. die Intensivstation ununterbrochen begleitet, sichert er die fortlaufende Dokumentation der Untersuchungsergebnisse und deren Übergabe.

Ausstattung des Schockraums für die Anästhesie. Die fachbezogene Ausstattung der beteiligten Abteilungen kann von Krankenhaus zu Krankenhaus divergieren. Für die Anästhesie sollten zur Verfügung stehen:
- Narkosebeatmungsgerät,
- Überwachungseinheit (EKG, HF, RR invasiv und nichtinvasiv, SaO_2, endexp. CO_2),
- Defibrillator,
- Narkosewagen (Medikamente, Infusionen, Volumen- und Atemwegsmanagement),
- mindestens 3 Spritzenpumpen,
- Wärmeeinheiten für Patient, Infusionslösungen und Blutprodukte,
- Druckinfusionsgerät,
- Bronchoskop, flexibel.

Hinweis für die Praxis: Alle zur Überwachung und Narkoseführung benötigten Gerätschaften müssen transportabel sein, um einen Monitor- und Gerätewechsel für den Transport innerhalb des Hauses zu vermeiden.

Ausstattung des Schockraums für die Chirurgie. Von Seiten der Chirurgie ist folgende Mindestausstattung erforderlich:
- strahlendurchlässige, mobile Trage,
- Sonographiegerät,
- Notfallsets für die Erstversorgung von lebensbedrohlichen Verletzungen, soweit sie nicht in unmittelbarer Nähe im Operationsbereich vorhanden sind, mit Gerätschaften und Werkzeugen für die Versorgung von:
  - Beckenverletzungen (Beckenzwinge),
  - Kopfverletzungen (Kraniotomie),
  - Thoraxverletzungen (Thorakotomie und Thoraxdrainage).

Zusätzlich Material zur
- Venea sectio,
- Geburtshilfe

sowie zur Erstbehandlung von
- Verbrennungen,
- Frakturen von Röhrenknochen (Schienung)

und, gewissermaßen als Basisausrüstung, Material zur
- großen und kleinen Wundversorgung.

Hinweis für die Praxis: Alle im Schockraum vorhandenen Geräte und Materialien müssen ausschließlich der Primärversorgung von eingelieferten Patienten zur Verfügung stehen und dürfen nicht zur Nutzung in anderen Bereichen, auch nicht innerhalb der Aufnahme, entnommen werden.

Logistische Voraussetzungen. Bereits vor der Übergabe eines Patienten im Schockraum müssen sowohl auf Seiten des Rettungsdienstes als auch in der Klinik einige logistische Voraussetzungen erfüllt werden:
- Die Alarmierung und die Bereitstellung des Klinkpersonals für einen Schockraum muss über eine zentrale, durchgehend durch Fachpersonal besetzte Telefonnummer gewährleistet werden.
- Ein Durchstellen des Gespräches oder gar die Annahme der Anmeldung durch Telefonzentralen ist kontraproduktiv.
- Die klinikinterne Weitergabe der Information „Schockraum besetzen" erfolgt am suffizientesten über eine Gruppenalarmierung ohne Rückruf. Diese Vorgehensweise ist auch hilfreich, wenn kritisch verletzte oder erkrankte Patienten ohne Voranmeldung die Klinik erreichen.

Eintreffen des Rettungsdienstes. Wenn der Rettungsdienst in der Klinik eintrifft, muss das Schockraumteam vollzählig in der Notaufnahme bereit stehen; ein gestaffeltes Eintreffen des Schockraumteams ist aufgrund des Informationsverlusts inakzeptabel. Voraussetzung dafür ist die rechtzeitige Vorabinformation der aufnehmenden Klinik mit einer den Umständen entsprechend möglichst genauen Eintreffzeit. Die Anmeldung des Rettungsdienstes erfolgt direkt von der Einsatzstelle über Funk oder über eine Telefonleitung mit Bandaufzeichnung an die Rettungsleitstelle. Eine direkte Anmeldung an die aufnehmende Klinik ist grundsätzlich wegen der fehlenden Nachvollziehbarkeit des Informationsflusses bei aufgetretenen Schwierigkeiten nicht empfehlenswert. Die Rettungsleitstelle gibt wiederum die erhaltenen Informationen ungefiltert über eine ebenfalls bandaufgezeichnete Telefonleitung an das aufnehmende Krankenhaus weiter.

Anmeldung. Eine Anmeldung sollte folgende Informationen beinhalten:

- Stichwort: Polytrauma, knappe Schilderung der wesentlichen Verletzungen, insbesondere das Vorhandensein von:
  - Abdominaltrauma ja / nein,
  - Schädelhirntrauma ja / nein,
- Kreislaufstabilität ja / nein,
- intubiert ja / nein,
- Geschlecht und Alter,
- ggf. Anforderung von Fachdisziplinen, die nicht zum ortsüblichen Schockraumteam gehören,
- geplante Eintreffzeit, ggf. Korrektur bei Transportbeginn / während des Transports,
- evt. Bekanntgabe einer Verschlechterung des Patientenzustands während des Transports.

Dezidierte Nachfragen zur Anmeldung und zu den näheren Umständen ändern nichts an der grundsätzlichen Anforderung, den Schockraum zu besetzen und fördern durch Übertragungsfehler Missverständnisse.

Kommunikation. Der Notarzt delegiert die Anmeldung, nachdem er die Inhalte definiert hat, an seinen Rettungsassistenten. Bei Notfalleinsätzen ist ein Arzt-Arzt-Gespräch nur in wenigen Ausnahmefällen sinnvoll: Der Notarzt soll bei der Therapie von kritisch Kranken oder verletzten Patienten nicht durch Telefonate von seiner Behandlungsaufgabe abgehalten werden. Zudem werden Gespräche, die direkt vom Notarzt mit der Klinik geführt werden, im Regelfall nicht aufgezeichnet und können bei leider immer wieder auftretenden Unstimmigkeiten der Anmeldung beim Eintreffen im aufnehmenden Krankenhaus nicht zur Klärung herangezogen werden.

Patientenübergabe. Im Bereich der Notaufnahme oder des Schockraumes oder auch einer aufnehmenden Intensivstation ist vom Rettungsdienst trotz der gebotenen Eile eine rasche und kompetente Patientenübergabe gefordert. Zur besseren Kommunikation ist eine kurze Vorstellung der beteiligten Personen seitens des Krankenhauses und des Rettungsdienstes hilfreich und wünschenswert. Ein freundlich zugewandter Kommunikationsstil erleichtert die Arbeit beider Seiten erheblich und drückt gegenseitige Wertschätzung aus. Vom Rettungsdienst und insbesondere vom Notarzt muss ein Verhalten erwartet werden können, das diesem Übergabestil nicht widerspricht. Unverzichtbar für die Inhalte der Übergabe ist die Vorstellung von:

- Unfallmechanismus zum Abschätzen der einwirkenden Kräfte,
- Unfallzeitpunkt; Dauer von Rettung und Transport,
- initialer Bewusstseinszustand,
- Verletzungsmuster von kranial nach kaudal unter besonderer Erwähnung von Kopf- und Abdominalverletzungen,
- durchgeführte Maßnahmen,
- Kreislaufzustand im Verlauf,
- zugeführte Medikation,
- Besonderheiten während der Versorgung und des Transports.

Notarzteinsatzprotokoll. Ebenso zur Übergabe gehört die Aushändigung eines komplett und leserlich ausgefüllten Notarzteinsatzprotokolls nach den Empfehlungen der DIVI mit den MIND-II-Inhalten. Wenn, wie leicht zu erklären, während des Einsatzes keine Zeit oder Möglichkeit zum Protokollieren des Unfallmechanismus und der Maßnahmen war, so hat die Dokumentation nach der Übergabe im Schockraum zu erfolgen. Das Notarztprotokoll kann, wenn es gut ausgefüllt wurde, im Verlauf des Krankenhausaufenthalts immer wieder wichtige Hinweise auf Verletzungsmuster und Diagnosestellung geben.

Aufgabenverteilung während der Übergabe. Die Übergabe des Patienten durch den Notarzt erfolgt einmalig an das komplett bereitstehende Schockraumteam. Hauptansprechpartner sind der Arzt der hauptbehandelnden Fachabteilung und der Anästhesist. Da schon während der Übergabe aus Zeitgründen die Umlagerungsmaßnahmen vorbereitet werden sollen, ist eine gewisse Disziplin aller Anwesenden gefragt, um durch hohen Umgebungsgeräuschpegel oder erste Behandlungen keine Informationen zu verlieren. Die Umlagerung (mit allen Fixierungs- und Lagerungsmitteln) findet unter dem Kommando des Mitarbeiters statt, der am Kopf steht. Erst nach dem Umlagern werden Monitoring und ggf. Spritzenpumpen gewechselt.

Wichtig: Damit beginnt ein vorher fest definierter Arbeitsablauf zur klinischen Erstversorgung, bei dem im Idealfall jeder Anwesende eine ihm vorher durch einen Schockraumalgorithmus zugewiesene Aufgabe erfüllt.

Immobilisierungshilfen. Die Abnahme von Immobilisierungshilfen und hier besonders der Halswirbelsäulenschienung soll keinesfalls vor der radiologischen Diagnostik erfolgen, da die Patientensicherheit dadurch gefährdet wird. Im Schadensfall ist auch haftungsrechtlich das Abnehmen von zervikalen Immobilisationshilfen vor dem Röntgen sehr problematisch. Sowohl das Halswirbelsäulenschienungsmaterial als auch Vakuummatratzen sind strahlendurchlässig; v. a. bei dem immer weiter verbreiteten Spiral-CT zur Erstdiagnostik ist ein Umlagern mit Vakuummatratze deutlich patientenschonender bei gleichzeitig nicht in der Qualität eingeschränkter Bildgebung. Die Abnahme von Schienen zur Wundversorgung oder erneuten Reposition von Frakturen ist von diesem Grundsatz ausgenommen. Wünschenswert ist in diesem Zusammenhang eine Bevorratung von Austauschmaterialien für den Rettungsdienst im Bereich der Notfallaufnahme, damit dessen Einsatzbereitschaft möglichst zügig wiederhergestellt werden kann.

Verantwortung nach der Patientenübergabe. Nach der Übergabe ist der Patient in der Verantwortung der behandelnden Klinik und diese ist auch für den Weitertransport zu Diagnostik oder Behandlung zuständig. Ein innerklinischer Weitertransport aus den Räumen der Notaufnahme heraus wird nur in begründeten Ausnahmefällen durch den Rettungsdienst durchgeführt, zum Beispiel wenn durch die Weiterbeförderung auf der Trage des Rettungsdienstes für den Patienten Zeit oder ein erneutes Umlagerungstrauma erspart wird. Der Notarzt ist nach der Patientenübergabe von seiner Behandlungspflicht entbunden und wird innerklinisch nicht tätig, da die Wiederherstellung der Einsatzbereitschaft nicht gefährdet werden soll.

Kernaussagen

Übernahme von Patienten aus der Klinik zur Verlegung

Die Übergabe und Übernahme eines Patienten ist Teil der Rettungskette und elementarer Bestandteil der rettungsdienstlichen Behandlungsqualität. Je schwerer der Patient verletzt oder erkrankt ist, desto wichtiger wird die Übernahme bzw. Übergabe.

Patientenübergaben erfolgen am Patientenbett im Beisein von weiterbehandelndem Arzt und Pflegepersonal.

Übergabe von Patienten vom Rettungsdienst an die Klinik im Schockraum

Der Schockraum ist Teil der Rettungskette und Schnittstelle zwischen Rettungsdienst und Klinik für vital gefährdete Patienten.

Soll ein Schockraum für eine Patientenversorgung besetzt werden, ist eine explizite Anmeldung durch den Rettungsdienst notwendig.

Die Erfahrung der Mitarbeiter des Schockraums sichert zusammen mit dem Vorhandensein eines Schockraumalgorithmus zur Versorgungsstrategie von Schwerverletzten oder kritisch kranken Patienten die Qualität der klinischen Erstversorgung.

Die Anmeldung eines Patienten für den Schockraum erfolgt über die Rettungsleitstelle an die Klinik.

Die Übergabe erfolgt detailliert und zielorientiert in einem bilateral freundlichen, kollegialen Ton.

Bauliche und organisatorische Voraussetzungen

Die minimalen baulichen und organisatorischen Voraussetzungen in den Notaufnahmen müssen für eine patientengerechte Versorgung erfüllt sein.

Ein klar definierter Arbeitsablauf (Schockraumalgorithmus) bei der Patientenaufnahme spart Zeit und erhöht die Patientensicherheit.

Literatur

Auswirkung der DRG auf die präklinische Akutversorgung. Stellungnahme des BAND, DIVI und der Ständigen Konferenz für den Rettungsdienst; 2003. Internetveröffentlichung: www.band.de.

Bayeff-Filloff M, Anding K, Lackner CK. Schnittstelle Rettungsdienst und Klinik. Notfall Rettungsmed 2001; 4: 515 – 518.

Burghofer K, Heller G, Lackner CK. Schnittstelle zwischen Rettungsdienst und Klinik. Notfallmedizin up2date 2006; 1: 101 – 112.

DGAI, BDA. Entschließungen, Empfehlungen, Vereinbarungen, Leitlinien. 4. Aufl. 2006. Internetveröffentlichung: www.dgai.de.

Driscoll PA, Vincent CA. Variation in trauma resuscitation and its effect on patient outcome. Injury 1992; 23: 111 – 115.

Finkenzeller C, Burghofer K, Köhler M, Ruppert M, Stolpe E, Lackner C. Verzögerungen im Prähospitalzeitintervall bei Luftrettungseinsätzen. Notarzt 2005; 21: 195 – 205.

Frank J, Marzi I, Mutschler W. Schockraummanagement des Polytraumas. Zentralbibl Chir 1996. 121: 943 – 949.

Hansis M. Koordinationsdefizite als Ursache vorgeworfener Behandlungsfehler. Deutsches Ärzteblatt 2001; 98: A2035 – 2040.

Krötz M, Bode PJ, Häuser H, Linsenmaier U, Pfeifer KJ, Reiser M. Interdisziplnäre Schockraumversorgung: Personelle, apparative und räumlich-logistische Konzepte in 3 Traumakrankenhäusern in Europa. Radiologe 2002; 42 (7): 522 – 532.

Kuhnigk H, Steinhubel B, Keil T, Roewer N. Das Würzburger T – Ein Konzept zur Optimierung der frühen Polytraumaversorgung in der Notaufnahme. Anaesthesist 2004; 53 (7): 645 – 650.

Muehlenberg K, Wiedmann K, Rey G. Interdisziplinäre Aufnahmestation: Effektives Instrument zur Behandlungssteuerung. Dt Ärztebl 2002; 99: A3452 – 3454.

Schlechtriemen T, Dirks B, Lackner C, Moecke H, Stratmann D, Altemeyer K. Die "interdisziplinäre Notaufnahme" im Zentrum zukünftiger Notfallmedizin. 10. Leinsweiler Gespräche der agswn e. V. in Zusammenarbeit mit INM, IfN und BAND, 1.–2. Juli 2005. Notfall Rettungsdienst 2005; 8: 502 – 511.

Sugrue M, Seger M, Kerridge R et al. A prospective study of the performance of the trauma team leader. J Trauma 1994; 38: 79 – 82.

Trentz O, Friedl HP. Therapeutic Sequences in the Acute Period of Unstable Patients. In: Goris RJA, Trentz O (eds). The Integratet Approach to Trauma Care. The First 24 Hours. Update in Intensive Care and Emergency Medicine 1995; 22: 172 – 178.

13

Internistische Notfälle

13.1 Kardiologische Notfälle

P. Rupp

Roter Faden

Herzinsuffizienz

Definition: Aufgabe des Herzens ist es, Blut in ausreichender Menge zu fördern und damit die Sauerstoffversorgung des Körpers sowohl in Ruhe als auch unter Belastung sicherzustellen. Ein Herz ist suffizient, wenn es diese Aufgabe erfüllt, insuffizient, wenn es sie nicht erfüllt (Roskamm et al. 2004).

Chronische Herzinsuffizienz

Eine Herzinsuffizienz kann akut, z. B. im Rahmen einer Rhythmusstörung, eines großen Myokardinfarkts, eines Klappenausrisses oder einer Lungenarterienembolie auftreten oder sich chronisch, z. B. im Verlauf einer jahrelang bestehenden arteriellen Hypertonie, koronarer Herzerkrankung, einer Kardiomyopathie oder nach einem Myokardinfarkt entwickeln. Eine chronische Herzinsuffizienz kann schwer dekompensieren und die Symptomatik einer akuten Herzinsuffizienz aufweisen. Die chronische Herzinsuffizienz spielt notfallmedizinisch trotz ihrer enormen epidemiologischen Bedeutung (Prävalenz ca. 0,2 – 2 % der Bevölkerung, bei über 65-Jährigen 3 – 13 %) nur eine geringe Rolle.

Vorwärtsversagen. Der Begriff bezeichnet eine unzureichende Förderleistung, die sich messtechnisch in einer erniedrigten Auswurfleistung bzw. einer arteriellen Hypotonie ausdrückt. Eine venöse Druckerhöhung besteht zunächst nicht. Die Folgen der Organminderperfusion stehen initial im Vordergrund. Die körperliche Leistungsfähigkeit nimmt ab, Konzentrationsschwäche und Schwindel treten auf.

Rückwärtsversagen. Unter Rückwärtsversagen versteht man einen Zustand, bei dem eine definierte Förderleistung nur unter erhöhtem enddiastolischem Druck erbracht werden kann. Rückwärtsversagen führt zu einer Druckerhöhung in den vorgeschalteten Gefäßsystemen (linker Ventrikel: Lunge; rechter Ventrikel: Leber, V. cava) mit den entsprechenden Symptomen. In der Regel treten beide Formen kombiniert auf.

High- und Low-Output-Failure. *High-Output-Failure* ist ein seltener Zustand nicht ausreichender Pumpleistung, bei dem das Herzminutenvolumen erhöht ist (z. B. bei Hyperthyreose, Anämie, Beri-Beri, AV-Fisteln). Beim häufigeren *Low-Output-Failure* ist, zuerst unter Belastung, später auch in Ruhe, das Herzminutenvolumen vermindert.

Systolische und diastolische Dysfunktion. Weiterhin kann zwischen einer systolischen und einer diastolischen Dysfunktion differenziert werden.

Rechts- bzw. Linksherzinsuffizienz. In fortgeschrittenen Stadien der Herzinsuffizienz sind meist beide Ventrikel von den Folgezuständen verminderte Organperfusion und Rückstau betroffen. In der Anfangsphase können bei langjähriger arterieller Hypertonie (chronisch) bzw. hypertensivem Notfall (akut) primär der linke Ventrikel, bei langjähriger pulmonaler Hypertonie (chronisch) oder Lungenembolie (akut) der rechte Ventrikel betroffen sein (Rechts- bzw. Linksherzinsuffizienz).

Ätiologie

Meist ist der Herzmuskel selbst, seltener sind andere intra- und extrakardiale Faktoren für die verminderte Pumpleistung verantwortlich. Häufige Ursachen sind koronare Herzerkrankung, Kardiomyopathien (dilatative, hypertrophe, restriktive oder toxische), hypertensive Herzerkrankung, Klappenvitien oder Cor pulmonale.

Therapie

Die Therapie der chronischen Herzinsuffizienz besteht in der Behandlung der Grundkrankheit (arterielle Hypertonie, Herzrhythmusstörungen, pulmonale Hypertonie, Revaskularisierung etc.) und in symptomatischer Behandlung. Dazu gehören Maßnahmen wie Verbesserung des kardiovaskulären Risikoprofils, ACE-Hemmer, AT1-Rezeptorantagonisten, Betablocker, Aldosteronantagonisten (prognoseverbessernd), andere Diuretika und Herzglykoside (nicht prognoseverbessernd).

Akute Herzinsuffizienz

Notfallmedizinisch relevant sind nur die akute oder akut dekompensierte chronische Rechts-, Links- oder Globalherzinsuffizienz, unabhängig von der zugrunde liegenden Ursache.

Wichtig: Eine akute Beeinträchtigung der myokardialen Pumpfunktion und inadäquate Sauerstoffversorgung des Körpers kennzeichnen die akute Herzinsuffizienz. Die Unterscheidung zwischen akuter und akut dekompensierter chronischer Herzinsuffizienz ist für das therapeutische Vorgehen wichtig (Zerkowski u. Baumann 2006).

Ursachen

Häufigste Ursache der akut dekompensierten chronischen Herzinsuffizienz ist die arterielle Hypertonie, die der akuten Herzinsuffizienz der Myokardinfarkt. Weitere Ursachen können u. a. eine Myokarditis, eine Lungenarterienembolie, Vergiftungen mit kardiotoxischen Substanzen oder kreislaufwirksame Rhythmusstörungen sein. Eine Aortenklappenstenose bei noch erhaltener linksventrikulärer Pumpfunktion, massive Mitralstenosen, koronare Herzerkrankung oder eine Kardiomyopathie können zur akuten Dekompensation einer chronischen Herzinsuffizienz führen.

Kardiales Lungenödem und kardiogener Schock

Definition: Ein *Lungenödem* ist eine vermehrte extravaskuläre Flüssigkeitsansammlung in der Lunge. Pathophysiologisch steht der massive Anstieg des systemischen Gefäßwiderstands im Vordergrund (Cotter et al. 2001). Beim *kardiogenen Schock* nimmt die kardiale Pumpfunktion immer mehr ab, sodass es zur zunehmenden Zentralisation und Organminderperfusion kommt. Der Herzindex fällt unter 2 l/min/m^2, es kommt zum Vorwärtsversagen des linken Ventrikels mit Abfall des systemarteriellen Mitteldruckes unter 70 mmHg und einem Rückwärtsversagen mit Anstieg des pulmonalkapillären Verschlussdruckes über 18 mmHg (Hochmann et al. 1999).

Pathophysiologie

Lungenödem. Ein interstitielles Lungenödem mit vermehrter Flüssigkeitsansammlung im Interstitium kann vom alveolären mit Ödemflüssigkeit in den Alveolen unterschieden werden. In der Regel geht das interstitielle Ödem dem alveolären voraus, sie treten aber auch in Kombination auf. Neben dem kardial bedingten Lungenödem können toxische Einflüsse, Beinaheertrinken, Aufenthalt in großen Höhen oder stark erhöhter Hirndruck, Urämie sowie Sepsis, Schock und akute Pankreatitis zu einem Lungenödem führen. Ein vorgeschädigter linker Ventrikel kann den massiven Anstieg der Nachlast möglicherweise nicht mehr kompensieren, sodass es zum Abfall des Herzminutenvolumens kommt.

Kardiogener Schock. Der kardiogene Schock zeichnet sich durch eine anhaltende arterielle Hypotension bei normalem oder erhöhtem intravasalem Volumen und periphere Minderperfusion aus. Die häufigste Ursache ist der akute Myokardinfarkt mit Beteiligung von mehr als 40% der Muskelmasse.

Symptomatik

Gemeinsame Symptome aller Formen des Lungenödems sind:
- Atemnot,
- Tachypnoe und
- Zyanose.

Initial steht möglicherweise eine Spastik im Vordergrund (Asthma cardiale). Beim schweren alveolären Lungenödem sind Rasselgeräusche, Distanzrasseln und ggf. rötlich-schaumiger Auswurf zu beobachten. Bei akuter Dyspnoe unklarer Genese hilft die Bestimmung von BNP zusammen mit Anamnese und klinischen Befunden zwischen kardialer und nichtkardialer Ursache der Dyspnoe zu unterscheiden (Müller et al. 2004).

Präklinische Diagnostik

Wichtig: Für die präklinische Diagnostik und die nachfolgende Therapie ist die Differenzierung zwischen kardialer und nichtkardialer Genese des Lungenödems von besonderer Bedeutung und nicht immer einfach.

Präklinische Diagnostik und Monitoring umfassen:
- Anamnese und Inspektion des Patienten
- Auskultation von Herz und Lunge,
- Puls- und Blutdruckmessung,
- Rhythmusüberwachung (EKG-Monitor),
- EKG mit 12 Ableitungen,
- Pulsoxymetrie,
- Blutzuckermessung.

In der Notfallaufnahme wird die Diagnostik durch Laboruntersuchungen (Herzenzyme, BNP, Blutbild, Gerinnung, Elektrolyte, Nierenfunktion, Leberwerte, Entzündungsparameter, arterielle Blutgase, Laktat und TSH), Röntgenthorax in 2 Ebenen und ggf. einer Echokardiographie ergänzt. Bei Patienten im kardiogenen Schock können eine invasive kontinuierliche Blutdruckmessung und ggf. ein Pulmonaliskatheter oder eine weniger invasive Messung des Herzminutenvolumens (z. B. Picco) notwendig werden.

Präklinische Therapie

Wichtig: Die Therapie des kardial bedingten Lungenödems besteht in der sofortigen Senkung von Vor- und ggf. Nachlast, der Verbesserung der Oxygenierung und der Kreislaufstabilisierung.

Die Therapie des Lungenödems umfasst:
- Immobilisierung,
- Sauerstoff,
- Lagerung (Oberkörper hoch, Beine tief),
- arztbegleiteter Transport
- Anlage eines periphervenösen Zugangs,
- bei hypertoner Ausgangslage: Glyzeroltrinitrat 0,4–1,2 mg s. l.; Repetition alle 3 min,
- bei persistierender Hypertonie: Urapidil i. v. 5–50 mg (Zielgröße systolischer Blutdruck um 160 mmHg),
- bei hypotoner Ausgangslage: Dobutamin i. v. 2–12 µg/kgKG/min (Zielgröße systolischer Blutdruck um 100 mmHg),

13

- Morphin i. v. (1:10 verdünnt), fraktionierte Gabe,
- Furosemid i. v. 20–40 mg,
- bei Tachyarrhythmia absoluta: Digoxin i. v. 0,4–0,6 mg,
- ggf. Metoprolol bis 15 mg i. v. oder Verapamil bis 10 mg i. v.,
- bei anderen Rhythmusstörungen: antiarrhythmische Therapie,
- nichtinvasive Beatmungsformen (CPAP).
- bei persistierender respiratorischer Insuffizienz: Intubation und (PEEP-)Beatmung,

Akute Rechtsherzinsuffizienz. Die akute Rechtsherzinsuffizienz, die nicht Folge einer akuten linkskardialen Dekompensation ist, ist meist identisch mit einer akuten Lungenarterienembolie.

Koronare Herzerkrankung

Definition: Das klinische Bild der Koronarinsuffizienz wird als koronare Herzerkrankung bezeichnet. Koronarinsuffizienz ist jede Beeinträchtigung des myokardialen Stoffwechsels, die auf einer Durchblutungsstörung beruht. Es gibt 3 Manifestationsformen der koronaren Herzerkrankung:
- die stabile Angina pectoris (AP),
- das akute Koronarsyndrom (AKS) inkl. Myokardinfarkt und
- den plötzlichen Herztod.

Die koronare Herzerkrankung ist in den westlichen Industrieländern die häufigste Herzerkrankung und zugleich die häufigste Todesursache.

13

Ursachen

Hauptursache der primären Koronarinsuffizienz ist die Koronarsklerose, der morphologisch normalerweise eine stenosierende oder okkludierende Koronarstenose, seltener eine Mikroangiopathie zugrunde liegen. Funktionell kann es bei vorliegenden morphologischen Veränderungen zu einem Missverhältnis zwischen Sauerstoffbedarf und -angebot einzelner Bereiche oder des gesamten Myokards kommen.

Angina pectoris

Definition: Angina pectoris ist ein Syndrom mit ischämisch bedingtem, anfallsweise auftretendem, kardialen Schmerz.

Ursachen, Pathophysiologie

Pektanginöse Beschwerden treten auf, wenn der myokardiale Sauerstoffverbrauch das Angebot übersteigt. Der typische Schmerz ist retrosternal lokalisiert, tritt unter Belastung auf, nimmt unter fortwährender Belastung zu und klingt nach Belastungsabbruch wieder ab. Der Schmerzcharakter ist „viszeral", d. h. beklemmend, drückend, brennend, schnürend oder würgend. Wenn der Schmerz ausstrahlt, was gar nicht so typisch ist, so geschieht dies meist bilateral, teils bis in den Unterkiefer oder das Epigastrium, seltener unilateral. Der Schmerz dauert meist nur Minuten. Man kann anhand der beschriebenen Charakteristika die Angina pectoris in typisch (alle 3 Kriterien erfüllt) nicht typisch (1 oder 2 Kriterien nicht erfüllt) oder fraglich einteilen.

Akutes Koronarsyndrom

Terminologie

Definition: Jeder akute Thoraxschmerz, der durch eine koronare Insuffizienz verursacht wird, ist ein akutes Koronarsyndrom.

Der Begriff „Akutes Koronarsyndrom" (AKS) umfasst die 3 akuten Manifestationen der koronaren Herzkrankheit (Abb. 13.**1**):
- ST-Hebungsinfarkt (STEMI),
- Nicht-ST-Hebungsinfarkt (NSTEMI) und
- instabile Angina pectoris (UAP).

Charakteristika der Formen. Der STEMI zeichnet sich durch die charakteristische ST-Hebung in mindestens 2 benachbarten Ableitungen im 12-Kanal-EKG aus, der NSTEMI ist definiert als infarkttypischer Anstieg der kardialen Troponine ohne ST-Hebung, bei der UAP fehlen sowohl infarkttypische EKG-Veränderungen als auch der Troponinanstieg. Sowohl NSTEMI als auch UAP können im 12-Kanal-EKG ST-Streckensenkungen (prognostisch ungünstig) oder unspezifische ST-Streckenveränderungen aufweisen.

Akute Koronarsyndrome sind die häufigste Ursache maligner Arrhythmien und des plötzlichen Herztods.

Wichtig: Die präklinische Therapie dieser Krankheitsbilder ist im Wesentlichen identisch. Die therapeutischen Ziele sind einerseits die Behandlung akut lebensbedrohlicher Komplikationen (meist Rhythmusstörungen), andererseits der Erhalt der linksventrikulären Pumpfunktion und die Minimierung der Infarktausdehnung, um die Entwicklung einer Herzinsuffizienz zu vermeiden.

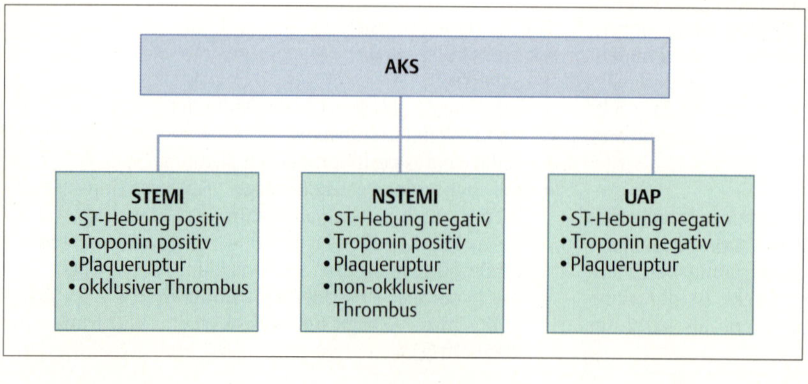

Abb. 13.**1** Formen des akuten Koronarsyndroms.

Ursachen, Pathophysiologie

Die Ursache eines AKS ist meist die Ruptur der Deckplatte einer lipidreichen atheromatösen Plaque, seltener eine Erosion der Intima. Entzündliche Prozesse erhöhen die Gefahr der Plaqueruptur. Die Unversehrtheit der gerinnungshemmenden Endothelschicht wird unterbrochen, die intrinsische und extrinsische Gerinnungskaskade aktiviert. Zunächst entsteht durch die Expression von GP-IIb/IIIa-Rezeptoren ein plättchenreicher Thrombus, der innerhalb der Plaques beginnt und sich in das Gefäßlumen hinein ausdehnt. Dieser thrombozytenreiche Thrombus kann fortgespült werden und in der Peripherie zu Mikroinfarkten führen, was, zusammen mit der Freisetzung vasoaktiver Substanzen (Serotonin, Thromboxan A_2), als Hauptursache des NSTEMI angenommen wird, oder das Gefäß teilweise oder ganz verschließen. Je nach Ausprägung und Dauer der Ischämie kommt es zu einem Ungleichgewicht zwischen myokardialem Sauerstoffbedarf und -angebot mit entsprechender klinischer Symptomatik und ggf. Myokardnekrosen. Der Übergang der einzelnen Krankheitsbilder ist fließend. Wird ein komplett okkludierender Plättchenthrombus durch Fibrin stabilisiert, kommt es zum Vollbild des Myokardinfarkts. Bereits 15–30 min nach Beginn der Ischämie treten erste Nekrosen auf. Der Stoffwechsel schaltet nach etwa 10 s auf anaerobe Glykolyse um. Der Sauerstoffbedarf des Herzens kann dadurch nicht gedeckt werden. Es kommt zum hypoxisch bedingten Zelltod. Das abgestorbene Gewebe wird abgeräumt und durch eine bindegewebige Narbe ersetzt.

Symptomatik

Typische Symptome. Leitsymptom des AKS ist der akute, „viszerale", retrosternale Schmerz. Die Patienten sind unruhig, ängstlich, kaltschweißig und aschfahl. Ein Teil der Patienten berichtet über ausschließliche Rücken- oder Zahnschmerzen, es können Übelkeit und Erbrechen (in ca. 30% der Fälle) auftreten. Jeder zweite Patient klagt über Dyspnoe. Je nach Größe des infarzierten Areals können Symptome der Linksherzinsuffizienz (20% linksventrikuläre Muskelmasse betroffen) oder des kardiogenen Schocks (40% der linksventrikulären Muskelmasse infarziert) wie protrahierte Hypotonie, Somnolenz und Bewusstlosigkeit hinzukommen. Fast alle Patienten (90% der Fälle) bekommen Rhythmusstörungen, in bis zu 40% der Fälle treten ventrikuläre Tachykardien, in bis zu 18% Kammerflimmern auf.

Atypische Symptome und Risikogruppen. Bis zu 50% der Patienten mit einem AKS haben nicht die obigen, typischen Symptome, 20–30% der Infarkte sind schmerzlos. Völlig symptomlose Infarkte sind selten, sie machen nur etwa 1–2% aller Infarkte aus und werden in der Regel später zufällig entdeckt. Die Letalität der atypischen Präsentationen ist höher als die der typischen Präsentationen, sodass es wichtig ist, diese nicht zu übersehen. Es gibt Risikogruppen, d. h. Patienten, die sich häufig mit atypischen Symptomen vorstellen.

Eine hohe Bereitschaft zum klinischen Anfangsverdacht eröffnet zusammen mit der Kenntnis der „typischen atypischen Symptome", der Risikogruppen und dem infarkttypischen Verlauf der kardialen Biomarker den Weg zur Sicherung der Diagnose.

Wichtig: Atypische Symptome und Risikogruppen:
Atypische Symptome:
- Atemnot,
- atypische Schmerzen (Art und Ort),
- Übelkeit, Erbrechen, Schweißausbruch,
- Schwäche,
- Verwirrtheit,
- Lungenödem,
- Synkope.

Risikogruppen:
- junge Patienten (<40 Jahre),
- alte Patienten (>75 Jahre),
- Frauen,
- Diabetiker.

Präklinische Diagnostik

In Anbetracht der Tatsache, dass die möglichst frühzeitige Behandlung die besten Ergebnisse zeigt, muss die Bevölkerung geschult werden, die Anzeichen eines Herzinfarkts zu erkennen und rasch den Rettungsdienst zu alarmieren. Dies gilt insbesondere für Angehörige von Risikopatienten. Die Diagnose „Akutes Koronarsyndrom" ergibt sich aus der Klinik, dem 12-Kanal-EKG und den typisch veränderten Biomarkern.

Wichtig: Das 12-Kanal-EKG entscheidet über die Notwendigkeit einer sofortigen rekanalisierenden Therapie. Daher sollte bereits in der Prähospitalphase ein diagnostisches EKG geschrieben werden.

Entsprechende Geräte sind vom Rettungsdienst vorzuhalten, das Rettungsdienstpersonal im Erkennen eines akuten ST-Hebungsinfarkts zu schulen. Studien haben gezeigt, dass die prä- und innerklinische Sicherheit in der EKG-Interpretation identisch ist. Durch die entsprechende Verbesserung der präklinischen Diagnostik kann die Zeit bis zum Beginn einer wiedereröffnenden Therapie entscheidend verkürzt werden (Arntz 2005).

12-Kanal-EKG. Das EKG ist von zentraler Bedeutung bei Diagnose und Risikostratifizierung. Die Forderung nach Ausstattung aller arztbesetzten Rettungsmittel mit 12-Kanal-EKG-Geräten wird in den offiziellen Empfehlungen erhoben (Hamm 2004a).

Nach Abschluss der unmittelbaren Primärversogungsphase sollte in Erweiterung des obligatorischen Rhythmusmonitorings ein 12-Kanal-EKG registriert werden. Bei längeren Versorgungszeiten sollte eine Verlaufskontrolle durchgeführt werden, ebenso ist eine erneute EKG-Registrierung bei jedem erneuten Schmerzereignis erforderlich.

Diagnostische Kriterien.
- Ein ST-Hebungsinfarkt (STEMI) liegt bei einer ST-Streckenhebung beim J-Punkt von 0,2 mV in den Brustwandableitungen bzw. von 0,1 mV in den Extremitätenableitungen vor. Die typischen Veränderungen müssen in mindestens 2 benachbarten Ableitungen nachweisbar sein.
- ST-Streckensenkungen von >0,1 mV ab dem J-Punkt in >2 Ableitungen haben bei NSTEMI die höchste diagnostische und prognostische Relevanz.
- Eine T-Welleninversion in mehreren Ableitungen ist weniger spezifisch und den vorhergehenden Kriterien an diagnostischer Wertigkeit unterlegen.

- Ein neu aufgetretener Linksschenkelblock entspricht von der diagnostischen Relevanz formal der STEMI-Situation. Praktisch einschränkend ist jedoch, dass EKG-Vorbefunde zum unmittelbaren Vergleich in der präklinischen Situation nur selten greifbar sein dürften.
- Bei vorbekanntem Schenkelblockbild sowie bei Schrittmacherträgern ist die Beurteilbarkeit der Endstreckenveränderungen nur eingeschränkt möglich, die diagnostische Relevanz des EKG ist reduziert.

Hinweis für die Praxis: Grundsätzlich schließt ein unauffälliges EKG ein AKS nicht definitiv aus. Das EKG darf somit, insbesondere präklinisch, nicht als Basis einer Ausschlussdiagnose herangezogen werden.

Biochemische Marker. In der Klinik sind biochemische Marker, insbesondere die kardialen Troponine, zentraler Bestandteil bei der Diagnostik des AKS. Quantitative Troponinschnelltests stehen in der Präklinik in aller Regel nicht zur Verfügung und werden in den nationalen und internationalen Leitlinien als nicht erforderlich beurteilt.

Tabelle 13.**1** fasst die Diagnostik des Myokardinfarkts zusammen.

Sonderfall Rechtsherzinfarkt

Bei 25–40% der Hinterwandinfarkte ist der rechte Ventrikel mit beteiligt. Dies ist im üblichen 12-Kanal-EKG nicht erkennbar. Die größere Infarktausdehnung bedingt eine höhere Komplikationsrate und Letalität. Daher ist bei jedem Hinterwandinfarkt, v. a. mit ST-Senkungen in V_3 und V_4 linkspräkordial ein Rechts-EKG zu schreiben. Durch den Verlust der Pumpleistung im kleinen Kreislauf besteht eine erhebliche Gefahr einer Hypotonie und zusätzlich einer Bradykardie.

Tabelle 13.**1** Diagnostik des Myokardinfarkts

Typische Klinik	▸ retrosternaler Thoraxschmerz ▸ Dyspnoe ▸ Vernichtungsgefühl, Unruhe, Todesangst ▸ kalter Schweiß ▸ fahlgraue Gesichtsfarbe ▸ Übelkeit, Erbrechen ▸ Schwächegefühl ▸ Somnolenz, Bewusstseinsverlust ▸ ggf. niedriger Blutdruck
12-Kanal-EKG	▸ ST-Streckenhebungen: in 2 oder mehr benachbarten Extremitätenableitungen von >0,1 mV oder 2 oder mehr benachbarten Brustwandableitungen von >0,2 mV ▸ oder Linksschenkelblock und typische Klinik ▸ oder gegensinnige ST-Senkungen
Labor	▸ Myoglobin (2 h, geringe Sensitivität und Spezifität) ▸ Ck-MB-Masse (4–6 h) ▸ Troponin I (4–6 h, höchste Sensitivität und Spezifität)

Hinweis für die Praxis: Nach der Gabe von Morphin, Nitraten oder Diuretika kann es zum massiven Blutdruckabfall kommen, daher ist die Gabe von Nitraten zu unterlassen und nur so viel Morphin wie unbedingt nötig zu applizieren, stattdessen muss der Kreislauf durch Volumengabe stabilisiert werden.

Sonderfall Kokain

Die Lebenszeitprävalenz von Kokain beträgt 2%, der typische User ist zwischen 30–45 Jahre alt. Es kommt durch Alpha-Rezeptor-Stimulation zur Vasospastik, was zusammen mit der unter Kokain gesteigerten Thrombogenese ein AKS verursachen kann. Etwa 30% der User erleiden ein AKS, das Infarktrisiko ist siebenfach erhöht. Dies ist leicht zu übersehen, da der Patient jung, das erste EKG oft unauffällig ist und eine Tachykardie, z. T. mit breiten QRS-Komplexen, besteht. Die Patienten sind hyperton und haben häufig eine CK-Erhöhung durch Rabdomyolyse. Eventuell besteht eine Hyperthermie. Beim Auftreten eines AKS unter 45 Jahren muss daher immer an eine Kokaineinnahme gedacht und gezielt danach gefragt werden.

Hinweis für die Praxis: Bei einem AKS, das durch Kokaineinnahme verursacht wurde, ist, obschon dafür wenig Evidenz vorliegt, aus einfachen pathophysiologischen Erwägungen heraus auf die Gabe von Betablockern zu verzichten. Erhöhte Blutdruckwerte werden mit Alphablockern (Urapidil) gesenkt, Unruhezustände mit Benzodiazepinen behandelt.

Bei initial negativem EKG und Troponin muss der Patient mindestens 12 h überwacht werden.

Sonderfall Tako-Tsubo-Syndrom

Das Tako-Tsubo-Syndrom wurde erstmals in den 1990er-Jahren in Japan beschrieben (Satoh 1990). Es handelt sich dabei um eine vorübergehende linksventrikuläre Kardiopathie unklarer Ätiologie, die klinisch mit einer Angina-pectoris-Symptomatik imponiert. Überwiegend sind postmenopausale Frauen betroffen (Ueyama 2004). Echokardiographisch finden sich typischerweise apikale Wandbewegungsstörungen („apikales Ballooning"), die in der Regel nur Tage bis Wochen anhalten. Die Prognose ist günstig (Akashi 2003).

EKG-Veränderungen wie aszendierende oder deszendierende ST-Strecken, manchmal auch abnormale Q-Wellen und ein Anstieg der Herzenzyme (sowohl der Kreatininkinase inklusive MB-Fraktion wie auch des Troponins) sind typisch.

Auslösende Faktoren können psychische oder physische Überlastung, Alkohol oder andere Stressfaktoren sein. Die Ursachen der Wandbewegungsstörungen sind unklar. Ein apikal gelegenes ischämisches Myokardareal wird vermutet, obwohl angiographisch keine Koronarstenose nachweisbar ist. Dies verursacht in der Folge eine linksventrikuläre Dysfunktion (Braunwald 1982). Weiter werden multiple Vasospasmen unterschiedlicher Genese für die passagere Dys- und Hypokinesie verantwortlich gemacht (Dote 1991; Mohri 1998). Neuere echokardiographische Befunde lassen ein hypertrophes basales Septum, das zu einer dynamischen Obstruktion des linken Ventrikels führt, vermuten (Merli 2006). Dadurch wird der linke Ventrikel praktisch in 2 Kammern aufgeteilt. In der apikalen Kammer kommt es zur Druckerhöhung. Dies verschlechtert zusammen mit den erhöhten Katecholaminspiegeln den endokardialen koronaren Blutfluss.

Therapeutisch kommen Betablocker, Kalziumantagonisten, ACE-Hemmer und eine passagere Antikoagulation zum Einsatz.

Risikostratifizierung

Aufgabe des Notarztes ist es, unter Nutzung der von ihm vorgehaltenen diagnostischen Möglichkeiten, eine valide Risikostratifizierung zu betreiben, um so zu einem effektiven Management der vorhandenen Ressourcen beim akuten Koronarsyndrom beizutragen. Das individuelle Gesamtrisiko kann aus Anamnese, Klinik, Befund des 12-Kanal-EKGs und ggf. biochemischen Markern beurteilt werden.

Klinik. Leitsymptom des AKS ist der akute Thoraxschmerz über 20 min oder länger, der allerdings eine niedrige Spezifität aufweist. Bei jüngeren Patienten (< 40 Jahre), älteren (> 75 Jahre) Patienten, Frauen oder Diabetikern ist der Schmerz häufig atypisch. Der Schmerz ist dumpf, brennend und typischerweise retrosternal lokalisiert. Anamnestische Angaben über Risikofaktoren erhöhen die Eintrittswahrscheinlichkeit für ein AKS.

EKG. Das EKG hat eine zentrale Bedeutung in Diagnostik und Risikostratifizierung. Daher muss ein diagnostisches 12-Kanal-EKG präklinisch oder spätestens 10 min nach Krankenhausaufnahme geschrieben werden (Evidenzlevel I-A/C) (Hamm 2004a). Es ist nach 6–12 h oder nach jeder Schmerzepisode zu wiederholen.

Labor. Die Blutabnahme und die Bestimmung von Troponin müssen unverzüglich nach Aufnahme erfolgen. Das Ergebnis muss innerhalb von 60 min vorliegen.

Hinweis für die Praxis: Patienten mit AKS und Erhöhung der kardialen Troponine, ST-Senkungen (> 0,1 mV) im EKG, hämodynamischer oder Rhythmusinstabilität sowie Diabetiker sind als Hochrisikopatienten für Tod oder Myokardinfarkt einzuschätzen und daher früh invasiv abzuklären (Forest 2004).

Kriterien zur Beurteilung des individuellen Risikos

Ein hohes Risiko für den Patienten – und damit die Notwendigkeit der Zuweisung in eine entsprechende Zielklinik liegt also vor, wenn eines oder mehrere der unten aufgeführten Kriterien vorliegen:

- Anamnese/Klinik:
  - Schmerz oder Druck oder Enge in der Brust,
  - „Angina Equivalent Complaint" und Risikogruppe,
  - akute unklare Symptomatik und Alter > 85 Jahre.
- EKG-Befund:
  - ischämisches EKG oder
  - ST-Senkung > 0,1 mV oder
  - negatives T > 0,3 mV oder
  - Q-Zacke > 30 ms,
  - Infarktverdacht-EKG (ST-Hebung > 0,1 mV in 2 oder mehr benachbarten Extremitätenbleitungen bzw. 0,2 mV in 2 oder mehr benachbarten Brustwandableitungen).
- Biochemische Marker:
  - Troponin/Myoglobin/CK-MB positiv,
  - klinischer Verdacht und Troponin/Myoglobin/CK-MB negativ: Kontrolle im Zeitverlauf.

Hinweis für die Praxis: Troponin wird erst nach 4–6 h positiv, sodass in der Frühphase eines Myokardinfarkts ein normaler Troponinwert diesen nicht ausschließt. Da auch das EKG nur in wenig mehr als 50 % der Fälle in der Frühphase eines Myokardinfarkts diagnostisch ist, hat in den ersten Stunden die Beurteilung durch den erfahrenen Kliniker die höchste Bedeutung.

Präklinische Therapie

Behandlungsprinzipien (Arntz 2005)

Nitrate. Nitrate sind wirksam in der Behandlung des ischämischen Thoraxschmerzes. Sie führen zu einer Dilatation der venösen Kapazitätsgefäße (Senkung der Vorlast), verringern den Druck im kleinen Kreislauf, erweitern die Koronararterien und senken – wenn auch geringer – die Nachlast nach dem linken Ventrikel. Damit wird der myokardiale Sauerstoffverbrauch gesenkt. Nitrate senken den Blutdruck und dürfen daher nur bei Blutdruckwerten über 90 mmHg eingesetzt werden. Vorsicht ist geboten beim Vorliegen von Bradykardien. Strikt kontraindiziert sind sie beim Vorliegen eines inferioren Infarkts mit dem Verdacht auf Rechtsherzbeteiligung, erkennbar an ST-Hebungen in II, III und aVF, ST-Senkungen in V_3 und V_4 und gegensinnige Hebungen in den rechtsventrikulären Ableitungen V_{3R} und V_{4R}. Die Einnahme von Medikamenten gegen erektile Dysfunktion, den 5-Phosphodiesterasehemmern (Sildenalfil, Tadalafil, Vardenafil), muss zuvor ausgeschlossen werden.

Morphin. Morphin ist das Schmerzmittel der Wahl beim AKS. Neben seiner zentral analgetischen Wirkung senkt Morphin auch den Druck im kleinen Kreislauf, senkt die Vorlast, wirkt sedierend und euphorisierend.

Sauerstoff. Sauerstoffgabe ist grundsätzlich bei allen Patienten mit einer Sauerstoffsättigung < 90 % und oder einer Lungenstauung indiziert. Obwohl es keine Daten gibt, ob die Sauerstoffgabe einen Effekt auf das Überleben hat, sollten alle Patienten mit einem STEMI unabhängig von der Sauerstoffsättigung Sauerstoff erhalten.

Azetylsalizylsäure. Azetylsalizylsäure (ASS) sollte allen Patienten mit Verdacht auf AKS so früh wie möglich gegeben werden. Eine Kontraindikation besteht nur bei Patienten mit einer bekannten Allergie gegen ASS.

Reperfusionstherapie. Eine möglichst frühzeitige Reperfusion ist entscheidend für die Prognose des Patienten. Alle Patienten mit einem kürzer als 12 h zurückliegenden Symptombeginn müssen eine Reperfusionstherapie erhalten. Die Wirksamkeit einer Lyse oder einer perkutanen transluminalen Koronarangioplastie (PTCA) bzw. perkutanen Koronarintervention (PCI) ist unumstritten. Beide Therapieformen reduzieren die Sterblichkeit beim STEMI signifikant.

Hinweis für die Praxis: Grundsätzlich ist die unverzügliche PTCA einer Lysetherapie vorzuziehen (Bonnefoy 2002). Die Lyse ist nur in den ersten 2–3 h nach Beginn der Symptome der PTCA annähernd gleichwertig (Steg 2003).

Auch der Erfolg einer PTCA ist zeitabhängig, allerdings in geringerem Maß. Die präklinische Lyse ist, bei gleicher diagnostischer und therapeutischer Sicherheit, im Schnitt 60 min früher als die innerklinische. Dadurch reduziert sich die Sterblichkeit um 17% (Morrison 2000). Eine präklinische Lyse wird deshalb für Patienten empfohlen, deren Symptomatik kürzer als 3h besteht, allerdings unter dem Vorbehalt, dass eine PTCA erst über 90 min später begonnen werden könnte (Andersen 2003). Die Kontraindikationen einer Lysetherapie müssen strikt beachtet werden. Die PTCA ist der Lyse grundsätzlich überlegen und reduziert die Sterblichkeit, die Rate an Schlaganfällen und Reinfarkten im Vergleich zur Thrombolyse. Dies gilt unter der Voraussetzung, dass die PTCA von einem erfahrenen Team durchgeführt wird (mehr als 40 Notfall-PTCAs pro Jahr) und die PTCA eine zeitliche Verzögerung von 90 min gegenüber der potenziellen Lyse nicht überschreitet (Ryan 1999).

Zusätzliche Therapie

Heparin. Heparin ist ein indirekter Hemmstoff des Thrombins und wird zusammen mit ASS bei einer Lyse oder PTCA beim STEMI und als wichtiger Teil der Behandlung beim NSTEMI und der UAP eingesetzt. Normales (unfraktioniertes) Heparin muss i.v. gegeben werden; die individuelle Wirkung ist nicht absehbar. Dazu kommt, dass es unter unfraktioniertem Heparin zu einem Abfall der Blutplättchen kommen kann (HIT). Daher ist einem niedermolekularen Heparin der Vorzug zu geben. In mehreren Studien konnte gezeigt werden, dass Enoxiparin im Vergleich mit normalem Heparin die Behandlungsergebnisse beim NSTEMI und der UAP verbessert, wenn es innerhalb von 24–36h nach Symptombeginn gegeben wird. Beim STEMI sollte die Gabe innerhalb von 6h nach Symptombeginn erfolgen.

13

Wichtig: Eine Kontraindikation für niedermolekulare Heparine stellt eine Niereninsuffizienz dar, bei über 75-Jährigen erhöht sich die Rate an intrazerebralen Blutungen. Eine Gabe von Heparin ist im Rettungsdienst nicht notwendig, im Einzelfall vielleicht sogar schädlich.

Glykoproteinrezeptor-IIb/IIIa-Antagonisten. Nach der Ruptur der arteriosklerotischen Plaques kommt es zur Gerinnungsaktivierung. Zur Thrombozytenaggregation wird der GP-IIb/IIIa-Rezeptor benötigt. Tirofiban, Eptifibatid und Abciximab hemmen den Rezeptor und verhindern so die Thrombozytenaggregation. Obwohl Studien einen möglichen Nutzen der präklinischen Gabe von Abciximab bei Patienten mit STEMI, die eine PTCA (nicht Lyse!) erhalten haben, anzeigen, ist der Einsatz im Rettungsdienst (noch) nicht indiziert.

Clopidogrel. Clopidogrel hemmt die Thrombozytenaggregation unwiderruflich, verstärkt die Wirkung von ASS und senkt die Sterblichkeit bei Patienten mit AKS. 300 mg als „Loading Dose“ frühzeitig gegeben, gefolgt von 75 mg täglich ist Standard in der Therapie des AKS. Manche Zentren haben die erste Dosis inzwischen auf 600 mg erhöht. Bei bekannter ASS-Allergie ist die Gabe von Clopidogrel möglich.

Betablocker. Betablocker senken die Sterblichkeit von Infarktpatienten, sie vermindern die Rate an Reinfarkten, machen das Auftreten maligner Rhythmusstörungen weniger wahrscheinlich, senken den myokardialen Sauerstoffverbrauch und verkleinern das Infarktareal. Alle hämodynamisch stabilen Patienten erhalten fraktioniert i.v. Betablocker: Therapieziel ist eine Herzfrequenz zwischen 50 und 60. Kontraindikationen sind Hypotonie (RR <90 mmHg systolisch), vorbestehende Bradykardie, AV-Block zweiten oder dritten Grades, schwere Herzinsuffizienz oder Asthma.

Antiarrhythmika. Mit Ausnahme von Betablockern ist eine prophylaktische antiarrhythmische Therapie nicht indiziert.

ACE-Hemmer und AT-II-Rezeptorantagonisten. ACE-Hemmer und AT-II-Rezeptorantagonisten per os gegeben senken die Mortalität bei Patienten mit AKS, v.a. bei Patienten mit Vorderwandinfarkt, Lungenstauung oder stark verminderter linksventrikulärer Auswurfleistung (<40%). Sie dürfen nur bei Blutdruckwerten über 100 mmHg systolisch verabreicht werden.

Hinweis für die Praxis: Da die Gabe innerhalb der ersten 24h nach Symptombeginn erfolgen kann, ist die Verabreichung im Rettungsdienst nicht notwendig.

Statine. Statine reduzieren die Komplikationsrate beim AKS. Obschon eine eindeutige Evidenz für die prähospitale Phase fehlt und zum heutigen Zeitpunkt eine Applikation im Rettungsdienst nicht notwendig erscheint, lassen neuere Daten auf einen Nutzen der frühen Gabe von Statinen beim AKS schließen (Hulten 2006).

Glukose-Insulin-Kalium-Infusionen (GIK). Neuere Studien legen nahe, dass die Gabe von GIK sich günstig auf die Prognose von Infarktpatienten auswirkt. Amerikanische, nicht aber die europäischen Fachgesellschaften empfehlen daher die Gabe von GIK im Rahmen der Standardtherapie. (Arntz 2005; Ryan 1999b).

Therapie beim kardiogenen Schock und beim Rechtsherzinfarkt

Kardiogener Schock. Ein kardiogener Schock ist eine typische Komplikation eines AKS mit einer Krankenhausmortalität von über 50%.

Hinweis für die Praxis: Patienten im kardiogenen Schock müssen umgehend eine Reperfusionstherapie, bevorzugt eine PTCA, erhalten.

Rechtsherzinfarkt. Ein Rechtsherzinfarkt (Schock, keine Lungenstauung, Senkungen in V_3 und V_4 und ST-Hebungen von mehr als 1 mV in V_{3R} und V_{4R}) hat eine Mortalität von 30% (Krankenhausmortalität bei „normalem“ Infarkt <10%).

Hinweis für die Praxis: Nitrate und andere Vasodilatatoren sind hier strikt kontraindiziert, eine Hypotonie muss mit Volumen behandelt werden. Auch diese Patienten müssen rasch entweder lysiert werden oder eine PTCA erhalten.

Therapiehinweise im Überblick

Tabelle 13.**2** zeigt die wichtigsten Therapieabläufe im Überblick.

Akute Rhythmusstörungen

Definition: Jede Abweichung vom normalen Sinusrhythmus ist eine Rhythmusstörung.

Tabelle 13.2 Therapie des AKS

	Notfalltherapie AKS im Rettungsdienst	Zusatztherapie AKS in der Notaufnahme	Nicht-ST-Hebungs-infarkt	Instabile Angina pectoris
Therapie-schema	▸ Immobilisierung des Patienten ▸ arztbegleiteter Transport, möglichst in ein Zentrum mit Akut-PTCA ▸ Sauerstoff ▸ periphervenöser Zugang ▸ ggf. Glyzeroltrinitrat ▸ Morphin (fraktioniert bis zur Schmerzfreiheit) ▸ Betablocker i. v. fraktioniert, Ziel: Herzfrequenz zwischen 50 und 60 (*cave*: Kontraindikationen!) ▸ Azetylsalizylsäure 500 mg i. v. ▸ Heparin 70 i.E. / kgKG bis maximal 5000 i.E. i. v. oder ▸ Enoxiparin 30 mg i. v. und 1 mg / kgKG s. c. ▸ ggf. Midazolam fraktioniert in kleinen Dosen ▸ ggf. präklinische Lyse	▸ Metoprolol per os ▸ Clopidogrel 300 – 600 mg p. o. ▸ ggf. Captopril 6,25 – 12,5 mg p. o. ▸ ggf. Atorvastatin 80 mg p. o. ▸ ggf. Glykoprotein-IIb / IIIa-Antagonisten ▸ ggf. Glukose-Insulin-Kalium-Infusionen (GIK) ▸ schnellstmögliche PTCA / Lyse falls noch nicht geschehen	▸ Intensivstation ▸ Glykoprotein-IIb / IIIa-Antagonisten ▸ Diltiazem oder Verapamil, wenn Betablocker kontraindiziert ▸ *cave*: Entwicklung eines STEMI ▸ bei Therapieresistenz PTCA (Pollack 2003)	▸ Chest Pain Unit ▸ Morphin ▸ Sauerstoff ▸ Nitrate ▸ Betablocker ▸ ASS ▸ Clopidogrel ▸ Glykoprotein-IIb / IIIa-Antagonisten (bei Hochrisikopatienten) ▸ Statine ▸ Risikostratifizierung (Belastungs-EKG, Echo) ▸ frühe PTCA
Zusätzliche Hinweise	Kontraindikationen für Betablocker: ▸ ausgeprägter AV-Block I (> 240 ms) ▸ AV-Block II oder III ▸ Asthmaanamnese ▸ deutlich eingeschränkte LV-Funktion mit Herzinsuffizienz ▸ vorbestehende Bradykardie, Puls < 50 / min ▸ anhaltende Hypotension mit BD < 90 mmHg systolisch			

Ursachen

Rhythmusstörungen sind meist Symptome einer kardialen oder extrakardialen Erkrankung, selten Ausdruck einer primären Rhythmuserkrankung, wie beispielsweise eines Präexzitationssyndroms. Die häufigste Ursache von Rhythmusstörungen ist die koronare Herzerkrankung, auch Elektrolytstörungen spielen eine häufig unterschätzte Rolle.

Symptomatik

Viele Rhythmusstörungen machen nur uncharakteristische oder gar keine Symptome, der Patient verspürt ein „Herzstolpern", eine Unruhe in der Brust, ein Kloßgefühl im Hals, Kopfdruck oder Hustenattacken. Es kann zu Schwächeanfällen, Müdigkeit, Leistungsminderung oder Panikattacken kommen. Im Gefolge von Rhythmusstörungen kann es aber auch zu hämodynamischen Auswirkungen, kardialen Symptomen (koronare und kardiale Insuffizienz) oder zu zentralen Ausfällen (Schwindel, Synkopen, Bewusstseinsverlust) bis hin zum plötzlichen Herztod kommen.

Präklinische Diagnostik

Ist es schon in der Klinik nicht immer möglich, Rhythmusstörungen exakt zu klassifizieren, so ist es in der präklinischen Phase mit ihren eingeschränkten diagnostischen Möglichkeiten unter Zeitdruck umso schwieriger, Rhythmusstörungen genau einzuordnen. Für die Praxis ist allerdings ein einfaches 5-Punkte-Schema ausreichend (Tab. 13.**3**).

Präklinische Therapie

Verfahrensspektrum. Zur Therapie akuter und chronischer Herzrhythmusstörungen steht heute eine große Auswahl unterschiedlicher Verfahren zur Verfügung. Ist die medikamentöse Therapie chronischer Rhythmusstörungen zugunsten von Schrittmachersystemen, implantierbarer Cardioverter-Debrillator-Systeme, Katheterablation oder antitachykarder Chirurgie spätestens seit den beiden CAST-Studien (CAST 1989, CAST II 1992) zunehmend in den Hintergrund getreten, spielen bei der Therapie akuter symptomatischer Rhythmusstörungen physikalische Maßnahmen und Antiarrhythmika nach wie vor eine wichtige Rolle. Supportive Maßnahmen wie die Behandlung der Grunderkrankung und Ausgleich von Elektrolytstörungen sollten

Tabelle 13.**3** 5-Punkte-Schema zur präklinischen Diagnostik akuter Rhythmusstörungen

1	Herzfrequenz	▸ schnell ▸ normal ▸ langsam
2	Rhythmus rhythmisch / arrhythmisch	▸ völlig regelmäßig ▸ regelmäßiger Grundrhythmus ▸ vereinzelt früh einfallende Schläge ▸ Pausen ▸ wechselnde Frequenzen ▸ völlig arrhythmisch
3	Differenzierung des Ursprungsortes	▸ Kammerkomplex schmal: meist supraventrikulärer Rhythmus ▸ Kammerkomplex breit: häufig ventrikulärer Rhythmus
4	Vorhofaktionen vorhanden	▸ ja ▸ nein
5	Vorhof-/ Kammerrelation	▸ Verhältnis 1 : 1, Überleitung normal ▸ Verhältnis 1 : 1, Überleitung verlängert ▸ mehr P als QRS-Komplexe ▸ Kammerkomplex schmal ▸ Kammerkomplex breit ▸ mehr QRS-Komplexe als P

dabei aber nicht vergessen werden. Da fast alle Antiarrhythmika ein erhebliches Nebenwirkungspotenzial haben, muss vor der Einleitung einer antiarrhythmischen Therapie geprüft werden, ob diese in der präklinischen Phase überhaupt notwendig ist. Grundsätzlich werden nur symptomatische Patienten behandelt.

Kombination von Substanzen. Im Notfall dürfen maximal 2 Antiarrhythmika kombiniert werden, um eine Potenzierung der Nebenwirkungen, insbesondere der proarrhythmischen Wirkungen, zu minimieren. Bei Versagen des zweiten Antiarrhythmikums, muss bei bradykarden Rhythmusstörungen ein externer Schrittmacher eingesetzt, bei tachykarden Rhythmusstörungen synchronisiert kardiovertiert werden. Nur die beiden extrem kurz wirksamen Antiarrhythmika Esmolol und Adenosin bilden eine Ausnahme von dieser Regel.

Eine Kombination von Substanzen der gleichen Klasse sollte ebenso unterbleiben wie die gemeinsame Gabe von Substanzen, die repolarisationsverlängernd wirken (z.B. Klasse Ia und III).

Wichtig: Strikt kontraindiziert ist die gleichzeitige oder aufeinander folgende Gabe von Klasse-II- und Klasse-IV-Antiarrhythmika, da deren kardiodepressorischen Wirkungen sich addieren.

Begleitendes EKG. Vor, während und nach der i.v. Gabe von Antiarrhythmika ist eine kontinuierliche 1-Kanal-EKG-Ableitung, optimalerweise aller 12 Ableitungen erforderlich.

Applikation der Antiarrhythmika. Antiarrhythmika sollten stets langsam und fraktioniert appliziert werden (Ausnahme: Adenosin, Atropin, Digitalis). Bei Sistieren der Rhythmusstörung ist die Applikation umgehend zu unterbrechen. Zu beachten ist, dass die Wirkung mancher Substanzen (z.B. Digitalis, Amiodaron) erst mit deutlicher Verzögerung erfolgt. Bei der Injektion von Klasse-I-Antiarrhythmika ist auf die Breite des QRS-Komplexes, bei der von Klasse-III-Antiarrhythmika auf das QTc-Intervall zu achten.

Antiarrhythmisch wirkende Substanzen können nach verschiedenen Gesichtspunkten klassifiziert werden. Nach Vaughan-Williams, der bekanntesten Einteilung, werden 4 Gruppen nach der antiarrhythmischen Wirkung auf die verschiedenen Ionenkanäle und Rezeptoren unterschieden (Tab. 13.**4**) (Vaughan-Williams 1979).

Nebenwirkungen. Alle antiarrhythmisch wirksamen Substanzen haben zum Teil beträchtliche kardiale und extrakardiale Nebenwirkungen. An dieser Stelle sei besonders auf die proarrhythmischen Wirkungen hingewiesen, die alle Antiarrhythmika mehr oder weniger ausgeprägt aufweisen. Alle Antiarrhythmika der Klasse I–IV nach Vaughan-Williams können bradykarde Rhythmusstörungen auslösen. Darüber hinaus spielt die negativ inotrope Wirkung fast aller relevanten Antiarrhythmika gerade bei kreislaufinstabilen Patienten eine große Rolle und schränkt die Anwendbarkeit im Notfall möglicherweise ein.

Bradykarde Rhythmusstörungen

Präklinische Therapie

Atropin. Therapiepflichtige bradykarde Rhythmusstörungen werden zunächst mit Atropin in einer Dosierung von 0,5 mg bis maximal 3 mg i.v. behandelt. Eine geringere Dosis als 0,5 mg kann paradoxe Effekte haben (Dauchot 1971), 3 mg ist eine voll vagolytisch wirkende Dosis. Atropin wirkt parasympathikolytisch (Brown 1996), die Sinusfrequenz nimmt zu und die Überleitung im AV-Knoten wird verbessert. Auf das ventrikuläre Reizbildungs- und Reizleitungssystem hat Atropin kaum Einfluss. Bei AV-Leitungsstörungen, deren Ursache infranodal liegt (AV-Block-II Typ Mobitz, AV-Block-III), ist Atropin unwirksam, möglicherweise sogar schädlich, da durch die Zunahme der Sinusaktivität der Blockierungsgrad zunehmen kann. Bei AV-Blockierungen, die im Rahmen eines Hinterwandinfarkts

Tabelle 13.**4** Klassifizierung der Antiarrhythmika (Vaughan-Williams 1979)

Klasse	Wirkung	Kommentar
I	*Natriumkanalblocker, Natriumantagonisten:* ▸ direkter Membraneffekt ▸ Abnahme der maximalen Anstiegsgeschwindigkeit ▸ Hemmung des Natriumeinstroms ▸ frequenzabhängige Verlängerung der Refraktärdauer	Natriumantagonisten der Klasse Ia und Ic sind wirksam bei tachykarden, supraventrikulären und ventrikulären Rhythmusstörungen, Klasse Ib nur bei ventrikulären Rhythmusstörungen
Ia	▸ Hemmung des Natriumeinstroms, des Kaliumausstroms und der Leitungsgeschwindigkeit, Aktionspotenzial und Refraktärzeitverlängerung ▸ QT- und QRS-Verlängerung (Chinidin, Procainamid, Ajmalin, Disopyramid, Spartein)	
Ib	▸ Hemmung des Natriumeinstroms nur in abnormalen, depolarisierten Zellen ▸ Förderung des Kaliumeinstroms, deshalb Aktionspotenzial- und Refraktärzeitverkürzung ▸ Normalisierung des Ruhepotenzials ▸ QT-Verkürzung (Lidocain, Mexiletin, Tocainid, Phenytoin)	
Ic	▸ wie Ia, aber ohne Einfluss auf Aktionspotenzialdauer und Refraktärzeit ▸ QRS-Verlängerung (Flecainid, Propafenon, Lorcainid)	
II	*Betarezeptorenblocker:* ▸ Minderung des β-adrenergen Einflusses auf das Myokard	Betablocker sind Antiarrhythmika mit bevorzugter Wirkung auf Rhythmusstörungen, die durch eine Sympathikusaktivierung ausgelöst wurden
III	*Kaliumkanalblocker, Kaliumantagonisten:* ▸ Hemmung des auswärtsgerichteten Kaliumstroms ▸ Verlängerung der Repolarisation / Aktionspotenzialdauer ▸ dadurch Verlängerung der Refraktärdauer ▸ Qtc-Verlängerung (Amiodaron, Sotalol)	▸ Kaliumkanalblocker wirken bei allen Formen tachykarder Herzrhythmusstörungen ▸ Amiodaron und Sotalol haben zusätzlich Klasse-II-Eigenschaften ▸ reine Klasse-III-Antiarrhythmika sind Ibutilid, Azimilid, Dofetilid (z. T. noch in der Zulassung)
IV	*Kalziumkanalblocker, Kalziumantagonisten:* ▸ Hemmung der zellulären Erregungsabläufe vom Typ des „slow response" (Verapamil, Gallopamil, Diltiazem)	Kalziumkanalblocker werden hauptsächlich bei supraventrikulären Rhythmusstörungen mit Beteiligung des Sinus- und AV-Knotens eingesetzt

auftreten, ist Atropin in der Regel wirksam, da diese in der Regel intranodal lokalisiert sind (Heuer 1990). Falls der Rhythmus durch Atropingabe nicht ausreichend stabilisiert werden kann, ist ein Versuch mit β_1-mimetischen Katecholaminen gerechtfertigt, um die Situation zu verbessern, beispielsweise mit Orciprenalin in einer Dosierung von 0,5 – 1,0 mg i. v.

Katecholamine. Betamimetika stimulieren die Impulsbildung im Sinusknoten; die Erregungsleitung im Vorhof, AV-Knoten und HIS-Purkinje-System nimmt zu und die Erregbarkeit heterotoper Automatiezentren steigt an (Heuer 1990). β_1-mimetisch wirksame Katecholamine wirken außerdem positiv inotrop und steigern den myokardialen Sauerstoffverbrauch, was v. a. beim Vorliegen einer koronaren Herzerkrankung ins Kalkül gezogen werden muss. Im Erfolgsfall macht die sehr kurze Halbwertzeit dieser Substanzen eine repetetive Gabe bzw. die kontinuierliche Infusion über Motorspritze notwendig. Die Gefahr speziell bei der Anwendung von Orciprenalin besteht in der Senkung des peripheren Widerstands und der möglichen Auslösung von Kammerflimmern. In den ERC-Richtlinien (Nolan 2005) wird daher Adrenalin in einer Dosierung von Adrenalin 2 – 10 µg / min der Vorzug gegeben, da die vasokonstringierenden Effekte des Adrenalins zu einem entsprechenden Blutdruckanstieg führen.

Externe transthorakale Schrittmacherstimulation. Bleibt auch die Gabe von Katecholaminen ohne ausreichende antibradykarde Wirkung, muss unverzüglich, auch präklinisch, mit einer externen transthorakalen Schrittmacherstimulation begonnen werden. Eine Stimulationsfrequenz von 60 – 70 Schlägen / min ist im Normalfall ausreichend, um eine hämodynamische Stabilisierung zu erreichen. Unter Monitorkontrolle muss nach Wahl der Schrittmacherfrequenz die niedrigste wirksame Stimulationsenergie gewählt werden, als Anhalt können etwa 100 mA als Ausgangsenergiestufe dienen. In den meisten Fällen ist eine milde Analgosedierung, beispielsweise mit Morphin und Midazolam notwendig. Abbildung 13.**2** gibt den Algorithmus nach den europäischen Richtlinien wieder.

➲ Beispiele bradykarder Rhythmusstörungen

Sinusbradykardie

Eine Sinusbradykardie ist ein vorübergehender oder andauernder Frequenzabfall unter 60 / min, wobei die Erregung vom Sinusknoten ausgeht. Mögliche Ursachen sind Medikamente, degenerative oder entzündliche Prozesse (Abb. 13.**3**).

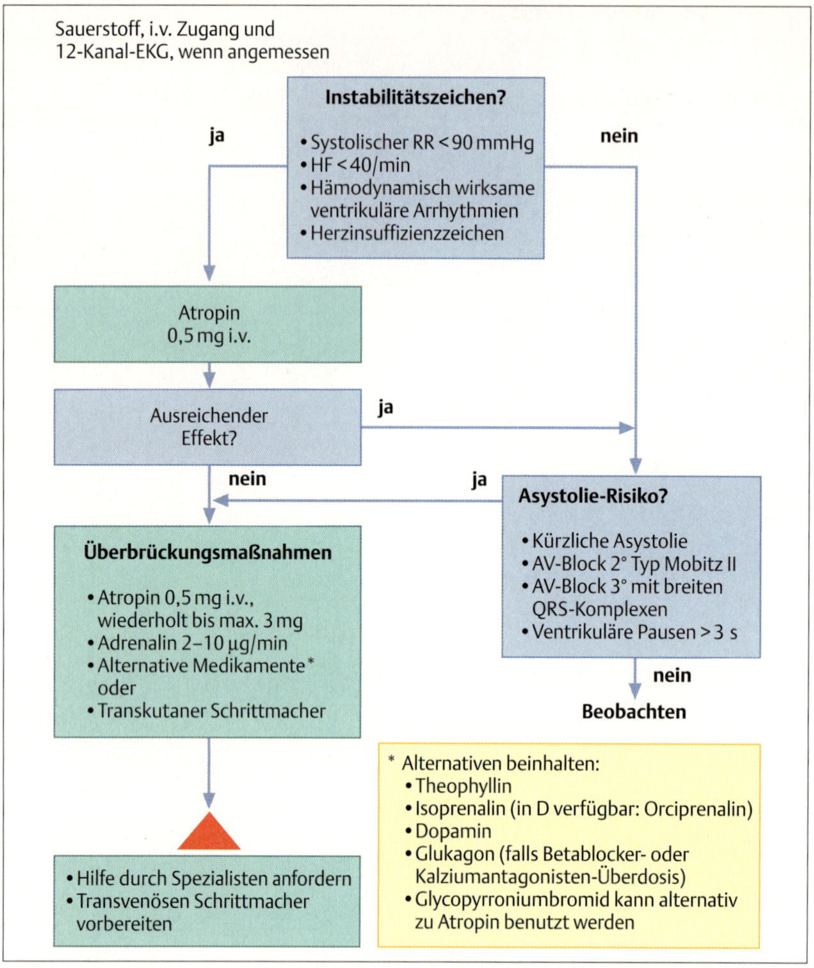

Abb. 13.**2** Therapie bradykarder Rhythmusstörungen.

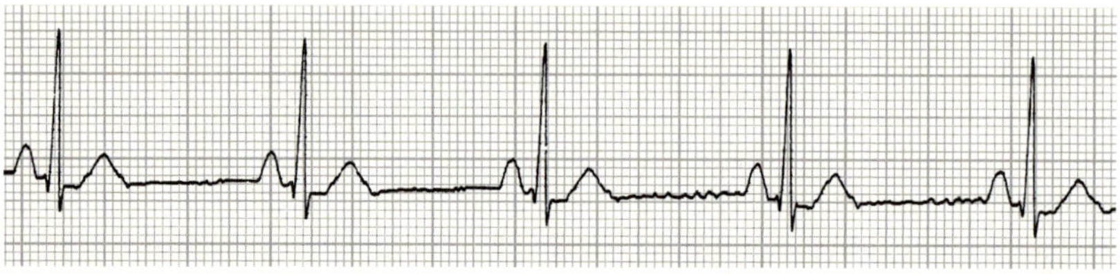

Abb. 13.**3** Sinusbradykardie.

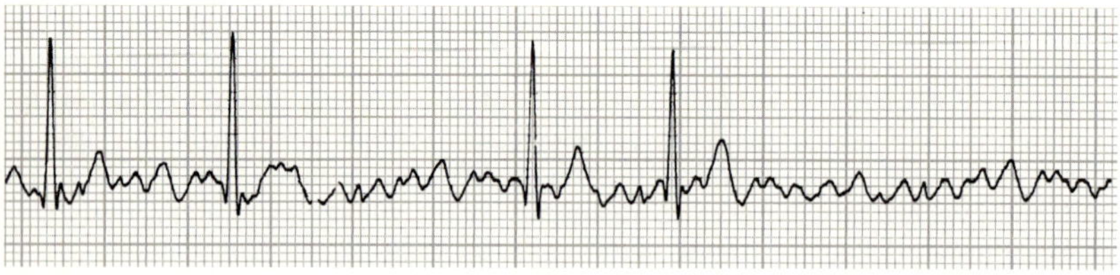

Abb. 13.**4** Bradykardes Vorhofflimmern.

Sinuatriale Leitungsblockierungen

Ursache der im Oberflächen-EKG nur sehr schwer oder gar nicht diagnostizierbaren SA-Blockierungen können wie bei der Sinusbradykardie Einflüsse des autonomen Nervensystems, Medikamente oder eine koronare Herzerkrankung sein. Die Erregungsleitung zwischen Sinusknoten und Vorhofmyokard ist hierbei in unterschiedlichem Ausmaß blockiert.

Bradykardes Vorhofflimmern

Eine regelmäßige Vorhofaktivität ist bei Vorhofflimmern im EKG nicht erkennbar (Abb. 13.**4**). Die elektrische Vorhoffrequenz beträgt 350 – 600 / min, meist aber über 400 / min. Die Überleitung der Vorhofaktivität erfolgt völlig unregelmäßig, es resultiert eine absolute Arrhythmie. Die Kammerfrequenz ist dabei abhängig von der Leitungskapazität des AV-Knotens. Bei Kammerfrequenzen

- unter 60 / min spricht man von einer Bradyarrhythmia absoluta,
- über 100 / min von einer Tachyarrhythmia absoluta.

Durch die fehlende Vorhofkontraktion sinkt das Herzminutenvolumen um bis zu 30%. Ursachen sind häufig:

- Mitralvitien,
- langjährige Hypertonie,
- KHK oder eine
- Kardiomyopathie.

Auch bei Hyperthyreose kann Vorhofflimmern (meist tachykard) auftreten – v.a. bei älteren Patienten auch als einziges Symptom.

Hinweis für die Praxis: In der Notfallsituation sollte versucht werden, durch die Normalisierung der Kammerfrequenz eine hämodynamische Stabilisierung zu erreichen.

AV-Block-I

Ein AV-Block-I liegt vor, wenn jede Vorhoferregung übergeleitet wird und die PQ-Dauer 0,2s überschreitet (Abb.13.**5**). Ein AV-Block-I kann vagoton bedingt sein oder durch Medikamente, wie u.a. Betablocker oder Digitalis, verursacht werden. AV-Blockierungen I. Grades können aber auch bei jeder anderen Herzerkrankung vorkommen und bedürfen in der Regel keiner Therapie. Die Leitungsverzögerung ist in der Regel intranodal und hat eine gute Prognose.

AV-Block-II

Beim AV-Block-II kommt es zu vereinzelten oder periodischen AV-Leitungsblockierungen und konsekutiv zu Ausfällen der Kammersystolen. Insgesamt lassen sich 2 verschiedene Typen des AV-Blocks Grad II unterscheiden:

- Beim *AV-Block-II Typ Wenckebach* (Abb.13.**6**) verlängert sich das PQ-Intervall kontinuierlich, bis eine Überleitung ausfällt. Die dadurch entstehende Pause ist stets kürzer als 2 PP-Intervalle. Von einer typischen Wenckebach-Blockierung spricht man, wenn die relative Zunahme der Überleitungszeit beim 2. Intervall am größten ist; ansonsten handelt es sich um eine atypisch Form, die keineswegs selten ist. In ca. 70% der Fälle ist der Wenckebach-Block im AV-Knoten lokalisiert, in 30% im HIS-Bündel. Hier ist die atypische Form häufiger zu finden.
- Der *AV-Block-II Typ Mobitz* (Abb.13.**7**) zeichnet sich durch einen Ausfall einer (seltener auch mehrerer) PQ-Überleitung(en) ohne vorhergehende Verlängerung des PQ-Intervalls aus. Die Blockierung liegt zu einem Drittel im HIS-Bündel, zu etwa zwei Drittel darunter. In diesen Fällen resultiert daraus eine Verbreiterung des QRS-Komplexes. Aufgrund der Lokalisation der Blockierung meist im HIS-Bündel und darunter ist die Prognose des AV-Blocks-II Typ Mobitz deutlich ungünstiger als die des Wenckebach-Typs. Er geht häufig in einen totalen oder drittgradigen AV-Block über.

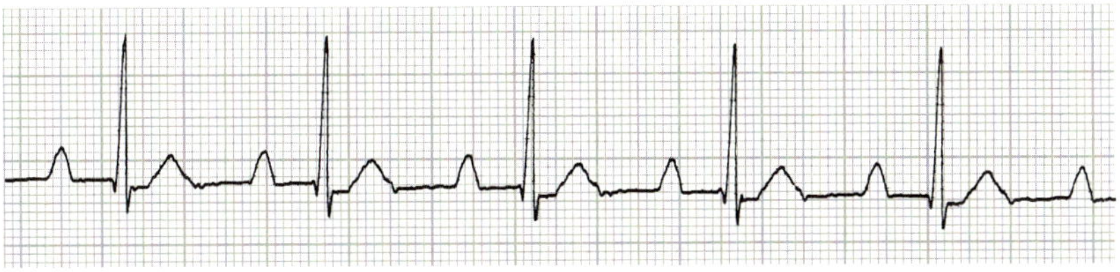

Abb. 13.**5** AV-Block-I.

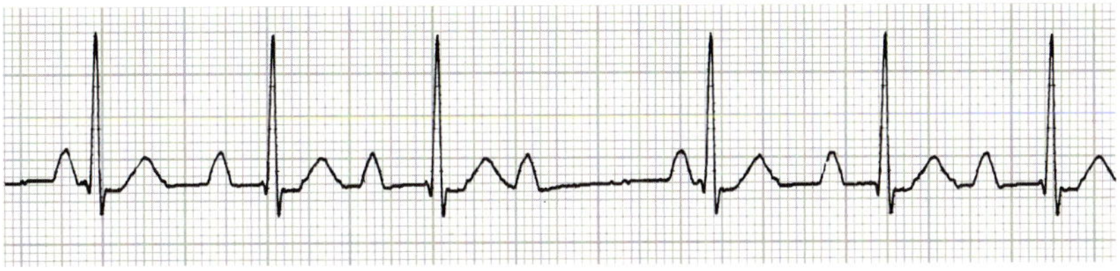

Abb. 13.**6** AV-Block-II Typ Wenckebach.

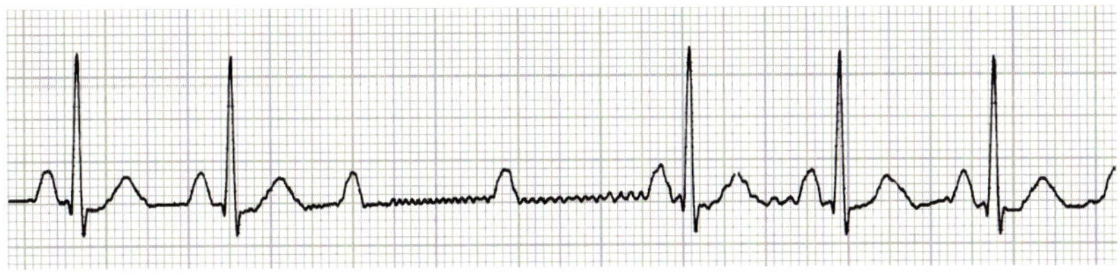

Abb. 13.**7** AV-Block-II Typ Mobitz.

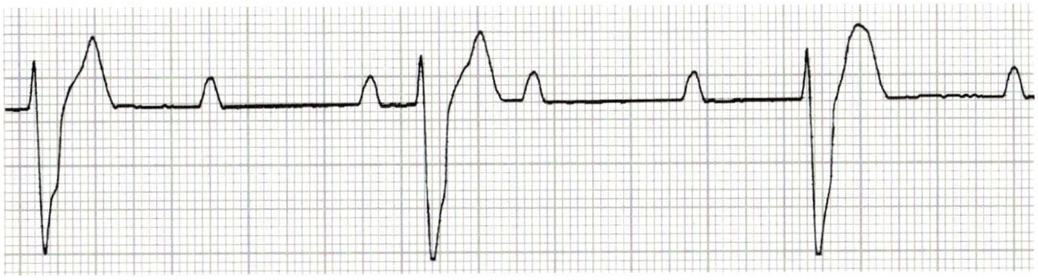

Abb. 13.**8** AV-Block-III.

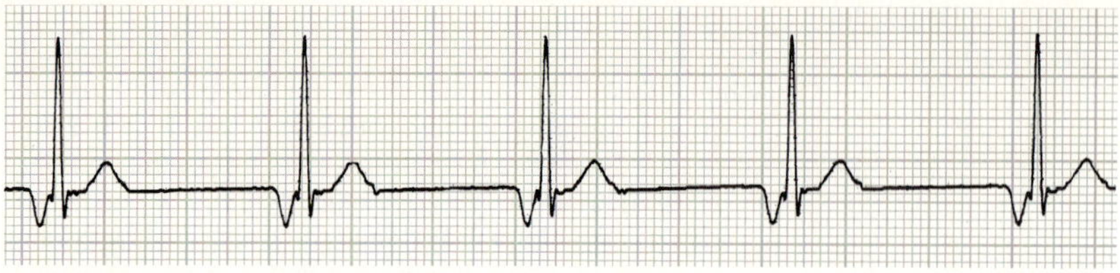

Abb. 13.**9** AV-Knoten-Rhythmus.

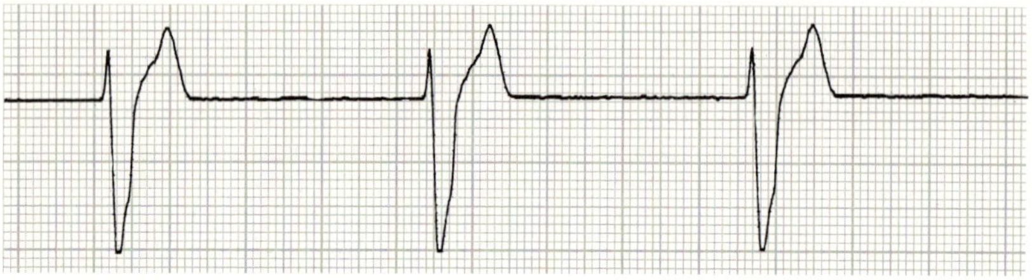

Abb. 13.**10** Idioventrikulärer Rhythmus.

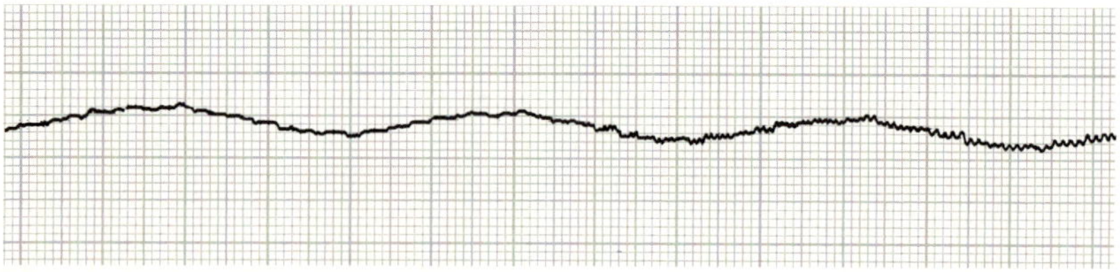

Abb. 13.**11** Asystolie.

13

AV-Block-III

Bei einem AV-Block-III ist die AV-Überleitung auf Höhe des AV-Knotens, des HIS-Bündels oder der beiden Tawara-Schenkel vollkommen unterbrochen (Abb. 13.**8**). Vorhof- und Kammeraktion erfolgen völlig unabhängig voneinander in der von ihren eigenen Schrittmachern vorgegebenen Frequenz. Es liegt eine blockbedingte AV-Dissoziation vor (im Gegensatz zur frequenzbedingten). Die Vorhöfe wandern aufgrund ihrer höheren Frequenz durch die Kammerkomplexe.

Je nach Ort der Blockierung ist der QRS-Komplex normal breit oder schenkelblockartig deformiert. Beim Letzteren liegt ein idioventrikulärer Ersatzrhythmus mit schlechterer Prognose vor.

AV-Knoten-Rhythmus

Bei ausgeprägtem Vagotonus kann die Sinusknotenfrequenz unter die des AV-Knotens sinken, es resultiert ein AV-Knoten-Rhythmus (Abb. 13.**9**).

Idioventrikulärer Rhythmus

Bei Ausfall sowohl des primären als auch des sekundären Schrittmachers oder bei komplettem AV-Block springen meistens nach einer kurzen asystolen Phase tertiäre, ventrikuläre Zentren ein. Dabei beträgt die Kammerfrequenz, je nach Lokalisation des tertiären Zentrums, zwischen 20 und 40 / min (Abb. 13.**10**).

Asystolie

Das Fehlen jeglicher elektrischer Aktivität wird als Asystolie bezeichnet (Abb. 13.**11**). Um feines Kammerflimmern mit ausreichender Sicherheit auszuschließen, muss eine Asystolie in einer zweiten Ableitung bestätigt werden („Cross Check").

Schmalkomplextachykardie

Die Algorithmen für Schmal- und Breitkomplextachykardien wurden 2005 in einen einzigen, universellen Tachykardiealgorithmus (Abb. 13.**12**) zusammengefasst (Nolan 2005).

Grundsätzlich ist es für die Einleitung einer wirksamen antiarrhythmischen Therapie nicht unbedingt nötig, den auslösenden Arrhythmiemechanismus genau zu kennen, vielmehr ist eine einfache klinische Differenzierung in stabil oder instabil, schmaler Kammerkomplex (QRS < 0,12 s) oder breiter Kammerkomplex (QRS > 0,12 s) ausreichend. Regelmäßige können von nicht regelmäßigen Tachykardien unterschieden werden.

Hinweis für die Praxis: Vor Beginn der medikamentösen Therapie sollten auslösende Faktoren wie Schmerz, Angst, Fieber, Hypoxie oder Hypovolämie überprüft werden, um die sog. Bedarfstachykardien, bei denen die ursächliche Behandlung im Vordergrund steht, herauszufiltern.

Instabile Tachykardien werden unverzüglich elektrisch kardiovertiert, ggf. gefolgt von einer Amiodaron-Kurzinfusion.

Präklinische Therapie

Vagales Manöver. Bei stabilen Schmalkomplextachykardien wird als erste Maßnahme ein vagales Manöver eingeleitet. Das Trinken von kaltem Wasser oder ein Valsalva-Pressversuch kommen hierzu in Frage. Die vorsichtige, einseitige Massage des Karotissinus kann ebenfalls erfolgreich sein, birgt aber, gerade bei älteren Patienten, die Gefahr, atheromatöse Plaques loszulösen und dadurch eine zerebrale Ischämie zu verursachen.

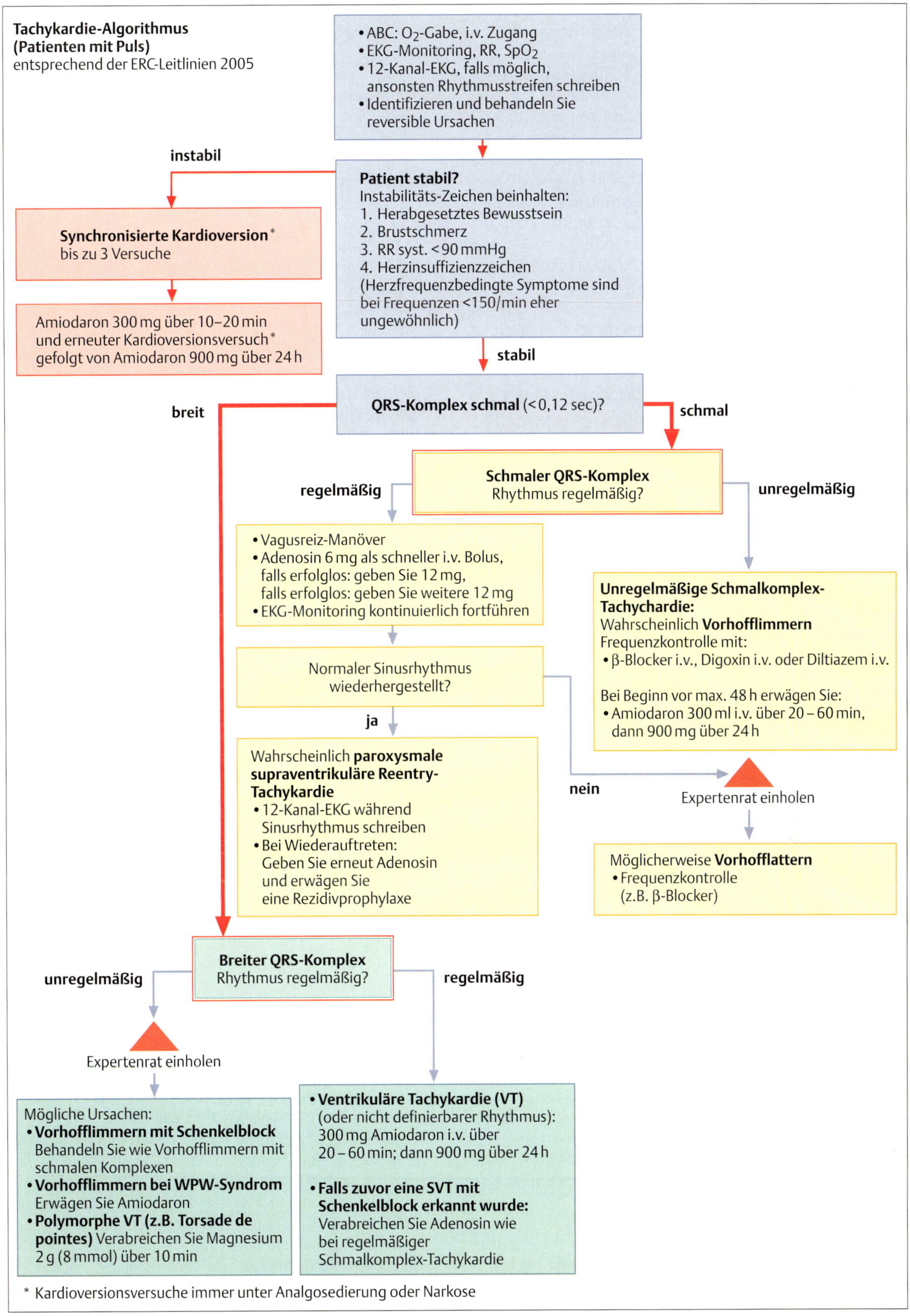

Abb. 13.**12** Therapie tachykarder Rhythmusstörungen.

Adenosin. Führt ein vagales Manöver nicht zur Terminierung der Tachykardie, folgt als nächster Schritt bei allen regelmäßigen Schmalkomplextachykardien die Gabe von Adenosin als schnellem Bolus i.v., beginnend mit 6 mg. Sollte diese Dosierung nicht ausreichend sein, ist die Wiederholung der Bolusgabe mit 12 mg und ggf. nochmals 12 (18) mg erlaubt. Häufig wird dies zur Beendigung der Tachykardie führen. Insbesondere AV-Reentry-Tachykardien sprechen auf die Gabe von Adenosin hervorragend an. Adenosin stellt für regelmäßige Tachykardien mit schmalem Kammerkomplex das Mittel der ersten Wahl dar. Hat Adenosin nicht zum gewünschten Effekt geführt, so kann in der Regel zumindest eine genauere diagnostische Einordnung erfolgen.

Digitalis. Bei schnellem Vorhofflimmern oder -flattern ist Digitalis in einer Dosierung von 0,4 – 0,6 mg trotz seines langsamen Wirkungseintritts, ggf. auch in Kombination mit Betablockern oder Kalziumantagonisten, Mittel der ersten Wahl.

Wichtig: Digitalis ist das einzige positiv inotrop wirkende Antiarrhythmikum.

13

Verapamil. Bei Vorliegen hypertensiver Blutdruckwerte kann bei allen regelmäßigen und nicht regelmäßigen supraventrikulären Tachykardien Verapamil in einer Dosierung von 5 – 10 mg i.v. eingesetzt werden. Als antiarrhythmisch wirkender Kalziumantagonist führt die Gabe von Verapamil zwar über eine periphere Vasodilatation zur Blutdrucksenkung, ein Teil dieses Effekts wird jedoch über die Verbesserung des Cardiac Outputs durch die Beseitigung der Rhythmusstörung wieder ausgeglichen.

Betablocker. Als Alternative können bei fehlenden Kontraindikationen auch kardioselektive Betablocker eingesetzt werden, wie zum Beispiel der extrem kurz wirkende Betablocker Esmolol, dessen Halbwertzeit von 9 min allerdings die repetetive Gabe bzw. kontinuierliche Applikation über Motorspritze nach initialem Bolus von 40 mg i.v. notwendig macht. Eine Kombination von Verapamil und Betablocker i.v. ist nicht zulässig.

Klasse-I-Antiarrhythmika. Bei fehlendem Erfolg kann dann ein auch supraventrikulär wirkendes Klasse-I-Antiarrhythmikum wie Ajmalin, Flecainid oder Propafenon zum Einsatz kommen. Ajmalin muss mindestens über 10 min in einer Dosierung von maximal 1 mg/kgKG, Flecainid bis 2 mg/kgKG und Propafenon in einer Dosis von 1 – 2 mg/kgKG appliziert werden. Ajmalin und Flecainid, in geringeren Ausmaß auch Propafenon, sind negativ inotrop wirksam und haben proarrhythmische Wirkungen (Stanton 2000).

Klasse-III-Antiarrhythmika. Alternativ kann auch hier eine Kurzinfusion von Amiodaron in einer Dosierung von 150 – 300 mg helfen.

Kardioversion. Falls eine Terminierung der Tachykardie durch Klasse-I- oder Klasse-III-Antiarrhythmika noch immer nicht erreicht werden konnte, muss nach Einleitung einer Kurznarkose synchronisiert kardiovertiert werden. Die R-Zacken-getriggerte Kardioversion von Vorhofflimmern sollte monophasisch mit einer Energie von 200 J, die von Vorhofflattern mit 100 J monophasisch beginnen. Biphasische Stromkurven sind bei der Kardioversion von Vorhofflimmern wirksamer. Die Anfangsenergie sollte bei 70 – 100 J liegen (Koster 2004).

Breitkomplextachykardie

Ätiologie

Tachykardien mit breitem Kammerkomplex können ihren Ursprung entweder ventrikulär oder supraventrikulär mit aberrierender Leitung haben oder es kann ihnen ein Präexzitationssyndrom zugrunde liegen. Der Ursprung ventrikulärer Tachykardien liegt distal der Bifurkation des HIS-Bündels. In Frage kommen die Tawara-Schenkel, Purkinje-Fasern oder das Ventrikelmyokard selbst. Durch das Oberflächen-EKG allein ist es nicht möglich, den genauen Ursprung zu lokalisieren. Häufigste Auslöser einer ventrikulären Tachykardie sind Reentry-Mechanismen. Abnorme Automatie und getriggerte Aktivität sind weitere mögliche Ursachen. Endet die ventrikuläre Tachykardie innerhalb von 30 s, wird sie als „nicht anhaltend" (non-sustained VT) bezeichnet, bei einer Dauer über 30 s als „anhaltend" (sustained VT). Bei gleicher Morphologie aller QRS-Komplexe innerhalb der Tachykardie spricht man von monomorpher, bei unterschiedlicher Konfiguration von polymorpher ventrikulärer Tachykardie. Die Spitzenumkehrtachykardie (Torsade-de-Pointes) und die bidirektionale ventrikuläre Tachykardie (unterschiedliche QRS-Morphologie) stellen Sonderformen dar.

Differenzialdiagnose

Die differenzialdiagnostische Einordnung der Breitkomplextachykardien kann Schwierigkeiten bereiten. Der klinische Zustand des Patienten hilft bei der Differenzierung nicht. Einige Punkte können aber präklinisch helfen, die Treffsicherheit bei der Differenzierung zwischen supraventrikulärem und ventrikulärem Ursprung zu erhöhen:

- Für das Vorliegen einer Kammertachykardie sprechen höheres Alter und anamnestische Hinweise auf das Vorliegen einer organischen Herzerkrankung.
- Den eindeutigen Beweis liefern sog. Fusionsschläge, gemischt supraventrikulär/ventrikulär übergeleitete QRS-Komplexe.
- Bei AV-Dissoziation und niedriger Tachykardiefrequenz können in der Kammertachykardie einzelne normale QRS-Komplexe auftreten (vereinzelt normal übergeleitete Sinuserregungen), sog. „ventricular captures". Auch diese beweisen den ventrikulären Ursprung der Tachykardie.
- Eine Breite des QRS-Komplexes über 140 ms spricht ebenfalls für eine ventrikuläre Tachykardie.
- Eine weitere Maßnahme zur exakteren Einordnung wäre die Gabe eines schnellen Adenosinbolus in einer Dosierung von 6 mg i.v. Dies erlaubt, mit hoher Treffsicherheit zwischen ventrikulärem (keine Reaktion auf Adenosin) und supraventrikulärem Ursprung (zumindest kurzfristige Reduktion der Herzfrequenz) zu unterscheiden (Conti 2000).

Hinweis für die Praxis: Im Zweifelsfall wird man in der präklinischen Phase breit therapieren und ein sowohl supra- als auch ventrikulär wirksames Antiarrhythmikum wie Amiodaron wählen.

Brugada-Kriterien. Die sog. Brugada-Kriterien (Brugada 1991) helfen, eine ventrikuläre Tachykardie mit 95 % Sensitivität zu identifizieren:

- Fehlt in allen Brustwandableitungen ein RS-Komplex?
- Wenn nein: Ist das R-Scheitel-S-Intervall in einer Brustwandableitung > 100 ms?
- Wenn nein: Ist eine AV-Dissoziation nachweisbar?
- Wenn nein: Sind die morphologischen Kriterien für eine Kammertachykardie in $V_{1/2}$ und V_6 erfüllt?

Wenn alle Fragen mit nein beantwortet werden, so liegt in der Regel eine supraventrikuläre Tachykardie vor (Roskamm 2004).

Präklinische Therapie

Klasse-III-Antiarrhythmika. Bei Vorliegen einer stabilen VT ist nach Anlage eines periphervenösen Zugangs, Sauerstoffapplikation 10 l/min über Maske mit Reservoir und kontinuierlicher EKG-Registrierung die Gabe von 300 mg Amiodaron als Kurzinfusion indiziert. Amiodaron hat neben seinem Klasse-III-Effekt auch betablockierende Eigenschaften, ist nicht oder wenig negativ inotrop und hat nur schwach proarrhythmische Effekte. So treten in wenig mehr als 1 % Torsade-de-Pointes-Tachykardien auf. Weiterhin kann es zu teilweise reversiblen Kornealablagerungen kommen, Photosensibilität, Hyper- und Hypothyreosen bis hin zur thyreotoxischen Krise, Hepatopathien und Lungenfibrose. Die maximale Dosierung liegt bei 5 mg/kgKG über 20–30 min, die Tageshöchstdosis sollte 1200 mg nicht überschreiten. Nach einer kumulativen Gesamtdosis von 7–10 g beträgt die Halbwertzeit 20–100 Tage. Neuere Klasse-III-Antiarrhythmika wie Dofetilid (in Deutschland noch nicht zugelassen), Ibutilid, Azimilid und Tedisamil stehen teilweise kurz vor der Zulassung. Dronedaron ist eng mit dem Amiodaron verwandt, ist aber frei von Jod. Es befindet sich derzeit in der klinischen Prüfung (Sager 2000; Stambler 2000).

Klasse-I-Antiarrhythmika. Alternativ können auch Klasse-I-Antiarrhythmika wie Ajmalin, Flecainid oder Propafenon eingesetzt werden. Lidocain hat aufgrund seiner geringen Effektivität an Bedeutung verloren (Newman 2000; Stanton 2000).

Hinweis für die Praxis: Führt dies nicht zum gewünschten Erfolg, wird unverzüglich synchronisiert kardiovertiert.

Kardioversion. Bei instabilen Verhältnissen wird primär kardiovertiert. Die zur Kardioversion benötigte Energie hängt von Morphologie und Frequenz der ventrikulären Tachykardie ab. Als erste Energiestufe sollte 200 J monophasisch oder 120–150 J biphasisch gewählt werden. Den Empfehlungen der Hersteller ist hierbei zu folgen. Bei Versagen der Kardioversion wird die Energie gesteigert (Deakin 2005). Vor der Kardioversion muss darauf geachtet werden, den transthorakalen Widerstand möglichst gering zu halten, d. h. optimalerweise Klebeelektroden (Stults 1987) zu verwenden oder, bei Gebrauch manueller Defibrillationselektroden, einen Auflagedruck mit mindestens 8 kg einzuhalten (Deakin 2002) und Elektrodengel zu verwenden. Transdermale Medikamentensysteme sind zuvor zu entfernen. Optimalerweise sollte die Kardioversion während maximaler Exspiration erfolgen.

Beispiele tachykarder Rhythmusstörungen

Sinustachykardie

Eine Sinustachykardie liegt dann vor, wenn die Frequenz des Sinusknotens über 100/min ansteigt (Abb. 13.**13**). Meist ist sie eine Reaktion auf körperliche oder seelische Belastung, kann aber auch Ausdruck einer organischen kardialen oder extrakardialen Erkrankung sein.

Therapie. Eine präklinische Therapie wird nur in den seltensten Fällen notwendig werden, falls ja, sollte primär die Ursache (z. B. Hypoxämie, Schmerzen, Hyperthyreose, Anämie, Fieber usw.) behandelt werden.

AV-Knoten-Reentry-Tachykardie

Paroxysmale, d. h. plötzlich auftretende AV-Knoten-Tachykardien (Abb. 13.**14**) beruhen meist auf einem Reentry-Mechanismus. Man geht davon aus, dass der AV-Knoten eine longitudinale Dissoziation aufweist, also nicht aus einem homogenen Leitungsbündel, sondern aus mindestens 2 Leitungsbahnen mit unterschiedlichen elektrophysiologischen Eigenschaften besteht. Diese stellen das arrhythmogene Substrat dar (Anderson 1975, Anselme 1996). Der Kammerkomplex ist meist schmal, die Tachykardiefrequenz liegt zwischen 160 und 220/min, Vorhofaktionen sind in der Regel nicht bzw. kurz vor oder nach dem Ende des QRS-Komplexes sichtbar. Sind P-Wellen nachweisbar, so sind sie in den inferioren Ableitungen negativ, da die Vorhoferregung retrograd erfolgt.

Sehr selten gibt es eine nicht paroyxsmale AV-junktionale Tachykardie, die durch eine gesteigerte Automatie

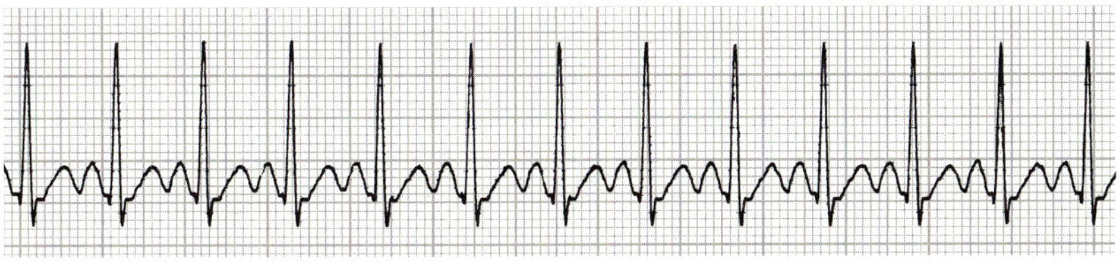

Abb. 13.**13** Sinustachykardie.

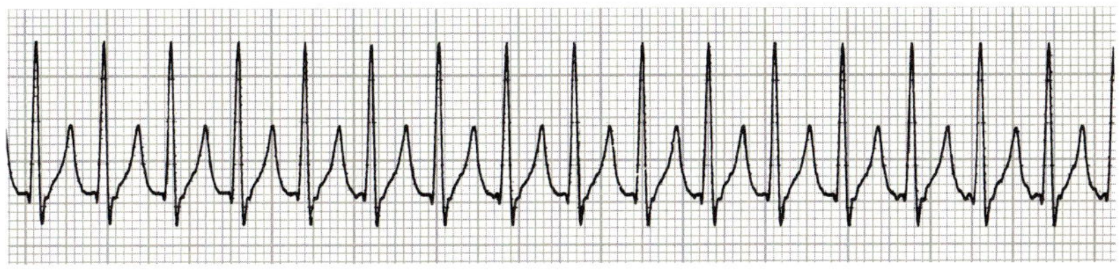

Abb. 13.**14** AV-Knoten-Tachykardie.

13

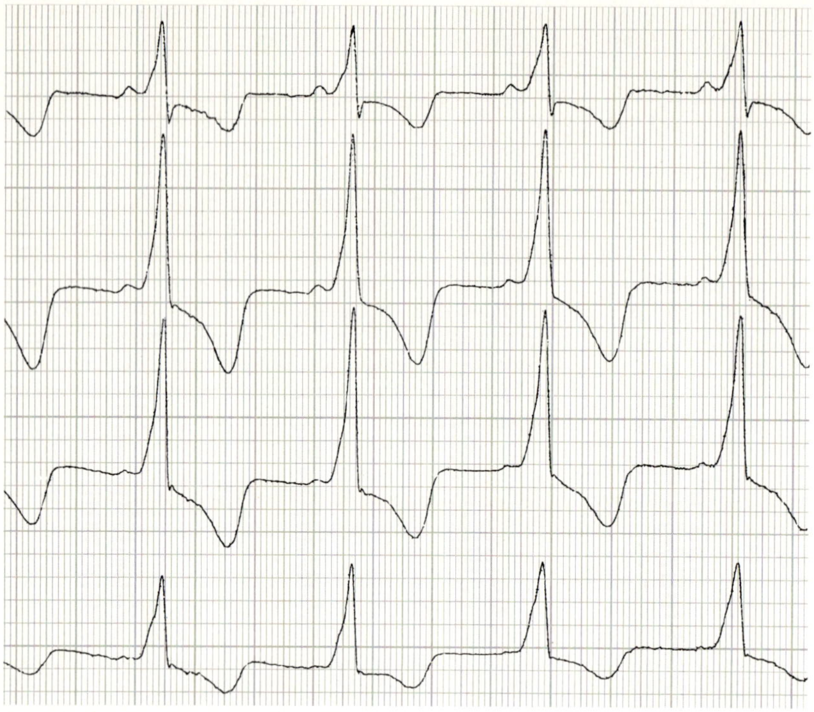

Abb. 13.**15** Wolff-Parkinson-White-Syndrom.

entsteht. Bei Digitalisintoxikation kann diese in unaufhörlicher Form auftreten.

AV-Reentry-Tachykardie

AV-Reentry-Tachykardien beruhen auf kongenitalen akzessorischen Leitungsbahnen zwischen Vorhof- und Kammermyokard. Leiten diese Bahnen auch antegrad, so kommt es zu einem Präexzitationssyndrom. Teile des oder das gesamte Vorhof- oder Kammermyokard werden dabei vorzeitig erregt.

Wolff-Parkinson-White-Syndrom

Das Wolff-Parkinson-White-Syndrom (WPW) ist durch

- eine verkürzte PQ-Zeit,
- Deltawelle (Verbreiterung des QRS-Komplexes wegen verlängerter Kammeranfangsschwankung mit trägem Initialteil auf über 120 ms) und
- anfallsweise auftretendes Herzrasen

gekennzeichnet (Abb. 13.**15**). Sekundäre ST-Streckenveränderungen und T-Wellenveränderungen können bestehen. 20 – 30 % der Patienten neigen zu Vorhofflimmern. Dabei kann es bei Patienten mit kurzer Refraktärzeit der akzessorischen Bahn zu Kammerflimmern kommen.

Therapie. Therapie der Wahl ist die Hochfrequenzablation des akzessorischen Bündels.

AV-Reentry-Tachykardie. In der Regel kommt es beim WPW-Syndroms zu einer paroxysmalen AV-Reentry-Tachykardie auf dem Boden eines Makro-Reentrys. In über 80 % der Fälle wird die Erregung antegrad über das normale Erregungsleitungssystem und retrograd über die akzessorischen Bahnen geleitet (orthodrome AV-Reentry-Tachykardie). Antidrome AV-Reentry-Tachykardien, bei denen die antegrade Erregung über die akzessorische Bahn läuft, sind entsprechend selten. Die Deltawelle verschwindet hier in der Regel in den tachykarden Phasen.

Die differenzialdiagnostische Einordnung ist durch das häufige Auftreten eines Ermüdungsblockes während der Tachykardie, der je nach Lokalisation der akzessorischen Bahn, ortho- oder antidromer Leitung und Tachykardiefrequenz unterschiedlicher Morphologie des QRS-Komplexes nicht einfach. Die Tachykardiefrequenz beträgt in der Regel 180 – 250 / min.

Hinweis für die Praxis: Eine sorgfältige Anamnese kann bei der Diagnose helfen.

Vorhofflattern

Bei einer Vorhoffrequenz über 250 / min wird von Vorhofflattern gesprochen. Die resultierende Kammerfrequenz ist von den Leitungseigenschaften des AV-Knotens abhängig. Der Ursprung liegt im rechten Vorhof. Man unterscheidet:

- Typ-I-Vorhofflattern („common type") mit typischen sägezahnartigen Flatterwellen und einer Frequenz von 250 – 350 / min und
- Typ-II-Vorhofflattern („uncommon type") mit einer Frequenz von 250 – 450 / min, das kein sägezahnähnliches Muster, sondern der Form nach eher normale P-Wellen aufweist.

Beim sog. unreinen Vorhofflattern ist die Abgrenzung zum Vorhofflimmern schwierig (Saoudi 2001). Ursache des Typ-I-Vorhofflatterns ist ein meist gegen den Uhrzeigersinn („counter-clockwise"), seltener im Uhrzeigersinn („clockwise") verlaufender Makro-Reentry um die Trikuspidalklappe. Der linke Vorhof ist nicht Bestandteil des Reentry-Kreises.

Typ-II-Vorhofflattern liegen ein „clockwise" verlaufender Reentry-Kreis, Mikro-Reentry-Mechanismen oder völlig atypische Erregungsabläufe zugrunde.

Wird jede zweite Vorhofaktion übergeleitet (2:1-Blockierung), so resultiert daraus eine Tachykardie mit schmalem Kammerkomplex und einer Frequenz von 130 – 170 / min, typischerweise um 150 – 160 / min.

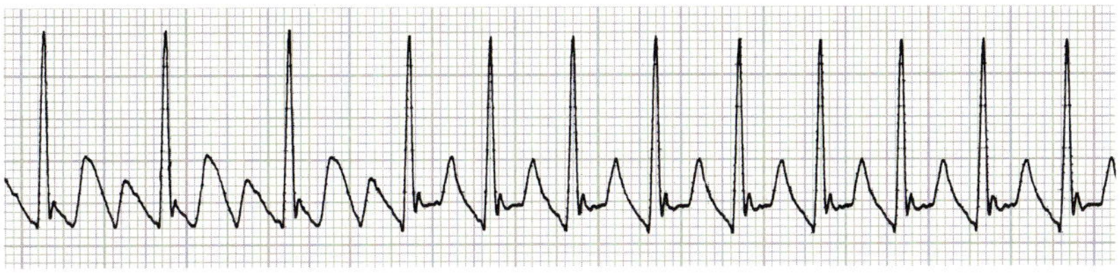

Abb. 13.**16** Vorhofflattern mit 3:1-/2:1-Überleitung.

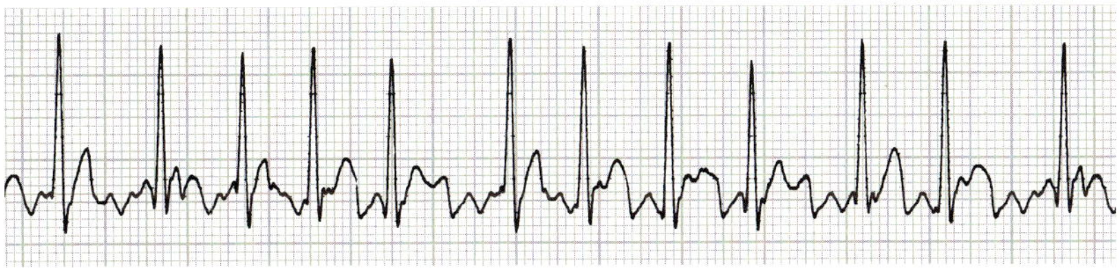

Abb. 13.**17** Vorhofflimmern mit schneller Überleitung.

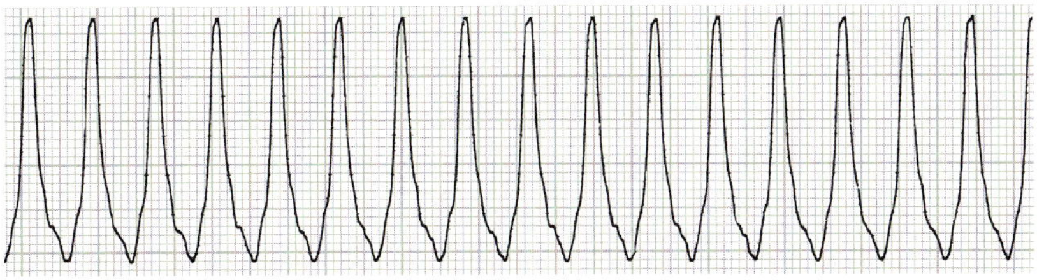

Abb. 13.**18** Kammertachykardie, monomorph.

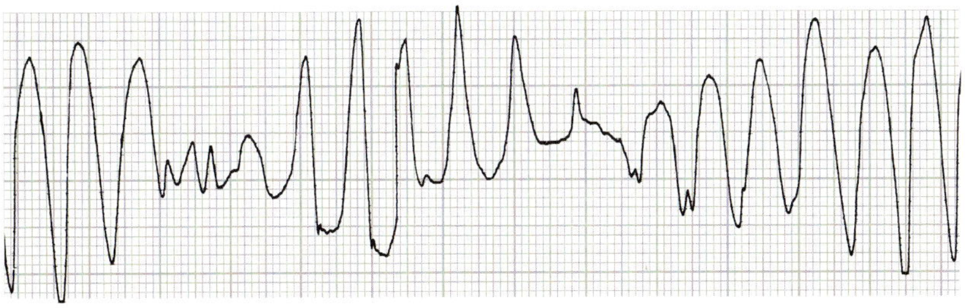

Abb. 13.**19** Torsade-de-Pointes.

Therapie. Hat man den Verdacht, es könne Vorhofflattern mit einer 2:1-Überleitung vorliegen (Abb. 13.**16**), so kann versucht werden, dieses durch eine vorübergehende höhergradige AV-Blockierung zu demaskieren. Geeignet dafür sind vagale Manöver oder, wenn auch dafür nicht zugelassen, die Gabe von Adenosin. Medikamentös kann durch die Gabe von Digitalis, Verapamil oder Betablocker die AV-Überleitung so weit gebremst werden, dass eine 3:1- oder 4:1-Überleitung zur hämodynamischen Stabilisierung des Patienten führt.

Hinweis für die Praxis: Klasse-I-Antiarrhythmika sind prinzipiell auch geeignet, zielen aber auf die Terminierung des Vorhofflatterns. Sie dürfen grundsätzlich erst verabreicht werden, wenn durch Digitalis, Verapamil oder Betablocker die Leitungskapazität des AV-Knotens herabgesetzt wurde (Windecker 1997).

Bei Therapieversagen und instabilen Patienten muss, nach Einleitung einer Kurznarkose, extern synchronisiert kardiovertiert werden.

Vorhofflimmern

Vorhofflimmern ist die häufigste anhaltende Rhythmusstörung (Abb. 13.**17**). Die Ursache von Vorhofflimmern sind mehrere, sich überlagernde Mikro-Reentry-Kreise in den Vorhöfen. Man unterscheidet akutes (24–48 h bestehendes Vorhofflimmern) von chronischem Vorhofflimmern. Dieses kann sich als paroxysmales (Dauer Minuten bis Wochen), persistierendes (anhaltendes Vorhofflimmern, Überführung in Sinusrhythmus möglich) und permanentes Vorhofflimmern manifestieren (Nattel 2002).

Vorhofflimmern mit Kammerfrequenzen über 100/min bezeichnet man als Tachyarrhythmia absoluta.

Therapie. Präklinisch steht die Frequenzkontrolle und hämodynamsiche Stabilisierung des Patienten im Vordergrund.

Monomorphe Kammertachykardie

Eine monomorphe Kammertachykardie (Abb. 13.**18**) liegt vor, wenn alle QRS-Komplexe gleich konfiguriert sind (EKG mit 12 Ableitungen erforderlich).

Torsade de Pointes

Die Spitzenumkehrtachykardie ist eine Sonderform der polymorphen ventrikulären Tachykardie mit beständig wechselndem QRS-Vektor (Abb. 13.**19**). Ein angeborenes oder erworbenes Long-QT-Syndrom oder Medikamentennebenwirkungen (Antiarrhythmika, Antidepressiva) können Ursache einer Torsade-de-Pointes-Tachykardie sein.

Therapie. Als Mittel der ersten Wahl sollte hier Magnesium in einer Dosierung von 2 g langsam i. v. eingesetzt werden.

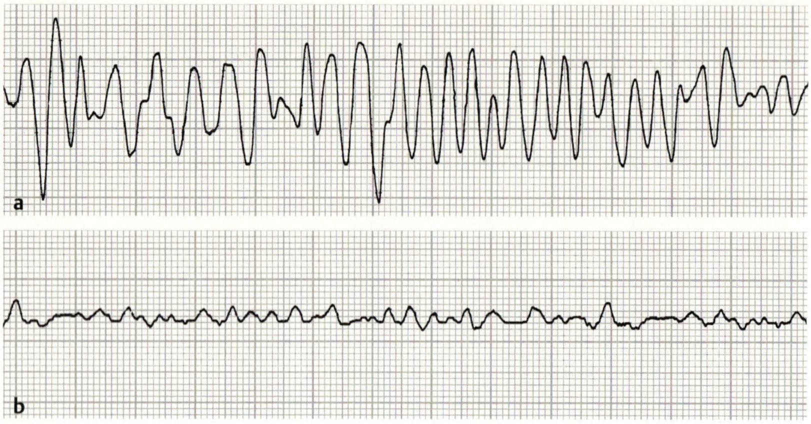

Abb. 13.**20a** u. **b** Kammerflimmern.
a Grobes Kammerflimmern.
b Feines Kammerflimmern.

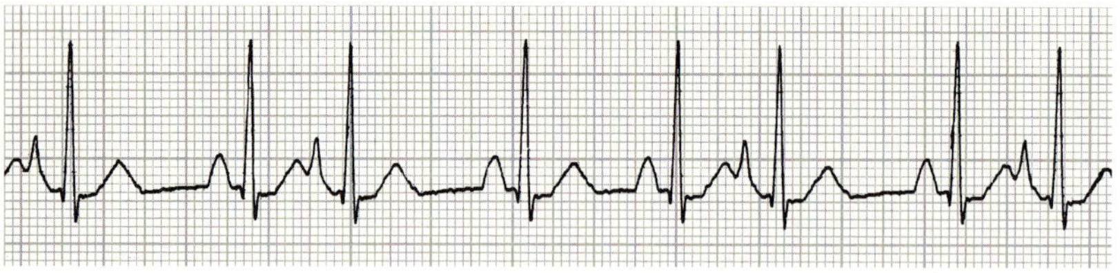

Abb. 13.**21** Supraventrikuläre Extrasystolen.

13

Kammerflimmern

Die Übergänge zwischen einer polymorphen Kammertachykardie, Kammerflattern und Kammerflimmern sind fließend. Bei einer Kammerfrequenz über 250/min und noch abgrenzbaren QRS-Komplexen kann von Kammerflattern gesprochen werden (Abb. 13.**20**). Die hämodynamische Situation ist äußerst ungünstig, die Patienten werden in aller Regel bewusstlos.

Beim Kammerflimmern können keine QRS-Komplexe mehr abgegrenzt werden, im Oberflächen-EKG sind nur noch chaotische Flimmerwellen mit unterschiedlicher Amplitude und Form zu sehen. Hämodynamisch bedeutet Kammerflimmern einen Kreislaufstillstand, es sind umgehend erweiterte Reanimationsmaßnahmen einzuleiten.

Hinweis für die Praxis: Die einzige Erfolg versprechende Therapie des Kammerflimmerns besteht in der Defibrillation.

Extrasystolen

Extrasystolen gehören zu den häufigsten Rhythmusstörungen. Sie können auch bei Gesunden auftreten.

Definition: Eine Extrasystole ist „eine Kontraktion des gesamten Herzens oder eines Herzteiles, ausgehend von einem Impuls, der abnorm ist, entweder in seinem Ursprung (ektop) oder im Zeitpunkt seines Auftretens (vorzeitig) oder in beidem. Die Extrasystole interferiert mit dem dominanten Rhythmus und hat bei wiederholtem Auftreten einen konstanten Folgeabstand zum vorhergehenden Schlag" (Scherf u. Schott 1953).

Der Ursprung einer Extrasystole kann vom Sinusknoten bis zum Kammermyokard sein. Die Grenze zwischen supraventrikulär und ventrikulär ist dabei in Einzelfällen nicht exakt zu ziehen. So gehört das HIS-Bündel anatomisch zum HIS-Purkinje-System und ist damit Teil des spezifischen Leitungssystems der Ventrikel. Elektrophysiologisch ändern sich aber Eigenschaften wie Aktionspotenzial oder Verteilung der Natrium- und Kalziumkanäle im Verlauf des HIS-Bündels stark, sodass keine genaue Abgrenzung getroffen werden kann. Klinisch betrachtet sind Extrasystolen, die vom HIS-Bündel ausgehen, supraventrikulären Ursprungs, da die Frequenz typisch für eine sekundäre Automatie ist und die Kammern gleichzeitig depolarisiert (schmaler Kammerkomplex) werden. Ausgelöst werden Extrasystolen durch Reentry-Mechanismen oder durch eine getriggerte Aktivität.

Supraventrikuläre Extrasystolen

Supraventrikuläre Extrasystolen (Abb. 13.**21**) zeichnen sich zum einen durch eine das ganze Herz erfassende vorzeitige Kontraktion aus (mit Ausnahme der blockierten atrialen Extrasystole), zum anderen in der Regel durch eine normale Konfiguration des QRS-Komplexes. Nach einer supraventrikulären Extrasystole folgt eine nichtkompensatorische Pause.

Therapie. Sie sind in aller Regel harmlos und bedürfen keiner Therapie.

Ventrikuläre Extrasystolen

Ventrikuläre Extrasystolen führen zu einer ausschließlichen Kontraktion der Kammer (Ausnahme: retrograde Vorhoferregung) und weisen einen stark deformierten, über 0,12 s verbreiterten QRS-Komplex auf. Einer ventrikulären Extrasystole folgt in der Regel eine kompensatorische Pause.

Man kann *monomorphe* (gleiche Konfiguration des QRS-Komplexes) und *polymorphe* ventrikuläre Extrasystolen unterscheiden (Abb. 13.**22**). Haben monomorphe Extrasystolen identische Kopplungsintervalle, so sind sie wahrscheinlich auch monotop, d. h. vom gleichen ektopen Erregungszentrum ausgehend. Als polytop werden sie bezeichnet, wenn sie neben differenter Morphologie auch ein unterschiedliches Kopplungsintervall aufweisen. Allerdings kann diese Unterscheidung nicht mit letzter Sicherheit getroffen werden, wenn nur eine EKG-Ableitung zur Verfügung steht.

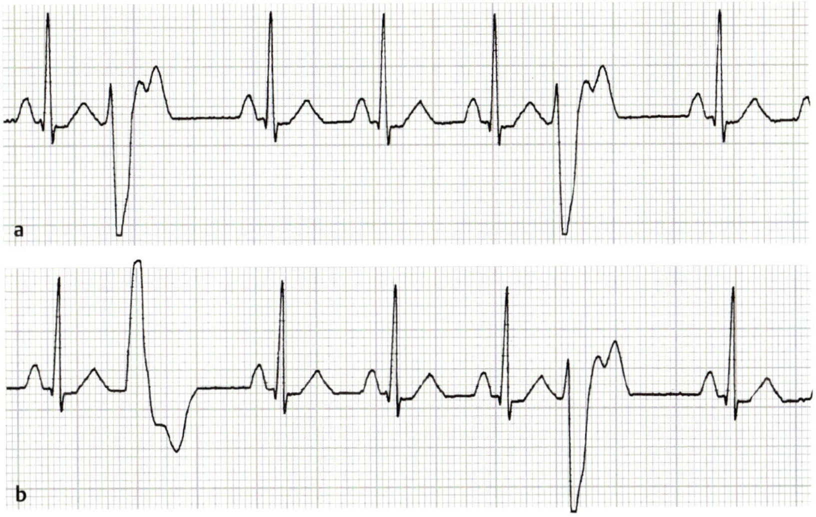

Abb. 13.**22a** u. **b** Ventrikuläre Extrasystolen.
a Monomorph.
b Polymorph.

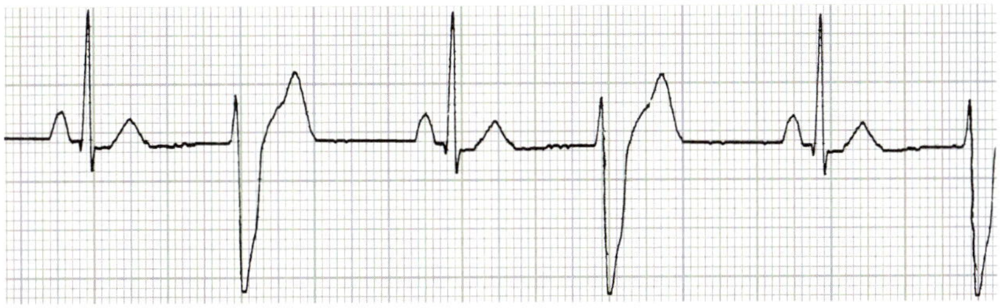

Abb. 13.**23** Bigeminus.

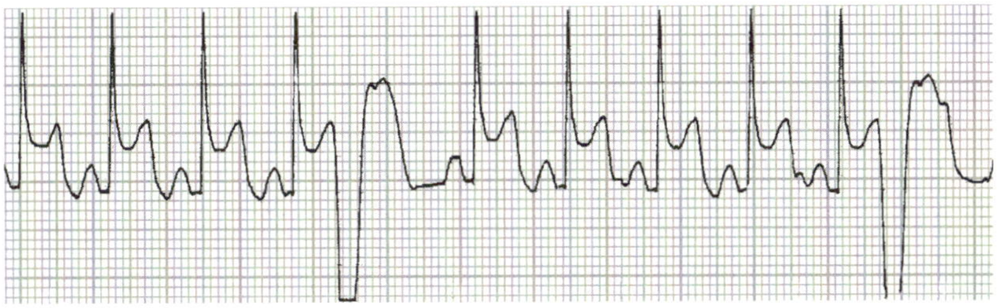

Abb. 13.**24** R-auf-T-Phänomen.

Von einem *Bigeminus* (Abb. 13.**23**) wird gesprochen, wenn auf jeden Normalschlag eine Extrasystole folgt, beim *Trigeminus* folgen auf den Normalschlag jeweils 2 Extrasystolen. Als *Couplet* werden 2, als *Triplet* 3 aufeinander folgende Extrasystolen bezeichnet. Polymorphe ventrikuläre Extrasystolen, Couplets und 3er-Salven werden als *komplexe Extrasystolie* bezeichnet. Eine *nicht anhaltende ventrikuläre Tachykardie* liegt vor, wenn mehr als 3 ventrikuläre Extrasystolen unmittelbar nacheinander auftreten. Als *R-auf-T-Phänomen* (Abb. 13.**24**) bezeichnet man den Einfall der ventrikulären Extrasystole in die vulnerable Phase des Herzzyklus. Hier besteht die Gefahr der Auslösung von Kammerflimmern. Die früher übliche Klassifikation nach Lown ist heute obsolet.

Hinweis für die Praxis: Eine Therapieindikation bei ventrikulären Extrasystolen besteht nur bei symptomatischen Patienten. Mittel der ersten Wahl sind Betablocker. Sind diese nicht effektiv, können Klasse-I-Antiarrhythmika gegeben werden.

Bei bradykardem Grundrhythmus muss zunächst die Frequenz des Basisrhythmus gesteigert werden, da es sich bei den ventrikulären Extrasystolen um sog. „Escape-Beats" handeln kann. Diese treten auf, wenn die Sinusfrequenz und die Frequenz des AV-Knotens niedriger ist als die Frequenz ventrikulärer Zentren.

Notfälle bei Herzschrittmacherpatienten

Antibradykarde Schrittmacher stehen seit dem Beginn der 1960er-Jahre zur Verfügung und haben sich zu miniaturisierten Hochleistungscomputern entwickelt, die nur noch wenige Gramm wiegen.

Basiskenntnisse in der Arbeitsweise von Schrittmachersystemen sind notwendig, um Notfälle erkennen und behandeln zu können.

Grundsätzlich werden Einkammersysteme von Zweikammersystemen unterschieden, die eine physiologische Koordination von Vorhof- und Kammeraktion ermöglichen. Da reine Vorhofschrittmacher in der Regel keine Notfallsituation verursachen, beschränken sich die Ausführungen auf Zweikammersysteme sowie das ventrikuläre Einkammersystem.

Grundlagen der Schrittmachertechnologie

Stimulationsschwelle und Detektionsschwelle. Ein Herzschrittmacher kann über seine Sonde(n) elektrische Signale des Herzens detektieren und Stimulationsimpulse abgeben. Damit das Myokard durch den Schrittmacherimpuls erregt wird, muss ein bestimmter Schwellenwert überschritten werden. Auch die Detektion hat einen Schwellenwert, Impulse mit geringerer Energie werden nicht detektiert. Die Programmierung des Aggregats blendet elektrische Signale unterhalb einer gewissen Spannung aus, um eine Überempfindlichkeit (Oversensing) des Schrittmachersystems und Störungen durch externe Signale zu verhindern. Bei der Implantation des Schrittmachers werden diese Grenzwerte durch die Programmierung des Aggregats festgelegt.

Wichtig: Sowohl die Stimulationsschwelle als auch die Detektionsschwelle können sich ändern, unter anderem durch Sondenbruch oder -dislokation, durch Diskonnektion, Erosion, Herzinfarkt, antiarrhythmische Therapie, Hypoxie, Azidose und andere Faktoren.

13

Schrittmacherstimulationsmodi. Die Schrittmacherstimulationsmodi werden international einheitlich mit Buchstaben kodiert (NPG-Code) (Bernstein 1987). Der erste Buchstabe steht für den Ort der Stimulation, der zweite für den Ort der Detektion, der dritte für die Art der Stimulation, der bedarfsweise vorhandene vierte Buchstabe beschreibt Zusatzfunktionen, der fünfte mögliche antitachykarde Funktionen (Tab. 13.**5**).

Ein VVI-Schrittmacher ist demzufolge ein Aggregat, das im Ventrikel stimuliert, im Ventrikel detektiert und im Inhibitionsmodus betrieben wird. Sinkt die Herzeigenfrequenz des Patienten unter die programmierte Grenze, so stimuliert der Schrittmacher so lange die Herzkammer, bis die Eigenfrequenz wieder über die Inhibitionsfrequenz ansteigt. Ist die Inhibitionsfunktion abgeschaltet (z. B. bei Batterieerschöpfung), kommt es zu einer starrfrequenten Stimulation, die jegliche Herzeigenaktion missachtet und somit zum Äquivalent eines kompletten Entrance-Blocks.

Ein DDD-Schrittmacher stimuliert sowohl Vorhöfe als auch Herzkammern, erkennt die elektrischen Eigenaktionen in Vorhof und Kammer und wird sowohl im Trigger- als auch im Inhibitionsmodus betrieben. Im Triggermodus löst eine Vorhofaktion nach einer programmierten Pause eine Kammerstimulation aus (z. B. bei Patienten mit einem AV-Block-III) (Fröhlig 2006).

Präklinische Therapie

Magnetauflage. Die Magnetauflage ist im Notfall die einzige Möglichkeit, Einfluss auf das Schrittmachersystem selbst zu nehmen. Durch die große Zahl von Schrittmachersystemen und -programmierungen kann die Reaktion auf die Magnetauflage sehr unterschiedlich ausfallen. So kann entweder die Stimulationsenergie oder -frequenz (meist auf ca. 100 / min) erhöht werden oder der Schrittmacher in eine starrfrequente Stimulation umschalten (V00- oder D00-Mode). Es besteht dann sozusagen ein künstlicher Entrance-Block.

Ist die Magnetfunktion nicht programmiert, so zeigt der Schrittmacher keine Reaktion auf die Auflage eines Magneten. Je nach Reaktion kann der Notarzt entscheiden, ob seine Maßnahme zur Stabilisierung des Patienten geführt hat.

Medikamentöse Therapie. Abhängig von der zugrunde liegenden Fehlfunktion und der daraus resultierenden Rhythmusstörung kann man versuchen, den Herzeigenrhythmus zu beschleunigen (Atropin, Katecholamine) oder zu bremsen (Betablocker, Verapamil).

Tabelle 13.**5** 3 – 5-stellige Kodierung (NPG-Code) der Funktion der Schrittmacheraggregate

1. Position	Ort der Stimulation	▸ V = Ventrikel ▸ A = Atrium ▸ D = Dual (Vorhof und Kammer) ▸ 0 = keine Stimulation
2. Position	Ort der Wahrnehmung	▸ V = Ventrikel ▸ A = Atrium ▸ D = Dual (Vorhof und Kammer) ▸ 0 = keine Wahrnehmung
3. Position	Art der Stimulation (Betriebsmodus)	▸ I = inhibiert (eine vom Schrittmacher wahrgenommene Herzeigenaktion inhibiert den Schrittmacherimpuls) ▸ T = getriggert (eine wahrgenommene Herzeigenaktion löst einen Schrittmacherimpuls aus) ▸ D = R-Wellen inhibiert, T-Wellen getriggert auf Ventrikelebene, P-Wellen inhibiert auf Vorhofebene ▸ 0 = keine spezielle Betriebsart
4. Position	Programmierbarkeit und Frequenzadaptation	▸ R = Rate response (Frequenzanpassung) ▸ P = 1 – 2 Funktionen programmierbar ▸ M = multiprogrammierbar ▸ 0 = nicht programmierbar
5. Position	Antitachykardiefunktion	▸ B = Burst ▸ S = Scanning (Stimulation mit progressivem Kopplungsintervall) ▸ E = externe Triggerung

Externe Schrittmacherstimulation. Hat der Patient eine therapiebedürftige Bradykardie oder Asystolie, die auf medikamentöse Therapieversuche nicht ausreichend reagiert hat, so kann ein externer Schrittmacher (im starrfrequenten Modus, V00) therapeutisch eingesetzt werden.

Externe Kardioversion. Bei tachykarden Schrittmacherfehlfunktionen kann als Ultima Ratio extern synchronisiert kardiovertiert werden. Auf einen Sicherheitsabstand zum Schrittmacheraggregat ist zu achten, zum einen, um das Gerät nicht zu beschädigen, zum anderen, um hohe Ströme entlang der Elektroden zu vermeiden. Optimal wäre also eine anterior-posteriore Kardioversion mit Klebeelektroden oder in Seitenlage, aushilfsweise eine Kardioversion mit um 90° gedrehtem elektrischem Vektor. Es ist mit der niedrigsten Energie (50 Ws) zu beginnen.

Spezielle Krankheitsbilder

Schrittmacherträger können in akut lebensbedrohliche Situationen geraten durch:

- eine Schrittmacherfehlfunktion,
- eine schrittmachervermittelte hämodynamische Instabilität bei einer zugrunde liegenden Herzrhythmusstörung,
- eine hämodynamische Instabilität bei einem nicht optimal ausgewählten Schrittmachersystem bzw. einer nicht optimalen Programmierung.

Nur bei symptomatischen oder instabilen Patienten oder wenn die akute Gefahr der Auslösung von malignen ventrikulären Rhythmusstörungen besteht, wird bereits präklinisch therapiert. Grundsätzlich sollte der Patient, falls möglich, in eine Klinik mit Schrittmacherlabor transportiert werden.

Exit-Block

Ein vom Schrittmacher abgegebener Stimulationsimpuls bewirkt keine myokardiale Reizantwort. Im EKG sind „nackte“ Spikes ohne nachfolgenden QRS-Komplex zu sehen. Je nach dem zugrunde liegenden Rhythmus bzw. der Herzfrequenz des Patienten kann eine bedrohliche Bradykardie bis Asystolie entstehen.

Therapie. Abbildung 13.**25** zeigt den sog. SPEED-Algorithmus (Sudden Pacemaker Emergencies and Electrical Disorders) (nach Bohlscheid 1999): Der erste Schritt ist die Auflage eines Magneten, um mit der möglichen Steigerung der Stimulationsenergie den Exit-Block zu beheben. Führt diese Maßnahme zum Erfolg, so wird der Patient mit liegendem Magneten in die Klinik transportiert. Ist die Reaktion auf die Magnetauflage nicht erfolgreich, so kann versucht werden, je nach Grundrhythmus, mit Atropin oder Adrenalin die Herzeigenfrequenz zu steigern. Schlägt auch die Gabe von Antiarrhythmika fehl, so stellt der externe Schrittmacher (V00-Mode) die letzte Möglichkeit dar, den Patienten zu stabilisieren. Auf eine ausreichende Analgosedierung ist dabei zu achten (Bohlscheid 1999).

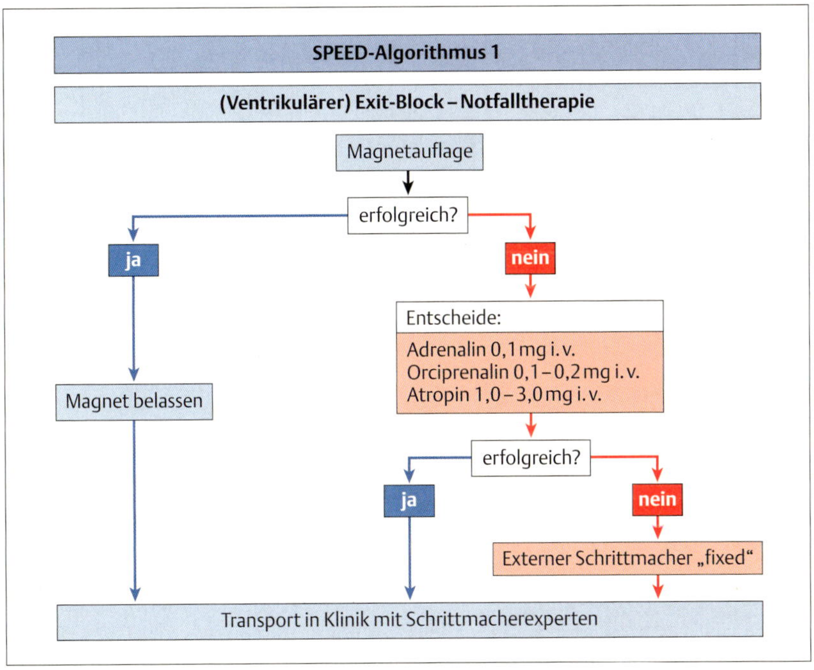

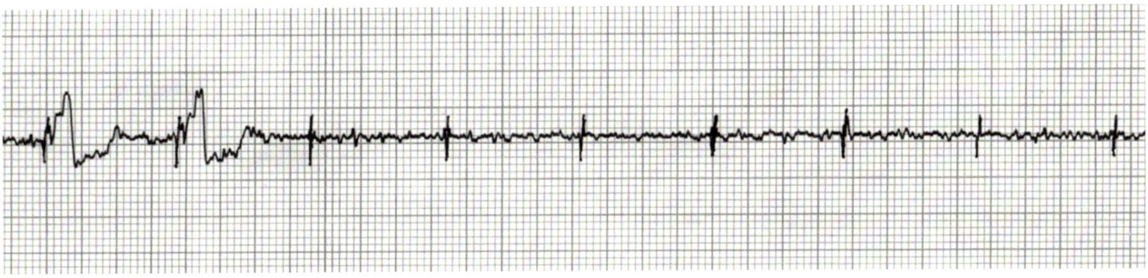

Abb. 13.**25** Exit-Block.

13

Entrance-Block

Vorhof- oder Kammereigenaktionen werden vom Schrittmacher nicht mehr wahrgenommen. Im EKG sieht man starrfrequente Spikes, die nicht inhibiert werden (z. B. Stimulation sehr kurz nach dem QRS-Komplex).

Wichtig: Durch eine Schrittmacherstimulation in die vulnerable Phase können Kammertachykardien, Kammerflattern oder Kammerflimmern ausgelöst werden.

Therapie. Therapeutisch ist der Versuch, durch Magnetauflage die Schrittmacherfrequenz so anzuheben, dass keine Herzeigenaktion mehr stattfinden kann, der erste Schritt. Hat dies nicht den gewünschten Erfolg, so muss die Herzeigenfrequenz unter die Schrittmacherfrequenz gesenkt werden. Dies kann durch die Gabe von Betablockern oder Verapamil erreicht werden. Das therapeutische Ziel ist ein ausschließlicher Schrittmacherrhythmus ohne Herzeigenaktionen (Abb. 13.**26**). Dadurch kann keine Stimulation in die vulnerable Phase mehr erfolgen (Bohlscheid 1999).

Oversensing

Externe Störsignale werden fälschlicherweise als Eigenaktionen erkannt und führen zum Stimulationsausfall. Externe Störsignale können durch elektrische Geräte oder Muskelpotenziale verursacht werden. Im EKG sieht man evtl. externe Störsignale und trotz Bradykardie keine Schrittmacherstimulation. Eine bedrohliche Bradykardie oder Asystolie kann die Folge sein.

Therapie. Therapeutisch sollte vorrangig versucht werden, das Störsignal zu beseitigen (Abb. 13.**27**). Ist dies nicht möglich, kann versucht werden, durch Magnetauflage die Detektions- und Inhibitionsfunktion auszuschalten. Gelingt dies nicht, so muss die Eigenfrequenz medikamentös oder durch externe Schrittmacherstimulation angehoben werden (Bohlscheid 1999; Kolb 2006; Fröhlig 2006).

Schrittmachersyndrom

Durch fehlende Koordination zwischen Eigenaktion und Schrittmacherstimulation (z. B. VVI-Schrittmacher bei erhaltenem Sinusrhythmus) kommt es zur zeitgleichen Vorhof- und Kammerkontraktion. Der atriale Druckanstieg (geschlossene AV-Klappen) verursacht die Stimulation atrialer Barorezeptoren mit reflektorischem Blutdruckabfall. Dadurch können Schwindel und Synkopen entstehen. Im EKG sind konkurrierende Rhythmen zu sehen, die P-Wellen laufen in den QRS-Komplex hinein. Gelegentlich kann es zur retrograden Vorhoferregung kommen.

Therapie. Therapeutisch sollte in erster Priorität die Eigenfrequenz über die Schrittmacherfrequenz gesteigert werden, um Schrittmacheraktionen zu inhibieren (Abb. 13.**28**). Schlägt dies fehl, so kann durch Magnetauflage die Schrittmacherfrequenz über die Eigenfrequenz angehoben werden. Gelingt auch dies nicht, muss die Eigenfrequenz medikamentös unter die Schrittmacherfrequenz gesenkt werden (Bohlscheid 1999).

AV-Crosstalk

Ein atrialer Stimulus wird von der ventrikulären Sonde detektiert und als Ventrikelsystole fehlinterpretiert. Dadurch wird die ventrikuläre Stimulation inhibiert. Im EKG sieht man eine regelrechte atriale, aber keine ventrikuläre Sti-

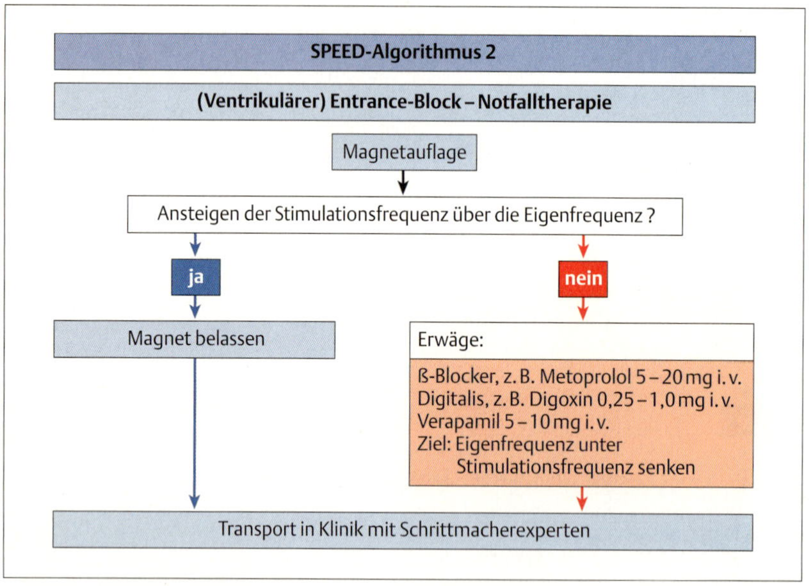

Abb. 13.**26** Entrance-Block.

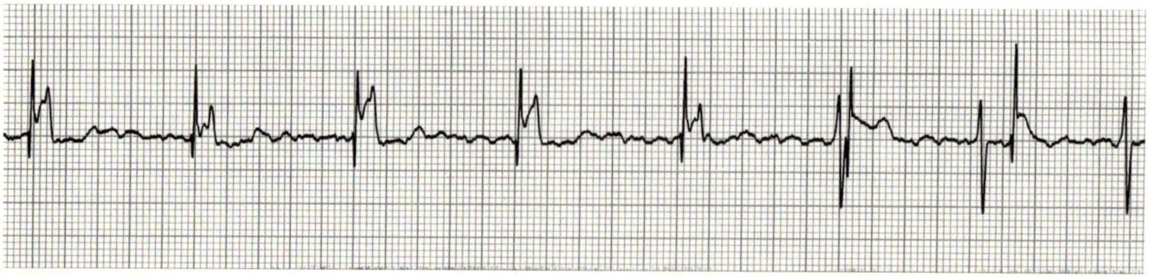

13

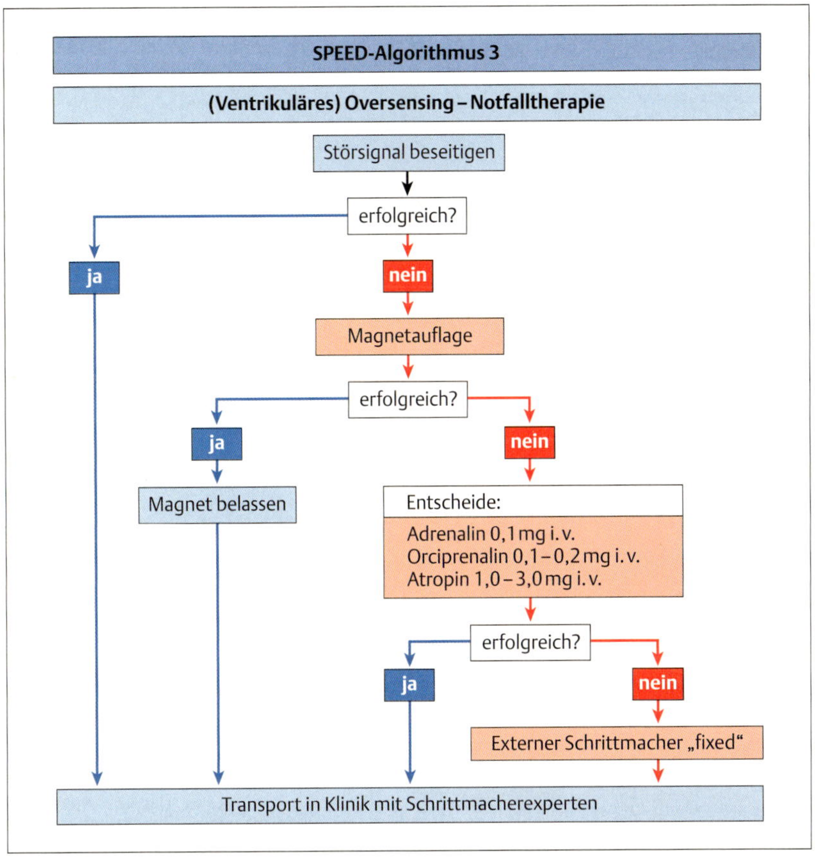

Abb. 13.**27** Oversensing.

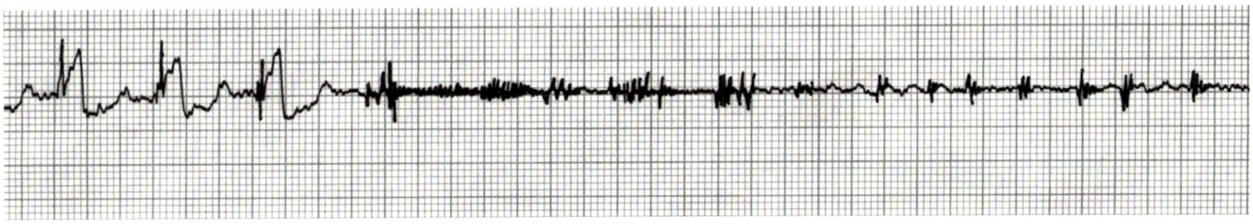

mulation. Je nach Eigenfrequenz kann eine Bradykardie bis hin zur Asystolie daraus folgen.

Therapie. Therapeutisch kann eine Magnetauflage die Detektions- und Inhibitionsfunktion ausschalten (Abb. 13.**29**). Gelingt dies nicht, muss die Eigenfrequenz medikamentös oder durch externe Schrittmacherstimulation angehoben werden (Bohlscheid 1999).

Pacemaker-mediated-Tachycardia (PMT)

Eine Vorhoftachykardie (Vorhofflimmern, -flattern oder -tachykardie) führt über die Triggerfunktion eines DDD-Schrittmachersystems zur schnellen Kammerstimulation (Abb. 13.**30**). Moderne Schrittmachersysteme können eine PMT erkennen und automatisch die Triggerfunktion ausschalten. Im EKG sieht man eine schnelle ventrikuläre Stimulation, gelegentlich auch atriale Schrittmacherspikes. Der Patient kann im Rahmen der Tachykardie kardial oder koronar dekompensieren.

Therapie. Als erster Schritt sollte versucht werden, über eine Magnetauflage die Detektions- und Inhibitionsfunktion auszuschalten. Führt dies nicht zum Erfolg, muss die Vorhoffrequenz medikamentös oder bei instabilen Patienten durch externe Kardioversion gesenkt werden (Bohlscheid 1999).

Endless-Loop-Tachycardia (ELT)

Eine ventrikuläre Extrasystole löst eine retrograde AV-Überleitung aus. Die dadurch erzeugte P-Welle wird von der atrialen Sonde detektiert, was über die Triggerfunktion einen ventrikulären Stimulus auslöst. Dies führt erneut zur retrograden Vorhoferregung. Dadurch entsteht eine Art Makro-Reentry-Mechanismus, der eine ELT unterhält (Abb. 13.**31**). Moderne Schrittmachersysteme erkennen dies und unterbrechen den Loop. Im EKG ist eine sehr schnelle ventrikuläre Stimulation mit auffallend starrer Frequenz und evtl. P-Wellen kurz vor den ventrikulären Spikes zu erkennen.

Therapie. Durch Magnetauflage kann die Detektions- und Triggerfunktion ausgeschaltet werden. Schlägt dies fehl, muss die retrograde Vorhoferregung medikamentös oder elektrisch (Kardioversion) unterbrochen werden (Bohlscheid 1999).

Schrittmachertotalausfall

Im EKG ist die die Schrittmacherimplantation verursachende Rhythmusstörung zu sehen.

Therapie. Die Therapie folgt den Grundsätzen der Behandlung bradykarder Rhythmusstörungen.

Abb. 13.**28** Schrittmachersyndrom.

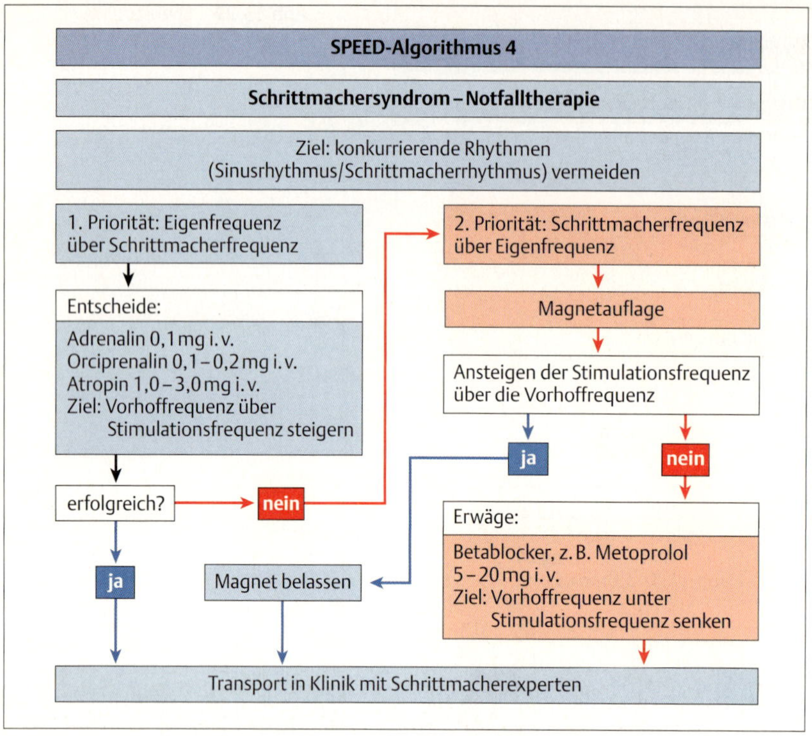

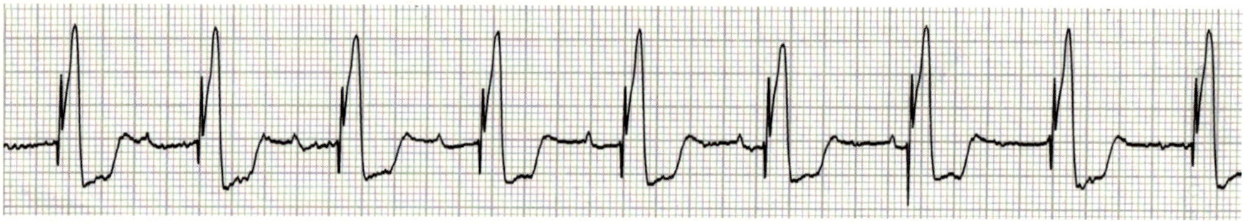

Abb. 13.**29** AV-Crosstalk.

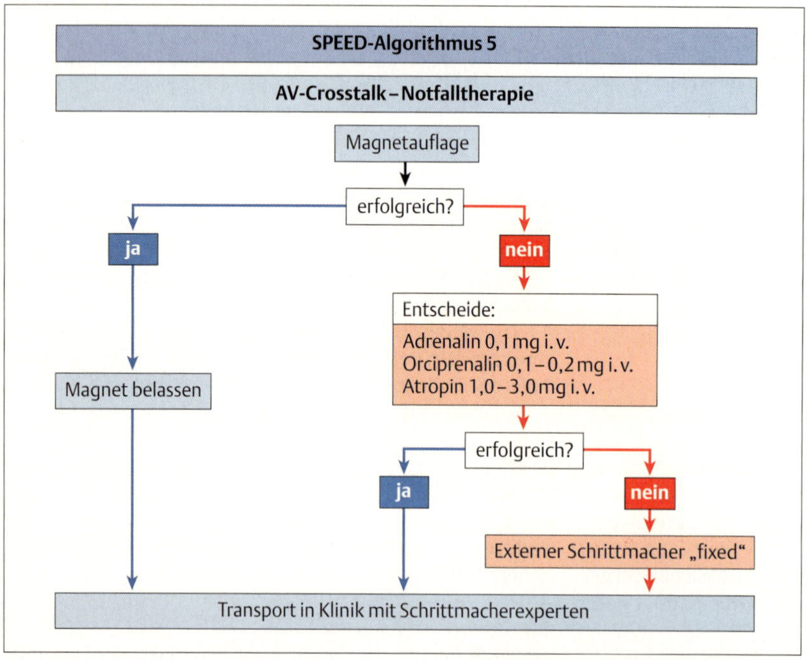

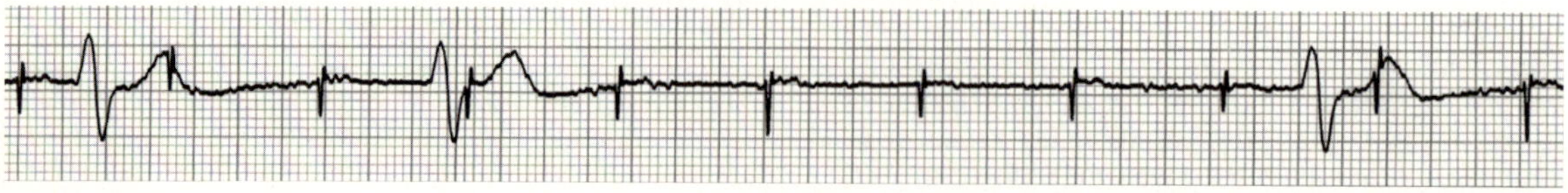

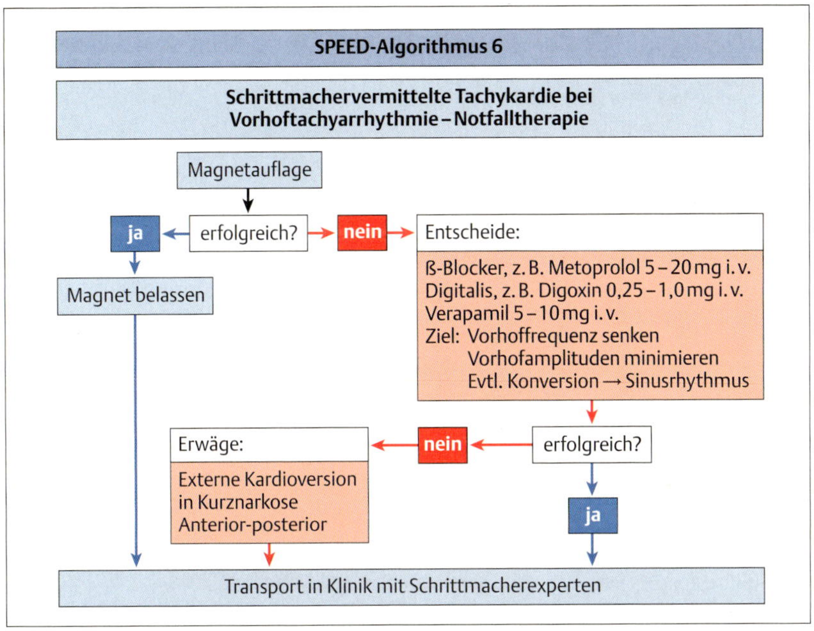

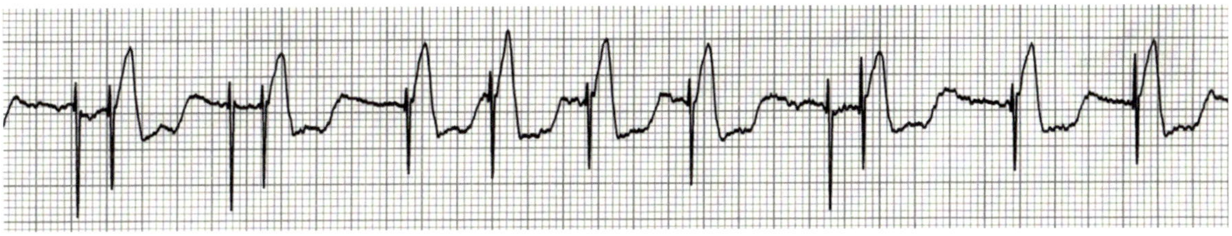

Abb. 13.**30** Schrittmacher-induzierte Tachykardie (PMT).

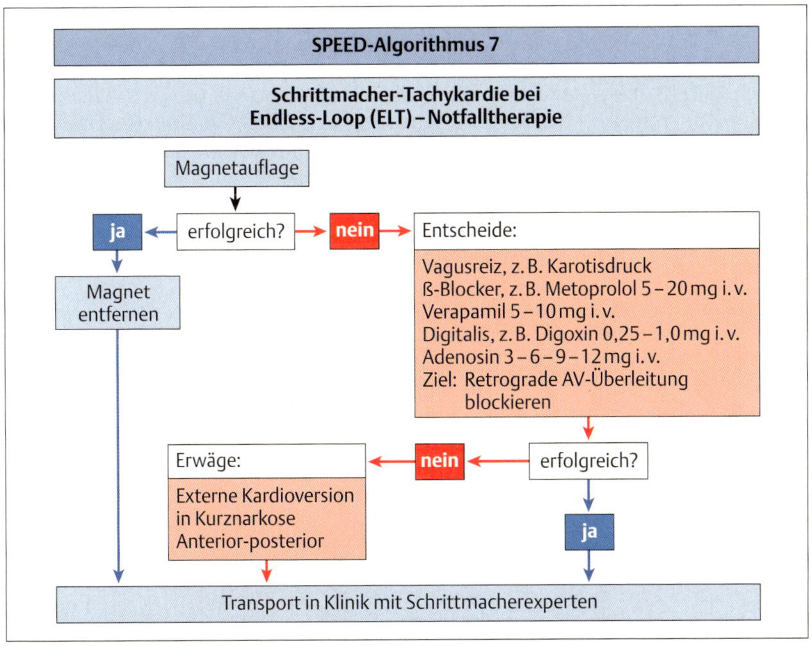

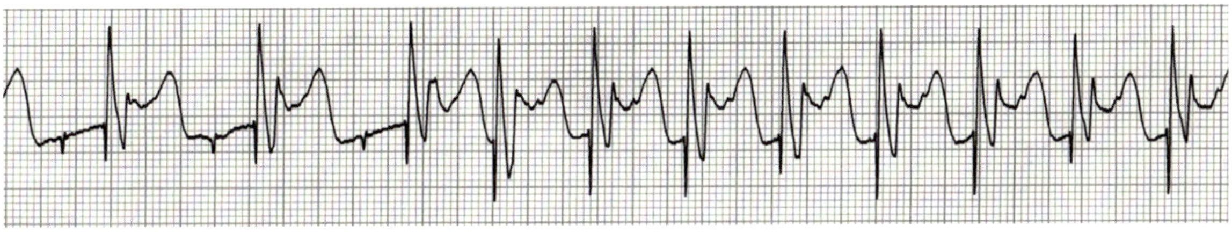

Abb. 13.**31** Endless-Loop-Tachycardia.

Notfälle bei Patienten mit automatischem implantierbaren Kardioverter-Defibrillator-System

Die wachsende Zahl von Patienten mit malignen Rhythmusstörungen einerseits und die zunehmend kritische Betrachtung der medikamentösen Therapie chronischer Rhythmusstörungen andererseits haben zur Entwicklung automatischer implantierbarer Kardioverter-Defibrillator-Systeme (AICD) geführt. Notfälle mit diesen Geräten sind selten, manche Patienten alarmieren allerdings nach einer regelhaften Entladung des Geräts, die von ihnen als sehr unangenehm und schmerzhaft empfunden wird, den Notarzt.

Der AICD erkennt Kammerflimmern oder Kammerflattern zum einen an der Herzfrequenz, zum anderen am Fehlen isoelektrischer EKG-Anteile. Neuere Geräte sind sowohl für die antibradykarde als auch für die antitachykarde Stimulation geeignet und identifizieren auch eine ventrikuläre Tachykardie. Erkennt das Gerät Kammerflimmern oder eine ventrikuläre Tachykardie, gibt es in kürzester Zeit einen Schock ab. Notfallsituationen können sich zum einen aus dem Nichterkennen einer lebensbedrohlichen Rhythmusstörung durch das Gerät ergeben, die dann in üblicher Weise versorgt wird, zum anderen aus einer unkontrollierten, nicht indizierten, wiederholten Schockabgabe bei Rhythmusstörungen, die dieser Therapie eigentlich nicht bedürften (z. B. bei Vorhofflimmern). Sollten auch während des Transports wiederholt inadäquate Schockabgaben erfolgen, können die meisten Geräte durch Auflage eines Magneten inhibiert werden.

Arterielle Hypertonie

Definition: Eine arterielle Hypertonie liegt definitionsgemäß vor, wenn der systolische Blutdruck in Ruhe ohne Stress über 160 mmHg, der diastolische über 90 mmHg erhöht ist.

Eine genauere Übersicht gibt Tab. 13.**6**.

Ursachen

In etwa 90% der Fälle kann keine Ursache des erhöhten Blutdruckes gefunden werden (essenzielle Hypertonie). Bei jedem 10. Patienten liegt eine sekundäre Hypertonieform vor. Davon sind 90% renal bedingt (je ein Drittel unilateral bzw. bilateral renoparenchymatös und renovaskulär) und nur etwa 10% der Fälle (also 1% aller Hypertonieformen) haben andere Ursachen, wie z. B. ein Phäochromozytom oder Hirndruck.

Symptomatik

Ein erhöhter Blutdruck zeigt erst spät und dann nur unspezifische körperliche Symptome wie Schwindel, Ohrensausen, Nervosität, Nasenbluten oder Hitzegefühl. Symptome einer Organschädigung, wie z. B. Herzinsuffizienz bei koronarer Herzerkrankung, sind bei unbehandelter Hypertonie nicht selten die erste Manifestation.

Auf Diagnostik, Folgeerkrankungen und Therapie der arteriellen Hypertonie im Allgemeinen soll in diesem Rahmen nicht eingegangen werden, da nur die hypertensive Notsituation und der hypertensive Notfall notfallmedizinisch interessant sind.

Hypertensive Notsituation – hypertensive Dringlichkeit

Die früher übliche Bezeichnung „Hypertensive Krise“ wird heute nicht mehr verwendet (Joint National Committee on Prevention, Detection and Treatment of High Blood Pressure 2003).

Definition: Eine *hypertensive Dinglichkeit* („hypertensive urgency“) liegt vor, wenn der Blutdruck ohne Organdysfunktionen massiv ansteigt, ein *hypertensiver Notfall* („hypertensive emergency“), wenn neben krisenhaftem Blutdruckanstieg akute Endorganschäden auftreten (z. B. akutes Linksherzversagen mit Lungenödem). Letztere erfordert eine rasche Blutdrucksenkung.

Für die Symptomatik und Einteilung ist nicht die absolute Höhe des Blutdruckes entscheidend, sondern Geschwindigkeit des Anstiegs und Ausmaß der Organschäden. Blutdruckhöhe, Anstiegsgeschwindigkeit und Grad der Vorschädigung des Gefäßsystems und der blutdrucksensiblen Organe bestimmen die Dringlichkeit und die Gefährdung.

Epidemiologie

Hypertensive Notfälle sind selten. Sie treten bei weniger als 1% der Hypertoniker auf und können selten auch Zeichen der Erstmanifestation einer arteriellen Hypertonie sein (Link 2005).

Optimal	< 120 / < 80
Normal	< 130 / < 85
Noch normal	130 – 139 / 85 – 89
Leichte Hypertonie (Schweregrad 1)	140 – 159 / 90 – 99
Mittelschwere Hypertonie (Schweregrad 2)	160 – 179 / 100 – 109
Schwere Hypertonie (Schweregrad 3)	> 180 / > 110
Isoliere systolische Hypertonie	> 140 / < 90
Systolische Grenzwerthypertonie	140 – 149 / < 90

Tabelle 13.**6** Einteilung der arteriellen Hypertonie (WHO, International Society of Hypertension, Deutsche Hochdruckliga 1999)

Ursachen

Ursache hypertensiver Notfälle ist meist eine vorbestehende arterielle Hypertonie, möglicherweise verbunden mit dem plötzlichen Absetzen der blutdrucksenkenden Medikamente. Seltener können auch ein Phäochromozytom, eine Nierenarterienstenose, ein Alkoholentzug oder Drogenmissbrauch (Kokain, Amphetamine) zu einer Blutdruckkrise führen (Kaplan 1994). Ein krisenhafter Blutdruckanstieg sollte immer Anlass sein, nach sekundären Hypertonieformen zu suchen.

Symptomatik

Betroffen sind überwiegend das ZNS, das Herz und die Nieren. Es kann zu Kopfschmerzen, Übelkeit, Erbrechen, zerebralen Symptomen wie Halbseitenlähmung, Sprach- und Sehstörungen oder kardialen Symptomen wie akuter Linksherzinsuffizienz oder einem Angina-pectoris-Anfall kommen.

Präklinische Diagnostik

Beim Vorliegen zerebraler Symptome sollte zur üblichen Diagnostik und dem normalen Monitoring eine orientierende neurologische Untersuchung hinzukommen, da nur so der aufnehmende Klinikarzt das Fortschreiten der Symptome beurteilen kann.

Präklinische Therapie

Therapieziel ist das Absenken der Blutdruckwerte, um Endorganschäden zu vermeiden. Intensität und Geschwindigkeit der Blutdrucksenkung hängt vom Ausmaß und der Art der Endorganschädigung ab. Eine zu rasche und zu starke Blutdrucksenkung kann zu irreversiblen ischämischen Komplikationen führen (Link 2005):

- Beim Vorliegen schlaganfallähnlicher Symptome darf der Blutdruck, wenn überhaupt, nur bis auf Werte zwischen 160 und 180 mmHg systolisch gesenkt werden (Castillo 2004). Eine zu starke Senkung des Blutdruckes vergrößert die ischämische Penumbra und das Ischämiegebiet, da im Bereich des verschlossenen Gefäßes die Selbstregulation der Hirndurchblutung aufgehoben ist und eine Senkung des Blutdruckes gleichzeitig den Perfusionsdruck des betroffenen Gehirnareals senkt (Graham 1983).
- Bei kardialen und vaskulären Endorganschäden muss der Blutdruck rasch um ca. 15–20 % vom Ausgangswert, systolisch initial keinesfalls unter 160 mmHg und diastolisch nicht unter 100 mmHg gesenkt werden, in der ersten Stunde um nicht mehr als 40 / 20 mmHg.
- Bei einer hypertensiven Dringlichkeit genügt die langsame Blutdrucksenkung (Pilz 2004).

Die medikamentöse Therapie ergibt sich aus Tab. 13.**7**.

Hypotonie

Eine genaue Festlegung von Grenzwerten des Blutdruckes nach unten ist nicht möglich: Verbindliche Werte, die einen Normalzustand von einem krankhaften unterscheiden, fehlen. Die individuelle Toleranz gegenüber niedrigen Blutdruckwerten ist extrem unterschiedlich. Jugendliche oder asthenische Personen können normalerweise durchaus systolische Blutdruckwerte um 90 mmHg aufweisen, während ältere, an einen erhöhten Blutdruck adaptierte Patienten, bereits bei systolischen Blutdruckwerten unter 140 mmHg oder höher symptomatisch werden können.

Definition: Die orthostatische Hypotonie ist definiert als Abfall des systolischen Blutdruckes um mindestens 20 mmHg oder des diastolischen um mindestens 10 mmHg im Stehen innerhalb von 3 min nach dem Aufstehen. Die orthostatische Hypotonie ist im Wesentlichen das einzige Krankheitsbild, das rettungsdienstliche Relevanz erlangen kann.

Ursachen

Häufigste Ursachen:

- konstitutionelle Hypotonie: erhöhter Vagotonus und hohe Elastizität der Gefäße,
- orthostatische Hypotonie: unerwünschte Medikamentenwirkung.

Andere Ursachen eines Blutdruckabfalls wie akutes kardiales Pumpversagen, Hypovolämie, neurologische oder endokrinologische Erkrankungen (u. a. Hypothyreose, Nebennierenrindeninsuffizienz, Hypoaldosteronismus) werden unter den jeweiligen Erkrankungen besprochen.

Symptomatik

Die Patienten sind müde, antriebs- und leistungsschwach, es kann Schwindel bis hin zur Synkope auftreten. Die Symptome sind in der Regel rasch reversibel, wenn die Patienten sich hinlegen.

Tabelle 13.**7** Medikamentöse Therapie des hypertensiven Notfalls

Angina pectoris / AKS	▸ Glyzerolnitrat s. l. ▸ Betablocker ▸ ACE-Hemmer ▸ (Urapidil)
Linksherzinsuffizienz	▸ Glyzerolnitrat s. l. ▸ ACE-Hemmer ▸ (Urapidil)
Aortendissektion	▸ Betablocker ▸ Urapidil
Zerebrale Organschädigung	▸ Urapidil ▸ Betablocker ▸ ACE-Hemmer ▸ *Cave:* zu starke Blutdrucksenkung bei zerebralen Symptomen!
Präeklampsie	▸ Urapidil
Phäochromozytom	▸ Urapidil

13

Präklinische Diagnostik

Die Diagnose ergibt sich aus sorgfältiger Anamnese und Messung des Blutdruckes an beiden Armen im Liegen und im Stehen. Bewusstseinsstörungen sind in der Regel nur von kurzer Dauer, sollten aber immer eine orientierende neurologische Untersuchung zur Folge haben.

Präklinische Therapie

Eine Therapie wird nur in den seltensten Fällen notwendig werden. Bei anhaltender Hypotonie muss der Patient flach mit angehobenen Beinen gelagert werden. Sauerstoffapplikation über Nasensonde oder Maske sowie das Anlegen eines periphervenösen Zugangs sind dann obligat. Volumengabe und ggf. Applikation α-mimetischer Katecholamine können helfen, den Blutdruck zu normalisieren. Bei Bradykardie und arterieller Hypotonie (vasovagale Synkope) kann, wenn nötig, die Herzfrequenz mit Atropin angehoben werden.

Gefäßnotfälle

Akuter venöser Verschluss

Definition: Eine *Phlebothrombose* ist ein akuter kompletter oder inkompletter Verschluss im tiefen Venensystem, eine *Thrombophlebitis* eine thrombosierende Entzündung oberflächlicher Venen.

Eine akute tiefe Venenthrombose führt bei einem kompletten Verschluss der venösen und konsekutiv arteriellen Strombahn zu:

- Phlegmasia coerulea dolens mit extremer Schwellung der Extremität,
- möglichem Volumenmangelschock,
- Rhabdomyolyse,
- arterieller und venöser Gangrän.

Sie ist an der unteren Extremität 20-mal häufiger als an der oberen. Teilverschlüsse machen meist nur geringe klinische Symptome, verursachen aber wesentlich häufiger eine Lungenarterienembolie. Letztere ist in bis zu 30% das erste Symptom einer tiefen Venenthrombose („Signalembolie").

Ursachen

Eine tiefe Thrombose ist in aller Regel ein multifaktiorelles Geschehen. Auslösend können hämodynamische Faktoren wie Stase, Bewegungsmangel und Immobilisierung sein, Störungen, die in der Gefäßwand lokalisiert sind (Trauma oder Operation) oder Störungen der Blutzusammensetzung wie Polyglobulie, Protein-C- bzw. Protein-S-Mangel, AT-III-Mangel oder aPL-Resistenz. Auch hormonelle Antikonzeptiva, Schwangerschaft oder Vorerkrankungen der Venen stellen pathogenetisch bedeutende Faktoren dar.

Symptomatik

Schwellung, Ödem und Zyanose sind wegweisende Symptome der tiefen Venenthrombose. Eine gespannte, glänzende Hautverfärbung und deutliche Überwärmung deuten ebenfalls auf das Vorliegen einer tiefen Venenthrombose hin.

Wichtig: Eine Sicherung der Diagnose kann erst im Krankenhaus erfolgen.

Präklinische Diagnostik

Eine sorgfältige Anamnese, Inspektion und körperliche Untersuchung erhärtet die Verdachtsdiagnose einer akuten tiefen Venenthrombose.

Präklinische Therapie

Neben der routinemäßigen Gabe von Sauerstoff und der Anlage eines periphervenösen Zugangs ist die Hochlagerung und ggf. Kompression der betroffenen Extremität die einzige Maßnahme, die präklinisch möglich ist.

Hinweis für die Praxis: Bei starken Schmerzen muss eine analgetische Therapie, beispielsweise durch fraktionierte und titrierte Gabe von Morphin, erfolgen.

Akuter arterieller Verschluss

Definition: Ein arterieller Verschluss ist ein akuter endovasaler Gefäßverschluss, der durch Kollateralen nicht oder nur ungenügend kompensiert wird.

Die Ischämietoleranz der Extremitäten beträgt etwa 5–6 h, danach kommt es zu irreversiblen Schäden und sekundären Kreislaufreaktionen. Die Mortalität steigt dann rasch an. Die unteren Extremitäten sind 20-mal häufiger betroffen als die oberen.

Ursachen

Embolien sind in ca. 80% der Fälle, akute arterielle Thrombosen in ca. 20% für den Verschluss verantwortlich. Vorhofflimmern, Zustand nach Myokardinfarkt oder Herzwandaneurysma sind prädisponierende Faktoren für das Auftreten eines akuten arteriellen Verschlusses. Seltene Ursachen können arterioarterielle Embolien, akute Dissektion, Vasospasmus oder Trauma sein.

Symptomatik

Die Leitsymptome des akuten arteriellen Verschlusses sind am besten in der sog. „6-P-Regel" nach Pratt erfasst:

- *Pain*: akut auftretender, „peitschenschlagartiger" Schmerz, der im weiteren Verlauf in einen dumpfen, brennenden Schmerz übergeht.
- *Pulselessness*: an der betroffenen Extremität distal des Verschlusses kein tastbarer Puls.
- *Paraesthesia*: Sensibilitätsstörungen, Taubheitsgefühl, Verminderung oder Aufhebung der Oberflächen- und Tiefensensibilität.

- *Paresis (Paralysis)*: Schwäche bis hin zur Lähmung der betroffenen Extremität.
- *Pallor*: Blässe der verschlossenen, nicht mehr durchbluteten Seite.
- *Prostration*: Schock (fakultativ, v.a. bei proximal gelegenen Verschlüssen).

Präklinische Diagnostik

Das „klassische" Krankheitsbild mit den o.g. Symptomen wird selten verkannt.

Hinweis für die Praxis: Wegweisend ist immer die Pulslosigkeit der betroffenen Extremität distal des Verschlusses.

Präklinische Therapie

Die Extremität wird tief gelagert, um eine Restdurchblutung noch zu ermöglichen. Die hoch dosierte Gabe von Sauerstoff und das Anlegen eines sicheren periphervenösen Zugangs sind selbstverständlich. Die Schmerzen werden durch fraktionierte Gabe eines Opiats, beispielsweise Morphin 1:10 verdünnt, bekämpft. Der Verbesserung der Hämodynamik dient die Infusion von 500 ml einer Vollelektrolytlösung. Wenn die Diagnose schon präklinisch eindeutig zu stellen ist, können 500 – 10 000 i.E. Heparin i.v. gegeben werden, um das Appositionswachstum des Thrombus zu verhindern.

Aneurysma dissecans

Definition: Ein Aneurysma ist eine pathologische Aufweitung des normalen Gefäßdurchmessers. Beim Aneurysma dissecans kommt es durch einen Einriss der Gefäßintima zur Ausbildung eines falschen Gefäßlumens im Bereich der Media:
- Beim Typ-A-Aneurysma (Stanford-Klassifikation) ist die Aorta ascendens betroffen; die Therapie ist akut chirurgisch.
- Das Typ-B-Aneurysma ist ohne Beteiligung der Aorta ascendens distal des Abgangs der A. subclavia und wird primär medikamentös therapiert.

Epidemiologie

Die Inzidenz akuter aortaler Dissektionen liegt bei 5 – 100 : 100 000; es handelt sich also um seltene Krankheitsbilder, bei steigender Häufigkeit im Alter.

Ursachen

Meist liegt dem Aneurysma dissecans eine arterielle Hypertonie zugrunde, häufig mit einem akuten Trauma oder einem krisenhaften Blutdruckanstieg verbunden. Prädisponierende Faktoren sind neben der arteriellen Hypertonie u.a.
- Alter,
- allgemeine Arteriosklerose,
- Schwangerschaft und
- Marfan-Syndrom.

Symptomatik

Leitsymptom ist der akute, scharfe, plötzliche Schmerz, der beim thorakalen Aortenaneurysma einen Infarkt imitieren kann.

Je nach Lokalisation kann es zur Herzbeuteltamponade, kardiogenem Schock, Blutdruckdifferenz zwischen linkem und rechtem Arm und Neuauftreten eines Herzgeräusches (akute Aorteninsuffizienz) kommen, beim Bauchaortenaneurysma tritt häufig ein dumpfer, abdominaler Schmerz auf. Die Ruptur des Aneurysmas führt zu:
- raschem Blutdruckabfall,
- Tachykardie und
- Schock.

Durch die Dissektion können verschiedene abgehende Arterienäste verschlossen werden; mit der Folge einer bunten Symptomatik, verursacht durch die Ischämie der verschiedenen Organe.

Präklinische Diagnostik

In der präklinischen Diagnostik wird selten mehr als eine Verdachtsdiagnose möglich sein, da die Symptome und Befunde vieldeutig sind. Hinweisend können die Erhebung eines kompletten Pulsstatus, die beidseitige Blutdruckmessung, Auskultation und Inspektion sein.

Hinweis für die Praxis: Bei klinischem Verdacht auf ein dissezierendes Aortenaneurysma muss unter engmaschiger Blutdruck- und EKG-Kontrolle, sowie kontinuierlicher Messung der Sauerstoffsättigung so schnell und schonend wie möglich die nächste geeignete Klinik angefahren werden.

Dort helfen Echokardiographie und Angio-CT, die Diagnose zu sichern.

Präklinische Therapie

Die präklinische Therapie beschränkt sich auf symptomatische, kreislaufstabilisierende Maßnahmen, wie
- Applikation von Sauerstoff,
- Anlegen eines periphervenösen Zugangs sowie
- suffiziente Analgesie.

Erhöhte Blutdruckwerte müssen rasch auf normale oder subnormale Werte gesenkt werden. Geeignete Medikamente sind i.v. applizierbare Betablocker, wie Esmolol, das sich aufgrund seiner kurzen Halbwertzeit und guten Steuerbarkeit anbietet, oder Metoprolol, das im weiteren Verlauf einfacher zu handhaben ist. Ziel ist ein systolischer Blutdruck unter 90 – 110 mmHg und eine Herzfrequenz unter 60 / min (Westaby 1995).

Kernaussagen

Herzinsuffizienz
Eine akute Beeinträchtigung der myokardialen Pumpfunktion und unzureichende Sauerstoffversorgung des Körpers kennzeichnen die akute Herzinsuffizienz.

Kardiales Lungenödem und kardiogener Schock
Die Therapie des kardial bedingten Lungenödems besteht in der sofortigen Senkung von Vor- und ggf. Nachlast, der Verbesserung der Oxygenierung und der Kreislaufstabilisierung.

13

Koronare Herzerkrankung
Manifestationsformen der koronaren Herzerkrankung sind die stabile Angina pectoris, das akute Koronarsyndrom und der plötzliche Herztod.

Akute Rhythmusstörungen
Jede Abweichung vom normalen Sinusrhythmus ist eine Rhythmusstörung.
Bradykarde werden von tachykarden, stabile von instabilen Rhythmusstörungen unterschieden.
Die Therapie folgt standardisierten Algorithmen.

Notfälle bei Schrittmacherpatienten
Notfälle können durch eine Schrittmacherfehlfunktion, durch eine schrittmachervermittelte hämodynamische Instabilität bei einer zugrunde liegenden Rhythmusstörung oder eine nicht optimale Programmierung verursacht werden.

Notfälle bei Patienten mit AICD
Notfallsituationen können sich zum einen aus dem Nichterkennen einer lebensbedrohlichen Rhythmusstörung durch das Gerät ergeben, die dann in üblicher Weise versorgt wird, zum anderen aus einer unkontrollierten, nicht indizierten, wiederholten Schockabgabe.
In der Regel wird der AICD durch die Auflage eines geeigneten Magneten inhibiert.

13

Arterielle Hypertonie
Notfallmedizinisch relevant sind nur die hypertensive Dringlichkeit und der hypertensive Notfall.
Eine hypertensive Dinglichkeit („hypertensive urgency") liegt vor, wenn der Blutdruck ohne Organdysfunktionen massiv ansteigt, ein hypertensiver Notfall („hypertensive emergency"), wenn neben krisenhaften Blutdruckanstieg akute Endorganschäden auftreten.
Eine zu rasche und zu starke Blutdrucksenkung kann zu irreversiblen ischämischen Komplikationen führen.

Hypotonie
Exakte Grenzwerte zur Definition einer Hypotonie fehlen.
Eine nicht durch einen Schock (kardiales Pumpversagen oder Volumenmangel) bedingte Hypotonie bedarf in der Regel keiner weiteren Behandlung.

Gefäßnotfälle
Akute Gefäßverschlüsse bedürfen dringend einer stationären Abklärung und weiteren Therapie.
Präklinisch stehen Analgesie, Lagerungsmaßnahmen und ggf. Antikoagulation im Vordergrund.

Aneurysma dissecans
Leitsymptom ist der akute, scharfe, plötzliche Schmerz.
Die präklinische Therapie beschränkt sich auf symptomatische Maßnahmen.

Literatur

Akashi YJ, Nakazawa K, Sakkakibara M, Miyake F, Koike H, Sasaka K. The clinical features of takotsubo cardiomyopathy. Q J Med 2003; 96: 563–573.

Allessie MA, Bonke FIM, Schopman FJG. Circus movement in the rabbit atrial muscle as a mechanism of tachycardia II. The role of non-uniform recovery of excitability in the occurrence on unidirectional block as studied with multiple electrodes. Circ Res 1976; 39: 168–177.

Andersen RH, Becker AE, Brechenacher C, Davies MJ, Rossi L. The human atrioventricular area: a morphologic study of the AV node and bundle. Europ J Card 1975; 8:11–25.

Andersen RH, Nielsen TT, Rasmussen K, et al. for the DANAMI-2 Investigators. The Danish multicenter randomized trial on thrombolytic therapy versus acute coronary angioplasty in acute myocardial infarction. New Engl J Med 2003; 8: 349–356.

Anselm F, Hook B, Monahan K. Heterogenity of retrograde fastpathway conduction pattern in patients with atrioventricular nodal reentry tachycardia: observations by use of simultaneous multisite catheter mapping of Kochs' triangle. Circulation 1996; 93: 960–968.

Arntz H-R, Bossaert L, Fillipatos GS. European Resuscitation Council Guidelines für Resuscitation 2005, Section 5. Initial management of acute coronary syndromes. Resuscitation 2005; 67 (S1): 87–96.

Berger AK, Radford MJ, Wang Y, Krumholz HM. Thrombolytic therapy in older patients. J Am Coll Cardiol 2000; 36: 366–374.

Bernstein AD, Camm AJ, Fletcher RD. The NASPE/BPEG generic pacemaker code for antibradyarrhythmiaand adaptive-rate pacing and and antitachyarrhythmia devices. PACE 1987; 10: 794–799.

Bohlscheid V, Kronski D, Doering W. Schrittmachernotfälle – Achillesferse des Notarztes? Notarzt 1999; 15: 1–8.

Bonnefoy E, Lapostolle F, Leizorovicz A, Steg PG, Mac Fadden EP, Dubien PY, Cattan S, Boullenger E, Machecourt J. Primary angioplasty versus prehospital fibrinolysis in acute myocardial infarction: a randomised study. Comparison of Angioplasty and Prehospital thrombolysis in Acute Myocardial Infarction (CAPTIM) Study group. Lancet 2002; 360: 825–829.

Braunwald E, Kloner RA. The stunned myocardium: prolonged postischemic ventricular dysfunction. Circulation 1982; 66: 1146–1149.

Brown JH, Taylor P. Muscarinergic receptor agnsoists and antagonists. In: Hardmann JG, Limbird LE (eds). Goodman and Gilman's. The pharmacologic basis of therapeutics. New York: McGraw-Hill; 1996: 141–160.

Brugada P, Brugada J, Mont L, Smeets J, Andries EW. A new approach to the differential diagnosis of a regular tachycardia with a wide QRS complex. Circulation 1991; 69: 1649–1659.

CAST Investigators. Preliminary report, effect of encainide and flecainide on mortality in a randomized trial of arrhythmia suppression after myocardial infarction. New Engl J Med 1898; 321: 406–412.

CAST II. Effect of antiarrhythmic agent moricizine on survival after myocardial infarction. New Engl J Med 1992; 327: 227–233.

Castillo J, Leira R, García MM, Serena J, Blanco M, Dávalos A. Blood Pressure Decrease During the Acute Phase of Ischemic Stroke Is Associated With Brain Injury and Poor Stroke Outcome. Stroke 2004; 35(2): 526–527.

Conti JB, Curtis AB. Adenosine: Use as a diagnostic and therapeutic tool. Card Electrophysiol Rev 2000; 4: 227–232.

Cotter G, Kaluski E, Moshkovitz Y, Milovanov O, Krakover R, Vered Z. Pulmonary edema: new insight on pathogenesis and treatment. Curr Opin Cardiol 2001; 16: 159–163.

Dauchot P, Gravenstein JS. Effects of atropine on the electrocardiogram in different age groups. Clin Pharmacol Ther 1971; 12: 274–280.

Deakin CD, Sado D, Petley G, Clewlow F. Determing the optimal paddle force for external defibrillation. Am J Cardiol 2002; 90: 812–813.

Deakin CD, Nolan JP. European Resuscitation Council Guidelines for Resuscitation 2005, Section 3: Electrical therapies: Automated external defibrillators, defibrillation, cardioversion and pacing. Resuscitation 2005; 67 (S1): 25–37.

DiMarco JP, Sellers TD, Lerman BB, Greenberg ML, Berne RM, Berlardini L. Diagnostic and therapeutic use of adenosine in patients with supraventrikular tachyarhythmias. J AmColl Cardiol 1985; 6: 417–425.

Dote K, Sato H, Tateishi H, et al. Myocardial stunning due to simultaneous multivessel spasms: a review of five cases (in Japanese with English abstract). J Cardiol 1991; 21: 203–214.

El-Sherif N, Boutjdir M, Gough WB. Early afterdepolarisations and arrhythmogenesis. J Cardiovasc Electrophysiol 1990; 1: 145–160.

Fischer W, Ritter Ph. Praxis der Herzschrittmacher-Therapie. Berlin: Springer; 1997.

Forest RS, Shofer FS, Sease KL, Hollander JE. Assessment of the standardized reporting guidelines ECG classification system: the presenting ECG predicts 30-day outcomes. Ann Emerg Med 2004; 44 (3): 206–212.

Fröhlig G, Carlson J, Jung J, Koglek W, Lemke B, Markewitz A, Neuzner J (eds). Herzschrittmacher- und Defibrillator-Therapie. Stuttgart: Georg Thieme; 2006.

Gilman's. The pharmacologic basis of therapeutics. New York: McGraw-Hill 1996: 199–248

Graham DI. Ischemic brain damage following emergency blood pressure lowering in hypertensive patients. Acta Sca Med 1983; 678 (Suppl): 61–69.

Hamm CW. Leitlinien: Akutes Koronarsyndrom (ACS). Teil 1: ACS ohne persistierende ST-Hebung. Z Kardiol 2004a; 93: 72–90.

Hamm CW. Leitlinien: Akutes Koronarsyndrom (ACS). Teil 2: ACS mit ST-Hebung. Z Kardiol 2004b; 93: 324–341.

Haverkamp W, Breithart G. Moderne Herzrhythmustherapie. Stuttgart: Georg Thieme; 2003.

Heuer H, Krämer LI. Therapie bradykarder Rhythmusstörungen. In: Griebenow R, Gülker H (Hrsg). Autonomes Nervensystem und Herzrhythmusstörungen. Georg Thieme: Stuttgart; 1990: 213–235.

Hochmann JS, Sleeper LA, Webb JG, et al. Early revaskularization in acute myocardial infarctioncomplicated by cardiogenic shock. N Eng J Med 1999; 341: 625–634.

Hulten E, Jackson JL, Douglas K, George S, Villines TC. Early, intensive statin use may improve outcomes in acute coronary syndrome. Arch Intern Med 2006; 166: 1814–1821.

Janaury CT, Riddle JM. Early afterdepolarisations: mechanism of induction and block. A role for L-Type Ca^{2+} current. Circ Res 1989; 64: 977–990.

Joint National Committee on Prevention, Detection and Treatment of High Blood Pressure. The seventh report of the Joint National Committee on Prevention, Detection and Treatment of High Blood Pressure. JAMA 2003; 2560–2572.

Kolb C, Schmitt C. Mögliche Störungen von Herzschrittmachern und implantierten Defibrillatoren. Kardiologie up2date 2006; 2: 119–125.

Koster RW, Dorian P, Chapman FW, Schmitt PW, O'Grady SG, Walter RG. A randomized trial comparing monophasic and biphasic waveform shocks for external defibrillation of atrial fibrillation. Am Heart J 2004; 147: e20.

Link A, Walenta K, Böhm M. Der hypertensive Notfall. Internist 2005; 46: 557 – 564.
Lüderitz B. Therapie der Herzrhythmusstörungen. Berlin: Springer; 2000.
Mayer AG. Rhythmical pulsation in scyphomedusae. Washington: Carnegie Institution of Washington; 106, Publication No. 47.
Merli E, Sutcliffe S, Mauro G, Sutherland GGR. Tako-Tsubo cardiomyopathy: New insight into the possiple underlying pathophysiology. Eur J Echocardiography 2006; 7: 53 – 61.
Mohri M, Koyanagi M, Egashira K, et al. Angina pectoris caused by coronary microvascular spasm. Lancet 1998; 351: 1165 – 1169.
Morrison LJ, Verbeek PR, McDonald AC, Sawdsky BV, Cook DJ. Mortality and prehospital thrombolysis for acute myocardial infarction: a metaanalysis. JAMA 2000; 283: 2686 – 2692.
Müller Ch, Scholer A, Laule-Kilian K. Use of B-type natriuretic peptide in the evaluation and management of acute dyspnea. N Engl J Med 2002; 350: 647 – 654.
Nattel S. New ideas about atrial fibrillation 50 years on. Nature 2002; 415 (6868): 219 – 226.
Nolan JP, Deakin CD, Soar J, Böttiger BW, Smith G. European Resuscitation Council Guidelines for Resuscitation 2005. Section 4: Adult advanced life support. Resuscitation 2005; 67 (S1): 37 – 86.
Newman D. Overview of Lidocaine. Card Electrophysiol Rev 2000; 4: 248 – 250.
Pilz H. Der hypertensive Notfall. Hypertonie 2004; 8: 486 – 492.
Pollack CV, Roe MT, Peterson ED. 2002 Update to the ACC / AHA Guidelines for the Management of Patients With Unstable Angina an Non-ST-Elevation Myocardial Infarction: Implications for Emergency Department Practice. Ann Emerg M 2003; 41: 355 – 369.
Roskamm H, Neumann FJ, Kalusche D, Bestehorn HJ (Hrsg). Herzkrankheiten. Berlin: Springer; 2004.
Rubart M, Zipes DP. Genesis of cardiac arrythmias: electrophysiological considerations. In: Zipes DP, Libby P, Bonow RO, Braunwald E (eds). Braunwald's Heart Disease. A textbook of cardiovascular medicine. Philadelphia: Elsevier Saunders; 2005: 653 – 919.
Ryan TJ, Antmann EM, Brooks NH, et al. Update: ACC / AHA Guidelines for the management of patients with acute myocardial infarction: executive summary and recommendations: a report of the American college of cardiology / American heart association task force on practice guidelines (Committee on management of acute myocardial infarction). Circulation 1999 a; 100: 1016 – 1030.
Ryan TJ, Antmann EM, Brooks NH, Calif RM, et al. 1999 Update: ACC / AHA Guidelines for the management of patients with acute myocardial infarction: a report of the American college of cardiology / American heart association task force on practice guidelines (Committee on management of acute myocardial infarction). J Am Coll Cardiol 1999b; 34: 890 – 911.
Sager PT. Investigational class III antiarrhythmic agents. Cardiac Electophysiol Rev 2000; 4: 320 – 326.
Saoudi N, Cosio F, Waldo A. Classification of atrial flutter and regular atrial tachycardia according to electrophysiologic mechanism and anatomic base: a statement from a joint expert group from the Working Group of Arrhythmias of the European Society of Cardiology and the North American Society of Pacin and Electrophysiology. J Cardiovasc Electrophysiol 2001; 12: 852 – 866.
Satoh H, Tateishi H, Uchida T, et al. Takotsubo-type cardiomyopathy due to multivessel spasm. In: Kodama K, Haze K, Hon M (eds). Clinical aspect of myocardial injury: from ischemia to heart failure (in japanese). Tokyo: Kagakuhyouronsya Co.; 1990: 56 – 64.
Scherf D, Schott A. Extrasystoles and allied arrhythmias. New York: Grune & Stratton; 1953.
Stambler BS. Update on intravenous Ibutilide. Cardiac Electophysiol Rev 2000; 4: 2743 – 2747.
Stanton M. Class I antiarrhythmic drugs: quinidine, procainamide, disopyramide, lidocaine, mexiletine, tocainide, phytoin, morizine, flecainide, propafenone. In: Zipes DP, Jalif J (eds). Cardiac electrophysiology. From cell to bedside. 3rd ed. Philadelphia: WB Saunders; 2000: 890 – 903.
Steg PG, Bonnefoy E, Chaubaud S, Lapostolle F, Dubien PY, Cristofini P, Leizorovicz A, Touboul P. Impact of Tome to treatment on mortality after prehospital fibrinolysis or primary angioplasty. Circulation 2003; 108: 2851 – 2856.
Stults KR, Brown DD, Cooley F, Kerber RE. Self-adhesive monitor / defibrillation pads improve prehospital defibrillation success. Ann Emerg Med 1987; 16: 872 – 877.
Task force of the Working Group on Arrhythmias of the European Society of Cardiology. The Sicilian Gambit. A new approach to the classification of antiarrhythmic drugs based on their actions on arrhythmogenic mechanisms. Circulation 1991; 84: 1831 – 1851.
Thiemann DR, Coresh K, Schulman SP, Grestenblith G, Oetgen WJ, Powe NR. Lack of benefit of intravenous thrombolysis in patients with myocardial infarction who are older than 75 years. Circulation 2000; 101: 2239 – 2246.
Ueyama T. Emotional stress-induced Tako-tsubo cardiomyopathy: animal model and molecular mechanism. Annals of the New York Academy of Sciences 2004; 1018: 437 – 444.
Vaughan-Williams EM. Classification of antiarrhythmic drugs. In: Sandoe E, Flensted-Jensen E, Olsen KH (ed). Cardiac arrhythmias Astra. Sondertalje Sweden; 1979: 449 – 472.
Westaby S. Management of aortic dissection. Curr Opin Cardiol 1995; 10: 505 – 510.
Windecker S, Kay GN, Epstein AE, Plumb VJ. Atrial flutter. Cardiac Electrophysiology Review 1997; 1: 52 – 60.
Zerkowski HR, Baumann G. HerzAkutMedizin. Darmstadt: Steinkopff; 2006.

13.2 Lungenembolie

A. Walther, B. W. Böttiger

Roter Faden

Die Prävalenz der Lungenembolie bei Autopsien ist in den letzten 3 Jahrzehnten unverändert hoch und liegt bei 12–15% der zuvor stationären Patienten. Nur in etwa 30% der autoptisch gesicherten Fälle wird die Diagnose zu Lebzeiten gestellt. Die jährliche Inzidenz der Lungenarterienembolie wird in westlichen Industrieländern mit 1–1,5 Fällen pro 1000 Personen angegeben. Die Anzahl klinisch stumm verlaufender Embolien liegt vermutlich ungleich höher. Die Inzidenz venöser Thromboembolien zeigt eine enge Altersabhängigkeit. Mit etwa 20000–25000 Todesfällen pro Jahr zählt die Lungenembolie zu den Haupttodesursachen hospitalisierter Patienten.

Wichtig: Charakteristisch für die Lungenembolie ist eine hohe Frühletalität. Innerhalb von 2h nach Symptombeginn ereignen sich bis zu 90% aller Todesfälle.

Unbehandelt beträgt die Mortalität der Lungenembolie ca. 30%. Unter adäquater Therapie lässt sich die Mortalitätsrate auf 2–8% senken (Stein et al. 1995).

Ursachen und Risikofaktoren

Definition: Unter einer Lungenarterienembolie versteht man den partiellen oder vollständigen embolischen Verschluss eines Lungenarterienastes, wobei sich der Verschluss entweder zentral im Bereich der A. pulmonalis, eines Hauptastes oder peripher im Bereich der Segment- bis Subsegmentarterien manifestieren kann.

Ursachen. Die häufigste Ursache einer Lungenembolie ist die tiefe Beinvenenthrombose. Auch andere Embolieursachen wie Luft, Fett, Knochenmark, Palacos oder Amnionflüssigkeit können zur Lungenembolie führen. Der vorliegende Beitrag fokussiert auf die venöse Thromboembolie der Lunge.

Die häufigsten genetischen Defekte, die mit einem vermehrten Auftreten thromboembolischer Ereignisse behaftet sind, umfassen die APC-Resistenz (aktiviertes Protein C, APC), die in 90% der Fälle durch Punktmutation des Faktors V verursacht wird, die Faktor-II-20210A-Mutation, die Hyperhomozysteinämie sowie den Antithrombin-, Protein-C- oder Protein-S-Mangel (Torbicki et al. 2000).

Risikofaktoren. Die zunehmende Inzidenz der tiefen Beinvenenthrombose und der Lungenembolie mit steigendem Alter ist möglicherweise als Folge einer Komorbidität zu sehen, da Begleiterkrankungen ebenfalls als Risikofaktoren für thromboembolische Ereignisse zu werten sind. Schon kurzzeitige Immobilisation stellt einen prädisponierenden Faktor für venöse Thromboembolien dar.

Das Risiko einer venösen Thromboembolie ist während der Schwangerschaft 5fach erhöht. Orale Antikontrazeptiva und postmenopausale Hormontherapie führen zu einem 3fach erhöhten Risiko. Auch besteht eine Assoziation zwischen Malignomerkrankungen und einer erhöhten Inzidenz thromboembolischer Ereignisse (Torbicki et al. 2000).

Der Nachweis der Thromboemboliequelle gelingt zu 50–70%. Die Inzidenz einer Lungenembolie ist abhängig von der Thrombuslokalisation. Dabei steigt die Inzidenz für das Auftreten einer Lungenembolie bei tiefen Becken- und Beinvenenthrombosen von distal nach proximal an.

Symptomatik

Die klinischen Beschwerden im Rahmen der Lungenembolie sind unspezifisch und vielgestaltig und reichen in Abhängigkeit vom Schweregrad und der Lokalisation des thromboembolischen Ereignisses von symptomlosen Embolien bis hin zur fulminanten Lungenembolie mit vitaler Gefährdung.

Wichtig: Kein Risikofaktor, kein Symptom und kein klinischer Untersuchungsbefund können eine Lungenembolie nachweisen oder ausschließen.

Die häufigsten klinischen Symptome einer akuten Lungenembolie sind (Stein et al. 1995; Wells et al. 1998):
- Dyspnoe und Tachypnoe mit plötzlichem Beginn,
- Tachykardie,
- Thoraxschmerz,
- Synkopen und
- Hämoptysen.

Bei jedem anderweitig nicht zu erklärendem akuten kardiopulmonalen Krankheitsbild sollte immer frühzeitig auch an eine Lungenembolie gedacht werden. Ein Großteil der Embolien verläuft rezidivierend. Schweren Verläufen gehen in fast 70% oligosymptomatische Ereignisse, sog. *Signalembolien*, voraus.

Pathophysiologie

Pathophysiologisch findet sich bei der Lungenembolie durch Einschwemmung thrombotischen Materials in die Lungenstrombahn ein plötzlicher Anstieg der rechtsventrikulären Nachlast. Durch die Zunahme der rechtsventrikulären Füllung wird das interventrikuläre Septum nach links verlagert, was die linksventrikuläre Füllung behindert. Daraus resultiert ein Abfall des linksventrikulären Schlagvolumens und des systemischen Blutdrucks. Die in Folge des erhöhten rechtsventrikulären Druckes bereits verminderte rechtsventrikuläre Koronarperfusion fällt weiter ab. Dies führt letztlich zur Dekompensation des rechten Ventrikels.

Durch die Freisetzung humoraler, vasokonstriktorisch wirkender Mediatoren wird der Anstieg der rechtsventrikulären Nachlast noch verstärkt. Die Hypoxie des rechten Ventrikels wird durch eine embolieinduzierte und mediatorvermittelte Zunahme der Shuntfraktion verstärkt. Diese Zunahme der Shuntfraktion ist entweder intrapulmonal durch ein gestörtes Ventilations-Perfusions-Verhältnis oder intrakardial durch ein funktionell wiedereröffnetes Foramen ovale, das sich in bis zu 35% der Fälle echokardiographisch nachweisen lässt, bedingt (Calvin 1991).

Einteilung

Vor dem Hintergrund der hämodynamischen Stabilität des Patienten wird eine Unterscheidung in 4 Risikogruppen vorgenommen (S2-Richtlinie 2005; Torbicki et al. 2000):

- Risikogruppe I: hämodynamisch stabile Patienten ohne Zeichen der rechtsventrikulären Dysfunktion.
- Risikogruppe II: echokardiographische Zeichen der Rechtsherzbelastung bei hämodynamisch stabilen Patienten charakterisieren eine Subgruppe der nichtmassiven Lungenembolie, die als submassive Lungenembolie eingeordnet ist.
- Risikogruppe III: massive Lungenembolie, definiert als Schock und/oder Hypotension mit einem systolischen Blutdruck <90 mmHg oder einem Blutdruckabfall von mehr als 40 mmHg über mehr als 15 min, wobei eine neu aufgetretene Arrhythmie, Hypovolämie oder Sepsis als Ursache der Schocksymptomatik bzw. Hypotension ausgeschlossen sein müssen.
- Riskiogruppe IV: reanimationspflichtige Patienten.

Diagnostik

Mittels Basisdiagnostik soll der klinische Verdacht einer Lungenembolie erhärtet, v.a. aber differenzialdiagnostische Erkrankungen (Tab. 13.**8**) als mögliche Ursache ausgeschlossen werden. Zur Basisdiagnostik zählen

- die Vitalparameter,
- die Röntgenthoraxaufnahme,
- ein EKG und
- die Blutgasanalyse.

Jeder Parameter für sich ist zur Diagnose der Lungenembolie ungeeignet, alle zusammen sind aber geeignet, einen Gesamteindruck der Situation zu vermitteln.

Wichtig: Bei Verdacht auf Lungenembolie besteht ein grundsätzlicher Unterschied im diagnostischen Vorgehen zwischen klinisch stabilen und instabilen Patienten. Das Kriterium für Stabilität ist in erster Linie die Hämodynamik.

Hämodynamisch stabiler Patient

Erster Diagnoseschritt. Der erste Diagnoseschritt sollte die Kombination von D-Dimer-Test und klinischer Wahrscheinlichkeit sein (Abb. 13.**32**, Tab. 13.**9**) (S2-Richtlinie 2005; Wells et al. 1998). Der quantitative ELISA-Test mit einem Cut-off-Wert von 500 µg/l erreicht eine Sensitivität von nahezu 100%, jedoch nur eine relative Spezifität von etwa 40–70% in Abhängigkeit vom Lebensalter. Bei Patienten mit einem Lebensalter von mehr als 70 Jahren sinkt die Spezifität sogar unter 40% (Perrier et al. 1997). Normale D-Dimer-Plasmaspiegel in einer ELISA-Laborbestimmung schließen bei geringer klinischer Wahrscheinlichkeit eine Thromboembolie der Lunge aus. Bei mittlerer oder hoher klinischer Wahrscheinlichkeit einer Lungenarterienembolie und negativem D-Dimer-Wert ist eine weiterführende Lungenemboliediagnostik zu fordern.

Tabelle 13.**8** Differenzialdiagnosen der akuten Lungenembolie (Goldhaber 1998)

▸ Myokardinfarkt
▸ Myo- bzw. Perikarditis
▸ Perikardtamponade
▸ Primäre pulmonale Hypertension
▸ Aortendissektion
▸ Akute (Global-)Herzinsuffizienz
▸ Lungenödem
▸ Akute Exazerbation einer COPD, Asthma
▸ Pneumonie bzw. Bronchitis
▸ Pleuritis
▸ Lungenkarzinom
▸ Spannungspneumothorax
▸ Sepsis
▸ Blutung
▸ Rippenfrakturen
▸ Akute Kostochondritis
▸ Muskuloskelettale Schmerzen

Zweiter Diagnoseschritt. Im zweiten Diagnoseschritt sollten bildgebende Verfahren Anwendung finden. Ihre Auswahl hängt von der lokalen Verfügbarkeit und der Expertise ab:

- Mit einer Sensitivität von 41–98% und einer Spezifität von 10–97% ist mittels *Ventilations/Perfusions-Szintigraphie* in Abhängigkeit und nur durch Einbeziehung der klinischen Symptomatik eine wahrscheinlichkeitsgewichtete Aussage zum Vorliegen einer Lungenembolie möglich. Bei etwa 50% der Patienten mit suspekter Lungenembolie ist nach V/P-Szintigraphie die Diagnose „Lungenembolie" weiter unsicher und erfordert somit weitergehende Diagnostik.
- Im Vergleich zur Szintigraphie bietet die *Spiral-CT* die Vorteile des geringeren Zeitbedarfs und der höheren Spezifität bei einer Sensitivität von etwa 96%. Mit der Entwicklung der Geräte der zweiten (Vierzeilendetektor) und dritten Generation (MultiSlice-CT) erhöhte sich die Sensitivität für periphere Embolien. Das Spiral-CT ist mit einer indirekten CT-Venographie kombinierbar (S2-Richtlinie 2005).
- Die *Pulmonalisangiographie* gilt als der historische Goldstandard in der Diagnostik der Lungenembolie. Von allen diagnostischen Methoden hat die Pulmonalisangiographie das höchste prozedurale Risiko. Die Pulmonalisangiographie ist nur in den Fällen erforderlich,

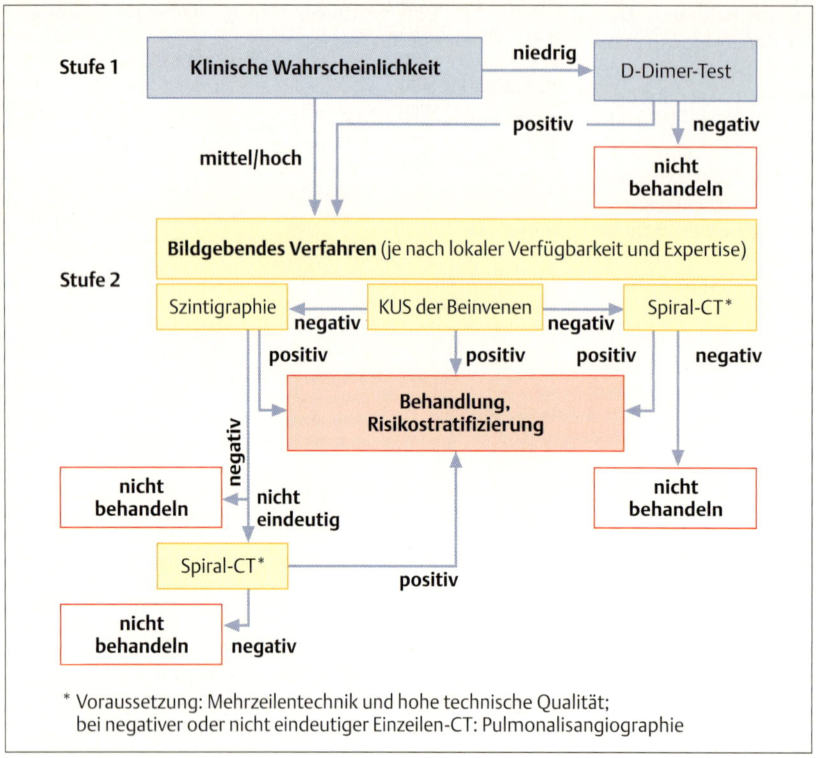

Abb. 13.**32** Diagnostischer Algorithmus bei Verdacht auf Lungenembolie: hämodynamisch stabiler Patient. KUS = Kompressionsultraschall (S2-Richtlinie 2005).

Tabelle 13.**9** Bestimmung der klinischen Wahrscheinlichkeit einer Lungenembolie (Wells et al. 1998)

Klinische Charakteristik	**Score**
Klinische Zeichen einer Venenthrombose	3,0
Lungenembolie wahrscheinlicher als eine andere Diagnose	3,0
Herzfrequenz > 100 / min	1,5
Immobilisation oder Operation in den vergangenen 4 Wochen	1,5
Frühere tiefe Venenthrombose oder Lungenembolie	1,5
Hämoptyse	1,0
Krebserkrankung (aktiv oder in den vergangenen 6 Monaten)	1,0
Wahrscheinlichkeit einer Lungenembolie	
Gering	< 2,0
Mittel	2,0 – 6,0
Hoch	> 6,0

in denen die Mehrzeilen-Spiral-CT keinen eindeutigen Befund bringt oder wenn bei hoher klinischer Wahrscheinlichkeit die Einzeilen-Spiral-CT negativ war und keine andere bildgebende Untersuchung möglich ist.

- Thromboembolien der Lunge sind Komplikationen einer Thrombose, was die *Duplexsonographie* oder Phlebographie zu einem wichtigen Teil der Diagnostik macht. Bei Patienten mit mittlerer oder hoher klinischer Wahrscheinlichkeit für eine Lungenembolie darf die Diagnose bei Nachweis einer Beinvenenthrombose als gesichert gelten (S2-Richtlinie 2005).

Wichtig: Bei nachgewiesener Lungenembolie ist eine Risikostratifizierung der Patienten indiziert.

Hierzu eignet sich besonders die Echokardiographie. Die fehlende Invasivität der Untersuchung und die rasche Verfügbarkeit im Notfall stellen Vorteile dieser Untersuchungsmethode dar.

Risikostratifizierung

Echokardiographie. Die Echokardiographie erlaubt den Nachweis kardialer und zentraler pulmonalarterieller Thromben, eine Einschätzung der rechtsventrikulären Dysfunktion und ist bei der Abgrenzung wichtiger Differenzialdiagnosen hilfreich.

Typische Zeichen einer hämodynamisch relevanten Lungenembolie sind:

- dilatierter, hypokinetischer rechter Ventrikel,
- Vorwölbung des interventrikulären Septums in Richtung des linken Ventrikels,
- Dilatation der proximalen Pulmonalarterien,

- Trikuspidalinsuffizienz,
- Dilatation der V. cava inferior mit fehlendem inspiratorischem Kollaps.

TEE. Die transösophageale Echokardiographie (TEE) ist in der Detektion der Rechtsherzbelastung und im direkten Thrombusnachweis der transthorakalen Echokardiographie überlegen. Im Vergleich mit der Spiralcomputertomographie weist die TEE eine geringere Sensitivität bei gleicher Spezifität auf.

Herztroponine und natriuretische Peptide. Sie gelten als viel versprechende Parameter für die Risikostratifizierung der Lungenembolie. Aufgrund seines hohen negativ prädiktiven Wertes von 90 – 99 % kann ein negativer Troponintest bei Aufnahme bei adäquater Antikoagulation mit hoher Zuverlässigkeit einen komplizierten Verlauf der Lungenembolie in der Akutphase ausschließen. Auch die natriuretischen Peptide BNP (brain natriuretic peptide) und N-terminal-pro BNP besitzen einen hohen negativ prädiktiven Wert, der fast bei 100 % liegt (Konstantinides et al. 2002; Kucher et al. 2003).

Hämodynamisch instabiler Patient

Die transthorakale Echokardiographie stellt beim klinisch instabilen Patienten den entscheidenden Schritt in der Diagnostik dar (Abb. 13.**33**). Bei massiver Lungenembolie ist die akute rechtsventrikuläre Dysfunktion als Ursache der klinischen Instabilität anzusehen, bei fehlender rechtsventrikulärer Dysfunktion gilt die Lungenembolie als Ursache der klinischen Instabilität als ausgeschlossen. Lediglich die Patienten, bei denen die rechtsventrikuläre Dysfunktion als Akutereignis fraglich ist oder bei denen aus technischen Gründen keine adäquate Echokardiographie durchgeführt werden kann, müssen bei fortbestehendem Verdacht auf Lungenembolie einer weiteren bildgebenden Diagnostik unterzogen werden (S2-Richtlinie 2005).

Therapie

Bei Patienten der Risikogruppe I ist die alleinige Antikoagulation die Therapie der Wahl. Nebenwirkungsreichere Interventionen wie Thrombolyse oder Embolektomie sind v. a. in den Risikogruppen III und IV indiziert.

Antikoagulation

Nach Ausschluss von Kontraindikationen ist bereits bei dringendem Verdacht auf eine Lungenembolie die Heparingabe indiziert. Beim Erwachsenen werden initial 5000 – 10 000 IE unfraktioniertes Heparin intravenös appliziert, anschließend eine 1,5 – 2fache Verlängerung der partiellen Thromboplastinzeit (PTT) angestrebt.

Risikogruppe I. Bei Patienten mit nichtmassiver Lungenembolie erwies sich die Gabe von niedermolekularem Heparin in entsprechender Dosierung mindestens ebenbürtig. Die ACCP-Konsensuskonferenz stuft die Gabe niedermolekularer Heparine bei Patienten mit Lungenembolie der Risikoklasse I aufgrund gleicher Wirksamkeit, höherer Sicherheit, geringerer Mortalität, geringerem Risiko der heparininduzierten Thrombozytopenie und der Möglichkeit der ambulante Behandlung als eine Grad-1A-Empfehlung ein. Eine Ausnahme stellen lediglich Patienten mit schwerer Nierenfuktionsstörung dar. Eine Kontrolle der Antikoagulation durch regelmäßige Anti-Faktor-Xa-Aktivitätsbestimmung ist nicht erforderlich (Büller et al. 2004; Motsch et al. 2006). Von den niedermolekularen Heparinen ist Tinzaparin in einer Dosierung von einmal täglich 175 IE/kg KG s. c. sowie die gewichtsadaptierte Gabe von Fondaparinux zur Therapie der nicht-massiven Lungenembolie zugelassen (Büller et al. 2004; Büller et al. 2003).

Eine *Kontraindikation* zur Heparingabe stellt die heparininduzierte Thrombozytopenie (HIT) Typ II dar. In diesem Fall kann auf Danaparoid oder Lepirudin ausgewichen werden.

Risikogruppe II. Bei Patienten der Risikogruppe II in hämodynamisch stabilem Zustand, aber mit rechtsventrikulärer Dysfunktion, ist die optimale Therapie noch ungeklärt. Die systemische Thrombolyse kann gegenüber der alleinigen Antikoagulation den klinischen Verlauf verbessern, eine Reduktion der Mortalität ist jedoch nicht belegt. Wegen der höheren Komplikationsrate einer Thrombolyse kann gegenwärtig keine klare Empfehlung ausgesprochen werden (S2-Richtlinie 2005).

Ist eine medikamentöse Stabilisierung des Kreislaufs erforderlich, ist aufgrund der hämodynamischen Veränderungen bei akuter Lungenembolie mit Abfall der rechtsventrikulären Koronarperfusion bei arterieller Hypotension Noradrenalin das initiale Katecholamin der Wahl.

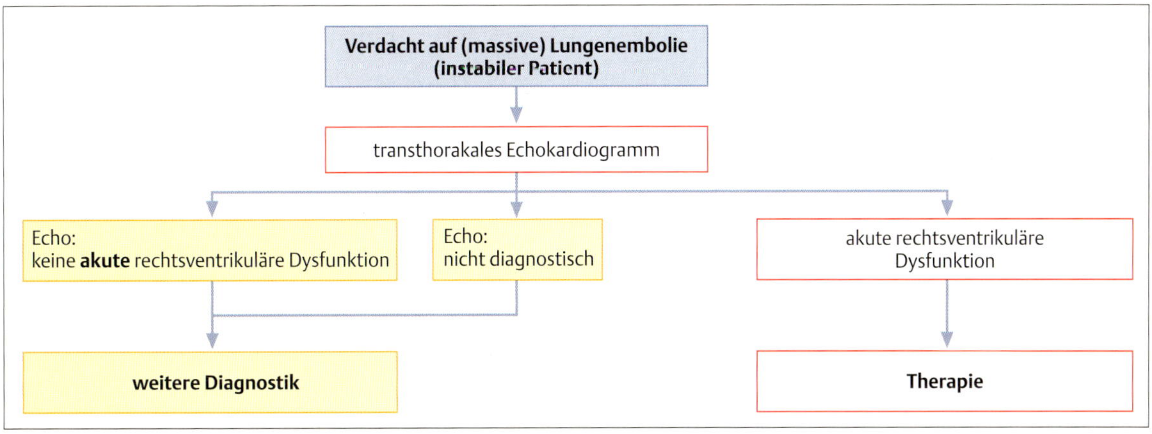

Abb. 13.**33** Diagnostischer Algorithmus bei Verdacht auf Lungenembolie: hämodynamisch instabiler Patient (S2-Richtlinie 2005).

13

Streptokinase	▸ 250 000 IU initial, danach 100 000 IU / Stunde über 24 h oder ▸ 1,5 Mio IU über 2 h
Urokinase	▸ 4400 IU / kgKG initial ▸ danach 2200 IU / kgKG über 12 h
Rekombinanter Gewebeplasminogen-aktivator (rt-PA)	▸ 100 mg über 2 h oder ▸ 0,6 mg / kgKG über 15 min

Tabelle 13.**10** Mögliche Lyseschemata (Büller et al. 2004; Torbicki et al. 2000)

Falls erforderlich, so hat sich der zusätzliche Einsatz von Dobutamin bewährt. Eine Volumengabe ist meist nicht indiziert (Walther et al. 2002).

Der klinische Nutzen durch selektive Senkung des pulmonalarteriellen Druckes mittels inhalativem Stickstoffmonoxid (NO), Prostacyclinaerosol oder Sildenafil, ein Phosphodiesterase-5-Inhibitor, kann zum jetzigen Zeitpunkt noch nicht abschließend beurteilt werden (Ganière et al. 2006; Walther et al. 2002). Die systemische Gabe von Vasodilatatoren zur Senkung des pulmonalvaskulären Widerstands ist kontraindiziert.

13

Hinweis für die Praxis: Bei mechanischer Beatmung kann der positive intrathorakale Druck während der Beatmung die rechtsventrikuläre Belastung und den Septumshift verstärken. Die Verwendung geringer Tidalvolumina kann hier vorteilhaft sein.

Risikogruppe III. Hämodynamisch instabile Patienten der Risikogruppe III haben eine ungünstige Prognose, wenn der rechte Ventrikel nicht umgehend entlastet wird. Im Gegensatz zu Heparin führt eine Kombination aus systemischer Thrombolyse mit Heparin bereits nach wenigen Minuten zur Verminderung der rechtsventrikulären Nachlast.

Zur klinischen Anwendung stehen verschiedene Thrombolytika und Therapieschemata zur Verfügung (Tab. 13.**10**). Gegenwärtig sind Streptokinase, Urokinase und rekombinanter Gewebeplasminogenaktivator (rtPA) zur Therapie der Lungenembolie zugelassen.

Wichtig: Die Thrombolyse ist vor dem Hintergrund möglicher Komplikationen zeitlich möglichst eng zu begrenzen, da die Blutungsrate stärker von der Therapiedauer als von der Dosierung der Thrombolytika oder vom verwendeten Thrombolytikum abhängig zu sein scheint (Büller et al. 2004; Torbicki et al. 2000).

Die periphervenöse Injektion des Thrombolytikums ist bedenkenlos möglich und bietet keine Nachteile gegenüber der intrapulmonalarteriellen Gabe.

Perioperative Thrombolyse

Mehr als zwei Drittel aller intrahospitalen Lungenembolien treten im chirurgischen Krankengut auf. Fallberichte und klinische Fallserien zeigen, dass der Einsatz von Thrombolytika auch perioperativ erfolgen kann. Die Thrombolytika sind ggf. in reduzierter Dosierung anzuwenden. Eine klare Empfehlung zur perioperativen Lyse lässt sich bisher allerdings nicht ableiten. Die Indikation zur perioperativen Thrombolyse stellt eine Einzelfallentscheidung dar und sollte in Abhängigkeit vom vorausgegangenen Eingriff ggf. nur bei Patienten mit massiver Lungenembolie und kardiogenem Schock gestellt werden (Walther et al. 2002).

In den Risikogruppen III und IV ist die katheterbasierte Thrombusfragmentation mit oder ohne lokale Thrombolyse oder in Einzelfällen die Pulmonalisthrombektomie unter extrakorporaler Zirkulation als Behandlungsalternative zu diskutieren.

Operative Embolektomie

Die Therapie der akuten Lungenembolie durch operative Embolektomie mit Hilfe der Herzlungenmaschine ist stets eine Einzelfallentscheidung. Eines der folgenden Kriterien sollte bei Indikationsstellung vorliegen (Büller et al. 2004):

- hämodynamische Instabilität (trotz eingeleiteter Therapiemaßnahmen),
- Perfusionsausfall > 50 %,
- absolute Lysekontraindikationen oder erfolgloser Lyseversuch.

Katheterembolektomie

Bei überwiegend zentralen Embolien und Lysekontraindikationen oder auch ausbleibendem Erfolg unter Thrombolyse stellen Katheterverfahren eine Behandlungsalternative dar. Neue Kathetertechnologien mit Rotationsköpfen oder selbst expandierende Stents zeigen weitere Möglichkeiten auf.

Aufgrund der hohen Frühletalität der Lungenembolie werden viele Patienten bereits während diagnostischer Untersuchungen oder vor Abschluss therapeutischer Maßnahmen reanimationspflichtig.

Hinweis für die Praxis: Während der kardiopulmonalen Reanimation ist allein die rein mechanische Fragmentierung und Verlagerung der Emboli durch die Thoraxkompression von therapeutischer Bedeutung.

Ansonsten sehen die Empfehlungen für Patienten der Risikogruppe IV primär die systemische Thrombolyse vor.

Rezidivprophylaxe nach Pulmonalarterienembolie

Überlappend zur Heparintherapie sollte eine orale Antikoagulation mit Kumarinderivaten begonnen werden. Die Dauer der Antikoagulation wird durch die begleitenden Risikofaktoren für ein erneutes thromboembolisches Ereignis mitbestimmt (Tab. 13.**11**).

Erste Thromboembolie bei einem transienten (reversiblen) Risikofaktor	3 Monate
Erste Thromboembolie bei idiopathische Genese oder isolierte Thrombophilie (Antithrombinmangel, Protein-C-/-S-Mangel, Faktor-V-Leiden-Mutation, Prothrombin-20210-Genmutation, Homozysteinämie)	6 – 12 Monate
Erste Thromboembolie bei Antiphospholipidsyndrom oder kombinierter Thrombophilie (s. o.)	12 Monate – zeitlich unbegrenzt
Rezidivierende Thromboembolie oder aktive Krebserkrankung	zeitlich unbegrenzt

Tabelle 13.**11** Rezidivprophylaxe nach Lungenembolie – Dauer der Antikoagulation (Büller et al. 2004; S2-Richtlinie 2005)

Kernaussagen

Ursachen und Risikofaktoren

Die häufigste Ursache einer Lungenembolie ist die tiefe Beinvenenthrombose.

Schon kurzzeitige Immobilisation stellt einen prädisponierenden Faktor für venöse Thromboembolien dar.

Symptomatik

Die häufigsten klinischen Symptome sind Dyspnoe und Tachypnoe mit plötzlichem Beginn, Tachykardie, Thoraxschmerz, Synkopen und Hämoptysen.

Pathophysiologie

Pathophysiologisch findet sich bei der Lungenembolie durch Einschwemmung thrombotischen Materials in die Lungenstrombahn ein plötzlicher Anstieg der rechtsventrikulären Nachlast, was in der Folge über verschiedene Schritte letztlich zur Dekompensation des rechten Ventrikels führt.

Einteilung der Lungenembolie

Es werden vier Schweregrade differenziert:

I: hämodynamisch stabil, ohne rechtsventrikuläre Dysfunktion,

II: hämodynamisch stabil, mit rechtsventrikulärer Dysfunktion,

III: Schock,

IV: Reanimation.

Diagnostik

Im diagnostischen Vorgehen besteht ein grundsätzlicher Unterschied zwischen klinisch stabilen und instabilen Patienten. Das Kriterium für Stabilität ist in erster Linie die Hämodynamik.

Zur Diagnostik stehen entsprechende Algorithmen zur Verfügung.

Therapie

Unterteilung in 4 Risikogruppen:

Risikogruppe I: Antikoagulation wie bei der Venenthrombose,

Risikogruppe II: Antikoagulation, in geeigneten Fällen systemische Thrombolyse,

Risikogruppe III: systemische Thrombolyse, außer bei absoluter Kontraindikation,

Risikogruppe IV: systemische Thrombolyse.

In den Risikogruppen III und IV ist die katheterbasierte Thrombusfragmentation mit oder ohne lokale Thrombolyse oder in Einzelfällen die Pulmonalisthrombektomie unter extrakorporaler Zirkulation als Behandlungsalternative zu diskutieren.

Literatur

Büller HR, Agnelli G, Hull RD, Hyers TM, Prins MH, Raskob GE. Antithrombotic therapy for venous thromboembolic disease: The Seventh ACCP Conference on antithrombotic and thrombolytic therapy. Chest 2004; 126: 401S-428S.

Büller HR, Davidson BL, Decousus H, Gallus A, Gent M, Piovella F, et al. Subcutaneous fondaparinux versus intravenous unfractionated heparin in the initial treatment of pulmonary embolism. N Engl J Med 2003; 349: 1695 – 1702.

Calvin JE Jr. Acute right heart failure: pathophysiology, recognition, and pharmacological management. J Cardiothorac Vasc Anesth 1991; 5: 507 – 513.

Ganière V, Feihl F, Tagan D. Dramatic beneficial effects of sildenafil in recurrent massive pulmonary embolism. Intensive Care Med 2006; 32: 452 – 454.

Goldhaber SZ. Pulmonary embolism. N Engl J Med 1998; 339: 93 – 104.

Konstantinides S, Geibel A, Olschewski M, Kasper W, Hruska N, Jäckle S, Binder L. Importance of cardiac troponins I and T in risk stratification of patients with acute pulmonary embolism. Circulation 2002; 106: 1263 – 1268.

Kucher N, Goldhaber SZ. Cardiac biomarkers for risk stratification of patients with acute pulmonary embolism. Circulation 2003; 108: 2191 – 2194.

Motsch J, Walther A, Bock M, Böttiger BW. Update in the prevention and treatment of deep vein thrombosis and pulmonary embolism. Curr Opin Anaesth 2006; 19: 52 – 58.

Perrier A, Desmarais S, Goehring C, de Moerloose P, Morabia A, Unger PF, Slosman D, Junod A, Bounameaux H. D-dimer testing for suspected pulmonary embolism in outpatients. Am J Respir Crit Care Med 1997; 156: 492 – 496.

S2-Richtlinie. Interdisziplinäre S2-Richtlinie. Diagnostik und Therapie der Bein- und Beckenvenenthrombose und der Lungenembolie. Phlebologie 2005; 34: 41 – 58.

Stein PD, Henry JW. Prevalence of acute pulmonary embolism among patients in a general hospital and at autopsy. Chest 1995; 108: 978 – 981.

Torbicki A, van Beek EJR, Charbonnier B. Guidelines on diagnosis and management of acute pulmonary embolism. Task Force on Pulmonary Embolism, European Society of Cardiology. Eur Heart J 2000; 21: 1301 – 336.

Walther A, Böttiger BW. Die akute Lungenarterienembolie. Anaesthesist 2002; 51: 427 – 445.

Wells PS, Ginsberg JS, Anderson DR, Kearon C, Gent M, Turpie AG, Bormanis J, Weitz J, Chamberlain M, Bowie D, Barnes D, Hirsh J. Use of a clinical model for safe management of patients with suspected pulmonary embolism. Ann Intern Med 1998; 129: 997 – 1005.

13

13.3 Pneumologische Notfälle

P. Rupp

Roter Faden

Asthma bronchiale
Spontanpneumothorax
Hyperventilation
Hämoptoe

Asthma bronchiale

Definition: Bronchialasthma ist eine chronische Entzündung der Atemwege, bei der Mastzellen, Eosinophile und T-Lymphozyten die wichtigsten Rollen spielen (Sheffer 1995; WHO 2006). Es zeichnet sich durch die Trias

- bronchiale Hyperreaktivität,
- variable und rückbildungsfähige Atemwegsobstruktion sowie
- entzündliche Reaktion aus.

Der Asthmaanfall ist definiert als anfallsweise auftretende Atemnot, ausgelöst durch eine Verengung der Atemwege; der Status asthmaticus als ein Stunden oder Tage andauernder, schwerer Asthmaanfall oder rezidivierende schwere, kurz aufeinander folgende Anfälle. Die Symptomatik kann mehrmals täglich oder wöchentlich auftreten und sich bei einigen Personen bei Anstrengung oder nachts verstärken.

13

Epidemiologie

Die Prävalenz des Asthma bronchiale in Deutschland beträgt für Erwachsene 5%, für Kinder 10%. In den verschiedenen Ländern schwankt die Prävalenz zwischen 2% (Estland) und 12% (Australien) mit steigender Tendenz in den letzten Jahren. Asthma ist die häufigste chronische Erkrankung bei Kindern. Die WHO schätzt die Mortalität des Asthma bronchiale für das Jahr 2005 bei insgesamt 300 Millionen Asthmakranken auf 255 000 Todesfälle weltweit, bei vermutetem Anstieg um 20% in den nächsten 10 Jahren (WHO 2006).

Pathophysiologie

Risikofaktoren. Risikofaktoren für die Entwicklung eines Asthma bronchiale sind inhalative Allergene, Rauchen und chemische Noxen (Sheffer 1995; WHO 2006).

Pathogenese. Pathogenetisch sind 3 Faktoren ausschlaggebend:

- Gesteigerter Tonus der Bronchialmuskulatur, durch den der typische Anfallscharakter des Asthmas und seine spontane oder therapeutisch bedingte Reversibilität verursacht werden.
- Dyskrinie; Sekretion von vermehrtem, zähem, glasigem Bronchialsekret, das der Patient aufgrund der hohen Viskosität nicht abhusten kann („Mukostase").
- Entzündliches Ödem und dadurch erhöhter Strömungswiderstand, v. a. in den kleinen Atemwegen.

Die Obstruktion der Bronchioli führt zur Überblähung der Alveolen, zum sog. „air trapping", der exspiratorische Atemwegswiderstand steigt an. Konsekutiv kommt es im weiteren Krankheitsverlauf zur Lungenüberblähung, die letztlich zur respiratorischen Partial- und schließlich Globalinsuffizienz führt. Die Atemarbeit nimmt erheblich zu, die Atemmittellage verschiebt sich zur Inspiration hin (Volumen pulmonum auctum). Infolge der druckbedingten Atrophie kommt es zum Schwund von Alveolarsepten, dem irreversiblen obstruktiven Lungenemphysem. Damit verbunden ist auch ein Verlust von Alveolarkapillaren, der Gefäßquerschnitt der Lunge nimmt ab, es kommt zum Druckanstieg im kleinen Kreislauf. Zusätzlich steigert auch die permanente oder rezidivierende Druckerhöhung in den Alveolen den Druck in den Alveolarkapillaren. Eine chronische Rechtsherzbelastung ist die Folge (chronisches Cor pulmonale).

Die im Asthmaanfall auftretenden atemsynchronen Druckschwankungen führen zu starken atemabhängigen Veränderungen des venösen Rückstroms und damit zu ausgeprägten Füllungsschwankungen des linken Ventrikels. Der Euler-Liljestrand-Mechanismus (Drosselung der Durchblutung nicht oder schlecht belüfteter Lungenareale) fördert ebenfalls die Entwicklung einer pulmonalen Hypertonie. Die genannten pathophysiologischen Mechanismen führen letztlich zur *kardiorespiratorischen Insuffizienz.*

Wichtig: Bei der Entstehung des Asthmaanfalles ist die bronchiale Hyperreaktivität entscheidend. Diese verschlimmert sich bei zunehmender Entzündung (Schmidt 2006).

Einteilung. Klinisch kann zwischen exogen allergischem Asthma („extrinsic asthma") und nicht allergischem Asthma („intrinsic asthma" – ca. ein Drittel der erwachsenen Patienten) unterschieden werden. Letzteres kann durch körperliche Belastung, unspezifische inhalative Noxen oder Kältereize, Infektionen und psychisch-emotionale Faktoren ausgelöst werden. Der Krankheitsverlauf ist häufig schwerer.

Wichtig: Der massiv vermehrte, hochvisköse Schleim und die gestörte mukoziliäre Klärfunktion sind beim Status asthmaticus pathophysiologisch entscheidend, ein bronchopulmonaler Infekt oder Therapiefehler häufig auslösend.

Symptomatik

Leitsymptom. Die schwere subjektive *Atemnot* des Patienten steht im Vordergrund. Schon ohne Stethoskop kann man ein verlängertes Exspirium, exspiratorischen Stridor, Giemen, Pfeifen und Brummen hören. Die für den akuten Asthmaanfall typische Zeit sind die Nacht- oder frühen Morgenstunden. Der ängstliche und unruhige Patient setzt seine Atemhilfsmuskulatur ein, ist zyanotisch und der Puls tachykard als Folge der Hypoxämie, des Stresses und der Nebenwirkungen antiasthmatischer Therapie. Der (gewöhnlich unproduktive) Husten fördert nur wenig glasig-zähes Sekret.

Leichter Anfall. Beim leichten Anfall kann der Patient während der Ausatemphase noch ganze Sätze sprechen, die Herzfrequenz liegt meist unter 110 / min, die Atemfrequenz unter 25 / min. Die Sauerstoffsättigung ist bei leichter Hyperventilation normal oder gering erniedrigt.

Schwerer Anfall. Im schweren Anfall ist der Patient tachykard (> 100 / min), die Atemfrequenz liegt über 24 / min, die Sauerstoffsättigung ist deutlich erniedrigt. Jeder Anfall kann letztlich über eine respiratorische Partialinsuffizienz in eine Globalinsuffizienz münden. Ein Peakflowwert (PEF) unter 50% des Sollwertes weist immer auf einen schweren Anfall hin.

Alarmsymptome. Alarmsymptome, die auf einen Status asthmaticus hinweisen, sind ein PEF < 33% des Bestwertes oder < 100 l / min, eine Sauerstoffsättigung < 92%, sehr leises oder fehlendes Atemgeräusch („silent chest"), flache Atmung, Schnappatmung, Zyanose, Hypotonie oder Bewusstseinsstörungen, Zeichen des Rechtsherzversagens (zunehmende Zyanose, Tachykardie, Rhythmusstörungen, Blutdruckabfall oder Pulsus paradoxus (Abfall des systolischen Blutdrucks um mehr als 10 mmHg bei der Inspiration).

Hinweise für die Praxis: Richtwerte zur Einteilung:
Ein *leichter bis mittelschwerer* Asthmaanfall liegt vor, wenn:
- Sprechen normal,
- PEF > 50 % Soll- oder Bestwert,
- Atemfrequenz < 25 / min,
- Herzfrequenz < 110 / min.

Eine *schwere* akute Exazerbation des Asthmas liegt vor, wenn:
- Dyspnoe besteht, die die Unfähigkeit, einen Satz vollständig zu sprechen, bedingt,
- PEF < 50 % Soll- oder Bestwert,
- Atemfrequenz > 25 / min,
- Herzfrequenz > 110 / min.

Eine *lebensbedrohliche* Exazerbation liegt vor, wenn:
- SpO_2 < 92 %,
- Zyanose,
- Kreislaufdepression (HF < 60 / min , RR < 100 syst),
- ausgeprägte Vigilanzminderung / Koma,
- „silent lung" bei der Auskultation,
- Hyperkapnie,
- PEF < 33 % des Normwertes.

Präklinische Diagnostik und Monitoring

Anamnese (Allergien), körperliche Untersuchung, Puls- und Blutdruckmessung sind selbstverständlich. Falls möglich kann eine Peakflowmessung, optimalerweise mit dem patienteneigenen Gerät, Hinweise auf die Anfallschwere geben. Rhythmusüberwachung des EKG, Blutzucker- und Messung der Sauerstoffsättigung runden die diagnostischen Maßnahmen und das Monitoring des Patienten ab. Entscheidend ist allerdings der klinische Zustand des Patienten.

Hinweise für die Praxis: Die präklinische Diagnostik und das Monitoring umfassen:
- kurze Anamnese,
- Auskultation von Herz und Lunge,
- Blutdruck- und Pulsmessung, Pulsqualität,
- Peakflowmessung,
- Pulsoxymetrie,
- EKG-Monitoring,
- Halsvenenfüllung,
- klinische Beurteilung des Zustands.

Differenzialdiagnose. In der Regel wird die Diagnose eines akuten Asthmaanfalls keine Probleme bereiten. Bei der Differenzialdiagnose muss als erstes das akute Linksherzversagen bedacht werden, wobei höheres Alter, vorbestehende Herzerkrankung und feuchte Rasselgeräusche eher auf eine kardiale Ursache der Obstruktion hinweisen. In Einzelfällen kann die Unterscheidung jedoch schwierig sein. Andere Ursachen einer Atemwegsobstruktion, wie beispielsweise eine Fremdkörperaspiration, lassen sich in der Regel am inspiratorischen Stridor leicht erkennen. Weitere Differenzialdiagnosen sind denkbar, die Unterscheidung aber aus Vorgeschichte und typischen Befunden meist leicht möglich.

Hinweise für die Praxis: Differenzialdiagnosen des Asthma bronchiale sind (Berdel u. Buhl 2006):
- chronisch obstruktive Lungenerkrankung,
- Herzerkrankungen,
- Bronchiektasen,
- anders verursachte Obstruktionen der oberen Luftwege (z. B. Tumor),
- Bronchiolitis obliterans,
- Fremdkörperaspiration,
- Stenose der unteren, nicht am Gasaustausch teilnehmenden Atemwege,
- Lungenembolie (reaktiver Bronchialspasmus),
- Hyperventilation,
- Kehlkopferkrankungen,
- neuromuskuläre Erkrankungen,
- Tuberkulose.

Präklinische Therapie

Der Patient wird mit erhöhtem Oberkörper oder sitzend gelagert. Über Nasensonde wird vorsichtig Sauerstoff appliziert (2 – 4 l / min), wobei die Gefahr eines durch die abnehmende Hypoxie fehlenden Atemreizes bei chronisch obstruktiven Atemwegserkrankungen zumindest bei vorsichtiger Dosierung in der Praxis kein Problem darstellt. Ein sicherer periphervenöser Zugang ist obligat. Die weiteren therapeutischen Maßnahmen sind in Tab. 13.**12** aufgeführt.

Wichtig: Cave bei:
- Hydratation mit großen Flüssigkeitsvolumina (v. a. bei älteren Patienten),
- Mukopharmaka (Zunahme des Hustens möglich),
- Sedativa (Atemdepression; vermindertes Dyspnoeempfinden ohne objektive Besserung),
- physikalische Therapie, Physiotherapie (zusätzliche Belastung).

Tabelle 13.12 Präklinische Therapie des Asthma bronchiale (Berdel u. Buhl 2006; Littenberg 1988; Parameswaran 2002)

Leichter bis mittelschwerer Anfall	▸ Prednisolon p. o. 25 – 50 mg
	▸ 2 – 4 Hübe eines schnell wirkenden Beta-2-Sympatikomimetikums (Salbutamol MDI + Spacer)
	▸ Inhalation kann nach 15 min wiederholt werden
Schwerer Asthmaanfall	▸ Prednisolon 50 – 100 mg i. v.
	▸ 2 – 4 l / min O_2 über Maske
	▸ 2 – 4 Hübe Salbutamol (Wiederholung alle 15 min)
	▸ stationäre Überwachung initial unter Monitor über mindestens 12 – 24 h
Lebensbedrohlicher Asthmaanfall	▸ Prednisolon 50 – 100 mg i. v. alle 4 – 6 h i. v.
	▸ 2 – 4 l / min O_2 über Maske
	▸ ggf. Kombination mit Atrovent über Vernebler
	▸ falls inhalative Beta-2-Sympathikomimetika nicht ausreichend: - Beta-2-Sympathikomimetika (Reprotenol 0,09 mg) langsam i. v.
	▸ *cave*: Auslösung von Herzrhythmusstörungen
	▸ bei Bedarf alle 4 – 6 h wiederholen
	▸ Theophyllin i.v nur, wenn nicht mit oralen Theophyllinpräparaten vorbehandelt, initial 5 mg / KG über 15 min, dann Dauertherapie mit 0,5 – 0,7 mg / KG / h über Perfusor, ansonsten vorher Spiegelbestimmung
	▸ Magnesiumsulfat (2000 mg i. v.) kann zur Bronchospasmolyse beitragen
	▸ stationäre Überwachung initial unter Monitor über mindestens 24 h
	▸ ausreichende Flüssigkeitszufuhr
Weitere therapeutische Maßnahmen	▸ Ipratropiumbromid 0,5 mg durch Vernebelung
	▸ Beta-2-Sympathomimetikum parenteral: z. B. Terbutalin 0,25 – 0,5 mg s. c. (ggf. Wiederholung nach 4 h)
	▸ oder Reproterol 0,09 mg (= 1 ml Amp.) langsam i. v. (Wiederholung nach 10 min möglich); Perfusor: 5 Amp.-Reproterol auf 50 ml (Geschwindigkeit 2 – 10 ml / h = 0,018 – 0,09 mg Reproterol / h)
	▸ oder Salbutamol 0,25 – 0,5 mg langsam i. v.; Perfusor: 5 Amp. Salbutamol-Infusionskonzentrat (1 Amp. = 5 mg Salbutamol) auf 50 ml, Geschwindigkeit 2 – 10 ml / h = 1 – 5 mg Salbutamol / h)

Wenn sich der klinische Zustand des Patienten trotz aller Maßnahmen verschlechtert, muss unverzüglich die Intubation und maschinelle Beatmung eingeleitet werden. Indikationen zur Beatmung sind Nichtansprechen auf die Therapie, Erschöpfung, Verwirrtheit, Bewusstseinstrübung oder Koma, Herzrhythmusstörungen oder Blutdruckabfall. Letztlich entscheidend ist jedoch der klinische Gesamtzustand des Patienten.

Spontanpneumothorax

Definition: Ein Pneumothorax ist eine Luftansammlung im Pleuraraum, ein Spontanpneumothorax entsteht durch Ruptur der Pleura ohne vorangegangenes adäquates Trauma. Bevorzugt betroffen sind asthenische junge Männer (5-mal häufiger als Frauen). Die Inzidenz beträgt zwischen 2,4 und 17,8 / 100 000 pro Jahr.

Ursachen

Ein Spontanpneumothorax kann idiopathisch, also ohne vorbestehende Lungenerkrankung, auftreten. Pathophysiologisches Korrelat sind, zumindest bei einem Teil der Patienten, subpleurale Emphysemblasen. Typisch ist das Auftreten bei körperlicher Anstrengung oder einem Hustenanfall. Symptomatisch kann ein Spontanpneumothorax bei chronisch obstruktiven Atemwegserkrankungen, Tuberkulose, bei Tumorerkrankungen oder, im Rahmen einer HIV-Infektion, bei einer Pneumocystis-carinii-Pneumonie auftreten. Jüngere Patienten erleiden häufiger einen idiopathischen Spontanpneumothorax, ältere häufiger einen symptomatischen.

Symptomatik

Die Patienten verspüren einen plötzlichen, einseitig auftretenden, stechenden Thoraxschmerz, nicht selten verbunden mit akuter Atemnot. Ein nur gering ausgeprägter Pneumothorax kann allerdings auch völlig symptomlos bleiben. Kommt es zu zunehmender Atemnot, Tachykardie und Blutdruckabfall und ggf. zu einer Schocksymptomatik, so kann ein Spannungspneumothorax vorliegen, was allerdings beim Spontanpneumothorax nur in den seltensten Fällen vorkommt.

Auskultatorisch fällt ein einseitig abgeschwächtes oder aufgehobenes Atemgeräusch auf, perkutorisch hört man einen hypersonoren Klopfschall, der Stimmfremitus ist herabgesetzt.

Symptome des Spontanpneumothorax sind:

- akuter einseitiger Thoraxschmerz,
- Atemnot,
- Husten,
- ggf. Hautemphysem,
- ggf. Zyanose,
- ggf. Blutdruckabfall,
- ggf. Tachykardie,
- ggf. Schocksysmptomatik.

Präklinische Diagnostik und Monitoring

Typische Anamnese, klinisches Bild, Auskultations- und Perkussionsbefunde ergeben meist die Diagnose. In Einzelfällen kann es präklinisch schwer sein, die korrekte Diagnose zu sichern.

Präklinische Therapie

Meist genügen Sauerstoffgabe, Lagerung mit erhöhtem Oberkörper und Anlegen eines periphervenösen Zugangs (Chadha u. Cohn 1983). Wenn notwendig, kann eine Analgesie mit Morphin, fraktioniert gegeben, erfolgen. Bei Verdacht auf einen Spannungspneumothorax muss sofort eine Pleuradrainage angelegt werden (Andrivet et al. 1995; Baumann u. Strange 1997; Schoenenberger 1991).

Hinweis für die Praxis: Die Therapie des Spontanpneumothorax umfasst:

- Lagerung mit erhöhtem Oberkörper,
- Sauerstoffgabe,
- periphervenöser Zugang,
- ggf. Analgesie mit Morphin fraktioniert i.v.,
- ggf. Anlage einer Pleuradrainage.

Hyperventilation

Definition: Eine Hyperventilation, d.h. eine Erhöhung der Atemfrequenz, kann bei verschiedenen Erkrankungen auftreten. Unter dem im Rettungsdienst häufig vorkommenden Hyperventilationssyndrom wird eine akute Hyperventilation ohne organische Ursache verstanden.

Ursachen

Angst, Schmerz, psychischer Stress, nicht verarbeitete oder akute Konflikte können ein Hyperventilationssyndrom auslösen. Auch die Einnahme stimulierender Drogen wie Ecstasy oder Kokain kann zur Hyperventilation führen. Die Erhöhung der Atemfrequenz verursacht eine Erniedrigung des $pCO2$ und eine respiratorische Alkalose. Die daraus entstehende relative Hypokalziämie führt zu Parästhesien und Missempfindungen, der Patient selbst bemerkt meist seine hohe Atemfrequenz nicht.

Symptomatik

Die meist jüngeren Patienten klagen über akute Atemnot, Herzrasen, thorakale Schmerzen oder Druckgefühl, sind ängstlich und unruhig. Objektivierbare Befunde fehlen, typisch sind Sensibilitätsstörungen wie Ameisenlaufen, Kribbeln in den Händen oder ein periorales Pelzigkeitsgefühl. In Extremfällen kann es zu Bewusstseinsstörungen bis hin zu tetanischen Krämpfen kommen.

Präklinische Diagnostik und Monitoring

Eine exakte Anamnese und eine genaue klinische Untersuchung und Beobachtung der häuslichen Gesamtsituation führen meist rasch zur Diagnose.

Präklinische Therapie

Nach Ausschluss organischer Ursachen der Hyperventilation sind meist die Beruhigung des Patienten und die Rückatmung in eine Tüte ausreichend. Es muss für eine ruhige Atmosphäre gesorgt werden. Unter Umständen kann es hilfreich sein, den Patienten in den Notarztwagen zu verbringen, um ihn aus seiner häuslichen Situation zu lösen. Bedarfsweise kann eine Sedation notwendig werden.

Hinweis für die Praxis: Die Therapie des Hyperventilationssyndroms umfasst:

- ruhige Atmosphäre,
- verbale Intervention,
- ggf. Rückatmung,
- ggf. periphervenöser Zugang,
- ggf. Sedation.

Hämoptoe

Definition: Als Hämoptoe wird das Aushusten von Blut bezeichnet. Bluthusten ist ein vieldeutiges Symptom, wird selten lebensbedrohlich, ist aber immer abklärungsbedürftig, weil sich eine schwerwiegende Erkrankung dahinter verbergen kann.

Ursachen

Akute und chronische Entzündungen der Trachea und der Bronchien, ein Bronchialkarzinom, Lungeninfarkt oder eine Lungenembolie sind die häufigsten Ursachen einer Hämoptoe. Immer muss auch eine offene Tuberkulose ins Kalkül gezogen werden. Gelegentlich führen eine akute

13

Lungenstauung oder ein Abszess zum Abhusten von Blut. Filiae primär nicht in der Lunge sitzender Tumore oder traumatisch bedingte Lungenverletzungen sind weitere mögliche Ursachen.

Symptomatik

Führendes Symptom ist der mehr oder weniger starke Hustenreiz mit Expektoration unterschiedlicher Blutmengen. Dies wird nur selten zu lebensbedrohlichen Symptomen führen. Je nach Menge des Blutverlustes kann Dyspnoe auftreten (Blutaspiration), Tachykardie (evtl. Volumenmangelschock), Zyanose und thorakale Schmerzen.

Hinweis für die Praxis: Symptome der Hämoptoe sind:
- Bluthusten,
- Hustenreiz,
- Dyspnoe,
- Angst, Unruhe,
- ggf. Zyanose, resp. Insuffizienz,
- ggf. Zeichen des Volumenmangelschocks,
- ggf. thorakale Schmerzen.

13

Präklinische Diagnostik und Monitoring

Die sorgfältige Anamnese kann wertvolle Hinweise auf die Ursache und das Ausmaß der Blutung geben. Die Prüfung der Vitalparameter und die körperliche Untersuchung entscheiden über das sofort notwendige therapeutische Vorgehen. EKG-Monitoring und kontinuierliche Messung der Sauerstoffsättigung sind obligat.

Präklinische Therapie

Ist der Zustand des Patienten nicht lebensbedrohlich, wird er mit erhöhtem Oberkörper gelagert und Sauerstoff appliziert. Über einen periphervenösen Zugang werden je nach Blutverlust 250 – 500 ml einer Vollelektrolytlösung infundiert. Eine Sedation und die Dämpfung des Hustenreizes mit Opiaten können dem Patienten Erleichterung bringen. Die Inhalation von Ornipressin (1 Amp. verdünnt auf 10 ml) ein- bis zweistündlich 2 ml können helfen, die Blutung zu stillen. Bei respiratorischer Insuffizienz ist unverzüglich zu intubieren und eine kontrollierte Beatmung, falls möglich mit PEEP, einzuleiten. Auf ausreichenden Selbstschutz ist zu achten (*cave*: Tuberkulose).

Hinweis für die Praxis: Die Therapie der Hämoptoe umfasst:
- Lagerung mit erhöhtem Oberkörper,
- Sauerstoffgabe,
- periphervenöser Zugang,
- Sedation,
- ggf. Gabe von Hydrocodon 7,5 – 15 mg (alternativ: Morphin fraktioniert),
- Infusion von 250 – 500 ml Vollelektrolytlösung,
- ggf. Inhalation von Ornipressin,
- ggf. Intubation und Beatmung (PEEP).

Kernaussagen

Asthma bronchiale

Risikofaktoren sind: inhalative Allergene, Rauchen und chemische Noxen.

Die Diagnostik umfasst Anamnese, körperliche Untersuchung, Puls- und Blutdruck, falls möglich Peakflowmessung, Rhythmusüberwachung und Messung der Sauerstoffsättigung. Entscheidend ist der klinische Zustand des Patienten.

Therapeutisch kommen Sauerstoff, inhalative Steroide und Beta-2-Mimetika zum Einsatz.

Spontanpneumothorax

Typische Anamnese, klinisches Bild, Auskultations- und Perkussionsbefunde ergeben meist die Diagnose.

In Einzelfällen kann es präklinisch schwer sein, die korrekte Diagnose zu sichern.

Die Therapie umfasst Sauerstoffgabe, Lagerung mit erhöhtem Oberkörper und Anlage eines periphervenösen Zugangs, ggf. Analgesie. Bei Verdacht auf Spannungspneumothorax muss eine Pleuradrainage gelegt werden.

Hyperventilation

Angst, Schmerz, psychischer Stress, nicht verarbeitete oder akute Konflikte können ein Hyperventilationssyndrom auslösen.

Nach Ausschluss organischer Ursachen der Hyperventilation sind meist Beruhigung und Rückatmung in eine Tüte ausreichend. Bedarfsweise kann eine Sedierung notwendig werden.

Hämoptoe

Bluthusten wird nur selten zu lebensbedrohlichen Symptomen führen.

Je nach Menge des Blutverlustes kann Dyspnoe auftreten (Blutaspiration), Tachykardie (evtl. Volumenmangelschock), Zyanose und thorakale Schmerzen.

Die symptomatische Therapie steht im Vordergrund.

Literatur

Andrivet P, Djedaini K, Teboul JL, Brochard L, Dreyfuss D. Spointaneous pneumothorax : Comparison of thoracic drainage vs immediate or delayed needle aspiration. Chest 1995; 108: 335 – 340.

Baumann MH, Strange C. Treatment of spontaneous pneumothorax: a more aggressive approach? Chest 1997; 112: 789 – 804.

Berdel D, Buhl R, Dierkesmann R, Niebling W, Schultz K, Ukena D, Worth H. Nationale Versorgungsleitlinie (NVL) Asthma, Version 1.3, Februar 2006. Langfassung: http://www.asthma.versorgungsleitlinien.de/.

Chadha TS, Cohn MA. Noninvasive treatment of pneumothorax with oxygen inhalation. Respiration 1983; 44: 147 – 152.

Littenberg B. Aminophylline treatment in severe, acute asthma. A meta-analysis. JAMA 1988; 259: 1678 – 1684.

Parameswaran K, Belda J, Rowe BH. Addition of intravenous aminophylline to beta2-agonists in adults with acute asthma (Cochrane Review). In: The Cochrane Library, Issue 3, 2002. Oxford: Update Software.

Schmidt M. Asthma bronchiale. Update 2006. Internist 2006; 47: 835 – 852.

Sheffer AL. Global initiative for asthma. NHL-B/WHO Workshop report. National Institutes of Health, National Heart, Lung and Blood Institute 1995; Publication No. 95 – 3659.

Schoenenberger RA, Haefeli WE, Weiss P, Ritz RF. Timing of invasive procedures for primary and secondary spontaneous pneumothorax. Arch Surg 1991; 126: 764 – 766.

World Health Organization. Bronchial Asthma, WHO fact sheet: No. 307 2006; http://www.who.int/mediacentre/factsheets/fs307/en/index.html.

World Health Organization. Chronic respiratory diseases, Asthma: WHO Roles and activities 2006; http://www.who.int/respiratory/asthma/activities/en/index.html.

13.4 Gastroenterologische Notfälle

P. Rupp

Roter Faden

Akutes Abdomen
Gastrointestinale Blutungen

Akutes Abdomen

Definition: Das akute Abdomen ist eine schnell einsetzende, sehr schmerzhafte, häufig lebensbedrohliche Erkrankung des Bauches. Es ist keine „Krankheit" im engeren Sinn, sondern ein Syndrom, dessen Ursachen vielfältig sein können. In der Präklinik ist eine exakte Diagnose in aller Regel nicht zu stellen, das Vorgehen ist bedarfs- und symptomorientiert.

Ursachen

Ursächlich können

- Erkrankungen der Bauchorgane,
- Erkrankungen oder Störungen extraabdomineller Organsysteme

dem akuten Abdomen zugrunde liegen:

- Cholezystolithiasis,
- Nephrolithiasis,
- akute Pankreatitis,
- Organischämien (Leber, Milz, Darm),
- Ileus,
- entzündliche Darmerkrankungen (Colitis ulcerosa, Morbus Crohn),
- akute Blutungen (Ösophagusvarizen, Mallory-Weiss-Syndrom, Magenerosionen, Magenulzera oder Magentumore, Duodenalulzera, Kolon),
- Extrauteringravidität,
- Stoffwechselentgleisungen,
- Intoxikationen,
- kardiale Erkrankungen (z. B. Hinterwandinfarkt),
- pulmonale Erkrankungen (z. B. basale Pneumonie, Pleuritis),
- Infektionen (z. B. Malaria),
- neurologisch-psychiatrische Erkrankungen.

Diese bei weitem nicht vollständige Übersicht der möglichen Ursachen eines akuten Abdomens macht deutlich, dass es präklinisch meist nicht gelingen wird, die genaue Diagnose zu stellen.

Symptomatik

Leitsymptome des akuten Abdomens sind

- Schmerz, der kolikartig oder permanent, diffus oder lokal umschrieben sein kann,
- Abwehrspannung als Zeichen der Peritonitis und
- Störung der Peristaltik.

Fakultativ kommen Schocksymptome, Erbrechen oder Fieber, Somnolenz und Störungen des Wasser- und Elektrolyt- sowie Säure-Basen-Haushalts hinzu. Ein rupturiertes Bauchaortenaneurysma verursacht einen plötzlichen abdominellen Vernichtungsschmerz und einen Blutungsschock, ein Ulcus ventriculi oder duodeni Oberbauchschmerzen unterschiedlichen Ausmaßes, evtl. verbunden mit Hinweisen auf eine obere gastrointestinale Blutung. Typisch für die akute Pankreatitis ist der gürtelförmige Oberbauchschmerz, die Nierenkolik zeichnet sich durch Flankenschmerzen aus. Bei Erkrankungen der Gallenwege sitzt der Schmerz im rechten Oberbauch, eine viszerale Ischämie kündigt sich häufig durch postprandiale Bauchschmerzen an, die anamnestisch erfragt werden können. Hinweise auf eine Intoxikation als Ursache des akuten Abdomens können sich aus (Fremd-) Anamnese und genauer Beobachtung der Gesamtsituation ergeben.

Präklinische Diagnostik

Trotz der Hinweise, die sich aus genauer Anamnese (Schmerzbeginn, -charakter, -verlauf, -lokalisation, Vorerkrankungen, Risikofaktoren) und sorgfältiger klinischer Untersuchung auf die Ursache des akuten Abdomens ergeben, wird sich die genaue Diagnose meist erst in der Klinik stellen lassen.

Hinweis für die Praxis: Eine exakte Schmerzanamnese und sorgfältige klinische Untersuchung kann helfen, die Ursache des akuten Abdomens einzugrenzen.

Präklinische Therapie

Lagerung des Patienten nach Wunsch, wenn möglich mit angezogenen Beinen (Knierolle), Sauerstoffgabe sowie Anlegen eines venösen Zugangs und Infusion einer Vollelektrolytlösung bilden die Grundlage. Analgetisch können je nach Schmerzcharakter und -intensität Novalminsulfat 1 – 2 g oder Butylscopolamin 20 mg i. v. zum Einsatz kommen. Opiate stehen als Reserve zur Verfügung. Die früher geäußerte Lehrmeinung, Opiate seien bei kolikartigen Schmerzen kontraindiziert, lässt sich nicht mehr halten (Gallagher 2006; Pace 1996). Eine suffiziente Analgesie ist essenziell und verbessert den Outcome (Attard 1992; McHale 2001). Wenn Schockzeichen vorliegen, sollte die Intubationsindikation großzügig gestellt werden, um eine suffiziente Gewebeoxygenierung sicherzustellen. Außerdem muss für Infusion einer ausreichenden Flüssigkeitsmenge gesorgt werden.

Hinweis für die Praxis: Die Therapie des akuten Abdomens umfasst:

- Lagerung nach Patientenwunsch,
- Sauerstoffgabe,
- periphervenöser Zugang,
- Infusion einer Vollelektrolytlösung (*cave*: extraabdominelle Ursachen, z. B. Hinterwandinfarkt),
- Novalminsulfat 1 – 2 g und / oder Butylscopolamin 20 mg i. v.,
- ggf. Opiate, z. B. Pethidin 50 – 100 mg,
- ggf. Intubation und Beatmung.

Gastrointestinale Blutungen

Definition: Man unterscheidet zwischen oberer (Blutungsquelle proximal des Treitz-Bandes) und unterer gastrointestinaler Blutung.

Ursachen

Gastrointestinale Blutungen sind zu 85–90% im oberen und zu 10–15% im unteren Magendarmtrakt lokalisiert. Die meist weniger akuten, chronisch verlaufenden Blutungen des unteren Darmtraktes stammen fast immer aus dem Kolon. Sie sind selten lebensbedrohlich.

Oberer Gastrointestinaltrakt. Die wichtigsten Blutungsquellen des oberen Gastrointestinaltraktes sind mit abnehmender Häufigkeit:
- Ulcus duodeni (22%),
- Magenerosionen (21%),
- Ulcus ventriculi (19%),
- Ösophagitis (13%),
- Varizen (9%) und
- Mallory-Weiss-Syndrom (6%).

13

Unterer Gastrointestinaltrakt. Die wichtigsten Ursachen der unteren gastrointestinalen Blutung sind (Longstreth 1995; Longstreth 1997):
- Divertikel,
- Tumore,
- entzündliche Darmerkrankungen,
- Angiodysplasien und
- Hämorrhoiden.

Auslösender Mechanismus. Dieser ist komplex, u.a. können Stress, Verbrennungen, entzündliche Darmveränderungen, Medikamente (nichtsteroidale Antirheumatika oder Steroide), Gerinnungsstörungen oder Erbrechen eine Blutung induzieren (Bono 1996).

Symptomatik

Leitsymptome sind
- die Hämatemesis (Bluterbrechen),
- die Hämatochezie (peranaler Abgang hellroten Blutes) oder
- die Meläna (peranales Absetzen dunkelroten Blutes).

Hämatemesis weist immer auf eine Blutungsquelle im oberen Gastrointestinaltrakt hin, Meläna auf eine im unteren. Setzt der Patient massiv hellrotes Blut peranal ab, so ist die Quelle der Blutung 5–10-mal häufiger im oberen als im unteren Magendarmtrakt zu finden. Durch den Dehnungsreiz auf die Darmwand und die gesteigerte Peristaltik ist die Passagezeit so verkürzt, dass die großen Blutmengen weder durch die Magensäure noch durch die Darmbakterien dunkel gefärbt werden. Je nach Ausmaß der Blutung kann es zur Ausbildung eines hypovolämischen Schocks mit Schwitzen, Tachykardie, Hypotonie, Dyspnoe, Somnolenz oder Bewusstlosigkeit kommen.

Präklinische Diagnostik

Die Diagnostik umfasst eine exakte Anamneseerhebung und körperliche Untersuchung sowie die Erfassung und laufende Kontrolle der Vitalparameter.

Präklinische Therapie

Patienten mit beginnendem oder manifestem hypovolämischem Schock sind in Schocklage zu bringen, nicht schockierte Patienten werden mit erhöhtem Oberkörper gelagert. Über Maske mit Reservoir wird hochdosiert Sauerstoff appliziert. Ein, besser zwei großlumige periphervenöse Zugänge ermöglichen die Infusion einer Vollelektrolytlösung. Bei Zeichen des Schocks werden 500–1000ml eines Plasmaexpanders, z.B. Hydroxyethylstärke 6% gegeben. Ziel ist es, den systolischen Blutdruck etwa um 100mmHg zu stabilisieren. Bei respiratorischer Insuffizienz wird der Patient intubiert und maschinell beatmet (Machicado 1997). Eine massive obere Gastrointestinalblutung kann, besteht der Verdacht auf das ursächliche Vorliegen von Ösophagusvarizen, den Notarzt zwingen, schon in der präklinischen Phase eine Linton-Nachlass-Sonde zu legen. Diese ist der Sengstaken-Blakemore-Sonde vorzuziehen, weil sie auch bei Fundusvarizen eine primäre Blutstillung ermöglicht. Der Ballon sollte hierbei mit nicht mehr als 40mmHg aufgeblasen und mit einem Infusionsbeutel (500ml) unter Zug gehalten werden.

Bei den, äußerst seltenen, lebensbedrohlichen analen Blutungen kann eine manuelle Kompression bei sehr weit außen liegender Blutungsquelle möglich sein.

Hinweis für die Praxis: Die präklinische Therapie der gastrointestinalen Blutung umfasst:
- Lagerung mit erhöhtem Oberkörper bzw. in Schocklage,
- Sauerstoff 4–6 l/min,
- 1–2 großlumige, periphervenöse Zugänge,
- 500–1000ml Vollelektrolytlösung,
- ggf. 500–1000ml HES 6%,
- ggf. Intubation und Beatmung,
- ggf. Linton-Nachlass-Sonde,
- ggf. manuelle Kompression der Blutungsquelle.

Kernaussagen

Akutes Abdomen

Das akute Abdomen ist ein plötzlich auftretender, starker Bauchschmerz mit einer Vielzahl möglicher Ursachen.

Die exakte Anamnese und Erfassung von Schmerzbeginn, -dauer und -charakter gibt wertvolle Hinweise.

Therapeutisch sind die suffiziente Analgesie, auch mit Opiaten, und die adäquate Volumenzufuhr entscheidend.

Gastrointestinale Blutungen

Bei Blutungen aus dem Gastrointestinaltrakt stehen notfallmedizinisch der Erhalt der Vitalfunktionen und die Schockbekämpfung im Vordergrund.

Literatur

Attard AR, Corlett MJ, Kidner NJ, Leslie AP, Fraser IA. Safety of early pain relief for acute abdominal pain. BMJ 1992; 305: 554 – 650.

Bono MJ. Lower gastrointestinal tract bleeding. Emerg Med Clin North Am 1996; 14: 547 – 556.

Gallagher EJ, Esses D, Lee C, Lahn M, Bijur PE. Randomized clinical trial of morphine in acute abdominal pain. Ann Emerg Med. 2006; 48: 150 – 60, 160.e1 – 4.

Longstreth GF. Epidemiology of hospitalization for acute upper gastrointestinal hemorrhage: A population based study Am J Gastroenterol 1995; 90: 206 – 210.

Longstreth GF. Epidemiology and outcome of patients hospitalized with acute lower gastrointestinal hemorrhage: A population based study Am J Gastroenterol 1997; 92:419 – 424

Machicado GA, Jensen DM. Acute and chronic management of lower gastrointestinal bleeding: Cost-effective apporoaches; Gastroenterologist 1997; 5: 189.

McHale PM, LoVecchio F. Narcotic analgesia in the acute abdomen – a review of prospective trials. Eur J Emerg Med 2001; 2: 131 – 136.

Pace S, Burke TF. Intravenous morphine for early pain relief in patients with acute abdominal pain. Acad Emerg Med. 1996; 12: 1086 – 1092.

13

13.5 Infektiologische Notfälle

P. Rupp

Roter Faden

HIV und Postexpositionsprophylaxe (PEP)
Medikamentöse PEP
Infektiöse Meningitis, Enzephalitis, Myelitis
Virale Meningitis
Bakterielle Meningitis
HIV-Infektion
Anthrax

HIV und Postexpositionsprophylaxe

HIV-Übertragung. Die Wahrscheinlichkeit einer HIV-Übertragung hängt im Wesentlichen von der übertragenen Erregermenge ab. Die statistische Wahrscheinlichkeit einer HIV-Übertragung liegt bei einer Verletzung an kontaminierten Instrumenten, ungeschütztem Geschlechtsverkehr mit bekannt infizierter Person oder Benutzung eines kontaminierten Injektionsbestecks zwischen 1 Infektion pro 100 Kontakten und 1 Infektion pro 1000 Kontakten oder Expositionen (Degruttola 1989; Downs 1996; Henderson 1990; Ippolito 1993). Die Übertragung erfolgt hauptsächlich durch Blut, Sperma und Vaginalsekret. Je länger die Verweildauer infektiöser Flüssigkeiten auf Wunden, geschädigter Haut oder auf Schleimhäuten ist, desto höher wird die Wahrscheinlichkeit einer Übertragung (Pinto 1997; Royce 1997; Peterman 1988).

Postexpositionsprophylaxe. An die Möglichkeit einer medikamentösen HIV-Postexpositionsprophylaxe (PEP) sollte gedacht werden bei:

- Verletzung mit HIV-kontaminierten Instrumenten bzw. Injektionsbestecken,
- Benetzung offener Wunden und Schleimhäute mit HIV-kontaminierten Flüssigkeiten,
- ungeschütztem Geschlechtsverkehr mit einer HIV-infizierten Person,
- Gebrauch von HIV-kontaminiertem Injektionsbesteck.

Hinweis für die Praxis: Eine so rasch wie möglich (optimal unter 2 h) eingeleitete HIV-PEP für einen Zeitraum von 28 Tagen nach Verletzungen mit kontaminierten Instrumenten oder nach Wund- oder Schleimhautkontamination mit HIV-haltigen Flüssigkeiten kann das Infektionsrisiko senken (Cardo 1997).

Die zur PEP eingesetzten Medikamente sind für diese Indikation nicht zugelassen, daher ist eine schriftliche Einverständniserklärung des Betroffenen nach ausführlicher Aufklärung zwingend erforderlich. Mögliche Nachteile einer HIV-PEP bestehen in der schlechten Verträglichkeit der eingesetzten Medikamente. In den ersten 2 Wochen kommt es häufig zu akuten, meist gastrointestinalen Nebenwirkungen, die jedoch in der Regel abklingen oder nach Beendigung der Therapie reversibel sind (Wang 2000; Parkin 2000). Über mögliche Spätfolgen der antiretroviralen Medikamente (z. B. Onkogenese, Störung der Fertilität, Teratogenität, Störung des Fettstoffwechsels und Glukosehaushaltes) ist bei Nicht-HIV-Infizierten wenig bekannt (Strubel 1997; FDA 1997). Ein Erfolg der Prophylaxe lässt sich nicht garantieren. Der Empfänger sollte sich unbedingt einem in der HIV-Therapie erfahrenen Arzt vorstellen. Die sofortige Einleitung einer Prophylaxe darf dadurch aber nicht verzögert werden.

Wichtig: Klare, jedem immer zugängliche Algorithmen helfen, das Vorgehen zu standardisieren (Tab. 13.**13**). Eine HIV-PEP ist grundsätzlich zu empfehlen bei einem Kontakt zwischen einer HIV-negativen und einer HIV-infizierten Person (Indexperson) mit einem relevanten Übertragungsrisiko. Zurückhaltung sollte bei unbekanntem HIV-Serostatus oder geringer Wahrscheinlichkeit einer HIV-Infektion geübt werden.

Nach jeder HIV-Exposition sollten zunächst die in Abb. 13.**34** dargestellten Sofortmaßnahmen unverzüglich (in Sekunden) in der nachfolgenden Reihenfolge eingeleitet werden (ggf. kann anschließend telefonisch weiterer Rat eingeholt werden).

Tabelle 13.**13** Indikation zur HIV-PEP bei beruflicher HIV-Exposition (RKI 2004)

Perkutane Verletzung mit Injektionsnadel oder anderer Hohlraumnadel (Körperflüssigkeit mit hoher Viruskonzentration: Blut, Liquor, Punktatmaterial, Organmaterial, Viruskulturmaterial)	**Empfehlen**
Oberflächliche Verletzung (z. B. mit chirurgischer Nadel)	**Anbieten**
Ausnahme: Indexpatient hat AIDS oder eine hohe HIV-Konzentration	**Empfehlen**
Kontakt zu Schleimhaut oder verletzter/geschädigter Haut mit Flüssigkeiten mit hoher Viruskonzentration	**Anbieten**
Perkutaner Kontakt mit anderen Körperflüssigkeiten als Blut (wie Urin oder Speichel)	**Nicht empfehlen**
Kontakt von intakter Haut mit Blut (auch bei hoher Viruskonzentration)	**Nicht empfehlen**
Haut- oder Schleimhautkontakt mit Körperflüssigkeiten wie Urin und Speichel	**Nicht empfehlen**

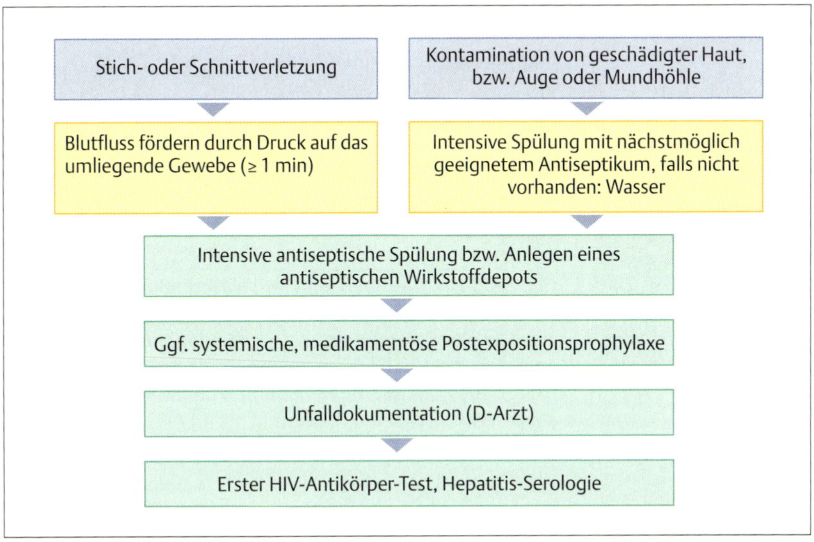

Abb. 13.**34** Sofortmaßnahmen bei HIV-Exposition.

Bei Kontamination von geschädigter Haut (auch Wunden oder Mundhöhle) muss diese mit einem Antiseptikum gespült werden (Abb. 13.**34**). Hier eignet sich eine äthanolbasierte Kombination mit PVP-Iod (Betaseptic), für Mundspülung 1 : 1 verdünnt. Bei Jodüberempfindlichkeit: AHD 2000 oder Amphisept-E-Lösung, 1 : 1 verdünnt. Für das Auge wird eine wässrige, isotone 2,5 %ige PVP-Iod-Lösung verwendet. Falls kein Antiseptikum vorhanden ist, wird mit Wasser gespült.

Medikamentöse PEP

Ist eine medikamentöse Postexpositionsprophylaxe indiziert, muss die erste Medikamentendosis so schnell wie möglich eingenommen werden. In Zweifelsfällen ist zunächst mit der Prophylaxe zu beginnen, ein Abbruch ist immer möglich, wenn spätere Erkenntnisse eine PEP unnötig erscheinen lassen. Die empfohlene Dauer der Prophylaxe beträgt 28 Tage. Sind Medikamentenresistenzen bekannt, ist die zur PEP verwendete Medikamentenkombination entsprechend anzupassen.

In allen anderen Fällen kann eine der in Tab. 13.**14** aufgeführten Standardkombinationen verwendet werden.

Das Risiko einer Infektion ist jedoch gering, wenn Hygiene- und Schutzmaßnahmen befolgt werden.

Wichtig: Darüber hinaus sind aktive Impfungen gegen Hepatitis A und B, Tetanus und evtl. Diphterie für jeden Rettungsdienstmitarbeiter dringend anzuraten. Impferfolg und Antikörperstatus müssen regelmäßig kontrolliert werden.

Infektiöse Meningitis, Enzephalitis, Myelitis

Infektiöse Erkrankungen des zentralen Nervensystems, bei denen Gehirn, Hirnhäute und / oder Rückenmark beteiligt sind, werden unter diesem Oberbegriff zusammengefasst.

Definition: Die Meningitis ist eine Entzündung der weichen Hirnhäute mit den Leitsymptomen Fieber, Nackensteife („Meningismus"), Kopfschmerzen und Erbrechen. Enzephalitis bezeichnet eine entzündliche Erkrankung des Gehirns mit Somnolenz, Bewusstlosigkeit, neurologischen Ausfällen und zerebralen Krampfanfällen. Die sehr viel seltenere Myelitis ist eine Entzündung des Rückenmarks mit schlaffen Extremitätenparesen und abgeschwächten oder fehlenden Muskeleigenreflexen.

Mischformen sind in der Praxis häufig. In der Präklinik kann zwischen den einzelnen Krankheitsentitäten ohnehin nicht sicher unterschieden werden. Eine therapeutische Konsequenz ergibt sich daraus nicht. Nach den verursa-

Tabelle 13.**14** Standardkombinationen zur HIV-PEP (RKI 2004)

Zidovudin + Lamivudin entweder als Combivir (2 × 300 / 150 mg) oder als Retrovir (2 × 250 mg) plus Epivir (2 × 150 mg oder 1 × 300 mg)	kombiniert mit	Nelfinavir (Viracept, 2 × 1250 mg) oder Indinavir (Crixivan, 3 × 800 mg) oder Lopinavir / rit (Kaletra, 2 × 400 / 100 mg) oder Efavirenz* (Sustiva / Stocrin, 1 × 600 mg)

Falls Standardmedikamente nicht verfügbar sind, können auch andere zur HIV-Therapie zugelassene Medikamente eingesetzt werden – Abacavir (Ziagen) und Nevirapin (Viramune) sollten jedoch wegen der Möglichkeit akuter schwerer Nebenwirkungen nur in gut begründeten Ausnahmefällen für eine PEP eingesetzt werden.
* Bei Schwangerschaft ist Efavirenz kontraindiziert!

13

chenden Krankheitserregern werden virale von bakteriellen Prozessen differenziert.

Virale Meningitis

Definition: Eine virale (lymphozytäre) Meningitis ist eine meist benigne verlaufende, durch unterschiedliche Viren verursachte, entzündliche Erkrankung des ZNS. In der Regel ist neben den Hirnhäuten auch das Gehirn selbst beteiligt, sodass von einer Meningoenzephalitis gesprochen wird. Die Abgrenzung zur tuberkulösen Meningitis ist von großer Bedeutung, in der Präklinik aber nicht möglich. Die lymphozytäre Meningitis ist aufgrund ihres meist harmlosen Verlaufs nur von geringer notfallmedizinischer Bedeutung.

Ursachen

Verschiedenste Viren, am häufigsten Enteroviren oder das FSME-Virus können eine lymphozytäre Meningitis verursachen.

Symptomatik

Die Erkrankung beginnt meist plötzlich, mit fieberhaften Prodromi, Bauchschmerzen und evtl. Durchfällen. Die Meningitis äußert sich in Nackensteifigkeit, Kopfschmerzen und mäßiggradiger Lichtscheu. Bei den seltenen schweren Verläufen können zentralnervöse Symptome wie Somnolenz, Bewusstlosigkeit und respiratorische Insuffizienz dazukommen. Diese zeigen dann immer die Mitbeteiligung des Gehirns am Entzündungsprozess an.

Präklinische Diagnostik

Die Diagnostik beschränkt sich auf die sorgfältige Anamnese (Krankheitsbeginn, -verlauf, Vorerkrankungen?) und eine genaue klinische Untersuchung. EKG-Monitoring und Messung der Sauerstoffsättigung vervollständigen die Maßnahmen.

Präklinische Therapie

In der präklinischen Phase sind nur symptomatische Maßnahmen möglich. Der Patient wird nach seinen Wünschen gelagert. Sauerstoffinsufflation, Anlage eines peripher-venösen Zugangs und die Infusion von 250–500 ml einer Vollelektrolytlösung sind die wesentlichen therapeutischen Maßnahmen, bei starken Schmerzen kann die Gabe von 1–2 g Novalminsulfat i.v. erwogen werden. Die Kopfschmerzen sprechen auf die Gabe von Magnesium oft an. Spezifische Maßnahmen sind in der Präklinik nicht möglich.

Hinweis für die Praxis: Die präklinische Therapie der Meningitis umfasst:
- Lagerung nach Patientenwunsch,
- Sauerstoff,
- periphervenöser Zugang,
- 250–500 ml Vollelektrolytlösung,
- ggf. Novalminsulfat 1–2 g.

Bakterielle Meningitis

Definition: Eine durch Bakterien verursachte lebensbedrohliche Infektion des Liquorraumes, der Meningen und fakultativ des Gehirns wird als bakterielle (granulozytäre) Meningitis bezeichnet.

Ursachen

Alle Bakterien können eine Hirnhautentzündung hervorrufen. Die Einteilung der Meningitis kann nach dem Erreger oder der Entstehungsart (hämatogen, fortgeleitet, postoperativ, traumatisch) erfolgen. Die häufigsten Erreger bakterieller Meningitiden sind die Pneumokokken (v.a. bei abwehrgeschwächten Patienten, z.B. Alkoholikern), Meningokokken und Haemophilus influenzae.

Symptomatik

Hohes Fieber, starke Kopfschmerzen, Meningismus und häufig Bewusstseinsstörungen stehen im Vordergrund. Hinzu kommen Lichtscheu, allgemeine Hyperästhesie, Hyperreflexie und fakultativ Hirnnervenausfälle und Paresen. Der Hirndruck kann erhöht sein. Die Meningokokkensepsis zeichnet sich durch einen perakuten Beginn und Verlauf sowie die pathognomonischen petechialen Hauterscheinungen oder ein makulöses Exanthem überwiegend an den Extremitäten aus. Das Waterhouse-Friedrichsen-Syndrom ist die besonders schwere Verlaufsform der Meningokokkensepsis mit flächenhaften Hautblutungen, disseminierter intravasaler Gerinnung, Schock und hoher Letalität.

Präklinische Diagnostik

Anamneseerhebung sowie klinische Untersuchung, EKG-Monitoring und Messung der Sauerstoffsättigung, ggf. ergänzt durch eine orientierende neurologische Untersuchung, sind zur präklinischen Diagnostik und Monitoring ausreichend. Eine genaue Differenzierung zwischen bakteriell und viral ist präklinisch ohnehin nicht möglich.

Präklinische Therapie

Die präklinische Therapie der verschiedenen Meningitisformen unterscheidet sich nicht. Einzig bei der perakut verlaufenden Meningokokkenmeningitis kann die präklinische Gabe eines Antibiotikums lebensrettend sein.

HIV-Infektion

AIDS oder mit AIDS assoziierte Probleme werden nur selten Anlass für einen rettungsdienstlichen Einsatz sein. Der Notarzt oder Rettungsassistent muss sich aber immer des Risikos bewusst sein, mit einem HIV-infizierten Patienten in Kontakt zu kommen. Schutzmaßnahmen wie oben beschrieben sind daher unerlässlich.

Definition: Die Infektion mit dem Human Immunodeficiency Virus (HI-Virus) heißt im Endstadium Adult-Immuno-Deficiency-Syndrom (AIDS). Es ist gekennzeichnet durch den Zusammenbruch der zellulären Abwehr. Der Patient erkrankt an Infektionen, die bei einem nicht Immunkompromittierten keine Erkrankung auslösen würden (opportunistische Infektionen).

Ursachen

Die Übertragung des HI-Virus erfolgt durch den Kontakt von Körperflüssigkeiten, z.B. beim Geschlechtsverkehr, durch kontaminierte Injektionsnadeln, Transfusion von infiziertem Blut oder der Gabe von nicht ausreichend virusinaktivierten Blutprodukten.

Das HI-Virus befällt Makrophagen und T-Helfer-Zellen und zerstört diese bei seiner Vermehrung. Nach einer kurzen Virämie mit grippeähnlichen Symptomen folgt ein unter Umständen jahrelanges, symptomfreies Intervall. Der Patient ist in dieser Zeit symptomlos aber kontagiös. Das Auftreten typischer opportunistischer Infektionen kennzeichnet den Beginn des Endstadiums (AIDS-Vollbild).

Symptomatik

Die Vielfalt der möglichen Infektionserkrankungen bedingt ein weites Spektrum an fakultativen Symptomen. Es ist in diesem Rahmen unmöglich, eine komplette Übersicht über alle HIV-assoziierten Erkrankungen und deren Symptome zu geben.

Rettungsdienstlich relevant können Krampfanfälle bei zerebraler Toxoplasmose, schwere Dyspnoe bei Pneumonien oder Kaposi-Sarkomen der Lunge, ein Spontanpneumothorax bei einer Pneumocystis-carinii-Pneumonie, Verwirrtheitszustände oder Bewusstseinsstörungen bei einer ZNS-Beteiligung, gastrointestinale Blutungen bei Tumoren des Magendarmtraktes oder schwere Exsikkose bei Diarrhöen sein.

Präklinische Diagnostik

Eine sorgfältige Anamneseerhebung und Beobachtung führen häufig bereits zur Diagnose. Bei unbekanntem HIV-Status des Patienten können folgende Befunde auf eine HIV-Infektion hinweisen:

- kutane Kaposi-Sarkome; bräunlich-bläulich-rötliche Knoten an der Haut oder den Schleimhäuten,
- orale Haarleukoplakie; nicht abstreifbare weißliche Beläge an den Zungenrändern,
- seborrhoische Dermatitis,
- Herpes zoster; v.a. wenn dieser sich nicht strikt auf einzelne Dermatome beschränkt,
- orale Candidiasis,
- anale Herpes-simplex-Ulzerationen,
- Kachexie bei jüngeren Patienten.

Die klinische Untersuchung und Erfassung der Vitalparameter entscheiden über die notwendige weitere Therapie.

Präklinische Therapie

Eine Übertragung des HI-Virus durch Mund-zu-Mund-Beatmung ist bisher noch nicht bekannt geworden, ist aber zumindest theoretisch möglich. Wird eine Beatmung notwendig, ist ein Beatmungsbeutel mit Maske und Filter zu verwenden. Sauerstoffgabe, Anlage eines sicheren periphervenösen Zugangs, ggf. Analgesie und Sedierung sowie die Infusion einer Vollelektrolytlösung sind obligat. Ist der Patient respiratorisch insuffizient, ist in der Präklinik in aller Regel die Intubation und Beatmung indiziert. Die Gabe von 250 mg Methylprednisolon i.v. kann helfen, bei massiver Atemnot die Intubation zu vermeiden. Die grundsätzliche Prognose der HIV-Erkrankung, das Stadium, in dem sich der Patient befindet, und sein klinischer Zustand sind dabei ins Kalkül zu ziehen.

Hinweis für die Praxis: Die präklinische Therapie der HIV-Infektion umfasst:

- Infektionsschutz,
- Lagerung nach Patientenwunsch,
- Sauerstoff,
- periphervenöser Zugang,
- Infusion einer Vollelektrolytlösung nach Erfordernis,
- bei Atemnot ggf. Methylprednisolon 250 mg i.v.,
- ggf. Analgesie, z.B. Morphin 1:10 verdünnt, fraktioniert,
- ggf. Sedierung, z.B. Midazolam fraktioniert,
- ggf. Intubation und Beatmung,
- ggf. Entlastung eines Pneumothorax.

Anthrax

Milzbrand (Anthrax) wird durch *Bacillus anthracis* verursacht. Am Anfang der Ansteckungskette stehen normalerweise pflanzenfressende Säugetiere (Nutz- oder Wildtiere). Abhängig vom Ansteckungsweg können die Haut (Hautmilzbrand bei direktem Kontakt mit erregerhaltigem Material), die Lunge (Lungenmilzbrand bei Inhalation sporenhaltiger Stäube) oder der Darm (Darmmilzbrand bei Genuss erregerhaltiger Nahrung) betroffen sein. Unbehandelt verläuft die Erkrankung häufig tödlich. Der Milzbranderreger ist wegen seiner Eignung für bioterroristische Anschläge ins aktuelle öffentliche Interesse gerückt, eine direkte Übertragung von Mensch zu Mensch findet normalerweise nicht statt. Rettungsdienstlich relevant ist Anthrax nur im Rahmen von echten Anschlägen oder „Trittbrettfahrern" geworden. Die örtlichen Behörden entscheiden über die Notwendigkeit einer postexpositionellen antibiotischen Prophylaxe (RKI 2005).

Kernaussagen

HIV und Postexpositionsprophylaxe

Eine HIV-PEP ist grundsätzlich zu empfehlen bei einem Kontakt zwischen einer HIV-negativen und einer HIV-infizierten Person (Indexperson) mit einem relevanten Übertragungsrisiko.

Klare, jedem immer zugängliche Algorithmen sind im Rettungsdienst unumgänglich.

Infektiöse Meningitis, Enzephalitis, Myelitis

Bei der fulminant verlaufenden Meningokokkenmeningitis kann eine präklinische antibiotische Therapie notwendig werden.

HIV-Infektion

HIV oder HIV-assoziierte Erkrankungen sind nur selten Anlass für einen rettungsdienstlichen Einsatz.
Eine spezifische Therapie ist nicht möglich, auf entsprechende Schutzmassnahmen ist zu achten.

Anthrax

Unbehandelt führt Anthrax häufig zum Tod, eine Übertragung von Mensch zu Mensch ist aber sehr selten.
Die Behörden entscheiden über die Notwendigkeit einer postexpositionellen antibiotischen Prophylaxe.

Literatur

Cardo DM, Culver DH, Ciesielski CA et al. A case-control study of HIV seroconversion in health care workers after percutaneous exposure to HIV-infected blood: clinical and public health implications. N Engl J Med 1997; 337: 1485 – 1490.

Degruttola V, Seage GR, Mayer KH, Horseburgh CR Jr. Infectiousness of HIV between male homosexual partners. J Clin Epidem 1989; 42: 849 – 856.

Deutsche AIDS Gesellschaft (DAIG). Konsensusempfehlung zur Therapie der HIV-Infektion, Aktualisierung April 2004, www.rki.de.

Downs AM, De Vincenci I. Probability of heterosexual transmission of HIV: relationship to the number of unprotected sexual contacts. European Study Group in Heterosexual Transmission of HIV. J Acqu Imm Def Syndr & Hum Retrovir 1996; 11: 388 – 395.

Food and Drug Administration. Protease inhibitors may increase blood glucose in HIV patients. FDA Medical Bulletin 1997; 27.

Henderson DK, Fahey BJ, Willy M, Schmitt JM, Carey K, Koziol DE et al. Risk for occupational transmission of human immunodeficiency virus type 1 (HIV-1) associated with clinical exposures. Ann Intern Med 1990; 113: 740 – 746.

Ippolito G, Puro V, De Carli G. Italian Study Group on Occupational Risk of HIV Infection. Arch Int Med 1993; 153: 1451 – 1458.

Parkin JM, Murphy M, AndersonJ, El-Gadi S, Forster G, Pinching AJ. Tolerability and side-effects of post-exposure prophylaxis for HIV infection [Letter]. Lancet 2000; 355: 722.

Peterman TA, Stoneburner RL, Allen JR, Jaffe HW, Curran JW. Risk of human immunodeficiency virus transmission from heterosexual adults with transfusion-associated infections. JAMA 1988; 259: 55 – 58.

Pinto LA, Landay AL, Berzofsky JA, Kessler HA, Shearer GM. Immune response to human immunodeficiency virus (HIV) in healthcare workers occupationally exposed to HIV-contaminated blood. Am J Med 1997; 102 (S 5B): 21 – 24.

RKI Leitlinien und Empfehlungen zu HIV-Postexpositionsprophylaxe unter http://www.rki.de/nn_334588/DE/Content/InfAZ/H/HIVAIDS/Prophylaxe/Leitlinien/kurzfassung.html.

RKI-Merkblatt Milzbrand. http://www.rki.de/cln_006/nn_225576/DE/Content/Infekt/Biosicherheit/Erreger/dl__anthrax,templateId=raw,property=publicationFile.pdf/dl_anthrax.

Royce RA, Sena A, Cates W, Cohen MS. Sexual contact and transmission of HIV. N Engl J Med 1997; 336: 1072 – 1078.

Struble KA, Pratt RD, Gitterman SR. Toxicity of antiretroviral agents. Am J Med 1997; 102 (S 5B): 65 – 67.

Van Rompay KKA, Miller MD, Marthas ML et al. Prophylactic and therapeutic benefits of short-term 9-[2-(R)-(Phosphonomethoxy)Propyl]Adenine (PMPA) administration to newborn macaques following oral inoculation with simian immunodeficiency virus with reduced susceptibility to PMPA. J Vir 2000; 74: 1767 – 1774.

Wang SA, Panlilio AL, Doi PA et al. Experience of healthcare workers taking postexposure prophylaxis after occupational HIV exposures: findings of the HIV postexposure prophylaxis registry. Infect Control Hosp Epidemiol 2000; 21: 780 – 785.

13.6 Nephrologische Notfälle

P. Rupp

Roter Faden

Akutes Nierenversagen
Chronisches Nierenversagen

Akutes Nierenversagen

Definition: Das akute Nierenversagen (ANV) ist eine innerhalb von Stunden oder Tagen eintretende, prinzipiell reversible Verschlechterung der Nierenfunktion mit Retention harnpflichtiger Substanzen und Störungen des Elektrolyt- und Wasserhaushalts.

Ursachen, Pathophysiologie

Ein ANV kann durch prärenale, renale oder postrenale Ursachen bedingt sein. Das prärenale Nierenversagen kann durch eine Minderperfusion (Schockniere), toxisch (z.B. durch Vasokonstriktion der die Nieren versorgenden Gefäße) oder im Rahmen eines Multiorganversagens (z.B. bei Sepsis) verursacht werden. Eine rapid progressive Glomerulonephritis (RPGN), eine akute tubulointerstitielle Nephritis durch toxische Medikamentenwirkung oder allergische Reaktionen, ein akutes Nierenversagen mit akuter Nierenrindennekrose, z.B. sekundär nach prärenaler Ursache oder ein hämolytisch-urämisches Syndrom sind Ursachen eines renalen ANV. Ein postrenales ANV wird durch Abflussbehinderungen und Rückstau des Urins hervorgerufen (Schepkens 2001).

Symptomatik

Die Symptomatik wird im Wesentlichen durch die Grunderkrankung bestimmt. Je nach Ursache kann der Patient Zeichen der Überwässerung oder der Hypovolämie aufweisen. Eine metabolische Azidose kann zur Kussmaul-Atmung führen, der Patient klagt möglicherweise über Inappetenz, Nausea oder Erbrechen. Das Bewusstsein kann getrübt sein, Muskelzuckungen auf entsprechende Veränderungen hinweisen. Laborchemisch ist der Anstieg von Kreatinin und Harnstoff wegweisend. Die Urinausscheidung ist, zumindest initial, kein Hinweis. Der Patient kann oligurisch, anurisch oder polyurisch sein, je nach Ursache des ANV.

Präklinische Diagnostik

Neben der Beurteilung des Gesamtzustands ist es gerade für die Therapie wesentlich, den Volumenstatus des Patienten richtig zu erfassen. Ein, auch präklinisch abgeleitetes, 12-Kanal-EKG kann Hinweise auf eine Hyperkaliämie geben. Die exakte Diagnose bleibt ohnehin der Klinik vorbehalten. Anamnestisch können sich Hinweise auf Medikamentennebenwirkungen ergeben (z.B. Aminoglykoside, Röntgenkontrastmittel), sonographisch kann ein postrenales ANV (Aufstau, Obstruktion) von einem wahrscheinlich renalen ANV (akute Schwellung der Nieren bei Tubulusnekrose) unterschieden werden. Die Bestimmung der Retentionswerte (Kreatinin, Harnstoff, Harnsäure), der Elektrolyte (Natrium, Kalium, Kalzium, Phosphor) im Serum und im Urin, Messung von Serum- und Urinosmolarität, der venösen Blutgase sowie von Kreatininkinase, Myoglobin (Serum und Urin), LDH und Haptoglobin sowie ein Urinstatus und -sediment helfen, die Ursache des ANV genau zu bestimmen. Tabelle 13.**15** gibt einen Überblick über die typischen Laborbefunde beim ANV.

Tabelle 13.**15** Laborkonstellation beim akuten Nierenversagen (http://www.akh-consilium.at/daten/nierenversagen_akutes.htm)

	Prärenal	**Akute Glomerulonephritis**	**Akute Tubulusnekrose**	**Postrenal**
Urinosmolarität (mosm / kgH_2O)	>500	>350	<350	<350
Urin-Natrium (mmol / l)	<30	<30	>40	>30
Fraktionelle Natriumausscheidung (%)	<1	<1	>1	>2
Urin-Na Serumkreatinin / Urinkreatinin] × 100	<1	<1	>2	>2
Urinkreatinin Plasmakreatinin	>40	>40	<20	<20
Sediment	–	Akanthozyten Erythrozyten-Zylinder: gran. Zylinder, glom. Erythrozyten	Detritus Tubuluszellen	–

Hinweis zur Tabelle: Bei Vorbehandlung mit Diuretika (insbesondere Schleifendiuretika) ist der Wert der fraktionellen Natriumausscheidung nicht verwendbar, sondern die fraktionelle Harnstoffausscheidung.

Tabelle 13.**16** Elektrokardiographische Zeichen einer Hyperkaliämie (Fliser 2003)

Serumkalium [mmol/l]	EKG-Veränderungen
5,5–6,5	hohe, zeltförmige T-Welle
6,5–7,5	Verlängerung des PQ-Intervalls
7,0–8,0	Verbreiterung des QRS-Komplexes
8,0–10,0	▶ QRS-Komplex geht in Form einer Sinuswelle in die T-Welle über ▶ ventrikuläre Arrythmie ▶ Kammerflimmern ▶ Asystolie

Hinweis für die Praxis: Die Diagnostik beim akuten Nierenversagen umfasst:
- Anamnese (der ausführlichen und kritischen Anamnese kommt überragende Bedeutung zu: Frage nach B-Symptomatik [Systemerkrankungen], Gelenkbeschwerden, Infektionen, Medikamentenänderungen, Hämaturie, Proteinurie, Durchfälle [HUS/TTP], Rückenschmerzen [Hanta-Virus]),
- klinische Untersuchung (Halsvenen, Volumenstatus, Auskultation, Petechien, Erytheme etc., Gelenkschwellungen),
- 12-Kanal-EKG (Tab. 13.**16**),
- Ultraschall,
- Bestimmung von
  - Kreatinin,
  - Harnstoff,
  - Harnsäure,
  - Elektrolyte (Natrium, Kalium, Kalzium, Phosphor) im Serum und im Urin,
  - Serum- und Urinosmolarität,
  - venöse Blutgase,
  - Kreatininkinase,
  - Myoglobin (Serum und Urin),
  - Blutbild und Differenzialblutbild (Eosinophilie?),
  - LDH, Haptoglobin (Hämolyse?),
  - Urinstatus und -sediment,
- Messung der 24-h-Ausscheidung.

Präklinische Therapie

Akut lebensbedrohliche Zustände, z. B. durch Hyperkaliämie ausgelöste Rhythmusstörungen oder schwere Hypovolämie, müssen umgehend behandelt werden. Meist wird sich die präklinische Therapie aber auf die Volumensubstitution bei Hypovolämie und den Erhalt bzw. die Wiederherstellung der Vitalfunktionen beschränken, da die genaue Ursache eines ANV präklinisch nicht ermittelt werden kann. Diuretika beeinflussen die Diagnose. Daher sollte auf ihre Gabe, wenn immer möglich, verzichtet werden. Ist sie bei einer massiven Überwässerung unumgänglich, sollte vor der Gabe eine Urinprobe gesichert werden. Innerklinisch ist die Differenzierung in prärenales, renales und postrenales ANV rasch zu treffen, da hiervon die Therapie wesentlich abhängt. Bei klinischen oder elektrokardiographischen Hinweisen auf eine relevante Hyperkaliämie ist diese, auch präklinisch, umgehend zu behandeln. Die Möglichkeiten sind unten tabellarisch aufgeführt.

Hinweis für die Praxis: Die Therapie einer Hyperkaliämie erfolgt nach folgenden Grundsätzen (Gross 2003; Franz 1999; Fliser 2003; Lens 1989):

Präklinisch
- Verwendung kaliumfreier Infusionslösungen (kein Ringer-Laktat).
- 10% Kalziumchloridlösung oder 10% Kalziumglukonat 10 ml langsam i. v.; *cave*: bei digitalisierten Patienten. Kalzium ist ein funktioneller Antagonist von Kalium, verhindert die elektrischen Folgen am Myokard, ohne aber den Kaliumspiegel zu senken. Die Wirkung tritt sofort ein und hält etwa 30 min an.
- 40–80 mmol Bikarbonat i. v. (Austausch von intra- und extrazellulärem Kalium und Wasserstoffionen), Wirkeintritt nach 5–10 min, Dauer 2 h.
- Beta-Sympatikomimetikum i. v. oder inhalativ (z. B. Salbutamol), Wirkeintritt nach 5 min, Dauer ca. 2–4 h.

Klinisch
- 50 ml Glukose 40% plus 10 i.E. Altinsulin Infusion. *Cave*: Hypoglykämie! *Cave*: Überwässerung! Die Wirkung tritt nach ca. 30 min ein und hält 4–6 h an.
- Resonium-A-Einläufe oder p. o. (Kationenaustauscherharz, 1 g Resonium A bindet etwa 1–1,5 mmol Kalium und wird gegen 1,7–2,5 mmol Natrium ausgetauscht); Wirkeintritt 1 h, Dauer 4–6 h (nur sinnvoll in Kombination mit Laxanzien).
- Schnellstmögliche Hämodialyse.

Chronisches Nierenversagen

Zahlreiche angeborene und erworbene Erkrankungen können zu einem zunehmenden und irreversiblen Verlust an funktionstüchtigem Nierengewebe und letztlich zu einer chronischen Niereninsuffizienz führen. Zu einem Anstieg der Retentionswerte (Kreatinin, Harnstoff) kommt es erst ab einer Funktionseinschränkung von etwa 60%, zuvor ist die Minderung der Nierenleistung nur anhand der eingeschränkten glomerulären Filtrationsrate (normal: 110–125 ml/min/1,73 m^2) zu sehen. Notfallmedizinisch relevant sind durch Dialyse oder Urämie bedingte Komplikationen. Zu den Störungen des Elektrolyt- und Wasserhaushalts s. Kap. 15.

Kernaussagen

Akutes Nierenversagen

Nephrologische Notfälle sind selten. Grundsätzlich sollte vor der Gabe von Diuretika versucht werden, eine Urinprobe zu sichern.

Therapeutisch steht beim ANV der Volumenausgleich im Vordergrund.

Chronisches Nierenversagen

Notfallmedizinisch relevant sind einzig durch Dialyse oder Urämie bedingte Komplikationen.

Literatur

AKH-Consilium. http://www.akh-consilium.at/daten/nierenversagen_akutes.htm

Fliser D. Symptomatische Hyperkaliämie: Was notfallmäßig zu tun ist. Dt Ärztebl 2003; 100: A-1657 / B-1374 / C-1290.

Franz T, Gross P. Neue Aspekte der Hyperkaliämie. Intensivmed Notfallmed 1999; 36: 361 - 366.

Gross P. Wie Sie klinisch relevante Hyperkaliämien erkennen und behandeln. Cardiovasc 2003; 3 (6): 32 - 36.

Hu Y, Carpenter JP, Cheung AT. Life-threatening hyperkalemia: A complication of spironolactone for heart failure in a patient with renal insufficiency. Anest Analg 2002; 95: 95 - 41.

Lens XM, Montoliu J, Cases A, Campistol JM, Revert L. Treatment of hyperkalaemia in renal failure: salbutamol vs. insulin. Nephrol Dial Transplant 1989; 4: 228 - 232.

Schepkens H, Vanholder R, Billiouw JM, Lameire N. Life-threatening hyperkalemia during combined therapy with angiotensin-converting enzyme inhibitors and spironolactone. Am J Med 2001; 110: 438 - 441.

13.7 Endokrinologische Notfälle

P. Rupp

Roter Faden

Hypoglykämie
Coma diabeticum
Thyreotoxische Krise
Myxödemkoma
Akute Nebennierenrindeninsuffizienz, Nebennierenkrise
Hypophysäres Koma
Hyperkalzämische Krise
Hypokalzämische Krise

Endokrinologische Notfälle sind, abgesehen vom hypoglykämischen Schock, selten und entwickeln sich in der Regel langsam. Sie sind eine wichtige Differenzialdiagnose des Komas unklarer Genese. Nur selten wird es präklinisch möglich sein, die genaue Ursache zu eruieren. Die Therapie besteht im Wesentlichen aus der Stabilisierung und dem Erhalt der Vitalfunktionen sowie ausreichender Flüssigkeitszufuhr. Auslöser können akute, fieberhafte Erkrankungen, Stress oder kürzlich vorangegangene Operationen sein.

Hypoglykämie

Definition: Eine Hypoglykämie liegt vor, wenn bei Plasmaglukosespiegeln unter 2,8 mmol/l (50 mg/dl) typische Symptome vorliegen, die nach Glukosegabe rückläufig sind (Tintinalli 2004).

Ursachen

Die häufigste Ursache ist die Überdosierung von Insulin oder oralen Antidiabetika verbunden mit Diätfehlern und erhöhter körperliche Belastung. Akute Intoxikationen (Alkohol, Knollenblätterpilz, Tetrachlorkohlenstoff) und sehr selten ein Insulinom können weitere Ursachen eines hypoglykämischen Schocks sein.

Pathophysiologie

Die Regulation der Glukosehomöostase im Körper erfolgt durch ein komplexes Zusammenspiel verschiedener Hormonsysteme. Das zentrale Nervensystem hat nur eine sehr kleine, für wenige Minuten ausreichende Glukosereserve und ist auf eine kontinuierliche Glukosezufuhr angewiesen. Fällt der Blutglukosespiegel ab, kommt es rasch zur Senkung der Insulinsekretion und Ausschüttung kontrainsulinärer Hormone, insbesondere Katecholamine und Glukagon. Sinkt der Glukosespiegel weiter ab, kommt es zu den unten beschriebenen zentralen Symptomen.

Symptomatik

Symptome einer Hypoglykämie können vielfältig sein. Initial kommt es infolge der erhöhten gegenregulatorischen Katecholaminausschüttung zu Zittern, Tachykardie, starkem Schwitzen, Heißhunger, Blässe und motorischer Unruhe. Später führt der zerebrale Glukosemangel zu Agitiertheit, Persönlichkeitsveränderungen, depressiver Verstimmung, Gereiztheit, Wutausbrüchen, Konzentrationsschwäche, Verwirrtheit, Sprach- und Sprechstörungen, Kopfschmerzen, Sehbeeinträchtigungen (z. B. Doppelbilder), Verlangsamung, Automatismen (z. B. Schmatzen, Greifbewegung, Grimassieren), Apathie, Aphasie, Bewusstseinstrübung, epileptiformen Anfällen, Hemiparesen und Bewusstlosigkeit (neuroglykopenische Symptome) (Cryer 1999).

Präklinische Diagnostik

Diagnostisch wegweisend sind Anamnese und Blutzuckermessung. Die Auskultation von Herz und Lunge, Puls- und Blutdruckmessung sowie ein kontinuierliches Monitoring der Vitalparameter ergänzen die präklinische Diagnostik. Eine erneute Blutzuckermessung nach Glukosegabe überprüft den therapeutischen Erfolg.

Präklinische Therapie

Beim ansprechbaren Patienten ist die orale Gabe von Kohlehydraten ausreichend. Beim bewusstseinsgestörten Patient werden die Atemwege gesichert und nach Anlage eines sicheren periphervenösen Zugangs intravenös Glukose 20% bis zum Aufklaren des Patienten appliziert. Ist eine Blutzuckermessung nicht möglich, so ist es bei jedem unklaren Koma gestattet, 10 – 20 g Glukose zu verabreichen, da dies bei der schweren Hypoglykämie lebensrettend sein kann, die Lage beim Coma diabeticum aber nicht verschlechtert.

Hinweis für die Praxis: Hypoglykämien unter oralen Antidiabetika (Sulfonylharnstoffen) können protrahiert verlaufen, der Patient sollte daher immer hospitalisiert werden (Krepinsky 2000), bei insulininduzierten Hypoglykämien muss die Notwendigkeit einer stationären Behandlung individuell abgewogen werden (Socransky 1998). Bei unklarer Bewusstlosigkeit kann ein Blick auf die Fingerbeeren helfen, diese Person anhand der Einstiche zur Blutglukosemessung als Diabetiker zu erkennen.

Coma diabeticum

Ursachen

Ursachen eines Coma diabeticum können zum einen die Erstmanifestation eines Typ-I-Diabetes, Infektionserkrankungen, Diätfehler, Unterdosierung von Insulin oder oralen Antidiabetika, Stresssituationen, Trauma oder Operationen sein. Dabei kommt es beim Typ-I-Diabetiker mit absolutem Insulinmangel zum ketoazidotischen, beim Typ-II-Diabetiker mit erhöhten absoluten Insulinspiegeln und peripherer Insulinresistenz zum hyperosmolaren Koma.

Pathophysiologie

Ketoazidotisches Koma. Im Vordergrund steht der absolute Insulinmangel, es kommt zur Lipolyse, Freisetzung von freien Fettsäuren, Anstieg der Ketonkörper und einer ausgeprägten Azidose. Die Plasmaglukosespiegel sind häufig nur gering erhöht.

Hyperosmolares Koma. Es bestehen bei absolut erhöhtem Insulinspiegel ein relativer Insulinmangel und massiv erhöhte Blutzuckerwerte. Dies führt zu einer ausgeprägten Exsikkose und einer schweren Störung des Elektrolyt- und Wasserhaushalts.

Symptomatik

Der erhöhte Glukosespiegel führt zur osmotischen Diurese, Polyurie und Polydipsie. Gerade beim Typ-I-Diabetiker kann es zur Pseudoperitonitis und Erbrechen kommen. Die Patienten sind massiv exsikkiert, tachykard, hypoton, somnolent, komatös und haben eine Hypo- bis Areflexie. Azetongeruch und Kußmaul-Atmung weisen auf ein ketoazidotisches Coma diabeticum hin (American Diabetes Association 2002).

Präklinische Diagnostik

Diagnostisch wegweisend sind auch hier Anamnese und Blutzuckermessung. Beim ketoazidotischen Koma sind die Glukosewerte häufig nur auf 10 – 15 mmol / l erhöht, der typische Azetongeruch und die Kußmaul-Atmung helfen hier, die Diagnose zu sichern. Auskultation von Herz und Lunge, Puls- und Blutdruckmessung sowie ein kontinuierliches Monitoring der Vitalparameter ergänzen die präklinische Diagnostik.

Präklinische Therapie

Die Sicherung der Vitalfunktionen und die Gabe kristalliner Infusionslösungen (z. B. NaCl 0,9 %) stehen im Vordergrund. Präklinisch dürfen keinesfalls Insulin oder Bikarbonat appliziert werden. Die Lagerung erfolgt nach Notwendigkeit; die Sauerstoffgabe über Maske mit Reservoir ist obligat (American Diabetes Association 2002).

Thyreotoxische Krise

Definition: Die thyreotoxische Krise ist eine seltene, lebensbedrohliche Überfunktion der Schilddrüse.

Ursachen

Mögliche Ursachen sind Dekompensation eines autonomen Adenoms, exogene Jodzufuhr bei bekannter Hyperthyreose (z. B. Kontrastmittel, Cordarex, Jod-PVP u. a.), schwere Stresssituationen (z. B. Operation), insuffiziente Therapie einer Hyperthyreose oder die vorzeitige Operation einer Hyperthyreose.

Symptomatik

Im Stadium I sind die Patienten tachykard mit Frequenzen bis 200 / min, adynam und unruhig. Herzrhythmusstörungen wie Vorhofflimmern oder ventrikuläre Extrasystolen, Fieber über 40 °C, Schwitzen, Tremor, Übelkeit und Erbrechen treten auf. Die Patienten sind dehydriert und trotz erhöhtem Herzminutenvolumen herzinsuffizient („high output failure"). Im Stadium II kommen psychotische Zeichen, Desorientiertheit, Bewusstseinsstörungen, Stupor und Somnolenz hinzu, im Stadium III kommt es zum Koma (Burch 1993).

Präklinische Diagnostik

In der Regel lässt sich präklinisch die endgültige Diagnose nicht stellen. Anamnese und klinische Untersuchung geben erste Hinweise. Die klinische Labordiagnostik erhärtet den Anfangsverdacht, wobei die Ersttherapie empirisch eingeleitet werden sollte, da zum einen die Bestimmung der Schilddrüsenhormonwerte zu lange dauert und zum anderen die Höhe der Hormonspiegel nicht mit der Klinik korreliert.

Präklinische Therapie

Kontrollierte Studien zur optimalen Therapie einer thyreotoxischen Krise fehlen. Der Erhalt der Vitalfunktionen, die hochdosierte Gabe von Sauerstoff über Maske mit Reservoir und Volumengabe (kristalline Infusionslösungen, z. B. NaCl 0,9 % 1000 ml) stehen im Vordergrund. Die Gabe von Hydrokortison(100 mg intravenös) blockiert die periphere Umwandlung von T_4 in T_3. Bei tachykarden Rhythmusstörungen ist die Applikation von Betarezeptorenblockern hilfreich. Die weitere Therapie erfolgt innerklinisch.

Myxödemkoma

Definition: Ein Myxödemkoma ist ein sehr seltenes, lebensbedrohliches Krankheitsbild. Es entwickelt sich schleichend aufgrund eines chronischen Mangels an Schilddrüsenhormonen.

13

Ursachen

Mögliche Ursachen sind eine primäre Hypothyreose (z.B. postentzündlich), eine sekundäre Hypothyreose (HVL-Insuffizienz) oder eine tertiäre Hypothyreose (peripherer Verlust von Schilddrüsenhormonen) verbunden mit einer unzureichenden Therapie. Ein Myxödemkoma entwickelt sich über Jahre. Auslösende Faktoren sind Trauma, Operationen, Pharmaka (Barbiturate, Phenothiazine) oder Infektionen.

Symptomatik

Hypothermie, Hypoventilation, Hyperkapnie, respiratorische Azidose, Somnolenz, Bewusstlosigkeit, generalisierte Krampfanfälle weisen auf ein Myxödemkoma hin.

Typische Hautveränderungen (myxödematös), periorbitale Schwellungen, Makroglossie, Bradykardie und erloschene Reflexe erhärten die Verdachtsdiagnose. Zusätzlich können eine Herzinsuffizienz (Myxödemherz), Perikard- und Pleuraergüsse sowie Aszites auftreten (Kley 1996).

Präklinische Diagnostik

Präklinisch wird die Diagnose selten zu stellen sein. Eine sorgfältige (ggf. Fremd-) Anamnese sowie eine klinische Untersuchung stellen die Weichen. Innerklinisch erfolgt über die Bestimmung der Hormonspiegel die Sicherung der Diagnose.

Präklinische Therapie

Präklinisch werden die Vitalfunktionen gesichert, Sauerstoff über Maske mit Reservoir appliziert und über einen periphervenösen Zugang vorsichtig 500 ml kristalline, optimalerweise angewärmte Infusionslösung gegeben. Eine Hypoglykämie wird durch intravenöse Glukosegabe ausgeglichen, die Gabe von Hydrokortison (100 mg) kann eine begleitende Nebennierenrindeninsuffizienz bessern. Da auch bei der Hypothyreose die Klinik nicht mit der Höhe der Hormonspiegel verknüpft ist, sollte innerklinisch umgehend mit der intravenösen Substitution von Schilddrüsenhormonen begonnen werden (Lindsay 1997).

Hinweis für die Praxis: Bei Hypothyreose ist die Medikamentenclearance verzögert. Die Dosierungen der applizierten Medikamente sind entsprechend anzupassen. Unter der Gabe von Schilddrüsenhormonen kann es zu einer kardialen Ischämie kommen, die Substitution muss langsam erfolgen.

Akute Nebennierenrinden-insuffizienz, Nebennierenkrise

Definition: Die akute Nebennierenrindeninsuffizienz ist ein lebensbedrohliches Krankheitsbild. Der Mangel an endogenem Kortisol und Aldosteron kann entweder aufgrund einer primären, sich langsam entwickelnden Nebennierenrindeninsuffizienz (Morbus Addison) entstehen oder sekundär auf dem Boden einer hypophysär-hypothalamischen Störung. Auslöser wie Stress, Infektionen, Trauma oder Operationen können zur akuten Dekompensation führen.

Pathophysiologie

Bei einer primären Nebennierenrindeninsuffizienz kommt es zum absoluten oder relativen Gluko- und Mineralokortikoidmangel und damit zur Hyponatriämie, Hyperkaliämie, Exsikkose und Hypotonie. Bei der sekundären Nebennierenrindeninsuffizienz sind die Mineralokortikoide und damit die Elektrolyte weniger betroffen.

Ursachen

Autoimmunadrenalitis, Nebennierenrindentuberkulose (heute selten), Metastasen, Sarkoidose, Amyloidose, Blutungen, AIDS (CMV-Adrenalitis) und Infektionen bei vorbestehender Nebennierenrindeninsuffizienz sind mögliche Ursachen.

Symptomatik

Die Symptomatik ist vielfältig, sodass es in der Präklinik, wenn anamnestische Hinweise fehlen, selten möglich sein wird, die Diagnose richtig zu stellen. Die Patienten sind asthenisch, adynam, hypoton, exsikkiert, somnolent, möglicherweise hypertherm und tachykard. Sie klagen über Übelkeit, Erbrechen und abdominale Schmerzen sowie Durchfall. Nur bei den primären Formen kommt es zur klassischen Hyperpigmentation der Haut. Die innerklinische Labordiagnostik zeigt die typische Elektrolytkonstellation, die Messung der Hormonspiegel darf die Therapie nicht verzögern (Oelkers 1996).

Präklinische Diagnostik

Eine kurze (ggf. Fremd-) Anamnese (Einnahme von Steroiden, vorbestehende Nebennierenrindeninsuffizienz) kann wegweisend sein. Bei der klinischen Untersuchung ist auf eine mögliche Hyperpigmentierung der Haut (Handlinien) zu achten.

Präklinische Therapie

Die Sicherung, ggf. das Wiederherstellen der Vitalfunktionen sowie die Gabe von Sauerstoff über Maske mit Reservoir stehen im Vordergrund. Über einen periphervenösen Zugang werden kristalline Infusionslösungen (NaCl 0,9% 1000 ml), bei Hypoglykämie Glukose gegeben. Kortikoide sollten erst innerklinisch und immer erst nach Abnahme von Blut zur Kortisolbestimmung substituiert werden.

Hypophysäres Koma

Definition: *Hypopituarismus* ist eine Erkrankung der Hypophyse mit komplettem (Panhypopituarismus) oder partiellem Ausfall der Hormonsekretion mit den entsprechenden Folgen. Es kommt zur Unterfunktion des vom jeweiligen „tropen" Hormons abhängigen endokrinen Organs.
Als *hypophysäres Koma* wird eine akute Insuffizienz der adrenokortikalen und thyreotropen Achse bezeichnet. Es kommt zum Ausfall der Nebennierenrinden- und Schilddrüsenfunktion.

Hormonausfälle und ihre Folgen:

- ACTH: sekundäre Nebennierenrindeninsuffizienz,
- TSH: sekundäre Hypothyreose,
- LH / FSH: Infertilität,
- LH: Zyklusstörungen, Amenorrhö, Hypogonadismus, Libidoverlust,
- MSH: Hypopigmentierung der Haut,
- Prolaktin: Laktationshemmung,
- GH: Zwergwuchs (in der Wachstumsphase), beim Erwachsenen unklar,
- ADH: zentraler Diabetes insipidus (Hypophysenhinterlappen HHL),
- Oxytocin: keine bekannten Auswirkungen (HHL).

Ursachen

Eine direkte Schädigung der Hypophyse, Tumore oder ein Sheehan-Syndrom (postpartale Schädigung der Hypophyse) sowie sehr selten eine Schädigung des Hypothalamus sind mögliche Ursachen.

Symptomatik

Die Patienten sind bradykard, schläfrig, apathisch, somnolent oder komatös. Es kann zu zerebralen Krampfanfällen kommen. Die Haut ist trocken und blass, Hypoglykämien, Hypothermie, Hypoventilation, Hyperkapnie und respiratorische Azidose treten auf.

Präklinische Diagnostik

Die genaue Diagnose wird präklinisch selten zu stellen sein. Eine genaue (Fremd-) Anamnese kann wertvolle Hinweise geben.

Präklinische Therapie

Die Sicherung und Wiederherstellung der Vitalfunktionen, die Gabe von Sauerstoff über Maske mit Reservoir, Anlage eines periphervenösen Zugangs, Applikation kristalliner Infusionslösung (NACL 0,9%) und Ausgleich einer möglichen Hypoglykämie stellen die wesentlichen präklinischen Maßnahmen dar.

Hyperkalzämische Krise

Ursachen

In 75% der Fälle ist ein primärer Hyperparathyreoidismus (Nebenschilddrüsenadenom) für die hyperkalzämische Krise, Tumore sind in zwei Drittel der Fälle für einen erhöhten Kalziumspiegel verantwortlich. Tertiärer und paraneoplastischer Hyperparathyreoidismus, Knochenmetastasen, Plasmozytom, Morbus Hodgkin, Leukämien, Vitamin-D-Intoxikation, Hyperthyreose oder eine Addison-Krise sind weitere mögliche Ursachen.

Symptomatik

Die klassische Symptomatik lässt sich am ehesten mit „Stein-, Bein-, Magenpein“ beschreiben:

- renal: Polyurie, Polydipsie, Exsikkose,
- gastrointestinal: Übelkeit, Erbrechen, Obstipation, Ileus,
- kardial: Tachykardie, QT-Zeit-Verkürzung,
- neurologisch: Adynamie, Myopathie, Hyporeflexie,
- psychisch: Erschöpfung, Verstimmung, Stupor, Somnolenz, Koma.

Präklinische Diagnostik

Anamnese (Tumorerkrankung?) und klassische Symptomatik ermöglichen eine Verdachtsdiagnose, die Bestätigung erfolgt innerklinisch durch Messung des Kalziumspiegels.

Präklinische Therapie

Nach Sicherung der Vitalfunktionen und Anlage eines periphervenösen Zugangs wird NaCl 0,9% 1000 ml infundiert. Furosemid oder ein anderes Schleifendiuretikum beschleunigt die Ausscheidung des Kalziums.

Hypokalzämische Krise

Ursache

Eine hypokalzämische Krise kann sowohl respiratorisch als auch endokrin bedingt sein. Mit Abstand die häufigste Ursache ist die Hyperventilationstetanie. Eine metabolische Alkalose (z.B. massives Erbrechen), Hypoparathyreoidismus, Vitamin-D-Mangel, Rachitis oder Osteomalazie sind seltenere Ursachen. Immer ist die freie Kalziumionenkonzentration erniedrigt.

Symptomatik

Die Patienten klagen über Parästhesien, periorales Kribbeln, thorakales Engegefühl, Atemnot und Angst. Es kann zur Pfötchenstellung der Hände und generalisierten Krampfanfällen kommen. Chvostek-, Trousseau- und Lust-Zeichen sind positiv.

Präklinische Diagnostik

Die typischen Symptome sind wegweisend und ermöglichen in der Regel eine schnelle Diagnose.

Präklinische Therapie

Hyperventilation. Die Beruhigung des Patienten ist der wichtigste Bestandteil der Notfalltherapie. Eine CO_2-Rückatmung und ggf. Sedierung werden zur raschen Besserung führen.

Hypokalzämische Tetanie. Über einen periphervenösen Zugang werden, sofern präklinisch vorhanden, 20 – 40 ml Kalziumglukonat 10% appliziert.

Kernaussagen

Hypoglykämie

Endokrinologische Notfälle sind, abgesehen vom hypoglykämischen Schock, selten.

Die Behandlung des hypoglykämischen Schocks besteht in der oralen oder intravenösen Gabe von Glukose.

Coma diabeticum

Beim ketoazidotischen Coma diabeticum steht der absolute Insulinmangel, beim hyperosmolaren der Volumenmangel pathophysiologisch im Vordergrund.

Die präklinische Therapie besteht in beiden Fällen in Volumengabe.

Thyreotoxische Krise

Die thyreotoxische Krise ist eine lebensbedrohliche Überfunktion der Schilddrüse.

Therapeutisch stehen der Erhalt der Vitalfunktionen und die Volumengabe im Vordergrund.

Myxödemkoma

Ein Myxödemkoma entwickelt sich langsam über Jahre.

Die Therapie ist rein symptomatisch.

Akute Nebennierenrindeninsuffizienz, Nebennierenkrise

Bei einer Nebennierenrindeninsuffizienz kommt es zum absoluten oder relativen Gluko- und Mineralokortikoidmangel und damit zur Hyponatriämie, Hyperkaliämie, Exsikkose und Hypotonie.

Sicherung, ggf. das Wiederherstellen der Vitalfunktionen, Sauerstoffgabe und Volumengabe sind die wesentlichen Elemente der präklinischen Therapie. Kortikoide sollten erst innerklinisch und immer erst nach Abnahme von Blut zur Kortisolbestimmung substituiert werden.

Hypophysäres Koma

Hypopituarismus ist der totale oder partielle Ausfall der Hypophysenfunktion und konsekutiv der entsprechenden Hormone.

Sicherung und Wiederherstellung der Vitalfunktionen, Sauerstoffgabe, Gabe kristalliner Infusionslösung und Ausgleich einer möglichen Hypoglykämie sind die wesentlichen präklinischen Maßnahmen.

Hyperkalzämische Krise

Die klassische Symptomatik ist „Stein-, Bein-, Magenpein".
Volumengabe einerseits und Diuretika andererseits senken den Kalziumspiegel und beschleunigen die Ausscheidung.

Hypokalzämische Krise

Die hypokalziämische Krise kann respiratorisch oder endokrin verursacht werden.

Die Therapie der Wahl ist Tütenrückatmung bei Hyperventilation oder die intravenöse Kalziumgabe.

13

Literatur

American Diabetes Association. Clinical Practice recommendations Diabetes Care 2002; 25 (Suppl 1): S100-S108.

Burch HB, Wartofsky L. Life-threatening Thyrotoxicosis. Thyroid storm. Endocrin Metab Clin 1993; 22: 263–277.

Cryer PE. Symptoms of hypoglycemia, thresholds for their occurrence, and hypoglycemia unawareness. Endocrinol Metab Clin North Am 1999; 28: 495–500.

Kley HK, Schlaghecke R. Myxödemkoma. In: Kley HK, Schlaghecke R (Hrsg). Endokrine Notfälle – Krisenmanagement bei Hormon- und Stoffwechselerkrankungen. Stuttgart: Georg Thieme; 1996; 22–25.

Krepinsky J, Ingram AJ, Clase CM. Prolonged sulfonylurea-induced hypoglycemia in diabetic patients with end-stage renal disease. Am J Kidney Dis 2000; 35: 500.

Lindsay RS, Toft AD. Hypothyreodism. Lancet 1997; 349: 413.

Oelkers W. Adrenal insufficiency. New Engl J Med 1996; 335: 1206.

Socransky SJ, Pirallo RG, Rubin JM. Out-of-hospital treatment of hypoglcemia: Refusal of transport and outcome. Acad Emerg Med 1998; 5: 1080.

Tintinalli J, Kelen GD, Stapczynski JS (ed). Emergency Medicine. McGraw-Hill; 2004.

14

Allergische und anaphylaktische Reaktionen

14 Allergische und anaphylaktische Reaktionen

A. Walther, B. W. Böttiger

Roter Faden

Pathophysiologie und Pathogenese
Häufigste Ursachen der Anaphylaxie
Klinik
Diagnose und Differenzialdiagnose
Therapie
- **Basismaßnahmen**
- **Medikamentöse Therapie**

Definition: Unter allergischen und anaphylaktischen Reaktionen versteht man eine das normale Maß übersteigende Reizbeantwortung aufgrund immunologischer Sensibilisierung. Dabei beschreibt die Anaphylaxie die Maximalvariante einer akuten allergischen Reaktion.

Portier und Richet prägten 1902 erstmals den Begriff „Anaphylaxie" zur Beschreibung eines unerwarteten Effektes während der Immunisierung von Hunden mit einem Toxin der Seeanemone (Portier et al. 1902). Die geschätzte jährliche Inzidenz anaphylaktischer Reaktionen liegt bei 10–20 Anaphylaxiefällen pro 100 000 Einwohner (Lieberman et al. 2005).

Pathophysiologie und Pathogenese

Ausgelöst wird das Krankheitsbild durch Degranulation von Mastzellen und basophilen Granulozyten, was zur Freisetzung von Histamin, plättchenaktivierendem Faktor (PAF), Leukotrienen und Prostaglandinen führt. Die Effekte dieser Mediatoren bewirken eine Kontraktion der glatten Muskulatur in den Atemwegen und im Gastrointestinaltrakt sowie ubiquitär eine Vasodilatation und eine zunehmende Gefäßpermeabilität.

Pathogenetische Mechanismen. Man unterscheidet verschiedene pathogenetische Mechanismen der Antigenexposition:
- Immunglobulin-E(IgE)-vermittelte allergische Reaktionen: Nach Primärkontakt mit einem Antigen oder Hapten tritt eine Allergenisierung ein. Bei erneutem Antigenkontakt kommt es dann innerhalb von Minuten zu einer raschen Mediatorenfreisetzung aus IgE-besetzten Mastzellen und basophilen Granulozyten (Sofortreaktion Typ I nach Coombs und Gell).
- Komplementvermittelte allergische Reaktion: Immunkomplexe aktivieren die Komplementkaskade. Die aktivierten Komplementfaktoren triggern die Mediatorfreisetzung aus Mastzellen und basophilen Granulozyten (Immunreaktion Typ III nach Coombs und Gell).
- Anaphylaktoide Reaktion: chemische, physikalische oder osmotische Stimuli führen zur IgE- und komplementunabhängigen Mediatorfreisetzung. Diese Reaktion tritt ohne vorausgegangene Sensibilisierung auf.

Wichtig: Der Begriff der anaphylaktoiden Reaktion wird unabhängig von der Pathogenese auch als Oberbegriff für die akute Unverträglichkeitsreaktion mit den Symptomen einer Anaphylaxie verwendet. Die pathogenetische Unterscheidung hat keinen Einfluss auf klinische Symptomatik, Diagnostik und Akuttherapie.

Häufigste Ursachen der Anaphylaxie

Die häufigsten Auslöser einer Anaphylaxie sind Nahrungsmittel (20–35 %), Medikamente (15–20 %) und Insektenstiche (15–30 %). Typische Nahrungsmittelallergene sind Nüsse, Sojabohnen, Eiweiß und Schalentiere. Penicillin ist die häufigste Ursache der medikamenteninduzierten Anaphylaxie.

Klinik

Nach klinischen Kriterien erfolgt die Einteilung der allergischen Reaktion in unterschiedliche Schweregrade (Tab. 14.**1**). Der zeitliche Beginn der klinischen Symptomatik nach Antigeningestion und die auftretenden klinischen Symptome sind uneinheitlich. Die Schwere der zu erwartenden Reaktion ist umgekehrt proportional zurzeit zwischen Allergenexposition und Symptombeginn.

Stadium	Symptomatik
0 – lokal	▸ lokal begrenzte kutane Reaktion
I – leichte Allgemeinreaktion	▸ disseminierte kutane Reaktion (Flush, Urtikaria) ▸ Schleimhautreaktionen (Nase, Konjuktiven) ▸ Allgemeinreaktionen (Unruhe, Kopfschmerzen)
II – ausgeprägte Allgemeinreaktion	▸ Kreislaufdysregulation ▸ leichte Dyspnoe ▸ beginnender Bronchospasmus
III – bedrohliche Allgemeinreaktion	▸ Schock ▸ Bronchospasmus mit bedrohlicher Dyspnoe ▸ Bewusstseinstrübung
IV – vitales Organversagen	▸ Atem- und Kreislaufstillstand

Tabelle 14.**1** Stadieneinteilung und Symptomatik anaphylaktischer Reaktionen (Ahnefeld et al. 1994)

Basismaßnahmen	▸ Allergenzufuhr stoppen ▸ Sauerstoffgabe, ggf. Intubation und Beatmung ▸ Lagerung ▸ 2 großlumige venöse Zugänge ▸ Monitoring (EKG, RR, SaO_2)
Erweiterte medikamentöse Therapie	▸ Adrenalin: Erwachsene primär 0,01 – 0,1 mg i. v.; nach Klinik repetieren; bedenke auch: 0,3 – 0,5 mg i. m.; nach Klinik ggf. alle 5 min repetieren ▸ forcierte Volumengabe: kristalloide und kolloidale Infusionen ▸ ggf. Vasopressoren: z. B. Noradrenalin ▸ Antihistaminika: i. v., z. B. 0,1 mg / kgKG Dimetindenmaleat und 5 mg / kgKG Cimetidin oder 1 mg / kgKG Ranitidin ▸ Kortikosteroide i. v.: z. B. 0,5 – 1 g Methylprednisolon ▸ ggf. β_2-Mimetika und Theophyllin

Tabelle 14.**2** Akuttherapie im Stadium II und III der allergischen Reaktion (Ahnefeld et al. 1994; Lieberman et al. 2005; Walther et al. 2004)

Wichtig: Bei etwa 20 % der anaphylaktischen Reaktionen findet sich ein biphasischer Verlauf, d. h. nach einem symptomfreien Intervall von bis zu 36 h treten erneut Symptome auf.

Haut. Hautveränderungen sind die klinisch auffälligsten Symptome anaphylaktischer Reaktionen. Etwa 90 % der Patienten entwickeln eine Urtikaria und / oder ein Angioödem (Lieberman et al. 2005).

Atmung. Die Atmung ist infolge des mediatoreninduzierten Bronchospasmus und des Ödems der oberen Luftwege häufig angestrengt. Das laryngeale Ödem als Ursache der Obstruktion der oberen Atemwege ist die häufigste Todesursache bei Anaphylaxie.

Gefäße. Periphere Vasodilatation und Flüssigkeitsverschiebungen ins Interstitium durch eine erhöhte vaskuläre Permeabilität bewirken eine relative Hypovolämie und führen zur Tachykardie mit begleitender Hypotension bis hin zum Kreislaufschock.

Zerebrale Symptome. Schwindel, Krampfanfälle, Synkopen und Bewusstseinstrübungen sind entweder im Rahmen einer zerebralen Minderperfusion oder möglicherweise auch mediatorenbedingt einzustufen.

Gastrointestinaltrakt. Begleitend finden sich bei 25 – 30 % der anaphylaktischen Reaktionen gastrointestinale Symptome, die durch die Permeabilitätserhöhung des Magendarmtrakts erklärt werden können. Übelkeit, Erbrechen, Diarrhö und kolikartige Beschwerden sind die Folge.

Diagnose und Differenzialdiagnose

Diagnose. Die Diagnose der Anaphylaxie stellt sich klinisch und ergibt sich aus der Beobachtung typischer pathophysiologischer Befunde in Verbindung mit einer möglichen Antigenexposition (Insektenstich), möglicherweise in Verbindung mit der Anamnese über ein vorangegangenes anaphylaktisches Ereignis oder eine bekannte Allergiedisposition.

Differenzialdiagnose. Die vielfältigen klinischen Zeichen der Anaphylaxie führen zu einer Vielzahl differenzialdiagnostischer Überlegungen. Alle Differenzialdiagnosen zeichnen sich jedoch durch das Fehlen anderer typischer klinischer Zeichen der Anaphylaxie aus, sodass eine Abgrenzung und Diagnose der Anaphylaxie zumeist schnell möglich ist.

Therapie

Die Therapie richtet sich nach dem klinischen Erscheinungsbild und Schweregrad. Schon im Stadium I sollte mit der Sauerstoffgabe und dem Legen eines möglichst großlumigen venösen Zugangs begonnen werden. Schwere allergische Reaktionen sind eine medizinische Notfallsituation, die sofortiges Handeln erfordert. Neben allgemeinen Basismaßnahmen ist eine gezielte medikamentöse Therapie indiziert (Tab. 14.**2**).

Basismaßnahmen

Wichtig: Die wichtigste Sofortmaßnahme ist das Stoppen der Allergenzufuhr.

Sauerstoff. Zur Verbesserung der Oxygenierung ist mit der Sauerstoffgabe umgehend zu beginnen.

Lagerung. In Abhängigkeit vom Zustand des Patienten erfolgt dessen Lagerung. So ist bei Atemnot nach Möglichkeit eine Oberkörperhochlagerung durchzuführen. Steht hingegen die Kreislaufsituation im Vordergrund, kann eine Flachlagerung auf dem Rücken bis hin zur Trendelenburg-Lagerung indiziert sein.

Zugangswege. Aufgrund der zu erwartenden Volumenverschiebungen erscheinen 2 großlumige venöse Zugänge indiziert. Die beginnende Atemwegsobstruktion erfordert nicht selten die Atemwegssicherung durch endotracheale Intubation. Schwellungen der Zunge, laryngeale oder pharyngeale Ödeme können jedoch eine Intubation schwierig gestalten. Durch die Vernebelung oder Inhalation mit Adrenalin können Schwellungen und Ödeme der oberen Luftwege reduziert werden.

Monitoring. Als Monitoring ist eine Pulsoxymetrie, eine kontinuierliche Ableitung eines Notfall-EKG und eine enge Überwachung des Blutdrucks zu fordern.

Wichtig: Vor dem Hintergrund des Auftretens von biphasischen Verläufen oder Spätreaktionen müssen alle Patienten mit anaphylaktischer Reaktion für 24 – 48 h überwacht werden (Ellis et al. 2003).

Medikamentöse Therapie

Adrenalin

Adrenalin ist das Mittel der Wahl in der Behandlung der Anaphylaxie und stellt eine Grad-A-Empfehlung bei allen Patienten mit beginnender Kreislaufdepression und beginnenden Ödemen im Bereich der oberen Luftwege dar (beginnendes Stadium II der allergischen Reaktion) (Chamberlain 1999; Lieberman et al. 2005).

Adrenalin zeigt bronchodilatatorische und positiv inotrope Effekte und hemmt die Mediatorenfreisetzung aus Mastzellen und basophilen Granulozyten. Die α-adrenerge Wirkung des Adrenalins erhöht den systemvaskulären Widerstand und vermittelt eine antiödematöse Wirkung.

Die deutschen Konsensuskonferenz aus dem Jahr 1994 empfiehlt die repetitive intravenöse Gabe von 0,1 mg einer 1:10 000 verdünnten Adrenalinlösung (Ahnefeld et al. 1994). Eine 1:100 000 verdünnte Adrenalinlösung (1 ml enthält dann 10 µg Adrenalin) erlaubt eine genauere Titration des Medikaments und reduziert darüber unerwünschte Nebenwirkungen und Komplikationen.

Aufgrund des Risikos potenziell lebensbedrohlicher Herzrhythmusstörungen unter der Gabe von Adrenalin, sehen Publikationen aus dem englischsprachigen Raum primär eine intramuskuläre Adrenalingabe von initial 0,3 – 0,5 mg in den M. vastus lateralis des M. quadriceps femoris vor (Chamberlain 1999; Sampson et al. 2005).

Hinweis für die Praxis: Gerade im Hinblick auf einen frühen Therapiebeginn bei schwierigen peripheren Venenverhältnissen und bei fehlendem EKG-Monitoring erscheint die intramuskuläre Adrenalingabe als praktikable Therapieoption.

14

Bei einer Dauermedikation mit β-Adrenorezeptorenblockern ist eine verminderte Ansprechbarkeit auf Katecholamine zu erwarten (Chamberlain 1999). Ebenso bewirkt möglicherweise eine Dauermedikation mit ACE (Angiotensin-Converting-Enzym)-Hemmern eine Hemmung der mit dem Angiotensin-Converting-Enzym identischen Kinase II, was zu einer etwa 50fach verlängerten Wirkung der durch die Anaphylaxie freigesetzten Kinine führen und dadurch die Anaphylaxie perpetuieren würde (Ellis et al. 2003).

Bei einer trotz Adrenalingabe weiter bestehender Bronchospastik sollte zusätzlich mit inhalativen β_2-Mimetika und / oder Theophyllin behandelt werden (Ellis et al. 2003; Müller-Werdan et al. 2000).

Volumentherapie

Periphere Vasodilatation und Flüssigkeitsverschiebungen bewirken eine nicht selten sehr ausgeprägte relative Hypovolämie. Die symptomatische Therapie besteht in einer adäquaten Volumenzufuhr. Dies kann sowohl mit kristalloiden als auch mit kolloidalen Infusionslösungen erfolgen.

Hinweis für die Praxis: Sollte es nicht sofort gelingen, einen ausreichend großen venösen Zugang zu schaffen, ist möglicherweise gerade in der präklinischen Notfallmedizin durch die Verwendung hyperton-hyperonkotischer Lösungen (Small Volume Resuscitation) eine initiale, passagere hämodynamische Stabilisierung herbeizuführen.

Vasopressortherapie

Bei einer mittels Adrenalinmedikation und Volumengabe unzureichenden hämodynamischen Stabilisierung ist die Gabe eines Vasopressors zur Aufrechterhaltung eines ausreichenden Perfusionsdrucks indiziert. Hier erscheint Noradrenalin als Mittel der Wahl.

Zur Verwendung anderer Vasopressoren wie Vasopressin liegen bisher nur Einzelfallberichte vor (Kill et al. 2004). Eine Empfehlung zur Gabe von Vasopressin allein oder in Kombination mit Adrenalin kann aufgrund der aktuellen Datenlage nicht gegeben werden (Lieberman et al. 2005).

Antihistaminika

Antihistaminika stellen ab dem Stadium I der anaphylaktischen Reaktion eine supportive Therapie dar. Dabei ist die kombinierte Gabe von Histamin-1-(H_1)- und Histamin-2-(H_2)-Rezeptorantagonisten wirkungsvoller als die alleinige Gabe von H_1-Rezeptorantagonisten.

Kortikosteroide

Kortikosteroide haben einen festen Platz in der Therapie der anaphylaktischen Reaktion. Spezifische Kortikoidwirkungen, wie die Hemmung der IgE-induzierten Histamin- und Arachidonsäurefreisetzung, die an die Proteinbiosynthese gekoppelt sind, werden frühestens 1 – 2 h nach Applikation klinisch bedeutsam.

Bereits 10 – 30 min nach Applikation setzt die unspezifische membranstabilisierende Wirkung der Kortikosteroide ein. Dieser Wirkmechanismus setzt hohe Steroidkonzentrationen voraus, sodass 0,5 – 1 g eines Kortikosteroids, beispielsweise Methylprednisolon, eine adäquate Dosierung darstellen (Ahnefeld et al. 1994).

Kernaussagen

Pathophysiologie und Pathogenese
Allergische und anaphylaktische Reaktionen werden durch die Freisetzung von Mediatoren aus Mastzellen und basophilen Granulozyten hervorgerufen.

Häufigste Ursachen der Anaphylaxie
Die häufigsten Auslöser einer Anaphylaxie sind Nahrungsmittel, Medikamente und Insektenstiche.

Klinik
Die klinische Symptomatik ist vielgestaltig und manifestiert sich v. a. an Haut, Lunge, kardiovaskulärem System und Gastrointestinaltrakt.

Diagnose und Differenzialdiagnose
Die Diagnose stellt sich klinisch und ergibt sich aus der Beobachtung typischer pathophysiologischer Befunde in Verbindung mit der Anamnese.
Alle Differenzialdiagnosen zeichnen sich durch das Fehlen typischer klinischer Zeichen der Anaphylaxie aus, sodass eine Abgrenzung zur Anaphylaxie zumeist schnell möglich ist.

Therapie
Die parenterale Adrenalingabe ist das zentrale Element der pharmakologischen Therapie und erscheint bei allen Patien-

ten mit beginnender Kreislaufdepression und beginnenden Ödemen im Bereich der oberen Luftwege indiziert.
Weitere medikamentöse Therapiemaßnahmen umfassen die kardiozikulatorische Stabilisierung, die Volumentherapie sowie die Gabe von Antihistaminika und Kortikosteroiden.
Nach einer stattgehabten anaphylaktischen Reaktion sind alle Patienten für 24 – 48 h stationär zu überwachen.

Literatur

Ahnefeld FW, Barth J, Dick W, Doenicke A, Fuchs T, Gervais H et al. Akuttherapie anaphylaktoider Reaktionen. Ergebnisse einer interdisziplinären Konsensuskonferenz. Anaesthesist 1994; 43: 211 – 222.

Chamberlain D. Emergency medical treatment of anaphylactic reactions. Project Team of the Resuscitation Council (UK). Resuscitation 1999; 41: 93 – 99.

Ellis AK, Day JH. Diagnosis and management of anaphylaxis. CMAJ 2003; 169: 307 – 311.

Kill C, Wranze E, Wulf H. Succesful treatment of severe anaphylactic shock with vasopressin. Int Arch Allergy Immunol 2004; 134: 260 – 261.

Lieberman P, Kemp SF, Oppenheimer J, Lang DM, Bernstein IL, Nicklas RA. The diagnosis and management of anaphylaxis: An update practice parameter. J Allergy Clin Immunol 2005; 115: S483 – 523.

Müller-Werdan U, Werdan K. Anaphylaxie und Allergie. Empfehlungen für die Notfalltherapie. Internist 2000; 41: 363 – 373.

Portier P, Richet C. De l'action anaphylactique de certains venins. C R Soc Biol 1902; 54: 170 – 172.

Sampson HA, Munoz-Furlong A, Bock SA, Schmitt C, Bass R, Chowdhury BA et al. Symposium on the Definition and Management of Anaphylaxis: Summary report. J Allergy Clin Immunol 2005; 115: 584 – 591.

Walther A, Böttiger BW. Anaphylaktoide Reaktionen in der Prähospitalphase. Internist 2004; 45: 296 – 304.

15

Störungen im Wasser- und Elektrolythaushalt

15 Störungen im Wasser- und Elektrolythaushalt

S. N. Piper

Roter Faden

Störungen im Wasserhaushalt
- Physiologische Grundlagen
- Ursachen, präklinische Diagnostik und Symptomatik
- Präklinische Maßnahmen und Therapie

Störungen im Elektrolythaushalt
- Physiologische Grundlagen
- Ursachen, präklinische Diagnostik und Symptomatik
- Präklinische Maßnahmen und Therapie

Störungen im Wasserhaushalt

Physiologische Grundlagen

Unter allen chemischen Verbindungen des menschlichen Organismus besitzt Wasser den größten prozentualen Anteil. Der Wassergehalt des Körpers ist nicht nur geschlechts-, sondern auch altersabhängig. Während beim Neugeboren 70–80% des Körpergewichts auf Wasser entfallen, bestehen erwachsene Männer im Mittel noch aus 55% und Frauen – aufgrund des größeren Anteils an Fettgewebe – zu 45% aus Wasser. Larsen fasst in diesem Zusammenhang pointiert zusammen: „Je mehr Fett, desto weniger Wasser – je älter, desto trockener" (Larsen 1999, S. 674). Unter funktionellen Aspekten lässt sich das Körperwasser in 2 Kompartimente verteilen: den Intrazellulärraum und den Extrazellulärraum, letzterer unterteilt sich wiederum in den Intravasalraum (Plasma, Erythrozytenvolumen), das Interstitium und den Transzellulärraum (Flüssigkeit in Hohlorganen, Liquor cerebrospinalis). Der Austausch von Flüssigkeit zwischen diesen Kompartimenten erfolgt auf der Grundlage von Osmose. Es ist für die Funktion aller Gewebe und Organe von entscheidender Bedeutung, die Konzentration aller osmotisch wirksamen Teilchen in engen Grenzen konstant zu halten. Aus diesem Grund ist die Regulation des Wasser- und Natriumhaushaltes voneinander abhängig und untrennbar miteinander verbunden.

Ursachen, präklinische Diagnostik und Symptomatik

Die Homöostase, d. h. das Gleichgewicht des Wasser- und Elektrolythaushaltes (Isovolämie und Isotonie), wird durch mehrere ineinander verzahnte renale, humorale (Hypophyse, Nebenniere) und pulmonale Regulationsmechanismen aufrechterhalten. Beim Gesunden besteht in der Regel ein Gleichgewicht zwischen Wasseraufnahme und -verlusten. Der tägliche Wasserumsatz beträgt ca. 2,5 l. Erkrankungen oder Störungen der genannten Organsysteme sowie Imbalanz zwischen Flüssigkeitsverlust und -aufnahme führen zu typischen Störungen dieser Homöostase. Prinzipiell unterscheidet man Zustände des Wassermangels (Dehydratation) von Überwässerungssituationen (Hyperhydratation). In Abhängigkeit von der Serumosmolarität, d. h. meist von der Serumnatriumkonzentration, können isotone, hypotone und hypertone Störungen unterschieden werden. Tabelle 15.**1** gibt eine Übersicht der Störungen des Wasserhaushaltes und ihrer typischen Ursachen.

Präklinisch muss die Unterscheidung zwischen Iso-, Hyper- und Dehydratation anhand des klinischen Blicks des Notarztes und einer Kurzanamnese erfolgen.

Wichtig: Die häufigste Störung des Wasserhaushaltes im Rahmen des Notarztdienstes stellt zweifellos die Dehydratation dar. Die Schwere der Erkrankung und das klinische Bild korrelieren meist mit dem Ausmaß des Flüssigkeitsdefizits. So können alle Schweregrade der Vigilanzstörungen bis hin zum Koma auftreten, zudem verminderter Gewebeturgor („stehende Hautfalten"), trockene Schleimhäute, Fieber, schlaffe Muskulatur sowie Störungen der Herzkreislauffunktion wie Hypotonie, Tachykardie und Schock.

Dehydratation

Isotone Dehydratation. Bei der isotonen Dehydratation werden Wasser und Elektrolyte im physiologischen Verhältnis verloren, wie es typischerweise bei Blutverlusten oder großflächigen Verbrennungen (Plasmaverlust) der Fall ist. Auch eine Polyurie bei inadäquater Reabsorption von Wasser und Elektrolyten oder unkontrollierte Diuretikaeinnahme können einen solchen Zustand induzieren. Weitere Ursachen sind Erkrankungen des Magendarmtraktes, die mit Erbrechen und/oder Diarrhöen vergesellschaftet sind. Steht der Verlust von saurem Magensaft im Vordergrund, kann zusätzlich eine metabolische Alkalose induziert werden, gehen überwiegend Gallenflüssigkeit, Pankreas- und Darmsekrete verloren, entsteht eine metabolische Azidose. Insbesondere bei Säuglingen, Kleinkindern und älteren Menschen können, aufgrund ihrer einge-

Tabelle 15.**1** Formen und typische Ursachen von Störungen des Wasserhaushaltes

	Dehydratation	Hyperhydratation
Isoton	▸ Blutverlust, Verbrennung ▸ renale Verluste (Diuretika, Polyurie) ▸ Erbrechen, Diarrhö	▸ Herzinsuffizienz ▸ Leberzirrhose mit Aszites ▸ Niereninsuffizienz
Hyperton	▸ Diabetes insipidus ▸ osmotische Diurese bei Diabetes mellitus	▸ falsche Säuglingsnährung ▸ iatrogen durch inadäquate Infusionstherapie
Hypoton	▸ Salzverlustsyndrom ▸ iatrogen durch Gabe elektrolytfreier Lösungen	▸ Schwartz-Bartter-Syndrom ▸ paraneoplastisch ▸ iatrogen durch inadäquate Infusionstherapie

schränkten Kompensationsmechanismen, innerhalb von wenigen Stunden vital bedrohliche Situationen auftreten. Verliert ein Säugling in Folge einer starken Diarrhö 1 l Volumen, so entspricht dies in etwa seiner gesamten extrazellulären Flüssigkeit (Klinke et al. 2005). In diesem Fall muss sofort mit einer adäquaten Volumentherapie begonnen werden, um das Leben des Kindes zu erhalten.

Hypertone Dehydratation. Die hypertone Dehydratation ist durch ein Defizit an freiem Wasser charakterisiert. Ursächlich ist hier entweder die zu geringe Flüssigkeitsaufnahme (z. B. Dursten von alten Menschen oder Ausdauersportlern) oder der zu hohe Verlust an Wasser, wie er im Rahmen eines Diabetes insipidus oder bei Diabetes mellitus durch osmotische Diurese auftreten kann.

Hypotone Dehydratation. Hypotone Dehydratationen sind selten und entstehen falls bei exzessivem Schwitzen – das mit erheblichen Kochsalzverlusten einhergeht – nur Wasser getrunken wird. Weitere Ursachen sind ein Salzverlustsyndrom oder iatrogen durch den unkritischen Ersatz von elektrolytfreien Lösungen bei der Therapie von Flüssigkeitsverlusten.

Hyperhydratation

Isotone Hyperhydratation. Isotone Hyperhydratationen treten bei Patienten mit Herz- und Niereninsuffizienz sowie bei Leberzirrhose mit Aszites auf. Auf dem Boden dieser Primärerkrankungen entstehen durch Zunahme des interstitiellen Volumens generalisierte periphere Ödeme, die monströse Ausmaße annehmen können. Weitere Symptome sind Zunahme des Körpergewichts, Aszitesbildung und im Stadium der akuten Dekompensation die Entwicklung eines Lungenödems.

Hyper- und hypotone Hyperhydratation. Sie sind selten und haben meist ihre Ursache in einer falschen oder exzessiven Infusionstherapie („Wasserintoxikation").

Präklinische Maßnahmen und Therapie

Dehydratationen

Hinweis für die Praxis: Da dem Notarzt präklinisch in der Regel keine labordiagnostischen Untersuchungsmöglichkeiten zur Verfügung stehen, sollten Spekulationen und Vermutungen, ob der Patient iso-, hyper- oder hypoton dehydriert ist, unterbleiben.

Die präklinische Therapie der Wahl eines jeden dehydrierten Patienten ist die intravenöse Zufuhr bilanzierter Elektrolyt- oder physiologischer Kochsalzlösung (NaCl 0,9 %).

Hinweis für die Praxis: Als Faustregel kann gelten, akute Störungen schnell, chronische Veränderungen langsam zu therapieren.

Vor der präklinischen Applikation hypotoner Infusionen oder der Gabe von gelösten Substanzen, die der Organismus schnell verstoffwechselt (z. B. Glukoselösung 5 %) wird in diesem Zusammenhang eindringlich gewarnt. Hierdurch wird eine Vergrößerung des extrazellulären Raumes bei zeitgleichem Absinken der osmolaren Konzentration induziert. Konsekutiv kommt es zu einem Wassereinstrom in die Zellen; Zellschwellungen mit der Gefahr der Ausbildung eines Hirnödems sind die Folge.

Hyperhydratationen

Bei Patienten mit einer Überwässerungssymptomatik und erhaltener Nierenfunktion sollte eine Ausschwemmungstherapie mit Schleifendiuretika (z. B. Furosemid oder Torasemid) begonnen werden. Ist die Nierenfunktion gestört, sollte der Patient in eine Klinik transportiert werden, in der die Möglichkeit der Durchführung eines Nierenersatzverfahrens gegeben ist. Zudem sollte – soweit dies präklinisch möglich ist – eine Therapie des Grundleidens erfolgen. Diese kann im Falle einer akuten dekompensierten Hypervolämie auch eine differenzierte Katecholamintherapie, CPAP-Therapie oder die Intubation mit konsekutiver, kontrollierter Beatmung beinhalten.

Störungen im Elektrolythaushalt

Physiologische Grundlagen

Wichtig: Elektrolytabnormitäten gehen häufig mit kardiovaskulären Notfällen einher. So können diese Störungen Ursache von vital bedrohlichen Herzrhythmusstörungen bis hin zum Herzkreislaufstillstand sein und eine erfolgreiche kardiopulmonale Reanimation erschweren.

Kalium. Kalium (K^+), das quantitativ bedeutendste Kation der menschlichen Zelle, spielt bei der neuromuskulären Übertragung und der physiologische Herzfunktion eine entscheidende Rolle. Lediglich 2 % des Gesamtkaliums des Organismus befinden sich im Extrazellulärraum, 98 % liegen intrazellulär vor. Die Serumkaliumkonzentration ist vom pH-Wert des Serums abhängig: Bei Azidose steigt der K^+-Serumspiegel an, da Kalium aus den Zellen ausströmt, bei Alkalose wird dagegen Kalium nach intrazellulär verschoben. Aus diesem Grund weist eine normale K^+-Serumkonzentration bei Azidose auf einen K^+-Mangel, bei Alkalose auf einen K^+-Überschuss hin. Die Kaliumelimination erfolgt zu ca. 90 % renal, zu ca. 10 % über den Gastrointestinaltrakt und zu einem geringen Teil über den Schweiß.

Natrium. Natrium (Na+) ist das wichtigste Ion des Extrazellulärraumes. Änderungen des Natriumbestands induzieren aus Gründen der Osmose zwangsläufig gleichsinnige Änderungen des Extrazellulärraumes, also entweder eine Hypo- oder Hypervolämie. Da präklinisch eine Unterscheidung zwischen einer Störung des Wasser- oder Natriumhaushaltes nicht möglich ist, wird in diesem Zusammenhang auf den Abschnitt zu den Störungen im Wasserhaushalt verwiesen.

Kalzium. Kalzium (Ca^{2+}) ist das im Körper am häufigsten vorkommende Mineral. Zahlreiche Mechanismen, z. B. die Muskelkontraktion, die kardiale Kontraktilität oder die Thrombozytenaggregation sind kalziumabhängig. Kalzium ist darüber hinaus essenziell für die neuromuskuläre Funktion und die Knochenfestigkeit. Nur ionisiertes Kalzium ist biologisch aktiv. Da Wasserstoffionen mit Ca^{2+}-Ionen um Bindungsstellen am Plasmaalbumin kompetieren, besteht eine pH-Abhängigkeit: Bei Alkalose nimmt der Ionisierungsgrad ab, bei Azidose zu.

Magnesium. Magnesium (Mg^{2+}) ist nach Kalium das häufigste intrazelluläre Kation des menschlichen Körpers. Es ist u.a. nötig für das Ein- und Ausströmen von Natrium, Kalium und Kalzium in bzw. aus der Zelle und besitzt eine membranstabilisierende Wirkung.

Ursachen, präklinische Diagnostik und Symptomatik

Wichtig: Der Notarzt befindet sich hier in einem diagnostischen Dilemma, da ohne laborchemische Analysen Elektrolytstörungen weder bestätigt noch sicher ausgeschlossen werden können. Anamnese, Symptomatik und die auch präklinisch zur Verfügung stehende EKG-Diagnostik können zwar richtungweisend, aber nie beweisend sein! Aufgabe des Notarztes ist es, alle verfügbaren Informationen schnellstmöglich zusammenzuführen.

Störungen des Kaliumhaushaltes

Störungen des Kaliumhaushaltes gehören zu den häufigsten Elektrolytstörungen und können durch Änderungen der Ausscheidung, der Zufuhr und der Verteilung zwischen Extra- und Intrazellulärraum induziert sein.

Hyperkaliämie. Die Ursachen einer Hyperkaliämie sind mannigfaltig, oft tritt sie im Rahmen einer renalen Erkrankung auf. So weisen bis zu 55% der Patienten mit chronischer Niereninsuffzienz zu hohe Kaliumwerte auf (Stühlinger 2003). Weitere Ursachen sind Nebennierenrindeninsuffizienz, Kaliumaustritte aus der Zelle bei Azidose, Hämolyse oder Tumorzerfall, nach Traumata, Verbrennungen und bei Rhabdomyolyse. Auch Medikamente wie z.B. ACE-Hemmer, kaliumsparende Diuretika und nichtsteroidale Antiphlogistika können eine Hyperkaliämie induzieren. Die Klinik – allgemeines Schwächegefühl, Paralysen und Gliederschmerzen – ist unspezifisch, pathognomonische Symptome fehlen. Grundsätzlich gilt, dass akut aufgetretene Hyperkaliämien bei vergleichbarem Kaliumspiegel wesentlich symptomreicher verlaufen als chronische Hyperkaliämien. Gefürchtet sind Herzrhythmusstörungen, die von einem AV-Block I, Bradykardien, ventrikulären Tachykardien bis hin zur pulslosen elektrischen Aktivität (PEA), Kammerflimmern oder Asystolie reichen können. Bei den meisten Patienten sind ab einem Kaliumspiegel von 6,7 mmol/l EKG-Veränderungen nachweisbar (Soar et al. 2005). Charakteristischerweise kommen im EKG abgeflachte oder fehlende P-Wellen und hohe „zeltartige" T-Wellen zur Darstellung (Abb. 15.**1**). Der QRS-Komplex kann aufgrund einer S-Verbreiterung verlängert sein.

Hypokaliämie. Hypokaliämien sind meist durch gastrointestinale (Laxanzienabusus, Diarrhö, Ileus, gastrointestinale Fisteln) oder renale (Diuretika, Dialyse, Diabetes insipidus, osmotische Diurese bei Diabetes mellitus) Verluste verursacht. Auch hier ist die Symptomatik unspezifisch: Schwäche, Fatigue, Muskelkrämpfe, Verstopfung und paralytischer Ileus können ihre Ursache in einer Hypokaliämie haben. Das Myokard reagiert, insbesondere bei digitalisierten Patienten und Patienten mit koronarer Herzkrankheit, sehr sensibel auf hypokaliämische Zustände. Arrhythmien, meist ventrikuläre, PEA oder Asystolie, können die Folge sein. Im EKG sind typischerweise U-Wellen, flache T-Wellen und ST-Strecken-Senkungen nachweisbar (Abb. 15.**2**).

Störungen des Kalziumhaushaltes

Hyperkalzämie. Eine Hyperkalzämie wird meist durch einen primären Hyperparathyreodismus oder durch maligne Neoplasien verursacht, wobei letztgenannte öfter akute hospitalisierungspflichtige Notfälle induzieren. Seltenere

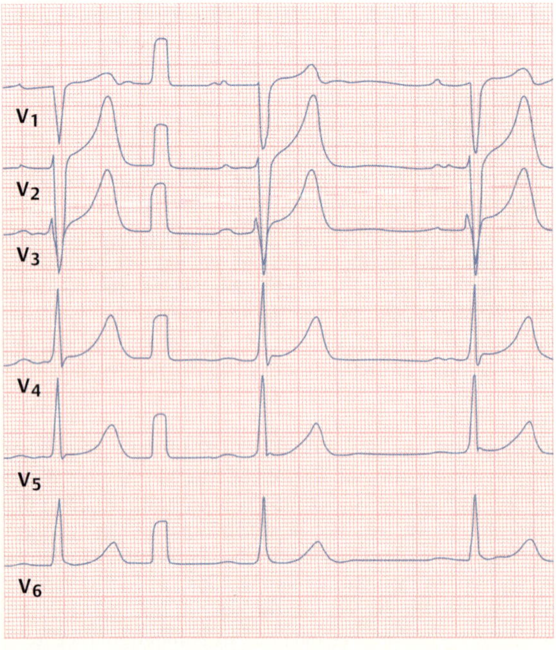

Abb. 15.**1** Typische EKG-Veränderungen (hohe „zeltartige" T-Wellen, abgeflachte P-Wellen) bei Hyperkaliämie.

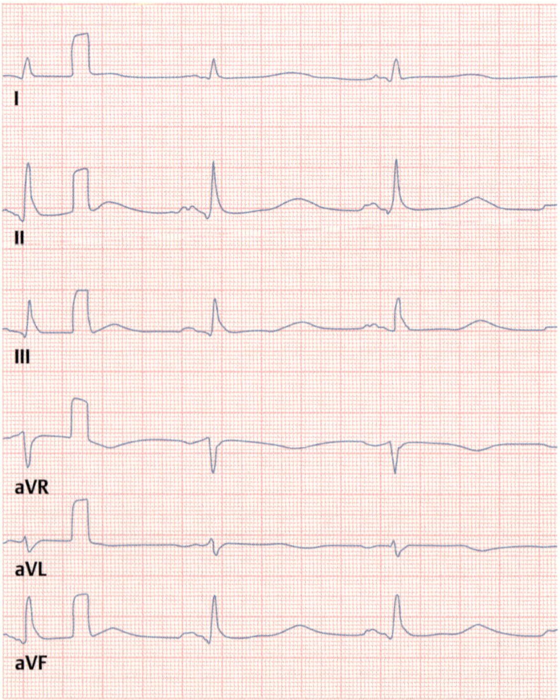

Abb. 15.**2** Typische EKG-Veränderungen (flache T-Wellen und ST-Strecken-Senkungen) bei Hypokaliämie.

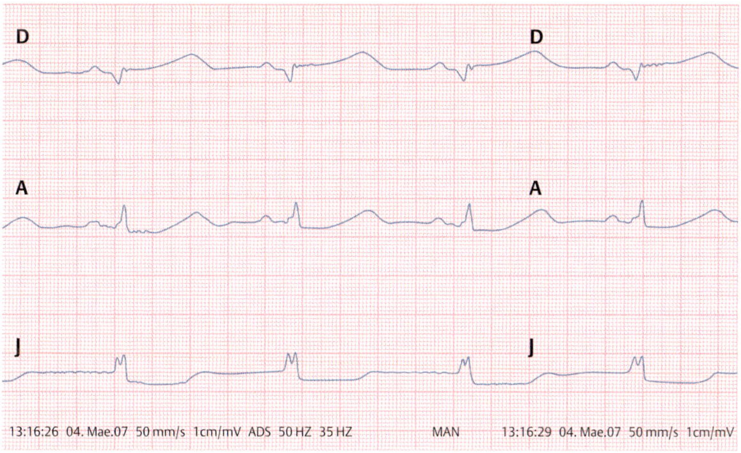

Abb. 15.**3** Typische EKG-Veränderungen (ST- und QT-Zeit-Verkürzungen) bei Hyperkalzämie.

Ursachen sind Granulomatosen, Infektionskrankheiten, Immobilisation und Vitamin-D-Intoxikationen. Dekompensiert eine Hyperkalzämie, so spricht man von einer *hyperkalzämischen Krise*, die eine akut vitalbedrohliche Situation darstellt (Büttner und Langgartner 2004). Patienten mit Hyperkalzämie leiden insbesondere an kognitiven Störungen, Müdigkeit, Apathie, seltener an Somnolenz oder schweren Bewusstseinstrübungen bis hin zum Koma. Darüber hinaus können zahlreiche unspezifische Symptome wie Übelkeit, Erbrechen, Pruritus, abdominelle Schmerzen, gastrointestinale Atonie und Nephrourolithiasis auftreten. Ungefähr 2 % der Patienten entwickeln eine akute Pankreatitis. Da Kalzium das kardiomyozytäre Aktionspotenzial verkürzt, zeigen sich im EKG häufig ST- und QT-Zeit-Verkürzungen sowie supraventrikuläre und ventrikuläre Rhythmusstörungen (Abb. 15.**3**).

Hypokalzämie. Mit einer Hypokalzämie kann der Notarzt bei Patienten mit chronischer Niereninsuffizienz, akuter Pankreatitis, Zustand nach Schilddrüsenoperation (unbeabsichtigte Entfernung der Nebenschilddrüsen) und Intoxikation mit Kalziumantagonisten konfrontiert werden. Parästhesien, Tetanien und Krämpfe prägen meist das klinische Bild, seltener treten Laryngospasmen und Bewusstseinstörungen (Ohnmachtsanfälle) auf. Im EKG kommen typischerweise ST- und QT-Zeit-Verlängerungen sowie eine Inversion der T-Welle zur Darstellung, auch AV-Blockierungen und Herzstillstände wurden beschrieben (Abb. 15.**4**).

Störungen des Magnesiumhaushaltes

Hypermagnesiämie. Eine Hypermagnesiämie hat meist iatrogene und / oder renale (akute oder chronische Niereninsuffizienz) Ursachen. In Abhängigkeit vom Magnesiumspiegel können neuromuskuläre, neurologische und kardiale Symptome auftreten. Gefürchtet sind die Paralyse der Atemmuskulatur mit konsekutiver respiratorischer Insuffizienz und das Auftreten von Herzrhythmusstörungen (Bradykardie, AV-Blockierungen, Herzstillstand). Im EKG ist der QRS-Komplex verbreitert, die QT-Zeit verlängert.

Hypomagnesiämie. Eine Hypomagnesiämie entwickelt sich in der Regel langsam infolge renaler oder gastrointestinaler Verluste. Sie hat daher in der Notfallmedizin nur eine geringe Bedeutung. Die Symptome sind meist unspezifisch, bei sehr niedrigen Spiegeln können neben tetaniformen Zuständen auch Somnolenz, Koma und Herzrhythmusstörungen auftreten.

Präklinische Maßnahmen und Therapie

Die präklinische Behandlung von vermuteten Elektrolytstörungen ist in aller Regel symptomatisch, wobei selbstverständlich der Stabilisierung bzw. Wiederherstellung der Vitalparameter entscheidende Bedeutung zukommt.

Hinweis für die Praxis: Die Durchführung einer spezifischen Therapie von nicht laborchemisch gesicherten Elektrolytabnormitäten sollte nur bei lebensbedrohlichen Situationen bereits vor Kenntnis der Laborwerte eingeleitet werden.

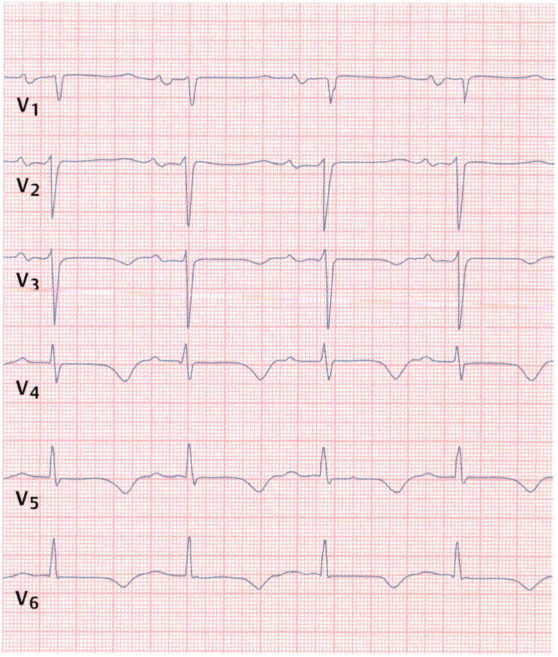

Abb. 15.**4** Typische EKG-Veränderungen (ST- und QT-Zeit-Verlängerungen; Inversion der T-Welle) bei Hypokalzämie.

15

Bei jeder therapeutischen Maßnahme muss der Notarzt die Gefahren der vermuteten Elektrolytstörung gegen Risiken seiner präklinischen Therapie abwägen. So kann zum Beispiel die unkontrollierte Gabe von Natriumbikarbonat bei metabolischer Azidose zu einem Abfall des Kaliumspiegels mit konsekutiver Gefahr von Herzrhythmusstörungen führen.

Wichtig: Eine kontinuierliche EKG-Überwachung ist sowohl bei gesicherter als auch bei allen vermuteten Elektrolytstörungen unabdingbar!

Hyperkaliämie. Wenn aufgrund typischer EKG-Veränderungen ein hochgradiger Verdacht auf eine Hyperkaliämie besteht, insbesondere bei Auftreten von Herzrhythmusstörungen, ist auch präklinisch eine spezifische Therapie zu rechtfertigen (Anonymous 2005). Inhalativ appliziertes Salbutamol (repetitive Hübe; 1 – 5 mg) senkt den Kaliumspiegel 3 – 5 min nach Gabe (Mahoney 2005; Mandelberg 1999). Alternativ können 20 – 80 mg Furosemid i. v. zur Steigerung der Diurese gegeben werden. Bei bedrohlichen Rhythmusstörungen können 5 – 20 ml Kalziumchlorid 10 % langsam intravenös injiziert werden, um die toxische Wirkung an der Herzmuskelmembran zu antagonisieren (Mahoney 2005). Die Gabe von Natriumbikarbonat sollte nur bei exzessiver Hyperkaliämie und vorbestehender metabolischer Azidose erwogen werden. Die Infusion von Glukose- / Insulinmischungen sollte präklinisch unterbleiben, sie ist ausschließlich der stationären Behandlung vorbehalten.

Hinweis für die Praxis: Da die Dialyse die effektivste Therapie einer Hyperkaliämie darstellt, sollte der Transport des Patienten immer in ein Krankenhaus erfolgen, in dem diese Behandlungsoption zur Verfügung steht.

Hypokaliämie. Vor der präklinischen Gabe von Kalium bei einer vermuteten, d. h. nicht gesicherten Hypokaliämie kann nur gewarnt werden. Lediglich als Ultima Ratio kann bei Verdacht auf eine Hypokaliämie – z. B. bei einer protrahierten Reanimation – an eine Kaliumzufuhr gedacht werden. Bei Gabe über eine periphere Venenverweilkanüle muss hierbei bedacht werden, dass Kaliumkonzentrationen über 20 mval / l gefäßschädigende Wirkungen besitzen.

15

Hypokalzämie. Bei einer symptomatischen Hypokalzämie können 10 – 20 ml Kalziumchlorid 10 % langsam i. v. appliziert werden. Diese Maßnahme ist nicht unbedenklich, falls keine Hypokalzämie, wie z. B. bei der Hyperventilationstetanie, vorliegt. Sie sollte daher zurückhaltend zur Anwendung kommen.

Hyperkalzämie. Bei einer Hyperkalzämie kommt als einzige präklinische Behandlungsoption die Verdünnung mittels isotonischer Kochsalzlösung in Betracht. Die Gabe von Diuretika wie Furosemid ist umstritten.

Hyper- und Hypomagnesiämie. Die Therapie bei Störungen des Magnesiumhaushaltes erfolgt präklinisch ausschließlich symptomatisch.

Kernaussagen

Störungen im Wasserhaushalt

Präklinisch ist nur zwischen Iso-, Hyper- und Dehydratation zu unterscheiden. Spekulationen und Vermutungen, ob bei einem Patient eine iso-, hyper- oder hypotone Störung vorliegt, sollten unterbleiben.

Die Therapie der Wahl eines jeden dehydrierten Patienten ist präklinisch die intravenöse Zufuhr bilanzierter Elektrolytlösungen oder physiologischer Kochsalzlösung (NaCl 0,9 %).

Keine Gabe von gelösten Substanzen, die der Organismus schnell verstoffwechselt (z. B. Glukoselösung 5 %) oder hypotoner Infusionen. Hirnödemgefahr!

Bei Überwässerungszuständen sollte eine Ausschwemmungstherapie mit Schleifendiuretika (z. B. Furosemid oder Torasemid) begonnen werden.

Störungen im Elektrolythaushalt

Elektrolytstörungen verursachen oder unterhalten häufig kardiovaskulären Notfälle, insbesondere Herzrhythmusstörungen.

Präklinisch können Elektrolytstörungen aufgrund fehlender diagnostischer Möglichkeiten weder bestätigt noch sicher ausgeschlossen werden. Daher ist die präklinische Behandlung von vermuteten Elektrolytstörungen in aller Regel symptomatisch: Stabilisierung bzw. Wiederherstellung der Vitalparameter!

Nur bei vitalgefährdeten Zuständen ist bereits vor Kenntnis der Laborwerte eine spezifische präklinische Therapie zu rechtfertigen.

Bei Hyperkaliämie können Salbutamol inhalativ oder Furosemid i. v. appliziert werden. Liegen bedrohliche Rhythmusstörungen vor, sollte Kalziumchlorid 10 % i. v. appliziert werden. Natriumbikarbonat sollte nur bei exzessiver Hyperkaliämie und vorbestehender metabolischer Azidose eingesetzt werden.

Vor „blinder“ Kaliumgabe wird gewarnt. Nur als Ultima Ratio kann bei Verdacht auf eine Hypokaliämie und lebensbedrohlichen Situationen eine Kaliumzufuhr erwogen werden.

Literatur

Anonymous. Part 10.1: Life-threatening electrolyte abnormalities. Circulation 2005; 112: 121 – 125.

Büttner R, Langgartner. Die hyperkalzämische Krise. Intensivmed 2004; 41: 406 – 416.

Klinke R, Pape HC, Silbernagl (Hrsg.). Physiologie. Stuttgart: Georg Thieme; 2005.

Larsen R. Anästhesie. München: Urban & Schwarzenberg; 1999.

Mahoney BA, Smith WA, Lo DS, Tsoi K, Tonelli M, Clase CM. Emergency interventions for hyperkalaemia. Cochrane Database Syst Rev 2005; 18: CD003235.

Mandelberg A, Krupnik Z, Houri S, Smetana S, Gilad E, Matas Z, Priel IE. Salbutamol metered-dose inhaler with spacer for hyperkalaemia. Chest 1999; 115: 617 – 622.

Soar J, Deakin CD, Nolan JP, Abbas G, Alfonzo A, Handley AJ, Lockey D, Perkins GD, Thies K. European resuscitation council guidelines for resuscitation 2005. Section 7. Cardiac arrest in special circumstances. Resuscitation 2005; 67 (S1): S135-S170.

Stühlinger HG. Magnesium und Kalium in der Notfallmedizin. J Miner Stoffwechs 2003; 10 (Suppl. 1): 8 – 17.

16

Allgemeinchirurgie

16 Allgemeinchirurgie

J. Werner, M. W. Büchler

Roter Faden

Akutes Abdomen
- **Peritonitis**
- **Ischämie des Gastrointestinaltraktes**
- **Akute Pankreatitis**
- **Abdominelles Kompartmentsyndrom**

Abdominaltrauma
Akute Blutungen

Notfallpatienten, die primär durch den Allgemein- und Viszeralchirurgen behandelt werden müssen, sind Patienten mit einem „Akuten Abdomen", einem Abdominaltrauma sowie Patienten mit schweren Blutungen. Diese Erkrankungen sind durch ihre dramatische Klinik gekennzeichnet; die Therapie muss umgehend eingeleitet werden. Eine Reihe von anderen Erkrankungen, wie z.B. gastrointestinale Blutungen, müssen dann vom Allgemeinchirurgen behandelt werden, wenn die primäre Abklärung und konservative Therapie nicht zielführend war (s. Kap. 13.4).

Akutes Abdomen

Definition: Der Begriff akutes Abdomen beschreibt einen Krankheitszustand, der durch innerhalb weniger Stunden plötzlich aufgetretene abdominelle Schmerzen und eine lebensbedrohliche Situation charakterisiert wird.

Dabei ist es durchaus möglich, dass klinische Symptome schon Tage bis Wochen vor dem Manifestwerden des akuten Abdomens bestanden haben. Ebenso kann es sich um eine akute Exazerbation eines chronischen Leidens handeln. Das akute Abdomen muss häufig durch eine notfallmäßige Operation behandelt werden. Bei einigen Differenzialdiagnosen besteht allerdings eine Kontraindikation zur Operation, sodass eine sorgfältige diagnostische Abklärung notwendig ist. Das akute Abdomen kann durch folgende Krankheitsbilder verursacht werden:

- primär entzündliches Geschehen mit Peritonismus (Peritonitis),
- akute Perforation eines Hohlorgans (Perforation),
- akute intraabdominelle Durchblutungsstörung (Ischämie),
- akute Pankreatitis,
- akute intraabdominelle Druckerhöhung (abdominelles Kompartmentsyndrom),
- stumpfes oder perforierendes Abdominaltrauma,
- Ruptur eines Gefäßes.

Präklinische Diagnostik

Ziel der Notfallversorgung beim akuten Abdomen ist nicht nur die klinische Stabilisierung des Patienten, sondern auch die Einleitung einer frühzeitigen, zielgerichteten Diagnostik. Dies bedeutet, dass die Diagnostik schon beim ersten Verdacht initiiert werden muss und wegen eines u.U. hohen logistischen Aufwands (z.B. intubierter Patient, Arztbegleitung, Dialyse nach Computertomographie bei Niereninsuffizienz) nicht unterbleiben darf.

Die Dringlichkeit und das Ausmaß der diagnostischen Abklärung des akuten Abdomens sind abhängig davon, ob

- der Patient hämodynamisch (in)stabil ist,
- ein diffuser oder lokaler Peritonismus vorliegt,
- sich der klinische Zustand des Patienten rapide verschlechtert.

Symptomatik

Das klinische Bild des akuten Abdomens wird von Leitsymptomen geprägt, die je nach Erkrankung unterschiedlich stark ausgeprägt sein können. Im Vordergrund stehen

- Schmerzen,
- Störungen der Peristaltik,
- eine vermehrte Bauchdeckenspannung,
- Übelkeit und Erbrechen sowie
- verschiedene vegetative Symptome.

Die Anamnese ist exakt zu erheben, weil dadurch unnötige Diagnostik vermieden und notwendige Diagnostik schnell und zielgerichtet veranlasst werden kann. Der Allgemeinzustand des Patienten ist meist deutlich reduziert. Der Patient ist ängstlich, anfangs unruhig, u.U. verwirrt und desorientiert. Eine Zusammenfassung der wichtigsten Differenzialdiagnosen unter Berücksichtigung der quadrantenbezogenen Lokalisation der abdominellen Schmerzsymptomatik findet sich in Tab. 16.**1**.

Diagnostik

Körperliche Untersuchung

Jede Diagnostik beginnt mit der körperlichen Untersuchung, die eine Inspektion, Auskultation und Palpation des Abdomens umfasst.

Inspektion. Zu achten ist bei der Inspektion des Abdomens auf Narben, Hernien, Bauchwanddefekte, sichtbare Pulsation der Bauchdecke bei Aortenaneurysma, Hautverfärbungen bei Pankreatitis, Prellmarken nach Traumen, Hämatome nach Spontanblutungen.

Auskultation. Bei der Auskultation des Abdomens finden Hinweise zu Häufigkeit und Qualität der Darmgeräusche in allen vier Quadranten Berücksichtigung.

Palpation. Die Palpation der Bauchdecke gibt Aufschluss über den *Punctum Maximum* und die Qualität des Schmerzes, Lokalisation, Resistenzen, Meteorismus, Aszites. Die rektal-digitale Untersuchung ermöglicht Hinweise auf einen Douglasabszess, Blut oder einen rektalen Tumor.

Wichtig: Die klinischen Untersuchungsbefunde ergeben oft bereits Anhaltspunkte auf die Ursache des akuten Abdomens und führen dann zur zielgerichteten weitergehenden Labordiagnostik und apparativen Diagnostik.

Lokalisation	Differenzialdiagnosen
Rechter Oberbauch	▸ akute (perforierte) Cholezystitis, Cholezystolithiasis, Choledocholithiasis, Cholangitis
	▸ akute Stauungsleber
	▸ retrozökale Appendizitis, rechtsseitiges Kolonkarzinom
	▸ Pneumonie, Lungenembolie, basale Pleuritis, Pleuraempyem
	▸ Nierenkolik, Niereninfarkt, Pyelitis, Pyelonephritis
Linker Oberbauch	▸ akute Pankreatitis
	▸ Milzinfarkt, Milzabszess, Milzruptur
	▸ subphrenischerAbszess
	▸ Myokardinfarkt (Hinterwand)
	▸ Pneumonie, Lungenembolie, basale Pleuritis, Pleuraempyem
	▸ Nierenkolik, Niereninfarkt, Pyelitis, Pyelonephritis
Epigastrium	▸ Ulcus ventriculi, Ulcus duodeni
	▸ akute Pankreatitis
	▸ beginnende akute Appendizitis
	▸ Myokardinfarkt (Hinterwand)
Rechter Unterbauch	▸ akute Appendizitis, Enteritis, gedeckt perforiertes Zökumdivertikel, Meckel-Divertikel, Ileitis terminalis Crohn, Ogilvie-Syndrom, mechanischer Kolonileus
	▸ Harnleiterkolik
	▸ Mittelschmerz, Adnexitis, Tuboovarialabszess, stielgedrehte Ovarialzyste, Zystenruptur, Extrauteringravidität und Endometriose
	▸ inkarzerierte Leistenhernie, Hodentorsion
	▸ Invagination (bei Kindern)
	▸ selten: akute Cholezystitis
Linker Unterbauch	▸ akute Sigmadivertikulitits, Enteritis, Colitis ulcerosa, Sigmatumor
	▸ Harnleiterkolik
	▸ Mittelschmerz, Adnexitis, Tuboovarialabszess, stielgedrehte Ovarialzyste, Zystenruptur, Extrauteringravidität und Endometriose
	▸ inkarzerierte Leistenhernie, Hodentorsion
	▸ Invagination (bei Kindern)
Mittlerer Unterbauch	▸ Enteritis
	▸ akute Zystitis, obstruktiver Harnverhalt, Blasenruptur, postinterventionelle Blasentamponade
Diffuse Peritonitis	▸ Hohlorganperforation
	▸ Mesenterialischämie
	▸ Leberruptur, Milzruptur
	▸ ausgedehntes retroperitoneales Hämatom unter Antikoagulation

Tabelle 16.**1** Differenzialdiagnosen des akuten Abdomens in Abhängigkeit von der Lokalisation der Schmerzsymptomatik

16

Apparative Diagnostik

Sonographie des Abdomens. Sie ist eine orientierende, schnell durchführbare Untersuchungstechnik, die überall verfügbar ist. Im Vordergrund der Ultraschalldiagnostik steht der Nachweis freier Flüssigkeit, der am besten im Morrison-Pouch (subhepatisches Spatium zwischen Leber und rechter Niere), perisplenisch bzw. subphrenisch, interenterisch und im Douglas gelingt. Im rechten Oberbauch können Affektionen der Gallenblase und Gallengänge (z.B. Hydrops, Cholezystitis), der Nieren (Harnstau etc.) sowie alle parenchymatösen Organe abgeklärt werden. Bei Patienten mit einem Abdominaltrauma können bereits im Schockraum die parenchymatösen Organe wie Leber, Nieren, Milz und ggf. Pankreas hinsichtlich einer Verletzung beurteilt werden. Ebenso ist das Aortenaneurysma mit seinem perfundierten und thrombosierten Lumenanteil gut erkennbar.

Konventionelle Röntgendiagnostik. Bei Verdacht auf Hohlorganperforation ist die Leeraufnahme des Abdomens im Stehen die Primärdiagnostik, die eine subdiaphragmale Luftsichel bzw. bei Bettlägrigkeit in Linksseitenlage eine Luftansammlung zwischen der rechten Leber und der Flanke nachweisen kann. Der fehlende Nachweis freier Luft schließt eine Hohlorganperforation jedoch nicht aus. Beim mechanischen Ileus zeigt die Abdomenleeraufnahme im Stehen Flüssigkeitsspiegel im Dünndarm oder Dickdarm.

Computertomographie. Im Rahmen der Abklärung des akuten Abdomens hat die Computertomographie (CT) einen festen Stellenwert, insbesondere wenn die Sonographie wegen Adipositas, Luftüberlagerung, großen offenen Wunden, oder aufwändigen Verbänden aus technischen Gründen nicht sinnvoll durchführbar ist.

Die CT ist der Goldstandard in:

- der Diagnostik des Abdominaltraumas,
- der akuten Pankreatitis sowie
- der akuten Sigmadivertikulitis („Triple-CT"-Kontrastmittel i. v., oral und von rektal appliziert).

Die moderne Spiral-CT-Untersuchung erlaubt eine zweidimensionale multiplanare Darstellung sowie dreidimensionale Rekonstruktionen des Gefäßsystems. Daher hat die CT die Angiographie in der Diagnostik von rupturierten Aneursymen, retroperitonealen Blutungen und der akuten Mesenterialischämie auf dem Boden einer arteriellen Embolie oder venösen Thrombose vielfach abgelöst. Interventionen in Form von CT-gesteuerten Punktionen komplettieren nicht nur die Diagnostik bei Abszessen und infizierten Flüssigkeitskollektionen, sondern vermeiden dadurch minimalinvasive Drainageneinlagen und ggf. Laparotomien.

Peritonitis

Die Auswahl und der Zeitpunkt der Diagnostik und Therapie entscheiden heute wesentlich über die Prognose des Patienten mit Peritonitis (Abraham et al. 2003). Eine Reduktion der Letalität auf 20% bis 30% konnte in den letzten Jahrzehnten durch Einführung, effektiver Antibiotikatherapie, moderner Intensivtherapie inklusive Organersatzverfahren (Hämodialyse) sowie einer Verbesserung der chirurgischen Technik erreicht werden.

In der praktischen chirurgischen Tätigkeit dominiert die sekundäre Peritonitis mit Perforation von intraabdominellen Hohlorganen. Demgegenüber spielen die primäre Peritonitis (hämatogene, lymphogene oder intraluminale Invasion pathologischer Keime) und die tertiäre Peritonitis (persistierende Peritonitis) quantitativ eine untergeordnete Rolle.

Wichtig: Die Therapie der Peritonitis ist nur im interdisziplinären Ansatz erfolgreich zu bewältigen.

Einteilung

Die Einteilung der Peritonitis in 3 Untergruppen (primäre, sekundäre und tertiäre Peritonitis) hat nach wie vor Gültigkeit:

- Die insgesamt sehr selten gewordene *primäre Peritonitis* wird bei Kindern vorwiegend durch β-hämolysierende Streptokokken ausgelöst, wohingegen im Erwachsenenalter hiervon fast ausschließlich Patienten mit einer Leberzirrhose betroffen sind (portale Hypertension und Aszitesbildung begünstigen die bakterielle Translokation).
- Die *sekundäre Peritonitis* stellt die weitaus häufigste Form der intraabdominellen Infektion dar und ist hauptsächlich durch Organperforationen (Perforation eines Ulcus ventriculi oder duodeni, Appendizitis, Cholezystitis oder Sigmadivertikulitis) und posttraumatische intrabdominelle Infektionen bedingt.
- Schlechte Immunitätslage, Immunsuppression und schwerwiegende Begleiterkrankungen (z. B. HIV, Malignome, Leberzirrhose) begünstigen eine persistierende *tertiäre Peritonitis*. Die Häufigkeit abdomineller Infektionen als Fokus einer schweren Sepsis liegt in aktuellen großen Sepsisstudien zwischen 28 und 38%.

Diagnostik

Die Operationsindikation wird klinisch gestellt, die bildgebenden Diagnostik dient zur Eingrenzung und präoperativen Abklärung der Grunderkrankung sowie dazu, den Patienten vor dem Eingriff über die zu erwartende Ausdehnung der Intervention aufklären zu können. Klinische Untersuchung und Laborstatus dienen somit der Indikationsstellung zur Operation (Elebute u. Stoner 1983). Die Diagnostik unserer Wahl in der Sepsis mit noch unklarem abdominellen Fokus ist die kontrastmittelunterstützte Computertomographie mit ggf. auch enteral appliziertem, wasserlöslichem Kontrastmittel.

Chirurgische Therapie

Hinweis für die Praxis: Die chirurgische Therapie der Peritonitis richtet sich nach folgenden Grundprinzipien:

- frühe Operation,
- Elimination der Ursache und
- abdominelle Lavage.

Der Grundsatz der frühen Operation weist jeden Patienten mit einer Peritonitis als einen chirurgischen Notfall aus. Der Standardzugang für die explorative Laparotomie ist die mediane Laparotomie, da sie sowohl bei Problemen am ösophagogastralen Übergang als auch im kleinen Becken einen adäquaten Zugang und eine optimale Übersicht gewährleistet.

Fokussanierung. Die erfolgreiche chirurgische Therapie der Peritonitis hat als Voraussetzung die Fokussanierung, sodass eine fortgesetzte Kontamination der Peritonealhöhle mit Bakterien und anderen Substanzen verhindert wird (Galle, Blut, Stuhl etc.) (Seiler et al. 2000). Die Auswahl des operativen Verfahrens und die Anlage eines vorübergehenden künstlichen Darmausgangs orientieren sich bei der sekundären Peritonitis am Ursprung der Perforation, dem Ausmaß der Kontamination, dem Grad der Sepsis und den Nebenerkrankungen. Auch ist die Erfahrung des Chirurgen in der Einschätzung der Ursache und der erforderlichen therapeutischen Optionen relevant, da oberstes Therapieziel immer die unbedingte Ursachenelimination im Sinne der Fokussanierung sein muss (Tab. 16.**2**, Abb. 16.**1**).

Lokalisation	Operative Therapie
Appendix	Appendektomie
Gallenblase	Cholezystektomie
Ösophagus	Übernähung und Drainageneinlage, ggf. Resektion
Magen	Ulkusexzision und Übernähung, ggf. Magenresektion
Dünndarm	Segmentresektion mit Anastomose, ggf. Splitstoma
Dickdarm / Rektum	Diskontinuitätsresektion (Hartmann), ggf. Anastomosierung
Ischämischer Darm	Resektion mit Stoma

Tabelle 16.**2** Operative Fokussanierung in Abhängigkeit von der Lokalisation der Perforation

Heute gibt es für ein sofortiges operatives Vorgehen sehr selten absolute Kontraindikationen. Sollte das perioperative Risiko den angenommenen therapeutischen Nutzen beim individuellen Patienten überwiegen, so stellen in manchen Situationen bei abszedierenden Erkrankungen interventionelle radiologische Verfahren (z. B. Abszessdrainage) eine temporäre Alternative („therapeutisches Bridging") dar. Es muss jedoch an dieser Stelle nochmals betont werden, dass freie Perforationen in die Abdominalhöhle mit der resultierenden Peritonitis immer eine absolute Operationsindikation darstellen. Ist die primäre Fokussanierung nicht möglich, steigt die Mortalität signifikant an (Seiler et al. 2000).

Intraabdominelle Lavage. Wesentliches Element der intraoperativen Behandlung ist die ausgiebige Spülung des Abdomens mit bis zu 30 l auf Körpertemperatur erwärmter isotoner Kochsalzlösung (Seiler et al. 2000). Die therapeutischen Überlegungen sind einerseits die mechanische Reinigung der Abdominalhöhle von allen makroskopischen Rückständen der vorliegenden Peritonitis und andererseits die Verdünnung der mikroskopischen Keimzahl im Abdomen. Im Vergleich zur Lavage bietet ein radikales abdominelles Débridement keinen Vorteil in Bezug auf die Mortalität.

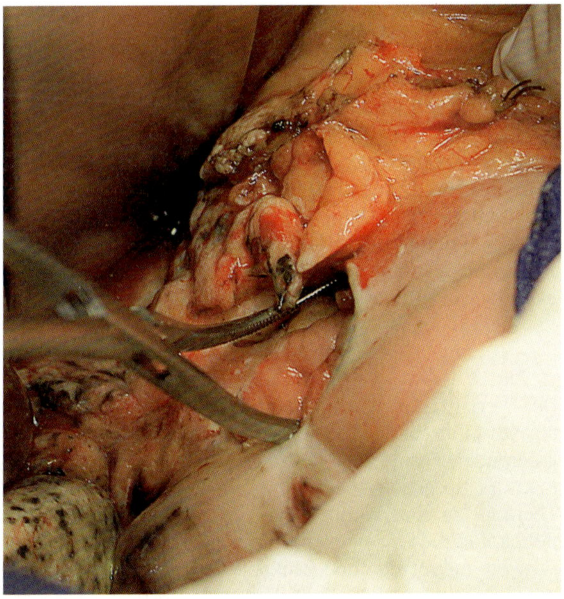

Abb. 16.**1** Intraoperativer Situs bei Ulkusperforation (Ulcus ventriculi).

Einlage von Spüldrainagen. Die Einlage von Spüldrainagen ist nur bei der Unmöglichkeit der primären Herdsanierung indiziert. Ansonsten sind normale Drainagen einzulegen, die in der Regel nach wenigen Tagen entfernt werden können. Durch das dargestellte Verfahren der postoperativen kontinuierlichen Lavage können die schwerwiegenden lokalen (Fisteln, Blutungen) und systemischen Komplikationen multipler Laparatomien (Etappenlavage) verhindert werden (Van Goor et al. 1997). Die Mortalität der Etappenlavage und der Relaparotomie nur bei klinischer Notwendigkeit („on-demand") ist identisch, sodass heute bei der Mehrzahl der Patienten mit Peritonitis lediglich eine einzige Operation notwendig ist (Lamme et al. 2002).

Verschluss der Abdominalhöhle

Unzählige Studien haben in der Vergangenheit belegt, dass Wundheilungsvorgänge bei Patienten mit einer Peritonitis alteriert und Wundinfektionsraten deutlich erhöht sind. Aus diesen Gründen erfolgt der Faszienverschluss nach Operationen wegen Peritonitis in Einzelknopftechnik mit einem geflochtenen Nahtmaterial. Die vorliegenden Daten weisen dies als Maßnahme zur Platzbauchprophylaxe aus, da bei einer Lockerung eines einzelnen Fadens wegen Durchschneidens oder Fasziennekrose keine komplette Lockerung des Faszienverschlusses mit Fasziendehiszenz resultiert, wie dies bei einer fortlaufenden Naht möglich ist. Bei zu hohem Tonus auf der Fasziennaht sollte ein Laparostoma mit sekundärem Verschluss der Bauchdecke erfolgen.

Supportive Therapie

Im Rahmen der Sepsisbehandlung werden die Patienten mit sekundärer Peritonitis intensivmedizinisch interdisziplinär betreut. Wesentliche Kenngrößen sind dabei:

- die hämodynamische Optimierung,
- die lungenprotektive Beatmung nach dem ARDS-Network-Protokoll,
- eine intensivierte Insulintherapie sowie
- die Stressulkus- und Thromboseprophylaxe.

Zusätzlich werden ggf. Nierenersatzverfahren und als adjunktive Therapie bei refraktärem katecholaminpflichtigem septischem Schock eine Hydrokortisonbehandlung durchgeführt. Eine adäquate Ernährung zunächst parenteral und sobald als möglich enteral, entweder über Sonde oder per os, ist integraler Bestandteil der Therapie und wird flankiert von einer suffizienten Schmerztherapie (Weigand et al. 2003).

Hinweis für die Praxis: Die adäquate antimikrobielle Therapie ist essenzielle Grundbedingung der Sepsistherapie (Wheeler u. Bernard 1999). Die Therapie beginnt direkt nach Diagnose der Peritonitis.

Bei unbekanntem Erreger erfolgt die Therapie zunächst als kalkulierte Antibiotikatherapie mit einem Breitspektrumantibiotikum bzw. bei lebensgefährlichen Infektionen mit der Kombination aus Breitspektrumantibiotika nach den Leitlinien der Paul-Ehrlich-Gesellschaft (PEG) (Bochurd et al. 2001). Sobald mikrobiologische Daten verfügbar sind, kann die antibiotische Therapie fokussiert und spezifisch auf die gefundenen Erreger ausgerichtet werden. Eine Übersicht der Therapieempfehlungen zur gezielten Antibiotikatherapie bei bekanntem Erreger ist ebenfalls in den Empfehlungen der Paul-Ehrlich-Gesellschaft enthalten (Bodmann u. Vogel 2001).

Ischämie des Gastrointestinaltraktes

Definition und Klinik

Die Ischämietoleranz der Gastrointestinalorgane ist unterschiedlich ausgeprägt, sodass die einzelnen Organe unterschiedlich häufig Komplikationen aufgrund von einer Minderperfusion ausbilden. Die unterschiedlichen Ursachen einer Ischämie, inkl. der Sepsis, Hämorrhagie, aber auch lokale Minderdurchblutungen aufgrund eines Low-Output-Syndroms, einer Embolie oder einer Thrombose führen über eine Minderperfusion der Organe zu lebensbedrohlichen Erkrankungen. Der verantwortliche Mechanismus ist der Ischämie- und Reperfusionsschaden der Mikrozirkulation in der viszeralen (mesenterialen) Strombahn (Collins 1990). Die schockinduzierte Ischämie befällt nicht alle viszeralen Organsysteme in gleichem Ausmass oder in stets der gleichen Reihenfolge, jedoch fehlen diagnostische Möglichkeiten, um die Perfusion der einzelnen Organsysteme getrennt zu beurteilen.

Diagnostik

Auch im Zeitalter der hochtechnologischen Radiodiagnostik liefern Sonographie und Röntgen des Abdomens häufig wertvolle Informationen zur Beurteilung des Zustandsbildes des Patienten und zur Unterstützung der therapeutischen Entscheidungsfindung.

16

Wichtig: Goldstandard der Bildgebung bleibt jedoch die Computertomographie.

Therapie

Da eine selektive Darstellung der Perfusionssituation viszeraler Organe diagnostisch nicht realisiert und therapeutisch auch nicht selektiv interveniert werden kann, hat die konservative Therapie die hämodynamische Stabilisierung zum Ziel.

Hypoperfusion. Aufgrund der ausgezeichneten Gefäßversorgung ist eine Ischämie des *Magens* und auch des *Duodenums* als Folge der schockbedingten Hypoperfusion klinisch praktisch nicht anzutreffen. Ein frühes Zeichen einer intestinalen Perfusionsstörung ist die Paralyse des *Dünndarmes*, die im Röntgenbild des Abdomens als (Sub-)Ileus mit Spiegelbildungen diagnostiziert werden kann.

Hinweis für die Praxis: Eine engmaschige klinische Kontrolle ist sehr wichtig, da der Übergang von der Hypoperfusion mit konsekutivem paralytischen Ileus und Erholungsfähigkeit zur irreversiblen Ischämie fließend ist.

Komplette, nichtokklusive, mesenteriale Ischämie. Eine komplette, nichtokklusive, mesenteriale Ischämie (non-occlusive mesenterial ischemia, NOMI) ist eine eher seltene Komplikation (0,3–4%), die jedoch in 80% einen fatalen Verlauf nimmt (Fitzgerald et al. 2000; Durrani et al. 2003). Aus diesen Gründen ist die frühzeitige chirurgische Exploration und ggf. auch Intervention (z. B. Resektion) bei zweifelhafter Klinik stets anzustreben, um den auf die Erholung des Darmes bezogenen „point of no return" keinesfalls zu versäumen (Abb. 16.**2**). Sollte im Rahmen der chirurgischen Exploration eine paralytische Distension ohne eindeutige Ischämie vorliegen, so ist die Deviation mit einem doppelläufigen Ileostoma anzustreben, da dies eine Beurteilung der intestinalen Perfusion erlaubt sowie auch den Darm dekomprimiert.

Paralyse des Kolons. Die Paralyse des Kolons ist initial häufig rechtsbetont, sodass es zu einer Dilatation des Zökums und des rechten Hemikolons kommt. Bei einer Dilatation des rechten Hemikolons auf einen Querdurchmesser von ≥10 cm wird auch von einer *Pseudoobstruktion des Kolons* (Ogilvie-Syndrom) gesprochen. Diese erhöht die Spannung in der Darmwand und verursacht eine Reduktion der Mikrozirkulation und im Rahmen eines Schocks wiederum eine Distension des rechtsseitigen Kolons. Bei unklarem klinischen Zustandsbild ist die frühzeitige Evaluation des Kolons und ggf. die frühe chirurgische Intervention indiziert.

Hypoperfusion der Gallenblase. Die Hypoperfusion der Gallenblase führt lange vor einer offensichtlichen Ischämie zum Funktionsverlust der Gallenblase durch Verlust der Kontraktilität der Gallenblasenwand. Es resultiert somit eine hydropische Schwellung der Gallenblase, obwohl ein Verschluss des Ductus cysticus nicht vorliegt. Der Gallenblasenhydrops muss daher als erstes Zeichen einer Perfusionsstörung gewertet werden. Durch ein Gallenblasenempyem kann er bei Superinfektion kompliziert werden. Dies ist auch eine Vorstufe der akuten Cholezystitis, welche in schweren Schocksituationen auch eine ischämische, nekrotisierende Form annehmen kann (Abb. 16.**3**). Alle o. g. Erscheinungsformen lassen sich unter dem Begriff der „Schock-Gallenblase" zusammenfassen und sind stets eine Indikation zur abdominellen Exploration und Cholezystektomie, via Laparoskopie oder via Laparotomie.

Akute Pankreatitis

Der Verlauf der Erkrankung variiert von einer milden selbstlimitierenden (80%) bis hin zu einer schweren nekrotisierenden Form (20%). Patienten mit einer milden Pankreatitis sprechen meist gut auf eine medikamentöse Therapie an und bedürfen keiner intensivmedizinischen Behandlung oder einer chirurgischen Intervention. Die schwere nekrotisierende Pankreatitis hat auch heute noch eine Mortalität von 10–20% (Uhl et al. 2002).

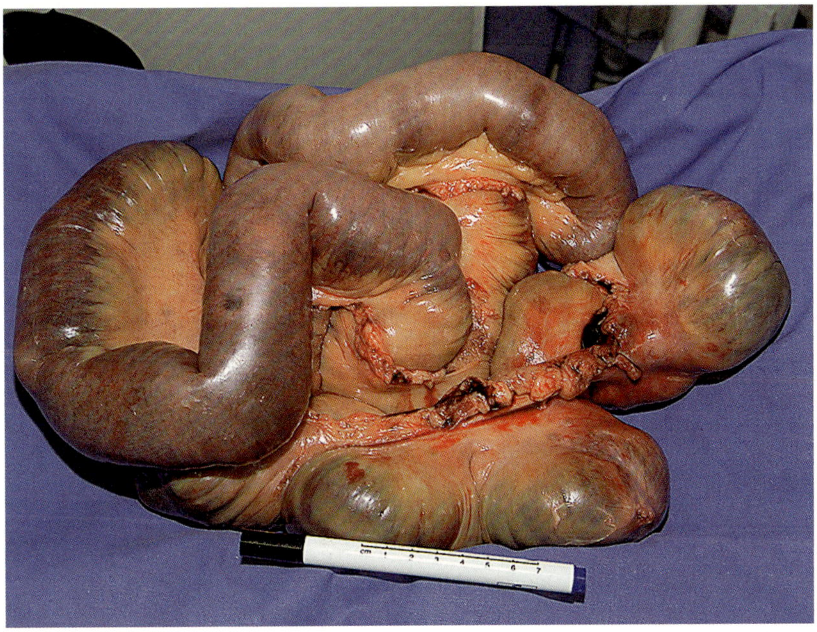

Abb. 16.**2** Resektionspräparat bei subtotaler Dünndarmischämie im Rahmen einer nichtokklusiven Mesenterialischämie (NOMI).

Definition: Die schwere akute Pankreatitis wird heute nach der Atlanta-Klassifikation definiert (Bradley 1993). Die schwere akute Pankreatitis ist hiernach durch lokale Komplikationen des Pankreas (Nekrosen, Abszessen oder Pseudozysten) und/oder systemische Organkomplikationen charakterisiert.

Ätiologie, Pathogenese und Klinik

In der westlichen Welt sind 75–80% aller Fälle der akuten Pankreatitis biliär oder alkoholtoxisch verursacht, wobei die Prävalenz der einzelnen Ätiologien zwischen unterschiedlichen Regionen und Ländern stark variiert. Neben diesen beiden häufigsten Ursachen sind viele weitere Auslöser der akuten Pankreatitis bekannt.

In der Regel verläuft die schwere akute Pankreatitis in *zwei Phasen*:

- In den ersten 2 Wochen treten häufig systemische Komplikationen im Rahmen des „systemic inflammatory response syndrome" (SIRS) auf (Klar u. Werner 2000).
- Gleichzeitig bilden sich pankreatische und peripankreatische Nekrosen in den ersten 4 Tagen der Erkrankung komplett aus.

Hinweis für die Praxis: Die supportive Therapie und ggf. Intensivtherapie sind in dieser Phase entscheidend (Werner et al. 2003a).

Im Gegensatz hierzu besteht mit der fortschreitenden Dauer der Erkrankung ein zunehmendes Risiko der Pankreasinfektion. Die Infektion der Pankreasnekrosen findet meistens 2–3 Wochen nach Krankheitsbeginn statt und kann bei 40–70% der Patienten mit nekrotisierender Pankreatitis nachgewiesen werden. Da die Intensivmedizin in den letzten Jahren deutliche Fortschritte gemacht hat, überleben heutzutage mehr Patienten die erste Phase (SIRS) einer schweren akuten Pankreatitis. Hierdurch steigt die Gefahr der Entwicklung einer Sepsis zu einem späteren Zeitpunkt der Erkrankung (Büchler et al. 2000; Werner et al. 2005).

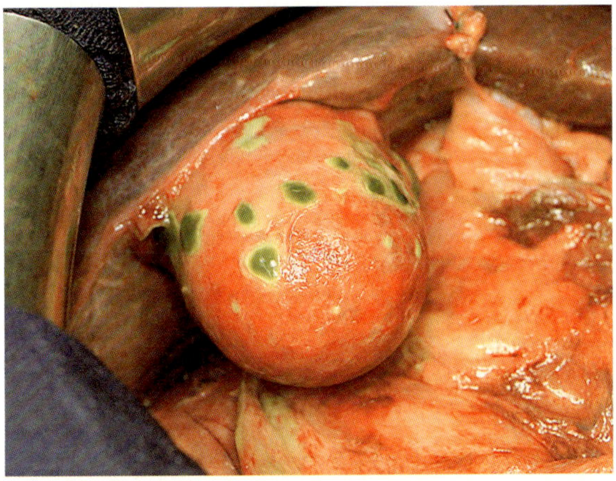

Abb. 16.**3** Akute Cholezystitis mit beginnenden Wandnekrosen.

Diagnostik

Hinweis für die Praxis: Die akute Pankreatitis wird durch abdominelle Schmerzen, die mit einer Amylase oder Lipaseerhöhung auf mindestens das 3-fache der Norm einhergeht, klinisch diagnostiziert. In seltenen Fällen kann die Diagnose erst durch bildgebende Verfahren gestellt werden.

Labor. Viele verschiedene *laborchemische Marker* wurden als spezifische und zuverlässige Prädiktoren von schweren Krankheitsverläufen untersucht. CRP ist der zuverlässigste Prädiktor der Pankreasnekrose ab dem 3. Krankheitstag (Cut-off-Wert 150 mg/dl) (Werner et al. 2003b).

Kontrastmittel-CT. Das Kontrastmittel-CT ist heute der „Goldstandard" für die Diagnose der Pankreasnekrose und damit für die Identifizierung der lokal komplizierten Pankreatitis (Uhl et al 2002). Die Diagnostik einer Superinfektion von Pankreasnekrosen ist alleine durch ein CT kaum möglich, da Gaseinschlüsse als Hinweis auf eine bakterielle Infektion nur selten auftreten. Der Verdacht einer Infektion von pankreatischen Nekrosen liegt nah, wenn ein Patient Zeichen eines septischen Krankheitsbildes entwickelt. Bei diesen Patienten sollte eine *CT- oder ultraschallgesteuerte Feinnadelaspiration (FNA)* der Nekrosen zur Diagnosesicherung durchgeführt werden. Diese Methode ist komplikationsarm (Uhl et al. 2002).

Therapie

Hinweis für die Praxis: Die Therapieziele in der frühen Krankheitsphase der akuten Pankreatitis sind die rasche supportive Behandlung sowie die Vermeidung von spezifischen Komplikationen.

Kausale Therapie. Eine kausale Therapie ist nur für die biliäre Pankreatitis bekannt. Bei impaktiertem Gallensteinen, biliärer Sepsis und obstrukivem Ikterus besteht die Indikation zur endoskopischen retrograden Cholangiographie (ERCP) und ggf. Sphinkterotomie (ES). ERCP und ES vermindern die Symptome der akuten Pankreatitis und verhindern die Progression zur schweren Verlaufsform.

Supportive Therapie. Patienten mit moderater bis schwerer Pankreatitis sollten auf einer Wachstation aufgenommen und kontinuierlich überwacht werden, da sich Komplikationen jederzeit einstellen können.

Hinweis für die Praxis: Ziel der Basistherapie ist es neben der Volumentherapie und Schmerztherapie sekundäre Komplikationen der akuten Pankreatitis wie pulmonale, kardiozirkulatorische, renale und metabolische Dekompensationen zu vermeiden. Eine therapeutische Beeinflussung ist nur durch frühzeitige Erkennung der komplizierten Verläufe durch konstantes Monitoring sämtlicher Patienten möglich.

Prophylaxe. Die *prophylaktische Antibiotikatherapie* bei der schweren nekrotisierenden Pankreatitis reduziert die Infektionswahrscheinlichkeit und damit die Rate von Operationen, septischen Verläufen und auch der Mortalität. Die Wirksamkeit einer prophylaktischen Antibiotikatherapie wird zwar auch heute noch kontrovers diskutiert, wurde aber in vielen randomisierten, kontrollierten Studien und in Metaanalysen nachgewiesen. Sie wird deshalb auch international von den Fachgesellschaften als Standardtherapie bei nekrotisierenden Verläufen empfohlen (Uhl et al. 2002; Villatoro 2006). Carbapeneme sind aufgrund ihres Wirkspektrums und ihrer Penetration in das Pankreasgewebe die Antibiotika der Wahl bei nekrotisierender Pankreatitis.

Chirurgische Therapie

Nachgewiesene infizierte Nekrosen sind ebenso wie septische Komplikationen ausgehend von pankreatischen Infektionen allgemein akzeptierte Indikationen für eine chirurgische Intervention (Tab. 16.**3**, Abb. 16.**4**).

Mortalität. Die Mortalität dieser Patienten mit septischen Komplikationen beträgt 30–80% (Uhl et al. 2002). Sterblichkeitsraten von bis zu 100% werden berichtet, wenn bei Patienten mit infizierten Nekrosen und Organkomplikationen auf eine chirurgische Intervention verzichtet wird.

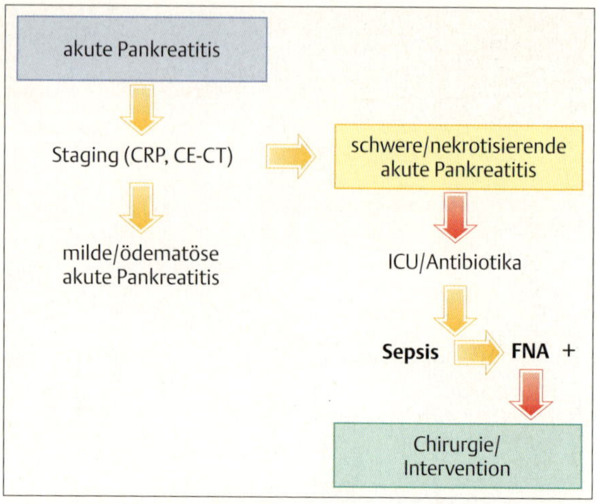

Abb. 16.**4** Algorithmus zur Therapie der akuten Pankreatitis.

Durch eine moderne chirurgische Therapie in spezialisierten Zentren kann die Mortalität der nekrotisierenden Pankreatitis mit infizierter Nekrose jedoch auf ca. 15–20% gesenkt werden (Büchler et al. 2000; Werner et al. 2005).

Während das chirurgische Vorgehen bei infizierten Nekrosen einer akuten Pankreatitis obligatorisch ist, wird bei sterilen Nekrosen ein primär konservativer Ansatz allgemein akzeptiert. Während die meisten Patienten mit dieser Konstellation sich gut unter konservativer Therapie erholen, versterben andere, wenn eine zeitgerechte operative Intervention ausbleibt (Tab. 16.**3**).

Operationszeitpunkt. Der optimale Operationszeitpunkt ist ca. 3–4 Wochen nach Krankheitsbeginn. Nur bei gesicherten infizierten Nekrosen oder bei Auftreten seltener Komplikationen wie massiven Blutungen oder Darmperforationen ist eine chirurgische Therapie in der Frühphase der Erkrankung indiziert.

Fokussanierung. Das Ziel der chirurgischen Intervention ist die Entfernung von infizierten Nekrosen. Diese Fokussanierung soll weitere Komplikationen durch einen Progress der Infektion/Sepsis verhindern. Eine chirurgische Nekrosenabtragung ermöglicht eine vollständige Entfernung der Nekrosen aus dem Pankreas und dem umliegenden Gewebe. Da eine wiederkehrende intraabdominelle Sepsis ein bestehendes Problem nach einzeitiger Nekrosektomie war, benutzen moderne chirurgische Konzepte eine Kombination aus Nekrosektomie und anschließender Technik, nekrotisches Gewebe und Exsudat auszuleiten. Es werden heute 4 Verfahren eingesetzt; Nekrosektomie kombiniert mit:

Tabelle 16.**3** Indikation für eine interventionelle oder chirurgische Therapie bei akuter Pankreatitis

Infizierte Pankreasnekrose	
Sterile Pankreasnekrose	▸ persistierende akute Pankreatitis ▸ fulminante akute Pankreatitis
Notfallindikationen	▸ Darmperforation ▸ akute Blutung

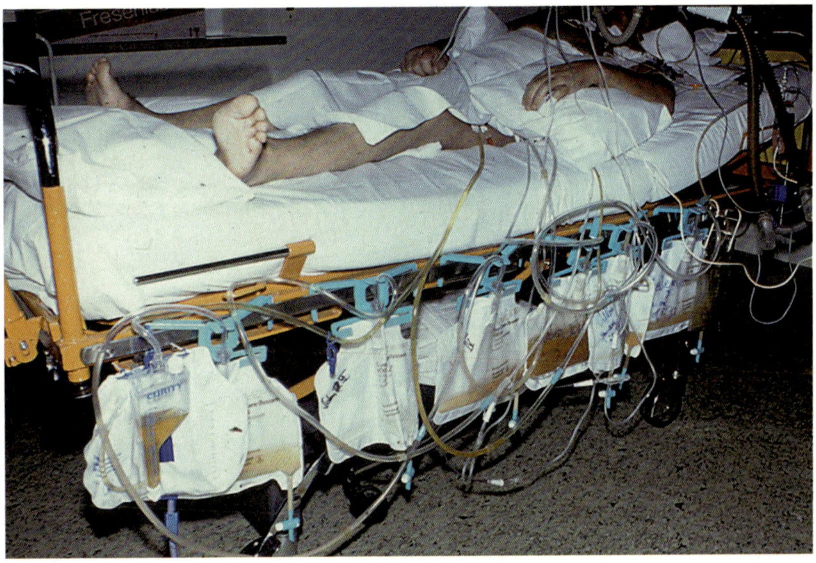

Abb. 16.**5** Postoperative, geschlossene, kontinuierliche Lavage der Bursa omentalis und des Retroperitoneums bei nekrotisierender Pankreatitis.

- „Open Packing“,
- geplanten, wiederholten Relaparatomien und Lavagen,
- geschlossener, kontinuierlicher Lavage der Bursa omentalis und des Retroperitoneums,
- „Closed Packing“.

Die ersten beiden Methoden, das „Open Packing“ und die geplante wiederholte Relaparatomie mit Lavage haben gemeinsam, dass die komplette Nekrosektomie erst nach multiplen Laparotomien komplettiert ist. Die beiden anderen Operationstechniken ermöglichen eine postoperative kontinuierliche Drainage von Nekroseanteilen (Abb. 16.**5**). Hierdurch kann meist auf eine Relaparatomie verzichtet und die chirurgische Behandlung in über 80% mit lediglich einem einzigen Eingriff abgeschlossen werden. Dadurch ist die postoperative Morbidität reduziert (Werner et al. 2005).

Minimalinvasive Verfahren. Seit kurzem werden in spezialisierten Zentren minimalinvasive Verfahren verwendet, um in der Spätphase der Erkrankung pankreatische Nekrosen zu drainieren. An einigen Zentren werden die Nekrosen minimalinvasiv retroperitoneoskopisch entfernt. Diese Technik wird jedoch zurzeit variiert und es besteht noch keine klare Indikation für dieses minimalinvasive Verfahren. Der theoretische Vorteil ist das kleinere Operationstrauma für den Patienten. Nachteilig ist sicherlich, dass lediglich umschriebene Nekroseareale angegangen werden können. So werden selbst in Zentren lediglich 30–50% aller operativ zu behandelnden Fälle retroperitoneoskopisch versorgt. Zurzeit sind die minimalinvasiven Operationsverfahren bei infizierten Nekrosen somit noch nicht zu empfehlen.

Abdominelles Kompartmentsyndrom

Klassifikation

Definition: Das abdominelle Kompartmentsyndrom ist durch eine intraabdominelle Druckerhöhung und gleichzeitig neu auftretendem Ein- oder Mehrorganversagen definiert (World Society of Abdominal Compartment Syndrome 2005).

Es werden
- ein primäres intraabdominelles,
- sekundäres extraabdominelles und ein
- tertiäres chronisches abdominelles

Kompartmentsyndrom unterschieden. Gerade im Rahmen der Notfallmedizin ist das Auftreten eines abdominellen Kompartmentsyndroms häufig zu beobachten.

Primäres abdominelles Kompartmentsyndrom. Ursachen für das primäre abdominelle Kompartmentsyndrom sind u. a.: ein rupturiertes Bauchaortenaneurysma, stumpfes oder penetrierendes Abdominaltrauma, Beckentrauma, retroperitoneales Hämatom, Peritonitis, Aszites, Pankreatitis, Tumore.

Sekundäres abdominelles Kompartmentsyndrom. Extraabdominelle Ursachen für ein sekundäres abdominelles Kompartmentsyndrom sind bei Verbrennungen, Massentransfusionen, Sepsis etc. durch entsprechende Volumenverschiebungen und damit einhergehenden Druckerhöhungen zu beobachten (Mailey u. Shapiro 2000).

Klinik und Diagnostik

Die intraabdominelle Druckerhöhung führt in kurzer Zeit zur erheblichen Funktionseinschränkung und letztlich sogar zur irreversiblen strukturellen Störungen aller Organsysteme und führt bei ausbleibender Intervention zum Multiorganversagen mit fatalem Ausgang. Es gibt kein pathognomonisches Leitsymptom, jedoch ist bei entsprechender Anamnese und Verschlechterung der Vitalparameter an ein abdominelles Kompartmentsyndrom zu denken. Die klinischen Symptome umfassen die Störung u. a. folgender Organsysteme:
- Magendarm (Subileus, Ileus),
- Niere (therapierefraktäre Oligurie),
- Lunge (erhöhter Beatmungsdruck, >45 cm H_2O, therapierefraktäre Hypoxie),
- Herz (Herzindex <3 l/min/qm, Hypotension) (Sugerman et al. 1999).

Somit sollte frühzeitig bei entsprechender Anamnese und Organdysfunktion an ein abdominelles Kompartmentsyndrom gedacht werden, das mittels indirekter Druckmessung als intravesikaler Druck (normaler Druckwerte: 0–7 cm H_2O; kritisch erhöhte Werte: 15–25 cm H_2O; pathologisch erhöhte Werte: >25 cm H_2O) über einen Blasenkatheter leicht quantifiziert und bestätigt werden kann.

Therapie

Die Therapie der Wahl ist die möglichst rasch durchgeführte Laparotomie, die zu einer Dekompression des abdominellen Kompartments führt. Die Indikation sollte möglichst vor Auftreten von irreversiblen strukturellen Organschäden gestellt werden. Entscheidend für die Indikation zur Operation sind der intraabdominelle Druck sowie die Progredienz des Organversagens. Bei zeitgerechter Dekompression ist eine rasche Erholung der hämodynamischen und respiratorischen Komplikationen zu beobachten.

Da der Abdominalverschluss wiederum zu einer Druckerhöhung führen würde, wird das Abdomen entweder als Laparostoma belassen oder mittels Vicrylnetz lose verschlossen. Letzteres Verfahren hat zum einen den Vorteil, dass das Abdomen verschlossen und somit vor Infekten geschützt ist, zum anderen, dass über ein Vacuseal-Verbandverfahren das Abdomen heilen und sekundär mittels Meshgraft gedeckt werden kann. Andererseits ist nach Therapie der Ursache des abdominellen Kompartmentsyndroms ein sekundärer Faszienverschluss in 70–80% der Patienten zu erreichen.

Abdominaltrauma

Verletzungen des Abdomens und des Retroperitoneums enstehen entweder durch stumpfe oder penetrierende Gewalteinwirkung. Sie können isoliert oder in Kombination mit Verletzungen des Thorax und/oder Beckens im Rahmen eines Polytraumas auftreten. Während es sich bei den penetrierenden Verletzungen v.a. um Monotraumen handelt, sind stumpfe Traumen häufig durch Kombination von Verletzungen charakterisiert.

Epidemiologie

16

Stumpfe Bauchverletzungen. Sie enstehen v.a. durch Verkehrsunfälle, seltener durch Sport- oder Arbeitsunfälle, und sind durch die direkte Gewalteinwirkung auf die Bauchdecke gekennzeichnet. In über 30% der Fälle ist mehr als ein Abdominalorgan verletzt, andererseits liegen in einer Mehrzahl der Fälle Verletzungen des Schädels und Thorax vor, sodass die Abdominalverletzungen oft von der klinischen Symptomatik im Hintergrund stehen.

Penetrierende Bauchverletzungen. Diese sind in Deutschland selten. In der Regel handelt es sich um Stich-, Schuss- oder Pfählungsverletzungen. Stichverletzungen sind häufig nur oberflächlich und verletzen häufig nicht die abdominalen Organe.

Klinik und Diagnostik

Das Erheben einer *Anamnese* ist beim verunfallten Patienten in den meisten Fällen nur unzureichend möglich. Angaben zum Unfallhergang und andere Angaben müssen oft durch Fremdanamnesen eingeholt werden. Neben der *klinischen Untersuchung* (Inspektion, Palpation) sind v.a. die Sonographie und die Röntgenaufnahmen des Abdomens initial wichtig. Die Computertomographie stellt auch beim stumpfen Abdominaltrauma heute den diagnostischen Goldstandard dar.

Hinweis für die Praxis: Die Indikation zur operativen Exploration wird im Allgemeinen großzügig gestellt. Es ist besser, eine negative Laparotomie zu riskieren, als eine Verletzung zu übersehen, da die verzögerte Diagnostik oft fatale Folgen hat.

Hierbei ist auch daran zu denken, dass bei polytraumatisierten Patienten in 20% mit einer Abdominalbeteiligung gerechnet werden muss. Es muss auch immer daran gedacht werden, wenn der klinische Verlauf des Patienten in Anbetracht des bekannten Verletzungsmusters unerwartet ist (Kreislaufinstabilität, Hb-Abfall, Nachweis freier Flüssigkeit im Abdomen bei Hb-Stabilität, Hypoxie, Sepsis). Die Wahrscheinlichkeit einer Hohlorganverletzung steigt mit der Anzahl verletzter parenchymatöser Organe und liegt z.B. bei der Kombination eines Pankreastraumas mit der Verletzung eines anderen Abdominalorgans bei 33%.

Penetrierendes Abdominaltrauma. Beim penetrierenden Abdominaltrauma ist im Gegensatz zum stumpfen Bauchtrauma die Laparoskopie eine Untersuchungsmethode, die besser als alle anderen diagnostischen Methoden feststellen kann, ob überhaupt eine intraabdominelle Verletzung vorliegt. Im Zweifelsfall wird aber auch der Patient nach penetrierendem Trauma laparotomiert.

Therapie

Konservative Therapie. Bestehen nur geringgradige intraabdominelle Flüssigkeitsnachweise und kleinere Verletzungen der parenchymatösen Organe (Milz, Leber), so ist wie auch bei retroperitonealen Hämatomen ein konservativer Therapieversuch unter engmaschiger klinischer, laborchemischer und sonographischer Kontrolle indiziert.

Laparotomie. Im Zweifel ist eine explorative mediane Laparotomie indiziert. Die lokale Blutverteilung im Abdomen führt in der Regel auf die Organläsion hin. Bei einer diffusen Verteilung sind die einzelnen Quadranten nacheinander zu untersuchen. Die Milz (ca. 50%), die Leber (ca. 35%) sowie die Nieren und das Mesenterium (je ca. 10–15%) sind häufig nach stumpfen Bauchtraumata verletzt. Nach initialer Lavage wird das Abdomen systematisch evaluiert, um auch primär nicht evidente Verletzungen, z.B. des Duodenums oder Pankreas, zu versorgen.

Operative Therapie. Ist eine definitive Versorgung der Verletzungen aufgrund der Ausdehnung (z.B. Leberruptur) und gleichzeitig bestehender Kreislaufinstabilität zu kritisch, wird das Abdomen provisorisch mit Bauchtüchern gepackt und nach Stabilisierung die definitive operative Versorgung durchgeführt. Für die Verletzungen der einzelnen Organe stehen je nach Verletzungsmuster unter-

Tabelle 16.**4** Operative Versorgung spezieller Verletzungen

Organ	Verletzungsmuster	Operative Therapie
Milz	Kapselläsion	ggf. Milzerhalt (Koagulation, Klebung, Vlies)
	Milzruptur	Splenektomie
Leber	Kapselläsion, Ruptur	Packing, Naht, Resektion
Leberhilus	Gefäßverletzung	Naht
	Ductus choledochus	Naht, T-Drain
Gallenblase	Ruptur, Kontusion	Cholezystektomie
Pankreas	Kontusion	Drainage, ggf. Resektion
	Pankreasgang	Resektion
Duodenum	Perforation	Naht, jejunale Ableitung
Magen / Dünndarm	Perforation	Naht, selten Resektion
Kolon	Perforation	Naht, häufiger Resektion, ggf. mit Stoma
Rektum / Sphinkter	Pfählung	Rekonstruktion, Drainage, Übernähung, ggf. mit Stoma
Zwerchfell	Ruptur	Naht, ggf. Netzeinlage

schiedliche operative Versorgungsmöglichkeiten zur Verfügung (Tab. 16.**4**).

Akute Blutungen

Definition und Einteilung

Bei den gastrointestinalen Blutungen werden prinzipiell die obere und untere gastrointestinale Blutung unterschieden, wobei die Blutungsquelle der oberen Gastrointestinalblutung proximal, die der unteren Gastrointestinalblutung distal des Treitz-Bandes lokalisiert ist. Die obere Gastrointestinalblutung wird entsprechend der Blutungsaktivität nach Forrest klassifiziert. Die Primärversorgung der gastrointestinalen Blutung wird meist durch Endoskopiker vorgenommen (s. Kap. 13.4). Eine operative Versorgung ist nur bei therapierefraktären Blutungen notwendig. Neben den gastrointestinalen Blutungen sind intraabdominelle und retroperitoneale Blutungen bei Abdominaltrauma mögliche Blutungslokalisationen bei Notfallpatienten.

Ätiologie und Epidemiologie

Über 80 % der Gastrointestinalblutungen sind im oberen Gastrointestinaltrakt lokalisiert, wobei die jährliche Inzidenz mit etwa 100 Fällen pro 100 000 Einwohner angegeben wird. Die Inzidenz der unteren Gastrointestinalblutung ist ungefähr 5-mal niedriger und wird auf 20 – 27 Fälle pro 100 000 Einwohner geschätzt. Die Mortalität der unteren Gastrointestinalblutung ist mit 3,6 % deutlich niedriger als die der oberen Gastrointestinalblutung.

Als Ursache der oberen Gastrointestinalblutung überwiegen Magen- und Duodenalulzera. Untere Gastrointestinalblutungen sind häufig durch eine Divertikulose bedingt. Andererseits sind aber ungefähr 10 % der mit dem Leitsymptom Hämatochezie als untere Gastrointestinalblutung imponierenden Blutungen letztlich obere Gastrointestinalblutungen.

Klinik und Diagnostik

Leitsymptome. Hämatemesis und Kaffeesatzerbrechen sind Leitsymptome der oberen Gastrointestinalblutung. Das Erbrechen und das Abführen von hellrotem Blut deuten auf eine starke Blutung hin und sind mit einer schlechteren Prognose assoziiert. Meläna ist häufiger Ausdruck einer oberen Gastrointestinalblutung, kann allerdings auch durch Blutungsquellen im Dünn- und auch im rechtsseitigen Dickdarm bedingt sein. Die Hämatochezie wird meistens durch eine untere Gastrointestinalblutung ausgelöst, kann aber bei bis zu 10 % der Patienten auch Ausdruck einer massiven oberen Gastrointestinalblutung sein.

Wichtig: Insgesamt hören ungefähr 75 – 80 % der Gastrointestinalblutungen spontan auf, wobei diese Rate bei unteren etwas höher als bei den oberen Gastrointestinalblutungen ist.

Endoskopie. Die diagnostische Methode der Wahl bei Patienten mit akuter oberer und unterer Gastrointestinalblutung ist die Endoskopie. Bei der oberen Gastrointestinalblutung ist die frühzeitige Endoskopie innerhalb von spätestens 24 h generell empfohlen. Da die meisten unteren Gastrointestinalblutungen wenig dramatisch sind und meistens spontan sistieren, ist die weitere Abklärung häufig elektiv nach orthograder Darmspülung möglich. Wichtig ist es, auf eine Hämorrhoidalblutung zu achten, da diese bei der flexiblen Endoskopie übersehen werden kann.

Angiographie. In den Fällen, in denen eine endoskopische Lokalisation der Blutungsquelle nicht möglich ist, steht als Alternative die Angiographie zur Verfügung. Allerdings ist diese Untersuchung nur aussagekräftig, wenn die Blutungsaktivität mindestens 1 ml / min beträgt. Bei der unteren Gastrointestinalblutung ist bei starker Blutung und unzureichender Übersicht bei der Koloskopie bzw. bei persistierender kardiozirkulatorischer Instabilität und auch bei Blutungen aus dem Dünndarm durchaus die Indikation zur Angiographie zur Blutungslokalisation und ggf. auch interventionellen Therapie gegeben. Gleiches gilt für persistierende Blutungen des Retroperitoneums.

Radionuklidszintigraphie. Die Radionuklidszintigraphie mit radioaktiv markierten Erythrozyten (Tc^{99}) ist etwas sensitiver als die Angiographie (Blutungsaktivität ≤0,5 ml/min) und kann daher in Einzelfällen zusätzliche Informationen bieten. Allerdings ist die Spezifität nur mäßig und zudem erlaubt sie in der Regel nur eine ungefähre anatomische Zuordnung der Blutungsquelle. Nicht zuletzt auch aufgrund des erheblichen Aufwandes hat die Szintigraphie daher im klinischen Alltag an Bedeutung verloren.

Chirurgische Diagnostik und Therapie

Hinweis für die Praxis: In Einzelfällen kann bei nicht lokalisierbarer Blutung die explorative Laparotomie mit intraoperativer Endoskopie als Ultima Ratio indiziert sein.

Obere Gastrointestinalblutung

Ist es primär nicht möglich, die Blutung endoskopisch zu stillen, bzw. kommt es zur Rezidivblutung (>6 EK/24 h), so muss als Ultima Ratio die chirurgische Blutstillung erwogen werden. Speziell Hochrisikopatienten sollten frühzeitig operiert werden, da gerade diese wenige Reserven haben und damit bei protrahiertem Verlauf die schlechteste Prognose aufweisen.

Duodenalulzera werden in der Regel in allen Quadranten umstochen und gleichzeitig wird eine Gefäßligatur des versorgenden Gefäßes vorgenommen. Magenulzera werden exzidiert und umstochen, nur selten, wie z. B. bei Tumorverdacht, sind resezierende Eingriffe (Notfallgastrektomie) indiziert.

Untere Gastrointestinalblutung

Angiographische Blutstillung. Während die angiographische Intervention bei den oberen Gastrointestinalblutungen nur in Ausnahmefällen zum Einsatz kommt, kann sie bei der unteren Gastrointestinalblutung häufiger sinnvoll sein. Die Rezidivblutungsrate liegt allerdings bei 20%, von denen die überwiegende Mehrheit letzlich operiert werden muss. Zu beachten ist auch, dass es nach superselektiver Embolisation zur Ischämie mit Darmperforation und Peritonitis kommen kann. Dennoch kann die angiographische Blutstillung in selektionierten Hochrisikopatienten sinnvoll sein. Zudem kann sie Patienten bei hochdramatischer Blutung zunächst stabilisieren, um eine Operabilität zu erreichen.

Operative Therapie. Die Operationsindikation steht, wenn interventionelle Maßnahmen bei der Stillung einer unteren Gastrointestinalblutung nicht erfolgreich waren. In diesem Fall wird der betroffene Dünndarmabschnitt im Sinne einer Segmentresektion entfernt. Bei Dünndarmblutungen mit schwieriger anatomischer Zuordnung der Blutungslokalisation kann es hilfreich sein, den Angiographiekatheter zu belassen und über diesen intraoperativ Methylenblau zu applizieren.

Schwieriger ist die Situation bei persistierender Blutung ohne nachgewiesene Blutungsquelle. Intraoperativ sollte hier immer der Dünndarm untersucht, bei Nachweis von intraluminalem Blut ggf. enterotomiert und enteroskopiert werden. Bei Verdacht auf eine Kolonblutung hat sich mittlerweile die subtotale Kolektomie als Methode der Wahl durchgesetzt. Segmentresektionen bzw. Hemikolektomien sind obsolet (Baker u. Senagore 1994). Hämorrhoidenblutungen müssen manchmal chirurgisch umstochen werden, in seltenen Fällen kann eine notfallmäßige Hämorrhoidektomie notwendig werden.

Akute Blutung: intraabdominell – Retroperitoneum

Patienten mit akuten Blutungen aus zentralen Gefäßen haben eine hohe Letalität und erreichen nur selten die Klinik. Leitsymptome sind die Zeichen des hämorrhagischen Schocks. Bei gleichzeitig vorliegender Abdominalverletzung sollte mittels Sonographie rasch eine intraabdominale (freie Flüssigkeit) von einer retroperitonealen Blutung differenziert werden. Ist der Patient kreislaufstabil, kann eine weitergehende Diagnostik mit CT und ggf. Angiographie und Embolisation durchgeführt werden. Der kreislaufinstabile Patient muss direkt explorativ laparotomiert werden. Während intraabdominelle Blutungen je nach Lokalisation mittels Übernähung oder Ligatur von Gefäßen bzw. bei Blutungen aus parenchymtösen Organen (Leber, Milz) mittels diffiziler Blutstillung oder Resektion gestoppt werden, wird eine retroperitoneale Blutung in der Regel nicht exploriert, da sich durch das geschlossene Retroperitoneum meist eine Selbstkompression einstellt und somit lediglich engmaschig beobachtet werden muss. Nur bei Verletzungen von größeren Gefäßen im Retroperitoneum oder starker Hämorrhagie nach penetrierendem Trauma, sollten auch die Nieren freigelegt werden.

Kernaussagen

Akutes Abdomen

Das akute Abdomen ist durch plötzlich auftretende Schmerzen und eine lebensbedrohliche Gesamtsituation des Patienten gekennzeichnet. Die Primärdiagnostik, bestehend aus Sonographie und Röntgenleeraufnahme, muss ggf. durch eine CT ergänzt werden.

Die sekundäre Peritonitis stellt die häufigste Form der intraabdominellen Infektionen dar und ist hauptsächlich Folge von Organperforationen. Die Prognose der sekundären Peritonitis ist abhängig von der zeitgerechten Diagnostik und Therapie. Standardverfahren in der Bildgebung ist die kontrastmittelverstärkte CT. Die antimikrobielle Therapie sowie weitere organunterstützende Verfahren beginnen bereits vor der Operation. Oberstes Ziel der chirurgischen Therapie der Peritonitis ist die Fokussanierung und die Reduktion der Kontamination der Abdominalhöhle. Eine geplante Relaparotomie oder das Laparostoma sind seltenen Ausnahmen vorbehalten, meist ist eine Operation ausreichend.

Die ischämische Schädigung intraabdomineller Organe tritt im Rahmen des septischen und hämorrhagischen Schocks, aber auch bei Minderdurchblutungen einzelner Organe aufgrund der „non-occlusive disease" auf. Typische Schockorgane sind die Gallenblase sowie der Dünndarm und das Kolon. Die Therapie der Wahl ist die rasche operative Intervention und Resektion des betroffenen Organes.

Die heute bedrohlichste Komplikation der akuten Pankreatitis ist die superinfizierte Pankreasnekrose mit konsekutiver Sepsis, die mit einer Letalität von 20% einhergeht. Die Infektion tritt in der Regel erst in der 3. Krankheitswoche auf, sodass die Therapie der nekrotisierenden Pankreatitis primär konservativ (supportive Therapie, Antibiotikaprophylaxe) ist. Als einzige kausale Therapie kann bei einer biliären Pankreatitis mittels ERCP und Sphinkterotomie die Obstruktion des Gallenganges behoben und damit die Erkrankungsschwere reduziert werden. Eine interventionelle Drainage oder Operation ist sehr selten bei steriler Nekrose, jedoch immer bei Nachweis einer infizierten Nekrose (positive FNA) indiziert. Der Infektfokus wird durch die organerhaltende Nekrosektomie zwar weitgehend entfernt, eine komplette Fokussanierung wie bei einer klar umschriebenen Hohlorganperforation ist aber in der Regel nicht möglich, sodass postoperativ eine

kontinuierliche Dauerlavage des Abdomens über spezielle Spülschläuche stattfinden sollte.
Das akute abdominelle Kompartmentsyndrom wird durch die Messung des intravesikalen Blasendrucks und das gleichzeitige Vorhandensein von Organversagen definiert. Die Diagnose ist schwierig, da es keine typischen Symptome gibt. Die Therapie besteht in der sofortigen Laparotomie zur Druckentlastung, wodurch es bei rechtzeitiger Operation zu einer raschen Reversibilität des Organversagens kommt.

Abdominaltrauma

Es wird das penetrierende vom stumpfen Abdominaltrauma unterschieden. Bei der Erstversorgung ist neben der Überwachung und Stabilisierung des Patienten v. a. die rasche Diagnostik wichtig. Vor allem beim stumpfen Abdominaltrauma liegen häufig Kombinationsverletzungen vor. Die Indikation zur explorativen Laparotomie wird in der Regel großzügig gestellt, während bei penetrierenden Verletzungen primär die Laparoskopie die Methode der Wahl ist.

Akute Blutungen

Akute gastrointestinale Blutungen sind v. a. im oberen Gastrointestinaltrakt lokalisiert. Auch ist die Mortalität der oberen Gastrointestinalblutung deutlich höher als die der unteren Gastrointestinalblutung. Die diagnostische Methode der Wahl ist immer primär die Endoskopie, allerdings kann ggf. die Angiographie (v. a. bei der unteren Gastrointestinalblutung) und sogar die explorative Laparotomie bei nicht lokalisierbaren Blutungen notwendig sein. In der Regel können die Blutungen endoskopisch gestillt werden.
Intraabdominelle Blutungen werden rasch mittels Sonographie diagnostiziert und verlangen eine sofortige Laparotomie, während retroperitoneale Blutungen in der Regel über eine Selbstkompression spontan zum Stillstand kommen.

Literatur

Abraham E, Reinhart K, Opal S, Demeyer I, Doig C, Rodriguez AL, Beale R, Svoboda P, Laterre PF, Simon S, et al. Efficacy and safety of tifacogin in severe sepsis: a randomized controlled trial. JAMA 2003; 290: 238 – 247.

American Society for Gastrointestinal Endoscopy. An annotated algorithmic approach to acute lower gastrointestinal bleeding. Gastrointest Endosc 2001; 53: 859 – 863.

Bailey J, Shapiro MJ. Abdominal compartment syndrome. Crit Care 2000; 4: 23 – 29.

Baker R, Senagore A. Abdominal colectomy offers safe management for massive lower GI bleed. Am J Surg 1994; 60: 578 – 581.

Barkun A, Bardou M, Marschall JK, for the Nonvariceal upper GI Bleeding Consensus Conference Group. Consensus recommendations for managing patients with nonvariceal upper gastrointestinal bleeding. Ann Intern Med 2003; 139: 843 – 857.

Bochud PY, Glauser MP, Calandra T. Antibiotics in sepsis. Intensive Care Med 2001; 27: S33-S48.

Bodmann KF, Vogel F. Antimikrobielle Therapie der Sepsis. Chemotherapie Journal 2001; 1: 43 – 56.

Bradley E. A clinically based classification system for acute pancreatitis. Arch Surg 1993; 128: 586 – 590.

Buchler MW, Gloor B, Müller CA, et al. Acute necrotizing pancreatitis: treatment strategy according to the status of infection. Ann Surg 2000; 232: 619 – 626.

Collins AS. Gastrointestinal complications in shock. Crit Care Clin North Am 1990; 2: 269 – 277.

Durrani NK, Trisal V, Mittal V, Hans SS. Gastrointestinal complications after ruptured aortic aneurysm repair. Am Surg 2003; 69: 330 – 333.

Elebute EA, Stoner HB. The grading of sepsis. Br J Surg 1983; 70: 29 – 31.

Fitzgerald T, Kim D, Karakozis S, Alam H, Provido H, Kirkpatrick J. Visceral ischemia after cardiopulmonary bypass. Am Surg 2000; 66: 623 – 626.

Klar E, Werner J. New pathophysiological findings in acute pancreatitis. Chirurg 2000; 71: 253 – 264.

Lamme B, Boermeester MA, Reitsma JB, Mahler CW, Obertop H, Gouma DJ. Meta-analysis of relaparotomy for secondary peritonitis. Br J Surg 2002; 89: 1516 – 1524.

Seiler CA, Brugger L, Forssmann U, Baer HU, Buchler MW. Conservative surgical treatment of diffuse peritonitis. Surgery 2000; 127: 178 – 184.

Sugerman HJ, Bloomfield GL, Saggi BJ. Multisystem organ failure secondary to increased intra-abdominal pressure. Infection 1999; 27: 61 – 67.

Uhl W, Warshaw A, Imrie C, et al. IAP Guidelines for the surgical management of acute pancreatitis. Pancreatology 2002; 2: 565 – 573.

van Goor H, Hulsebos RG, Bleichrodt RP. Complications of planned relaparotomy in patients with severe general peritonitis. Eur J Surg 1997; 163: 61 – 66.

Villatoro E, Bassi C, Larvin M. Cochrane Collaboration. Antibiotic therapy for prophylaxis against infection of pancreatic necrosis in acute pancreatitis. 2006; 4: 1 – 14.

Weigand MA, Bardenheuer HJ, Böttiger BW. Klinisches Management bei Patienten mit Sepsis. Anaesthesist 2003; 52: 3 – 22.

Wheeler AP, Bernard GR. Treating patients with severe sepsis. N Engl J Med 1999; 340: 207 – 214.

Werner J, Hartwig W, Uhl W, et al. Acute pancreatitis: Are there useful markers for monitoring disease progression? Pancreatology 2003; 3: 115 – 128.

Werner J, Uhl W, Büchler M. Surgical treatment of acute pancreatitis. Curr Treatm Opt Gastroenterol 2003; 6: 359 – 368.

Werner J, Feuerbach S, Uhl W, Büchler M. Management of acute pancreatitis: from surgery to interventional intensive care. Gut 2005; 54: 426 – 436.

17

Unfallchirurgie und Orthopädie

17 Unfallchirurgie und Orthopädie

A. Seekamp, L. Mahlke

Roter Faden

Verletzungen und nicht verletzungsbedingte gesundheitliche Beeinträchtigungen im Bereich des Bewegungsapparats stellen in der überwiegenden Zahl der Fälle keine unmittelbare vitale Bedrohung dar. Insofern wird man dem Bewegungsapparat im Rahmen einer notfallmedizinischen Behandlung nicht die primäre Aufmerksamkeit schenken, es sei denn, es ist auf den ersten Blick erkennbar, dass es sich hier um das unmittelbare Problem des Patienten handelt, z. B. nach einem Unfall.

Wichtig: Andererseits kann eine komplette Missachtung von Verletzungen und nicht verletzungsbedingten Beeinträchtigungen im Bereich des Bewegungsapparats zu späteren schwerwiegenden Funktionsstörungen führen, die im schlimmsten Fall für das weitere Leben des Patienten bestimmend sein können und sich in letzter Konsequenz auf eine fehlerhafte notfallmedizinische Versorgung zurückführen lassen.

Wenn im Folgenden vom Bewegungsapparat gesprochen wird, so umfasst diese Bezeichnung sowohl die stammnahen Bewegungssegmente der Wirbelsäule und des Beckens als auch die proximalen wie distalen Extremitätenabschnitte. Unter der Vielzahl der möglichen Notfälle im Bereich des Bewegungsapparats lässt sich am einfachsten eine Unterteilung in die verletzungsbedingten und nicht verletzungsbedingten Notfälle vornehmen. Da die Verletzungen gegenüber den nicht verletzungsbedingten Beeinträchtigungen einen deutlich überwiegenden Anteil an der Notfallmedizin haben, wird ihnen in der Betrachtung mehr Raum gegeben.

Verletzungsbedingte Notfälle

Ziele

Allgemeine Ziele der präklinischen Versorgung des Unfallverletzten sind:
- Abwenden der akuten Lebensgefahr und Sicherung der Vitalfunktionen,
- rasches Erfassen der traumatischen Gesamtbelastung des Unfallverletzten und der Gefährdungskategorie,
- schnelles Erkennen aller bedrohlichen und relevanten Verletzungsfolgen,
- Setzen der Prioritäten für Sofortmaßnahmen und Transport.

Definitionen

Trauma. Ein Trauma ist ein durch mechanische, thermische, chemische oder aktinische Einwirkung akut entstandener körperlicher Schaden mit Gewebezerstörung und entsprechendem Funktionsausfall.

Schweres Trauma. Ein schweres Trauma liegt vor, wenn die Gewebezerstörung lebenswichtige Organe betrifft, eine gravierende Defektheilung mit schwerer Funktionseinbuße erwarten lässt oder die Systembelastung durch das Trauma so groß wird, dass auch primär nicht traumatisierte Organe oder Funktionssysteme in Mitleidenschaft gezogen werden.

Polytrauma. Das Polytrauma ist ein Syndrom von Verletzungen mehrerer Körperregionen oder Organe mit konsekutiven systemischen Funktionsstörungen.

Beim Polytrauma können chirurgisch sonst gut beherrschbare Verletzungskomponenten in ihrer Systembelastung so kumulieren, dass sie lebensbedrohlich werden. Die direkten und indirekten Traumafolgen („trauma load", „antigenic load") können die Kapazität der physiologischen Defensivsysteme überfordern. Die „host defense response" schlägt in eine autodestruktive „host defense failure disease" um; es kommt zum Zusammenbruch der Immunabwehr mit nachfolgender Sepsis und progressivem, sequenziellem Multiorganversagen.

Einteilung der Unfälle. Die am Unfallort meist ebenfalls anwesende Polizei teilt Unfälle in folgende Grade ein:
- Leicht verletzt: Der Patient kann ambulant behandelt werden.
- Schwer verletzt: Der Patient wird im Krankenhaus stationär behandelt, d. h. er wird zumindest für 24 h aufgenommen. Dies trifft oft auch auf ein leichtes SHT zu!
- Lebensbedrohlich verletzt: Nach Aussage der Behandler besteht Lebensgefahr.

Prinzipiell können dem Notarzt sämtliche Schweregrade von Verletzungen – von der einfachen Schnittverletzung bis hin zur offenen Fraktur oder Amputation beim mehrfach verletzten Patienten – begegnen. Die diagnostischen Schritte und therapeutischen Maßnahmen werden sich aber nach den gleichen Prinzipien richten und sind dem individuellen Notfall entsprechend auszuwählen.

Sichtung

Bei mehreren verletzten Personen steht vor der Behandlung die schnelle Sichtung der Patienten. Die notwendige Vorgehensweise wird im Kap. 41 erörtert.

Grundsätzlich sollte im Rahmen der Sichtung die Dringlichkeit der Behandlung jedes einzelnen Patienten rasch erfasst werden. Daraus wird eine prioritätenorientierte Behandlungsreihenfolge abgeleitet. Grundsätzlich werden die Patienten mit der größten Lebensbedrohung als erstes behandelt. Dies kann z. B. gemäß dem ATLS-Handbuch eine Reihung nach *A* („*A*irway"), *B* („*B*reathing") oder *C* („*C*irculation") sein.

Wichtig: Es findet also eine vorübergehende Aufgabe der individuumbezogenen Medizin zu einer prioritätenorientierten Vorgehensweise statt.

Erstmaßnahmen

Rettung aus Gefahrensituation. Die notfallmedizinische Erstmaßnahme besteht zunächst darin, den Patienten aus einer vital bedrohlichen Situation heraus zu retten. Dieses kann bedeuten, dass der Patient v. a. aus einer äußeren Gefahrensituation befreit werden muss.

Wichtig: Hierbei gilt, dass der Eigenschutz des Notarztes und des Rettungsdienstpersonals vor der Rettung des Patienten Vorrang hat. Daher ist initial eine enge Absprache mit dem Personal der technischen Rettung bzw. Feuerwehr und Polizei erforderlich.

Stabilisierung der Vitalfunktionen. Nachdem eine äußere Gefahreneinwirkung abgewendet ist, muss die vitale Bedrohung des Patienten selbst erkannt und entsprechend behandelt werden. Hierzu zählen dann die Sicherstellung einer ausreichenden Oxygenierung des Patienten sowie die Stabilisierung des Kreislaufs. Auch akute Kompressionssyndrome der Körperhöhlen, wie z. B. schweres Schädelhirntrauma, Spannungspneumothorax oder eine schwere intraabdominelle Blutung müssen erkannt werden, da diese Verletzungen häufig eine rasche Klinikeinweisung erfordern, ohne dass das präklinische Management komplett nach vorliegenden Algorithmen abgeschlossen werden kann. Die Sicherstellung der Vitalfunktionen beinhaltet ggf. die Intubation und maschinelle Beatmung sowie das Legen mehrerer sicherer venöser Zugänge, aber auch blutstillende Maßnahmen wie z. B. Kompressionsverbände.

Orientierende Untersuchung. Sobald es gelungen ist, die Vitalfunktionen zu stabilisieren, beinhaltet die zweite Phase der präklinischen Versorgung eine orientierende Untersuchung des Patienten, um die wesentlichen körperlichen Verletzungen festzustellen. Hierzu ist die Kleidung des Patienten auf unkonventionelle Weise möglichst rasch zu entfernen und der Patient systematisch zu untersuchen. Festgestellte offene Wunden werden jeweils mit einem Verband versorgt, festgestellte Instabilitäten und Fehlstellungen der Extremitäten werden nach Achse und Rotation ausgerichtet und anschließend mit entsprechenden Schienen ruhig gestellt. Mehr als bisher gilt es zukünftig, nach aktuell vorliegenden Daten, dass ein Auskühlen des Patienten während dieser Maßnahmen verhindert wird und man alle Maßnahmen ohne zeitlichen Verzug durchführt, um den Patienten möglichst rasch einer Klinik zuzuführen. Nach Rücksprache mit der Leitstelle ist ein entsprechender Transport zu organisieren, der entweder über Land oder per Rettungshubschrauber erfolgen kann.

Wichtig: Ziel ist es in jedem Fall, den Patienten möglichst umgehend einer Klinik zuzuführen, die das gesamte Verletzungsspektrum des Patienten definitiv therapieren kann.

Sicherung des Atemwegs

Unter den Vitalfunktionen ist in erster Linie die Oxygenierung des Patienten sicherzustellen. Im Rahmen des hierzu erforderlichen Airwaymanagements ist einerseits zu evaluieren, ob die Atemwege frei sind und ob andererseits die Atemfunktion bzw. Atemmechanik beeinträchtigt ist. Im einfachsten Fall kann der Atemweg durch einen Fremdkörper oder aber durch eine zurückgefallene Zunge verlegt sein. In diesem Fall kann es gelingen, durch ein leichtes Manöver oder die Anlage eines Wendl- oder Guedel-Tubus, den Atemweg zumindest vorübergehend zu sichern. Eine Störung der Atmung selbst kann entweder zentral durch einen verminderten Atemantrieb oder durch Verletzungen im Bereich des Thorax bedingt sein.

Hinweis für die Praxis: Insgesamt ist die Indikation zur präklinischen Intubation beim Traumapatienten großzügig zu stellen. Selbst bei intakter Spontanatmung ist durch den hämorrhagischen Schock die periphere Gewebeoxygenierung vermindert. Sie kann durch eine maschinelle Beatmung signifikant verbessert werden. Des Weiteren kann eine tiefe Sedierung eine wirkungsvolle Stressabschirmung durch Ausschalten der Schmerzreize bewirken.

Selbst wenn es gelingt, die Atemwege kurzzeitig durch eine der o.g. Maßnahmen freizuhalten, bleibt die orotracheale Intubation der goldene Standard zur definitiven Sicherung der Atemwege mit Aspirationsschutz (Tab. 17.**1**). Nach Intubation erfolgt die Beatmung zunächst mit 100% Sauerstoff. Zielwerte unter Normalventilation mit einer FiO_2 von 1,0 sind die ausreichende Oxygenierung mit einer Sauerstoffsättigung von über 90% und einer Normokapnie von einem CO_2 von ca. 35 mmHg. Die Beatmungsdrücke sollten nicht über 35 cm Wassersäule liegen und der PEEP sollte zwischen 5 und 8 cm Wassersäule betragen. Vor jeder Manipulation sollte – ggf. auch noch vor Rettung des Patienten aus einem Unfallwagen – eine Immobilisation der Halswirbelsäule mit einem Stifneck erfolgen.

Tabelle 17.**1** Indikationen zur orotrachealen Intubation

▸ Verletzungen der Atemwege inkl. Mittelgesichtsfraktur
▸ Schädelhirntrauma (GCS <9)
▸ Thoraxtrauma
▸ Hämorrhagischer Schock
▸ Inhalationstrauma
▸ Sonstige Bewusstseinsstörung mit erloschenen Schutzreflexen
▸ Sonstige respiratorische Störung mit SO_2 unter 90%, AF < 10 oder > 29

Kreislaufstabilisierung

Venenverweilkanülen. Zur suffizienten Volumentherapie und Applikation von Medikamenten hat es sich nach wie vor bewährt, mindestens 2 großlumige periphere Venenverweilkanülen zu legen. Vorzugsweise wird dieses im Bereich der oberen Extremitäten durchgeführt. Ebenfalls geeignet sind in Ausnahmefällen die V. jugularis externa sowie die V. saphena magna der unteren Extremität. Nur in Ausnahmefällen kann auch die Anlage eines zentralen Venenkatheters indiziert sein, wobei hier dann ebenfalls ein Katheter mit großem Volumen bzw. großer Durchflussrate gewählt werden muss. Bei Säuglingen kann die Venenpunktion im Bereich des Kopfes indiziert sein, ansonsten ist wie auch bei kleinen Kindern die Möglichkeit der intraossären Infusionstherapie im Bereich der proximalen Tibia unterhalb der Tuberositas tibiae möglich.

Einsatz der Volumentherapie. Die Volumentherapie selbst kann mit einer Reihe von verschiedenen Infusionslösungen durchgeführt werden. Unabhängig von der gewählten Infusionslösung ist es Ziel der Volumentherapie, die mikrovaskuläre Perfusion zu verbessern und den Sauerstofftransport in die Peripherie ausreichend sicherzustellen. In Abhängigkeit des Verletzungsmusters kann dies ein differenziertes Vorgehen bei der Volumentherapie erfordern:

- So ist bei einem *isolierten Schädelhirntrauma* eher eine aggressive Volumensubstitution indiziert, um hier einen möglichst normalen Perfusionsdruck des Gehirns zu erreichen.
- Bei *anhaltenden Blutungen* im Bereich des Thorax oder des Abdomens, die präklinisch nicht kausal therapiert werden können, erscheint hingegen eher eine zurückhaltende Volumentherapie im Sinne einer permissiven Hypotension angezeigt, da es durch eine aggressive Volumentherapie zu einem signifikanten Fortschreiten der Blutung kommen kann.
- Wiederum anders verhält es sich bei *penetrierenden Verletzungen*. Hier kann nach Studien der letzten Jahre, insbesondere aus den USA, ein kompletter Verzicht auf eine präklinische Volumentherapie häufig das Outcome signifikant verbessern. Eine generelle Empfehlung für eine permissive Hypotension beim Traumapatienten kann derzeit jedoch nicht gegeben werden. Letzten Endes obliegt diese Entscheidung dem jeweils behandelnden Notarzt, der den entsprechenden Umfang der Infusionstherapie nach Verletzungsmuster und Verletzungsschwere einzuschätzen hat.

Infusionslösungen. Zur Volumentherapie selbst stehen derzeit drei prinzipielle Infusionslösungen zur Verfügung.

- Bei den kristallinen Infusionslösungen handelt es sich um Vollelektrolytlösungen (Natriumgehalt über 120 mmol/l), die entweder nicht metabolisierbares Chlorid- oder aber metabolisierbares Laktat oder Azetat (z. B. Ringer-Laktat) enthalten. Ringerlaktat ist mehr oder weniger frei difundierbar und tritt zu 70–80% rasch in das Interstitium über, kann von dort aber rasch wieder mobilisiert werden. Die Volumenwirkung der kristallinen Infusionslösungen ist daher nur von kurzer Dauer (20–25 min).
- Kolloidale Infusionslösungen führen hingegen durch Bindung von Wasser zu einem Anstieg des intravasalen kolloidosmotischen Druckes und bewirken hierdurch einen Einstrom von Flüssigkeit aus dem Interstitium in den Intravasalraum. Ein kreislaufstabilisierender Effekt ist ebenfalls sehr rasch zu beobachten und von insgesamt längerer Dauer.
- Als dritte prinzipielle Infusionslösung hat sich innerhalb der letzten Jahre das Konzept der „small volume resuscitation" etabilieren können. Es handelt sich hierbei um eine Infusion von hyperonkotischen Lösungen, die in der Regel aus 7,2–7,5 %igen Kochsalzlösungen bestehen, die häufig mit einem Kolloid kombiniert sind. Nach den derzeitigen Kenntnissen soll die Infusion einer hyperosmolaren, hyperonkotischen Lösung auf eine einmalige Gabe von 4 ml/kgKG zunächst beschränkt bleiben. Dies bedeutet, dass eine „small volume resuscitation" in Abhängigkeit des hierdurch erzielten Volumeneffekts im Weiteren mit hoher Wahrscheinlichkeit mit einer kristallinen oder kolloidalen Infusionslösung kombiniert werden muss.

Hinweis für die Praxis: In der täglichen Praxis werden kristalline und kolloidale Infusionslösungen häufig gemischt verwendet, wobei bisher keine wirkliche Evidenz dafür vorliegt, in welchem Verhältnis diese Infusionslösungen gewählt werden sollten bzw. welchen nachteiligen Effekt die Verabreichung nur einer der beiden Infusionslösungen hätte. Etabliert hat sich im Rahmen der täglichen Routine ein Verhältnis von kristallinen zu kolloidalen Infusionen von 2:1.

Spannungspneumothorax. Wie schon angedeutet kann als Ursache für eine anhaltende oder zunehmende Kreislaufinstabilität auch eine Verletzung des Thorax im Sinne eines aufgetretenen Spannungspneumothorax vorliegen. Auch dieses stellt eine vitale Bedrohung dar, die ein unmittelbares therapeutisches Vorgehen erfordert. Die Diagnose eines Spannungspneumothorax wird hierbei klinisch gestellt, typische Zeichen sind ein auskultatorisch fehlendes Atemgeräusch auf der betreffenden Seite, ein ansteigender Beatmungsdruck sowie weitere Sekundärzeichen wie z. B. eine obere Einflussstauung sowie eine zunehmende Kreislaufinstabilität.

Beherrschen der Hämorrhagie

Neben der Infusion von kreislaufstabilisierenden Volumen ist der zweite wesentliche Aspekt der Kreislaufstabilisierung die Blutstillung.

Äußerlich erkennbare Blutungen. Äußerlich erkennbare Blutungen im Bereich des Körperstammes oder auch der Extremitäten werden in erster Linie durch einen Druckverband mit steriler Wundauflage versorgt. Sollte ein erstmaliger Druckverband nicht zur suffizienten Blutstillung führen, ist zunächst eine Druckerhöhung auf den Verband, z. B. durch Anbringen eines zusätzlichen Druckpolsters, angezeigt. Bei pulsierenden arteriellen Blutungen kann in Einzelfällen auch eine Unterbindung des entsprechenden Extremitätenabschnitts durch Anlegen einer Blutsperre erfolgen. Zur Blutsperre sollte in jedem Fall eine entsprechend breit gewählte Blutdruckmanschette verwendet werden, um den angelegten Druck entsprechend zu monitoren. Die größte Gefahr beim Abbinden einer Extremität besteht darin, dass diese insuffizient angelegt wird und es lediglich zu einem venösen Rückstau kommt. Das direkte Abklemmen von verletzten Gefäßen im Bereich der Wunde ist nach Möglichkeit zu unterlassen, da dieses häufig zu Sekundärschäden im Bereich der Gefäße selbst oder an begleitenden Strukturen, wie z. B. Nerven, führen kann. Bei kompletten Amputationsverletzungen kommt es in der Regel zu einem spontanen Sistieren der arteriellen Blutung durch Einrollen der Gefäßintima. Daher sollte auch der Amputationsstumpf notfallmäßig lediglich mit einem Druckverband versorgt werden.

Innere Blutungen. Signifikante Blutungen im Bereich der Körperhöhlen sind präklinisch nur schwer festzustellen. Bei einer anhaltenden Kreislaufinstabilität und dem Ausschluss peripherer starker Blutungen ist an eine intrathorakale oder intraabdominelle Blutung zu denken, in Bezug auf den Thorax ist differenzialdiagnostisch ein Pneumo- oder Spannungspneumothorax in Betracht zu ziehen. Hier ist unter Berücksichtigung des Auskultationsbefunds und des Beatmungsdruckes entsprechend differenzialdiagnostisch vorzugehen. Im Bereich des Abdomens wird derzeit zur präklinischen Evaluation bzw. zum Feststellen einer intraabdominellen Blutung die präklinische Sonographie propagiert. Obwohl dieses Verfahren technisch einwandfrei präklinisch durchzuführen ist, bleibt der Vorteil dieses Verfahrens für den Patienten noch fragwürdig und kann somit derzeit noch nicht generell empfohlen werden.

Hinweis für die Praxis: Bleibt die intraabdominelle Blutung als einzige Ursache einer hämodynamischen anhaltenden Instabilität bestehen, so ist ein rascher Transport in eine entsprechende Klinik dringend angezeigt.

Antischockhose. Die in den 1990er-Jahren propagierte Anwendung der sog. Antischockhose beim kreislaufinstabilen Patienten kann nicht empfohlen werden. Im Rahmen einer groß angelegten Metaanalyse unter Berücksichtigung von insgesamt 1075 Patienten hat sich gezeigt, dass begleitende Komplikationen, wie z. B. Kompartmentsyndrom unverletzter Extremitäten, nicht zu unterschätzen sind und die Anwendung einer Antischockhose insgesamt keinen Vorteil für die Patienten gebracht hat.

Monitoring

Die Stabilisierung der Vitalfunktionen muss kontinuierlich kontrolliert werden:

- Die Oxygenierung kann durch die *Pulsoxymetrie* überwacht werden. Die periphere Sauerstoffsättigung sollte bei 100% Sauerstoffbeatmung sicher über 95% liegen, gleichzeitig sind aber die Limitationen dieser Messmethode zu beachten.
- Die Pulsoxymetrie spiegelt grob die Kreislaufsituation wider, ebenso wie die *Kapnometrie*, die bei funktionierendem Sauerstoffaustausch bzw. CO_2-Rückführung einen Wert von 35 mmHg messen sollte. Hierüber kann also neben der Ventilation auch die Kreislauffunktion kontrolliert werden.
- Ein klinisch wertvoller, wenngleich auch wenig akkurat zu messender Parameter ist die *kapilläre Rückfüllung* („capillary refill") im Bereich der Akren. Ein Wert von >3 s gilt als schwer pathologisch und spricht für einen schweren hämorrhagischen Schock.

Weitere Maßnahmen zur Abschätzung von Blutverlusten, wie z. B. Messung des Bauchumfangs bei dem Verdacht auf eine intraabdominelle Blutung, sollten unterbleiben. Ebenso ist das Legen eines Urinkatheters nicht indiziert. Nur bei absehbar langen Transportzeiten von über 60 min kann eine solche Maßnahme zur Flüssigkeitsbilanzierung erwogen werden.

Analgosedierung

Die Verabreichung von Schmerzmitteln sollte prinzipiell großzügig gestellt werden. Zum einen führt eine gute Schmerzmedikation zur Herabsetzung der verletzungsabhängigen und schmerzinduzierten inneren Stressauslösung, zum anderen wird der Schmerz, den der Patient zusätzlich durch die Rettungsmanöver, die Ausrichtung von Frakturen und den Transport erleidet, von Beginn an minimiert.

Hinweis für die Praxis: Bei der Auswahl der verschiedenen Medikamente sollte sich der Notarzt lediglich darüber im Klaren sein, ob der Patient ggf. zu intubieren oder aber die Spontanatmung in jedem Fall aufrechtzuerhalten ist.

Rettung und Lagerung der Patienten

Rettung. Wie schon eingangs erwähnt, steht die Rettung des Patienten aus einer unmittelbaren äußeren Gefahrensituation an oberster Stelle. In der Mehrzahl der Verkehrsunfälle stellt aber die durch das Unfallereignis herbeigeführte Situation für den Patienten keine unmittelbare Bedrohung von außen dar. Unter diesen Umständen ist eine entsprechende Rettung des Patienten in Absprache mit dem technischen Rettungspersonal und allen technischen Hilfsmitteln so schonend wie möglich vorzunehmen. Insbesondere ist es die Aufgabe des notfallmedizinischen Personals, sicherzustellen, dass alle verletzten Körperteile und Gliedmaße ohne Riskieren von Sekundärschäden gerettet werden können. Bei Durchtrennen von Fahrzeugteilen mit technischem Gerät hat es sich mittlerweile etabliert, dass der Patient in diesem Moment entsprechend abgedeckt wird.

Immobilisation. Für die Rettung des Patienten selbst sind verschiedene Immobilisationssysteme für den Kopf- und Rumpfbereich vorgestellt worden. Zu nennen sind hier z. B. das Kendric Extrication Device oder das Spencer Extrication Device. In der Praxis haben sich diese Extraktionshilfsmittel als nicht sinnvoll erwiesen, da die Anlage selbst zu einer erheblichen Zeitverzögerung führt und die Rettung des Patienten hierdurch weder sorgfältiger noch suffizienter erfolgen kann. Aus der praktischen Erfahrung hat sich bisher herauskristallisiert, dass der Patient unter primärer Immobilisierung der Halswirbelsäule mit einem Stifneck oder Ähnlichem ohne ein sonstiges primär den Rumpf stabilisierendes System gerettet werden sollte. Nach Rettung des Patienten kann dieser dann auf eine Vakuummatratze gelegt werden. Für einen kurzfristigen Transport durch unebenes Gelände oder innerhalb von Gebäuden kann auch eine Schaufeltrage dienlich sein. Für den Transport selbst sollte diese jedoch abgenommen werden und der Patient ausschließlich auf der Vakuummatratze liegen. Extremitätenverletzungen sollten zusätzlich durch entsprechende Luftkammerschienen oder Extensionsschienen ruhiggestellt werden. Bei jedweder Lagerung auf der Vakuummatratze und besonders bei Fällen mit Verdacht auf Wirbelsäulenfraktur ist darauf zu achten, dass die Vakuummatratze lediglich seitlich anmodelliert wird und nicht noch zusätzlich in kraniokaudaler Richtung, dies könnte ggf. zu Stauchungen der Wirbelsäule während des Transports führen. Der Kopf ist durch entsprechende Seitenpolster vor einem seitlichen Abscheren zu schützen.

Hypothermie. Während der Rettung des Patienten wie auch zum Zeitpunkt der klinischen Untersuchung und des weiteren Transports des Patienten in die Klinik ist dieser vor dem Auskühlen zu schützen. Daher ist sobald als möglich darauf zu achten, dass der Patient suffizient abgedeckt ist, vielleicht sogar mit einer Aluminiumfolie. Auch während der therapeutischen Notfallmaßnahmen und der klinischen Untersuchung sollten jeweils nur die Körperstellen abgedeckt werden, zu denen man einen unmittelbaren Zugang benötigt.

Hinweis für die Praxis: Obwohl experimentelle Untersuchungen teilweise von einem positiven Effekt der Hypothermie ausgehen, ist nach wie vor die vorherrschende Meinung, dass eine Hypothermie beim Traumapatienten tunlichst zu vermeiden ist, da dieses mit einem schlechteren Outcome korreliert. Die derzeitige Datenlage spricht weiterhin dafür, dass der Patient möglichst rasch wieder aufgewärmt werden sollte. Eine Körperkerntemperatur von unter 34 °C bei Klinikeinlieferung ist mit einer signifikant höheren Letalität vergesellschaftet.

Evaluation des Verletzungsmusters

Nach der Sicherung der Vitalfunktionen und Kontrolle des bisherigen Therapieerfolgs wird in einem zweiten Untersuchungsgang das Gesamtverletzungsmuster erhoben. Dies ist für die Wahl der Zielklinik und zur Verhinderung von Sekundärschäden durch Nichtbeachten von Verletzungen notwendig. Hierzu wird eine kurze klinische Untersuchung „von Kopf bis Fuß" durchgeführt, die beim Geübten nicht länger als 60 – 90 s dauert.

Schädel und Gesicht

Falls der Patient noch ansprechbar ist, erfolgt eine rasche Erhebung der Glasgow-Koma-Skala (s. Kap. 19). Dabei haben sich Fragen nach Person, Ort, Zeit und Hergang des Unfalls als sinnvoll erwiesen. Bei allen Patienten wird eine Kontrolle der Pupillomotorik vorgenommen. Der Kopf wird allseits abgetastet und nach offenen Wunden sowie Instabilitäten des Gesichtsschädels abgesucht. Dazu gehört auch die Inspektion der Ohren- und Naseneingänge, um Blutungen oder Liquoraustritt zu entdecken. Eventuell vorhandene Wunden werden steril abgedeckt.

Im Bereich des Halses wird durch den zuvor angelegten Stifneck nach weiteren Verletzungszeichen gesucht. Bei Blutungen und größeren offenen Wunden wird unter Stabilisierung des Kopfes der Stifneck geöffnet, die Wunden steril abgedeckt und der Stifneck wieder angelegt.

Thoraxtrauma

Untersuchung. Der Thorax wird zunächst auf äußere Verletzungszeichen untersucht sowie auf Krepitationen oder Instabilitäten der Rippen. Auch die Klavikel sollten hier miterfasst werden. Abschließend erfolgt eine Auskultation aller Lungenbezirke.

Auf folgende Punkte ist besonders zu achten:

- Herzkontusion und Perikardverletzung mit möglicher Perikardtamponade, Arrhythmien und Einflussstauung.
- Beachtung aller Hinweise auf Spannungspneumothorax, Zwerchfellruptur und Aortenruptur.
- Bei einer Thoraxquetschung kann sich ein Perthes-Syndrom ausbilden, das durch petechiale Blutungen im Einstromgebiet der V. cava superior und subkonjunktivale Blutungen gekennzeichnet ist.
- Einschüsse zwischen Hals und Leiste (Abb. 17.**1**) sind immer verdächtig auf ein penetrierendes Thorax- und Abdominaltrauma.

Hinweis für die Praxis: Der klinische Untersuchungsbefund muss mit der Atemmechanik abgeglichen werden, da die Notfallindikation für eine Thoraxdrainage nicht in der definitiven Drainage eines einfachen Pneumothorax besteht, sondern nur der suffizienten Aufrechterhaltung der Atemmechanik dienen soll. Dementsprechend ist die Indikation für eine präklinisch zu legende Thoraxdrainage sehr eng zu stellen.

Indikation zur Thoraxdrainage. Ein tastbares Hautemphysem kann den Verdacht auf einen Pneumothorax begründen. Dies sollte aber nur unter den in Tab. 17.**2** genannten Bedingungen automatisch zum Legen einer Thoraxdrainage

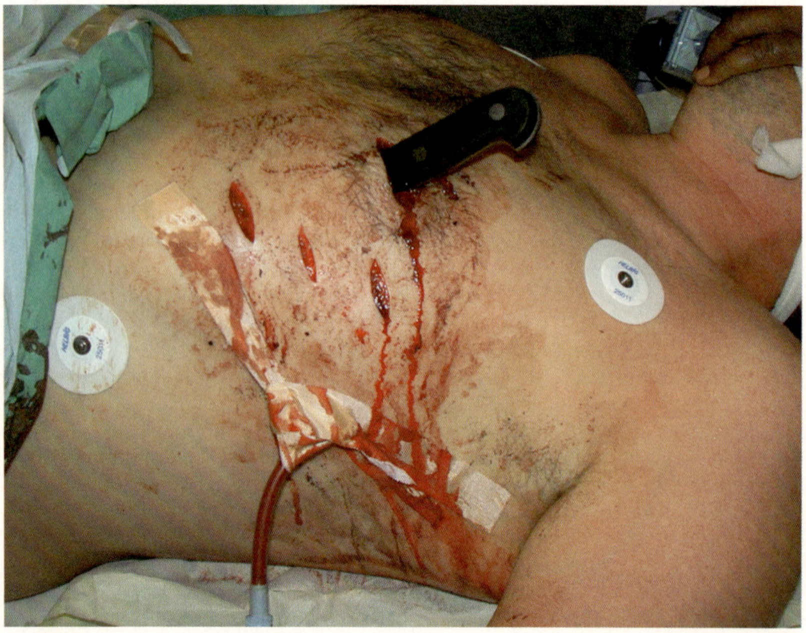

Abb. 17.**1** Thoraxstichverletzung (*cave:* Zweihöhlenverletzung).

17

Tabelle 17.**2** Indikationen zum Legen einer Thoraxdrainage (Waydhas 2003)

► Spannungspneumothorax (der Verdacht genügt)
► Pneumothorax beim beatmeten Patienten
► Pneumothorax und bevorstehender RTH-Transport
► Hautemphysem und einseitig abgeschwächtes Atemgeräusch (bei korrekter Tubuslage hinweisend für Pneumothorax)
► Instabiler Thorax bei Rippenserienfraktur (führt mit hoher Wahrscheinlichkeit zum Pneumothorax)

führen. Andererseits sollte ein einseitig abgeschwächtes Atemgeräusch in Kombination mit einem Abfall der Sauerstoffsättigung, Anstieg des Beatmungsdruckes und abfallendem Blutdruck zwangsläufig zur Diagnose eines Spannungspneumothorax führen, was im nächsten Schritt eine sofortige Thoraxdekompression durch eine Drainage rechtfertigt.

Anlage einer Thoraxdrainage. Die unmittelbar erforderliche Anlage einer Thoraxdrainage beim traumatisierten Patienten erfolgt in der Regel nach der Methode nach Bülau (Abb. 17.**2**). Hierzu wird in Höhe des 5. ICR oberhalb der Mamille und im Bereich der vorderen Axillarlinie eine Minithorakotomie durchgeführt und anschließend nach stumpfer Präparation die Drainage am Finger geführt eingelegt. Das Einlegen der Drainage sollte unter sterilen Bedingungen erfolgen. Obwohl davon ausgegangen werden kann, dass die Sterilität präklinisch nicht so streng wahrgenommen werden kann wie innerklinisch, haben eine

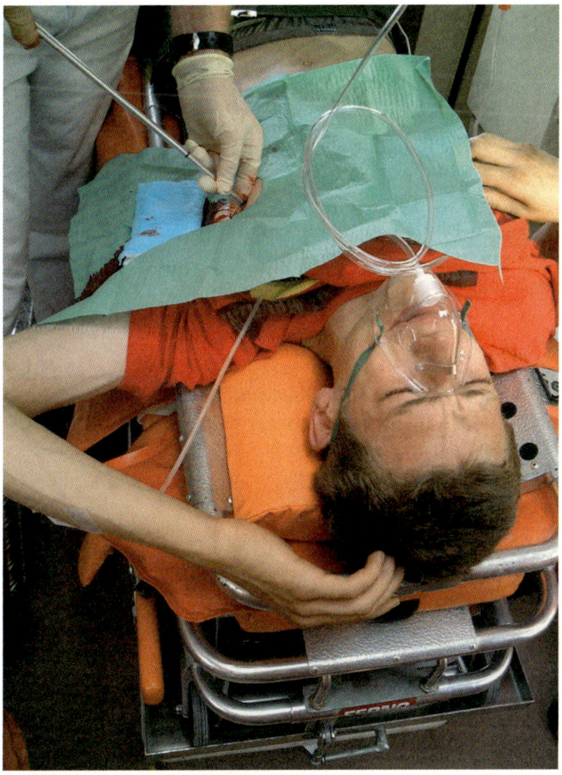

Abb. 17.**2** Präklinische Anlage einer Thoraxdrainage.

Reihe von Untersuchungen gezeigt, dass ein prinzipieller Wechsel von präklinisch gelegten Thoraxdrainagen innerhalb der Klinik nicht erforderlich ist, da für beide Bereiche eine gleiche Häufigkeit von infektiösen Komplikationen aufgetreten ist. Die Drainage selbst sollte bei dem intubierten und mit PEEP beatmeten Patienten am Ende offen gelassen und nicht an ein geschlossenes System angeschlossen werden. Auch ein Heimlich-Ventil erscheint unnötig. Ein steriles Abdecken des offenen Endes der Thoraxdrainage ist völlig ausreichend (Abb. 17.**3**).

Perikardiozentese. Bei bedrohlichen klinischen Zeichen einer Perikardtamponade (obere Einflussstauuung, Arrhythmien, Traumamechanismus) stellt die präklinische Perikardiozentese eine Ultima-Ratio-Therapie dar. Der Herzbeutel wird hierzu mit einer großlumigen Venenverweilkanüle und angesetzter großer Einmalspritze vom linken Kostoxiphoidalwinkel aus in Richtung auf die linke Schulterblattspitze zu unter stetiger Aspiration punktiert (Abb. 17.**4** u. 17.**5**).

Abdominal- und Beckentrauma

Untersuchung des Abdomens. Das Abdomen wird ebenso inspiziert und palpiert. In der Frühphase muss bei intraabdominellen Verletzungen dabei nicht unbedingt eine Abwehrspannung vorhanden sein. Richtungweisend sind neben dem Unfallmechanismus äußere Verletzungszeichen wie Prellungen, Hämatome und Schürfungen, aber auch das Vorliegen eines gespannten und druckschmerzhaften Abdomens. Das sog. Seat-Belt-Sign (Abb. 17.**6**) ist dabei besonders hinweisend auf das Vorliegen einer intraabdominellen Verletzung (Prävalenz 61 %).

Hinweis für die Praxis: Besonders zu beachten ist:
- Größere Blutungen der parenchymatösen Oberbauchorgane Milz und Leber äußern sich innerhalb von Minuten und führen rasch zu einem lebensbedrohlichen Blutverlust.
- Darmrupturen nach stumpfen Bauchtraumen sind anfangs oft ausgesprochen symptomarm und werden erst nach Stunden symptomatisch.
- Darmischämien können tagelang stumm verlaufen.
- Bei kleinen äußeren Verletzungen (Messerstiche, tangentiale Schussverletzung) ist stets mit einer Organverletzung im Bauchraum zu rechnen.
- Bei penetrierenden Thoraxtraumen unterhalb der Mamillarlinie liegt häufig eine Zweihöhlenverletzung vor.
- Bei Patienten mit penetrierenden thorakalen oder abdominalen Traumen und manifestem Schock soll die aggressive Volumensubstitution erst nach der operativen Blutungskontrolle erfolgen.
- Bei offenen Verletzungen des Abdomens mit Prolabieren von Darminhalt (Abb. 17.**7**) wird dieser mit sterilen Kompressen abgedeckt. Eine Reposition sollte präklinisch nicht durchgeführt werden.

Untersuchung des Beckens. Danach erfolgt die Untersuchung des Beckens: Es wird ein Kompressions- und ein Distraktionstest zur Erfassung einer groben Instabilität des Beckenringes durchgeführt.

Hinweis für die Praxis: Bei instabilen Beckenringverletzungen ist von einer erheblichen Blutungsneigung ins Retroperitoneum auszugehen, welche einen hypovolämischen Schock bedingt.

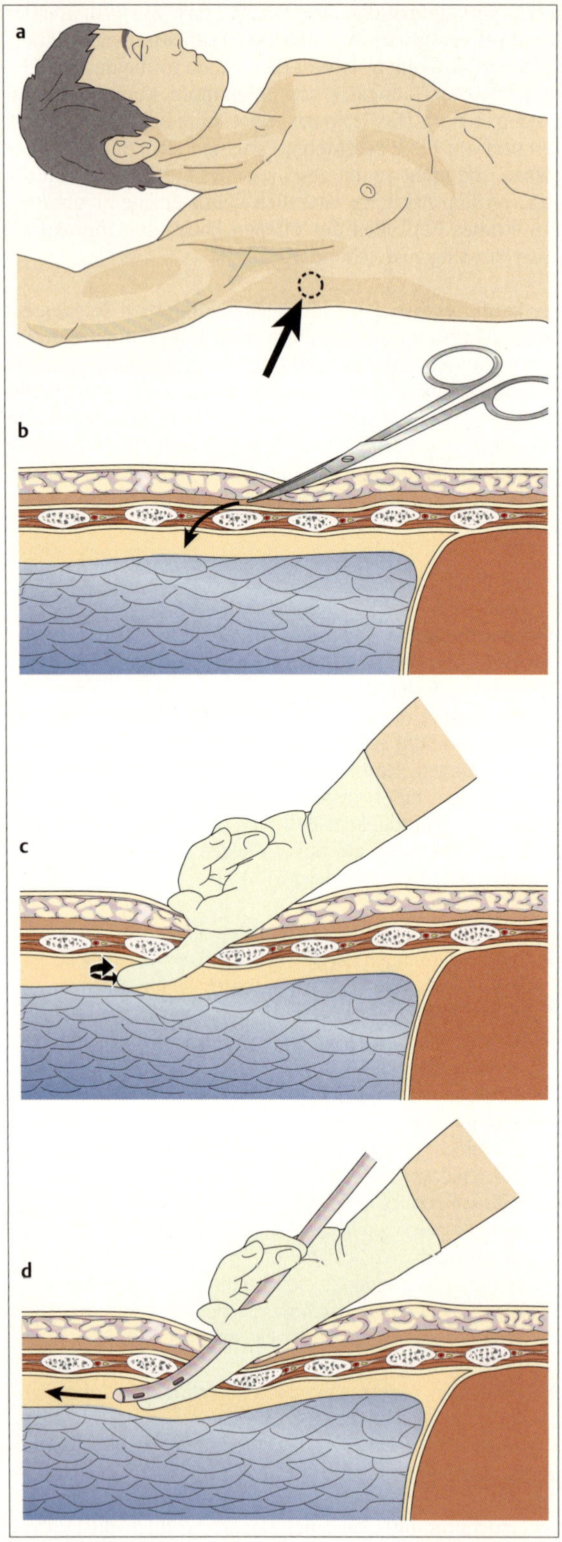

Abb. 17.**3a – d** Thoraxdrainage durch Minithorakotomie im 4. oder 5. ICR.
a Der Arm der betroffenen Seite wird in Abduktion gelagert.
b Subkutane Präparation mit der Schere und Inzision der Interkostalmuskulatur am Oberrand der Rippe.
c Perforation der Pleura und digitale Exploration des Pleuraraums.
d Der Thoraxdrain wird über den Finger als Leitschiene eingeführt und digital in die gewünschte Lage dirigiert.

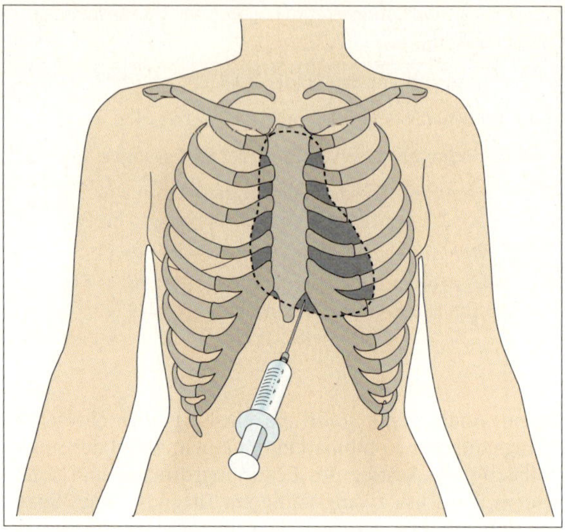

Abb. 17.**4** Entlastungspunktion bei Perikardtamponade. Der Herzbeutel wird mit einer großlumigen Venenverweilkanüle und angesetzter großer Einmalspritze vom Kostoxiphoidalwinkel aus in Richtung auf die linke Klavikula unter stetiger Aspiration punktiert. Bei stärkerer Blutung oder Koagelbildung ist zur suffizienten Entlastung die Einlage einer Drainage erforderlich.

Untersuchungen zeigen, dass die präklinische Einschätzung der Beckenstabilität deutlichen Schwankungen unterworfen ist, grobe Instabilitäten werden jedoch regelhaft erfasst. Diese Untersuchung sollte nur einmal durchgeführt werden, um evtl. bereits gebildete Thromben nicht wieder aufzureißen. Zur Untersuchung gehört dabei auch die Inspektion der Geschechtsorgane und der Perianalregion auf weitere Verletzungszeichen. Die Lagerung der instabilen Beckenverletzung erfolgt nach Abschluss der Untersuchung in einer lateral angepassten Vakuummatraze in Innenrotation der Beine (Abb. 17.**8**). Bei der instabilen Beckenfraktur gilt es, das intrapelvine Volumen zu verkleinern, dies kann auch durch Umschlingen des Beckens mit einem Tuch erfolgen oder durch Anwendung eines pneumatischen Beckengürtels.

Transport. Der Transport erfolgt liegend mit Entlastung der Bauchdecke durch eine Rolle unter den Knien unter laufender Infusionstherapie.

Extremitätenverletzungen

Da man sich im Rahmen der notfallmedizinischen Diagnostik allein auf die klinische Untersuchung verlassen muss, wird es nicht in jedem Fall gelingen, eine Fraktur eindeutig zu diagnostizieren.

Diagnostik

Frakturzeichen. Man kann zwischen sicheren und unsicheren Frakturzeichen unterscheiden (Tab. 17.**3**).

Hinweis für die Praxis: Nur bei Vorliegen eines sicheren Frakturzeichens lässt sich allein aufgrund einer klinischen Untersuchung die Diagnose einer Fraktur stellen.

Gelenkluxationen bzw. Gelenkfrakturen sind ebenfalls häufig nur schwer zu diagnostizieren. Beim wachen, bewusstseinsklaren Patienten sollte man bei der Unter-

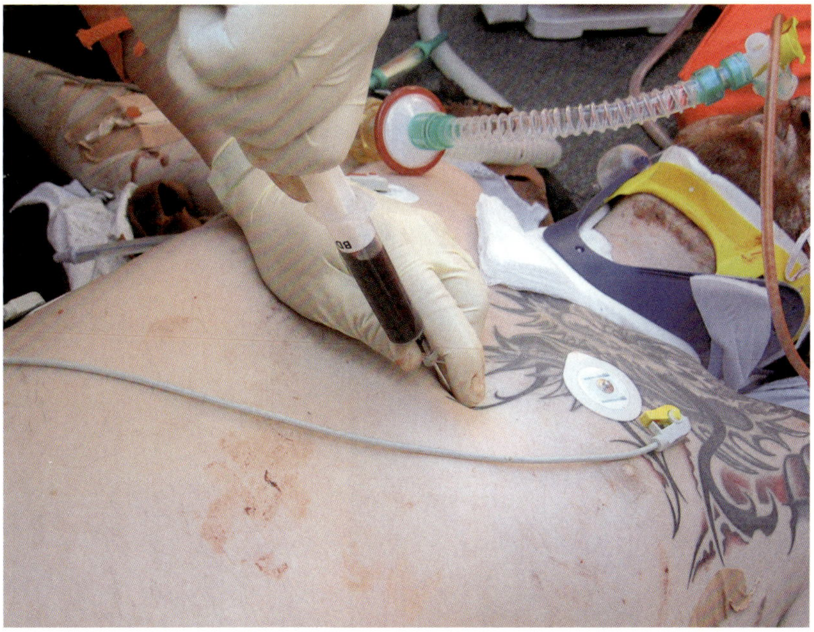

Abb. 17.**5** Präklinische Perikardiozentese.

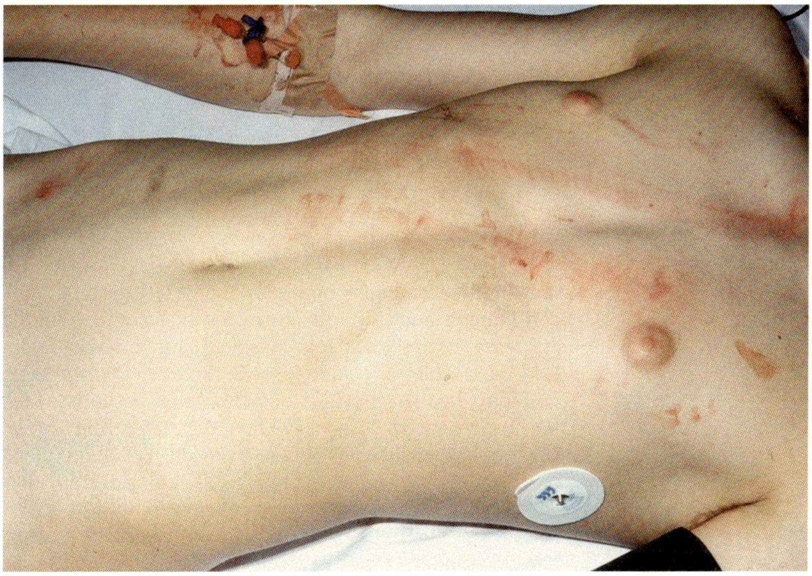

Abb. 17.**6** Seat-Belt-Sign.

Sichere Zeichen	► tastbare Krepitationen von Knochenfragmenten ► pathologische Beweglichkeit ► sichtbare Knochenfragmente
Unsichere Zeichen	► Schmerzen ► Weichteilverletzungen (offen und geschlossen) ► Fehlstellungen in einer Ebene ► Funktionseinschränkung

Tabelle 17.**3** Sichere und unsichere Zeichen einer Fraktur bzw. Luxation

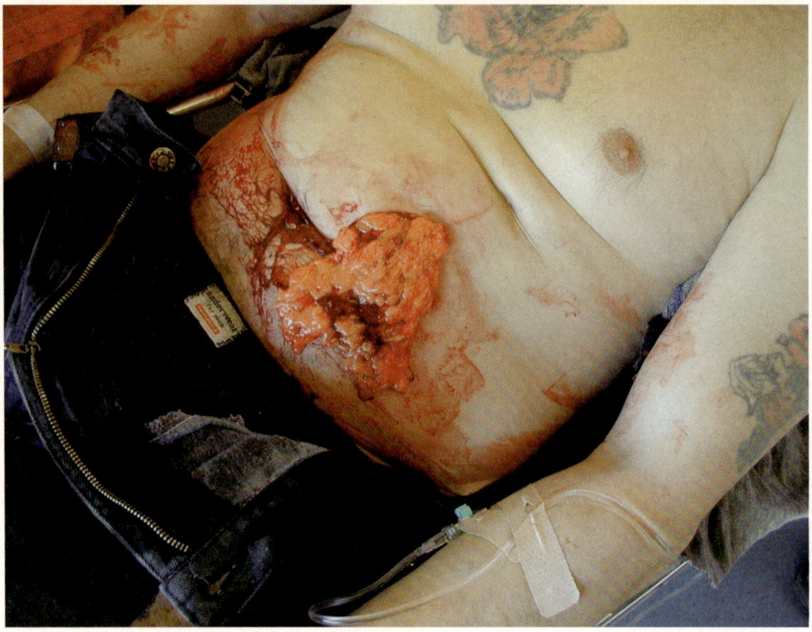

Abb. 17.**7** Prolabierter Abdominalinhalt nach abdomineller Stichverletzung.

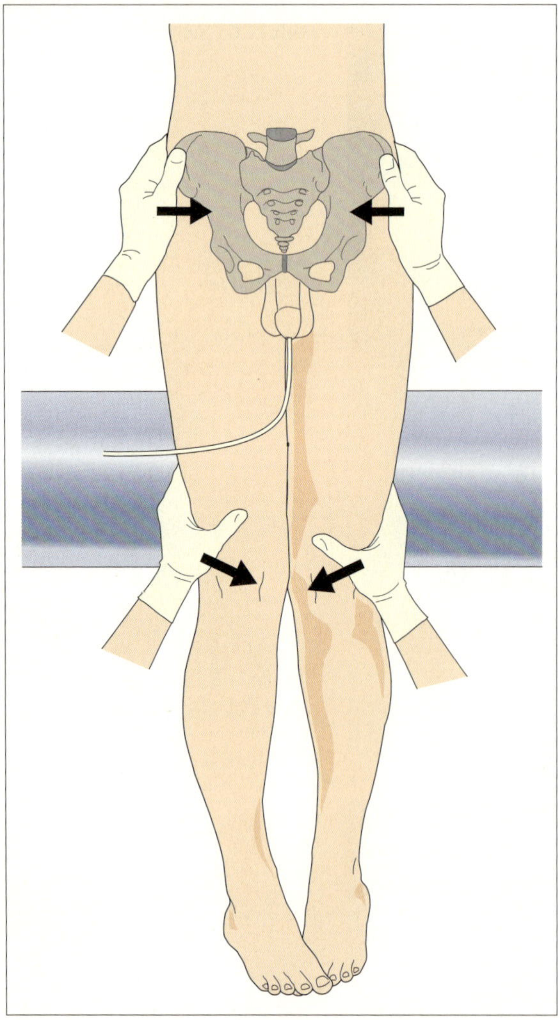

Abb. 17.**8** Erstmaßnahmen bei massivem Beckentrauma (Open-Book-Verletzung). Grobreposition des instabilen Beckenringes mit Innenrotation der Beine im Hüftgelenk.

suchung der Gelenke insbesondere auf die Schmerzangabe des Patienten achten und keine forcierten Bewegungen durchführen. Wenn sich keine sicheren Frakturzeichen feststellen lassen und die Gelenke jeweils einer Extremität passiv ohne Schmerzangabe durchbewegt werden können, sollte der Patient zum weiteren sicheren Ausschluss aufgefordert werden, selbst die Extremität aktiv zu bewegen. Beim bewusstlosen oder polytraumatisierten Patienten wird man sich auf das behutsame passive Durchbewegen der Gelenke beschränken müssen.

Weichteilverletzungen ohne Fraktur. Weichteilverletzungen können auch isoliert ohne eine begleitende Fraktur auftreten. Typische einfache Beispiele sind Schnittwunden, Riss- und Quetschwunden sowie Bissverletzungen. Die notfallmäßige Diagnostik stellt hier keine besondere Herausforderung dar, die Inspektion tief unter Hautniveau gelegener Weichteilstrukturen ist nicht Bestandteil der notfallmedizinischen Versorgung. Fremdkörper in den Weichteilen werden bis zum Krankenhaus im Körper belassen, da durch das Herausziehen schwere Blutungen bzw. Sekundärschäden ausgelöst werden können. Hier muss ggf. eine Durchtrennung des Fremdkörpers außerhalb des Körpers erfolgen, um den Transport zu ermöglichen. (Abb. 17.**9**).

Wichtig: Anders verhält es sich mit geschlossenen Weichteilverletzungen. Wirklich schwerwiegende geschlossene Weichteilverletzungen bestehen in einer ausgedehnten Muskelquetschung mit der Gefahr einer sekundären Muskelnekrose bis hin zum Crushsyndrom und einem Décollement der Haut mit der Gefahr einer sekundären Vollhautnekrose.

Da diese Verletzungen ihren Schweregrad erst im weiteren Verlauf offenbaren, ist die notfallmäßige Diagnostik hier nicht zuverlässig. Allein der Unfallmechanismus kann einen Anhalt geben, da diese Verletzungen häufig durch ein Überrolltrauma hervorgerufen werden.

Nerven- und Gefäßverletzungen. Neben dem Ausschluss von Weichteilverletzungen und Frakturen ist auch die Er-

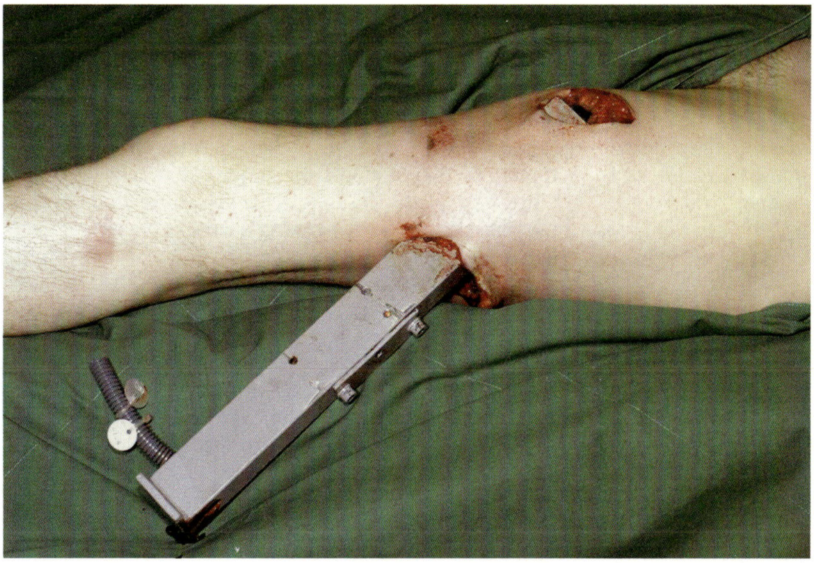

Abb. 17.**9** Fremdkörper: Die Wunde sollte steril abgedeckt werden; der Fremdkörper wird erst in der Klinik entfernt.

hebung von begleitenden Nerven- und Gefäßverletzungen sehr wichtig. Die Durchblutung ist in erster Linie durch die Ertastung der Pulse an typischer Stelle zu evaluieren. Gelingt dieses nicht adäquat, so kann man sich im Rahmen der Notfalldiagnostik auch des Sauerstoffsättigungsmessgeräts bedienen, welches man zum Messen der peripheren Sauerstoffversorgung an den Akren kurzzeitig anbringen kann. Auch die periphere Sensibilität und Motorik muss in jedem Fall geprüft werden, wobei dieses verständlicherweise zuverlässig nur beim bewusstseinsklaren Patienten gelingt. Eine orientierende Untersuchung ist hier in jedem Fall ausreichend, das Erheben von Kraftgrad bzw. Beschreibung eines Seitenunterschieds bei der Prüfung der Reflexe ist unerheblich. Die Qualitäten

- Durchblutung,
- Motorik und
- Sensibilität

sollten während der gesamten notfallmedizinischen Phase an einer verletzten Extremität wiederholt überprüft werden, da sich durch den Transport oder jegliche andere Manipulation hier eine Veränderung ergeben kann.

Präklinische Therapiemaßnahmen

Luxation oder Fraktur eines langen Röhrenknochens. Im Falle einer Luxation oder Frakturfehlstellung eines langen Röhrenknochens erfolgt eine Reposition durch Zug und Gegenzug unter entsprechender Analgesie. Eine Ausrichtung der Frakturfragmente nach Länge und Rotation ist ausreichend.

Hinweis für die Praxis: Wichtig ist, dass die Durchblutung des geschädigten Weichteilgewebes nicht durch Druck- oder Zugkräfte weiter kompromittiert wird.

Im Falle einer offenen, ggf. verschmutzen Fraktur oder Luxation wird die Wunde nicht gereinigt, Fremdkörper werden belassen, auch wenn diese bei der Frakturreposition mit in die Wunde verschleppt werden. Die Wunde wird mit einer sterilen Kompresse verbunden. Nach Reposition wird eine Schiene zur Retention der Fraktur angelegt. Dabei lassen sich Unterarm und Unterschenkel/Fuß sehr wirkungsvoll mit konfektionierten Luft- oder Vakuumschienen stabilisieren. Im Bereich des Oberarmes kann eventuell mit einer Kramer-Schiene oder einem Sam-Splint eine Ruhigstellung erfolgen. Für den Oberschenkel sind spezielle Extensionsschienen erhältlich, die sich am Schambein abstützen und eine Traktion der Extremität ein- oder beidseits ermöglichen. Verletzungen des Beckens oder Knieluxationen stellen jedoch für diese Schiene eine Kontraindikation dar. Nach Abschluss des gesamten Untersuchungsganges kann auch eine Vakuummatratze die Ruhigstellung der Beine und Arme übernehmen.

Hinweis für die Praxis: Schon bei Verdacht auf eine Fraktur wird in gleicher Weise wie beim tatsächlichen Vorliegen einer Fraktur gehandelt.

Luxation oder Fraktur der großen Gelenke. Im Bereich der großen Gelenke wie der Schulter, des Hüftgelenks und des Kniegelenks sollten sowohl Luxationen als auch ggf. bestehende Gelenkfrakturen nicht notfallmäßig reponiert werden, da die Einrichtung der Fraktur von der Luxationsrichtung und ggf. begleitenden Verletzungen abhängig ist. Um diese Dinge zu klären, ist in der Regel eine Bildgebung des Gelenks vor dem ersten Repositionsversuch erforderlich. Eine Ausnahme kann die wiederholte Schulterluxation beim sportlich aktiven Patienten darstellen, bei dem die Reposition vielleicht ohne großen technischen Aufwand und ohne eine Schmerzmedikation gelingen kann. Ansonsten ist in diesen Fällen die vielleicht bestehende Fehlstellung zu belassen und für den Transport eine Ruhigstellung bzw. Polsterung in der Position vorzunehmen, die für den Patienten am angenehmsten und mit wenigen Schmerzen verbunden ist.

Luxation oder Fraktur der kleineren Gelenke. Im Bereich des Ellenbogengelenks, des Handgelenks und des Sprunggelenks sollte bei Luxationen bzw. Luxationsfrakturen hingegen notfallmäßig eine Reposition, ebenfalls ausgerichtet nach Länge und Reposition, vorgenommen werden. Zwar gilt auch hier gleiches wie bei den großen Gelenken, was die Bildgebung betrifft, da aber bei Belassen der Fehlstellung der umgebende Weichteilmantel erheblich unter Druck und Zugbelastungen gerät, ist hier eine rasche Reposition erforderlich.

Wichtig: Das Belassen einer Fehlstellung im Bereich dieser Gelenke kann im weiteren Verlauf zu Durchblutungsstörungen der Haut und im weiteren Verlauf zu Vollhautnekrosen führen.

Auch Luxationen der Finger und Zehen sollten notfallmäßig, zumindest der Achse nach reponiert werden, wenn sie im Rahmen der Notfallbehandlung diagnostiziert werden.

Wirbelsäule

Abschließend wird der Patient dann mit mindestens 3 Helfern auf die Seite gedreht, um den Rücken und die Wirbelsäule untersuchen zu können. Es wird dabei eine „Inlinedrehung" durchgeführt, bei der eine Verwindung der Wirbelsäule zu vermeiden ist. Bei der Untersuchung richtet sich das Augenmerk auf offene Verletzungen, Hämatome, Instabilitäten über den Dornfortsätzen oder Krepitationen. Dabei sollte bis perianal palpiert werden. Danach erfolgt das Zurückdrehen auf den Rücken und Lagerung gemäß den zuvor gefundenen Verletzungen. Dies kann abschließend auf einer Vakuummatratze oder auf einem Spineboard erfolgen.

Hinweis für die Praxis: Um Verletzungen im Bereich der HWS, BWS und LWS feststellen zu können, wird der Patient durch 3 Helfer unter „Inlineimmobilisierung" der Wirbelsäule auf die Seite gedreht.

Spezielle Verletzungen

Amputationen

Hinweis für die Praxis: Aus Sicht des Notarztes hat prinzipiell jede Amputationsverletzung eine Chance zur Replantation. Daher ist das Amputat in jedem Fall zu suchen und mitzunehmen.

Präklinische Maßnahmen. Es wird primär eine Blutstillung durch Kompression mit sterilen Kompressen und mit einem Druckverband durchgeführt. Die Extremität wird dabei hochgelagert und in der Vakuumschiene fixiert. Eine Säuberung der Wunden sollte ebenso wie bei offenen Frakturen unterbleiben. Bei unvollständiger Abtrennung sind alle noch vorhandenen Gewebebrücken unbedingt zu schützen (auch schmale und unscheinbar aussehende Stränge können Gefäße und Nerven enthalten).

Das Amputat wird in einem Plastikbeutel trocken und wasserdicht, ggf. in eine Kompresse eingeschlagen, verstaut. Dieser Beutel wird in einen zweiten mit Eiswasser eingelegt, um eine Kühlung des Amputats zu erreichen. Eine Gewebeschädigung wird dadurch minimiert, eine Gewebequellung und -mazeration vermieden. Die Ischämiezeit kann bis zur möglichen Transplantation verlängert werden.

17

Wichtig: Im Gegensatz zu der vielleicht replantationswürdigen Gliedmaßenamputation als Einzelverletzung gilt aufgrund der Gesamtverletzungsschwere eines Polytraumatisierten das Prinzip „life before limb". Vor dem Extremitätenerhalt steht das Überleben des Patienten.

Zielklinik. Auch dieser Patient wird in ein Traumazentrum zu transportieren sein und nicht in eine Spezialklinik für Replantationen.

Gefäßverletzungen

Schnitt-, Stich- und Schussverletzungen sowie offene Frakturen und Amputationsverletzungen können zu massiven Blutungen führen. Bei Unterschenkelvarizen können schon minimale Traumen schwere venöse Blutungen zur Folge haben. Zu unterscheiden sind:

- scharfe (penetrierende) Gefäßverletzungen,
- stumpfe Gefäßverletzungen.

Zu den typischen Zeichen zählen neben der arteriellen, spritzend hellroten Blutung auch rasch zunehmende Hämatome mit Umfangszunahme einer Extremität. Distale Ischämie und fehlender Puls sind sichere Zeichen der Gefäßverletzung.

Wichtig: Rücken-Schulter-Schmerz, Schock, Hämatothorax und Blutdruckdifferenz zwischen oberer und unterer Extremität weisen auf eine Aortenruptur hin.

Präklinische Maßnahmen. Vorgehen:

- Die betroffene Extremität wird hochgelagert.
- Bei starker Blutung wird die Arterie abgedrückt, bis ein Druckverband angelegt worden ist.

Hinweis für die Praxis: Besonders zu beachten ist:

- Das Anlegen von Klemmen und die Abbindung dürfen nur im äußersten Notfall erfolgen.
- Penetrierende Traumen in der Nähe großer Stammgefäße sind stets auf vaskuläre Verletzungen verdächtig und erfordern baldmöglichst eine angiographische Abklärung.

Zielklinik. Der Transport erfolgt unter Hochlagerung der betroffenen Extremität. Gewählt wird nach Möglichkeit eine Klinik mit Angiographieausstattung.

Brandverletzungen

Präklinische Maßnahmen. Sollte es im Rahmen der Gesamtverletzung auch zu Verbrennungen gekommen sein, so wird am Notfallort eine Kühlung der Brandflächen mittels Leitungswasser oder NaCl-Lösung eingeleitet. Diese sollte aber entgegen früheren Empfehlungen nicht mit Eiswasser erfolgen, da die Patienten sonst regelhaft eine physiologisch ungünstige, ausgeprägte Hypothermie entwickeln. Alternativ sind auch sterile, mit kühlendem Gel benetzte Kompressen (WaterJel) für die Erstversorgung geeignet. Das ohnehin erforderliche Volumenmanagement des Polytraumas gewährleistet in der Regel auch eine ausreichende Flüssigkeitsabdeckung des Brandverletzten. Auf die Berechnung des Flüssigkeitsbedarfs z. B. über die Parkland-Formel kann präklinisch verzichtet werden, allerdings sollte für die Weiterführung der Flüssigkeitsbilanzierung eine gute Dokumentation der Volumensubstitution vorgenommen werden.

Zielklinik. Die primäre Zielklinik ist wiederum das nächste Traumazentrum und nicht ein Zentrum für Brandverletzte. Eine chirurgische Notfallversorgung der Verbrennungen wird im Traumazentrum zu leisten sein. Bei großflächigen Verbrennungen im Gesicht, an den Händen oder von mehr als 20 % der Körperoberfläche mit zweit- und drittgradigen Hautschäden sollte in Abhängigkeit der weiteren Verletzungen die frühzeitige Verlegung in ein Brandverletztenzentrum erfolgen. Günstig ist es natürlich, wenn es gelingt, in einem adäquaten Zeitrahmen ein Traumazentrum mit angegliedertem Brandverletztenzentrum anzufahren.

Traumatische Querschnittsyndrome

Wichtig: Eine Paraplegie der unteren Extremitäten oder eine Tetraplegie lassen beim wachen und bewusstseinsklaren Patienten mit hoher Sicherheit bereits präklinisch auf eine Verletzung der Wirbelsäule mit Beteiligung des Rückenmarks schließen.

Präklinische Maßnahmen. Die schon beschriebenen Rettungs- und Lagerungsmanöver sind in diesen Fällen entsprechend schonend und umsichtig durchzuführen, um sekundäre Schäden zu vermeiden. Im günstigsten Fall kann es sich um eine rein spinale Kontusion handeln, die morphologisch nicht nachweisbar ist. Es wurde hierfür der Begriff der SCIWORA geprägt (spinal cord injury without radiographic abnormalities). Die noch vor wenigen Jahren bei traumatisch bedingten Querschnittsyndromen propagierte Verabreichung von Methylprednisolon in hoher Dosierung entsprechend der NASCIS-II-Studie wird nicht mehr empfohlen. Studien der jüngeren Vergangenheit konnten keinen Vorteil durch Prednisolon nachweisen. Mehrere Fachgesellschaften sind daher von der Empfehlung der Methylprednisolongabe abgerückt. Eine präklinische Applikation sollte daher auch nicht mehr erfolgen.

Zielklinik. Bezüglich der primären Zielklinik gilt Ähnliches wie schon bei den vorgenannten Verletzungen. Auch hier ist primär ein Traumazentrum aufzusuchen und kein ausgewiesenes Zentrum für Querschnittpatienten.

Herstellen der Transportfähigkeit

In Abhängigkeit von der Dauer des anstehenden Transports müssen abschließend noch einige Vorkehrungen getroffen werden:

- Der polytraumatisierte Patient ist zu diesem Zeitpunkt in der Regel intubiert; es sollten ein inspiratorischer Sauerstoffgehalt von 100% (FiO_2 von 1,0), eine Oxygenierung über 95% und eine Normokapnie vorliegen. Die Beatmungsdrücke sollten unter 35 mmHg liegen. Anderenfalls muss nochmals eine Reevaluation erfolgen, um z.B. eine Tubusfehllage oder einen Hämato- oder Pneumothorax festzustellen und entsprechend zu therapieren.
- Im Falle eines geplanten Hubschraubertransports sollte die Indikation zur Thoraxdrainage großzügig gestellt werden, da eine Auskultation im RTH nahezu unmöglich ist und die beengten Platzverhältnisse eine Thoraxdrainagenanlage kaum zulassen.
- Die Volumengabe sollte vor Transportbeginn über mindestens 2 großlumige Zugänge eingeleitet sein, die Zugänge werden noch einmal auf Durchgängigkeit und sichere Fixierung überprüft.
- Während des Transports werden die Infusionen unverändert fortgeführt.

Hinweis für die Praxis: Diese „Quickchecks“ dürfen den Transport nicht weiter verzögern, sondern erfolgen parallel zum Transportbeginn. An dieser Stelle sei nochmals der Faktor Zeit betont, da alle präklinisch durchzuführenden Maßnahmen an sich ausschließlich darauf abzielen, den Patienten für den Transport in die Klinik zu stabilisieren.

Wahl der Zielklinik

Auswahlkriterien. Die Wahl des aufnehmenden Krankenhauses ist unter Abwägung

- des vorhandenen Verletzungsmusters,
- des klinischen Zustands,
- der vermutlichen Transportdauer,
- der lokalen Witterungsverhältnisse und der
- Tageszeit

vorzunehmen.

Wichtig: Polyraumatisierte Patienten sollten nach Möglichkeit in ein Traumazentrum verbracht werden. Es konnte eine signifikant bessere Überlebensquote bei primärer Behandlung im Traumazentrum nachgewiesen werden.

Selbst die Vorstellung, ein Patient mit einer intraabdominellen Blutung sei in dem nächstgelegenen Krankenhaus der Grund- und Regelversorgung zum Zweck der raschen Notfalllaparotomie adäquat versorgt, hat sich nicht bestätigt. Wie schon angeführt sollen spezielle Einzelverletzungen die Entscheidung über die Zielklinik nicht maßgeblich beeinflussen. In dem Fall, dass ein Patient äußerlich nicht schwer verletzt erscheint, können weitere Befunde und Umstände doch dafür sprechen, ihn in ein Traumazentrum zu bringen (Tab. 17.**4**).

Tabelle 17.**4** Indikationen für ein Traumazentrum als Zielklinik

Verletzungmuster	▸ SHT mit Bewusstseinstrübung ▸ instabiler Thorax ▸ offene Verletzung einer Körperhöhle ▸ instabile Beckenfraktur ▸ Frakturen großer Röhrenknochen ▸ proximale Amputationsverletzungen
Vitalparameter	▸ Glasgow-Koma-Skala < 13 ▸ R/R systolisch < 80 mmHg ▸ Atemfrequenz < 10 oder > 29/min ▸ SO_2-Sättigung < 90% ohne O_2-Gabe
Unfallmechanismus	▸ Hochgeschwindigkeitstrauma ▸ Herausschleudern aus dem Fahrzeug ▸ Tod eines Mitfahrers oder anderen Unfallopfers ▸ Sturz aus > 3 m Höhe ▸ Explosionsverletzung/thermische Verletzung ▸ Einklemmung/Überrolltrauma/Verschüttung

17

Anmeldung über die Leitstelle. Nach Festlegung der Zielklinik erfolgt die Anmeldung über die Leitstelle. Hierzu wird der Leitstelle eine Meldung

- über das Verletzungsmuster,
- die Angabe, ob der Patient beatmet ist,
- das gewünschte Zielkrankenhaus und
- die vermutete Eintreffzeit

gegeben (s. Kap. 31). Aber auch ein Gespräch vom Notarzt mit dem aufnehmenden Krankenhaus über Mobiltelefon ist zur Abklärung der Aufnahme des Patienten möglich.

Hinweis für die Praxis: Sollte kein Traumazentrum in erreichbarer Nähe eine Aufnahme zusagen, wird dennoch das nächste Traumazentrum nach entsprechender Anmeldung angefahren.

Transportmittel. Eine Nachforderung eines Rettungshubschraubers für einen längeren Transportweg macht nur Sinn, wenn dadurch die Rettungszeit nicht verlängert wird. Insbesondere nachts, aber auch bei Anfahrten zwischen 15 und 20 min wird eine Nachforderung, Übergabe und Umlagerung des Patienten deutlich mehr Zeit beanspruchen als der verzögerungsfreie und rasche Transport über Land.

Übergabe. In der Klink erfolgt dann ein Arzt-zu-Arzt-Gespräch, in dem neben den vermuteten Diagnosen und der durchgeführten Therapie auch Informationen zum Unfallgeschehen und dem Zeitpunkt des Unfalls bzw. der Dauer der Rettungsphase mitgeteilt werden (s. Kap. 32).

Klassifikation von Verletzungsmustern

Die Klassifikation von Verletzungsmustern (Scoring) hat den Sinn, die Systembelastung durch das Trauma und auch die Dringlichkeit von Sofortmaßnahmen abzuschätzen. Zusätzlich sollen Aussagen über die Wiederherstellungschancen des Unfallverletzten gemacht werden können.

Zur präklinischen Beurteilung der Auswirkungen von Verletzungen auf den Organismus eignen sich nur physiologische Einteilungen. Typische und bewährte Systeme sind die Glasgow-Koma-Skala und der Revised Trauma Score (RTS).

Durch die Verwendung dynamischer Variablen ermöglichen die physiologischen Scores eine Beurteilung des präklinischen Verlaufs, v. a. bei längeren Rettungs- und Transportzeiten. Zu beachten ist jedoch, dass diese Scores nur Reaktionen auf das Trauma festhalten, wenn bereits Veränderungen eingetreten sind. Dadurch können sich bei sehr schweren Verletzungen mit anfänglich noch kompensierter Atem- und Kreislauffunktion falsch negative Aussagen ergeben. Vom Trauma unabhängige Faktoren wie Alkohol und Drogen können dagegen falsch positive Bewertungen zur Folge haben.

Wichtig: Eine früh einsetzende intensive Therapie (Narkose, Intubation, aggressiver Volumenersatz) kann die Parameter so stark beeinflussen, dass die Ergebnisse nicht mehr zu verwerten sind.

Reanimation des Polytraumas

Bei polytraumatisierten Patienten stellen die massive Hämorrhagie sowie die schwere Schädigung des zentralen Nervensystems die Hauptursache eines Kreislaufstillstands dar. In der Literatur wird nahezu übereinstimmend eine geringe Überlebenswahrscheinlichkeit von 0,0–0,24 % angegeben. Aus diesem Grund wurden 2001 in den USA von der National Association of Emergency Medical Services Physicians (NAEMSP) und dem American College of Surgeons, Committe on Trauma (ACSCOT) Richtlinien für die Beendigung der präklinischen Reanimation bei Trauma herausgegeben. Diese machen eine Beendigung oder einen Nichtbeginn abhängig vom klinischen Zustand, z. B. stumpfes Trauma mit Apnoe, ohne Puls und ohne geordnete elektrische Aktivität im EKG sowie fehlende Pupillomotorik. Aber auch eine Transportzeit von mehr als 15 min sollte nach den Leitlinien über eine Beendigung nachdenken lassen.

Mittlerweile sind jedoch mehrere Untersuchungen veröffentlicht, die einzelne erfolgreiche Reanimationen beschreiben, die gemäß den Leitlinien nicht hätten durchgeführt werden sollen. Daher wird die Anwendung dieser Leitlinien zunehmend zurückhaltender empfohlen.

In den letzten Jahren sind Bemühungen unternommen worden, einfache präklinische Prädiktoren für die Überlebenswahrscheinlichkeit zu identifizieren:

- Lichtreaktivität der Pupillen,
- Sinus-EKG oder
- GCS > 3

sind mit einer höheren Überlebenswahrscheinlichkeit assoziiert, lassen aber keinen Rückschluss für den Beginn oder die Einstellung der Reanimation des Polytraumas zu.

Daher kann derzeit keine endgültige Empfehlung zur Reanimation gegeben werden. Der Notarzt sollte jedoch die geringe Überlebenswahrscheinlichkeit bei einer Reanimation in seine Überlegungen mit einbeziehen und eine Reanimation nicht zu lange ausdehnen.

Hiervon abzugrenzen sind Kinder, die insbesondere bei der früh einsetzenden Hypothermie eine deutlich günstigere Prognose nach primär erfolgreicher Reanimation zeigen. Hier sollte in jedem Fall eine Reanimation versucht werden.

Hinweis für die Praxis: Bei Durchführung der Reanimation ist zu beachten, dass die Ursache meist die ausgeprägte Hypovolämie und Hypoxämie ist. Dies geht einher mit den EKG-Zeichen der pulslosen elektrischen Aktivität (PEA) und einer Bradykardie oder Asystolie. Der Einsatz eines Defibrillators ist daher in diesen Situationen selten sinnvoll. Die Gabe von Adrenalin wird nur effektiv sein, wenn es gleichzeitig gelingt, die schwere Hypovolämie zu beseitigen.

Sport- und Überlastungsverletzungen

Epidemiologie

Von den 23 Millionen Bundesbürgern, die außerhalb der Schule Sport treiben, verletzen sich pro Jahr 1,25 Millionen so schwer, dass sie ärztlich versorgt werden müssen. Das sind etwas mehr als 5 % aller Sporttreibenden. Rund 665 000 oder 53 % der Unfälle können dem organisierten (Vereinssport) und 585 000, das sind 47 %, können dem nicht organisierten Sport zugeordnet werden. Im Vereinssport führt der Fußball – nach der absoluten Zahl der Verletzungen gesehen – die Statistik an, d. h. von der Gesamtheit der Sportunfälle entfallen etwa 45 % auf den Fußballbereich. Diese Spitzenposition ergibt sich jedoch nicht, weil er im Verhältnis zu anderen vergleichbaren Sportarten besonders risikoreich ist, sondern weil er die in Deutschland am häufigsten betriebene Sportart darstellt.

Betrachtet man die verschiedenen Körperregionen, die von Verletzungen betroffen sind, so liegen:

- Sprunggelenkverletzungen mit rund 27% an der Spitze,
- gefolgt von Kniegelenkverletzungen mit 18%.

In diesem Zusammenhang ist jedoch zu beachten, dass es sich bei Verletzungen des Sprunggelenks meistens um Verstauchungen und Umknicktraumen handelt, die selten schwererer Natur sind. Im Gegensatz dazu kommt es bei Knieverletzungen häufiger zu schweren Bandverletzungen, die operativ versorgt werden müssen. Trotz relativ langwieriger Rehabilitationsmaßnahmen ist eine bleibende Instabilität des Kniegelenks keine Seltenheit. Auch der Kopf- (13%) und der Handbereich (11%) sind häufiger von einer Verletzung betroffen, wobei es sich bei Kopfverletzungen hauptsächlich um Gehirnerschütterungen handelt.

Erstversorgung

Die Betrachtung aller dieser Daten zeigt, dass die Erstversorgung von Sportverletzungen einen großen Stellenwert hat und das Spektrum der zu versorgenden Verletzungen sehr weit gespannt ist. Die umfassende Erstversorgung von Sportverletzungen geht daher weit über die initiale Kryotherapie der Extremitätenverletzung hinaus, es müssen vielmehr auch schwere Verletzungen des Stammes oder komplexe Extremitätenverletzungen behandelt werden. Da Extremitätenverletzungen im Rahmen der Sportausübung eindeutig am häufigsten auftreten, soll im Folgenden auf diese besonders eingegangen werden.

Die Erstmaßnahmen bei Verletzungen im Rahmen von Sportveranstaltungen folgen denselben Prinzipen wie bei Verletzungen anderer Ursachen:

- Absichern der Unfallstelle (z.B. Skirennen, Motorsport),
- Retten des Verletzten aus der Gefahrenzone (falls notwendig),
- Beurteilung bzw. Stabilisierung der vitalen Parameter (s.o.),
- Untersuchung und Therapie schwerwiegender Verletzungen des Stammes.

Auch der Untersuchungsgang unterscheidet sich nicht von der Untersuchung des Unfallpatienten.

Präklinische Therapie

Hinweis für die Praxis: Ergibt die Erstuntersuchung keinen Hinweis auf eine schwerwiegende Verletzung, so besteht die Ersttherapie in „RICE“ (*R*est – *I*ce – *C*ompression – *E*levation; Schonung – Kühlung – Kompression – Hochlagerung).

Kryotherapie. Vor allem die Kryotherapie führt in einer akuten Schmerz- oder Entzündungsphase zu einer Linderung der Schmerzen aufgrund einer Vasokonstriktion mit Verminderung der Durchblutung und des Lymphflusses. Dadurch wird der Entwicklung bzw. der Zunahme posttraumatischer Hämatome und Ödeme vorgebeugt. Als lokale Wirkungen der Kryotherapie gelten folgende Faktoren:

- Konstriktion der Arterien,
- Stoffwechselsenkung,
- Muskeldetonisierung,
- Verlangsamung von Muskelaktion und Nervenleitgeschwindigkeit,
- Hemmung der Phagozytose.

Die Kryotherapie kann prinzipiell bei jedem Trauma primär angewendet werden. Als Kontraindikationen gelten:

- Vaskulitis,
- Raynaud-Syndrom bzw. Durchblutungsstörungen,
- schwere Herzkreislauferkrankungen bzw.
- andere schwere, mit erhöhter Kälteempfindlichkeil verbundene Erkrankungen wie
  - Kälteagglutininerkrankung,
  - Kryoglobulinämie,
  - paroxysmale Kältehämoglobinurie oder
  - Kälteurtikaria, die jedoch beim Sportler nahezu nie vorkommen.

Weitere Behandlung. Die weitere Behandlung besteht dann meist in einer Ruhigstellung der verletzten Extremität und weiteren Diagnostik, die aber nicht Teil der Notfallversorgung darstellen.

Spezielle Verletzungen und Überlastungsfolgen ausgewählter Sportarten

Fußball

Fußball ist mit mehr als 22 Millionen aktiven Spielern die weltweit populärste Sportart. Mit der zunehmenden Popularität des Fußballs ist auch die Zahl der Fußballverletzungen gestiegen. Man rechnet, dass in Europa 40–60% aller Sportverletzungen und 3,5–10% aller krankenhauspflichtigen Verletzungen auf den Fußballsport zurückzuführen sind. Trotzdem liegt die Verletzungshäufigkeit deutlich hinter Sportarten, wie Rugby, Basketball oder Eishockey zurück.

Dabei treten am häufigsten Zerrungen (29%), Überlastungsfolgen (23%), Prellungen (20%) und Verstauchungen (18%) auf, Frakturen werden mit 4% angegeben. Nur in 11% der Verletzungen ist eine Trainingspause von über 4 Wochen angezeigt.

Inline Skating

Im Sommer stehen die Verletzungen durch Inline-Skating-Unfälle in der Rangliste der behandelten Sportverletzungen auf dem zweiten Platz – gleich nach Fußball. Etwa 60% aller Skater sind mindestens einmal verunglückt und ca. ein Drittel davon hat sich dabei so schwer verletzt, dass sie ärztlich behandelt werden mussten. Im Jahr 2000 wurden im Bundesgebiet rund 900 Unfälle mit Skatern polizeilich erfasst, davon 830 mit Personenschäden. Acht dieser Inline-Skater-Unfälle führten zum Tod des verletzten Skaters. Der Unfallgipfel bei den Skater-Unfällen liegt im Kindes- und Jugendalter. Die häufigsten Verletzungen bei Inline-Skating-Unfällen sind mit 55% Knochenbrüche. An zweiter Stelle folgen Schädelhirnverletzungen mit 14%. Aus diesem Grund ist das Tragen einer Schutzausrüstung bei dieser Fortbewegungsart von großer Bedeutung für die Sicherheit. Leider tragen nur 6% der Kinder und Jugendlichen eine komplette Schutzausrüstung (Helm und Protektoren für Hände, Handgelenke, Ellbogen und Knie), 21% tragen nur Teile und 73% sind überhaupt nicht geschützt.

Kite-Surfen

Bisher liegen nur wenige Daten zu Verletzungshäufigkeiten dieser jungen Sportart vor. Die beschriebenen Verletzungen sind aber häufig deutlich schwerer als z.B. beim Schulsport.

Die Häufigkeit wird mit 5 leichten Verletzungen und einer mittelschweren Verletzung mit notwendiger ärztlicher

Behandlung (Frakturen) auf 1000 Kite-Surf-Stunden angegeben. Dabei handelt es sich meist um oberflächliche Weichteilverletzungen oder Distorsionstraumen des Sprunggelenks. In der eigenen Klinik sind in den vergangenen 7 Jahren insgesamt 6 polytraumatisierte Kite-Surfer eingeliefert worden. Der häufigste Unfallmechanismus war das Anpralltrauma gegen Gegenstände, die sich an Land befanden. Die häufigste Unfallsituation war der Kontrollverlust über den Kite an Land oder in Landnähe. Auslöser waren Fahrfehler, zu große Schirme oder die Windbedingungen (auflandiger Wind, plötzliche Bö). Weitere Unfallursachen waren Kollisionen mit Windsurfern oder Booten in überfüllten Revieren.

Nicht verletzungsbedingte Notfälle des Bewegungsapparats

Systematische Diagnostik

Die Diagnostik nicht traumatisch bedingter Gesundheitsstörungen des Bewegungsapparats kann im Bereich der notfallmedizinischen Versorgung schwierig sein und ist häufig nur eingeschränkt möglich.

Hinweis für die Praxis: Da die Ursachen nicht verletzungsbedingter Beeinträchtigungen sehr vielfältig sein können, empfiehlt es sich, nach dem Ausschlussprinzip vorzugehen und primär eine Verletzung als Ursache definitiv auszuschließen.

Gerade bei älteren Patienten ist es wichtig, in diesem Zusammenhang auch nach älteren Hämatomen zu suchen. Ein Sturz kann schon mehrere Tage zurückliegen, ohne dass sofort Schmerzen aufgetreten sind. Ein typisches Beispiel ist die sekundär dislozierte mediale Schenkelhalsfraktur. In diesem Fall wird intial nur über wenig Schmerzen geklagt, die mit einer Prellung der Hüfte vereinbar sind. Im weiteren Verlauf kommt es dann zum Zeitpunkt der Dislokation zu einer raschen und heftigen Schmerzzunahme.

Anamnese und Untersuchung

Neben der klinischen Untersuchung kann also insbesondere die genaue Erhebung der Anamnese Hinweise geben, wobei man sich hier aufgrund der stets gebotenen Eile nicht in Details verlieren darf.

Klinik

Die häufigsten Symptome nicht traumatisch bedingter Gesundheitsstörungen des Bewegungsapparats sind der akut aufgetretene Schmerz und/oder die plötzlich aufgetretene Funktionseinschränkung bis hin zur kompletten Bewegungsunfähigkeit. Ist eine Verletzung ausgeschlossen, gilt es nun, die Ursache für die Funktionseinschränkung zu bestimmen. In Betracht kommen hier eine neurologisch bedingte Störung mit verminderter oder gar fehlender Innervation des betreffenden Extremitätenabschnitts oder ein schmerzbedingter Funktionsausfall (Abb. 17.10). Bei letzterem wird seitens des Patienten häufig eine Schonhaltung zur Schmerzlinderung eingenommen, die nicht selten grotesk sein kann und unter Umständen dem regelhaften Krankentransport zunächst entgegensteht.

Der Schmerz selbst muss als richtungweisendes Symptom einer zugrunde liegenden gesundheitlichen Beeinträchtigung gesehen werden. Daher empfiehlt es sich, nach weiteren zunächst äußeren Symptomen und Affektionen zu suchen. Eine lokal begrenzte Schwellung, Rötung und Überwärmung sprechen für einen entzündlichen Prozess; ob infektiös oder nicht, lässt sich notfallmedizinisch nicht klären. Fehlen solche Anzeichen, kann es sich um eine akute Verschlimmerung eines vorbestehenden degenerativen Leidens handeln. Bleibt der akut aufgetretene Schmerz, vielleicht im ganzen Bewegungsapparat wechselnd auftretend, der einzig zu erhebende Befund, muss auch an eine Stoffwechselstörung gedacht werden, die aber präklinisch nicht sicher feststellbar sein wird.

Hinweis für die Praxis: Es sei nochmals betont, dass bei den nicht traumatisch bedingten Gesundheitsstörungen des Bewegungsapparats die Anamnese wertvolle Hinweise geben kann, da es sich bei diesen Notfällen häufig lediglich um die akute Verschlechterung eines vorbestehenden Leidens handelt. Die klinische Untersuchung ist, wie bereits im vorangegangenen Abschnitt dargestellt, durchzuführen. Auf die neurologische Untersuchung kann dabei meistens verzichtet werden. Es ist allerdings erforderlich, den reinen Schmerz von objektiv fassbaren neurologischen Defiziten als Ursache für eine Funktionsstörung abzugrenzen, da sich hierdurch therapeutische Konsequenzen ergeben.

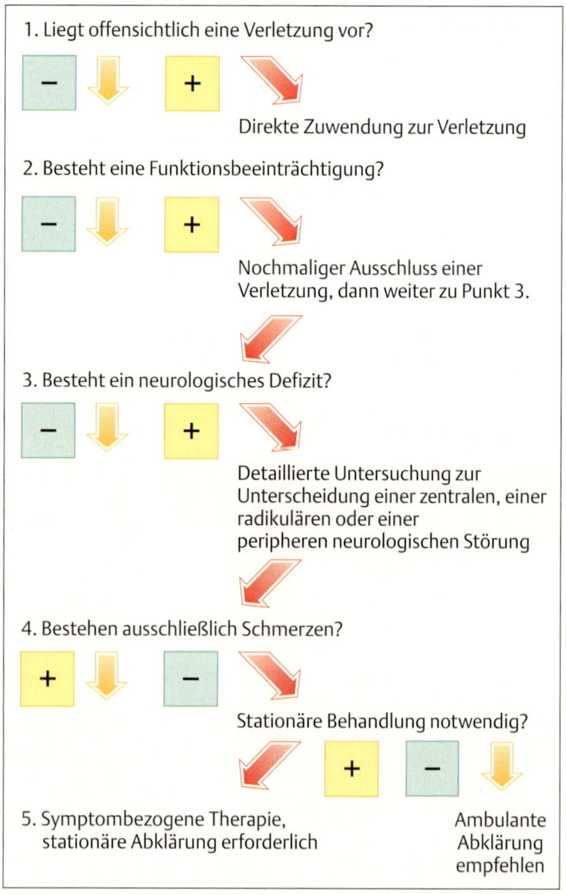

Abb. 17.10 Vorgehen bei nicht verletzungsbedingten Beeinträchtigungen des Bewegungsapparats.

Präklinische Therapie

Die Behandlung von Gesundheitsstörungen des Bewegungsapparats, die nicht verletzungsbedingt aufgetreten sind, wird sich im Rahmen der Notfallbehandlung an den Symptomen orientieren. In erster Linie wird es sich hierbei um eine entsprechende Schmerzmedikation handeln, ggf. ist auch eine Immobilisierung des Patienten insgesamt oder bestimmter Extremitätenabschnitte erforderlich. Auch hier wird in v. a. auf eine Reduktion der Beschwerden zu achten sein. Eine spezifische Therapie ist bei den nicht verletzungsbedingten Beeinträchtigungen des Bewegungsapparats ohne weitere Diagnostik meistens nicht möglich und wenig sinnvoll. In jedem Fall sollte aber auch schon frühzeitig an Erkrankungen aus dem Fachgebiet der Inneren Medizin und der Neurologie gedacht werden. Isolierte belastungsabhängige Schmerzen der Beine können auch ein Hinweis für Durchblutungsstörungen sein. Schmerzen mit Bewegungseinschränkungen können ein Hinweis sein auf Stoffwechselstörungen, z. B. eine Hyperurikämie, oder auf entzündliche Erkrankungen, wie die rheumatoide Arthritis. Neurologische Beeinträchtigungen können je nach Lokalisation entzündliche Ursachen (Neuropathie) haben, ebenfalls Ausdruck von Durchblutungsstörungen (z. B. apoplektischer Insult) sein oder sind auf Kompressionssyndrome (z. B. Bandscheibenprolaps, intrakranielle Blutung, periphere Überlastungssyndrome) zurückzuführen. Die Abwägung der möglichen Differenzialdiagnosen ist wichtig, da dies auch einen Einfluss auf die Auswahl der weiterbehandelnden Klinik haben wird.

Kernaussagen

Verletzungsbedingte Notfälle

Alle notfallmedizinischen Maßnahmen, die bei Verletzungen des Bewegungsapparats durchgeführt werden, sollten darauf gerichtet sein, den Patienten für den Transport in die Klinik zu stabilisieren und sekundäre Schäden zu vermeiden.

Erstmaßnahmen bei der Versorgung von Unfallverletzten sind Situationserfassung, Sichtung, Beurteilung der Vitalfunktionen (Atmung, Kreislauf, orientierender neurologischer Befund), Sicherung der Vitalfunktionen, Erfassung offensichtlicher und relevanter Verletzungen aller Körperregionen, Herstellung der Transportfähigkeit, permanente Überwachung und Beurteilung während des Transports sowie Wahl der richtigen Zielklinik.

Das Polytrauma ist ein Syndrom von Verletzungen mehrerer Körperregionen oder Organe mit konsekutiven systemischen Funktionsstörungen. Die sorgfältige Beurteilung der allgemeinen Situation an der Unfallstelle gibt Hinweise auf den Unfallmechanismus und die wahrscheinliche mechanische Gewalteinwirkung.

Aus Sicht des Notarztes hat prinzipiell jede Amputationsverletzung eine Chance zur Replantation. Daher ist das Amputat in jedem Fall zu suchen, sachgerecht zu versorgen und mitzunehmen.

Spezielle Verletzungen und Überlastungsfolgen ausgewählter Sportarten

Die Erstmaßnahmen bei Verletzungen im Rahmen von Sportveranstaltungen folgen denselben Prinzipen wie bei Verletzungen anderer Ursachen. Auch der Untersuchungsgang unterscheidet sich nicht von der Untersuchung des Unfallpatienten.

Ergibt die Erstuntersuchung keinen Hinweis auf eine schwerwiegende Verletzung, so besteht die Ersttherapie in „RICE" (*R*est – *I*ce – *C*ompression – *E*levation; Schonung – Kühlung – Kompression – Hochlagerung).

Nicht verletzungsbedingte Notfälle des Bewegungsapparats

Die Behandlung von nicht verletzungsbedingten Gesundheitsstörungen des Bewegungsapparats orientiert sich in erster Linie an den klinischen Symptomen.

Literatur

American College of Surgeons. Advanced Trauma Life Support (ATLS). Course Manual; 2004.

Beck A, Bayeff-Filloff M, Sauerland S, Huber-Lang S, AG Notfallmedizin der Deutschen Gesellschaft für Unfallchirurgie. Wirbelsäulenverletzung in der Präklinik – Systematischer Überblick. Notfall Rettungsmed 2005; 8: 162 – 172.

Biewener A, Aschenbrenner U, Sauerland S, Zwipp H, Rammelt S, Sturm J, AG Notfallmedizin der DGU. Einfluss von Rettungsmittel und Zielklinik auf die Letalität nach Polytrauma. Unfallchirurg 2005; 108: 370 – 377.

Bracken MB, Shepard MJ, Holford TR, et al. Administration of methylprednisolone for 24 or 48 hours or tirilazed mesylate for 48 hours in the treatment of acute spinal cord injury. Results of the Third National Acute Spinal Cord injury Randomized Controlled Trial. National Acute Spinal Cord Injury Study. JAMA 1997; 277: 1597 – 1604.

Cera SM, Mostafa G, Sing RF, et al. Physiologic Predictors of Survival in Post-Traumatic Arrest. AM Surg 2003; 69: 140 – 144.

Dickenson K, Roberts I. Medical anti-shock trousers (pneumatic anti-shock garments) for circulatory support in patients with trauma. Cochrane Database Syst Rev 2000; 2: CD001856.

Gentilello LM, Jurkovich GJ, Stark MS, Hassantash SA, O'Keefe GE. Is hypothermia in the victim of major trauma protective or harmful? A randomized, prospective study. Ann Surg 1997; 226: 439 – 447.

Giessler GA, Deb R, Germann G, Sauerbier M. Die Akutversorgung von Brandverletzten. Notfall Rettungsmed 2004; 7: 307 – 313.

Gläser H, Hencke T. Sportunfälle – Häufigkeit, Kosten, Prävention. ARAG Allgemeine Versicherungs-AG; 2002.

Hoitz J, Lampl L. Polytrauma: Präklinische Versorgung. Notfall Rettungsmed 2004; 7: 589 – 603.

Hopson LR, Hirsh E, Delgado J, et al. Guidelines for withholding or termination of resuscitation in prehospital traumatic cardiopulmonary arrest. J Am Coll Surg 2003; 196: 475 – 481.

Kanz KG, Schmöller G, Enhuber K, Hölzl G, Sturm JA, Mutschler W, AG Nofall der DGU. Algorithmus für die Rettung von eingeklemmten Personen bei Verkehrsunfällen. Unfallchirurg 2002; 105: 1015 – 1021.

Kreimeier U, Messmer K. Small-volume resuscitation: from experimental evidence to clinical routine. Advantages and disadvantages of hypertonic solutions. Acta Anaesthesiol Scand 2002; 46: 625 – 638.

Kreimeier U, Lackner CK, Prückner S, Ruppert M, Peter K. Permissive Hypotension beim schweren Trauma. Anästhesist 2002; 51: 787 – 799.

Lackner CK, Lewan U, Deiler S, Reith MW, Stolpe E. Präklinische Akutversorgung von Amputationsverletzungen. Notfall Rettungsmed 1999; 2: 188 – 192.

Limbourg M. Helm auf beim Radfahren und Skaten. Universität Duisburg-Essen: Poster; 2003.

Roberts I, Evans P, Bunn F, Kwan I, Crowhurst E. Is the normalisation of blood pressure in bleeding trauma patients harmful? Lancet 2001; 357: 385 – 387.

Rojczyk M, Tscherne H. Bedeutung der präklinischen Versorgung bei offenen Frakturen. Unfallheilkd 1982; 85: 72 – 78.

Ruchholtz S, Waydhas C, Ose C, Lewan U, Nast-Kolb D. Prehospital intubation in severe thoracic trauma without respiratory insufficiency: a matched-pair analysis based on the trauma registry of the German Trauma Society. J Trauma 2002; 52: 879 – 886.

Schlechtriemen T, Schaefer S, Stolpe E, Altemeyer KH. Präklinische Versorgung von Traumapatienten in der Luftrettung – Ergebnisse des medizinischen Qualitätsmanagements bei Patienten mit schwerem Schädel-Hirn-Trauma und Polytrauma. Unfallchirurg 2002; 105: 974 – 985.

Seekamp A, Ziegler M, Biank J, Grotz M, Regel G. Die Bedeutung der Hypothermie beim polytraumatisierten Patienten. Unfallchirurg 1996; 99: 100 – 105.

Sefrin P. Reanimation unter besonderen Bedingungen. Notarzt 2003; 19: 59 – 63.

Siegmeth A, Müllner T, Kukla C, Vécsei V. Begleitverletzungen beim schweren Beckentrauma. Unfallchirurg 2000; 103: 572 – 581.

Thierbach A, Maybauer M, Piepho T, Wolcke B. Monitoring in der Notfallmedizin. Notfall Rettungsmed 2003; 6: 206 – 218.

Waydhas C. Thoraxtrauma. Unfallchirurg 2000; 103: 871 – 890.

Waydhas C, Sauerland S.Thoraxtrauma und Thoraxdrainage: Diagnostik und Therapie: Ein systematisches Review. Notfall Rettungsmed 2003; 8: 627 – 639.

Willis CD, Cameron PA, Bernard SA, Fitzgerald M. Cardiopulmonary resuscitation after traumatic cardiac arrest is not always futile. Injury 2006; 37: 448 – 454.

18

Notfälle aus der Neurochirurgie

18 Notfälle aus der Neurochirurgie

J. Meixensberger

Roter Faden

Schädelhirntrauma
- Grundlagen
- Präklinische Diagnostik
- Präklinische Therapie
- Transportmanagement
- Klinische Erstversorgung

Spinales Trauma
- Grundlagen
- Präklinische Diagnostik
- Präklinische Therapie
- Transportmanagement
- Klinische Erstversorgung

Traumatische Schädigungen des Gehirns und Rückenmarkes sind neurochirurgische Notfälle, die spezielle Maßnahmen bei der Erstversorgung am Unfallort und nach der Einlieferung in ein geeignetes Krankenhaus erfordern. Dem Notarzt kommt eine weitere wichtige Rolle in der Diagnosestellung/-einschätzung zu. Die prognostisch relevanten sekundären Verletzungsfolgen können durch adäquate präklinische Diagnostik und Therapie günstig beeinflusst werden. Nachfolgend werden speziell die Aspekte der Akutversorgung des Schädelhirntraumas (SHT) und der Wirbelsäulenverletzung mit und ohne Rückenmarkbeteiligung (spinales Trauma) dargestellt.

Schädelhirntrauma

Grundlagen

Epidemiologie

Das SHT hat aus 2 Gründen sozialmedizinische Bedeutung. Entsprechend dem statistischen Jahrbuch der Bundesrepublik Deutschland (1999) wird eine jährliche Inzidenz von 200–300 Schädelhirnverletzten aller Schweregrade pro 100 000 Einwohner veranschlagt. Des Weiteren stellt das SHT in der Altersgruppe unter dem 45. Lebensjahr die häufigste Todesursache dar. Aufgrund des veränderten Freizeitverhaltens hat sich die Verletzungsätiologie in den letzten Jahren deutlich verändert. Während in den 1970er- und 1980er-Jahren ein Verkehrsunfall ursächlich für ein SHT in über der Hälfte der Fälle verantwortlich war, stellen heutzutage Freizeitunfälle die häufigste Ursache dar.

Definition und Einteilung

Definition: Das SHT ist die Folge einer äußeren Gewalteinwirkung auf den Schädel bzw. das Gehirn mit primären und sekundären Verletzungsfolgen. Primäre Verletzungsfolgen sind irreversibel und können nicht therapeutisch beeinflusst werden.

Entscheidendes Ziel der präklinischen und klinischen Therapie Schädelhirnverletzter ist die Verhinderung sekundärer Verletzungsfolgen (Tab. 18.**1**), die bei rechtzeitiger Behandlung reversibel sind.

Beim SHT werden die Schweregrade leicht, mittelschwer und schwer unterschieden. Die Einteilung erfolgt auf Grundlage der Glasgow-Koma-Skala (GCS, Tab. 18.**2**).

Wichtig: Ein schweres SHT liegt bei einem GCS-Score von <9 vor, ein mittelschweres SHT bei einem GCS-Score von 9–12 und ein leichtes SHT bei einem GCS-Score von 13–15.

Contusio, Compressio und Commotio cerebri. Morphologisch lassen sich die Contusio und Compressio cerebri von der Commotio cerebri abgrenzen. Die Commotio cerebri stellt eine funktionelle, vorübergehende Störung ohne morphologisch fassbares Korrelat dar. Contusio und Com-

Tabelle 18.**1** Ursachen sekundärer Verletzungsfolgen

Systemische Ursachen	
Hypoxämie	▸ Hypoventilation ▸ Thoraxverletzung ▸ Aspiration ▸ Pneumonie ▸ Anämie
Hypotension	▸ Hypovolämie ▸ Sepsis ▸ kardiale Ursache ▸ Rückenmarkverletzung
Hyperkapnie	▸ Atemstörung
Hypokapnie	▸ Hyperventilation (spontan, therapeutisch)
Hyperthermie	▸ Hypermetabolismus ▸ Stressantwort ▸ Infektion
Hyperglykämie	▸ Hyperthermie ▸ Stressantwort ▸ Glukoseinfusion
Hypoglykämie	▸ unzureichendes Angebot
Hyponatriämie	▸ unzureichende Aufnahme ▸ exzessiver Verlust
Intrakranielle Ursachen	
Erhöhter intrakranieller Druck und erniedrigter zerebraler Perfusionsdruck	▸ raumfordernde Blutung ▸ Hirnschwellung durch Zunahme des zerebralen Blutvolumens ▸ Hirnödem
Vasospasmus	▸ traumatische Subarachnoidalblutung
Krampfanfall	▸ kortikale Hirnverletzung
Infektion	▸ Schädelbasisverletzung

Tabelle 18.2 Glasgow-Koma-Skala

Zu bewertende Reaktion	Beobachtete Reaktion	Punkteskala
Augenöffnen	► spontan	4
	► auf Aufforderung	3
	► auf Schmerzreiz	2
	► kein Augenöffnen	1
Beste sprachliche Antwort	► voll orientiert, prompt	5
	► unvollständig orientiert	4
	► verworren, unangemessen	3
	► unverständlich	2
	► keine	1
Beste motorische Reaktion	► adäquat auf Aufforderung	6
	► gezielte Abwehr auf Schmerzreiz	5
	► ungezielte Abwehr	4
	► Beugesynergismen	3
	► Strecksynergismen	2
	► keine Bewegung	1

pressio cerebri können je nach Lokalisation und Ausdehnung zu reversiblen und irreversiblen neurologischen Funktionsstörungen führen.

Hinweis für die Praxis: Teilweise entstellende Weichteilverletzungen im Bereich des Mittelgesichts dürfen nicht von vitalbedrohlichen Verletzungen des Thorax und des Abdomens ablenken und zu einer Fehleinschätzung des klinischen Bildes führen.

Knöcherne Verletzungen. Knöcherne Verletzungen betreffen die Frontobasis, das Mittelgesicht und das Felsenbein. Das Ausmaß der Hirnbeteiligung kann stark variieren. Ausgedehnte Mittelgesichtsverletzungen können ohne intrakranielle Verletzungen auftreten: Andererseits kann eine Ohrblutung auf eine Fraktur im Bereich des Felsenbeins und damit auf ein schweres SHT hinweisen. Blutungen aus dem Mund- und Rachenraum bei Verletzungen im Bereich der Frontobasis und des Mittelgesichts können zu einer Verlegung der Atemwege führen.

Duraverletzung. Bei einer Duraverletzung liegt definitonsgemäß ein *offenes SHT* vor. Klinische Zeichen sind Liquorfluss aus Nase und Ohr sowie Austritt von Hirnsubstanz. Ein offenes SHT muss nicht zu einem irreversiblen Schaden führen.

Begleitende Gefäßverletzungen. Begleitende Gefäßverletzungen betreffen meist die kleineren Gefäße der Dura oder kleinere Hirnarterien bzw. -venen. Im Verlauf können sich hieraus raumfordernde Blutungen entwickeln, die sich in der Regel nicht in der ersten Stunde nach dem Trauma manifestieren. Selten tritt eine Verletzung der großen Gefäße im Bereich der A. carotis interna (Dissektion bei Schädelbasisverletzung) oder im Bereich der Sinus auf.

Pathophysiologie

Wichtig: Hirngewebe, intrakranielles Blutvolumen und Liquor bilden unterschiedliche Kompartimente der Schädelhöhle und stehen in einem festen Verhältnis zueinander.

Unter physiologischen Bedingungen umfasst:

- die Hirnsubstanz ca. 88 %,
- der Liquor ca. 9 % und
- das Blut ca. 3 %

des Gesamtvolumens der knöchernen Schädelhöhle. Bei Zunahme des intrakraniellen Volumens bilden Liquor und Blut natürliche Reserveräume.

Intrakranielle Drucksteigerung. Ist die Volumenreserve durch Abnahme des zirkulierenden Blutvolumens erschöpft, kommt es zur Entwicklung einer intrakraniellen Drucksteigerung. Eine intrakranielle Drucksteigerung kann auch durch Volumenzunahme

- des Hirngewebes (Hirnödem),
- des intrakraniellen Blutvolumens (Hyperämie),
- des Liquors (Hydrozephalus) bedingt sein.

Wichtig: Der Normalwert des ICP beträgt beim Liegenden 5 – 10 mmHg, bezogen auf die Ebene des Foramen Monroi.

Die Druck-Volumen-Kurve (P-V-Kurve) beschreibt den Zusammenhang der beiden Hauptkomponenten des intrakraniellen Druckes (Abb. 18.1).

Einklemmung. Radiologisch-morphologisch werden verschiedene Einklemmungsformen unterschieden:

- Eine fokale Raumforderung bei Epi- oder Subduralhämatom bewirkt eine Massenverschiebung mit subfazialer Einklemmung und Mittellinienverlagerung.
- Eine weitere Raumforderung führt durch Zunahme des Druckgradienten zur transtentoriellen Herniation bis hin zur Einklemmung im Foramen magnum.

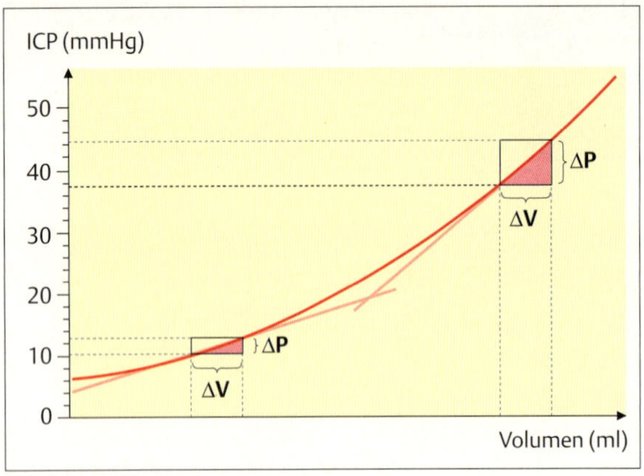

Abb. 18.1 Druck-Volumen-Kurve (P-V-Kurve).

Tabelle 18.3 Klinische Zeichen des Mittelhirnsyndroms (transtentorielle Einklemmung) und Bulbärhirnsyndroms (Einklemmung im Foramen magnum)

Mittelhirnsyndrom	▸ lichtstarre Pupillen ▸ erhöhter Muskeltonus (Streck-, Beugesynergismen) ▸ Störung von Hirnstammreflexen ▸ vegetative Überfunktionen
Bulbärhirnsyndrom	▸ weite, lichtstarre Pupillen ▸ schlaffer Muskeltonus ▸ erloschene Hirnstammreflexe ▸ Atemstörung bis Atemstillstand, vegetative Paralyse

Wichtig: Klinisches Zeichen der Einklemmung im Tentoriumschlitz ist die sich sekundär entwickelnde, in der Regel ipsilateral zur Raumforderung gelegene, lichtstarre weite Pupille durch Kompression des N. oculomotorius.

Dies führt weiter zum klinischen Bild des Mittelhirnsyndroms mit Streck- und Beugesynergismen und kann im Rahmen der Einklemmung im Foramen magnum in ein Bulbärhirnsyndrom übergehen (Tab. 18.3).

Hirnschwellung und Hirnödem. Die traumatische Schädigung des Gehirns kann zur Hirnschwellung (Hirnkongestion) und zum Hirnödem (primär: vasogen; sekundär: zytotoxisch) führen. Die *Hirnschwellung* tritt in den ersten Tagen nach Trauma auf und ist bedingt durch eine Vermehrung des intrakraniellen Blutvolumens (Hyperämie). Sie führt ebenso wie das *Hirnödem*, das sich in der Regel sekundär entwickelt (Maximum Tag 3–8 nach Trauma), zu einem Verlust spezifischer Eigenschaften, u. a. der Hirngefäße (Autoregulationsfähigkeit). Anstiege des arteriellen Blutdruckes können in diesen Fällen eine Zunahme des intrakraniellen Blutvolumens zur Folge haben und eine intrakranielle Druckerhöhung mit gleichzeitiger Abnahme der zerebralen Perfusion herbeiführen.

Klinische Trias bei intrakranieller Druckerhöhung. Die pathophysiologische Reaktion auf eine intrakranielle Druckerhöhung wird durch folgende klinische Trias beschrieben (Cushing-Response):
- arterielle Hypertonie,
- Bradykardie,
- Cheyne-Stokes- bzw. periodische Atmung.

Diese Trias stellt den Versuch dar, die Perfusion bei erhöhtem ICP aufrechtzuerhalten.

Hinweis für die Praxis: Beim SHT muss eine Blutdruckerhöhung als Hinweis auf eine intrakranielle Drucksteigerung gewertet werden. Eine medikamentöse Blutdrucksenkung ist daher sehr vorsichtig durchzuführen (tolerabel bis systolisch 180 mmHg).

Intrakranielle Blutungen

Extra- und intrazerebrale Blutung. Es gilt, extrazerebral gelegene Blutungen (Epi- und Subduralhämatom) von intrazerebralen Blutungen (Kontusionen) zu unterschieden. Die traumatische Subarachnoidalblutung, meist im Bereich der Hirnkonvexität lokalisiert, kann zusätzlich Ausdruck einer schweren Himschädigung (bis 40% bei schwerem SHT) sein.

Risikofaktoren. Wesentliche Risikofaktoren für eine im Verlauf auftretende raumfordernde intrakranielle Blutung sind
- eine Schädelfraktur,
- die posttraumatische Amnesie,
- die Bewusstseinsstörung
- neben dem Vorliegen einer Störung der Gerinnung (Tab. 18.4).

Eine Schädelfraktur, zusammen mit der klinischen Diagnose leichtes, mittleres oder schweres SHT ist richtungsweisend für die weitere Behandlung (Beobachtung bzw. Weiterverlegung in eine neurochirurgische Klinik).

GCS	Risiko	Andere Faktoren	Risiko
15	1:3615	▸ keine	3:31300
		▸ posttraumatische Amnesie	1:6700
		▸ Schädelfraktur	1:81
		▸ Schädelfraktur und posttraumatische Amnesie	1:7
9–14	1:51	▸ keine Schädelfraktur	1:180
		▸ Schädelfraktur	1:5
3–8	1:7	▸ keine Schädelfraktur	1:27
		▸ Schädelfraktur	1:4

Tabelle 18.4 Risiko der Entwicklung einer intrakraniellen raumfordernden Blutung bei SHT

Präklinische Diagnostik

Allgemeines

Hinweis für die Praxis: Die gezielte Untersuchung am Unfallort gibt unmittelbare Hinweise auf das Ausmaß des SHT und weiterer Begleitverletzungen. Dies ist umso wichtiger, als die prognostisch bedeutsame initiale Bewertung (GCS) meist nur vom Notarzt beim nicht sedierten Patienten erhoben werden kann.

Die exakte schriftliche und namentliche Dokumentation anhand des Notarzteinsatz- bzw. Rettungsdienstprotokolls ist unverzichtbar. Insbesondere sind der Zeitpunkt der initialen Befunderhebung und die Veränderungen im weiteren Verlauf zu dokumentieren.

Vitalfunktionen – Atmung und Kreislauf

Wichtig: Hypoxämie, Hyperkapnie und systemische arterielle Hypotonie sind wesentliche Faktoren der Entwicklung des sekundären Hirnschadens und prognostisch ungünstig.

In Deutschland ist davon auszugehen, dass trotz eines flächendeckenden Rettungs- und Notarztwesens eine Hypoxämie in 10 – 20% und eine Hypotonie in 10 – 15% der Unfallverletzten auftritt. 70% der mittelschwer und schwer Verletzten haben eine Störung der Atmung mit dem Risiko der Hypoxämie und Hyperkapnie. Dies zwingt neben der klinischen Beurteilung der Atmung (Inspektion, Auskultation) und des Kreislaufs (Hautkolorit, Zentralisation, Puls) bereits präklinisch zur apparativen Überwachung (Tab. 18.**5**).

Bewusstseinsgetrübte und bewusstlose Schädelhirnverletzte mit Verlust der Schutzreflexe sind durch Verlegung der Atemwege vital bedroht.

Hinweis für die Praxis: Beim Erwachsenen muss ein Kreislaufschock immer an eine schwere extrakranielle Begleitverletzung (Thorax, Abdomen, kardiales Trauma, spinales Trauma) denken lassen.

Ausnahmen sind die spritzende Galeaverletzung, offene Frakturen mit Verletzungen großer Gefäße sowie im Säuglings- und Kleinkindesalter ein Galeahämatom oder eine intrakranielle Blutung, die zu einem hämorrhagischen Schock führen können.

Tabelle 18.**5** Monitoring im Rahmen der präklinischen Versorgung des SHT

▸ Blutdruck
▸ EKG
▸ Pulsoxymetrie
▸ Beatmungsdruck
▸ Exspiratorisches Atemzugvolumen
▸ Atemfrequenz
▸ Inspiratorische O_2-Konzentration (F_IO_2)
▸ Exspiratorische CO_2-Konzentration

Vitalfunktionen – Bewusstsein

Einer der wichtigsten Parameter für die frühzeitige Behandlung und die Langzeitprognose nach SHT ist der initiale Grad der Bewusstseinslage. Die Beurteilung erfolgt aus pragmatischen Gründen überwiegend weltweit mit der Glasgow-Koma-Skala (Tab. 18.**2**). Besonderes Augenmerk ist auf die Veränderung und Dynamik der Bewusstseinslage zu richten.

Wichtig: Die Bewusstseinsstörung ist ein Kardinalsymptom: Intensität und Dauer sind von Ausmaß und Lokalisation der Hirnschädigung abhängig.

Gestörte Bewusstseinslage. Ein leichtes SHT (GCS 13 – 15) nach geringer Gewalteinwirkung führt meist zu einer funktionellen Störung ohne morphologisches Substrat (Commotio cerebri). Definitionsgemäß liegen eine initiale Bewusstlosigkeit unter 5 min und eine weniger als 30 min betragende antero- und retrograde Amnesie vor. Im Kleinkindesalter fehlt das Zeichen der Bewusstlosigkeit oft; eine Amnesie ist nur schwer zu prüfen. Nach 15 – 30 min sind die Kinder wieder wach und neurologisch unauffällig. Typisch bei Kleinkindern ist das „Einschlafsyndrom" nach 0,5 – 2 h, wobei dies auch an eine neurologische Verschlechterung denken lassen muss. Beim alkoholisierten Patienten kann die Bewusstseinslage unabhängig eines SHT verändert sein. Weitere Gründe für eine gestörte Bewusstseinslage sind:
- Krampfanfälle,
- postiktaler Zustand,
- Medikamenten- und Drogenabusus,
- schwere Hypoglykämie.

Einteilung der Bewusstseinslage. Die Bewusstseinslage lässt sich reproduzierbar und praktikabel unterscheiden:
- *bewusstseinsklar* – ungestörte Wahrnehmung der Umgebung und seiner selbst,
- *bewusstseinsgetrübt* – verminderte Wahrnehmung der Umgebung und seiner selbst,
- *bewusstlos* – fehlende Reaktion auf Ansprache und Aufforderung, Augenöffnen weder spontan noch nach Aufforderung oder Schmerzreiz.

Koma. Die Begriffe „Bewusstlosigkeit" und „Koma" werden im Allgemeinen synonym verwendet. Der Begriff „Koma" beschreibt jedoch definitionsgemäß auch die begleitende neurologische Symptomatik und somit die Schwere der Verletzung und die anatomisch-morphologische Schädigung.

Es werden 4 Komastadien unterschieden:
- *Koma I:* Bewusstlosigkeit ohne weitere Ausfälle.
- *Koma II:* Bewusstlosigkeit und neurologische Störungen (Lähmungen, Pupillenstörungen, unkoordinierte Schmerzreaktion, Anfälle).
- *Koma III:* Bewusstlosigkeit mit neurologischen Störungen und Streck- bzw. Beugesynergismen der Extremitäten (primär: Mittelhirn- bzw. Hirnstammschädigung; sekundär: Zeichen der transtentoriellen Einklemmung).
- *Koma IV:* Bewusstlosigkeit mit weiten, lichtstarren Pupillen, Tonusverlust, erlöschender Spontanatmung und zentralem Regulationsversagen *(Bulbärhirnsyndrom)* (direkte Schädigung des unteren Hirnstamms / Einklemmung im Foramen magnum).

Pupillen und Motorik

Die Untersuchung der Pupillen und der Okulomotorik ermöglicht beim bewusstseinsgetrübten bzw. bewusstlosen und sedierten Patienten die Beurteilung der intrakraniellen Druckverhältnisse und die topographische Zuordnung der Schädigung.

Untersuchung. Die Untersuchung der Pupillen umfasst die Beurteilung von:
- Weite (eng – mittelweit – weit),
- Seitendifferenz,
- direkter und indirekter Lichtreaktion (prompt – träge – fehlend),
- Form (rund – entrundet).

Differenzialdiagnose. Eine einseitig weite, lichtstarre Pupille lässt folgende Differenzialdiagnosen zu:
- Einklemmung des N. oculomotorius im Bereich des Tentoriumschlitzes,
- direkte Schädigung der Kerngebiete des N. oculomotorius im Bereich des Mittelhirns,
- lokales Bulbustrauma.

Wichtig: Im präklinischen Bereich muss eine Bewusstseinsstörung mit gleichzeitiger Halbseitenlähmung und einseitiger Pupillenstörung, die sich im Verlauf von Minuten bis Stunden entwickelt, immer als Zeichen der transtentoriellen Einklemmung durch eine raumfordernde Blutung gewertet werden.

Dies gilt unabhängig davon, dass eines der klinischen Zeichen fehlen kann, die klinischen Zeichen die intrakranielle Raumforderung falsch lokalisieren und diese ebenfalls bei einer diffusen Hirnschädigung auftreten können.

Diagnostik. Die Diagnose einer primären Schädigung der Kerngebiete des N. oculomotorius bedarf der kernspintomographischen Diagnostik. Die Diagnose „Bulbustrauma" ist immer eine Ausschlussdiagnose. Differenzialdiagnostisch ist auch an eine stattgehabte Augenoperation oder an eine Augenprothese zu denken.

Hinweis für die Praxis: Die gezielte Untersuchung der Motorik (spontan, auf Aufforderung, auf Schmerzreiz) kann bereits am Unfallort die richtungsweisende Diagnose einer kraniellen Schädigung und von zusätzlichen Begleitverletzungen (Wirbelsäule, Extremitäten) erlauben.

Tabelle 18.**6** gibt eine Übersicht motorischer Störungen, die auf zerebraler und spinaler Ebene als auch peripher im Bereich der Extremitäten lokalisiert sein können.

Begleitumstände und äußere Verletzungszeichen

Hinweis für die Praxis: Die Eruierung der Begleitumstände durch Fremd- oder Eigenanamnese kann die Differenzierung eines primären Hirntraumas (ohne bzw. mit Fremdeinwirkung) von anderen ursächlichen Erkrankungen (Herzinfarkt, Subarachnoidalblutung, Anfall) erlauben, führt zu unmittelbaren therapeutischen Konsequenzen und darf daher nicht unterlassen werden.

Unterkühlung, Stoffwechselstörungen sowie Medikamenten- und Drogenabusus weisen auf andere Ursachen einer Bewusstseinsstörung hin und beeinflussen die klinische Einschätzung des SHT.

Äußere Verletzungszeichen (Prellmarken, Schürfwunden, Galeaverletzung) können richtungweisend für die Schwere der Gewalteinwirkung und die verursachte Schädigung sein. Andererseits können sie selbst bei schwerer zerebraler Schädigung fehlen (z. B. diffuses axonales SHT) und sind nicht pathognomonisch.

Präklinische Therapie

Atmung

Wichtig: Insuffiziente Spontanatmung und kurzfristiger Atemstillstand sind die wesentlichen Ursachen der posttraumatischen hypoxischen Hirnschädigung.

Ein Pneumo- oder Hämatothorax, Verletzungen der oberen Luftwege, eine Schädigung des Zervikalmarkes sowie eine Alkohol- bzw. Medikamentenintoxikation können die respiratorische Funktion zusätzlich beeinträchtigen. Während nichtintubierte Schädelhirnverletzte in 46,3 % eine Aspiration und 72,2 % eine respiratorische Insuffizienz aufwiesen, konnten diese Ereignisse durch frühzeitige Intubation und Beatmung auf 9,3 % bzw. 35,5 % reduziert werden.

Intubation und Beatmung. Bei allen Patienten mit unzureichender Atmung und gestörten Schutzreflexen ist daher die respiratorische Funktion durch Freihalten der Atemwege, Absaugen und ggf. durch Intubation und Beatmung zu gewährleisten.

Die Indikationen zur Intubation sind in Tab. 18.**7** zusammengefasst.

Tabelle 18.**6** Untersuchung der Motorik

Hemiparese	▸ Hirnstammläsion mit Pyramidenbahnbeteiligung
Beuge- / Strecksynergismen	▸ transtentorielle Einklemmung ▸ Hirnstammkontusion
Querschnittsyndrom (Para- / Tetraparese)	▸ spinales Trauma ▸ Wirbelsäulenverletzung
Parese peripherer Nerven, Plexusparese (Monoparese)	▸ Frakturen ▸ Schultertrauma
Schmerzbedingte Minderbewegung	▸ Frakturen ▸ Distorsionen

Tabelle 18.**7** Indikation zur Intubation

- Bewusstlosigkeit und Bewusstseinstrübung mit Atemstörung
- Blutung im Nasen- und Rachenraum
- Schwellung bei Gesichtsverletzungen
- Aspiration
- Kombination mit Thoraxverletzung und / oder hypovolämischem Schock

Hinweis für die Praxis: Wegen der Möglichkeit einer begleitenden Wirbelsäulenverletzung, insbesondere beim schwer Schädelhirnverletzten, ist die Intubation bei leichter Reklination des Kopfes unter gleichzeitiger Fixierung durch einen zweiten Helfer (Vermeidung von Anteflexion und Seitwärtsdrehung) durchzuführen.

Auch im präklinischen Bereich erfordert die Intubation bei vorhandenen Abwehrreflexen die Einleitung einer Narkose. Hierbei soll der Notarzt das Verfahren anwenden, das er sicher beherrscht (s. Kap. 11).

Ziele von Intubation und Beatmung sind Normoxämie (S_aO_2 95%, p_aO_2 > 100 mmHg) und Normokapnie (endexspiratorisches CO_2 bei 35 mmHg). Bei fehlender pulsoxymetrischer Überwachung wird eine inspiratorische Sauerstoffkonzentration von 100% gewählt. Prinzipiell kann nach Aspiration oder bei Polytrauma ein endexspiratorischer Druck bis etwa 10 mmHg gewählt werden, ohne dass ein relevanter Anstieg des ICP zu befürchten ist.

Die „prophylaktische" Hyperventilation ist nicht indiziert. Bei drohender transtentorieller Einklemmung kann die therapeutische Hyperventilation dagegen vorübergehend zur akuten Senkung des intrakraniellen Druckes eingesetzt werden.

Kreislauf

Nach Sicherung einer suffizienten Ventilation und Oxygenierung steht die Stabilisierung des Kreislaufs im Vordergrund.

Hypotension. Die bei SHT auftretende Hypotension hat vorwiegend extrakranielle Ursachen (Thorax-, Bauch- oder kardiales Trauma, selten spinaler Schock). Lediglich eine länger bestehende Galeaverletzung und die selten auftretende Verletzung der Schädelbasisarterien und des Sinus können im Erwachsenenalter einen hypovolämischen Schock erklären. Beim Neugeborenen und Kleinkind ist die Kreislaufwirksamkeit eines subgalealen bzw. sub- und epiduralen Hämatoms zu berücksichtigen.

Hinweis für die Praxis: Zur Verhinderung weiterer Blutverluste kann es erforderlich sein, eine spritzende Verletzung der Galea schon am Unfallort mittels Tamponade oder Klemme provisorisch zu versorgen und steril abzudecken. Eingedrungene Fremdkörper sind zu belassen; die Entfernung kann durch Wegfall des Tamponadeeffekts zu einer verstärkten Blutung führen.

Hypertension. Bei erhöhtem Blutdruck ist neben einer fehlenden bzw. nicht ausreichenden Analgosedierung an die Cushing-Response bei erhöhtem ICP zu denken. In diesem Fall darf eine Blutdrucksenkung erst nach Senkung des ICP erfolgen (Tab. 18.**8**).

Volumenersatz. Durch ausreichende Volumensubstitution können der CPP (Ziel > 70 mmHg) gesteigert und das Risiko der ischämischen Hirnschädigung gesenkt werden. Es wird ein systolischer arterieller Druck > 120 mmHg (mittlerer arterieller Druck > 90 mmHg) angestrebt.

Die adäquate Volumensubstitution erfordert eine ausreichende Zahl großlumiger peripherer Venenzugänge. Die optimale Wahl des Volumenersatzes beim hypovolämischen Schädelhirnverletzten wird kontrovers diskutiert:

- Isoosmolare kristalloide Lösungen wie Ringer-Lösung und NaCl 0,9% sowie Kolloide wie Hydroxyethylstärke (HES) und Gelatine werden häufig benutzt.
- Hypotone kristalloide Lösungen wie Glukose 5% und Ringer-Laktatlösung begünstigen die Entwicklung eines Hirnödems.
- Hypertone NaCl-Lösungen in Kombination mit HES bzw. Dextran („small volume resuscitation") führen zu einer schnellen, effektiven, aber zeitlich begrenzten Kreislaufstabilisierung mit Senkung des Hirndruckes.
- Hyperosmolare Lösungen, z. B. Mannitol 0,3 – 1,0 g / kgKG als Kurzinfusion, sind bei sekundärer Bewusstseinsstörung und Anisokorie, insbesondere präklinisch und im Schockraum, indiziert.
- Die zusätzliche Gabe vasoaktiver Substanzen ist nur dann vertretbar, wenn es trotz adäquater Volumentherapie nicht gelingt, die Kreislaufsituation zu stabilisieren.

Medikamentöse Neuroprotektion

Ein günstiger Einfluss spezifischer neuroprotektiver Substanzen (Kortikosteroide, Glutamat- und Kalziumantagonisten, Lazeroide, Barbiturate, Tris-Puffer) auf die neurologische Erholung nach einem SHT ist bislang nicht gesichert. Somit gehört der Einsatz neuroprotektiver Substanzen nicht zum Standard der präklinischen Versorgung.

Tabelle 18.**8** Präklinische medikamentöse Therapie beim SHT

Therapieziel	Medikamentöse Dosierung	Dosierung [kgKG]
Analgosedierung	Tramadol	50 – 100 mg
	Fentanyl	0,1 – 0,2 mg
	Midazolam	2,5 – 7,5 mg
	Diazepam	5 – 10 (5 – 20) mg
Antikonvulsion	Diazepam	5 – 10 mg
Antihypertension	Urapidil	25 – 50 mg

Tabelle 18.**9** Lagerung beim SHT

Rückenlage, Oberkörper 15–30° hoch	▸ wach oder bewusstlos ▸ intubiert und beatmet ▸ kreislaufstabil
Stabile Seitenlage	▸ bewusstlos ▸ nicht intubiert ▸ kreislaufstabil
Stabile Seitenlage und Schocklagerung (15° kopftief)	▸ bewusstlos ▸ nicht intubiert ▸ im Schock
Rückenlage und ggf. Schocklagerung (15° kopftief)	▸ bewusstlos ▸ intubiert und beatmet ▸ im Schock (je nach Kreislaufsituation)

Lagerung

Hinweis für die Praxis: Die Lagerung des Schädelhirnverletzten erfolgt in Abhängigkeit von:
- der Bewusstseinslage,
- der Kreislaufsituation und
- der Notwendigkeit zur Sicherung der Atemwege.

Tabelle 18.**9** gibt einen Überblick der jeweilig zu empfehlenden, situativ bedingten Lagerung.

Die Hochlagerung des Oberkörpers um 15–30° führt zur Senkung des ICP und erlaubt beim normovolämischen Patienten eine optimale zerebrale Perfusion und Oxygenation. Kopf und Halswirbelsäule (Immobilisation) sind achsengerecht zu lagern.

Transportmanagement

Nach rascher Durchführung der präklinischen Diagnostik und initialen Therapie erfolgt der Transport in ein geeignetes Krankenhaus (Abb. 18.**2**). Das aufnehmende Krankenhaus ist vorzualarmieren; dabei sind insbesondere die Verdachtsdiagnose und der momentane Zustand des Patienten (intubiert und beatmet usw.) mitzuteilen.

Hinweis für die Praxis: Das Verletzungsmuster bestimmt die Wahl des Zielkrankenhauses.

Chirurgische Primärversorgung. Der kreislaufinstabile, vital bedrohte Patient muss zur vordringlichen Versorgung abdominaler oder thorakaler Verletzungen in die nächstgelegene chirurgische Fachabteilung transportiert werden. Diagnostik und Therapie eines begleitenden SHT sind dann zunächst nachrangig. Nach Stabilisierung des Kreislaufs und chirurgischer Primärversorgung erfolgt die Verlegung in eine neurochirurgische Klinik.

Notarztbegleiteter Transport. Während Patienten mit leichtem SHT ohne Begleitverletzungen im Krankentransportwagen ohne Notarzt befördert werden können, erfordert ein mittelschweres oder schweres SHT zwingend den Transport in einem notärztlich besetzten Rettungsmittel. Unter Berücksichtigung von Entfernung, Tageszeit und Witterung ist das schnellste und schonendste Transportmittel einzusetzen. Dies ist nicht in jedem Fall der Hubschrauber.

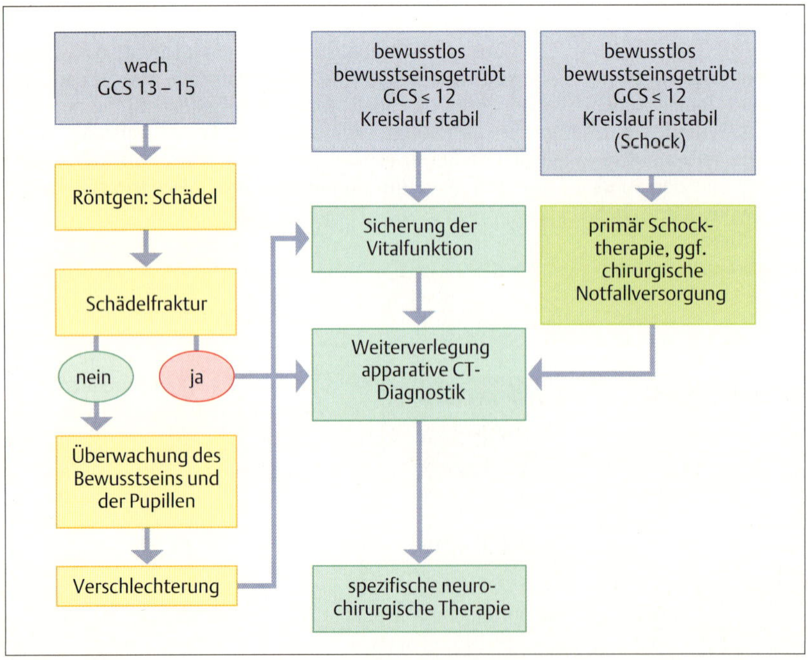

Abb. 18.**2** Versorgung eines Patienten mit SHT in einer Klinik ohne / mit CT.

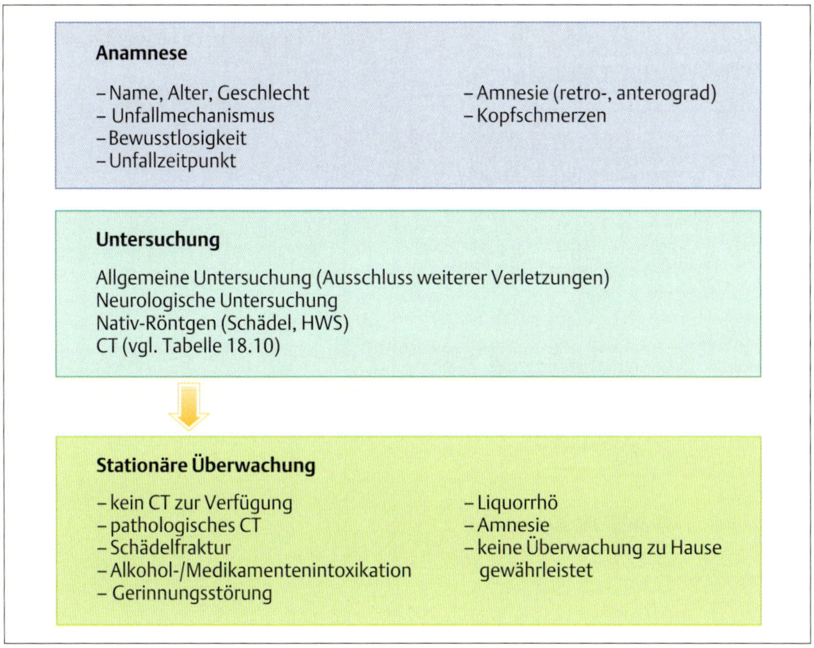

Abb. 18.**3** Diagnose und Behandlung des leichten SHT (GCS 13–15).

Klinische Erstversorgung

Wichtig: Die Versorgung eines Schädelhirnverletzten in der Notfallaufnahme stellt wegen der Komplexität möglicher Begleitverletzungen und der nicht vorhersehbaren Dynamik des zerebralen Traumas eine besondere Herausforderung dar und verlangt die teamorientierte und kollegiale Zusammenarbeit aller beteiligten Disziplinen.

Leichtes SHT. Diagnose und Behandlung des leichten SHT (Abb. 18.**3**) sind im klinischen Alltag, insbesondere bei alkoholintoxikierten Patienten, nicht immer einfach. Eine nachgewiesene Fraktur erfordert wegen des Hämatomrisikos die weiterführende CT-Diagnostik. Weitere Indikationen zur CT-Diagnostik sind in Tab. 18.**10** zusammengefasst. Bei klinischem Verdacht auf intrakranielle Blutung sollte auch bei unauffälligem Früh-CT nach 5–8 h eine erneute CT-Untersuchung erfolgen. Der Patient ist grundsätzlich 24, ggf. 48 h stationär zu überwachen. Unter bestimmten Voraussetzungen (geringe Gewalteinwirkung, Bewusstlosigkeit weniger als 1 min, postraumatische Amnesie kürzer als 10 min) kann die Überwachung auch in der häuslichen Umgebung erfolgen.

Tabelle 18.**10** Indikation zur kraniellen Computertomographie bei leichtem SHT

► Amnesie
► Psychomotorische Unruhe, Agitiertheit
► Sekundäre Bewusstseinsstörung
► Erbrechen
► Neurologisches Defizit
► Schädelfraktur
► Unfallmechanismus, Ausmaß der Gewalteinwirkung
► Schädelmissbildungen, Hydrozephalus
► Koagulopathien

Mittelschweres SHT. Diagnose und Behandlung des mittelschweren SHT erfordern in jedem Fall die CT-Diagnostik und eine intensivmedizinische Überwachung, da annähernd 10–20 % der Patienten sich durch Entwicklung einer raumfordernden Blutung oder eines Hirnödems klinisch verschlechtern.

Schweres SHT. Bei Vorliegen eines schweren SHT (Abb. 18.**4**) ist die Diagnostik in Abhängigkeit von der Kreislaufsituation zu forcieren. Zum Ausschluss extrakranieller Blutungsquellen erfolgen vordringlich ein Spiral-CT des Thorax und Abdomens oder die sonographische Untersuchung von Abdomen sowie eine Röntgennativaufnahme der Thoraxorgane. Eine Pupillenstörung als Hinweis auf intrakranielle Drucksteigerung zwingt bei stabilen Vitalfunktionen zur unverzüglichen CT-Diagnostik.

Hinweis für die Praxis: Bei intrakranieller Raumforderung mit drohender Einklemmung ist die Diagnostik zur Verifizierung von Begleitverletzungen nachrangig. Dies gilt jedoch ebenso für die computertomographische Diagnostik des Kraniums bei vital bedrohlichen und daher sofort zu versorgenden thorakalen oder abdominalen Verletzungen.

Bei längerer operativer Versorgung von Begleitverletzungen sind die Pupillenreaktionen wiederholt zu prüfen (ggf. ICP-Messung) und ein ausreichender CPP zu sichern. Nach Versorgung und Stabilisierung ist die kranielle Diagnostik unverzüglich nachzuholen.

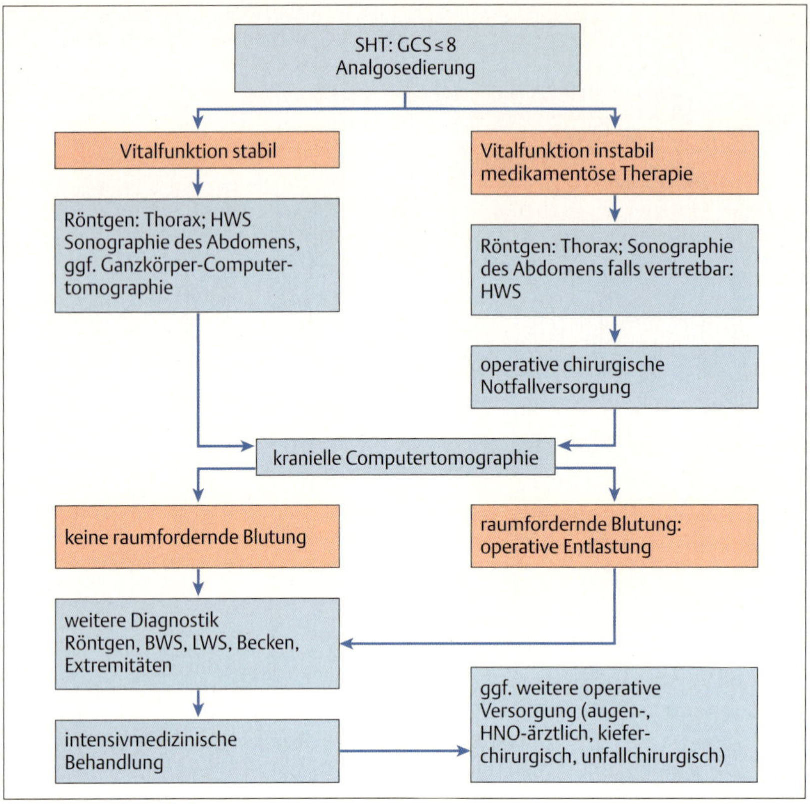

Abb. 18.**4** Algorithmus zur Akutversorgung des Patienten mit schwerem SHT.

Spinales Trauma

Grundlagen

Epidemiologie

Die Inzidenz der Behandlungsfälle beträgt circa 70 Fälle / 100 000 Einwohner und Jahr. 80% der Fälle beschränken sich auf knöcherne Verletzungen der Wirbelsäule, während 20% mit einer Verletzung des Rückenmarkes kombiniert sind. Auf der Basis der für die USA u.a. zur Verfügung stehenden spinalen Traumadatenbank (National Spinal Cord Injury Database) sind mit ca. 55% der Verletzten die Altersgruppe der 16–30-Jährigen am häufigsten betroffen (BRD: 22–28%). Das Verteilungsmuster bezogen auf den Wirbelsäulenabschnitt variiert (15–37% lumbal, 29–55% zervikal, 15–24% thorakal, 10% sakral). Häufige Ursachen für eine Wirbelsäulenverletzung sind Verkehrsunfälle (ca. 50%) gefolgt von Arbeits- (ca. 20%) sowie Bade- und Sportunfällen (ca. 10%).

Betrachtet man die Verletzungen der knöchernen Wirbelsäule, so sind diese am häufigsten (47%) thorakal mit Fokus auf den thorakolumbalen Übergang lokalisiert, gefolgt von Verletzungen der Lumbalregion 42%). Traumen der Halswirbelsäule sind zwar seltener (7,5%), sind jedoch in mehr als einem Drittel aller Fälle mit neurologischen Komplikationen (inkompletter / kompletter Querschnitt) assoziiert.

Definition und Einteilung

Definition: Das spinale Trauma ist die Folge einer äußeren Gewalteinwirkung (mechanische Schädigung) auf die Wirbelsäule mit einer Verletzung der knöchernen und diskoligamentären Strukturen sowie einer Schädigung nervaler Strukturen (Rückenmark, Nervenwurzeln).

Prinzipiell müssen Verletzungen der Wirbelsäule ohne primäre Beteiligung des Rückenmarkes (80% aller Fälle) von Verletzungen mit Rückenmarkbeteiligung („spinales Trauma") unterschieden werden. Diese können zu einer Querschnittslähmung (komplett / inkomplett) führen. Andererseits können Rückenmarkverletzungen auch ohne knöcherne und diskoligamentäre Verletzungen auftreten. Eine kernspintomographische Untersuchung erlaubt die sichere Diagnosestellung.

Das spinale Trauma kann nach unterschiedlichen Kriterien eingeteilt werden:
- Verletzungsmuster,
- Lokalisation,
- Stabilität,
- Rückenmarkbeteiligung.

Zur Beurteilung der Stabilität der Wirbelsäule werden die 3 Säulen betrachtet:
- *vordere:* vorderes Längsband, vorderer Anteil des Wirbelkörpers, Bandscheibe,
- *mittlere:* hinteres Längsband, hinterer Anteil des Wirbelkörpers, Bandscheibe,
- *hintere:* Wirbelgelenke, Wirbelbögen, dorsale Bänder.

Wichtig: Definitionsgemäß liegt eine Instabilität bei einer Verletzung von mehr als einer Säule vor.

Tabelle 18.**11** Typische Befunde, die für ein spinales Trauma richtungsweisend sind

▶ Polytraumatisierte Unfallverletzte (PKW, Motorrad, Fahrrad)
▶ Schädelhirntrauma, Verletzte mit / ohne Bewusstseinstrübung / Bewusstlosigkeit
▶ Flexions-, Hyperextensionstrauma (Auffahrunfall, Kopfsprung ins Wasser)
▶ Sturz aus größerer Höhe
▶ Direkte Gewalteinwirkung (Pfählungsverletzung)

Die Beurteilung nach Rückenmarkbeteiligung erfolgt unter den Kriterien:

- ohne / mit Rückenmarkbeteiligung,
- Ausmaß der Rückenmarkbeteiligung:
  - kompletter Querschnitt (Paraplegie / Tetraplegie),
  - inkompletter Querschnitt (Paraparese / Tetraparese),
  - Konus-Kauda-Syndrom (isolierte Schädigung des Conus medullaris).

Präklinische Diagnostik

Anamnese. Unfallhergang, die Begleitumstände und mögliche Unfallmechanismen sind anamnestisch (fremdanamnestisch) zu erfragen, da sie richtungsweisend für die Diagnosestellung sind.

Befund. Nach Erheben der Anamnese ist eine körperliche Untersuchung durchzuführen, die sich nicht vom allgemeinen Untersuchungsgang beim Polytrauma unterscheidet:

- Erste Priorität hat die Überprüfung der Vitalfunktionen (Kreislauf, Atmung) und der Bewusstseinslage (wach – bewusstseinsklar – bewusstlos).
- Störungen des Kreislaufs und der Atmung stehen nicht unbedingt mit einer Verletzung der Wirbelsäule in unmittelbaren Zusammenhang.

Die orientierende neurologische Untersuchung erfolgt von kraniokaudal vor der Gabe von Sedativa, Hypnotika und Muskelrelaxanzien. Im Rahmen der Inspektion ist auf Wunden, Prellmarken und Hautabschürfungen zu achten.

Richtungsweisende Befunde, die die Verdachtsdiagnose einer spinalen Traumas nahe legen, sind in Tab. 18.**11** zusammengefasst.

Kreislaufstörungen können im Rahmen einer akuten Querschnittsymptomatik auftreten und sind ein Hinweis auf eine Wirbelsäulen- / Rückenmarkverletzung oberhalb L 1 im Sinne eines „spinalen Schocks" möglich. Ursächlich ist der akute Verlust supraspinaler regulierender Impulse absteigender Rückenmarkbahnen.

Wichtig: Bevor jedoch die Diagnose eines spinalen Schocks als Ursache einer Kreislaufstörung gestellt wird, müssen andere, viel häufigere Ursachen für eine Kreislaufstörung ausgeschlossen werden (Differenzialdiagnose Volumenmangelschock).

Die Überprüfung der Spontanmotorik auf Aufforderung oder die Reaktion auf Schmerzreiz im Seitenvergleich sind ebenso wie die dermatombezogene orientierende Prüfung der Berührungs- und Schmerzempfindlichkeit ggf. der Tiefen- und Temperatursensibilität zu untersuchen (Tab. 18.**12** u. 18.**13**):

- Bei Verdacht auf eine Wirbelsäulenverletzung oder Querschnittslähmung wird der bewusstseinsklare Patient zunächst aufgefordert, Arme und Beine zu bewegen.
- Das Symptom Schmerz kann in Hinblick auf die Höhe der Rückenmarkläsion nur richtungsweisend sein.
- Der Nachweis von Pyramidenbahnzeichen ist richtungsweisend für eine mögliche Rückenmarkverletzung.

Hinweis für die Praxis: Verletzte, bei denen durch den Unfallhergang, die Symptomatik und den erhobenen Erstbefund eine Verletzung der Wirbelsäule nicht sicher auszuschließen ist, sind bis zum Ausschluss des Gegenteils wie ein Wirbelsäulenverletzter zu behandeln. Insbesondere bei Polytraumatisierten, bei denen durch den Grad der Bewusstseinseinschränkung die Befunderhebung erschwert, ist immer zunächst von einer spinalen Beteiligung auszugehen.

Präklinische Therapie

Volumentherapie. Auch bei der Wirbelsäulenverletzung hat die Aufrechterhaltung der Vitalfunktionen oberste Priorität und erfordert häufig bereits vor der Lagerung einen venösen Zugang zur Volumen- und Schmerztherapie. Zur notwendigen Volumentherapie können kolloidale und kristalloide Lösungen zum Einsatz kommen. Extreme Bradykardien sind mit Atropin zu behandeln.

Intubation. Im Falle einer notwendigen Intubation ist diese unter achsengerecht gesicherter manueller Immobilisation in Neutralposition (in jedem Fall Vermeidung der Anteflexion, allenfalls leichte Reklination) durchzuführen. Die

Tabelle 18.**12** Leitsymptome der akuten traumatischen Wirbelsäulen- und Rückenmarkschädigung

Bei bewusstseinsklaren Patienten	▶ lokaler oder segmentaler Schmerz ▶ Fehlhaltung des Kopfes oder des Rumpfes ▶ Sensibilitätsstörungen ▶ Lähmungen und Reflexstörungen ▶ Gangstörungen ▶ Blasenmastdarmstörungen
Bei bewusstlosen Patienten	▶ unterschiedliche Spontanmotorik der Arme und Beine ▶ unterschiedliche Schmerzreaktion der oberen / unteren Extremität ▶ Differenz der Reflexe der oberen / unteren Extremität ▶ fehlende Beatmung bei erhaltener Zwerchfellatmung ▶ Priapismus

Tabelle 18.**13** Segmentales Niveau und zugehöriger Kennmuskel, Reflexe und Dermatombeschreibung

Läsionshöhe	Parese	Reflexverlust	Dermatom
C 5	Mm. deltoideus und biceps	BSR	▸ Schulter und Oberarm lateral
C 6	Mm. biceps und brachioradialis	BSR	▸ oberhalb des Ellenbogens lateral ▸ Unterarm, Daumen und Zeigefinger radial
C 7	Mm. triceps, pronator teres, pectoralis major	TSR	▸ Unterarm dorsal ▸ mittlere drei Finger
C 8	kleine Handmuskeln	Trömner-Reflex TSR	▸ Unterarm dorsal ▸ Ring- und Kleinfinger
L 3	M. quadriceps femoris	PSR	▸ vom Trochanter major über Oberschenkel nach medial bis Knie
L 4	Mm. quadriceps und tibialis anterior	PSR	▸ über Hüfte und lateralen Oberschenkel zum medialen Knöchel
L 5	Mm. extensor hallucis longus und extensor digitorum brevis	TPR	▸ vom lateralen Oberschenkel über Knie zum Schienbein bis Dorsum ▸ Pedis, Großzehe
S 1	Mm. peronaei triceps und surae glutaeus maximus	ASR	▸ Hinterseite Ober- und Unterschenkel ▸ zum äußeren Knöchel und Fußrand ▸ Kleinzehe und laterale Fußsohle

BSR = Bizepssehnenreflex
TSR = Trizepssehnenreflex
BHR = Bauchhautreflex
PSR = Patellarsehnenreflex
TPR = Tibialis-posterior-Reflex
ASR = Achillessehnenreflex

orotracheale Intubation ist präklinisch immer das Verfahren der Wahl.

Lagerung. Die sachgerechte Lagerung eines Verletzten mit Verdacht auf ein spinales Trauma ist eine entscheidende Maßnahme im Rahmen der Ersttherapie. Dadurch sollen weitere Schädigungen des Rückenmarkes vermieden werden.

Wichtig: Jede unnötige Lageveränderung von Wirbelsäulenverletzten ist zu vermeiden. Die Stabilisierung der HWS mittels einer HWS-Immobilisationshilfe ist obligat.

Entscheidend ist hier die achsengerechte Ruhigstellung und Stabilisierung. Repositions- und Traktionsmanöver sind im präklinischen Bereich obsolet, da sie das Risiko für eine neurologische Verschlechterung beinhalten. Auf einen korrekten Sitz und Größe der HWS-Immobilisationshilfe ist zu achten (*cave:* venöse Abflussstörung). Im Anschluss daran wird der Verletzte mit einer Schaufeltrage auf die Vakuummatratze gebracht und dort nach deren Entfernung endgültig gelagert und fixiert. Wird der Verletzte in Bauchlage vorgefunden, so erfolgt die Umlagerung mittels der „Sandwichtechnik". Um Druckschäden zu vermeiden, müssen harte Gegenstände vor dem Transport entfernt werden.

Hinweis für die Praxis: Bereits am Notfallort, aber auch während des Transports ist bei Querschnittspatienten aufgrund der Wärmeregulationsstörung auf Auskühlung bzw. Überhitzung zu achten.

Neuroprotektive Therapie. Eine spezifische neuroprotektive Therapie am Unfallort, insbesondere die hochdosierte kurzfristige Methylprednisolongabe (initial 30 mg/kgKG und anschließend 5,4 mg/kgKG/h für 23 h) ist aufgrund des heutigen Wissensstandes und der kurzen Rettungszeiten präklinisch prophylaktisch *nicht indiziert.* Die Analyse der NASCIS (North American Spinal Cord Injury Study) II und III zeigt im Ergebnis keine eindeutige bzw. nur eine geringe funktionelle Verbesserung der motorischen und sensiblen Ausfallerscheinungen nach 12 Monaten auch bei Gabe von Methylprednisolon innerhalb von 8 h posttraumatisch.

Hinweis für die Praxis: Die Studienergebnisse geben keine eindeutige gesicherte Antwort über die Wirksamkeit von Glukokortikoiden nach spinalen Trauma. Eine Indikation ergibt sich nur bei gesicherter Rückenmarkschädigung im Zeitfenster von 8 h. Die hochdosierte Gabe von Methylprednisolon sollte aufgrund der Nebenwirkungen nicht über 36 h gegeben werden. Entsprechend der Kriterien evidenzbasierter Medizin stellt die Gabe von Methylprednisolon eine Behandlungsoption dar.

Wichtiger als die Gabe von Methylprednisolon sind die adäquate präklinische und klinische Notfalltherapie mit dem Ziel:

- Hypoxie und Hypotonie zu vermeiden,
- eine frühzeitige Dekompression des Rückenmarkes,
- eine ausreichende Stabilisierung der Wirbelsäule und
- die Einleitung rehabilitativer Maßnahmen.

Transportmanagement

Der gesamte, so schnell und schonend als möglich durchzuführende Transport erfolgt bei achsengerechter und stabiler Lagerung auf einer Vakuummatratze. Transportmittel der Wahl ist der Rettungshubschrauber (Abb. 18.**5**). Bei kreislaufinstabilen Verletzten muss der Transport in das nächstgelegene Krankenhaus mit chirurgischer Fachabtei-

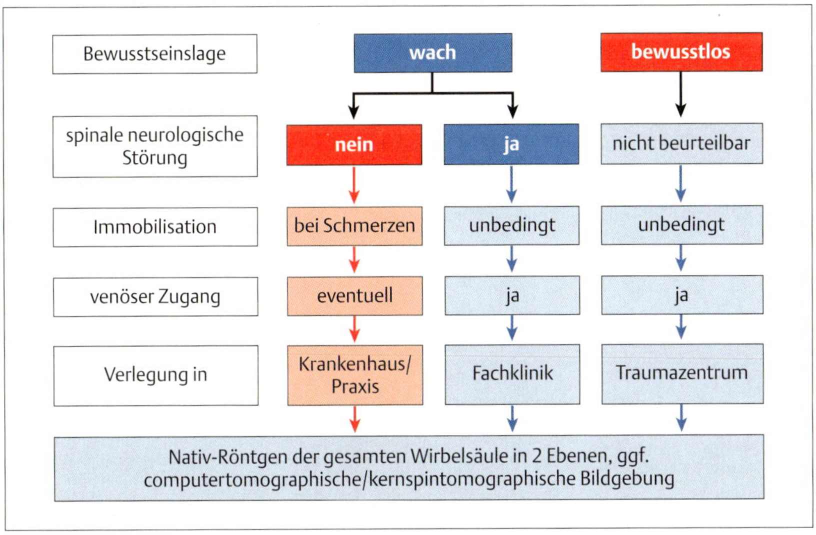

Abb. 18.**5** Algorithmus zum präklinischen Vorgehen bei spinalem Trauma.

lung erfolgen. Bei primär kreislaufstabilen Patienten sollte ein primärer Transport in ein Traumazentrum durchgeführt werden, welches die Möglichkeit der 24-stündigen umfassenden Diagnostik (einschließlich Kernspintomographie) und operativer und intensivmedizinischer Therapie von Wirbelsäulen- und Rückenmarkverletzungen vorhält.

Klinische Erstversorgung

Wichtig: Die präklinisch begonnene stabile Lagerung ist in der Klinik so lange beizubehalten, bis bewiesen ist, dass keine Wirbelsäulenverletzung vorliegt oder die definitive Therapie eingeleitet wird.

Bildgebende Diagnostik. Die apparative bildgebende Diagnostik wird deswegen unter Belassung der Lagerung auf der Vakuummatratze durchgeführt. Ohne bildgebende Diagnostik ist keine exakte Höhenlokalisation der Wirbelsäulen-, Rückenmarkverletzung möglich. Der radiologische Minimalstandard ist die Darstellung der gesamten Wirbelsäule im Nativröntgenbild. Kritische Bereiche wie der Dens, die untere HWS und obere BWS (HWK 7 und BWK 1) erfordern eine besonders sorgfältige Beurteilung. Eine bessere Darstellung der knöchernen Verletzungen ist mit der Computertomographie möglich. Diskoligamentäre Verletzungen und die Schädigung des Rückenmarkes (Blutung, Ödem) erfordern eine kernspintomographische Untersuchung.

Hinweis für die Praxis: Bei Vorliegen einer neurologischen Symptomatik ist zur Klärung der Frage einer direkten Myelonschädigung eine Kernspintomographie indiziert.

Therapie. Die weitere Versorgung umfasst in Abhängigkeit der Verletzung konservative und operative Therapiemaßnahmen. Konservative Maßnahmen sind u. a. die Korrektur gestörter vegetativer Funktionen sowie die Thrombose-, Dekubitus-, Pneumonie- und Kontrakturprophylaxe. Operative Grundprinzipien:

- ausreichende frühzeitige Dekompression von Rückenmark und Spinalnerven,
- exakte Reposition,
- kurze Fusion,
- stabile Fixation.

Hierdurch sollte eine ausreichende Belastungsstabilität für eine frühe Mobilisation erreicht werden. Die Einleitung rehabilitativer Maßnahmen in einem Zentrum sollte zum frühestmöglichen Zeitpunkt erfolgen.

Kernaussagen

Schädelhirntrauma

Die Notfalluntersuchung umfasst die Erfassung der Vitalfunktionen, der Bewusstseinslage, äußerer Verletzungen, der Pupillen, der Motorik und der Begleitumstände; gleichzeitig sind extrakranielle Verletzungen zu erfassen. Beim Erwachsenen muss ein Kreislaufschock immer an eine schwere extrakranielle Begleitverletzung denken lassen.

Die HWS ist bis zum Ausschluss einer Verletzung zu immobilisieren. Die Indikation zur Intubation ist bei bewusstlosen (GCS < 8) oder bewusstseinsgetrübten Patienten mit unzureichender Spontanatmung immer gegeben.

Durch ausreichende Volumensubstitution wird der CPP (Ziel > 70 mmHg) gesteigert und das Risiko der ischämischen Hirnschädigung gesenkt. Es wird ein systolischer arterieller Druck > 120 mmHg angestrebt.

Das Verletzungsmuster bestimmt die Wahl des Zielkrankenhauses. Der kreislaufinstabile, vital bedrohte Patient muss zur vordringlichen Versorgung abdominaler oder thorakaler Verletzungen zunächst in die nächstgelegene chirurgische Fachabteilung transportiert werden; von dort erfolgt ggf. die Verlegung in eine neurochirurgische Fachabteilung. Bei intrakranieller Raumforderung mit drohender Einklemmung ist die Diagnostik zur Verifizierung von Begleitverletzungen nachrangig. Dies gilt jedoch ebenso für die CT-Diagnostik des Kraniums bei vital bedrohlichen und daher sofort zu versorgenden thorakalen oder abdominalen Verletzungen.

Spinales Trauma

Nach Erheben der Anamnese / Fremdanamnese ist eine eingehende körperliche Untersuchung durchzuführen. Störungen der Vitalfunktionen Atmung und Kreislauf stehen nicht unbedingt mit einer Verletzung der Wirbelsäule im Zusammenhang. Bei Verdacht auf Wirbelsäulenverletzung oder Querschnittslähmung wird der bewusstseinsklare Patient zunächst aufgefordert, Arme und Beine zu bewegen.

Falls die Intubation des Patienten erforderlich wird, muss diese unter achsengerecht gesicherter manueller Immobilisation der HWS in Neutralposition erfolgen.

Die sachgerechte Lagerung ist eine wichtige Säule der Ersttherapie; jede unnötige Lageveränderung muss vermieden werden. Die Immobilisierung der HWS ist obligat. Die hochdosierte Gabe von Methylprednisolon ist präklinisch nicht indiziert. Mittel der Wahl für den erschütterungsfreien Transport ist der Rettungshubschrauber.
Die präklinisch begonnene stabile Lagerung wird in der Klinik so lange beibehalten, bis bewiesen ist, dass keine Wirbelsäulenverletzung vorliegt oder die definitive Therapie eingeleitet wird.

Literatur

Alderson P, Roberts I. Corticosteroids for acute traumatic brain injury. The Cochrane Database of Systemic Reviews 2004; Issue 4. Art.No.CD00196. pub.2. DOI: 10.1002/14651858.CD000196.pub2.

Benzel EC, Doezema D. Prehospital Management of the Spinally Injured Patient. In: Narayan RK, Wilberger jr JE, PovlishockJT (eds). Neurotrauma. Columbus: McGraw-Hill; 1996: 1113 – 1120.

Bernhard M, Gries A, Kremer P, Martin-Villalba A, Böttiger BW. Präklinisches Management von Rückenmarkverletzungen. Anästhesist 2004; 4: 357 – 376.

Bracken MB, Shepard MJ, Collins WF, Holford TR, Young W, Baskin DS, Eisenberg HM, Flamm E, Leo-Summers L. A randomized, controlied trial of methylprednisolone or naloxone in the treatment of acute spinal-cord injury. New Engl J Med 1990; 322: 1405.

Bracken MB, Shepard MJ, Collins WF, Holford TR, Baskin D, Eisenberg HM, Flamm E, Leo-Summers L, Maroon JC, Marshall LF. Methylprednisolone or naioxone treatment after acute spinal cord injury: l-year follow-up data. J Neurosurg 1992; 76: 23.

Bracken MB. Pharmacological treatment of acute spinal cord injury: Current Status and future projects. J Emerg Med 1993; 11: 43.

Bracken MB, Shepard MJ, Hohlefeld TR et al. Administration of methylprednisolone for 24 or 48 hours or tirilazad mesylate für 48 hours in the treatment of acute spinal cord injury. JAMA 1997; 277: 1597 – 1604.

Bracken MB, Shepard MJ, Hohlefeld TR, et al. Methylprednisolone or tirilazad mesylate administration after acute spinal cord injury: 1-year follow up.Result of the third national acute spinal cord injury randomized controlled trial. J Neurosurg 1998; 89: 699 – 706.

Brihaye J, Frowein RA, Lindgren S, Loew F, Stroobandt G. Report on the meeting of the W.F.N.S.l Coma Scaling. Acta Neurochir 1976; 40: 181 – 186.

Bullock R, Chesnut RM, Clifton G, Ghajar J, Marion DW, Narayan RK, Newell DW, Pitts LH, Rosner MJ, WilbergerJE. Guidelines for the Management of Severe Head Injury: A Joint Initiative of the American Association of Neurological Surgeons & the Brain Trauma Foundation. New York 1995; 5.1 – 166.

Chesnut RM. Emergency Management of Spinal Cord Injury. In: Narayan RK, Wilberger jr. JE, Poviishock JT (eds). Neurotrauma. Columbus: McGraw-Hill Company; 1996: 1121 – 1138.

Domeier RM, Evans RW, Swor RA, Rivera-Rivera EJ, Frederiksen SM. Prehospital clinical findings associated with spinal injury. Preshosp Emerg Care 1997; 1: 11 – 15.

Diagnosenstatistik – Einsatz im Krankenhaus und für Pflegesatzverhandlungen. Schriftenreihe des Bundesministeriums für Gesundheit. Bd.4. Baden-Baden: Nomos; 1992.

EBIC – Guidelines for Management of Severe Head Injury in Adults. Maas AIR, Dearden M, Teasdale GM, Braakmann R, Cohadon F, lannotti F, Karimi A, Lapierre F, Murray G, Ohman J, Persson L, Servadei F, Stocchetti N, Unterberg A, on behalf of the European Brain Injury Consortium. Acta Neurochir 1997; 139: 286 – 294.

Grumme T, Baethmann A, Kolodziejczyk D, Krimmer J, Fischer M, von Eisenhart, Rothe B, Pelka R, Bennefeld H, Pöllauer E, Kostron H. Treatment of patients with severe head injury by triarncinolone: a prospective, controlied multicenter clinical trial of 396 cases. Res Exp Med 1995; 195: 217.

Harders A, Kakarieka A, Braakmann R, et al. Traumatic subarachnoid hemorrhage and is treatment with Nimodipine. J Neurosurg 1996; 85: 82 – 89.

Jansen J. Präklinische Maßnahmen bei Wirbelsäulenverletzungen. In: Kontokollias J S (Hrsg). Arzt im Rettungsdienst. Edewecht: Stumpf & Kossendey; 1997: 669 – 676.

Krans KH. The pathophysiology of spinal cord injury and its clinical implications. Scan Vet Med Surg 1996; II: 201 – 207.

Leitlinien zur Primärversorgung von Patienten mit Schädel-Hirn-Trauma. Arbeitsgemeinschaft Intensivmedizin und Neurotraumatologie der Deutschen Gesellschaft für Neurochirurgie und Wissenschaftlicher Arbeitskreis Neuroanästhesie der Deutschen Gesellschaft für Anästhesiologie und Intensivmedizin. Notarzt 1997; 13: 75 – 79.

Mauritz KH. Neue Aspekte in der Rehabilitation traumatischer Querschnittssyndrome. In: Böcker F, Kügelgen B, Skiba N (Hrsg). Neurotraumatologie. Berlin: Springer; 1993: 101 – 115.

National Spinal Cord Injury Statistical Center. Spinal Cord Injury. Facts and Figures at a Glance: http://www.spinalcord.uab.edu/show.asp?durki=21446.

National Acute Spinal-Cord Injury Study (NASCIS 2). New Engl J Med 1990; 20: 1405 – 1411.

Singbarti G. Die Bedeutung der präklinischen Notfallversorgung für die Prognose von Patienten mit schwerem Schädel-Hirn-Trauma. Anästh Intensivther Notfallmed 1985; 20: 251 – 260.

Tator CH. Classification of Spinal Cord Injury based on Neurological Presentation. In: Narayan RK, Wilberger jr. JE, Poviishock JT (eds). Neurotrauma. Columbus: McGraw-Hill; 1996: 1059 – 1073.

Teasdale G, Jennett B. Assessment of coma in impaired consciousness: A practical scale. Lancet 1974; 2: 81 – 84.

Vaccaro AR, An HS, Betz RR, Gottes JM, Balderston RA. The management of acute spinal trauma: pre-hospital and in-hospital emergency care. Instr Course Lect 1997; 46: 113 – 125.

Wenzlaff P. Ergebnisse. In: Rickels E, von Wild K, Wenzlaff P, Bock WJ (Hrsg). Schädel-Hirn-Verletzung, Epidemiologie und Versorgung. Ergebnisse einer prospektiven Studie. München: Zuckschwerdt; 2006: 42 – 74.

Young W. Spinal Cord Injury Pathophysiology and Therapie. In: Narayan RK, Wilberger jr JE, Poviishock JT (eds). Neurotrauma. Columbus: McGraw-Hill; 1996: 1075 – 1093.

19

Neurologische Notfälle

19.1 Grundlagen

J. Bardutzky, H. B. Huttner, St. Schwab

Roter Faden

Leitsymptome des neurologischen Notfalls
Neurologische Untersuchung des Patienten

Notfälle mit im Vordergrund stehenden neurologischen Symptomen kommen nicht nur bei akuten Erkrankungen des zentralen Nervensystems, sondern auch bei akuten Störungen der peripheren Nerven, der neuromuskulären Übertragung sowie der Muskulatur selbst vor, sind aber nicht selten auch bei einer Reihe von internistischen Krankheitsbildern zu beobachten. Bei den neurologischen Notfällen stehen in erster Linie somatische Symptome wie quantitative Bewusstseinsstörungen, akute Paresen oder epileptische Anfälle im Vordergrund. Die Behandlung konzentriert sich zunächst vorwiegend auf die Stabilisierung vitaler Funktionen, Wiedereröffnen eines akuten Gefäßverschlusses, Senkung eines erhöhten intrakraniellen Druckes oder die Unterbrechung eines Status epilepticus.

Leitsymptome des neurologischen Notfalls

Die Ursachen von neurologischen Notfällen sind vielfältig. Zerebrovaskuläre Erkrankungen sind am häufigsten, aber auch traumatische, neoplastische, metabolische und entzündliche Erkrankungen sowie Intoxikationen und Hypoxie sind nicht selten Ursache akuter neurologischer Symptome und Ausfälle.

Leitsymptome akuter neurologischer Erkrankungen sind:
- (progrediente) quantitative Bewusstseinsstörung,
- akute Paresen,
- akute oder progrediente Schwäche der Schluck- und Atemmuskulatur,
- akute Sprech-/Sprach- und Kommunikationsstörung,
- epileptische Anfälle ohne und mit Bewusstseinsstörung,
- akute Blasen- und Mastdarmentleerungsstörungen, oft begleitet von plötzlichen Paresen und Schmerzen,
- plötzliche, stärkste (Kopf-) Schmerzen.

Neurologische Untersuchung des Patienten

Die Notfalluntersuchung soll in erster Linie die rasche Abschätzung der Hirn-, Rückenmark- oder Nervenschädigung und erst in zweiter Linie eine exakte Diagnose anstreben, die am Notfallort in der Regel ohnehin nicht gestellt werden kann. Die Untersuchung des Komatösen umfasst alle funktionellen Systeme ebenso wie beim Wachen. Sie unterscheiden sich nur insofern, dass alle Untersuchungstechniken, die Kooperation erfordern, entfallen.

Wesentlicher Teil der Untersuchung am Notfallort ist die differenzierte Beurteilung der Bewusstseinslage. Die aktuelle Bewusstseinslage wird quantitativ differenziert in
- Wachheit,
- Somnolenz (vermehrte Schläfrigkeit, aus der der Patient durch geringe Außenreize geweckt werden kann),
- Sopor (tiefer Schlaf, aus dem der Patient nur mit starken Reizen zu wecken ist) und
- Koma (Bewusstlosigkeit).

Die eigentliche neurologische Notfalluntersuchung sollte folgende Punkte umfassen:
- Bewusstseinslage,
- Orientierung (Person, Ort, Zeit, situativ),
- Atmung (Atemmuster, -mechanik),
- vegatative Entgleisungen,
- wegweisende Hautveränderungen (z. B. Petechien bei Meningokokkeninfektion),
- Meningismus (*cave*: kann bei Koma und Kindern fehlen),
- okulozephaler Reflex (OCR; bei Wachen negativ, bei stärkerer Bewusstseinstrübung – meist bei mesenzephaler Störung – positiv, bei Bewusstlosigkeit wieder negativ),
- Pupillen (Größe, Reaktion, Isokorie, Anisokorie),
- Stellung und Beweglichkeit der Bulbi,
- Hirnnerven (insbesondere Kornealreflex, Okulomotorik, Visus, Gesichtsfeld, Fazialisparese, Würgreflex),
- Paresen (bei wachen Patienten leicht zu prüfen, bei komatösen Patienten: Abwehr auf Schmerzreize; halbseitge Paresen deuten auf zerebrale Ursache, gekreuzte Hirnstammsymptome zeigen ipsilaterale Hirnnervenbeteiligung und kontralaterale Extremitätenlähmung; Para- oder Tetraparesen meist durch spinale Läsion oder Erkrankung des peripheren Nervensystems),
- Sensibilitätsstörung, Koordination,
- Pyramidenbahnzeichen,
- Entleerungsstörungen von Blase und Darm.

Kernaussagen

Leitsymptome des neurologischen Notfalls

Die Ursachen neurologischer Notfälle sind vielfältig: Am häufigsten treten zerebrovaskuläre Erkrankungen auf, aber auch traumatische, neoplastische, metabolische und entzündliche Krankheiten sowie Intoxikationen und Hypoxie sind nicht selten Ursache akuter neurologischer Symptome und Ausfälle.
Bei den neurologischen Notfällen stehen in erster Linie somatische Symptome wie quantitative Bewusstseinsstörungen, akute Paresen oder epileptische Anfälle im Vordergrund.

Neurologische Untersuchung des Patienten

Die Notfalluntersuchung soll in erster Linie die rasche Abschätzung der Hirn-, Rückenmark- oder Nervenschädigung und erst in zweiter Linie eine exakte Diagnose anstreben.
Wesentlicher Teil der Untersuchung am Notfallort ist die differenzierte Beurteilung der Bewusstseinslage.

19.2 Zerebrovaskuläre Erkrankungen

J. Bardutzky, H. B. Huttner, St. Schwab

Roter Faden

Schlaganfall
- Zerebrale Ischämie: Infarkt in der vorderen Zirkulation
- Zerebrale Ischämie: raumfordernder Mediainfarkt
- Zerebrale Ischämie: Infarkt in der hinteren Zirkulation
- Zerebrale Ischämie: Basilaristhrombose
- Spontane intrazerebrale Blutung (ICB)
- Subarachnoidalblutung

Aseptische Sinusthrombose

Schlaganfall

Definition: Der Terminus „akuter Schlaganfall" bezeichnet ein Syndrom, das durch ein plötzlich einsetzendes, fokales zentralnervöses Defizit gekennzeichnet ist. Dies ist eine rein klinische Definition ohne ätiologische Zuordnung (z. B. Ischämie, Blutung, SAB).

Epidemiologie

Der Schlaganfall ist die:
- dritthäufigste Todesursache in westlichen Industrieländern,
- häufigste Ursache für dauerhafte Invalidität.

Die jährliche Inzidenz liegt 200/100 000 Einwohnern; davon etwa 80–85 % ischämische Infarkte, 15–20 % intrazerebrale Blutungen, Subarachnoidalblutungen und Sinusthrombosen.

Zerebrale Ischämie: Infarkt in der vorderen Zirkulation

Infarkte im vorderen Territorium machen etwa 75 % aller zerebralen Ischämien aus, dabei ist die A. cerebri media am häufigsten betroffen.

Klinische Symptomatik und Differenzialdiagnostik

Wichtig: Klinisch kann nicht zwischen ischämischen oder hämorrhagischen Schlaganfall differenziert werden.

Diese Differenzialdiagnose muss immer durch eine kranielle Bildgebung erfolgen. Jede plötzlich auftretende neurologische Symptomatik sollte an einen Schlaganfall denken lassen. Die häufigsten Symptome einer Ischämie im vorderen Kreislauf sind in Tab. 19.1 aufgeführt.

Differenzialdiagnostisch ist v. a. an:
- eine Migraine accompagnée,
- einen epileptischen Anfall mit postiktaler Parese,
- eine akute Hypoglykämie sowie an
- psychogene Symptombildung zu denken.

Diagnostik

Vitalparameter. Bereits am Notfallort Überwachung der Vitalparameter:
- Sauerstoffsättigung,
- Puls,
- Rhythmus,
- Blutdruck,
- Körpertemperatur,
- Blutzucker.

Labor. Für akute Therapieentscheidungen (Thrombolyse) sind nur
- Gerinnung (PTT, INR),
- Thrombozyten,
- Blutdruck und
- Blutzucker relevant.

Anamnese. Anamneseerhebung und neurologischen Untersuchung.

Bildgebung. Die kranielle Bildgebung ist zeitabhängig:
- Zeitfenster von *0–3 h: CT.* Eine Thrombolyseindikation ist gegeben, wenn im CT eine Blutung ausgeschlossen ist. Ein schweres neurologisches Defizit mit Bewusstseinstrübung, fixierter Kopf- und Blickwendung und Hemiplegie ist wie auch das Vorliegen ausgedehnter Infarktfrühzeichen im CT eine *relative* Kontraindikation.
- Zeitfenster *>3 (bis 9) h: MRT.* Diffusions-/Perfusions-Mismatch:
  - frühe Darstellung des irreversibel geschädigten Infarktkerns in den diffusionsgewichteten Sequenzen (DWI),
  - Darstellung des minderperfundierten Areals in den perfusionsgewichteten Sequenzen (PWI),
  - die Differenz zwischen minderperfundierten Arealen und DWI-Läsion repräsentiert gefährdetes, aber prinzipiell rettbares Hirngewebe.

Tabelle 19.1 Häufigste Symptome einer Ischämie

System	Symptom
Motorik	Hemiparese (Bein, Arm, Gesicht), häufig brachiofazial betont
Sensibilität	Hemihypästhesie (Bein, Arm, Gesicht)
Koordination	Hemiataxie, Extremitätenataxie, Dysmetrie
Sprache (Aphasie)	Sprachverständnis, Sprachproduktion, Nachsprechen
Sprechen (Dysarthrie)	verwaschene, lallende Sprache
Visus (retinal oder Sehbahn)	Amaurosis (fugax), Hemianopsie

19

Hinweis für die Praxis: Beim Vorliegen eines „Mismatches" ist die DWI < PWI und eine Thrombolyseindikation grundsätzlich gerechtfertigt.

Therapie

Der Schlaganfall ist ein medizinischer Notfall. Die erfolgreiche Versorgung des ischämischen Schlaganfalls basiert auf einer viergliedrigen Kette:

- rasches Erkennen und Reagieren auf die Symptome (Angehörige, Patient, Hausarzt),
- umgehende Information des Rettungsdienstes,
- rascher Transport in ein Krankenhaus mit CT und Lyseerfahrung,
- rasche und zielgerichtete Versorgung im Krankenhaus.

Basistherapie

Beginn schon am Notfallort:

- Blutdruck nicht senken, erst (vorsichtig) wenn Blutdruckwerte > 220 / 120 mmHg; Medikament der 1. Wahl Urapidil i. v. initial mit 12,5 mg,
- strikte Normothermie (< 37,5 °C; Paracetamol oder Metamizol 500 – 1000 mg),
- strikte Normoglykämie < 140 mg / dl (Altinsulin),
- Sauerstoffgabe 4 – 6 l O_2 (neuroprotektiv),

Hinweis für die Praxis: Die Gabe von Thrombozytenaggregationshemmern und Heparin ist obsolet.
Die Weiterbehandlung auf einer Stroke Unit weist eine signifikante Reduktion des Anteils an dauerhaft pflegebedürftigen Patienten sowie der Behandlungsdauer auf.

Spezifische Therapie: Thrombolyse

< 3 Stunden. Die intravenöse Thrombolyse innerhalb von 3 h nach Symptombeginn mit rt-PA (0,9 mg / kgKG, 10 % Bolus, Rest über 1 h i. v., max. 90 mg) nach Ausschluss einer ICB und großer ischämischer Infarktausdehnung durch ein Schädel-CT ist gegenwärtig die einzige zugelassene Akuttherapie des ischämischen Schlaganfalls. Einschränkungen bei der Zulassung betreffen das Alter (Vorsicht bei > 80 Jahren) und eine begleitende Therapie mit Antikoagulanzien (keine Lyse bei INR > 1,7).

Bei der intravenösen Thrombolyse besteht eine klare Abhängigkeit von der Zeit. Wenn innerhalb von 90 min nach Symptombeginn lysiert wird, ist die Chance, kein behinderndes Defizit / Unabhängigkeit zu erlangen 2,8fach erhöht, innerhalb von 90 – 180 min nur noch 1,5fach und von 180 – 270 min 1,4fach. Danach ist kein signifikanter Nutzen der CT-basierten Thrombolyse mehr vorhanden (Schellinger et al. 2001).

> 3 (bis 9) Stunden. Patienten mit einem DWI-PWI-Mismatch können auch jenseits des 3-h-Zeitfensters von einer Lysetherapie profitieren (Schwab et al. 2005).

Lokale intraarterielle Thrombolyse. Die lokale intraarterielle Thrombolyse proximaler Mediaverschlüsse führt innerhalb eines 6-h-Zeitfensters zu einer signifikanten Verbesserung des Outcome und kann als individueller Heilversuch durchgeführt werden (del Zoppe et al. 1998).

Zerebrale Ischämie: raumfordernder Mediainfarkt

Der raumfordernde Mediainfarkt ist folgendermaßen charakterisiert:

- über zwei Drittel des Mediastromgebiets mit raumforderndem Charakter durch Ödementwicklung,
- Entwicklung typischerweise innerhalb der ersten 2 – 5 Tage,
- Letalität bei konservativer Therapie von 80 %.

Behandlung des erhöhten intrazerebralen Druckes (ICP)

Konservative Hirndrucktherapie

- Sedierung (Benzodiazepine) und Schmerzfreiheit (Opioide),
- strenge Normothermie und Normglykämie,
- kritische Messparameter: ICP (< 20 mmHg) und zerebraler Perfusionsdruck (CPP = MAP-ICP; anzustreben CPP > 70 mm Hg); dies setzt jedoch ein invasives Hirndruckmonitoring voraus,
- Oberkörperhochlagerung von 30 °, bei ICP-Monitoring Lagerung individuell (0 – 45 °) abhängig vom jeweiligen ICP / CPP,
- bei Hirndruckkrisen: kurzzeitige (< 6 h) Hyperventilation (CO_2 32 – 35 mmHg).

Osmotherapeutika. Für folgende hypertone Lösungen ist Effekt einer kurzfristigen Senkung des erhöhten ICPs belegt:

- Glycerol (i. v. 4 × 125 – 250 ml einer 10 %-Lösung über 1 h; oral: 4 × 50 ml einer 80 %-Lösung),
- Mannitol 20 % (4 – 6 × 125 ml Kurzinfusion),
- hypertone Kochsalzlösungen (z. B. 150 ml Kurzinfusion einer 7,5 %-Lösung),
- Kombinationen aus 7,5 % NaCl plus Hydroxyethylstärke (150 ml Kurzinfusion).

Generell sollte die Osmotherapie nicht über 6 Tage durchgeführt werden. Kontrolle der Serumosmolarität: kein weiterer Nutzen der Therapie, wenn > 320 mosmol / l.

THAM (Tris-Puffer). Initial wird ein Bolus von 1 mmol / kgKG gegeben, danach wird die Dosierung nach Ziel auf einen pH-Wert von 7,5 – 7,55 eingestellt.

Ultima Ratio. Als Ultima Ratio kommt Thiopental zum Einsatz: initial über einen Bolus von 250 mg; danach in einer Dosierung bis maximal ca. 100 mg / kgKG / Tag (EEG-Monitoring mit dem Ziel: „burst-suppression").

Wichtig: Der raumfordernde Mediainfarkt bei Verschluss der distalen A. carotis interna oder proximalen MCA hat selbst unter maximaler konservativer Therapie eine Mortalität von 80 %.

Spezielle Hirndrucktherapie

Hemikraniektomie. Nach noch inoffiziellen Vorabergebnissen einer randomisierten Multizenterstudie (DESTINY) senkt die operative Dekompressionstherapie die 30-Tages-Mortalität von Patienten unter 60 Jahren mit malignem Mediainfarkt.

Hypothermie. Die moderate Hypothermie (32 – 34 °C) stellt ein potentes Mittel zur Prävention und Senkung erhöhter ICP-Werte dar, ist jedoch noch experimentell und auf wenige Zentren beschränkt.

Zerebrale Ischämie: Infarkt in der hinteren Zirkulation

Entsprechend des betroffenen Gefäßterritoriums (Aa. vertebrales, cerebellares, basilaris, posteriores) unterscheiden sich die klinischen Symptome:

- *Kleinhirn:* Schwindel, Nystagmus, Hemiataxie, Dysarthrie.
- *Insbesondere Hirnstamm:* Bewusstseinsstörung, Dysarthrophonie, Dysphagie, Hirnnervenausfälle, Hemi-/Tetraparese.
- *Okzipitallappen:* kontralaterale Hemianopsie; sensomotorische Ausfälle.

Therapie

Die Therapie des raumfordernden Kleinhirninfarkts erfolgt operativ.

Operationsindikation. Bei (kompletten oder subtotalen) Kleinhirninfarkten ist eine chirurgische Intervention indiziert, wenn das ischämische Hirnödem zu einem Druckanstieg in der hinteren Schädelgrube mit konsekutivem Verschlusshydrozephalus und Hirnstammkompression führt.

Operationsmethode. Die Entlastungstrepanation der hinteren Schädelgrube (mit oder ohne Ventrikulostomie) ist der alleinigen Ventrikulostomie überlegen (Mathew et al. 1995).

Hinweis für die Praxis: Die Indikation zur Trepanation muss früh gestellt werden, d.h. vor Eintritt sekundärer Hirn(stamm)läsionen.

Zerebrale Ischämie: Basilaristhrombose

Definition: Die Basilaristhrombose ist ein Verschluss der A. basilaris mit Ischämien im Bereich der versorgten Hirnareale Kleinhirn, Hirnstamm, Thalamus und Posteriorstromgebiete.

Symptomatik

Bei einer Basilaristhrombose dominieren Hirnstamm- und Kleinhirnsymptome in variabler Ausprägung abhängig von der Verschlusslokalisation; oft besteht initial eine fluktuierende Symptomatik. Leitsymptome sind:

- akut auftretende, rasch progrediente Bewusstseinstrübung bis zum Koma,
- akute Hemi- oder Tetraparese,
- Pupillenstörung (Anisokorie bis zu bilateral weiten, lichtstarren Pupillen).

Bei klinisch beurteilbaren Patienten ferner:

- Störung der Blickmotorik, divergente Bulbi, Nystagmus,
- Gesichtsfelddefizite,
- Ataxie.

Diagnostik

Die Diagnostik umfasst ein kranielles CT (oft Normalbefund) und eine CT-Angiographie (insbesondere bei Bewusstseinsstörung und unauffälligem CT).

Hinweis für die Praxis: Bei Verdacht auf Basilarisverschluss in der CT-Angiographie ist umgehend eine konventionelle Angiographie zur Sicherung der Diagnose und Einleitung der intraarteriellen Fibrinolyse durchzuführen.

Therapie

Wichtig: Die spezifische Therapie zielt auf eine Rekanalisierung der A. basilaris ab, ist jedoch nur dann indiziert, wenn nicht bereits größere demarkierte Infarkte sichtbar sind und das Zeitfenster 12 (bis 24) h nicht überschreitet (Ostrem et al. 2004).

Es wurden mehrere Therapieansätze in kleineren Studien erfolgreich beschrieben, große kontrollierte Studien existieren jedoch nicht. Folgende Behandlungsoptionen werden vorgeschlagen:

- die systemische Lysetherapie mit rtPA (0,9 mg/kgKG) scheint die Mortalität zu senken (Lindsberg et al. 2006),
- neuroradiologische Intervention mit lokaler intraarterieller Fibrinolyse (z.B. rt-PA bis maximal 60 mg),
- Kombination aus initial intravenöser Gabe von rtPA (z.B. mit Dosis von 0,6 mg/kgKG) gefolgt von intraarterieller Applikation von rt-PA (maximale Gesamtdosis 90 mg rt-PA),
- verschiedene Kombinationen aus GP-IIb/IIIa-Antagonisten mit rt-PA systemisch und intraarteriell,
- verschiedene mechanische Rekanalisationssysteme werden zurzeit getestet.

Prognose

Unbehandelt hat die Basilaristhrombose eine Letalität von rund 80%, eine erfolgreiche Lysetherapie verbessert die Prognose erheblich; dennoch bleibt Mortalität mit rund 40% sehr hoch.

Spontane intrazerebrale Blutung (ICB)

Epidemiologie und Ätiologie

Die spontane intrazerebrale Blutung verursacht 8–16% aller Schlaganfälle. Sie wird in 3 Lokalisationstypen unterteilt:

- Stammganglienblutung (Loco typico, ca. 50%),
- lobäre Blutung (25%),
- hintere Schädelgrube (25%).

Risikofaktoren sind:

- arterielle Hypertonie (häufigste Ursache),
- orale Antikoagulanzien, andere Gerinnungsstörungen,
- amyloidangiopathieassoziierte Blutungen,
- Gefäßmalformationen,
- seltener: Tumoren, Entzündungen, Sinusthrombose (Stauungsblutung).

Es besteht das größte Risiko einer Größenzunahme innerhalb der ersten 24 h (Nach- oder Weiterblutung).

Die Prognose wird nach der „Drittel-Regel“ eingeschätzt:

- ca. ein Drittel der Patienten überlebt die stationäre Akutphase nicht,
- ca. ein Drittel stirbt innerhalb 1 Jahres und
- lediglich ein Drittel regeneriert sich mehr oder weniger.

19

Symptomatik

Die klinischen Symptome bei spontaner ICB sind denen der zerebralen Ischämie sehr ähnlich und hängen von der Lokalistaion und Ausdehnung der Blutung ab:
- apoplektiform auftretende neurologische Herdsymptomatik, oft verbunden mit akut einsetzenden Kopfschmerzen (sehr variable Intensität) und
- Vigilanzminderung bis hin zum Koma.

Diagnostik

Die Diagnostik umfasst:
- CT,
- MRT (gleiche Sensitivität wie CT, jedoch zusätzlich Hinweise auf zugrunde liegende Ursachen),
- ggf. Angiographie bei Verdacht auf Gefäßmalformation,
- Basislabor (insbesondere Gerinnungsstatus).

Therapie

Allgemeine Maßnahmen

Die Basistherapie umfasst:
- engmaschiges Blutdruckmonitoring, wobei der Blutdruck bei Werten über 170/90 mmHg gesenkt wird: initial mit Urapidil 12,5 mg i. v., dann titrieren nach RR; *cave*: RR nicht zu stark senken wegen Gefahr eines kritischen Absinkens des CPPs (Ziel-CPP > 70 mmHg, systolisch nicht < 130 mmHg),
- rascher Transport in eine Klinik zum CCT und zur Stroke-Unit- oder Intensivbehandlung,
- konsequente Normothermie und Normoglykämie.

Primär operative Therapie

Nach der im Jahre 2005 veröffentlichen STICH-Studie bringt – durchschnittlich statistisch gesehen – die Operation zur Hämatomevakuation keinen signifikanten Nutzen. Allerdings wurden in Subgruppenanalysen Patientengruppen identifiziert, die von einer Operation profitieren: oberflächliche lobäre Blutungen und Blutungen in der hinteren Schädelgrube (> 3 cm oder bei Zeichen der Hirnstammbeeinträchtigung).

Für die klassische Stammganglienblutung konnte keine eindeutige Aussage getroffen werden (Mendelow et al. 2005). Patienten mit kleinem Hämatom (< 10 ml) und geringen Symptomen sowie initial komatöse Patienten sollten nicht operiert werden. Junge Patienten mit Lobärhämatom oder auch Stammganglienblutung mit einem Volumen > 50 ml, die sich progredient neurologisch verschlechtern bzw. eine zunehmende Raumforderung entwickeln, werden oft neurochirurgisch behandelt – mit teilweise verblüffendem Erfolg – obwohl auch hierfür wenig evidenzbasierte Daten existieren.

Behandlung von Komplikationen

Hydrocephalus occlusus. Externe Ventrikeldrainage; bei ausgedehnter intraventrikulärer Blutung ggf. Gabe von Thrombolytikum intraventrikulär.

Erhöhter intrazerebraler Druck. Hirndrucksenkende Maßnahmen, ähnlich denen des raumfordernden Mediainfarkts: tiefe Analgosedierung, Beatmung, Oberkörperhochlagerung, Osmotherapie (Mannitol als Mittel der 1. Wahl), Tris-Puffer, Barbiturate, ggf. operative Maßnahmen (Hämatomevakuation, EVD).

Marcumarassoziierte ICB. Problem: Risiko einer Nachblutung ohne Antagonisierung vs. Risiko einer Embolie nach Normalisierung der Gerinnung. Bis heute existieren keine klaren Richtlinien, daher sollte grundsätzlich versucht werden, die Gerinnung bei allen Patienten schnellstmöglich zu normalisieren (Prothrombinkomplexe oder Frischplasmen sowie Vitamin K [30 mg/Tag]), da tägliches Risiko für embolische Komplikationen, z. B. bei Patienten mit künstlichen Herzklappen, ohne Antikoagulation bei 0,016 % liegt; Zeitpunkt für erneute Antikoagulation bei absoluter Indikation nach ca. 10–20 Tagen (Huttner et al. 2006).

Subarachnoidalblutung

Die Subarachnoidalblutung (SAB) ist definiert als eine Blutung aus einem – im Subarachnoidalraum gelegenen – Aneurysma von hirnversorgenden Arterien.

Symptomatik

Leitsymptome sind die akut einsetzende, heftigsten *Kopfschmerzen* und *Meningismus*. Weitere Symptome:
- Bewusstseinsstörung,
- neurologische Herdsymptome, epileptische Anfälle,
- vegetative Symptome wie Erbrechen, RR-Anstieg.

Die Einteilung des Schweregrades einer SAB erfolgt über die Skala nach Hunt und Hess:
- Grad I: asymptomatisch, leichte Kopfschmerzen, leichter Meningismus,
- Grad II: starke Kopfschmerzen, Meningismus, keine Herdneurologie (außer ggf. Hirnnervenausfälle),
- Grad III: Somnolenz, Verwirrtheit und leichte Herdsymptome,
- Grad IV: Sopor und schwere Herdsymptome,
- Grad V: Koma.

Diagnostik

Die Diagnostik umfasst:
- CT (Sensitivität fast 98 % in den ersten 12 h),
- Liquorpunktion nur bei unauffälligem CT und begründetem klinischen Verdacht (blutig oder xanthochrom, Nachweis von Siderophagen),
- CT-Angiographie (Darstellung von Aneurysmata bis 3 mm),
- digitale Subtraktionsangiographie: obligat; Lokalisation, Größe und Form des Aneurysmas zur Prozedereplanung (neuroradiologische vs. neurochirurgische Intervention), immer Viergefäßangiographie wegen Möglichkeit multipler Aneurysmata.

Therapie

Aneurysmaausschaltung

Wichtig: Grundsätzlich gilt: Ausschaltung des Aneurysmas so rasch wie möglich.

Es stehen zwei Therapieoptionen zur Verfügung.
- offene neurochirgische Operation: Ausschaltung des Aneurysmas mit Hilfe eines Metallclips („Clipping"),
- neuroradiologische Intervention, bei der endovaskulär Platinspiralen in das Aneurysma abgesetzt werden („Coiling").

Hinweis für die Praxis: Die Indikation für und wider einer der beiden Therapien ist umstritten und hängt von Faktoren wie Lage, Größe, Form des Aneurysmahalses etc. ab; oft werden Aneurysmata der vorderen Zirkulation operiert, wobei neuere Ergebnisse keine Unterlegenheit des Coilings gezeigt haben. Aneurysmata der hinteren Zirkulation gelten als Domäne der Neuroradiologie. Die Entscheidung zum Coiling oder Clipping sollte immer interdisziplinär neurologisch, neuroradiologisch und neurochiurgisch getroffen werden.

Komplikationen

Nachblutung. Kann beim noch nicht ausgeschalteten Aneurysma auftreten. Vorbeugung:
- absolute Bettruhe,
- Analgesie (Opioide),
- strikte Blutdruckeinstellung systolisch < 160 mmHg,
- Vermeidung von Husten (Antitussiva) und Pressen beim Stuhlgang (Laxanzien).

Hydrozephalus. Behandlung durch externe Ventrikeldrainage.

Vasospasmen. Treten zwischen dem 3.–14. (bis 21.) Tag auf. *Prophylaxe* mit Nimotop bei *allen* Patienten (Tag 1 – 21; 60 mg p.o. alle 4 h oder i.v. 2 mg / h) und Vermeidung von Hypovolämie, Hypotonie, Hyponatriämie.

Therapie der Spasmen:
- Nimotop 2 mg / h i.v.,
- Triple-H-Therapie (hypertensive-hypervolämische Hämodilution, nur bei ausgeschalteten Aneurysmata):
  - Hämodilution (HAES 130 10 % 500 – 1000 ml / Tag),
  - Hypervolämie (z.B. Ringer-Laktat 3000 – 10000 ml / Tag),
  - Katecholamine,
- ggf. transluminale Ballondilatation oder intraarterielle Papaveringabe.

Aseptische Sinusthrombose

Ursachen für eine Sinusthrombose sind Gerinnungsstörungen, endokrinologische Ursachen (Schwangerschaft, orale Kontrazeptive), mechanische Gründe (z.B. Tumore), Autoimmunerkrankungen.

Symptomatik

Häufig ist ein schleichender Beginn mit Progredienz, seltener akut einsetzend. Das Leitsymptom sind *persistierende Kopfschmerzen*. Daneben treten auf:
- epileptische Anfälle,
- neurologische Herdsymptome,
- Bewusstseinstörung, Verlangsamung, Verwirrtheit.

Diagnostik

Die Diagnostik umfasst:
- CT (Hirnschwellung, Blutungen, oft aber normal),
- venöse CT-Angiographie (sichere Darstellung der Gefäße),
- MRT und MR-Angiographie (sicherste Methode),
- DSA heute meist nicht nötig.

Therapie

Therapie der Wahl: Heparin i.v. mit einem Ziel-PTT in Höhe des 2,5fachen Ausgangswertes oder 60 – 80 s.

Außerdem:
- lokale oder systemische Thrombolyse als individueller Heilversuch,
- Hirnödemtherapie wie bei raumforderndem Mediainfarkt; *cave* bei Osmotherapie, da Flüssigkeitsmobilisation über venöser Abfluss behindert,
- Analgesie (Paracetamol, Opioide).

Kernaussagen

Schlaganfall

Der Schlaganfall ist ein medizinischer Notfall. In der präklinischen Phase ist eine sichere Differenzierung zwischen Ischämie und Blutung nicht möglich, dies kann nur mittels CT oder MRT erfolgen. Die systemische Lysetherapie innerhalb des 3-h-Fensters ist wirksam. Mit geringerem Behandlungseffekt ist die i.v. Lyse wahrscheinlich auch im 4,5-h-Zeitfenster wirksam. Die Lysetherapie zwischen 3 – 4,5 h ist, wie die MRT-basierte Patientenauswahl, aber (noch) nicht zugelassen. Akute Basilarisverschlüsse sollten in spezialisierten Zentren mit der Möglichkeit zur intraarteriellen Thrombolyse oder mechanischen Rekanalisation behandelt werden.

Patienten mit spontaner ICB sollten rasch in eine Klinik zum CCT und zur Stroke-Unit- oder Intensivbehandlung transportiert werden. Blutdrücke sind zu senken bei Werten über 170 / 90 mmHg. Bei Gerinnungsstörung ist die schnellstmögliche Korrektur mit PPSB oder Frischplasma sinnvoll. Es gibt bisher keine klaren Richtlinien, wann ein Patient mit ICB eine Hämatomevakuation erhalten soll. Bei intraventrikulärer Blutungsbeteiligung und Liquorabflussbehinderung sollte umgehend eine Ventrikeldrainage angelegt werden.

Plötzliche heftigste Kopfschmerzen mit Meningismus sind die Leitsymptome einer aneurysmatischen SAB. Aufgrund des hohen frühen Reblutungsrisikos ist die möglichst rasche Ausschaltung des Aneurysmas erforderlich. Das neurochirurgische Clipping und das neuroradiologische Coiling sind ähnlich wirksam. Nimotop sollte bei allen Patienten zur Prophylaxe / Therapie der Vasospasmen gegeben werden. Ischämische Symptome durch Spasmen können mit der hypertensiven hypervolämischen Hämodilution behandelt werden.

Aseptische Sinusthrombose

Die Sinusthrombse betrifft große venöse Blutleiter (Sinus) aber auch intrazerebrale Venen. Leitsymptome sind eine schleichende Abfolge von Kopfschmerzen, epileptischen Anfällen und neurologischen Allgemeinsymptomen. Die Diagnosesicherung erfolgt mittels CT-A oder MR-A. Die Therapie besteht in einer Antikoagulation mit Heparin, auch und insbesondere bei Stauungsblutungen.

19

Literatur

Huttner HB, Schellinger PD, Hartmann M, Kohrmann M, Juettler E, Wikner J, Mueller S, Meyding-Lamade U, Strobl R, Mansmann U, Schwab S, Steiner T. Hematoma growth and outcome in treated neurocritical care patients with intracerebral hemorrhage related to oral anticoagulant therapy: Comparison of acute treatment strategies using vitamin k, fresh frozen plasma, and prothrombin complex concentrates. Stroke 2006; 37: 1465 – 1470.

Lindsberg PJ, Mattle HP. Therapy of basilar artery occlusion: A systematic analysis comparing intraarterial and intravenous thrombolysis. Stroke 2006; 37: 922 – 928.

Mathew P, Teasdale G, Bannan A, Oluoch-Olunya D. Neurosurgical management of cerebellar haematoma and infarct. J Neurol Neurosurg Psychiatry 1995; 59: 287 – 292.

Mendelow AD, Gregson BA, Fernandes HM, Murray GD, Teasdale GM, Hope DT, Karimi A, Shaw MD, Barer DH. Early surgery versus initial conservative treatment in patients with spontaneous supratentorial intracerebral haematomas in the international surgical trial in intracerebral haemorrhage (stich): A randomised trial. Lancet 2005; 365: 387 – 397.

Ostrem JL, Saver JL, Alger JR, Starkman S, Leary MC, Duckwiler G, Jahan R, Vespa P, Villablanca JP, Gobin YP, Vinuela F, Kidwell CS. Acute basilar artery occlusion: Diffusion-perfusion MRI characterization of tissue salvage in patients receiving intra-arterial stroke therapies. Stroke 2004; 35: e30 – 34.

Schellinger PD, Fiebach JB, Mohr A, Ringleb PA, Jansen O, Hacke W. Thrombolytic therapy for ischemic stroke – a review. Part I – intravenous thrombolysis. Crit Care Med 2001; 29: 1812 – 1818.

Schwab S. Therapy of severe ischemic stroke: Breaking the conventional thinking. Cerebrovasc Dis 2005; 20 (Suppl 2): 169 – 178.

del Zoppo GJ, Higashida RT, Furlan AJ, Pessin MS, Rowley HA, Gent M. Proact: A phase II randomized trial of recombinant pro-urokinase by direct arterial delivery in acute middle cerebral artery stroke. Proact investigators. Prolyse in acute cerebral thromboembolism. Stroke 1998; 29:4 – 11.

19.3 Entzündliche Erkrankungen des zentralen Nervensystems

J. Bardutzky, H. B. Huttner, St. Schwab

Roter Faden

Akute bakterielle Meningitis
Herpes-simplex-Enzephalitis

Akute bakterielle Meningitis

Pathogenese

Die Erreger können hämatogen, fortgeleitet (otogen, rhinogen) und durch offene Hirnverletzungen in die Meningen gelangen.

Die häufigsten Erreger im Erwachsenenalter sind Streptococcus pneumoniae und Neisseria meningitidis, gefolgt von Listerien (< 5 %), Staphylokokken (1 – 9 %), gramnegativen Enterobakterien inklusive Pseudomonas aeruginosa (< 10 %), Haemophilus influenzae (1 – 3 %).

Symptomatik

Während des *Prodromalstadiums* (wenige Stunden bis Tage) treten auf:

- Abgeschlagenheit,
- Gliederschmerzen,
- leichte Temperatur.

Die klinischen *Leitsymptome* sind:

- heftiger Kopfschmerz,
- Meningismus,
- hohes Fieber.

Weitere Symptome:

- Bewusstseinsstörung, Verwirrtheit,
- epileptische Anfälle (30 – 40 %),
- Hirnnervenbeteiligung (10 %),
- fokal-neurologische Ausfälle (10 %),
- Hörstörung (10 – 20 %).

Wichtig: Nackensteifigkeit, Kopfschmerzen und Fieber sind die Leitsymptome der bakteriellen Meningitis.

Komplikationen

Schwerwiegende Komplikationen im Verlauf einer bakteriellen Meningitis sind:

- septische Sinusthrombose,
- Vaskulitis,
- Hirnödem,
- Hirnabszess,
- Hydrozephalus,
- extrakranielle septische Komplikationen.

Prognose

Meningokokkeninfektionen zeigen zu 10 – 15 % einen fulminanten Verlauf (Waterhouse-Friderichsen-Syndrom). Die höchste Letalität besteht bei Pneumokokken- und Listerienmeningitiden (20 – 40 %). Neurologische Residuen sind bei 20 – 40 % zu erwarten.

Diagnostik

Die Diagnostik umfasst:

- Blutkulturen: Erregeridentifikation (in etwa 50 %),
- CCT mit Nasennebenhöhlen und Knochenfenster (Fokus),
- Liquoruntersuchung, Erregeridentifikation in 70 – 80 % (mikroskopisch, kulturell, Schnelltests). H. influenzae, S. pneumoniae, N. meningitidis. Typischer Befund:
  - Zellzahl: > 1.000 / mm^3,
  - Zytologie: > 85 % Neutrophile,
  - Protein: > 100 mg / dl,
  - Glukose: < 50 % des Serumglukosespiegels,
  - Laktat: > Serumlaktatspiegel,
- Fokussuche: Röntgen-Thorax, HNO-Konsil, Echokardiographie.

Diagnostisches Vorgehen. Der Ablauf erfolgt über:

- klinische Untersuchung,
- Blutkultur und Blutentnahme,
- weiteres Vorgehen abhängig von Vorhandensein einer Bewusstseinsstörung oder fokalen Defizits (einschliesslich epileptischer Anfall):
  - nicht vorhanden: unmittelbare Lumbalpunktion, dann sofort Dexmethason und Antibiotika, CCT,
  - vorhanden: sofort Dexamethason und Antibiotika, anschließend CT und (wenn CT nicht dagegen spricht) Lumbalpunktion.

Wichtig: Bei Verdacht auf eitrige Meningitis mit Bewusstseinsstörung und / oder neurologischem Defizit sofort nach Blutkulturen Dexamethason und Antibiose i. v. vor CT und Liquorpunktion.

Therapie

Antibiose. Initiale Antibiose bei unbekanntem Erreger bei Erwachsenen in Anlehnung an die DGN (Anpassung nach Erregeridentifikation):

- Patient war bisher gesund und ist nicht immunsupprimiert: Cephalosporin 3. Generation (z. B. Cefotaxim 3 × 2 – 4 g i. v., Ceftriaxon 1 × 4 g i. v.) und Ampicillin 3 × 5 g i. v.,
- nosokomial, nach Operation, nach Trauma: Vancomycin 2 × 1 g i. v. plus Meronem 3 × 2 g i. v. oder Vancomycin 2 × 1 g i. v. plus Ceftazidim 3 × 2 g i. v.,
- immungeschwächt, Alkoholismus: Cephalosporin 3. Generation (s. o.) plus Ampicillin 3 × 5 g i. v.

19

Dexamethason. Die adjuvante Therapie mit Dexamethason senkt die Letalität der bakteriellen Meningitis, insbesondere der Pneumokokkenmeningitis (van de Beek et al. 2004):

- Dexamethason 10 mg i. v. unmittelbar vor Antibiotikagabe, dann 10 mg Dexamethason alle 6 h für 4 Tage.

Fokussanierung. Bei fortgeleiteter Meningitis ist eine sofortige operative NNH-Sanierung anzustreben, ferner Verschluss einer Liquorfistel.

Allgemeinmaßnahmen und Monitoring. Überwacht werden:

- Vitalfunktionen,
- neurologischer Status (Hirndruck, fokale Ausfälle) und
- Therapieerfolg (Kontrollpunktionen) auf der Intensivstation.

Therapie von Komplikationen. Auftreten können:

- Hirnödem: s. raumfordernder Mediainfarkt (S. 256),
- Hydrozephalus: externe Ventrikeldrainage,
- Vasospasmen: Versuch analog zur SAB mit Nimodipin und hypervolämisch-hypertensiver Therapie.

Herpes-simplex-Enzephalitis

Symptomatik

Wichtig: Typisch für die Herpes-simplex-Enzephalitis ist ein phasenhafter Verlauf.

Verlauf:

- Prodromalstadium mit grippaler / meningitischer Symptomatik,
- nach wenigen Tagen Temporallappensymptomatik (Aphasie, komplex-fokale Anfälle, Wesensveränderung),
- Krampfanfälle (in 60 %),
- 1 – 2 Tage später rasch progredientes Hirnödem mit Bewusstseinstrübung.

Diagnostik

- Basislabor
- *Liquor:* lymphozytäre Pleozytose bis zu 500 Zellen / ml; Eiweißerhöhung mit intrathekaler Immunglobulinbildung; eine positive HSV-PCR sichert die Diagnose.
- *MRT:* temporale (ggf. frontoorbitale) Läsionen, jedoch frühestens nach 2 Tagen (CCT erst nach 4 Tagen).
- *EEG:* temporaler Herdbefund, periodische Komplexe, epilepsietypische Potenziale.

Therapie

Medikament der Wahl ist Aciclovir i. v. (alle 8 h 10 mg / kgKG für mindestens 14 Tage).

Ferner:

- bei epileptischen Anfällen: Phenytoin i. v. (s. Status epilepticus, S. 263),
- bei Hirnödementwicklung: Glycerol oder Mannitol (s. raumfordernder Mediainfarkt, S. 256),
- die Wirksamkeit einer Kombinationstherapie von Dexamethason und Aciclovir wird momentan in einer kontrollierten Studie untersucht.

Kernaussagen

Akute bakterielle Meningitis

Pneumokokken und Meningokokken sind die häufigsten Erreger der bakteriellen Meningitis im Erwachsenenalter. Leitsymptome sind Fieber, Kopfschmerzen und Meningismus.
Bei Verdacht auf eitrige Meningitis und vorhandener Bewusstseinsstörung muss sofort nach der Blutentnahme / Blutkultur mit Dexamethason und kalkulierter Antibiose begonnen werden – vor CT und Lumbalpunktion. Bei fortgeleiteter Meningitis muss umgehend der Herd operativ ausgeräumt werden. Die Mortalität ist nach wie vor mit 10 – 20 % hoch.

Herpes-simplex-Enzephalitis

Die Herpes-simplex-Enzephalitis zeigt typischerweise einen phasenhaften Verlauf. Die kranielle Bildgebung ist in der Akutphase unauffällig. Die PCR ist heute die diagnostische Methode der Wahl. Dennoch muss bereits bei begründetem klinischem Verdacht (entzündlicher Liquor, enzephalitisches Syndrom) mit Aciclovir i. v. begonnen werden. Durch rechtzeitigen Beginn der Therapie kann die Letalität unter 20 % gesenkt werden und etwa die Hälfte der Patienten bleibt ohne gravierende neurologische Defekte.

Literatur

Van de Beek D, de Gans J, McIntyre P, Prasad K. Steroids in adults with acute bacterial meningitis: a systematic review. Lancet Infect Dis 2004; 4: 139 – 143.

19.4 Status epilepticus

J. Bardutzky, H. B. Huttner, St. Schwab

Roter Faden

Therapie des Status epilepticus
- **Therapie des Grand-Mal-Status**
- **Therapie anderer Status epileptici**

Definition: Der Status epilepticus ist
- ein epileptischer Anfall, dessen Dauer eine Grenze von 5 min bei generalisierten tonisch-klonischen Anfällen und von 20 – 30 min bei fokalen Anfällen oder Absencen überschreitet, oder
- eine Sequenz mit gleicher Mindestdauer von einzelnen epileptischen Anfällen, zwischen denen klinisch oder im EEG keine vollständige Remission eintritt (Deutsche Gesellschaft für Neurologie 2005).

Ätiologie

In zwei Drittel der Fälle handelt es sich um symptomatische Epilepsien. Auslöser sind oft im Aussetzen oder Ändern von Medikamenten bei bekannter Epilepsie zu suchen.

Erstmanifestation einer Epilepsie als Status bei:
- akut entstandener Pathologie (z. B. ICB, Enzephalitis),
- metabolischen Störungen,
- Intoxikationen mit epileptogenen Pharmaka / Drogen (z. B. Amphetamine) oder
- Medikamenten- / Drogenentzug (z. B. Alkohol, Benzodiazepine).

Klinik und Klassifikation

Für die Praxis hat sich folgende pragmatische Einteilung bewährt:
- Grand-Mal-Status (generalisierter tonisch-klonischer Status epilepticus): häufigste und gefährlichste Form,
- Absence-Status (nichtkonvulsiver generalisierter Status),
- Status komplex-fokaler Anfälle,
- Status einfach-fokaler Anfälle.

Therapie des Status epilepticus

Jede Verzögerung führt zu einem verminderten Ansprechen auf die Therapie und zu Sekundärkomplikationen (Hypoxie, Hirnödem), da beim Grand-Mal-Status bereits nach 20 – 30 min, beim nonkonvulsiven Status später und nicht so ausgedehnt, mit neuronalen Schäden zu rechnen ist.

Hinweis für die Praxis: Die Therapie des Status epilepticus muss rasch und konsequent erfolgen. Je schneller die Therapie begonnen wird, desto wahrscheinlicher ist ein rascher Therapieerfolg.

Therapie des Grand-Mal-Status

Allgemeine Maßnahmen
- Akutbehandlung bereits vor Ort durch den Notarzt: i. v. Gabe eines Benzodiazepins (Abb. 19.**1**),
- Lagerung mit dem Ziel: Schutz vor Selbstgefährdung,
- Monitoring von RR, EKG, SO_2,
- bei Verdacht auf äthanolassoziierten Status: Thiamin 100 mg i. v.,
- Glukoseinfusion nur bei Verdacht auf (insulininduzierte) Hypoglykämie oder nach BZ-Stix,
- endotracheale Intubation.

Wichtig: Beim generalisierten Status epilepticus entwickelt sich in der Regel rasch eine respiratorische Insuffizienz. Eine Intubation muss daher frühzeitig durchgeführt werden, spätestens nach 5 min Krampfaktivität trotz adäquater Therapie.

Medikamentöse antikonvulsive Therapie

Ein therapeutischer Stufenplan in Anlehnung an die aktuellen Leitlinien der Deutschen Gesellschaft für Neurologie für die antikonvulsive Therapie des Grand-Mal-Status ist in Abb. 19.**1** dargestellt:
- Initial als Mittel der 1. Wahl: Benzodiazepine; Lorazepam hat eine längere ZNS-Wirkdauer als Diazepam oder Clonazepam und ist deshalb zu bevorzugen.
- Bei Therapieresistenz nach 10 min: i. v. Schnellaufsättigung mit Phenytoin (EKG und RR-Monitoring; sicherer i. v. Zugang wegen Gefahr von Gewebenekrosen bei Extravasation).
- Alternativ Valproat i. v., z. B. Bolus von 25 – 40 mg / kgKG i. v., dann maximal 6 mg / kgKG / h (Meierkord et al. 2006).
- Bei Therapieversagen: Phenobarbital unter Narkosebereitschaft, wenn innerhalb von 60 min kein Erfolg, Vollnarkose mit Thiopental als Ultima Ratio (Ziel: Burst-Suppression-Muster: EEG-Monitoring). Schwere Nebenwirkungen:
  - Hypotonie,
  - bronchopulmonale Infektionen,
  - Immunsuppression.
- Bei Kontraindikation für Thiopental: Vollnarkose mit Midazolam oder Propofol.

Diagnostik (nach Stabilisierung)

Nach initialer Stabilisierung muss im Verlauf eine rasche Ursachenabklärung erfolgen:
- bei bekannter Epilepsie: Spiegelbestimmung der Antikonvulsiva,
- umfassende Labordiagnostik,
- CCT, wenn unauffällig oder unklarer Befund: schnellstmöglich MRT,
- EEG zur Differenzialdiagnose bei Therapieversagen bzw. zum Therapiemonitoring,
- Liquordiagnostik,
- internistische Diagnostik in Abhängigkeit von Verlauf und differenzialdiagnostischen Erfordernissen.

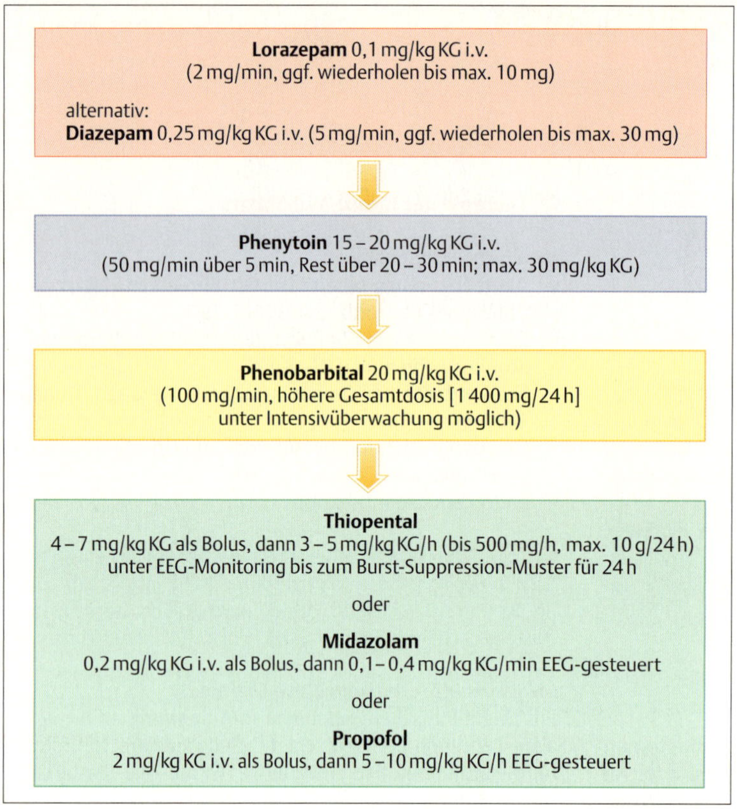

Abb. 19.**1** Stufenschema zur Behandlung des generalisierten Status epilepticus.

Therapie anderer Status epileptici

Für die Behandlung des einfach-fokalen und komplex-fokaler Status epilepticus gelten für die eingesetzten Medikamente hinsichtlich Auswahl und Dosierung im Wesentlichen die gleichen Regeln.

Hinweis für die Praxis: Es ist jedoch zu beachten, dass diese anderen Statusformen nicht akut lebensbedrohlich sind und somit bei der Akutbehandlung die Risiken und Nebenwirkungen wie Sedierung, Atemdepression, Arrhytmien etc. stärker berücksichtigt werden müssen.

Kernaussagen

Therapie des Status epilepticus

Der Status epilepticus generalisierter Anfälle ist ein absoluter Notfall.

Es gibt eine klare Korrelation zwischen zunehmender Therapieresistenz des Status und seiner Dauer.

Deshalb müssen schon vor Ort Benzodiazepine gegeben werden.

Bei Persistenz muss die intravenöse Gabe von Antikonvulsiva rasch eskaliert werden: Phenytoin, Barbiturate oder Propofol und Midazolam.

Beim Grand-Mal-Status muss frühzeitig intubiert werden, um hypoxische Schäden zu vermeiden.

Die Letalität ist nach wie vor mit 10 – 30 % sehr hoch.

Literatur

Meierkord H, Boon P, Engelsen B, Gocke K, Shorvon S, Tinuper P, Holtkamp M. EFNS guideline on the management of status epilepticus. Eur J Neurol 2006; 13 (5): 445 – 450.

19.5 Neuromuskuläre Erkrankungen

J. Bardutzky, H. B. Huttner, St. Schwab

Roter Faden

Myasthene Krise
Guillain-Barré-Syndrom

Myasthene Krise

Die Myasthenia gravis (MG) beruht auf einer Störung der neuromuskulären Übertragung. Die häufigste Form ist die autoimmune Myasthenia gravis, die durch Antikörper gegen nikotinerge Azethylcholinrezeptoren (AchR) der motorischen Endplatten verursacht wird.

Definition: Die myasthene Krise ist eine lebensbedrohliche Verschlechterung der MG, die immer intensivmedizinisch behandelt werden muss.

Ätiologie

Die häufigsten Ursachen bzw. Auslöser einer myasthenen Krise sind:

- akute Infektionen,
- Dosisänderung der Cholinesterasehemmer / Immunsuppression,
- Einnahme von Medikamenten, die die MG verschlechtern,
- Initialphase der Glukokortikoidtherapie (bei hoher Initialdosis).

Symptomatik

Im Vordergrund der klinischen Symptome stehen eine schwere Muskelschwäche sowie eine progrediente Erschöpfung der Atem- und Schlundmuskulatur (Aspiration, Pneumonie).

Differenzialdiagnose

Cholinerge Krise (Überdosierung von Cholinesterasehemmern):

- Miosis,
- Hypersalivation,
- Schwitzen,
- Diarrhö,
- Brady-, aber auch Tachykardie (!).

Die Differenzierung ist klinisch oft schwierig. Hilfreich ist der Edrophoniumtest (Acetylcholinesterasehemmer): deutliche Besserung der Symptome innerhalb Minuten bei myasthener Krise.

Diagnostik

Die Diagnostik umfasst:

- Anamnese und typischen klinischen Befund,
- Labor (mit AchR-AK),
- Edrophoniumtest zur Abklärung der Differenzialdiagnose cholinerge Krise,
- Röntgen-Thorax.

Therapie

Allgemeine Therapie

Die allgemeine Therapie umfasst:

- basisintensivmedizinische Maßnahmen:
  - Überwachung von SO_2,
  - EKG,
  - Vitalkapazität,
  - BGA,
  - Muskelkraft,
- durchgreifende kalkulierte Antibiose (Cephalosporine der 3. Generation),
- Indikation zur Intubation eher großzügig stellen.

Spezifische Therapie

Pragmatisches Vorgehen:

- Pyridostigmin i.v. (Bolus 1–3 mg, dann 0,5–1 mg / h, dann titrieren nach Erfolg; maximale Dosis ca. 24 mg / Tag; bei Nebenwirkungen Atropin 0,25–0,5 mg s.c.).
- Gleichwertiger Nutzen von Plasmapherese und i.v. Immunglobulinen in der Behandlung der schweren Myasthenie und myasthenen Krise (Gajdos et al. 2002):
  - Plasmapherese (5–7 an alternierenden Tagen; oder IgG-Immunadsorption) oder alternativ
  - Immunglobuline 0,4 g / kgKG über 5 Tage.
- Hochdosierte Glukokortikoide i.v.: z.B. Methylprednisolon 1,5 mg / kgKG i.v. oder Pulstherapie 1–2 g i.v. über 3–5 Tage.

Wichtig: Äquivalenzdosierung von Pyridostigmin: 1 mg i.v. entspricht ca. 30 mg oral.

Guillain-Barré-Syndrom

Pathophysiologie

Das Guillain-Barré-Syndrom (GBS) ist eine akute (Progrediez <4 Wochen) autoimmune Polyradikuloneuritis. Bei der klassischen Form findet man entzündliche Läsionen der Markscheiden (Demyelinisierung). Seltener gibt es auch primär axonale Formen. Vieles deutet darauf hin, dass es sich um eine postinfektiöse Autoimmunerkrankung handelt.

Symptomatik

Folgende Symptome treten auf:
- initial oft sensible Reizerscheinungen / Rückenschmerzen,
- dann innerhalb kurzer Zeit motorische Ausfälle: typischerweise symmetrisch schlaffe Paresen, auch der Rumpf- und Atemmuskulatur (25 – 30 %),
- Hypo- bis Areflexie (kann in den ersten 2 – 3 Tagen fehlen),
- häufig Hirnnervenlähmungen (insbesondere N. facialis),
- autonome Störungen (40 %): Wechsel von Über- und Unterfunktion des sympathischen und parasympathischen Systems,
- sensible Symptome haben meist nur einen leichten Ausprägungsgrad.

Diagnostik

Die Diagnostik umfasst:
- Liquor: zytoalbuminäre Dissoziation (normale Zellzahl bei erhöhtem Eiweiß, oft erst ab der 2. Krankheitswoche),
- Elektropyhsiologie: Demyelinisierungszeichen; 5 – 30 % rein axonale Veränderungen,
- vegetative Diagnostik: Herzfrequenzvariation.

Differenzialdiagnose

Differenzialdiagnostisch muss insbesondere an folgende Erkrankungen gedacht werden:
- akute Porphyrie,
- Hirnstamminfarkt,
- zervikale Myelopathie,
- Kaudasyndrom,
- transverse Myelitis,
- Poliomyelitis,
- Myastenia gravis,
- Borreliose.

Therapie des akuten GBS

Symptomatische Therapie

Die symptomatische Therapie beinhaltet:
- intensivmedizinische Überwachung,
- Indikation zur Intubation großzügig stellen, frühzeitige Tracheostomie,
- bei Mitbeteiligung der autonomen Innervation des Herzens: frühzeitige Anlage eines passageren Bedarfsschrittmachers, grundsätzlich zurückhaltend mit Antiarrhytmika und Katecholaminen,
- Schmerzbehandlung (z. B. Polyradikuloneuritis) mit nichtsteroidalen Antiphlogistika, Opioiden, Carbamazepin oder Gabapentin,
- als leichtes Dauersedativum und bei Psychosen bedarfsadaptierte parallele Mischung aus hoch- und niederpotenten Neuroleptika,
- bei Verlust der Gehfähigkeit: niedermolekulare Heparine mit dem Ziel einer therapeutischen Antikoagulation.

Spezifische Therapie

Mehrere kontrollierte Studien haben gezeigt, dass intravenöse Immunglobuline (IVIG) und Plasmapherese in der Behandlung des akuten GBS als gleichwertig zu betrachten sind (Hughes et al. 2006b). Eine klare Indikation für IVIG oder Plasmapherese besteht bei mäßig schwerem bis schwerem Verlauf (Gehstrecke < 5 m, rasche Progression, deutliche bulbäre oder respiratorische Symptome) und Krankheitsdauer < 2 Wochen.

Pragmatisches Vorgehen. IVIG von je 0,4 g / kgKG an 5 Tagen oder alternativ je 1 g / kgKG an 2 Tagen. **Komplikationen:** Bei Kontraindikationen / Komplikationen von IVIG: Plasmapherese (4 – 6 Plasmapheresen alternierend jeden 2. Tag à 50 ml Plasma / kgKG).

Hinweis für die Praxis: Bei fehlender Besserung oder erneuter Verschlechterung nach Beendigung der Primärtherapie ggf. Umsteigen auf jeweils andere Modalität oder Wiederholung des ursprünglichen Verfahrens (keine Evidenzlage).

Kernaussagen

Myasthene Krise

Die myasthene Krise ist eine lebensbedrohliche Verschlechterung der MG, die klinisch durch eine progrediente generalisierte Muskelschwäche, Dysphagie und Dyspnoe charakterisiert ist. Die Therapie besteht neben einer intensivmedizinischen Behandlung in der i. v. Gabe von Pyridostigmin, Plasmapheresen (alternativ Immunglobuline) und hochdosiertem Methylprednisolon.

Guillain-Barré-Syndrom

Das GBS ist klinisch durch eine akut bis subakut auftretende symmetrische schlaffe Para- oder Tetraparese und Areflexie gekennzeichnet, autonome Störungen sind häufig. 15 – 30 % der GBS-Patienten müssen beatmet werden. Immunglobuline und Plasmapherese sind in der Akutbehandlung gleichwertig. Die Kombination beider Verfahren bringt keine signifikanten Vorteile. Kortikoide sind nicht wirksam. Nach 1 Jahr sind rund 70 % der Patienten weitgehend symptomfrei.

Literatur

Gajdos P, Chevret S, Toyka K. Intravenous immunoglobulin for myasthenia gravis (Cochrane Review) In: The Cochrane Database Syst Rev 2002; Issue 4.

Hughes RA, Raphael JC, Swan AV, van Doorn PA. Intravenous immunoglobulin for Guillain-Barre syndrome. Cochrane Database Syst Rev 2006; Issue 4.

20

Psychiatrische Notfälle und Drogennotfälle

20.1 Psychiatrische Notfälle

T. Messer, C. Tiltscher, F.-G. Pajonk

Roter Faden

Definition: Ein psychiatrischer Notfall liegt vor, wenn das akute Auftreten oder die Exazerbation einer bestehenden psychiatrischen Störung zu einer unmittelbaren Gefährdung von Leben und Gesundheit des Betroffenen und/oder seiner Umgebung führt und sofortiger Diagnostik und/oder Therapie bedarf.

Die Häufigkeit psychiatrischer Notfallsituationen und Krisen wird oftmals unterschätzt, obwohl es begründete Hinweise dafür gibt, dass sie in den letzten Jahren deutlich zugenommen haben (Pajonk et al. 2004a). Insofern besteht die wichtigste diagnostische Maßnahme darin, einen psychiatrischen Notfall überhaupt in Erwägung zu ziehen und ihn zuverlässig zu erkennen (Berzewski u. Nickel 2002).

Häufigkeit, Diagnostik, allgemeine Therapieprinzipien

Häufigkeit psychiatrischer Notfälle

Psychiatrische Notfälle sind von hoher Relevanz in der präklinischen Notfallmedizin. Nach den bislang vorliegenden Untersuchungen sind sie nach den internistischen Notfällen mit (je nach Studie) ca. 9–16% etwa gleich häufig wie traumatologische und neurologische Notfälle (Pajonk u. Moecke 2005).

In konkrete Einsatzzahlen umgerechnet sehen Notärzte zwischen 160000–290000 psychiatrische Patienten pro Jahr (Behrendt u. Schmiedel 2004). Die Inzidenz schwankt in Abhängigkeit regionaler (städtischer vs. ländlicher Raum) und soziokultureller Gegebenheiten. Betroffen sind v.a. junge Patienten im Alter zwischen 18–39 Jahren überwiegend männlichen Geschlechts (Pajonk et al. 2001a; Pajonk et al. 2001b). Gründe für den Anstieg psychiatrischer Notfälle sind ein erweitertes Verständnis der Einsatzindikation für den Notarzt, gestiegene psychosoziale Belastungen in der Bevölkerung (z.B. Arbeitslosigkeit, prekäre finanzielle Situation), erhöhte Scheidungsraten, vermehrte Anzahl an Singlehaushalten, Zunahme psychiatrischer Folgeerkrankungen nach maximal invasiven somatischen Interventionen (z.B. Polytraumata, großflächigen Gewebeschädigungen nach Verbrennungen, Transplantationen) und Multimorbidität kombiniert mit Polypharmazie (Schmitt u. Luiz 2002; Kardels u. Beine 2003; Sefrin 2003; D'Amelio et al. 2006).

Indikationen

Nicht jede psychiatrische Notfallsituation rechtfertigt auch einen Notarzteinsatz. Der Indikationskatalog findet sich in Tab.20.**1**.

Wichtig: Zu den absoluten Notfällen zählen alle Störungen, die eine Bedrohung bzw. Eigen- oder Fremdgefährdung auf dem Boden einer psychischen Erkrankung darstellen und einer sofortigen ärztlichen Intervention mit bereits präklinischem Beginn der Behandlung bedürfen.

Tabelle 20.**1** Einteilung psychiatrischer Notfälle (Pajonk u. Moecke 2005)

Absolute Notfälle mit Notarztindikation	Relative Notfälle ohne dringliche Notarztindikation
Hochgradiger Erregungszustand	Verwirrtheitszustand
Aggressivität/Gewalttätigkeit im Rahmen psychiatrischer Erkrankungen	Entzugssyndrom ohne Delir
Suizidpläne, -vorbereitungen oder Suizidversuch	Suizidgedanken ohne konkrete Pläne
Konkrete Fremdtötungsabsichten im Rahmen psychiatrischer Erkrankungen	Angst und Panik
Schwere Intoxikation	Akute Belastungsreaktion
Delir	

Relative Notfälle sind akut auftretende bzw. exazerbierende Störungen, die nicht mit einer unmittelbaren Eigen- oder Fremdgefährdung einhergehen und auch von anderen Notdiensten (z.B. Ambulanz einer psychiatrischen Klinik, kassenärztlicher Notdienst, Telefonseelsorge, Kriseninterventionsdienste) versorgt werden können.

Notärzte werden am häufigsten zu Patienten mit:

- alkohol- und drogenassoziierten Störungen (ca. 30–45%),
- Erregungszuständen (ca. 15–25%),
- Suizidhandlungen (ca. 15–25%)

gerufen (Pajonk et al. 2001a; Schmitt u. Luiz 2002; Pajonk u. Moecke 2005). Die „klassischen", genuin psychiatrischen Erkrankungen, wie z.B. die als endogene Psychosen bezeichneten Schizophrenien und Manien oder Depressionen werden im Notfalleinsatz eher selten diagnostiziert (Pajonk et al. 2001a; Pajonk et al. 2001b), allerdings können sie sich hinter einer Intoxikation, einem Erregungszustand oder einem Suizidversuch verbergen. Eine Differenzialdiagnostik, die z.B. endogene von exogenen Psychosen (z.B. als Folge von Entzündung, Neoplasma, Stoffwechselentgleisung) oder neurotische von persönlichkeitsgetragenen Störungen und diese wieder von akuten Belastungsreaktionen (z.B. als Folge von Trauer oder Stress) differenziert, kann meist nicht geleistet werden und ist auch nicht unbedingt erforderlich.

Leitsymptome, Diagnostik, allgemeine therapeutische Maßnahmen

Leitsymptome des psychiatrischen Notfalls sind Störungen

- des Bewusstseins,
- des Antriebs und
- der Stimmung,

wobei üblicherweise Symptome aus mindestens zwei der genannten Kategorien vorliegen.

Wichtig: Im Rahmen einer diagnostischen Abklärung muss festgestellt werden, ob sich Anhaltspunkte für eine primär somatische Erkrankung finden lassen, die einer Akutbehandlung bedarf.

Gemäß der bereits skizzierten Leitsymptome sollten folgende Punkte (Tab. 20.**2**) bei jeder Statuserhebung im Rahmen von psychiatrischen Notfällen erhoben und dokumentiert werden:

Anamnese und Untersuchung. Die Annahme eines psychiatrischen Notfalles erfordert zum Ausschluss einer exogenen Ursache oder organischen Erkrankung neben der Erhebung eines differenzierten psychopathologischen Befundes prinzipiell auch eine körperliche Untersuchung sowie in der Regel – später – den Einsatz apparativer Untersuchungen (u.a. Laboruntersuchungen, CCT, EEG, EKG) (Hewer u. Rössler 1998).

Diese Statuserhebung dient als Grundlage zur Beurteilung des aktuellen Gesundheitsstatus und der vorliegenden Fremd- bzw. Selbstgefährdung sowie zur Einschätzung der Einsichts- und Kooperationsfähigkeit des Patienten. Es sollte auf jeden Fall darauf geachtet werden, dass die Sicherheit aller Beteiligten (d.h. auch der Rettungsdienstmitarbeiter) gewährleistet ist. Die Einschätzung der aktuellen Behandlungsnotwendigkeit leitet dann – je nach vorliegender Symptomatik – über zu somatomedizinischen, psychotherapeutischen und psychopharmakologischen Maßnahmen, die zur psychischen und physischen Stabilisierung des Patienten geeignet sind.

Dies lässt sich am besten erreichen, wenn die Rettungsdienstmitarbeiter von dem Betroffenen und dessen sozialem Umfeld nicht als „Eindringlinge", sondern als „Verbündete" in einer dringlich zu lösenden Aufgabe, dem Management der vorliegenden Symptomatik bzw. Krisensituation, gesehen werden (D'Amelio et al. 2006).

Wichtig: Die Schaffung einer tragfähigen und vertrauensvollen Beziehung zum Patienten erhöht die Wahrscheinlichkeit, dass notwendige diagnostische und therapeutische Maßnahmen einvernehmlich mit dem Patienten und dessen sozialem Umfeld beschlossen und durchgeführt werden können.

Psychopharmakologische Intervention. Darüber hinaus stellt eine bedarfsgerechte, auf die jeweilige Symptomatik und Bedürfnislage des Patienten zugeschnittene psychopharmakologische Intervention eine wertvolle Unterstützung zum Management psychiatrischer Notfälle dar. Häufig lässt sich erst durch eine geeignete psychopharmakologische Intervention eine Kontakt- und Gesprächsfähigkeit herstellen, eine Linderung der Beschwerden einleiten oder eine Minderung der gegebenen Fremd- oder Selbstgefährdung gewährleisten. Die Medikation sollte so gewählt werden, dass der Patient ausreichend und rasch stabilisiert und – falls sich eine Fortführung der Behandlung in einem stationären Kontext als notwendig erweist – für den weiterbehandelnden Psychiater noch gut explorierbar ist. Ein Überblick über die empfohlenen pharmakothera-

Tabelle 20.**2** Checkliste zur Statuserhebung (Brunnhuber 2005)

Symptomkomplex	Psychisch unauffällig	Psychisch auffällig
Bewusstsein	klar	verändert
Motorik	adäquat	vermindert
Stimmung	ausgeglichen	gedrückt oder gehoben
Denkfähigkeit	klar	verändert
Psychotische Symptomatik	nicht vorhanden	vorhanden
Krankheitseinsicht	vorhanden	nicht vorhanden
Suizidalität	nicht vorhanden	vorhanden
Fremdgefährdung	nicht vorhanden	vorhanden
Vorbestehende psychische Erkrankung	nicht vorhanden	vorhanden

Tabelle 20.3 Empfohlene Pharmakotherapie bei unterschiedlichen psychiatrischen Syndromen (Pajonk et al. 2006)

Syndrome	Medikament der 1. Wahl	Medikament der 2. Wahl
Erregungszustände ohne psychotische Symptome	Lorazepam (z. B. Tavor): 1–2,5 mg i. v., i. m. oder p. o.	Diazepam (z. B. Valium): 5–10 mg i. v., i. m. oder p. o.
Suizidales Syndrom	Lorazepam (z. B. Tavor): 1–2,5 mg i. v., i. m. oder p. o.	Diazepam (z. B. Valium): 5–10 mg i. v., i. m. oder p. o.
Angstsyndrome	Lorazepam (z. B. Tavor): 1–2,5 mg i. v., i. m. oder p. o.	Diazepam (z. B. Valium): 5–10 mg i. v., i. m. oder p. o.
Erregungszustände	Lorazepam (z. B. Tavor): 1–2,5 mg i. v., i. m. oder p. o.	Diazepam (z. B. Valium): 5–10 mg i. v., i. m. oder p. o.
Entzugssyndrome	Diazepam (z. B. Valium): 5–10 mg i. v., i. m. oder p. o.	Lorazepam (z. B. Tavor): 1–2,5 mg i. v., i. m. oder p. o.
Depressives Syndrom	Lorazepam (z. B. Tavor): 1–2,5 mg i. v., i. m. oder p. o.	Diazepam (z. B. Valium): 5–10 mg i. v., i. m. oder p. o.
Erregungszustände mit psychotischen Symptomen	Diazepam (z. B. Valium): 5–10 mg i. v., i. m. oder p. o.	Haloperidol (z. B. Haldol): 5–10 mg i. v., i. m. oder p. o.
Delirantes Syndrom	Haloperidol (z. B. Haldol): 5–10 mg i. v., i. m. oder p. o.	Diazepam (z. B. Valium): 5–10 mg i. v., i. m. oder p. o.
Manisches Syndrom	Haloperidol (z. B. Haldol): 5–10 mg i. v., i. m. oder p. o.	Diazepam (z. B. Valium): 5–10 mg i. v., i. m. oder p. o.
Paranoid-halluzinatorisches Syndrom	Haloperidol (z. B. Haldol): 5–10 mg i. v., i. m. oder p. o.	Lorazepam (z. B. Tavor): 1–2,5 mg i. v., i. m. oder p. o.
Katatones Syndrom	Lorazepam (z. B. Tavor): 1–2,5 mg i. v., i. m. oder p. o.	Haloperidol (z. B. Haldol®): 5–10 mg i. v., i. m. oder p. o.

peutischen Strategien findet sich in Tab. 20.**3** (Pajonk et al. 2006).

Stationäres Setting. Bei jedem Einsatz muss abschließend die Entscheidung getroffen werden, ob ein Verbleib des Patienten in seiner aktuellen Situation sinnvoll ist, oder ob eine Weiterbetreuung im Rahmen eines stationären Setting indiziert ist. Dies ist dann unbedingt notwendig, wenn

- Diagnostik und/oder Therapie vor Ort nicht suffizient abgeschlossen werden können,
- vitale Funktionen überwacht werden müssen,
- weitere Untersuchungen bzw. Behandlungsmaßnahmen notwendig sind,
- mit einer (erneuten) Verschlechterung der physischen oder psychischen Verfassung des Patienten zu rechnen ist oder
- sich dieser selbst- oder fremdgefährdend verhält bzw. verhalten könnte.

Fremdanamnese. Fremdanamnestische Daten können wichtige Zusatzinformationen über den bisherigen Krankheitsverlauf liefern und somit den Notarzt bzw. das Rettungsdienstpersonal bei der Entscheidungsfindung über das weitere Procedere unterstützen.

In der folgenden Abb. 20.**1** ist exemplarisch und idealtypisch ein Ablaufschema im Rahmen eines psychiatrischen Notfalls dargestellt.

Wichtig: Es empfiehlt sich, bei psychisch auffälligen Patienten immer auch nach vorbestehenden psychiatrisch relevanten Erkrankungen zu fragen, da sich daraus wertvolle Hinweise zur diagnostischen Einschätzung der aktuellen Symptomatik und zum therapeutischen Procedere ableiten lassen.

Häufige psychiatrische Syndrome im Notarzt- und Rettungswesen und deren Behandlung

Im Folgenden sollen die im Notarzt- und Rettungsdienst besonders häufig vorkommenden Erkrankungen und Störungen beschrieben und ihre Behandlungsmöglichkeiten dargestellt werden.

Intoxikationen

Intoxikationen, sofern sie nicht in suizidaler Absicht erfolgen, sind im Notarzt- und Rettungsdienst überwiegend Intoxikationen durch Alkohol oder illegale Drogen. Eine weitergehende und detaillierte Schilderung findet sich im Kap. 20.2.

Erregungszustand

Der Erregungszustand gehört zu den häufigsten psychiatrischen Notfallsituationen. Da es schwierig sein kann, charakteristische Prodromalsymptome, z. B. unterschwellige Gespanntheit, motorische Unruhe oder latente Reizbarkeit zu erkennen, können sie plötzlich auftreten und sich im weiteren Verlauf unterschiedlich entwickeln. Hauptcharakteristika sind eine Steigerung des Antriebs und der Psychomotorik, affektive Enthemmung und Kontrollverlust. Die aufkommende Gewalttätigkeit, bei der auch eine mögliche Bewaffnung einkalkuliert werden muss, kann sich gegen sich selbst, andere Menschen oder auch Gegenstände richten. Eine solche Aggressivität kann unvermutet, plötzlich und völlig unverhältnismäßig auftreten.

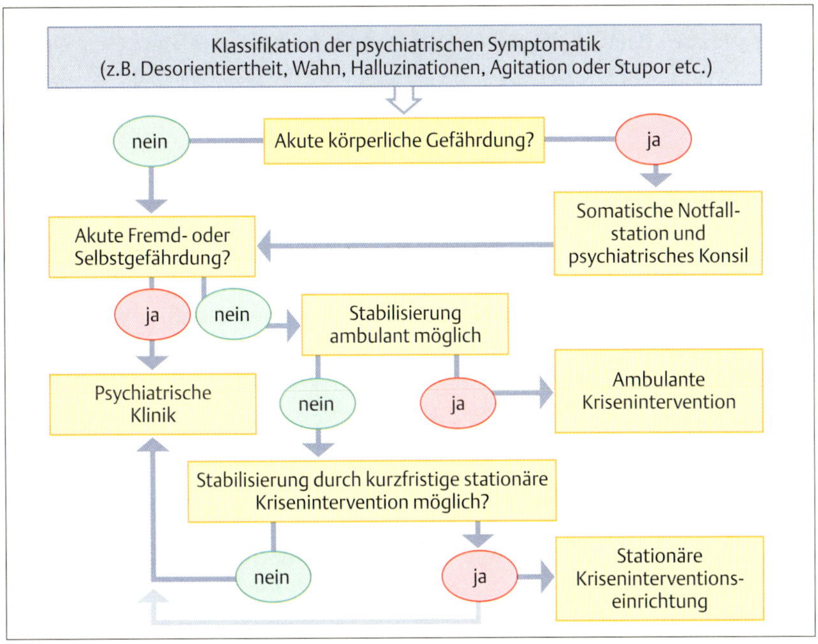

Abb. 20.**1** Ablaufschema bei einem psychiatrischen Notfall (D'Amelio et al. 2006).

Wichtig: In diesem Fall hat der Eigenschutz bzw. der Schutz Dritter absolute Priorität.

Daher muss die Beurteilung und Intervention durch den herbeigerufenen Notarzt schnell und kompetent erfolgen. Die häufigsten Ursachen finden sich in Tab. 20.**4**.

Therapie

Zunächst sollte versucht werden, die Situation zu beruhigen, um in einem sachlichen Gespräch eine zunehmende Eskalation zu verhindern („talking down").

Hinweis für die Praxis: Erregten, gespannten oder aggressiven Patienten niemals allein gegenüberteten!

Tabelle 20.**4** Ursachen gewalttätiger psychomotorischer Erregungszustände (nach Steiner 1995)

Häufig	▸ Alkoholintoxikation (evtl. in Verbindung mit einer Persönlichkeitsstörung) ▸ akute Psychosen (Schizophrenie, Manie, schizomanische Mischpsychose) ▸ psychoreaktive Erregungszustände (z. B. familiäre Konfliktsituation, gelegentlich mit begleitender depressiver Störung) ▸ Intoxikation mit stimulierenden Drogen, z. B. Kokain, Amphetamin, Ecstasy, häufig Mischintoxikation bei Polytoxikomanie
Weniger häufig	▸ postkonvulsiver Dämmerzustand bei Epilepsie ▸ akute Belastungsreaktion nach psychischem Trauma, z. B. Autounfall, Brand, Verlust nahe stehender Angehöriger ▸ geistige Behinderung mit rezidivierenden, gleichartig verlaufenden Erregungszuständen ▸ sog. „Primitivreaktion" als Kurzschlusshandlung bei intelligenz geminderten, einfach strukturierten Personen (einmalige, aus dem bisherigen Persönlichkeits- und Handlungsgefüge herausfallende Reaktion) ▸ Demenz ▸ Entzugssyndrom / Delir ▸ unmittelbar vorangehendes Schädelhirntrauma ▸ organische Persönlichkeitsstörung („hirnorganische Wesensänderung")
Selten	▸ akute Gehirnerkrankung, (z. B. Subarachnoidalblutung, Enzephalitis, Leberinsuffizienz) ▸ sonstige Gehirnerkrankung (Tumor, Gefäßprozess) ▸ pathologischer Rausch (abnorme Reaktion mit extremer Persönlichkeitsveränderung und aggressiven Durchbrüchen bei geringen Mengen von Alkohol, max. 1 Glas Bier)

Für den Patienten sollte eine zahlen- und kräftemäßige Überlegenheit von Rettungs- und Ordnungskräften deutlich werden. Ist eine verbale Intervention nicht wirkungsvoll, sollte rasch und konsequent eine ausreichend dosierte pharmakologische Sedierung erfolgen, die als die entscheidende und wirkungsvollste Behandlung akuter Erregungszustände gilt. Allerdings sollten aufgrund der ohnehin bereits bestehenden Sedierung psychotrope Substanzen bei Erregungszuständen im Rahmen einer Alkoholintoxikation nur sehr eingeschränkt zum Einsatz kommen. Zum Schutz vor Eigen- oder Fremdgefährdung muss eventuell eine vorübergehende Fixierung erfolgen, die im Rahmen einer Notfallindikation auch juristisch legitimiert ist.

20

Akute Suizidalität und selbstschädigendes Verhalten

In Deutschland sterben jährlich ca. 11000 Menschen durch Suizid (Wolfersdorf u. Schmidtke 2006). Die Häufigkeit von Suizidversuchen wird um das 10–25fache höher als die der vollendeten Suizide eingeschätzt, wobei von einer noch weitaus größeren Dunkelziffer ausgegangen werden muss (Wolfersdorf 2003). Dabei ist die Suizidquote bei Männern mit ca. 20,3 pro 100000 deutlich höher als bei Frauen mit ca. 7,0 pro 100000 Einwohner. Suizidversuche werden häufiger von Frauen ausgeführt, der Häufigkeitsgipfel liegt im jungen Erwachsenenalter (Kapfhammer 2005). Ungefähr 20–30% aller Suizidanten wiederholen ihren Suizidversuch, wobei in den ersten Monaten nach dem Suizidversuch die Gefahr einer Wiederholung besonders hoch ist (Bronisch 2002). Bedingt durch die spezifischen Gegebenheiten wird der Notarzt jedoch v.a. mit jungen Menschen konfrontiert, die einen Suizid oder Suizidversuch begangen haben (Pajonk et al. 2002). Jeder 4. Patient mit einer psychischen Störung, der vom Notarzt gesehen wird, ist suizidal (Pajonk et al. 2004b).

Therapie

Wichtig: Generell müssen Suizidhinweise immer ernst genommen werden.

In einem offenen, direkten, aber gleichzeitig einfühlsamen Gespräch in ruhiger Umgebung sollte versucht werden, eine therapeutische Beziehung aufzubauen und die aktuelle Ursache der Suizidalität zu klären. Situationsabhängig sollte dieses Gespräch u.U. ohne Angehörige stattfinden. Sofern sich keine Entdynamisierung erreichen lässt, muss der Patient bei weiter bestehender oder nicht auszuschließender Suizidalität – notfalls auch gegen seinen Willen – nach Schaffung einer Rechtsgrundlage in eine Klinik eingewiesen werden (Müller-Spahn u. Hoffmann-Richter 2000). Pharmakotherapeutisch sollten im Notarztdienst v.a. Benzodiazepine verabreicht werden. Die spezifische medikamentöse Einstellung erfolgt später in Abhängigkeit von der Diagnose durch den Facharzt.

Spezielle psychiatrische Krankheitsbilder

Angst- und Panikstörung

Angstsyndrome stellen die häufigsten psychischen Störungen dar. Die Lebenszeitprävalenz beträgt ca. 15–25%, wobei Frauen etwa 2–3-mal häufiger betroffen sind als Männer. Da die Symptomatik fast regelhaft u.a. mit thorakalen Schmerzen, Atemnot, Schwindel und Herzrasen einhergeht, werden von den besorgten Betroffenen und Angehörigen häufig Notärzte oder Notfallambulanzen in Anspruch genommen.

Vordringlichste Aufgabe eines notärztlichen Einsatzes ist der Ausschluss einer somatischen Ursache, da sich hinter einer „psychogen" anmutenden Angstsymptomatik eine schwerwiegende körperliche Erkrankung verbergen kann.

Zu der Gruppe der Angsterkrankungen zählen u.a. die
- Panikstörung mit oder ohne Agoraphobie,
- generalisierte Angststörung,
- (soziale) Phobie.

Hinweis für die Praxis: Für den Notarzt präsentieren sich Angststörungen oft in Form einer Hyperventilation.

Panikattacke. Eine Panikattacke ist durch das plötzliche Auftreten intensiver Angst gekennzeichnet. Ohne spezifische Auslöser erreicht sie innerhalb weniger Minuten ihr Intensitätsmaximum, dauert ca. 10–15 min und geht mit vielfältigen vegetativen Symptomen (Tab. 20.**5**) einher. Gelegentlich wird die Situation subjektiv als katastrophal und lebensbedrohlich erlebt und kann über eine psychomotorische Unruhe in einen Erregungszustand übergehen. Tritt die Panikattacke z.B. in Menschenmengen, auf öffentlichen Plätzen oder im Fahrstuhl auf handelt es sich um eine Panikstörung mit Agoraphobie.

Generalisierte Angststörung. Leitsymptom der generalisierten Angststörung ist die situationsunabhängige, über Wochen bis Monate anhaltende Angst, die neben Befürchtungen und motorischer Anspannung mit einer Vielzahl vegetativer Symptome, z.B. Schwitzen, Tachykardie, Schwindel, Oberbauchbeschwerden oder Harndrang einhergeht.

Tabelle 20.**5** Symptome der Angststörungen

Vegetative Symptome	▸ Palpitationen ▸ Schweißausbrüche ▸ Tremor ▸ Mundtrockenheit
Thorakale / abdominale Symptome	▸ Atembeschwerden ▸ Beklemmungsgefühl ▸ Thoraxschmerzen ▸ Nausea oder abdominelle Missempfindungen
Psychische Symptome	▸ Unsicherheit, Schwäche, Benommenheit ▸ Derealisationserleben ▸ Depersonalisationserleben ▸ Angst vor Kontrollverlust ▸ Angst zu sterben
Symptome der Anspannung	▸ Muskelverspannung ▸ Ruhelosigkeit ▸ Nervosität
Unspezifische Symptome	▸ Konzentrationsstörungen ▸ Reizbarkeit ▸ Einschlafstörungen ▸ Schreckhaftigkeit

Phobien. Phobien sind durch eine intensive und anhaltende Angst vor einem bestimmten Objekt oder einer bestimmten Situation mit Vermeidungsverhalten charakterisiert.

Depression

Die Depression stellt nach den Angsterkrankungen die häufigste psychiatrische Erkrankung dar. Sie tritt klinisch mit einer Vielzahl unterschiedlich ausgeprägter Symptome in Erscheinung und ist mitunter nur schwer von alltäglichen Verstimmungen abzugrenzen.

Symptomatik. Daher ist die Orientierung an den Kriterien des ICD-10 hilfreich:

Hauptsymptome einer leichten, mittelgradigen oder schweren depressiven Episode:

- gedrückte Stimmung,
- Interessenverlust und Freudlosigkeit,
- Antriebsminderung, erhöhte Ermüdbarkeit und Aktivitätseinschränkung.

Zusatzsymptome:

- verminderte Konzentration und Aufmerksamkeit,
- vermindertes Selbstwertgefühl und Selbstvertrauen,
- Schuldgefühle und Gefühle von Wertlosigkeit,
- negative und pessimistische Zukunftsperspektiven,
- Suizidgedanken, -pläne, erfolgte Selbstverletzung oder Suizidhandlungen (s. S. 272),
- Schlafstörungen,
- verminderter Appetit.

Wichtig: Häufig wird ein Notarzteinsatz erforderlich, wenn das depressive Syndrom zusätzlich von somatischen Beschwerden begleitet ist.

Somatisches Syndrom. Typische Merkmale des *somatischen* Syndroms:

- Interessenverlust oder Verlust der Freude an normalerweise angenehmen Aktivitäten,
- mangelnde Fähigkeit, auf eine freundliche Umgebung oder freudige Ereignisse emotional zu reagieren,
- frühmorgendliches Erwachen; zwei oder mehr Stunden vor der gewohnten Zeit,
- Morgentief,
- objektiver Befund einer psychomotorischen Hemmung oder Agitiertheit,
- deutlicher Appetitverlust,
- Gewichtsverlust, häufig mehr als 5% des Körpergewichts im vergangenen Monat,
- deutlicher Libidoverlust.

Wichtig: Primäres Ziel einer ärztlichen Notfallbehandlung von Depressionen ist eine rasche Stabilisierung der Stimmung und eine Reduktion der hohen suizidbedingten Mortalität.
Vor allem bei akuter Suizidalität ist immer eine stationär-psychiatrische Behandlung erforderlich, notfalls auch gegen den Willen des Patienten.

Belastungsreaktionen und Anpassungsstörungen

Bei einer Krise handelt es sich um eine Situation, in der ein Individuum eine Lebensveränderung nicht adäquat verarbeiten kann und sich deshalb einer für ihn zum gegenwärtigen Zeitpunkt nicht zu bewältigenden Lebenseinengung ausgesetzt sieht. Aufgrund der nicht zur Verfügung stehenden Bewältigungsstrategien kommt es zu einer pathologischen Entwicklung im Sinne einer akuten depressiven oder auch suizidalen Reaktion.

Ätiologie. Obwohl auch weniger schwere psychosoziale Belastungen beziehungsweise Lebensereignisse (sog. life-events) eine soziale Krise auslösen und beeinflussen können, ist ihre ätiologische Bedeutung nicht immer eindeutig. Sie hängt in jedem Fall zusammen mit der individuellen Vulnerabilität der Patienten, das heißt, die Auslösefaktoren sind weder nötig noch ausreichend, um das Auftreten, das Ausmaß oder die Art der Erkrankung zu erklären.

Als mögliche Auslöser kommen in Betracht:

- Partnerschaftsprobleme oder Partnerschaftsverlust,
- Verlust anderer wichtiger Bezugspersonen oder auch eines Haustieres,
- berufliche Probleme,
- finanzielle Sorgen,
- schwere Erkrankungen,
- Veränderung der Lebensumstände (Cave: alte Menschen),
- Vorliegen einer anderen psychiatrischen Störung (v.a. Depression oder Schizophrenie).

Behandlungsindikation. Die Behandlungsindikation für den Notarzt richtet sich danach, ob Eigen- oder Fremdgefährdung im Rahmen einer psychosozialen Krise nicht auszuschließen ist und / oder eine Komorbidität mit einer weiteren psychiatrischen Erkrankung vorliegt. Des Weiteren ist zu prüfen, ob der Patient in ein stabiles soziales Netz eingebettet ist.

Akutintervention. In einem ersten Schritt sollte eine nicht-medikamentöse Krisenintervention versucht werden, in der die psychosoziale Situation und das vorhandene Verhaltensrepertoire des Patienten geklärt werden sollten. Dies erfordert ein ausführliches therapeutisches Gespräch in einer ruhigen Umgebung, in dem mit dem Patienten die Schritte der möglichen Selbst- und / oder Fremdhilfe genau zu beleuchten sind. Eine medikamentöse Behandlung ist bei depressiven, ängstlichen oder agitierten Zustandsbildern indiziert. Bei nicht auszuschließender Eigen- oder Fremdgefährdung muss eine stationäre Einweisung erfolgen.

Psychosen

Definition: Schizophrenie und wahnhafte Psychosen sind durch Störungen des Denkens, der Wahrnehmung und des Affektes charakterisiert.

Der Ersterkrankungsgipfel liegt bei Männern zwischen dem 20. und 24. Lebensjahr, der der Frauen zwischen dem 25. und 29. Lebensjahr. Der Erkrankungsbeginn kann ebenso wie der Langzeitverlauf geprägt sein von akuten Zustandsbildern mit

- aggressiver Erregtheit,
- schweren Verhaltensstörungen oder
- einer über Jahre eher schleichenden Entwicklung mit sozialem Rückzug.

Symptomatik. Typische Symptome der Schizophrenie sind:
- akustische Halluzinationen in Form von kommentierenden, imperativen oder dialogisierenden Stimmen,
- Wahn, d. h. eine unkorrigierbare, jedoch objektiv falsche Überzeugung, z. B. Verfolgungs-, Größen- oder Vergiftungswahn,
- Ich-Störungen, z. B. Gedankenlautwerden, Gedankeneingebung, Gedankenausbreitung oder Gedankenentzug,
- katatone Symptome, z. B. Haltungsstereotypien, Negativismus, Stupor,
- Negativsymptome, z. B. Anhedonie, Antriebsstörungen, Apathie, Entwicklung sozialer Defizite.

Wichtig: Trotz charakteristischer Symptome darf eine schizophrene Psychose nur dann diagnostiziert werden, wenn eine exogene (z. B. eine Intoxikation) oder organische Ursache ausgeschlossen ist.

Akutintervention. Eine notärztliche Akutintervention ist bei schizophrenen Patienten v. a. dann erforderlich, wenn ein Erregungszustand oder akute Eigen- oder Fremdgefährdung auftritt. Zunächst sollte in ruhiger und sachlicher Atmosphäre in einem klaren und einfachen Gesprächsstil über die notwendigen Maßnahmen (medikamentöse Behandlung, ggf. Klinikeinweisung) informiert werden. Die Einbeziehung von Angehörigen oder Dritten sollte situationsadäquat erfolgen. Die notfallmäßige pharmakologische Behandlung einer psychotischen Symptomatik konzentriert sich primär auf die Sedierung, wobei allerdings Nebenwirkungsaspekte, z. B. Frühdyskinesien, berücksichtigt werden sollten.

Manie

Definition: Unter einer Manie werden Auffälligkeiten des Affektes, der Antriebs- und Willenssphäre sowie des Denkens zusammengefasst.

Eine erste manische Episode tritt meist zwischen dem 15. und 30. Lebensjahr auf, ist jedoch auch in jedem anderen Alter zwischen der späten Kindheit und dem 7. oder 8. Lebensjahrzehnt möglich. Um die Diagnose einer Manie zu stellen, muss die Episode mindestens eine Woche dauern und die berufliche Leistungsfähigkeit und die sozialen Funktionen in erheblichem Ausmaß beeinträchtigt sein.

Symptomatik. Das Störungsbild ist u. a. gekennzeichnet durch:
- eine euphorische oder dysphorische Stimmung,
- Reizbarkeit,
- Denkstörungen (Ideenflucht),
- Antriebsstörungen sowie inadäquat gesteigertes Selbstwertgefühl, Distanzminderung und vermindertes Schlafbedürfnis.

Akutintervention. Wegen der häufig hohen Dynamik des manischen Syndroms sind differenzierte diagnostische Maßnahmen in der Akutsituation kaum möglich, sodass vorrangig versucht werden sollte, durch geduldige verbale Intervention eine Eskalation der Situation zu verhindern und die Motivation des Patienten für eine freiwillige Diagnostik und Therapie zu fördern.

Hinweis für die Praxis: Viele Patienten erleben eine Manie subjektiv als positiv, sodass meist keine Krankheitseinsicht oder Behandlungsbereitschaft besteht. Da es bei schweren Manien schnell zu Eigen- und Fremdgefährdung kommt, ist eine sofortige notfallmäßige Intervention nötig, die in Einzelfällen auch gegen den Willen des Patienten durchgeführt werden muss.

Stupor und Katatonie

Katatone und stuporöse Syndrome sind nosologisch völlig unspezifisch, da sie sowohl bei organischen und funktionellen Psychosen als auch bei internistischen und neurologischen Erkrankungen auftreten können.

Hinweis für die Praxis: Da kataton-stuporöse Syndrome auch lebensbedrohliche Zustände sein können, ist primär eine klare differenzialdiagnostische Beurteilung des klinischen Bildes erforderlich.

In vielen Fällen sind die Patienten nicht kommunikationsfähig und weisen ausgeprägte Verhaltensstörungen auf. Daher sollten so bald als möglich eine körperliche und neurologische Untersuchung einschließlich einer Laboruntersuchung erfolgen und auch fremdanamnestische Angaben herangezogen werden.

Symptomatik. Beim stuporösen Patienten liegt meist keine Bewusstseins-, sondern eine Kommunikationsstörung vor. Dabei erfolgt keine Reaktion auf Versuche der Kontaktaufnahme, der Gesichtsausdruck ist starr, Spontanbewegungen fehlen und der Patient wirkt abwesend. Es handelt sich um einen Zustand fehlender körperlicher Aktivität, der sich in mimischer Ausdruckslosigkeit, Aspontaneität, fehlender Reaktion auf Außenreize, einschließlich Schmerzreize, sowie extreme Antwortlatenzen bis hin zum Mutismus äußert.

Hinweis für die Praxis: Dennoch erkennt, versteht und behält der Patient, was um ihn herum vorgeht.

Das katatone Syndrom kann sowohl durch Hyper- als auch Hypophänomene gekennzeichnet sein, gelegentlich lässt sich aber auch ein rascher Wechsel („Raptus") zwischen Negativismus und extremer psychomotorischer Erregung beobachten. Darüber hinaus kann auch eine akute Verwirrtheit den Beginn einer Katatonie ankündigen. Dominantes motorisches Symptom der Katatonie ist das Haltungsverharren, welches dem Patienten unbewusst bleibt und bei dem die Extremitäten Stunden bis Tage in bizarren Positionen verbleiben können. Verhaltensauffälligkeiten spiegeln sich wider:
- in negativistischem Verhalten oder in Form von
- Handlungsstereotypien,
- Perseverationen oder
- Echolalie / Echopraxie.

Akutintervention. Ein akuter Erregungszustand im Rahmen einer Katatonie erfordert prinzipiell eine notfallmäßige syndromorientierte Initialtherapie, die vorzugsweise mit Benzodiazepinen (z. B. Lorazepam 2 – 3 mg) erfolgen sollte.

Hinweis für die Praxis: Die Behandlung des stuporösen oder katatonen Patienten erfordert eine umfassende psychiatrische und organische Untersuchung. Hierzu zählen die internistisch-neurologische Untersuchung, Labordiagnostik und eine (Fremd-) Anamnese, sodass in der Regel eine stationäre Aufnahme erfolgen muss (Messer u. Schmauß 2006).

Rechtliche Aspekte

Selbstverständlich gelten die Regeln der ärztlichen Schweigepflicht auch in psychiatrischen Notfall- und Krisensituationen. Therapeutische Maßnahmen sind immer nur dann gerechtfertigt, wenn die Einwilligung des Betroffenen nach ordnungsgemäßer Aufklärung vorliegt.

Einwilligungsfähigkeit

Zur rechtsgültigen Einwilligung ist die Einwilligungsfähigkeit erforderlich. Dies ist nur dann vorhanden, wenn der Patient seine gegenwärtige Situation und die sich aus ihr ergebenden Folgen einschätzen kann und wenn er die für die Behandlung relevanten Informationen versteht, sie rational verarbeiten und seine Wahl verständlich mitteilen kann (Nedopil 2000). Diese Voraussetzungen sind im psychiatrischen Notfall oft nicht oder nicht ausreichend gegeben. Therapeutische Maßnahmen sind dann nur unter besonderen rechtlichen Voraussetzungen möglich. Neben den schutzwürdigen Interessen des jeweils betroffenen Patienten sind in einem psychiatrischen Notfall häufig nur noch die berechtigten Interessen dritter bzw. der Allgemeinheit zu berücksichtigen.

Wichtig: Unaufschiebbare ärztliche Handlungen, die nicht zuvor durch einen Richter oder eine dazu berechtigte Behörde genehmigt werden können, sind evtl. aus dem Gesichtspunkt der mutmaßlichen Einwilligung oder des rechtfertigenden Notstandes (§34StGB) heraus möglich und straffrei.

Mutmaßliche Einwilligung oder rechtfertigender Notstand

Der Arzt kann dann von einer mutmaßlichen Einwilligung ausgehen, wenn er annehmen kann, dass ein verständiger Kranker in dieser Lage bei angemessener Aufklärung eingewilligt hätte. Hier ist es ebenso wie bei der Annahme eines rechtfertigenden Notstandes dringend notwendig, eine sorgfältige Abwägung der möglicherweise widerstreitenden Interessen bzw. Rechtsgüter vorzunehmen. Eine möglichst sorgfältige Dokumentation des Vorgehens ist in jedem Fall erforderlich (Laufs et al. 2002).

Unterbringung

Die Einweisung in eine geschlossene Station einer Klinik für Psychiatrie und Psychotherapie kann zur Sicherheit des Patienten oder seiner Umgebung erforderlich sein. Nach den Bestimmungen der Unterbringungsgesetze der Länder (PsychKG oder LUG) kann eine Unterbringung auch ohne die Zustimmung des Patienten erfolgen. Wesentliche Voraussetzungen für eine Unterbringung ist die unmittelbare Selbst- oder Fremdgefährdung durch eine psychische Erkrankung. Der Antrag auf Unterbringung kann durch jeden approbierten Arzt gestellt werden. Die Anordnung der Unterbringung kann im Notfall durch die Ordnungsbehörde erfolgen, eine richterliche Entscheidung muss bis zum Ablauf des nächsten Tages stattfinden.

Wichtig: Wenn möglich ist zu erfragen, ob für den Patienten eine gesetzliche Betreuung besteht. In diesem Fall muss zumindest veranlasst werden, dass der gesetzliche Betreuer über die Unterbringung informiert wird.

Dokumentation

Wichtig: Gerade in Notfallsituationen ist die Pflicht zur Dokumentation der äußeren Umstände, der erhobenen Befunde und der durchgeführten bzw. eingeleiteten Therapiemaßnahmen genau zu beachten (Laux 2003).

Die nachvollziehbare Dokumentation zumindest folgender Sachverhalte wird empfohlen:

- äußere Situation des Notfalls (Art der Benachrichtigung, vorgefundene Situation etc.),
- ausführlicher psychopathologischer Befund,
- ausführlicher somatischer Befund,
- Angaben zu bisherigen psychischen Erkrankungen,
- Angaben aus der Fremdanamnese,
- Angaben zu rechtlichen Schritten (Freiheitsbeschränkungen, Fixierung, Informationen an Patienten, Ordnungsamt, Polizei etc. mit Uhrzeit),
- Namen und Telefonnummern von Bezugspersonen.

Kernaussagen

Häufigkeit, Diagnostik, allgemeine Therapieprinzipien

Psychiatrische Notfälle stellen diagnostisch und therapeutisch eine Herausforderung für den Notarzt dar. Wichtiger als eine klare diagnostische Zuordnung ist ein syndromales Verständnis der Störungsbilder.

Ziel ist es, möglichst einvernehmlich mit dem Patienten die Störungen abzuklären und zu behandeln.

Häufige psychiatrische Syndrome im Notarzt- und Rettungswesen und deren Behandlung

Am häufigsten werden Notärzte mit Intoxikationen, Erregungszuständen und Suizidversuchen konfrontiert. Jeder vierte psychiatrische Patient im Notarztdienst ist suizidal.

Bei massiven Erregungszuständen sind Maßnahmen zum Eigenschutz vordringlich. Die pharmakologische Sedierung hat in diesen Fällen Vorrang vor einer psychotherapeutischen Intervention.

Spezielle psychiatrische Krankheitsbilder

Die häufigsten psychiatrischen Krankheitsbilder, die im Notarztdienst von Relevanz sind, sind neben den Abhängigkeitserkrankungen die Angst- und Panikstörungen, Belastungsreaktionen, Depressionen und Psychosen (z.B. Schizophrenie und Manie).

Katatonie und Stupor können lebensbedrohlich sein.

Rechtliche Aspekte

Rechtliche Aspekte und eine sorgfältige Dokumentation sind unbedingt zu beachten. Wenn Patienten in dringlich notwendige medizinische Maßnahmen nicht einwilligen können oder wollen, so dürfen oder müssen unter gesetzlich klar geregelten Bedingungen auch Maßnahmen gegen ihren Willen durchgeführt werden.

Literaturverzeichnis

Behrendt H, Schmiedel R. Die aktuellen Leistungen des Rettungsdienstes in der Bundesrepublik Deutschland im zeitlichen Vergleich (Teil II). Notf Rettungsmed 2004; 1: 59–69.

Berzewski H, Nickel B. Neurologische und psychiatrische Notfälle. München: Urban & Fischer; 2002.

Bronisch T. Suizidalität. In: Möller HJ, Laux G, Kapfhammer P (Hrsg). Psychiatrie und Psychotherapie. Berlin: Springer; 2002: 1745–1763.

Brunnhuber S. Psychiatrische Notfälle. In: Brunnhuber S, Frauenknecht S, Lieb K (Hrsg). Intensivkurs Psychiatrie und Psychotherapie. München: Elsevier; 2005: 397–402.

D'Amelio R, Archonti C et al. Psychologische Konzepte und Möglichkeiten der Krisenintervention in der Notfallmedizin. Notfall Rettungsmed 2006; 9: 194–204.

Hewer W, Rössler W. Das Notfall Psychiatrie Buch. München: Urban & Schwarzenberg; 1996.

Kapfhammer HP. Der suizidale Patient – Suizidalität in der modernen Gesellschaft. In: Madler C, Jauch KW, Werdan K, Siegrist J, Pajonk FG (Hrsg). Das NAW-Buch – Akutmedizin der ersten 24 Stunden. München: Urban & Fischer; 2005: 757–764.

Kardels B, Beine KH. Teilnahme von Psychiatern am Notarztdienst. Notfallmedizin 2003; 29: 526–527.

Laufs A, Uhlenbruck W et al. Handbuch des Arztrechts. München: Beck; 2002.

Laux G. Notfallpsychiatrie. Fortschr Neurol Psychiatr 2003; 71(9): 483–499.

Messer T, Schmauß M. Katatonie, Malignes Neuroleptisches Syndrom und Stupor. In: Riederer P, Laux G (Hrsg). Neuropsychopharmaka, ein Therapiebuch. Band 6: Notfalltherapie, Antiepileptika, Psychostimulanzien, Suchttherapeutika und sonstige Psychopharmaka. Berlin: Springer; 2006: 1745–1763.

Müller-Spahn F, Hoffmann-Richter U. Psychiatrische Notfallsituationen. In: Müller-Spahn F (Hrsg). Psychiatrische Notfälle. Stuttgart: Kohlhammer; 2000: 29–48.

Nedopil N. Forensische Psychiatrie. Stuttgart: Thieme; 2000.

Pajonk FG, Poloczek S et al. Der psychiatrische Notfall – Abgrenzung zu Psychotraumatologie und Krise. Notfall Rettungsmed 2000; 3: 363–370.

Pajonk FG, Bartels HH et al. Der psychiatrische Notfall im Rettungsdienst – Häufigkeit, Versorgung und Beurteilung durch Notärzte und Rettungsdienstpersonal. Nervenarzt 2001a; 72: 685–692.

Pajonk FG, Grünberg K et al. Psychiatrische Notfälle im Notarztdienst einer deutschen Großstadt. Fortschr Neurol Psychiatr 2001b; 69: 170–174.

Pajonk FG, Grünberg K et al. Suicides and suicide attempts in emergency medicine. Crisis 2002; 23: 68–73.

Pajonk FG, Lubda J et al. Psychiatrische Notfälle aus der Sicht von Notärzten – eine Reevaluation nach 7 Jahren. Anästhesist 2004a; 53: 709–716.

Pajonk FG, Schmitt P et al. Psychiatrische Notfälle im Notarztdienst – eine prospektive vergleichende Untersuchung an zwei Notarztstandorten. Nervenarzt 2004b; 75 (Suppl. 2): S372.

Pajonk FG, Moecke H. Psychiatrische Notfälle in der Notfallmedizin – Definition, Häufigkeit, Epidemiologie. In: Madler C, Jauch KW, Werdan K, Siegrist J, Pajonk FG (Hrsg). Das NAW-Buch. Akutmedizin der ersten 24 Stunden. München: Urban & Fischer 2005: 751–756.

Pajonk FG, Stoewer S et al. Psychopharmakotherapie in der Notfallmedizin. Notfall & Rettungsmedizin 2006; 9: 393–402.

Schmitt TK, Luiz T. Sozialepidemiologie einer neuen Einsatzkategorie – Notfälle mit primär psychischen und sozialen Problemstellungen. Notfall Rettungsmed 2002; 5: 102–109.

Sefrin P. Der Notarztdienst als interdisziplinäre Aufgabe. Notfallmedizin 2003; 29: 528–529.

Steinert T. Therapie bei akuter Gewalttätigkeit. Stuttgart: Enke; 1995.

Wolfersdorf M. Suizidalität. In: Berger M (Hrsg). Psychische Erkrankungen – Klinik und Therapie. München, Urban & Fischer; 2003: 1021–1038.

Wolfersdorf M, Schmidtke A. Suizidalität. Voderholzer U, Hohagen F. Therapie psychischer Erkrankungen – State of the Art. München: Urban & Fischer; 2006: 261–267.

20.2 Drogennotfälle

M. Kinn, F.-G. Pajonk, R. Holzbach

Roter Faden

Alkohol
- Versorgung
- Entzug / Entzugsdelir
- Weitere alkoholassoziierte Störungen

Benzodiazepine
- Versorgung
- Entzug

Barbiturate

Ketamin
- Versorgung

Cannabis
- Versorgung
- Entzug

Ecstasy, Amphetamine und synthetische Rauschmittel
- Versorgung

Liquid XTC / GHB (Gammahydroxybuttersäure)
- Versorgung

Heroin und andere Opiate
- Versorgung
- Entzug

Kokain
- Versorgung

LSD (d-Lysergsäure-Diäthylamid) / Halluzinogene
- Versorgung

PCP (Phenylcyclidinpiperidin)
- Versorgung

Schnüffelstoffe
- Versorgung

Lachgas (N2O)

Mischkonsum
- Versorgung

Die Zahl der Erstkonsumenten harter Drogen steigt in Deutschland, gleichzeitig nimmt die Zahl der Drogentoten ab (Drogenbeauftragte der Bundesregierung 2006). Die tatsächliche Zahl der Konsumenten illegaler Suchtmittel liegt sehr wahrscheinlich um den Faktor 7 über den aktuellen Schätzungen (Vitale u. van de Mheen 2006). Mit Suchtmitteln assoziierte Notfälle machen rund 80% aller RTW-Einsätze aus und liegen rund 5–17% aller Notarzteinsätze zugrunde (Arnold et al. 1999; Pajonk et al. 2001).

Ursächlich für Notfallsituationen im Zusammenhang mit Suchtmitteln können
- Intoxikationen,
- Entzüge,
- Folgeschäden des protrahierten Konsums,
- allergische Reaktionen durch Begleit- und Streckmittel sowie
- akzidentiell durch die momentane Bewusstseinseinschränkung entstandene Situationen (inkl. Trauma, Unfälle, psychischer Ausnahmezustand) sein.

Abhängigkeit von Suchtmitteln. Die Wirkung von Suchtmitteln ist interindividuell unterschiedlich und von vielen Faktoren abhängig (z. B. Geschlecht, Körpermasse, momentane Stimmung und Gemütslage, Umfeld).

Einer Suchtmitteleinnahme liegt zumeist süchtiges Verhalten zugrunde. Der Konsument versucht durch das Suchtmittel:
- unangenehme Gefühle zu vermeiden (Angst, Depression, Langeweile etc.),
- Probleme zu verdrängen bzw.
- gewünschte Gefühle (Selbstsicherheit, Fröhlichkeit, Euphorie etc.) zu erzielen oder zu verstärken.

Wichtig: Wird das Suchtmittel als Schlüssel zur Problemlösung und -bewältigung einmal erkannt, besteht die Gefahr, zukünftig zu immer nichtigeren Anlässen von dem Suchtmittel Gebrauch zu machen. Es tritt in der Folge eine psychische Abhängigkeit, je nach Suchtmittel auch zusätzlich eine physische Abhängigkeit auf. Die Abstinenz vom Suchtmittel führt dann zu Entzugserscheinungen.

Die Kriterien einer Abhängigkeit nach ICD-10 beschreibt Tab. 20.**6** (Dilling et al. 1993).

Entzugssyndrom und Intoxikation. Entzugssyndrome sind seltener als Intoxikationen Anlass für einen Notarzteinsatz. Insbesondere schwere Alkoholentzüge sollten jedoch nicht unterschätzt werden. Im unbehandelten Delir sterben bis zu 30% der Betroffenen. Die durch äußere Zwänge (z. B. Nachschubprobleme) oder durch bewusstes Unterlassen entstandene Situation eröffnet nicht selten den Weg zu einer weiterführenden therapeutisch gestützten Abstinenz.

Intoxikationen können bewusste oder akzidentielle Überdosierung zugrunde liegen. In 40% der Intoxikationen handelt es sich um versehentliche Überdosierungen, 60% ereignen sich in meist suizidaler Absicht (Pfab et al. 2006).

Differenzialdiagnosen. Alle Notfallsituationen mit Suchtmitteln bergen die Gefahr, wichtige Differenzialdiagnosen zu übersehen. Die angetroffenen Symptome können nicht immer einen Rückschluss auf Art und Menge eines konsumierten Suchtmittels ermöglichen. Bei Verdacht auf Suchtmittelkonsum müssen immer auch differenzialdiagnostisch die in Tab. 20.**7** genannten Ursachen für eine Bewusstseinsstörung in Betracht gezogen werden. Selbst bei gesicherter Suchtmitteleinnahme sollte nach weiteren Ursachen für die Symptomatik und nach begleitenden Verletzungen gesucht werden.

Tabelle 20.**6** Definition Abhängigkeit gemäß ICD-10: erfüllt bei 3 zutreffenden Punkten und mehr

▸ Wunsch / Zwang, Substanz zu konsumieren
▸ Verminderte Kontrollfähigkeit bezüglich Beginn, Beendigung und Menge
▸ Körperliche Entzugssymptome
▸ Toleranz / Dosissteigerung
▸ Erhöhter Zeitaufwand für Beschaffung und Erholung von der Substanz, Vernachlässigung anderer Interessen
▸ Fortgesetzter Konsum trotz Folgeschäden

Tabelle 20.**7** Einige Differenzialdiagnosen der unklaren Bewusstlosigkeit

- (Schädelhirn-) Trauma
- Intrazerebrale Blutung
- Hypoglykämie
- Unterkühlung
- Aspiration
- Hirntumor
- Enzephalitis
- Meningitis
- Kardiale Dekompensation
- Ateminsuffizienz
- Psychiatrische Erkrankungen

Wichtig: Die Zahl der Suchtmittelkonsumenten wird unterschätzt. Suchtmittel haben interindividuell unterschiedliche Wirkungen. Die Symptomatik einer Intoxikation lässt keine Rückschlüsse auf die Art und Menge eines konsumierten Suchtmittels zu. Intoxikationen bergen das Risiko in sich, dass wichtige Differenzialdiagnosen übersehen werden.

Alkohol

Nach der Nikotinabhängigkeit ist die Alkoholabhängigkeit die zweithäufigste Suchterkrankung in Deutschland. Pro Jahr versterben rund 40 000 Menschen an alkoholassoziierten Erkrankungen. In einer deutschen Großstadt machen alkoholassoziierte Notfälle rund 5% der Notarzteinsätze aus (Pajonk et al. 2001).

Hinweis für die Praxis: Die besondere Gefährlichkeit von Notfällen im Zusammenhang mit Alkohol liegt im Übersehen von zusätzlichen Verletzungen oder Erkrankungen (Tab. 20.**7**).

Überdurchschnittlich häufig ist Alkoholkonsum mit suizidalen Handlungen assoziiert. Alkoholabhängige haben ein 120fach höheres Suizidrisiko als die Normalbevölkerung (Murphy u. Wetzel 1990). Durch die Kombination von Alkohol und anderen Suchtmitteln oder Medikamenten in suizidaler Absicht kann es zu gefährlichen Intoxikationen mit mehrgipfligen Verläufen kommen.

Alkoholintoxikation. Die Auswirkungen einer Alkoholintoxikation sind sehr variabel und hängen zu einem großen Teil von der individuellen Trinkgewöhnung ab. Die verschiedenen Stadien der Alkoholintoxikation sind in Tab. 20.**8** zusammengefasst. Die Übergänge zwischen den einzelnen Stadien sind fließend. Durch die durchschnittliche Resorptionszeit von 40 min für enteral zugeführten Alkohol kann es auch nach dem Auffinden des Patienten noch zu einer deutlichen Verschlechterung der Vitalfunktionen kommen. Die in Tab. 20.**8** angegebenen Blutalkoholwerte sind als Richtwerte zu verstehen. Beim nicht alkoholtoleranten Menschen können Promillekonzentrationen deutlich unter 3 Promille schon zu einer beatmungspflichtigen Ateminsuffizienz führen. 50–90% der Alkoholintoxikationen mit Blutalkoholwerten zwischen 5 und 8 Promille enden letal (Sellers u. Kalant 1976; Feuerlein et al. 1998).

Pathologischer Rausch. Eine relevante Sonderform stellt der pathologische Rausch dar. Dieser kann bereits nach Konsum kleiner Alkoholmengen auftreten und ist gekennzeichnet durch intensive Bewusstseinsstörungen, paranoides Erleben und Erregungszustände mit ungezügelter Gewalttätigkeit. Er endet meist mit dem Terminalschlaf, es besteht in der Regel eine partielle oder vollständige retrograde Amnesie. Bei den Betroffenen besteht häufig eine zerebrale Vorschädigung oder ein epileptisches Anfallsleiden.

Versorgung

Den eventuell agitierten Patienten aus seinem spannungsgeladenen Umfeld herauslösen, dann:

- Basismaßnahmen (Puls, RR, Pulsoxymetrie, O_2, Wärme), Basischeck,
- Blutzuckertest,
- ggf. erbrechen lassen (nur bei voll erhaltenem Bewusstsein!),

Tabelle 20.**8** Stadien des Alkoholrausches

	Blutalkoholkonzentration	Symptome
Stadium I	0,5–1,5 Promille	▸ unsicherer Gang ▸ verwaschene Sprache ▸ Reizbarkeit / Distanzlosigkeit
Stadium II	1,5–2,5 Promille	▸ erhebliche Gangstörung (Schwanken) ▸ Stimmung zwischen euphorisch bis gereizt (aggressiv)
Stadium III	2,5–3,5 Promille	▸ herabgesetztes Bewusstsein bis Koma ▸ formale Denkstörung und konfuses Handeln (Verwirrtheit) ▸ herabgesetztes Schmerzempfinden ▸ massive Koordinationsstörungen (Sturzgefahr) ▸ zusätzliche Komplikationen durch Hypoglykämie
Stadium IV	über 3,5 Promille	▸ drohende vitale Komplikationen ▸ komatös ▸ Reflexe erloschen, keine Reaktion auf Schmerzreize ▸ beschleunigte, flache Atmung bis hin zur Cheyne-Stokes-Atmung ▸ schließlich Atemlähmung und finales Herzkreislaufversagen

Tabelle 20.**9** Symptome des Alkoholentzungs

Magendarmstörungen	z. B. Appetitstörung, Brechreiz, Erbrechen, Magenbeschwerden, Durchfall
Herzkreislaufstörungen	z. B. Tachykardie, Hypertonie, Ödeme
Vegetative Störungen	z. B. vermehrtes Schwitzen, Juckreiz, trockener Mund, Schlafstörungen
Neurologische Störungen	z. B. Tremor der Hände, Zunge und Augenlider, Sprechstörungen, Ungeschicklichkeit von Bewegungen, Körpermissempfindungen, epileptische Anfälle, Augenzuckungen, Muskel- und Kopfschmerzen
Psychische Störungen	z. B. Angst, Depression, leichte Reizbarkeit, Gedächtnisstörungen, Halluzinationen, Bewusstseinsstörungen, körperliche und seelische Unruhe

- ggf. venöser Zugang, Elektrolytlösung, bei Hypoglykämie Glukose nach Bedarf,
- bei drohender Ateminsuffizienz oder komatösem Patienten Intubation und Beatmung,
- falls erforderlich, Sedierung am ehesten mit hochpotenten Antipsychotika (z. B. Haloperidol 5 – 10 mg (Kasper 1993).

Hinweis für die Praxis: Beim pathologischen Rausch ist unbedingt der Eigenschutz zu beachten. Die Versorgung des Patienten sollte erst beginnen, wenn eine ausreichende Anzahl (mindestens 8) von Helfern und Vollzugsbeamten anwesend ist.

Entzug / Entzugsdelir

Die Symptome des Alkoholentzugssyndrom (AES) sind vielschichtig (Tab. 20.**9**) und in ihrer Schwere abhängig von der Dauer der Abhängigkeitserkrankung, der Häufigkeit der absolvierten Entzüge (Ballenger u. Post 1978), der aktuellen Trinkmenge und der vorbestehenden Fehlernährung.

Somatische Entzugserscheinungen sollten in jedem Fall entsprechend behandelt werden. Zur Sedierung von sich im Alkoholentzug befindlichen Patienten kann in Ausnahmefällen 5 – 10 mg Diazepam appliziert werden (Promillekonzentration muss sicher unter 1,0 liegen). Psychotische Symptome können durch die Gabe eines hochpotenten Antipsychotikums (Haloperidol 5 – 10 mg) gemildert werden.

Alkoholentzugsdelir. Eine schwere Komplikation des Alkoholentzuges ist die Entwicklung eines Alkoholentzugsdelirs. Es tritt bei 6 – 15 % der Alkoholabhängigen auf und stellt in seinem Vollbild ein vital bedrohliches Krankheitsbild dar. Delirien werden häufig durch Entzugskrampfanfälle eingeleitet. Symptome des Alkoholentzugsdelirs sind quantitativ und qualitativ von denen des Alkoholentzugs verschieden. Insbesondere Halluzinationen und Wahn sind richtungsweisend. Bei Verdacht auf ein Alkoholentzugsdelir sollte in jedem Fall die Klinikeinweisung erfolgen. Entscheidend ist eine rasche Coupierung der vegetativen Symptomatik und die Sicherung der Vitalfunktionen.

Weitere alkoholassoziierte Störungen

Der lang andauernde Alkoholabusus führt in seiner Folge zu weiteren Folgeerkrankungen, die wiederum notfallmedizinische Betreuung erforderlich machen können. Zu ihnen gehören der Erregungszustand, Suizidalität, die Alkoholhalluzinose und das Wernicke-Korsakow-Syndrom.

Im akuten Entzug kann es auch zu Intoxikationen durch vergällte Alkohole, Kosmetika und Lösungsmittel kommen, die in Ermangelung an trinkfähigem Alkohol konsumiert werden.

Hinweis für die Praxis: Basischeck und Blutzuckertest sind obligat bei jeder Alkoholintoxikation durchzuführen. Psychotische Symptome können Hinweise für ein Alkoholentzugsdelir sein und sollten entsprechend frühzeitig mittels Antipsychotika therapiert werden. Vorsicht ist bei der Sedierung Alkoholintoxikierter geboten.

Benzodiazepine

Benzodiazepine besitzen ein hohes Abhängigkeitspotenzial und stellen, nach Nikotin und Alkohol, das dritthäufigste missbräuchlich eingenommene Suchtmittel dar. Sie besitzen eine große therapeutische Breite.

Symptome der Benzodiazepinintoxikation. Bei Überdosierung kann es zu Atemstillstand, Hypotonie und zur Asystolie kommen. Ihr häufiger Einsatz bei psychiatrisch kranken Patienten lässt sie immer wieder im Zusammenhang mit suizidalen Handlungen in Erscheinung treten.

Bei schweren Intoxikationen findet sich die Trias
- Bewusstseinsstörung,
- erhaltene Vitalfunktionen und
- fehlende neurologische Ausfälle (Tab. 20.**10**).

Tabelle 20.**10** Zeichen einer Benzodiazepinintoxikation

► Verwaschen-lallige Sprechweise
► Schwindel
► Übelkeit
► Kopfschmerz
► Gangunsicherheit
► Koordination gestört
► Muskuläre Schwäche
► Doppelbilder
► Apathie und Schläfrigkeit bis zur Bewusstlosigkeit
► Anterograde Amnesie
► Bei schweren Intoxikationen: Trias Bewusstseinsstörung, erhaltene Vitalfunktionen, fehlende neurologische Ausfälle

Häufig sind schwere Verläufe bei Benzodiazepinintoxikationen im Zusammenhang mit Alkohol zu beobachten, aber auch bei Vorliegen von COPD oder Myasthenia gravis können Benzodiazepine vital bedrohliche Zustandsbilder schaffen.

Versorgung
Leere Tablettenschachten, fremd- bzw. eigenanamnestische Angaben können einen Hinweis auf eine Benzodiazepinintoxikation geben. Im Vordergrund stehen:

- die Sicherung der Vitalfunktionen,
- das Schaffen eines venösen Zugangs und
- der zügige Transport in die Klinik.

Zur Differenzialdiagnostik sollte in jedem Fall ein Basischeck und ein Blutzuckertest durchgeführt werden. Bei schweren Verläufen mit deutlicher Ateminsuffizienz sollte eine Intubation erfolgen. In Ausnahmefällen kann der Benzodiazepinantagonist Flumazenil (Anexate) verabreicht werden (zunächst 0,2 mg i. v., bei ausbleibender Wirksamkeit in Abständen von 1 min weitere 0,1 mg, maximal 1 mg). Zu beachten ist, dass bei schwerer Abhängigkeit durch die Gabe von Flumazenil Krampfanfälle und Erregungszustände ausgelöst werden können. Die Halbwertszeit von Flumazenil ist kürzer als die der meisten Benzodiazepine und es kann im Verlauf zu einer erneuten Zunahme der Intoxikationssymptome kommen.

Entzug
Die Komplikationen des Benzodiazepinentzugs sind gekennzeichnet durch das Auftreten von Krampfanfällen und psychotischer Dekompensation. Die Patienten leiden unter Schlafstörungen, Stimmungsschwankungen, Angst, Myoklonien und diffusen Schmerzen. Die Fremd- und Eigenwahrnehmung sind verändert, die Patienten sind psychisch nicht belastbar. Entzugssymptome beginnen, je nach Halbwertszeit der Substanz, einige Tage nach Beendigung der Einnahme. Benzodiazepinabhängige versuchen nicht selten, Versorgungsengpässe mit Hilfe des Notarztes zu überbrücken, deshalb sollten in der Regel keine Benzodiazepine im Notarztdienst ausgehändigt werden. Bei Krampfanfällen sollte in jedem Fall nach der Sicherung der Vitalfunktionen der Transport in die Klinik erfolgen. Einer psychotischen Dekompensation kann durch die Gabe von hochpotenten Antipsychotika (z. B. Haloperidol 5 – 10 mg) begegnet werden.

Wichtig: Der Einsatz von Flumazenil (Anexate) bei Benzodiazepinintoxikationen ist nur im äußersten Notfall indiziert, da durch die Gabe des Antidots schwere Entzugssymptomatiken bis hin zu Krampfanfällen ausgelöst werden können.

Barbiturate

Barbituratintoxikationen sind heute nur noch selten anzutreffen. Die Barbiturate haben bis auf die Ausnahmeindikation in der Epilepsiebehandlung keine Indikation mehr und sind auch in der Drogenszene kaum noch vertreten. Wegen den schweren Verläufen bei Intoxikationen muss in jedem Fall, nach der Sicherung der Vitalfunktionen, die Klinikeinweisung erfolgen.

Ketamin

Ketamin erfreut sich in der Drogenszene einer wachsenden Beliebtheit. Es wird in Pulverform geschnupft oder als salzwässrige Lösung i. m. injiziert. Die Rauschdosis liegt dabei deutlich unter der narkotischen Dosis. Eine i. v. Injektion oder die Überdosierung bergen das Risiko eines Atemstillstands. Die Einnahme von Ketamin führt zu einem dissoziierten Körpergefühl mit bizarren Wahrnehmungen bis hin zur empfundenen Körperzerstörung und Todesvisionen. Die Konsumenten fallen durch Gang- und Bewegungsstörungen auf. Der eigentliche „Trip" setzt nach etwa 5 min ein und dauert ca. 30 min an. Restwirkungen können noch nach 2 h spürbar sein. Problematisch ist der Mischkonsum mit Benzodiazepinen oder Alkohol, weil er zur Entstehung eines „K-Hole", mit Bewegungsunfähigkeit und Abschottung von allen Sinneswahrnehmungen, führen kann. Dieser Zustand gleicht äußerlich einer tiefen Bewusstlosigkeit.

Versorgung
Im Vordergrund der Versorgung stehen die Sicherung der Vitalfunktionen und das beruhigende Eingehen auf den Patienten.

Hinweis für die Praxis: Bei Patienten mit Ketaminintoxikation ist ein behutsamer Umgang gefragt. Oftmals können sie Ihr stark panisches Erleben nicht adäquat äußern. Hilfreich ist die Beobachtung von Pulsfrequenz und Blutdruck, um starke Erregung zu erkennen.

Cannabis

Cannabis zählt aufgrund seiner geringen Toxizität und seines geringen Abhängigkeitspotenzials zu den sog. weichen Drogen. Konsumiert wird es überwiegend inhalativ (Wirkeintritt rasch, Höhepunkt nach ca. 30 min, Wirkdauer ca. 3 h), aber auch die orale Aufnahme ist möglich (Tee, Gebäck, Wirkeintritt 30 – 60 min, wellenartiger Verlauf, Wirkdauer ca. 6 – 8 h).

Gerade in letzterer Konsumform lässt es sich nur schwer dosieren und kann leicht zu Intoxikationen führen.

Symptome der Intoxikation. Körperliche Symptome sind Tachykardie, Übelkeit, Erbrechen, Schwindel, gestörtes Temperaturempfinden, gerötete Augen, erweiterte Pupillen, trockener Mund. Psychische Symptome bestehen typischerweise in Erregung, Angst, Aggression und psychotischem Erleben.

Reine Cannabisintoxikationen sind nicht lebensbedrohlich, die Symptome klingen entsprechend der Halbwertszeit nach wenigen Stunden ab. Der protrahierte Konsum kann aber zu bleibenden Psychosen führen.

Versorgung
Beruhigendes Eingehen auf den Betroffenen, bei Tachykardie oder Hypertonie symptomatische Behandlung, bei Erregung Gabe von Diazepam 5 – 10 mg oral oder langsam i. v., bei psychotischer Dekompensation Gabe von Antipsychotika.

Entzug
Entzugserscheinungen sind Reizbarkeit, Ruhelosigkeit, Schlafstörungen, vermehrter REM-Schlaf, Appetitlosigkeit, Frösteln und Zittern. Der Cannabisentzug ist nicht bedrohlich und am ehesten psychisch bedingt.

Wichtig: Psychotische Symptome bei Cannabisintoxikierten sollten fachärztlich abgeklärt werden. Sowohl die drogeninduzierte Psychose als auch die Psychose aus dem schizophrenen Formenkreis bedürfen der Behandlung durch einen Psychiater. Auch präklinisch sollte bei auffälligen Konsummustern zum Aufsuchen einer Beratungsstelle aufgefordert werden.

Ecstasy, Amphetamine und synthetische Rauschmittel

Synthetische Rauschmittel sind überwiegend in der Techno-Szene anzutreffen (Abb. 20.**2**). Konsumiert werden meist Pillen oder Pulver, deren genaue Zusammensetzung in der Regel weder dem Konsumenten noch dem Dealer bekannt sind. Typische Inhaltsstoffe sind z. B.

- Amphetamin (Synonyme: Speed, Amph, Pep),
- Dextroamphetamin und Methamphetamin sowie
- Amphetaminderivate wie
  - MDMA (3,4-Methylen-Dioxy-N-Methylamphetamin, Ecstasy),
  - MDA (Methylendioxyamphetamin) und
  - MDE (Methylendioxyethylamphetamin).

Symptome der Intoxikation. Je nach Zusammensetzung stehen entweder die körperlich aufputschende Wirkung oder die psychische Symptomatik im Vordergrund. Eine Überdosierung oder das „Nachwerfen" bei vermeintlicher Unterdosierung führen zu Intoxikationssymptomen wie Tachykardie, Hypertonie, Tachypnoe, Beklemmungsgefühl, Muskelkrämpfen, Mydriasis, verstärkte Libido, Nystagmus, Übelkeit, Schwitzen, erhöhte Diurese, erhöhte Körpertemperatur, verringertes Schlaf- und Trinkbedürfnis. Ebenfalls kann es zu allergischen Reaktionen durch Binde- und Streckmittel kommen.

Die häufigsten Symptome einer Ecstasyintoxikation sind Kollaps, Schwindel, Palpitationen und Angstzustände (Liechti et al. 2005) und können bereits bei einmaligem Konsum auftreten. Tachykarde Herzrhythmusstörungen, Tachypnoe, Gerinnungsstörungen, Exsikkose und Hyperthermie können vital bedrohlich sein. Lebensbedrohliche Folgen einer Intoxikation mit Amphetaminen sind Koma, Krampfanfall bis hin zum Status epilepticus, Rhabdomyolyse, Apoplex durch Ischämie oder Hirnblutung, Angina pectoris und Herzinfarkt.

Körperliche Entzugserscheinungen bei synthetischen Rauschmitteln sind selten. Bei häufiger Einnahme kann es zu depressiven Syndromen und lang anhaltenden Konzentrationsstörungen kommen.

Versorgung
In den meisten Fällen bleibt nur die symptomatische Behandlung durch Kühlung, Flüssigkeitssubstitution, Behandlung eventueller Herzrhythmusstörungen und die Beruhigung des Patienten (ggf. Gabe von Diazepam 10–30 mg).

Wichtig: Synthetische Rauschmittel bergen durch ihre meist unbekannt Zusammensetzung viele Gefahren. Die lückenlose Überwachung des Patienten ist deshalb von besonderer Wichtigkeit.

Liquid XTC / GHB (Gammahydroxybuttersäure)

GHB wird meist als klare, geruchlose, leicht salzig schmeckende Flüssigkeit in 5–10-ml-Portionen auf den Markt gebracht, kann aber auch in Tabletten- oder Kapselform konsumiert werden. Der Rausch dauert etwa 1 h, wird als dem Alkoholrausch ähnlich beschrieben, und führt im besten Fall zu einer angenehmen Müdigkeit. Bei hoher Dosierung kann es zu bis zu 12 h andauernden Panikattacken kommen.

Symptome der Intoxikation. Körperliche Symptome sind Hypotonie, Bradykardie, Kopfschmerzen, Übelkeit und Erbrechen. Der Mischkonsum mit Alkohol oder die massive Überdosierung kann zu bedrohlichen Zustandsbildern mit Bewusstlosigkeit und finalem Herzkreislaufversagen füh-

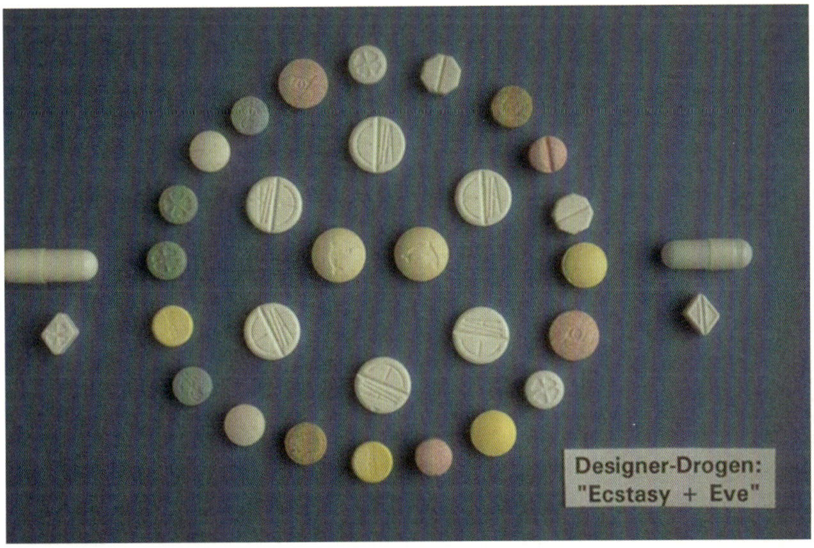

Abb. 20.**2** Szenetypische Erscheinungsformen synthetischer Drogen.

ren. Die somatischen Symptome können bis zu 30h nach Einnahme persistieren. Der Konsum von GHB kann psychische und physische Entzugserscheinungen (Tachykardie, Schwitzen, Unruhe) verursachen.

Versorgung
Im Vordergrund der Therapie stehen die Beruhigung des Patienten und die Sicherung der Vitalfunktionen.

Heroin und andere Opiate

Heroin ist ein Morphinderivat und kommt in unterschiedlichen Herstellungsstufen (Heroin I–IV) als braunes oder weißes Pulver oder Granulat mit unterschiedlichen Strecksubstanzen in den Verkehr. Üblich ist ein Verschnitt mit 5–30% Heroinanteil. Es kann je nach Herstellungsstufe geraucht, oral, intranasal oder intravenös appliziert werden. Der Heroinrausch dauert etwa 5h und ist gekennzeichnet durch Beruhigung, tiefe Zufriedenheit und schläfrige Versunkenheit; mitunter können aber auch Euphorie und vermehrte Unternehmungslust auftreten. Dies kann v.a. durch das Zusetzen von Stimulanzien (Koffein, Kokain, Ephedrin) zum Heroinverschnitt erreicht werden. Somatische Wirkungen und Nebenwirkungen sind Übelkeit, Hypotonie und Bradykardie, Mundtrockenheit, verminderter Appetit, reduziertes sexuelles Verlangen, Obstipation und Miosis sowie eine starke schmerzstillende Wirkung.

Levomethadon (L-Polamidon) und *d,l-Methadon* (Methadon) werden zur Substitutionsbehandlung eingesetzt. Sie verursachen kein Rauscherleben und haben eine wesentlich längere Halbwertszeit. Opiathaltige Schmerz- und Hustenmittel werden ebenfalls häufig missbräuchlich zur Substitution oder in suizidaler Absicht, bei Kindern oder alten Menschen auch akzidentell eingenommen. Häufige Ursachen für Heroinintoxikationen sind die Überdosierung in suizidaler Absicht („Goldener Schuss"), der i.v. Konsum von Heroinverschnitt mit hohem Reinheitsgrad, der Konsum nach längerer Abstinenzphase bei wieder erhöhter Opiatempfindlichkeit und das Aufreißen verschluckter, heroingefüllter Beutel bei Kurieren (Bodypacker-Syndrom).

Symptome der Intoxikation. Symptome sind eine rasch einsetzende Bewusstlosigkeit, Bradypnoe bzw. Cheyne-Stokes-Atmung, Bradykardie bis zum Herzkreislaufstillstand bei maximaler Miosis (Backmund 1999), die bei Mischintoxikationen oder präfinal nicht obligat ist. Beim Erlöschen der Schutzreflexe kann es zur Aspiration kommen. Toxisches Lungenödem, Hirnödem, Rhabdomyolyse mit Nierenversagen und epileptische Krampfanfälle bzw. Status epilepticus und schwerste allergische Reaktionen durch Streck- und Bindemittel können ebenfalls auftreten.

Versorgung
Symptomatische Versorgung, frühzeitige Intubation mit Beatmung als Aspirationsschutz und wegen der Gefahr eines toxischen Lungenödems. Bei Lungenödem Gabe von Furosemid (z.B. Lasix) 40mg i.v. und eines Glukokortikosteroids wie Methylprednisolon (z.B. Urbason) 250mg i.v. oder Prednisolon (z.B. Solu-Decortin H) 250mg i.v.

Hinweis für die Praxis: Als Antidot sollte nur in schwersten Fällen Naloxon (z.B. Narcanti 0,4mg in 0,9% NaCl 1:10 verdünnt, fraktioniert verabreicht, bis max. 2mg) verabreicht werden. Naloxon kann ein akutes Entzugssyndrom – begleitet von Erbrechen und Krampfanfällen – und Erregungszustände mit Aggressivität auslösen. Die Halbwertszeit von Naloxon ist geringer als die von z.B. Heroin, sodass es in der Folge zu einer erneuten Zunahme der Intoxikationssymptome kommen kann. Durch Naloxon kann es ferner zur Asystolie und zum Lungenödem kommen. Buprenorphin (Temgesic) ist durch Naloxon nicht antagonisierbar.

Entzug
Opiate erzeugen eine starke physische Abhängigkeit. Der Entzug ist gekennzeichnet durch Kaltschweißigkeit, Tachykardie, gastrointestinale Krämpfe mit Erbrechen und Durchfall. Die dauerhafte Abstinenz ohne weiterführende Therapie nach einem Entzug ist selten. Deshalb sollten Patienten bereits präklinisch zur Inanspruchnahme weiterführender Hilfe motiviert werden. Zur Substitutionsbehandlung von Opiatabhängigen ist auch Buprenorphin zugelassen, welches in höherer Dosierung verstärkt anta-

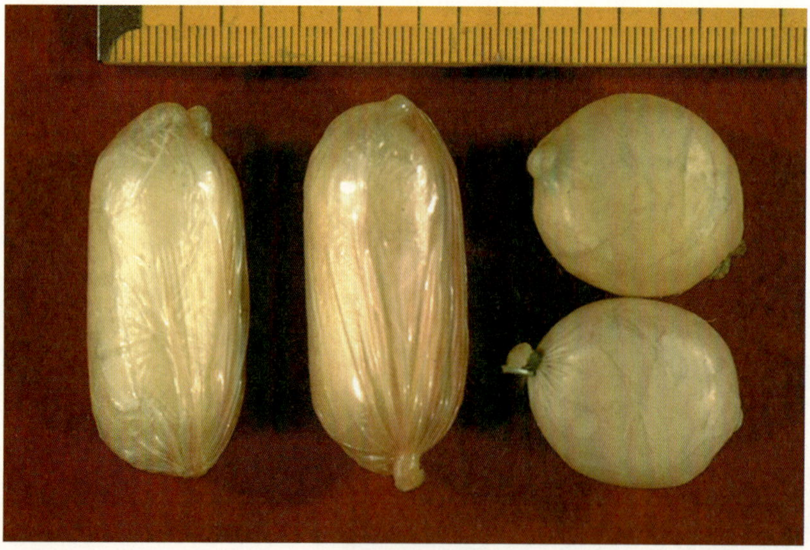

Abb. 20.**3** Zum intrakorporalen Transport verpacktes Heroin (Bodypacks).

gonistisch wirkt und somit die Gefahr von Atemdepressionen verringert (Sporer 2004). In Kombination mit anderen Opiaten kann es aber ein Entzugssyndrom auslösen.

Hinweis für die Praxis: Heroinintoxikationen sollten zurückhaltend therapiert werden. Der Einsatz von Antidota sollte nur dem absoluten Notfall vorbehalten bleiben. Plötzlich einsetzende Entzugssymptomatik und Non-Compliance des Patienten können die weitere Behandlung erheblich erschweren. Zu beachten sind außerdem die unterschiedlichen Halbwertzeiten von Antidot und Suchtmittel, die zum erneuten Auftreten der Intoxikationssymptome führen können. Patienten mit Ateminsuffizienz bei Heroinintoxikation sollten kontinuierlich überwacht werden. Die Lungenauskultation sollte mehrmals durchgeführt werden, um ein entstehendes Lungenödem frühzeitig therapieren zu können.

Kokain

Kokain wird i.v., nasal, vaginal oder inhalativ konsumiert. Der Rauschzustand dauert etwa 20 – 60 min und ist geprägt von einer selbst wahrgenommenen Steigerung der eigenen Leistungsfähigkeit. Es kommt zur sozialen und sexuellen Enthemmung mit gesteigertem Redefluss, sinkender Kritikfähigkeit und vereinzelt zu Aggressivität und Halluzinationen. Körperlich treten regelhaft Tachykardie und Tachypnoe auf. Nach Abklingen der Wirkung herrschen Ängstlichkeit und depressive Verstimmung vor. Crack bezeichnet die basische Zubereitungsform des Kokains. Es ist besser rauchbar und erzeugt ein intensiveres Rauscherleben mit meist deutlich erhöhtem Aggressionspotenzial.

Symptome der Intoxikation. Die klinischen Kennzeichen einer Kokainintoxikation sind sehr variabel. An somatischen Beschwerden treten Mydriasis, Hypertonie bis zur hypertensiven Krise mit Hirnmassenblutung, Tachykardie, pektanginöse Beschwerden bis zum Herzinfarkt, Rhythmusstörungen und Krampfanfälle bis zum Status epilepticus auf.

Wichtig: Therapeutisch schwer zu beherrschen ist die maligne Hyperthermie. Der Atemstillstand über eine Tachypnoe bedarf einer Intubation und kontrollierten Beatmung.

Psychische Symptome sind ängstlich-wahnhaftes Erleben, Dermatozoenwahn und andere Halluzinationen.

Kokain verursacht eine schwerste psychische Abhängigkeit. Ein regelmäßiger Konsum führt zu Gewichtsverlust, Libidoverlust, Antriebsminderung, Depressionen, Antriebsschwäche mit Vernachlässigung anderer Interessen oder Alltagsaufgaben (z.B. Körperpflege), Verätzungen der Nasenscheidewand und Leberschäden. Der Entzug ist physisch unproblematisch, jedoch kann die psychische Abhängigkeit zu Ängsten und Depressionen bis hin zur Suizidalität führen. Der Crackentzug kann darüber hinaus auch somatische Beschwerden wie Myalgien, Tachykardien und Hypertonus hervorrufen.

Versorgung

Sicherung der Vitalfunktionen, frühzeitige Intubation und maschinelle Beatmung wegen der Gefahr eines toxischen Lungenödems und ARDS. Bei Verdacht auf Lungenödem PEEP-Beatmung, Furosemid (z.B. Lasix) 40 mg i.v. und Gabe eines Glukokortikosteroids wie Methylprednisolon (z.B. Urbason) 250 mg i.v. oder Prednisolon (z.B. Solu-Decortin H) 250 mg i.v.

Wichtig: Schwere Kokainüberdosierungen können auch bei sehr jungen Menschen Infarkte und Insulte auslösen.

LSD (d-Lysergsäure-Diäthylamid) / Halluzinogene

Der Konsum von LSD oder anderen Halluzinogenen (z.B. Pilze) führt zu szenisch-optischen Halluzinationen und Wahnvorstellungen. Die Substanzen sind sehr potent, eine versehentliche Überdosierung ist häufig. Die Halbwertszeit von LSD liegt zwischen 6 – 12 h. Im Rahmen eines halluzinogeninduzierten Rauschs kann es zu Horrortrips kommen.

Symptome der Intoxikation. Somatische Symptome einer Intoxikation sind Schwindel, Sehstörungen, Mydriasis, Hypertonie, Tachykardie, Kältegefühl. Die psychische Symptomatik ist affektgetönt.

Halluzinogene verursachen keine Entzugssymptomatik, jedoch können auch noch nach Jahren Flash-backs mit intensivem paranoid-halluzinatorischem Erleben auftreten.

Versorgung

Beruhigung des Patienten durch Talk down (ggf. Diazepam 10 – 30 mg i.v., bei psychotischem Erleben Haloperidol 5 – 10 mg i.v.), Sicherung der Vitalfunktionen. Im Falle starker psychotischer Symptome muss eine fachpsychiatrische Untersuchung erfolgen, es gilt Psychosen aus dem schizophrenen Formenkreis differenzialdiagnostisch auszuschließen.

PCP (Phenylcyclidinpiperidin)

PCP ist bekannt als „Angel Dust". Es kommt als weißes Pulver, Flüssigkeit oder Gas auf den Markt und wird geraucht, geschnupft, oral eingenommen oder inhaliert. Der Rausch wird als euphorisierend oder unruhig und nervös beschrieben und hält bis zu 48 h an. Es kommt zu einem dissoziierten Körpergefühl und es können panische Ängste auftreten. Bei hohen Dosen dominieren Aggression und die Fehleinschätzung realer Gegebenheiten, was in eigen- oder fremdgefährdende Situationen münden kann.

Symptome der Intoxikation. Somatische Symptome sind Tachykardie, Hypertonie, starrer Blick mit weit aufgerissenen Augen, Tränen- und Speichelfluss und Muskelversteifungen. Eine Intoxikation mit PCP kann zu Krampfanfällen, Hypotonie und Bewusstlosigkeit bis zum tagelangen Koma und schließlich Tod durch Herzkreislaufversagen führen. PCP verursacht keine körperlichen Entzugssymptome. Die psychische Abhängigkeit ist möglich aber selten.

Versorgung

Die Behandlung erfolgt symptomatisch. Der Patient sollte von Umwelteinflüssen abgeschirmt werden. Ein „Talk down" kann zur Steigerung von Aggression, Unruhe und Angst führen.

20

Schnüffelstoffe

Schnüffelstoffe bezeichnen zahlreiche organische Lösungsmittel, die inhaliert einen wenige Minuten anhaltenden Rauschzustand hervorrufen können.

Symptome der Intoxikation. Durch Wiederholung können die Rauschzustände verlängert werden, gleichzeitig steigt aber das Risiko einer Hypoxie mit nachfolgender Bewusstlosigkeit. Weitere Komplikationen sind Übelkeit und Erbrechen mit nachfolgender Aspiration, Asthmaanfälle, Lungenödem und direkte Lähmung des Atemzentrums. Schnüffelstoffe werden häufig von Kindern und Jugendlichen sozialschwacher Schichten konsumiert. Da der Konsum meist heimlich erfolgt, sind fulminante Verläufe auch mit Todesfällen nicht selten – Spätfolgen sind Leber- und Nierenversagen.

Versorgung

Die Behandlung erfolgt symptomatisch.

Lachgas (N_2O)

Lachgas wird mit steigender Beliebtheit konsumiert. Es wird aus Ballons inhaliert und führt zu einem 30 s bis 3 min anhaltenden Rauschzustand mit verändertem optischen und akustischen Empfinden, einem Kribbelgefühl am ganzen Körper und Schwindel. Es unterdrückt Schmerzempfindungen und wirkt euphorisierend. Bei prolongierter Monoinhalation kommt es zur Bewusstlosigkeit. Durch häufigen Konsum tritt eine Toleranzentwicklung ein. Der Langzeitkonsum kann zu Nervenschädigungen führen. Notfälle mit Lachgas sind meistens durch Schwindel oder kurze Bewusstlosigkeit sturzbedingt.

Wichtig: Intoxikationen mit Schnüffelstoffen bedürfen besonderer Kontrolle. Eine Bewusstlosigkeit und die emetogene Wirkung mancher Substanzen begünstigen das Auftreten einer Aspiration. Die Intubation sollte deshalb auch als Aspirationsschutz in Erwägung gezogen werden. Der Einsatz von Katecholaminen sollte mit Bedacht geschehen. Einige Substanzen können die Wirkung von Katecholaminen erheblich steigern.

Mischkonsum

Bei jeder unklaren oder vermeintlich klaren Intoxikation ist auch an eine Mischintoxikation zu denken. Gerade langjährige Konsumenten greifen mitunter zu festen Abfolgeschemata in der Kombination von Rauschmitteln. Beliebt ist ein Abfolgekonsum von Stimulanzien (z. B. Ecstasy, Kokain), denen später sedierende (z. B. Alkohol, Benzodiazepine) Rauschmittel folgen. Unterschiedliche pharmakologische und pharmakokinetische Eigenschaften führen zu schwer einschätzbaren Notfallsituationen. Besonders bei Suizidversuchen sind Mischintoxikationen häufig und gefährlich.

Versorgung

In der Versorgung von Mischintoxikationen steht die Sicherung der Vitalfunktionen im Vordergrund. Ateminsuffiziente Patienten sollten frühzeitig intubiert werden. Die weitere Behandlung erfolgt symptomatisch. Die Gabe eines Antidots kann zwar differenzialdiagnostisch hilfreich sein, sollte aber nur dem absoluten Notfall vorbehalten bleiben, da dadurch weitere Probleme entstehen können. Sinnvoll ist das Asservieren von Körperflüssigkeiten zur späteren toxikologischen Bestimmung und zur gezielten Weiterbehandlung in der Klinik.

Wichtig: Die Möglichkeit einer Mischintoxikation sollte stets bedacht werden.

Kernaussagen

Alkohol

Die Alkoholabhängigkeit ist weit verbreitet in Deutschland. Die Omnipräsenz von Alkohol in unserer Gesellschaft kann dazu verleiten, mit Alkohol assoziierte Notfallsituationen zu bagatellisieren. Wichtig ist, an Mischintoxikationen zu denken, Differenzialdiagnosen zu erwägen und die Gefährlichkeit eines Alkoholentzugssyndroms nicht zu unterschätzen. Beim pathologischen Rausch mit Erregungssturm ist unbedingt der Eigenschutz zu beachten.

Benzodiazepine

Intoxikationen mit Benzodiazepinen geschehen oft in suizidaler Absicht. Die Trias aus Bewusstseinsstörung, erhaltenen Vitalfunktionen und fehlenden neurologische Ausfällen kann richtungsweisend sein. Die Applikation eines Antidots bleibt schwersten Verläufen vorbehalten. Im Vordergrund steht die Sicherung der Vitalfunktionen. Der Benzodiazepinentzug beginnt schleichend und kann in einem Krampfanfall enden.

Barbiturate

Barbiturate sind in der Drogenszene eher wenig gebräuchlich, Intoxikationen daher selten. Wegen schwerer Verläufe steht die Sicherung der Vitalfunktionen im Vordergrund.

Ketamin

Ketamin ist zwar noch ein seltenes, aber zunehmend gebräuchliches Rauschmittel, welches zu bizarrem Körpergefühl und Wahrnehmungen führt. In Kombination mit Benzodiazepin oder Alkohol kann ein Zustand eintreten, der äußerlich tiefer Bewusstlosigkeit gleicht (sog. „K-Hole“).

Cannabis

Die Cannabisintoxikation birgt kaum Gefahren. Eine Überwachung der Vitalfunktionen ist aber in jedem Fall indiziert.

Ecstasy, Amphetamine und synthetische Rauschmittel

Amphetaminkonsum führt zu einer Vielzahl adrenalinvermittelter körperlicher und psychischer Symptome. Lebensbedrohlich werden die Störungen v. a. durch Dehydratation bei gleichzeitig erhöhter Körpertemperatur. Bei meist nicht bekannter Zusammensetzung von synthetischen Rauschmitteln steht die symptomatische Therapie im Vordergrund. Durch Streck- und Bindemittel sind anaphylaktische Reaktionen möglich.

Liquid XTC / GHB (Gammahydroxybuttersäure)

Der Rausch ist ähnlich dem des Alkohols. In hoher Dosierung sind Panikattacken häufig. In Kombination mit Alkohol können Bewusstlosigkeit und finales Kreislaufversagen auftreten.

Heroin und andere Opiate

Die Wirkung einer Überdosis Heroin oder Opiat kann schnell in einer Bewusstlosigkeit mit beatmungspflichtiger Ateminsuffizienz enden. Hinzuweisen ist auf die Gefahr eines toxischen Lungenödems. Der Einsatz eines Antidots bleibt schwersten Verläufen vorbehalten. Es drohen Erregungsstürme, Krampfanfälle, Asystolie und Lungenödem. Der Heroin- oder Opiatentzug ist sehr eindrucksvoll in seiner Symptomatik, aber nicht wirklich vital bedrohlich.

Kokain
Intoxikationen mit Kokain können durch starke körperliche Symptome bedrohliche Ausmaße erreichen. Katecholamine sollten, wenn nötig, mit Bedacht eingesetzt werden. Die starke psychische Abhängigkeit, die von Kokain verursacht wird, kann starke Depressionen bis hin zur Suizidalität auslösen.

LSD (d-Lysergsäure-Diäthylamid) / Halluzinogene
Halluzinogene führen psychisch v. a. zu szenisch-optischen Halluzinationen, nicht selten verstörenden oder bedrohlichen Inhalts (Horrortrip). Noch nach Jahren können unvermittelt Flashbacks auftreten.

PCP (Phenylcyclidinpiperidin)
PCP kann Symptome einer Schizophrenie hervorrufen. Typisch sind Halluzinationen, v. a. körperliche Wahnwahrnehmungen, Angst, Erregung, Aggression und Realitätsverlust in Kombination mit diversen somatischen Symptomen.

Schnüffelstoffe
Organische Lösungsmittel können unterschiedliche Rauschzustände hervorrufen. Todesfälle v. a. bei Jugendlichen sind meist durch Aspiration, toxisches Lungenödem oder Lähmung des Atemzentrums bedingt.

Lachgas (N_2O)
Lachgas wird zunehmend populärer. Intoxikationen können zu Bewusstlosigkeit, Langzeitkonsum kann zu Nervenschädigungen führen.

Mischkonsum
Die Behandlung von Intoxikationen mit Suchtmitteln kann meist nur symptomatisch erfolgen.
Besondere Wachsamkeit sollte bei Intoxikationen mit synthetischen Rauschmitteln an den Tag gelegt werden. Plötzliche Änderungen der Vitalparameter dürfen nicht übersehen werden.
Die Therapie muss entsprechend angepasst werden. Ein kontinuierliches Monitoring ist deshalb wichtig. Gleiches gilt auch für Mischintoxikationen.

Literatur

Arnold T, Schmid M, et al. Suchthilfe im Krankenhaus. Schriftenreihe des Bundesministeriums für Gesundheit. Band 120. Baden-Baden: Nomos; 1999: 28 – 31.

Backmund M. Drogen- und Alkoholnotfälle im Rettungsdienst. Edewecht: Stumpf & Kossendey; 1999.

Ballenger JC, Post RM. Kindling as a model for alcohol withdrawal syndromes. Brit J Psychiat 1978; 133: 1 – 14.

Dilling H, Mombour W, et al. Internationale Klassifikation psychischer Störungen: ICD-10 Kap. V (F). Bern: Hans Huber; 1993.

Drogenbeauftragte der Bundesregierung. Drogen- und Suchtbericht. Berlin: Bundesministerium für Gesundheit; 2006.

Feuerlein W, Küfner H et al. Alkoholismus – Missbrauch und Abhängigkeit. Stuttgart: Georg Thieme; 1998.

Kasper S. Erregungszustände aufgrund organischer (exogener) Ursachen. In: Möller HJ (Hrsg). Therapie psychiatrischer Erkrankungen. Stuttgart: Enke; 1993.

Liechti ME, Kunz I, et al. Acute medical problems due to Ecstasy use. Case-series of emergency department visits. Swiss Med Wkly 2005; 135(43 – 44): 652 – 657.

Murphy GE, Wetzel RD. The lifetime risk of suicide in alcoholism. Arch Gen Psychiatry 1990; 32: 950 – 953.

Pajonk FG, Grünberg KAS, et al. Psychiatrische Notfälle im Notarztdienst einer deutschen Großstadt. Fortschr Neurol Psychiat 2001; 69: 170 – 174.

Pfab R, Eyer F, et al. Cause and motivation in cases of non-fatal drug overdoses in opiate addicts. Clin Toxicol 2006; 44(3): 255 – 259.

Sellers EM, Kalant H. Alcohol intoxication and withdrawal. New Engl J Med 1976; 294: 757 – 762.

Sporer KA. Buprenorphine: a primer for emergency physicians. Ann Emerg Med 2004; 43(5): 580 – 584.

Vitale S, van de Mheen D. Illicit drug use and injuries: A review of emergency room studies. Drug Alcohol Depend 2006; 82(1): 1 – 9.

21

Psychosoziale Notfälle

21 Psychosoziale Notfälle

Th. Luiz, C. Madler

Roter Faden

Hintergrund

Den gängigen Definitionen und dem Text der Rettungsdienstgesetze zufolge sind Personen, die sich in unmittelbarer Lebensgefahr befinden oder bei denen diese zu erwarten ist („Notfallpatienten"), die eigentliche Zielgruppe der Notfallmedizin (Gesetz zur Neuordnung des Rettungsdienstes in Hessen 1998). Der klassische Aufgabenkatalog umfasst somit die Sicherung der Vitalfunktionen, die Vermeidung von Folgeschäden sowie die Beförderung kritisch Kranker in eine zur weiteren Versorgung geeignete Einrichtung. Dieser Kontext bestimmt bis heute weitgehend Ausbildung, Kompetenz, Vorgehensweise und Selbstverständnis der Notärzte (Madler u. Luiz 2002). Besonders in Ballungsräumen und an Wochenenden wird der Notarzt jedoch zunehmend mit nicht lebensbedrohenden Krisensituationen der unterschiedlichsten Art konfrontiert, eine Einsatzkategorie, die sich weder im klassischen Tätigkeitsfeld des niedergelassenen Arztes noch im o.g. gesetzlichen Auftrag der Notfallmedizin wiederfindet. Aus methodologischen Gründen lassen sich diese Einsätze am besten unter dem Begriff der psychosozial bedingten Notfälle zusammenfassen.

Definition

Definition: Unter einem psychosozialen Notfall versteht man eine durch eine soziale Mangelsituation getriggerte Exazerbation einer psychischen Erkrankung oder Störung, welche im Gegensatz zur Krise eine unmittelbare gesundheitliche Gefahr in sich birgt. Gemeinsames Charakteristikum ist das Versagen sozialer Ressourcen in Familie, Wohn-, und Arbeitsumfeld oder Gesellschaft.

Das Erscheinungsbild lässt im konkreten Einzelfall eine exakte Zuordnung zu einem somatischen bzw. psychiatrischen Krankheitsbild oder einer primär sozial bedingten Störung häufig nicht zu – entsprechend schwierig gestaltet sich die Klärung der Zuständigkeiten akutmedizinischer und sozialer Einrichtungen. Als wichtigste psychosoziale Notfälle sind zu nennen (Madler u. Luiz 2002; Luiz 2002; Poloczek et al. 2001; Poloczek u. Schmitt 2002; Schmitt et al. 2002):

- Folgen von Substanzmissbrauch,
- Angst- und Panikstörungen,
- akute Belastungsreaktionen,
- Suizidgedanken bei fehlender psychiatrischer Grunderkrankung,
- familiäre Konfliktsituationen und Gewalt,
- antisoziales Verhalten und Delinquenz,
- pathologische Trauerreaktion,
- Folgen von Trennung und Isolation,
- Verelendung.

Epidemiologie

Verlässliche Daten zur Inzidenz liegen kaum vor (Schmitt et al. 2002). Die Gründe hierfür sind vielfältig: Einsätze mit primär psychosozialer Problemstellung werden vielfach als „Fehleinsätze" klassifiziert (Dick 2002) und daher oftmals nicht oder nur unzureichend dokumentiert. Außerdem sind Notärzte in der Wahrnehmung sozialer Umstände bzw. der Objektivierung von Sozialparametern nicht ausreichend geschult und die gängigen Dokumentationssysteme sind auf die Klassifizierung von Vitalparametern ausgerichtet. Schließlich ist eine genaue Zuordnung zu bestimmten somatischen oder psychischen Störungen vielfach nicht möglich.

Ursachen

Unsere Gesellschaft ist tief greifenden Änderungen unterworfen: Armut und Einsamkeit prägen heute den Alltag vieler Mitmenschen (Tab. 21.**1**). Trotz formal gleicher Zugangsmöglichkeiten ist vielen dieser Menschen de facto der Zugriff auf die herkömmlichen medizinischen Versor-

Tabelle 21.**1** Arm, alt, allein – Kennzeichen unserer Gesellschaft (Bickel 2001; Boscher 2002; Bundesministerium für Arbeit und Soziales 2005; Statistisches Bundesamt 2005)

▸ 4,5 Millionen Menschen sind offiziell arbeitslos
▸ 13,5 % der Bevölkerung (11,5 Millionen Mitbürger) leben unter der Armutsschwelle
▸ Anteil an Armen: Alleinlebende 22,8 %, Alleinerziehende 35,4 %, Migranten 24 %
▸ 15 Millionen Menschen sind über 65 Jahre alt
▸ 17 Millionen Menschen leben allein, darunter 4,5 Millionen alte Menschen
▸ 1 Million Pflegebedürftige werden zu Hause gepflegt, davon leben ca. 10 % allein
▸ 400 000 Menschen sind ohne festen Wohnsitz
▸ 40 % der Ehen werden geschieden

Tabelle 21.2 Ursachen für den Anstieg psychosozialer Notfälle

▸ Verarmung breiter Bevölkerungsschichten
▸ Verminderung sozialer Ressourcen (Zunahme an Single-Haushalten usw.)
▸ Verlust traditioneller Hausarztbindung
▸ Wachsende Präsenz des Rettungsdienstes im öffentlichen Bewusstsein

gungsangebote deutlich erschwert. Somit stellt der Notarzt für diese Patienten häufig den „Primärarzt" (Tab. 21.2) dar. Diese These wird durch Untersuchungen gestützt, wonach in Stadtteilen mit niedrigem Sozialstatus eine deutlich höhere Inzidenz von Notarzt- und Rettungsdiensteinsätzen beobachtet wird als in Stadtteilen mit günstiger Sozialstruktur (Luiz et al. 2000; Poloczek 2003).

Gründe für die Alarmierung des Rettungsdienstes

Psychosoziale Notfälle können – entgegen anderslautender Einschätzungen – durchaus bedrohlicher und zeitkritischer Natur sein: Eine Patientin, welche in den Abendstunden von ihrem gewaltbereiten Partner bedroht wird, kann nicht auf das Eintreffen eines niedergelassenen Arztes warten oder erst am nächsten Morgen eine erst dann wieder dienstbereite Frauenhilfe aufsuchen. Hier nehmen notfallmedizinische Institutionen (Rettungsdienst und Notaufnahme) im Gesundheitssystem eine Sonderrolle ein: Sie gehören zu den wenigen Institutionen, welche – überdies kostenlos – Hilfe für alle Menschen und zu jeder Zeit bieten. Auch der quasi exekutive Charakter des Rettungsdienstes ist ein nicht zu unterschätzender Faktor für seine Inanspruchnahme bei psychosozialen Notfällen. Ohne ein Organ der Strafverfolgung zu sein, kann er durch Dritte (Geschädigte, Angehörige, Nachbarn) alarmiert auch auf Patienten eingehen, die nicht über genügend Einsicht oder Antrieb für den Besuch einer komplementären Einrichtung verfügen.

Die Möglichkeit des Transports („Wegbringen" oder „Rausholen") und damit das Verlassen der konkreten Belastungssituation verschafft Betroffenen und Angehörigen oft gleichermaßen Entlastung. Beratungs- und Therapieangebote im Gesundheitswesen, welche in „Kommstrukturen" organisiert sind (z. B. Praxen und Beratungsstellen), erreichen besonders betroffene Personenkreise oft am wenigsten. Demgegenüber ermöglicht seine „Bringstruktur" dem Rettungsdienst, am Ort des Geschehens aktiv zu werden.

Vorgehen an der Einsatzstelle

Grundsätze

Die Versorgung psychosozialer Notfälle stellt Notärzte vielfach vor erhebliche Probleme. Dies liegt zum einen in gravierenden fachlichen Defiziten in bezug auf die Diagnostik und Therapie psychiatrischer Notfälle begründet. Zum anderen wird dem „Helfer" in sozialen Notlagen die begrenzte Wirksamkeit einer auf die kurzfristige Stabilisierung somatischer Funktionen ausgerichteten Tätigkeit und damit auch die eigene Hilflosigkeit drastisch vor Augen geführt.

Wichtig: Nicht selten reagiert das Team im Falle alkoholkranker, drogenabhängiger oder uneinsichtiger Patienten ausgesprochen unprofessionell: Anstatt diese Menschen als Kranke bzw. als Hilfsbedürftige zu akzeptieren und im Konfliktfall geeignete Deeskalationsstrategien anzuwenden, reagieren sie mit Ablehnung oder sogar aggressivem Verhalten. Dieses Verhalten kollidiert nicht nur mit der Verpflichtung, diesen sicherlich „schwierigen" Patienten Hilfe zu leisten. Es besteht darüber hinaus die Gefahr, den potenziell lebensbedrohlichen Charakter vieler Einsätze, speziell bei substanzabhängigen Patienten, zu übersehen. Dies gilt nicht nur für auffällige somatische Störungen (u. a. Atemdepression, Entzugssyndrom, Trauma), sondern auch mit Blick auf eine mitunter latente Suizidalität.

Ein Problem besteht darin, dass vielfach keine (geeignete) weitere Bezugsperson zur Verfügung steht (Beispiele: Patient lebt allein, nächste Angehörige sind nicht oder nur telefonisch erreichbar; Patient lebt mit suchtkrankem, dementem oder pflegebedürftigem Partner zusammen).

Eigenschutz

Einsätze wegen häuslicher Gewalt gehen mit einer signifikant erhöhten Gefährdung der Einsatzkräfte einher (Poloczek u. Schmitt 2002). Auch Einsätze bei Personen, die unter dem Einfluss von Alkohol oder Drogen stehen, gelten als besonders riskant. Häufig erlaubt bereits das Einsatzstichwort („tätliche Auseinandersetzung") oder die Einsatzstelle (bekannter sozialer Brennpunkt, Abb. 21.1) eine gewisse Vorabeinschätzung dieses Risikos, sodass situationsabhängig eine Mitalarmierung der Polizei zu erwägen ist. Das Notfallteam sollte sich immer als Einheit zur Einsatzstelle begeben und sich auch im Verlauf derartiger Einsätze nicht bzw. nur bei definitiver Gewährleistung der Sicherheit trennen lassen. Eine von Besonnenheit und Professionalität geprägte Grundhaltung der Einsatzkräfte stellt mit die wirksamste Vorsorge gegen eine – oftmals vermeidbare – Eskalation der Lage dar. Wenn sich die Lage dennoch dramatisch zuspitzt, ist sofort der Rückzug anzutreten und die Polizei nachzufordern. Hierbei können vorab im Team verabredete Alarmstichworte hilfreich sein.

Verbale Krisenintervention

Die Notwendigkeit, dass Notärzte Techniken der Krisenintervention beherrschen müssen, ist unbestritten (Seiger u. Brommundt 2002). Dabei kommt den Techniken der Basiskrisenintervention (Müller-Cyran 1999) und der klientenzentrierten Gesprächsführung (Rogers 1978) eine zentrale Bedeutung zu. Vielfach stehen Notärzte und Rettungsassistenten, in Techniken der Krisenintervention im Allgemeinen nur ungenügend ausgebildet, sozialem Elend im wahrsten Sinne des Wortes jedoch sprachlos gegenüber. Auch wird eine Krisenintervention – wenn sie denn stattfindet – von vielen Notärzten nicht als medizinische Leistung gewertet und demzufolge auch nicht dokumentiert.

Medikamentöse Therapie

Die Gabe von Psychopharmaka sollte denjenigen Situationen vorbehalten bleiben, in denen eine tragfähige therapeutische Beziehung nicht oder nicht rasch genug aufgebaut werden kann („medikamentöse Krisenintervention"). Bei Panikattacken hat sich die sublinguale Gabe von

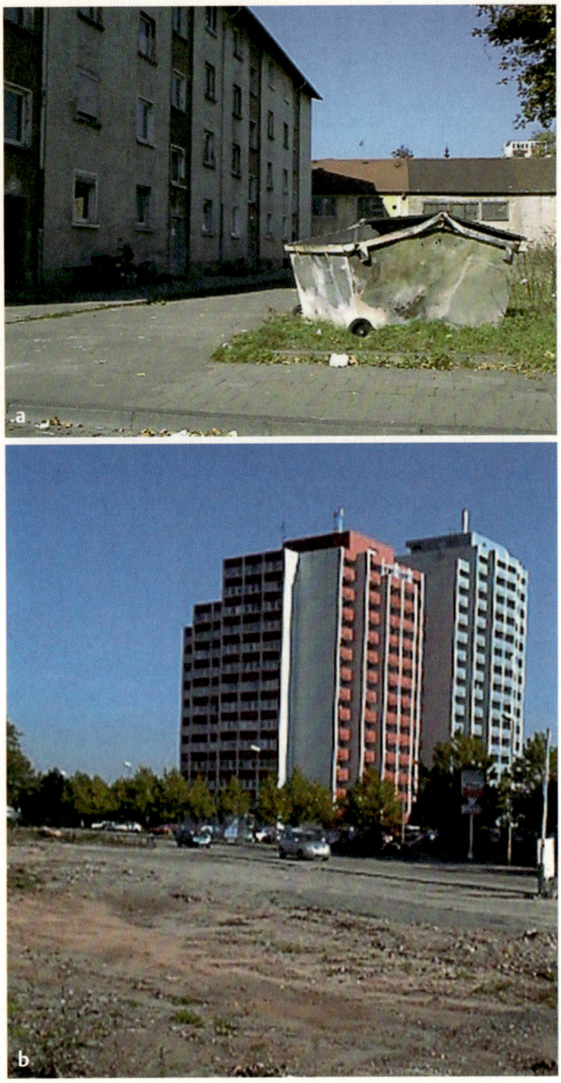

Abb. 21.**1a** u. **b** Sozialer Brennpunkt.

a Städtische Schlichtwohnung: Bleibe für Menschen, die kein reguläres Mietverhältnis mehr eingehen können.

b Hochhaussiedlung: Anonymität und Isolation kennzeichnen den Alltag vieler Bewohner. Eine traditionelle Hausarztbindung ist selten.

Lorazepam (Tavor Expidet) bewährt. Im Falle einer ausgeprägten Wahnsymptomatik bzw. psychomotorischen Erregung ist Haloperidol, notfalls auch i. m. verabreicht, das Mittel der Wahl. Bei besonders erregten Patienten ist die Kombination mit einem Benzodiazepin angezeigt (Pajonk 2001).

Zusammenarbeit mit weiterbehandelnden Einrichtungen

Der Notarzt verfügt weder über die Qualifikation, die Zeit noch über die Möglichkeit, kausal wirkende Maßnahmen, die häufig in einer Verbesserung der bedrückenden sozialen Situation bestehen, durchzuführen. Er hat aber die Verpflichtung, die richtige Anlaufstelle festzulegen.

Wichtig: Da der Notarzt oftmals als Einziger die Akutmanifestation einer psychischen Belastung im sozialen Kontext erlebt, ist es von entscheidender Bedeutung, diese Informationen auch präzise zu dokumentieren und den weiterbehandelnden Institutionen mitzuteilen.

Örtliche Hilfsinstitutionen. Leider herrscht an vielen Notarztstandorten Unkenntnis über die Vielzahl örtlicher Hilfsangebote, ganz zu schweigen vom Fehlen einer geregelten Zusammenarbeit. Viele Einrichtungen wie Drogenhilfe und Suchtberatungsstellen sind außerhalb der Bürostunden nicht erreichbar. Niedergelassene Ärzte führen heute, zumindest in Ballungsräumen, kaum mehr Hausbesuche durch. Auch „stationäre" Einrichtungen wie Übernachtungsheime für Obdachlose und Frauenhäuser können nicht immer direkt von der Einsatzstelle aus angefahren werden. Der Leiter eines Notarztstandortes bzw. der Ärztliche Leiter Rettungsdienst sollte daher eine Checkliste mit der Erreichbarkeit der entsprechenden Institutionen erstellen und angehende Notärzte in die regionalen Verhältnisse einweisen (Tab. 21.**3**). Auch regelmäßige Treffen der Verantwortlichen können helfen, Informationsdefizite abzubauen und die Schnittstellen zu optimieren.

Akutkliniken und Notaufnahmen. Aufgrund des begrenzten direkten Zugangs zu geeigneten Einrichtungen wird der Notarzt vielfach dennoch gezwungen sein, Patienten ohne eigentliche medizinische Indikation in eine Akutklinik einzuweisen (z. B. allein stehende Patienten). Für viele Patienten stellen Notaufnahmen somit immer häufiger den „re-

Tabelle 21.**3** Weiterführende Institutionen bei psychosozialen Notfällen. Die Ansprechpartner variieren in Abhängigkeit von der Akuität, begleitenden somatischen Störungen, dem Zeitpunkt und der örtlichen Verfügbarkeit. Akutkliniken stellen häufig die letzte „Auffangeinrichtung" dar

Situation	Ansprechpartner
Akute Belastungsreaktion	Gemeindeseelsorger, Notfallseelsorger, Kriseninterventionsdienst, Psychosomatische Klinik, Akutklinik
Familiäre Konfliktsituationen und Gewalt	Familienhilfe, Frauenhaus, Polizei, Akutklinik
Exazerbierte Suchtproblematik	Drogenhilfe, Psychiatrie, Akutklinik
Obdachlosigkeit	Obdachlosenheim, Jugendheim, Akutklinik, Polizei
Panikstörung	Psychotherapeut, Psychosomatische Klinik, Akutklinik
Pflegenotfall	Ambulanter Pflegedienst, Pflegeheim, Akutklinik
Pathologische Trauerreaktion	Notfallseelsorger, Kriseninterventionsdienst
Vereinsamung	Sozialstation, Kirchengemeinde
Verwahrlosung	Gesundheitsamt, Psychiatrie, Akutklinik

gulären" Zugang zum Gesundheitswesen dar (Lang et al. 1997). Aus nachvollziehbaren Gründen stellt dies jedoch eine höchst unzulängliche Notlösung dar: Eine weitergehende Hilfe durch das überlastete und für dieses Klientel unzureichend ausgebildete Personal bleibt aus. Da hierzulande in Notaufnahmen außerhalb der Regelarbeitszeit keine Betreuung durch den klinikeigenen Sozialdienst erfolgt, ist zudem auch keine Nachhaltigkeit der Betreuung gewährleistet. Daher verlassen die Patienten die Notaufnahme meist innerhalb kurzer Zeit. Bei Fortbestehen der Störung ist es dann gerade in Großstädten keine Seltenheit, dass der Notarzt oder der Rettungsassistent während seines Dienstes erneut zum gleichen Patienten gerufen wird, womit sich der Kreis schließt.

Last, but not least, bleibt anzumerken, dass die Krankenkassen bei Nichtvorliegen einer nachvollziehbaren Aufnahmeindikation die Kostenübernahme verweigern (müssen).

Spezielle Einsatzsituationen

Häusliche Gewalt

Gewalt im sozialen Umfeld ist die am weitesten verbreitete und zugleich am meisten unterschätzte Form von Gewalt (Poloczek u. Schmitt 2002). Sie betrifft alle Altersklassen und manifestiert sich in vielfacher Form (Tab. 21.**4**). Häufig liegt eine Kombination unterschiedlicher Typen vor.

Untersuchungen aus Niedersachsen zufolge wird hierzulande jede zehnte Frau von ihrem Partner misshandelt und ca. 70 000 Frauen sexuell vom Partner missbraucht. Jedoch kommt nur ein geringer Teil dieser Fälle zur Anzeige. Auch die Zahl von jährlich 16 000 polizeilich erfassten Fällen von Kindesmisshandlung und 2500 verfolgten Fällen von Kindesmissbrauch stellt nur die Spitze eines weit verbreiteten Problems dar. Gewalt gegen alte, pflegebedürftige und behinderte Menschen ist neueren Untersuchungen zufolge ebenso verbreitet wie Gewalt gegen Frauen. Sie ist häufig Ausdruck einer massiven Überforderung derjenigen Person, welche die Hauptlast der Pflege zu tragen hat.

Tabelle 21.**4** Formen häuslicher Gewalt

Körperliche Misshandlung	z. B. Schläge, Tritte, Verbrennungen
Psychische Misshandlung	z. B. Drohungen, Demütigung
Sexuelle Misshandlung	z. B. Vergewaltigung, Zwang zu perversen Handlungen
Vernachlässigung	z. B. Entzug von Nahrung, unterlassene Körperhygiene

Hintergrundwissen. Oftmals sind Rettungsdienste sowie Notaufnahmen als erste – und mitunter einzige Institutionen des Gesundheitswesens – Zeugen der Folgen häuslicher Gewalt. Daher ist ein fundiertes Hintergrundwissen für die dort Tätigen von besonderer Bedeutung. Aus verschiedenen Gründen (Scham, Angst usw.) benennen Opfer häuslicher Gewalt, die ärztliche Hilfe in Anspruch nehmen, nur selten die wahre Ursache für ihre Verletzungen. Umgekehrt beschränkt sich die Tätigkeit von Notaufnahmen und Notärzten allzu oft auf die Behandlung der körperlichen Schädigung, obwohl deutliche Hinweise auf eine Misshandlung vorliegen (Tab. 21.**5**). Ursächlich hierfür sind u. a. schlechte Ausbildung, Zeitmangel, Unsicherheiten über die Rechtslage, sowie der fehlende zeitnahe Zugang zu Einrichtungen der psychosozialen Nothilfe.

Soziales Setting. Zu den wichtigsten Aufgaben gehören die Erfassung des sozialen „Settings", die sorgfältige Dokumentation sowie die Weiterleitung der Patienten an eine geeignete Einrichtung.

Ist eine Misshandlung wahrscheinlich, sollte zunächst die Schutzbedürftigkeit der Patienten abgeklärt und daran das weitere Vorgehen ausgerichtet werden (Verbleib vor Ort? Ambulante Abklärung? Stationäre Aufnahme? Frauenhaus? Kindernothilfe?).

Tabelle 21.**5** Mögliche Hinweise auf das Vorliegen häuslicher Gewalt

Situative Hinweise	unglaubwürdige Anamnese, z. B. angeblicher Unfallhergang
	wiederholte Inanspruchnahme von Notarzt oder Notaufnahme, besonders bei fehlender Hausarztbindung
	Verwahrlosung, besonders in Verbindung mit Unterernährung
	Verletzungen während der Schwangerschaft
	auffallend langes Intervall bis zum Hilfeersuchen
	einschüchterndes Verhalten der Bezugsperson oder ängstliches Verhalten der Patienten
Art und Lokalisation der Verletzung	Verletzungen in unterschiedlichen Stadien
	Abwehrverletzung der Unterarme (Parierverletzung)
	Trommelfellperforation
	untypische bzw. symmetrische Verbrennungen
	schwere Gesichtsverletzung (Fraktur)
	zentral lokalisierte Prellungen/Hämatome
	Verletzungen der Genital- oder Analregion

Wichtig: Da eine Misshandlung häufig eine Wiederholungstat darstellt, muss besonders auf das Vorliegen entsprechender Hinweise geachtet werden (Tab. 21.**5**). Bei Anhalt für eine Vergewaltigung ist auch aus medikolegalen Erwägungen umgehend eine gynäkologische Untersuchung anzustreben.

Schutzbedürfnis des Opfers. Aus Sicherheitsgründen sollte das Notfallteam gegenüber möglichen Tätern möglichst besonnen und zurückhaltend auftreten. Eine – evtl. emotionell geprägte – offene Beschuldigung ist zu unterlassen, da sie den Beschuldigten gegen Patient und Helfer aufbringen könnte. Meist erlaubt der Hinweis auf eine dringend notwendige klinische Abklärung, die Opfer aus der gefährdeten Umgebung zu „evakuieren". Im Übrigen überwiegt bei Minderjährigen das Schutzbedürfnis des Opfers (z. B. bei Verdacht auf fortgesetzte Misshandlung) andere Rechtsgüter, z. B. die Schweigepflicht.

21

Wohnungslose, Nichtsesshafte

Von Wohnungs- bzw. Obdachlosigkeit Betroffene verfügen über keinen mietvertraglich abgesicherten Wohnraum. Häufig leben sie in primitiven Sammelunterkünften, Billigpensionen oder kommunalen Schlichtwohnungen, z. T. ohne adäquate sanitäre oder elektrische Einrichtungen. Viele dieser Menschen leiden unter Suchterkrankungen oder chronischen Infektionskrankheiten. In manchen Objekten sind tätliche Auseinandersetzungen und dadurch induzierte Einsätze des Rettungsdienstes an der Tagesordnung. Die Versorgung Nichtsesshafter (= Obdachlose im engeren Sinne) stellt den Notarzt vor besondere Herausforderungen.

Psychische Störungen. Sehr häufig bestehen psychische Störungen, in erster Linie Alkoholabhängigkeit (ca. 90%) und Störungen des Affekts. 60% der Obdachlosen haben bereits einen oder mehrere Suizidversuche begangen (Boscher et al. 2002).

Somatische Erkrankungen. Gleichzeitig bestehen oftmals chronische somatische Erkrankungen, in erster Linie:
- koronare Herzerkrankung,
- Herzinsuffizienz (z. B. alkoholische Kardiomyopathie),
- arterielle Verschlusskrankheit,
- chronisch obstruktive Lungenerkrankung,
- Leberzirrhose,
- Tbc.

Medizinische Behandlung. Dessen ungeachtet sind Notarzt und Notaufnahmen häufig der einzige Zugang zu medizinischer Behandlung. Frühere negative Erfahrungen und die Sorge um die eigene Autonomie bedingen mitunter ein tiefes Misstrauen und eine ablehnende Haltung gegenüber den Helfern; dies gilt im Besonderen, wenn diese durch Angehörige der Ordnungs- und Vollzugsbehörden hinzugezogen wurden. Häufig tritt die Sorge um die eigene Gesundheit hinter die Befriedigung der täglichen Grundbedürfnisse zurück: Die Aufnahme in eine Klinik wird z. B. aus Angst, den sicheren Schlafplatz zu verlieren, verweigert.

Wichtig: Umgekehrt verleitet die häufig bestehende Alkoholisierung oder ein allgemeiner „Ekel" den Notarzt unter Umständen dazu, eine eingehende Untersuchung zu unterlassen und diese Patienten vor Ort zu belassen oder vorschnell in die Obhut der Polizei zu übergeben. Dies kann u. U. tödliche Folgen haben, wenn eine Bewusstseinstrübung nicht als Schädelhirntrauma erkannt oder das Risiko einer schweren Hypothermie bei Alkoholisierung unterschätzt wird. So wurden allein in Köln in einem Winter 28 Menschen erfroren aufgefunden (Gefährdetenhilfe 1994).

Perspektiven

Der Notarzt hat vielerorts zwangsläufig die Rolle des „psychosozialen Liberos" übernommen. Ist er deswegen auch der geeignete Ansprechpartner für Patienten in psychosozialen Notlagen? Trifft der Vorwurf zu, mit dem Einsatz des Notarztes in diesen Situationen eine „hochwertige Ressource" zu vergeuden? Die Beantwortung dieser Fragen tangiert nicht nur unser berufliches Selbstverständnis, sondern generell die Zukunftsfähigkeit des Rettungsdienstes.

Curriculum psychosoziale Notfälle. Zunächst muss zweifelsohne die Aus-, Fort- und Weiterbildung der im Rettungsdienst Tätigen der Einsatzrealität angepasst werden. Wichtigste Bausteine eines „Curriculums psychosoziale Notfälle" sind:
- Sozialepidemiologie,
- akutpsychiatrisch relevante Krankheitsbilder,
- Interpretation des Lebensumfelds von Patienten,
- Basiskrisenintervention und Deeskalationstechniken,
- Aufgaben und Funktionen komplementärer sozialer Dienste.

Netzwerk der akutmedizinischen Versorgung. Es gilt, den Rettungsdienst in ein Netzwerk zu integrieren und eine strukturierte Zusammenarbeit der akutmedizinischen Versorgung mit den vorhandenen psychosozialen Einrichtungen zu etablieren (Luiz 2002; Madler u. Luiz 2002; Sachverständigenrat 2003). Eine wichtige Rolle käme dabei einem „socio-medical call-center" zu, das – z. B. angegliedert an integrierte Leitstellen – einen rund um die Uhr verfügbaren multidisziplinären psychosozialen Notdienst vermittelt. Wenn es durch diese Maßnahmen gelingt, in wichtigen Problemfeldern wie Suchterkrankungen oder Gewalt im sozialen Umfeld Hilfe zur Sekundärprävention zu leisten, dann ist der Notarzteinsatz für diese Indikationen auch unter ökonomischen Gesichtspunkten kein Fehleinsatz gewesen (Madler u. Luiz 2002).

Systemauftrag. Die Notfallmedizin darf sich in Zukunft nicht mehr nur auf die Erbringung individualmedizinischer Leistungen beschränken, sondern muss auch ihren Systemauftrag wahrnehmen. Einsatzdaten sind hervorragend dazu geeignet, Zusammenhänge zwischen Krankheit und Sozialfaktoren aufzuzeigen. Eine enge Zusammenarbeit mit den Public Health Disziplinen, wie in den USA längst praktiziert (Spaite 1997), sowie die Bereitschaft kommunalpolitischer Institutionen zur Nutzung dieser Daten vorausgesetzt, könnte die Notfallmedizin daher zukünftig auch ein wichtiges Element der Stadtentwicklung darstellen („healthy urban planning") (Cubbin 2000; Madler u. Luiz 2002).

Kernaussagen

Hintergrund

Der Notarzt wird zunehmend mit nicht akut lebensbedrohenden Krisensituationen der unterschiedlichsten Art konfrontiert.

Definition

Psychosoziale Notfälle resultieren aus einer Exazerbation einer psychischen Erkrankung, getriggert durch eine nicht (mehr) kompensierbare soziale Mangelsituation.

Epidemiologie

Verlässliche Daten zur Inzidenz liegen kaum vor, da psychosoziale Notfälle oftmals als Fehleinsätze gewertet und nicht oder nur unzureichend dokumentiert werden.

Ursachen

Unsere Gesellschaft ist einem tief greifenden Wandel unterworfen, gekennzeichnet durch den Zerfall traditioneller Familienstrukturen sowie die Verarmung und Vereinsamung breiter Bevölkerungsschichten.

Gründe für die Alarmierung des Rettungsdienstes

Als einzige Institution des Gesundheits- und Sozialwesens repräsentiert der Rettungsdienst ein jedermann sofort zugängliches, aufsuchendes und überdies kostenfreies Hilfsangebot.

Vorgehen an der Einsatzstelle

Patientenzentrierte Gesprächsführung und Basiskrisenintervention stellen die Grundpfeiler notärztlichen Vorgehens dar. Eine medikamentöse Therapie ist nur selten als flankierende Maßnahme notwendig.

Eine wesentliche Aufgabe besteht in der Bahnung der Weiterbehandlung. Komplementäre Institutionen wie Suchtberatung, Obdachlosenheime, Frauenhilfe oder Pflegedienste sind jedoch vielerorts nicht direkt zugänglich, sodass leider häufig Akutkliniken als „Auffangeinrichtung" fungieren.

Einsätze aufgrund häuslicher Gewalt nehmen besonders in Städten zu. Sie stellen ebenso wie Einsätze bei Nichtsesshaften eine besondere Herausforderung dar.

Perspektiven

Aus- und Weiterbildung der im Rettungsdienst Tätigen müssen der geänderten Einsatzrealität angepasst werden. Ferner gilt es, den Rettungsdienst in ein Netzwerk mit den vorhandenen psychosozialen Einrichtungen zu integrieren und eine engere Zusammenarbeit mit den Public Health Disziplinen umzusetzen.

Literatur

Anonymous. Wohnungslos im Winter 93/94. 28 Männer und Frauen erfroren aufgefunden. Gefährdetenhilfe 1994; 36: 46.

Bickel H. Lebenserwartung und Pflegebedürftigkeit in Deutschland. Gesundheitswesen 2001; 63: 9 – 14.

Boscher A, Ruppert M, Lackner Chr K. Notfallpatienten ohne festen Wohnsitz. Notfall Rettungsmed 2002; 5: 512 – 515.

Bundesministerium für Arbeit und Soziales. Lebenslagen in Deutschland. Der 2. Armuts - und Reichtumsbericht der Bundesregierung. Berlin; 2005.

Cubbin C, LeClere FB, Smith GS. Socioeconomic status and injury mortality: individual and neighbourhood determinants. J Epidemiol Comm Health 2000; 54: 517 – 524.

Dick WF. Notarzt oder KV-Arzt? – Die Aufgaben der präklinischen Versorgung. Notfall Rettungsmed 2002; 5: 572 – 573.

Gesetz zur Neuordnung des Rettungsdienstes in Hessen (Rettungsdienstgesetz 1998-HRDG). S. 499 GVBl Hessen; 1998.

Lang T, Davido A, Diakité B, Agay E, Viel JF, Flicoteaux B. Using the emergency room as a regular source of care. Eur J Epidemiol 1997; 13: 223 – 228.

Luiz T, Schmitt TK, Madler C. Der Notarzt als Manager sozialer Krisen. Notfall Rettungsmed 2002; 5: 505 – 511.

Luiz Th, Huber T, Schieth B, Madler C. Einsatzrealität eines städtischen Notarztdienstes – Medizinisches Spektrum und lokale Einsatzverteilung. Anästh Intensivmed 2000; 41: 765 – 773.

Madler C, Luiz Th. Notarzt und Sozialnot – Zur Bedeutung des sozialen Kontexts für die Notfallmedizin. A 2.4 1 – 14. In: Mendel K, Hennes P (Hrsg). Handbuch des Rettungswesens. Witten: Mendel; 2002.

Müller-Cyran A. Basis-Krisenintervention. Notfall Rettungsmed 1999; 2: 293 – 296.

Pajonk FG. Der aggressive Patient im Rettungsdienst und seine Herausforderungen. Notfall Rettungsmed 2001; 4: 206 – 216.

Poloczek S, Schmitt T, Pajonk. Psychiatrische Notfälle und psychosoziale Krisen – Eine neue Aufgabe für die Notfallmedizin? Notfall Rettungsmed 2001; 5: 352 – 358.

Poloczek S, Schmitt TK. Häusliche Gewalt – eine Herausforderung für die Notfallmedizin. Notfall Rettungsmed 2002; 5: 498 – 504.

Poloczek S. Zusammenhang zwischen Sozialstruktur und Inanspruchnahme der Notfallrettung in Berlin. Freie Universität Berlin: Magisterarbeit; 2003.

Rogers CR. Die Klient-bezogene Gesprächsttherapie. Frankfurt: S. Fischer; 1978.

Sachverständigenrat für die Konzertierte Aktion im Gesundheitswesen. Gutachten 2003 – Finanzierung, Nutzerorientierung und Qualität; 2003.

Schmitt TK, Luiz Th, Poloczek S, Huber T, Kumpch M, Madler C. Sozialepidemiologie einer neuen Einsatzkategorie – Notfälle mit primär psychischen und sozialen Problemstellungen. Notfall Rettungsmed 2002; 5: 102 – 109.

Seiger K, Brommundt J. Krisenintervention im Rettungsdienst – eine Herausforderung an den Notarzt? Ein Bericht aus der Stadt Aachen. Notfall Rettungsmed 2002; 5: 116 – 118.

Spaite DW, Criss EA, Valenzuela TD, Meislin HW. Developing a foundation of expanded-scope EMS. A window of opportunity that cannot be ignored. Ann Emerg Med 1997; 30: 791 – 796.

Statistisches Bundesamt. Leben und Arbeiten in Deutschland. Haushalte, Familien und Gesundheit. Mikrozensus 2005. www.destatis.de.

22

Notfallmedizin im Alter

22 Notfallmedizin im Alter

D. Lüttje

Roter Faden

Besonderheiten bei Anamnese und Erstuntersuchung in der präklinischen Traumatologie und in der Notaufnahme

Alterspatienten machen je nach Grenzziehung heute ein Drittel bis nahezu die Hälfte (bei Altersgrenze 65 und älter) von Patienten im Notarztdienst und in Notfallaufnahmen von Krankenhäusern aus. Die Zahlenangaben hierzu sind je nach Schwerpunktsetzung der Krankenhäuser schwankend, bestätigen jedoch insgesamt die Tendenz, dass Alterspatienten heute einen relevanten Anteil der zur Versorgung anstehenden Patienten darstellen.

Wichtig: Es findet sich eine zunehmende Zahl höchstbetagter Patienten im Bereich des Notarztes sowie der Notaufnahmen. Dennoch entzieht sich die Patientengruppe Älterer und Höchstbetagter weitgehend notfallmedizinischer Betrachtung in Forschung und Lehre. Dies ist umso erstaunlicher, da wissenschaftlich eindeutig gesichert ist, dass die Physiologie Höchstbetagter von der „Standardphysiologie" 40-Jähriger ebenso abweicht wie analog die Physiologie von Kleinkindern.

Wissenschaftliche Evidenz fehlt für viele Fragestellungen. Vorhandene Studien reißen in der Regel nur Probleme an und fordern deshalb weitere Forschung ein. Interventionsstudien im Bereich der Notfallmedizin im hohen Alter liegen in relevanter Form nicht vor.

Bei beschriebenem wissenschaftlichen „*Neglect*" für dieses Gebiet der Notfallmedizin können nachfolgende Daten nur Hinweise geben, abgeleitet aus physiologischen Erkenntnissen und aus langjähriger akutgeriatrischer sowie notfallmedizinischer Erfahrung. Insuffizienzgefühle erfahrener Notärzte im Umgang mit Höchstbetagten und beobachtete Probleme aus der Sicht des notfallmedizinisch erfahrenen, jetzt subakut die Probleme der Notfallmedizin nachbearbeitenden Geriaters machen aber eine deutliche Verbesserung der Versorgung erforderlich.

Definition: Ein geriatrischer Patient ist definiert durch geriatrietypische Multimorbidität und höheres Lebensalter (überwiegend 70 Jahre oder älter). Die geriatrietypische Multimorbidität ist hierbei vorrangig vor dem kalendarischen Alter zu sehen. Oder durch:

- Alter 80+ („oldest old"),
- alterstypisch erhöhten Vulnerabilität, z. B.
- Auftreten von Komplikationen und Folgeerkrankungen,
- Gefahr der Chronifizierung sowie
- erhöhtes Risiko eines Verlustes der Autonomie mit Verschlechterung des Selbsthilfestatus.

(Konsensus-Workshop der geriatrischen wissenschaftlichen Fachgesellschaften und der BAG Geriatrie, Berlin 2006.)

Besonderheiten bei Anamnese und Erstuntersuchung in der präklinischen Traumatologie und in der Notaufnahme

Anamnese

Als physiologische Besonderheiten mit hoher Relevanz für die traumatologische Notfallmedizin sind verlangsamte Reaktions- und Antwortgeschwindigkeit im Alter mit daraus folgender Problematik in Akutsituationen und hieraus scheinbar folgender Verwirrtheit zu sehen. Dies erschwert ebenso wie die im Alter häufige Presbyakusis die Erhebung valider Angaben über das Akutereignis und führt nicht selten zu Fehlinformationen, die ungefiltert in die Krankengeschichte übernommen werden.

Information von Umstehenden und der Hinweis auf Diskrepanz von Angaben ist daher gerade in der Erhebung der Unfallsituation Älterer und Hochbetagter von besonderer Bedeutung.

Hinweis für die Praxis: Sofern Presbyakusis ein Problem bei der Anamneseerbung darstellt, sollte das Stethoskop als Hörhilfe für den Patienten eingesetzt werden (langsames und deutliches Sprechen in die Membran).

Erstuntersuchung

Potenziell verzögerte Schmerzleitung im Alter kann ungenaue oder nicht zeitgerechte Schmerzäußerungen nach sich ziehen. Dies ist insbesondere bei dem Bodycheck zu beachten. Die Zahl übersehener Begleitfrakturen (z. B. Becken-, Wirbelsäulen- und Schultergelenkverletzungen sowie Rippen- und Tibiakopffrakturen) ist erheblich. Nach eigener Schätzung dürfte die Zahl übersehener Zweitfrakturen bis zu 5 % aller Traumapatienten betreffen. Übersehene, damit nicht sachgerecht versorgte Zweitfrakturen führen jedoch zu gravierenden Sekundärschäden und können Symptomkontrolle wie funktionelles Ergebnis beeinträchtigen.

Schock

Auch bei der Diagnostik des Schocksyndroms müssen physiologische Veränderungen im hohen Alter berücksichtigt werden:

- Vermehrte Reizbildungs- und Reizleitungsprobleme am Herzen können adäquate tachykarde Reaktionen im Rahmen der Schockkompensation verhindern, sodass ein wichtiger Parameter zur Beurteilung der Schocksituation fehlen kann.
- Physiologisch reduzierte Muskelmasse führt zu weniger dramatisch imponierendem „Muskelzittern" als Schocksymptom.
- Gleichzeitig kann der Schritt vom kompensierten Schock zum dekompensierten Schock aufgrund deutlich reduzierter Flüssigkeitskompartimente im hohen Alter (intra- wie extrazelluläres und auch Plasmavolumen) in sehr kurzer Zeit zu dramatischen Änderungen führen.

Im Vergleich mit einem 20-Jährigen verändert sich bei einem 65-Jährigen:

- der Anteil des Körperfettes am Körpergewicht um +35%,
- das Plasmavolumen um −8%,
- das Gesamtkörperwasser um −17%,
- die Extrazellulärflüssigkeit um −40% (Füsgen u. Gadomski 1989).

Grunderkrankung

Bei der Versorgung hochbetagter Traumapatienten muss nicht nur mit Komorbidität, sondern auch mit einer oft atypisch imponierenden internistischen Grunderkrankung als Auslöser des Traumas gerechnet werden. Insbesondere klinisch unauffällig imponierende Myokardinfarkte sind im hohen Alter häufig. Nicht erkannte bzw. nicht adäquat in die Erstversorgung einbezogene Ursachen (z.B. kardiopulmonale Erkrankung) führen jedoch leicht zu fatalen Sekundärschäden.

Symptomverschleierung durch Delir

Auch im Rahmen von traumatologischen Notfällen Höchstbetagter ist das Delir, die akute Wesensänderung, als häufig führendes Krankheitsbild zu berücksichtigen. Es wird im weiteren Verlauf unter internistischen Notfallsituationen besprochen. Hier bleibt nur darauf hinzuweisen, dass jegliche Form der Verwirrtheit als potenziell unspezifisches Bild von Stoffwechselentgleisungen oder akuter Organdysfunktion (z.B. Myokardinfarkt, Apoplex o.Ä.) beachtet werden muss. Die frühestmögliche Hinzuziehung (möglichst geriatrisch erfahrener) Internisten im Rahmen der nachfolgenden klinischen Notfallversorgung ist anzustreben (Hewer 2000).

Wichtig:

- Anamneseerhebung wie Erstdiagnostik inkl. Schocksymptomatik von Traumapatienten sind beim Hochbetagten durch physiologische Veränderungen ähnlich erschwert wie beim Kleinkind und erfordern noch sorgfältigere Untersuchung und engmaschigere Kontrollen.
- Internistische Akuterkrankungen müssen bei hochbetagten Traumapatienten aktiv hinterfragt und abgeklärt, begleitende Erkrankungen und Symptomverschleierung durch Delir bedacht werden.
- Ideale Zielkrankenhäuser zur Versorgung geriatrischer Traumapatienten sind Traumazentren mit der Möglichkeit zur begleitenden internistisch-akutgeriatrischen Betreuung.

Der Sturz, ein „geriatrischer Riese"

Als Trauma beim hochbetagten Patienten sind nach aktuellen Unfallzahlen weniger Hochgeschwindigkeitstraumata im Rahmen von Verkehrsunfällen o.Ä., sondern Stürze, vorrangig im häuslichen Umfeld, aber auch außerhalb der Wohnung, zu bedenken. Nach aktuellen Zahlen aus Nordrhein-Westfalen sind rund 80% aller tödlichen Unfälle bei älteren Menschen auf Stürze im Haushalt zurückzuführen. Etwa jeder 3. Bürger über 65 Jahre stürzt mindestens einmal pro Jahr, mit deutlicher Zunahme der Prävalenz ab dem 75. Lebensjahr. Im Pflegeheim stürzt jeder 2. Bewohner einmal pro Jahr. Notfallmedizinisch relevant sind hierbei nicht nur die in etwa 10% anzunehmenden Weichteilverletzungen und die in etwa 5% beschriebenen Frakturen. Vielmehr muss das Sturzereignis als solches zum unmittelbaren Ausschluss klassischer Differenzialdiagnosen (Tab. 22.**1**) veranlassen.

Anamnese. Anamnestisch zu beachten ist, dass Stürze in ihrer Wahrnehmung eine deutliche Dunkelziffer aufweisen. Studien zeigen auf, dass insbesondere in Notfallaufnahmen Stürze als relevantes Notfallereignis wenig wahrgenommen werden. Einen Patienten nach Sturzereignis trotz primär am Notfallort auszuschließender Fraktur nicht weiterer Untersuchung zuzuführen, bedeutet eine nicht vertretbare Unterlassung. Diese Einschätzung ändert sich auch nicht durch das Wissen, dass nur etwa jeweils 10% von Sturzereignissen direkt auf einen isolierten externen Grund (z.B. Glatteis) oder auf eine isolierte Erkrankung (z.B. Synkope, Krampfanfall oder Medikamentenintoxikation) zurückzuführen ist und 80% sich als multifaktoriell generiert darstellt. Wissenschaftliche Studien belegen, dass Patienten, bei denen ein erstes beobachtetes Sturzereignis nicht konsequent abgeklärt wird, zukünftig erneut stürzen werden (Lüttje 2004).

Wichtig: Ein Sturz muss unabhängig von resultierenden Verletzungen wahr- und ernst genommen und konsequent abgeklärt werden. Monokausal bzw. rein umgebungsbedingte Stürze sind selten.

Tabelle 22.**1** Differenzialdiagnosen beim Sturzsyndrom

▸ Exsikkose
▸ Kardiogene, neuropathische oder postprandiale Synkope
▸ Orthostase
▸ Hypo-/Hyperglykämie
▸ Infektionen
▸ Hitzschlag
▸ Anämie
▸ Epilepsie
▸ Vegetative Dysregulation, z.B. bei Harnverhalt
▸ Akutes Koronarsyndrom
▸ Akute zerebrale Ischämie
▸ Intoxikationen, inkl. Alkohol

Besonderheiten bei der Erstversorgung in der präklinischen Traumatologie und in der Notaufnahme

Schocksyndrom

Bei der Therapie des Schocksyndroms muss bei im hohen Alter regelhaft eingeschränkter Nierenfunktion eine Hyperhydratation zwingend vermieden werden. Wie im pädiatrischen Bereich ist ein extrem engmaschiges Flüssigkeitsmonitoring, unterstützt durch Blutgasmonitoring, zu fordern (Horan et al. 1992).

Analgesie, Sedierung

Jede Analgesie muss der im hohen Alter veränderten Pharmakokinetik Rechnung tragen. Die Erstdosis von Analgetika und Sedativa ist unverändert zu geben, bei Repetitionsdosen müssen die Besonderheiten der Pharmakotherapie im hohen Alter (relativ vergrößertes Fettreservoir bei verringertem Flüssigkeitsreservoir) beachtet werden. Pharmakodynamisch ist eine erhöhte Sensitivität gegenüber Morphinen zu bedenken.

Eine gute Analgesie ist dennoch unabdingbar, da wissenschaftlich belegt ist, dass das Schmerzempfinden Älterer und Hochbetagter als unverändert gegenüber jüngeren Patienten eingeschätzt werden muss, unabhängig von möglicherweise verzögerter Schmerzäußerung (Sefrin 2005).

Oxygenation

Physiologische Veränderungen im Bereich des Lungengerüsts, aber auch der Atemmuskulatur, führen zu einer gegenüber 30-Jährigen bis auf ca. 40% reduzierten maximalen Sauerstoffaufnahme. Diese Reduktion verursacht keine Beeinträchtigung in Alltagssituationen, die geringere „Reservekapazität" verursacht jedoch eine deutlich erhöhte Empfindlichkeit gegenüber vermehrtem Sauerstoffverbrauch bzw. einer passageren Hypoxie. Daher ist bei Alterspatienten im Schockgeschehen noch mehr als bei jüngeren Patienten auf eine frühestmögliche adäquate Sauerstoffversorgung zu achten. Zu beachten ist hierbei, dass alterstypische emphysematische Veränderungen bei zahlreichen Patienten zu einer COPD-ähnlichen Problematik der Hyperkapnie unter zu intensiver Sauerstofftherapie führen können. Auch aus diesem Grund ist ein extrem engmaschiges Sauerstoffmonitoring bei gleichzeitig engmaschiger klinischer Kontrolle durchzuführen (Abb. 22.**1**).

Wichtig: Veränderungen der Flüssigkeitskompartimente und der Nieren- wie Leberfunktion im Alter müssen bei Schockmaßnahmen wie speziell Analgesie und Sedierung beachtet werden. Die verminderte Sauerstoffreservekapazität ist durch frühzeitige, gut überwachte Sauerstoffgabe bei Beachtung von Hyperkapnieproblemen auszugleichen.

Stoffwechselbesonderheiten

Leber. Pharmakologisch relevante Veränderungen der Leber infolge physiologischer Veränderungen, verstärkt bei kardialer Auswurfminderung:

- Leberperfusion sinkt (im 65. Lebensjahr im Vergleich zum 25. Lebensjahr um 55–60%),
- relatives Lebergewicht sinkt (vom 20. Lebensjahr zum 90. Lebensjahr von 2,5 auf 1,5%),
- First-Pass-Effekt erheblich vermindert (Theophyllin, Kalziumantagonisten, Levodopa, NSAR),
- Phase-I-Reaktion (Oxydation/Hydoxylierung) und Enzymaktivität verringert,
- kompetetive Probleme bei Multimedikation beachten,
- Verstärkung der Effekte bei Begleiterkrankung!

Wichtig: Die Leberfunktion ist bei Alterspatienten immer reduziert, aber diese Reduktion ist nicht messbar!

Niere. Pharmakologisch relevante Veränderungen der Niere infolge physiologischer Veränderungen, verstärkt bei kardialer Auswurfminderung:

- glomeruläre Filtrationsrate vermindert (im 90. Lebensjahr im Vergleich zum 20. Lebensjahr um 30% reduziert),
- renaler Plasmafluss reduziert (10–20% pro Dekade),
- Zunahme hyalinisierter/sklerosierter Glomerula,
- Abnahme Gesamtzahl der Glomerula,

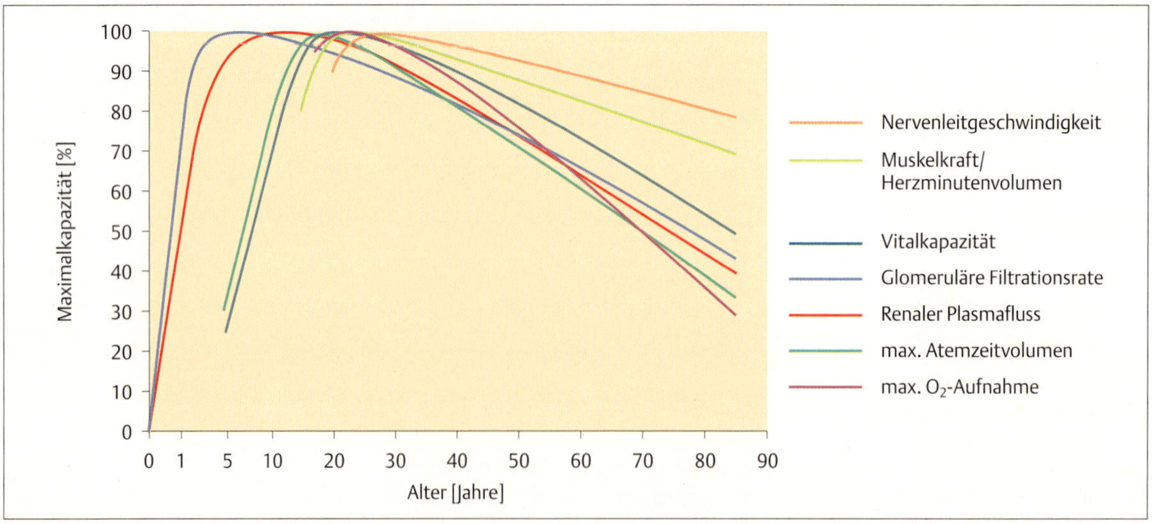

Abb. 22.**1** Altersphysiologische Veränderungen.

- physiologische Organinvolution (Organgewicht im 90. Lebensjahr im Vergleich zum 20. Lebensjahr um 33% reduziert),
- reduzierte Albuminkonzentration (im 80. Lebensjahr im Vergleich zum 20. Lebensjahr um 20% reduziert) (Trögner u. Sieber 2006).

Wichtig: Der Kreatininwert ist im Alter kein geeignetes Maß für die Nierenfunktion. Bei im Alter regelmäßig verminderter Muskelmasse kann auch bei Kreatininnormalwerten die Nierenfunktion erheblich eingeschränkt sein.

Psychiatrische Notfallsituationen

Psychotische Entgleisung einer Demenz

Einer kausalen Therapie wird sich dieses Krankheitsbild im Notarztdienst in der Regel entziehen. Dennoch sollte intensiv abgewogen und, sofern möglich, mit Angehörigen bzw. Betreuungspersonen abgesprochen werden, inwieweit nicht doch ein Verbleib in der häuslichen Umgebung möglich ist. Eine Krankenhausumgebung ist meist nicht geeignet, psychotische Entgleisungen bei Demenzpatienten zu stabilisieren, über Neuroleptikagabe kann allenfalls eine kurzfristige oberflächliche Ruhigstellung, häufig jedoch verbunden mit erheblichen Langzeitkomplikationen, erfolgen.

Sofern eine stationäre Aufnahme erforderlich ist, sollte diese jedoch in jedem Fall in eine internistische Notaufnahme erfolgen, da die Ursachen entsprechender psychotischer Entgleisungen meist in Stoffwechselentgleisungen bzw. Infektionen oder anderen, überwiegend internistischen Erkrankungen oder Medikamentennebenwirkungen zu suchen sind. Direktaufnahme in psychiatrische Kliniken ohne ständige, sofort hinzuziehbare internistische Fachabteilung im Hause kann hier zu fatalen Zeitverzögerungen in der Diagnosestellung führen.

Suizidgeschehen

Da sich Depressionen im Alter im Vergleich zur Depression jüngerer Menschen vorrangig durch Rückzugstendenz und Verweigerungshaltung auszeichnet, entgeht sie häufig einer zeitgerechten Diagnosestellung. Formal ist sie nach ICD auch eher als mittelgradige denn als schwergradige Depression einzustufen. Dennoch ist die Rate von Suiziden im Alter keineswegs niedriger als die einer jüngeren Population. Die „Erfolgsrate" von Suiziden ist im Gegenteil im Alter häufig höher als bei einer jüngeren Population. Bei unklaren Notfallbildern sollte daher ein Suizidversuch durchaus als relevante Differenzialdiagnose ins Kalkül gezogen werden, wobei insbesondere Medikamentenintoxikationen berücksichtigt werden müssen (Reischies 2003).

Elderly Abuse

Ein echtes notfallmedizinisches Problem stellt häufig die Differenzierung zwischen psychotischer Entgleisung auf der einen Seite, beginnendem Suizidversuch auf der anderen Seite, Sturz als Ursache für Verletzungen bzw. der Differenzialdiagnose von „elderly abuse" dar. Häufig ist es nicht mehr als „Fingerspitzengefühl" und Erfahrung des Notarztes, der Hinweise auf „elder abuse" richtig zu deuten vermag. Auch der Verdacht auf entsprechende Geschehnisse sollte eine konsequente Abklärung nach sich ziehen. Dies ist aufgrund der typischen Hilflosigkeit von Opfern mit „elder abuse" dringend erforderlich. Die Literatur weist auch hier eine erhebliche Dunkelziffer auf. Einzelne Autoren sprechen bei Pflegebedürftigen über 65 Jahren von einer Prävalenz eines „gewalttätigen" Übergriffs von einem Patienten / Jahr (Wetzels 1995).

Wichtig: Delirhafte Entgleisungen einer Demenz bedürfen immer einer kurzfristigen internistisch-geriatrischen und neurologischen Abklärung. Suizidalität und „elderly abuse" als Anlässe zu Notrufen werden oft fehlgedeutet.

Internistische Notfallsituationen

Delir

Delir ist hierbei nicht als eigenständiges Krankheitsbild zu werten, sondern ist vielmehr „Endstrecke" bzw. im Vordergrund stehendes Bild sehr unterschiedlicher Notfall- bzw. Akuterkrankungen (Tab. 22.**2**). Notfallmedizinisch relevant ist hierbei zunächst einmal, das Delir als solches zu erkennen und zu beschreiben, da es im weiteren Verlauf der Erkrankung einer Abklärung der kognitiven Leistungen des Patienten nach Abklingen der Akutsymptome nach sich ziehen muss.

Eine besondere Gefahr liegt darin, eine delirhafte Veränderung auf vermutete oder behauptete hirnorganische Veränderungen des Patienten („hirnorganisches Psychosyndrom") zurückzuführen und hierbei die Behandelbarkeit der Akuterkrankung (z. B. Infektion, Anämie o. Ä.) nicht ausreichend zu berücksichtigen (Füsgen 2000).

Hinweis für die Praxis: Notfallmäßige Gaben von Neuroleptika oder Sedativa bei Delirpatienten können zugrunde liegende Krankheitsbilder nicht nur verschleiern, sondern sogar verstärken. Insbesondere eine Sedierung, sofern sie nicht zur Durchführung der Untersuchung erforderlich ist, muss zurückstehen, bis eine adäquate Diagnosestellung erfolgt ist.

Myokardinfarkt

Der Myokardinfarkt weist eine klare Alterskorrelation auf. Notfallmedizinisch besonders relevant bei Alterspatienten ist die deutlich veränderte Phänomenologie. Bereits seit vielen Jahren sind Daten veröffentlicht, dass bei Alterspatienten auch ohne diabetische Stoffwechsellage atypische Präsentationen im Vordergrund stehen (Tab. 22.**3**). Besonders Beachtung finden müssen hier delirhafte Ver-

Tabelle 22.**2** Ursachen für ein altersbedingtes Delir

► Hypoxie
► Infektion
► Intoxikationen
► Stoffwechselentgleisung
► Elektrolytverschiebung
► Anämie
► Trauma
► Schmerz
► Ortswechsel
► Diverse psychische Sondersituationen

22

Tabelle 22.3 Dominante Symptome bei Myokardinfarkt des älteren Patienten

Symptom	Häufigkeit [%]
Herzinsuffizienz, alle Stadien	20
Klassische Angina pectoris	19
Verwirrtheit	13
Plötzlicher Herztod	8
Synkope	7
Apoplex	7
Übelkeit	6
Akuter Gefäßverschluss	5
Palpitationen	4
Andere	12

änderungen, sog. synkopale Stürze, isolierte Luftnot (bei mäßiger Belastung häufig klinisch wenig imposant) sowie in einem relevanten Anteil parallel zum Myokardinfarkt entstehende zerebrale Ischämien (Limacher 1992).

22

Medikamentennebenwirkungen

Altersphysiologisch veränderte Leber- und Nierenfunktion. Aufgrund reduzierter Exkretionen und Metabolisierung bei alterphysiologisch veränderter Leber- und Nierenfunktion (s.o.) sowie einer häufig erhöhten Sensitivität von Erfolgorganen sowohl durch altertypische Veränderungen als auch insbesondere bei multiplen Begleiterkrankungen sind Medikamentennebenwirkungen im Alter besonders häufig. Bei Multimedikation ist darüber hinaus ein exponenzieller Anstieg von Medikamentenwechselwirkungen zu erwarten. Daten aus den USA, die aufweisen, dass etwa ein Drittel aller Krankenhaustage von über 75-Jährigen durch Medikamentenwirkungen mit verursacht werden, sind sicher auf Deutschland übertragbar.

Multimedikation. Daten der Berliner Altersstudie zeigen darüber hinaus auf, dass gerade im Alter nicht nur eine ärztlich verordnete Multimedikation häufig ist, sondern diese auch durch Eigenmedikation deutlich gesteigert wird. Somit ist bei jeglicher notfallmedizinischer Versorgung das Erfragen der aktuellen Medikation inklusive Eigenmedikation, wenn möglich Mitnahme der „Hausapotheke" ins Krankenhaus, eine zwingende Notwendigkeit. Versäumt der Notarzt dies, bzw. werden entsprechende Angaben in Notaufnahmen nicht ausreichend gewürdigt, ist eine spätere adäquate Bewertung des Krankheitsbildes und sinnvolle Weiterversorgung bis hin zur adäquaten Entlassungsvorbereitung erschwert.

Intoxikation. Gerade in der Akutversorgung in Krankenhäusern muss hierbei beachtet werden, dass Intoxikationserscheinungen bei Höchstbetagten auch bei sog. „normalen" Werten des Drug-Monitorings auftreten können. Besonders beachtet werden müssen hier

- Antiepileptika,
- Digitalis und
- Theophyllin.

Als Ursache für dieses Phänomen sind sowohl höhere Sensitivität der Erfolgsorgane als auch ein im Alter typischerweise erniedrigter Albuminspiegel zu sehen. Medikamentenspiegel außerhalb spezieller wissenschaftlicher Fragestellungen berücksichtigen nie ausschließlich den freien, sondern immer auch den albumingebundenen Anteil von Präparaten; bei erniedrigtem Albuminspiegel ist somit der am Erfolgsorgan tätige Anteil potenziell höher.

First-Pass-Effekt. Im Rahmen pharmakologischer Besonderheiten sollte auch beachtet werden, dass der First-Pass-Effekt bei Hochbetagten um 40% erniedrigt ist. Typische Notfallpräparate (z.B. Theophyllin) müssen entsprechend niedriger dosiert werden (Borchelt u. Steinhagen 2000).

Stoffwechselentgleisungen

Hyponatriämie. Von besonderer akutmedizinischer Relevanz (wenn auch im präklinischen Notarztdienst nicht zu diagnostizieren) ist die Hyponatriämie. Endbild der Hyponatriämie ist häufig ein Delirzustand. Andere Akutsituationen, bis hin zum Plegiesyndrom, können ebenfalls auftreten. Eine Hyperhydratation in Schocksituationen kann dieses Krankheitsbild akut hervorrufen (Horan et al. 1992).

Weiter Elektrolytstörungen. Die übrigen Elektrolytstörungen weisen wenig alterstypische Besonderheiten auf – mit der Ausnahme von schweren Hypokaliämien unter „Bagatellmedikamenten", sprich Laxanzien. Dies sollte besondere anamnestische Berücksichtigung finden.

Diabetes mellitus. Im Bereich des entgleisten Diabetes mellitus ist bei Alterspatienten notfallmedizinisch zu berücksichtigen, dass die hyperglykämisch bedingte Exsikkose aufgrund der geringen Reservekapazität im Plasmavolumen zu einem akut imponierenden Krankheitsbild „hyperglykämische Exsikkose" führen kann. Hierbei können die ketoazidotischen Veränderungen fehlen. Für den Notarzt ist in der Akutsituation die klinische Unterscheidung zwischen hyper- und hypoglykämischem Notfall erschwert (Tragl 1999).

Hyper- und Hypothyreose. Weniger für den präklinischen Notfallmediziner als in der Notaufnahme relevant ist die Parallelität der Akutveränderungen zwischen Hyper- und Hypothyreose bei älteren Patienten. Beide Krankheitsbilder können sowohl mit lethargisch zurückgezogenem als auch deutlich hyperaktivem Krankheitsbild imponieren. Auch hier ist erst über weitere Labordiagnostik eine Differenzierung möglich.

Krampfanfälle. Eine Problematik eigener Art stellen Krampfanfälle im hohen Lebensalter dar. Krampfanfälle bei Hochbetagten sind ein häufiges – aber auch häufig übersehenes – Krankheitsbild. Im Gegensatz zu jüngeren Menschen ist jedoch die genuine Epilepsie seltener, häufiger finden sich epileptiforme Krampfanfälle mit gut identifizierbaren auslösenden Faktoren, wie beispielsweise akute Infektionen, Anämie, Hypoxämie o.Ä. Es ist wissenschaftlich heute umstritten, inwieweit nach einem ersten, entsprechend provozierten Krampfanfall eine antiepileptische Dauerbehandlung erfolgen sollte. Für die Behandlung des akuten Krampfanfalls, insbesondere des Status, gelten Behandlungsrichtlinien wie auch bei jüngeren Patienten.

Wichtig: Zu berücksichtigen ist jedoch, dass das potenziell eher zur Bradykardie neigende Reizleitungssystem des älteren Menschen außerordentlich sensibel auf Gabe von Phenhydan reagieren kann, sodass meist die Gabe von Lorazepam, ggf. Rivotril zur Anfallkupierung, vorzuziehen ist. Wie bei allen lipophilen Präparaten muss die Möglichkeit der späteren unkontrollierten Rückdiffusion aus den Fettspeichern beim älteren Patienten in der postakuten Phase berücksichtigt werden.

Infektionskrankheiten

Physiologisch im hohen Alter ist die verminderte Immunkompetenz. Hieraus resultiert ein deutlich schnellerer Übergang vom Beginn einer Infektion (im Alter besonders häufig: Zystitis, Pneumonie, Divertikulitis) zu einer Bakteriämie mit geringfügig veränderter Sepsissymptomatik. Dies führt immer wieder zu dem Krankheitsbild der perakuten Sepsis auch bei Pneumonie, Divertikulitis oder Zystitis ohne „Prodromi", wie Fieber oder spezifischen Infektionszeichen.

Auch hier ist häufig neben dem akut schweren „leicht modifizierten" Sepsisbild (häufig keine massive Temperaturerhöhung, sondern schlagartig Schocksymptomatik) tatsächlich erst das Labor wegführend. Zu berücksichtigen ist auch, dass eine zentral sitzende Pneumonie bei einem emphysematisch veränderten Thorax keineswegs über eine Auskultation diagnostizierbar sein muss.

Akutes Abdomen

Auch das akute Abdomen bietet, ebenfalls bedingt durch eingeschränkte Immunkompetenz im hohen Alter, ein deutlich abweichendes Bild. So fehlen bei akuten Abdomen im hohen Alter oft klassische peritoneale Reizzeichen (lymphatische Immunantwort), häufig auch Fieber (beachtenswert eher: Untertemperatur). Lediglich Erfahrung, Betrachtung des klinischen Gesamteindruckes und die abdominelle Auskultation geben weiterführende Hinweise. Auch hier ist häufig erst die Bildgebung über Spiegelbildung bzw. freie Luft entscheidend. Gleichermaßen kann auch die obere gastrointestinale Blutung lange Zeit völlig symptomfrei verlaufen: Ein epigastrischer Druckschmerz fehlt häufig im Rahmen der Akutsymptomatik. Der Patient wird dann erst über Delir und klinische Hinweise auf Anämie auffällig, sofern nicht die Hämatemesis frühzeitig eintritt.

Wichtig: Internistische Akuterkrankungen weisen im besonderen Maß eine alterstypisch veränderte Phänomenologie, oft mit führenden sehr unspezifischen Symptomen wie Hinfälligkeit, Sturz oder Delir auf. Die im Alter typischerweise eingeschränkte Reservekapazität, d.h. die „Frailty" vieler Organbereiche, führt zu einem „Überspringen von Krankheitsstadien" und lässt so eine „banale" Infektion unvermittelt zu einem septischen Geschehen werden. Diese Besonderheiten fordern höchste Aufmerksamkeit und geriatrische Spezialkenntnisse bei notfallmedizinisch Tätigen.

Kernaussagen

Besonderheiten bei Anamnese und Erstuntersuchung in der präklinischen Traumatologie und in der Notaufnahme

Zweit-/Begleitfrakturen und internistische Grund- und Begleiterkrankungen bedenken.

Verzögerte Schmerzäußerung, Presbyakusis und Delir als „Anamnesemodulatoren" berücksichtigen.

Besonderheiten bei der Erstversorgung in der präklinischen Traumatologie und in der Notaufnahme

Bei jeglicher Medikamenten- und/oder Flüssigkeitsgabe veränderte Pharmakokinetik, speziell Veränderung der Verteilungsräume, bedenken.

Insbesondere das Sauerstoffmonitoring muss regelmäßig engmaschig durchgeführt werden.

Psychiatrische Notfallsituationen

Internistische Ursachen für ein Delir, auch bei psychotischer Entgleisung einer Demenz, abklären.

Neuroleptische und/oder sedierende Medikation vermeiden.

Suizidversuch und Elderly Abuse als häufig übersehene Ursachen einer Notfallsituation im Alter bedenken.

Internistische Notfallsituationen

Veränderte Krankheitsbilder im Alter bedenken z.B. „stummer Myokardinfarkt", „stummes Abdomen", „symptomarme Sepsis".

Hyponatriämie und Stoffwechselentgleisungen mit veränderter Symptomatik berücksichtigen.

Literatur

Borchelt M, Steinhagen-Thiessen E. Medikamentöse Therapie. In: Füsgen I (Hrsg). Der ältere Patient. 3. Aufl. München: Urban & Schwarzenberg; 2000: 577–609.

Füsgen I, Gadomski M. Der geriatrische Patient. München: Vieweg; 1989.

Füsgen I. Delir. In: Füsgen I (Hrsg). Der ältere Patient. 3. Aufl. München: Urban & Schwarzenberg; 2000: 369–374.

Hewer W. Akute Verwirrtheitszustände. In: Nikolaus T (Hrsg). Klinische Geriatrie. 1. Aufl. Berlin: Springer; 2000: 328–337.

Horan MA et al. Injury responses in old age. In: Evans JG, Williams TJ (Hrsg). Oxford Textbook of Geriatric Medicine Oxford. Oxford: University Press; 1992: 88–93.

Limacher CM. Clinical Features of Coronary Heart Disease in the Elderly. In: Lowenthal DT (Hrsg). Geriatric Cardiology. Philadelphia: FA Davis Comp; 1992: 63–74.

Lüttje D. Das Sturzsyndrom und seine Folgen. In: Bundesärztekammer (Hrsg). Fortschritt und Fortbildung in der Medizin. Bd 28 (2004/2005): 172–181.

Nikolaus T, Zahn RK. Alter und Altern. In: Schmidt RF, Thews G (Hrsg). Physiologie des Menschen. 27. Aufl. Berlin: Springer; 1997; 708–716.

Reischies FM Depression. In: Steinhagen-Thiessen E, Hanke B (Hrsg). Neurogeriatrie. Berlin: Blackwell; 2003; 89–131.

Sefrin P. Geriatrische Notfallmedizin. In: Heiß HW (Hrsg). Altersmedizin aktuell. Landsberg/Lech: ecomed Medizin; 2005: 5.6.2 1–13.

Tragl KH. Handbuch der Internistischen Geriatrie: Wien: Springer 1999; 244–257.

Trögner J, Sieber C. Physiologische Veränderungen im Alter. In: Günnewig T, Erbguth F (Hrsg). Praktische Neurogeriatrie. 1. Aufl. Stuttgart: W. Kohlhammer; 2006: 42–48.

Wetzel P. Kriminalität im Leben alter Menschen. Eine altersvergleichende Untersuchung von Opfererfahrungen, persönlichem Sicherheitsgefühl und Kriminalitätsfurcht. Ergebnisse der KFNOpferbefragung 1992. Stuttgart: Kohlhammer; 1995.

23

Notfälle aus der Gynäkologie und Geburtshilfe

23 Notfälle aus der Gynäkologie und Geburtshilfe

W. Ch. Loos, F. Salomon

Roter Faden

Gynäkologische Notfälle

Manche gynäkologische Notfälle, wie *Verletzungen im Genitalbereich* oder *vaginale Blutungen*, können offenkundig sein. Andere zeigen Symptome, die auch von anderen Organsystemen hervorgerufen sein können.

Verletzungen

Verletzungsursachen mit unterschiedlicher psychischer Wertigkeit für die Patientin sind:
- Unfall,
- Anschlag auf Leben oder Weiblichkeit,
- Vergewaltigung / Gewalt beim Geschlechtsverkehr,
- Selbstbefriedigung mit Hilfsmitteln.

Trauma. Massive Traumen des weiblichen Genitale sind eher selten; geringfügige wesentlich häufiger. Typische leichtere Traumen sind:
- stumpfes Trauma des Damms bei Sturz auf die Stuhllehne (z. B. Hausarbeit),
- stumpfes Trauma des Damms bei Sturz auf die Verstrebung des Fahrrads.

Es resultieren schmerzhafte Verletzungen mit Ödem- und Hämatombildung; bei Kindern kommt häufig ein reflektorischer Harnverhalt hinzu.

Psychische Belastung. Manche Begleitumstände können zu schwerer psychischer Belastung führen. Auch darauf ist bei der Notfallversorgung zu achten.

Hinweis für die Praxis: Trotz Vorrangs der somatischen Therapie bei vitaler Bedrohung muss man auf die Psyche der Betroffenen auch in der Notfallsituation eingehen. Das ist besonders bei Gewaltopfern nötig. Eine spezifische Gewalt ist der Angriff auf die Sexualität von Frauen durch Stiche oder Schnitte in Genitalien, Unterleib oder Brüste. Die erlebte Erniedrigung hat besonders bei Sexualdelikten oder erzwungenem Geschlechtsverkehr tief greifende Folgen, die schon in der Akutsituation zu beachten sind.

Die Gefährdung der Patientin ergibt sich aus Blutverlust und Ausmaß der Verletzungen mit evtl. Beteiligung von Nachbarorganen. Eine Blutung kann sich nur nach innen ausbreiten oder als Hämatom der Genital- oder Dammregion imponieren.

Bei *Sexualdelikten* verletzte Frauen brauchen Beistand:
- Die Anamnese ist behutsam zu erheben. Im Vordergrund steht die Frage: Was ist verletzt, in welchem Ausmaß?
- Die körperliche Untersuchung des Genitalbereichs soll behutsam erfolgen und sich am Notfallort auf die Abklärung vitaler Bedrohungen beschränken.
  - Vergewaltigungen können typische Verletzungsmuster (Hämatome an der Oberschenkelinnenseite, Würgemale) bewirken.
  - Eingedrungene Fremdkörper dürfen am Notfallort nicht entfernt werden, da eine Blutung aus noch tamponierten Gefäßen lebensbedrohlich sein kann.

Präklinische Versorgung. Nach Anlage großlumiger Venenzugänge erfolgt die Schocktherapie (s. Kap. 10):
- Über eine Nasensonde wird Sauerstoff (3 l / min) appliziert.
- Zur Analgesie sind (S)-Ketamine bzw. Opioide geeignet (s. Kap. 11).
- Je nach Verletzungsausmaß sind zur Stabilisierung der Vitalfunktionen Anästhesie, Intubation und Beatmung nötig.

Wichtig: Auch bei geringerem Trauma sollen Wundversorgung, Hämatomausräumung, Tetanusimpfung und Katheterismus usw. in der Klinik erfolgen.

Wie es zur Verletzung kam, kann später durch psychologisch geschulte Personen, am besten Frauen, in Ruhe geklärt werden. Die Bestrafung des Täters ist Sache der rechtsstaatlichen Organe und nicht des Notfallteams. Werden durch Selbstbefriedigung Verletzungen im Genitalbereich erzeugt, muss an die von der Frau empfundene Scham gedacht werden.

Blutungen

Bei fortgeschrittenen Tumoren sind lebensbedrohliche Blutungen möglich, z. B. durch Gefäßarrosion im Collum uteri. Die Blutung ist meist nach außen sichtbar. Die Anamnese kann Hinweise geben.

Bei der Notfallversorgung ist zu beachten, wie die Frau zur Maximaltherapie der ggf. potenziell tödlichen Blutungskomplikation ihres bekannten (und inkurablen) Tumorleidens steht. Die Ablehnung invasiver Maßnahmen kann zu palliativem Vorgehen führen.

Ältere und durch das fortgeschrittene Leiden geschwächte Frauen geraten schnell in einen Volumenmangelschock.

Präklinische Versorgung. Im Vordergrund der präklinischen Versorgung stehen

- Stabilisierung des Kreislaufs durch Volumengabe und
- Sauerstoffzufuhr über Nasensonde (3 l / min).

Zur Verminderung des Blutverlustes ist eine vaginale Tamponade mit Druck auf die Blutungsquelle möglich. Bei straffer Tamponade ist später die Ableitung der Harnblase durch einen Dauerkatheter sicherzustellen.

Akuter Schmerz

Allgemeine Hinweise. Als Ursache eines akuten Abdomens kommen gynäkologische Krankheitsbilder und Schwangerschaftskomplikationen in Frage. Schmerz sowie Abwehrspannung der Bauchdecke im Unterbauch müssen differenzialdiagnostische Überlegungen in diese Richtung lenken.

Schwangerschaftsunabhängige akute Schmerzen gynäkologischer Ursache können Folge von Entzündungen oder Ischämien sein.

Infektion des inneren Genitale

Eine Infektion des inneren Genitale kann sich als

- Adnexitis,
- Abszess an Tuben und Ovarien oder
- Pelveoperitonitis

manifestieren. Oft schon einige Zeit bestehende Unterbauchbeschwerden können sich akut so verschlimmern, dass es zu einer Notfallsituation mit gastrointestinalen (Übelkeit, Erbrechen) und kardiovaskulären Symptomen (Schockzeichen) kommt. Ein Abszess kann in die Bauchhöhle perforieren. Neben Schmerzen weist Fieber auf eine infektiöse Ursache hin.

Präklinische Versorgung. Die Notfallmaßnahmen sind symptomatisch und beschränken sich auf:

- Kreislaufstabilisierung (venöser Zugang, Infusion),
- Sauerstoffzufuhr (3 l / min),
- Analgesie,
- Behandlung der Übelkeit.

Abklärung und kausale Therapie müssen in der Regel stationär erfolgen.

Ischämieschmerzen

Ischämieschmerzen sind heftigste Schmerzen mit starker Beeinträchtigung des Allgemeinbefindens. Sie können durch *Torsion* gestielter Myome oder von Ovarialtumoren entstehen. In kurzer Zeit kann sich das Bild eines akuten Abdomens mit Schockzeichen entwickeln. Die Diagnose ist am Notfallort selten zu stellen. Eine kausale Therapie ist nur in der Klinik möglich.

Präklinische Versorgung. Präklinische Erstmaßnahmen sind:

- wirkungsvolle Analgesie mit (S)-Ketamin oder Opioid,
- ggf. zusätzliche Sedierung mit Benzodiazepinen,
- Schocktherapie (venöser Zugang, Infusion),
- Sauerstoffzufuhr (3 l / min),
- beruhigende Zuwendung.

Geburtshilfliche Notfälle

Verletzungen in der Schwangerschaft

In westlichen Ländern zählen Unfälle mit schwerem Trauma zu den führenden Todesursachen junger Frauen in der Schwangerschaft (Ludwig 1996).

Hinweis für die Praxis: Bei Notfällen von Frauen im gebärfähigen Alter ist an die Möglichkeit einer Schwangerschaft zu denken. Mit der ersten Diagnostik soll daher stets ein Schwangerschaftstest erfolgen.

Besonders ab etwa der 24. Schwangerschaftswoche (SSW), kann der gravide Uterus durch ein Trauma (direkt) oder durch Scherkräfte (indirekt) betroffen sein.

Die *direkte Uterusverletzung* ist sehr selten (Pearlman et al. 1990). Das fetale Absterben ist die Regel; auch die mütterliche Mortalität ist durch den Blutverlust hoch. Weniger dramatisch, aber nicht ungefährlich, sind *stumpfe Bauchtraumen*. Durch Einwirken von Scherkräften auf den graviden Uterus kann es zur vorzeitigen Plazentalösung kommen. Das Geschehen kann sich protrahiert bzw. zweizeitig bis zu 48 h nach dem Trauma entwickeln. Häufig können vorzeitige Wehen einsetzen.

Da schon bei geringen Bauchtraumen die Gefahr einer Plazentalösung mit hohem Risiko für das Leben des Feten besteht, ist die fachstationäre Überwachung von Mutter und Fetus durch Kontrolle der Herztöne, Kardiotokogramm (CTG) und Ultraschalluntersuchung erforderlich.

Hinweis für die Praxis: Herzfrequenzen < 110 / min und > 180 / min sind kritische Grenzen, auch wenn die mütterlichen Befunde noch regelrecht sind. Die traumatisch ausgelöste vorzeitige Wehentätigkeit sistiert oft spontan. Eine sorgfältige Beobachtung kann ausreichen, sonst ist die intravenöse Wehenhemmung indiziert.

Neben den geschilderten Komplikationen kann das Trauma auch eine *fetomaternale Transfusion* bewirken. Bei entsprechender Konstellation (Mutter rh-negativ, fetaler Rhesusfaktor meist nicht bekannt) besteht die Gefahr der Rhesussensibilisierung der Mutter. Dann ist die Gabe von Anti-D-Globulin indiziert.

Wichtig: Generell steht bei Unfällen und Verletzungen Schwangerer das Leben der Mutter im Vordergrund. Es sind alle Maßnahmen angezeigt, die auch bei Nichtschwangeren in gleicher Lage nötig sind. Bei Alternativen ist das zu wählen, was den Fetus weniger beeinträchtigt.

Präklinische Versorgung. Grundzüge der präklinischen Therapie bei schweren Verletzungen in der Schwangerschaft sind:

- Schocktherapie,
- optimale Oxygenierung der Mutter und damit des Fetus.

Physiologisch liegt der arterielle pCO_2 ab dem 2. Trimenon bei 32 mmHg. Starke Hyperventilation verschlechtert die Sauerstoffversorgung des Fetus durch Konstriktion der uteroplazentaren Gefäße.

Bei Hypoventilation und einem arteriellen pCO_2 von 40 mmHg besteht bereits eine Azidose, die dem Fetus schaden kann.

Eine suffiziente Analgesie der Mutter führt durch Stressminderung zur besseren Oxygenierung des fetalen Blutes und hat einen hohen Stellenwert.

Außerklinische Geburt

Jeder Notarzt kann mit einer Geburt konfrontiert werden, bei einer Hausgeburt, im Rahmen der Praxisgeburtshilfe oder bei einer überstürzten Geburt (Partus praecipitatus). Daher ist jedem Notarzt dringend eine Hospitation im Kreißsaal zu empfehlen.

Laut Bayerischer Perinatal Erhebung 1996 wurden 166 (0,15%) von 113.867 Geburten als Haus- oder Praxisgeburt geplant; tatsächlich außerhalb der Klinik wurden 264 Kinder (0,23%) geboren (Kommission für Perinatologie und Neonatologie 1997). Die Absicht zu einer Haus-/Praxisgeburt wird zunehmend häufiger verfolgt: 726 (0,7%) von 103.707 Geburten in Bayern 2005; real ereignete sich eine außerklinische Geburt von 207 (0,20%) Kindern (Qualitätsbericht BAQ 2005).

Mit schnell verlaufenden Geburten (Partus praecipitatus) ist zu rechnen bei:

- Mehr- oder Vielgebärenden (geringer Weichteilwiderstand der Geburtswege),
- Schwangeren mit sehr kleinem Kind (Frühgeburt, mangelentwickeltes Kind),
- starker Wehentätigkeit,
- zervikaler Insuffizienz (Cerclage).

Die Entbindung im Rettungsdienst soll vermieden werden und ist nur in unabweisbaren Notfällen zu vertreten.

Praktisches Vorgehen

Allgemeines

Zunächst ist zu klären, ob sich die Frau bereits in der Pressperiode befindet oder der Blasensprung (mehr oder weniger reichlicher Abgang von blutiger, klarer, milchiger oder grünlicher Flüssigkeit) stattgefunden hat.

23

Die Pressperiode der Geburt ist gekennzeichnet durch sehr intensive Wehentätigkeit, bei der die Frau aktiv, oft unter Anziehen der Oberschenkel, mitpresst (imperativer Pressdrang). Ist die Geburt so weit fortgeschritten, ist ein Transport der Schwangeren nicht mehr möglich. Der Notarzt muss sich der Geburt stellen.

Die übliche Pressperiode der Geburt sollte 20–30 min nicht überschreiten. Da nur ca. 1% der Spontangeburten mit einem gravierenden Risiko verläuft, darf der Notarzt auf einen unkomplizierten Geburtsverlauf hoffen.

Präklinische Versorgung. Wichtig sind beruhigende Zusprache und verbindliches, sicheres Auftreten. Zur Vermeidung des V.-cava-Kompressionssyndroms erfolgt ein evtl. Transport in linker Halbseitenlage (Kissen unter der rechten Gesäßhälfte und rechts lumbal). Nötig sind ein venöser Zugang mit Infusion und Sauerstoff (3 l/min) über Nasensonde. Ist eine Hebamme anwesend, ist ihr die Geburtsleitung zu überlassen.

Notfalltokolyse

Bei noch nicht unmittelbar bevorstehender Geburt (es sind keine kindlichen Teile in der Vulva sichtbar) erfolgen Notfalltokolyse und schneller Transport in linker Halbseitenlage zur nächsten geburtshilflichen Abteilung. Falls vorhanden, werden 25 µg Fenoterol langsam i. v. injiziert, ggf. Wiederholung. Als Ersatz dient Fenoterol-Dosier-Aersol: 2–3 Hübe zu je 100 µg, ggf. nach etwa 5 min wiederholt, bis zum Sistieren der Wehentätigkeit. Sind Kopf oder Steiß des Kindes in der Vulva sichtbar, steht die Geburt unmittelbar bevor.

Normaler Geburtsverlauf

Allgemeine Hinweise. Bei unmittelbar bevorstehender Geburt, die weit überwiegend aus vorderer Hinterhauptslage erfolgt, sind zu beachten:

- Verzicht auf medikamentöse Wehenhemmung, der Geburtsvorgang muss zu Ende geführt werden.
- Begonnenen Transport anhalten, Maßnahmen in Ruhe treffen.
- Zur Prophylaxe der kindlichen Auskühlung ist für eine möglichst warme Umgebung zu sorgen.

Utensilien. Bereitlegen (im Rettungsdienst als Set vorhanden):

- saubere Unterlage (Handtuch, Bettuch), auf die das Kind geboren wird,
- Mundabsauger zum nasopharyngealen Absaugen des Kindes,
- 2 sterile Klemmen/Fadenmaterial zum Abklemmen der Nabelschnur,
- sterile Schere/Skalpell zur Durchtrennung der Nabelschnur,
- trockene, möglichst vorgewärmte Tücher zum Abreiben und Säubern des Neugeborenen,
- Alufolie zum Schutz des Kindes vor Wärmeverlust.

Falls Zeit bleibt, ist die untere Körperhälfte der Patientin zu entkleiden.

Geburtshilfe. Zur Hilfe bei der normalen Geburt aus vorderer Hinterhauptlage gehören:

- Mutter zum Mitpressen „wie beim Stuhlgang" anhalten. Ihre Hände sollen die angezogenen Knie umfassen.
- Dammschutz mit steriler Mullkompresse o.Ä. (Abb. 23.**1a**).
- Auf einen Dammschnitt kann meist verzichtet werden. Ein evtl. Dammriss muss in der Klinik versorgt werden und hat eine gute Heilungstendenz.
- Nach Entwickeln des Kopfes diesen mit beiden Händen an den Schläfen fassen und vorsichtig nach unten leiten. So kommt es zur Entwicklung der vorderen Schulter. Nach Entwickeln der vorderen Schulter Anheben des Kopfes und Entwicklung der hinteren Schulter (Abb. 23.**1b**).
- Dann vollständige Entwicklung des Kindes auf den Bauch der Mutter (Abb. 23.**1c**).
- Nabelklemmen ca. 20 cm vom Ansatz des Nabels setzen und Nabelschnur durchtrennen.
- Versorgen (Absaugen, Abtrocknen usw.) und Einpacken des Kindes und Übergabe an die Mutter.

Die Reanimation des Neugeborenen ist in Kap. 24 dargestellt.

Postnatale Maßnahmen. Die Gewinnung der Plazenta ist nicht vordringlich und soll nicht durch Zug an der Nabelschnur forciert werden. Nach Ausstoßen der Plazenta, die mit einer mittelstarken Lösungsblutung einhergeht, sollte der Kontraktionszustand der Gebärmutter der Konsistenz eines angespannten Daumenballens entsprechen. Sie ist in Nabelhöhe tastbar.

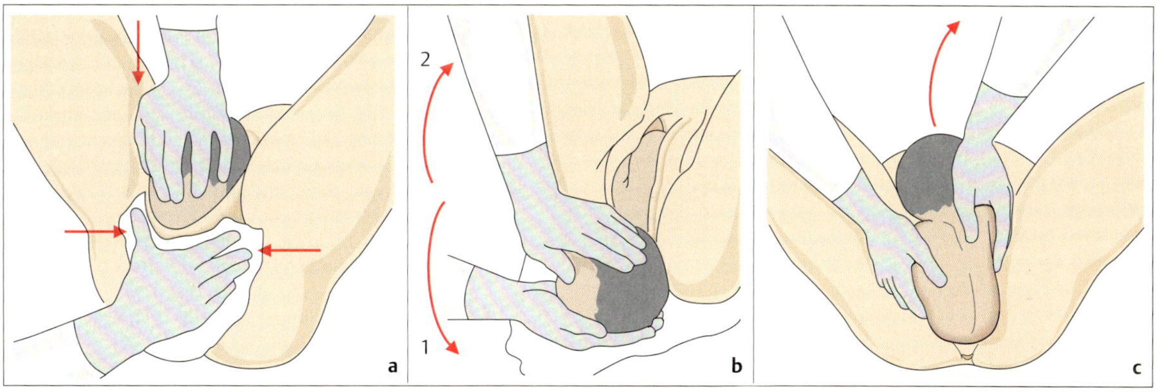

Abb. 23.**1a–c** Hilfeleistung bei präklinischer Geburt aus vorderer Hinterhauptlage. Dammschutz mit steriler Mullkompresse: auf einen Dammschnitt kann in der Regel verzichtet werden (**a**). Nach Entwickeln des Kopfes wird dieser mit beiden Händen an den Schläfen gefasst und vorsichtig nach unten geleitet. Dadurch Entwicklung der vorderen Schulter. Danach Anheben des Kopfes und Entwicklung der hinteren Schulter (**b**). Vollständige Entwicklung des Kindes auf das Abdomen der Mutter (**c**).

Hinweis für die Praxis: Verstärkte Blutungen nach Ausstoßung der Plazenta erfordern die manuelle Uteruskompression durch gleichzeitigen kräftigen Druck einer Hand auf den Fundus uteri und der zweiten, mit einem Tuch bewehrten Hand gegen den Damm (Fritsch-Handgriff). Bei starker Blutung gelingt eine noch bessere Kompression, wenn die zweite Hand zur Faust geballt in der Vagina gegen die Gebärmutter gepresst wird (Handgriff nach Zweifel oder Hamilton-Handgriff).
Wenn vorhanden, werden Uterotonika wie Oxytocin (3–6 IE i. v.) oder Methyl-Ergometrin (0,1 mg i. v.) verabreicht.

Nach Ausstoßen der Plazenta wird ein sauberes Tuch unter das Gesäß und vor die Vulva der Wöchnerin gelegt und diese mit ausgestreckten, überkreuzten Beinen gelagert (Lagerung nach Fritsch).

Nach der Entbindung wird die Frau mit Kind unter Mitnahme der Plazenta (Prüfung auf Vollständigkeit) in eine geburtshilfliche Abteilung transportiert. Bei unkomplizierter häuslicher Geburt mit spontaner vollständiger Plazentalösung ist dies nicht zwingend, jedoch sollte der Beistand durch eine Hebamme oder einen Facharzt gesichert sein.

Verhalten bei Beckenend- oder Steißlage

Bei Beckenend- oder Steißlage (Abb. 23.**2a**) muss versucht werden, den Rumpf, sobald das vordere Schulterblatt des Kindes sichtbar wird, durch Umfassen von Rumpf und Beinen in einer Drehbewegung nach oben auf den Bauch der Mutter hin zu entwickeln (Manualhilfe nach Bracht). Die Entwicklung wird durch kräftigen Druck eines Helfers auf den Fundus uteri erleichtert (Abb. 23.**2b**).

Falls nötig, werden zuerst der hintere und dann der vordere Arm gelöst (Handgriff nach Bickenbach, Abb. 23.**2c**).

Die Entwicklung des Kopfes erfolgt durch den Handgriff nach Veit-Smellie (Abb. 23.**2d**).

Verhalten in Ausnahmesituationen

Bei protrahiertem Geburtsverlauf muss der kindliche Zustand geklärt werden:

- Abhören der kindlichen Herztöne mit dem Stethoskop oder direkt mit dem Ohr.
- Die Herztöne sind bei der üblichen Schädellage unterhalb des Nabels rechts oder links lateral an der Bauchwand zu finden.
- Die regelrechte Herzfrequenz liegt deutlich über 100 / min.
- Bei einer Frequenz deutlich unter 100 / min kann eine fetale Risikosituation vorliegen.

Nabelschnurvorfall. Ist schon der Blasensprung erfolgt (Erfragen oder entsprechende Symptome: Abgang von Flüssigkeit), muss ein Nabelschnurvorfall ausgeschlossen werden.

Beim Nabelschnurvorfall kommt es nach Tiefertreten des vorangehenden kindlichen Teils in den Geburtsweg zur Nabelschnurkompression. Ohne Therapie ist der Tod des Kindes unvermeidlich.

Die Diagnose wird durch Inspektion der Vulva (sichtbar vorliegende Nabelschnur) und ggf. vaginale Untersuchung, bei der sich vor oder neben dem vorangehenden Kindsteil eine weiche, verformbare, schlingenartige Struktur mit oder ohne Pulsationen tasten lässt, gesichert.

Hinweis für die Praxis: Bei Nabelschnurvorfall muss unbedingt
- der vorangehende Kindesteil unter starkem manuellem Druck nach kranial geschoben werden,
- Becken hochlagern,
- die Notfalltokolyse (s. S. 306) ist obligat.

Der sofortige Transport zur nächsten geburtshilflichen Abteilung ist unter Beibehaltung des Hochschiebens des vorangehenden kindlichen Teiles (bis zur Sectioentbindung) zwingend.

Präklinische Geburt aus hinterer Hinterhauptlage. Die Hilfeleistung bei präklinischer Geburt aus hinterer Hinterhauptlage ist der bei vorderer vergleichbar (Abb. 23.**1**).

Abort

Definition: Abort oder Fehlgeburt meint das Ende einer Schwangerschaft, ehe das Kind lebensfähig ist.

Epidemiologie. Nur ca. 30 % aller Konzeptionen enden in einer normal ausgetragenen Schwangerschaft. Nach Schätzungen führen etwa 20% der klinisch bekannten Schwangerschaften zum Abort. 20–25 % der Schwangeren haben

23

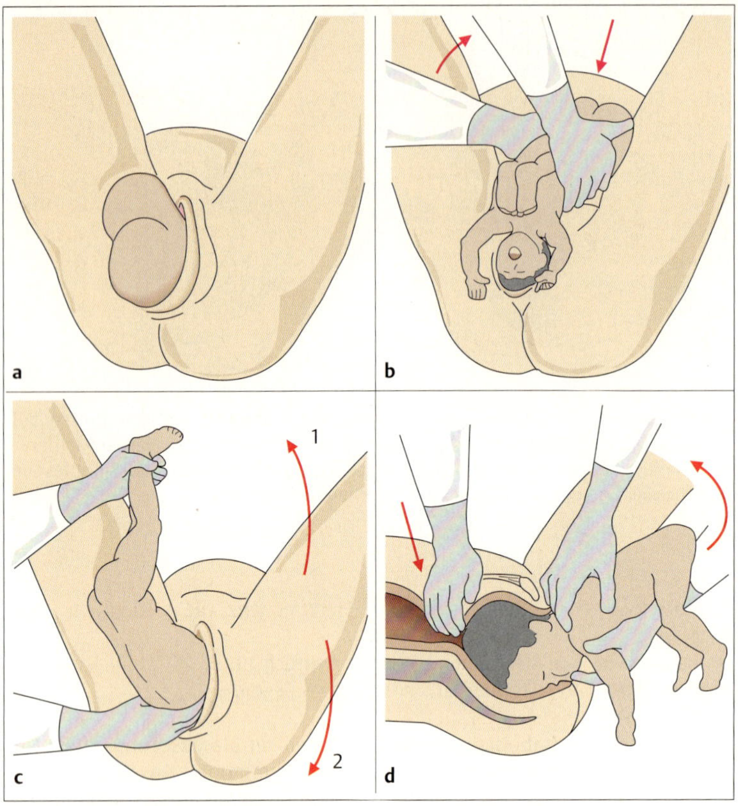

Abb. 23.**2a–d** Hilfeleistung bei präklinischer Geburt aus Beckenend- oder Steißlage (**a**). Sobald das Schulterblatt des Kindes sichtbar wird, muss versucht werden, den Rumpf durch Umfassen von Rumpf und Beinen nach oben zu entwickeln (Manualhilfe nach Bracht). Die Entwicklung wird durch kräftigen Druck eines Helfers auf den Fundus uteri erleichtert (**b**). Falls erforderlich, werden nacheinander zuerst der hintere und dann der vordere Arm gelöst (Handgriff nach Bickenbach (**c**). Die Entwicklung des Kopfes erfolgt durch den Handgriff nach Veit-Smellie (**d**).

Blutungen im 1. Trimenon, hiervon erleidet etwa die Hälfte eine Fehlgeburt.

Zu unterscheiden sind der *Frühabort* bis zum Ende des 1. Trimenons (etwa 12.–14. SSW), der einzeitig mit eher geringem Blutverlust verläuft; sowie der *Spätabort*, der zweizeitig wie eine Entbindung am Termin mit relativ starken Schmerzen verläuft. Die früher übliche Abgrenzung eines Spätaborts bis zur 27. SSW muss wegen der Fortschritte der Neonatologie heute auf etwa die 23.–24. SSW begrenzt werden.

Klinik. Bei begleitendem Fieber über 38 °C handelt es sich um einen febrilen Abort, ab 39 °C um einen septischen Abort. Ein klinisch festgestellter Abort erfordert die baldige Entleerung der Gebärmutter, um starke Blutungen bzw. aufsteigende Infektionen zu vermeiden.

Bei einem spontanen Spätabort kann es zu starken, sichtbaren Blutungen kommen.

Präklinische Versorgung. Präklinisch kommen nur symptomatische Maßnahmen (Volumengabe, Analgesie, Sauerstoffzufuhr) in Frage. Der Transport zur Klinik (operative Entleerung der Gebärmutter) ist dringlich angezeigt, besonders bei systemischer Symptomatik.

Extrauteringravidität

Epidemiologie. Die Inzidenz von Extrauteringraviditäten (EUG, Schwangerschaft außerhalb des normalen Sitzes im Cavum uteri) liegt bei 1–2% aller Schwangerschaften. In ca. 96% handelt es sich um Tubargraviditäten; andere Lokalisationen sind das Ovar, das Abdomen oder (sehr selten) die Zervix.

Klinik. EUG können in der Regel nicht ausgetragen werden. Die Tubargravidität kann mit Tubarabort oder Tubenruptur enden. Bedrohlich ist die Tubenruptur, die zur akuten, massiven arteriellen Blutung in die Bauchhöhle führen kann. Bei folgenden Symptomen ist an eine EUG zu denken:

- Patientin im reproduktionsfähigen Alter,
- plötzlicher Unterbauchschmerz,
- Zeichen von Volumenmangel,
- Veränderung der Monatsblutung wie die typische Schwangerschaftsamenorrhoe oder eine auch typische intermittierende oder dauerhafte Schmierblutung.

Bei Verdacht auf EUG ist stets nach der letzen Regelblutung zu fragen. Ihr Ausbleiben erhärtet den Verdacht.

Erhöhtes Risiko für eine EUG besteht nach Salpingitiden, bei Frauen mit durchgemachter EUG sowie bei Frauen mit Intrauterinpessar; ferner nach operativen Korrekturen wegen Sterilität bzw. während Stimulationsbehandlung. Rauchen gilt als Risikofaktor.

Präklinische Versorgung. Präklinisch kommen nur symptomatische Maßnahmen (Schocktherapie, Sauerstoffzufuhr, ggf. Sicherung der Vitalfunktionen) in Frage.

Wichtig: Bei gesicherter EUG ist die chirurgische Intervention zwingend. Der Transport ist dringlich.

Gestose

Epidemiologie. Eine Gestose tritt in 7–10% aller Schwangerschaften aber der 20. SSW auf. Lebensbedrohliche Verläufe finden sich bei etwa 1 von 1000 Schwangerschaften. Bei unzureichender Vorsorge ist diese Zahl viel höher.

Pathophysiologie. Pathophysiologisch liegt ein generalisierter Arteriolenspasmus mit deutlich erhöhtem peripherem Widerstand vor. Besonders betroffen sind Nieren, Plazenta und Leber. Der erhöhte Gefäßwiderstand führt zur Linksherzbelastung mit Gefahr der kardialen Dekompensation und des Lungenödems. Eine disseminierte intravasale Gerinnung kann die Mikrozirkulation weiter verschlechtern.

Klinik. Bei schweren Gestosen treten neurologische Symptome wie Hyperreflexie, Kopfschmerz, Sehstörungen und Krampfneigung auf. Sie sind Folge eines Hirnödems mit Hirndruck. In schweren Fällen kann es zu intrazerebralen Blutungen kommen. Kardinalsymptome der Gestose:
- Proteinurie,
- Hypertonie mit diastolischem Blutdruck über 90 mmHg;
- häufig auch generalisierte Ödeme.

Es müssen nicht alle Symptome vorliegen. Auch der Schweregrad kann von leichten, monosymptomatischen Formen bis zur Eklampsie variieren.

HELLP-Syndrom. Das HELLP-Syndrom als Sonderform der schweren Gestose ist durch Hämolyse (H), erhöhte Leberwerte (EL, elevated liver enzymes) und Thrombozytenabfall (LP, low platelets) gekennzeichnet. Eine häufige Leberkapselspannung bewirkt Schmerzen im Oberbauch, Erbrechen und Übelkeit.

Therapie. Die kausale Therapie der Gestose ist die Entbindung des Kindes. Je nach Schweregrad muss der Reifegrad des Kindes bedacht werden; die Beendigung der Schwangerschaft durch Geburtseinleitung oder Sectio caesarea ist nicht immer zwingend.

Auch nach der Entbindung kann sich das Krankheitsbild noch verschlechtern. Ein knappes Drittel der Eklampsiepatientinnen hat erst postpartal Krampfanfälle. Wichtig ist die konsequente Therapie der Symptome, besonders der Hypertonie und ihrer Folgen. Wegen des Arteriolenspasmus sind Vasodilatatoren angezeigt.

Präklinische Versorgung. Die präklinische Therapie der Gestose beschränkt sich auf die Therapie hypertoner Krisen:
- Mittel der Wahl ist Dihydralazin (bei 75 kgKG 6,25 – 12,5 mg lgs. i. v.),
- Alternativ Kalziumantagonisten (bei 75 kgKG 5 mg Nitrendipin oral oder 10 – 20 mg Nifedipin sublingual),
- Glyceroltrinitrat (bei 75 kgKG 1 Zerbeißkapsel 0,8 mg oder 2 Sprühstöße 0,4 mg) bzw.
- Urapidil (2 × 0,5 – 1,0 mg / kgKG i. v.).

Hinweis für die Praxis: Die Blutdrucksenkung muss vorsichtig erfolgen; es kann sonst zu einer Minderperfusion des Uterus mit Gefährdung des Kindes kommen („Erfordernishochdruck" im geschädigten plazentaren Stromgebiet). Es sind keineswegs normale Blutdruckwerte anzustreben.

Eine Verbesserung der *Rheologie* ist über eine vorsichtige Infusionstherapie zu erzielen. Ziel ist die Steigerung der Diurese, Risiko die Ausbildung eines Lungenödems.

Diuretika (bei 75 kgKG 20 – 40 mg Furosemid i. v.) sind nur beim Lungenödem indiziert, ansonsten wegen der Gefahr der Hämokonzentration und Verschlechterung der Rheologie kontraindiziert.

Bei *neurologischer* Symptomatik ist früh eine antikonvulsive Therapie mit Benzodiazepinen (bei 75 kgKG z. B. 10 mg Diazepam i. v.) angezeigt.

In allen Fällen Zufuhr von 3 l / min *Sauerstoff* über Nasensonde.

Klinische Versorgung. In der Klinik Therapie mit Magnesium (Mg-Ascorbat oder Mg-Sulfat) bzw. Clomethiazol. Magnesium hemmt die neuromuskuläre Übertragung, relaxiert die Muskulatur und wirkt sedierend. Bei operativer Entbindung ist der Synergismus von Magnesium und Muskelrelaxanzien zu beachten. Die Überwachung der Patellar- oder Achillessehnenreflexe dient zur Dosierungskontrolle.

Peripartale Notfälle

Placenta praevia

Epidemiologie. Sie kommt bei etwa 0,5 % aller Geburten vor; bei Zweit- und Mehrgebärenden in 2 – 5 % der Fälle.

Pathophysiologie. Der normale Plazentasitz ist der Fundus uteri mit Übergang auf Vorder-, Hinter- oder Seitenwand. Die Placenta praevia und ihre Varianten inserieren falsch an der Innenwand des unteren Uterinsegments und verdecken mehr oder weniger den inneren Muttermund.

Klinik. Da sich das untere Uterinsegment unter Wehen dehnt, kommt es bei allen Varianten mit Einsetzen der Wehen zu Blutungen.

Präklinische Versorgung. Folgende Maßnahmen sind auszuführen:
- Notfall-Tokolyse mit 25 µg Fenoterol lgs. i. v., ersatzweise als Dosieraersol (2 – 3 Hübe zu je 100 µg, ggf. nach 5 min wiederholen) bis zum Sistieren der Wehen.
- Anlage von großlumigen Venenzugängen, Schockbekämpfung.
- Die vaginale Untersuchung ist kontraindiziert.

Wichtig: Bei fortschreitender Wehentätigkeit bzw. massiver Blutung ist die Beendigung der Schwangerschaft durch Sectio caesarea obligat.
Neben der mütterlichen Gefährdung durch massiven Blutverlust ist auch immer mit kindlichem Blutverlust zu rechnen. Daher müssen Geburtshelfer, Anästhesist und Neonatologe auf ein Neugeborenes im hämorrhagischen Schock vorbereitet sein.

Die Nachgeburtsperiode ist auch bei gut tonisiertem Uterus durch erhöhte Nachblutungsgefahr gekennzeichnet. Im unteren Uterinsegments, der plazentaren Haftstelle, ist die durch uterine Kontraktion bedingte Blutstillung am schwächsten.

Vorzeitige Lösung der normal sitzenden Plazenta

Epidemiologie. Die vorzeitige teilweise oder vollständige Lösung der korrekt sitzenden Plazenta (Abruptio placentae, Ablatio placentae) vor der Geburt des Kindes tritt bei 1:100 – 200 Geburten auf. Die Ursache ist in 50 – 70 % unbekannt. In 30 – 50 % besteht ein Zusammenhang mit einer Gestose (Angiopathie) oder mechanischen Ursachen (Stoß, Schlag, Autounfall; plötzliche Volumenverminderung im Uterus bei Fruchtwasserabgang und Polyhydramnie bzw. nach Entwicklung des 1. Zwillings).

Klinik. Es bildet sich ein retroplazentares Hämatom. Eine zentrale Ablösung und Hämatombildung muss nicht bzw. nicht sofort zur vaginalen Blutung führen; in 10–20% der Fälle blutet die Patientin gar nicht nach außen. Bei peripherer Ablösung bahnt sich das Hämatom meist einen Weg zwischen Eihäuten und Uterusinnenwand und führt zur zervikalen bzw. vaginalen Blutung.

Wichtig: Die außen erkennbare Blutung ist kein Maß für den Blutverlust.

Eine Folge der Plazentalösung ist der mütterliche Schock mit hoher Gefährdung des Feten. Die perinatale Mortalität liegt bei 70–90%. Eine Ablösung von 25% der Haftfläche kann bereits den fetalen Tod auslösen. Durch Einschwemmung „thromboplastischen Materials" aus Decidua und Plazenta in die mütterliche Strombahn, lokalen Verbrauch von Gerinnungsfaktoren im retroplazentaren Hämatom und disseminierte intravasale Gerinnung mit gesteigerter Fibrinolyse kann es zur lebensbedrohlichen Gerinnungsstörung kommen.

Häufige subjektive Symptome der vorzeitigen Plazentalösung sind ein akuter, stichartiger Unterleibsschmerz, Unwohlsein und Sistieren der fetalen Bewegungen. Objektive Zeichen sind Symptome des Blutungsschocks, auffallend schmerzhafter und harter Uterus (Uterus „en bois" oder Holzuterus; Spannungsschmerz als Folge des wachsenden retroplazentaren Hämatoms) sowie pathologisches CTG mit Hypoxiezeichen bzw. fehlende Herztöne.

Therapie. Die Therapie besteht, v.a. bei noch lebendem Fetus, in der sofortigen Sectioentbindung; bei bereits abgestorbenem Fetus und noch nicht pathologisch veränderter Blutgerinnung kann auch eine vaginale Entbindung angestrebt werden.

Präklinische Versorgung. Präklinisch kommen nur Volumengabe, Analgesie und Sauerstoffzufuhr sowie schnellster Transport zur Klinik in Frage.

Uterusruptur

Epidemiologie. Eine Zerreißung der Uteruswand im Bereich des Korpus, des unteren Uterinsegments oder der Zervix bzw. ein Abriss der Zervix vom Scheidenrohr (Kolpaporrhexis) tritt nach älteren Literaturangaben in etwa 1:1500 (ca. 1,5 Promille) Geburten ein. Für 1996 wird aus Bayern eine Rate von 3 Promille anamnestischer Uterusrupturen berichtet (Kommission für Perinatologie und Neonatologie 1997).

Pathogenese. Sie tritt aufgrund akuter Überdehnung (z.B. geburtsunmögliche Lage, Überdosierung von Wehenmitteln) oder früherer Wandschädigung (Sectio und andere Operationen usw.) auf. Eine Spontanruptur ohne Anamnese ist möglich, aber eine Rarität. Am häufigsten sind Narbenrupturen.

Klinik. Symptome der Uterusruptur sind Schock der Patientin sowohl sub partu als auch post partum, hochgradige Hypoxiezeichen des Fetus im CTG bzw. intrauteriner Fruchttod.

Therapie. In jedem Fall, auch bei abgestorbenem Fetus, ist die Laparotomie indiziert. Meist kann die Ruptur übernäht werden; nur selten ist die Hysterektomie nötig.

Präklinische Versorgung. Die Mutter ist durch den hämorrhagischen Schock gefährdet, der präklinisch entsprechend therapiert werden muss.

Fruchtwasserembolie

Wichtig: Die Fruchtwasserembolie (Amnioninfusionssyndrom) gehört zu den dramatischen Komplikationen unter der Geburt oder bis wenige Tage post partum mit hoher Mortalität. Über Defekte in den Eihäuten gelangt Fruchtwasser in den Kreislauf.

Epidemiologie. Die Häufigkeit liegt bei 1:20000–30000 Geburten. Die Druckverhältnisse unter den Wehen, Verletzungen durch Uterusruptur oder auch der Schnitt bei der Sectio caesarea begünstigen den Übertritt von Fruchtwasser in die mütterliche Zirkulation.

Klinik. Durch das Gewebethromboplastin im Fruchtwasser wird die Gerinnungskaskade aktiviert mit disseminierter intravasaler Gerinnung. Neben den akuten kardiopulmonalen Symptomen werden die Gerinnungsstörungen erst verzögert (ggf. erst nach mehreren Stunden) erkennbar.

Symptome:
- schwere Dyspnoe, Tachypnoe, Zyanose,
- schwere Hypotension, kardiales Versagen, pulmonale Hypertension,
- Lungenödem,
- Koagulopathie,
- Eintrübung, Bewusstlosigkeit.

Differenzialdiagnostisch ist an eine Lungenembolie, eine Aspiration oder ein akutes Linksherzversagen anderer Genese zu denken.

Präklinische Versorgung. Die Therapie ist zunächst symptomatisch und umfasst Oxygenierung, Intubation, Beatmung, Schockbekämpfung und evtl. kardiopulmonale Reanimation.

Klinische Versorgung. Zur Beseitigung der Emboliequelle ist die zügige Entleerung des Uterus (vaginale Entbindung bzw. Notfallsectio, Nachräumung) erforderlich. Die Verbrauchskoagulopathie ist adäquat zu behandeln. Weiter bestehende massive Blutungen können zur Hysterektomie zwingen.

Andere Notfälle sub partu

Die folgenden, exemplarisch genannten Notfälle bedeuten meist eine hohe fetale Gefährdung und erfordern meist eine Notfallsectio:
- Frei über das Amnion verlaufende Nabelschnurgefäße können beim Blasensprung einreißen und zum massiven fetalen Blutverlust führen.
- Sehr selten kann es bei der vaginalen Entbindung einer präeklamptischen Frau zur Eklampsie kommen. Während des Anfalls ist die Mutter ateminsuffizient; ihre Hypoxie gefährdet den Fetus. Zusätzlich besteht für die Mutter das Risiko zerebraler Einblutungen.

- Plazentare Insuffizienz, straffe Nabelschnurumschlingung oder hyperfrequente Wehentätigkeit können zur kindlichen Asphyxie führen. Diagnose durch CTG oder (besser) Mikroblutuntersuchung aus der fetalen Kopfhaut. Je nach Schweregrad ist eine Notfalltokolyse nötig.

Postpartale Notfälle

Atonische Nachblutung

Der normale mütterliche Blutverlust bei vaginaler Entbindung beträgt bis 500 ml.

Bei *unvollständiger Plazenta* ist die postpartale Blutung wegen mangelnder Kontraktion des Uterus etwas verstärkt. Die Stärke erreicht selten das Ausmaß der reinen atonischen Nachblutung. Therapie: Nach-Kurettage des Uterus unter hoher Dosis von Uterotonika (z. B. 3–6 IE Oxytocin und 0,1 mg Methyl-Ergometrin lgs. i. v.).

Ist die *Vollständigkeit der Plazenta* makroskopisch gesichert oder die Retention durch Kurettage ausgeschlossen, muss bei weiter bestehender verstärkter oder massiver uteriner Blutung von einer atonischen Nachblutung des Uterus ausgegangen werden. Als wirksamste Medikamente gelten die Prostaglandine.

Präklinische Versorgung. Präklinisch kommen nur in Betracht:

- massiver Volumenersatz,
- Sauerstoffgabe,
- manuelle Kompression der Gebärmutter durch gleichzeitigen kräftigen Druck einer Hand auf den Fundus uteri und der zweiten, mit einem Tuch bewehrten, Hand gegen den Damm (Fritsch-Handgriff),
- oder besser, wenn die zweite Hand zur Faust geballt in der Vagina gegen die Gebärmutter gepresst wird (Handgriff nach Zweifel oder Hamilton-Handgriff),
- sofern vorhanden Uterotonika wie Oxytocin (3–6 IE i. v.) oder Methyl-Ergometrin (0,1 mg i. v.),
- ggf. Intubation und Beatmung.

Kernaussagen

Gynäkologische Notfälle

Wesentliche Verletzungsursachen sind Unfälle, Anschläge auf Leben oder Weiblichkeit, Vergewaltigung oder Gewalt beim Geschlechtsverkehr sowie Selbstbefriedigung mit Hilfsmitteln.

Eingehen auf die psychische Situation der Betroffenen ist auch in der Notfallsituation unverzichtbar.

Bei Sexualdelikten u. Ä. verletzte Frauen brauchen Beistand. Behutsame Anamneseerhebung. Zurückhaltende körperliche Untersuchung. Eingedrungene Fremdkörper am Notfallort nicht entfernen. Als Basismaßnahmen Schockbekämpfung, Sauerstoffzufuhr und Analgesie.

Bei der Versorgung *massiver Blutungen* aus bekannten und inkurablen Tumoren ist die Einstellung der Frau zu invasiven Maßnahmen zu beachten; ggf. palliatives Vorgehen. Im Vordergrund präklinischer Versorgung stehen Stabilisierung des Kreislaufs, Sauerstoffzufuhr; ggf. vaginale Tamponade.

Bei *akutem Abdomen* ist auch an gynäkologische Krankheitsbilder und Schwangerschaftskomplikationen zu denken. Schmerzen gynäkologischer Ursache können Folge von Entzündungen oder Ischämien sein. Die Notfallmaßnahmen sind symptomatisch.

Geburtshilfliche Notfälle

Bei Unfällen oder anderen Notfällen von Frauen im gebärfähigen Alter ist an eine Schwangerschaft zu denken. Daher sollte stets ein Schwangerschaftstest erfolgen.

Grundzüge der präklinischen Therapie bei schweren Verletzungen in der Schwangerschaft sind Schocktherapie, Oxygenierung der Mutter und des Feten und Analgesie.

Jeder Notarzt kann außerhalb der Klinik mit einer Geburt konfrontiert werden. Die präklinische Geburt im Rettungsdienst ist nur in unabweisbaren Notfällen vertretbar.

Bei noch nicht unmittelbar bevorstehender Geburt (keine kindlichen Teile in der Vulva sichtbar) erfolgen Notfalltokolyse (25 µg Fenoterol lgs. i. v. oder 2–3 Hübe Dosieraerosol zu je 100 µg) und schneller Transport in linker Halbseitenlage.

Bei unmittelbar bevorstehender Geburt keine Wehenhemmung, sondern Geburt zu Ende führen (Abb. 23.**1** u. 23.**2**).

Bei Nabelschnurvorfall muss der vorangehende Kindsteil unter starkem manuellem Druck nach kranial geschoben werden. Becken hochlagern. Die Notfalltokolyse ist obligat.

Zu den sonstigen geburtshilflichen Notfällen zählen Abort, Extrauteringravidität (Frage nach letzter Regelblutung), Gestose, Placenta praevia, vorzeitige Plazentaösung, Uterusruptur, Fruchtwasserembolie und atonische Nachblutung, die präklinisch symptomatisch nach den allgemeinen Regeln der Notfallmedizin zu behandeln sind.

Literatur

Brückner JB, Brückner-Schmid B. Anaesthesiologisches Management bei geburtshilflichen Notfallsituationen. In: Deutsche Akademie für Anästhesiologische Fortbildung (Hrsg). Refresher Course – Aktuelles Wissen für Anästhesisten. Berlin: Springer; 1997: 23–30.

Frey L. Intensivtherapie bei Gestose. In: Deutsche Akademie für Anästhesiologische Fortbildung (Hrsg). Refresher Course – Aktuelles Wissen für Anästhesisten. Berlin: Springer; 1994: 173–183.

Koffel BL. Anesthetic Management of Obstetrical Emergencies. In: American Society of Anesthesiologists (ed). 47th Annual Refresher Course Lectures and Clinical Update Program. New Orleans 1996; 134: 1–7.

Kommission für Perinatologie und Neonatologie. BPE-Jahresbericht 1996. Bayerische Landesärztekammer und Kassenärztliche Vereinigung Bayerns (Hrsg). Dachau: Zauner; 1997.

Kretz FJ. Versorgung des Neugeborenen. In: Deutsche Akademie für Anästhesiologische Fortbildung (Hrsg). Refresher Course – Aktuelles Wissen für Anästhesisten. Berlin: Springer; 1994: 157–171.

Ludwig H. Notfälle in der Geburtshilfe. Therapeutische Umschau 1996; 53: 477–496.

Pearlman MD, Tintinalli JE, Lorenz RP. A prospective controlled study of outcome after trauma during pregnancy. Am J Obstet Gynecol 1990; 162: 1502–1510.

Qualitätsbericht BAQ (Bayr. AG f. Qualitätssicherung i.d. stationären Versorgung) Krankenhaus Bayern 2004/2005. AG der Krankenkassenverbände in Bayern. Bayrische Landesärztekammer und Bayrische Krankenhausgesellschaft (Hrsg). Dachau: Zauner, 2005.

24

Pädiatrische Notfälle

24 Pädiatrische Notfälle

D. Singer

Roter Faden

Notfälle bei Neugeborenen
- **Physiologie der perinatalen Adaptation**
- **Erstversorgung („Reanimation") des Neugeborenen**
- **Ursachen und kausale Therapie neonataler Adaptationsstörungen**
- **Transport von Früh- und Neugeborenen**

Notfälle im Kindesalter
- **Störungen der Atmung**
- **Fieber-, Schmerz- und Eintrübungszustände**
- **Unfälle und Vernachlässigungszustände**

Die Kindheit im medizinischen Sinne erstreckt sich von der Neugeborenenperiode (1.–4. Lebenswoche) über das Säuglings- (2.–12. Lebensmonat), Kleinkindes- (2.–6. Lebensjahr) und Schulkindesalter (6.–12. Lebensjahr) bis zur Adoleszenz (12.–16. Lebensjahr) und umfasst damit ein Körpergewichtsspektrum von <500 g (bei extrem kleinen Frühgeborenen) bis >100 kg (bei adipösen Jugendlichen). Als notfallmedizinische Besonderheiten des Kindesalters lassen sich 4 Hauptpunkte anführen, nämlich:
- die Störanfälligkeit der physiologischen Umstellungsvorgänge bei Geburt,
- die aus der Enge des Tracheobronchialbaumes resultierende Häufigkeit von kritischen Atemwegserkrankungen,
- die Neigung zum „globalen Kranksein" mit vergleichsweise undifferenzierten Primärsymptomen (Fieber, Bauchschmerzen, Eintrübung) und
- die sich aus der kindlichen Impulsivität ergebende und von der Umsicht der Erwachsenen mitbestimmte Unfallgefährdung.

24

Diese Charakteristika sollen als „Roter Faden" des Kapitels dienen, wobei das Schwergewicht weniger auf technische Aspekte mit gradueller Abweichung vom Erwachsenenalter (kleineres Instrumentarium etc.) als vielmehr auf typische Herangehensweisen und differenzialdiagnostische Überlegungen gelegt werden soll, die die pädiatrische Notfallmedizin im Spannungsfeld zwischen der relativen Harmlosigkeit scheinbar dramatischer Ereignisse (Fieberkrampf) und der unerwarteten Foudroyanz vermeintlich banaler Erkrankungen (Meningokokkensepsis) auszeichnen.

Notfälle bei Neugeborenen

Physiologie der perinatalen Adaptation

Der Übergang vom intra- zum extrauterinen Leben erfolgt in 4 Schritten, von denen jeder einzelne die Voraussetzung für den jeweils nächstfolgenden darstellt:
- An erster Stelle steht die *Belüftung der Lunge*, die nicht – wie oft angenommen – eine „Entfaltung" zuvor kollabierter Alveolen, sondern vielmehr einen Austausch der fetalen Alveolarflüssigkeit durch Luft darstellt. Er beruht auf einer Kombination aus mechanischer Thoraxkompression im Geburtskanal, intrapulmonalem Druckanstieg beim „ersten Schrei" und aktivem Transport durch Membranpumpen und setzt die Anwesenheit von Surfactant voraus, der die Oberflächenspannung des Fruchtwassers herabsetzt und der Kollapsneigung der Alveolen entgegenwirkt.
- An die Belüftung der Lunge schließt sich die *Absenkung des pulmonalen Gefäßwiderstands* an, die – neben dem Anstieg des systemischen Gefäßwiderstands und dem Abfall des umbilikalvenösen Rückstroms durch Abklemmung der Nabelschnur – einen integralen Bestandteil der Umstellung vom fetalen zum adulten Kreislauf darstellt.
- Mit der Lungenbelüftung und der Kreislauftrennung kommt es zu einem dramatischen *Anstieg des Sauerstoffangebots*. Zwar verfügt der Fet durch seine höhere Erythrozytenzahl und die stärkere O_2-Affinität des Hämoglobins über einen vergleichbaren O_2-Gehalt im Blut wie Erwachsene, jedoch lebt er bei einem mittleren pO_2 von 25 – 30 mmHg gewissermaßen in einer hypoxischen Atmosphäre („Everest in utero"), die vermutlich dem Schutz der unreifen Gewebe vor Sauerstofftoxizität dient.
- Der postnatale Anstieg des pO_2 auf 70 – 100 mmHg erlaubt u. a. die *Aktivierung der Thermoregulation*, die bei reifen Neugeborenen durch einen postnatalen Anstieg des Grundumsatzes auf 2,0 – 2,5 W / kgKG (gegenüber ca. 1,0 W / kgKG beim Erwachsenen) und durch die Fähigkeit zur zitterfreien, chemischen Thermogenese im braunen Fettgewebe zwar an die geringe Körpergröße angepasst ist, aber dennoch wegen der großen relativen Oberfläche bereits bei Raumtemperaturen um 23 °C an ihre untere „Regelgrenze" stößt.

Wichtig: Die sukzessive Abfolge der perinatalen Adaptationsschritte bedingt, dass eine insuffiziente Lungenbelüftung zu einer verzögerten Kreislaufumstellung und – über die mangelhafte Oxygenierung – zu einer beeinträchtigten Thermoregulation führt.

Erstversorgung („Reanimation") des Neugeborenen

Der Ablauf der neonatalen Erstversorgung, die eher selten in eine echte „Reanimation" mündet, ist durch internationale Leitlinien vorgegeben, die Ende 2005 aktualisiert wurden (AHA 2005b; ILCOR 2005b; Hansmann 2004; Hansmann et al. 2007). Das Vorgehen lässt sich vereinfachend in 3 Stadien untergliedern, die etwa dem „ABC der Wiederbelebung" (*A*irway – *B*reathing – *C*irculation) entsprechen und nachfolgend schrittweise dargestellt werden sollen (Abb. 24.**1**).

Basismaßnahmen der neonatalen Erstversorgung (Stufe A)

Die Erstversorgung beginnt mit einer Reihe basaler Maßnahmen, die allen Neugeborenen zugute kommen und unter denen sich die neonatale Adaptation normalerweise unproblematisch vollziehen sollte.

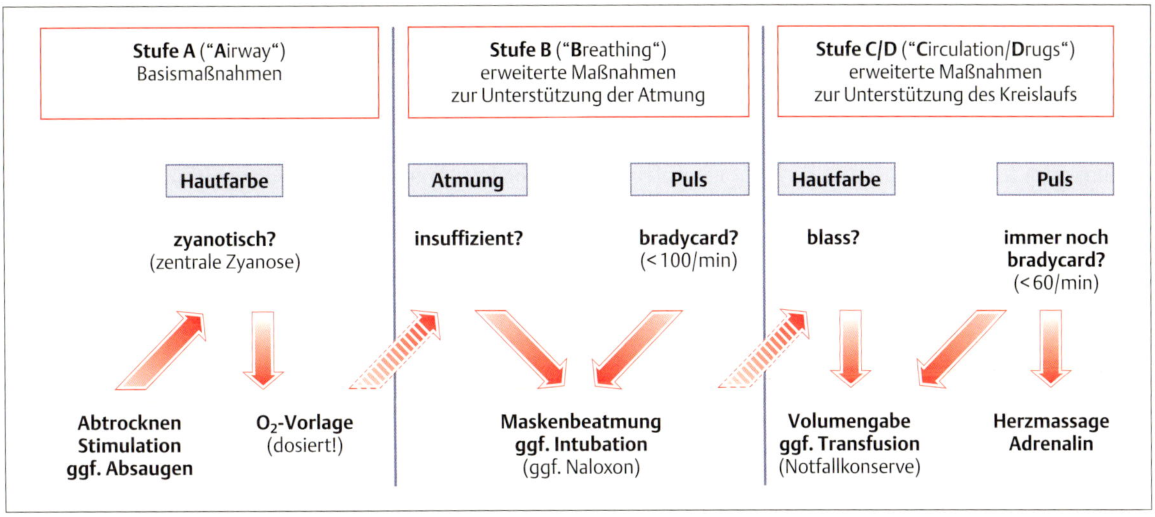

Abb. 24.1 Vereinfachtes Stufenschema der neonatalen Erstversorgung / Reanimation.

Abtrocknen / Stimulation / thermische Protektion

Jedes Neugeborene wird gründlich abgetrocknet und anschließend in trockene Tücher eingewickelt, um einen Wärmeverlust zu vermeiden. Mit dem Abtrocknen ist außerdem eine taktile Stimulation verbunden, die den Atemantrieb steigert und so die Anpassung an das extrauterine Leben unterstützt.

Im Falle einer Kälteexposition kommt es bei *reifen Neugeborenen* zu einer kältegegenregulatorischen Stoffwechselsteigerung, die sich wegen der „Unsichtbarkeit" der zitterfreien Thermogenese zunächst durch eine Atemstörung bemerkbar macht und schließlich – über eine metabolische Azidose und pulmonale Vasokonstriktion – in einen „Circulus vitiosus" der Hypoxie münden kann. Dagegen zeigen *unreife Frühgeborene* eine weitgehend passive Abkühlung, die trotz der kältebedingten Stoffwechseldrosselung ein erhöhtes Risiko von Hirnblutungen (infolge temperaturabhängiger Gerinnungsstörungen und mit der Wiedererwärmung verbundener Blutdruckschwankungen) nach sich zieht.

Zur thermischen Protektion eignen sich die in den handelsüblichen „Erstversorgungseinheiten" eingebauten Wärmestrahler, deren langwellige („oberflächenwirksame") Infrarotstrahlung allerdings – besonders bei eingeschränkter peripherer Perfusion – ein potenzielles Verbrennungsrisiko birgt.

Hinweis für die Praxis: Zum Schutz vor Abkühlung eignen sich auch Plastikfolien (z. B. sterile Amputatbeutel), mit deren Hilfe sich evaporative Wärmeverluste (Wasserverdunstung durch die unreife Haut bei Frühgeborenen) eindämmen lassen.

Absaugen

Viele Neugeborene zeigen nach der Geburt eine Schaumentwicklung vor Mund und Nase. Dieses Phänomen, welches die Anwesenheit von Surfactant im Fruchtwasser widerspiegelt, kann die Atmung behindern und rechtfertigt ein kurzes Absaugen. Jedoch ist ein „routinemäßiges" Absaugen nicht erforderlich, zumal durch Manipulationen im Rachen ein Vagusreiz mit konsekutiver Bradykardie ausgelöst werden kann.

Einen Sonderfall stellt das grüne Fruchtwasser dar, bei dem das Absaugen – möglichst unmittelbar nach Geburt des Köpfchens – bisher als obligatorisch galt. Grünes Fruchtwasser ist durch verfrühtes Absetzen von Mekonium im Mutterleib bedingt und wird typischerweise durch Geburtsstress verursacht. Bei schwererem O_2-Mangel kann zusätzlich ein Atemreiz ausgelöst werden, der dann zur Aspiration von Mekoniumpartikeln in die fetale Lunge führt. Da jedoch eine grünliche Tinktion des Fruchtwassers auch bei vielen normalen Geburten vorkommt und schwere Aspirationspneumonien ihren Ursprung meist im Mutterleib haben, ist diese Richtlinie inzwischen relativiert worden.

Hinweis für die Praxis: Empfohlen wird das Absaugen nach wie vor für Neugeborene, die von dick-grünem („erbsbreiartigen") Fruchtwasser überzogen sind und / oder sich in einem deprimierten Zustand befinden. In solchen Fällen sollte immer zuerst oral abgesaugt werden, um zu verhindern, dass am Kehlkopfeingang befindliche Partikel durch den Reiz des nasalen Absaugens aspiriert werden.

Früher wurde das nasale im Anschluss an das orale Absaugen oft als notwendig dargestellt, um eine Choanalatresie zu erkennen. Jedoch können durch nasales Absaugen Blutungen oder Verletzungen der Nasenschleimhaut verursacht werden, die eine zuvor unbehinderte Nasenatmung überhaupt erst beeinträchtigen. Darüber hinaus kann ein Absaugkatheter (ebenso wie ein Beatmungstubus) bei Neugeborenen in sehr seltenen Fällen – meist auf dem Boden einer kongenitalen Fehlanlage (nasale Enzephalozele) – durch das Rachendach in die Schädelhöhle einbrechen.

Hinweis für die Praxis: Wegen dieser Verletzungsmöglichkeiten wird das nasale Absaugen heute im Allgemeinen auf Neugeborene mit manifester Atemstörung beschränkt, bei denen eine Choanalatresie als Ursache ausgeschlossen werden soll.

24

Sauerstoffvorlage

Sofern das Neugeborene unter den zuvor geschilderten Maßnahmen nicht ausreichend rosig wird, erhält es zunächst eine „Sauerstoffvorlage". Dadurch wird nicht nur der Diffusionsgradient in der Lunge erhöht, sondern auch die pulmonale Vasodilatation unterstützt, die für die Umstellung vom fetalen zum adulten Kreislauf essenziell ist. So kann durch eine kurzzeitige O_2-Vorlage nicht selten ein „Einschalteffekt" erzielt werden, bei dem das Neugeborene schlagartig rosig wird und auch nach Beendigung der O_2-Zufuhr rosig bleibt.

Nachdem die O_2-Vorlage als Primärmaßnahme der Neugeborenenerstversorgung wegen der mangelnden Verfügbarkeit von Sauerstoff in weiten Teilen der Welt kritisiert worden war, konnte inzwischen nachgewiesen werden, dass mit Raumluft kein schlechteres Outcome erzielt wird als mit reinem Sauerstoff. Darüber hinaus wird vermutet, dass ein Überschuss an Sauerstoff in der Reperfusionsphase nach perinataler Asphyxie oder bei sehr unreifen Frühgeborenen sogar zu einer vermehrten Freisetzung toxischer Sauerstoffradikale führen könnte.

Wichtig: Sauerstoff ist in der Neugeborenenreanimation als Medikament zu betrachten, das nicht „überdosiert" werden sollte.

In diesem Sinne wird auch eine vorübergehende periphere Zyanose als tolerables Durchgangsstadium der perinatalen Adaptation angesehen, solange der Stamm und die zentralen Schleimhäute bereits rosig geworden sind. Darüber hinaus werden die Verfügbarkeit eines Sauerstoffblenders zur Einstellung eines definierten O_2-Gehalts im inspiratorischen Gasgemisch sowie eines Pulsoxymeters zur Überwachung der O_2-Sättigung (vorläufiger Zielbereich bei reifen Neugeborenen 90–95%, bei Frühgeborenen 85–90%) empfohlen.

Erweiterte Maßnahmen zu Unterstützung der Atmung (Stufe B)

Wenn ein Neugeborenes trotz der vorgenannten Basismaßnahmen ateminsuffizient bleibt, sind zusätzliche Schritte zur Unterstützung der Atmung erforderlich. Dies gilt insbesondere dann, wenn die Herzfrequenz bradykard, d.h. < 100/min, sein sollte. Da bei plazentaren Versorgungsstörungen eine gegenregulatorische Herzfrequenz- und Blutdrucksteigerung einer Verschwendung von O_2-Reserven gleichkäme, reagiert der Fet auf eine Mangelversorgung mit einer „Sparschaltung" aus Bradykardie und Kreislaufzentralisation.

Wichtig: Eine Bradykardie beim Neugeborenen ist daher – anders als bei Erwachsenen – nahezu ausnahmslos als Zeichen einer mangelnden Sauerstoffversorgung zu sehen und erfordert eine umgehende Stabilisierung der Atmung.

Maskenbeatmung

Die künstliche Beatmung des Neugeborenen wird im Allgemeinen zunächst mit Beutel und Maske begonnen. Hierbei ist auf

- eine korrekte Positionierung des Kopfes in „Schnüffelstellung",
- eine saubere Abdichtung der Maske über der Nase und dem (vorzugsweise leicht geöffneten) Mund sowie
- eine ausreichende Anhebung des Unterkiefers

zu achten (Abb. 24.**2**).

Hinweis für die Praxis: Der Erfolg der Beatmung ist anhand der Thoraxexkursionen zu beobachten. Wenn sich die Lunge (z. B. wegen ausgeprägter Unreife) nur schwer belüften lässt, kann es sinnvoll sein, von einer Hilfsperson ein Stethoskop auf den Thorax des Neugeborenen aufsetzen zu lassen und Beatmungsposition und -druck so lange zu variieren, bis hörbar Luft in die Alveolen eindringt.

Anstelle der traditionellen Beutelbeatmung verfügen moderne Reanimationsplätze oft über Constant-Flow-Generatoren, die es erlauben, die Beatmung über eine Gesichtsmaske mittels eines manuell zu bedienenden Aus-

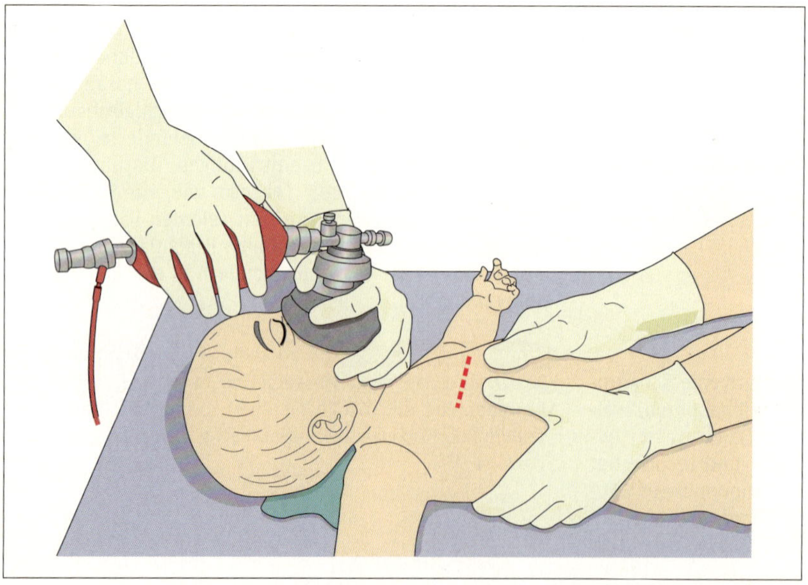

Abb. 24.**2** Technik der kardiopulmonalen Reanimation beim Neugeborenen.

atemventils durchzuführen. Der Vorteil dieser Systeme liegt in einer definierteren Einstellbarkeit von O_2-Gehalt und Beatmungsdrücken, der Nachteil darin, dass auch bei fehlerhafter Maskenapplikation ohne effektive alveoläre Ventilation Beatmungshübe vorgetäuscht werden können.

In Anlehnung an den Mechanismus des „ersten Schreis" ist vorgeschlagen worden, zu Beginn einer künstlichen Beatmung zunächst 2–3 Atemhübe mit höherem Druck und längerem inspiratorischem „hold" durchzuführen, um die fetale Alveolarflüssigkeit aus der Lunge zu pressen. Nachdem sich jedoch gezeigt hat, dass gerade unreifen Lungen auf diese Weise binnen kürzester Zeit ernsthafte strukturelle Schädigungen zugefügt werden können, wird die regelmäßige Anwendung eines solchen „Blähmanövers" derzeit nicht mehr empfohlen.

Intubation

Wenn sich die respiratorische Situation unter Beutel-Maske-Beatmung nicht stabilisiert, ist eine Intubation zu erwägen.

Da neonatale Tuben zur Vermeidung von Intubationsschäden üblicherweise keinen Cuff aufweisen, wird im Interesse der besseren Fixierbarkeit die nasotracheale gegenüber der orotrachealen Intubation bevorzugt. Wenn sich der Tubus nicht über ein Nasenloch vorschieben lässt, kann er auf einen Absaugkatheter oder eine Magensonde „aufgefädelt" und über diese „Leitschiene" eingeführt werden. Sollte auch dies nicht zwanglos gelingen, ist eine orotracheale Intubation (ggf. mit Führungsstab) vorzuziehen.

Hinweis für die Praxis: Bei der nasotrachealen Intubation ist zu bedenken, dass der Tubus von hinten unten (Rachenhinterwand) nach vorne oben (Kehlkopfeingang) gelenkt werden muss, um in die Trachea eingeführt werden zu können (Abb. 24.**3**).

Viele frustrane Intubationsversuche beruhen darauf, dass sich der Tubus dabei an der Kehlkopf- bzw. Trachealvorderwand „verkeilt". Um dies zu vermeiden, muss einerseits das Laryngoskop so gehalten werden, dass der kleine Finger der linken Hand den Kehlkopf von außen in eine günstige Position bringt, und andererseits die Magill-Zange (falls erforderlich) so gefasst werden, dass der Tubus leicht nach unten gekippt zwischen die Stimmbänder positioniert wird. Oft kann dieser dann kurz vor dem Naseneingang gefasst und unter Drehbewegungen in die Trachea vorgeschoben werden. Anhaltspunkte für geeignete Tubusgrößen und -lagen bei Früh- und Neugeborenen gibt Tab. 24.**1**.

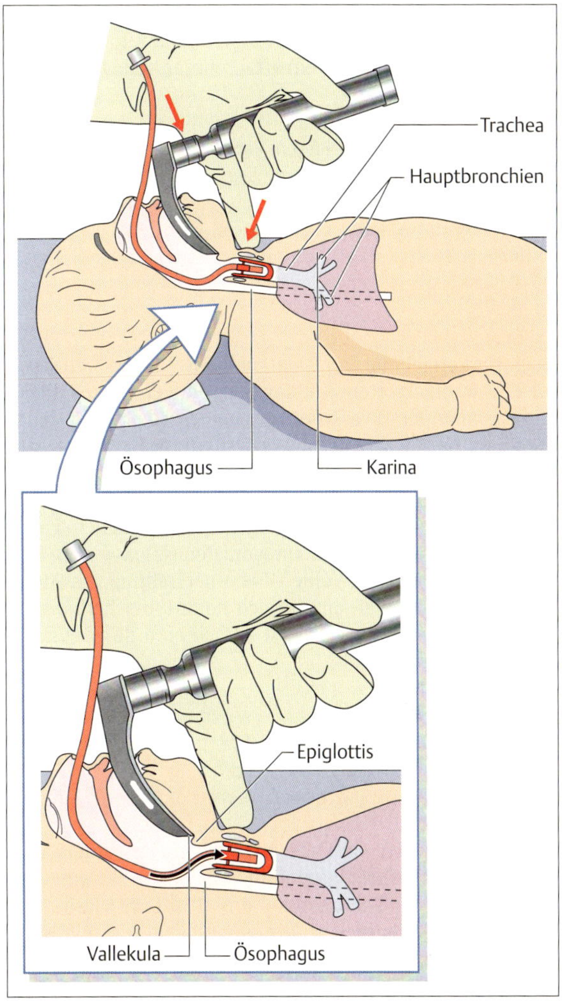

Abb. 24.**3** Technik der nasotrachealen Intubation beim Neugeborenen.

Bei der Intubation von Neugeborenen ist zu bedenken, dass durch langwierige Manipulationen eine erhebliche Verschlechterung herbeigeführt werden kann, sei es, dass Bradykardien und Sättigungsabfälle ausgelöst, sei es, dass Schleimhautläsionen hinterlassen werden, die nachfolgende Intubationsversuche zusätzlich erschweren. Es kann da-

Tabelle 24.**1** Richtwerte für Tubusgröße und Intubationstiefe bei Früh- und Neugeborenen

Körpergewicht [g]	Tubusgröße [mm] (Innendurchmesser)	Tubuslage [cm] (am Naseneingang)
500	2,0 (–2,5)	7,0
1000	2,5	8,0
1500	(2,5–) 3,0	9,0
2000	3,0	10,0
2500	3,0	10,5
3000	3,0 (–3,5)	11,0
3500	3,5	11,5
4000	3,5	12,0
4500	3,5 (–4,0)	12,0

24

her im Einzelfall klüger sein, auf weitere Versuche zu verzichten und das Neugeborene mit Beutel und Maske so lange zu stabilisieren, bis ein erfahrenerer Kollege eintrifft.

Hinweis für die Praxis: Falls sowohl Maskenbeatmung als auch Intubation nicht gelingen, kann alternativ ein Tubus im Rachen platziert, das gegenseitige Nasenloch sowie der Mund von Hand zugehalten und über den nasopharyngealen Tubus beatmet werden; jedes Neugeborene, das eine Beatmung benötigt, wird sich auf diese Weise ausreichend oxygenieren lassen.

Naloxon

Nach Verabreichung von Opiatanalgetika an die Kreißende oder Kaiserschnittentbindung in Allgemeinanästhesie kann es zu einem „Narkoseüberhang" beim Neugeborenen kommen, der sich typischerweise darin äußert, dass sich das Kind unter Beutel-Maske-Beatmung zwar mühelos oxygenieren lässt, bei Unterbrechung der Beatmung aber keine (suffiziente) Eigenatmung zeigt. In solchen Fällen kann durch Gabe des Opiatantagonisten Naloxon (z. B. Narcanti, 0,1 mg / kgKG ED) eine Wiederherstellung des Atemantriebs erreicht werden, die sich dann typischerweise in einem abrupten Erwachen und Aufschreien des Neugeborenen äußert.

Wichtig: Da Naloxon eine kürzere Halbwertzeit aufweist als die zu antagonisierenden Opiatanalgetika, muss jedes mit Naloxon behandelte Neugeborene sorgfältig nachbeobachtet werden, um eine sekundäre Atemdepression auszuschließen.

Darüber hinaus ist die Gabe von Naloxon an Kinder drogenabhängiger Mütter kontraindiziert, weil sie zu einer abrupt einsetzenden Entzugssymptomatik führen würde.

Aufgrund dieser Risiken wird die Anwendung von Naloxon bei Neugeborenen heute kritisch betrachtet und eine überbrückende Beatmung bis zum Abklingen des Opiatüberhangs als zulässige Alternative angesehen.

Erweiterte Maßnahmen zur Unterstützung des Kreislaufs (Stufe C / D)

Wenn das Neugeborene nach Stabilisierung der Atmung ein blasses Hautkolorit behalten und insbesondere, wenn es weiterhin bradykard bleiben sollte, so ist auch dann in aller Regel keine kardiale Ursache (z. B. Erregungsleitungsstörung), sondern noch immer eine mangelnde O_2-Versorgung des Körpers bzw. des Myokards anzuschuldigen.

Wichtig: Häufigste Ursache einer persistierenden Mangelversorgung ist ein akuter Volumenverlust, der – bei einer Placenta-praevia-Blutung oder vorzeitigen Lösung – offenkundig sein, aber – im Falle einer akuten fetomaternalen Transfusion (bei der der Fet über die Grenzfläche der sich lösenden Plazenta in den mütterlichen Kreislauf „verblutet") – auch gänzlich ohne äußere Blutungszeichen auftreten kann.

Ziel der Notfallversorgung ist es dann, durch adäquate Volumenzufuhr den Perfusionsdruck wiederherzustellen und damit sowohl die Bradykardie als auch die Kreislaufzentralisation zu durchbrechen. Bis dieses Ziel erreicht ist, ist die überbrückende Aufrechterhaltung eines Minimalkreislaufs durch Herzmassage und Adrenalin erforderlich.

Volumen

Zur Volumensubstitution muss zunächst ein adäquater Zugang geschaffen werden, was auch bei „deprimierten" Neu- und Frühgeborenen in der Regel durch Punktion einer Handrücken- oder Kopfvene mit einer geeigneten Verweilkanüle (24 oder 26 Gauge) gelingt. Sollten entsprechende Versuche misslingen – oder es an Übung fehlen –, kann alternativ die Nabelvene katheterisiert werden. Allerdings ist auch dieser Zugangsweg nicht immer unproblematisch, da sich der Nabelvenenkatheter gelegentlich in der spiralig verlaufenden Nabelvene verfängt und sich oft nicht ohne Weiteres über den Ductus venosus Arantii und die V. cava inferior bis zur korrekten Position am rechten Vorhofeingang vorschieben lässt, sondern in die Pfortader oder die V. lienalis abweicht. Daher ist es in eiligen Fällen oft einfacher, eine stumpfe Stahlkanüle nur wenige Zentimeter in die Nabelvene einzuführen und in dieser Position mit einer Klemme zu fixieren (Abb. 24.**4**). Auch wenn es sich hierbei nur um einen „Notbehelf" handelt, erlaubt er doch bei fast allen Neugeborenen eine rasche und ausreichende Volumenzufuhr.

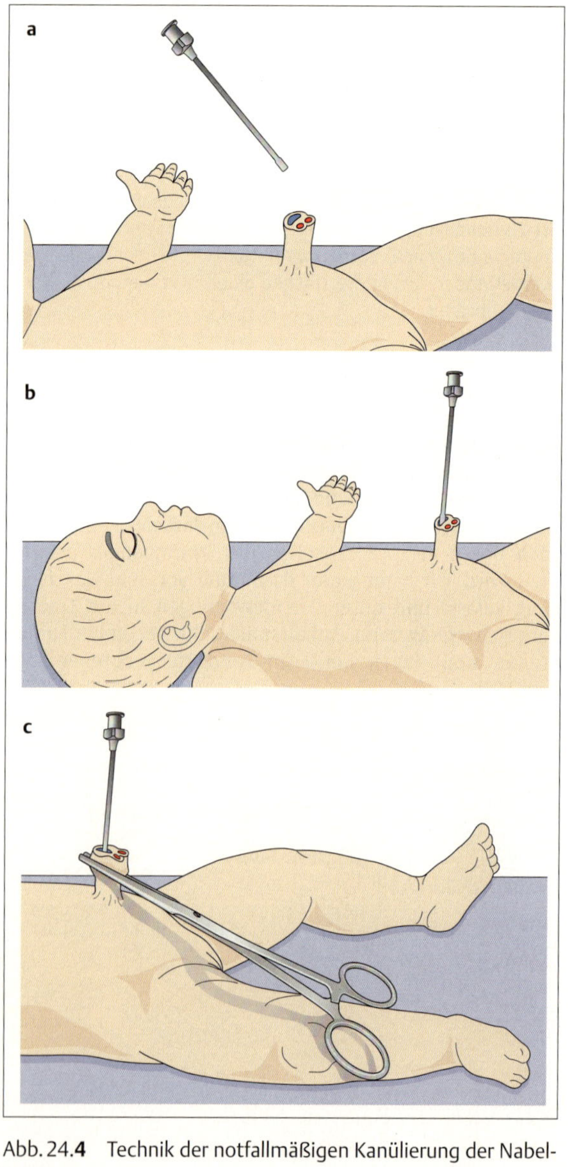

Abb. 24.**4** Technik der notfallmäßigen Kanülierung der Nabelvene.

Im Gegensatz zur Dauerinfusionstherapie, für die bei Neugeborenen auf Drittelelektrolytlösungen zurückgegriffen werden muss, um eine Hypernatriämie zu vermeiden, ist für eine akute Volumensubstitution, bei der „verloren gegangenes Blut“ ersetzt werden soll, auch bei Neugeborenen eine Vollelektrolytlösung (z.B. NaCl 0,9%, Ringer, Ringer-Laktat, 10[–20] ml / kgKG) geeignet. Die früher favorisierte Humanalbuminlösung bietet hinsichtlich der Kreislaufstabilisierung keine Vorteile.

Wichtig: Im Falle eines hochakuten Blutverlustes wird sich der Hb-Wert, der bei reifen Neugeborenen physiologischerweise 16–20 g / dl beträgt, zunächst nicht oder kaum verändern. Erst nach erfolgter Volumensubstitution (oder bei längerer Zeitverzögerung durch Flüssigkeitseinstrom aus dem Interstitium) kommt es zu einer „Demaskierung“ des Blutverlustes durch Absinken des Hb-Wertes.

Da sich dadurch der Gehalt an Sauerstoffträgern verringert, kann trotz passager wiederhergestellter Kreislauffunktion die Oxygenierung ungenügend sein, sodass die Transfusion eines Erythrozytenkonzentrates angezeigt ist. Als Orientierungshilfe kann gelten, dass ein Hb-Wert < 14 g / dl bei Neugeborenen als „primäre Anämie“ bezeichnet wird und dass bei Frühgeborenen in den ersten Lebensstunden meist ein Hb-Wert < 12 g / dl, bei Reifgeborenen ein Hb-Wert < 10 g / dl als Transfusionsindikation angesehen wird. Sollte der Blutverlust offenkundig gewesen sein, kann ein Erythrozytenkonzentrat auch als primäre Volumensubstitution eingesetzt werden. In jedem Kreißsaal sollte für solche Fälle eine Notfallkonserve (0 rh neg) verfügbar sein.

Herzmassage

Wie bereits erwähnt, wird unter adäquater Oxygenierung und Volumensubstitution die Herzfrequenz des Neugeborenen in der Regel auf Werte > 100 / min ansteigen. Für das Tasten des Pulses wird bei älteren Neugeborenen und Säuglingen üblicherweise entweder die A. brachialis oder die A. femoralis empfohlen; bei der Erstversorgung ist dagegen die Palpation der Nabelschnur oder die Auskultation des Herzens vorzuziehen.

Wichtig: Es darf nicht übersehen werden, dass eine für Erwachsene „physiologische“ Herzfrequenz für Neugeborene bereits eine ernsthafte Bradykardie darstellt, die einer überbrückenden Herzmassage bedarf.

Die Indikation zu einer extrathorakalen Herzmassage besteht dann, wenn die Herzfrequenz für mehr als 60 s nicht über 60 / min (entsprechend knapp der Hälfte der für ein Neugeborenes physiologischen Herzfrequenz von 120–140 / min) ansteigt.

Bei der Herzmassage soll das mittlere Sternumdrittel um ca. ⅓ des Thoraxlängsdurchmessers eingedrückt werden, was – bei 2 Helfern – am effizientesten mit dem sog. Klammergriff gelingt (Abb. 24.**2**). Als Rhythmus wird ein Verhältnis von 3 : 1 von Thoraxkompressionen und Beatmungshüben empfohlen, wodurch bei 120 „events per minute“ eine Herzfrequenz von 90 / min und eine Atemfrequenz von 30 / min – entsprechend den annähernd altersphysiologischen Werten – erreicht wird. Wird die kardiopulmonale Reanimation des Neugeborenen durch einen einzelnen Helfer vorgenommen, sind die Thoraxkompressionen am besten mit 2 Fingern durchzuführen, während gleichzeitig der eigene Mund über Mund und Nase des Neugeborenen gelegt wird. Zur Vermeidung einer raschen Erschöpfung oder Hyperventilation sollten dann von dem Helfer mit jeder eigenen Ausatmung mehrere Beatmungshübe appliziert werden.

Adrenalin

Wichtig: Da eine Bradykardie beim Neugeborenen, wie schon mehrfach betont, üblicherweise durch eine O_2-Mangelversorgung bedingt ist, ist auch die Adrenalingabe – ebenso wie die Herzmassage – nicht als kausale Therapie, sondern lediglich als Überbrückungsmaßnahme zu betrachten.

Während für Adrenalin bislang die intratracheale Gabe (nach erfolgter Intubation) empfohlen wurde, wird – wegen ungenügend verlässlicher Daten über diesen Applikationsweg – inzwischen die zuverlässigere intravenöse Gabe vorgezogen. Auch sollte die Adrenalingabe nicht als Ersatz für eine adäquate Volumentherapie missverstanden werden, für die ohnehin ein venöser Zugang geschaffen werden muss.

Um über die adäquate Dosierung keine Missverständnisse aufkommen zu lassen, empfiehlt sich die Einhaltung eines strikten Algorithmus zur Vorbereitung der Adrenalinspritzen, wobei der Inhalt einer Ampulle Adrenalin 1 : 1000 (1 ml = 1 mg) mit 9 ml NaCl 0,9% aufgezogen und die so entstandene verdünnte Lösung (1 : 10 000, 1 ml = 0,1 mg) in 1-ml-Spritzen umgefüllt wird; aus einer solchen 1-ml-Spritze sind dem Neugeborenen dann 0,1 ml / kgKG (entsprechend 0,01 mg / kgKG) zu verabreichen (Abb. 24.**5**).

Wichtig: Da mäßige perinatale Azidosen sich nach Kreislaufstabilisierung in der Regel spontan zurückbilden, wird eine „Blindpufferung“ im Kreißsaal heute nicht mehr empfohlen, zumal die Natriumbikarbonatlösung infolge ihrer Hyperosmolarität nicht nur (bei versehentlicher paravasaler Infusion) Gewebenekrosen hervorrufen kann, sondern auch (bei Frühgeborenen) Hirnblutungen begünstigen soll.

Nur wenn eine tiefe Azidose sich so langsam zurückbildet, dass entweder eine belastende Hyperventilation ausgelöst und / oder eine Beeinträchtigung der Herzkreislauffunktion befürchtet wird, gilt eine Puffertherapie unter Kontrolle des Säure-Basen-Status als indiziert. In diesem Fall sollte die (8,4%ige = 1-molare) Natriumbikarbonatlösung 1 : 1 (mit Aqua dest. oder Glukose 5%) verdünnt und über einen zentralen oder einwandfrei liegenden peripherenvenösen Zugang appliziert werden (Initialdosis meist 1–2 ml / kgKG). Sollte die Azidose auch unter adäquater Pufferung nicht abnehmen – oder gar zunehmen –, so ist neben einer anhaltenden Gewebshypoxie (z.B. im septischen Schock) auch an angeborene Stoffwechselkrankheiten zu denken.

Einstellung der Reanimation

Wenn die Reanimation nicht zu einer Wiederherstellung der spontanen Herzkreislauffunktion führt, so ist den internationalen Richtlinien zufolge bereits nach 10 min eine Einstellung der Maßnahmen vertretbar. In der Praxis wird bis zu diesem Entschluss meist mehr Zeit verstrichen sein. Auch wird man in unseren Breiten seltener mit einer akuten Asphyxie als mit einem Fehlbildungssyndrom konfrontiert, das in seinen Auswirkungen schwer einzuschätzen ist. In diesen Fällen empfiehlt es sich dringend, zunächst eine vorläufige Stabilisierung vorzunehmen, um dann –

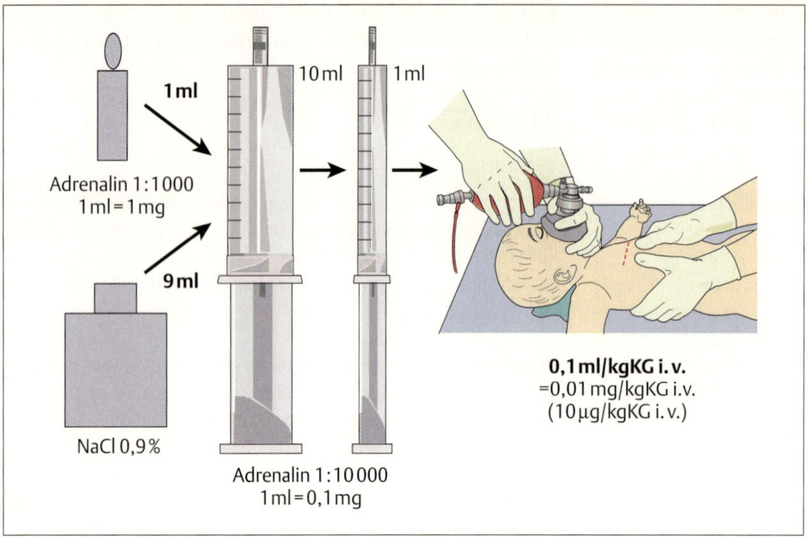

Abb. 24.**5** Standardisiertes Aufziehen der Adrenalinlösung für die neonatale Reanimation.

nach fundierter Beurteilung der Gesamtprognose – über das weitere Vorgehen zu entscheiden.

Wichtig: Von größter Bedeutung bei der Einstellung von Reanimationsbemühungen ist die adäquate Einbeziehung der Eltern.

Dies bedeutet nicht, dass den Eltern die Entscheidung über Fortsetzung oder Beendigung der Therapiemaßnahmen aufgebürdet werden darf, mit der sie überfordert wären und die sie mit lebenslangen Selbstvorwürfen zurücklassen würde. Es bedeutet jedoch, dass ihnen möglichst noch während der laufenden und absehbar frustranen Reanimationsbemühungen die Problematik nachvollziehbar erklärt werden sollte, um dem Eindruck halbherziger Hilfeleistung oder eigenmächtiger Therapieentscheidungen zuvorzukommen. Die Gewissheit, dass nichts unversucht gelassen und letztlich „die vom Kind gegebenen Signale respektiert" wurden, stellt eine essenzielle Grundlage für eine spätere Verarbeitung des gravierenden Verlusterlebnisses dar. Darüber hinaus sollte den Eltern eine Nottaufe angeboten und – auch bei schweren Fehlbildungen – eine persönliche Verabschiedung von ihrem Kind empfohlen werden. Schließlich sollten Fotos von dem Neugeborenen angefertigt und in der Patientenakte verwahrt werden, da nicht selten – mitunter nach vielen Jahren – das Bedürfnis nach einer Rekapitulation der über lange Zeit verdrängten Geschehnisse auftritt.

24

Dokumentation der neonatalen Erstversorgung

Im Sinne der Qualitätssicherung und wegen späterer juristischer Auseinandersetzungen, mit denen sich Geburtshilfe und Neonatologie immer häufiger konfrontiert sehen, ist eine sorgfältige Dokumentation der Erstversorgung unerlässlich. Dazu gehört, neben dem Nabelarterien-pH und dem APGAR-Score, ein auch zeitlich minutiöses Protokoll der ergriffenen Maßnahmen.

Nabelarterien-pH

Der nabelarterielle pH-Wert des Neugeborenen gilt als „metabolische Bilanz des Geburtsverlaufs". Während mäßige perinatale Azidosen (pH 7,2 – 7,0, BE – 10 bis – 15 mval / l) meist nur eine vorübergehende Kreislaufzentralisation beim Feten mit anschließender Ausschwemmung saurer Valenzen aus der Peripherie und damit einen physiologischen Schutzmechanismus widerspiegeln, liegt tiefen Azidosen (pH < 7,0, BE < – 15 bis – 20 mval / l) oft eine „echte" perinatale Hypoxie zugrunde. Charakteristisch hierfür ist neben dem stärkeren Ausmaß auch das verzögerte Abklingen der metabolischen Azidose nach erfolgter Reanimation, das auf eine nachhaltige Übersäuerung des „dritten Raums" (intrazellulär, intrazerebral) hinweist. Abzugrenzen sind Überlagerungen durch eine respiratorische Komponente (pCO_2 > 45 mmHg) oder durch eine mütterliche Übersäuerung unter der Geburt (sog. „Leihazidose").

APGAR-Score

Der Verlauf der neonatalen Adaptation wird traditionell anhand des APGAR-Schemas beschrieben, das im Jahre 1953 von der US-amerikanischen Anästhesiologin Virginia Apgar eingeführt wurde und die Kriterien *A*tmung, *P*uls, *G*rundtonus, *A*ussehen und *R*eflexe (A-P-G-A-R!) umfasst, für die im Alter von 1, 5 und 10 Lebensminuten jeweils 0, 1 oder 2 Punkte vergeben werden. Um die Zustandsbeschreibung des Neugeborenen zu präzisieren, ist neuerdings von der American Academy of Pediatrics ein erweiterter Apgar-Score vorgeschlagen worden, in dem nicht nur ein 15- und ein 20-min-Wert vorgesehen sind, sondern zusätzlich zu den genannten Vitalzeichen auch die Hilfsmaßnahmen (Sauerstoff – Beatmung – Intubation – Herzmassage – Adrenalin) dokumentiert werden können, die zu deren Stabilisierung ergriffen wurden (American College of Obstetricians and Gynecologists and American Academy of Pediatrics 2006).

Reanimationsprotokoll

Neben der Vergabe der APGAR-Werte sollte von jeder neonatalen Erstversorgung ein detailliertes „Kreißsaalprotokoll" angelegt werden, das aus Gründen der juristischen Verbindlichkeit „zeitnah" niedergeschrieben und von allen beteiligten Ärzten und Schwestern (leserlich!) unterzeichnet werden sollte. Es sollte erkennen lassen, zu welchem Zeitpunkt und mit welchen Vorinformationen das Reanimationsteam alarmiert, in welchem Lebensalter und Zustand das Neugeborene übernommen wurde und wie die zeitliche Abfolge der ergriffenen Reanimationsmaßnahmen war. Hierbei ist noch einmal zu betonen, dass die internationalen Reanimationsrichtlinien für die initiale Evaluation des Neugeborenen (Stufe A) 30 s und für die Maßnahmen zur Stabilisierung der Atmung (Stufe B) weitere 30 s vorsehen, sodass – im Falle einer anhalten Bradykardie < 60 / min – nach 60 s mit der Herzmassage (Stufe C) begonnen werden sollte.

Wichtig: Da in Gerichtsverfahren die fehlende Dokumentation von Maßnahmen zunehmend wie deren Unterlassung gewertet wird, darf – gerade nach einer „aufregenden" Reanimation – auch auf die Niederschrift vermeintlicher „Banalitäten" (Kontrolle der Wirksamkeit der ergriffenen Maßnahmen, nachträgliches Aufklärungsgespräch mit beiden Eltern über eine lebensnotwendige Notfalltransfusion, routinemäßige und unauffällige Blutzuckerkontrollen etc.) keinesfalls verzichtet werden.

Ursachen und kausale Therapie neonataler Adaptationsstörungen

Auch wenn die geschilderten Maßnahmen eine adäquate Primärversorgung gewährleisten, sind doch im Einzelfall weitergehende Kenntnisse über die Ursachen neonataler Adaptationsstörungen erforderlich, um eine anhaltende Stabilisierung des Neugeborenen zu erzielen. Dies gilt speziell in solchen Fällen, in denen die Probleme nicht unmittelbar nach der Geburt, sondern erst nach einigen Stunden, Tagen oder Wochen auftreten und / oder in denen ein längerer Transport in eine geeignete Klinik erforderlich ist. Daher sollen im Folgenden noch einige typische Ursachen neonataler Adaptationsstörungen und die sich daraus ergebenden Therapiemaßnahmen erörtert werden.

Atemstörungen: unreifebedingt versus entzündlich

Entsprechend der vorrangigen Bedeutung der Lungenbelüftung bei der perinatalen Adaptation äußern sich die meisten Adaptationsstörungen in einer Tachydyspnoe.

Atemnotsyndrom. Als Ursache kommt bei Frühgeborenen das durch primären Surfactantmangel bedingte Atemnotsyndrom (respiratory distress syndrome, RDS) in Betracht, welches in leichteren Fällen mittels einer nasalen CPAP-„Atemhilfe" behandelt werden kann, in schwereren Fällen eine Intubation und Beatmung mit Surfactantsubstitution (z. B. Curosurf, 100 – 200 mg / kgKG) erfordert.

Bakterielle Infektion. Differenzialdiagnostisch ist an eine Pneumonie zu denken, die entweder bakteriell oder – nach Mekoniumaspiration – chemisch bedingt sein und ihrerseits zu einer sekundären Surfactantinaktivierung führen kann. Gerade Frühgeborene werden oft aus einer Chorioamnionitis (mit vorzeitigem Blasensprung und Infektionszeichen der Mutter) geboren und weisen dann neben ihrer Unreife eine bakterielle Infektion auf, die eine Kreislaufinstabilität bewirkt und das Risiko von Folgeschäden erhöht. Jedoch können auch reife Neugeborene auf ihrem Weg durch den Geburtskanal Keime aufnehmen und entweder in den ersten Lebensstunden („early onset") oder bis zur 6. Lebenswoche („late onset") eine Sepsis entwickeln.

Hinweis für die Praxis: Im Gegensatz zu älteren Säuglingen reagieren Neugeborene auf eine Infektion oft noch nicht mit Fieber. Wenn doch ein Temperaturanstieg vorliegt, ist – nach Ausschluss harmloserer Ursachen (Überwärmung durch Bekleidung oder Flüssigkeitsmangel, sog. „Durstfieber") – an eine Meningoenzephalitis zu denken!

Antibiotische Therapie. Verantwortlich für neonatale bakterielle Infektionen sind neben den gefürchteten β-hämolysierenden Streptokokken der Gruppe B (Group B Streptococci, GBS) v. a. Escherichia coli und weitere Keime aus dem gramnegativen Spektrum. Daher besteht die antibiotische Therapie, die in dieser Lebensphase als Notfalltherapie betrachtet und schon bei Verdacht unverzüglich eingeleitet werden muss, aus:

- einem Penizillin (z. B. Ampicillin, 100 mg / kgKG / d in 3 ED) gegen Streptokokken, Enterokokken und Listerien *und*
- einem Aminoglykosid (z. B. Gentamycin, 3,5 mg / kgKG / d in 1 – 2 ED) *oder* einem Cephalosporin (z. B. Cefotaxim, 100 mg / kgKG / d in 3 ED) gegen Keime des gramnegativen Spektrums.

Pneumothorax. Bei sehr angestrengter Spontanatmung oder forcierter Beatmung kann ein Pneumothorax entstehen, der sich durch eine Schocksymptomatik mit niedrigem Blutdruck und plötzlicher Bradykardie (!) bemerkbar macht und eine sofortige Drainage (z. B. mit einer Venenverweilkanüle, die in der mittleren Axillarlinie knapp oberhalb der Mamillenhöhe eingebracht wird) erfordert.

Hinweis für die Praxis: Der Pneumothoraxverdacht ergibt sich aus einem abgeschwächten Atemgeräusch auf der betroffenen Seite und kann wesentlich schneller als durch ein Röntgenbild mittels Diaphanoskopie (z. B. mit einer hellen Taschenlampe) anhand eines „laternenförmigen" Aufleuchtens des luftgefüllten Thorax erkannt werden.

Zyanose: respiratorisch versus kardial

Besteht eine generalisierte Zyanose, die im Kontrast zu einem vergleichsweise guten klinischen Allgemeinzustand des Neugeborenen steht („blue baby") und – anders als pulmonale Belüftungsstörungen – nicht oder kaum auf O_2-Vorlage anspricht („sauerstoffresistente Zyanose"), so liegt der Verdacht auf ein zyanotisches Herzvitium mit intrakardialem Rechts-links-Shunt nahe. Bei ausgeprägter Untersättigung kann eine Prostaglandininfusion (z. B. Minprog päd, 10 – 25[– 50 – 100] ng / kgKG / min) eingesetzt werden, um – z. B. bei Pulmonalatresie – den Ductus arteriosus Botalli offen zu halten und so eine retrograde Perfusion der Lunge aus der Aorta zu ermöglichen. Unerwünschte Wirkungen sind neben einer Temperaturerhöhung v. a. Apnoen, weshalb niedrigere Dosierungen zu bevorzugen – und meist ausreichend – sind und weshalb eine Beatmungsmöglichkeit gegeben sein sollte. Sonst ist eine Beatmung bei zyanotischen Vitien eher nicht indiziert, weil sie die Lungenperfusion weiter einschränken und die Zyanose verstärken könnte.

Differenzielle Zyanose. Eine Besonderheit der Neugeborenen ist die differenzielle Zyanose, die sich durch erniedrigte pulsoxymetrische Sättigungen an der unteren Körperhälfte zu erkennen gibt (Abb. 24.**6**). Sie geht in den ersten

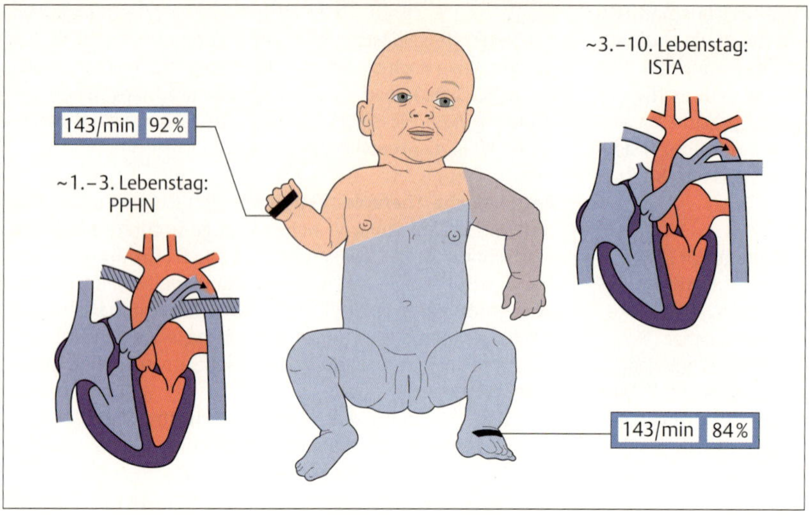

Abb. 24.**6** Differenzielle Zyanose als „Alarmsymptom" einer persistierenden pulmonalen Hypertension des Neugeborenen (PPHN) oder einer Aortenisthmusstenose (ISTA). Diagnose durch ein „prä-duktales" und ein „postduktales" Pulsoxymeter. Der linke Arm ist hierfür wegen der Überschneidung beider Stromgebiete ungeeignet.

Lebenstagen meist auf eine schwerwiegende Lungenbelüftungsstörung zurück, die zu einer mangelnden Absenkung des pulmonalen Gefäßwiderstands führt und – besonders bei gleichzeitiger Erniedrigung des systemarteriellen Blutdrucks (z. B. infolge einer Sepsis) – das gemischtvenöse Blut über den noch vorhandenen Ductus arteriosus in die Aorta descendens lenkt.

Wichtig: Zur Durchbrechung einer solchen persistierenden pulmonalen Hypertension des Neugeborenen (PPHN) oder persistierenden fetalen Zirkulation (PFC-Syndrom) ist eine sofortige Stabilisierung der Lungenbelüftung erforderlich.

Eine prä-/postduktale O_2-Sättigungsdifferenz findet sich auch bei einer Aortenisthmusstenose, bei der die deszendierende Aorta zunächst noch aus der A. pulmonalis gespeist wird, bis sich am Ende der ersten Lebenswoche mit der Konstriktion des Ductus arteriosus die Perfusion der unteren Körperhälfte zunehmend verschlechtert. Therapeutisch ist auch hier Prostaglandin zur Wiedereröffnung des Ductus indiziert, wodurch nicht nur die Perfusion der unteren Körperhälfte wiederhergestellt, sondern oft auch die Stenosierung der Aorta partiell rückgängig gemacht werden kann.

24

Krämpfe: metabolisch versus zerebral

Krämpfe beim Neugeborenen sind oft Ausdruck einer extremen „Hyperexzitabilität" und beruhen dann in erster Linie auf einer Hypoglykämie (Blutzucker < 35 mg/dl in den ersten 24 h bzw. < 45 mg/dl nach 24 h), zu der nicht nur hypotrophe Neugeborene oder Frühgeborene (aufgrund ihrer ungenügenden Glykogenreserven), sondern auch makrosome Neugeborene diabetischer Mütter (aufgrund ihres Hyperinsulinismus) prädisponiert sind.

Erstmaßnahmen. Dementsprechend bestehen die Erstmaßnahmen in der Gabe von:

- Glukose (2 ml/kgKG Glukose 10% i. v.), gefolgt von
- Kalzium (2 ml/kgKG Kalziumglukonat 10% i. v.) und
- Vitamin B6 (Pyridoxin, z. B. Benadon, 50 mg i. v., probatorisch zur Coupierung der seltenen „Vitamin-B6-abhängigen Neugeborenenkrämpfe").

Erst danach wird ein Antikonvulsivum verabreicht (Phenobarbital 10 mg/kgKG i. v. ED; ggf. auch Diazepam 0,5 mg/kgKG i. v./rektal oder Chloralhydrat 50[–100] mg/kgKG ED, entsprechend ¼ – ½ Rectiole à 600 mg).

In jedem Fall sollte eine antibiotische Behandlung (s. o.) einschl. Acyclovir (Zovirax, 45 – 60 mg/kgKG/d in 3 ED) begonnen werden, bis eine bakterielle bzw. virale (Herpes-)Meningoenzephalitis durch Liquordiagnostik ausgeschlossen ist.

„Echte", hirnorganische Anfälle finden sich auch nach größeren intrakraniellen Blutungen oder schwerer perinataler Asphyxie. Erste Ansätze einer therapeutischen Hypothermie zeigen in solchen Fällen vielversprechende Resultate, ohne dass über mögliche Nebenwirkungen oder Langzeitoutcome ausreichende Informationen vorlägen, um die Hypothermie als Routinetherapie zu empfehlen (Blackmon u. Stark 2006).

Wenn ein Neugeborenes unter neurologischen Symptomen verfällt und eine Sepsis/Meningitis ausgeschlossen ist, muss schließlich auch an angeborene Stoffwechselkrankheiten gedacht werden.

Transport von Früh- und Neugeborenen

Der Transport von Früh- und Neugeborenen birgt auch mit modernen Rettungsmitteln erhebliche Risiken, die sich u. a. aus

- den mechanischen Erschütterungen,
- den evaporativen Wärmeverlusten infolge trockener Inkubatorluft und Atemgasen sowie
- der möglichen Sekretmobilisation und Tubusdislokation

ergeben. Zudem sind die Interventionsmöglichkeiten bei spontanen Verschlechterungen der Atem- und Kreislauffunktionen im Transportinkubator äußerst limitiert.

Wichtig: Daher ist dem „intrauterinen Transport", d. h. der rechtzeitigen Verlegung von Risikoschwangeren in ein Perinatalzentrum, wo die Betreuung des Neugeborenen „Tür an Tür" zum Kreißsaal möglich ist, grundsätzlich der Vorzug zu geben.

Wenn ein Transport – z. B. nach überraschender Geburt in einem kleineren Krankenhaus – unvermeidbar ist, so ist die vorausschauende Stabilisierung eine unabdingbare Voraussetzung zur Vermeidung von Transportproblemen (Ritzerfeld et al. 1997). Sie umfasst:

- eine sorgfältige thermische Protektion (u.a. durch Verwendung von Plastikfolien, um die evaporativen Wärmeverluste einzudämmen),
- eine großzügige Beatmungsindikation (wegen der nicht seltenen sekundären respiratorischen Verschlechterung bei Surfactantmangel und Infektion) sowie
- eine ausreichende Volumen- und Glukosezufuhr (zur Blutdruckstabilisierung und Hypoglykämievermeidung).

Hinweis für die Praxis: Nach Ankunft in der Zielklinik sollte baldmöglichst ein „Check-up" auf mögliche Transportkomplikationen vorgenommen werden; hierzu gehört neben der Temperaturmessung und einer Kontrolle der Beatmungs- und Kreislaufsituation (Röntgen-Thorax, Blutgasanalyse, Blutdruckmessung) auch eine Blutzuckerkontrolle sowie eine Schädelsonographie zur Dokumentation von Hirnblutungen.

Notfälle im Kindesalter

Störungen der Atmung

Inspiratorischer Stridor

Pathogenese. Die herausgehobene Stellung von Atemwegserkrankungen im Kindesalter ist durch den geringeren Durchmesser des Tracheobronchialbaumes bedingt, der bei den nicht seltenen viralen und bakteriellen Infektionen rasch zu einer kritischen Verengung der Atemwege führt. Bei einer Stenose der *oberen Atemwege* stellt sich infolge des erhöhten Strömungswiderstands ein Gefühl der Luftnot ein, das eine reflektorische Steigerung der Atmung bewirkt. Durch den verstärkten „Sog" kommt es zu einer weiteren Beschleunigung der in einer Engstelle ohnehin erhöhten Flussgeschwindigkeit, sodass sich aus physikalischen Gründen (Bernoulli-Effekt) ein lokaler Unterdruck ausbildet. Der resultierende Kollaps des betroffenen Atemwegsabschnitts verursacht nicht nur das charakteristische Nebengeräusch, sondern ruft auch seinerseits eine zunehmende Atembehinderung hervor.

Wichtig: Der inspiratorische Stridor ist also das Ergebnis einer „Selbstaufschaukelung", deren Durchbrechung ein wichtiges Therapieziel darstellt.

Ätiologie. Als Ursachen des inspiratorischen Stridors kommen differenzialdiagnostisch in Betracht:

- die subglottische stenosierende Laryngitis (traditionell – im Unterschied zum „echten", diphtherischen Krupp – als Pseudokrupp bezeichnet) oder
- die akute Epiglottitis.

Während die subglottische Laryngitis durch „Erkältungsviren" hervorgerufen wird, handelt es sich bei der Epiglottitis um eine bakterielle Infektion durch Haemophilus influenzae B (HIB), welche allerdings seit Einführung der Impfung nahezu verschwunden ist; daher gehört die Frage nach der Impfung (im 3., 4., 5. und 12. Lebensmonat; ggf. Impfpass vorlegen lassen) zur Anamneseerhebung dazu.

Klinik. Entsprechend der viralen Genese sind vom Pseudokrupp meist Kleinkinder betroffen, die in der kalten Jahreszeit zunächst nur einen leichten Atemwegsinfekt mit geringer erhöhter Körpertemperatur aufweisen, aber dann aus dem Nachtschlaf heraus mit ausgeprägter Heiserkeit und „bellendem" Husten erwachen. Dagegen handelt es sich bei der bakteriellen Epiglottitis um schwer kranke, hoch fiebernde Kinder mit einer durch die Schwellung des Kehldeckels bedingten kloßigen Sprache und einem durch die Unfähigkeit zu schlucken verursachten Speichelfluss.

Erstmaßnahmen. Als Erstmaßnahme beim Pseudokrupp empfiehlt sich – neben der Beruhigung der Eltern (!) – das Einatmen kalter (geöffnetes Fenster) oder befeuchteter (Badezimmer) Luft; bei stärkerem Stridor kann auch die Verabreichung eines Prednison-Suppositoriums (z.B. Rectodelt 100 mg) und/oder die Inhalation einer Adrenalinlösung (z.B. 2 ml Adrenalin 1 : 1000 + 8 ml NaCl 0,9 %) die Abschwellung der oberen Atemwege unterstützen (auf das Legen eines i.v. Zugangs sollte zur Vermeidung zusätzlicher Erregung verzichtet werden). Bei im Vordergrund stehender Unruhe kommt auch eine Sedierung (z.B. Chloralhydrat-Rectiole à 600 mg, 50–100 mg/kgKG) in Frage; jedoch ist hier Vorsicht geboten, weil die resultierende Müdigkeit zu einer Dekompensation führen könnte. Besteht bei hochgradiger Atemnot und/oder Zyanose der Verdacht auf eine Epiglottitis, ist ein unverzüglicher, ärztlich begleiteter Transport unter pulsoxymetrischer Überwachung und ggf. O_2-Insufflation in die nächste (Kinder-)Klinik erforderlich.

Wichtig: Der frühere Ratschlag, zur Unterscheidung zwischen Pseudokrupp und Epiglottitis eine tiefe Racheninspektion durchzuführen, ist obsolet, da jede Manipulation zu einer Verschlechterung der Luftnot bis hin zum Laryngospasmus führen kann. Falls eine Laryngoskopie und/oder Intubation für notwendig erachtet wird, sollte diese ausschließlich in der Klinik unter Endoskopie- bzw. Nottracheotomiebereitschaft erfolgen. Die Erfahrung zeigt, dass auch bei hochgradiger Einengung des Kehlkopfes eine künstliche Beatmung mit Beutel und Maske oft noch gelingt, weil der zum Kollaps führende inspiratorische Sog durch einen „dilatatorischen" Luftstrom ersetzt wird.

Kausale Therapie. Eine kausale Therapie der akuten Epiglottitis ist nur antibiotisch (mit Ampicillin/-Sulbactam oder Cefotaxim, je 100 mg/kgKG/d i.v. in 3 ED) möglich; die Epiglottitis stellt damit eine jener Erkrankungen im Kindesalter dar, bei denen das Antibiotikum als Notfallmedikament zu betrachten ist.

Exspiratorischer Stridor

Pathogenese. Bei einer Verengung oder Verlegung der *unteren Atemwege* ist die Einatmung zunächst nur wenig beeinträchtigt, weil die inspiratorische Erweiterung des Thorax und Entfaltung der Lunge auch zu einer Aufweitung der Bronchien führt. Dagegen kommt es bei der Ausatmung zu einer kritischen Bronchialstenose, die die Entlüftung der Alveolen verzögert oder verhindert („air trapping"). Die resultierende Gasaustauschstörung wird mit einer forcierten Exspiration beantwortet, welche sowohl den intrapulmonalen Druck erhöht als auch die Bronchialobstruktion verschärft, sodass das resultierende exspiratorische Atemgeräusch („Giemen und Pfeifen") schon aus der Distanz hörbar wird.

Wichtig: Mit zunehmender obstruktiver Symptomatik werden Lunge und Thorax immer stärker überbläht mit der Folge, dass sich zwar ein „emphysematischer Fassthorax" mit hypersonorem Klopfschall ausbildet, das exspiratorische Atemgeräusch aber immer weniger wahrzunehmen ist („stille Obstruktion").

Ätiologie. Es ist für das Säuglings- und Kleinkindesalter charakteristisch, dass viele Bronchitiden – allein durch den geringen Durchmesser der Atemwege, die durch Schleimhautschwellung und vermehrte Sekretproduktion rasch verlegt werden können – obstruktiv verlaufen, ohne dass ein „echtes" Asthma bronchiale vorliegt. Einen besonders schweren Verlauf nimmt oft die Bronchiolitis, die durch das Respiratory Syncytial Virus (RSV) ausgelöst wird und sich bei jungen Säuglingen – ähnlich wie Pertussiserkrankungen – mit primären Apnoen äußern kann. In seltenen Fällen, besonders wenn sich die Symptomatik als ausgesprochen therapierefraktär erweist, kann einer „Atemwegsobstruktion" auch im Kindesalter einmal eine Linksherzinsuffizienz mit pulmonaler Stauung zugrunde liegen. Andererseits kann es im Rahmen einer Obstruktion, da durch die alveoläre Belüftungsstörung eine begleitende Engstellung der präkapillären Sphinkteren ausgelöst wird (Von-Euler-Liljestrand-Reflex), zu einem Rechtsherzversagen (akutes Cor pulmonale) kommen.

Klinik. Entscheidend für die Einstufung des Schweregrades ist, dass es im Beginn einer Obstruktion in den am stärksten betroffenen Lungenarealen bereits zu einer Störung des Ventilations-Perfusions-Verhältnisses mit Zunahme von intrapulmonalen Shunts kommen kann, die sich durch einen Abfall der pulsoxymetrischen O_2-Sättigung bzw. einen erhöhten O_2-Bedarf zu erkennen gibt, während die gleichzeitige CO_2-Austauschstörung durch Hyperventilation der „gesünderen" Alveolen noch kompensiert werden kann (Partialinsuffizienz). Je mehr sich die Bronchialobstruktion ausbreitet, desto mehr gesellt sich dann auch eine Hyperkapnie dazu (Globalinsuffizienz).

24

Hinweis für die Praxis: Bei obstruktiven Atemwegserkrankungen zeigt somit ein ansteigendes pCO_2 in der transkutanen Kapnometrie oder kapillären Blutgasanalyse eine drohende Erschöpfung bzw. Dekompensation an.

Therapie. Therapeutisch kommt der Inhalation mit β_2-Sympathikomimetika (z. B. Salbutamol / Sultanol, 2 – 4 Tropfen auf 2 ml NaCl 0,9 %), oft ergänzt durch das Parasympathikolytikum Ipratropiumbromid (Atrovent, 4 – 8 Tropfen auf 2 ml NaCl 0,9 %) besonders im Kleinkindesalter eine vorrangige Bedeutung zu. Während die Inhalation auch von Kleinkindern dank der subjektiven Erleichterung bereitwillig angenommen wird, sind Dosieraerosole – außer bei „geübten Asthmatikern" – nur über eine sog. Vorschaltkammer (Spacer) einsetzbar.

Bei akuten Obstruktionen und Asthmaanfällen hat sich die primäre Applikation von Glukokortikoiden durchgesetzt, die in schweren Fällen zunächst systemisch (z. B. Prednisolon / Solu-Decortin H, 2 mg / kgKG i. v.), im Verlauf dann ebenfalls inhalativ (Budesonid / Pulmicort Susp. 0,5 mg / 2 ml 3 × täglich) erfolgt. Erst zuletzt wird derzeit der Phosphodiesterasehemmer Theophyllin (Euphyllin, Loading Dose 5 mg / kgKG i. v. über 15 – 30 min, Erhaltungsdosis 24 mg / kgKG / d abzüglich der Loading Dose als Dauertropfinfusion) eingesetzt.

Vorsicht geboten ist mit Sedativa, die bei stärkerer Agitation zwar einen Vorteil bieten können; oft wird aber der Beitrag des Zwerchfells zur Ventilation unterschätzt, sodass nach Sedierung ein abrupter CO_2-Anstieg resultieren kann, der dann eine manuelle Expression des Thorax erfordert. Sind eine Intubation und Beatmung notwendig, wird die Analgosedierung vorzugsweise (wegen der bronchodilatatorischen Wirkung) mit Ketamin (1 – 2 mg / kgKG i. v.) in Verbindung mit einem Benzodiazepin (z. B. Midazolam, 0,1 mg / kgKG i. v.) vorgenommen.

Fremdkörperaspiration

Hinweis für die Praxis: Zu den Besonderheiten der pädiatrischen Notfallmedizin gehört der Umstand, dass Atemwegsobstruktionen immer wieder einmal auf Fremdkörperaspirationen beruhen, die – wenn nicht aktiv daran gedacht und danach gefragt wird – oft nicht unmittelbar offensichtlich sind.

Ätiologie. Grundlage hierfür ist neben der Neigung junger Kleinkinder, unbekannte Objekte oral zu „erkunden", auch ihre Gewohnheit, von erreichbaren Nahrungsmitteln während des Herumtobens zu „naschen". Man darf annehmen, dass es dabei nicht selten zu geringfügigen Aspirationen kommt, die jedoch, soweit die aspirierten Objekte „biologisch abbaubar" sind, klinisch inapparent bleiben. Dagegen werden Folgeprobleme typischerweise von solchen Objekten verursacht, die entweder überhaupt nicht zersetzbar sind (Kunststoffspielzeuge) oder sich durch ihre harte Konsistenz (Nüsse, rohe Möhren) einer Phagozytose widersetzen. Daneben können auch bei älteren Kindern Aspirationen auftreten, wenn etwa der Pfeil eines „Indianer-Blasrohres" oder – wie bei Erwachsenen – ein mit den Lippen fixierter Gegenstand vor Schreck oder aus Versehen „eingeatmet" werden.

Klinik und Therapie. Die klinische Symptomatik ist naturgemäß stark von der Größe des Fremdkörpers und dem Ort seiner Deposition abhängig.

Wie bei älteren Erwachsenen mit Schluckstörungen kann es bei der Aspiration sehr großer Fremdkörper auch im Kindesalter zum reflektorischen Herzstillstand („Bolustod") oder zu schwerwiegenden Erstickungssymptomen kommen. Zur Erstbehandlung werden besonders in der angelsächsischen Literatur verschiedene Varianten des Heimlich-Manövers empfohlen (Abb. 24.7). Für den Notarzt besteht in solchen Fällen außerdem die Möglichkeit, unter laryngoskopischer Sicht den Fremdkörper zu lokalisieren und mittels einer Magill-Zange zu extrahieren.

Ungleich häufiger ist in der Kinderheilkunde jedoch die Situation, dass eine therapierefraktäre Pneumonie auf einem kleinen, in den distalen Bronchialbaum abgesackten Fremdkörper beruht, dessen Aspiration nur noch vage erinnerlich ist („… hatte vor zwei Wochen nach dem Verzehr von Erdnüssen kurzzeitig gehustet").

Eine Mittelstellung nehmen solche Fremdkörper ein, die an einer Verzweigung des Bronchialbaumes hängen bleiben und einen anhaltenden Hustenreiz sowie einen gemischten in- und exspiratorischen Stridor – oft mit eigentümlich „musikalischer" Geräuschkomponente – verursachen.

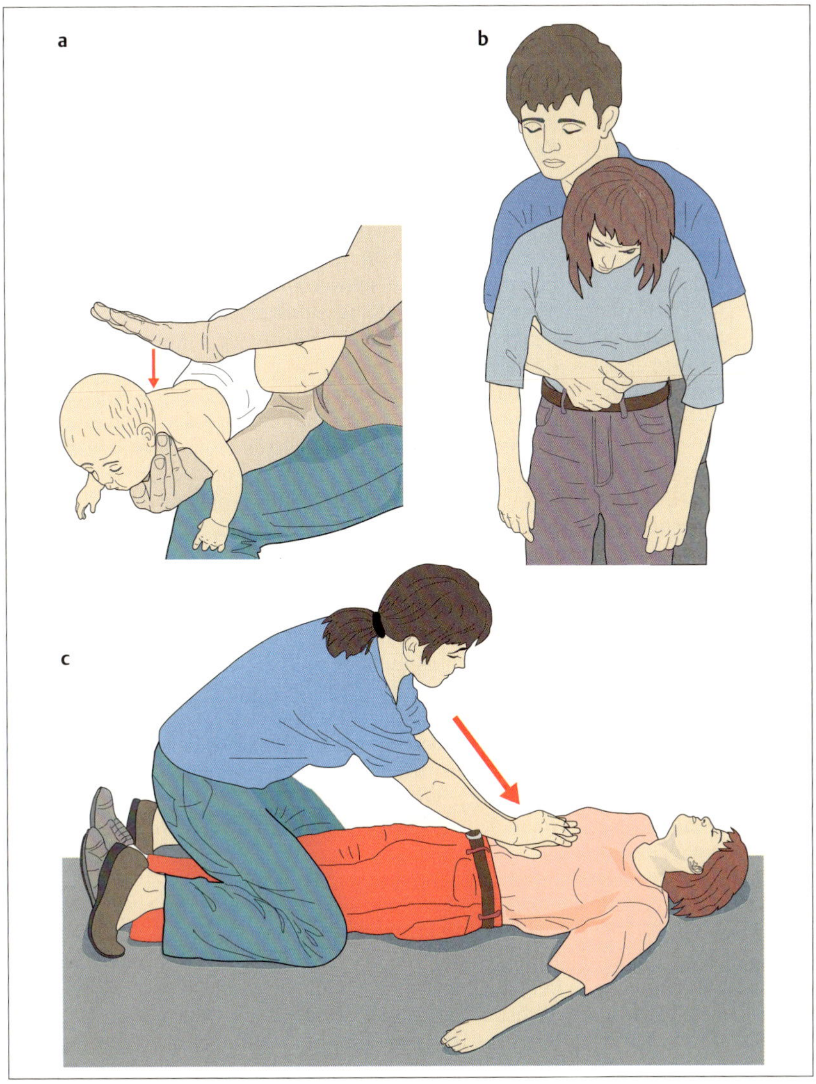

Abb. 24.**7a–c** Vorgehen zur Entfernung akut obstruierender Fremdkörper im Kindesalter.
a Klopfen auf den Rücken.
b Heimlich-Handgriff.
c Kompression des Abdomens beim liegenden Kind.

24

Hinweis für die Praxis: Da solche Fremdkörper einen „Ventilmechanismus" mit verzögerter Entlüftung der abhängigen Lungenpartie verursachen, lassen sie sich, auch wenn sie radiologisch nicht schattengebend sind, anhand der selektiven Überblähung der betroffenen Seite in einem in Exspiration (!) aufgenommenen Röntgenbild nachweisen.

Sowohl beim direkten oder indirekten radiologischen Nachweis als auch in anamnestisch und klinisch begründeten Verdachtsfällen ist eine bronchoskopische Lokalisation und ggf. Entfernung des Fremdkörpers indiziert. Lässt sich ein vermeintlich aspirierter Fremdkörper nicht im Tracheobronchialbaum verifizieren, kann er „ingestiert" worden sein und sich auf dem Weg durch den Magendarmkanal befinden. Nicht zu vergessen ist aber auch eine sorgfältige Inspektion der Schleimhäute des Mundrachenraumes, in die sich gerade spitze Gegenstände – speziell wenn sie von den Eltern mit den Fingern geborgen werden sollten – „eingespießt" haben können!

Fieber-, Schmerz- und Eintrübungszustände

Fieber und Fieberkrampf

Ätiologie. Hohes und anhaltendes Fieber gehört zu den häufigsten Vorstellungsgründen in pädiatrischen Notfallambulanzen. Für den Kinderarzt stellt sich dann die Aufgabe, die bei weitem überwiegenden viralen Bagatellinfekte von ernsthaften, einer antibiotischen Therapie bedürfenden bakteriellen Infektionen (Otitis media, Angina tonsillaris, Pneumonie, Harnwegsinfekt, Meningitis) abzugrenzen. Auch wenn sich kein eindeutiger Infektfokus lokalisieren lässt, wird man sich in vielen Fällen – besonders, wenn das Fieber seit mehr als 3 Tagen besteht und/oder schlecht auf Antipyretika anspricht – dennoch zu einer antibiotischen Therapie entschließen. Hintergrund dieses für die Pädiatrie typischen „Sicherheitsdenkens" ist die allgemein gefürchtete Foudroyanz, mit der sich im Kleinkindesalter septische Krankheitsbilder entwickeln können (s. u.).

Pathogenese und Klinik. Weitgehend unabhängig von der auslösenden Ursache ist es speziell für Kleinkinder charakteristisch, dass die Körpertemperatur bei Infektbeginn aus voller Gesundheit heraus innerhalb kürzester Zeit auf Werte um 40 °C oder höher ansteigen kann. Dieser abrupte Fieberanstieg ist geeignet, einen generalisierten Krampfanfall auszulösen. Die Disposition zu einem solchen „Fieberkrampf" besteht bei 5 – 10 % der Bevölkerung und bedeutet weder eine Anlage zu einem späteren generalisierten Anfallsleiden, noch sind von dem Krampfereignis selbst neurologische Folgeschäden zu befürchten.

Hinweis für die Praxis: Während der typische Fieberkrampf also ein vergleichsweise „harmloses" Ereignis darstellt, besteht die eigentliche diagnostische und therapeutische Herausforderung darin, ihn von einem symptomatischen Anfall („komplizierter Fieberkrampf") zu unterscheiden, der z. B. Ausdruck einer Meningoenzephalitis sein könnte und daher einer sofortigen Therapie bedarf (Tab. 24.**2**).

Therapie. Eine antikonvulsive Medikation ist beim typischen Fieberkrampf, der beim Eintreffen des Notarztes meist bereits spontan sistiert hat, in der Regel ebenso wenig erforderlich wie eine Intubation und Beatmung. Sollten die motorischen Entäußerungen anhalten, so lassen sie sich oftmals durch Applikation einer Chloralhydrat-Rektiole (à 600 mg, 50 – 100 mg / kgKG) oder eines Diazepam „rectal tube" (à 5 oder 10 mg, 0,3 – 0,5 mg / kgKG) durchbrechen; danach käme die Gabe von Clonazepam (Rivotril, 0,05 mg / kgKG i.v. ED) oder Phenobarbital (Luminal, 5 – 10 – 15 mg / kgKG i. v. ED) in Frage. Wird eine hohe Körpertemperatur bestätigt, so ist die Gabe eines Antipyretikums (z. B. Paracetamol, 15 mg / kgKG) – meist als Suppositorium – angezeigt. Ergeben sich Hinweise auf einen komplizierten Fieberkrampf, so wird unter dem Verdacht auf eine Meningoenzephalitis eine Lumbalpunktion vorgenommen und eine antibiotische Therapie (Cefotaxim, 200 mg / kgKG / d i. v. in 3 ED) eingeleitet. Besonders bei fokalen Symptomen sollte dabei auch an die Möglichkeit einer Herpes-Enzephalitis gedacht und bis zum Erhalt einer negativen Herpes-PCR im Liquor mit Acyclovir (Zovirax, 30 mg / kgKG / d in 3 ED) behandelt werden.

24

Hinweis für die Praxis: Sofern bereits früher ein Fieberkrampf aufgetreten war, sind die Eltern oft mit Prophylaxeempfehlungen („rechtzeitig Fieberanstieg vermeiden") nach Hause entlassen worden. Da es jedoch zum Wesen des Fieberkrampfes gehört, bei einem unvermittelt raschen Fieberanstieg aufzutreten, sind auch gewissenhafte Eltern hier meist „chancenlos". Es ist daher wichtig, nicht den Eindruck aufkommen zu lassen, dass der neuerliche Fieberkrampf durch „Verschulden" der Eltern zustande gekommen sei.

Meningitis

Eine wichtige Differenzialdiagnose bei akuten fieberhaften Erkrankungen im Kindesalter stellt die Meningitis dar, die sich, je jünger das Kind ist, desto uncharakteristischer äußert.

Klinik. Bei Schul- und Kleinkindern stehen die auch für Erwachsene typischen Symptome Kopfschmerzen und Nackensteifigkeit im Vordergrund, wobei letztere eher indirekt durch eine schwerfällige, auf beiden Armen abgestützte Sitzposition („Dreifußzeichen") oder durch die Unfähigkeit, die eigenen Knie mit dem Mund zu berühren („Kniekussphänomen"), erkennbar ist. Andererseits ist eine „endgradige" Nackensteifigkeit ein häufiges Begleitphänomen hohen Fiebers im Kindesalter, auch wenn keine Meningitis vorliegt; nach erfolgreicher antipyretischer Medikation ist diese dann meist prompt reversibel. Dagegen lassen Kleinkinder und Säuglinge oft nur eine allgemeine Berührungsempfindlichkeit, ein eigentümlich „schrilles" Schreien und – soweit noch offen – eine gespannte oder vorgewölbte Fontanelle erkennen.

Diagnostik und Therapie. Als wegweisend für die Diagnose gilt die Lumbalpunktion, in der sich durch eine Pleozytose die Infektion und durch die Zelldifferenzierung (granulozytär oder lymphozytär) die wahrscheinliche (bakterielle oder virale) Genese nachweisen lässt. Bei stark beeinträchtigtem Allgemeinzustand ist eine antibiotische Therapie (s. o.) auch vor der Lumbalpunktion einzuleiten, selbst wenn dann der Erregernachweis nicht mehr gelingt.

Sepsis

Pathogenese. Wegen der labileren Abwehrlage kann sich bei Säuglingen und Kleinkindern nicht nur aus einer zunächst lokalisierten Infektion (z. B. Harnwegsinfekt) vergleichsweise rasch eine sekundäre Sepsis (z. B. Urosepsis) entwickeln, vielmehr ist auch häufiger als bei Erwachsenen mit primär septischen Krankheitsverläufen zu rechnen. In einzelnen Fällen stellen solche Septitiden auch die Erstmanifestation eines bislang unerkannten Immundefektes dar.

Klinik. Ein typisches Beispiel für einen Erreger, der im Kindes- und Jugendalter in beiden Verlaufsformen in Erscheinung treten kann, ist *Neisseria menigitidis*: Während endemische Meningokokkenerkrankungen bei Jugendlichen,

Tabelle 24.**2** Kriterien zur Einstufung von Fieberkrämpfen

	Einfacher Fieberkrampf	**„Komplizierter Fieberkrampf"**
Alter	1 – 5 Jahre	< 9 – 12 Monate, > 5 – 6 Jahre,
Anamnese	psychomotorisch gesund	zerebral geschädigt
Anfallsmorphe	generalisiert tonisch-klonisch	asymmetrisch, Herdsymptome
Anfallsdauer	< 15 min	≥ 15 min
Postiktaler Verlauf	nach kurzem Dämmerzustand unauffällig	persistierende fokale Ausfallserscheinungen
Häufigkeit (in 24 h)	1	≥ 2
Intervall-EEG	unauffällig	hypersynchrone Aktivität, Herdbefund
Rezidive (im Kindesalter)	< 3	≥ 3

wie sie immer wieder einmal in Heimen, Kasernen oder dergleichen auftreten, meist als typische Meningitis (mit Kopfschmerzen, Nackensteifigkeit und Bewusstseinstrübung) beginnen und erst sekundär zu einem septischen Bild generalisieren können, führt die Infektion bei Kleinkindern regelmäßig zu einer aus voller Gesundheit heraus auftretenden Sepsis (ähnliche Bilder werden auch durch Pneumokokken und Haemophilus influenzae B hervorgerufen).

Das gefürchtete *Waterhouse-Friderichsen-Syndrom* ist äußerlich gekennzeichnet durch rasch aufschießende, zunächst petechiale, dann zunehmend flächige Hauteinblutungen, die nicht mit anderen „fleckbildenden" Erkrankungen des Kindesalters (exanthematische Viruskrankheiten, anaphylaktoide Purpura Schönlein-Henoch mit Suggillationen an den „abhängigen" Körperpartien, idiopathische thrombozytopenische Purpura mit stecknadelkopfgroßen Petechien) verwechselt werden dürfen und speziell an den Akren (Finger, Zehen) in Nekrosen – ggf. mit späterem Amputationsbedarf – übergehen können (Abb. 24.**8**). Diese Hauterscheinungen sind Ausdruck eines septischen Kreislaufschocks mit disseminierter intravasaler Gerinnung, der rasch ins Multiorganversagen führt und wegen seines foudroyanten Verlaufs von Nebennierenblutungen (früher erst postmortal pathologisch, heute bald nach Erkrankungsbeginn sonographisch dokumentierbar) begleitet ist. Da der Organismus von den Erregern gleichsam „überrannt" wird, findet sich im Blut ein rascher Abfall der Leukozyten („Leukozytensturz") und im Liquor ein positiver Bakteriennachweis (von gramnegativen Diplokokken) bei noch fehlender Pleozytose.

Therapie. Beim geringsten Verdacht auf ein Waterhouse-Friderichsen-Syndrom muss unverzüglich eine antibiotische Behandlung, die in diesem Fall eine „lebensrettende Sofortmaßnahme" darstellt, begonnen werden (Penizillin G 0,5[–1,0] Millionen IE / kgKG / d i. v. in 4 – 6 ED, ggf. kombiniert mit Cefotaxim 200 mg / kgKG / d i. v. in 3 ED, ggf. in Verbindung mit Dexamethason 0,4 – 0,6 mg / kgKG / d i. v. in 2 – 3 ED, beginnend 10 – 15 min vor der ersten Antibiotikagabe, zur Minderung der toxinvermittelten Entzündungsreaktion). Weiterhin ist eine sehr großzügige Volumensubstitution zur Bekämpfung des septischen Kreislaufschocks (ggf. mit gleichzeitiger katecholaminerger Unterstützung des Myokards) erforderlich, die mit einer Vollelektrolytlösung (z. B. Ringer, 20 – 30 ml / kgKG) begonnen wird.

Bauchschmerzen und akutes Abdomen

Da Kinder, je jünger sie sind, desto weniger eine Schmerzlokalisation angeben können, bzw. viele Beschwerden auf den Bauch(-nabel) projizieren, wird für akute Erkrankungen im Kindesalter häufiger eine abdominelle Ursache angenommen, als sie sich letztlich bestätigt. Insbesondere ist die akute Appendizitis weniger verbreitet als vielfach vermutet, allerdings auch nicht immer durch eine so eindeutige Symptomenkonstellation (vorangehende Übelkeit, rektal-orale Temperaturdifferenz > 1,0 °C, Druckschmerz am McBurney-Punkt, kontralateraler Loslassschmerz, Psoasschmerz beim einbeinigen Hüpfen, Douglasschmerz bei der digital-rektalen Untersuchung) gekennzeichnet, wie oft erwartet wird. Da zudem gerade nach einer (gedeckten) Perforation oft eine schlagartige Linderung der Beschwerden auftritt, gehört die Nichterkennung einer akuten Appendizitis nach wie vor zu den gefürchteten Fehleinschätzungen in der pädiatrischen Notfallmedizin.

Hinweis für die Praxis: Typische extraabdominelle Ursachen für „Bauchschmerzen" im (Klein-)Kindesalter sind:
- Otitis media (Otoskopie!),
- Pneumonie mit basaler Pleuritis (Auskultation!),
- akutes Skrotum (inkarzerierte Leistenhernie, Hodentorsion oder Orchitis / Epididymitis; Blick in die Windel!),
- Harnwegsinfekt (Urinstatus!),
- Erstmanifestation eines Diabetes mellitus (sog. Pseudoperitonitis diabetica; Urin- und Blutzuckerkontrolle!).

Invagination

Unter den intraabdominellen Bauchschmerzursachen ist – neben einer nicht immer offensichtlichen Gastroenteritis oder chronischen Obstipation – besonders die Invagination zu erwähnen, die ihren Häufigkeitsgipfel zwischen dem 6. Lebensmonat und 3. Lebensjahr hat. Oft ausgelöst durch entzündliche Affektionen (bakteriell, viral, immunologisch) mit begleitender intestinaler Lymphknotenvergrößerung, kommt es bei der Invagination zur „Selbsteinstülpung" von Darmanteilen – meist des distalen Ileums über die Bauhin-Klappe in das Colon ascendens oder transversum – mit konsekutiver Verschlussileussymptomatik.

Klinik. Klinisch treten dann aus voller Gesundheit heraus heftigste Bauchschmerzattacken mit Zusammenkrümmen des Körpers (bzw. „Hochwerfen der Beinchen") auf, die sich mit beschwerdefreien Intervallen abwechseln, in de-

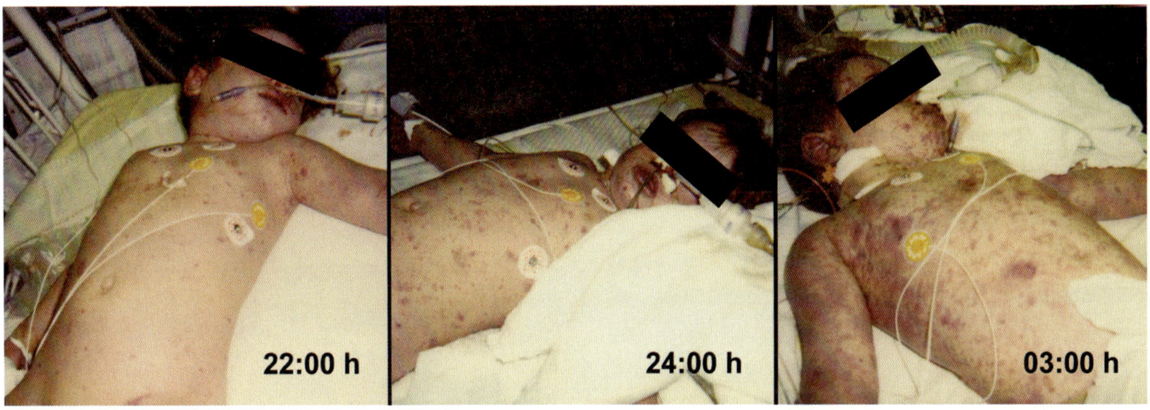

Abb. 24.**8** Klinischer Verlauf einer Meningokokkensepsis (Waterhouse-Friderichsen-Syndrom).

nen die Kinder allerdings blass und beeinträchtigt wirken. Im rechten Unterbauch ist mitunter eine „Walze“ zu tasten, die sich in der Abdomensonographie durch die typische Schießscheibenform (Kokardenform) als Invaginat zu erkennen gibt.

Therapie. Während in diesem Stadium meist noch eine mechanische Devagination durch einen unter sonographischer Kontrolle vorgenommenen Einlauf möglich ist, kommt es bei längerer Latenz zu einer zunehmenden „Selbststrangulation“ der invaginierten Darmschlingen, die sich durch rektalen Blutabgang bemerkbar macht und eine chirurgische Devagination – ggf. mit Resektion nekrotischer Darmanteile – erfordert. Um dies zu verhindern, ist bei jedem Invaginationsverdacht eine großzügige Klinikeinweisung erforderlich.

Dehydratation und Coma diabeticum

Ein Flüssigkeitsmangel (durch Trinkverweigerung, Erbrechen oder Diarrhö) kann im Kindesalter wegen des erhöhten Wasserumsatzes rasch zu einer bedrohlichen Zustandsverschlechterung führen und wurde wegen des vergiftungsähnlichen Krankheitsbildes früher auch als „Toxikose“ bezeichnet.

Klinik. Der Schweregrad bemisst sich nach dem prozentualen Wasserverlust, wobei genaue Gewichtsangaben, die eine Quantifizierung erlauben (z. B. „vor einer Woche beim Kinderarzt gewogen“), selten vorliegen; daher wird eine ungefähre Einschätzung anhand des klinischen Befundes vorgenommen (Tab. 24.**3**).

Rehydratation. Besonders in schweren Fällen (Exsikkose ≥10%) sollte noch vor Erhalt der Laborwerte mit einer Initialtherapie begonnen werden. Da deren Ziel ein zügiger Ersatz verloren gegangenen Volumens ist, darf hierzu – anders als in der Dauerinfusionstherapie – auch im Kindesalter eine Vollelektrolytlösung (NaCl 0,9%, Ringer, Ringer-Laktat, Sterofundin) in einer Dosierung von 20 ml / kgKG über 30 min verwendet werden. Bei der anschließenden Rehydratationsbehandlung wird grundsätzlich zwischen dem Erhaltungsbedarf, also der Flüssigkeitszufuhr, die auch ein gesundes Kind bei kompletter Nahrungskarenz erhalten müsste, und dem Defizitausgleich, also dem Ersatz der im Rahmen der Gastroenteritis erlittenen Flüssigkeits- und Elektrolytverluste, unterschieden, die letztlich miteinander verrechnet und in Form einer konfektionierten Fertiglösung verabreicht werden. Um für den Fall eines Nierenversagens eine Hyperkaliäme zu vermeiden, sollte Kalium (in einer Größenordnung von 1–2 mval / kgKG / d) erst dann beigemischt werden, wenn die Diurese wieder eingesetzt hat.

Bei einer *hypotonen Dehydratation* (Na <130 mval / l), die dadurch zustande kommt, dass mehr Kochsalz als Wasser verloren gegangen ist bzw. zu viel freies Wasser nachgetrunken wurde, muss neben Erhaltungsbedarf und Defizitausgleich eine zusätzliche Natriumzufuhr zum langsamen Ausgleich des Defizits vorgesehen werden.

Wichtig: Bei einer *hypertonen Dehydratation* (Na >150 mval / l), die sich im Kindesalter oft auf vorangegangenen Versuche einer oralen Elektrolytzufuhr ohne ausreichende Wasserzufuhr zurückführen lässt, darf auf keinen Fall eine rasche „Verdünnung“, sondern ausschließlich eine langsame, kontrollierte Absenkung des Natriumspiegels angestrebt werden. Anderenfalls kann es durch „Aufquellung“ des ebenfalls hypertonen Intrazellularraumes zum Hirnödem und zur Auslösung von Krampfanfällen kommen.

Hierzu wird die Infusiontherapie mit einer isotonischen Elektrolytlösung begonnen, der – wenn auch damit noch ein zu rascher Abfall des Natriumspiegels resultiert – evtl. zusätzlich NaCl beigefügt werden muss.

Pufferung. In schwereren Fällen einer Exsikkose liegt meist eine begleitende metabolische Azidose vor, die sich oft schon klinisch durch eine vertiefte Atmung zu erkennen gibt. Im Säure-Basen-Status findet sich dann typischerweise ein erniedrigter pH-Wert, ein negativer Base Excess sowie – als Zeichen kompensatorischen Hyperventilation – ein herabgesetztes pCO_2. Pathophysiologisch liegt eine wechselnde Kombination aus einer Additionsazidose (Ketoazidose durch Hungerstoffwechsel, Laktatazidose durch beginnenden Kreislaufschock), einer Retentionsazidose (mangelnde Ausscheidung saurer Valenzen durch beeinträchtigte Nierenfunktion) und einer Subtraktionsazidose (diarrhöbedingte Verluste von alkalischen Dünndarmsekreten) zugrunde.

Da die metabolische Azidose symptomatischen Charakter hat, sollte sie unter adäquater Rehydratation spontan rückläufig sein, sodass sich eine Puffertherapie in den meisten Fällen erübrigt. Lediglich in schweren Fällen, in denen der Ausgleich zu lange benötigt oder durch die Hyperventilation zusätzliche Zustandsbeeinträchtigungen hervorgerufen werden, kann Natriumbikarbonat 8,4% (1 ml = 1 mval) in einer Dosis von 0,3 × Base Excess × Körpergewicht appliziert werden.

Tabelle 24.**3** Klinische Kriterien zur Einstufung des Schweregrades einer Dehydratation

Allgemeinzustand	*unruhig*	matt	apathisch
Schleimhäute	*trocken*	spröde	rissig
Hautturgor		*reduziert*	stehende Falten
Augen		*eingesunken*	haloniert
Fontanelle		*unter Niveau*	tief eingesunken
Nierenfunktion		*Oligurie*	*Anurie*
Atmung		vertieft	*Hyperventilation*
Kreislauf			*Hypotonie / Tachykardie*
Geschätzter Exsikkosegrad	**5% (50 ml / kgKG)**	**10% (100 ml / kgKG)**	**15% (150 ml / kgKG)**

24

Wichtig: Sollte gleichzeitig die Atmung beeinträchtigt sein, ist bei der Gabe von Natriumbikarbonat Vorsicht geboten, da es zu einer Retention des vermehrt anfallenden CO_2 kommen könnte.

Coma diabeticum

Eine Sonderform der schweren Exsikkose stellt die Erstmanifestation des juvenilen Diabetes mellitus (Typ-I-Diabetes) dar.

Pathogenese und Klinik. Das Versiegen der Insulinausschüttung macht sich meist durch eine auffällige Polydipsie bemerkbar, die der zugrunde liegenden Polyurie (osmotische Diurese) entgegenwirkt, ohne diese vollständig kompensieren zu können. Der resultierende Flüssigkeitsverlust wird aggraviert durch die vermehrte Einschmelzung von Fettreserven, welche ihrerseits zu einer Ketoazidose (Azetongeruch!) führt. Die metabolische Azidose bedingt eine ausgeprägte kompensatorische Hyperventilation (große Kußmaulsche Azidoseatmung), durch die die Hirndurchblutung und damit der Bewusstseinszustand zusätzlich eingeschränkt wird.

Hinweis für die Praxis: Wird bei einem (prä-)komatösen Zustand die Ausscheidung von Glukose und Ketonkörpern im Urin sowie ein erhöhter Blutzuckerspiegel nachgewiesen, kann die Diagnose eines Diabetes mellitus praktisch als gesichert gelten.

Therapie. Indessen besteht das Ziel der Initialtherapie weniger in einer raschen Normalisierung des Blutzuckerspiegels als vielmehr in einer kontrollierten Rehydratation (s. o.), mit der, sobald der Blutzuckerspiegel unter vorsichtiger Altinsulindosierung (ca. 0,05–0,1 IE/kgKG/h über Perfusor) unter 300 mg/dl absinkt, auch wieder Glukose zugeführt werden darf. Eine überstürzte Volumenzufuhr ist wegen der Gefahr eines malignen Hirnödems ebenso zu vermeiden wie eine zu rasche Blutzuckersenkung wegen des Risikos einer Hypoglykämie. Bei ausgeprägter reaktiver Hyperventilation kann eine zurückhaltende Pufferung mit Natriumbikarbonat bis zu einem base excess (BE) von ca. –15 mval/l angebracht sein, um der gesteigerten Atemarbeit und dem hypokapniebedingten Verwirrtheitszustand zu begegnen. Die verbleibende metabolische Azidose wird sich dann in dem Maße spontan ausgleichen, in dem das Flüssigkeitsdefizit und die Stoffwechselstörung behoben werden.

Hinweis für die Praxis: Aufgrund der metabolischen Azidose kommt es auch zu einer relativen Hyperkaliämie, durch die vorangegangene Kaliumverluste maskiert werden, sodass sich mit der Normalisierung des pH-Wertes typischerweise eine substitutionsbedürftige Hypokaliämie zu erkennen gibt.

Nach erfolgreicher Initialtherapie werden die Patienten auf ein Diätregime und eine Insulinbehandlung eingestellt. Werden Diätfehler begangen oder bestehen – besonders bei Jugendlichen – Complianceprobleme, so kann es auch zu sekundären Entgleisungen der Stoffwechselsituation analog der Erstmanifestation kommen; umgekehrt kann, wenn beispielsweise durch einen Infekt die Nahrungsaufnahme beeinträchtigt, aber die Insulingabe nicht entsprechend angepasst wird, ein hypoglykämischer Schock auftreten, der dann wie beim adulten Diabetiker durch rasche Glukosesubstitution (Glukose 20 %, ca. 2 ml/kgKG) zu behandeln ist.

Unfälle und Vernachlässigungszustände

Stürze und Schädelhirntraumen

Ätiologie. Stürze stellen im Kindesalter eine Hauptursache für Verletzungen dar. Viele dieser Stürze spielen sich im Haushalt ab und wären durch entsprechende Vorbeugungsmaßnahmen vermeidbar gewesen, so etwa die Stürze in unbeaufsichtigten Momenten vom Wickeltisch (durch Unterschätzung der Fähigkeit auch junger Säuglinge, sich – wenngleich ungezielt – von der Stelle zur bewegen) oder die Stürze über nicht abgesicherte Treppen im „Gehfrei“ (das, obwohl für die Entwicklung der Motorik völlig ungeeignet, leider immer noch im Handel ist). Glücklicherweise verlaufen sie oft glimpflich, sei es durch die „zylindrische“ Körperform von Säuglingen und Kleinkindern oder durch funktionierende Schutzreflexe, die zu einem glücklichen Abrollen des Körpers führen. Dagegen drohen schwerere Verletzungen erfahrungsgemäß immer dann, wenn es während des Sturzes zu einer plötzlichen „Dezeleration“, z. B. durch Aufschlagen des Kopfes auf dem Badewannenrand (bei Stürzen vom Wickeltisch) oder auf der Bettkante (bei Stürzen vom Hochbett), kommt. Hierzu gehören leider auch viele typische Verkehrsunfälle mit kindlichen Fußgängern oder Fahrradfahrern.

Klinik. In den meisten Fällen werden Kinder nach einem Sturz „sofort schreien“, was anamnestisch als günstiges Zeichen gewertet wird. Besteht eine kurze Bewusstlosigkeit mit anschließendem Aufklaren, jedoch retrograder Amnesie für das Unfallgeschehen, so kann eine einfache „Commotio cerebri“ vorliegen. Besondere Aufmerksamkeit verlangt eine sekundäre Eintrübung, die – ebenso wie eine anhaltende Bewusstlosigkeit – eine schwerere intrakranielle Verletzung befürchten lässt.

Hinweis für die Praxis: Dabei ist zu beachten, dass nicht wenige Kleinkinder, wenn sie nach einem „aufregenden Ereignis“ getröstet wurden, dazu neigen, vor Erschöpfung einzuschlafen, was mit einer sekundären Eintrübung verwechselt werden kann.

Zur Objektivierung des Bewusstseinszustands eignet sich die Glasgow-Koma-Scale (GCS), die hinsichtlich der „verbalen Antwort“ in einer altersadaptierten Version anzuwenden ist (Tab. 24.**4**).

Hinzu kommt die sorgfältige Beobachtung der Pupillenreaktionen (besonders auf eine sich entwickelnde Anisokorie als Ausdruck eines epiduralen Hämatoms) und des äußeren Gehörgangs auf einen Blut- und Flüssigkeitsabgang (Otoliquorrhö bei Schädelbasisfrakturen). Lassen sich unmittelbar nach einem Sturzereignis Konvulsionen beobachten, so werden diese (außer bei sehr schweren Hirnverletzungen) eher Ursache als Folge des Sturzes sein, indem das Kind z. B. beim Spielen einen Krampfanfall erlitten hat.

Erstmaßnahmen. Die Erstversorgung konzentriert sich auf die Stabilisierung der Vitalfunktionen, wobei nicht nur bei beeinträchtigter Atmung, sondern auch bei unsicherer Bewusstseinslage, instabiler Kreislaufsituation und allen Verletzungen mit voraussehbarer Verschlechterung oder Notwendigkeit einer adäquaten Analgesie eine Intubationsindikation besteht. Andererseits darf auch nach scheinbar dramatischen Unfallereignissen (Treppenstürzen oder dergleichen) die heftige Gegenwehr eines laut schreienden Kindes durchaus als Ausdruck eines guten Allgemein-

Tabelle 24.4 Altersadaptierte Glasgow-Koma-Scale zur Stratifizierung von Schädelhirntraumen

Punkte	Augenöffnen	Motorische Antwort (auf Schmerzreize)	Verbale Antwort >24–36 Monate	„Verbale" Antwort <24–36 Monate
1	kein	keine	keine	keine
2	auf Schmerzreiz	Strecksynergismen	Lautieren	nicht „ansprechbar", kurze Unruhephasen
3	auf Anruf	Beugesynergismen	„Wortsalat"	somnolent, weint „untröstlich"
4	spontan	ungezielt	desorientiert	weinerlich, reagiert verlangsamt
5		gezielt	orientiert	munter, fixiert
6		auf Aufforderung		
Bewertung	**15–13 Punkte leicht**	**12–9 Punkte mittel**	**<8 Punkte schwer (Intubationsindikation!)**	

zustands gewertet werden, zumal das „Erzwingen" einer Intubation – durch das Zusammenwirken von vollem Magen des Kindes, Medikamenten zur Narkose und Manipulationen im Hypopharynx – in solchen Fällen nicht selten zu einer Aspiration führt.

Im Falle eines Blutverlustes ist zu bedenken, dass eine für Erwachsene geringfügige Blutung bei Kindern bereits einen erheblichen Verlust darstellen kann, dem durch rechtzeitige adäquate Volumenzufuhr begegnet werden muss. Hierzu werden auch im Kindesalter plasmaisotone, kristalloide Infusionslösungen (z. B. Ringer) bevorzugt.

Hinweis für die Praxis: Ein besonderes Augenmerk hat auch der Vermeidung von sekundären Beeinträchtigungen zu gelten, die sich v. a. durch:
- eine unbedachte Kälteexposition mit konsekutiver Hypothermie,
- eine unzureichende Immobilisation bei möglichen Wirbelsäulenverletzungen sowie
- ein Übersehen intraabdomineller Begleitverletzungen

ergeben können.

24

Ertrinkungsunfälle und Unterkühlungen

Epidemiologie. Ertrinkungsunfälle gehören zu den tragischsten Ursachen von Tod und bleibender Behinderung im Kindesalter, weil sie in aller Regel durch geeignete Präventionsmaßnahmen (sichere Absperrung von Gartenteichen und Swimmingpools, frühzeitiger Schwimmunterricht schon im Kleinkindesalter, konsequente Beaufsichtigung von Nichtschwimmern) vermeidbar gewesen wären. Sie zeigen eine zweigipfelige Häufung im Kleinkindes- und im Adoleszentenalter, wobei besonders bei Jugendlichen, aber auch schon bei Kleinkindern das männliche Geschlecht bevorzugt betroffen ist.

Die Erstversorgung und Behandlung hat 2 Hauptaspekte zu berücksichtigen:
- die Aspirationspneumonie und Wasserintoxikation,
- die zerebrale Hypoxie und akzidentelle Hypothermie.

Daneben darf in der Hektik der Rettung und Wiederbelebung nicht vergessen werden, an auslösende Erkrankungen (Krampfanfall) und/oder begleitende Verletzungen (intrakraniell, spinal) zu denken (Bierens 2006).

Aspirationspneumonie und Wasserintoxikation

Da unter Wasser zunächst ein reflektorischer Laryngospasmus eintritt, verläuft ein kleiner Teil (10–15%) der Submersionsereignisse als „trockenes Ertrinken". Jedoch kommt es spätestens im Rahmen der Rettung und Reanimation regelmäßig zur Regurgitation und Aspiration von Mageninhalt (verschlucktem Wasser), sodass in der Mehrzahl der Fälle (85–90%) ein „feuchtes Ertrinken" vorliegt. Dabei ist der Unterschied zwischen Süß- und Salzwasseraspiration früher insofern überschätzt worden, als sich in beiden Fällen eine – wenn auch pathophysiologisch etwas unterschiedliche – Aspirationspneumonie ausbildet und das aspirierte Flüssigkeitsvolumen in der Regel nicht ausreicht, um signifikant unterschiedliche Kreislaufeffekte (Hämodilution und Hämolyse bei Süßwasser, Hämokonzentration und Hypovolämie bei Salzwasser) zu bewirken.

Für die Erstversorgung bedeutsamer ist, dass sich auch aus scheinbar harmlosen Submersionsereignissen (z. B. durch gegenseitiges „Sich-unter-Wasser-Drücken" badender Kinder) ein schweres *Lungenversagen* (acute respiratory distress syndrome, ARDS) entwickeln kann, welches aber oft erst nach einigen Stunden manifest wird.

Wichtig: Aufgrund der verzögerten Manifestation einer Aspirationspneumonie („sekundäres Ertrinken") gilt die Regel, dass jedes „beinahe ertrunkene" Kind – auch bei scheinbarer Symptomlosigkeit – für ca. 24 h stationär überwacht werden sollte.

Bei kritischeren Verläufen kommt es außerdem vor, dass sich über die Lunge ins Kreislaufsystem geratene Krankheitserreger aus verschmutzten Gewässern in ischämischen Gewebsarealen absiedeln und dort zu Superinfektionen führen (z. B. zerebrale Pilzabszesse nach Sturz in Ententeich); aus diesem Grunde kann es sinnvoll sein, bei der Rettung des Patienten zusätzlich eine Wasserprobe zu asservieren, um diese auf mögliche Problemkeime analysieren zu lassen.

Hypoxie und Hypothermie

Während Ertrinkungsunfälle in warmen Gewässern (sommerlicher Gartenteich, beheiztes Wellenbad) infolge des „Erstickens unter Wasser" rasch zu einer irreversiblen zerebralen Hypoxie führen und die Unterkühlung bei Schiffbrüchigen auf See oft ein baldiges Kammerflimmern auslöst, sind gerade von Kleinkindern, die (z.B. beim Schlittschuhlaufen auf ungenügend zugefrorenen Seen) in eiskalte Gewässer gestürzt waren und vor ihrer Rettung für längere Zeit unter Wasser getrieben hatten, immer wieder erstaunliche Wiederbelebungserfolge beobachtet worden.

Ursächlich hierfür sind 4 Faktoren, die sich letztlich auf die geringe Körpergröße zurückführen lassen:

- Zunächst erfahren Kleinkinder in eiskalten Gewässern infolge ihres großen Oberfläche-Volumen-Verhältnisses eine „schlagartige Abkühlung“, die anders als bei typischen akzidentellen Hypothermien nicht mit einer langanhaltenden kältegegenregulatorischen Stoffwechselsteigerung einhergeht, sondern wie bei einer induzierten Hypothemie zu einer raschen kältebedingten Stoffwechseldrosselung führt und daher einen Schutzeffekt vor Hypoxie ausübt.
- Zudem tolerieren sie – vermutlich aufgrund ihres höheren Grundumsatzes und des entsprechend größeren „Abstandes“ zu einem kritischen Minimalumsatz – eine tiefere absolute Absenkung der Körpertemperatur.
- Darüber hinaus scheint – ähnlich wie bei Feten mit intrauteriner Mangelversorgung – auch bei Kleinkindern unter Wasser ein „Tauchreflex“ (bradykarde Kreislaufzentralisation) ausgelöst zu werden, durch den die verbleibenden Sauerstoffreserven langsamer verbraucht werden als bei der für ältere Ertrinkungsopfer typischen „Gegenwehr“.
- Und schließlich bleibt wegen der geringeren Flimmerneigung kleiner Herzen auch in tiefer Hypothermie eine bradykarde Herzaktion erhalten, die mittels ihrer zentralen Kühlwirkung und der Auswaschung von Stoffwechselendprodukten („Spüleffekt“) die zerebrale Hypoxietoleranz weiter erhöht.

Insgesamt ist es also die Kombination aus beschleunigter Abkühlung und verzögerter Hypoxieentwicklung, die dazu führt, dass kleine Kinder nach einem Sturz in eiskaltes Wasser bereits eine nennenswerte kältebedingte Stoffwechseldrosselung erfahren haben, bevor ein kritischer Sauerstoffmangel einsetzt, und so ihre günstigen Wiederbelebungsaussichten erklärbar werden.

Hinweis für die Praxis: Daher gilt gerade im Kleinkindesalter die Devise *„no one is dead, until warm and dead“*, der zufolge keinem hypothermen Patienten, bei dem keine eindeutigen Todeszeichen bzw. offensichtlich mit dem Leben unvereinbaren Verletzungen vorliegen, ein Wiederbelebungsversuch vorenthalten werden sollte.

Reanimation. Für die kardiopulmonale Reanimation wird außerhalb des Säuglingsalters ein Rhythmus von 30:2 (Thoraxkompressionen: Beatmungshüben) im Ein-Helfer- bzw. 15:2 im Zwei-Helfer-Verfahren empfohlen. Dabei wird in den aktuellen Reanimationsrichtlinien betont, dass die Thoraxkompressionen kräftig und schnell (empfohlene Frequenz ca. 100/min; aber nicht ohne vollständige Rückfederung des Thorax in die Ausgangsposition!) ausgeführt und für die Beatmungshübe so kurz wie möglich, nach Intubation überhaupt nicht mehr unterbrochen werden sollten – was einer „Aufwertung“ des Minimalkreislaufs gegenüber der Beatmung gleichkommt (AHA 2005a; ILCOR 2005a; Eich 2006).

Das bei anhaltender Asystolie/Bradykardie indizierte Adrenalin sollte einer Dosis von 0,01 mg/kgKG i.v. (bzw. 0,1 ml/kgKG der 1:10000 verdünnten Lösung i.v.) appliziert werden. Dabei wird für den Fall, dass periphere Venenpunktionsversuche fehlschlagen, der Platzierung einer Knochenkanüle (Abb. 24.**9**) vor der unsichereren intratrachealen Medikamentengabe der Vorzug gegeben; allerdings bietet sich auch bei Kleinkindern oft die V. jugularis externa als günstiger Punktionsort an.

Wiedererwärmung. Liegt eine Hypothermie vor, so sollten auf dem Transport alle Versuche einer aktiven Wiedererwärmung unterlassen werden, weil diese über eine periphere Vasodilatation einen weiteren Temperaturabfall („after-drop“) begünstigen und/oder einen plötzlichen Blutdruckabfall („Wiedererwärmungsschock“) auslösen könnten. Dagegen ist unter klinischen Bedingungen – im Gegensatz zu Erwachsenen, die wegen ihrer kardialen Instabilität vorzugsweise an die extrakorporale Zirkulation angeschlossen werden – im Kindesalter oft eine externe Wiedererwärmung möglich.

Nachdem Studien an reanimierten Herzinfarktpatienten einen protektiven Effekt der therapeutischen Hypothermie gezeigt haben, wird die Induktion einer moderaten Hypothermie (32–34 °C) für 12–24 h nun auch für Kinder, die nach Wiederbelebung aus einem Herzstillstand komatös bleiben, als „erwägenswert“ angesehen. In der Praxis kann dies bedeuten, Kleinkinder, die nach einem Ertrinkungsunfall wiederbelebt und anschließend hypotherm in die Klinik eingeliefert wurden, nicht sofort bis zur Normothermie aufzuwärmen, sondern zunächst in einem mäßig hypothermen Zustand zu belassen, bevor dann – nach Stabilisierung der Vitalfunktionen – die endgültige Wiedererwärmung vorgenommen wird.

Verbrennungen und schwere Hauterkrankungen

Ätiologie. Verbrennungsunfälle entstehen im Kindesalter leider noch viel zu oft durch Unachtsamkeit der Erwachsenen. Im Kleinkindesalter handelt es sich überwiegend um Verbrühungen, v.a. durch Überschütten mit kochendem Wasser (fehlende Herdschutzgitter, unbefestigte Tischdecken), bei älteren Kindern auch um „echte“ Verbrennungen, v.a. durch Stichflammen beim Grillen (Spiritus). Hierbei wie auch bei Wohnungsbränden werden Kinder oft (zusätzlich) Opfer einer Rauchgasinhalation. Bei Stromunfällen sind die Verbrennungsmarken meist lokal begrenzt, außer bei Blitzschlag oder Hochspannung (Lichtbogen beim Herumklettern auf Eisenbahnwaggons).

Daneben treten im Kindesalter einige akute Erkrankungen mit großflächiger Hautablösung auf (Erythema exsudativum multiforme major oder Stevens-Johnson-Syndrom (SJS), toxische epidermale Nekrolyse (TEN) oder Lyell-Syndrom, „staphylococcal scalded skin syndrome“ (SSSS) oder Dermatitis exfoliativa neonatorum Ritter von Rittershain), die einer „Verbrennung“ ähneln können.

Klassifikation. Die Einstufung des Schweregrades erfolgt wie bei Erwachsenen nach der Tiefe (Grad I–III) und nach der Flächenausdehnung, wobei die vom Erwachsenen abweichenden Körperproportionen zu beachten sind (Abb. 24.**10**); orientierend gilt, dass die Handfläche jeweils etwa 1% der Körperoberfläche entspricht. Zusätzliche Kriterien für das weitere Vorgehen bilden die Lokalisation der Verbrennungen (z.B. frühzeitige Intubation bei Beteiligung der Atemwege und Hinweisen auf Rauchgasinhalation) sowie der zugrunde liegende Mechanismus der Verbrennung (z.B. zusätzliche kardiologische und neurologische Über-

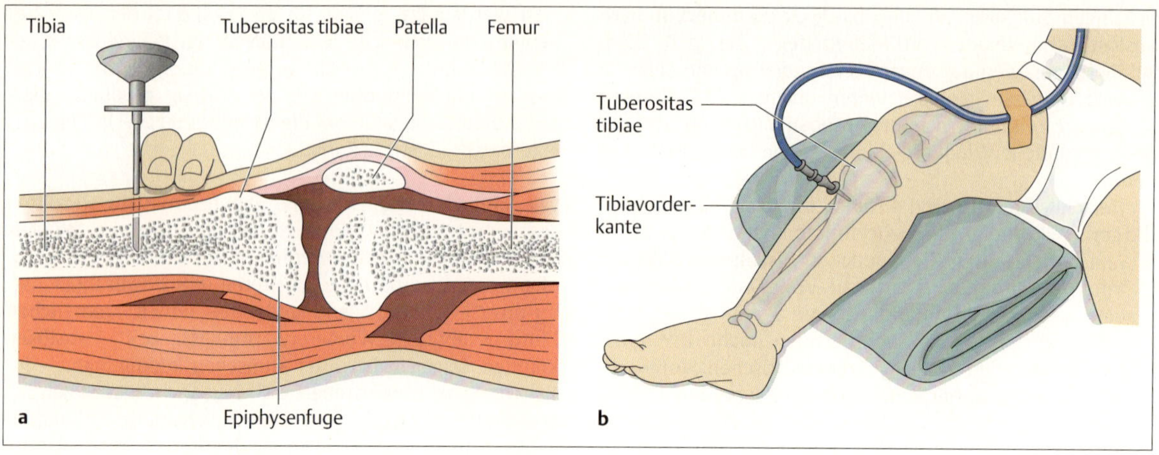

Abb. 24.**9a** u. **b** Technik der intraossären Kanülierung bei Säuglingen und Kleinkindern.
a Punktionsstelle.
b Fixierung.

wachung nach Stromunfällen) oder Hauterkrankung (z.B. Absetzen auslösender Medikamente bei toxischer oder antibiotische Behandlung bei staphylogener Schädigung).

Erstmaßnahmen. Als Erstmaßnahme wird die ausgiebige Kühlung der betroffenen Körperregionen wegen begrenzter Wirksamkeit und möglicher Nebenwirkungen (akzidentelle Hypothermie besonders bei kleinen Kindern) derzeit nicht mehr so vehement propagiert wie früher. Hohe Bedeutung haben dagegen:

- die Entfernung verbrannter Kleidung,
- die saubere Abdeckung der betroffenen Hautareale,
- die Vemeidung weiterer Wärmeverluste,
- der Ersatz der gesteigerten Flüssigkeitsverluste (Ringer-Laktat, initial 20 ml / kgKG i.v., dann weiter nach der Parkland-Formel 4 – 8 ml × % verbrannte Körperoberfläche × Körpergewicht am ersten Tag) sowie
- die adäquate Analgosedierung – ggf. nach Intubation und Beatmung.

Der Transport sollte zunächst in die nächstgelegene (Kinder-)Klinik erfolgen, wo die basale Versorgung erfolgen kann, bis der Weitertransport an ein spezialisiertes Kinderverbrennungszentrum organisiert ist.

Hinweis für die Praxis: Bei Rauchgasinhalation ist nicht nur an eine exogene Schädigung der Lunge, sondern auch an eine mögliche Erhöhung des CO-Hämoglobin zu denken, welches sich in vielen Blutgasanalysatoren nachweisen lässt.

24

Ingestionen und Intoxikationen

Definition: Die Aufnahme von Fremdsubstanzen wird zunächst als Ingestion und nur bei nachweislich überhöhten Dosen und / oder feststellbaren Vergiftungssymptomen als Intoxikation bezeichnet.

Ätiologie. Betroffen sind einerseits Kleinkinder durch ihre Neigung, unbekannte Objekte und Substanzen in den Mund zu nehmen, und andererseits Jugendliche im Rahmen von Alkohol- und Drogenkonsum oder in (para)suizidaler Absicht. Entscheidend für die Risikobewertung sind eine präzise Anamnese (wann – was – wie viel?) und eine umfassende Materialasservierung (von Originalverpackungen, Medikamentenresten oder Pflanzenteilen zur Klärung der Inhaltsstoffe, aber auch von Erbrochenem, Urin- und Blutproben zur forensisch-toxikologischen Diagnostik).

Erstmaßnahmen. Im Vordergrund der Erstmaßnahmen steht – neben der glücklicherweise in den seltensten Fällen erforderlichen Sicherung der Vitalfunktionen – die primäre Giftentfernung. Dabei ist die früher (auch aus vermeintlich „erzieherischen" Gründen!) oft geübte Auslösung von Erbrechen mittels Ipecacuanha-Sirup wegen fraglicher Wirksamkeit und zahlreicher Kontraindikationen (nicht im Säuglingsalter, nicht bei Bewusstseinstrübung, nicht bei schäumenden oder ätzenden Substanzen, nicht bei Ölen und Lösungsmitteln) hinter die Verabreichung von Aktivkohle (1 g / kgKG) zurückgetreten. Zu einer Magenspülung besteht bei Kindern nur selten Anlass.

Hinweis für die Praxis: In jedem Fall müssen Eltern davor gewarnt werden, Erbrechen durch Kochsalzzufuhr auszulösen, was bei Kindern zu einer bedrohlichen Hypernatriämie führen kann.

Spezifische Therapie. Die größte Herausforderung im Kindesalter besteht darin, aus der großen Zahl harmloser Ingestionsunfälle diejenigen herauszufiltern, bei denen eine echte Intoxikation stattgefunden hat oder droht (s. Kap. 28.1). Während etwa *Spül- oder Waschmittel* oft nur eine mäßige Schaumbildung verursachen (ggf. Dimeticon, z.B. Sab simplex, 40 – 100 mg p.o., als Entschäumer benutzen), kommt es nach Aufnahme von *Rohrreinigern* regelmäßig zu schweren Verätzungen nicht nur im Mundrachenraum, sondern auch im Ösophagus (Endoskopie indiziert) und nach Trinken von *Lampenöl* zu ernsthaften Aspirationspneumonien (stationäre Aufnahme zur Beobachtung zwingend erforderlich). Während viele *giftige Pflanzen und Beeren* in den realistischerweise aufgenommenen Mengen allenfalls zu Übelkeit und Erbrechen führen – und sich damit gewissermaßen selbst eliminieren –, kann etwa eine *Knollenblätterpilzvergiftung* durch den tückischen zweiphasigen Verlauf (zunächst mäßige gastrointestinale Symptome, dann beschwerdefreies Intervall bis zum bereits irreversiblen Leberversagen) verkannt werden. Ähnliches gilt auch für die *Paracetamolingestion* in suizidaler Absicht, die bei nicht zweifelsfrei subtoxischer Dosis

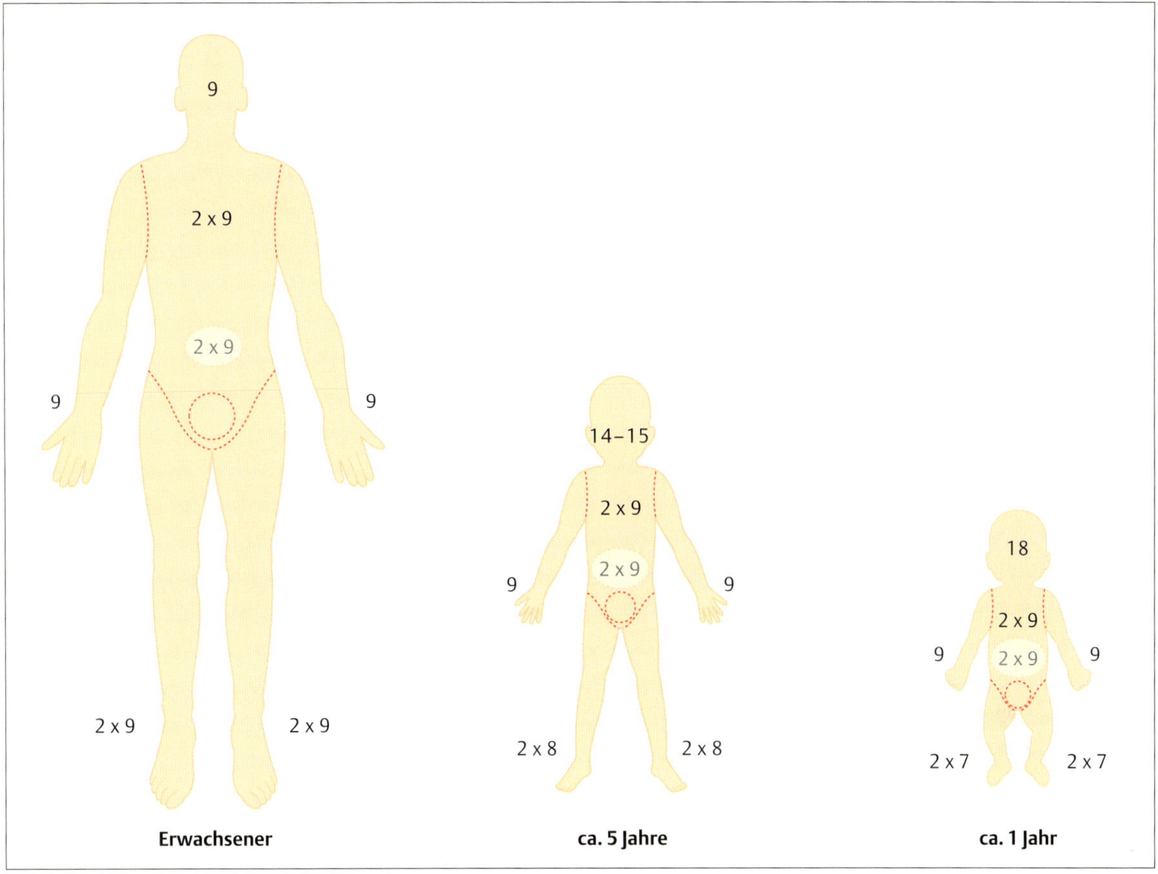

Abb. 24.**10** Modifizierte „Neunerregel" nach Wallace zur Abschätzung der Verbrennungsausdehnung (in % der Körperoberfläche) im Kindesalter. Vorder- und Rückseite des Rumpfes setzen sich relativ altersunabhängig aus je zwei 9%-Flächen zusammen; der relative Flächenanteil des Kopfes beträgt dagegen 18% beim Säugling gegenüber 9% beim Erwachsenen.

noch vor Erhalt der letztlich entscheidenden Blutspiegel mit Acetylcystein behandelt werden sollte (von Mühlendahl et al. 2003).

Über substanzspezifische Vergiftungsfolgen und falladaptierte Therapiemaßnahmen geben die Vergiftungszentralen (z. B. in Berlin; Tel.: 030-19240) kompetente Auskunft.

Verschlucken von Fremdkörpern. Eine Sonderstellung unter den Ingestionsunfällen nimmt das im Kleinkindesalter nicht seltene Verschlucken von Fremdkörpern ein, die in den meisten Fällen nach unproblematischer Magendarmpassage spontan wieder ausgeschieden werden. Eine Ausnahme hiervon besteht nur dann, wenn es – z. B. bei größeren Geldmünzen – zum Passagestopp an einer Ösophagusenge oder vor dem Pylorus kommt oder wenn – v. a. bei Knopfbatterien – eine Zersetzung mit konsekutiver Schleimhautverätzung droht, was dann zur endoskopischen Entfernung zwingt.

Plötzlicher Säuglingstod und Kindesmisshandlung

Definition: Als plötzlicher Säuglingstod (sudden infant death syndrome, SIDS) wird ein im Säuglingsalter (d. h. zwischen dem vollendeten 1. und 12. Lebensmonat) auftretender, unerwarteter Todesfall bezeichnet, für den sich auch nach sorgfältiger ärztlicher Anamneseerhebung, staatsanwaltschaftlicher Fundortermittlung und pathologisch-forensischer Leichenschau keine Ursache angeben lässt.

Epidemiologie. Der plötzliche Säuglingstod macht in Deutschland mit ca. 0,5‰ (entsprechend ca. 350 Fällen pro Jahr oder einem Fall pro Tag!) noch immer die führende Todesursache im Säuglingsalter aus, obwohl die Inzidenz in den letzten Jahren deutlich abgenommen hat (Bajanowski u. Poets 2004).

Ätiopathogenese. Verantwortlich für diesen Rückgang ist zum einen die zunehmende Klärung zuvor unbekannter Ursachen (z. B. seltener Stoffwechselkrankheiten), v. a. aber der Erfolg von Präventionskampagnen. Kernstück dieser Kampagnen ist die Empfehlung, Säuglinge im unbeobachteten Schlaf auf den Rücken („back to sleep") zu legen und jegliches Bettzeug durch einen Schlafsack zu ersetzen. Den Hintergrund dieser Empfehlung bildet die pathophysiologische Vorstellung, dass Säuglinge auf eine Verlegung der Atemwege anders als ältere Kinder und Erwachsene nicht mit einer „Selbstbefreiung", sondern ähnlich wie der Fet mit einer „Sparschaltung" reagieren und daher, wenn ihnen keine Hilfestellung gegeben wird, gewissermaßen „wehrlos zu Tode kommen". Durch eine Lagerung, mit der jede Verlegung der Atemwege ausgeschlossen wird, kann dieses Geschehen offenbar im Ansatz verhindert werden. Neuere Forschungsergebnisse deuten allerdings darauf hin, dass ein tödlicher Ausgang nur solchen Kindern droht, bei denen eine präfinale Weckreaktion und „Selbstreanimation" durch Schnappatemzüge – möglicherweise bedingt durch einen Defekt im Serotoninstoffwechsel des Atemzentrums – ausbleibt, sodass sich der plötzliche Säuglingstod letztlich doch als Ausdruck eines Stoffwechsel- bzw. Neurotransmitterdefekts erweisen könnte.

Hinweis für die Praxis: Für den Notarzt ist der plötzliche Säuglingstod als „ungeklärter Todesfall" zu behandeln. Im Gegensatz zu den derzeitigen Gepflogenheiten, denen zufolge in nur ca. 50% der Fälle eine pathologisch-forensische Untersuchung angeordnet wird, ist eine Obduktion nicht nur zur exakten Einordnung des Todesfalls als „plötzlicher Säuglingstod" (s.o.), sondern auch zur Aufdeckung unerkannter Auslöser (z.B. angeborener Stoffwechselkrankheiten oder versteckter Misshandlungen) – besonders im Interesse weiterer Kinder der Familie – von Bedeutung. Nicht zuletzt kann sie, trotz momentaner Verzweiflung, auch zur dauerhaften Entlastung der – stets psychologisch betreuungsbedürftigen – Eltern von Schuldgefühlen beitragen.

Apparent life-threatening events

Schwierig ist die Beurteilung in Fällen, in denen die Kinder leblos und zyanotisch vorgefunden, aber „gerade noch rechtzeitig ins Leben zurückgerufen" wurden. Solche Ereignisse wurden früher oft als „near missed SIDS-events" bezeichnet, womit allerdings präjudiziert wurde, dass die betroffenen Patienten ein erhöhtes Kindstodrisiko hätten, was sich letztlich nicht bestätigen ließ. Daher wird heute von „apparent life-threatening events" (ALTE) gesprochen und eine Monitorüberwachung eher zur Ursachenklärung als zur Kindstodverhütung durchgeführt. Nachdem die Erfahrung gezeigt hat, dass auch ein Monitor nicht sicher vor dem plötzlichen Säuglingstod schützt, wird die Indikation zu einer Monitorüberwachung sonst nur noch in Fällen gesehen, in denen bereits mehr als ein SIDS-Fall in einer Familie aufgetreten ist.

Kindesmisshandlung

Gerade bei „unklaren Ausnahmezuständen" muss immer auch die Möglichkeit einer Kindesmisshandlung in Betracht gezogen werden, die von den Angehörigen durch eine „erfundene Anamnese" verschleiert wird. In den meisten Fällen ist die „Misshandlung" dabei weniger Ausdruck krimineller Energie als vielmehr psychosozialer Überforderung, die sich in unkontrollierten Aggressionsausbrüchen äußert.

Pathomechanismen. Besonders charakteristisch ist ein energisches Schütteln („shaking"), durch das ein schreiender Säugling „zur Besinnung gebracht" werden soll und das – wegen der unzureichenden Kopfkontrolle des Kindes, der wirksam werdenden Scherkräfte und der resultierenden Zerreißung von Brückenvenen – subdurale Hämatome verursachen kann. Da vielen Menschen nicht klar ist, welche Schäden durch das instinktive Schütteln angerichtet werden können, sind auch hier Präventionskampagnen durchgeführt worden, die gezielt dazu auffordern, einen schreienden Säugling lieber vorübergehend sich selbst zu überlassen, als ihn unbedingt beruhigen zu wollen.

Bei stärkerem Kontrollverlust werden die Kinder aus dem Schütteln heraus auf eine harte Unterlage fallengelassen oder gestoßen („shaken impact"), woraus nicht selten ein Dezelerationstrauma mit diffusem Hirnödem resultiert. Oft wird dann zur Erklärung der Bewusstlosigkeit ein vermeintliches Unfallereignis angeführt, welches zwar durchaus vorkommen kann (z.B. Sturz vom Sofa), aber erfahrungsgemäß nicht ein derartiges Ausmaß an Verletzungen hervorruft.

Differenzialdiagnose. Klinisch wegweisend für die Abgrenzung eines Shaken-Baby-Syndroms (Battered-Child-Syndroms) gegenüber „echten" Schädelhirntraumen oder subduralen Blutungen anderer Genese (Gerinnungsstörungen, Glutarazidurie) sind retinale Blutungen (Fundoskopie bzw. augenärztliches Konsil!). Überdies finden sich oft Hinweise auf wiederholte Gewaltanwendungen, z.B. im Sinne mehrzeitiger subduraler Ergüsse (in der kranialen Computertomographie) oder periartikulärer subperiostaler Verkalkungsreaktionen an den langen Röhrenknochen (im sog. Babygramm oder in gezielten Röntgenaufnahmen), die auf ein früheres „Anpacken" der Kinder an den Extremitäten hinweisen.

Hinweis für die Praxis: In allen Fällen, in denen eine Misshandlung vermutet wird, sollte – ggf. unter Einbeziehung eines Rechtsmediziners – eine sorgfältige Dokumentation der Verletzungen vorgenommen und je nach den Umständen entweder ein verpflichtendes Hilfsangebot unterbreitet oder eine staatsanwaltliche Ermittlung veranlasst werden.

Münchhausen-by-proxy-Syndrom

Besonders problematisch ist das Münchhausen-by-proxy-Syndrom, bei dem die engsten Angehörigen auf einer ernsten Erkrankung ihrer Kinder beharren, obwohl sich diese nicht objektiv verifizieren lässt (Noeker u. Keller 2002).

So haben verdeckte Videoaufzeichnungen in ausländischen Kliniken gezeigt, dass einzelne Fälle von vermeintlichen „Zyanoseattacken" bei Säuglingen von den leiblichen Müttern aktiv (durch Beinaheersticken mit dem Kopfkissen!) herbeigeführt wurden, um dann die Schwestern zu alarmieren. Während solche Fälle offenkundig auf einer schweren psychischen Störung der Mütter beruhen, kann sich hinter behaupteten Gesundheitsstörungen auch ein versteckter Hilferuf verbergen, um das Kind unter dem Vorwand einer Erkrankung dem Einflussbereich eines gewalttätigen Familienmitglieds zu entziehen. Nicht nachvollziehbare „schwere Erkrankungen" sollten also im Interesse der betroffenen Kinder stets ernst genommen und keinesfalls leichtfertig abgetan werden.

Kernaussagen

Notfälle bei Neugeborenen

Die Geburt stellt einen komplexen Anpassungsprozess dar, bei dem die Belüftung der Lunge die Voraussetzung für die Umstellung vom fetalen zum adulten Kreislauf und damit für die Erhöhung des O_2-Angebots im Organismus darstellt. Eine Bradykardie ist beim Neugeborenen nahezu ausnahmslos als Zeichen einer mangelnden O_2-Versorgung zu werten.

Bei der neonatalen Reanimation kommt der Wiederherstellung der O_2-Versorgung durch Stabilisierung der Atmung und Volumensubstitution bzw. Notfalltransfusion die entscheidende Rolle zu; im Falle einer anhaltenden tiefen Bradykardie

(< 60 / min) sollte nach 60 s eine überbrückende Herzmassage mit Adrenalingabe (vorzugsweise i. v.) eingeleitet werden.
Neonatale Atemstörungen beruhen neben einem unreifebedingten Surfactantmangel oft auf einer bakteriellen Infektion, die auch die häufigste Ursache der Frühgeburt darstellt und wegen ihrer gravierenden Folgekomplikationen einer sofortigen antibiotischen Therapie bedarf.
Eine sauerstoffresistente Zyanose spricht für ein zyanotisches Vitium und erfordert ggf. den Einsatz von Prostaglandin zur Wiederherstellung einer ausreichenden pulmonalen Perfusion über den Ductus arteriosus. Eine differenzielle Zyanose mit O_2-Sättigungsdifferenz zwischen oberer und unterer Körperhälfte zeigt einen Rechts-links-Shunt über den Ductus arteriosus an und beruht entweder (früh postnatal) auf einer Lungenbelüftungsstörung mit ungenügendem Abfall des pulmonalen Gefäßwiderstands (Syndrom der „persistierenden fetalen Zirkulation") oder (spät postnatal) auf einer kritischen Aortenisthmusstenose.
Neonatale Krämpfe sind am häufigsten durch eine Hypoglykämie bedingt, von der sowohl hypotrophe (wegen mangelnder Glykogenreserven) als auch makrosome Neugeborene diabetischer Mütter (wegen eines Hyperinsulinismus) bedroht sind.
Wegen zahlreicher Gefahren des Transports von Früh- und Neugeborenen ist der rechtzeitigen Verlegung von Risikoschwangeren an ein Perinatalzentrum grundsätzlich der Vorzug zu geben.

Notfälle im Kindesalter

Bei den wegen des engen Tracheobronchialbaumes häufigen akuten Atemwegserkrankungen im Kleinkindesalter ist neben der Unterscheidung zwischen inspiratorischem (obere Atemwege: Pseudokrupp) und exspiratorischem Stridor (untere Atemwege: obstruktive Bronchitis) immer auch an eine Fremdkörperaspiration zu denken.
Während ein einfacher Fieberkrampf ein vergleichsweise harmloses Ereignis darstellt, kommt es differenzialdiagnostisch v. a. auf die Abgrenzung gegenüber einer Meningoenzephalitis an. Neben fokalen Infektionen können bakterielle Erreger im Kleinkindesalter auch eine foudroyante Sepsis mit Kreislaufschock und Verbrauchskoagulopathie hervorrufen, die durch Hauteinblutungen charakterisiert ist und eine großzügige Volumensubstitution sowie eine sofortige antibiotische Therapie erfordert.
Bauchschmerzen sind im Kleinkindesalter ein häufiges Symptom auch extraabdomineller Erkrankungen; bei intermittierenden Bauchschmerzattacken ist wegen der drohenden Darmischämie rechtzeitig an eine Invagination zu denken.
Wegen des hohen Wasserumsatzes führt ein Flüssigkeitsmangel bzw. -verlust im Kindesalter rasch zu einer ernsthaften Dehydratation, die nach einer initialen Volumensubstitution mit Vollelektrolytlösung – einer berechneten Infusionstherapie bedarf. Wenn eine schwere Dehydratation mit einer tiefen metabolischen Azidose und einer Hyperglykämie einhergeht, so handelt es sich praktisch ausnahmslos um die Erstmanifestation eines juvenilen Diabetes mellitus.
Auch nach scheinbar harmlosen „Badeunfällen" kann es zu einer Aspirationspneumonie kommen, sodass eine sorgfältige Überwachung aller betroffenen Kinder unerlässlich ist. Nach einem Sturz in eiskaltes Wasser haben Kleinkinder besonders günstige Wiederbelebungschancen, weil der protektive Effekt der Hypothermie den schädlichen Auswirkungen der Hypoxie zuvorkommt.
Beim plötzlichen Säuglingstod sollte zur Aufklärung versteckter Ursachen und zur Entlastung der Eltern eine Obduktion angestrebt werden. Häufigster Misshandlungsmechanismus im Säuglings- und Kleinkindesalter ist das „shaking", welches zu schwersten intrakraniellen Verletzungen führen kann und sich auch bei irreführender Anamnese durch retinale Blutungen und / oder Läsionen an den langen Röhrenknochen zu erkennen gibt.

Literatur

American College of Obstetricians and Gynecologists and American Academy of Pediatrics. The Apgar score. Pediatrics 2006; 117: 1444 – 1447.

American Heart Association (AHA). Pediatric basic / advanced life support (guidelines for cardiopulmonary resuscitation and emergency cardiovascular care, part 11 / 12). Circulation 2005a; 112: IV156-IV187.

American Heart Association (AHA). Neonatal resuscitation guidelines (guidelines for cardiopulmonary resuscitation and emergency cardiovascular care, part 13). Circulation 2005b; 112: IV188-IV195.

Bajanowski T, Poets C. Der plötzliche Säuglingstod, Epidemiologie, Ätiologie, Pathophysiologie und Differenzialdiagnostik. Dt Ärztebl 2004; 101: A3185-A3190.

Bauer K, Groneck P, Speer CP. Neonatologie. In: Speer CP, Gahr M (Hrsg). Pädiatrie. 2. Aufl. Berlin: Springer; 2005: 167 – 253.

Bierens JJLM (ed). Handbook on drowning. Berlin: Springer; 2006.

Blackmon LR, Stark AR (the Committee on Fetus and Newborn, American Academy of Pediatrics). Hypothermia: A neuroprotective therapy for neonatal hypoxic-ischemic encephalopathy. Pediatrics 2006; 117: 942 – 948.

Eich C. Lebensrettende Maßnahmen bei Kindern. Notfallmedizin up2date 2006; 1: 45 – 56.

Hansmann G. Neugeborenen-Notfälle. Ein praktischer Leitfaden für Erstversorgung, Transport und Intensivtherapie von Früh- und Neugeborenen. Stuttgart: Georg Thieme; 2004.

Hansmann G, Bührer C, Dzietko M, Höhn T. Erstversorgung und Reanimation von Neugeborenen. Notfallmedizin up2date 2007; 2: 21 – 39.

International Liaison Committee on Resuscitation (ILCOR). Pediatric basic and advanced life support (2005 international consensus conference on cardiopulmonary resuscitation and emergency cardiovascular care science with treatment recommendations, part 6). Resuscitation 2005a; 67: 271 – 291.

International Liaison Committee on Resuscitation (ILCOR). Neonatal resuscitation (2005 international consensus conference on cardiopulmonary resuscitation and emergency cardiovascular care science with treatment recommendations, part 7). Resuscitation 2005b; 67: 293 – 303.

von Mühlendahl KE, Oberdisse U, Bunjes R, Brockstedt M (Hrsg). Vergiftungen im Kindesalter. 4. Aufl. Stuttgart: Georg Thieme; 2003.

Nicolai T. Pädiatrische Notfall- und Intensivmedizin, ein praktischer Leitfaden. 2. Aufl. Berlin: Springer; 2004.

Noeker M, Keller KM. Münchhausen-by-proxy-Syndrom als Kindesmisshandlung. Monatsschr Kinderheilkd 2002; 150: 1357 – 1369.

Obladen M, Maier RF. Neugeborenenintensivmedizin, Evidenz und Erfahrung. 7. Aufl. Berlin: Springer; 2006.

Ritzerfeld S, Singer D, Speer CP, Schiffmann H, Harms K. Notfalltransporte von Früh- und Neugeborenen: Vorausschauende Versorgung schützt vor Komplikationen. Notarzt 1997; 13: 1 – 7.

Roos R, Genzel-Boroviczény O, Proquitté H. Checkliste Neonatologie, das Neo-ABC. 2. Aufl. Stuttgart: Georg Thieme; 2003.

Schiffmann H. Pädiatrische Notfall- und Intensivmedizin. In: Speer CP, Gahr M (Hrsg). Pädiatrie. 2. Aufl. Berlin: Springer; 2005: 255 – 278.

Stopfkuchen H. Notfälle im Kindesalter, außerklinische Erstversorgungsmaßnahmen. 4. Aufl. Stuttgart: Wissenschaftliche Verlagsgesellschaft; 2005.

25

Notfälle aus der Hals-Nasen-Ohren-Heilkunde und der Mund-Kiefer-Gesichts-Chirurgie

25 Notfälle aus der Hals-Nasen-Ohren-Heilkunde und der Mund-Kiefer-Gesichts-Chirurgie

F. X. Brunner, Th. Hachenberg

Roter Faden

Vital bedrohliche Notfälle aus der Hals-Nasen-Ohren-Heilkunde (HNO-Heilkunde) und der Mund-Kiefer-Gesichts-Chirurgie betreffen überwiegend die akute Atemnot durch Fremdkörperaspiration, traumatische, infektiöse, anaphylaktische oder tumoröse Erkrankungen des Larynx oder Pharynx sowie Verletzungen von Gesicht oder Hals (Feldmann 1981).

Atemnot

Grundlagen

Leitsymptome. Als Leitsymptome gelten Dyspnoe, Zyanose und inspiratorische Nebengeräusche. Die beginnende akute Atemnot kann aber auch durch uncharakteristische Symptome wie Unruhe, Verwirrtheit und Tachykardie gekennzeichnet sein.

Zeitlicher Ablauf. Der zeitliche Ablauf der Entwicklung ist je nach Ursache der respiratorischen Insuffizienz verschieden:

- Akutes Auftreten schwerster Atemnot ist typisch für die Fremdkörperaspiration, Verletzungen von Trachea oder Kehlkopf und ein allergisch bzw. toxisch bedingtes Ödem (z. B. nach Insektenstich).
- Bei entzündlichen Schwellungszuständen von Larynx oder Trachea (Epiglottitis, Tracheitis, Pseudokrupp) entwickelt sich die Atemnot meist innerhalb einiger Stunden.
- Eine Anamnese von ein bis mehreren Tagen weist in der Regel auf abszedierende Entzündungen wie einen Peritonsillar-, Retropharyngeal- oder Zungengrundabszess hin.
- Die langsam über Wochen oder Monate zunehmende Dyspnoe, welche aber auch plötzlich dekompensieren kann, ist typisch für maligne Erkrankungen (im Erwachsenenalter Karzinom, im Kindesalter Papillom), Trachealstenosen, beidseitige Rekurrensparese oder in seltenen Fällen eine Tracheomalazie.

Basismaßnahmen

Wichtig: In der Behandlung der Atemnot hat die Sicherung der Luftwege oberste Priorität. Die Soforttherapie ist abhängig von Art und Grad der Beschwerden und im Einzelfall oft unterschiedlich.

Leichtere Atembeschwerden. Bei leichteren Atembeschwerden sind die Zufuhr von Sauerstoff, Glukokortikoiden und Kalzium, die Applikation einer Eiskrawatte sowie Ruhigstellung und Stillung des Hustenreizes oft ausreichend. Bei Aushusten von frischem Blut wird der Patient zur Kehlkopftieflagerung in die Knie-Ellenbogen-Lage gebracht.

Hinweis für die Praxis: Bei Atemnot oder Bluthusten sowie beim Mediastinalemphysem dürfen keine stark wirksamen Sedativa oder Hypnotika gegeben werden.

Verlegung der oberen Luftwege. Bei Verlegung der oberen Atemwege müssen Fremdkörper oder Blutkoagel in Mund und Pharynx manuell, durch Absaugen oder instrumentell entfernt werden. Bewusstseinsklare, kooperative Patienten können Larynx, Pharnyx und konduktive Atemwege durch aktives Abhusten bei erhöhtem Oberkörper teilweise freimachen. Ist der Patient hierzu nicht in der Lage, wird er zunächst in stabile Seitenlage gebracht, die eine Drainage des Oropharynx und eine günstige Position der Zunge ermöglicht.

Aspirierte Fremdkörper. Aspirierte Fremdkörper in der Trachea oder den Bronchien müssen endoskopisch entfernt werden. Als Ultima Ratio kann bei Verlegung der Trachea der Heimlich-Handgriff angewendet werden (s. Kap. „Kardiopulmonale Reanimation"); dieses Manöver ist jedoch wegen möglicher Komplikationen wie v. a. Leber- oder Milzruptur umstritten.

Instabiler Unterkiefer. Bei instabilem Unterkiefer durch Stückbruch des Kinns oder Trümmerfraktur besteht, insbesondere beim bewusstseinsgetrübten Patienten in Rückenlage, die Gefahr der Atemwegsverlegung durch Absinken der Mundbodenweichteile und der Zunge. Durch geeignete Lagerung (sitzende Position mit nach vorn geneigtem Kopf oder stabile Seitenlage) oder manuelles Hervorziehen der Zunge kann dieser vitalen Bedrohung behelfsmäßig begegnet werden.

Auch durch *Oro- oder Nasopharyngealtuben* lassen sich die oberen Atemwege freihalten; sie bieten jedoch keine sichere Gewähr für eine ausreichende Ventilation und keinen Schutz vor Aspiration.

Hinweis für die Praxis: In allen Fällen wird die Oxygenierung durch Zufuhr von 3 – 6 l / min *Sauerstoff* über eine Maske verbessert und kontinuierlich durch *Pulsoxymetrie* kontrolliert.

Spezielle Maßnahmen

Intubation

Orotracheale oder nasotracheale Intubation. Die orotracheale oder auch nasotracheale Intubation ist in den meisten Notfällen mit akuter Atemnot Mittel der Wahl. Sie ist insbesondere dann indiziert, wenn Weichteilödeme oder Blutungen die Atmung stark behindern.

Typische Indikationen sind ferner die zentrale Atemlähmung bei Schädelhirntrauma (SHT) oder Intoxikationen, alle Zustände von länger anhaltender Bewusstlosigkeit, die akute Luftnot durch beidseitige Rekurrensparese oder ein Larynxkarzinom, eine subglottische Tracheitis und andere Entzündungs- oder Schwellungszustände von Larynx, Pharynx und Trachea.

Wichtig: Der Notarzt muss berücksichtigen, dass Gewalteinwirkungen, die zur Fraktur von Mandibula oder Gesichtsschädel führen, gleichzeitige Verletzungen der Halswirbelsäule (HWS) und des Rückenmarks hervorrufen können (Hills u. Deane 1993).

Verdacht auf HWS-Trauma. Bei Verdacht auf ein HWS-Trauma muss die Intubation daher unter besonders vorsichtiger Laryngoskopie bzw. mittels Transillumination oder fiberoptisch erfolgen. Auch die blinde nasotracheale Intubation wird empfohlen, sofern keine Verletzung der Rhinobasis vorliegt (Combes 2006; Heidegger 2001). In allen Fällen muss eine Hyperextension des Halses vermieden werden.

Selbstverständlich wird bei Verdacht auf HWS-Trauma eine Stabilisierung der HWS mittels Stützverband durchgeführt.

Traumatisierung von Kehlkopf oder Trachea. Lebensgefahr besteht auch bei direkten Traumatisierungen von Kehlkopf oder Trachea (Verschueren 2006; Peralta 2000). Hier muss der sofortige Transport in eine HNO-Klinik in Intubationsbereitschaft erfolgen. Bei Traumen von Kehlkopf oder Trachea ist sorgfältig zu prüfen, ob sich durch Lagerung des Kopfes (Anteflexion, Lateralflexion) eine adäquate Atmung herbeiführen lässt. Die endotracheale Intubation birgt die Gefahr einer Vervollständigung eines Trachealrisses (Combes 2006).

Hinweis für die Praxis: Bei schwerer Atemnot, Zyanose oder Bewusstlosigkeit ist die Intubation dagegen unvermeidlich.

Bei partieller Kontinuitätsunterbrechung der Trachea (Trachealriss) oder vollständigem Trachealabriss muss versucht werden, den Tubus bei oraler Intubation über die Verletzung hinaus vorzuschieben oder den distalen Stumpf der Trachea nach Inspektion der Wunde direkt zu intubieren. Der distale Trachealstumpf soll nach Möglichkeit mit einer Klemme gefasst und fixiert werden, da die Gefahr besteht, dass sich die Trachea aufgrund ihrer Elastizität in den Thorax retrahiert (Abb. 25.**1**).

Weitere Notfälle. Kommt es trotz endotrachealer Intubation zu einer Aspiration in tiefe Atemwegsabschnitte, besteht der Verdacht auf eine traumatische ösophagotracheale Fistel.

Verletzungen des Gesichtsschädels können so stark bluten, dass die Intubation trotz laryngoskopisch kontrollierter, gezielter Absaugung infolge Sichtbehinderung durch Blutansammlungen im pharyngolaryngealen Bereich sehr erschwert oder unmöglich ist (Grmec 2004).

Hinweis für die Praxis: In diesen extremen Notfällen ist:
- Der noch spontan atmende Patient in die Bauchlage zu bringen und aus Mund und äußeren Wunden tretendes Blut ständig zu entfernen.
- Wenn diese Maßnahme nicht zu einer ausreichenden Atmung führt und die endotracheale Intubation misslingt, ist die Koniotomie oder Tracheotomie indiziert.
- Als Ultima Ratio können zur Überbrückung mehrere dicke Punktionskanülen durch das Lig. conicum ins Tracheallumen eingeführt und darüber Sauerstoff insuffliert werden.

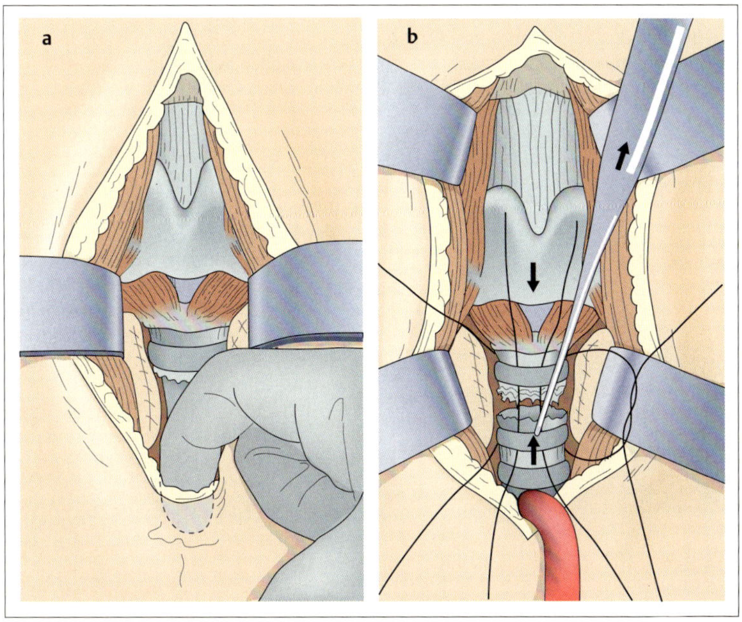

Abb. 25.**1a** u. **b** Versorgung eines Trachealabrisses.
a Eingehen durch die Wunde oder großer medianer Hautschnitt. Aufsuchen des Trachealstumpfes mit dem palpierenden Finger.
b Präklinisch kann als Ultima Ratio ein dünner Endotrachealtubus eingebracht werden. Definitive Versorgung durch End-zu-End-Anastomose. Zunächst tiefe Tracheotomie. Nach Adaptation der Hinterwand werden die Nähte um die Trachealspangen gelegt.

Koniotomie

Zur Koniotomie (Abb. 25.**2**) wird die Haut im Bereich des Schildknorpelunterrands mit einem Skalpell längs (oder auch quer) durchtrennt.

Die Inzision wird mit einer Schere oder Klemme offen gehalten, danach wird das Lig. conicum zwischen Schildknorpelunterrand und Ringknorpel quer durchtrennt.

Die Sicherung des Luftweges erfolgt durch eine Trachealkanüle oder einen dünnen Endotrachealtubus.

Es sind auch spezielle Koniotomiesets vefügbar, bei denen mit einem Trokar und darüber geschobener Kanüle das Lig. conicum durchstochen wird. Die Kanüle verbleibt im Punktionskanal, der Trokar wird zurückgezogen. Die sichere Handhabung setzt jedoch die genaue Kenntnis des jeweiligen Sets voraus.

Tracheotomie

Zur Tracheotomie (Abb. 25.**3**) muss der Patient zunächst durch Unterstützung der Schultern und Überstrecken des Kopfes gelagert werden. In Lokalanästhesie oder Intubationsnarkose erfolgt eine Längs- oder Querinzision der Haut. Die Trachea wird in der Linea alba freipräpariert und nach Unterbindung der Venen des Isthmus der Schilddrüse reseziert. Danach wird ein ovaläres Fenster auf der Höhe des 3. und 4. Trachealringes angelegt.

Chirurgisches Tracheostoma. Beim „chirurgischen" Tracheostoma wird das Gewebe der Vorderwand, z. B. mit der Stanze, komplett entfernt, danach die Kanüle eingesetzt und die Wunde um die Kanüle herum mit einem Gazestreifen locker tamponiert. Der Hautschnitt wird durch Einzelknopfnähte etwas verkleinert. Die Kanüle wird mit einer Gazekompresse unterlegt und mit einem Bändchen um den Hals fixiert.

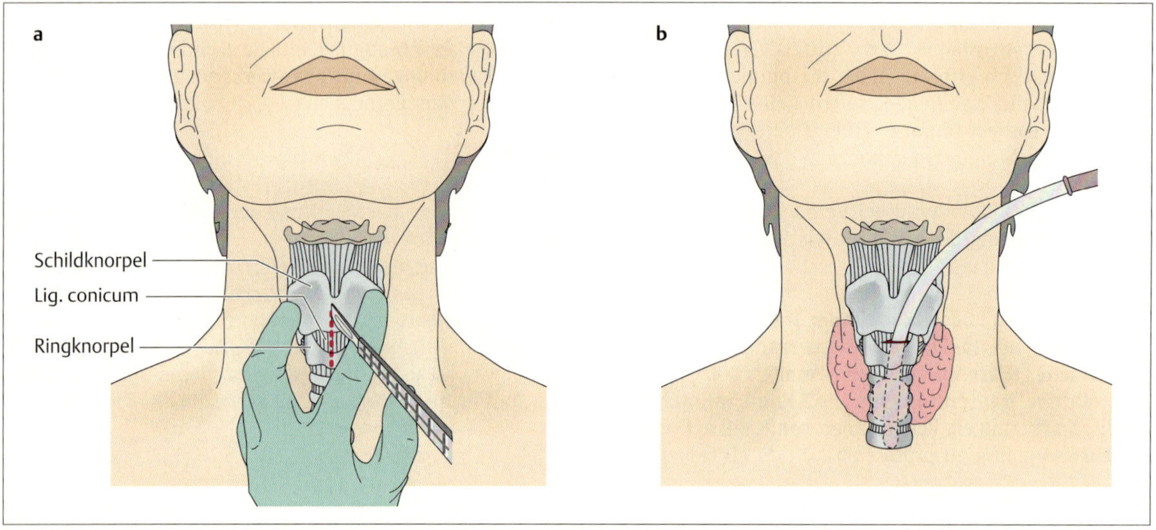

Abb. 25.**2a** u. **b** Zur Koniotomie wird die Haut im Bereich des Schildknorpelunterrands mit einem Skalpell längs durchtrennt (**a**). Die Inzision wird mit einer Schere oder Klemme offen gehalten, danach wird das Lig. conicum zwischen Schildknorpelunterrand und Ringknorpel quer durchtrennt. Die Sicherung des Luftweges erfolgt durch eine Trachealkanüle oder einen dünnen Endotrachealtubus (**b**).

25

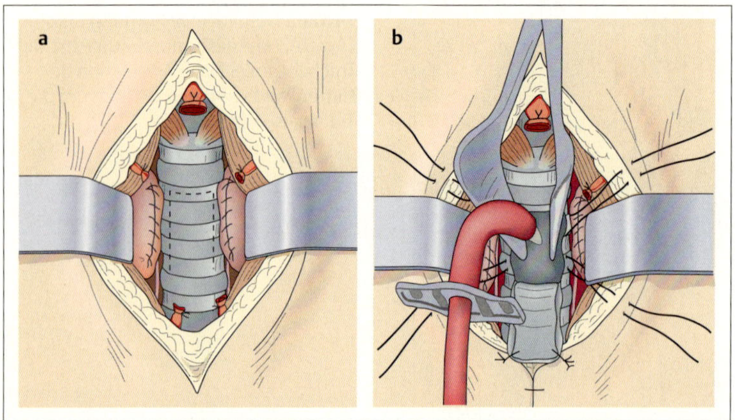

Abb. 25.**3a** u. **b** Tracheotomie. Fensterung der Trachea unter Bildung eines unten gestielten U-Lappens aus der Trachealvorderwand auf der Höhe des ehemaligen und resezierten Schilddrüsenisthmus. Größere Gefäße in der Nachbarschaft sind unterbunden, unterhalb des Ringknorpels muss mindestens eine Trachealknorpelspange stehen bleiben (**a**). Epithelisierung des Tracheostomas mit U-Lappen und äußerer Halshaut. Einsetzen einer Trachealkanüle mit Führungsmandrin und langem Killian-Nasenspekulum (**b**).

Langzeittracheostoma. Ein Langzeittracheostoma (Denecke 1980) soll dagegen mit der Haut aus der Umgebung epithelisiert werden („plastisches" Tracheostoma). Das Trachealfenster wird derart gebildet, dass ein unten gestielter U-förmiger Schleimhautknorpellappen ausgeschnitten und in das untere Ende des Hautschnittes eingenäht wird. Die Haut an der seitlichen und oberen Zirkumferenz des Schnittes wird mobilisiert und ausgedünnt und danach an die oberen und seitlichen Ränder des Tracheostomas eingenäht. So werden Granulationen vermieden und das Mediastinum und tiefer liegende Gefäße abgedeckt. Zusätzlich dient diese Maßnahme dem Schutz des Ringknorpels.

Komplikationen beider Methoden betreffen hauptsächlich Blutungen aus den Stomavenen oder Erosionsblutungen aus dem Truncus brachiocephalicus, der gelegentlich extrathorakal links über die Trachea zieht.

Weichteil- und Knochenverletzungen

Grundlagen

Ursachen. Hauptsächliche Ursachen für Weichteil- und Knochenverletzungen im Bereich von Kopf und Hals sind im Erwachsenenalter

- Unfälle im Straßenverkehr (Brunner 1989; Brunner u. Kleine 1987; Nakhgevany et al. 1994),
- Suizidversuch (Herzog 2005),
- Sportverletzungen (Carroll et al. 1995) sowie
- sonstige Gewalteinwirkungen wie
  - stumpfes Trauma,
  - Stich- oder Schusstraumen (Chen et al. 1996; Cole et al. 1994; Weerda 1992).

Bei Kindern und Jugendlichen stehen

- Verkehrsunfälle,
- Stürze und
- Sportunfälle an erster Stelle (Bernius 2006); auch
- Biss- und Kratzverletzungen durch Tiere kommen vor (Rettinger u. Reichensberger-Goertzen 1995).

Gesichts- und Kieferverletzungen bei Verkehrsunfällen sind in etwa 75% mit einem SHT verbunden (McLean 1995; Thiruppaty 2004).

Wichtig: Beim kindlichen Gesichtstrauma ist durch sorgfältige Anamnese und aufmerksame Beobachtung der Umgebung eine Kindesmisshandlung auszuschließen (Strom et al. 1992).

Halstrauma. Halstraumen kommen in beiden Altersgruppen relativ selten vor. Die Ursachen sind v.a. stumpfe Verletzungen durch Schlag, Stoß, Sturz, Würgegriff und Strangulation; ferner penetrierende Gewalten wie Stich, Schnitt oder Schuss.

Die spezifische Gefährdung nach Halsverletzungen ist in der anatomischen Struktur des Halses begründet. Raumfordernde Prozesse infolge Blutungen oder Schwellungen können sich nach innen ausbreiten und zur mechanischen Atembehinderung führen.

Präklinische Versorgung. Bei der präklinischen Versorgung von Weichteil- und Knochenverletzungen im Kopf- und Halsbereich sind weitere typische Risiken zu beachten:

- Es besteht *hohe Aspirationsgefahr* durch Blutungen, Speichel, Erbrochenes, Prothesenstücke, ausgebrochene Zähne oder andere intraorale Fremdkörper.
- Infolge der lockeren Gewebestruktur bildet sich frühzeitig oder verzögert ein ausgeprägtes *Weichteilödem*, das bei Lokalisation im Bereich von Mundboden oder Zunge schwere Atembehinderungen hervorrufen kann.

Wichtig: Weichteilschädigungen im Gesichtsbereich ziehen durch den oft dramatischen Befund die Aufmerksamkeit des Notarztes auf sich. Dadurch wächst die Gefahr, Begleitverletzungen zu übersehen, welche den Patienten möglicherweise wesentlich stärker bedrohen.

Diese umfassen bei polytraumatisierten Patienten in abnehmender Häufigkeit (Cannell et al. 1996; Linn et al. 1993):

- Frakturen (46%),
- stumpfes Bauchtrauma (29%),
- Thoraxtrauma (19%) und
- intrakranielle Blutungen (9%).

Sobald die Ursachen einer unmittelbaren Lebensbedrohung erkannt und behandelt sind, muss eine schnelle und gründliche Anamnese und körperliche Untersuchung folgen, um zusätzliche Verletzungen zu identifizieren und die Reihenfolge der folgenden Maßnahmen festzulegen. Dazu ist es wichtig, Art und Abfolge des Traumas zu verstehen:

- Wie ist der Unfall entstanden?
- Wie ausgeprägt war die einwirkende Gewalt?
- Ist eine Kontamination aufgetreten?
- Welche Zeit ist seit dem Trauma vergangen?

Es müssen so viele Informationen wie möglich vom Patienten selbst oder den Augenzeugen erhoben werden, um Schweregrad und Umfang der Verletzungen richtig abschätzen zu können.

Blutungen

Gesichtsverletzungen

Patienten mit isolierten Weichteil- und Knochenverletzungen im Gesichtsbereich weisen meist stabile Kreislaufverhältnisse auf, da die Blutungen oft spontan zum Stehen kommen oder durch externe Druckmaßnahmen kontrolliert werden.

Wichtig: Eine persistierende Hypotension und Tachykardie muss Anlass für weitere Untersuchungen sein, um schwerwiegende Blutungen im Bereich von Thorax, Abdomen oder Retroperitoneum auszuschließen.

Präklinische Versorgung. Die Abklemmung oder Unterbindung von Gefäßen der Halsregion (Abb. 25.**4**) soll möglichst unterbleiben bzw. unter kontrollierten Bedingungen erfolgen, das heißt im Regelfall im Operationsraum.

Eine intraorale Blutung kann durch Abdecken der Wunde und Druck durch Zubeißen auf den Verband kontrolliert werden.

Wenn diese Maßnahmen nicht ausreichen, wird der Oropharyngealbereich durch Absaugen frei gehalten, bis eine definitive Versorgung der Blutungsquelle erfolgen kann.

Bei intubierten Patienten kann eine behelfsmäßige Tamponade erfolgen.

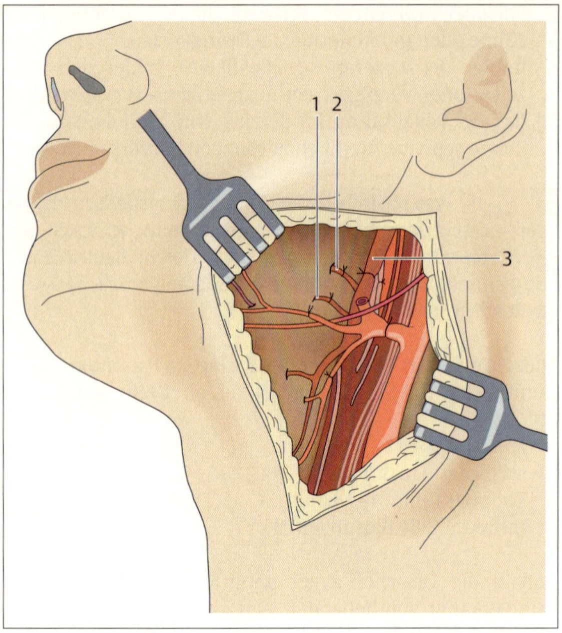

Abb. 25.4 Gefäßunterbindung am Hals bei unstillbarer Blutung, z. B. nach Trauma oder Tonsillektomie.
1 = A. lingualis;
2 = A. facialis;
3 = A. pharyngea ascendens.

Verletzungen von Halsgefäßen

Eine Verletzung der Halsgefäße ist mit hoher Letalität und Morbidität verbunden.

Läsionen der A. carotis. Die vollständige Durchtrennung der A. carotis communis führt in kürzester Zeit zum letalen hämorrhagischen Schock. Nur die sofortige digitale Kompression verhindert den Verblutungstod. Häufiger sind umschriebene Läsionen des Gefäßes. Die Blutung nach außen kann durch kulissenartige Verschiebung der Halsweichteile ausbleiben. Dann entsteht rasch ein pulsierendes Hämatom am Hals.

Hinweis für die Praxis: Die Sofortbehandlung einer arteriellen Verletzung im Halsbereich umfasst
- schnellstmögliche Blutstillung,
- Sicherung der Atemwege,
- Schocktherapie und den
- raschen Transport zur operativen Intervention.

Eröffnung großer Halsvenen. Auch die Eröffnung großer Halsvenen kann zu beträchtlichen Blutverlusten führen. Noch größer ist die Gefahr einer Luftembolie, da die durchtrennte Vene durch Fixation an der Faszie klafft. Der hier zumeist negative Venendruck führt in der Inspiration zur Aspiration von Luft; häufig ist dieser Vorgang mit einem „schlürfenden" Geräusch verbunden.

Das klinische Bild hängt von der aspirierten Luftmenge ab und reicht von unspezifischen Reaktionen wie Atemnot, Unruhe und Benommenheit bis zu bedrohlichen Kreislaufreaktionen wie Hypotonie, Tachykardie, Herzrhythmusstörungen oder kardiogenem Schock.

Hinweis für die Praxis: Die Soforttherapie besteht in der
- digitalen Kompression des Gefäßes,
- Trendelenburg-Lagerung (kopftief),
- Infusion von kristalloiden oder kolloidalen Lösungen und
- raschem Transport in eine geeignete Klinik.

Bei kardiopulmonaler Reanimation kann versucht werden, über einen zentralen Venenkatheter die Luft aus dem rechten Vorhof oder Ventrikel zu aspirieren.

Nasenbluten

Wichtig: Jedes schwere oder lang anhaltende Nasenbluten stellt einen Notfall dar, der sofortiges Handeln erfordert.

Männer sind doppelt so häufig betroffen wie Frauen; der Altersgipfel liegt zwischen 50 und 70 Jahren. Wichtigster ätiologischer Faktor ist der mit dem Alter korrelierte Hypertonus. Auch Verletzungen der Nase, die bei 40% aller Gesichtstraumen auftreten, führen oft zu heftigen Blutungen (Coulson 2006). Persistierendes Nasenbluten nach Gesichtstrauma ist häufig mit Verletzungen von Ästen der A. carotis interna verbunden. Seltener ist eine angeborene oder medikamentös induzierte Koagulopathie die Ursache von Blutungen aus Mund oder Nase.

Präklinische Versorgung. Die dringlichsten Maßnahmen sind:
- die Kompression der blutenden Gefäße durch nasale Tamponaden oder Einführen und Blocken eines Ballonkatheters sowie
- der rasche Transport in eine HNO-Abteilung.
- Zusätzlich erfolgt die Schockbekämpfung durch adäquaten Volumenersatz.

Knöcherne Verletzungen

Häufigste Ursachen. Häufigste Ursache für Frakturen des Mittelgesichts und der Rhinobasis sind Verkehrsunfälle (Belleza u. Kalman 2006; Nakhgevany et al. 1994). In etwa 50% der Fälle treten Mittelgesichts- und Rhinobasisfrakturen kombiniert auf (Brunner u. Kleine 1987).

Siebbeinfraktur. Siebbeinfrakturen imponieren durch ein Monokel- oder Brillenhämatom, ein Hautemphysem der Orbita und, bei zusätzlicher Frakturierung der Schädelbasis, durch eine Rhinoliquorrhö.

Orbitabodenfraktur. Die Orbitabodenfraktur kann als isolierte „Blow-out"-Fraktur oder in Kombination mit einer Jochbeinfraktur oder auch nur des knöchernen Orbitarahmens auftreten. Symptome sind ein Tiefstand des Bulbus mit Motilitätsstörungen, Doppelbilder sowie Sensibilitätsstörungen im Versorgungsgebiet des N. infraorbitalis.

Jochbeinfraktur. Bei einer Jochbeinfraktur ist in der Regel eine Stufe am knöchernen Infraorbitalrand zu palpieren. Die Symptome entsprechen denen der Orbitabodenfraktur, zusätzlich sind fast immer ein subkonjunktivales Hämatom und gelegentlich eine Einschränkung der Mundöffnung vorhanden.

Wichtig: Nicht selten tritt bei Mittelgesichtsfrakturen eine Rhinoliquorrhoe als Zeichen eines offenen SHT auf, wobei der Liquor je nach der Körperhaltung aus der Nase oder auch in den Nasenrachenraum abfließen kann (Brunner u. Kleine 1987). Für die spätere operative Versorgung ist es sehr hilfreich, wenn der Notarzt schriftlich festhält, aus welcher Seite die Rhinoliquorrhö kommt.

Kieferfraktur. Die frontale Gewalteinwirkung kann zu Kieferfrakturen führen, die teilweise den LeFort-Typen entsprechen, aber auch als *zentrale Mittelgesichtsfraktur* mit Impression der Nasenwurzel und oft auch der Stirnhöhlenvorderwand ohne Kieferbeteiligung und Okklusionsstörung in Erscheinung treten. Gelegentlich sind diese Verletzungen mit Unterkieferfrakturen und auch mit *Zahnschäden* bis hin zu Zahnluxationen vergesellschaftet. Typische Symptome sind Hämatome und Störungen der Okklusion; bei den LeFort-Oberkieferfrakturen entsteht durch Muskelzug ein frontal offener Biss. Bei Mittelgesichtsfrakturen ergibt sich in der Regel eine abnorme Beweglichkeit des Oberkiefers gegenüber der Nasenwurzel oder der Schädelbasis. Bei Ober- und Unterkieferfrakturen ist eine Stufenbildung im Zahnbogen und eine Krepitation zu palpieren.

Hinweis für die Praxis: Trümmerfrakturen im Bereich der Rhinobasis sind nicht selten mit Hirnprolaps oder Austritt von Hirnmasse vergesellschaftet. Da das Legen von Tamponaden die Entstehung von Meningitiden begünstigt, soll bei Verdacht auf diese Verletzung durch den Notarzt nur bei stärkeren Blutungen tamponiert werden.

Kiefergelenkluxation. Habituell oder auch mit Frakturen kombiniert kann es zu Luxationen des Kiefergelenks kommen. Springt das Kiefergelenkköpfchen vor das Tuberculum articulare, kann der Mund nicht mehr geschlossen werden.

Frakturen des Keilbeins und der Pyramidenspitze. Schwerwiegend sind die Frakturen des Keilbeins und der Pyramidenspitze, bei denen Verletzungen der A. carotis interna vorkommen. Je nach Lokalisation der Verletzung sind zwei Formen möglich:

- die Verletzung der A. carotis interna im Sinus cavernosus unter Bildung einer arteriovenösen Fistel bzw.
- die Traumatisierung mit Rhexisblutung oder Aneurysmabildung und massivem Nasenbluten.

Präklinische Versorgung. In den meisten Fällen genügt es, zunächst die Schwere der Verletzungen und die spezifische Behandlungsbedürftigkeit zu erkennen. Regelmäßig ist der Transport in eine HNO Klinik erforderlich. Bei vielen dieser Verletzungen wie auch beim Zungenbiss oder bei Pfählungsverletzungen kann es zu stärkeren Blutungen kommen.

Hinweis für die Praxis: In bedrohlichen Fällen müssen Diagnostik und erste Therapiemaßnahmen unverzüglich einsetzen und darauf ausgerichtet sein, einen weiteren Blutverlust zu stoppen oder einzudämmen.
Neben adäquatem Volumenersatz durch Zufuhr kolloidaler Lösungen über leistungsfähige Venenzugänge ist bei stärkerer arterieller Blutung aus der Nase das Einlegen einer Ballontamponade indiziert. Allerdings fehlt bei schweren Frakturen des Gesichtsschädels oft ein stabiles Widerlager für die Tamponade, sodass eine individuelle Lösung gefunden werden muss.

Eine wichtige Komplikation bei Siebbein-, Orbitaboden-, Jochbein-, Mittelgesichts- und Rhinobasis-Frakturen stellt das *retrobulbäre Hämatom* dar. Durch Abdrosselung der A. centralis retinae kann es zu Visusstörungen und zur Erblindung des betroffenen Auges kommen. Die vordringliche Maßnahme besteht im schnellstmöglichen Transport in ein ausgewiesenes operatives Zentrum zur chirurgischen Dekompression.

Bei schweren arteriellen Blutungen aus der Nase oder dem Rachen, die durch Tamponade nicht zu beherrschen sind, müssen in der Klinik unverzüglich eine Angiographie und nach Möglichkeit eine Embolisation durchgeführt werden. Dies ist bei der Auswahl des Zielkrankenhauses zu berücksichtigen.

Verätzungen, Verbrühungen und Verbrennungen

Wichtig: Diese Formen von Verletzungen im Larynx- oder Pharynxbereich sind zwar selten, aber umso gefährlicher für die Betroffenen.

Ursachen. Neben Arbeitsunfällen stellt die suizidale Einnahme von Laugen oder Säuren die Hauptursache von *Verätzungen* des oberen Aerodigestivtraktes und des Ösophagus dar (Herzog 2005). Es werden folgende Schweregrade unterschieden:

- Grad Ia: örtliche Begrenzung der Verätzung, einhergehend mit Blutung und Schwellung. Die Verätzung bleibt auf die Schleimhaut begrenzt.
- Grad Ib: örtlich begrenzte, jedoch zirkuläre Verätzung. Diese Läsionen neigen zu Stenosenbildung.
- Grad II: diffus in Mundhöhle, Ösophagus und Magen lokalisierte Schleimhautulzera und Fibrinbeläge.
- Grad III: Ulzera und Gewebenekrosen der gesamten Ösophaguswand mit hohem Risiko der Perforation, Mediastinitis und Peritonitis.

Klinik. Eine *Laugeningestion* führt zu einer Kolliquationsnekrose mit zumeist tiefgreifender Wandschädigung, Rötung und sulziger Schwellung der Schleimhäute. Die *Säureverätzung* ist durch eine Koagulationsnekrose gekennzeichnet. Salzsäure führt typischerweise zu weißlichen, Salpetersäure zu gelblichen und Schwefelsäure zu schwärzlichen Nekrosen.

Die Symptomatik umfasst

- retrosternale Schmerzen,
- Hypersalivation,
- Übelkeit und
- Erbrechen.

Die Ätzspuren in Mund und Rachen können auch bei schwersten Ösophagusverätzungen wegen der kurzen Passagezeit nur gering sein. Bei verätzungsbedingter Schwellung des Larynxeingangs kann es, auch verzögert, zur Atemnot mit erheblichem Stridor kommen.

Bei schweren Verätzungen drohen Schock und Nierenversagen.

Präklinische Versorgung. Die Sofortmaßnahmen bestehen in:

- der Sicherung der Vitalfunktionen (nötigenfalls Intubation oder auch Koniotomie) sowie
- der unverzüglichen, hochdosierten Gabe von Glukokortikoiden (z. B. 1 g Prednisolon beim Erwachsenen).

Neutralisierungsmaßnahmen kommen meist zu spät, da die Ätzwirkung bereits nach 60 s abgeschlossen ist. Bei Laugenverätzungen kann jedoch ein Neutralisationsversuch mit verdünntem Essig oder Zitronensaft unternommen werden, bei Säureningestion eine Verdünnung oder Neutralisierung mit Wasser, Milch oder Antazida.

Die *Ätzsubstanz* wird sichergestellt und Kontakt mit einer Vergiftungszentrale aufgenommen. In der Klinik schließen sich Röntgenaufnahmen von Thorax und Abdomen und eine Frühendoskopie innerhalb von 6–24 h zur Feststellung des Verätzungsgrades und der danach erforderlichen Maßnahmen an. Bei schwersten Verätzungen kann die operative Entfernung von Ösophagus und Magen erforderlich werden.

Verbrühungen und Verbrennungen der Schleimhäute des Aerodigestivtraktes sind sehr selten und kommen überwiegend als Arbeitsunfälle vor. Als schädigendes Agens kommen heiße Dämpfe oder Flüssigkeiten in Frage. Die Notfalltherapie ist symptomatisch und umfasst Sicherung der Atemwege, Schockbehandlung und ausreichende Analgesie. Bei großflächigen und schweren Verbrennungen ist der direkte, organisierte Transport (ggf. mit Rettungshubschrauber) in ein spezielles Zentrum indiziert.

Wichtig: Bei geringstem Verdacht auf eine Mitbeteiligung der Schleimhäute muss eine stationäre Abklärung durch Laryngoskopie erfolgen.

Akute Entzündungs- und Schmerzzustände

Grundlagen

Wegen der guten sensiblen Versorgung des Kopfes und Halses durch den N. trigeminus, N. glossopharyngeus und N. vagus werden akute Entzündungen und v. a. Abszedierungen und phlegmonöse Entzündungen sehr bald und oft hochgradig schmerzhaft wahrgenommen (Machtens u. Bremerich 1995).

Der Schmerz ist dabei im Regelfall lokalisierbar, z. B. in ein Ohr oder über eine Nebenhöhle, gelegentlich aber auch ausstrahlend und nicht selten von Funktionseinschränkungen wie Kieferklemme, Schluck- oder Hörstörung begleitet.

25

Epiglottitis

Ursache. Die Epiglottitis wird meist durch Übergreifen einer bakteriellen Infektion aus der Zungengrundtonsille ausgelöst; sie ist, insbesondere bei Kindern, potenziell lebensbedrohlich.

Klinik. Ähnlich wie beim Peritonsillarabszess entwickelt sich eine kloßige Sprache, verbunden mit zunehmenden Schmerzen beim Schlucken, Fieber und gelegentlich stridoröser Atmung. Zur Sicherung der Diagnose ist nach Klinikaufnahme die Laryngoskopie durch den HNO-Arzt erforderlich. Es findet sich eine deutliche Schwellung und Rötung der Epiglottis, bei sich anbahnender Abszedierung eine kugelige Auftreibung des Kehldeckels, manchmal mit gelblich durchscheinendem Eiterherd.

Präklinische Versorgung. Die präklinische Versorgung umfasst die intravenöse Applikation von Prednisolon (1 g beim Erwachsenen) und den unverzüglichen Transport in eine HNO-Abteilung *in Intubationsbereitschaft*.

Hinweis für die Praxis: Ein Intubationsversuch ist nur bei vitaler Bedrohung indiziert; als Ultima Ratio muss die Koniotomie erfolgen.

Nach stationärer Aufnahme wird der Abszess unter antibiotischer Abschirmung in Allgemeinanästhesie gespalten.

Perimandibulärer Abszess

Ursachen. Mit etwa 40 % stellt der perimandibuläre Abszess die häufigste Entzündungsmanifestation im Gesichts- und Halsbereich dar. Hauptursachen sind apikale Parodontitiden, infizierte Zysten und marginale Parodontopathien der Unterkiefermolaren.

Klinik. Typischerweise findet sich eine nicht exakt abgrenzbare Schwellung der Wange und der submandibulären Halsregion. Der knöcherne Unterkieferrand ist nicht mehr tastbar, als Folge einer Mitbeteiligung der Kaumuskulatur kommt es häufig zur Kieferklemme. Die Schleimhaut im Bereich des betroffenen Zahnes ist oft glasig geschwollen, das Vestibulum verstrichen oder die Schleimhaut im Mundboden angehoben. Neben Schluckbeschwerden ist ein eingeschränkter Allgemeinzustand mit Fieber, Tachykardie und verändertem Blutbild keine Seltenheit.

Präklinische Versorgung. Die Patienten sind unverzüglich einem Oral- oder Kieferchirurgen oder auch einem entsprechend erfahrenem HNO-Arzt vorzustellen.

Indiziert ist in diesen Fällen die breite Eröffnung und Drainage von extraoral her, zusätzlich eine antibiotische Therapie, die auch gramnegative Keime und Anaerobier abdeckt. Hauptsächliche Komplikationen sind die Ausbreitung des Abszesses in das Spatium parapharyngeum und in die Halsweichteile.

Peritonsillarabszess

Ursachen. Entzündlich bedingte Schluckstörungen treten bei eitrigen Mandelentzündungen, Seitenstrangangina, Zungengrundangina, Retropharyngealabszess, Peritonsillarabszess und bei einer Epiglottitis auf.

Klinik. Die mit Entzündungen einhergehenden Schluckstörungen sind immer schmerzhaft, meist mit allgemeinem Krankheitsgefühl und Fieber verbunden und entwickeln sich innerhalb einiger Stunden bis Tage. Die entzündlichen Veränderungen an den Gaumenmandeln sind bei der Inspektion leicht zu erkennen. Bei der *einfachen, akuten Tonsillitis* finden sich starke Schleimhautrötung, Schwellung sowie unterschiedliche Beläge.

Als lokale Komplikation einer akuten Tonsillitis bildet sich häufig eine *Peritonsillitis*. Sie ist praktisch immer einseitig und macht sich nach scheinbar abgeklungener Angina durch einen erneuten Fieberanstieg und heftige Schluckbeschwerden bemerkbar. Bei der Inspektion fallen eine starke Rötung und Vorwölbung des betroffenen Gaumenbogens und eine Verdrängung der Uvula zur Gegenseite auf. Im Regelfall tritt eine Kieferklemme ein, die Sprache wird kloßig und die regionalen Lymphknoten sind stark vergrößert und druckschmerzhaft. Meist besteht Fieber, unbehandelt kann sich leicht eine Sepsis entwickeln.

Wichtig: Die Patienten sind unverzüglich zur stationären Behandlung in eine HNO-Abteilung zu bringen.

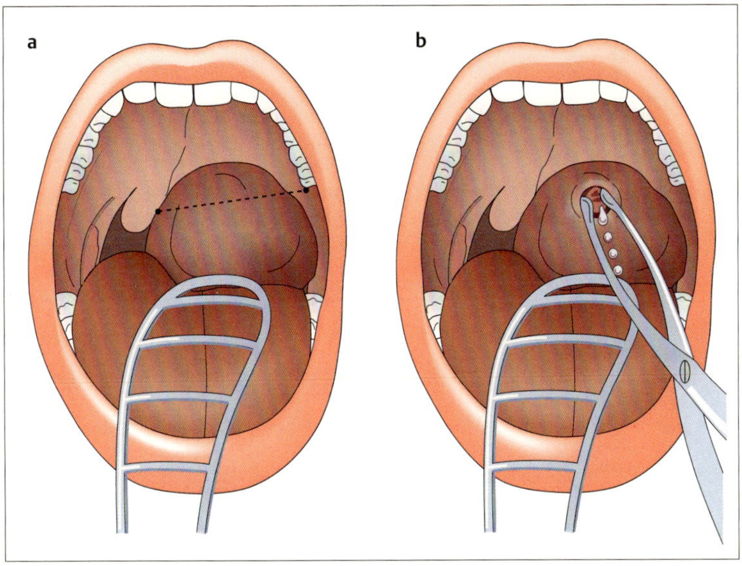

Abb. 25.**5a** u. **b** Inzision eines Peritonsillarabszesses.
a Inzisionsstelle in der Mitte zwischen Uvulabasis und oberem Weisheitszahn.
b Spreizung des Abszesses mit der Kornzange.

Eine ausschließlich konservative Behandlung mit Antibiotika ist nur im Stadium der Peritonsillitis indiziert. Bei Verdacht auf eine Abszedierung ist eine Inzision, die in Lokalanästhesie durchgeführt werden kann, die Therapie der Wahl (Abb. 25.**5**). Nach Rückbildung der Symptomatik unter antibiotischer Therapie und täglichem Nachspreizen erfolgt die Tonsillektomie im Intervall. Wenn keine Entlastung des Eiterherdes gelingt, muss eine sofortige Abszesstonsillektomie erfolgen, damit einem Durchbruch nach parapharyngeal oder einer Sepsis vorgebeugt wird.

Retromaxillärer Abszess

Der Retromaxillärraum ist, obwohl anatomisch exakt definiert, ein klinisch oft unübersichtlicher Raum mit komplizierten Verbindungen zur Schädelbasis, zur Orbita, zum aufsteigenden Unterkieferast und zur Gefäßscheide des Halses. Entzündungen und Abszedierungen in diesem Raum sind daher gelegentlich schwer zu diagnostizieren und können relativ schnell zu Komplikationen führen. Am häufigsten nehmen entzündliche Prozesse ihren Ausgang von den hinteren oberen Molaren. Gelegentlich kommt es auch nach einer Zahnextraktion zum Spritzenabszess.

Im Anfangsstadium können die äußeren Veränderungen recht diskret sein, das Allgemeinbefinden jedoch stark reduziert mit Kieferklemme, regionärer Lymphadenitis und Fieber. Im fortgeschrittenen Stadium kommt es zu einer schmerzhaften Schwellung oberhalb des Jochbogens, einer Lidschwellung und durch Infiltration der Muskulatur zu einer zunehmenden Kieferklemme. Intraoral tritt eine progrediente schmerzhafte Schwellung hinter dem Oberkiefer auf. Eine Vorwölbung der lateralen Pharynx-Wand mit Schluckbeschwerden deutet auf die Gefahr einer Ausbreitung hin.

Vordringliche Maßnahmen sind die zahnärztliche oder kieferchirurgische Abklärung, antibiotische Therapie und operative Eröffnung der Abszedierung.

Halsabszess und Halsphlegmone

Halsabszess. Der Halsabszess ist eine eitrige Einschmelzung in den Halsweichteilen. Sie kann auftreten nach einer Lymphadenitis, einer akuten Tonsillitis oder einer dentogenen Entzündung.

In der Regel fällt eine deutliche Schwellung der Halsweichteile auf, die Haut kann im betroffenen Areal gerötet sein und die Region ist meist erheblich druckdolent. Je nach der Höhe des Abszesses können eine Kieferklemme, ein Schiefhals, Schluckstörungen und Atemnot auftreten.

Phlegmonöse Halsentzündung. Eine phlegmonöse Halsentzündung breitet sich diffus in den Gewebsspalten aus und ist in der Ausdehnung oft schwer abgrenzbar. Sie wird durch Streptokokken, seltener durch Staphylokokken, hervorgerufen. Eine weitere Ursache von Halsphlegmonen sind Perforationen des Hypopharynx und Ösophagus nach endoskopischen Eingriffen oder durch Fremdkörper.

Die *Symptome* sind schweres Krankheitsgefühl, hohes Fieber, Schüttelfrost, schmerzhafte Schwellung und Rötung der Haut und, bei Perforationen, häufig auch ein Hautemphysem. Die weitere Ausbreitung der Infektion erfolgt venös über eine Thrombophlebitis und lymphogen über eine Lymphangitis und kann zur Thrombose der V. jugularis interna und zur Sepsis führen. Zwischen der mittleren und der tiefen Halsfaszie kann es zur Absenkung der Infektion ins Mediastinum und zur Mediastinitis oder zum Mediastinalemphysem kommen.

Vordringliche *Maßnahmen* sind der schnellstmögliche Transport in die Klinik und unverzügliche breite Eröffnung über mehrere Inzisionen, das Einbringen mehrerer Drainagen, konsequente Spülbehandlung, maximale antibiotische Abdeckung und Intensivüberwachung.

Gaumenabszess

Gaumenabszesse sind häufiger im Bereich des harten als des weichen Gaumens lokalisiert und gehen überwiegend von apikalen Entzündungen der Prämolaren und Molaren des Oberkiefers sowie von den seitlichen Schneidezähnen aus.

Klinisch findet sich eine halbkugelige, prall elastische, hochschmerzhafte Vorwölbung am Gaumendach. Erforderlich ist die Inzision des Abszesses in Leitungs- oder Infiltrationsanästhesie durch den Zahnarzt, Kieferchirurgen oder entsprechend erfahrenen HNO-Arzt und eine antibiotische Therapie.

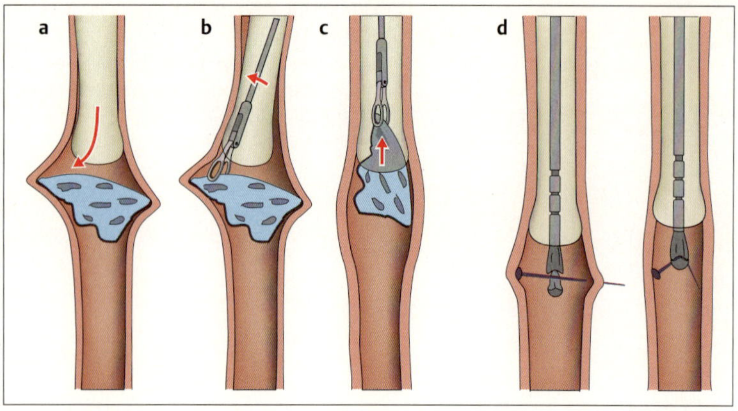

Abb. 25.**6a–d** Fremdkörperextraktion aus dem Ösophagus mit dem starren Rohr.
a Einstellen des Fremdkörpers durch dichtes Heranbringen des Rohres.
b Einschwenken der Rohrspitze nach lateral und Befreiung aus der Einschließung. Fassen der Fremdkörperspitze.
c Einziehen der Spitze in das Ösophagoskop und Extraktion unter dem Schutz des Rohres.
d Endoösophageale Umbiegung einer eingespießten Nadel mit Spezialinstrument.

Fremdkörper

Obere und untere Luftwege

Klinik. Bei Aspiration von Fremdkörpern in die oberen oder unteren Luftwege hängt die Symptomatik von der Lokalisation ab:

- Bei länger liegenden Fremdkörpern im *Nasenbereich* entsteht ein einseitiger, persistierender, serosanguinöser oder mukopurulenter Nasenfluss v. a. im Kindesalter sowie bei behinderten Jugendlichen und Erwachsenen.
- Fremdkörper im *Kehlkopfbereich* imponieren primär durch Heiserkeit, kruppartigen Husten und gelegentlich durch Aphonie.
- Bei Fremdkörpern in der *Trachea* lässt sich manchmal ein typisches „Floppgeräusch“ oder ein asthmoides Giemen bei geöffnetem Mund des Patienten auskultieren.
- Fremdkörper in den *Bronchien* fallen durch rezidivierende Hustenanfälle, Atemnot und Erstickungsanfälle sowie exspiratorischen Stridor auf. Im Erwachsenenalter liegen 80% der Fremdkörper im rechten Hauptbronchus.
- Bei Verdacht auf einen Fremdkörper im Bereich von *Nase, Kehlkopf, Trachea* oder *Bronchialbaum*, aber auch bei unklarer Atelektase mit Fremdkörperverdacht, soll der Patient im Zweifelsfall immer in eine Fachklinik überwiesen werden.

Präklinische Versorgung. Präklinisch sind nur symptomatische Maßnahmen (venöser Zugang, zurückhaltende Analgosedierung, Sauerstoffzufuhr) erforderlich.

Therapie. Besteht bei einem Kind der Verdacht auf einen Fremdkörper in der Nase und ist der Patient nicht äußerst kooperativ, soll der Fremdkörper in Allgemeinanästhesie entfernt werden; bei allen übrigen Fremdkörpern erfolgt die Extraktion grundsätzlich in Allgemeinanästhesie. Starren Bronchoskopen mit Winkeloptiken ist der Vorzug gegenüber flexiblen Bronchoskopen zu geben.

25

Ösophagus

Klinik. Ösophagusfremdkörper sitzen meist in der ersten Enge des Ösophagus. Bei zahnlosen Patienten handelt es sich häufig um größere Fleischbrocken, bei Kindern um Geldmünzen oder Spielzeugteile. Neben Husten und Würgereiz besteht meist eine schmerzhafte Dysphagie, wobei die Schmerzen in der Regel im Bereich des Kehlkopfes oder nach retrosternal lokalisiert werden.

Präklinische Versorgung. Präklinisch sind nur symptomatische Maßnahmen (venöser Zugang, zurückhaltende Analgosedierung, Sauerstoffzufuhr) möglich.

Therapie. Therapie der Wahl ist die sofortige Extraktion durch ein starres oder flexibles Ösophagoskop (Abb. 25.**6**). Bei nicht entfernten oder lange liegenden Fremdkörpern droht als Komplikation die Hypopharynx- oder Ösophagusperforation mit der Folge einer lebensbedrohlichen Mediastinitis. Das Abwarten der „Nüchternheit“ ist bei Verdacht auf perforierenden oder perforierten Fremdkörper daher kontraindiziert.

Kernaussagen

Atemnot

Die beginnende akute Atemnot kann neben Dyspnoe, Zyanose und inspiratorischen Nebengeräuschen auch durch uncharakteristische Symptome wie Unruhe, Verwirrtheit und Tachykardie gekennzeichnet sein.

Die Sicherung der Luftwege durch Lagerung, Intubation oder nötigenfalls die Koniotomie hat höchste Priorität.

Weichteil- und Knochenverletzungen

Beim kindlichen Gesichtstrauma ist eine Kindesmisshandlung auszuschließen. Halsverletzungen können durch Raumforderung zur mechanischen Atembehinderung führen.

Weichteilschädigungen im Gesichtsbereich ziehen durch den oft dramatischen Befund die Aufmerksamkeit des Notarztes auf sich; dadurch können gravierendere Begleitverletzungen übersehen werden.

Eine intraorale Blutung kann durch Abdecken der Wunde und Zubeißen auf den Verband kontrolliert werden. Eine arterielle Verletzung im Halsbereich erfordert schnellstmögliche Blutstillung, Sicherung der Atemwege, Schocktherapie und den raschen Transport zur operativen Intervention; eine venöse Verletzung die Kompression und Kopftieflagerung. Nasenbluten wird durch Kompression, ggf. mittels Ballonkatheter, behandelt.

Frakturen sind oft mit einem offenen Schädelhirntrauma verbunden. Die Seite der Rhinoliquorrhö sollte unbedingt dokumentiert werden. Wegen der Infektionsgefahr dürfen Tamponaden nur ganz zurückhaltend eingesetzt werden. Falls unumgänglich erforderlich, spätestens nach 2 Tagen entfernen.

Bei verätzungsbedingter Schwellung des Larynxeingangs kann es, auch verzögert, zur Atemnot mit erheblichem Stridor kommen. Die Sofortmaßnahmen bestehen in der Sicherung der Vitalfunktionen, der unverzüglichen, hochdosierten Gabe von Glukokortikoiden und ggf. der Neutralisation. Verbrühungen und Verbrennungen sind selten und werden symptomatisch behandelt.

Akute Entzündungs- und Schmerzzustände

Bei akuten Entzündungs- und Schmerzzuständen sind in der Regel symptomatische Maßnahmen und die stationäre Einweisung ausreichend.

Die präklinische Versorgung der Epiglottitis umfasst die intravenöse Applikation von Prednisolon (1 g beim Erwachsenen) und den unverzüglichen Transport in eine HNO-Abteilung in Intubationsbereitschaft. Ein Intubationsversuch ist nur bei vitaler Bedrohung indiziert; als Ultima Ratio muss die Koniotomie erfolgen.

Fremdkörper

Bei Verdacht auf einen Fremdkörper im Bereich von Nase, Kehlkopf, Trachea, Bronchialbaum oder Ösophagus soll der Patient immer in eine Fachklinik überwiesen werden. Präklinisch sind nur symptomatische Maßnahmen erforderlich.

Literatur

Belleza WG, Kalman S. Otolaryngologic emergencies in the outpatient setting. Med Clin North Am 2006; 90: 329 – 353.

Bernius M, Perlin D. Pediatric ear, nose, and throat emergencies. Pediatr Clin North Am 2006; 53: 195 – 214.

Brunner FX. Trauma des zentralen und lateralen Mittelgesichts und der Rhinobasis. Med Welt 1989; 40: 133 – 140.

Brunner FX, Kleine I. Frakturen des Mittelgesichts und der Rhinobasis. HNO 1987; 35: 106 – 111.

Cannell H, Dyer PV, Paterson A. Maxillofacial injuries in the multiply injured. Eur J Emerg Med 1996; 3: 43 – 47.

Carroll SM, Jawad MA, West M, O'Connor TP. One hundred and ten sports related facial fractures. Br J Sports Med 1995; 29: 194 – 195.

Chen AY, Steward MG, Raup G. Penetrating injuries of the face. Otolaryngol Head Neck Surg 1996; 115: 464 – 470.

Cole RD, Browne JD, Phipps CD. Gunshot wounds to the mandible and midface: evaluation, treatment, and avoidance of complications. Otolaryngol Head Neck Surg 1994; 11: 739 – 745.

Combes X, Jabre P, Jbeili C, Leroux B, Bastuji-Garin S, Margenet A, Adnet F, Dhonneur G. Prehospital standardization of medical airway management: incidence and risk factors of difficult airway. Acad Emerg Med 2006; 13: 828 – 834.

Coulson C, De R. Management of nasal injuries by UK accident and emergency consultants: a questionnaire survey. Emerg Med J 2006; 23: 523 – 525.

Danic D, Prgomet D, Sekelj A, Jakovina K, Danic A. External laryngotracheal trauma. Eur Arch Otorhinolaryngol 2006; 263: 228 – 232.

Denecke HJ. Die oto-laryngologischen Operationen im Mund- und Halsbereich. Berlin: Springer; 1980.

Feldmann H. HNO-Notfälle. Berlin: Springer; 1981.

Grmec S, Mally S. Prehospital determination of tracheal tube placement in severe head injury. Emerg Med J 2004; 21: 518 – 520.

Heidegger T, Gerig HJ, Ulrich B, Kreienbuhl G. Validation of a simple algorithm for tracheal intubation: daily practice is the key to success in emergencies – an analysis of 13,248 intubations. Anesth Analg 2001; 92: 517 – 522.

Herzog M, Hoppe F, Baier G, Dieler R. [Injuries of the head and neck in suicidal intention]. Laryngorhinootologie 2005; 84: 176 – 181.

Hills MW, Deane SA. Head injury and facial injury: is there an increased risk of cervical spine injury? J Trauma 1993; 34: 553 – 554.

Linn LH, Lam LK, Moore MH, Trott JA, David DJ. Associated injuries in facial fractures: a review of 839 patients. Br J Plast Surg 1993; 635 – 638.

Machtens E, Bremerich A. Infektionen. In: Hausamen JE, Machtens E, Reuther J (Hrsg). Kirschnersche allgemeine und spezielle Operationslehre. Band II: Mund-, Kiefer- und Gesichtschirurgie. Berlin: Springer; 1995: 91 – 128.

McLean AJ. Brain injury without head impact? J Neurotrauma 1995; 12: 621 – 625.

Nakhgevany KB, Li Bassi M, Esposito B. Facial trauma in motor vehicle accidents: etiological factors. Am J Emerg Med 1994; 12: 160 – 163.

Peralta R, Hurford WE. Airway trauma. Int Anesthesiol Clin 2000; 38: 111 – 127.

Randall DA, Kang DR. Current management of penetrating injuries of the soft palate. Otolaryngol Head Neck Surg 2006; 135: 356 – 360.

Rettinger G, Reichensperger-Goertzen C. Gesichtsverletzungen durch Hundebiß. HNO 1995; 43: 159 – 164.

Rosen CL, Wolfe RE, Chew SE, Branncy SW, Roe EJ. Blind nasotracheal intubation in the presence of facial trauma. J Emerg Med 1997; 15: 141 – 145.

Shinya K, Taira T, Sawada M, Isshiki N. Facial injuries from falling: age-dependend characteristics. Ann Plast Surg 1993; 30: 417 – 423.

Strom C, Johanson G, Nordenram A. Facial injuries due to criminal violence: a retrospective study of hospital atenders. Med Sci Law 1992; 32: 345 – 353.

Theissing J, Rettinger G, Werner JA. HNO-Operationslehre. Stuttgart: Georg Thieme; 2006.

Thiruppathy SP, Muthukumar N. Mild head injury: revisited. Acta Neurochir (Wien) 2004; 146: 1075 – 1082; discussion 1082 – 1083.

Verschueren DS, Bell RB, Bagheri SC, Dierks EJ, Potter BE. Management of laryngo-tracheal injuries associated with craniomaxillofacial trauma. J Oral Maxillofac Surg 2006; 64: 203 – 214.

Weerda H. Verletzungen der Nase, der Nasennebenhöhlen und des Gesichtsschädels. In: Helms J, Kastenbauer C, Herberhold E (Hrsg). Handbuch der HNO-Heilkunde. Bd 2. Stuttgart: Georg Thieme; 1992: 294 – 309.

26

Notfälle in der Augenheilkunde

26 Notfälle in der Augenheilkunde

T.-M. Radda

Roter Faden

Notfälle mit höchster Dringlichkeit
- Verätzungen und Verbrennungen
- Perforierende Augenverletzung
- Zentralarterienverschluss

Notfälle mit hoher Dringlichkeit
- Stumpfes Bulbustrauma
- Akuter Glaukomanfall

Notfälle mit relativer Dringlichkeit
- Hornhautfremdkörper
- Hornhauterosion
- Subtarsaler Fremdkörper
- Lidverletzungen
- Lid- und Orbitaphlegmone
- Arteriitis temporalis mit Augenbeteiligung
- Sonstige Notfälle mit relativer Dringlichkeit

Definition: Ophthalmologische Notfälle ergeben sich nach Unfällen, plötzlichem Sehverlust und Schmerzen verschiedener Genese im Bereich des Sehorgans.

Die Notfälle können in 3 Gruppen unterteilt werden, und zwar in solche mit höchster Dringlichkeit, mit hoher und mit relativer Dringlichkeit. Im Einzelfall ist auch bei Notfällen mit relativer Dringlichkeit, z. B. einer Hornhauterosion, möglichst rasch Hilfe zu leisten. Durch die Zuordnung soll aber aufgezeigt werden, dass beim Vorliegen anderer Notsituationen beim selben Patienten das Augenproblem durchaus eine gewisse Wartezeit zulässt, z. B. die Schockbehandlung bei einem Patienten mit perforierender Augenverletzung. Bei Versorgung mehrerer Notfallpatienten (Triage) ist zu bedenken, dass das Augenlicht für den Betroffenen ein hohes Gut darstellt. Bei Augennotfällen mit hoher und höchster Dringlichkeit ist der Transport mit Sonderrechten angezeigt.

Notfälle mit höchster Dringlichkeit

Verätzungen und Verbrennungen

Grundlagen

Verätzungen der Lider, der Hornhaut und der Bindehaut können durch Laugen, Säuren, Kalk, Mörtel, Tintenstift, Tränengas, chemische Reinigungsmittel, Klebstoffe usw. erfolgen.

Pfefferspray (Reizstoff, der den Wirkstoff Oleoresin capsicum enthält) führt zu einer Entzündungsreaktion der Schleimhäute.

Präklinische Diagnostik und Therapie

Inspektion. Die Anamnese ist meist eindeutig. Neben einer geröteten oder auch anämischen und chemotischen (ödematösen) Bindehaut finden sich oberflächliche Hornhauttrübungen, ein Blepharospasmus (Lidkrampf), Epiphora (Tränenträufeln) sowie Schmerzen und ein Fremdkörpergefühl.

Frische Verätzungen machen oft einen benignen Eindruck; das volle Ausmaß der Schädigung wird erst nach etwa 2 Tagen sichtbar (besonders bei Einwirkung von Laugen).

Manchmal sind Reste der auslösenden Substanz im Gesicht nachweisbar; bei Verbrennungen können die Wimpern versengt sein.

Notfalltherapie. Bei Verätzungen ist die Spülung des vorderen Augenabschnitts binnen Sekunden erforderlich. Die Spülung erfolgt zunächst mit lauwarmem Leitungswasser, ggf. mit Hilfe einer speziellen Spülflasche. Zum gezielteren Vorgehen wird eine 20-ml-Einmalspritze ohne Kanüle benutzt. Die Spülung erfolgt über eine Dauer von mindestens 10 min. Eventuell ist anschließend der PH-Wert mit Lackmuspapier zu überprüfen. Bei der Spülung können 10 %ige Ascorbinataugentropfen eine günstige Wirkung haben. Bei der Erstversorgung sollten keine zykloplegischen oder Cortisontropfen gegeben werden. Sie stellen aber normalerweise keinen Fehler dar, wenn sie appliziert wurden.

Bei Kontaktlinsenträgern sollten nach Verätzungen die Kontaktlinsen entfernt werden.

Bei Pfefferspray zunächst fetthaltige Salbe einbringen und dann mit Wasser abwaschen, da Capsaicin fett- und nicht wasserlöslich ist.

Bei Kontakt des Bindehautsackes mit HIV- oder hepatitiskontaminierten Flüssigkeiten:
- ausgiebige Spülung wie bei Verätzungen,
- Desinfektion der Bindehaut mit Betajodintropfen,
- bei HIV evtl. perorale, antivirale Prophylaxe.

Falls notwendig, etwa bei Blepharospasmus, erfolgt eine Oberflächenanästhesie durch Eintropfen von Procain- oder Tetracainlösung. Das Unterlid wird umgestülpt, das Oberlid ektropioniert; gespült wird in die Umschlagfalte. Das Ektropionieren erfolgt über ein Hypomochlion, etwa einen Stieltupfer (Abb. 26.**1**).

Fremdkörper im Bindehautsack können mit einem Stieltupfer entfernt werden; größere Partikel wie Mörtel mit einer Pinzette.

Perforierende Augenverletzung

Grundlagen

Es liegt eine Verletzung der Kornea oder Sklera mit Eröffnung des Bulbus vor. Zu den Ursachen zählen Windschutzscheibenverletzungen bei nicht angegurteten Autofahrern, Glasscherben von zerbrochenen Brillen oder explodierten Gefäßen, Angelhaken, Scheren, Dartpfeile und intraokulare Splitterverletzungen mit kleinen Fremdkörpern aus Glas, Stein oder Metall. Intraokulare Eisenfremdkörper führen nach Wochen zur Siderosis bulbi.

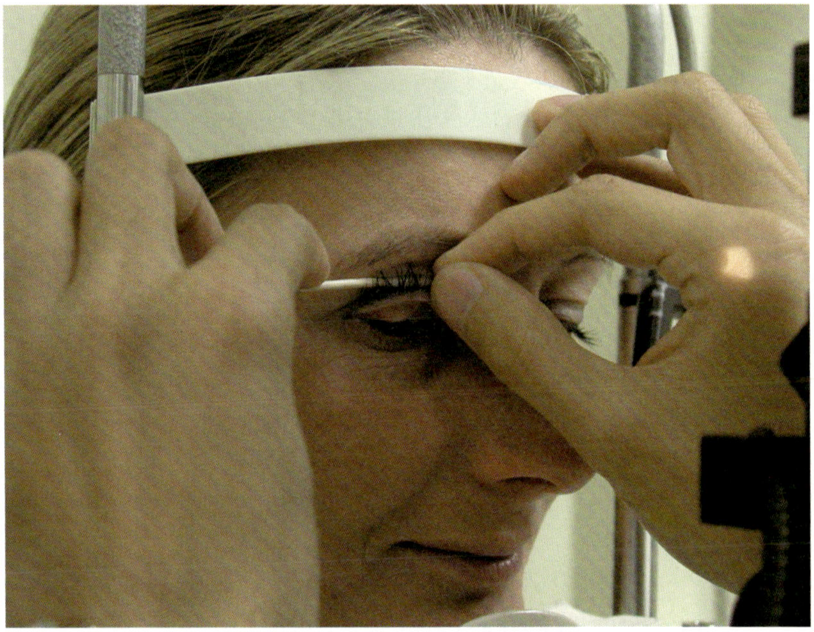

Abb. 26.**1** Ektropionieren über einen Stieltupfer.

Präklinische Diagnostik und Therapie

Symptomatik und Diagnostik. Bei perforierenden Hornhautverletzungen ist die Vorderkammer aufgehoben. Die Pupille ist verzogen, oft besteht ein Irisvorfall in die Wunde, die Linse kann gequollen sein. Verletzungen der Sklera sind schwieriger zu diagnostizieren. Der Seidel-Test kann hilfreich sein: nach Auftropfen von Fluoreszeinlösung zeigt sich an der Perforationsstelle eine Verdünnung des Farbstoffs.

Differenzialdiagnose. Differenzialdiagnostisch sind *reine Bindehautwunden* ohne Sklerabeteiligung abzugrenzen; sie sind relativ harmlos, erfordern aber trotzdem die mikrochirurgische Versorgung an einer Augenabteilung. Das *Hyposphagma* ist eine spontane Blutung unter die Bindehaut ohne Traumaanamnese und zählt nicht zu den ophthalmologischen Notfällen.

Notfalltherapie. Schon beim geringsten Verdacht auf Eindringen eines Fremdkörpers ins Auge muss unverzüglich der Transport in eine Augenabteilung erfolgen.

Im Bulbus steckende Fremdkörper sollen in der Regel nicht entfernt werden und sind ggf. abzupolstern.

Das Auge erhält einen sterilen Verband (Abb. 26.**2**).

Hinweis für die Praxis: Es darf kein Druck auf den Bulbus ausgeübt werden; ebenso wenig ist es erlaubt, die prolabierte Iris zu reponieren. Es besteht höchste Infektionsgefahr.
Magnetresonanzuntersuchung ist bei Verdacht auf intraokularen Fremdkörper kontraindiziert. Dies gilt auch für MR-Untersuchungen aus anderer Ursache.
Der Patient soll nüchtern bleiben, weil die operative Versorgung meist in Allgemeinanästhesie erfolgt.

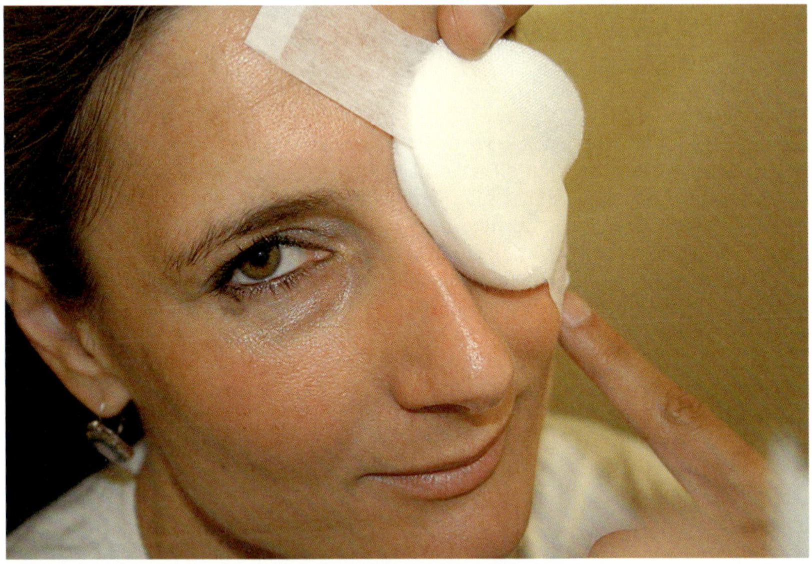

Abb. 26.**2** Anlegen eines sterilen Augenverbands.

Zentralarterienverschluss

Grundlagen

Es handelt sich um einen Verschluss der A. centralis retinae mit Ischämie der Netzhaut.

Die A. centralis retinae ist eine funktionelle Endarterie; die Überlebenszeit der Retina beträgt ca. 1 h.

Zu den Ursachen zählen Karotiserkrankungen, Vorhofflimmern, arterielle Hyper- (Arteriosklerose) oder Hypotonie, Ovulationshemmer und Nikotinabusus.

Präklinische Diagnostik und Therapie

Symptomatik. Es liegt eine plötzliche einseitige Erblindung ohne Schmerzen oder Traumaanamnese vor. Gelegentlich berichten die Patienten über eine vorangegangene, kurzfristige Erblindung (Amaurosis fugax).

Notfalltherapie. Der Transport an eine Augenabteilung binnen Minuten ist erforderlich.

Wichtig: Je schneller dort die Therapie einsetzt, desto besser sind die Erfolgsaussichten (es wird eine Vorderkammerpunktion zur Druckentlastung durchgeführt).

Präklinische Maßnahmen. Unterstützende präklinische Maßnahmen sind eine vorsichtige Bulbusmassage (mit beiden Zeigefingern abwechselnd auf das geschlossene Augenlid drücken) sowie ggf. die Behandlung einer arteriellen Hyper- oder Hypotonie.

Notfälle mit hoher Dringlichkeit

Stumpfes Bulbustrauma

Grundlagen

Ein stumpfes Bulbustrauma (Contusio bulbi) kann durch einen Squash- oder Tennisball, Sturz auf eine Tischkante oder einen Faustschlag etc. herbeigeführt werden.

Es kann eine Ruptur des Bulbus vorliegen, die zunächst nicht sichtbar ist, da von Bindehaut bedeckt.

Präklinische Diagnostik und Therapie

Symptomatik. Zu den Symptomen zählen Schmerzen, Visusverschlechterung, Lichtscheu, Epiphora und Blepharospasmus. Eventuell liegen ein Hyphäma (Blutung in die Vorderkammer) oder ein Hämophthalmus mit Augendrucksteigerung oder Linsenluxation vor.

Notfalltherapie. Das Auge wird durch einen sterilen Verband ruhig gestellt. Neben symptomatischen Maßnahmen erfolgt der rasche Transport in eine Augenabteilung.

Akuter Glaukomanfall

Grundlagen

Es handelt sich um eine Erhöhung des Augeninnendrucks von normal unter 20 mmHg auf bis zu 70 mmHg und darüber. Ursache ist ein eine Abflussstörung des Kammerwassers bei oft hyperopen Patienten (Winkelblock).

Präklinische Diagnostik und Therapie

Symptomatik. Die Patienten klagen über Kopfschmerzen, Schmerzen im Bereich der Stirn und des Auges sowie ggf. über Bauchschmerzen und Übelkeit. Häufig kommt es zum Erbrechen. Es können durchaus Symptome wie bei einem akuten Abdomen vorliegen.

Hinweis für die Praxis: Unter analgetischer Abschirmung erfolgt der Transport an eine Augenabteilung.

Präklinische Maßnahmen. Falls verfügbar, werden schon präklinisch 500 mg Acetazolamid i. v. zur Senkung des Augendrucks appliziert. Zusätzlich kann Pilocarpin eingetropft werden.

Notfälle mit relativer Dringlichkeit

Hornhautfremdkörper

Ätiologie und Symptomatik. Beim Stemmen, Fräsen, Bohren, Motorradfahren, starkem Wind etc. wird ein Fremdkörper gegen die Hornhaut geschleudert und bleibt dort stecken. Es finden sich Fremdkörpergefühl, Schmerzen und Epiphora.

Präklinische Maßnahmen. Nach Oberflächenanästhesie mit Procain- oder Tetracainlösung kann der Fremdkörper mit einer sterilen Fremdkörperlanzette, ersatzweise einer Kanülenspitze, vorsichtig entfernt werden.

Hinweis für die Praxis: Die Entfernung des Fremdkörpers durch den Notarzt soll nur erfolgen, wenn der Transport zum Augenarzt nicht möglich ist.

Nach Entfernung des Fremdkörpers wird ein antibiotischer Salbenverband angelegt.

Hornhauterosion

Ätiologie und Symptomatik. Durch mechanische Einwirkung (Fingernagel, zurückschnellender Ast, Kontaktlinse, subtarsaler Fremdkörper etc.) kommt es zu einer Abschürfung des Hornhautepithels. Symptome sind Fremdkörpergefühl, Schmerzen und Epiphora. Die Anfärbung mit Fluoreszeinlösung erleichtert die Erkennung des Epitheldefekts.

Präklinische Maßnahmen. Nach Anlegen eines Verbands mit Antibiotikasalbe erfolgt der Transport zum Augenarzt.

Wichtig: Kortisonhaltige Salben sind kontraindiziert!

Subtarsaler Fremdkörper

Symptomatik. Der Fremdkörper, z.B. ein kleines Insekt, liegt auf der Conjunctiva tarsi oder bulbi und führt zu Fremdkörpergefühl und Epiphora.

Therapeutische Maßnahmen. Der Fremdkörper wird mittels Stieltupfer entfernt, zuvor erfolgt ggf. eine Oberflächenanästhesie mit Procain- oder Tetracainlösung.

Wichtig: Wenn keine Begleitverletzungen (Hornhauterosion) vorliegen, ist der Transport zum Augenarzt nicht notwendig.

Lidverletzungen

Ätiologie und Symptomatik. Es besteht ein durch direktes Trauma bedingter Einschnitt oder Einriss des Lides oder der Lidränder.

Therapeutische Maßnahmen. Die chirurgische Versorgung ist evtl. auch in einer chirurgischen Abteilung möglich; bei Einriss von Tränenröhrchen oder Lidrändern muss die operative Versorgung dagegen in einer Augenabteilung erfolgen.

Lid- und Orbitaphlegmone

Ätiologie und Symptomatik. Bei schweren Entzündungen von Lidern und Orbita besteht die Gefahr einer Lid- und Orbitaphlegmone sowie der Sinus-cavernosus-Thrombose. Ursachen sind meist Tränensackentzündungen, verschmutzte Verletzungen oder hämatogene Streuungen. Zu den Symptomen zählen der entzündliche Exophthalmus, die Bewegungsunfähigkeit des Bulbus und starke Schmerzen. Beim Liderysipel bestehen Fieber und Schüttelfrost.

Präklinische Maßnahmen. Neben symptomatischen Maßnahmen ist der unverzügliche Transport in eine Augenabteilung erforderlich.

Arteriitis temporalis mit Augenbeteiligung

Ätiologie und Symptomatik. In Folge entzündlichen Verschlusses der kurzen hinteren Ziliararterien kommt es zu einer Apoplexie des Sehnervenkopfes. Die meist älteren Patienten klagen über eine plötzliche einseitige Erblindung und starke Kopfschmerzen.

Diagnostik und Differenzialdiagnostik. Die Blutkörperchensenkungsgeschwindigkeit (BSG) ist erhöht. Differenzialdiagnostisch ist an einen Zentralarterienverschluss zu denken.

Weitere Ursachen für den plötzlichen Sehverlust eines Auges sind:

- Glaskörperblutung bei Patienten mit diabetischer Retinopathie, hypertensiver Retinopathie oder Periphlebitis retinae.
- Neuritis nervi optici mit starker Beeinträchtigung des Sehvermögens, als Ursache kommt z.B. eine multiple Sklerose in Frage.
- Hemianopsien; bei plötzlichem Auftreten ist die Ursache meist ein apoplektisches Geschehen, seltener sind es Tumoren.

Präklinische Maßnahmen. Die präklinische Therapie besteht in der Zufuhr von 50–200 mg Prednisolon i.v., um das nicht betroffene Auge zu schützen. Das befallene Auge kann nicht mehr sehend „gemacht" werden. Nachfolgend ist der Transport in eine Augenabteilung notwendig.

Sonstige Notfälle mit relativer Dringlichkeit

Lagophthalmus

Es liegt ein mangelhafter Lidschluss mit Austrocknung der Hornhaut vor. Ursachen sind eine Fazialisparese, Narben sowie ein hochgradiger Exophthalmus. Auch bei Bewusstlosigkeit kann sich rasch ein Lagophthalmus ausbilden. Da sich der Bulbus beim Lidschluss normalerweise nach oben dreht (Bell-Phänomen), findet sich die Keratitis e lagophthalmo meist im unteren Hornhautdrittel.

Die Austrocknung der Hornhaut wird durch Schließen der Lider, ggf. durch zusätzliches Einbringen von Dexpanthenolaugensalbe (Abb. 26.**3**), verhindert. Bei chronischen

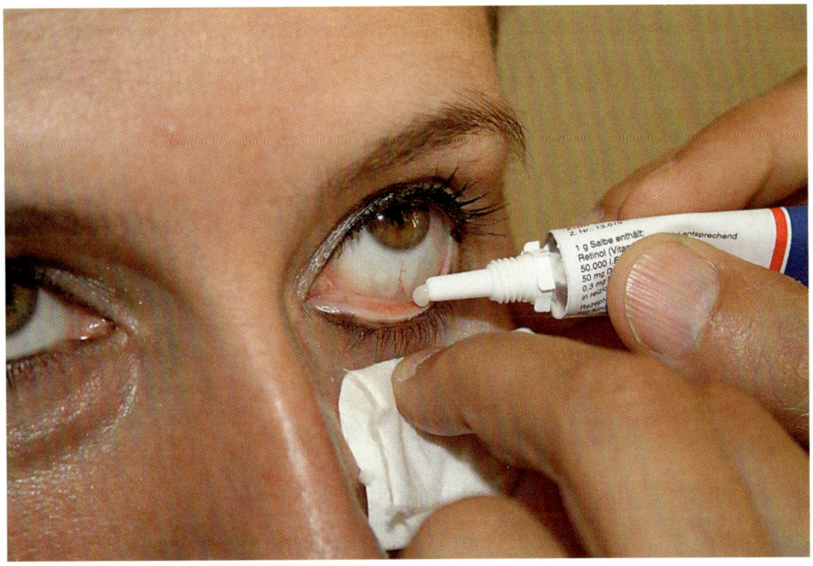

Abb. 26.**3** Einbringen einer Augensalbe.

Zuständen erfolgt die augenärztliche Versorgung mittels Uhrglasverband (feuchte Kammer).

Keratoconjunctivitis photoelectrica

Es handelt sich um eine durch UV-Strahlung (Schweißarbeiten, Gletscherskifahren) bedingte Entzündung des vorderen Augenabschnitts. Zu den Symptomen zählen ein Blepharospasmus sowie Schmerzen, die erst ca. 6 h nach Exposition auftreten. Präklinisch kommen nur symptomatische Maßnahmen in Frage; der Patient ist einem Augenarzt zur Begutachtung zuzuführen.

Zentralvenenverschluss

Ein Verschluss der Netzhautvenen bei Hypertonie oder Hyperlipidämie usw. führt zu einer deutlichen Herabsetzung der Sehschärfe. Das Auge ist äußerlich unauffällig. Präklinisch erfolgen keine therapeutischen Maßnahmen, erforderlich ist der Transport in eine Augenabteilung zur spezifischen medikamentösen Therapie (Antikoagulation, evtl. Lasertherapie).

Netzhautablösung

Als Prodromi (häufig bei Myopen) werden oft Lichtblitze wahrgenommen. Die Ablösung der Netzhaut (Ablatio retinae) führt zu Sehstörungen in Form einer grauen Wand, die sich in das Gesichtsfeld des betroffenen Auges hineinschiebt und schließlich die Sehschärfe stark herabsetzt. Der Transport in eine Augenabteilung zur operativen Versorgung ist erforderlich.

Akuter Keratokonus

Bei Patienten mit Keratokonus (kegelförmige Vorwölbung und Verdünnung der Hornhautmitte) kann es zum plötzlichen Eindringen von Kammerwasser in die Hornhaut kommen. Es tritt eine akute, schmerzhafte Sehverschlechterung ein. Der Keratokonus ist meist anamnestisch bekannt und relativ häufig bei Patienten mit Trisomie 21. Nach Anlage eines Druckverbands erfolgt der Transport in eine Augenabteilung (dort Hornhauttransplantation).

Iridozyklitis

Es handelt sich um eine Entzündung der Iris und des Ziliarkörpers durch eine Immunreaktion mit Schmerzen, Lichtscheu, Reizmiosis und ziliarer Injektion, die augenärztliche Behandlung erfordert (Antiphlogistika, Mydriatika).

Herpes corneae

Die Infektion der Hornhaut mit Herpes-simplex-Virus führt zur Keratitis dendritica. Es bestehen Schmerzen, Lichtscheu und Blepharospasmus. Oft gleicht das Bild einer banalen Konjunktivitis; die Keratitis dendritica zeigt jedoch eine Hypästhesie der Hornhaut und die hirschgeweihartig verzweigten Ulzerationen sind mit Fluoreszein anfärbbar. Kortisonhaltige Salben sind wegen der Gefahr der Hornhautperforation kontraindiziert. Nach Transport zum Augenarzt erfolgt dort die spezielle medikamentöse Therapie.

Zoster ophthalmicus

Es handelt sich um eine Herpes-zoster-Infektion des 1. Trigeminusastes. Es bilden sich rasch eintrocknende Bläschen an Stirn, Kopfhaut, Oberlid und Nasenwurzel; es bestehen heftige Schmerzen.

Mögliche Komplikationen am Auge sind Keratitis, Iridozyklitis und Neuritis nervi optici. Unter symptomatischer Therapie erfolgt der Transport zum Augenarzt.

Ulcus serpens

Es liegt ein durch Bakterien oder Pilze hervorgerufenes Hornhautulkus mit Hypopion (Eiteransammlung in der Vorderkammer) vor. Ursächlich sind Verletzungen der Hornhaut (Erosion durch Kontaktlinsen etc.) und Infektionen durch Keime, die meist aus dem Tränensack stammen. Die Patienten klagen über Schmerzen, Lichtscheu und Blepharospasmus. Nach Transport zum Augenarzt wird die antibiotische Therapie erst nach einem Abstrich (Antibiogramm) eingeleitet.

Diplopie

Es handelt sich um spontanes oder verletzungsbedingtes Auftreten von Doppelbildern, z. B. bei „Blow-out"-Fraktur, Arteriitis temporalis, apoplektischem Insult und Vergiftungen (Blei, Alkohol, Schlafmittel, Botulismus). Die Abklärung muss stationär erfolgen.

Bei Diplopie nach Traumen ist eine Röntgenuntersuchung bzw. eine Computertomographie indiziert. Wenn die Haut bei Berührung „knistert", handelt es sich um ein Lidemphysem durch Lufteintritt aus den Nebenhöhlen (Schneuzverbot und antibiotische Abschirmung).

Anisokorie

Ungleich weite Pupillen können bei einer Vielzahl von Krankheitsbildern wie erhöhtem Hirndruck, neurologischen Störungen und Intoxikationen auftreten (s. entsprechende Kapitel). Eine relativ häufige und harmlose Ursache der Anisokorie ist der Kontakt mit Trompetenstrauch, der Scopolamin enthält. Hier ist keine Therapie erforderlich; nach 3 Tagen ist die Anisokorie verschwunden.

Trichiasis

Hierbei handelt es sich um einwärtsgerichtete Wimpern bzw. Entropium; v. a. das Unterlid ist betroffen. Hervorgerufen wird ein rezidivierendes Fremdkörpergefühl, häufig bei älteren Personen. Mit Heftpflaster kann das Unterlid temporär heruntergezogen werden, sodass die Wimpern nicht am Augapfel schleifen.

Kernaussagen

Notfälle mit höchster Dringlichkeit

Bei Verätzungen ist die Spülung des vorderen Augenabschnitts binnen Sekunden erforderlich. Die Spülung erfolgt zunächst mit lauwarmem Leitungswasser.

Schon beim geringsten Verdacht auf eine perforierende Augenverletzung muss der Transport in eine Augenabteilung erfolgen. Im Bulbus steckende Fremdkörper sollen in der Regel nicht entfernt werden und sind ggf. abzupolstern. Das Auge erhält einen sterilen Verband. Es besteht höchste Infektionsgefahr.

Beim Zentralarterienverschluss liegt eine plötzliche einseitige Erblindung ohne Schmerzen oder Traumaanamnese vor. Der Transport in eine Augenabteilung ist binnen Minuten erforderlich.

Notfälle mit hoher Dringlichkeit

Bei stumpfem Bulbustrauma wird das Auge durch sterilen Verband ruhig gestellt. Neben symptomatischen Maßnahmen erfolgt der rasche Transport in eine Augenabteilung.

Der akute Glaukomanfall erfordert den raschen Transport in eine Augenabteilung unter analgetischer Abschirmung. Falls verfügbar, werden schon präklinisch 500 mg Acetazolamid i. v. zur Senkung des Augendrucks appliziert. Zusätzlich kann Pilocarpin eingetropft werden.

Notfälle mit relativer Dringlichkeit

Hornhautfremdkörper werden vom Notarzt nur entfernt, wenn ein Transport zum Augenarzt nicht möglich ist. Bei Hornhauterosionen erfolgt nach Anlegen eines Verbands der Transport zum Augenarzt. Ein subtarsaler Fremdkörper wird mittels Stieltupfer entfernt, bei fehlenden Begleitverletzungen ist der Transport zum Augenarzt nicht notwendig.

Lidverletzungen mit Einriss von Tränenröhrchen oder Lidrändern erfordern die operative Versorgung in einer Augenabteilung.

Eine Lid- oder Orbitaphlegmone bedingt den unverzüglichen Transport in eine Augenabteilung. Die präklinische Therapie der Arteriitis temporalis mit Augenbeteiligung besteht in der Zufuhr von 50 – 200 mg Prednisolon i. v., um das nicht betroffene Auge zu schützen.

Zu den sonstigen Notfällen mit relativer Dringlichkeit zählen Lagophthalmus, Keratoconjunctivitis photoelectrica, Zentralvenenverschluss, Netzhautablösung, Iridozyklitis, Herpes corneae, Zoster ophthalmicus und Ulcus serpens.

Literatur

Collins JF, Augustin AJ. Augenheilkunde. 2. Aufl. Berlin: Springer; 2001.
Hockwin O, Koch HR. Unerwünschte Arzneimittelwirkungen am Auge. Stuttgart: Gustav Fischer; 1982.
Küchle HJ, Busse H. Taschenbuch der Augenheilkunde. 4. Aufl. Bern: Hans Huber; 1998.
Sachsenweger M, Sachsenweger R. Notfallsituationen am Auge. 3. Aufl. Stuttgart: Georg Thieme; 1997.

27

Urologische Notfälle

27 Urologische Notfälle

D. Brix, A. Roosen, H. Riedmiller

Roter Faden

Definition: Kommt es durch Verletzungen oder Erkrankungen des Urogenitaltrakts zu einer vitalen Gefährdung des Gesamtorganismus oder dem drohenden Ausfall eines Organs oder treten unerträgliche Symptome auf, spricht man von urologischen Notfällen.

Verletzungen von Urogenitalorganen

Eine Beteiligung des Urogenitalsystems liegt allgemein bei 2% aller Unfallopfer vor. Der Grund für diese insgesamt niedrige Zahl ist in der geschützten Lage dieses Organsystems im Körper zu sehen. Betrachtet man aber gesondert die Gruppe der Polytraumatisierten, findet man eine Beteiligung des Urogenitaltraktes von ca. 15%! Zu unterscheiden sind offene (5%) und geschlossene (95%) Verletzungen.

Nierenverletzungen

Definition: Durch stumpfe oder perforierende Gewalteinwirkung auf das Nierenlager, Abdomen oder den Thorax sowie ein Dezelerationstrauma können das Nierenparenchym oder die Nierengefäße geschädigt werden.

Symptome. Das klassische Symptom Hämaturie tritt nur bei einer Beteiligung des Hohlsystems auf und wird oft von Notärzten vor Ort nicht bemerkt. Viele Verletzungen des Nierenparenchyms gehen außerdem nicht mit einer Beteiligung des Hohlsystems einher, sodass die Hämaturie grundsätzlich fehlt, obwohl eine relevante Verletzung vorliegt. Weiterhin können Flankenschmerzen, Schocksymptomatik oder eine lokale „Tumorbildung" vorliegen. Entscheidendes Kriterium ist die Art des Unfallhergangs; je höher die Gewalteinwirkung, desto größer ist die Wahrscheinlichkeit einer Nierenbeteiligung, an die man denken muss.

Einteilung. Nierentraumata werden aktuell nach der American Association for the Surgery of Trauma (AAST 2001) in 5 Verletzungsgrade eingeteilt (Tab. 27.**1**).

Diagnostik. Präklinisch sind Informationen über den Unfallmechanismus und das Erfassen von äußeren Traumazeichen (Hautabschürfungen, Hämatome, Frakturen) wichtig. Eine Hämaturie entzieht sich in der Regel der präklinischen Diagnostik. Die Kontrolle der Vitalparameter (RR, HF, Atemfrequenz) kann über mögliche Blutverluste informieren (Schockzeichen). Bei Kindern versagen diese Möglichkeiten oft, da bei pädiatrischen Patienten ein RR-Abfall erst bei weit fortgeschrittenem Blutverlust zu beobachten ist. In der klinisch-apparativen Diagnostik stellt das CT derzeit den Goldstandard dar. Ein Urogramm (IVP) kann bei fehlender Verfügbarkeit des CT sinnvoll sein, die Sonographie als Screeninguntersuchung kann noch im Schockraum über Flüssigkeitsansammlungen informieren.

Therapie. Der überwiegende Anteil an Nierentraumata kann konservativ behandelt werden (AAST Grad I–III). Dieses Konzept beinhaltet engmaschige hämodynamische Kontrollen (RR, HF, Labor), körperliche Untersuchung (Abwehrspannung?), radiologische/sonographische Kontrollen, Immobilisation bis zum Beginn der Reparationsphase der Wundheilung, Thromboseprophylaxe und antibiotische Abdeckung. Absolute OP-Indikationen bei höheren Graden (IV–V) sind unkontrollierbare Blutungen, Verdacht auf Nierengefäßstielverletzungen, expandierende pulsierende retroperitoneale Hämatome sowie alle Grade (I–V) von offenen Verletzungen.

Tabelle 27.**1** Klassifikation der Nierenverletzung nach der AAST 2001

Stadium	Typ	Beschreibung
I	▸ Kontusion ▸ Hämatom	▸ Mikro-, Makrohämaturie ▸ subkapsulär ohne Parenchymlazeration
II	▸ Hämatom ▸ Lazeration	▸ nicht expandierendes perirenales Hämatom ▸ < 1 cm Parenchymlazeration ohne Urinextravasation
III	▸ Lazeration	▸ 1 cm Parenchymlazeration ohne Urinextravasation
IV	▸ Lazeration ▸ Gefäßläsion	▸ tiefe Parenchymlazeration (> 1 cm) mit Eröffnung des Hohlsystems ▸ arterielle/venöse Verletzung mit stabilisierter Blutung
V	▸ Lazeration ▸ Gefäßläsion	▸ vollständig zerstörtes Nierenparenchym ▸ Nierengefäßstielverletzung mit devaskularisiertem Organ

Ureterverletzungen

Traumatische Harnleiterverletzungen sind mit einer Inzidenz von 1% aller stumpfen und 4% aller penetrierenden Verletzungen äußerst selten. Anamnestisch hinweisend kann der Unfallhergang sein: Typischerweise kann der Harnleiter im Gefolge von Dezelerationstraumen, mit extremer Hyperextension und Lordose, abreißen. Häufiger tritt eine Harnleiterverletzung im Rahmen iatrogener Schädigung bei Operationen in den Gebieten der Gynäkologie, Allgemein-/Gefäßchirurgie und Urologie auf.

Symptome. Klinisch besteht nur bei 70% der Patienten eine Hämaturie, 30% haben keine Symptome. Spätzeichen treten Tage bis Wochen nach der Schädigung auf und sind meist unspezifisch (Druckschmerzen, Peritonismus, Ileus, Leukozytose und Fieber). Spezifisches Symptom kann die Dilatation des oberen Harntraktes oder ein Urinom sein, das oft erst spät erkannt wird.

Diagnostik. Diagnostisch sind Ultraschall, Urogramm und CT zielführend.

Einteilung. Die Einteilung erfolgt nach den Kriterien der European Asociation of Urology (EAU 2005) in 5 Grade (Tab. 27.**2**). In Abhängigkeit von Begleitverletzungen und dem Grad der Schädigung wird konservativ, interventionell (Harnleiterschiene) oder operativ behandelt.

Tabelle 27.**2** Grad der Ureterverletzung nach EAU-Kriterien (2005)

Grad	Verletzung
I	Hämatom ohne Perforation
II	Lazeration < 50% der Zirkumferenz
III	Lazeration > 50% der Zirkumferenz
IV	kompletter Abriss mit < 2 cm Devaskularisation
V	kompletter Abriss mit > 2 cm Devaskularisation

Blasen- und Urethralverletzungen

Mechanismus. Aufgrund ihrer gut geschützten Lage im kleinen Becken sind Verletzungen der Blase und/oder proximalen Harnröhre selten. Zu beachten ist jedoch, dass bei 60% der Beckenfrakturen eine sekundäre Blasen- oder Harnröhrenverletzung vorliegt. Hierbei kommt es entweder zu einer direkten Lazeration durch Knochenfragmente oder – vermittelt über puboprostatische Bänder – zu einem Abscheren von Blase und Prostata oberhalb des Diaphragma urogenitale und konsekutivem „supradiaphragmalen" Harnröhrenabriss. Seltener sind isolierte Verletzungen: Ruptur der gefüllten Blase im Bereich des Daches (locus minoris resistentiae) durch plötzliche Druckerhöhung im Unterbauch (Sicherheitsgurt) oder Abquetschen der bulbären Harnröhre gegen das Schambein durch direkte Gewalteinwirkung auf den Damm (Straddle-Trauma mit infradiaphragmalem Harnröhrenabriss).

Symptome. Die klassische Symptomtrias beim typischerweise polytraumatisierten Unfallopfer ist:

- Blutung aus der Harnröhre/Hämaturie,
- imperativer Harndrang bei Dysurie oder Harnverhalt (zusammen als „blutige Anurie" bezeichnet),
- Schmerzen und ggf. Prellmarken/Hämatome im Unterbauch- oder Dammbereich.

Diagnostik. Bei Verdacht auf das Vorliegen einer Blasen- oder Harnröhrenverletzung ist das Diagnostikum der Wahl das retrograde Urethrozystogramm (UCG) unter Bildwandlerkontrolle. Hierbei lässt sich, falls noch nicht geschehen, gleichzeitig eine Beckenfraktur darstellen. Nach Ausschluss einer Urethralläsion wird dann über einen eingelegten Dauerkatheter (welcher ggf. belassen werden kann) ein Zystogramm unter Prallfüllung (min. 300 ml) in 2 Ebenen angefertigt. Eine rektale Palpation sollte – wenn überhaupt – nur mit äußerster Vorsicht durch einen Erfahrenen durchgeführt werden, da hierbei ein partieller in einen kompletten Abriss der Harnröhre verwandelt werden kann.

Hinweis für die Praxis: Sollte initial eine Kathetereinlage ohne Röntgenkontrolle durchgeführt werden, muss der Versuch beim Auftreten eines Widerstandes beim Vorschieben des Katheters sofort abgebrochen werden!

Therapie. Die intraperitoneale Blasenruptur verlangt die sofortige operative Freilegung und Übernähung. Im Falle der extraperitonealen Ruptur genügt oft die Urinableitung über einen Dauerkatheter für zunächst 10 Tage, gelegentlich ist eine perivesikale Drainage notwendig.

Ein inkompletter Harnröhrenabriss wird konservativ (z. B. 14 Tage suprapubische Harnableitung, antibiotische Abdeckung) behandelt. Ein kompletter Harnröhrenabriss muss operativ versorgt werden. Dies kann entweder sofort (innerhalb von 6 h, „primary realignment") oder verzögert (nach 3 Monaten, „delayed repair") erfolgen.

Verletzungen des äußeren Genitales

Penisverletzungen treten als Folge eines stumpfen Traumas (Sturz, Tritt), autoerotischer Manipulationen oder in Form einer Penisfraktur, d. h. einer koital bedingten Ruptur der Corpora cavernosa, auf. Letztere wird durch ein Kavernosogramm diagnostiziert. Bei Verdacht auf eine Mitbeteiligung der Harnröhre ist ein retrogrades Urethrogramm obligat. Die Versorgung erfolgt abhängig von Art und Ausmaß der Verletzung primär operativ.

Erkrankungen von Urogenitalorganen

Nierenkolik

Definition: In der Regel einseitiger wellenförmig verlaufender vernichtender Flankenschmerz mit möglicher Ausstrahlung.

Ätiologie und Pathogenese. Ursache der Nierenkolik ist eine akute Harntransportstörung, z. B. durch abgehende Nierensteine, seltener eine dekompensierte Subpelvinstenose, abgestoßene Markpapillen, Koagel oder Tumore. Dies führt zu einer Dehnung des Nierenbeckens und des Harnleiters mit Aktivierung von Mechanonozizeptoren. Daraus resultieren intensive, unkoordinierte, schmerzhafte Kontraktionen der Uretermuskulatur. Durch den Verlust der peristaltischen Welle kann kein koordinierter Harn- oder Steintransport mehr erfolgen. Damit nimmt die Distension der o.g. Strukturen zu und die Symptomatik verstärkt sich. Der Schmerz kann in Abhängigkeit der Lokalisation der Obstruktion in den Mittel-/Unterbauch, die Blase, die ipsilaterale Leiste, Labien/Skrotum und Penisspitze weitergeleitet werden.

Symptome. Charakteristisch ist die motorische Unruhe der Patienten bei gleichzeitig stärksten Schmerzen. An vegetativen Begleiterscheinungen treten Übelkeit, Erbrechen, Harndrang, Obstipation/Meteorismus, Darmatonie und Schweißausbrüche auf.

Diagnostik. Präklinisch ist die Symptomatik führend („Blickdiagnose"). Differenzialdiagnostisch ist, v.a. bei subakuter Klinik, u.a. an ein rupturiertes Aneurysma, Herzinfarkt, Gallenkolik, Appendizitis, Divertikulitis und an gynäkologische Ursachen zu denken.

Therapie. Therapeutisch steht die sofortige Analgesie im Vordergrund, gefolgt von Antiemese und antiphlogistischer Therapie. Hierzu stehen folgende Medikamente zur Verfügung:

- Analgesie:
  - Als erste Wahl: Metamizol in einer maximalen Erwachsenendosis von 30 mg/kgKG. Neben der Analgesie hat Metamizol einen direkten drucksenkenden Effekt auf das Nierenbecken. Als sehr seltene unerwünschte Nebenwirkung besteht das Risiko einer Agranulozytose.
  - NSAR: Diclofenac, auch als Suppositorium oder i.m.
  - Opiate: Tramadol in der Dosierung 1,5 mg/kgKG. Opiate der zweiten Wahl sind Piritramid, Pethidin, Buprenorphin und Pentazosin.
  - Als praktisch haben sich feste Kombinationsschemata wie z.B. der Würzburger Schmerztropf (Metamizol, Tramadol, Metoclopramid) erwiesen.
- Antiemetika:
  - Metoclopramid,
  - Vomex oder
  - DHB, das auch zentral sedierend wirkt.

Apparative Diagnostik. In der apparativen Diagnostik steht der Ultraschall mit dem evtl. Nachweis einer Dilatation des Nierenbeckenkelchsystems im Vordergrund. Zur Lokalisation des vermuteten Steins erfolgt eine radiologische Abklärung (z.B. Abdomenübersichtsaufnahme, IVP, CT). Kontrastmittel können zu einer erhöhten Diurese führen und sollten deswegen nur schmerzfreien Patienten infundiert werden. Anderenfalls droht eine Fornixruptur. Therapierefraktäre Schmerzen erfordern eine interventionelle Diagnostik mit anschließend urinableitenden Maßnahmen (Harnleiterschiene, Nierenfistel).

Akuter Harnverhalt und Blasentamponade

Definition: Unvermögen der Blasenentleerung durch subvesikale Obstruktion bei freien Abflussverhältnissen der oberen Harnwege und unbeeinträchtigter Nierenfunktion (Tab. 27.3).

Symptomatik. So lange keine Störung der Blasensensibilität vorliegt, bestehen unerträgliche Unterbauchschmerzen bei imperativem Harndrang und gleichzeitigem Unvermögen, die prall gefüllte Blase willentlich zu entleeren. Weiterhin auffallend ist meist eine ausgeprägte Sympathikusreizung (Schwitzen, Tachykardie).

27

Diagnostik. Bei schlanken Patienten fällt bereits inspektorisch eine charakteristische Vorwölbung des Unterbauches auf, suprapubisch ist ein ausgeprägter Druckschmerz auslösbar. Im Ultraschall präsentiert sich eine maximal gefüllte Blase, oft lässt sich hierbei auch die Ursache (benigne Prostatahyperplasie, Tumor, Blasenstein, Koagel) feststellen. Durch rasche, orientierende Sonographie beider Nieren wird eine konsekutive Harntransportstörung im Bereich des oberen Harntraktes ausgeschlossen.

Therapie. Im Vordergrund steht die unverzügliche Entlastung der Blase durch transurethralen Katheterismus oder suprapubische Fistelung.

Hinweis für die Praxis: Der Urin sollte fraktioniert abgelassen werden, um ein Blutung ex vacuo aus submukösen Venen zu vermeiden.
Bei bekanntem Urothelkarzinom oder bestehendem Verdacht, ist die Anlage eines suprapubischen Blasenkatheters streng kontraindiziert.

Akutes Skrotum

Definition: Jeder plötzliche Skrotalschmerz, mit und ohne Schwellung.

Die Definiton erfolgt in Analogie zum „akuten Abdomen", es können verschiedene Erkrankungen zu diesem klinischen Befund führen. Bis zum Beweis des Gegenteils muss von einem operationswürdigen Ereignis ausgegangen werden!

Hodentorsion

Ätiologie und Pathogenese. Häufigstes Auftreten im ersten Lebensjahr und in der Präadoleszenz, typischerweise aus dem Schlaf heraus. Bei entsprechender Veranlagung (überschießender Kremasterreflex und fehlende Fixierung durch das Gubernaculum testis) erfolgt eine partielle oder komplette Stieldrehung des Hodens um seine versorgenden Gefäße. Bei meist erhaltener arterieller Perfusion kommt es zu einer Verminderung des venösen Abstromes. Hieraus resultieren ein interstitielles Ödem und eine hämorrhagische Infarzierung des Hodenparenchyms. Erfolgt nicht innerhalb weniger Stunden eine Retorquierung, wird das Parenchym irreversibel bis hin zum Organverlust geschädigt.

Tabelle 27.**3** Ursachen des akuten Harnverhalts

Blasenhalsobstruktion	Harnröhrenobstruktion
▸ Prostatahyperplasie	▸ Striktur
▸ Prostatakarzinom	▸ Harnröhrenklappen
▸ Blasentumor	▸ Konkrement
▸ Blasenstein	▸ Peniskarzinom
▸ Blasenhalssklerose	▸ Corpus alienum
▸ Detrusor-Sphinkter-Dyssynergie/Beckenbodenspastik	▸ Phimose
▸ Corpus alienum	
▸ Koagel/Tamponade	

Symptome. Klinisch besteht oft ein akuter Schmerz aus dem Schlaf heraus und ein Hodenhochstand auf der betroffenen Seite. Das Hemiskrotum kann gerötet oder livide verfärbt sein. Das Anheben des Hodens führt nicht zu einer Schmerzreduktion (negatives Prehn-Zeichen).

Therapie. Therapie ist die sofortige medikamentöse Schmerzreduktion, unter der es gelegentlich zur spontanen Retorquierung kommen kann. Bei langen Wegen bis zur nächsten Klinik kann eine manuelle Retorquierung versucht werden („Hast Du mit dem Hoden Qual – drehe ihn nach lateral"). In jedem Fall muss eine operative Versorgung erfolgen:

- Hodenfreilegung,
- Retorquierung,
- Pexie – auch der Gegenseite.

Hydatidentorsion

Hier kommt es im Gegensatz zur Hodentorsion nicht zu einer Stieldrehung des gesamten Organs, sondern nur von embryologischen Resten des Wolff-Ganges (Appendix epididymis) oder des Müller-Ganges (Appendix testis, Morgagni-Hydatide). Ist die Hydatidentorsion klinisch nicht von der Hodentorsion zu unterscheiden, erfolgt auch hier die operative Freilegung.

Akute Epididymitis

Ätiologie und Pathogenese. Es handelt sich um eine akute Entzündung des Nebenhodens, meist aufgrund kanalikulär aszendierender Infektionen des Harntraktes mit uropathogenen Keimen. Entsprechend häufig sind gramnegative Bakterien zu finden, z. B. E. coli (80%), Klebsiellen, Pseudomonaden, Proteus mirabilis, aber auch grampositive Erreger (Enterokokken). Hämatogene Infektionen kommen ebenfalls vor (z. B. Staphylococcus aureus, Salmonella spp., Candida spp.). Bei jungen Erwachsenen ist auch an Chlamydien zu denken. Risikofaktoren sind liegende transurethrale Katheter, Diabetes mellitus und obstruktive Blasenentleerungsstörungen.

Symptome. Symptome sind neben den ausgeprägten lokalen Schmerzen eine deutliche Schwellung, aufgehobene Fältelung, oft Rötung und Überwärmung des betroffenen Hemiskrotums. Hoden und Nebenhoden sind meist palpatorisch nicht mehr voneinander abzugrenzen. Durch Anheben des Hodens können sich die Schmerzen bessern (positives Prehn-Zeichen). Fieber kann auftreten, dann meist mit deutlicher Reduktion des Allgemeinzustands.

Therapie. Die Therapie besteht im Frühstadium in konservativen Maßnahmen (Antibiose, Analgesie, antiphlogistisch, Kühlung und Hochlagern des Hodens; suprapubische Blasenfistel falls Restharn besteht). Bei Nachweis einer Abszedierung besteht die Indikation zur Ablatio testis.

Orchitis

Präklinisch schlecht von der Epididymitis abzugrenzen. Als Ursache kommen neben den o. g. bakteriellen Erregern auch Viren (Mumps, Coxsackie) in Betracht. Die Notfallbehandlung entspricht der Epididymitis. Die Diagnosesicherung erfolgt durch Ultraschall und Labor.

Hodenabszess

Tritt als Komplikation von Epididymitis, Orchitis oder Hodentrauma auf. Palpatorisch auffällig sind Fluktuationen im Skrotum. Die Therapie ist die Semikastration.

Erkrankungen des Penis

Priapismus

Definition: Schmerzhafte persistierende Erektion von über 2 h Dauer ohne sexuelle Stimulation.

Ätiologie. Ätiologisch stehen neben der Schwellkörperautoinjektion vasoaktiver Substanzen (SKAT), hämatologische (Leukämien) und neurologische Erkrankungen (Querschnittssyndrom) sowie Arzneimittelnebenwirkungen (Psychopharmaka, Antihypertensiva, Drogenabusus) im Vordergrund; bis zu 70% aller Fälle sind jedoch idiopathisch.

Einteilung. Unterschieden wird zwischen High-Flow- (erhöhter arterieller Zustrom in die Corpora cavernosa, nur geringe Schmerzen) und Low-Flow-Priapismus (venöse Abflussblockade der Corpora cavernosa, immer schmerzhaft). Das Corpus spongiosum ist niemals betroffen.

Therapie. Die Therapie des Low-Flow-Priapismus hat unverzüglich, spätestens jedoch 6 h nach Auftreten zu erfolgen, da anderenfalls eine Schwellkörperfibrose mit nachfolgender erektiler Dysfunktion droht. Initial Injektion von Etilefrin in ein Corpus cavernosum (Cave: RR!). Bei Erfolglosigkeit wird ein Corpus cavernosum streng steril mit einer großlumigen Butterflykanüle punktiert. Hierüber Abziehen des Staseblutes (bis zu 300 ml!), dann mit NaCl- und Heparinlösung nachspülen. Bei Versagen der konservativen Therapie ist eine operative Versorgung (Shuntbildung entweder distal z. B. nach Chester-Winter oder proximal z. B. nach Quackels) einzuleiten. Beim High-Flow-Priapismus muss eine interventionelle Gefäßdarstellung mit Möglichkeit zur Embolisation der betroffenen Arterie erfolgen.

Paraphimose

Bleibt eine verengte Vorhaut über einen längeren Zeitraum zurückgestreift und dadurch der oberflächliche venöse Rückstrom aus der Glans unterbunden, kann sich durch ein Ödem des inneren Vorhautblattes ein äußerst schmerzhafter Schnürring („Spanischer Kragen") entwickeln. In letzter Konsequenz droht eine Gangrän der Glans. Dieses Krankheitsbild lässt sich durch eine Kompression der Glans und des distalen Penisschaftes und anschließendes „Zurückstülpen" der Glans durch Daumendruck hinter den mit Zeige- und Mittelfinger beider Hände gefassten Schnürring beheben. Nur in seltenen Fällen ist die dorsale longitudinale Inzision und quere Vernähung des Schnürrings vonnöten. Im Intervall ist eine Zirkumzision indiziert.

Kavernitis

Die Kavernitis ist eine foudroyant verlaufende oft lebensbedrohende Schwellkörperentzündung, die wegen der hohen Perfusion der Corpora cavernosa rasch zur generalisierten Sepsis führen kann. Ursache ist meist ein iatrogener (Via falsa bei Fehlkatheterisierung, operative Strikturschlitzung, Zystoskopie) oder automanipulativer Keimeintrag in den Schwellkörper. Bei entsprechendem Verdacht ist der Patient prophylaktisch antibiotisch abzudecken. Eine manifeste Kavernitis ist durch eine Breitflächenantibiose, strikte Bettruhe, lokale Kühlung und Hochlagerung des Genitales und ggf. rechtzeitig operativ zu behandeln.

Urosepsis

Definition: Septikämie / SIRS, ausgehend von einem Infektionsherd im Urogenitaltrakt.

Die Patienten sind bei stark reduziertem Allgemeinzustand meist intensivpflichtig. Oft wird eine urogenitale Infektquelle erst im Rahmen der Fokussuche auf der Intensivstation gefunden. Zu denken sind insbesondere an eine infizierte Harnstauungsniere, Pyozystis mit Restharn und Abszesse in Organen des Urogenitaltraktes und ähnliches. Aus urologischer Sicht muss in diesen Fällen unbedingt der Urin abgeleitet (Blasenfistel, Nierenfistel) und / oder der Abszess operativ saniert werden.

Die intensivmedizinische Therapie des SIRS wird an anderer Stelle dieses Buches abgehandelt.

Kernaussagen

Verletzungen von Urogenitalorganen

Bei Polytraumatisierten ist der Urogenitaltrakt oft mitbetroffen. In diesen Fällen ist es wichtig, diesen Gesichtspunkt im Blick zu behalten und die Diagnostik (CT) entsprechend zu planen.

Stumpfe, leicht- bis mittelgradige Nierentraumata können meist – schwere gelegentlich – konservativ (Bettruhe, Antibiose, Bilanzierung, Urindrainage) behandelt werden.

Offene Verletzungen des Urogenitaltraktes müssen immer operativ versorgt werden.

Bei Beckenfrakturen und / oder traumatisierten Patienten mit Makrohämaturie sollte schnellstmöglich ein retrogrades Urethrozytogramm erfolgen.

Erkrankungen von Urogenitalorganen

Ein akutes Skrotum stellt bis zum Beweis des Gegenteils eine Indikation zur Hodenfreilegung dar.

Patienten mit Nierenkoliken sollten schnellstmöglich analgetisch behandelt werden. Eine Verzögerung der Analgesie, aus Sorge der Verschleierung einer endgültigen Diagnostik, ist nicht gerechtfertigt.

Literatur:

Lynch D, Martinez-Piñeiro L, Plas E, Serafetinidis E, Turkeri L, Santucci R, Hohenfellner M. EAU Guidelines on Urological Trauma; 2006.

McAnich JW, Carroll PR, Jordan GH. Traumatic and. reconstructive urology. Philadelphia: Saunders; 1996.

Schmidlin F. Nierentrauma. Behandlungsstrategien und Operationsindikationen. Urologe 2005; 44: 863 – 869.

27

28

Besondere Notfälle

28.1 Intoxikation

P. Rupp

Roter Faden

Vergiftungen gehören zu den häufigen Ursachen rettungsdienstlicher Einsätze und sind gleichzeitig die häufigste Ursache der nicht traumatisch bedingten Bewusstseinsstörung im Erwachsenenalter. Der Anteil intensivmedizinisch zu behandelnder Intoxikationen ist allerdings rückläufig. Die Vielzahl der möglichen Giftstoffe macht es dem Notarzt in aller Regel unmöglich, bereits in der Präklinik eine spezifische Therapie einzuleiten. Provoziertes Erbrechen, Magenspülung oder Antidottherapie werden aufgrund der bestehenden Risiken und des geringen zu erwartenden Nutzens präklinisch nur selten angewandt. Suizidversuche machen etwa 80% der Intoxikationen beim Erwachsenen aus, bei Kindern überwiegt die akzidentelle Einnahme des Giftes. Medikamente sind mit ca. 80% die am häufigsten aufgenommenen Substanzgruppen, hierbei sind Hypnotika, Psychopharmaka und Analgetika gefolgt von Betablockern und Digitalis führend. 20% der Giftstoffe verteilen sich auf Pflanzenschutzmittel, Reizgase und gewerbliche bzw. chemische Noxen. In der überwiegenden Mehrzahl erfolgt die Giftaufnahme peroral (80%), in 15% der Fälle handelt es sich um inhalative und in 5% der Fälle um eine perkutane Giftaufnahme. In bis zu 50% muss mit einer Kombinationsvergiftung gerechnet werden (Mach 2003).

Definition: Eine Intoxikation ist die schädliche Einwirkung einer chemischen, pflanzlichen, tierischen oder sonstigen Substanz auf den Organismus.

Ursachen

Die Vielzahl der verschiedenen Toxine bedingt ein ebenso großes Spektrum an Ursachen und Auswirkungen. Die Giftaufnahme kann inhalativ, intravenös, über den Verdauungstrakt oder über Haut und Schleimhäute erfolgen. Schwere und Verlauf der Vergiftung ist abhängig von

- Giftart,
- Giftmenge,
- Giftkombination,
- Giftinteraktion,
- Applikationsweg,
- Kontaminationsdauer und
- individueller Konstitution des Vergifteten.

Klinik

Jeder unklaren Bewusstseinsstörung, jeder unklaren Situation und Lage kann grundsätzlich eine Vergiftung zugrunde liegen. Es gibt kaum ein Symptom, das nicht auch durch eine Vergiftung verursacht werden kann, was die klinische Beurteilung erschwert.

Eine Übersicht über die bei Vergiftungen möglichen Symptome ist in Tab. 28.**1** aufgeführt.

Symptome bei Vergiftungen

- Zentralnervöse Störungen
  - Bewusstseinstrübung, Koma, Verwirrtheit, Lähmungserscheinungen
- Psychische Störungen
  - Delirante Symptomatik, Erregungszustände, Halluzinationen
- Atemstörungen
  - Hyper- oder Hypoventilation, Cheyne-Stokes-Atmung
- Gastrointestinale Symptome
  - Übelkeit, Erbrechen, Durchfälle
- Störungen der Temperaturregulation
  - Hyperthermie, Hypothermie
- Störungen des Herzkreislaufsystems
  - Herzrhythmusstörungen, Blutdruckstörungen; Hyper-, Hypotonie
- Hautveränderungen
  - Zyanose, graues Hautkolorit, rosiges Hautkolorit
- Pupillenveränderungen
  - Miosis, Mydriasis
- Hypersalivation

Bestimmte Substanzen verursachen typische Leitsymptome oder Befundkonstellationen, deren klinisches Erscheinungsbild dann möglicherweise zu einer gut begründeten Verdachtsdiagnose führt. Eine Übersicht ist nachfolgend kurz zusammengefasst.

Leitsymptome bei Vergiftungen

Zentralnervensystem

- Koma
  - Zentralnervös dämpfende Substanzen, z. B. Benzodiazepine, Barbiturate, Alkohol, Opiate, Kohlenmonoxid, Zyanide, Kohlenwasserstoffe, Methanol, Ethylenglykol
- Krampfanfälle
  - Trizyklische Antidepressiva, Neuroleptika, Theophyllin, Cholinesteraseinhibitoren, Salicylate, Zyanide, Antiarrhythmika, Carbamazepin, Lithium
- Delir
  - Atropin, Antihistaminika, Neuroleptika, LSD, Alkohol, Theophyllin
- Malignes Neuroleptikasyndrom (Hyperthermie, Rigidität, ändernde Bewusstseinszustände)
  - Neuroleptika
- Extrapyramidales Syndrom, bizarres neurologisches Syndrom (Zungen- und Schluckkrämpfe, Athetose, Blickkrämpfe, Torticollis, Schmatzen, Speichelfluss, Sprachstörungen, Starre)
  - Neuroleptika, Metoclopramid
- Serotoninsyndrom (Verwirrung, Hyperthermie, Tachykardie, Agitation, Diaphorese, Myoklonien, Schüttelfrost, Tremor, Delir, Krampfanfälle, Tod)
  - Serotonerge Stoffe oder Drogen

Autonomes Nervensystem

- Anticholinerges Syndrom (Tachykardie, Mydriasis, Harnverhalt, Hautrötung, Halluzinationen, Fieber, trockener Mund)
  - Atropin und atropinähnliche Pharmaka und Pflanzen, Antidepressiva, Neuroleptika
- Cholinerges Syndrom (Blutdruckabfall, Bradykardie, Miosis, Erbrechen, Stuhl- und Urinabgang, Speichel- und Schleimsekretion, Schwitzen, Hypothermie, Harninkontinenz, spät: Koma und Krämpfe)
  - Organophosphate, manche Pilze, Cholinergikaüberdosierung
- Sympathikomimetisches Syndrom (Hypertonie, Tachykardie, Mydriasis, Schwitzen, Unruhe, Angst, Tremor, Blässe)
  - Stimulanzien, Adrenalin

Atmung

- Hyperventilation (metabolische Azidose)
  - Acetylsalicylsäure, Mefaminsäure, Kohlenmonoxid, Zyanide, Säuren, Methanol, Ethylengylcol
- Atemdepression, Zyanose
  - Sedativa, Barbiturate, Hypnotika, Opiate, Alkohol
- Lungenfibrose
  - Paraquat

Herz

- Tachykardie
  - Antidepressiva, Stimulanzien, Alkohol, Theophyllin, Antihistaminika, selten Digitalis
- Bradykardie
  - Digitalis, Betablocker, Kalziumantagonisten, Acetylcholinesterasehemmer

Andere Organsysteme

- Miosis
  - Opiate, Acetylcholinesterasehemmstoffe
- Mydriasis
  - Antidepressiva, Neuroleptika, Antihistaminika
- Hyperthermie
  - Atropin, Neuroleptika, Stimulanzien
- Hypothermie
  - Barbiturate, Neuroleptika
- graue Haut
  - Methämoglobinbildner
- rosige Haut
  - Kohlenmonoxid
- Hypersalivation, Bronchorrhö
  - Acetylcholinesterasehemmer

Eine schwere Vergiftung ist meistens mit einer Beeinträchtigung des Bewusstseins, Somnolenz oder Bewusstlosigkeit verbunden.

Kein Leitsymptom oder Syndrom beweist allerdings das Vorliegen einer bestimmten Vergiftung oder schließt eine Noxe aus. Die präklinische Therapie ist in aller Regel symptomatisch und muss auch ohne Kenntnis des genauen Giftes begonnen werden. Differenzialdiagnostisch müssen neurologische und endokrine Erkrankungen bedacht werden.

Diagnostik

Für den Notarzt ist es ohne anamnestische Hinweise kaum möglich, aus der Vielzahl der Gifte und der bunten Symptomatik die exakte Ursache herauszufinden. Die Diagnose Vergiftung ergibt sich aus sorgfältiger Eigen- und Fremdanamnese, Hinweisen aus der vorgefundenen Situation (leere Tablettenschachteln, Spritzen, Flaschen, Abschiedsbrief) und der klinischen Symptomatik. Körperliche Untersuchung, Erfassung der Vitalfunktionen, kontinuierliche Messung der Sauerstoffsättigung, EKG-Ableitung und Blutzuckermessung vervollständigen die präklinische Diagnostik. Kommerzielle Schnelltests auf häufige Gifte sind erhältlich, wegen der meist fehlenden therapeutischen Konsequenz im Rettungsdienst aber in der Regel nicht vorrätig.

Hinweis für die Praxis: Die Diagnostik bei Intoxikationen umfasst:
- exakte Eigen- und Fremdanamnese,
- exakte Beobachtung der Auffindesituation,
- körperliche Untersuchung / Vitalfunktionen (Gerüche?),
- Messung der Sauerstoffsättigung,
- Messung des Blutzuckerspiegels,
- kontinuierliches EKG-Monitoring.

Diagnostik in der Notaufnahme

Labor:
- Elektrolyte,
- arterielle Blutgasanalyse,
- Anionenlücke,
- Kreatinin,
- Transamimasen,
- Blutbild,
- Kreatinin-Kinase,
- Serumosmolarität,

- ggf. Blut / Urin / Speichel / Magensaft toxikologisch analysieren lassen,
- ggf. Schnelltests (Mehrfachdrogentest),
- ggf. quantitativ Paracetamol- / Salicylatspiegel,
- EKG,
- Röntgenthorax.

Allgemeine Therapiegrundsätze

Die notfallmedizinische Behandlung folgt der „Fünferregel":

- Stabilisierung der Vitalfunktionen – Elementarhilfe,
- Detoxikation – Giftentfernung,
- Antidottherapie,
- Asservierung,
- Transport.

Stabilisierung der Vitalfunktionen – Elementarhilfe

Hier steht der Erhalt oder die Wiederherstellung der Vitalfunktionen Atmung und Kreislauf im Vordergrund, wobei auf Eigenschutz sorgfältig zu achten ist. Um Aspiration zu verhindern, ist die Intubationsindikation großzügig zu stellen. Bei Kreislaufstillstand sind unverzüglich erweiterte Reanimationsmaßnahmen einzuleiten.

Detoxikation – Giftentfernung

Die primäre Gifteliminaton, d.h. die Verhinderung der Giftaufnahme, ist präklinisch von besonderer Bedeutung. Abwaschen der Haut, Entfernung kontaminierter Kleidungsstücke, Augenspülung, provoziertes Erbrechen oder Magenspülung sind dafür in Frage kommende Techniken. Eine Magenspülung bzw. provoziertes Erbrechen (Ipecacuanha-Sirup, Dosierung: Kinder 1 Jahr 10 ml, 2 Jahre 20 ml, 3 Jahre 30 ml, nachfolgend Tee, Wasser oder Saft, Erwachsene 30 ml plus 0,5 l Flüssigkeit) wird heute allerdings nur noch bei peroralen Vergiftungen angewandt, die weniger als eine Stunde zurückliegen und potentiell vital bedrohlich sind.

Wichtig: Zu den absoluten Indikationen für provoziertes Erbrechen gehören Vergiftungen mit Alkylphosphaten, Arsen, Paraquat, Schwefelwasserstoff und Zyaniden, zu den relativen Betablocker, Chinin, Chloroquin, Koffein, Nikotin, Strychnin, Klasse-I-Antiarrhythmika und Digitalis.

Gefahren der Magenspülung liegen in der Möglichkeit einer Magenperforation und Aspiration von Mageninhalt bzw. Spülflüssigkeit v.a. bei bewusstseinsgestörten Patienten. Die grundsätzliche Gabe von Carbo medicinalis 0,5 – 1 g / kgKG, ggf. kombiniert mit einem salinischen Laxans (Glaubersalz 15 g) auch nach einer Magenspülung ist obligat (Position Statement 1999). Dies dient der primären und sekundären Bindung des sich im Gastrointestinaltrakt befindlichen Giftes.

Wichtig: Magenspülung und provoziertes Erbrechen sind absolut kontraindiziert bei Ingestion schaumbildender oder ätzender Substanzen sowie organischer Lösungsmittel.

Die alleinige Gabe von Carbo medicinalis ist zumindest in ihrer Effektivität für lipophile Substanzen der Magenspülung absolut vergleichbar und Methode der Wahl (Weilemann 2000; Mach 2003). Der Nutzen einer präklinischen Magenspülung sollte den damit verbundenen Risiken (beachte auch Zeitverlust) sorgfältig gegenübergestellt werden. Eigenschutz hat bei allen der Gifteliminationdienenden Maßnahmen absoluten Vorrang (AAC / EAPCCT 2004).

Hinweis für die Praxis:
Primäre Giftelimination:
- Carbo medicinalis (0,5 – 1 g / kgKG)
- Induziertes Erbrechen (Ipecacuanha-Sirup)
- Magenspülung

Ipecacuanha-Sirup – Dosierung:
- Kinder 9 – 12 Monate: 10 ml
- Kinder bis 24 Monate: 20 ml
- Älter als 24 Monate: 30 ml
- Mit ausreichend Flüssigkeit

Sekundäre Giftelimination (Entfernung des Giftes aus dem Köperinneren), wie forcierte Diurese oder Hämofiltrationsverfahren, sind der Klinik vorbehalten (Weilemann 2003).

Eine massive Flüssigkeitszufuhr verbunden mit Diuretikagabe kann, wenn nötig, schon in der präklinischen Phase begonnen werden.

Antidottherapie

Die Behandlung mit einem Antidot wird bei einigen lebensbedrohlichen Intoxikationen nach primärer Giftelimination schon präklinisch eingeleitet. Blausäurevergiftungen, Intoxikationen mit Methämoglobinbildnern, Phosphorsäureestern und Opiaten gehören in diese Gruppe.

Eine Übersicht über die häufigsten Antidota und deren Indikation gibt Tab. 28.**1**.

Asservierung

Die Sicherstellung des Giftstoffes ermöglicht es in vielen Fällen erst, die genaue Art des Giftes, Giftmenge und -konzentration festzustellen. Der Notarzt muss daher unbedingt Blut, Erbrochenes, Mageninhalt (ggf. erste Spülportion), Speise- oder Tablettenreste u.Ä. suchen und dem Kliniker aushändigen. Die Probe ist mit dem Namen des Patienten, Datum und Uhrzeit zu versehen. Die lebenserhaltende Therapie darf durch die Asservation nicht beeinträchtigt werden.

Transport

Ein intoxikierter Patient muss grundsätzlich ins nächste geeignete Krankenhaus gebracht werden. Der Notarzt kann über seine Leitstelle Kontakt mit dem zuständigen Giftnotruf aufnehmen und sich von dort mit speziellen Informationen versorgen lassen.

Nach diesen allgemeinen Ausführungen werden im Folgenden einige ausgewählte, häufige Vergiftungen im Detail beschrieben. Im Abschnitt „Therapie" wird nur auf die bei der jeweiligen Intoxikation bestehenden Besonderheiten hingewiesen.

Tabelle 28.**1** Antidottherapie (Zilker 2005)

Vergiftung	Antidot (Wirkstoff)	Initialdosierung (pro 70 kgKG)	Hinweise
Alkylanzien (S-Lost, N-Lost)	Natriumthiosulfat Amp. 10 %	▸ *sofort* bis zu: 500 mg / kgKG ▸ *Kinder*: 50 – 100 mg / kgKG	
Alkylphosphate (E 605, Metasystox)	▸ Atropinsulfat (Amp. 100 mg / 10 ml) ▸ dann: Obidoximchlorid (Toxogonin Amp.)	▸ *initial* 5 mg i. v., ca. alle 10 min (2 – 10 mg / h) ▸ *Kinder*: 2 mg ▸ 1 Amp. (250 mg) ▸ *dann* 750 mg / 24 h ▸ *Kinder*: 4 – 8 mg / kgKG	Toxogonin nicht bei Metasystox
Antiarrhythmika Klasse I	Diazepam Amp. (Valium)	*initial* 1 – 2 mg / kgKG *Erhaltungsdosis*: 0,25 mg / kgKG / h *Kinder*: idem	noch nicht gesichert
Antidepressiva	Physiostigminsalicylat (Anticholium Amp.) Natriumhydrogencarbonat 1 mmol / ml / kgKG	▸ *initial* 2 – 3 mg ▸ Wiederholung nach 30 – 40 min ▸ *Kinder*: 0,02 – 0,06 mg / kgKG ▸ 140 mval i. v.	▸ nicht bei Bradykardie oder ventrikulären Störungen ▸ bei QRS-Verbreiterung
Antihistaminika	Physiostigminsalicylat (Anticholium Amp.)	▸ *initial* 2 – 3 mg ▸ Wiederholung nach 30 – 40 min ▸ *Kinder*: 0,02 – 0,06 mg / kgKG	
Atropin	Physiostigminsalicylat (Anticholium Amp.)	▸ *initial* 2 – 3 mg ▸ Wiederholung nach 30 – 40 min ▸ *Kinder*: 0,02 – 0,06 mg / kgKG	▸ evtl. Magenspülung ▸ Kohle ▸ Glaubersalz
Barbiturate	Natriumhydrogencarbonat 1 mmol / ml / kgKG	individuell nach aktuellen Laborwerten	zur Alkalisierung
Benzodiazepine	Flumazenil (Anexate Amp.)	▸ 0,2 mg in 15 s ▸ *dann* 0,1 – 2 mg jede Minute	▸ nur kurze Wirksamkeit des Antidots ▸ *cave*: Krampfanfälle
Betablocker	Glukagon Amp.	▸ 50 – 200 µg / kgKG in 1 min ▸ dann 70 µg / kgKG / h	ggf. Metoclopramid
Digitalis	Digitalis-Antidot	▸ 480 mg (160 mg Bolus, Rest über 7 h) ▸ Kinder: idem	Allergietestung; 80 mg Antidot binden 1 mg Digoxin
Ethylenglykol	Ethanol 96 %	▸ *initial* 42 g i. v. als 5 – 10 %ige Infusion in Glukose 5 % ▸ *dann* 0,1 g / kgKG / h ▸ *Kinder*: – initial 0,5 – 0,75 g / kgKG – dann 0,07 – 0,12 g / kgKG / h	alternativ: 100 ml Branntwein p. o.
Flusssäure	Kalziumglukonat (Calcium Braun 10 % Amp.)	▸ Verätzungen der Extremitäten: 1 – 2 g intraarteriell ▸ Verletzungen am Stamm: lokal unterspritzen	
Kohlenmonoxid	Sauerstoff	100 %ig, evtl. hyperbare Oxygenierung	
Methämoglobinbildner	Toluidinblau Amp.	140 – 280 mg i. v.	▸ bei Zyanose ohne pulmonale oder kardiale Ursache ▸ alternativ: Methylenblau
Opiate	Naloxon (Narcanti Amp.)	▸ *initial* 0,4 – 2 mg i. v. ▸ ggf. Wiederholung in kurzen Abständen, ▸ *Kinder*: 0,01 mg / kgKG	
Neuroleptika	Biperiden-HCl (Akineton Amp.)	▸ 2,5 – 5 mg langsam i. v. ▸ ggf. nach 30 min wiederholen ▸ max. 20 – 30 mg / Tag ▸ *Kinder*: 0,04 mg / kgKG, 3 – 4-mal / Tag	nicht bei komatöser Vergiftung
Paracetamol	Acetylcystein (Fluimucil Antidot Inj. Flaschen)	▸ *initial* 150 mg / kgKG in 15 min ▸ dann 50 mg / kgKG in 4 h ▸ dann 100 mg / kgKG über 16 h	falls 5 g Antidot nicht vorhanden: ACC Amp. à 300 mg

28

Tabelle 28.1 (Fortsetzung)

Vergiftung	Antidot (Wirkstoff)	Initialdosierung (pro 70 kgKG)	Hinweise
Rauchgas	Natriumthiosulfat 10 % Amp.	10 ml i. v., ggf. wiederholen	bei V. a. Blausäurebeteiligung
Reizgas ▶ vom Soforttyp ▶ vom Latenztyp (Phosgen, Nitrosegase)	▶ Theophyllin (Euphyllin 400 mg Amp.) ▶ Beclametason Dosieraerosol (Ventolair)	▶ 4 – 5 mg / kgKG i. v. in 30 min ▶ 2 Hübe alle 5 min	▶ innerhalb 20 – 30 min. (max. 16,5 mg / min) ▶ nur prophylaktisch wirksam, nicht bei manifestem Lungenödem
Schaumbildner	Sab Simplex	mind. 5 ml	
Zyanide	▶ 4-DMAP Amp. ▶ dann Natriumthiosulfat 10 % Amp. ▶ oder Hydroxycobolamin (Cyanokit)	▶ 250 mg i. v. ▶ *Kinder*: 3,25 mg / kgKG ▶ 50 – 100 (–500) mg / kgKG i. v. ▶ *Kinder*: 50 – 100 mg / kgKG ▶ 5 g ▶ *Kinder*: 2,5 g	nicht bei Rauchgasintoxikation Beatmung, FiO2 1,0 Dosis kann 1 – 2-mal wiederholt werden

Spezielle Vergiftungen

Kohlenmonoxid

Definition: Eine inhalatorische Aufnahme von Kohlenmonoxid führt bereits bei einer Konzentration von 0,01 % in der Atemluft zu Vergiftungserscheinungen. CO hat eine dreihundertfach höhere Affinität zu Hämoglobin als Sauerstoff und verdrängt diesen aus seiner Bindung. Dadurch kommt es zur Gewebehypoxie, die vor allem an Herz und Gehirn frühzeitig irreversible Schäden verursachen kann.

Klinik. Die Symptomatik hängt vom CO-Gehalt des Blutes ab. Bei einer Hämoglobinkohlenmonoxidkonzentration (HbCO) zwischen 10 % und 20 % kommt es zu starken Kopfschmerzen, verminderter körperlicher Belastbarkeit, Tachykardie, Übelkeit und Erbrechen. Liegt die HbCO-Konzentration zwischen 20 % und 40 % treten zusätzlich zentralnervöse Symptome (Schwindel, Verlust der Urteilsfähigkeit) und die typische rosige Hautfarbe auf. Werte zwischen 40 % und 60 % führen zu Verwirrtheit, Ataxie und Kollaps, bei über 60 % HbCO-Konzentration kommt es zu (Streck-)Krämpfen, Koma und Tod des Patienten. Auch bei primär überlebten CO-Intoxikationen kann es trotz anfänglicher Besserung im Verlauf erneut zu neuropsychiatrischen Störungen kommen. 10 – 15 % des CO sind extravaskulär, gebunden an Myoglobin, Zytochrome und NADP. Die Halbwertzeit ist hier größer als die des HbCO. In der Folge kann es zu einem Myocardial Stunning kommen. Der extravaskuläre Anteil des CO wird nicht beeinflusst durch O_2 oder HBO-Therapie.

Therapie. Eigenschutz und Entfernen des Patienten aus der CO-haltigen Atmosphäre sind die ersten Maßnahmen. Hoch dosierte Sauerstoffgabe, zunächst 15 l / min über Maske, falls nötig Intubation und kontrollierte Beatmung mit 100 % Sauerstoff, ggf. mit PEEP, folgen unmittelbar. Bei bewusstlosen Patienten ist die hyperbare Oxygenation in einer Druckkammer anzustreben (Kontakt über Leitstelle) (Weaver 2002; Thom 2006). Dadurch wird zum einen die normale Halbwertszeit des CO-Hb von 4 h deutlich verkürzt, zum anderen die Gewebehypoxie minimiert und Folgeschäden vermieden (Bunc 2006).

Reizgase

Definition: Reizgase sind alle Gase, Dämpfe, Staub, Rauch und Nebel, deren Inhalation zu einer Schädigung des Organismus führt.

Klinik. Im Vordergrund steht die Atemnot, ausgelöst durch eine direkte Schädigung des Respirationstrakts, Methämoglobinbildung, Carboxyhämoglobinbildung oder systemische Toxizität. In der weiteren Folge kann es, sofort (Reizgase vom Soforttyp, hydrophil) oder nach einer Stunden dauernden Latenzzeit (Reizgase vom Latenztyp, lipophil), zur Ausbildung eines toxischen Lungenödems kommen. Dyspnoe, Orthopnoe, Zyanose, Distanzrasseln, Husten- und Würgereiz weisen darauf hin.

Therapie. Neben der Sicherstellung einer ausreichenden Oxygenierung des Patienten (hoch dosierte Sauerstoffgabe, ggf. Intubation) ist die Gabe entzündungshemmender Medikamente indiziert. Die Gabe von Kortikosteroiden wird kontrovers diskutiert, kontrollierte Studien fehlen. Jedoch haben Glukokortikoide, neben ihrer rezeptorvermittelten antientzündlichen Wirkung auch einen direkten membranstabilisierenden Effekt. Die entzündungsbedingte Sekretion sowohl im Gewebe als auch in den Alveolen wird dadurch vermindert. In manchen Fällen kann durch inhalative Steroide ein Lungenödem verhindert werden. Ein individueller ärztlicher Behandlungsversuch ist daher unter besonderen Umständen gerechtfertigt, die Unterlassung jedoch keinesfalls als Fehler zu werten. (Kaiser 1997; Xie 1999; Leach 1998; Lechleuthner 1999; Buschmann 2003). Nach dem Zulassungsstopp von Dexamethason aufgrund dessen FCKW-haltigen Treibgases steht heute Beclametason Dosieraerosol (Ventolair, Junik) zur Verfügung und sollte in 5-minütigen Abständen repetetiv appliziert werden. Furosemid 20 – 40 mg i. v. und bronchodilatatorische Maßnahmen wie β_2-Mimetika (Fenoterol) inhalativ ergänzen die Therapie.

Zyanide

Definition: Zyanide sind Verbindungen, die CN^- freisetzen. Dazu gehören Blausäure (HCN), Kaliumzyanid (Zyankalium, KCN), Chlorzyan (ClCN) und Bromzyan (BrCN).

Ursachen. Zyanide werden regelhaft bei Bränden durch die Verbrennung von Kunststoffen freigesetzt und sind in Rauchgasen mit enthalten. Bei einer Rauchgasinhalation kann es daher neben einem toxischen Lungenödem zusätzlich zu den Symptomen einer Zyanidvergiftung kommen. Weitere Ursachen sind die hoch dosierte Gabe von Natriumnitroprussid oder das Essen von Bittermandeln oder mehr als 30 (zerkaute) Aprikosenkerne.

Pathophysiologie. CN^- bindet mit hoher Affinität an Zytochrome der mitochondrialen Atmungskette und hemmt die Zellatmung (inneres Ersticken). Aufgrund der anaeroben Glykolyse kommt es zur Laktatazidose.

Klinik. Eine Zyanidvergiftung führt innerhalb weniger Minuten zu Symptomen. Bei leichten Intoxikationen kommt es zu Kopfschmerzen, Dyspnoe, Übelkeit, Erbrechen, Tachykardie und thorakalem Engegefühl, bei schweren Vergiftungen zur Bewusstlosigkeit, Lungenödem, Herzkreislaufversagen und Tod.

Therapie. Nach Sicherung der Vitalfunktionen und Beatmung mit einem FiO_2 von 1,0 (hyperbare Oxygenierung erwägen) erfolgt Azidoseausgleich. Die Antidottherapie muss umgehend, auch präklinisch, eingeleitet werden. Zur Verfügung stehen einerseits Methämoglobinbildner wie 4-DMAP oder Amylnitrit (MetHb hat eine höhere Affinität zu CN^- als zweiwertiges Eisen), andererseits Natriumthiosulfat, das mit CN^-Thiozyanat bildet. Zur Therapie inhalativer CN^--Vergiftungen steht Hydroxycobolamin (Cyanokit) zur Verfügung, das mit CN^- zu Vitamin B_{12} reagiert und über den Urin ausgeschieden wird. Bei Kombinationsvergiftungen mit Kohlenmonoxid dürfen keine Methämoglobinbildner gegeben werden.

Methämoglobinbildner

Definition: Methämoglobinbildner sind Stoffe, die im Hämoglobin zu einer Oxidation des zweiwertigen zu dreiwertigem Eisen führen. Chlorate, Anilin, Nitrate, Nitrite, Nitrobenzol, Nitroglycerin und Dapsone gehören in diese Gruppe. Bei Chloratintoxikationen kommt es zur Hämolyse und direkten Nierenschädigung, Hyperkaliämie und Rhythmusstörungen. Der Tod durch Hypoxie tritt innerhalb von Stunden ein. Die anderen Substanzen bewirken zwar keine Zerstörung der Erythrozyten, durch die Methämoglobinbildung kommt es aber zur Gewebehypoxie.

Klinik. Zwei Stunden nach Chloratingestion entstehen gastrointestinale Symptome wie Übelkeit, Erbrechen, Durchfälle oder Bauchschmerzen. Die Methämoglobinämie führt zur Blaufärbung des Patienten, die Hypoxie zur Tachykardie, zu Tachypnoe und zum Koma. Im Harn ausgeschiedenes Methämoglobin färbt diesen rot. Die klinische Symptomatik bei anderen Methämoglobinbildnern wird durch die Höhe des Methämoglobinspiegels bestimmt. Bei Konzentrationen bis 50% kommt es zu Kopfschmerzen, Tachykardie und Atemnot, bei 50–70% zu zunehmender Bewusstseinstrübung, Bradykardie, zerebralen Krampfanfällen, Hypoventilation und Azidose. Konzentrationen über 70% führen rasch zum Tod.

Therapie. Eine Antidottherapie bei Chloratintoxikation ist kontraindiziert, da Toluidinblau nicht wirksam ist und selbst zur Hämolyse führen kann. Symptomatische Maßnahmen, Erhaltung der Vitalfunktionen, Intubation und Beatmung sind die einzig präklinisch möglichen Maßnahmen. Bei allen anderen Intoxikationen mit Methämoglobinbildnern kann Toluidinblau (2–4 mg/kgKG, maximal 4–8 mg/kgKG, intravenös) gegeben werden. Toluidinblau (alternativ: Methylenblau) reduziert dreiwertiges zu zweiwertigem Eisen. Höhere Dosierungen führen zur Hämolyse.

Organophosphate (Alkylphosphate)

Definition: Organophosphate sind irreversible Acetylcholinesterasehemmer. Der Anstieg der Acetylcholinkonzentration bewirkt eine Dauererregung des sympathischen, parasympathischen und motorischen Nervensystems mit Übergang in Lähmung. Parathion (E 605), Oxydemetonmethyl (Metasystox) und Dimethoat (Roxion) sind die wichtigsten Vertreter dieser Substanzklasse. In der Regel erfolgt die Giftaufnahme in suizidaler Absicht. Die Resorption kann transdermal, peroral oder inhalativ erfolgen.

Klinik. Symptome können, je nach Menge und Art des Giftes, nach Minuten oder Stunden auftreten. Muskarinartige, nikotinartige und zentralnervöse Störungen werden unterschieden. Miosis, Bradykardie bis zur Asystolie oder Kammerflimmern, Bronchorrhö, Hypersalivation, Diaphorese, Durchfall und Erbrechen (muskarinartige Symptome), Muskelfaszikulationen, Myoklonien und Lähmung (nikotinartige Symptome) sowie Verwirrtheitszustände, delirante Symptomatik, Agitiertheit und letztlich Bewusstlosigkeit (zentralnervöse Störungen) können auftreten. Leitsymptome sind Diaphorese, Miosis, Hypersalivation, zerebrale Krampfanfälle und Lungenödem.

Therapie. Unter Beachtung des Eigenschutzes (Kontaktgift!) werden initial 2–5 mg Atropin intravenös gegeben. Die maximale Dosierung richtet sich nach der klinischen Symptomatik (Pupillenweite und Herzfrequenz als „biologische" Richtparameter) und kann im Einzelfall bis zu 50 mg betragen. Obidoxim (Toxogonin) reaktiviert die Cholinesterase. Diese Wirkung setzt jedoch erst nach einer gewissen Latenzzeit ein. Intubation und Beatmung werden meist notwendig werden.

Carbamate

Definition: Carbamate sind in Fungiziden, Herbiziden und Insektiziden enthalten. Die wichtigsten Vertreter dieser Substanzgruppe sind Aldicarb (Temik), Propoxur (Unden) und Methomyl (Lannate). Carbamate sind Acetylcholinesterasehemmer mit kurzer Wirkdauer.

Klinik. Die Symptomatik entspricht im Wesentlichen der Klinik bei Vergiftungen mit Organophophaten.

Therapie. Atropingabe 1–10 mg intravenös (nach Wirkung titriert) stellt die einzige „speziell toxikologische" Maßnahme dar. Die Applikation von Toxogonin ist möglicherweise sogar schädlich. Besteht eine (seltene) respiratorische Insuffizienz, muss der Patient intubiert und beatmet werden.

28

Organische Lösungsmittel

Definition: Organische Lösungsmittel sind flüssige Chemikalien, die Fette, Öle und Kunststoffmonomere in Lösung halten können.

Gruppen organischer Lösungsmittel:
- Alkohole,
- Ketone,
- Glykole,
- Benzine,
- aromatische Kohlenwasserstoffe,
- halogenierte Kohlenwasserstoffe.

Klinik. Die unterschiedlichen Abbauwege der einzelnen Lösungsmittel und daraus entstehende Stoffwechselprodukte können eine Vielzahl unterschiedlicher Vergiftungen verursachen. Zentralnervöse Erscheinungen wie Krampfanfälle und narkotische Wirkungen stehen im Vordergrund. Herzrhythmusstörungen, Dyspnoe, Zyanose und Husten kommen vor. Methanol (Ameisensäure) führt zu einer ausgeprägten metabolischen Azidose und Erblindung, Ethylenglykol (Glykolsäure und Oxalsäure) zu Azidose und Nierenversagen, Tetrachlorkohlenstoff zu Leberversagen. Aspiration organischer Lösungsmittel verursacht eine schwere Pneumonie bis hin zum ARDS.

Therapie. Provoziertes Erbrechen, Magenspülung, sogar die Gabe von Carbo medicinalis sind präklinisch strikt kontraindiziert. Eine spezielle Therapie gibt es nicht.

Schaumbildner

Definition: Alle Spülmittel und Haushaltsreiniger enthalten waschaktive Tenside. Tenside werden gastrointestinal nicht resorbiert, führen aber zur Schaumbildung. Entstehen große Schaummengen besteht die Gefahr der Aspiration und zunehmenden respiratorischen Insuffizienz. Bleichmittel und Geschirrspülmaschinenreiniger enthalten zusätzlich ätzende Bestandteile.

Klinik. Gastrointestinale Reizerscheinungen wie Übelkeit, Erbrechen und Durchfall sind die führenden Symptome. Schluckbeschwerden, Schmerzen und Rötung der Mundschleimhaut können bei Ingestion von Bleichmitteln und Geschirrspülmaschinenreinigern darüber hinaus auftreten.

Therapie. Die Verdünnung ätzender Substanzen durch orale Gabe von Tee oder Wasser, sowie die Applikation des Entschäumers Dimeticon (Sab Simplex) 10 ml p.o. stehen an erster Stelle. Provoziertes Erbrechen und Magenspülung sind nicht indiziert.

Tabak

Definition: Tabak enthält unter anderem Nikotin. Die Ingestion größerer Mengen Nikotin führt zu Vergiftungserscheinungen. Es kommt zunächst zur Erregung, später zur Blockade der nikotinartigen Rezeptoren im Nervensystem.

Klinik. Übelkeit, Erbrechen und Bauchschmerzen sind die ersten Symptome. Die zentralen Wirkungen äußern sich initial in Kopfschmerzen und Unruhe, bei schweren Vergiftungen in Krämpfen und Koma. Muskelfaszikulationen, Schwitzen und Dyskrinie kommen vor.

Therapie. Erbrechen (Sirup Ipecacuanha) muss nur bei Aufnahme von mehr als einer Zigarette oder 2 Kippen ausgelöst werden. Auf ausreichende Flüssigkeitsgabe ist zu achten.

Giftpflanzen, Pilze

Definition: Vergiftungen mit Pflanzen kommen hauptsächlich bei Kindern vor. Schwere Intoxikationen sind selten. Pilzvergiftungen (in der BRD etwa 40–60 tödlich verlaufende pro Jahr) treten meist bei mehreren Personen gleichzeitig auf.

Klinik. Die durch Giftpflanzen verursachten Symptome können nach atropinähnlichen, herzaktiven, nikotinartigen und gastrointestinalen Wirkungen unterschieden werden.

Pilzvergiftungen können ein anticholinerges Syndrom (z.B. Fliegenpilz) oder ein Muskarinsyndrom (Risspilze) verursachen. Das klinische Bild kann, je nach aufgenommener Giftart, breit variieren. Die Erscheinungen der Knollenblätterpilzvergiftung treten nach einer Latenz von bis zu 24 h auf und führen nach einer Phase mit gastrointestinalen Symptomen zu Leberversagen und Tod im Leberkoma nach etwa 6 Tagen.

Therapie. Gegen die atropinartige Wirkung kann Physostigmin (Anticholium), bei Vergiftung mit digitalisglykosidhaltigen Pflanzen Digitalis-Antidot eingesetzt werden. Bei Vergiftungen mit Risspilzen wird Atropin zur Therapie des Muskarinsyndroms gegeben. Eine darüber hinaus gehende spezielle präklinische Therapie existiert nicht.

Gifttiere

Von den vielen möglichen Intoxikationen durch Kontakt mit giftigen Tieren soll hier nur auf die Ciguatera- und Scombrotoxinvergiftung eingegangen werden.

Ciguatera

Definition: Vergiftung durch den Genuss ciguaterahaltiger Speisefische

Ursache. Ciguatera ist die wohl wichtigste Fischvergiftung und wird durch den Konsum normalerweise ungiftiger Fische verursacht, die durch das Fressen bestimmter Dinoflagellaten (Gambierdiscus toxicus) das Gift aufnehmen und damit selbst giftig werden. Das Auftreten ist sporadisch, streng lokal und lässt sich nicht vorhersagen. Die wirtschaftlichen Konsequenzen sind enorm. Ciguatera ist enorm toxisch (LD_{50} 0,45 µg) und verursacht bei Landwirbeltieren massive Vergiftungserscheinungen.

Klinik. Die ersten Symptome können Minuten, aber auch mit einer Latenz von bis zu 30 h nach einer Fischmahlzeit auftreten. Charakteristisch sind neben gastrointestinalen Beschwerden neurologische Symptome. Die Vergiftung beginnt mit Übelkeit, Erbrechen, wässrigen Durchfällen, schmerzhaften Tenesmen, gefolgt oder begleitet von Prickeln und Brennen im Mundbereich, Taubheitsgefühl, metallischem Geschmack und – pathognomonisch – Kälteempfindlichkeit. Juckreiz an Handinnenflächen und Fußsohlen, Muskel- und Gelenkschmerzen, Herzrhythmusstörungen, verschwommenes Sehen, Schwindel, Tremor, Ataxien, Reflexminderung, tonisch-klonische Krämpfe, Bewusstseinsstörungen bis hin zur Bewusstlosigkeit treten auf. Die akuten Symptome klingen in der Regel nach 8 – 10 h ab, die neurologischen Störungen können über Wochen und Monate anhalten (Lange 1992).

Therapie. Eine spezifische Therapie ist nicht bekannt.

Scombrotoxin

Definition: Die Scombrotoxinfischvergiftung ist nach Ciguatera die zweithäufigste Fischvergiftung und wird durch den Verzehr nicht mehr ganz frischer Fische hervorgerufen. Bestimmte Bakterienstämme bilden hierbei Histamin, das durch die enzymatische Decarboxylierung aus L-Histidin entsteht. Im Prinzip handelt es sich also um Fäulnisprodukte.

Klinik. Die Klinik entspricht der einer klassischen Histaminvergiftung. Typisch ist die schon Minuten nach der Fischmahlzeit einsetzende Hautrörung, Juckreiz, Schweißausbruch, Brennen im Mundbereich sowie Übelkeit, Erbrechen, Magenschmerzen und Durchfall (Morrow 1991).

Therapie. Antihistaminika (H_1-Rezeptor-Antagonisten) aber auch H_2-Rezeptor-Antagonisten wie Cimetidin (Tagamet) führen üblicherweise rasch zu einer Besserung der Symptomatik.

Medikamente

Die folgenden Vergiftungen durch Medikamente stellen nur eine Auswahl der häufigsten und gefährlichsten Intoxikationen dar, da es im Rahmen dieser Übersicht nicht möglich ist, auch nur einen annähernd vollständigen Überblick zu geben.

Benzodiazepine

Definition: Benzodiazepine gehören zu den Schlaf- und Beruhigungsmitteln und zählen zu den am häufigsten verordneten Medikamenten überhaupt. Benzodiazepine wirken sedierend, anxiolytisch, muskelrelaxierend, antikonvulsiv und atemdepressiv. Benzodiazepine binden an den GABA-Rezeptor und verstärken die schlafinduzierende Wirkung von Gammaaminobuttersäure.

Klinik. Zentralnervöse Symptome stehen im Vordergrund. Es kommt zu Ataxie, Bewusstseinstrübung und Koma. Bei oraler Aufnahme bleiben Atmung und Schutzreflexe sowie Kreislauffunktion in der Regel erhalten.

Therapie. Flumazenil (Anexate), ein spezieller Benzodiazepinantagonist, hat eine so kurze Halbwertzeit, dass seine Anwendung höchstens unter „diagnostischen Gesichtspunkten" sinnvoll erscheint. Symptomatische Therapie wie Sicherung von Atmung und Kreislauf ist präklinisch völlig ausreichend.

Barbiturate

Definition: Barbiturate sind Hydroxyderivate der Pyrimidine mit sedierender, hypnotischer und antikonvulsiver Wirkung. Barbitursäurederivate wirken wie Benzodiazepine über eine Erregung des inhibitorischen GABA-Rezeptors. Aufgrund ihrer sehr viel stärkeren Wirkung kommt es häufiger zur Atemdepression.

Klinik. Die Symptomatik ähnelt den bei einer Benzodiazepinintoxikation auftretenden Erscheinungen. Die Schutzreflexe erlöschen frühzeitig, es besteht eine Atem- und Kreislaufinsuffizienz, häufig hat der Patient aspiriert.

Therapie. Flumazenil ist unwirksam. Präklinisch sind Intubation und Beatmung sowie kreislaufstabilisierende Maßnahmen indiziert.

Antidepressiva

Definition: Tri- und tetrazyklische Antidepressiva werden in der Therapie depressiver Patienten eingesetzt. Antidepressiva wirken auf das alpha- und betaadrenerge sowie das serotonerge System im zentralen Nervensystem.

Klinik. Das klinische Bild ist mit einer Atropinvergiftung vergleichbar. Man unterscheidet anticholinerge, zentralnervöse, kardiovaskuläre und pulmonale Symptome. Die Patienten klagen über trockenen Mund, Blasenentleerungsstörungen und Obstipation. Die Pupillen sind erweitert. Initial besteht eine delirante Symptomatik, die Patienten sind agitiert. Später trüben sie zunehmend ein, werden somnolent und bewusstlos. Zerebrale Krampfanfälle mit Aspiration und konsekutiver Pneumonie können auftreten. Bei leichteren Vergiftungen besteht eine Tachykardie, bei schwereren kommt es zu einer Verbreiterung des QRS-Komplexes und Verlängerung der QT-Zeit. AV-Blockierungen, eine Torsade-de-Pointes-Tachykardie oder Kammerflimmern können ausgelöst werden.

Therapie. Kohlegabe, ggf. Intubation, Beatmung und Kreislaufstabilisierung stehen an erster Stelle. Falls der QRS-Komplex über 0,11 ms verbreitert ist, wird Natriumbikarbonat als Antidot gegeben. Physostigmin (initial 2 bis maximal 4 mg intravenös) lindert die anticholinerge Symptomatik und wirkt hier ebenfalls antiarrhythmisch.

Betablocker

Definition: Betablocker hemmen die Betarezeptoren in Lunge und Herz. Beta-1-selektive Betablocker hemmen überwiegend die kardialen Beta-1-Rezeptoren, nicht kardioselektive sowohl die pulmonalen Beta-2- als auch die Beta-1-Rezeptoren. Die Vergiftungserscheinungen beginnen etwa 30 min nach Einnahme. Betablocker werden zur Therapie der arteriellen Hypertonie, der Herzinsuffizienz, der koronaren Herzerkrankung und tachykarder Rhythmusstörungen eingesetzt. Betablocker wirken negativ inotrop, chronotrop, bathmotrop und dromotrop.

Klinik. Eine Intoxikation mit Betablockern verursacht einen Blutdruckabfall, es kommt zu bradykarden Rhythmusstörungen (Sinusbradykardie, AV-Blockierungen) und akutem linksventrikulären Versagen mit Lungenödem und kardiogenem Schock. Substanzen mit intrinsischer sympathomimetischer Aktivität können auch zu Hypertonie und tachykarden Rhythmusstörungen führen, nicht kardioselektive zu Bronchospasmus. Gastrointestinale Symptome wie Übelkeit und Erbrechen sind häufig.

Therapie. Bei leichten Vergiftungserscheinungen wie mäßiger Bradykardie und Hypotonie ist die Gabe von Orciprenalin (Alupent) intravenös, nach Wirkung titriert, ausreichend. Schwer intoxikierte Patienten werden intubiert und beatmet und beta-1-mimetisch wirkende Katecholamine in hoher Dosierung (bis zur zehnfachen Normaldosis) appliziert. Glukagon umgeht den Betarezeptor und wirkt direkt am Myokard. Atropin kann in einer Dosierung von 0,5 – 2 mg intravenös bei ausgeprägter Bradykardie zusätzlich gegeben werden. Versagt auch dies, muss bereits präklinisch eine externe Schrittmacherstimulation erfolgen. Die Volumengabe ist sehr restriktiv zu handhaben (primäres Pumpversagen).

Digitalis

Definition: Die therapeutische Breite von Herzglykosiden ist gering. Chronische Überdosierungen kommen häufig, akzidentelle oder suizidale akute Vergiftungen nur selten vor. Digitalis blockiert die Natrium-Kalium-ATPase. Intrazellulärer Kaliumverlust und Anstieg des intrazellulären Natriums und Kalziums sind die Folge.

Klinik. Gastrointestinale Symptome wie Übelkeit und Erbrechen fallen als erstes auf. Es kommt zu Farbsehen (typisch: gelb), Verwirrtheitszuständen und zerebralen Krämpfen. Bradykardie und AV-Blockierungen, aber auch tachykarde Rhythmusstörungen bis hin zur ventrikulären Tachykardie oder Kammerflimmern, treten auf.

Therapie. Eine spezielle präklinische Therapie existiert nicht, da Digitalis-Antidot kühl gelagert werden muss und im Notarztwagen nicht vorrätig gehalten wird.

Kalziumantagonisten

Definition: Kalziumantagonisten werden in der Therapie der arteriellen Hypertonie und supraventrikulärer tachykarder Rhythmusstörungen eingesetzt. Sie sind bei Überdosierung extrem kardiotoxisch. Intoxikationen kommen fast nur in suizidaler Absicht vor.
Kalziumkanalblocker hemmen den Einstrom von Kalzium in Phase 2 des kardialen Aktionspotenzials und behindern dadurch die Kontraktion des Myokards.

Klinik. Symptome treten etwa 30 – 60 min nach Einnahme einer 5 – 10fachen Normaldosis auf. Verwirrtheit, Bewusstseinstrübung, Koma, zerebrale Krampfanfälle, Blutdruckabfall, tachykarde (initial bei Nifedipinintoxikation) oder bradykarde Rhythmusstörungen bis zur Asystolie, AV-Blockierungen, Verbreiterung des QRS-Komplexes, QT-Zeit-Verlängerungen, akute linksventrikuläre Insuffizienzzeichen und Zeichen der koronaren Ischämie bis zum Myokardinfarkt können beobachtet werden.

Therapie. Schwere Vergiftungen verlaufen in der Regel letal. Klasse-I-Antiarrhythmika sind kontraindiziert, Lidocain ineffektiv. Die hoch dosierte Gabe von Carbo medicinalis (1 g / kgKG) verhindert die weitere Resorption. Kalzium intravenös und beta-1-mimetische Katecholamine stabilisieren den Blutdruck. Glukagon ist, wie bei Betablockerintoxikation, unter Umständen bei bradykarden Rhythmusstörungen wirksam.

Paracetamol

Definition: Paracetamol führt in einer Dosis von > 140 mg / kgKG zu einer Sättigung der Sulfat- und Glukuronidstoffwechselwege. Paracetamol wird dann vermehrt zu Mercaptursäure und N-Acetylparabenzoquinolin metabolisiert. Irreversible Leberschäden entstehen bei nicht vorgeschädigter Leber etwa ab einer Gesamtdosis von 15 g beim Erwachsenen, 7 g bei Kindern. Die Messung des Blutspiegel ab der 4. (bis zur 24.) Stunde nach Aufnahme ist zur Abschätzung der Prognose entscheidend.

Klinik. Im Initialstadium (etwa bis zu 24 h nach Giftaufnahme) kommt es lediglich zu gastrointestinalen Symptomen wie Übelkeit, Erbrechen und Magenschmerzen. In den nächsten 24 h steigen die Transaminasen an. In der dritten, sog. „hepatischen", Phase kommt es zum Leberausfall mit Ikterus, kolikartigen Schmerzzuständen, allgemeiner Blutungsneigung und Koma.

Therapie. Das Antidot, N-Acetylcystein (Fluimucil), ist im Notarztwagen nicht verfügbar, wird aber in der Klinik in einer Dosierung von 150 mg / kgKG initial, dann 50 mg / kgKG über 4 h und 100 mg / kgKG intravenös über 16 h (Gesamtdosis 300 mg / kgKG) gegeben. Präklinisch stehen ausschließlich symptomatische Maßnahmen zur Verfügung, ggf. kann die Gabe von Carbo medicinalis, 1 g / kgKG, erfolgen.

Giftnotrufzentralen

Tabelle 28.**2** führt die Giftnotrufzentralen auf.

Kernaussagen

Ursachen

Intoxikation ist die schädliche Einwirkung einer chemischen, pflanzlichen, tierischen oder sonstigen Substanz auf den Organismus.
Die Giftaufnahme kann inhalativ, intravenös, über den Verdauungstrakt oder über Haut und Schleimhäute erfolgen.
Schwere und Verlauf der Vergiftung ist abhängig von Giftart, -menge, -kombination, -interaktion, Applikationsweg, Kontaminationsdauer und individueller Konstitution des Vergifteten.

Klinik

Jeder unklaren Bewusstseinsstörung, jeder unklaren Situation und Lage kann eine Vergiftung zugrunde liegen. Es gibt kaum ein Symptom, das nicht auch durch eine Vergiftung verursacht werden kann.
Charakteristische Symptomenkomplexe weisen auf bestimmte Intoxikationen hin.

Diagnostik

Anamnese und genaue Beobachtung der Umgebung sind häufig wegweisend.
Klinik, körperliche Untersuchung und komplettes Monitoring vervollständigen die präklinische Diagnostik.

28

Tabelle 28.**2** Giftnotrufzentralen im deutschsprachigen Raum

PLZ, Ort	Telefon	Telefax	Adresse
D-13353 Berlin	030-45053555	030-45053909	Virchow-Klinikum, Humboldt-Univ. Station 43
D-14050 Berlin	030-19240		Landesberatungsstelle für Vergiftungserscheinungen und Embryonaltoxikologie, Spanndauer Damm 130
D-37075 Göttingen	0551-19240		Giftinformationszentrum Nord der Uni Göttingen, Robert Koch-Str. 40
D-53113 Bonn	0228-2873211	0228-2873314	Informationszentrale für Vergiftungen der Univ.kinderklinik, Adenauerallee 119
D-66424 Homburg	06841-19240	06841-16-8314	Informations- u. Behandlungszentrum für Vergiftungen, Gebäude 9, Universitätsklinik für Kinder- und Jugendmedizin, 66421 Homburg / Saar
D-55131 Mainz	06131-19240 06131-232466 oder 0700-GIFTINFO	06131-232468	Beratungsstelle bei Vergiftungen Mainz, Klinische Toxikologie der II. Med. Klinik der Univ. Mainz, Langenbeckstr. 1 http://www.giftinfo.de
D-81675 München	089-19240	089-4140-2467	Giftnotruf München der Toxikologischen Abt. der II. Med. Klinik der TU, Ismaninger Str. 22
D-90340 Nürnberg	0911-398-2451	0911-398-2192	Giftinformationszentrale der Medizinischen Klinik 2, Klinikum Nürnberg Nord, Professor-Ernst-Nathan-Str. 1
D-99089 Erfurt	0361-730730	0361-7307317	Gemeinsames Giftinformationszentrum der Länder am Klinikum Erfurt, Nordhäuserstr. 74
A-1090 Wien	+43-222-4064343		Vergiftungsinformationszentrale, Allgemeines Krankenhaus, Währinger Gürtel 18-20
CH-Zürich	+41(0)12516666		Schweizerisches Toxikologisches Informationszentrum

Kommerzielle Schnelltests auf häufige Gifte sind erhältlich, wegen der meist fehlenden therapeutischen Konsequenz im Rettungsdienst aber in der Regel nicht vorrätig.

Allgemeine Therapiegrundsätze

Die Erstbehandlung folgt der sog. Fünfer-Regel: Stabilisierung der Vitalfunktionen, Detoxikation, Antidottherapie, Asservierung, Transport.
Die Stabilisierung der Vitalfunktionen hat Vorrang, auf Eigenschutz ist zu achten.

Giftnotrufzentralen

Eine spezielle Vergiftungstherapie wird präklinisch nur selten notwendig und möglich sein. Der Kontakt mit einem Vergiftungsnotruf kann wertvolle Hinweise geben.

Literatur

AAC/EAPCCT: Position Paper: Whole bowel irrigation J Toxicol Clin Toxicol 2004; 42: 843 – 854.

Bunc M, Luzar B, Finderle Z, Suput D, Brvar M. Immediate oxygen therapy prevents brain cell injury in carbon monoxide poisoned rats without loss of consciousness. Toxicology 2006; 225(2 – 3):138 – 141.

Buschmann H, Reizgasintoxikation – Schnelle Erstbehandlung mit inhalativem Beclometason. Notfallmedizin 2003; 29: 367 – 368.

Kaiser H, Kley H. Cortisontherapie. Corticoide in Klinik und Praxis. Stuttgart: Georg Thieme; 1997.

Lange WR, Snyder FR, Fudala PJ. Travel and ciguatera fish poisoning. Arch Intern Med 1992; 152: 2049.

Leach CL. Improves delivery of inhaled steroids to the large and small airways. Respir Med 1998; 92.

Lechleuthner A, Steffens W. Cortison bei Reizgasinhalation. Wissenschaftliche Arbeiten des Instituts für Notfallmedizin der Berufsfeuerwehr Köln; 1999.

von Mach MA, Weilemann LS. Aktuelle Diagnostik von Intoxikationen. Dtsch Med Wschr 2003; 128: 1121 – 1123.

von Mach MA, Weilemann LS. Aktuelle Therapie von Intoxikationen. Dtsch Med Wschr 2003; 128: 1779 – 1781.

Möllmann H et al. Differential therapeutic aspects of the treatment of toxic gas poisoning with glucocorticoids. Intensivmed 1989; 26: 2 – 15.

Morrow JD, Margolies GR, Rowland J, Roberts LJ. Evidence that histamine is the causative toxine of scromboid-fisch poisoning. New Engl J Med 1991; 324: 716.

Position Statement and practical guidelines on the use of multi-dose activated charcoal in the treatment of acute poisoning. J Toxicol Clin Toxicol 1999; 37: 731 – 751.

Thom SR, Bhopale VM, Fisher D. Hyperbaric oxygen reduces delayed immune-mediated neuropathology in experimental carbon monoxide toxicity. Toxicol Appl Pharmacol 2006; 213(2): 152 – 159.

Vogel F. Inhalierbare Corticoide als Prophylaxe zur Therapie inhalierbarer Noxen. Notfallmedizin 1985; 11: 1447 – 1456.

Weaver L et al. Hyperbaric Oxygen for acute CO Poisoning. NEJM 2002; 347: 1057 – 1067.

Weilemann LS. Primäre und sekundäre Gifteliminination. Internist 2000; 41: 1071 – 1076.

Weilemann LS. Sekundäre Giftentfernung – extrakorporale Verfahren. In: von Mühlendahl KE, Oberdisse U, Bunjes R, Brocksted M (Hrsg). Vergiftungen im Kindesalter. Stuttgart: Georg Thieme; 2003.

Xie L et al. Analysis of the treatment of 82 patients with inhalation injury. Zhonghua Zheng Xing Shao Shang Wai Ke Za Zhi 1999; 15: 414 – 416.

Zilker Th. Intoxikationen. In: Hündorf HP, Rupp P (Hrsg). Lehrbuch Präklinische Notfallmedizin. Edewecht: Stumpf & Kossendey; 2005.

28.2 Verbrennungen und Hitzeschäden

R. Klose

Roter Faden

Grundlagen

Epidemiologie

Exakte Angaben über die Häufigkeit von Verbrennungen in Deutschland liegen nicht vor. Schätzungen gehen von jährlich 10 000 – 15 000 stationär zu behandelnden thermisch Verletzten aus. In Spezialeinrichtungen für Schwerbrandverletzte werden pro Jahr etwa 1000 – 1500 Patienten intensivmedizinisch betreut. Notarzteinsätze wegen einer Brandverletzung bilden mit ca. 1 % die Ausnahme. Mit dieser geringen Inzidenz sind unverkennbar Defizite in der notärztlichen Behandlung verbunden.

Ziele und Organisation der Behandlung

Behandlungsziel ist nicht nur die Lebenserhaltung, sondern auch die Wiederherstellung einer möglichst hohen Lebensqualität mit Integration in das Berufs- und Privatleben. Eine Voraussetzung dafür ist die korrekte Wahl des Behandlungsortes. Weitgehend konform mit internationalen Standards sind für die Behandlung und Rehabilitation Brandverletzter Empfehlungen zur Qualitätssicherung erarbeitet und Behandlungskategorien definiert worden (Bruck et al 2002; http://www.verbrennungsmedizin.de).

Behandlung nach Schweregrad

Geringe Verbrennungen

Jeweils unter Ausnahme von Gesicht, Händen, Füßen und äußerem Genitale:
- Schädigungen II. Grades von weniger als 5 % verbrannter Körperoberfläche (VKOF),
- Schädigungen III. Grades unter 1 % VKOF.

Hinweis für die Praxis: Bei geringen Verbrennungen und fehlenden zusätzlichen gesundheitlichen Risikofaktoren ist die ambulante Behandlung ausreichend.

Mittelschwere Verbrennungen

Jeweils unter Ausnahme von Gesicht, Händen, Füßen und äußerem Genitale:
- Schädigungen II. Grades unter 20 % VKOF,
- Schädigungen III. Grades von weniger als 10 % VKOF.

Die Behandlung mittelschwerer Verbrennungen erfordert die Hospitalisierung und plastisch-chirurgische und ggf. intensivmedizinische Therapie. Hauttransplantationen sind in der Regel notwendig. Die Aufnahme in ein Krankenhaus mit speziellen Einrichtungen ist anzustreben.

Schwere Verbrennungen
- Alle Verbrennungen des Gesichtes, der Hände und Füße sowie des äußeren Genitale,
- Schädigungen II. Grades von mehr als 20 % VKOF,
- Schädigungen III. Grades von mehr als 10 % VKOF,
- Verbrennungen durch elektrischen Strom,
- Verbrennungen mit Zusatzverletzungen (Polytrauma),
- Verbrennungen bei Patienten mit schweren vorbestehenden Erkrankungen (Herzkreislauferkrankungen, Diabetes mellitus),
- Verbrennungen von Kleinkindern und Betagten,
- Inhalationstraumen.

Die Behandlung schwerer Verbrennungen hat in Spezialabteilung für Brandverletzte (Einheit oder Zentrum) zu erfolgen.

Hinweis für die Praxis: Bereits am Unfallort oder zumindest in der erstbehandelnden Klinik muss eine korrekte Einschätzung des thermischen Schadens und die Diagnose möglicher Begleitverletzungen erfolgen. Danach ist der definitive Behandlungsort zu wählen.
Bei 5 – 10 % der schweren Verbrennungen ist mit Begleitverletzungen im Sinne eines „thermomechanischen Kombinationstraumas" zu rechnen.

Jeder Schwerbrandverletzte muss zunächst wie ein Polytraumapatient in der nächsten geeigneten Klinik versorgt werden. Geeignet ist jedes Krankenhaus der Regelversorgung mit chirurgischer und anästhesiologischer Fachabteilung. Unüberlegte und übereilte wie auch verzögerte Transporte von der Unfallstelle in eine Spezialeinrichtung bringen keinen Gewinn und sind medizinisch nicht erforderlich. Risikoreiche Hubschrauberflüge bei Nacht und schlechtem Wetter zu entfernten Zentren sind nicht zu rechtfertigen; sie gefährden das Leben von Patient und Helfern.

Wahl der Versorgungseinrichtung

Brandverletztenzentrum. Ein Brandverletztenzentrum (BZ) kann als primäres Transportziel gewählt werden, wenn:

- die Transportzeit 30 bis maximal 45 min beträgt,
- die Atemwege gesichert sind,
- ein zuverlässiger i. v. Zugang vorhanden ist,
- Kreislaufstabilität besteht.

Nächstgelegene Klinik. Die nächstgelegene Klinik ist zu wählen, wenn:

- die Transportzeit in ein Zentrum > 45 min beträgt,
- kein sicherer Atemweg vorhanden ist,
- andere Verletzungen im Vordergrund stehen oder nicht sicher auszuschließen sind,
- Kreislaufinstabilität besteht,
- widrige Transportbedingungen vorliegen.

Nach regelrechter Erstversorgung muss die Weiterverlegung des Brandverletzten in eine Spezialeinrichtung zügig und koordiniert erfolgen.

Überregionale Anlaufstelle der Berufsfeuerwehr. Überregional ist bei der Berufsfeuerwehr der Hansestadt Hamburg die „Zentrale Anlaufstelle (ZA) für die Vermittlung von Betten für Schwerbrandverletzte" angesiedelt. Die Liste der teilnehmenden Kliniken wird fortlaufend aktualisiert.

- http://www.feuerwehr-hamburg.org/brandbetten
- ZA: Telefon (040) 428 51 – 3998 oder 3999
- Fax (040) 428 51 – 4269
- E-mail: leitstelle@feuerwehr.hamburg.de

Verbrennungen

Pathophysiologie

Allgemeine Pathogenese

Die Verbrennungswunde ist Folge einer Denaturierung von Zellproteinen und einer lokal gestörten Perfusion (Williams 2002). Sie ist durch 3 konzentrische Zonen gekennzeichnet (Abb. 28.**1**).

Im Zentrum, dem Ort der intensivsten Hitzeeinwirkung, findet sich die *Zone der Koagulationsnekrose* mit irreversiblem Zellschaden. Sie ist umgeben von einer *Zone der Ischämie*. Das Gewebe ist zwar geschädigt, aber durchaus überlebensfähig. Ursache der Ischämie ist eine kurzfristige initiale Vasokonstriktion, die von einer Vasodilatation mit Minderperfusion und Mikrothrombose gefolgt wird. Zu einer weiteren Minderung der Perfusion trägt eine lokale Mediatorfreisetzung (Thromboxane, Sauerstoffradikale) bei. Es gilt, eine Zunahme des lokalen Perfusionsdefizits infolge

- Austrocknung der Wunde,
- Hypovolämie,
- Verlängerung der Sauerstofftransitstrecke (bei extremer Ödembildung),
- Druck,
- Infektion u. a.

zu verhindern, um marginal vitales Gewebe zu erhalten. Die äußere *Zone der Hyperämie* (Erythem) ist durch weitgestellte Gefäße gekennzeichnet. Das Gewebe ist vital und antwortet auf den Verbrennungsreiz mit einer typischen Entzündungsreaktion.

Schweregrad

Wichtig: Der Schweregrad einer Verbrennung ergibt sich aus der Tiefe der Schädigung (Verbrennungsgrad) sowie dem Ausmaß der verbrannten Körperoberfläche, angegeben in Prozent der gesamten Körperoberfläche.

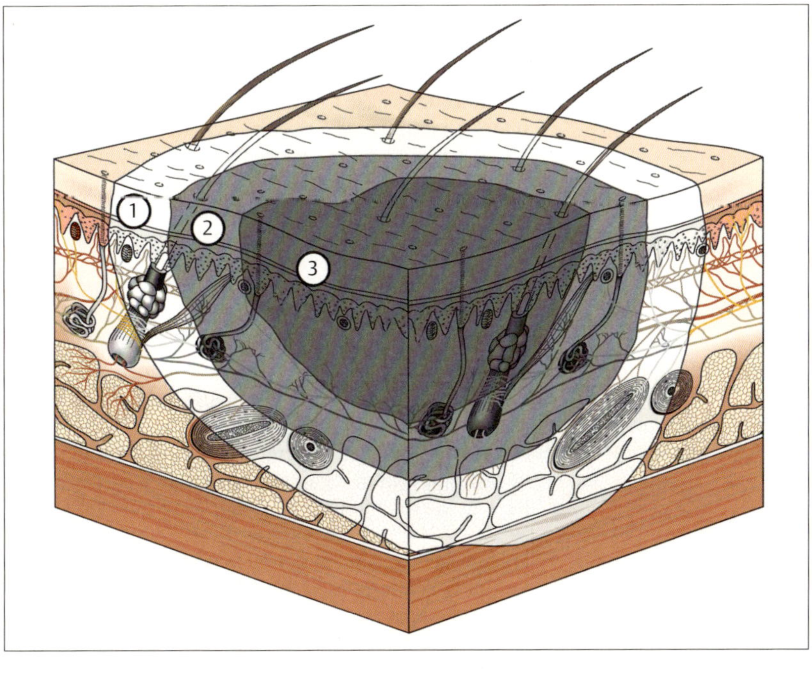

Abb. 28.**1** Verbrennungswunde; 1: Zone der Hyperämie, 2: Zone der Stase, 3: Zone der Nekrose (mod. nach Zellweger 1985).

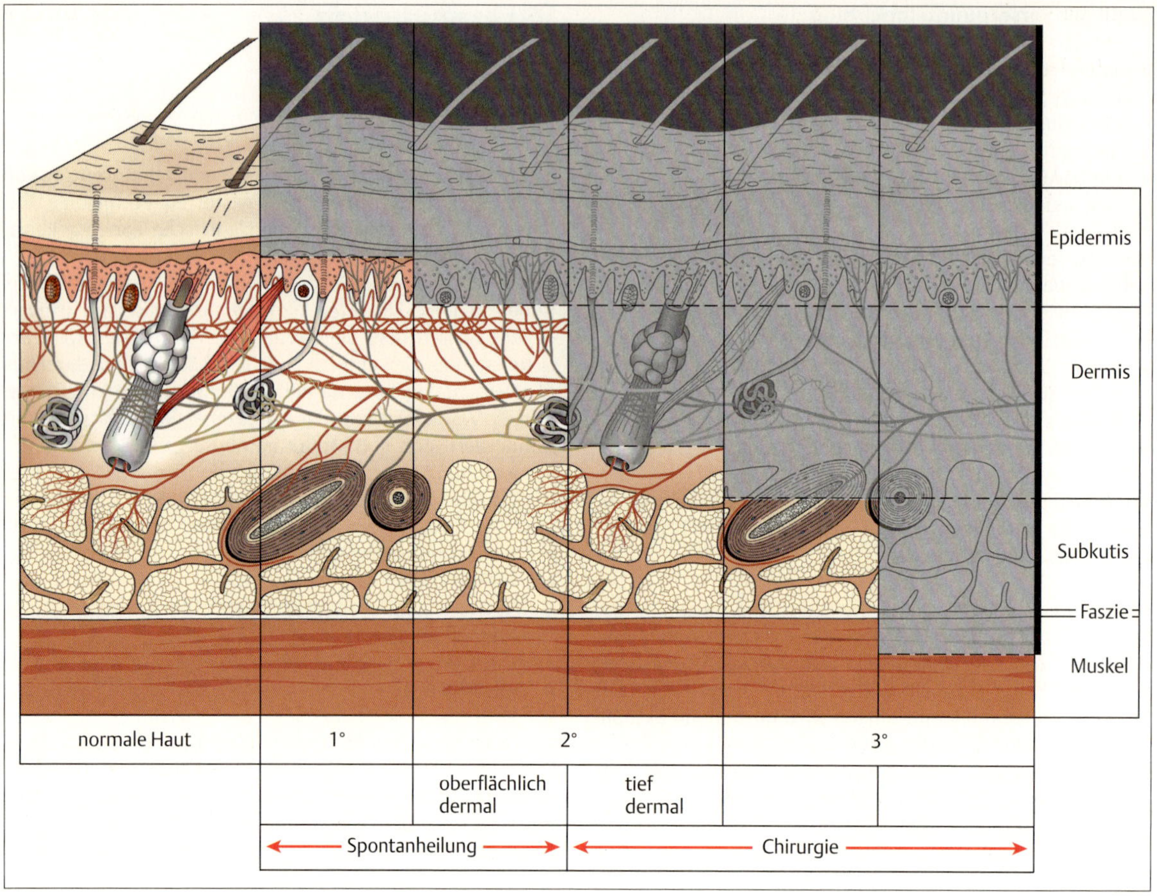

Abb. 28.**2** Verbrennungsgrade (mod. nach Zellweger 1985).

Die *Tiefe der thermischen Schädigung* ist abhängig von Höhe und Einwirkdauer der Temperatur. Oberflächentemperaturen von 44 °C führen bei einer Einwirkdauer von unter 6 h zu keinem Zellschaden. Bei Temperaturen von 45 °C und einer Einwirkdauer von 1 h sind bereits Zellmembranschäden zu beobachten. 60 – 80 °C heißes Boilerwasser kann auch bei kurzer Einwirkzeit (Sekunden) zu schweren Verbrühungen führen. Explosionen mit Temperaturen bis zu 2000 °C oder ein Lichtbogen mit Temperaturen bis 5000 °C benötigen nur Sekundenbruchteile, um schwerste Zerstörungen hervorzurufen.

Traditionell werden 3 *Verbrennungsgrade* unterschieden (Abb. 28.**2**).

Verbrennungen I. Grades. Sie sind auf die Epidermis beschränkt. Eine schmerzhafte Rötung durch Vasodilatation steht im Vordergrund (Sonnenbrand). Innerhalb von 8 Tagen tritt evtl. unter Schuppung (Zelltod im Stratum granulosum) eine narbenlose Abheilung ein. Gelegentlich kommen in der Akutphase orthostatische Kreislaufstörungen und unangenehmer Juckreiz bis hin zu brennenden Schmerzen vor.

Wichtig: Erstgradige Verbrennungen werden bei der Berechnung des Ausmaßes *nicht* berücksichtigt!

Verbrennungen II. Grades. Sie werden in oberflächliche (IIA) und tiefe (IIB) Form unterteilt:

- Bei der *II-A-Verbrennung* sind die gesamte Epidermis und das obere Drittel der Dermis (Corium) zerstört; die Basalschicht ist teilweise erhalten. Die gesteigerte Permeabilität im geschädigten subpapillären Gefäßplexus führt zu exzessivem Abstrom von Plasma an der dermal-epidermalen Verbindungslinie und hebt die hitzegeschädigte Epidermis an. Diese typischen Blasen nehmen wegen ihres hyperonkotischen Inhalts (Zell- und Proteinbruchstücke) an Größe zu. Gelegentlich tritt die Blasenbildung verzögert erst nach 12 – 24 h auf, sodass initial das Bild einer erstgradigen Verbrennung imponiert. Blasen verhindern zwar die Austrocknung der Wunde, dennoch ist der insensible Wasserverlust um das 10 – 20fache gegenüber der normalen Haut gesteigert. Die Plasmaverluste über die Haut sind erheblich. Nervenendigungen in den erhaltenen Anteilen der Dermis verursachen heftigste Schmerzen. Bei richtiger Behandlung und Ausbleiben von Infektionen heilt die II-A-Verbrennung ausgehend von den noch erhaltenen Haarwurzeln und Drüsenfollikeln spontan innerhalb von 10 – 14 Tagen mit nur geringer Narbenbildung ab. Der Verlust von Melanozyten kann zu vorübergehenden oder permanenten Pigmentverschiebungen führen.
- Bei der *II-B-Verbrennung* ist der Großteil der Dermis zerstört. Nur wenige epidermale Zellen der Hautanhangsgebilde sind in der Tiefe verblieben, sodass eine Re-Epithelisierung der Wunde, falls überhaupt, nur langsam und unter Umständen über Monate erfolgen kann. Infolge exzessiver Kollageneinlagerung geht sie

mit ausgeprägter Narbenbildungen einher. Eine Blasenbildung ist wegen des kräftigen darüberliegenden Schorfes nicht zu beobachten. Auch ein Plasmaverlust über die Haut fehlt wegen der schlechten Perfusion. Ausnahmen finden sich bei der dünnen Haut des Kindes und des Greises. Die Wundoberfläche ist rot mit weißen Arealen bei tieferen Nekrosen. Die Zerstörung der Basalzellschicht öffnet der Keiminvasion den Weg. II-B-Verbrennungen können leicht in drittgradige Verbrennungen übergehen und sind wie diese operativ zu versorgen. Am Unfallort ist eine Unterscheidung von tief zweit- bzw. drittgradig kaum möglich.

Verbrennungen III. Grades. Sie sind durch völlige Zerstörung von Epidermis und Dermis gekennzeichnet; die Nekrose kann tief bis in das subkutane Fettgewebe auf die Faszie reichen. Charakteristisch sind trockene Hautfetzen auf weiß demarkiertem, schwarz verkohltem oder gelblich wachsartigem Untergrund. Die Gefäße sind koaguliert und thrombosiert und schimmern durch den wachsartigen Verbrennungsschorf. Dieser ist prall und hart; bei zirkulären Verbrennungen kann er zu bedrohlichen Einschnürungen an Extremitäten, Hals, Thorax und Abdomen führen. Haare und Nägel fallen aus. Über den „trockenen" Schorf ist der insensible Wasserverlust um ein Vielfaches größer als über die normale Haut. Kennzeichnend für drittgradige Verbrennungen ist die fehlende Schmerzempfindung an der Wundoberfläche. Eine Heilung ist nur vom Rand und Wundgrund über Granulationsgewebe mit schwerster Narben- und Kontrakturbildung möglich.

Verbrennung IV. Grades. Als Verbrennung IV. Grades (Verkohlung) werden Zerstörungen bezeichnet, die tiefe Strukturen wie Muskeln, Sehnen und Knochen betreffen. Sie sind vorwiegend durch hochgespannten Strom verursacht. Zur Behandlung sind ausgiebige Debridements bzw. Amputationen erforderlich.

Verbrennungsausmaß. Das Ausmaß der Verbrennung lässt sich orientierend mit Hilfe der „Neuner-Regel" nach Wallace (Abb. 28.**3**) abschätzen.

Zur genaueren Bestimmung, insbesondere bei Kindern, hat sich das *Lund-Browder-Schema* (Abb. 28.**4**) etabliert.

Als Hilfe kann weiterhin dienen, dass der Handfläche des normalgewichtigen Verletzten etwa 1% der Körperoberfläche entspricht.

Verbrennungskrankheit (SIRS)

Die durch schwere Verbrennungen ausgelösten ausgeprägten Protein- und Flüssigkeitsverschiebungen führen zu kardiozirkulatorischen, renalen, pulmonalen, endokrin-metabolischen und weiteren Reaktionen des Gesamtorganismus. Diese Veränderungen werden mit dem Terminus „Verbrennungskrankheit" zusammengefasst; sie erfüllen die Definition des „Systemic Inflammatory Response Syndrom" (SIRS).

Verbrennungsödem

Am Beginn des Verbrennungsödems steht die thermische Zerstörung des Gewebes mit Abstrom von Plasma aus dem Intravasalraum (Berman u. Prough 1999; Demling 1984; Kinsky et al. 1998; Kramer et al. 2002). Bei entsprechender Flüssigkeitssubstitution kann das Ödem groteske Formen annehmen. Gewichtszunahmen von 10–15% des ursprünglichen Körpergewichtes sind nicht ungewöhnlich. Zeitlicher Verlauf und Stärke des Ödems sind abhängig von der Qualität und Quantität der Durchblutung der geschädigten Haut und der Volumen- und Flüssigkeitssubstitution. Das Ödem betrifft zunächst vornehmlich den interstitiellen Raum, doch führt der frühe Zusammenbruch der Natrium-Kalium-Pumpe der Zellmembranen auch zu einem Zellödem.

> **Wichtig:** Bei der Entstehung des Verbrennungsödems ist zwischen thermisch geschädigtem und thermisch nicht geschädigtem Gewebe zu unterscheiden (Harms et al. 1982).

Direkt thermisch geschädigtes Gewebe. Im direkt geschädigten Gewebe kommt es unmittelbar nach dem Trauma zum Ausstrom von Plasma (Proteine) als Zeichen einer extrem gesteigerten Kapillarpermeabilität (Reduktion des osmotischen Reflexionskoeffizienten σ in der Starling-Gleichung). Hinzu tritt eine venöse Ausstrombehinderung durch Vasokonstriktion bzw. Stase des Blutstromes mit deutlichem Anstieg des hydrostatischen Kapillardruckes bzw. transkapillären Filtrationsdruckes. Der Plasmaabstrom ist in den ersten 6–8 h nach der Verbrennung am stärksten und nimmt in den folgenden 8–24 h ab. Das Ödem erreicht sein Maximum etwa 12–24 h nach Unfallereignis, bleibt 48–72 h – gerechnet vom Unfallzeitpunkt – bestehen, um dann langsam während der sog. Rückresorptionsphase zu verschwinden. Für das *kapilläre Leck* kommen ursächlich sowohl die direkte Hitzeeinwirkung als auch die Aktivierung von Thrombozyten, polymorphkernigen Leukozyten, von Komplement und Proteasen sowie die Freisetzung von Mediatoren unterschiedlichster Herkunft (Arachidonsäuremetaboliten, Serotonin, Histamin, Peroxydasen, Sauerstoffradikale, TNF, Interleukine u. a. zirkulierende Faktoren) in Frage.

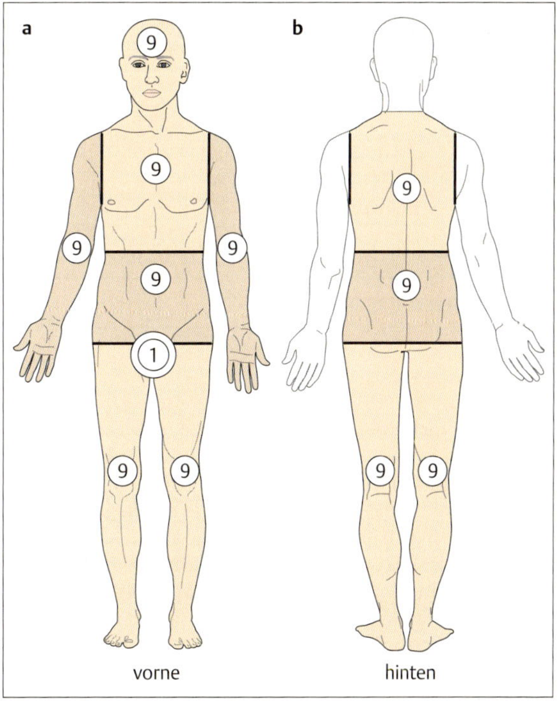

Abb. 28.**3** „Neuner-Regel" nach Wallace zur Abschätzung des Verbrennungsausmaßes.

Anlage zum D-Arzt-Bericht Nr. ....

Stempel des Durchgangsarztes **Ergänzungsbericht bei schweren Verbrennungen**

Zuname: .... Vorname: .... Alter: .... J.

Verbrennung	1 Jahr	1–4	5–9	10–14	15	2°	3°
Kopf	19	17	13	11	9		
Hals	2	2	2	2	2		
Rumpf (vorn)	13	13	13	13	13		
Rumpf (hinten)	13	13	13	13	13		
r. Gesäßhälfte	$2\frac{1}{2}$	$2\frac{1}{2}$	$2\frac{1}{2}$	$2\frac{1}{2}$	$2\frac{1}{2}$		
l. Gesäßhälfte	$2\frac{1}{2}$	$2\frac{1}{2}$	$2\frac{1}{2}$	$2\frac{1}{2}$	$2\frac{1}{2}$		
Genitalien	1	1	1	1	1		
r. Oberarm	4	4	4	4	4		
l. Oberarm	4	4	4	4	4		
r. Unterarm	3	3	3	3	3		
l. Unterarm	3	3	3	3	3		
r. Hand	$2\frac{1}{2}$	$2\frac{1}{2}$	$2\frac{1}{2}$	$2\frac{1}{2}$	$2\frac{1}{2}$		
l. Hand	$2\frac{1}{2}$	$2\frac{1}{2}$	$2\frac{1}{2}$	$2\frac{1}{2}$	$2\frac{1}{2}$		
r. Oberschenkel	$5\frac{1}{2}$	$6\frac{1}{2}$	8	$8\frac{1}{2}$	9		
l. Oberschenkel	$5\frac{1}{2}$	$6\frac{1}{2}$	8	$8\frac{1}{2}$	9		
r. Unterschenkel	5	5	$5\frac{1}{2}$	6	$6\frac{1}{2}$		
l. Unterschenkel	5	5	$5\frac{1}{2}$	6	$6\frac{1}{2}$		
r. Fuß	$3\frac{1}{2}$	$3\frac{1}{2}$	$3\frac{1}{2}$	$3\frac{1}{2}$	$3\frac{1}{2}$		
l. Fuß	$3\frac{1}{2}$	$3\frac{1}{2}$	$3\frac{1}{2}$	$3\frac{1}{2}$	$3\frac{1}{2}$		
Summe:							
Gesamtverbrennung:							

Abb. 28.**4** Berechnung des Verbrennungsausmaßes nach dem Lund-Browder-Schema.

Thermisch nicht geschädigtes Gewebe. Erwachsene mit Verbrennungen von mehr als 30–40% VKOF entwickeln auch im nicht thermisch geschädigten Gewebe ein Ödem. Dieses Ödem ist eiweißarm und setzt in der Regel erst verzögert und nach entsprechender Flüssigkeitszufuhr ein (Harms et al. 1982). Ein kapilläres Leck für Proteine konnte nicht nachgewiesen werden. Ursache ist eher die Absenkung des kolloidosmotischen Druckes (KOD) infolge der Hypoproteinämie. Diese ist nicht nur Folge des Plasmaverlustes in die Verbrennungswunde, sondern in erheblichem Maße auch Folge einer Verdünnung durch ausschließlich kristalloiden Volumenersatz. Während eine Beeinflussung des Ödems in verbrannter Haut nicht möglich ist, ist dies in nichtverbrannter Haut durch geeignete Wahl von Menge und Art des Flüssigkeitsersatzes erreichbar.

Hämodynamik

Wichtig: Hämodynamisch muss mit der Entwicklung eines hypovolämischen Schocks gerechnet werden:
- bei mehr als 15% VKOF beim Erwachsenen,
- bei mehr als 10% VKOF beim Schulkind und
- bei mehr als 5% VKOF beim Kleinkind.

Initial sind das Herzzeitvolumen durch die Hypovolämie vermindert und der periphere Gefäßwiderstand durch Katecholamine deutlich erhöht. Bei ca. 10% der Brandverletzten wird eine hypertone Kreislaufreaktion gefunden. Selbst beim Schwerstverbrannten (über 80% VKOF) können hohe Katecholaminspiegel den Blutdruck zunächst im Normbereich halten und damit eine Kreislaufstabilität vortäuschen.

Der Versuch, das Blutvolumen über das für eine ausreichende Perfusion notwendige Maß anzuheben, kann ödembedingte Komplikationen fördern. So lange ein Kapillarleck vorliegt, wird das intravasale Volumen trotz reichlicher Flüssigkeitszufuhr erniedrigt bleiben. Anhaltend hohe Hämatokritwerte über 50% sind in der frühen Phase der Verbrennung keine Seltenheit.

Präklinische Versorgung

Rettung und allgemeine Maßnahmen

Vor jeder spezifischen Behandlung muss der Verunfallte zunächst aus dem Gefahrenbereich gerettet und der Verbrennungsprozess gestoppt werden. Häufig wird die notfallmedizinische Versorgung bei Brandunfällen durch komplizierte und gefährliche Rettungsmaßnahmen verzögert. Es muss mit sekundären Explosionen, plötzlichem Wiederaufflackern bereits eingedämmten Feuers, Einsturz von Gebäudeteilen und Brandgasen gerechnet werden. In vielen Fällen bleibt die Menschenrettung deshalb den mit schwerem Atemschutz ausgerüsteten Einsatzkräften der Feuerwehr vorbehalten. Eine Selbstgefährdung der Helfer muss unbedingt vermieden werden (Wresch 1997).

Vorrangige Maßnahmen. Nach der Rettung sind folgende allgemeine Maßnahmen vorrangig:

- Aufrechtes Stehen oder Laufen erlaubt ein plötzliches Aufflammen, damit erreichen die Flammen die obere Körperhälfte und das Gesicht.
- Brennende oder schwelende Kleidung ist mit geeigneten Decken oder Wasser abzulöschen. Heiße Kleidung ist möglichst rasch zu entfernen.
- Mit der Haut verbackenes Material wird umschnitten und in situ belassen.
- Ringe, Uhren, Schmuck sind zu entfernen, da sie Hitze zurückhalten und einen tourniquetähnlichen Effekt bewirken.

Chemische Verbrennungen. Bei chemischen Verbrennungen bzw. Einwirkung von Gefahrstoffen sind einige weitere Punkte zu berücksichtigen:

- Sofortige Entfernung getränkter Kleidungsstücke und Dekontamination mit reichlich Wasser.
- Die Spülung ggf. über Stunden fortführen, da insbesondere alkalische Substanzen eine anhaltende Schädigung bewirken können.
- Die gezielte Neutralisation von Säuren oder Laugen ist in der Regel kontraindiziert, da sie durch Hitzeentwicklung zu weiterer Gewebezerstörung führt.
- Zum Selbstschutz soll der Helfer Handschuhe, Schutzbrille, Atemmaske und evtl. Kittel tragen.

Grundsätze der Erstversorgung

Bereits am Unfallort werden entscheidende Weichen für die spätere Morbidität und Mortalität des Verletzten gestellt. Brandverletzte werden grundsätzlich wie sonstige Unfallopfer versorgt. Die Erhaltung der Vitalfunktionen und die Identifizierung von Begleitverletzungen stehen im Vordergrund.

Wichtig: Schwere thermomechanische Kombinationstraumata (5 – 10%) werden vom Notarzt angesichts der Verbrennung nicht selten übersehen.

Hinweise auf begleitende mechanische Verletzungen können sich aus der Rekonstruktion des Unfallhergangs (Sprung aus dem Fenster, Sturz vom Strommast, Fahrzeugkollison) ergeben.

Hinweis für die Praxis: Einblutungen in die großen Körperhöhlen, Schädelhirntraumata oder Verletzungen der Wirbelsäule haben gegenüber der Verbrennung eindeutige Versorgungspriorität. Dies ist bei der Wahl des Transportzieles zu berücksichtigen.

Frakturen der großen Röhrenknochen können in den ersten Stunden nach dem Trauma auch durch verbranntes Gewebe ohne wesentlich erhöhte Infektionsgefahr operativ versorgt werden. Dies bedeutet, dass die nächste dafür geeignete Klinik anzufahren ist und dass erst danach eine Verlegung in ein Verbrennungszentrum erfolgt.

Die exakte Beurteilung des Ausmaßes der Verbrennung erfordert eine Inspektion der gesamten Körperoberfläche. Dazu ist der Brandverletzte komplett zu entkleiden und u. U. zu säubern, was an der Unfallstelle kaum möglich ist.

Wichtig: Eklatante Fehleinschätzungen von Verbrennungstiefe und VKOF sind am Unfallort keine Seltenheit und sind Ursache folgenschwerer Fehlentscheidungen im Hinblick auf Behandlung und Transportziel. Vom Unerfahrenen wird die Tiefe der Verbrennung meist unterbewertet, das Ausmaß dagegen überbewertet.

Kaltwasserbehandlung

Die Kaltwasserbehandlung der Brandwunde darf nicht mit dem kurzen Ablöschen brennender und schwelender Kleidung verwechselt werden. Die Kaltwasserbehandlung soll angeblich ein „Nachbrennen“ und damit ein weiteres „Abtiefen“ der Verbrennung verhindern. Sie hat eine gute analgetische Wirkung und der nachlassende Schmerz gilt als Kriterium für die Beendigung der Kühlung.

Hinweis für die Praxis: Zunehmend werden jedoch schwerste Unterkühlungen von Brandverletzten beobachtet, sodass vor der unkritischen Anwendung der Kaltwasserbehandlung eindringlich gewarnt werden muss (Empfehlungen des Deutschen Feuerwehrverbandes 2003).

Bei zerstörter Haut tritt eine Unterkühlung außerordentlich rasch ein; dies gilt insbesondere für den narkotisierten Verletzten ohne Gegenregulation. Die Hypothermie ist Ursache bedrohlicher, therapieresistenter Herzrhythmus- und Gerinnungsstörungen. Eine operative Notfallversorgung ist dann nur mit deutlich erhöhtem Risiko möglich. Insgesamt verschlechtert sich die Prognose für den Brandverletzten. Beim wachen Patienten steigert kompensatorisches Muskelzittern extrem den Sauerstoffverbrauch.

Hinweise zur Anwendung. Folgendes ist bei der Kaltwasserbehandlung zu beachten:

- Die Kaltwasserbehandlung ist als Sofortmaßnahme der Selbst- und Laienhilfe zu sehen.
- Beim Eintreffen des Rettungsdienstes nach mehreren Minuten ist eine Kühlung in der Regel nicht mehr sinnvoll (Demling et al. 1979).
- Die Kühlung soll mit kaltem Leitungswasser (10–20 °C) bei einer VKOF von nicht mehr als 5–10% und nicht länger als 10 min erfolgen.
- Besondere Zurückhaltung ist bei Kleinkindern und Säuglingen geboten.
- Sie ist kontraindiziert beim thermomechanischem Kombinationstrauma.
- Notärztliche Maßnahmen dürfen nicht verzögert werden.
- Auf eine ausreichende Wärmeerhaltung ist zu achten.

Indikationen zur Intubation

Allein aus dem Ausmaß der Verbrennung ist die Indikation zur Intubation nur schwer abzuleiten.

Relative Indikation. Eine relative Indikation zur Intubation und Beatmung ist gegeben bei:

- großflächigen Verbrennungen (VKOF > 40%),
- Verdacht auf ein Inhalationstrauma,
- hämodynamischer Instabilität,
- Atemwegssicherung während des Transportes (Rettungshubschrauber).

Absolute Indikation. Die absolute Indikation zur Intubation und Beatmung ist gegeben bei:

- schwerer Ateminsuffizienz,
- Bewusstlosigkeit, anhaltender Bewusstseinstrübung (GCS < 8),
- zirkulären bzw. großflächigen drittgradigen Rumpfverbrennungen (reduzierte Compliance),
- klinischen Zeichen eines Inhalationstraumas (inspiratorischer Stridor, Bronchospasmus, Lungenödem),
- schwerem thermomechanischem Kombinationstrauma.

Hinweis für die Praxis: Im Zweifelsfall immer zu Gunsten der Intubation entscheiden!

Weiterführende Hinweise zur Intubation. Patienten mit drittgradigen Verbrennungen in der Perioralregion bzw. mit drohendem intraoralem Ödem müssen frühzeitig intubiert werden. Im Einzelfall werden das Alter, der Allgemeinzustand und evtl. bekannte Vorerkrankungen (z. B. COPD) die Entscheidung zu einer Intubation beeinflussen.

Am Unfallort soll die orotracheale Intubation mit einem Tubus erfolgen, der später die problemlose Einführung eines flexiblen Fiberbronchoskops erlaubt. Bei der Intubation ist die fehlende Nüchternheit des Verunfallten zu beachten. Sind Schwierigkeiten zu erwarten, so müssen entsprechende Vorkehrungen bis hin zur Notkoniotomie getroffen sein. Das zunehmende Gesichtsödem verlangt eine zuverlässige Sicherung des Tubus mit einem Band, häufige und sorgfältige Lagekontrollen sind unerlässlich.

Hinweis für die Praxis: Für die Beatmung gelten die gleichen Kriterien wie für jeden anderen Schwerunfallverletzten. Im Hinblick auf eine mögliche CO-Intoxikation soll bis zum Vorliegen einer Blutgasanalyse (CO- und Met-Hb!) mit 100% Sauerstoff und einem PEEP von 5 cm H_2O beatmet werden.

Behandlung kardiozirkulatorischer Störungen

Wichtig: Die initialen hämodynamischen Veränderungen bei der schweren Verbrennung entsprechen einem Volumenmangelschock; damit kommt der Flüssigkeitstherapie ein herausragender Stellenwert zu.

Flüssigkeitssubstitution. Eine möglichst rasche, innerhalb der ersten 30 min einsetzende Flüssigkeitssubstitution ist für die Prognose von Bedeutung. Ziel ist ein intravasales Plasmavolumen, das ein ausreichendes Herzzeitvolumen mit ausreichender Organperfusion sichert. Eine Normovolämie ist bei bestehendem Kapillarleck nicht zu erreichen, anderenfalls wird das Problem der Hypovolämie durch eine übermäßige generalisierte Ödementwicklung ersetzt.

Venenzugänge. Die Venenzugänge sollen ein ausreichendes Kaliber haben (G 18, G 16). Sie können auch durch die abgeflammte und daher zunächst sterile Haut gelegt werden, vorausgesetzt die darunter liegenden Venen sind nicht durch Hitze thrombosiert. Auf eine zuverlässige Sicherung ist zu achten. Ein zentraler Venenzugang ist für die Notfallbehandlung nicht erforderlich, er steht in der Präferenz an letzter Stelle.

Volumenersatz beim Erwachsenen

Formeln zur Flüssigkeitssubstitution. Insgesamt erscheint die Flüssigkeitssubstitution des Brandverletzten nach Formeln überholt. Abgesehen von Katastrophensituationen zeichnet sich ein Abrücken von diesem Konzept ab. Letztlich muss sich die Flüssigkeitstherapie am aktuellen Bedarf des Verunfallten orientieren.

Wichtig: Bei den bekannten „Verbrennungsformeln" handelt es sich lediglich um Orientierungshilfen für die Initialtherapie.

Kristalloide Lösungen. Überwiegend werden kristalloide Lösungen, vorrangig die mit 130 mmol/l Natrium leicht hypotone Ringer-Laktatlösung, zum Volumenersatz empfohlen, obgleich kein Zweifel besteht, dass die Ödementwicklung nicht nur von der Menge, sondern auch von der Art der Substitutionslösung abhängig ist (Herndon 2002; Pruitt 2000a-b). Ob die traditionelle Ringer-Laktatlösung jedoch insbesondere bei den großen Volumina die ideale Ersatzlösung ist, muss kritisch hinterfragt werden (Zander et al. 2005). Die Metabolisierung des Laktats als Anion setzt eine uneingeschränkte Leberfunktion (Schockzustand!) voraus, andernfalls kommt es zur Laktazidose. Erfolgt eine Verstoffwechslung, dann ist dies nur durch Zunahme des O_2-Verbrauchs möglich und es entwickelt sich eine unerwünschte Rebound-Alkalose. Schließlich ist das Serumlaktat als Surrogatparameter für eine Gewebehypoxie nicht mehr verwertbar.

Wichtig: Im Hinblick auf Zusammensetzung und Menge des primären Flüssigkeitsersatzes beim schweren Verbrennungstrauma besteht kein Konsens.

Kolloidale Lösungen. Da im nichtverbrannten Gewebe das Ödem vornehmlich durch die Absenkung des kolloidosmotischen Druckes als Folge der allgemeinen Hypoproteinämie bedingt ist, haben auch Kolloide (Albumin, Polypeptide, Dextran, Hydroxyethylstärke) ihren Platz in der Volumensubstitution (Warden 2002). Die für körperfremde Kolloide bisher geltenden Mengenbegrenzungen schränken deren großzügigen Einsatz jedoch ein. Neuere Präparationen von Hydroxyethylstärke sind aber für die Notfallversorgung unbedenklich und können im weiteren Verlauf zumindest teilweise Albuminlösungen ersetzen. Beim thermomechanischen Kombinationstrauma sind die verletzungsbedingten Volumenverluste ohnehin nach Bedarf durch Kolloide, Erythrozyten und Frischplasma zu ersetzen. Eine zusätzliche Belastung mit kristalloiden Lösungen ist zu vermeiden.

Hypertone Natriumlösungen. Auch bei der Verwendung hypertoner Natriumlösungen (180 – 300 mmol / l) werden kleinere Infusionsvolumina benötigt und das Ödem ist geringer. Es besteht aber bei unkontrollierter Anwendung hypertoner Lösungen die Gefahr einer Hypernatriämie (> 165 mmol / l) bzw. Hyperosmolarität (> 320 mosmol / l), sodass besondere Erfahrung und häufige Kontrollen erforderlich sind.

Small-Volume Resuscitation. Das Konzept der „small-volume resuscitation" zur kurzfristigen Beherrschung einer akuten schweren Hypovolämie hat sich beim Verbrennungsschock wegen des anhaltenden Flüssigkeitsverlusts nicht bewährt. Größere Infusionsvolumina hypertoner-hyperonkotischer Lösungen über einen längeren Zeitraum oder wiederholt gegeben haben im Tierexperiment eine deutliche Volumeneinsparung gezeigt (Elgjo et al. 2000).

Weitere Möglichkeiten des Volumenersatzes. Aus taktischen und logistischen Gründen scheint dem US-Militär für die Notfallversorgung eine Kombination aus hyperosmolarer und kolloidaler Lösung der bestgeeignete Volumenersatz. Auch der Zubereitung einfacher Trinkelektrolytlösungen wird im Hinblick auf den Massenanfall von Brandverletzten vermehrt Interesse geschenkt (Champion 2003; Thomas et al. 2003).

Berechnung des Flüssigkeitsbedarfs. Für die Berechnung des Flüssigkeitsbedarfs in den ersten 24 h nach der Verbrennung werden 2 Formeln favorisiert (Mozingo et al. 1994; Herndon 2002):

Parkland-Formel von Baxter:
24-h-Ringer-Laktatmenge = 4 ml × kgKG × % VKOF

Modifizierte Brooke-Formel:
24-h-Ringer-Laktatmenge = 2 ml × kgKG × % VKOF

Für beide Formeln gilt, dass die Hälfte der errechneten 24-h-Menge in den ersten 8 h nach dem Unfallereignis zu infundieren ist, da in dieser Zeit die Extravasation am stärksten ist.

Somit errechnet sich bei 70 kgKG und 50% VKOF für die ersten 8 h nach dem Unfall eine stündliche Infusionsmenge von nur 500 bis maximal 1000 ml Ringer-Laktat (1 – 2 Flaschen!). Die häufig bereits präklinisch beginnende Überinfusion ist wegen ihrer erhebliche Morbidität unter allen Umständen zu vermeiden (Pruitt 2000a, b). Für die Berechnung der VKOF sind nur zweit- und drittgradige Verbrennungen zu berücksichtigen. Auch die von der Evans-Formel bekannte Modifikation, ein Verbrennungsausmaß über 50 – 60% VKOF nicht mehr in der Berechnung zu berücksichtigen, beugt einer initialen Überinfusion vor.

Beim thermomechanischen Kombinationstrauma ist der Volumenbedarf der Begleitverletzungen getrennt zu berücksichtigen.

Volumentherapie bei Kindern

Formeln für die Infusionstherapie brandverletzter Kinder (Herndon 2002; Trop 2002a; Reed u. Pomerantz 2005) zeigen eine noch größere Variabilität als die für Erwachsene.

Hinweis für die Praxis: Bei Unkenntnis der Körperoberfläche aber in der Regel bekanntem Gewicht des Kleinkindes bzw. Kindes werden für die Notfalltherapie 10 ml / kgKG als Bolus, gefolgt von der gleichen Menge (10 – 15 ml) in der folgenden Stunde, empfohlen (Trop 2002a).
Die Behandlung kann aber auch mit einer Flüssigkeitsmenge von 3 – 4 ml × kgKG × % VKOF × 24 h begonnen werden. Hinzu kommt der übliche Erhaltungsbedarf von ca. 1500 – 2000 ml / m^2.

In der Klinik sind spezielle auf Kleinkinder zugeschnittene Infusionsformeln üblich. Im Shriners-Burns-Hospital in Galveston z. B.: 5000 ml / m^2 VKOF (%) plus 2000 ml / m^2 KOF (Erhaltungsbedarf). Die Lösung setzt sich zusammen aus: 1000 ml Ringer-Laktat, 50 g Glukose und 12,5 g Albumin (Carvajal 1977).

Zielgrößen

Die „Verbrennungsformeln" sollten nur zur Einleitung der Schocktherapie einen Anhalt geben. Die spätere Flüssigkeitssubstitution orientiert sich an relativ einfachen Zielgrößen:

- Herzfrequenz < 120 / min
- arterieller Mitteldruck > 70 – 80 mmHg
- ZVD 2 – 7 mmHg
- Diurese 0,5 – 1,0 ml / kgKG / h
- BE 0 + / – 1,0 mmol / l
- Laktat 1,5 + / – 0,5 mmol / l (mit Einschränkung)
- zentralvenöse O_2-Sättigung > 70%
- Hämatokrit 30 – 35%

Ziel jeder Schocktherapie ist ein ausreichendes Sauerstoffangebot für den Gesamtorganismus zur Sicherung eines aeroben Stoffwechsels. Surrogatparameter sind die gemischtvenöse oder ersatzweise die zentralvenöse O_2-Sättigung (> 70%), ein normaler Base-Excess und unter Vorbehalt (s. o.) das Fehlen einer Laktazidose.

Wichtig: Eine ausreichende Perfusion ist erkennbar an einer normalen Diurese, die ohne Gabe von Diuretika oder osmotisch wirksamen Substanzen beim Erwachsenen 0,5 – 1,0 ml / kgKG / h und beim Kind 1,0 – 2,0 ml / kgKG / h betragen soll.

Blutdruck und Herzfrequenz sind keine verlässlichen Indikatoren für den Volumenstatus. Die Herzfrequenz liegt gewöhnlich über 100 – 120 / min. Der arterielle Druck kann insbesondere bei jungen Menschen katecholaminbedingt deutlich erhöht sein.

Ein erweitertes hämodynamisches Monitoring (PiCCO, PK) gehört routinemäßig nicht zu den Erstmaßnahmen, kann aber im weiteren Behandlungsverlauf notwendig werden.

Analgesie und Narkose

Die Schmerzintensität ist nicht selten umgekehrt proportional zur Schwere des Traumas. Schwer drittgradig Verbrannte sind gelegentlich unmittelbar nach dem Unfall bewusstseinsklar, orientiert und relativ schmerzarm. Die Zerstörung nozizeptiver Strukturen führt zu einer Unempfindlichkeit der Wundoberfläche; in der Tiefe und den Randbezirken bleibt die Sensibilität jedoch erhalten. Großflächige zweitgradige Verbrennungen verursachen stärkste Schmerzen; ein leichter Luftzug wird als äußerst schmerzhaft empfunden.

Wichtig: Eine potente, intravenöse Schmerzbekämpfung in der Akutphase ist unerlässlich.

Opioide wie Morphin oder Fentanyl sind indiziert, wobei unter Spontanatmung die mögliche Atemdepression zu beachten ist.

Sowohl am Unfallort als auch zur klinischen Primärversorgung des Brandverletzten ist Ketamin bzw. (S)-Ketamin, ggf. in Kombination mit einem Benzodiazepin wie Midazolam unübertroffen. Die starken Schmerzen erfordern oft Dosierungen, die deutlich über der zur Analgesie üblichen Dosis von 0,125 – 0,25 mg / kgKG (S)-Ketamin liegen. Auch zur Narkose des Brandverletzten sind diese Substanzen besonders geeignet.

Hinweis für die Praxis: In der Frühphase der Verbrennung während der ersten 24 h kann Succinylcholin zur Blitzeinleitung (rapid sequence induction) benutzt werden.

Zu den Einzelheiten wird auf Kap. 11 verwiesen.

Versorgung der Brandwunden

Am Unfallort verbietet sich eine Behandlung der Verbrennungswunde. Das Auftragen von Puder, Salben oder anderen Lösungen ist zu unterlassen. Die Wundabdeckung soll mit sterilem, sekretaufnehmendem und nicht verklebendem Verbandsmaterial (Metaline, Aluderm) erfolgen. Zum Wärmeschutz sind Rettungsdecken aus dünner Aluminiumfolie geeignet. Zum Sekundärtransport Schwerstverbrannter haben sich Ganzkörperverbandssets mit einem Spezialvlies als Wundauflage, Schaumstoffunterlage und Wärmeschutzhülle bewährt.

Grundzüge der klinischen Erstversorgung

Die Erstversorgung läuft vorzugsweise standardisiert nach einem Schockraumprotokoll ab (von Gregory et al. 2005). Auf die Einhaltung der Asepsis bei allen Tätigkeiten ist streng zu achten; die Letalität des Brandverletzten wird durch die Infektion bestimmt.

Die übliche Klimatisierung eines Ambulanz- oder OP-Raumes eignet sich nicht zur Erstversorgung eines Brandverletzten.

Hinweis für die Praxis: Zur Vermeidung einer Hypothermie ist zu beachten:

- Die Raumtemperatur soll bei mindestens 29 °C und die relative Luftfeuchte bei 50 % liegen. Durch Verwendung von Wärmelampen, Hitzestrahlern und konvektiver Wärme muss versucht werden, dieser Forderung möglichst nahe zu kommen.
- Infusionen und Waschlösungen sind anzuwärmen.
- Türen sind geschlossen zu halten.
- Bei Kleinkindern ist nach Möglichkeit der Kopf zu bedecken, er entspricht immerhin 18 % der KOF und eine kälteinduzierte Vasokonstriktion der Kopfhaut fehlt.

Reinigung. Zur exakten Evaluation des Verbrennungsausmaßes ist die gründliche Ganzkörperreinigung einschließlich der Rasur der Kopf-, Achsel- und Schambehaarung erforderlich. Außerhalb von Spezialeinrichtungen steht nur selten ein Duschbad zur Verfügung, in dem der Verunfallte liegend mit warmem Wasser abgebraust werden kann. Da ein Tauchbad aus infektiologischen Gründen abzulehnen ist, muss ggf. eine Abwaschung erfolgen. Zur Reinigung eignen sich angewärmte desinfizierende Waschlösungen (z. B. Hibicet auf Chlorhexidinbasis) oder Flüssigseifen. Polyvidoniodlösungen sind unter bakteriologischen Gesichtpunkten auch geeignet, sie verursachen jedoch Schmerzen und werden möglicherweise resorbiert. Ein weiterer Nachteil ist die Hautverfärbung, die eine Beurteilung der Verbrennungswunde erschwert. Teer und Betumen lassen sich mit Babypflegeöl (Penatenöl) und Geduld entfernen.

Brandblasen. Größere Brandblasen (> 1 cm) werden eröffnet. Ausgehend von den Follikeln der Hautanhangsgebilde infizieren sie sich und enthalten in der Blasenflüssigkeit hohe Konzentrationen von Entzündungsmediatoren.

Abstriche. Nach Abschluss der Reinigung und sorgfältiger erneuter Beurteilung der Brandwunde werden an definierten Stellen Abstriche zur bakteriologischen Untersuchung vorgenommen.

Schutz der Wunde. Schließlich muss die Wunde vor Infektion und Austrocknung geschützt werden. In Gebrauch sind derzeit vorwiegend Sibersulfadiazine (Flammazine) und Polyvidoniod (Betaisodona).

Wichtig: Da die Behandlungskonzepte der Verbrennungszentren nicht standardisiert sind, empfiehlt sich die Rücksprache mit der aufnehmenden Spezialeinrichtung.

Fotodokumentation. Eine Fotodokumentation vor und nach der Säuberung und vor dem Auftragen von Salben und dem Anlegen von Verbänden ist empfehlenswert.

Kompartmentsyndrom. Bei zirkulären Verbrennungen der Extremitäten gehört die regelmäßige *Überprüfung der Durchblutung* (alle 30 min) zu den wesentlichen Maßnahmen während der ersten 48 h, da durch die progrediente Ödembildung ein Kompartmentsyndrom droht.

Hinweis für die Praxis: In den nächsten Stunden ist auf die Entwicklung von Kompartmentsyndromen sorgfältig zu achten.

Die für die Diagnostik normalerweise hilfreichen „6 Ps" (Pain, Paresis, Pain with stretch, Pulses intact, Pink skin colour) versagen beim analgosedierten Patienten. Bereits beim Verdacht auf ein Kompartmentsyndrom ist eine Escharotomie (Inzision des Verbrennungsschorfes) und/ oder eine Fasziotomie vorzunehmen. Bei zirkulären Verbrennungen des Thorax und des Abdomens können gleichfalls Escharotomien notwendig werden, um die Compliance der Thoraxwand und damit die Ventilation zu verbessern. Verbrannte Extremitäten sind ebenso wie der Kopf hoch zu lagern.

Weitere allgemeine Maßnahmen

Diese sind:

- Wiegen zur Ermittlung des Ausgangsgewichts,
- Blasenkatheter zur Diuresekontrolle,
- Magensonde zur Entlastung bei initial bestehender Magenatonie,
- arterielle Kanüle zur Druckmessung und Blutgasanalyse,
- EKG,
- Röntgenaufnahme der Lunge,
- Bronchoskopie zur Diagnose eines Inhalationstraumas,
- laborchemische Untersuchungen einschließlich CO- und Met-Hb, Myoglobin und Laktat, Base-Excess,
- Überprüfung und ggf. Auffrischung des Tetanusimpfschutzes,
- augenärztliches Konsil bei Gesichtsverbrennungen,
- HNO-Konsil bei Explosionen,
- keine Antibiotika.

Inhalationstraumen

Pathophysiologie

Begriff und Einteilung

Definition: Der Terminus „Inhalationstrauma“ (IHT) charakterisiert ein akutes Ereignis und umfasst ein breites Spektrum respiratorischer Schädigungen mit unterschiedlicher Pathophysiologie und klinischer Manifestation (Haponik u. Munster 1990; Hoppe u. Klose 2005).

Die Inhalation von toxischen Verbrennungsprodukten ist bei 80% der Brandopfer Todesursache. Bei einem Drittel der stationär behandelten Brandverletzten liegt zusätzlich ein IHT vor.

Das Ausmaß des inhalativen Schadens ist abhängig von der Expositionszeit, der Art des verbrannten Materials, sowie der Konzentration und Löslichkeit der Substanzen.

Nach der auslösenden Noxe lassen sich 3 Arten des IHT unterscheiden:

- das system-toxische Inhalationstrauma,
- das thermische Inhalationstrauma,
- das chemische Inhalationstrauma

System-toxisches Inhalationstrauma

Neben der asphyktischen Erstickung infolge Sauerstoffmangels sind v.a. die Kohlenmonoxid- (CO-) und Zyanidvergiftungen für den raschen Tod am Unfallort verantwortlich. Meist liegt eine Mischintoxikation vor.

Asphyxie. Die Rekonstruktion des Feuers im „Stardust“ Nachtclub in Dublin (1981) zeigte, dass in einem geschlossenen Raum bereits nach 2 min der Sauerstoff auf weniger als 2% verbraucht und die CO_2-Konzentration auf 17% gestiegen ist, sodass der Tod durch Asphyxie eintritt (Haponik u. Munster 1990).

CO-Vergiftung. Die CO-Vergiftung (weitere Einzelheiten s. Kap. 28.1) gilt als eine der häufigsten unmittelbaren Todesursachen beim Brandverletzten. CO entsteht als Pyrolyseprodukt bei Schwelbränden und Explosionen und muss bei jedem Brandverletzten vermutet und entsprechend behandelt werden. Nur 0,1 Vol.-% in der Atemluft können den Anteil von CO-Hb auf 50% erhöhen. 0,5 Vol.-% CO in der Atemluft führen bereits in wenigen Minuten zum Tod. Die Symptomatik subletaler CO-Konzentrationen reicht von Übelkeit und Schwindel über Desorientiertheit bis zur Bewusstlosigkeit. Das „klassische“ kirschrote Hautkolorit wird beim Brandverletzten in der Regel vermisst.

Blausäure. Blausäuregase (Zyanidwasserstoff, HCN) entstehen bei der Verbrennung bzw. Pyrolyse von natürlichen stickstoffhaltigen Materialien (Wolle, Seide) oder synthetischen Schaum- und Dämmstoffen (Polyurethan, Polyamide, Polyacryl, Melaminharze usw.). Zyanidgase sind sehr flüchtig und sind deshalb praktisch nur bei Bränden in geschlossenen Räumen gefährlich.

Ihre Toxizität beruht auf der Hemmung des oxydativen Zellstoffwechsels durch Blockade der mitochondrialen Zytochromoxidase (innere Erstickung). Eine Konzentration von 280 ppm (parts per million) ist innerhalb weniger Augenblicke tödlich; Konzentrationen von 45–54 ppm können für etwa 1 h ohne größeren Schaden toleriert werden. Da es sich bei der Rauchgasinhalation in der Regel um eine Mischintoxikation mit CO handelt, sind CN-Konzentrationen ab 20 ppm bereits als gefährlich einzustufen. Die Symptome ähneln der CO-Intoxikation: Übelkeit, Kopfschmerzen, Schwäche, Müdigkeit und Koma. Im EKG können frische ST-Hebungen auftreten und einen akuten Myokardinfarkt vortäuschen. Initial führt Zyanid über die Stimulation des Glomus caroticum und peripherer Chemorezeptoren zu einer Hyperventilation mit vermehrter CN-Aufnahme.

Thermisches Inhalationstrauma

Supraglottisches Ödem. Durch direkte Hitzeeinwirkung kommt es bei etwa 45% der Brandverletzten zu einem ausgeprägten supraglottischen Ödem mit der Gefahr der kompletten Atemwegsobstruktion. Die außerordentlich lockere bindegewebige Verbindung der Schleimhaut mit den darunter liegenden Strukturen begünstigt die Ödembildung. Das thermische Inhalationstrauma tieferer Abschnitte des Respirationstraktes ist selten, da im Gegensatz zum gesättigten Dampf heiße, aber trockene Gase während der Passage des oberen Respirationstraktes durch Wasseraufnahme aus der Schleimhaut rasch abkühlen.

Wichtig: Ein Ödem der oberen Atemwege führt nur in Ausnahmefällen bereits am Unfallort zur tödlichen Atemwegsobstruktion. In der Regel macht es sich klinisch erst 6–8 h nach Hitzeeinwirkung und unter der Volumentherapie bemerkbar.

Klinische Zeichen sind zunehmende Atemnot und inspiratorischer Stridor. Zur gezielten Diagnostik gehört die Inspektion der Schleimhaut von Mund und Rachen. Periorale

Verbrennungen sind verdächtig, jedoch nicht beweisend. Der Schadensablauf im Oropharynx nach Hitzeexposition entspricht dem in anderen Körperbereichen.

Direkte Schädigung des Kehlkopfs. Auch eine direkte Schädigung des Kehlkopfs durch die Hitze oder durch toxische Verbrennungsprodukte mit bleibenden Schäden ist möglich. Eine zusätzliche Traumatisierung durch einen endotrachealen Tubus ist nicht auszuschließen, dennoch darf gerade bei diesen Patienten mit der Intubation nicht gezögert werden. Die neueren Tracheotomiemethoden haben dazu beigetragen, dass heute auch beim Brandverletzten die Indikation zur Tracheotomie frühzeitig und großzügig gestellt wird.

Chemisches Inhalationstrauma

Die Inhalation von Rauch- und Rußpartikeln oder hochtoxischen Verbrennungsprodukten natürlicher und künstlicher Materialien schädigt das tracheobronchiale System unter Umständen bis in tiefe alveoläre Abschnitte. Rußpartikel selbst sind inert; sie dienen jedoch als Träger für toxische Substanzen und gelten bei der Tracheobronchoskopie als Indiz für eine Inhalation.

Lokalisation und Schwere des Traumas. Sie sind wesentlich vom Grad der Wasserlöslichkeit der Substanzen und der Expositionsdauer abhängig. Bei einem Brand werden gewöhnlich Rauchgaskomponenten mit einem Gemisch wasserlöslicher (hydrophiler) und fettlöslicher (lipophiler) Substanzen freigesetzt.

Reizgase mit hoher Wasserlöslichkeit. Reizgase mit hoher Wasserlöslichkeit wie Aldehyde, Ammoniak, Chlor- und Schwefelverbindungen reagieren sofort mit dem Wasser in den ersten Schleimhautoberflächen und schädigen so die Mukosa der oberen und evtl. auch mittleren Atemwege.

Die Symptome treten damit unmittelbar beim Kontakt auf (Reizgase vom „Soforttyp"). In niedriger Konzentration führen sie lediglich zur Irritation der Schleimhäute mit schmerzhafter Konjunktivitis, Rhinitis und Pharyngitis. In höherer Konzentration werden die Symptome verstärkt bis hin zum schwersten Laryngospasmus, der ein Tieferdringen der Reizgase zwar verhindern, selbst aber auch tödlich sein kann. Hyperventilation (CO_2-Anstieg, metabolische Azidose, Erregung) und längere Exposition bei fehlender Fluchtmöglichkeit oder Bewusstseinstrübung können das tiefere Eindringen von Reizgasen erleichtern und die distalen Luftwege und das Lungenparenchym schädigen. Bronchospasmus, Ulzerationen der Bronchialschleimhaut und Lungenödem sind mögliche Folgen.

Reizgase mit schlechter Wasserlöslichkeit. Bei der Inhalation schlecht wasserlöslicher, *lipophiler Substanzen* (z.B. Stickstoffoxide, Phosgen) fehlen die warnenden Sofortreaktionen im oberen Respirationstrakt weitgehend, sodass lange Expositionszeiten möglich sind. Auch der Beginn des Schadens ist verzögert (*Reizgase vom „Latenztyp"*). Erst nach einem symptomfreien Intervall von 24–48 h (nur ausnahmsweise früher) kommt es zu schwerer Dyspnoe als Folge einer massiven Zellmembranschädigung mit Zerstörung des Flimmerepithels. Das ausgeprägte Ödem der Bronchialschleimhaut mit Sekretflut kann ein intraalveoläres Lungenödem vortäuschen.

Die Problematik ist genauer im Kap. 28.9 dargestellt.

Spezielle präklinische Versorgung

Nachfolgend werden nur die Abweichungen vom allgemeinen Vorgehen bei Verbrennungen erläutert. Das klinische Bild des Inhalationsschadens ist durch die Heterogenität der schädigenden Noxen außerordentlich variabel. Dies betrifft sowohl das Schädigungsmuster als auch das zeitliche Auftreten. Die diagnostischen Möglichkeiten sind präklinisch außerordentlich begrenzt.

Hinweise auf ein IHT. Hinweise können geben:
- Unfall in einem geschlossenen Raum,
- Explosion.

Symptome. Klinische Symptome und Untersuchungsbefunde:
- Bewusstlosigkeit (75 %),
- Dyspnoe,
- inspiratorischer Stridor,
- Heiserkeit,
- Bronchospastik,
- Gesichtsverbrennungen,
- Ruß im Nasenrachenraum.

In der Klinik ist die Bronchoskopie das diagnostische Standardverfahren.

Behandlung

Auch bei fehlenden Hinweisen auf ein IHT ist jedem Schwerbrandverletzten unverzüglich Sauerstoff in hoher Konzentration über eine Maske zuzuführen. Ergeben sich Hinweise für eine Rauchgasinhalation, so kann bei nichtbewusstlosen Unfallopfern zunächst versucht werden, durch Sauerstoffzufuhr eine Besserung herbeizuführen. Eine sofortige Intubation am Notfallort ist nicht zwingend indiziert.

Pulsoxymetrie. Die Pulsoxymetrie zur Beurteilung der arteriellen Sauerstoffsättigung ist nicht zuverlässig. Irreführend und gefährlich ist die falsch positive Anzeige normaler Sättigungswerte bei CO-Vergiftung. Verbrennungen, starke Verschmutzungen und Vasokonstriktion können aus technischen Gründen eine Messung verhindern.

Kortikosteroide. Die *systemische* Gabe von Kortikosteroiden ist beim IHT nicht indiziert. Ihr sog. antiinflammatorischer Effekt hat keinen Einfluss auf das Ödem der Atemwege, nachgewiesen ist jedoch eine höhere Rate infektiöser Komplikationen. Die *inhalative* Applikation von Kortikosteroiden zur Prophylaxe oder Therapie des IHT oder zur Vermeidung eines Glottisödems ist durch Studien nicht belegt. Die rasche Resorption insbesondere von Dexamethason über das Flimmerepithel lässt auch bei topischer Applikation einen allgemeinen immunsuppressiven Effekt erwarten.

Wichtig: Kortikosteroide sind daher keine Behandlungsoption beim IHT (Lechleuthner u. Steffens 2000).

Ohne Einschränkung sind natürlich Kortikosteroide dann einzusetzen, wenn der Brandverletzte zuvor auf diese Medikamente angewiesen war.

Bronchospastik. Die Behandlung der Bronchospastik ist am dringendsten.

Hinweis für die Praxis: Die beim IHT im Vordergrund stehende Bronchospastik ist vorzugsweise mit *β2-Mimetika* (Fenoterolspray, 2–3 Hübe zu je 100 µg) oder mit Theophyllin (4–5 mg / kgKg i. v. in 30 min) zu behandeln.

Die prophylaktische Gabe von *Antibiotika* ist nicht indiziert, eine nachfolgende pulmonale Infektion kann damit nicht verhindert werden.

Zyanidintoxikation. Bei Zyanidintoxikation steht ein Antidot zur Verfügung, dessen Anwendung jedoch besser unterbleibt. Sowohl 4-DMAP (4-Di-methyl-amino-phenol) als auch Amyl- und Natriumnitrit bilden für die Entgiftung Met-Hb, an dessen dreiwertiges Eisen sich das Zyanidion bindet und damit unschädlich gemacht wird. Da es sich bei der Brandgasinhalation ausnahmslos um eine Mischintoxikation handelt, ist die O_2-Transportkapazität durch CO-Hb-Bildung bereits erheblich reduziert. Die zusätzliche Bildung von Met-Hb führt zu einer weiteren drastischen Verminderung des O_2-Angebotes (Gall et al 2000).

Es gibt gute Gründe anzunehmen, dass der Zustand eines Patienten, der die Rettung aus einer zyanidhaltigen Brandatmosphäre und damit Beendigung der Exposition überlebt, sich auch ohne Antidot nicht verschlechtert; vorausgesetzt es werden unverzüglich lebensrettende Maßnahmen (Intubation, Beatmung, Sauerstoff) ergriffen.

Initiale Schocktherapie. Beim IHT werden für die initiale Schocktherapie gelegentlich Flüssigkeitsmengen empfohlen, die weit über den nach der Parkland-Formel errechneten Volumina liegen. Diese Empfehlungen können sich nicht auf gesicherte Studien stützen.

Um die geschädigte Lunge vor einer Überwässerung zu schützen, sollte die initiale Flüssigkeitszufuhr nicht über die Parkland-Formel hinausgehen und sich an einer Urinproduktion von 30 bis max. 50 ml / h orientieren. Andererseits muss auch vor einer zu geringen Flüssigkeitssubstitution unter der Vorstellung einer „Trockenlegung der Lunge" beim Inhalationstrauma gewarnt werden.

Sonstige Hitzeschäden

Allgemeine Pathophysiologie

Wichtig: Unter dem Begriff „Hitzeschaden" werden pathogenetisch unterschiedliche Krankheitsbilder zusammengefasst, deren Gemeinsamkeit die Hitze als schädigende Noxe ist: Sonnenstich, Hitzekollaps, Hitzeerschöpfung und Hitzschlag (Bouchama u. Knochel 2002; Grogan u. Hopkins 2002; Seraj 1993; Yarbrough u. Bradham 1998).

In gemäßigten Klimazonen sind Hitzeschäden relativ selten; in heißen, tropischen Gegenden sowie unter speziellen Arbeitsbedingungen (Kesselräume usw.) stellen sie jedoch ein Problem dar. Während der Pilgermonate in Saudi-Arabien werden bis zu 2000 Pilger mit einem Hitzschlag registriert.

Körpertemperatur. Die Körpertemperatur des Menschen wird in engen Grenzen von 36,5–37,5 °C konstant gehalten (Homoiothermie). Der endogenen Wärmeproduktion (Stoffwechsel, Muskelaktivität) steht die Wärmeabgabe über Konvektion und Strahlung (75 %) sowie Verdunstung (25 %) gegenüber. Die Konduktion kann vernachlässigt werden. Die Wärmeabgabe ist v. a.

- vom Transport aus dem Körperkern zur Körperschale,
- vom Temperaturgradienten zwischen Körperoberfläche und Umgebungstemperatur,
- der Luftfeuchtigkeit und Luftbewegung,
- der Schweißproduktion sowie
- der Bekleidung abhängig.

Umgebungstemperatur. Bei Umgebungstemperaturen oberhalb der Körpertemperatur und hoher Luftfeuchte (über 90 %) ist beim Nichtakklimatisierten eine Wärmeabgabe nicht mehr möglich und die Körpertemperatur steigt. Bei längerer Hitzeexposition (etwa 1 Woche) erfolgt eine Akklimatisation mit deutlich erhöhter Produktion eines salzarmen Schweißes; Plasmavolumen und HZV nehmen zu, während die Herzfrequenz sich normalisiert.

Auch bei normaler Umgebungstemperatur können Hitzeschäden auftreten, wenn die Wärmeproduktion (z. B. extreme Muskelarbeit) die Abgabe übersteigt. Die normale Wärmeproduktion von 60–80 kcal / h kann unter schwerer körperlicher Belastung für kurze Zeit auf 900 kcal / h steigen. Ein Anstieg der Körpertemperatur über 41,1 °C führt zu einer ausgeprägten Stoffwechselsteigerung, die ihrerseits wieder die Wärmeproduktion erhöht.

Sonnenstich

Definition: Der Sonnenstich (sun stroke, Insolation) ist eine meningeale Reizung durch direkte intensive Sonnenbestrahlung des ungeschützten Kopfes.

Zur typischen Symptomatik zählen Kopfschmerz, Übelkeit, Erbrechen, Unruhe, Schwindel und Nackensteifigkeit. Bei oft normaler Haut- und Körpertemperatur ist der Kopf heiß und hochrot. Besonders gefährdet sind Säuglinge und Kleinkinder sowie Erwachsene mit unzureichender Kopfbehaarung. Unter Umständen kann sich ein Hitzschlag mit Bewusstlosigkeit und Krämpfen entwickeln.

Die Behandlung beschränkt sich in der Regel auf die Lagerung mit leicht erhöhtem Oberkörper in kühler Umgebung und die lokale Kühlung des Kopfes.

Bei Zeichen eines erhöhten intrakraniellen Druckes ist die Klinikaufnahme erforderlich.

Hitzekollaps, Hitzeohnmacht

Definition: Der Hitzekollaps (heat syncope) ist Folge einer allgemeinen Vasodilatation mit Umverteilung des Blutvolumens in die Peripherie bei steigender Körperkerntemperatur und erhaltener Thermoregulation.

Die orthostatische Hypotension kann zum Kreislaufkollaps mit kurzzeitigem Bewusstseinsverlust führen.

Da kein absoluter, sondern lediglich ein relativer Flüssigkeitsmangel vorliegt, kann sich die Behandlung in der Regel auf einfache Maßnahmen beschränken. Patienten mit Hitzekollaps werden in kühler Umgebung in Schocklagerung gebracht. Die Kleidung ist zu öffnen. Orale Flüssigkeitszufuhr ist meist ausreichend; ggf. kann auch eine kristalloide Infusion erfolgen.

28

Hitzeerschöpfung

Definition: Die Hitzeerschöpfung (heat exhaustion) wird besonders bei jungen und gesunden Menschen während schwerer körperlicher Belastung (Soldaten, Sportler) beobachtet und ist auf einen extrazellulären Salz- und Flüssigkeitsmangel durch Produktion großer Mengen eines salzreichen Schweißes zurückzuführen.

Die Wasserverluste können bis zu 1,5 l/h betragen; bei fehlender Hitzeakklimatisation sind damit hohe Natriumverluste verbunden.

Zu den Symptomen gehören: Schwäche, Unwohlsein, Kopfschmerzen, Erbrechen, Appetitlosigkeit und Kollaps. Die Körpertemperatur steigt selten über 39 °C. Die Patienten selbst sind wach, die Haut ist feuchtwarm. Bei versagender Thermoregulation ist ein Übergang zum Hitzschlag möglich.

Patienten mit Hitzerschöpfung werden zunächst in kühler Umgebung in Schocklage gebracht. Eine physikalische Kühlung kann mit Ventilatoren oder feuchten Umschläge erzielt werden.

Die i. v. Flüssigkeitssubstitution erfolgt mit normotonen Elektrolytlösungen; ersatzweise durch orale Zufuhr „nach Geschmack" gesalzener Flüssigkeit. Salzarme Getränke oder Infusionslösungen müssen vermieden werden, da eine Hyponatriämie für Hitzekrämpfe in stark beanspruchten Muskelgruppen verantwortlich gemacht wird.

Hitzschlag

Wichtig: Der Hitzschlag (heat stroke) unterscheidet sich durch das Versagen der Thermoregulation von den übrigen Hitzeschäden. Mit einer Mortalität bis zu 50 % stellt er einen medizinischen Notfall dar (Bouchama u. Knochel 2002; Grogan u. Hopkins 2002; Seraj 1993).

Ätiologie und Pathogenese. Durch unzureichende Wärmeabgabe steigt die Körpertemperatur innerhalb kürzester Zeit auf über 40 °C. Zwei Formen des Hitzschlages lassen sich unterscheiden.

Klassischer Hitzschlag. Der klassische Hitzschlag ist Folge passiver Aufwärmung bei anhaltend schwülheißem Wetter (Hitzeepidemien). Auch ein Saunabesuch kann als Unfall in einem Hitzschlag enden. Diese Form trifft v. a. ältere Menschen mit entsprechenden Vorerkrankungen. Auch Medikamente, die zur Dehydratation (Diuretika) bzw. verminderten Schweißbildung (Anticholinergika, Phenothiazine) beitragen, haben einen verstärkenden Einfluss.

Überanstrengungshitzschlag. Ein Überanstrengungshitzschlag tritt durch aktive Wärmeproduktion bei exzessiver Muskelaktivität (Leistungssportler, Marathon) bei jungen, sonst gesunden Menschen auf. Bevorzugt sind Männer betroffen. Die klimatischen Bedingungen spielen zwar eine Rolle, doch sind derartige Hitzschläge auch bei Temperaturen um 10 °C beobachtet worden. Dehydratation und isolierende Bekleidung verstärken den Prozess.

Symptome. Das klinische Bild variiert. Beim klassischen Hitzschlag mit passiver Wärmebelastung findet sich häufig ein über 1 – 2 Tage anhaltendes Prodromalstadium mit Lethargie, Ermüdung, Schwäche, Übelkeit, Erbrechen und Benommenheit. Bei aktiver Wärmebelastung kommt es hingegen ohne vorherige Warnzeichen zum Vollbild des Hitzschlags.

Wichtig: Leitsymptome des Hitzschlages sind:
- trockene, gerötete Haut,
- Körpertemperatur über 40 °C (Hyperpyrexie),
- gestörte Vitalfunktionen,
- apathisch bis Koma,
- Erregungszustände,
- generalisierte Krämpfe,
- nur gelegentlich schwitzen die Patienten, wenn der Hitzschlag sehr schnell vor einer schweren Exsikkose eintritt,
- initial kann bei jüngeren Patienten ein hyperdynames Kreislaufverhalten (Hypertonie, Tachykardie) beobachtet werden.
- Ältere Menschen geraten mehrheitlich in einen Schock mit Hypotension.

Nicht alle Patienten weisen die klassischen Zeichen auf, sodass bei bewusstlosen Patienten und entsprechender Situation immer an einen Hitzschlag gedacht werden muss. Differenzialdiagnostisch sind auszuschließen:
- Meningitis,
- Enzephalitis,
- Epilepsie und
- schwere Dehydratation.

Notfalltherapie. Der Hitzschlag als Notfall erfordert eine sofortige Therapie.

Hinweis für die Praxis: Leitprinzip der Notfalltherapie ist die konsequente Kühlung, möglichst auf < 38,9 °C innerhalb von 30 min. Wird diese Maßnahme verzögert, dann steigt die Mortalität erheblich an.
Die Kühlung erfolgt mit einfachen Mitteln wie Eispackungen oder Eiswasserbädern. Es kann aber auch ein Kühlhaus genutzt werden.

Besprühen der Haut mit Wasser und Kühlung mit Ventilatoren ist weniger effektiv. Magen- oder Darmspülungen mit Eiswasser oder eine Hämodialyse zur Temperatursenkung werden nicht mehr empfohlen.

Um eine kälteinduzierte Vasokonstriktion zu vermeiden, ist die Haut (insbesondere der Extremitäten) zu massieren.

Die Kühlung wird abgebrochen, wenn die Rektaltemperatur 38 °C erreicht hat oder Kältezittern auftritt. Letzteres soll vermieden werden, da die Muskelaktivität zur Hitzeproduktion beiträgt.

Die intravenöse Flüssigkeitssubstitution erfolgt nach Bedarf.

Falls der Einsatz von Katecholaminen erforderlich ist, sind β-Mimetika zu bevorzugen; α-Mimetika führen durch Vasokonstriktion zur Verminderung der Wärmeabgabe.

Komatöse Patienten werden ggf. intubiert und beatmet.

Insbesondere bei älteren Patienten kann eine unkontrollierte Flüssigkeitssubstitution zum hypervolämischen Herzversagen führen. Ob bei einer schweren Rhabdomyolyse mit Myoglobinurie die Gabe von Mannitol eine akute tubuläre Nekrose verhindern kann, ist umstritten. Eine disseminierte intravasale Gerinnung ist entsprechend zu behandeln. Die Gabe von Kortikosteroiden ist nicht indiziert.

Kernaussagen

Grundlagen

In Deutschland werden jährlich ca. 10000 – 15000 Brandverletzte stationär, davon 1000 – 1500 intensivmedizinisch behandelt.

Verbrennungen

Die Schwere einer Verbrennung ergibt sich aus der Tiefe der Schädigung (Verbrennungsgrad) und dem Ausmaß der verbrannten Körperoberfläche.

Brandverletzte werden grundsätzlich wie andere Unfallopfer versorgt. Die Erhaltung der Vitalfunktionen und die Erkennung von Begleitverletzungen stehen im Vordergrund. Das primäre Transportziel wird in der Regel das nächste Krankenhaus mit chirurgischer und anästhesiologischer Fachabteilung sein.

Die Kaltwasserbehandlung ist eine Maßnahme der ersten Minuten und somit der Laienhilfe vorbehalten. Der Brandverletzte ist vor Auskühlung zu schützen.

Formeln für die Berechnung des Flüssigkeitsbedarfs geben einen groben Anhalt und sind nur für den Beginn der Behandlung hilfreich. Überinfusionen sind zu vermeiden. Nur zweit- und drittgradige Verbrennungen werden berücksichtigt.

Inhalationstrauma

Das klinische Bild des IHT ist durch die Heterogenität der Noxen sehr variabel sowohl im Hinblick auf das Schädigungsmuster als auch das zeitliche Auftreten. Die diagnostischen Möglichkeiten sind präklinisch begrenzt. Die rasche Atemwegsobstruktion durch das Ödem erfordert eine rechtzeitige Intubation.

Sonstige Hitzeschäden

Der Sonnenstich ist eine Reizung der Meningen durch direkte intensive Sonnenbestrahlung des ungeschützten Kopfes.

Der Hitzekollaps ist Folge einer Vasodilatation mit Orthostasestörung.

Die Hitzeerschöpfung tritt bei der Produktion großer Mengen salzreichen Schweißes bei schwerer körperlicher Belastung auf.

Der Hitzschlag als schwerer lebensbedrohlicher Notfall ist durch ein Versagen der Thermoregulation gekennzeichnet. Sofortige aktive Kühlung ist notwendig.

Literatur

Berman JM, Prough DS. Fluid resuscitation in burns. Probl in Anesth 1999; 11(4): 501 – 515.

Bruck JC, Müller FE, Steen M (Hrsg). Handbuch der Verbrennungstherapie. Landsberg: ecomed; 2002.

Buchama A, Knochel JP. Heat Stroke. New Engl J Med 2002; 346: 1978 – 1988.

Carvajal HF. Fluid resuscitation of pediatric burn victims: a critical appraisal. Pediatr.Nephrol 1994; 8: 357 – 366.

Champion HR. Combat fluid resuscitation. J Trauma 2003; 54: S7-S12.

Demling Rh. Burns. In: Staub NC, Taylor AE (eds). Edema. New York: Raven; 1984: 579 – 599.

Demling RH, Mazess RB, Wolbert W. The effect of immediate and delayed cold immersion on burn edema formation and resorption. J Trauma 1979; 19: 56 – 60.

Elgjo GI, de Figueiredo LFP, Schenarts PJ, Traber D, Traber L, Kramer G. Hypertonic saline dextran produces early (8 – 12 hrs) fluid sparing in burn resuscitation: A 24-hr prospective , double-blind study in sheep. Crit Care Med 2000; 28: 163 – 171.

Gall T, Hoppe U, Wresch P, Klose R. Problematik der präklinischen Zyanid-Antidottherapie bei Brandverletzten mit Rauchgasinhalation. Notarzt 2000; 16: 56 – 60.

Gregory von H, Gazyakan E, Germann G, Öhlbauer M. Die Akutversorgung Brandverletzter – Die qualifizierte Erstbehandlung bestimmt den Erfolg der weiteren Therapiemaßnahmen. Klinikarzt 2005; 34 (8+9): 241 – 248.

Grogan H, Hopkins PM. Heat stroke: implications for critical care and anaesthesia. Br J Anaesth 2002; 88: 700 – 707.

Haponik EF, Munster AM (eds). Respiratory Injury: Smoke Inhalation and Burns. New York: McGraw-Hill; 1990.

Harms BA, Bodai BI, Kramer GC, Demling RH. Microvascular fluid and protein flux in pulmonary and systemic circulations after thermal injury. Microvascular Research 1982; 23: 77 – 86.

Herndon D (ed). Total Burn Care. 2nd ed. London: Saunders; 2002.

Hoppe U, Klose R. Das Inhalationstrauma bei Verbrennungspatienten: Diagnostik und Therapie. Intensivmed 2005; 42: 425 – 439.

Kinsky MP, Guha SC, Button BM, Kramer GC. The role of interstitial Starling forces in the pathogenesis of burn edema. J Burn Care Rehabil 1998; 19: 1 – 9.

Kramer GC, Lund T, Herndon DN. Pathophysiology of burn shock and burn edema. In: Herndon DN (ed) Total Burn Care. 2nd ed. Philadelphia: Saunders; 2002.

Lechleuthner A, Steffens W. Cortison bei Reizgasinhalation. Notarzt 2000; 16.

Mozingo DW, Barillo DJ, Pruitt BA. Acute resuscitation and transfer management of burned and electrically injured patients. Trauma Quarterly 1994; 11: 94 – 113.

Pruitt BA. Does hypertonic burn resuscitation make a difference? Crit Care Med 2000a; 28: 277 – 278.

Pruitt BA. Protection from excessive resuscitation: Pushing the pendulum back. J Trauma 2000b; 49: 567 – 568.

Reed JF, Pomerantz WJ. Emergency management of pediatric burns. Pediatric Emergency Care 2005; 21: 118 – 129.

Seraj MA. Heat Stroke – The management of thermal trauma. In:Grande CM (ed). Textbook of Trauma Anesthesia and Critical Care. St. Louis: Mosby; 1993: 1247 – 1257.

Stellungnahme des Deutschen Feuerwehrverbandes. Notarzt 2003; 19: 166 – 167.

Thomas SJ, Kramer GC, Herndon DN. Burns – Military options and tactical solutions. J Trauma 2003; 54: S207-S218.

Trop M. Das brandverletzte Kind, Teil I. Monatsschr Kinderheilkd 2002 a; 150: 1238 – 125.

Trop M. Das brandverletzte Kind, Teil II. Monatsschr Kinderheilkd 2002 b; 150: 1408 – 1422.

Warden GD. Fluid resuscitation and early management. In: Herndon DN (ed). Total Burn Care. 2nd ed. Philadelphia: Saunders; 2002.

Williams WG. Pathophysiolgy of the burn wound. In: Herndon DN (ed). Total Burn Care. 2nd ed. Philadelphia: Saunders; 2002.

Wresch KP. Thermische Schädigungen: Verbrennung / Unterkühlung. In: Ellinger K, Osswald PM, Stange K (Hrsg). Fachkundenachweis Rettungsdienst. Berlin: Springer; 1997: 361 – 380.

Zander R, Adams HA, Boldt J, Hiesmayr MJ, Meier-Hellmann A, Spahn DR, Standl T. Forderungen und Erwartungen an einen optimalen Volumenersatz. Anästhesiol Intensivmed Notfallmed Schmerzther 2005; 40: 701 – 719.

Yarbrough B, Bradham A. Heat illness. In: Rosen P, Barkin R (eds). Emergency Medicine 2nd ed. St. Louis: Mosby; 1998.

Zellweger G. Die Behandlung der Verbrennungen. Köln: Deutscher Ärzte-Verlag; 1985.

28

28.3 Stromunfälle

W. Lederer

Roter Faden

Unfallvermeidung und Verhalten bei Stromunfällen
- **Niederspannung**
- **Hochspannung**
- **Blitzschlag**

Pathyphysiologie und klinische Manifestation
Notfallmedizinische Versorgung
- **Basismaßnahmen**
- **Erweiterte Maßnahmen**

Verletzungen durch elektrischen Strom werden häufig durch direkten Kontakt mit stromführenden Teilen unterschiedlicher Spannung oder mit einem stromführenden Leiter und gleichzeitigem Erdschluss verursacht. Indirekt kann es auch durch Feldspannungen oder Entladungen über Spannungsbogen zu Verletzungen kommen. Zusätzlich können Begleitverletzungen durch Muskelkontraktur, Sturz und herabstürzende Teile verursacht werden.

Die Schwere der Verletzungen durch elektrischen Strom ist in erster Linie abhängig von
- der Stromspannung,
- der Stromstärke,
- der Frequenz des Stromes,
- der Dauer der Stromeinwirkung,
- der Größe der Berührungsfläche,
- der Feuchtigkeit und Leitfähigkeit der Haut und
- vom Weg, den der Strom durch den Körper nimmt.

Während bei Unfällen mit *Niederspannung* (< 1000 V) v. a. die Herzfunktion betroffen ist, stehen bei Unfällen mit *Hochspannung* (> 1000 V) die ausgedehnten und tiefen Verbrennungen im Vordergrund. Beim *Blitzschlag* wird durch einen Stromimpuls mit extrem hoher Stromstärke und Spannung bei sehr kurzer Einwirkzeit in erster Linie ein Trauma verursacht (Tab. 28.**3**).

Unfallvermeidung und Verhalten bei Stromunfällen

Stromunfälle sind in den meisten Fällen vermeidbar. Verletzungen durch technischen Strom und Blitzschlag betreffen in erster Linie Männer im 3. Lebensjahrzehnt und ereignen sich häufig während der Arbeit. Ungefähr 60 – 70 % der Stromunfälle ereignen sich im Haushalt; in ca. 20 % der Elektrounfälle sind Kinder betroffen (Goffeng et al. 2003).

Niederspannung

Betrieb elektrischer Geräte in Nassräumen, unfachmännische Elektroinstallationen und das Hantieren mit defekten elektrischen Geräten bei fehlender Erdung sind häufige Unfallursachen. Besondere Gefahrenquellen im Haushalt stellen nicht gesicherte Steckdosen und nicht isolierte Elektrokabel für Kinder dar. Prinzipiell sollten Fehlerstromschutzschalter (FI-Schutzschalter), die schon bei mehr als 30 mA Fehlerstrom auslösen, und kindersichere Steckdosen mit Schutzkontaktsteckvorrichtung eingebaut sein. Wenn Elektrogeräte ohne wasserfestes Gehäuse mit Leitungswasser in Berührung kommen, kann es leicht zu Kurzschlüssen kommen.

Tabelle 28.**3** Epidemiologische Unterschiede bei Verletzungen durch Niederspannung, Hochspannung und Blitzschlag

	Technische Elektrizität		Natürliche Elektrizität
	Niedervolt	**Hochvolt**	**Blitzschlag**
Stromart	Wechselstrom Gleichstrom		Stromimpuls
Spannung (V)	< 1000 V	1000 – 380 000 V	bis 1 000 000 000 V
Stromstärke (A)	10 – 15 A	bis 1000 A	> 200 000 A
Frequenz (Hz)	50 (60) Hz	16,7 – 50 Hz	
Häufiger Stromweg	oberflächlich	tief	oberflächlich
Leitsymptome	Herzrhythmus	Verbrennung, Schock	Trauma
Häufiger Unfallort	im Haushalt	im Freien	
Inzidenz (pro 100 000 / Jahr)	ca. 70		ca. 0,09 – 0,12
Letalität	ca. 3 %	bis 30 %	10 – 30 %
Geschlechtsverteilung	männlich > weiblich	männlich (> 85 %)	
Risikogruppe	Kinder, Jugendliche	20 – 29 Jahre	
Unfallzeit	Tageszeit	Arbeitsstunden	16 – 18 Uhr
Jahreszeit	jede	häufig im Sommer	häufig Mai – September
Aktivität	Spielen, unsachgemäße Handhabung	während Arbeit (bis 70 %)	während Arbeit (bis 33 %)

Wichtig: Zur Brandbekämpfung von elektrischen Geräten im Haushalt sind Schaumlöschmittel der Klasse C geeignet, auf keinen Fall darf Wasser verwendet werden.

Bei Stromunfällen mit Niederspannung muss unbedingt vor Beginn der Erste-Hilfe-Maßnahmen:

- die Stromquelle abgeschaltet werden,
- der Stecker aus der Steckdose gezogen werden,
- freiliegende Kabel mit Kontakt zum Verletzten müssen mit Hilfe nichtleitender Gegenstände (z.B. trockener Holzstiel, trockenes Tuch, Kleidung oder Plastiksack) weggezogen werden.

Hochspannung

Unfälle mit Hochspannung ereignen sich häufig bei Arbeiten in der Nähe von Hochspannungsleitungen, durch missbräuchliches Klettern auf Strommasten oder auf abgestellte Eisenbahnwaggons. Bei Hochspannungsunfällen darf der unmittelbare Gefahrenbereich von den Helfern nicht betreten werden, so lange nicht durch Fachleute des zuständigen Stromversorgers (Kraftwerk, Energiegesellschaft) die Abschaltung der Stromversorgung garantiert wird, und zwar durch:

- Allseitiges Abschalten der Stromzufuhr (Freischaltung).
- Rückmeldung der erfolgten Freischaltung.
- Sicherung gegen irrtümliche Wiedereinschaltung.
- Überprüfung auf allseitige Spannungsfreiheit.
- Erden und Kurzschließen in Sichtweite der Unfallstelle und ggf. Isolieren von benachbarten und offen liegenden Leitungen.

Diese Maßnahmen gelten auch für alle nicht gekennzeichneten Stromleitungen, bei denen Hochspannung nicht sicher ausgeschlossen werden kann.

Wichtig: Um Spannungsüberschläge im unmittelbaren Nahbereich und Verletzungen über Schrittspannung zu vermeiden, ist bis zur gesicherten Freischaltung ein Mindestabstand von 10 m einzuhalten. Keinesfalls darf durch Hüpfen mit geschlossenen Beinen oder Gehen mit kleinen Schritten der Gefahrenbereich betreten werden.

Brände in elektrischen Anlagen wie Kraftwerken und Umspannwerken und in der unmittelbaren Nähe von Freileitungen dürfen nur von speziell geschulten Fachkräften der Feuerwehr gelöscht werden.

Blitzschlag

Gefahr von Blitzschlag. Die meisten Empfehlungen zur Blitzprävention basieren auf *Beobachtungen*. Verletzungen durch Blitzschlag erfolgen häufig im Freien, beim Arbeiten, Wandern, Schwimmen und kommen hauptsächlich in den Sommermonaten vor. Blitzgefahr besteht bereits vor Ausbruch eines Gewitters, dauert auch nach Abklingen des Gewitters noch an und kann bis zu 15 km über den Randbereich des Unwetters hinausgehen. Blitzschlag wird vermehrt an exponierten Stellen wie Felsgrat, Felswand und Gipfelkreuz, aber auch einzelstehenden Bäumen, Waldrand und an Gewässern beobachtet. Nach Blitzentladung wird die elektrische Energie an der Oberfläche weitergeleitet und gelangt über Drähte, Kabel, Rohre und Metalle auch in das Innere von Gebäuden, in Räume mit hoher Installationsdichte wie Küche und Bad. Baden und Telefonieren über Festnetz sollten während eines Gewitters unterlassen werden. Aufenthalt im Wasser oder am Wasserrand während eines Gewitters ist lebensgefährlich. Im Wasser erfolgt die Ausbreitung der elektrischen Energie um den Blitzeintrittsort in Abhängigkeit vom Elektrolytgehalt des Wassers und den Untergrundbeschaffenheiten der Gewässer.

Schutz vor Blitzschlag. Guten Schutz vor Blitzverletzung bieten geschlossene Gebäude und geschlossene Fahrzeuge mit Ganzmetallkarosserie. Wenn man in freier Natur von einem Gewitter überrascht wird, sollten Personen zueinander einen Abstand von mindestens 10 m halten. Zeigt sich hohe Blitzgefahr durch vom Boden ausgehende Fangladungen in Form von Haut- oder Haarsensationen, wird empfohlen:

- Hinhocken,
- Beine schließen zur Vermeidung von Schrittspannung,
- Ohren zuhalten.

Pathophysiologie und klinische Manifestation

Gewebeschäden durch elektrischen Strom entstehen durch Hitze, Hypoxie, direkte Zellschädigung und Elektrolyse.

Wichtig: Kurzzeitige Einwirkung von Strom führt bereits zu Schädigung der Zellmembranen, Störung der Zellmembrangradienten und der Permeabilität und bewirkt Zellödem und letztlich irreversiblen Zellschaden. Langandauernde Einwirkung von Strom verursacht zusätzliche Gewebeschädigung durch Konversion von elektrischer Energie in Hitze (Lee 1997).

Das Ausmaß der elektrischen Schädigung hängt ab von

- der Menge der einwirkenden elektrischen Energie,
- vom Gewebewiderstand und
- der Einwirkzeit.

Direkte Kontaktstellen zeigen sich als Strommarken. Der elektrische Widerstand des Gewebes ist nicht konstant und hängt sowohl von der Einwirkzeit als auch vom Flüssigkeits- und Elektrolytgehalt ab. Während Knochen und Haut einen hohen elektrischen Widerstand aufweisen, ist der Widerstand von Muskelgewebe, Nervengewebe und Blutgefäßen sehr niedrig. Das erklärt die hohe Vulnerabilität des Nervensystems und die Häufigkeit neurologischer Symptome.

Auswirkungen von Gleichstrom, Wechselstrom, Blitzschlag

Gleichstrom. Auswirkungen auf Nervenleitung und Muskulatur werden beim Gleichstrom (gleichbleibende Polarität) bei ca. 4fach höheren Stromstärken als beim Wechselstrom beobachtet. Im Niedervoltbereich von Gleichstrom sind Verbrennungen durch 12-Volt-Autobatterien beschrieben worden. Im Hochvoltbereich (z.B. Eisenbahn) werden, wie auch durch Wechselstrom, schwere Verbrennungen verursacht. Im Blut kann sich ein osmotisches Ungleichgewicht nach Ionenleckage entwickeln und eine Hämolyse entstehen. Durch Elektrolyse freigesetzte Gasbläschen können zu Embolie und Thrombose führen.

28

Hinweis für die Praxis: Herzkreislaufstillstand nach Exposition mit Gleichstrom, nach Blitzschlagverletzung, aber auch nach Kontakt mit Hochvoltstrom zeigt im EKG häufiger eine Asystolie als Kammerflimmern.

Wechselstrom. Exposition mit Wechselstrom (rhythmische Änderung der Polarität) im Niederspannungsbereich führt häufig zu Herzrhythmusstörungen wie Extrasystolie, Vorhofflimmern, Sinustachykardie oder Bradykardie, ventrikuläre Extrasystolie, ventrikuläre Tachykardie und Kammerflimmern. Herzrhythmusstörungen werden durch direkte Schädigung des Myokards, durch Vasospasmus der Koronararterien, durch Hypoxie oder durch Katecholaminfreisetzung verursacht und können noch bis zu 12 h nach Stromverletzung auftreten. Primär pathologische EKG-Befunde normalisieren sich in der Regel nach mehreren Tagen. Herzkreislauf- und Atemstillstand sind besonders häufig, wenn die Stromexposition über zwei Extremitäten oder über den Brustkorb erfolgt.

Blitzschlag. Ein durch Blitzschlag verursachter Herzkreislaufstillstand erfolgt häufiger sekundär hypoxisch nach direkter Schädigung des Hirnstammes und anhaltendem Atemstillstand als durch direkte Schädigung des Herzens. Kardiovaskuläre Symptome (Asystolie, Kammerflimmern, Arrhythmie, Gefäßspasmen, Thrombosen, DIC) nach Blitzschlag werden in bis zu 46 % beobachtet, pulmonale Symptome (primäre Apnoe, Bronchospasmus, Lungenödem, Lungeninfarkt, Pneumothorax) kommen in bis zu 12 % vor.

Lokalisation der Schäden

Störungen des Nervensystems. Störungen des Nervensystems werden bei bis zu 70 % der Stromverletzten beobachtet und sind besonders häufig beim Blitzschlagopfer (Bewusstlosigkeit, Amnesie, Hemiparese, Neuritis, Neuralgie). Die Beeinträchtigung des Bewusstseins geht von kurzzeitiger Bewusstlosigkeit bis zum Koma. Hemiparesen, Krampfanfälle und Lähmungen sind häufige neurologische Symptome nach Stromverletzung (Primeau 2005). Eine durch Blitzschlag ausgelöste Dysfunktion des vegetativen Nervensystems kann über Vasospasmus zu einer vorübergehenden Lähmung von Extremitäten (Keraunoparalyse) führen.

Schäden am Bewegungsapparat. Schäden am Bewegungsapparat können durch direkte Stromeinwirkung und durch Sturz verursacht werden. Massive Muskelkontrakturen können Atemstillstand, Frakturen und Dislokationen verursachen. Begleitende Gefäßspasmen, Gefäßrupturen und / oder Thrombenbildung durch Koagulation des Blutes sind auch fernab vom Stromdurchfluss möglich. Muskelnekrosen und Kompartmentsyndrom können sogar zum Verlust von Extremitäten führen. Massiver Gewebeuntergang mit Freisetzung von denaturierten Proteinen und Myoglobin kann eine akute tubuläre Nekrose mit Nierenversagen zur Folge haben. Lokomotorische Schäden (Frakturen, Dislokationen, Kontusionen, Kontrakuren) werden nach Blitzschlag in über 2 % beobachtet. Durch Einwirkung von Niedervoltstrom auf kleine Kontaktflächen kann es zu Hautrötungen, Verfärbungen, Blasenbildung oder bei Schleimhaut und Übergangsephitelgewebe zur Ausbildung von Aphthen, Erosionen und Geschwüren kommen.

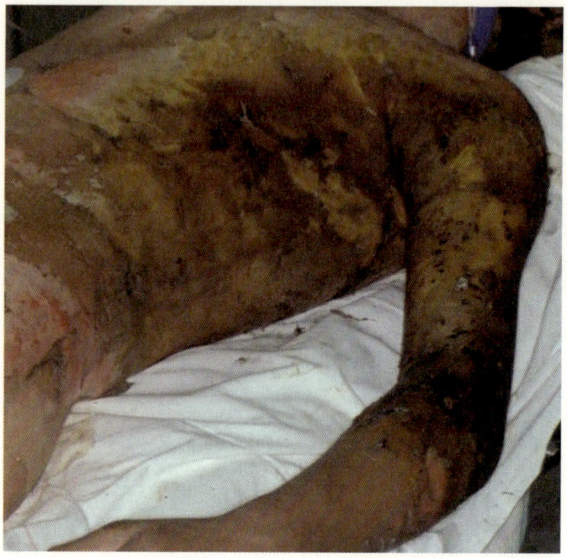

Abb. 28.**5** Verbrennung nach Stromschlag (Hochspannung) (P. Kronberger, Univ.-Klinik für Plastische und Wiederherstellungschirurgie, Innsbruck).

Weitere Beschwerden. Psychische Beschwerden nach Blitzschlag (posttraumatische Stressreaktion, Agitiertheit, emotionale Labilität, Schlafstörungen Depression, Psychose, Angstattacken) werden in 4 – 18 % der Fälle beobachtet. Sensibilitätsstörungen und Neuropathien können noch Monate nach dem Stromunfall auftreten. Katarakt nach Blitzschlag und nach Verblitzung durch Lichtbogen sind häufig. Sensorische Schäden (Trommelfellruptur, Kornea-, Retinaläsion, Katarakt) wurden in bis zu 55 % angegeben (Blount 1990).

Verbrennungen. Hochspannung oder lang einwirkende Niederspannungen verursachen tiefe Verbrennungen bis zur Verkohlung mit Schock und metabolischer Azidose (Abb. 28.**5**). Im Gegensatz zu Hochvoltstromverletzungen sind drittgradige Verbrennungen der Haut nach Blitzschlag eher selten, da die Einwirkzeit extrem kurz ist (0,0001 – 0,003 s). Der oberflächliche Verlaufsweg kann zu den für Blitzschlag typischen farnblattähnlichen Mustern auf der Haut führen (Abb. 28.**6**).

Notfallmedizinische Versorgung

Basismaßnahmen

Vor Beginn der Hilfsmaßnahmen immer zuerst auf die Eigensicherheit achten. Zu den Basismaßnahmen durch Laien gehören das Überprüfen der Vitalfunktionen, Schockbekämpfung und lebensrettende Sofortmaßnahmen:

- Ansprechen, Bewusstseinslage prüfen.
- Atemkontrolle, bei Atemstillstand unverzüglich mit Herzlungenwiederbelebung beginnen.
- Notruf und Unfallabsicherung.
- Bewusstlose Patienten mit Atem- und Herzkreislauffunktion in stabile Seitenlage bringen.
- Freihalten der Atemwege, Öffnen beengender Kleidungsstücke, Hochlagern der Beine.
- Schutz vor Kälte.
- Strommarken und Verbrennungen steril abdecken.

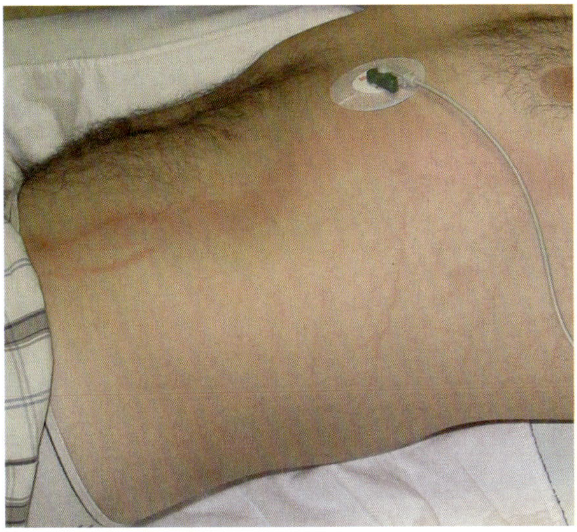

Abb. 28.**6** Verbrennung nach Blitzschlag A. Reiter, Anästhesie und Allgemeine Intensivmedizin, Landesklinikum Mostviertel, Amstetten).

- Beruhigender Zuspruch zu wachen Patienten.
- Bewusstsein, Atmung und Kreislauf wiederholt kontrollieren.

Erweiterte Maßnahmen

Vitalfunktionen. Wenn der Zugang zum Patienten gefahrlos möglich ist, werden zuerst die Vitalfunktionen überprüft und gesichert. Jeder Stromverunfallte muss überwacht werden! Gibt es gleichzeitig mehrere Verletzte zu versorgen und die Ausrüstung ist limitiert, müssen die Vitalfunktionen zumindest bei den bewusstlosen Patienten monitiert werden. Die Pulsoxymetrie erlaubt eine gute und einfach durchführbare Überwachung der Atem- und Herzkreislauffunktion. Auch die Puls und Atemkontrolle durch erfahrene Rettungsdienstmitarbeiter kann eine qualitativ gute Überwachung bieten.

Reanimation. Beim bewusstlosen Patienten ohne Kreislauf muss unverzüglich mit den Reanimationsmaßnahmen begonnen werden und ein Rhythmus-EKG monitiert werden, da bei Kammerflimmern die Chance auf erfolgreiche Defibrillation in den ersten Minuten am höchsten ist. Der Ablauf der Reanimationsmaßnahmen orientiert sich an den internationalen Richtlinien für Basismaßnahmen und erweiterte Maßnahmen der Wiederbelebung unter Berücksichtigung der besonderen Umstände bei Elektrounfällen und Blitzschlag (Zafren et al. 2005; ILCOR 2005). Da in Fallberichten gute Reanimationsergebnisse nach Stromunfall berichtet werden, sollten die CPR-Maßnahmen speziell nach Blitzschlagverletzung erst bei Asystolie und nach mindestens 1 h Reanimationsdauer abgebrochen werden. Bei Vorliegen zusätzlicher protektiver Umstände wie Hypothermie oder bei geringem Lebensalter des Patienten wird die Reanimation bis ins Krankenhaus fortgeführt.

Nachfolgende Untersuchungen und Maßnahmen. Bei der Rettung wird auf maximale Schonung der Wirbelsäule und Vermeidung von Überstreckung und Drehung im Nacken geachtet, eine Halskrawatte angelegt und der Patient auf eine Vakuummatratze gelagert. Die Einschätzung des neurologischen Zustandsbildes, zum Beispiel mit Hilfe der Glasgow Coma Scale (GCS), erlaubt eine gute Beurteilung und hat prognostische Aussagekraft. Eine genaue körperliche Untersuchung zur Erhebung von Begleitverletzungen ist immer notwendig, da innere Verletzungen weit dramatischer sein können als von den Verletzungen der Haut geschlossen werden kann. Zur Einschätzung des Verbrennungsgrades und der Verbrennungsfläche wird die Neuner-Regel nach Wallace für Erwachsene bzw. das Lund-Browder-Schema für Kinder angewandt. Die Summe aus Lebensalter plus prozentualem Anteil verbrannter Körperoberfläche (Verbrennungsindex) erlaubt Rückschlüsse auf die Prognose.

Präklinische Therapie. Übergießen mit kühlem (nicht kaltem) Wasser bei oberflächlichen Verbrennungen kann den Wundschmerz lindern. Es darf dabei nur die verbrannte Region kurzfristig gekühlt werden, gleichzeitig muss aber ein Unterkühlen des Patienten vermieden werden. Glimmende Kleidung, Gürtel, Schuhe etc. werden entfernt, wenn sie nicht direkt auf dem verbrannten Areal kleben.

Hinweis für die Praxis: Flüssigkeitssubstitution mit Kristalloiden (z.B. Vollelektrolytlösung) wird noch vor Ort begonnen.

Die präklinische Infusionsmenge bei Erwachsenen soll auf 1 l Elektrolytlösung/h und bei Kindern auf 10 – 15 ml/kgKG/h beschränkt werden, so lange keine hämodynamische Instabilität durch Begleitverletzungen vorliegt. Bei Blitzverletzten ohne erkennbare verletzungsbedingte Hypovolämie wird die Volumensubstitution zurückhaltend durchgeführt.

Intubation und Beatmung. Sauerstoff über Masken und zur Beatmung darf nur in sicherem Abstand zu brennenden oder heißen Objekten eingesetzt werden. Wenn Verbrennungen von Gesicht, Mundregion und Nacken vorliegen oder wenn ein Inhalationstrauma vermutet wird, ist die frühzeitige Sicherung der Atemwege bevorzugt durch Intubation durchzuführen. Das Tubuslumen soll dabei weit genug sein, um eine spätere bronchoskopische Beurteilung der Atemwege zu erlauben. Eine prophylaktische Intubation ist nicht indiziert.

Schmerzbehandlung. Zur medikamentösen Schmerzbehandlung eignen sich Opioide oder Ketamin, Anxiolyse kann mit niedrigen Dosen von Midazolam erreicht werden. Achsengerechte Lagerung der Extremitäten bei Frakturen kann zur Schmerzlinderung und besseren Durchblutung beitragen. Oberflächliche Verletzungen werden durch saubere, keimfreie Wundverbände abgedeckt.

Allgemeine Hinweise. Auch bei äußerlich geringfügigen Verletzungen nach Stromunfall mit technischer Elektrizität oder nach Blitzschlag ist ein Transport ins Krankenhaus anzustreben, da das Gesamtausmaß der Verletzungen am Einsatzort häufig unterschätzt wird. Für die Versorgung und Überwachung von Verletzungen durch Niederspannung eignen sich allgemeine Intensivstationen. Patienten mit ausgedehnten Verbrennungen nach Verletzung durch Hochspannung werden an ein Verbrennungs- oder Traumazentrum gebracht, Blitzschlagpatienten an ein Traumazentrum.

28

Kernaussagen

Unfallvermeidung und Verhalten bei Stromunfällen

Bei Stromunfällen mit Niederspannung unbedingt vor Beginn der Erste-Hilfe-Maßnahmen den Stromkontakt sicher abschalten.

Bei Hochspannungsunfällen den unmittelbaren Gefahrenbereich erst nach dem gesicherten Abschalten (Freischalten) durch Fachleute des zuständigen Stromversorgers betreten.

Das Berühren von Blitzschlagverletzten ist für den Helfer ungefährlich. Bei Atemstillstand unverzüglich mit der Herzkreislaufwiederbelebung beginnen.

Pathyphysiologie und klinische Manifestation

Häufige Ursache für Herzkreislaufstillstand sind bei Niedervoltstrom Rhythmusstörungen, bei Hochvoltstrom Asystolie und bei Blitzschlagverletzten Hypoxie nach Atemstillstand.

Bei Strom- und Blitzschlagverletzten sind Symptome des autonomen und somatischen Nervensystems besonders häufig, da Nervengewebe einen niedrigen elektrischen Widerstand hat.

Schwere Verbrennungen sind häufig bei Hochvoltstromverletzungen können aber auch bei Niedervoltstrom nach langer Stromeinwirkung auftreten. Elektrothermische Schädigung tiefer Gewebe kann weit dramatischer sein als von den Verletzungen der Haut geschlossen werden kann.

Notfallmedizinische Versorgung

Selbstschutz beachten! Vitalfunktinen überprüfen und monitieren. Wenn keine hämodynamische Instabilität durch Begleitverletzungen vorliegt, sollte die präklinische Infusionsmenge bei Erwachsenen mit oberflächlichen Verbrenungen auf 1 l Elektrolytlösung/h und bei Kindern auf 10–15 ml/kgKG/h beschränkt werden.

CPR-Maßnahmen sollten auch bei verzögertem Beginn erst nach prolongierter Reanimation und frustranem Ergebnis abgebrochen werden.

Verletzte durch Niederspannung sollten auf allgemeinen Intensivstationen überwacht werden, Patienten mit Hochspannungsverletzungen in Verbrennungs- oder Traumazentren und Blitzschlagpatienten in Traumazentren.

Literatur

Blount BW. Lightning injuries. Am Fam Physician 1990; 42: 405–415.

Goffeng LO, Veiersted KB, Moian R, Remo E, Solli A, Erikssen J. Incidence and prevention of occupational electrical accidents. Tidsskr Nor Laegeforen 2003; 123: 2457–2458.

International Liaison Committee on Resuscitation (ILCOR). Part 4: Advanced life support. Resuscitation 2005; 67: 213–247.

Lee RC. Injury by electrical forces: pathophysiology, manifestations, and therapy. Curr Probl Surg 1997; 34: 677–764.

Primeau M. Neurorehabilitation of behavioral disorders following lightning and electrical trauma. Neuro Rehabilitation 2005; 20: 25–33.

Zafren K, Durrer B, Herry JP, Brugger H. Lightning injuries: prevention and on-site treatment in mountains and remote areas. Official guidelines of the International Commission for Mountain Emergency Medicine and the Medical Commission of the International Mountaineering and Climbing Federation (ICAR and UIAA MEDCOM). Resuscitation 2005; 65: 369–372.

28.4 Schuss- und Explosionsverletzungen

K.-G. Kanz

Roter Faden

Pathophysiologie
Therapie

In Mitteleuropa ist die Inzidenz von penetrierenden Verletzungen, insbesondere mit kriminellem Hintergrund, insgesamt gering. Im Traumaregister der Deutschen Gesellschaft für Unfallchirurgie beträgt der Anteil an penetrierenden Traumata bei den über 20 000 dokumentierten schwerverletzten Patienten lediglich 4,7 %. Die Verlagerung von terroristischen Aktivitäten auch nach Mitteleuropa erfordert es jedoch, dass sowohl Rettungsdienste wie auch Notfallaufnahmen auf Patienten mit Schuss- bzw. Explosionsverletzungen adäquat vorbereitet sind (Frykberg 2002; Gutierrez et al. 2005; Lockey et al. 2005).

Pathophysiologie

Definition: Penetrierende Verletzungen werden der gegenüber dem Gewebe applizierten Energie eingeteilt. Die häufigste Ursache von Verletzungen mit niedriger Energie (low-energy) sind Stichverletzungen mit dem Messer. Typisch ist hierbei die Verletzung von Organen oder Geweben entsprechend dem Verlauf des Stichkanals. Pfählungsverletzungen mit stumpfen Gegenständen bilden hierbei eine Sonderform dieser Verletzungen. Im Gegensatz hierzu werden durch die Kavitation bei Verletzungen mit mittlerer Energie (medium-energy) wie durch Handfeuerwaffen oder mit hoher Energie (high-energy) wie durch Sturm- oder Jagdgewehre als Folge der Energieeinwirkung zusätzliche Schäden des umliegenden Gewebes verursacht. Eine weitere Sonderform von penetrierenden Verletzungen stellen hierbei Explosionsverletzungen dar, bei denen neben dem Splitterwind die ausgelöste Schockwelle ursächlich für die Verletzungen ist.

Schussverletzungen

Ausmaß. Wesentlich bei Verletzungen mit mittlerer oder höherer Energie ist die Kavitation, die in Abhängigkeit von

- Geschwindigkeit,
- Masse,
- Beschaffenheit,
- Form,
- Gierung und
- Rotation des Projektils

bestimmt wird (Abb. 28.**7**). Das Ausmaß der Verletzung wird des Weiteren bestimmt durch die Dichte und Elastizität des Gewebes. Organe mit einer Kapsel wie Leber und Milz absorbieren wegen der fehlenden Elastizität einen hohen Anteil der Geschossenergie. Knochengewebe wird wegen der hohen Dichte und geringen Elastizität zertrümmert, die Splitter können sekundäre Verletzungen verursachen. Beim Lungengewebe ist wegen der hohen Elastizität und geringen Dichte eine Kavitationswirkung eher unwahrscheinlich. Scharfe Projektile mit kleinem Aufschlagsquerschnitt verlieren im Gewebe an Geschwindigkeit und führen somit zu geringeren Verletzungen und Schäden. Im Gegensatz dazu verursachen Projektile mit großem Querschnitt bzw. Aufpilzung schwerwiegendere Verletzungen. Gierungen und Rotationen des Projektils können ebenfalls Kavitationen bedingen. Bei Projektilgeschwindigkeiten von mehr als 600 m / s führt die Schockwelle im Gewebe zu einer temporären Kavitation, die das 30fache des Projektildurchmessers umfassen kann.

Wichtig: Wegen des unterschiedlichen Gewebewiderstandes folgen Projektile oft nicht einer direkten Linie, sodass anhand der Ein- und Austrittsstellen keine Rückschlüsse über den Schusskanal und die damit verbunden Verletzungen getroffen werden können.

Explosionsverletzungen

Schockwelle. Bei einer Explosion kommt es nach der Entzündung des Sprengstoffes zu einer heftigen chemischen Reaktion, bei der Gas und Hitze schlagartig freigesetzt werden. In Abhängigkeit von der chemischen Zusammensetzung und der freigesetzten Energie entwickelt sich eine explosionsartige Druckwelle (blast). Durch diese Schockwelle können zwei verschiedene Verletzungsmechanismen auftreten:

- zum einen durch den Überdruck selbst und
- zum anderen durch Scherkräfte, die von der Ausbreitungsgeschwindigkeit und -dauer der Druckwelle abhängig sind (Wightman u. Gladish 2001).

Bei Explosionsverletzungen ist es entscheidend, ob diese in einem offenen oder geschlossenen Raum stattfand, da in Abhängigkeit von diesem Sachverhalt erhebliche Unterschiede in der Verletzungsschwere und dem Verletzungsmuster auftreten. Nach einer Explosion im offenen Raum breitet sich die Schockwelle schnell vom Zentrum aus-

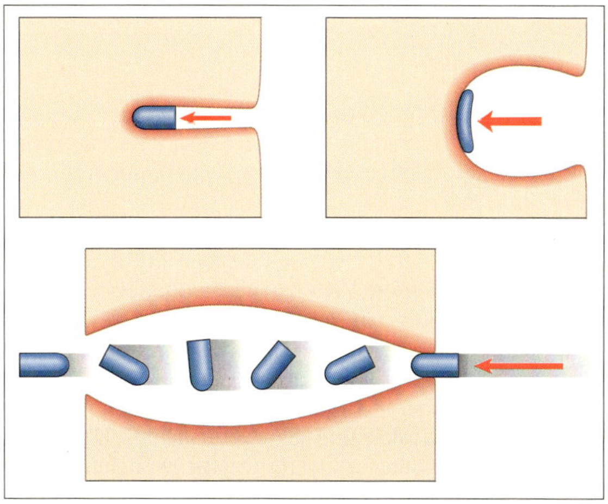

Abb. 28.**7** Kavitation in Abhängigkeit von Geschwindigkeit, Masse, Beschaffenheit, Form, Gierung und Rotation des Projektils.

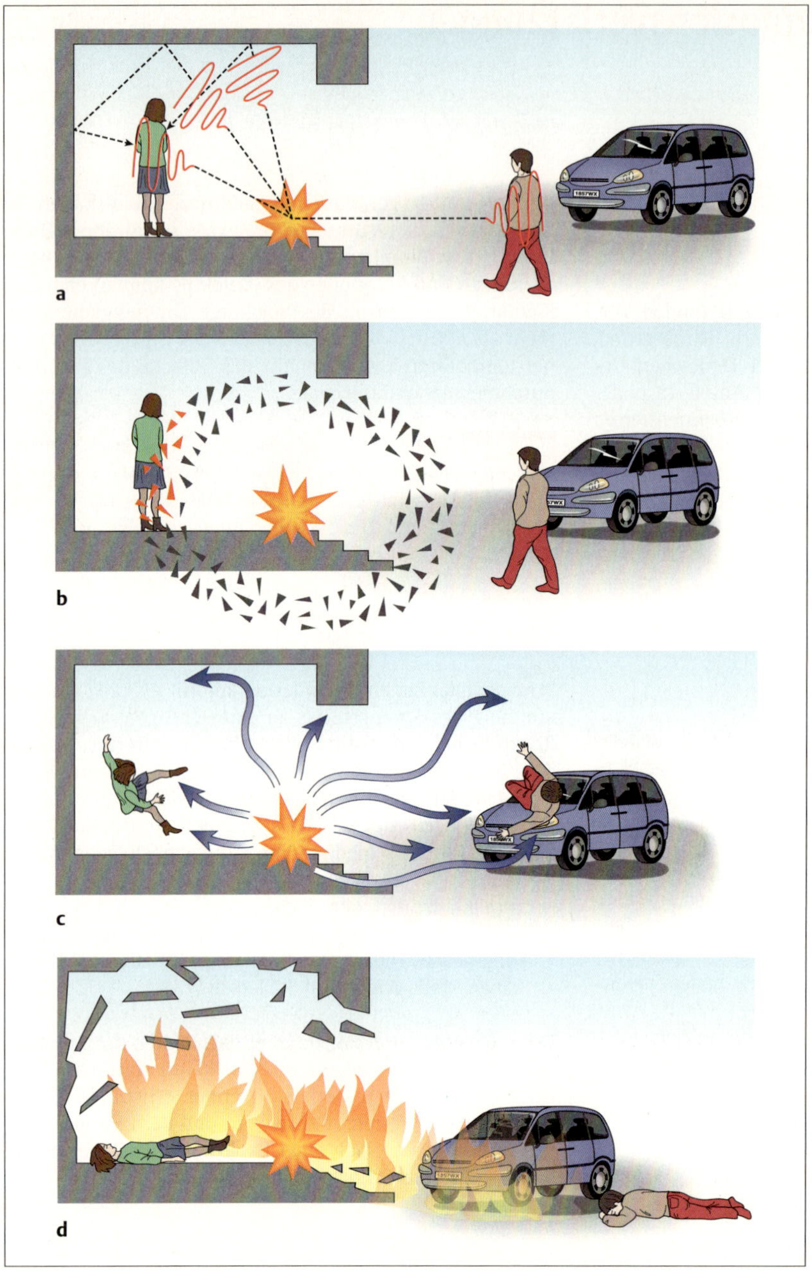

Abb. 28.**8a–d** Explosionsverletzungen.
a Primäre Explosionsverletzungen durch die Schockwelle.
b Sekundäre Explosionsverletzungen durch Fragmente und Splitter.
c Tertiäre Explosionsverletzungen durch den Anprall der Opfer an Gegenstände oder durch den Sturz auf den Boden.
d Quartäre Explosionsverletzungen durch Hitze, Feuer oder Giftstoffe.

gehend nach peripher aus (Abb. 28.**8**). Im Gegensatz dazu kann sich die entstandene Schockwelle in geschlossenen Räumen nicht uneingeschränkt ausbreiten, sondern wird von den Wänden mehrfach reflektiert und verursacht somit weitere Schäden. Die unmittelbar nach der Detonation überlebenden Patienten erleiden deshalb mit einer höheren Inzidenz schwerere Verletzungen, wobei Zerreißungen der Lunge besonders im Vordergrund stehen (Leibovici et al. 1996).

Zerreißungen innerer Organe. In Abhängigkeit von der Schwere der Explosion und dem verursachten Überdruck entstehen Zerrreißungen innerer Organe, wobei die Lunge als luftgefülltes Organ am häufigsten betroffen ist. Bei einem Überdruck von 35 psi (ca. 2,5 atm) werden Lungenverletzungen mit einer Mortalität von 1 % beobachtet, bei einem Überdruck von mehr als 70 psi (ca. 5 atm) ist mit einer Mortalität von 50 % zu rechnen (Kluger 2003). Die Explosion einer 25 kg TNT-Bombe verursacht einen kurzfristigen Überdruck für 2 msec von bis zu 150 psi (ca. 10 atm). In der Lunge führt die Schockwelle zu einer massiven Überdehnung der Alveolen mit Zerreißung der alveolären Septen und konsekutiver Ausbildung eines Lungenödems. Diese Veränderungen manifestieren sich klinisch als schwere Lungenkontusionen mit Hypoxie und Hämoptoe, die häufig eine endotracheale Intubation und maschinelle Beatmung erfordern. Bei einer Verletzung bzw. Zerreißung der Pleura visceralis entwickelt sich zunächst ein Pneumothorax oder Hämatothorax, der sich zu einem lebensbedrohlichen Spannungspneumothorax ausbilden kann.

Luftembolien. Ein weiteres Charakteristikum von Explosionsverletzungen ist das Auftreten von Luftembolien, die die häufigste sofortige Todesursache darstellen. In Folge des hohen Überdruckes im Bronchialsystem gelangen durch bronchiale und alveolare Läsionen relevante Luftmengen in die Pulmonalgefäße und führen dann zu dem Bild einer Luftembolie mit Kreislaufversagen, verursacht durch das Pumpversagens des Herzens

Atypisches Schockgeschehen. Eine besondere Problematik bei Explosionsverletzungen stellt die Beurteilung des häufig beobachteten atypischen Schockgeschehens mit peripherer Vasodilatation, Bradykardie und konsekutiver Hypoxie dar. Dieses bislang nur nach Bombenexplosionen beschriebene Phänomen geht ohne ersichtliche äußere und innere Verletzungen einher, beginnt unmittelbar nach der Explosion und bildet sich nach 1 – 2 h zurück. Obwohl die Symptome eine Hypovolämie, einen myokardialen Schaden oder ein Cor pulmonale vermuten lassen, wurde in tierexperimentellen Studien gezeigt, dass diese Trias auf einen vagalen Reflex in der Lunge zurückzuführen ist. Dieser wird zusätzlich durch das nach der Bombenexplosion auftretende alveoläre Ödem getriggert (Irwin et al. 1999).

Verletzungen abdominaler Hohlorgane. Verletzungen abdominaler Hohlorgane treten seltener als die Explosionsverletzungen der Lunge auf. Die durch die Schockwelle verursachten Scherkräfte an den anatomischen Organaufhängungen können zu einer Verletzung oder einer Ruptur von Parenchymorganen führen, meist sind jedoch Organläsionen die Folge von tertiären Explosionsmechanismen im Sinne eines stumpfen Anpralls an festen Gegenständen.

Häufig werden Milzrupturen beschrieben, die auch ohne direktes Trauma oder Perforation der Bauchwand auftreten können. Es wird vermutet, dass nach einem schnell auftretenden Lungenkollaps mit anschließender Lungenentfaltung relevante Scherkräfte entstehen, die zur Verletzung des Milzparenchyms an den Ligamenten führen (Cooper 1989).

Schädelhirntrauma. Die Bewertung von Schädelhirntraumen gestaltet sich schwierig, da unmittelbar nach dem Explosionsereignis häufig psychomotorischen Störungen mit retrograder Amnesie, Apathie, Unruhe und Angstzuständen vorliegen. Es wird vermutet, dass die Schockwelle einen diffusen Axon- und Gliaschaden sowie eine Schwellung der Neurone verursacht, was diese reversible Symptomatik erklärt (Cernak et al. 1998).

Verletzungen des Gehörsystems. Das Gehörsystem ist eines der häufigsten Organe, das bei Explosionen verletzt wird. Die damit verbundene, häufig passagere Taubheit kann eine korrekte Bewertung des neurologischen Zustands erheblich erschweren. Die Zerreißung des Trommelfells ist eine Folge der mechanischen Kraft der Druckwelle und ein Indikator dafür, dass das Opfer der Schockwelle unmittelbar ausgesetzt war und somit andere begleitende Verletzungen ausgeschlossen werden sollten. Bei Hörstörungen sollte deshalb frühzeitig ein Auskultationsbefund erhoben und prinzipiell Röntgenaufnahmen des Thorax bzw. der Lungen angefertigt werden.

Verletzungen durch Splitter und Aufprall. Die meisten Verletzungen nach Bombenexplosionen werden sekundär durch Splitter und tertiär durch den Aufprall bedingt. Umher fliegende Projektile verursachen die Mehrzahl der Läsionen, hierbei handelt es sich sowohl um multipel penetrierende als auch stumpfe Verletzungen (Peleg et al. 2004).

Wichtig: Vor allem penetrierende Verletzungen können leicht übersehen oder verkannt werden, da sich äußerlich oft nur eine kleine Eintrittspforte zeigt und die damit verbundenen inneren Verletzungen von Gefäßen und Organen erhebliche Läsionen mit oft infauster Prognose verursachen können.

Verbrennungen. Durch Feuer und Hitze treten als quartiäre Explosionsverletzungen häufig Verbrennungen auf, wobei es sich bei etwa einem Drittel um hochgradige Verbrennungen handelt, die eine schnelle Versorgung in einem entsprechenden Zentrum für Schwerbrandverletzte erfordern.

Hinweis für die Praxis: Insbesondere die Differenzierung zwischen Hämorrhagie und atypischem Schockgeschehen sowie zwischen Schädelhirnverletzungen und psychomotorischen Störungen kann meist nur in der Klinik mittels bildgebender Diagnostik bewerkstelligt werden. Zu erwägen ist der frühzeitige Einsatz der Sonographie, insbesondere bei Verdacht auf Perikardtamponade, Hämatothorax oder abdominelle Blutungen (Walcher et al. 2002).

Therapie

Wichtig: Vordringlichstes Ziel bei der Behandlung von Schuss- und Explosionsverletzungen ist der unverzügliche und möglichst schnelle Transport des Patienten in den nächstgelegenen Schockraum zur apparativen Diagnostik und chirurgischen Versorgung (Abb. 28.**9**). Im Vordergrund der Behandlung am Unfallort stehen die Sicherstellung der respiratorischen Funktion, die Dekompression eines Spannungspneumothorax und die Stillung von externen Blutungen.

Reanimationsmaßnahmen. Die Indikation zur Einleitung von Reanimationsmaßnahmen bei einem traumatisch bedingten Atem-/Kreislaufstillstand – „traumatic cardiorespiratory arrest“ (TCRA) – im Zusammenhang mit einer Schuss- oder Explosionsverletzung erfolgt im Rahmen einer Individualentscheidung des Notarztes. Führend ist, unabhängig vom EKG-Befund wie Kammerflimmern bzw. Asystolie oder geordneten Herzrhythmen, die
- fehlende Herzauswurfleistung und damit
- die fehlende Ansprechbarkeit,
- Atemtätigkeit und
- Pulslosigkeit.

Das Überleben bei einem traumatisch bedingten Atem-/Kreislaufstillstand korreliert direkt mit der präklinischen Versorgungs- und Transportzeit und der Dauer der Reanimationsmaßnahmen bis zur Wiederherstellung eines suffizienten eigenen Kreislaufes – return of spontaneous circulation (ROSC). Der traumatisch bedingte Atem-/Kreislaufstillstand hat zwar insgesamt eine relativ hohe Mortalität mit einer Gesamtüberlebensrate von 2,2 %, es werden jedoch in einzelnen Untergruppen Überlebensraten von bis zu 71 % beschrieben. Für die Indikation zur Durchführung oder den Abbruch von Reanimationsmaßnahmen bei einem traumatisch bedingten Atem-/Kreislaufstillstand bestehen derzeit keine verlässlichen Prädiktoren in Bezug auf den Erfolg der Reanimation und das Überleben. Wegen der nicht ausreichenden Datenlage können deshalb keine verbindlichen Empfehlungen für die Einleitung oder den Abbruch einer Reanimation ausgesprochen werden.

28

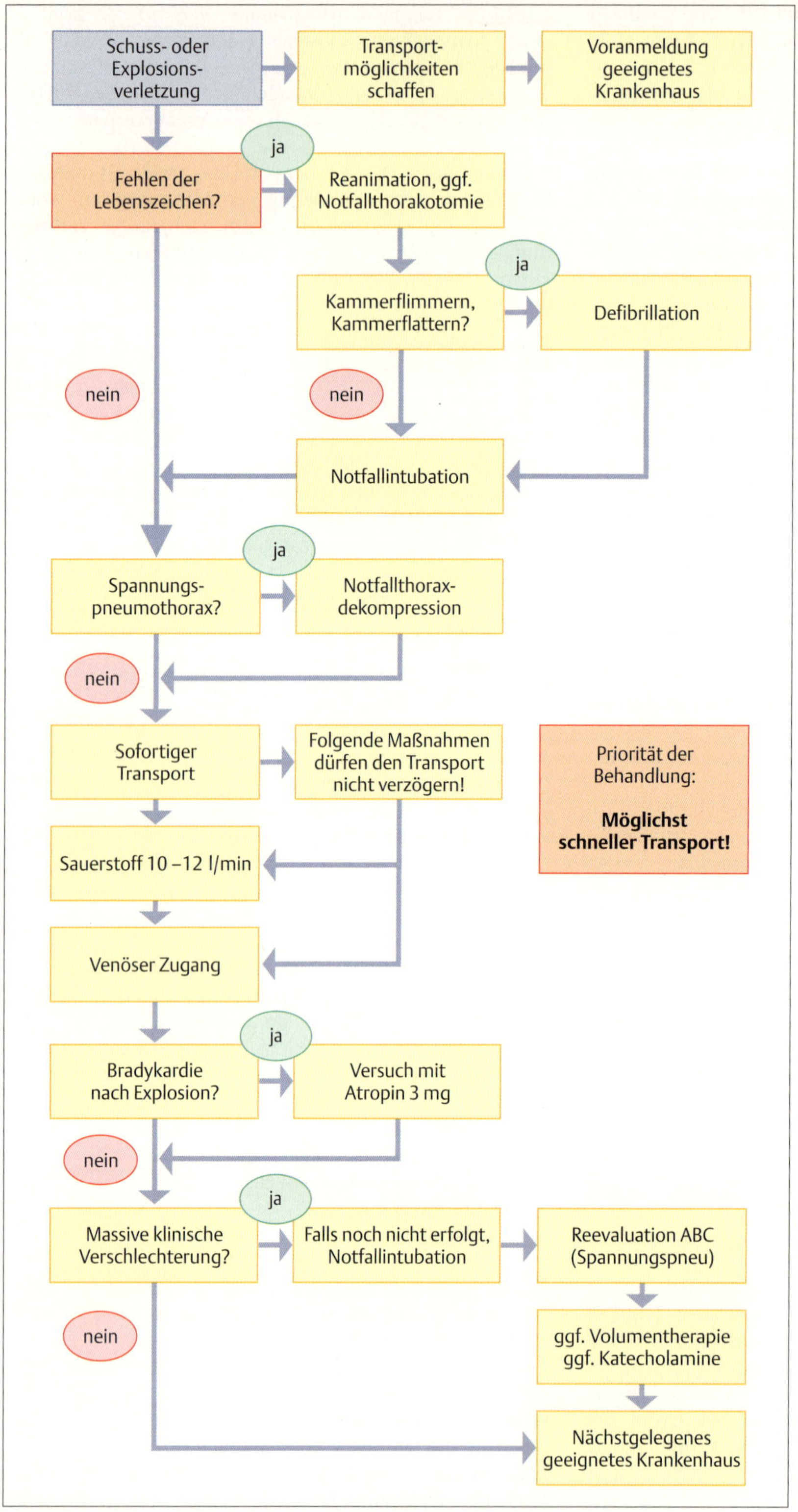

Abb. 28.**9** Algorithmus für das präklinische Management bei Schuss- und Explosionsverletzungen.

Wichtig: Der Versuch einer Reanimation entsprechend den ABC-Prioritäten zum Ausschluss von einfach behebbaren Störungen wie Atemwegsverlegung, Spannungspneumothorax oder Kammerflimmern ist in jedem Fall gerechtfertigt.

Intubation. Eine endotracheale Intubation muss im Hinblick auf den Zeitverlust und das deutlich erhöhte Risiko eines Spannungspneumothorax kritisch überdacht werden. Im Zusammenhang mit Explosionsverletzungen ist bei intubationspflichtigen Patienten mit konsekutiver Überdruckbeatmung wegen der Lungenverletzungen mit der Ausbildung eines Spannungspneumothorax zu rechnen und somit die Indikation für eine beidseitige Thoraxdekompression zu erwägen (Einav et al. 2004).

Venöser Zugang. Nach Beginn des Transports erfolgt bei hämodynamischer Instabilität die Anlage eines venösen Zugangs zur differenzierten Volumentherapie. Liegt nach einer Explosion eine Kreislaufinstabilität mit Bradykardie vor, so ist ein atypisches Schockgeschehen in Betracht zu ziehen und eine medikamentöse Therapie mit Katecholaminen und Atropin einzuleiten. Bei einer aktiven Blutung ist bis zur operativen Blutungsstillung zur Verminderung der Hämorrhagie eine permissive Hypotension mit einem systolischen Blutdruck von unter 90 mmHg anzustreben (Kreimeier et al. 2002).

Schockraumdiagnostik. Im Rahmen von Explosionsverletzungen sind Patienten bei relevanten Bewusstseinsstörungen sowie nicht therapierbaren Schockzuständen unverzüglich einer Schockraumdiagnostik mittels Mehrschichtcomputertomographie zuzuführen, da hierdurch eine schnelle Identifikation von intrakraniellen Läsionen sowie eine eindeutige kausale Zuordnung einer systemischen Hypotension sichergestellt wird. Insbesondere bei kreislaufwirksamen Blutungen ermöglicht die kontrastmittelunterstützte Computertomographie eine eindeutige Indikationsstellung für Interventionen oder Notfalloperationen (Kanz et al. 2004; Stein et al. 2003). Hilfreich für die Klinik ist es, wenn während des Transports ein venöser Zugang für die Kontrastmittelgabe angelegt wird.

Inspektion. Auch bei zunächst als leichtverletzt bewerteten Patienten ist eine sorgfältige Inspektion des Körperstammes durchzuführen, um penetrierende Verletzungen, die eine unverzügliche Weiterbehandlung in der Klinik erfordern, auszuschließen. Patienten mit Hörstörungen oder Schwerhörigkeit nach Explosion sollten ebenfalls in eine Klinik transportiert werden, um Verletzungen der Lunge durch eine Röntgenaufnahme des Thorax auszuschließen und ggf. eine stationäre Überwachung durchzuführen.

Kernaussagen

Pathophysiologie

Entscheidend für die Verletzungsschwere sind neben der direkten Verletzung die indirekten Schäden durch die Projektile mittels Kavitation.

Bei Explosionen werden durch die Schockwelle zusätzliche Verletzungen wie Luftembolien, Lungenzerreißungen, Gehirnläsionen sowie ein vagales Schockgeschen verursacht.

Therapie

Vordringlichstes Ziel bei der Behandlung von Schuss- und Explosionsverletzungen ist der unverzügliche und möglichst schnelle Transport des Patienten in den nächstgelegenen Schockraum zur apparativen Diagnostik und chirurgischen Versorgung.

Im Vordergrund der Behandlung am Unfallort stehen die Sicherstellung der respiratorischen Funktion, die Dekompression eines Spannungspneumothorax und die Stillung von externen Blutungen.

Literatur

Cernak I, Wang Z, Jiang J. Ultrastructural and functional characteristics of blast injury-induced neurotrauma. J Trauma 1998; 50: 695 – 706.

Cooper GJ, Taylor DE. Biophysics of impact injury to the chest and abdomen. J R Army Med Corps 1989; 135: 58 – 67.

Einav S, Feigenberg Z, Weissman C, Zaichik D, Capsi G, Kotler D, Freund HR. Evacuation priorities in mass casualty terror-related events implications for contingency planning. Annals of Surgery 2004; 239: 304 – 310.

Frykberg ER. Medical management of disasters and mass casualties from terrorist bombings: how can we cope? J Trauma 2002; 53: 201 – 212.

Gutierrez de Ceballos JP, Turegano Fuentes F, Diaz PD, Sanz Sanchez M, Llorente CM, Guerro Sanz JE. Casualties treated at the closest hospital in the Madrid, March11, terrorist bombings. Crit Care Med 2005; 33: S107 – S112.

Irwin RJ, Lerner MR, Bealer JF. Shock after blast wave injury is caused by vagally mediated reflex. J Trauma 1999; 23: 44 – 53.

Kanz KG, Linsenmaier U, Kay MV, Huber-Wagner SM, Kreimeier U, Pfeiffer KJ, Mutschler W. Prioritätenorientiertes Schockraummanagement unter Integration des Mehrschicht-Computertomographen. Unfallchirurg 2004; 107: 937 – 944.

Kluger Y. Bomb explosions in acts of terrorism – detonation, wound ballistics, triage and medical concerns. IMAJ 2003; 5: 235 – 240.

Kreimeier U, Lackner CK, Ruppert M, Peter K. Hypotension bei schwerem Trauma. Anaesthesist 2002; 51: 787 – 799.

Leibovici D, Gofrit O, Stein M, Shapira S, Noga Y, Heruti R, Shemer J. Blast injuries: bus versus open-air-bombings: a comparative study of injuries in survivors of open-air versus confined-space explosions. J Trauma 1996; 41: 1030 – 1035.

Lockey DJ, MacKenzie R, Redhead J, Wise D, Harris T, Weaver A et al. London bombings July 2005: The immediate pre-hospital medical response. Resuscitation 2005; 66: 9 – 12.

Peleg K, Aharonson-Daniel L, Stein M, Michaelson M, Kluger Y, Simon D, Israeli Trauma Group (ITG), Noji EK. Gunshot and explosion injuries – characteristics, outcomes and implications for care of terror-related injuries in israel. Annals of Surgery 2004; 239: 311 – 318.

Stein M, HirshbergA, Gerich T. Der Massenanfall an Verletzten nach Explosion. Unfallchirurg 2003; 106: 802 – 810.

Walcher F, Kortüm S, Kirschning T, Weigold N, Marzi I. Optimierung des Traumamanagements durch präklinische Sonographie. Unfallchirurg 2002; 105: 986 – 994.

Waydhas C, Sauerland S.Thoraxtrauma und Thoraxdrainage: Diagnostik und Therapie – Ein systemischer Review. Teil 2: Therapie. Notfall & Rettungsmedizin 2003; 6: 627 – 639.

Wightman JH, Gladish SL. Explosions and blast injuries. Annals of Emergency Medicine 2001; 37: 664 – 678.

28.5 Lawinenunfall und Kälteschäden

H. Brugger

Roter Faden

Akzidentelle Hypothermie
- **Pathophysiologie**
- **Diagnose**
- **Notfallmedizinische Maßnahmen bei Hypothermie I–III**
- **Notfallmedizinische Maßnahmen bei Hypothermie IV**

Lawinenunfall
- **Pathophysiologie**
- **Notfallmedizinische Maßnahmen**

Örtliche Erfrierung
- **Diagnose**
- **Notfallmedizinische Maßnahmen**

Akzidentelle Hypothermie

Definition: Eine Hypothermie liegt vor, wenn die Körperkerntemperatur unter 35 °C liegt. Die Auskühlung verringert den zellulären Sauerstoffverbrauch und erhöht somit die Hypoxietoleranz des Organismus. Patienten mit Hypothermie haben deshalb nach der Wiedererwärmung, auch im Fall einer prolongierten Kreislaufinsuffizienz, in der Regel eine gute Prognose (Walpoth et al. 1997).

Hypothermie ist nicht nur im Gebirge, sondern auch im urbanen Raum ein häufigeres Ereignis als vielfach angenommen (Russo et al. 2005). Der Verdacht auf Unterkühlung besteht nach Immersion in kaltem Wasser (Auskühlung innerhalb Minuten), nach Exposition im Freien bei Kälte und Wind (Auskühlung innerhalb Stunden) und beim Lawinenunfall. Besonders gefährdet sind Kleinkinder, Patienten mit Erschöpfung oder konsumierenden Erkrankungen und generell alle Personen mit Bewusstseinsstörungen, die bei kalter Umgebungstemperatur aufgefunden werden. Alkohol und Drogen können die Wahrnehmung des Kältereizes unterdrücken und durch periphere Vasodilatation den Wärmeverlust beschleunigen.

Wichtig: Bei immobilisierten Traumapatienten muss zu jeder Jahreszeit mit dem Vorliegen einer Hypothermie gerechnet werden, auch wenn sie nur mäßiger Kälte ausgesetzt waren (Helm et al. 1995).

Pathophysiologie

Bei Kälteeinwirkung aktiviert der Organismus folgende Mechanismen zur Erhaltung der Körperwärme:

- Durch periphere Vasokonstriktion wird die Blutzirkulation in der Körperperipherie gedrosselt. Dadurch werden die zentralen Organe vor dem raschen Auskühlen geschützt und das Temperaturgefälle zwischen Körperschale und Körperkern wird größer. Das ist der Grund, weshalb zur Beurteilung des Schweregrades einer Hypothermie die Temperatur nicht an der Körperoberfläche, sondern im Körperinneren gemessen werden muss (Körperkerntemperatur).
- Das Kältezittern hat einen sehr hohen thermogenetischen Effekt, steigert aber den Stoffwechsel bis auf das 5fache und erschöpft sich in der Regel nach 1 – 2 h.
- Die metabolische Wärmeproduktion durch Ausschüttung von Adrenalin und Thyroxin spielt eine geringere Rolle.

Wichtig: Mit der Auskühlung nimmt der Sauerstoffbedarf des Körpers um circa 6 % pro Grad Celsius ab, sodass der O_2-Verbrauch z. B. bei circa 28 °C auf 50 % des Normwertes reduziert ist. Dieser phylogenetisch angelegte Schutz vor dem organischen Zelltod in Kälte (Hibernation) ermöglicht eine Wiedererwärmung schwer unterkühlter Personen ohne Dauerschaden. In der Herz- und Gefäßchirurgie wird dies therapeutisch genutzt.

Diagnose

Kältezittern ist das Leitsymptom bei einer leichten Hypothermie. Bei weiterem Auskühlen kann es ab einer Körperkerntemperatur von 32 °C zum Auftreten lebensbedrohlicher Arrhythmien kommen (danger zone). Ab circa 30 °C sind unterkühlte Personen in der Regel nicht mehr ansprechbar und die Vitalfunktionen verlangsamt (Hypoventilation, Bradykardie). Bei sehr tiefen Körpertemperaturen (ab circa 24 °C) weisen die meisten Patienten keine Vitalfunktionen mehr auf und ab 20 °C Körperkerntemperatur zeigt das EKG häufig Nulllinie.

Stadieneinteilung. Der Schweregrad einer Hypothermie kann mit der Schweizer Stadieneinteilung grobklinisch abgeschätzt werden (Tab. 28.**4**). Zur Absicherung der Diagnose sollte jedoch, v. a. bei Verdacht auf eine Begleiterkrankung, welche die Bewusstseinslage beeinträchtigt (z. B. Schädelhirntrauma, Intoxikation), zusätzlich die Körperkerntemperatur epitympanal (beim wachen Patienten)

Tabelle 28.**4** Schweizer Stadieneinteilung der Hypothermie (Durrer et al. 2001)

Stadium	Klinische Symptome	Körperkerntemperatur (optional)
I	Patient ansprechbar mit Muskelzittern	35 – 32 °C
II	Patient erschwert ansprechbar ohne Muskelzittern	32 – 28 °C
III	Patient nicht ansprechbar	28 – 24 °C
IV	Patient im Atemstillstand	<24 °C

Tabelle 28.5 Maßnahmen zur präklinischen Behandlung der Hypothermie

Schweizer Stadium	Maßnahmen
Alle Stadien	▸ Anlegen einer Wärmepackung (Tab. 28.6) ▸ Herstellen windstiller Verhältnisse ▸ Vermeiden großer Bewegungen ▸ horizontale Lagerung ▸ Sauerstoffgabe ▸ Monitoring von EKG und Kerntemperatur
Hypothermie I und II	▸ heiße, nicht alkoholische Getränke ▸ Wechsel nasser Kleidung
Hypothermie III	▸ endotracheale Intubation oder stabile Seitenlagerung ▸ Transport in ein Krankenhaus mit Hypothermieerfahrung oder Herzlungenmaschine
Hypothermie IV	▸ kardiopulmonale Reanimation ▸ Transport in eine Klinik mit Herzlungenmaschine

oder ösophageal im unteren Ösophagusdrittel (beim intubierten Patienten) gemessen werden. Es sei erwähnt, dass die üblichen Körperthermometer für die Messung tiefer Temperaturen nicht geeignet sind. Bewährt haben sich epitympanale Thermometer mit Thermistor-Sensoren (temperaturabhängiger Halbleiterwiderstand), wie z. B. von Gilbert Metraux. Die epitympanale Messung hat den Nachteil, dass sie bei großer Kälte, Verlegung des äußeren Gehörganges und im Kreislaufstillstand gegenüber der ösophagealen Messung zu tiefe Werte anzeigen kann (Durrer 1993).

Notfallmedizinische Maßnahmen bei Hypothermie I–III

Die notfallmedizinischen Maßnahmen sind in Tab. 28.5 dargestellt. In unseren Breiten sollte jedes notfallmedizinische Einsatzfahrzeug (Notarztwagen, Notarzteinsatzfahrzeug, Rettungshubschrauber) mit einem Thermometer für die Messung der Körperkerntemperatur und den Utensilien für eine Wärmepackung (Tab. 28.6) ausgerüstet sein.

Präklinische Versorgung. Wichtig ist der Beginn des EKG-Monitorings vor der Rettung, um provozierte Rhythmusstörungen während des Umlagerns zu erkennen. Die Indikation zur endotrachealen Intubation im Stadium III kann großzügig gestellt werden, da die Gefahr eines iatrogenen Kammerflimmerns sich als unbedeutend erwiesen hat (Danzl et al. 1989). Die Verabreichung von ALS-Medikamenten incl. Adrenalin und Vasopressin wird im Stadium III–IV zurzeit aufgrund fehlender Evidenz nicht empfohlen. Im *Stadium I–II* können ALS-Medikamente verabreicht werden, jedoch in längeren Abständen als bei normothermen Patienten. Ein therapeutischer Nutzen von Volumengabe wurde bisher nicht nachgewiesen.

Tabelle 28.6 Anlegen einer Wärmepackung

Utensilien: 2–3 chemische Wärmebeutel, 1 Alufolie, 2 Wolldecken, 1 Mütze
▸ Vor dem Umlagern Auflegen von 2 Wolldecken und 1 Alufolie auf die Verletztentrage ▸ 2–3 chemische Wärmebeutel in Herznähe auf Thorax und Oberbauch des Patienten ▸ Umlagern des Patienten unter Vermeidung großer Bewegungen ▸ Patienten in Decken und Alufolie dicht einpacken ▸ Kopfschutz

Hinweis für die Praxis. Am Unfallort kann deshalb auf das Legen eines peripheren intravenösen Katheters dann verzichtet werden, wenn der Zugang aufgrund der Zentralisation des Kreislaufs mit Zeitverlust verbunden ist.

Im *Stadium III* sollte der Patient in ein Krankenhaus gebracht werden, das Erfahrung in der kontrollierten Wiedererwärmung von schwer unterkühlten Patienten hat (z. B. Forced Air Surface Rewarming, Peritonealdialyse). Bei Kreislaufinstabilität (Arrhythmien, Blutdruck systolisch < 80 mmHg) sollte eine Klinik mit Herzlungenmaschine angefahren werden.

Notfallmedizinische Maßnahmen bei Hypothermie IV

Wichtig: Bei der Hypothermie gilt das Prinzip: „Niemand ist tot, bis er wiedererwärmt und tot ist." Ein ausgekühlter Patient, der ohne Vitalfunktionen aufgefunden wird, sollte präklinisch nur dann für tot erklärt werden, wenn die Atemwege sicher verlegt sind oder ein tödliches Trauma bzw. eine andere sichere Todesursache erkennbar ist. Goldstandard in der Behandlung einer Hypothermie mit instabilem Kreislauf ist die Wiedererwärmung mit der Herzlungenmaschine.

Eine frühzeitige kardiopulmonale Reanimation verbessert die Prognose der Hypothermie im Stadium IV (Larach 1995). Vor Beginn der Herzlungenwiederbelebung sollte man eine Minute Zeit aufwenden, um Karotispuls und Atmung zu prüfen (Bradykardie, Bradypnoe). Die Reanimation kann nach den normalen Standards und mit normaler Frequenz der Herzdruckmassage erfolgen.

Kammerflimmern. Bei Kammerflimmern ist die elektrische Defibrillation bei einer Körperkerntemperatur unter 28 °C in der Regel erfolglos. Bleiben 3 Defibrillationsversuche mit maximaler Energie ohne Erfolg, sollte die Reanimation bis zur Wiedererwärmung mit kardiopulmonalem Bypass auch über Stunden fortgesetzt werden, da die Prognose nicht infaust ist. 1999 konnte auf diese Weise eine 28-jährige Frau nach Kaltwasserimmersion mit einer Körperkerntemperatur von 13,7 °C an der Herzlungenmaschine erfolgreich wiederbelebt werden (Gilbert et al. 2000).

28

Lawinenunfall

Definition: Lawinenkatastrophen stellen seit jeher eine Bedrohung der Menschen im Gebirge dar. Verschüttungen von Siedlungen sind in Europa dank technischer Schutzbauten sehr selten geworden, umso mehr werden heute Wintersportler davon betroffen.

In Europa und Nordamerika werden im Durchschnitt 140 Lawinentote jährlich registriert (Etter 2004). In den meisten Fällen betrifft der Lawinenunfall Skitourengeher im freien ungesicherten Gelände und sog. Variantenfahrer, d. h. Skifahrer und Snowboarder, die Aufstiegshilfen benützen und abseits der Skipisten abfahren.

Pathophysiologie

Die Letalität des Lawinenunfalls beträgt 23 % (Brugger et al. 2001). Wird eine Person von einer Lawine erfasst, so sind die folgenden Faktoren für das Überleben entscheidend:

- der Verschüttungsgrad,
- die Verschüttungsdauer,
- das Vorhandensein freier Atemwege und einer Atemhöhle,
- der Verletzungsgrad.

Verschüttungsgrad

Von einer Ganzverschüttung spricht man, wenn Kopf und Oberkörper durch Lawinenschnee verschüttet sind, von einer Teilverschüttung, wenn Kopf und Oberkörper frei bleiben. Die Letalität der Ganzverschüttung beträgt 52 %, eine Teilverschüttung führt hingegen nur in 4 % zum Tod (Brugger et al. 2001).

Wichtig: Maßnahmen, die eine Ganzverschüttung durch eine Lawine verhindern, führen zu einer signifikanten Senkung der Letalität.

Verschüttungsdauer

Die Wahrscheinlichkeit, zu einem bestimmten Zeitpunkt nach einer Ganzverschüttung in der Lawine noch am Leben zu sein, nimmt im zeitlichen Verlauf diskontinuierlich ab (Abb. 28.**10**) (Falk et al. 1994; Brugger et al. 2001). Bis 18 min nach der Verschüttung bleibt die Überlebenswahrscheinlichkeit mit 91 % sehr hoch (Überlebensphase). Anschließend sinkt sie bis 35 min auf 34 % steil ab. In dieser Erstickungsphase versterben circa 60 % der Verschütteten an akuter Asphyxie durch Verlegung der Atemwege mit Lawinenschnee, durch Aspiration oder Thoraxkompression. Ungefähr 25 % der Verschütteten überleben mit einer Atemhöhle, d. h. mit einem Hohlraum vor Mund und Nase, bis etwa 90 min, sterben jedoch anschließend an Hypothermie und Asphyxie. 7 % der Verschütteten überleben mit einer „offenen" Atemhöhle (d. h. mit einer Luftverbindung nach außen) länger als 130 min.

Die durchschnittliche Verschüttungstiefe von ganz verschütteten Personen beträgt circa 1 m (Brugger u. Falk 1992). Zwischen Verschüttungstiefe und Verschüttungsdauer besteht eine signifikante Korrelation, d. h. je tiefer ein Verschütteter zu liegen kommt, desto später wird er meist geborgen und desto geringer ist somit seine Überlebenschance.

Hinweis für die Praxis: 18 min lang hat ein ganz verschüttetes Lawinenopfer eine sehr gute Überlebenschance, das bedeutet, dass alles daran gesetzt werden sollte, das Opfer in dieser Zeit zu befreien. Bis 1½ h nach der Verschüttung besteht noch eine Chance, Lawinenopfer mit Atemhöhle lebend zu bergen. Nach 2 h besteht nur mehr eine sehr geringe Hoffnung auf Lebendbergung. Es gibt somit 2 Richtzeiten für die Bergung von Lawinenverschütteten:

- 18 min für die Sofortbergung durch unverschüttete Begleitpersonen und
- 90 min für die organisierte Rettung.

Atemwege und Atemhöhle

Definition: Als „Atemhöhle" gilt jeder noch so kleine Hohlraum vor Mund und Nase bei gleichzeitig freien Atemwegen. Der Befund „keine Atemhöhle" sollte nur dann erhoben werden, wenn Mund und Nase durch den Schnee luftdicht verschlossen sind (Brugger et al. 1996).

Eine ganz verschüttete Person kann nur dann länger als 35 min überleben, wenn sie über eine Atemhöhle verfügt. Die Dauer des Überlebens hängt vom Volumen der Atemhöhle, von der Schneedichte und individuellen Faktoren ab (Brugger et al. 2003). Aus experimentellen Untersuchungen kann geschlossen werden, dass es bereits nach wenigen Minuten zur Hypoxie und Hyperkapnie (durch die CO_2-Rückatmung aus der Schneehöhle) kommt, begleitet von einer respiratorischen Azidose (über die Freisetzung von H^+-Ionen). Anschließend tritt als dritter Faktor die Hypothermie dazu, wobei der CO_2-Anstieg die Auskühlung beschleunigt (Grissom et al. 2002). Dieses Zusammentreffen von

- Hypoxie,
- Hyperkapnie und
- Hypothermie

wird als Triple-H-Syndrom bezeichnet (Brugger et al. 2003).

Die Atemhöhle ist im Allgemeinen nur wenige Zentimeter breit und innen häufig vereist, bei vorsichtiger Bergung und entsprechender Aufmerksamkeit jedoch meistens gut erkennbar.

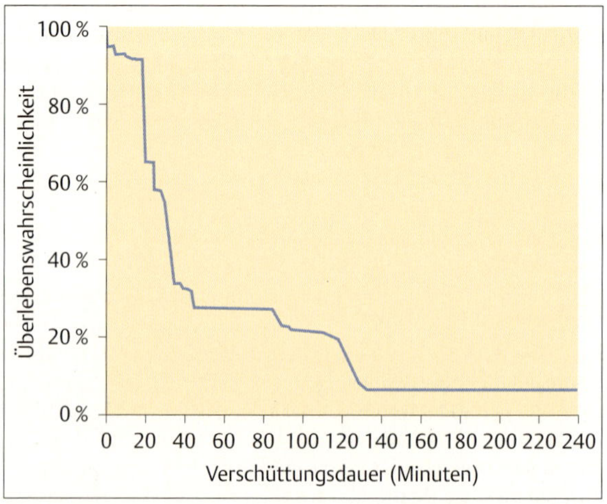

Abb. 28.**10** Überlebenswahrscheinlichkeit bei Ganzverschüttung in Abhängigkeit von der Verschüttungsdauer (Brugger et al. 2001).

Hinweis für die Praxis: Das Vorhandensein einer Atemhöhle ist prognostisch entscheidend, aber auch ein sehr wichtiges Entscheidungskriterium für die Durchführung der Triage. Das Ausgraben des Verschütteten sollte im Kopfbereich mit besonderer Vorsicht und ohne Zeitdruck erfolgen, um eine vorhandene, lebensrettende Atemhöhle nicht zu zerstören. Bergretter und Lawinenhundeführer sollten auf die Tragweite dieses Befundes hingewiesen und entsprechend geschult werden.

Hypothermie

Bei einer Lawinenverschüttung hat die Hypothermie eine schlechtere Prognose als nach Exposition im Freien, da die verschüttete Person häufig bereits erstickt ist, bevor die Unterkühlung zum Tragen kommt. In diesen Fällen bleibt eine Wiedererwärmung erwartungsgemäß ohne Erfolg (Danzl 1998). Nur Verschüttete mit einer Atemhöhle können eine reversible Hypothermie entwickeln. Die Abkühlungsrate wird auf durchschnittlich 3 °C / h geschätzt (Locher u. Walpoth 1996), ist aber von zahlreichen Faktoren wie Schneefeuchtigkeit, Bekleidung und Konstitution abhängig und kann Werte bis 8 °C / h erreichen (Paal et al. 2006). Nach der Rettung, wenn das Lawinenopfer der Kälte und dem Wind ausgesetzt ist, sollte auf das Risiko eines raschen Auskühlens besonders geachtet werden.

Verletzungen

Das Verletzungsrisiko hängt vom Gelände und von der Schneebeschaffenheit ab. Lawinenabgänge über Felsen oder durch Waldgebiete sowie Nassschneelawinen sind mit einem erhöhten Verletzungsrisiko verbunden. In den österreichischen Alpen liegt der Anteil an tödlichen Verletzungen bei 6 % (Hohlrieder et al. 2007), andere Schätzungen liegen zwischen 14 % und 50 % (Stalsberg et al. 1989; Grossman et al. 1989). Häufig sind Frakturen der Extremitäten, stumpfe Thorax- und Bauchtraumen sowie Schädelhirntraumen und Verletzungen der Halswirbelsäule.

Notfallmedizinische Maßnahmen

Wichtig: Der Lawinenunfall ist eine Indikation für den Rettungshubschrauber. Notarzt sowie Hundeführer mit Lawinensuchhund („docs and dogs") sollten zuerst zum Unfallort geflogen werden.

Bei allen Entscheidungen im Rahmen eines organisierten Einsatzes muss die rasche Rettung von Verschütteten gegenüber den Risiken für die Rettungsequipe abgewogen werden (Gefahr von Nachlawinen, Schnee- und Wetterbedingungen, Tagdauer). Komplette Winterausrüstung, ein Thermometer zur Messung der Kerntemperatur und Hilfsmittel zur Wärmeisolierung (Tab. 28.**6**) sind erforderlich. Während der Sucharbeit kann außerhalb der Lawine ein windgeschütztes Depot mit Patientensammelstelle (Triagestation) eingerichtet werden. Wird ein Verschütteter geortet, so sollte der Notarzt beim Ausgraben anwesend sein, um die entscheidenden Befunde

- Atemhöhle,
- Atemwege und
- Vitalfunktionen

zu erheben. Fallen mehrere Verschüttete gleichzeitig zur Behandlung an, so hat die Erhaltung der Vitalfunktionen überlebender Patienten Vorrang vor der Reanimation von Verschütteten ohne Vitalfunktionen (Brugger u. Durrer 2002).

Hinweis für die Praxis: Metalllaryngoskop und Notfallmedikamente sollten vor der Kälte geschützt sein (am Körper tragen oder chemischen Wärmebeutel in den Notarztkoffer legen). Bei Kälte ist auf eine ausreichende Batterieladung aller Überwachungsgeräte zu achten.

Algorithmus zur Behandlung von Lawinenverschütteten

Zur Behandlung von Lawinenverschütteten wird von der Internationalen Kommission für Alpine Notfallmedizin ICAR MEDCOM der in Abb. 28.**11** dargestellte Algorithmus empfohlen (Brugger et al. 2001).

Dabei ist das therapeutische Vorgehen zeitabhängig. Bei kurzer Verschüttungsdauer (bis 35 min) ist die dringende Behandlung einer obstruktiven Asphyxie vorrangig, bei langer Verschüttungsdauer (länger als 35 min) steht die schonende Behandlung der Hypothermie im Vordergrund.

Notfallmedizinische Maßnahmen bei kurzer Verschüttungsdauer (bis 35 min)

Wichtig: Bis 35 min nach Verschüttung sind eine möglichst rasche Rettung und das Atemwegsmanagement entscheidend, um irreversible Folgen einer obstruktiven Asphyxie zu verhindern.

Befindet sich das Lawinenopfer in kritischem Zustand, so kann man davon ausgehen, dass dies auf akute Asphyxie oder auf ein mechanisches Trauma zurückzuführen ist. Schon während der Rettung sollten verlegte Atemwege so rasch wie möglich freigelegt werden. Bei Kreislaufstillstand wird die Reanimation nach dem ALS-Protokoll eingeleitet (Handley et al. 2005; Nolan et al. 2005). Ist ein längerer Abtransport zu erwarten, sollte der Patient mit einer Wärmepackung versehen werden (Tab 28.**6**). Die Wahl des geeigneten Zielkrankenhauses richtet sich bei traumatisierten Patienten nach der Art der Verletzung, ansonsten wird das nächstgelegene Krankenhaus mit Intensivabteilung angeflogen. Ganz verschüttete Lawinenopfer sollten immer, auch bei fehlender Beeinträchtigung, zum Ausschluss pulmonaler Komplikationen (Aspiration, sekundäres Lungenödem) stationär eingewiesen werden.

Hinweis für die Praxis: Störende Lichtreflexe können unter Umständen die Intubation auf dem Lawinenfeld erschweren. Es kann hilfreich sein, sich selbst und den Kopf des Patienten abzudecken, um bessere Lichtverhältnisse zu schaffen.

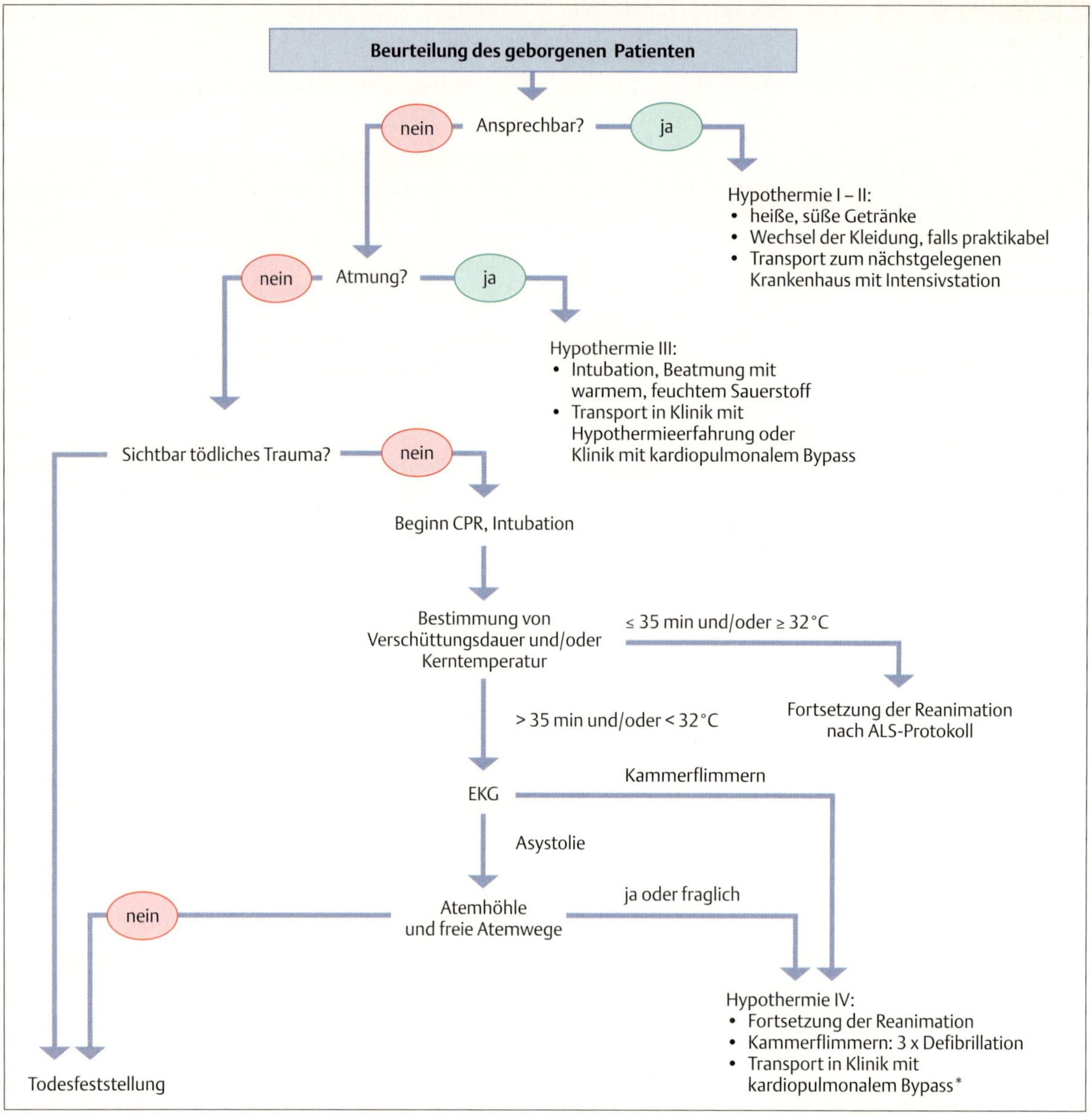

Abb. 28.**11** Algorithmus zur präklinischen Behandlung von Lawinenopfern. *Transport ins nächstgelegene Krankenhaus zur Bestimmung des Serumkaliums, wenn der Transport in eine Klinik mit kardiopulmonalem Bypass aus logistischen Gründen nicht möglich ist (Brugger et al. 2001).

Notfallmedizinische Maßnahmen bei langer Verschüttungsdauer (ab 35 min)

Wichtig: Ab 35 min ist die Existenz einer Atemhöhle Voraussetzung für das Überleben, weshalb bei der Freilegung des Verschütteten darauf geachtet werden muss. Wird ein Verschütteter mit Atemhöhle geborgen, besteht immer Hoffnung auf ein Überleben, die Behandlung der Hypothermie stellt die wichtigste notfallmedizinische Maßnahme dar. Die Rettung sollte nicht so rasch, sondern so sanft wie möglich erfolgen.

Um große Bewegungen zu vermeiden, sollte der Körper einer verschütteten Person vor der Rettung möglichst zur Gänze freigelegt werden. Bereits am Unfallort sollte der Schweregrad der Hypothermie abgeschätzt (Tab. 28.**4**) und sowohl Körperkerntemperatur als auch das EKG monitorisiert werden. Die einzelnen Maßnahmen entsprechen der Behandlung bei Hypothermie (Tab. 28.**5**).

Lawinenverschüttete mit Asystolie: Triage durch den Notarzt

Etwa 85 % der Lawinenopfer, die durch den organisierten Rettungsdienst gefunden werden, befinden sich im Kreislaufstillstand, in den meisten Fällen aufgrund einer irreversiblen obstruktiven Asphyxie. In wenigen Fällen aber handelt es sich um eine schwere Hypothermie im Stadium IV (Brugger et al. 1996).

Wichtig: Ziel der Triage von Lawinenverschütteten mit Kreislaufstillstand ist es, die Fälle mit Verdacht auf eine reversible Hypothermie im Stadium IV am Unfallort zu erkennen und gezielt zur Wiedererwärmung in eine Klinik mit Herzlungenmaschine einzuweisen.

Kriterien für die Triage sind

- Verschüttungsdauer und / oder
- Körperkerntemperatur sowie
- die Existenz einer Atemhöhle.

Die Körperkerntemperatur sollte unmittelbar nach der Rettung gemessen werden. Auch wenn die epitympanale Messung tiefere Werte als die ösophageale Messung anzeigen kann (vgl. Hypothermie), ist sie für die Triage geeignet, da sich ein zu tief gemessener Wert nicht nachteilig für den Patienten auswirkt.

Ist die Asystolie elektrokardiographisch gesichert, ergeben sich für die Triage folgende Möglichkeiten (Abb. 28.**11**):

- Verschüttungsdauer bis 35 min und / oder Kerntemperatur höher oder gleich 32 °C: Kreislaufstillstand durch akute Asphyxie. Die Reanimation erfolgt nach dem ALS-Protokoll (Handley et al. 2005; Nolan et al. 2005).
- Verschüttungsdauer länger als 35 min und / oder die Kerntemperatur tiefer als 32 °C: Die Angaben über Atemhöhle und Atemwege sind entscheidend für das weitere Vorgehen.
  - Atemhöhle vorhanden: Verdacht auf Hypothermie IV. Die Reanimation sollte bis zur Wiedererwärmung in einer Klinik mit kardiopulmonalem Bypass fortgesetzt werden.
  - Keine Atemhöhle vorhanden: Prognose infaust. Die Reanimation kann durch den Notarzt abgebrochen und der Tod durch Asphyxie festgestellt werden.
  - Keine sicheren Angaben zur Atemhöhle: Fortsetzung der Reanimation und Transport in eine Klinik mit kardiopulmonalem Bypass. Alternativ Bestimmung des Serumkaliums im nächstgelegenen Krankenhaus. Das venöse Serumkalium ist ein Indikator für Asphyxie und stellt ein zusätzliches Kriterium für die Triage beim Lawinenunfall dar (Locher et al. 1991; Mair et al. 1994). Bei Serumkalium > 12 mmol / l kann eine reversible Hypothermie mit Sicherheit ausgeschlossen und die Reanimation abgebrochen werden, bei ≤ 12 mmol / l sollte hingegen die Reanimation bis zur Wiedererwärmung mit kardiopulmonalem Bypass fortgesetzt werden. Es sei erwähnt, dass ein massives Weichteiltrauma oder die Anwendung von depolarisierenden Muskelrelaxanzien ebenfalls zu einem Kaliumanstieg führen können. In diesem Fall sollte ein zu hoher Wert nicht zum Abbruch der Wiederbelebungsmaßnahmen führen.

Wichtig: Bei Verschütteten mit Atemhöhle sollte der Tod nur nach einem Aufwärmversuch in einer Klinik mit Herzlungenmaschine festgestellt werden. Als therapeutisches Prinzip gilt beim Lawinenunfall: Kein unterkühltes Lawinenopfer mit Atemhöhle ist tot, bis es wiedererwärmt und tot ist.

Örtliche Erfrierung

Definition: Lokal begrenzter Kälteschaden, der zum Verlust des betroffenen Körperteils führen kann.

Die örtliche Erfrierung betrifft v. a. Finger, Zehen, Nase, Ohren, Kinn und Wangen und wird durch die gleichzeitige Einwirkung von großer Kälte und Wind verursacht. Prädisponierend sind Erschöpfung, Verletzung, Immobilisation, Dehydratation, Hypoxie in extremer Höhe, mangelnder Kälteschutz, enges Schuhwerk oder vorbestehende Krankheiten (Raynaud-Syndrom, Diabetes mellitus). Vorangegangene Erfrierungen oder Nikotin erhöhen das Risiko zusätzlich.

Diagnose

Es gibt 3 Schweregrade. Grad 2 und 3 können erst nach Stunden bis Tagen definiert werden:

- 1. Grad: Innerhalb Minuten bis Stunden lokalisierter Schmerz mit Weißfärbung, gefolgt von schmerzlosem Sensibilitätsverlust. Bei rechtzeitiger Wiedererwärmung Restitutio ad Integrum.
- 2. Grad: Nach Stunden bis Tagen bläulich-rote Verfärbung, Schwellung und seröse oder serös-hämorrhagische Blasenbildung. Nach Abheilung erhöhte Kälteempfindlichkeit und Disposition für neuerliche örtliche Erfrierung.
- 3. Grad: Nach Wochen bis Monaten irreversible schwarze Nekrosebildung, Demarkation, Gewebeabstoßung.

Notfallmedizinische Maßnahmen

Wichtig: Bei gleichzeitigem Vorhandensein einer Hypothermie hat die Behandlung der allgemeinen Unterkühlung Vorrang.

- Sofortmaßnahmen: Schutz vor Kälte und Wind, Wechsel nasser Kleidung, Lockern beengender Stellen, heiße, süße Getränke.
- Wenn eine Klinikeinweisung nicht möglich ist, Wiedererwärmung des betroffenen Körperteils in geschütztem Milieu (nur wenn eine erneute Kälteexposition ausgeschlossen ist): lauwarmes Wasserbad mit steigender Temperatur durch Zugießen von heißem Wasser, so weit es der Patient toleriert, bis auf normale Körpertemperatur. Zugabe einer Desinfektionslösung (Syme 2002).
- Sterile Abdeckung der betroffenen Körperteile, Gabe von Antiaggreganzien, Analgetika und Antibiotika. Heiße (auch alkoholische) Getränke.

Kernaussagen

Akzidentelle Hypothermie

Bei allen immobilisierten Patienten sollte man an Hypothermie denken, auch wenn sie nur mäßiger Kälte ausgesetzt waren.

Unterkühlung verringert den zellulären Sauerstoffverbrauch und erhöht die Hypoxietoleranz des Gehirns. Hypotherme Patienten haben auch nach einem Kreislaufstillstand eine gute Prognose und dürfen ohne Versuch einer Wiedererwärmung nicht für tot erklärt werden.

Das Monitoring von EKG und Kerntemperatur, bewegungsarme Bergung, der Schutz vor weiterer Auskühlung und die

28

richtige Wahl des Zielkrankenhauses sind die wichtigsten Maßnahmen. Goldstandard für die Behandlung der Hypothermie mit instabilem Kreislauf ist die Wiedererwärmung an der Herzlungenmaschine.

Lawinenunfall

Das Überleben in einer Lawine hängt v. a. von der Dauer der Verschüttung und dem Vorhandensein einer Atemhöhle ab.
Bis 35 min nach Verschüttung sind eine möglichst rasche Bergung und das Atemwegsmanagement entscheidend, um irreversible Folgen einer obstruktiven Asphyxie zu verhindern.
Ab 35 min ist die Existenz einer Atemhöhle Voraussetzung für das Überleben, weshalb bei der Freilegung des Verschütteten darauf geachtet werden muss. Wird ein Verschütteter mit Atemhöhle geborgen, stellt die Behandlung der Hypothermie die wichtigste notfallmedizinische Maßnahme dar. Die Bergung sollte nicht so rasch, sondern so sanft wie möglich erfolgen.
Bei Verschütteten mit Atemhöhle und Kreislaufstillstand sollte der Tod nur nach einem Aufwärmversuch in einer Klinik mit Herzlungenmaschine festgestellt werden.

Örtliche Erfrierung

Lokal begrenzter Kälteschaden, der zum Verlust der betroffenen Körperteile führen kann.
Falls keine sofortige Einweisung in ein Krankenhaus möglich ist, Wiedererwärmung des betroffenen Körperteils im Wasserbad mit steigender Temperatur bis auf normale Körpertemperatur.

Literatur

Brugger H, Falk M. Neue Perspektiven zur Lawinenverschüttung. Wien Klin Wochenschr 1992; 104: 167 – 173.

Brugger H, Durrer B, Adler-Kastner L. On-site triage of avalanche victims with asystole by the emergency doctor. Resuscitation 1996; 31: 11 – 16.

Brugger H, Durrer B, Adler-Kastner L, Falk M, Tschirky F. Field management of avalanche victims. Resuscitation 2001; 51: 7 – 15.

Brugger H, Durrer B. On-site treatment of Avalanche Victims. High Alt Med Biol 2002; 3 - 4: 421 – 424.

Brugger H, Sumann G, Meister R, Adler-Kastner L, Mair P, Gunga HC, Schobersberger W, Falk M. Hypoxia and hypercapnia during respiration into an artificial air pocket in snow: implications for avalanche survival. Resuscitation 2003; 58: 75 – 81.

Danzl DF, Pozos RS, Hamlet MP. Accidental hypothermia. In: Auerbach PS and Geehr EC, eds. Management of Wilderness and Environmental Emergencies. St. Louis: Mosby 1989: 47 – 49.

Danzl DF. Accidental hypothermia. In: Rosen et al., eds. Emergency medicine: concepts and clinical practice. St. Louis: Mosby 1998.

Durrer B, Jacomet H. Workshop Hypothermie. Nottwil: Rega-Helikopter Symposium; 1993.

Durrer B, Brugger H, Syme D. Advanced challenges in resuscitation: special challenges in EEC-hypothermia. Resuscitation 2001; 50: 243 – 244.

Etter HJ. Report of the Avalanche Subcommission at the general meeting of the International Commission of Alpine Rescue. Zakopane Poland 2004.

Falk M, Brugger H, Adler-Kastner L. Avalanche survival chances. Nature 1994; 368: 21.

Gilbert M, Busund R, Skagseth A, Nilsen PA, Solbø JP. Resuscitation from accidental hypothermia of 13.7 °C with circulatory arrest. Lancet 2000; 355: 375 – 376.

Grissom CK, Radwin MI, Scholand MB, Harmston CH, Muetterties M. Hypothermia During Avalanche Burial. Wilderness Environ Med 2002; 13: 72 – 73.

Grossman MD, Saffle JR, Thomas F, Tremper B. Avalanche trauma. J Trauma 1989; 29: 1705 – 1709.

Handley AJ, Koster R, Monsieurs K, Perkins GD, Davies S, Bossaert L. European Resuscitation Council Guidelines for Resuscitation 2005 Section 2. Adult basic life support and use of automated external defibrillators. Resuscitation 2005; 67 Suppl 1: 7 – 23.

Helm M, Lampl L, Hauke J, Bock KH. Akzidentelle Hypothermie bei Traumapatienten – von Relevanz bei der präklinischen Notfallversorgung? Anästhesist 1995; 44: 101 – 107.

Hohlrieder M, Schubert H, Brugger H, Pavlic M, Ellerton J, Mair P. Pattern and Severity of Injury in Avalanche Victims. High Alt Med Biol 2007; 8 / 1: 56 – 61.

Larach MG. Accidental hypothermia. Lancet 1995; 345: 493 – 498.

Locher T, Walpoth B, Pfluger D, Althaus U. Akzidentelle Hypothermie in der Schweiz (1980 – 1987) – Kasuistik und prognostische Faktoren. Schweiz Med Wochenschr 1991; 121: 1020 – 1028.

Locher T, Walpoth BH. Differentialdiagnose des Herzkreislaufstillstands hypothermer Lawinenopfer: retrospektive Analyse von 32 Lawinenunfällen. Schweiz Rundsch Med Prax 1996; 85: 1275 – 1282.

Mair P, Kornberger E, Furtwaengler W, Balogh D, Antretter H. Prognostic markers in patients with severe accidental hypothermia and cardiocirculatory arrest. Resuscitation 1994; 27: 47 – 54.

Nolan JP, Deakin CD, Soar J, Böttiger BW, Smith G. European Resuscitation Council Guidelines for Resuscitation 2005 Section 4. Adult advanced life support. Resuscitation 2005; 67 (Suppl 1): 39 – 86.

Paal P, Beikircher W, Brugger H. Der Lawinennotfall, eine aktuelle Übersicht. Anästhesist 2006; 55: 314 – 324.

Russo S, Timmermann A, Radke O, Kerren T, Brauer A. Accidental hypothermia in the household environment. Importance of preclinical temperature measurement. Anaesthesist 2005; 54: 1209 – 1214.

Stalsberg H, Albretesen C, Gilbert M, Kearney M, Moestue E, Nordrum I, Rostrup M, Orbo A. Mechanism of death in avalanche victims. Virchows Archiv 1989; 414: 415 – 422.

Syme D. On-site treatment of frostbite for mountaineers. High Alt Med Biol 2002; 3 / 3: 297 – 298.

Walpoth BH, Walpoth-Aslan BN, Mattle HP, Radanov BP, Schroth G, Schaeffler L, Fischer AP, von Segesser L, Althaus U. Outcome of survivors of accidental deep hypothermia and cardiocirculatory arrest, N Engl J Med 1997; 337(21): 1500 – 1505.

28.6 Wasserunfälle

U. van Laak

Roter Faden

Wasserunfälle sind herausfordernde Notfälle, weil sie in ihrer Symptomatik vielschichtig sind und in ihrem Verlauf überraschend schnell lebensbedrohlich werden können. Als vergleichsweise seltene notfallmedizinische Ereignisse sind sie deswegen eine besondere Herausforderung, auf die konsequent durch sofortiges Management reagiert werden muss. Für die Verminderung der Letalität ist bereits die Laienhilfe entscheidend.

Begriffsbestimmung und Abgrenzung

Beinaheertrinken und Ertrinken

Definition: Beinaheertrinken steht für den Zustand nach Submersion in Flüssigkeit mit Asphyxie, der nach der Rettung zumindest für eine gewisse Zeit überlebt wird (Gehring et al. 1993). Ertrinken ist der Erstickungstod bei oder kurz nach Submersion in Flüssigkeiten. Die wichtigsten Begriffe sind in Tab. 28.**7** zusammengefasst.

Die Deutsche Lebensrettungsgesellschaft weist in ihren Jahresberichten über 350–600 Tote durch Ertrinken aus. Diese Angaben passen genau zu den Jahreszahlen der Weltgesundheitsorganisation für ein mitteleuropäisches Industrieland (0,5 Ertrinkungsfälle auf 100 000 Einwohner). Darunter befinden sich viele Kinder unter 4 Jahren (Smith 2006). Typische Unfallorte sind private Pools, Teiche, Regentonnen oder Badewannen. In der Altersgruppe der 15- bis 24-Jährigen gehört Ertrinken zu den häufigsten Todesursachen. Häufig ist Alkohol beteiligt. Badeunfälle spielen sich in 90% der Fälle im Übergang zum Nichtschwimmerbereich ab. Die Hauptrisikogruppen sind in Tab. 28.**8** dargestellt.

Nach anfänglichem Überleben beträgt die Letalität trotz intensivmedizinischer Maßnahmen bis zu 25%. In 10% muss mit neurologischen Langzeitschäden gerechnet werden (Weinstein 1996). Ertrinken ist auch für die weitaus überwiegende Zahl der tödlich verlaufenden Tauchunfälle verantwortlich (Lord et al. 2005).

Wichtig: Beinaheertrinken ist gekennzeichnet durch die Folgen der Asphyxie. Die Prognose ist von der schnellen und kompetenten Bekämpfung der Hypoxie der vulnerablen Organe abhängig.

Immersion und Submersion

Definition: Ein Immersionstrauma ist die akzidentelle Absenkung der Körperkerntemperatur (Hypothermie) unter 35 °C beim – zumeist unfreiwilligen – Aufenthalt in kalter Flüssigkeit.

Hypothermie entsteht rasch bei Immersion oder Submersion von Personen in kaltem Wasser. Der Wärmeverlust im Wasser erfolgt bis zu 25-mal schneller als an der Luft (Walpoth u. Daanen 2006).

Wichtig: Bei Submersion kann Hypothermie die Überlebenszeit durch Hypoxie gefährdeter Organe über die Reduktion des Metabolismus verlängern.

Tabelle 28.**7** Definitionen

Immersion	Eintauchen mit Atemöffnungen sicher über Flüssigkeitsoberfläche
Submersion	komplettes Eintauchen in Flüssigkeit
Ertrinken	Tod durch Ersticken in Flüssigkeit
Beinaheertrinken	Überleben einer Situation in Submersion
„Nasses Ertrinken"	Aspiration der Flüssigkeit
„Trockenes Ertrinken"	minimale oder keine nachweisbare Aspiration der Flüssigkeit

Tabelle 28.**8** Risikogruppen

Risikogruppe	Ursachen
Kleinkinder	Experimentierverhalten; mangelnde Aufsicht
Männliche Jugendliche	Alkohol und Drogen; fehlendes Risikobewusstsein
Männliche ältere Erwachsene	Selbstüberschätzung; bestehende Vorerkrankungen

Es gibt viele Fallbeschreibungen über neurologisch unauffällige Überlebende auch nach längeren Immersionszeiten in kaltem Wasser. Grundsätzlich ist der Submersionszustand bei gleichzeitiger Hypothermie allerdings die rettungsmedizinisch ungünstigere Situation, weil die Risiken des Beinaheertrinkens hinzukommen.

Tauchunfall

Definition: Tauchunfälle sind gesundheitliche Ereignisse, die den Taucher während der Abtauch-, Aufenthalts- oder Auftauchphase betreffen. Sie sind gekennzeichnet durch die dem Tauchen eigentümlichen Auswirkungen der Gase unter Überdruckbedingungen und deren Folgen.

Die häufigsten gesundheitlichen Ereignisse beim Tauchen sind Barotraumen während der Abtauchphase. Während des Tauchgangs gefährden die Nebenwirkungen der Atemgase im Überdruck den Taucher. Typische Gefahren sind der „Blackout" gefolgt von Beinaheertrinken. Dekompressionsunfälle während der Auftauchphase sind zumeist bedrohliche neurologische Notfälle. Sie erfordern in jedem Fall die unverzügliche, leitliniengerechte Therapie in einer Behandlungsdruckkammer. Zur Überbrückung sind unterstützende Behandlungsmaßnahmen direkt am Unfallort erforderlich (Weslau 2006).

Statistiken des europäischen DAN (Divers Alert Network Europe) beziffern die Inzidenz für Dekompressionsunfälle beim Sporttauchen auf rund einen Zwischenfall je 10 000 Tauchgänge.

Wichtig: Dekompressionsunfälle sind medizinische Notfälle. Korrekt durchgeführte unmittelbare Maßnahmen vor Ort haben den gleichen Stellenwert wie die spezifische tauchmedizinische Therapie.

Beinaheertrinken

Pathophysiologie

Der Ablauf des Beinaheertrinkens folgt einem gewissen Schema. Zunächst kommt es zu einer willentlichen, maximalen Inspiration infolge des Schocks nach plötzlicher Immersion oder im Kampf gegen die Submersion. In Submersion wird zunächst noch kurz der Atem angehalten. Danach treten zwanghafte Atembewegungen auf. Hierbei kann es zum Eintritt von Flüssigkeit in die Atemwege kommen. Ein reflektorischer Laryngospasmus verhindert die Aspiration größerer Volumina. Tonisch-klonische Krämpfe mit heftigen Zwechfellfaszikulationen mischen Atemluft, Bronchialsekret, Surfactant und eingedrungenes Wasser zu einem weißen Schaum. Er kann in der darauf folgenden Phase der Bewusstlosigkeit als Schaumpilz aus den Atemwegen dringen.

Hinweis für die Praxis: Tatsächlich wird beim Beinaheertrinken nur relativ wenig Flüssigkeit aspiriert. Erheblich mehr wird über den Magendarmtrakt aufgenommen. Stets muss mit heftigem Erbrechen und Aspiration gerechnet werden. Die Lungen zeigen anfänglich zumeist ein trockenes Lungenemphysem.
Die Unterscheidung von Ertrinken und Beinaheertrinken ist in der Akutsituation ohne Relevanz. Viele Opfer sind leblos; blasses Hautkolorit und niedrige Hauttemperatur dürfen nicht als Todeszeichen missverstanden werden.

Schutz durch Kälte. Der Metabolismus kann durch eine begleitende Hypothermie stark reduziert sein, sodass ein deutlicher Schutz vor den Folgen der Gewebehypoxie bestehen kann. Deswegen kann auch keine Zeit genannt werden, nach der eine erfolgreiche Reanimation nicht mehr möglich ist. Selbstverständlich gilt dies nicht bei Vorliegen sicherer Todeszeichen.

Salz- oder Süßwasser. Die Unterscheidung hat für das Notfallmanagement keine praktische Bedeutung. Die meisten Überlebenden haben nicht mehr als 250 ml aspiriert (Golden u. Tipton 2002). Diese Menge reicht nicht dazu aus, klinisch relevante Elektrolytveränderungen oder Hämolysen zu verursachen.

Das Kardinalproblem nach Aspiration auch nur geringer Mengen Wassers besteht in der alveolären Hypoventilation durch Alveolarkollaps und Atelektasenbildung. Eine Übersicht über pulmonale Sofort- und Folgeschäden gibt Abb. 28.**12**.

Organbezogene Folgen

Organschäden sind zunächst durch die alveoläre Hypoxie induziert. Die Lunge reagiert darauf mit großer interindividueller Variabilität. Asymptomatische Verläufe, milde bis deutliche Dyspnoe oder schwer wiegende pulmonale Ödeme sind möglich.

Hinweis für die Praxis: Auch beim initial stabilen Patienten ist innerhalb der ersten 24 h jederzeit eine akute Verschlechterung der respiratorischen Situation möglich!

Lungenschädigung. Ursache für das interstitielle und alveoläre Lungenödem nach Beinaheertrinken ist nicht allein die Surfactant-Schädigung durch Aspirat, sondern auch die direkte hypoxische Schädigung an Alveolen und Kapillaren. Im Thorax-Röntgenbild zeigen sich unspezifische diffuse, teils fleckig-konfluierende Infiltrationen wie beim akuten Lungenversagen (Rumbak 1996). Es entwickelt sich eine kombinierte respiratorisch-metabolische Azidose.

Wichtig: Die Auskultation der Lungen am Unfallort ermöglicht bereits eine Risikoeinschätzung. Einen Überblick gibt Tab. 28.**9**.

Schädigung des ZNS. Neben der die Mortalität bestimmenden Lungenschädigung beeinträchtigen funktionelle Ausfälle des Zentralnervensystems als Folgen der hypoxisch-

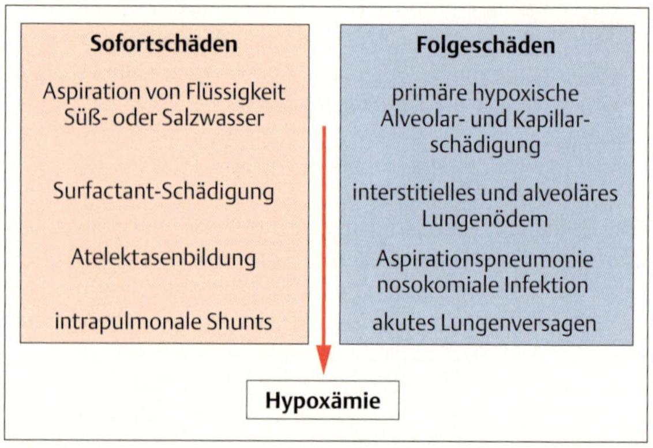

Abb. 28.**12** Pulmonale Sofort- und Folgeschäden bei Beinaheertrinken.

Tabelle 28.**9** Prognose nach initialem Auskultationsbefund nach Beinaheertrinken (Szpilman 1997)

Auskultationsbefund am Unfallort	Risiko fataler Ausgang [%]
Rasselgeräusche über einigen Bereichen	1
Rasselgeräusche beidseits	5
Deutliches Lungenödem	20
Fehlende Spontanatmung	45

ischämischen Belastung die Prognose. Das anfänglich zytotoxische Ödem entwickelt sich über eine Störung der Blut-Hirn-Schranke zur progredienten Gefäßextravasation mit der Gefahr eines fokalen vasogenen Ödems, das sich durch die Minderperfusion im eigenen Zentral- und Randbereich selbst unterhält und ausweitet.

Hinweis für die Praxis: Ein akutes Hirnödem ist in den ersten 24 h jederzeit möglich, auch bei inital neurologisch völlig unauffälligen Patienten!
Hypoxämie, Azidose und begleitende signifikante Hypothermie können schwer wiegende Herzrhythmusstörungen nach sich ziehen. Mit Kammerflimmern muss jederzeit gerechnet werden

Unfallhergang. Genaue Informationen über die Umstände eines Beinaheertrinkens sind für die korrekte Lageeinschätzung von entscheidender Bedeutung, damit begleitende Verletzungen erkannt werden können.

Hinweis für die Praxis: Bei Wasserunfällen immer beachten:
- Mit Schädel- und HWS-Trauma rechnen (z. B. nach Kopfsprung) – Gefahr bei der Kopfüberstreckung – ggf. stabilisieren!
- Mehrfachverletzungen möglich (z. B. nach Bootskollision, Wasserskiunfall) – Gefahr innerer und äußerer Blutungen!
- Komplikationen durch Grunderkrankungen – z. B. Alkohol- oder Drogenabusus, Apoplex, koronare Herzkrankheit, Epilepsie.

Notfallmanagement

Prominentes Ziel ist die Wiederherstellung einer suffizienten Respiration.

Hinweis für die Praxis: Bei aller gebotenen Eile muss immer die Eigensicherung von Rettern und Helfern beachtet werden.

Eine Übersicht über die erforderlichen Basismaßnahmen gibt Tab. 28.**10**.

Hinweis für die Praxis: In vielen Fällen, insbesondere bei unmittelbarem Einsetzen der Laienhilfe (BLS-Maßnahmen), reagieren die Verunfallten sofort, mit Husten, Würgen und Erbrechen. Kurze Hypoxiezeiten, kaltes Wasser und schnelle Reaktion auf die Erstmaßnahmen dürfen als günstige Prognose gewertet werden.

Die notärztliche Versorgung (Tab. 28.**11**) folgt zunächst den bekannten Reanimationsalgorithmen. Die umgehende Intubation und Beatmung mit Sauerstoff stehen dabei im Vordergrund.

Tabelle 28.**10** Basismaßnahmen beim Beinaheertrinken

Sichern	von Helfern und Rettern
Retten	aus Immersion oder Submersion
Position	während Rettung vertikal, Kopf vorsichtig überstreckt
Lagern	flach auf dem Rücken – Check Vitalfunktionen
Sauerstoff	Ziel F_iO_2 = 1 (Maske)
Fehlende Reaktion	stabile Seitenlagerung
Reanimation	gemäß BLS-Algorithmen, Ziel F_iO_2 = 1, ggf. AED-Einsatz
Beatmung	Tidalvolumen maximal 10 ml / kg bis 6 – 7 ml / kg bei O_2-Beatmung
Erbrechen	Aspirationsprophylaxe durch Seitenlagerung
Verletzungen	Vorsicht beim Kopfüberstrecken, Blutstillung, Tauchunfall?

Tabelle 28.**11** Notärztliche Maßnahmen beim Beinaheertrinken vor Ort und beim Transport

- Kurze Trachealtoilette
- Sofortige manuelle Beatmung mit Sauerstoff F_iO_2 = 1
- Frühzeitige Indikation zur Intubation bei respiratorischer Insuffizienz, Lungenödem
- PEEP-Beatmung initial mit maximal 5 mbar
- Tidalvolumen bei stabiler Sauerstoffsättigung um 95 % bei 6 – 7 ml / kgKG
- Verhältnis PaO_2 / FiO_2 baldmöglichst auf niedrigere Sauerstoffkonzentrationen reduzieren
- Magensonde legen, Mageninhalt absaugen
- Anhaltende kardiopulmonale Reanimation
- Pulsoxymetrische Überwachung
- Kristalloide, isotone Volumentherapie i. v., bei Kleinkindern ggf. intraossär

Allerdings ist die Datenlage über die Effizienz präklinischer notfallmedizinischer Maßnahmen beim Beinaheertrinken vergleichsweise schlecht und noch am besten für Kindernotfälle dokumentiert (Goh u. Low 2002; Pepe et al. 2002). Die meisten Veröffentlichungen beschäftigen sich mit dem Beatmungsmanagement der sog. Ertrinkungslunge unter prolongierter intensivmedizinischer Therapie.

Zurückhaltung bei den Beatmungsparametern. Weil Beinaheertrinken zumeist mit kollateralen Problemen einhergeht, wie Unterkühlung, Verletzungen oder Schockzustand, ist bei der Beatmung auch unter Standardeinstellungen, wie sie bei Ateminsuffizienz normalerweise eingesetzt werden, Vorsicht geboten. Das gilt im Besonderen für kontinuierlichen positiven Druck bei Hyopvolämie, deutlichen Kreislaufbeeinträchtigungen oder vor bestehenden obstruktiven Lungenerkrankungen. Initiale Zielgröße des Tidalvolumens sind 10 ml / kg. Die Reduktion auf 6 – 7 ml / kg sollte unter PEEP-Beatmung zügig und spätestens bei stabilem SpO_2 um 95 % erfolgen. Die Oxygenierung hat einen

PaO_2 von 8 – 10 kPa zum Ziel. Bei längeren Transportwegen sollte das Verhältnis PaO_2/FiO_2 zur Vermeidung von Lungenparenchymschäden durch toxische Sauerstoffradikale möglichst auf niedrigere Sauerstoffkonzentrationen reduziert werden (Auf der Heide et al. 2004; Pepe et al. 2003).

Wichtig: Auf sämtliche Manipulationen mit dem Ziel, Flüssigkeit aus den tiefen Luftwegen zu entfernen, soll verzichtet werden. Der Heimlich-Handgriff ist beim Wasserunfall obsolet, weil er die Aspirationsgefahr erhöht (Rosen et al. 1995)! Nach Absaugung der oberen Atemwege muss zügig intubiert werden.

PEEP-Beatmung. Bei hämodynamisch stabilen Patienten soll die initiale Beatmung zur optimalen Nutzung der alveolären Gasaustauschfläche mit einem positiv-endexspiratorischen Druck (PEEP) von maximal 5 mbar erfolgen. Auch bei spontan atmenden Patienten kann aufgrund plötzlich eintretender Ateminsuffizienz jederzeit die Indikation zur Intubation eintreten. Bewusstseinseingetrübte Patienten haben aufgrund der großen Mengen verschluckter Flüssigkeit ein hohes Risiko, Erbrochenes zu aspirieren

Hinweis für die Praxis: Eine begleitende Hypothermie kann während des Transports einen zerebroprotektiven Nutzen bedeuten. Bei schwer unterkühlten Patienten steht die Fortsetzung der Reanimationsmaßnahmen bis zum Erreichen einer Intensivstation und Vorliegen einer normalisierten Körperkerntemperatur außer Frage.

Klinikaufnahme

Wichtig: Die stationäre Aufnahme (Überwachung) ist für alle Beinaheertrunkenen obligatorisch, wenn es sich um Kinder handelt oder Erwachsene mit den geringsten klinischen Auffälligkeiten.

Nach Klinikaufnahme sind bei allen Beinaheertrunkenen arterielle Blutgasanalysen (BGA) und eine Röntgenaufnahme der Thoraxorgane obligatorisch. Auch initial unauffällige Patienten sollten nach Beinaheertrinken besser über mindesten 6 h klinisch überwacht werden. Bei den diskretesten pulmonalen Zeichen ist die klinische Überwachung über 24 h erforderlich. Die Indikation zur (assistierten) Beatmung wird großzügig gestellt.

Immersionstrauma

Pathophysiologie

Menschen in Immersion sind durch die Umgebungstemperatur des Wassers, aber auch durch Sprühnässe, Wind und körperliche Beanspruchung häufig extremen thermischen Belastungen ausgesetzt. Die psychische Belastung mit erhöhter Atemfrequenz und weiterer Auskühlung kommt hinzu. Obwohl der Mensch Schwankungen der Umgebungstemperatur zwischen – 70 °C und + 100 °C kurzzeitig tolerieren kann, benötigt er für die optimale Funktion seines Körpers eine Temperatur um 37 °C; ein schmaler Bereich, der mittelfristige Schwankungen um bis zu 2 °C relativ problemlos erlaubt (Golden 1974).

Wichtig: Extreme sind möglich! Wenn auch nicht die Regel. Unbeschadet überlebt wurden bis zu 60 min unter Wasser bei einer Körperkerntemperatur von 13,7 °C (Gilbert et al. 2000).

Messfühler. Die Regulation der Körpertemperatur erfolgt über einen Regelkreis. Thermorezeptoren als Temperaturfühler messen ständig die Temperatur von Haut und inneren Organen und melden diese an das Temperaturzentrum im Hypothalamus. Dort findet ein Istwert-Sollwert-Vergleich statt. Temperaturabweichungen vom Normalwert werden durch Stellglieder des Regelkreises korrigiert: Innere Organe und Skelettmuskulatur produzieren Wärme. Hautgefäße steuern die Wärmeabgabe über die Durchblutung.

Randbedingungen. Das Ausmaß eines Immersionstraumas wird neben der Umgebungstemperatur wesentlich beeinflusst durch die Art der Bekleidung, die gesundheitliche Tagesform, die Stresstoleranz sowie weitere Risikofaktoren. Wenn die Wärmeabgabe die körpereigenen Möglichkeiten der Gegenregulation überschreitet, sinkt die Körperkerntemperatur kontinuierlich ab (Giesbrecht u. Bristow 1995).

Hinweis für die Praxis: Bei einer akuten Hypothermie ist nicht die absolute Körperkerntemperatur entscheidend, sondern:
- Alter, Allgemein- und Trainingszustand,
- Gradient der Unterkühlung als möglicher Schutzmechanismus,
- begleitende Gesundheitsstörungen oder Verletzungen,
- Organschädigungen durch Hypoxie.

Weil das klinische Bild über das notärztliche Management entscheidet, kann vor Ort auf die Bestimmung der Körperkerntemperatur verzichtet werden.

Wichtig: Eine Voraussage darüber, wie lange eine Person einen spezifischen Immersionszustand überleben wird, kann nicht gegeben werden (Tikuisis 1997).

Kinder haben günstigere Voraussetzungen. Eine rasche Abkühlung kann zerebroprotektiv wirken. Die akute Submersionshypothermie führt zu schnellem zentralem Wärmeverlust, wobei auch die Aufnahme von kalter Flüssigkeit in den Gastrointestinaltrakt eine Rolle spielt. Die verhältnismäßig größere Oberfläche gegenüber der Körpermasse der Kinder begünstigt die protektive Submersionshypothermie. Gerade die kritische Wiederbelebungszeit des Gehirns kann durch protektive Hypothermie deutlich verlängert werden.

Auswirkung des Tauchreflexes. Der so genannte Tauchreflex durch Eintauchen des Gesichts in kalte Flüssigkeit führt zu einer reflektorischen Kreislaufdepression mit Bradykardie und Vasokonstriktion. Er kann im Einzelfall die zerebrale Protektion weiter verstärken.

Wichtig: Bei Submersion erhöht sich der aktuelle pO_2 initial entsprechend des Umgebungsdrucks. Auf 10 m Tiefe wäre der pO_2 im Vergleich zur Oberfläche verdoppelt. In größerer Tiefe können Submersions-Hypothermie, Tauchreflex und Partialdruckerhöhung gemeinsam die Reanimationsgrenzen sehr deutlich positiv beeinflussen (Gooden 1992).

Hinweis für die Praxis: Kältezittern ist ein prognostisch günstiges Zeichen. Es ist nur bis zirka 34 °C vorhanden und gibt einen Hinweis auf die Schwere der Unterkühlung. Weil noch autonom Wärme produziert werden kann, sind Komplikationen während der Wiedererwärmungsphase eher unwahrscheinlich.

Bei einem Immersionstrauma spielen darüber hinaus intra- und interindividuelle Faktoren eine Rolle, die in Tab. 28.**12** dargestellt sind.

In der beginnenden Unterkühlung ist der Metabolismus bis auf 500% gesteigert. Ursache hierfür ist v. a. das extreme Muskelzittern, aber auch eine Ausschüttung von Katecholaminen. Der Sauerstoffbedarf ist deutlich erhöht. Bei weiter voranschreitender Unterkühlung reduzieren sich die Stoffwechselfunktionen. Durch Linksverschiebung der Sauerstoffdissoziationskurve entsteht eine relative Gewebehypoxie. Gasaustauschstörungen, Laktat- und CO_2-Retention resultieren in metabolischer Azidose. Die Folgen an den Organsystemen können erheblich sein (Tab. 28.**13**).

Spezifische Gefährdungen

Weitere Temperaturverluste. Als Afterdrop wird der weitere Abfall der Körperkerntemperatur nach Beendigung der Kälteexposition bezeichnet. Die Phase des Afterdrops erstreckt sich von der Rettung des Unterkühlten über die Erstbehandlung und den Transport bis hin zur ersten stationären Therapie. Er tritt nicht auf, wenn die autonome Wärmeproduktion noch wirkungsvoll aktiv ist. Durch den Afterdrop können initial stabile Patienten zunehmend in die Gefahrenzone schwer wiegender Herzrhythmusstörungen geraten.

Vor der Rettung hat die kalte Körperschale ihre maximale Ausdehnung erreicht und kann bis zu 40% des Körpergewichts betragen. Die Wärmeaufnahmekapazität dieser erheblichen Masse ist groß. Bei einem schwer Unterkühlten findet im Körperzentrum nahezu keine Wärmeproduktion mehr statt. Dennoch strömt entlang des Temperaturgradienten Körperkern-Körperschale weiterhin Wärme aus dem noch relativ warmen Kern in die kalte Schale. Minimale bis fehlende Wärmeproduktion einerseits und deutlicher Abstrom von Wärme nach außen andererseits resultieren im Afterdrop der Kerntemperatur (Pujol et al. 1996).

Tabelle 28.**12** Intra- und interindividuelle Faktoren bei Immersionshypothermie

Unterhautfettschicht	Dicke ist wesentlicher Faktor
Körperliche Aktivität	Bewegungen im Wasser sind schädlich, Wärmeverlust steigt
Zentralisation	Kreislaufzentralisation, initiale Verbreiterung der Isolation
Akklimatisation	wer an Kälte gewöhnt ist, kommt länger mit ihr zurecht
Motivation	Überzeugung, Zuversicht und Wille zum Überleben

Tabelle 28.**13** Veränderungen bei schwerer Hypothermie

Organ / System	Auswirkungen
Metabolismus	Reduktion, Sauerstoffverbrauch sinkt
Herz	Bradykardie, Kammerflimmern
Kreislauf	Zentralisation, Anstieg von Blut- und zentralem Venendruck
Wasserhaushalt	Membranleckagen, intrazelluläre Ödeme
Blut	Sludgebildung, Perfusions- und Gerinnungsstörungen
Lungen	gestörter Gasaustausch, reduzierter Atemantrieb
Nieren	Diurese, erhebliche Glucose- und Natriumverluste

Wichtig: Der Afterdrop ist nicht primär Folge des Rückstroms kalten venösen Blutes aus der Peripherie bei Wiedererwärmung. Er tritt beim schweren Immersionstrauma auf und muss beim Notfallmanagement bedacht werden. Bei der Wiedererwärmung strömen saure Metabolite aus der Peripherie nach zentral. Sie treffen auf ein kaltes, flimmerbereites Herz und potenzieren das Problem. Die Auslösung maligner Arrhythmien kann die Folge sein.

Gefahr Bergetod. Wenn der Verunfallte bei der Rettung senkrecht statt horizontal aus dem Wasser gehoben wird, fällt die hydrostatische Komponente plötzlich weg und Blut versackt in die kältebedingt atonischen Beinvenen. Bevor eine Chance zur Gegenregulation besteht, kann über einen Kollaps der so genannte Bergetod („Afterfall") eintreten.

Hinweis für die Praxis: Aus Sicherheitsgründen ist die horizontale Rettung, z. B. mittels Stretcher, anzustreben. Die senkrechte Rettung ist aus technisch-operationellen Gründen allerdings nicht immer zu vermeiden.

Klinisches Bild und Diagnostik

Das klinische Bild ist von größerer Aussagekraft als die Körperkerntemperatur. Diese lässt sich im Notfall mit keiner vor Ort routinemäßig zur Verfügung stehenden Methode exakt bestimmen.

Unterschiedliche Ausprägungsformen. Beim Immersionstrauma sind 3 Schweregrade bzw. Stadien zu unterscheiden.

Hinweis für die Praxis: Wenn die Messung der Körperkerntemperatur nicht möglich ist, hat es sich bewährt, nur zwischen leichter und schwerer Unterkühlung zu unterscheiden, weil damit verschiedene Behandlungsansätze verbunden sind. Unterscheidungskriterium ist das Kältezittern.

Leichte Form. Der Betroffene ist stabil und reagiert uneingeschränkt. Das Immersionstrauma Grad I entspricht dem früher sog. Erregungsstadium, das bei Körperkerntemperatur von 36–33 °C durch erhaltenes Bewusstsein mit Unruhe und Agitiertheit sowie heftigstes Muskelzittern gekennzeichnet ist. Es kommt zur Zentralisation des Kreislaufs mit

- Vasokonstriktion der Hautgefäße,
- blasser Haut sowie
- Zyanose von Lippen und Nagelbetten.

Das Kältezittern erreicht sein Maximum bei 35–34 °C Körperkerntemperatur und stagniert mit weiterer Unterkühlung. Bei sehr kalten Extremitäten löst sich die Vasokonstriktion und lässt mit einer Periodizität von 15–30 min periphere Durchblutungen zu. Dieser Effekt wirkt lokalen Kälteschäden entgegen, führt aber zur weiteren Auskühllung des Körperkerns. Darüber hinaus kommt es zu einer Hypoglykämie sowie zu gesteigerter Diurese. Der hydrostatische Druck auf die Extremitäten führt zu Blut- und Flüssigkeitsverlagerung nach zentral. Der Körper reagiert auf die vermeintliche Hypervolämie mit einer verminderten ADH-Freisetzung, die zur Immersionsdiurese führt.

Schwere Form. Der Betroffene ist nicht stabil und reagiert eingeschränkt. Das Immersionstrauma Grad II entspricht dem früher sog. Erschöpfungsstadium mit Körperkerntemperatur von 33 – 28 °C und gravierenden Immersionsfolgen. Das Bewusstsein ist getrübt, die Patienten sind verwirrt bis apathisch bzw. schlafend, aber noch zu erwecken, die Sprache ist bereits lallend. Die Pupillen reagieren träge, die Reflexe sind abgeschwächt. Das Muskelzittern fehlt. Die Muskulatur ist rigide, die Bewegungen sind verlangsamt, die Schmerzempfindung fehlt weitgehend. Puls und Atmung sind flach und unregelmäßig. Die Vasokonstriktion ist maximal. Der Metabolismus wird zunehmend vermindert, parallel entwickelt sich langsam fortschreitend ein Multiorganversagen.

Schwerste Form. Der Betroffene reagiert nicht mehr. Das Immersionstrauma Grad III entspricht dem früheren Lähmungsstadium mit Körperkerntemperatur unter 28 °C. Bereits ab 30 °C kann Bewusstseinsverlust auftreten, der in tiefste Bewusstlosigkeit bis zum „Scheintod“ übergeht. Die Pupillen sind weit und ohne Reaktion, die Reflexe sind erloschen. Die Haut ist extrem kalt und zeigt ein blassbläuliches Kolorit. Charakteristisch sind schwer wiegende Herzrhythmusstörungen (Bradykardie, Kammerflimmern), Hypoventilation bis Apnoe und Hypoxämie.

Hinweis für die Praxis: In die Bewertung des Immersionstraumas fließen stets Begleitumstände, Entstehung, Begleiterkrankungen und Lebensalter sowie die klinische Symptomatik ein (Tikuisis 1995).
Die rektale Temperaturmessung ist störanfällig und nur mäßig empfindlich (träges Reaktionsverhalten). Tympanische Sonden sind weniger störanfällig (Zerumen beachten) und messen hochempfindlich. Sie eignen sich insbesondere für häufiges Monitoring und Messungen bei Kindern (Pujol et al. 1996).

Immersionschock. Der ungeschützte Sturz oder Sprung in das kalte Wasser beinhaltet das Risiko eines tödlichen Immersionsschocks mit akuter Hypertonie, unkontrollierbaren krampfartigen Inspirationen und schwer wiegenden Herzrhythmusstörungen. Aktives Entwickeln oder Anlegen von Rettungsmitteln sowie koordiniertes Handeln sind den Betroffenen nicht mehr möglich.

Notfallmanagement

Es wird unterschieden zwischen einer passiven und aktiven, externen und internen Wiedererwärmung. Bei der passiven Wiedererwärmung, die nur bei milder Hypothermie sinnvoll ist, erwärmt sich der Patient „mit endogenen Mitteln“. Bei aktiven Methoden wird dem Patienten Wärme von außen zugeführt (Cahill et al. 1993; Mekjavic u. Eiken 1995; Roggero et al. 1992; Steele et al. 1996). Interne Methoden sind zumeist speziell geschultem Personal in Notfallaufnahmen und größeren Krankenhäusern vorbehalten (Deiml u. Heß 1992; Heise et al. 1996). Externe Methoden sind „nichtinvasiv“, können aber hinsichtlich der Wiedererwärmungsrate gegenüber den internen Verfahren nicht mithalten (Tab. 28.**14**). Die direkte Körper-zu-Körper-Erwärmung sollte „out-of area“ als geeignete Maßnahme bei Fehlen anderer Möglichkeiten nicht vergessen werden (Giesbrecht et al. 1994).

Tabelle 28.**14** Methoden der Wiedererwärmung (Auswahl)

Methode	Wiedererwärmung °C/h
Passiv extern (warmer Raum, über Kältezittern)	<0,5
Aktiv extern	
▸ Decken, Wärmflaschen <40 °C, Heizdecken Stufe 1 – 2	<1
▸ „Body-to-Body“	<1
▸ Sauerstoff, angewärmt, angefeuchtet	<2
▸ Konvektive Wärmetherapie	<3
▸ Warmwasserdusche – *kein* Wannenbad!	<5
Invasiv	
▸ Warmwasserspülungen Magendarmtrakt	<1
▸ Infusionen, angewärmt, mit Wärmezuleitung	<1
▸ Peritoneallavage	<5
▸ Venovenöse Hämofiltration, Wärmekreislauf, Hämodialyse	10
▸ Kardiopulmonaler Bypass	>10

Effizienz. Invasive Methoden zur Wiedererwärmung sind am effektivsten. Bei schwerstem Immersionstrauma gibt es dazu kaum eine Alternative. Die konvektive Wärmetherapie ist technisch einfach, nicht invasiv und auch für den Grenzbereich zum schwersten Immersionstrauma mit Erfolg angewendet worden. Sie hat den Vorteil, nahezu überall zur Verfügung zu stehen.

Wichtig: Bei schwerstem Immersionstrauma kann der Patient apnoeisch und peripher ohne Puls sein. Damit ist die Diagnose „Kreislaufstillstand“ gestellt, die ein entsprechendes Vorgehen erfordert.
„Nur tot, wenn warm und tot“, lautet der Leitsatz im Umgang mit Immersionsopfern. Der Patient mit Kreislaufstillstand wird unter Beatmung und Herzdruckmassage schnellstmöglich zur nächsten geeigneten Klinik transportiert, um dort mit der Wiedererwärmung zu beginnen. Möglichkeiten der Wiedererwärmung während des Transports bestehen zumeist nicht und sind wegen ihrer nur sehr geringen Effizienz auch nicht erforderlich.

Gefahren durch das kalte Herz. Die erhöhte elektrische Vulnerabilität des kalten Myokards kann dazu führen, dass durch die Herzdruckmassage Kammerflimmern ausgelöst wird. Dennoch muss bei Verdacht auf Kreislaufstillstand nach intensiver Überprüfung der zentralen Pulse sofort mit Reanimationsmaßnahmen begonnen werden. Probleme kann es bei der Defibrillation geben. Sie ist in tiefer Hypothermie häufig erfolglos und sollte nicht in kurzen Abständen wiederholt werden.

Hinweis für die Praxis: Die Muskulatur, einschließlich des Myokards, ist ab 29 °C Muskeltemperatur funktionslos. Deswegen besteht im kalten Wasser nur kurzzeitig Schwimmchance. Das kalte Herz lässt sich nicht erfolgreich defibrillieren.

Der stark Frierende. Nach nur kurzzeitiger Immersion und milder Unterkühlung mit ausgeprägtem Kältezittern sind einfache passive Maßnahmen wie Abtrocknen, Entfernen nasser Kleider und das Einhüllen in Decken im Allgemeinen ausreichend. Diese lediglich „kalten Patienten" sind in der Regel nicht ernsthaft gefährdet und problemlos zu betreuen.

Komplikationen. Vorerkrankungen, Lebensalter, Drogen- und Alkoholmissbrauch können jedoch auch milde Immersionstraumen zu schwer wiegenden Notfällen werden lassen. Die Wiedererwärmungsphase bei Körperkerntemperaturen unter 35,5 °C durch autonome Wärmeproduktion (Kältezittern) ist körperlich und psychisch außerordentlich belastend, sodass bestehende Möglichkeiten aktiver Wärmezufuhr grundsätzlich ausgenutzt werden sollen.

Wichtig: Unterhalb 33 °C wird das Management durch die zunehmende Inzidenz von Bradykardien und Kammerflimmern problematischer. Der Ersthelfer wird in eine passivere Rolle gezwungen, weil effektive, sichere Methoden zur Wiedererwärmung außerhalb von Kliniken in der Regel nicht zur Verfügung stehen. Bewusste Zurückhaltung wird hier zum wesentlichen Teil der Ersten Hilfe. Die erforderlichen Therapiemaßnahmen in der präklinischen Phase des Immersionstraumas sind in Tab. 28.**15** dargestellt.

Hinweis für die Praxis: Wasserunfälle mit Herzkreislaufstillstand nach Beinaheertrinken und schwerer Hypothermie müssen in jedem Fall ohne Verzug unter anhaltender kardiopulmonaler Reanimation zu einer stationären Einrichtung mit Erfahrungen auf dem Gebiet der Wiedererwärmung Schwerstunterkühlter transportiert werden. Die Möglichkeit zur Wiedererwärmung mittels extrakorporaler Zirkulation sollte gegeben sein (Walpoth u. Fisher 2006). Eine Alternative ist die ubiquitär vorhandene konvektive Wärmetherapie.

Tabelle 28.**15** Notärztliche Maßnahmen beim Immersionstaruma

Immersionstrauma I – Patient ist stabil und reagiert uneingeschränkt Leichte Form – Körperkerntemperatur > 33 °C
▸ Schutz vor weiterer Auskühlung, in warme Umgebung verbringen
▸ Entfernung nasser Bekleidung, geeignete Isolation
▸ Passiv externe oder aktiv externe Wiedererwärmung
▸ Warme Getränke
▸ Instabile Patienten in klinische Überwachung / Therapie
Immersionstrauma II – Patient ist nicht stabil und reagiert eingeschränkt Schwere Form – Körperkerntemperatur > 29 °C
▸ Schutz vor weiterer Auskühlung, in warme Umgebung verbringen
▸ Wenig Eigenbewegungen zulassen
▸ Entfernung nasser Bekleidung, Ruhigstellung, geeignete Isolation
▸ Sauerstoffatmung
▸ Sicherer peripherer Zugang
▸ Permanentes notärztliches Monitoring – Reanimationsbereitschaft
▸ Rascher Transport über Rettungskette, Wiedererwärmung unter klinischen Bedingungen
▸ Afterdrop-Gefahr!
Immersionstrauma III – Patient reagiert nicht Schwerste Form – Körperkerntemperatur < 29 °C
▸ Sofortige anhaltende kardiopulmonale Reanimation
▸ Keinerlei Manipulationen, Kleidung aufschneiden, wo erforderlich, sonst belassen
▸ Herzdruckmassage kann in der Frequenz auf 50 % reduziert werden
▸ Nur eine Defibrillationsserie, Wiederholung nach mehreren Minuten
▸ Sauerstoffbeatmung
▸ Sicherer (peripherer) Zugang
▸ Permanentes notärztliches Monitoring
▸ Schnellster Transport über Rettungskette, Wiedererwärmung unter klinischen Bedingungen
▸ Erhebliche Afterdropgefahr!
▸ Todesfeststellung erst nach erfolgter Wiedererwärmung!

28

Langsame Wiedererwärmung. Allerdings haben sich in den vergangenen Jahren Erkenntnisse ergeben, dass die maximale Wiedererwärmung mittels extrakorporaler Zirkulation das Risiko schwer wiegender pulmonaler und zerebraler Ödeme beinhaltet, wahrscheinlich aufgrund einer Reperfusionsproblematik (Walpoth u. Fisher 2006). Die grundsätzlich guten Erfahrungen mit der konvektiven Wärmetherapie (Wiedererwärmungsraten von 2–3 °C/h) haben dazu geführt, dass die invasive Wiedererwärmung in der Klinik zumindest ab 33 °C Körperkerntemperatur stark verlangsamt wird (Walpoth u. Fisher 2006). Es besteht eine Tendenz zum nichtinvasiven Vorgehen (Röggla et al. 2002; Steele et al. 1996).

Projekt SARRRAH

Das Projekt SARRRAH (Search and Rescue, Resuscitation and Rewarming in Accidental Hypothermia) basiert auf der Erkenntnis, dass die Rettungs- und Behandlungskonzepte für Schiffbrüchige bzw. Menschen mit lebensbedrohlicher Unterkühlung verbesserungsfähig sind (Baumeier 2006).

Wichtig: Unterkühlte haben deutlich bessere Chancen auf eine erfolgreiche Wiederbelebung als kritisch erkrankte Menschen mit normaler Körpertemperatur. Voraussetzung ist, dass dies bei den Rettungs- und Behandlungsmaßnahmen hinreichend berücksichtigt wird.
Das Vorhaben wird unter Federführung der Klinik für Anästhesiologie des Universitätsklinikums Schleswig-Holstein in Lübeck weiterentwickelt. Das Schiffahrtmedizinische Institut der Marine, die Deutsche Gesellschaft zur Rettung Schiffbrüchiger, 11 Kliniken im Bereich der deutschen Nord- und Ostseeküste sowie das Institut für Rechtsmedizin des Universitätsklinikums Schleswig-Holstein in Lübeck sind Kooperationspartner des Projekts. Eine durchgehend verfügbare ärztliche telefonische Rufbereitschaft im Rahmen des Projekts (07000-SARRRAH) stellt die ereignisnahe vollständige Dokumentation sicher. Detailinformation steht im Internet unter www.sarrrah.de bereit.

Neue Konzepte. SARRRAH hat klare und im Realeinsatz anwendbare Rettungs- und Behandlungskonzepte auf der Grundlage aktuellen medizinischen Wissens erarbeitet. Ziel ist es, die Logistik einer funktionierenden Rettungskette für den Transport von Schwerstunterkühlten, auch unter fortwährender Wiederbelebung, bis in die geeignete und darauf vorbereitete Zielklinik zu gewährleisten. Dies wird in Ausbildungs- und Trainingsprogrammen bereits allen in der Seerettung tätigen Institutionen einheitlich vermittelt. Die erforderlichen Hilfsmittel zum Zweck der Lagerung, Transport, Wiederbelebung und Überwachung unter rauen Einsatzbedingungen zur Anwendung durch Laien, semiprofessionelle und professionelle Ersthelfer wurden modifiziert bzw. neu entwickelt.

Dokumentation. Zur Qualitätskontrolle und wissenschaftlichen Aufarbeitung wird eine einheitliche einsatztaktische und medizinische Dokumentation der Rettungsabläufe von dem auslösenden Ereignis bis zum Abschluss der stationären Behandlung vorgenommen. In die Verlaufsbeobachtung werden auch Patienten, die durch Rettungsdienste an Land primär versorgt wurden, einbezogen.

Besonderheiten beim Seeunfall

Beim Seeunfall ist der Wille zum Überleben, mehr als alle anderen Faktoren, zugleich der Weg zum Überleben. In 5 °C kaltem Wasser ist die Sensibilität der Hand unmittelbar gestört. Unter 10 °C Hauttemperatur nimmt die Geschicklichkeit der Finger rapide ab, Hände und Füße schmerzen stark. Erforderliche Manipulationen an Rettungsmitteln werden problematisch.

Flüssigkeitsmangel. Flüssigkeitsmangel gefährdet Schiffbrüchige bereits nach Stunden. Dagegen belastet selbst mehrwöchiges Hungern zwar die Psyche, ist aber primär nicht lebensgefährlich. Das Trinkwasserproblem ist auch heute noch die größte Bedrohung für Schiffbrüchige. Anfangs verliert ein Schiffbrüchiger durch Immersion und Erbrechen bei Seekrankheit vermehrt Flüssigkeit. Später, im Zustand der Hypovolämie, reduziert sich dieser Verlust. Der minimale Trinkwasserbedarf eines Schiffbrüchigen wird mit 0,5 l/Tag angenommen. In Standardrettungsinseln werden 0,5 l/Person vorgehalten. Kranke und Verletzte benötigen mehr Trinkwasser als gesunde Personen.

Wichtig: Wassermangel und Umgebensein von Wasser steigert den Drang zum Seewassertrinken. Das Trinken von Salzwasser führt zum Mangel an osmotisch freiem Wasser mit unkorrigierbaren Elektrolytentgleisungen und fatalen Erregungsleitungsstörungen von Herz und ZNS.

Rettungsinseln, Schlauchboote oder Schiffbrüchige mit Rettungswesten oder Überlebensanzügen sind allen Bewegungen des Wassers ausgesetzt. Die meisten Menschen reagieren darauf mit einer schweren Kinetose und anhaltendem Erbrechen. Der Flüssigkeits- und Elektrolytverlust verschlechtert die Prognose. Aus diesem Grund gehören Antiemetika zur Standardausrüstung von Rettungsgeräten.

Tauchunfall

Barotraumen und „Blackout"

In allen luftgefüllten knöchern-starren Hohlräumen des Körpers können Barotraumen durch Druckwechsel beim Ab- bzw. Auftauchen auftreten. In der Regel sind Nasennebenhöhlen, Mittel- und Innenohren betroffen. Als Symptomatik stehen Schmerzen oder dem Morbus Menière ähnliche Ausfälle im Vordergrund.

Hinweis für die Praxis: Anhaltende oder schwer wiegende Symptome erfordern rasche Diagnostik durch einen möglichst tauchmedizinisch erfahrenen HNO-Arzt.

Vielfältige Ursachen. Der „Blackout" beim Tauchen ist mit einem hohen Ertrinkungsrisiko verbunden. Mögliche Ursachen können vom technischen Versagen über menschliches Fehlverhalten bis zu druckbedingten Beeinträchtigungen durch die Atemgase reichen. Im Vordergrund stehen die narkotische Wirkung hoher Stickstoffpartialdrücke, Retention von CO_2 unter Überdruckbedingungen, Intoxikationen durch Sauerstoff bei zu tiefen Tauchgängen sowie Hypoxie durch Aufbrauchen des Atemgases. In Paniksituationen oder bei Überanstrengung kann es oberflächennah zur Ohnmacht nach Hyperventilation kommen.

Hinweis für die Praxis: Nach einem „Blackout" beim Tauchen steht das allgemeine Notfallmanagement im Vordergrund. Ein begleitendes Beinaheertrinken ist wahrscheinlich.

Dekompressionsunfälle

Überdehnung der Lungen. Grundsätzlich dehnt sich in den Lungen befindliche Atemluft beim Aufstieg aus und muss abgeatmet werden. Ab einem intrapulmonalen Überdruck von 30 mmHg können Alveolarrupturen mit nachfolgender klinischer Symptomatik auftreten. Die Gefahr einer Überdehnung der Lungen besteht bei Panik- oder Notaufstiegen, aber auch beim völlig unauffälligen Aufstieg, wenn Atemwegs- oder Lungenerkrankungen vorliegen oder sich Atemgas in peripheren abgeschlossenen Lungenbezirken gefangen hat („air trapping“).

Hinweis für die Praxis: Die partielle Überblähung von Lungenabschnitten kann als Notfallsituation arterielle Luftembolie, Pneumothorax, Mediastinal- und/oder Subkutanemphysem zur Folge haben. Kommt es noch unter Druck zum Pneumothorax, dehnt sich die Luft in der betroffenen Thoraxhöhle weiter aus. Die Folge ist ein lebensbedrohlicher Spannungspneumothorax.
Die Symptome treten rasch, häufig unmittelbar nach dem Auftauchen auf. Die arterielle Luftembolie betrifft zumeist das ZNS. Mehr oder weniger umschriebene Ischämiegebiete sind die Folge.

Dekompressionskrankheit. Sie entsteht durch Gasbläschen in Blut und Geweben. Während des Abstiegs und Aufenthalts eines Tauchers in der Tiefe sättigen sich die Körpergewebe mit Inertgasen entsprechend dem erhöhten Partialdruck im Atemgas. Beim Tauchen mit Atemluft ist das in der Regel Stickstoff. Die Sättigung wird von der Art des Gewebes, der Gaslöslichkeit sowie der regionalen Perfusion und Diffusion beeinflusst. Beim Aufstieg des Tauchers sinkt der Umgebungsdruck, sodass die Gewebe mit Inertgas übersättigt werden. Es kommt zur Bildung kleiner Stickstoffbläschen in Körperflüssigkeiten und Geweben.

Hinweis für die Praxis: Schmerzen und vornehmlich neurologische Funktionsausfälle sind die klinischen Zeichen von Dekompressionsunfällen. Die Schmerzereignisse betreffen zumeist Haut und Muskulatur. Sie treten zeitverzögert auf. Schwer wiegende neurologische Ereignisse treten rasch auf.

Fortschreitender Prozess. In der Folge verwandeln sich die Bläschen in rigide Komplexe, die umgebendes Gewebe beeinträchtigen. Ihre Oberfläche wird zunehmend von Thrombozytenaggregaten und mehrschichtigen Fibrinhüllen belegt. Die Integrität der Gefäße wird empfindlich gestört. Es kommt zur lokalen Inflammation mit Mediatorenfreisetzung und ausgeprägten Ödembereichen. Gehirn und Rückenmark reagieren mit progredienten Funktionsausfällen im Sinne einer zunächst noch reversiblen fokalen neurologischen Degeneration. Zu Beginn noch umschriebene Ischämiebereiche weiten sich durch Störung der Blut-Hirn-Schranke aus.

Wichtig: Der Gesamtverlauf des Dekompressionsunfalls ist umso ungünstiger, je mehr Bläschen zu festen Komplexen umgewandelt werden (Thorsen et al. 1989). Sämtliche unterstützende Notfallmaßnahmen am Tauchunfallort haben die Verzögerung der Bildung dieser Blasenkomplexe zum Ziel.

Flüssigkeitsmangel. Hypovolämie und Hämokonzentration erhöhen das Risiko eines Dekompressionsunfalls und tragen zu schwerer wiegenden Verläufen bei, weil periphere Strömungsverlangsamung die Elimination des Stickstoffs aus den Geweben verzögert.

Mischtypen. Über zumeist pulmonale Shuntmechanismen kann es zu Kombinationen aus neurologischer Dekompressionskrankheit und Luftembolie in das ZNS kommen. Die neurologischen Symptome sind zumeist schwer wiegend.

Klinisches Bild des schweren Tauchunfalls

„Typ 1“. Schmerzen in Gelenkstrukturen und der Muskulatur („Bends“) treten in der Regel zeitverzögert auf. Sie verlaufen prinzipiell unproblematisch, sofern keine weiteren Symptome hinzutreten. Die Schmerzen können allerdings eine erhebliche Intensität erreichen. Hautsymptome zeigen sich als schmerzhaftes Prickeln, flohstichartige Rötungen bis hin zu einer landkartenähnlichen, lividen Verfärbung größerer Areale (Typ I der Dekompressionskrankheit).

„Typ II“. Zielorgane des als Typ II der Dekompressionskrankheit bezeichneten Verlaufs sind ZNS und Lungen. Die neurologischen Ausfälle mit dem klinischen Bild einer zumeist inkompletten Querschnittsymptomatik treten zügig nach dem Auftauchen, in Mehrzahl der Fälle innerhalb der ersten Stunde, auf (Francis et al. 1988).

„Luftembolie“. Bei der arteriellen Gasembolie sind leichte Einschränkungen kortikaler Funktionen bis zur Bewusstlosigkeit mögliche Symptome. Das klinische Bild erinnert an einen Apoplex.

Wichtig: Eine Differenzierung ist im präklinischen Bereich nicht sinnvoll. Die Notfallbehandlung ist identisch.

Einen Überblick über mögliche Symptome bei Dekompressionsunfällen gibt Tab. 28.**16**.

Notfallmanagement am Tauchunfallort

Wichtig: Die kausale und grundsätzlich notwendige Therapie bei schweren Tauchunfällen ist die hyperbare Sauerstofftherapie in einer Behandlungsdruckkammer, idealerweise in einem Zentrum für hyperbare Therapie (Abb. 28.**13**). Zeitverzug muss vermieden werden.

Tabelle 28.**16** Mögliche Symptome beim Dekompressionsunfall

▸ Haut-, Muskel- und Gelenkschmerzen
▸ Hautverfärbungen
▸ Ermüdungserscheinungen bis Somnolenz
▸ Kopfschmerzen, Nausea, Vertigo
▸ Koordinationsprobleme
▸ Seh-, Hör- und Sprechstörungen
▸ Dys- und Parästhesien
▸ Paresen, Para- und Tetraplegien, komplett oder inkomplett
▸ Miktions- und Defäkationsstörungen
▸ Konvulsionen, Bewusstlosigkeit, Koma

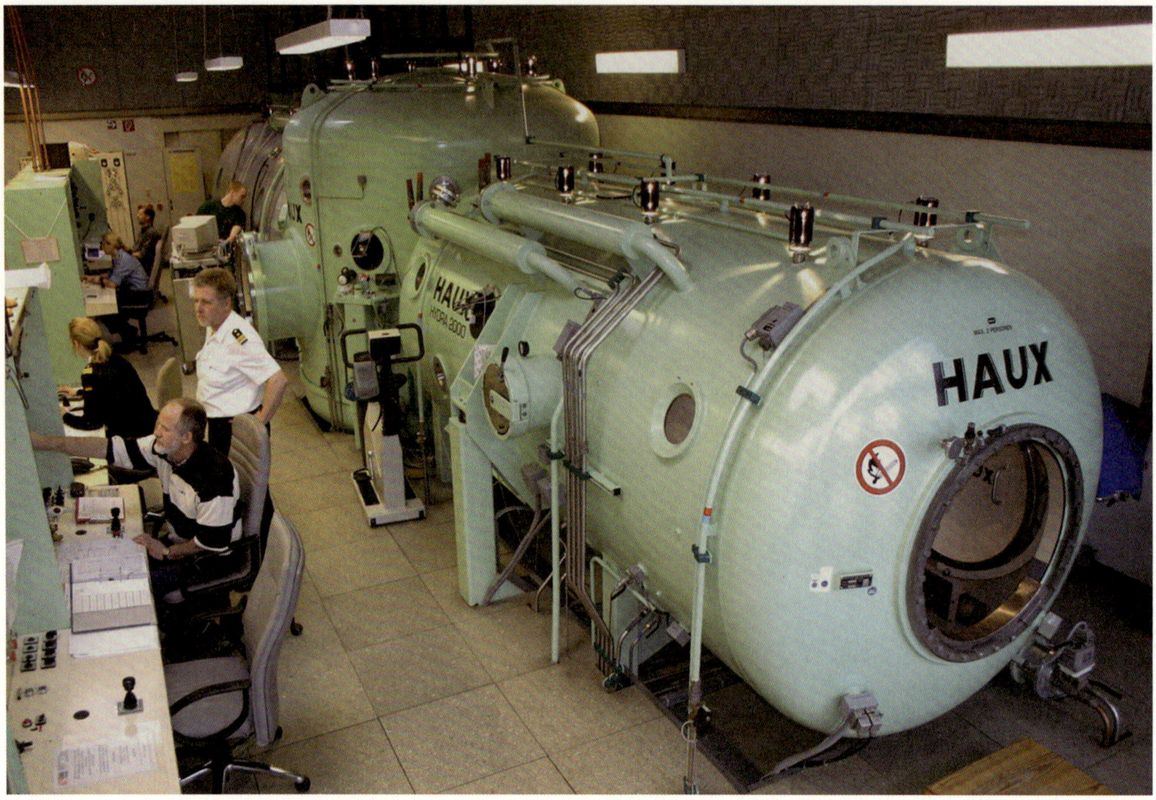

Abb. 28.**13** Zentrum für hyperbare Therapie: Druckkammerkomplex am Schiffahrtmedizinischen Institut der Marine.

Tabelle 28.**17** Basismaßnahmen beim Tauchunfall

▸ Rettung und Sicherung der Vitalfunktionen nach allgemeinen Regeln der Notfallmedizin
▸ Flache Rückenlagerung bei Ansprechbaren, stabile Seitenlagerung bei Bewusstlosen
▸ Sofortige normobare kontinuierliche Zufuhr von 100 % Sauerstoff

Tabelle 28.**18** Notärztliche Maßnahmen beim Tauchunfall (Weslau 2006)

▸ Flüssigkeit i. v. 0,5 – 1 l / h, keine ausschließlich glucosehaltige Lösungen
▸ Sauerstoff(be)atmung Ziel F_iO_2 = 1
▸ Intubation, wenn erforderlich
▸ Medikamente nach notfallmedizinischen Standards – keine spezifische Medikamente
▸ Wiederholter Neurostatus
▸ Urinkatheter, wenn erforderlich
▸ Thoraxdrainage, bei Spannungspneumothorax erforderlich
▸ Rascher, erschütterungsarmer Transport zum Druckkammerzentrum
▸ Bei Helikoptertransport möglichst Niedrigflug, idealerweise < 300 Meter
▸ Dokumentation über Notarztprotokoll

Hyperoxygenation. Die Zeit bis zum Behandlungsbeginn in der Druckkammer ist durch unverzügliche initiale Notfallmaßnahmen zu überbrücken, die auch während des Transports konsequent weiterzuführen sind. Im Vordergrund steht die konsequente normobare Sauerstoffatmung (F_iO_2 = 1) unmittelbar nach Auftreten der ersten Symptome. Der Diffusionsgradient zwischen Inertgasbläschen, Gewebe, Blut, Lunge und Umgebungsluft führt zu einer schnellen Elimination des schädlichen Inertgases.

Die Basismaßnahmen beim Tauchunfall sind in Tab. 28.**17** zusammengestellt.

Unterstützende Maßnahmen und definitive Versorgung

Während der ersten Stunden nach dem Unfall sollen bis 1000 ml nicht ausschließlich glucosehaltige Lösungen parenteral zugeführt werden, um einer Hypovolämie vorzubeugen bzw. diese auszugleichen. Bei fehlendem venösen Zugang erhalten ansprechbare Patienten, die nicht erbrechen, 1000 ml Flüssigkeit oral, idealerweise Trinkwasser.

In Tab. 28.**18** sind die erforderlichen notärztlichen Maßnahmen zusammengefasst (Weslau 2006).

Leitliniengerechtes Vorgehen. Die definitive Versorgung umfasst die stationäre Behandlung mit hyperbarem Sauerstoff und gleichzeitig die neurologische Frührehabilitation in einem Spezialzentrum. Die erste Behandlung mit hyperbarem Sauerstoff (HBO – hyperbaric oxygenation) wird im Notfall häufig in einer ambulanten Behandlungsdruckkammer vorgenommen werden müssen. Im Anschluss sollte unbedingt die Verlegung in ein Zentrum für hyperbare Therapie erfolgen.

Wichtig: Die hyperbare Sauerstofftherapie führt zu einer Bläschenverkleinerung durch Kompression. Darüber hinaus werden der physikalisch gelöste Sauerstoffanteil im Plasma 10–15fach und die Diffusionsstrecke des Sauerstoffs in das Gewebe 2–4fach erhöht.
Informationen über Druckkammereinrichtungen können im Notfall wie folgt erfragt werden:

- Schiffahrtmedizinisches Institut der Marine: +49 (431) 5409 1441
- Divers Alert Network Hotline: +39 (06) 4211 8685
- Taucherhotline aqua med: +49 (700) 3483 5463
- VDST-Hotline: + 49 (180) 3322105

Transport. Der Transport des Verunfallten zur endgültigen hyperbaren Therapie muss schonend und auf dem schnellsten Wege erfolgen. Während des Transports werden sämtliche unterstützenden Maßnahmen weitergeführt.

Hinweis für die Praxis: In den meisten Fällen ist der Hubschraubertransport die beste Wahl, wobei zur Vermeidung erneuter Blasenvergrößerung durch abnehmenden Umgebungsdruck so niedrig wie möglich geflogen werden muss.
Insbesondere bei verzögert behandelten Tauchunfallpatienten kann es zu neurologischen Langzeitausfällen unterschiedlicher Ausprägung kommen.

Leitlinie Tauchunfall. Komplett einsehbar im Internet unter www.gtuem.de. Ebendort aktuelle Informationen über qualifizierte Tauchmediziner und Druckkammereinrichtungen.

Kernaussagen

Begriffsbestimmung und Abgrenzung

Bei „Wasserunfällen“ gibt es eine Vielzahl von Überschneidungsmöglichkeiten.
Wesentliche Gemeinsamkeit ist die Gewebehypoxie, auf die grundsätzlich unmittelbar, mit höchstmöglicher Effizienz und unter Ausschöpfung aller Reanimationsmöglichkeiten reagiert werden muss. ZNS und Lungen sind die primär gefährdeten Organe.

Beinaheertrinken

Kurzzeitige Submersion kann ohne initiale klinische Auffälligkeiten ablaufen. Die besondere Gefährdung besteht im verzögerten Lungenödem. Bei den geringsten Auffälligkeiten bedarf es kompromissloser klinischer Überwachung.
Entscheidend ist die frühzeitige Intubation mit normobarer Sauerstoffbeatmung.
Eine Begleithypothermie kann initial eine Hypoxieprotektion bedeuten.

Immersionstrauma

Reanimations- und Wiedererwärmungsmaßnahmen müssen anhaltend erfolgen. Schwer unterkühlte Patienten müssen wegen erheblicher Begleitprobleme bevorzugt stationär wiedererwärmt werden.
Maligne Herzrhythmusstörungen stehen im Vordergrund zu erwartender Komplikationen. Defibrillationsversuche müssen bei Unterkühlten zurückhaltend erfolgen.
Milde Hypothermien mit Kältezittern, guter Vigilanz und einer Körperkerntemperatur >34 °C verlaufen in der Regel unproblematisch.

Tauchunfall

Beim schweren Tauchunfall vermag das uneinheitliche klinische Bild zu verunsichern. Deswegen ist es vorteilhaft, jedes gesundheitliche Ereignis in zeitlichem Zusammenhang mit Gerätetauchen so lange als Tauchunfall anzusehen, bis das Gegenteil bewiesen ist.
Vor Erreichen eines Druckkammerzentrums müssen kontinuierlich normobarer Sauerstoff und vornehmlich isotonische Hämodilution zur Anwendung gelangen.

Literatur

Auf der Heide TP, Sigurdsson G, Pirallo RG. Hyperventilation-induced hypotension during cardiopulmonary resuscitation. Circulation 2004; 109: 1960–1965.
Baumeier W. The SARRRAH Project. In: Bierens JJLM (ed). Handbook on Drowning. Berlin: Springer; 2006: 524–526.
Cahill JC, Balmi PJ, Tipton MJ. A comparison of four methods of rewarming individuals cooled by immersion in cold water. AGARD CP 540 1993; 25: 1–8.
Deiml R, Heß W. Erfolgreiche Therapie eines Kreislaufstillstandes bei akzidenteller Hypothermie durch die Extrakorporale Zirkulation. Anaesthesist 1992; 41: 93–98.
Francis TJR, Pearson RR, Robertson AG, Hodgson M, Dutka AJ, Flynn ET. Central nervous system decompression sickness: Latency of 1070 human cases. Undersea Biomed Res 1988; 15: 403–419.
Gehring H, Dörges V, Nielsen H, Schwieder G, Braun J. Beinahe-Ertrinken – Diskrepanz zwischen Klinik und pathophysiologischen Veränderungen. Notarzt 1993; 9: 110–115.
Giesbrecht GG, Sessler DI, Mekjavic IB, Schroeder M, Bristow GK. Treatment of mild immersion hypothermia by direct body-to-body contact. J Appl Physiol 1994; 76: 2373–2379.
Giesbrecht GG, Bristow GK: Influence of body composition on rewarming from immersion hypothermia. Aviat Space Environm Med 1995; 66: 1144–1150.
Gilbert M, Busund R, Skagseth A, Nilsen PA, Solbo JP. Resuscitation from accidental hypothermia of 13,7 °C with circulatory arrest. Lancet 2000; 355: 375–376.
Goh SH, Low B. Drowning and near-drowning – some lessons learned. Acad Med Singapore 2002; 28: 183–188.
Golden F. Shipwreck and Survival. J R Nav Med Serv 1974; 16: 8–14.
Golden F, Tipton M. Essentials of Sea Survival. Human Kinetics 2002; 80.
Gooden BA. Why some people do not drown. Med J Austr 1992; 157: 629–632.
Heise D, Rathgeber J, Burchardi H: Schwere, akzidentelle Hypothermie. Aktive Wiedererwärmung durch einen einfachen extrakorporalen veno-venösen Wärmekreislauf. Anaesthesist 1996; 45: 1093–1096.
Lord SR, Davis PR. Drowning, Near Drowning and Immersion Syndrome. J R Army Med Corps 2005; 151: 250–255.
Mekjavic IB, Eiken O. Inhalation rewarming from hypothermia: An evaluation in –20 °C simulated field conditions. Aviat Space Environ Med 1995; 66: 424–429.
Pepe PE, Wigginton JG, Mann DM. Prospective, decade-long, population-based study of pediatric drowning related incidents. Acad Emerg Med 2002; 9: 516–517.
Pepe PE, Raedler C, Lurie K, Wiggington JG. Emergency ventilatory management in hemorrhagic states: elemental or detrimental. J Trauma 2003; 54: 1048–1057.
Pujol A, Fuscardi J, Ingrand P, Baudouin D, Le Gruen A, Menu P: Afterdrop after hypothermic cardiopulmonary bypass: The value of tympanic membrane temperature monitoring. J Cardiothor Vasc Anesth 1996; 10: 336–341.
Röggla M, Wagner A, Eisenburger P, Frossard M, Holzer M, Röggla G. Resuscitation in hypothermia and. drowning. Wien Klin Wochenschr 2002; 114: 315–320.
Roggero E, Stricker H, Biegger P. Akzidentelle schwere Hypothermie mit kardiopulmonalem Stillstand: prolongierte Reanimation ohne extrakorporalen Kreislauf. Schweiz Med Wochenschr 1992; 1: 161–164.
Rosen R, Stoto M, Harley J: The use of the Heimlich Maneuver in near drowning: Institute of Medicine Report. J Emerg Med 1995; 13: 397–405.
Rumbak MJ: The etiology of pulmonary edema in fresh water near-drowning. Am J Emerg Med 1996; 14: 176–179.
Smith, G. The Global Burden of Drowning. In: Bierens JJLM (ed). Handbook on Drowning. Berlin: Springer; 2006: 56–60.
Steele MT, Nelson MJ, Sessler DI. Forced air speeds rewarming in accidental hypothermia. Ann Emerg Med 1996; 27: 479–484.
Szpilman D. Near drowning and drowning classification. Chest 1997; 112: 660–665
Thorsen T, Lie RT, Holmsen H. Induction of platelet aggregation in vitro by microbubbles of nitrogen. Undersea Biomed Res 1989; 16: 453–465.
Tikuisis P. Predicting survival time for cold exposure. Int J Biometeriol 1995; 39: 94–102.
Tikuisis P. Reduction of survival time at sea based on observed body cooling rates. Aviat Space Environm Med 1997; 68: 441–448.
Walpoth B, Daanen H. Overview Immersion Hypothermia. In: Bierens JJLM (ed). Handbook on Drowning. Berlin: Springer; 2006: 481.
Walpoth B, Fisher A. Hospital Treatment of Victims in Cardioresoiratory Arrest. In: Bierens JJLM (ed). Handbook on Drowning. Berlin: Springer; 2006: 511–513.
Weinstein MD. Near Drowning: Epidemiology, pathophysiology, and initial treatment. J Emerg Med 1996; 14: 461–467.
Weslau W. Leitlinie Tauchunfall. Caisson 2006; 4: 15–18.

28.7 Höhen- und Flugmedizin

A. Gabel

Roter Faden

Historie, Definition und Aufgabenfelder
Physikalische und physiologische Grundlagen
- **Erdatmosphäre**
- **Gasgesetze**

Höhenmedizinische Notfälle
Flugmedizinische Notfälle
- **Notfälle im Cockpit**
- **Notfälle in der Kabine**
- **Qualifizierter Krankentransport**
- **Flugmedizin im Katastropheneinsatz und Massenevakuierung**

Die Sehnsucht des Menschen, sich wie ein Vogel über Landschaften, Meere und Gebirge erheben zu können und spielerisch durch die luftigen Elemente zu gleiten, begleitet seine gesamte Kulturgeschichte. Im Gedankengut zahlreicher Völker ist das Bild vom „Vogelmenschen" archetypisches Traumelement, religiöse Vorstellung von der Seelenwanderung oder historische Sagengestalt geworden. Trotz enormer kultureller Fortschritte auf anderen Gebieten dauerte es bis zum 16. Jahrhundert, bis Leonardo da Vinci (1452 – 1519) erstmals das intuitive Bild vom flügeltragenden Menschen dank wissenschaftlicher Abstraktion in den Entwurf annähernd flugfähiger Apparate umwandelte. Doch erst als 1811 der Ulmer Albrecht Ludwig Berblinger und 1891 Otto Lilienthal das Konzept des beflügelten Menschenarmes verließen und die Funktion einer Tragfläche ganz auf eine apparative Konstruktion übertrugen, gelang der erste erfolgreiche Sprung in den Luftraum (Abb. 28.**14**).

Die nun folgende rasante Entwicklung der Luft- und Raumfahrt brachte unzählige technische wie medizinische Entdeckungen mit sich. Schließlich verlangte die Konfrontation mit Höhe, Kälte, Beschleunigung und Sinnestäuschung sowie die Erfordernis von Navigation, Blindflug, Pilotenauslese und Kriegsführung eine systematische medizinische Grundlagenforschung. Es entstand die Spezialisierung *Flugmedizin*, die sich später zur *Luft- und Raumfahrtmedizin* fortentwickelte.

Definition: Flugmedizin umfasst die Gebiete der Luft- und Raumfahrtmedizin. Sie beschäftigt sich mit den physikalischen und medizinischen Besonderheiten des Aufenthalts und der Bewegung in Luft und Weltraum, höhen- und beschleunigungsphysiologischen Anpassungsvorgängen, der flugspezifischen Sinnesphysiologie, dem Wohlergehen von Passagieren und fliegendem Personal, dem fachgerechten Lufttransport von Erkrankten sowie der medizinischen Eignung von Luftfahrtpersonal.
Höhenmedizin befasst sich in Überschneidung mit der Flugmedizin mit den pathophysiologischen Erscheinungen der Höhenexposition einschließlich kurz- und langfristiger Adaptationsvorgänge, den Erscheinungen und Prävention der Höhenkrankheit, der sportphysiologischen Leistungssteigerung unter Höhenexposition sowie der Expeditionsplanung und Bergrettung.

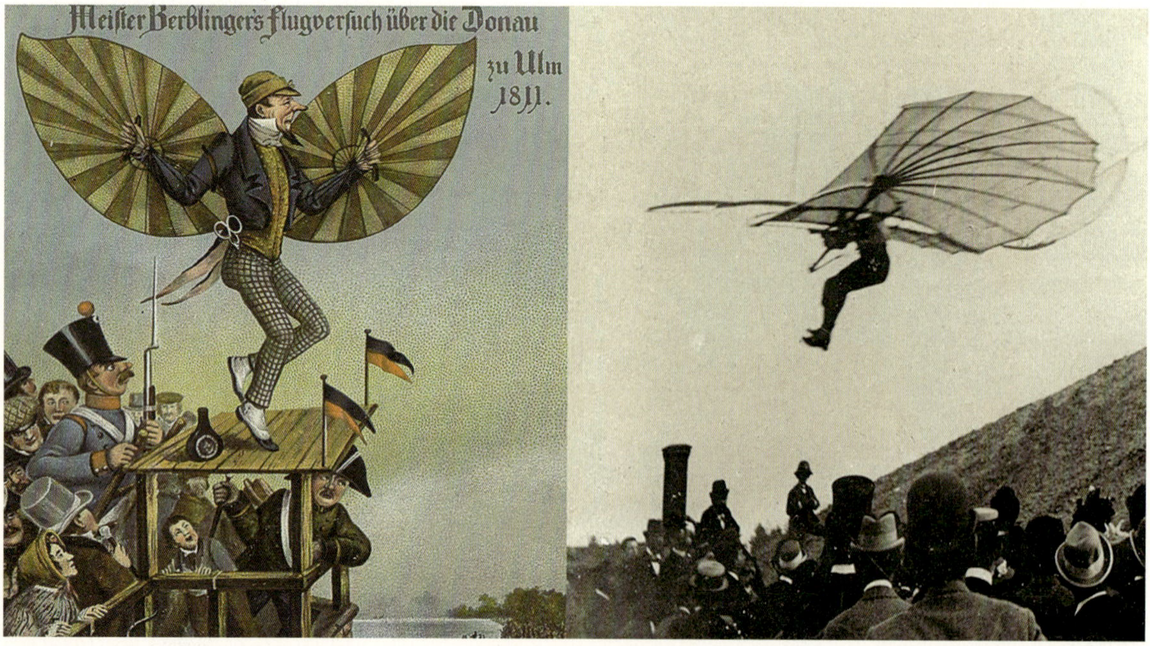

Abb. 28.**14** Albrecht Berblinger 1811 (links; verspottende Zeichnung) und Otto Lilienthal (rechts; Originalfoto) 1891. Die Abstraktion vom Vorbild des Vogels und Abkehr von einer armgetragenen Flügelkonstruktion stieß die Tür in ein neues Zeitalter weit auf (mit freundlicher Genehmigung Stadtarchiv Ulm und Archiv Otto-Lilienthal-Museum, Anklam, www.lilienthal-museum.de).

Derzeit kann die flugmedizinische Ausbildung in Deutschland mit militärischem Schwerpunkt am Flugmedizinischen Institut der Luftwaffe, Fürstenfeldbruck (www.teamflugmedizin.de), oder im zivilen Bereich bei der Deutschen Akademie für Flug- und Reisemedizin, Frankfurt/M. (www.flugmed.org), absolviert werden.

Physikalische und physiologische Grundlagen

Erdatmosphäre

Die Biosphäre der Erde konnte sich im Schutz eines Luftmantels entwickeln, der sich vom Erdboden bis zu einer Höhe von annähernd 2200 km erstreckt. Die Erdatmosphäre bietet ausreichend Sauerstoffvorrat und sorgt für moderate Temperaturen. Sie ermöglicht klimatische Erscheinungen wie Wind, Wolkenbildung oder Niederschlag und schirmt in der Ionosphäre kosmische Strahlung (UV-Licht, ionisierende Strahlung) weitgehend ab. Konvektion und Diffusion halten die Luftzusammensetzung aus ca. 78% Stickstoff, 21% Sauerstoff, 0,9% Argon und 0,1% Restgasen (überwiegend Edelgase, Methan, Kohlendioxid) bis zu einer Höhe von 100 km weitgehend konstant (Homosphäre). In der darüber liegenden Heterosphäre ändert sie sich unter dem Einfluss des Weltraums und der hochenergetischen Strahlung (Rödig 1999).

Gasgesetze

Trockene Luft verhält sich physikalisch wie ein kompressibles Gemisch idealer Gase. Für das Verständnis des Luftdruckverlaufs in der Höhe sowie der physiologischen Auswirkungen ist die Kenntnis der sog. Gasgesetze unabdingbar. Ein zentraler Stellenwert kommt dabei dem Gesetz nach Boyle-Mariotte zu (Tab. 28.**19**). Es beschreibt die lineare Expansion eines Gasvolumens unter isothermer Druckentlastung. Ergänzend gibt das Gesetz nach Charles die Ausdehnung einer Gasprobe unter isobarer Temperaturerhöhung wieder.

Das Gesetz von Boyle-Mariotte geht von einer konstanten Temperatur, das Gesetz von Charles hingegen von konstanten Druckverhältnissen aus. Fügt man beide Gesetze zusammen und erlaubt eine Variation aller 3 Größen Druck, Volumen und Temperatur, so folgt hieraus die sog. allgemeine Gasgleichung (Tab. 28.**20**).

Bereits aus dem Boyle-Mariotte-Gesetz ist abzuleiten, dass ein kubisches Luftpaket in Bodennähe unter dem Druck der darüber liegenden Luftmassen ein weitaus geringeres Volumen aufweist als ein isomolares Luftpaket in 10 000 m Höhe: Volumen dV wie Kantenhöhe dh verhalten sich umgekehrt proportional zum Gewicht der darüber liegenden Luftmasse. Mathematisch bedeutet dies, dass der Massenzuwachs bei Durchschreiten eines differentiellen Höhenzuwaches dh abhängig ist vom „Bestand" der darüber liegenden Luftmasse. Es handelt sich hierbei um den gleichen Sachverhalt wie bei der Berechnung der Wachstumsrate für eine Kolonie von Bakterien: Der Zuwachs – mathematisch die erste Ableitung df(x)/dx – ist proportional zum aktuellen Bestand f(x). Diese Verhältnismäßigkeit kennzeichnet eindeutig eine Exponentialfunktion. Luftdruck und Luftdichte nehmen von daher exponenziell mit der Höhe ab (Abb. 28.**15**, Tab. 28.**21**).

Tabelle 28.**19** Gesetz nach Boyle-Mariotte und Gesetz nach Charles (P: Druck, V: Volumen, T: absolute Temperatur)

Gesetz nach Boyle-Mariotte		
Formel	**Gesetz**	**Beispiel**
P1 × V1 = P2 × V2	Volumen und Druck eines idealen Gases verhalten sich umgekehrt proportional zueinander	halbiert sich der Umgebungsdruck, verdoppelt sich das Volumen einer abgeschlossenen Gasmenge
Gesetz nach Charles		
Formel	**Gesetz**	**Beispiel**
V1 / T1 = V2 / T2	Temperatur und Volumen eines idealen Gases verhalten sich proportional zueinander	verdoppelt sich die Temperatur einer Gasmenge, so verdoppelt sich ihr Volumen

Tabelle 28.**20** Allgemeine Gasgleichung

Formel	**Gesetz**	**Beispiel**
V = n × R × T / P n: Stoffmenge R: Allgemeine Gaskonstante	das Volumen eines Gases verhält sich proportional zur Temperatur und umgekehrt proportional zum Druck	das Volumen einer Gasmenge verdoppelt sich, wenn sich seine Temperatur verdoppelt oder der Umgebungsdruck halbiert

Tabelle 28.**21** Barometrische Höhenformel

Formel	**Gesetz**	**Beispiel**
$P(h) = P_0 \times e^{-h/H}$ mit: $H = \frac{P_0}{\rho_0 \times g}$	der Luftdruck vermindert sich exponentiell mit der Höhe h über der Bezugshöhe h_0	in Meereshöhe nimmt der Luftdruck alle 8 m um 1 hPa ab, in 5500 m Höhe beträgt die Druckabnahme nur noch 0,5 hPa pro 8 m

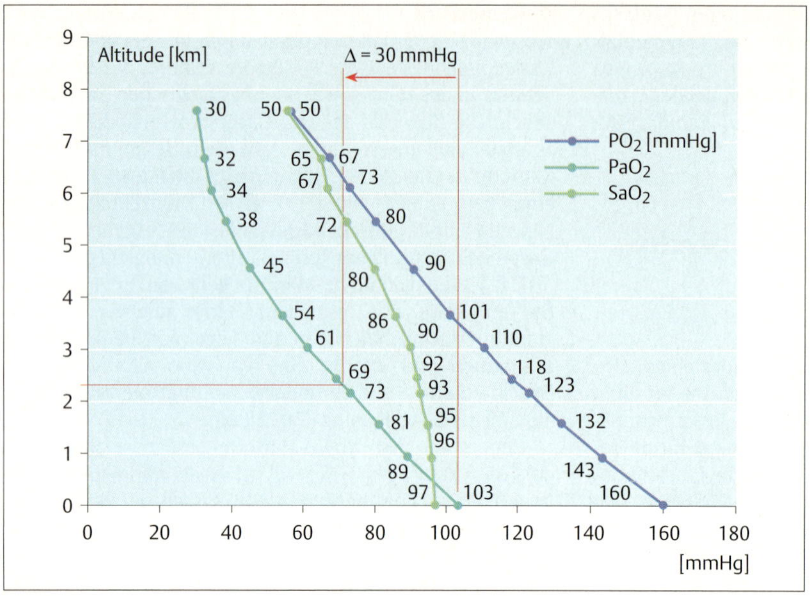

Abb. 28.**15** Exponenzielle Abnahme des atmosphärischen Gesamtdruckes (blau) und des arteriellen Sauerstoffpartialdruckes (rot) mit der Höhe (Amendt 1993). Kleine Höhenunterschiede führen in Bodennähe zu einem weitaus größeren Druckabfall als in großer Höhe.

Hinweis für die Praxis: In Bodennähe hat eine Änderung der Flughöhe weitaus größere Druckschwankungen zur Folge als eine gleichartige Änderung in Reiseflughöhe eines Verkehrsflugzeuges: So kann sich eine Druckänderung in Meereshöhe schon beim Treppensteigen weniger Etagen mit spürbarem Ohrdruck bemerkbar machen.
Druckabhängige Erscheinungen wie Barotitis, Barosinusitis, Barodontalgie, Barometeorismus, Caisson-Krankheit oder Expansion eines Tubus-Cuffs sind besonders bei Höhenwechseln in niedrigen Flughöhen zu erwarten.
Sauerstoffmangelerscheinungen treten demgegenüber in größeren Höhen bei Flügen ohne Druckkabine auf.

Für Diffusion und *Sauerstoffversorgung der Organe* ist nicht der atmosphärische Gesamtdruck, sondern der arterielle Sauerstoffpartialdruck PaO_2 maßgeblich. Dieser allerdings ändert sich ebenfalls verhältnisgleich zum Gesamtdruck (Gesetz nach Dalton, Tab. 28.**22**).

Physiologisch folgt hieraus eine exponentielle Reduktion auch des Sauerstoffpartialdruckes mit zunehmender Höhe, welcher numerisch stets 21 % des atmosphärischen Gesamtdruckes beträgt. Die unabänderliche physikalische Gesetzmäßigkeit lässt den PaO_2 selbst beim Gesunden rasch auf kritische Werte absinken. Die mangelhafte Oxygenierung des Blutes bei höhenbedingt reduziertem inspiratorischen Gesamt- und Sauerstoffpartialdruck wird als sog. „hypoxische" oder „hypobare" Hypoxie bezeichnet (Tab. 28.**23**) und stellt das flug- und höhenmedizinisch typische Erscheinungsbild aus dem Formenkreis der Gewebehypoxien dar (Wirth u. Rumberger 2002).

Eine Kompensation der hypobaren Hypoxie kann bis zu einer Höhe von etwa 12 km durch Sauerstoffinsufflation (constant flow oder Demand-Systeme) erfolgen (Abb. 28.**16**), darüber ist eine Überdruckbeatmung erforderlich.

Das *Gesetz von Henry* gibt den linearen Zusammenhang zwischen Druck P und Konzentration Q eines in Flüssigkeit

Tabelle 28.**22** Gesetz nach Dalton

Formel	Gesetz	Beispiel
Pges = P1 + P2 + ... + Pn	der Gesamtdruck eines Gasgemisches setzt sich additiv aus dem Partialdruck der Gaskomponenten zusammen; dabei entspricht der Teildruck jedes Gases seinem prozentualen Volumenanteil	bei einem Volumenanteil von 21 % beträgt der Sauerstoffpartialdruck in der Luft 21 % des Gesamtluftdruckes

Tabelle 28.**23** Formen der Hypoxie

Hypoxieform	Beispiele
Hypoxische (syn. hypobare) Hypoxie	▸ Höhenexposition ▸ Hypoventilation ▸ pulmonale Funktionsstörung
Zirkulatorische (syn. stagnatorische) Hypoxie	▸ Herzinsuffizienz ▸ hohe g-Belastung (Kunstflug, Kampfflugzeuge)
Hypämische Hypoxämie	▸ Anämie, HbCO-Bildung
Diffusionsbedingte Hypoxämie	▸ Gewebeödem, schlecht vaskularisierte Tumoren
Histotoxische Hypoxämie	▸ Zellgifte (Zyanide, Alkohol)

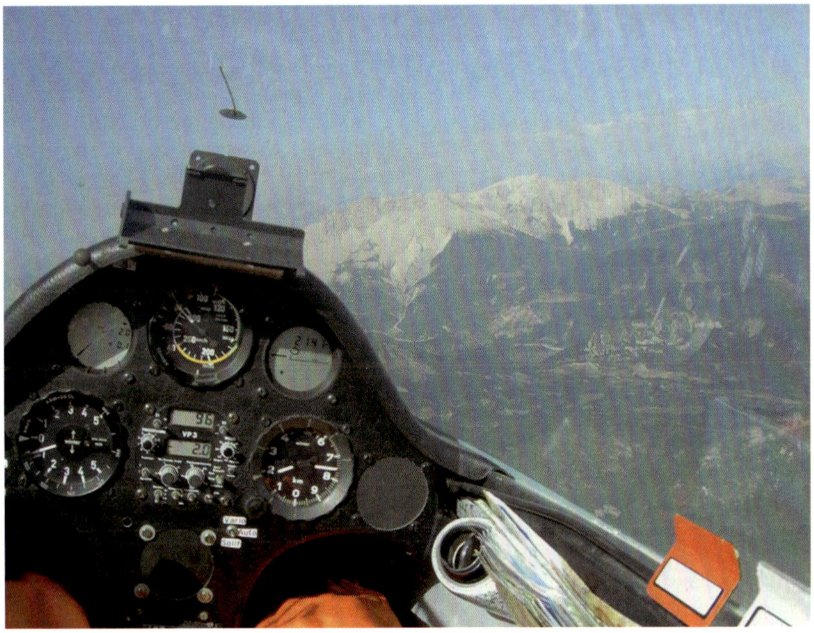

Abb. 28.16 Im Gebirgssegelflug sind mit Hilfe von Sauerstoffinsufflation über Nasenbrille und Demand-Systeme Rekordflüge über 10 000 m Höhe oder mehr als 3000 km Distanz möglich geworden.

gelösten Gases wieder (P1 / P2 = Q1 / Q2). Es spielt bei der Caisson-Krankheit (decompression sickness, DCS) eine wesentliche Rolle.

Höhenmedizinische Notfälle

Die „Höhenkrankheit" stellt eine Gruppe diverser hypoxie- oder hypobarismusabhängiger Erkrankungen bei Aufenthalt in mittleren und großen Höhen dar. Dabei sind akute und chronische Formen zu unterscheiden. Erstere betreffen zumeist nichtadaptierte Tieflandbewohner bald nach Beginn einer Höhenexposition, die chronischen Formen treten bei Hochlandbewohnern als Zeichen einer erhöhten Suszeptibilität oder eines Adaptationsverlusts auf.

Wichtig: Die akute Höhenkrankheit mündet häufig in einen schwer wiegenden und lebensbedrohenden Zustand, welcher umgehend Anlass zu einer adäquaten medizinischen Notfallversorgung und Beendigung der Höhenexposition geben sollte.

Akute Formen der Höhenkrankheit:

- AMS: Acute Moutain Sickness,
- HAPE: High Altitude Pulmonary Edema,
- HACE: High Altitude Cerebral Edema.

Chronische Formen der Höhenkrankheit:

- CMS: Chronic Mountain Sickness,
- HAPH: High Altitude Pulmonary Hypertension.

Ätiologie und Pathogenese. Eine Reihe von Studien mit dem Nachweis familiärer Cluster stützt die Annahme individuell prädisponierender Faktoren und genetischer Einflüsse für das Erleiden einer Höhenkrankheit (Rupert 2006). Neuere MR-gestützte Untersuchungen zeigen die Ausbildung einer AMS mit begleitendem Hirnödem auch unter normobarer Hypoxie (12% O_2) bei ca. 50% der Exponierten. Die Autoren leiten aus ihren Messergebnissen einen dualen Pathomechanismus aus zytotoxischem und extrazellulärem vasogenen Hirnödem bei anatomischer Enge des Kraniums als Ursache der neurologischen Symptomatik ab (Kallenberg 2006).

Klinik. Symptomatisch treten hauptsächlich Zephalgie, Nausea, Dyspnoe, Palpitationen, Dyssomnie sowie neurologische Störungen (Hör- / Sehstörungen, Ataxie, psychische Alterationen) auf. Die Erkrankung erreicht nach etwa 24 – 48 h ihren Höhepunkt und kann durch ungünstige Begleitfaktoren (Kälte, Erschöpfung, schlechter Trainingszustand) wesentlich aggravieren. Das Auftreten eines HAPE oder HACE ist regelmäßig mit einer sehr ernsten Prognose verbunden, die Letalität wird mit 0,5 – 12% angegeben (Rödig 1999).

Wichtig: Merksätze zur Höhenkrankheit (Rödig 1999):

- Eine vorsichtige Höhenadaptation ist die beste Prävention der Höhenkrankheit.
- In Höhen über 3000 m empfiehlt sich ein täglicher Aufstieg von nicht mehr als 300 – 400 m.
- Eine ausreichende Flüssigkeitszufuhr und Elektrolytbilanz sind äußerst wichtig.
- Bei Hochtouren gilt: „sleep low, climb high".
- Bei manifester Höhenkrankheit ist der sofortige Abstieg unter Sauerstoffzufuhr angezeigt.

Therapie. Therapeutisch werden Sauerstoffinsufflation, Glukokortikoide, Kalziumantagonisten und Acetazolamid eingesetzt. Bei extremen Bergexpeditionen kann eine tragesackähnliche Überdruckkammer von Nutzen sein.

Flugmedizinische Notfälle

Notfälle im Cockpit

Historie. Vor Einführung einer fliegerärztlichen Tauglichkeitsuntersuchung sahen sich die englischen und französischen Streitkräfte im ersten Weltkrieg mit der Tatsache konfrontiert, nur 2% ihrer Flugzeuge im Luftkampf, 8% durch mechanische Defekte, 90% aber durch Pilotenfehler zu verlieren. Zwei Drittel dieser Verluste, also 60% aller Unfälle, gingen auf gesundheitliche Unzulänglichkeiten zurück. Bereits 2 Jahre nach Einführung einer Tauglichkeitsuntersuchung konnte diese exorbitante Rate auf 12% gesenkt werden (Dille 2002).

Flugmedizin heute. Die beständige Weiterentwicklung der Flugmedizin hat heute zu einem hohen gesundheitlichen Sicherheitsniveau geführt. Insbesondere Luftfahrtkardiologie und -neurologie verfolgen die Aufgabe, auch bei erkrankten und rehabilitierten Piloten eine adverse Ereigniswahrscheinlichkeit von weniger als 1% pro Jahr sicherzustellen, was der natürlichen Ereignisrate eines 60–65-jährigen, gesunden Normalkollektivs entspricht (Gabel u. Janicke 2006). Dank regelmäßiger Tauglichkeitsuntersuchungen durch speziell geschulte Flugmediziner haben gesundheitliche Ursachen heute nur noch einen Anteil von 1% an allen tödlichen Flugunfällen in der kommerziellen und ca. 5% in der privaten Luftfahrt (Booze 1989; Cullen 1997).

Einmann- und Zweimanncockpit. Dennoch sind auch in einem absolut sicherheitsorientierten Flugbetrieb jährliche Ausfallraten im Flug (sog. sudden incapacitation) von rund 1 Promille der Besatzung kaum zu vermeiden. Im Zweimanncockpit können diese Ereignisse zumeist hinlänglich kompensiert werden. Insbesondere stellen formalisierte redundante Verfahrensweisen die „geistige Anwesenheit" des Pilot Flying in den kritischen Phasen von Start und Landung sicher. Im Einmanncockpit von Kleinflugzeugen allerdings endet ein plötzlicher Bewusstseinsverlust zu 100% tödlich (Gabel u. Janicke 2006). In diesem Bereich sind weitere flugmedizinische Anstrengungen erforderlich, um die Gefahren für Piloten und die ihnen anvertrauten Passagiere zu vermindern.

Ursachen von Ausfallraten im Flug. Häufigste Ursachen einer sudden incapacitation in flight sind Herzkreislauferkrankungen, vasovagale Synkopen und Erstmanifestation eines Krampfleidens. Dementsprechend spielen Luftfahrtkardiologie und -neurologie eine entscheidende Rolle in der Prävention medizinisch bedingter Flugunfälle.

Notfälle in der Kabine

Report der Unfallereignisse. Rasch wachsende Passagierzahlen, zunehmendes Durchschnittsalter und Entwicklung von Super-Airlinern der Generation A 380 rücken den medizinischen Notfall an Bord zunehmend in den Blickpunkt öffentlichen Interesses. Trotz spektakulärer Ausmaße auch nur eines einzigen Flugzeugunfalls sterben im Luftverkehr weitaus mehr Menschen an prälatenten inneren Erkrankungen als an Unfallereignissen: Nach dem Report der IATA (International Air Transport Association) kamen im Jahr 2004 weltweit 428 Menschen bei Verkehrsflugzeugunfällen ums Leben. Davon ereigneten sich 32% bei Frachtflügen, weitere 22% bei afrikanischen Fluglinien mit niedrigsten Sicherheitsstandards.

Todesfälle aufgrund von inneren Erkrankungen. Demgegenüber sterben jährlich 1000 Flugpassagiere an einem plötzlichen Herztod (O'Rourke 1997). Zwischen 1996–1997 ermittelte die amerikanische Luftfahrtbehörde bei einer systematischen Untersuchung 43 Todesfälle inflight (Possick 2004). Aus US-amerikanische Reports wurde eine Sterberate zwischen 0,3–1,0 pro Million Fluggäste geschätzt (Russell et al. 2002; Jagoda et al. 1997). Demnach sind bei einem Weltpassagieraufkommen von 2 Milliarden pro Jahr (Ryan 2000; Gendreau 2002) zwischen 300–2000 Todesfälle aus innerer Ursache zu erwarten.

Nach neueren Erhebungen europäischer Luftfahrtunternehmen allerdings liegt die betreffende Rate derzeit mit 0,1–0,2 Todesfällen pro Million Passagiere deutlich niedriger als die US-amerikanischen Zahlen aus 1997. Neben erheblichen Fortschritten in der invasiven Kardiologie dürften die Ausstattung der Flugzeuge mit AED (automatic external defibrillator) und Notfallausrüstung sowie konsequente HLW-Schulung von Flugbegleitern und Laienhelfern wesentlich zu dieser eindrucksvollen Reduktion tödlicher Zwischenfälle an Bord beigetragen haben.

Ärztliche Schulung

Bei 80–90% der Zwischenfälle findet sich ein Arzt oder medizinisches Assistenzpersonal unter den Passagieren. Sicherheitskonzepte großer Fluggesellschaften unterstützen durch qualitativ hochwertiges Equipment, notärztlichen Rat über Satellitentelefon und spezielle Schulungsangebote für Notfallszenarien an Bord. Jüngste Entwicklung ist die Einführung einer „Doctor's Card" bei der Lufthansa: Ärzte, die unter Angabe ihrer Facharztqualifikation am Programm teilnehmen, erhalten als Gratifikation Prämienmeilen. Im Notfall kann der am besten geeignete Arzt unter den Passagieren gezielt um Hilfe gebeten werden. Zur optimalen Unterstützung von Laienhelfern wird derzeit in Zusammenarbeit mit der Charité, Berlin, ein Telemedizinsystem mit Echtzeiterfassung aller wesentlichen Vitalparameter und Videoübermittlung entwickelt (Stüben 2006).

Versorgungsstrategien an Bord. Notfälle an Bord sind durch räumliche Enge, eingeschränkte diagnostische und therapeutische Möglichkeiten sowie flugbetriebliche Erfordernisse gekennzeichnet. Demzufolge weichen notfallmedizinische Versorgungsstrategien teils erheblich von Standards des bodengebundenen Rettungsdienstes ab. Eine optimale und leitliniengerechte Patientenversorgung wird Interessierten in speziellen Kursen an Simulatorzentren (LFT, Frankfurt/M.) unter realen Bordbedingungen vermittelt (Abb. 28.**17**).

Krankheitsbilder. Glücklicherweise überwiegen einfache Krankheitsbilder bei weitem die Notfallstatistiken. Von 1700 Zwischenfällen im Jahr 2005 lag 920-mal ein banaler Kreislaufkollaps vor. Vital bedrohliche kardiologische Zwischenfälle sind nur in 6% aller Ausrufe „ist ein Arzt an Bord?" zu erwarten.

Flugangsterkrankung. Nicht unterschätzt werden dürfen Häufigkeit und Manifestation einer Flugangsterkrankung. Bis zu 30% aller Passagiere geben Unbehagen oder Angstgefühle beim Fliegen an, welche sich in sublimierter Form als somatoformer Beschwerdekomplex bemerkbar machen können. Neben beruhigender verbaler Intervention und ggf. medikamentöser Sedierung in der Akutsituation profitieren Betroffene langfristig von verhaltenstherapeutischen (VT) Angstreduktionsverfahren. Eine vielversprechende Neuentwicklung stellt die VT unter Virtual-Reality-Simulation (VR-Simulation) dar (Abb. 28.**18**). Mehrere Studien haben die Überlegenheit der VR-Therapie gegenüber der alleinigen Vermittlung von Entspannungsverfahren gezeigt (Mühlberger u. Pauli 2001).

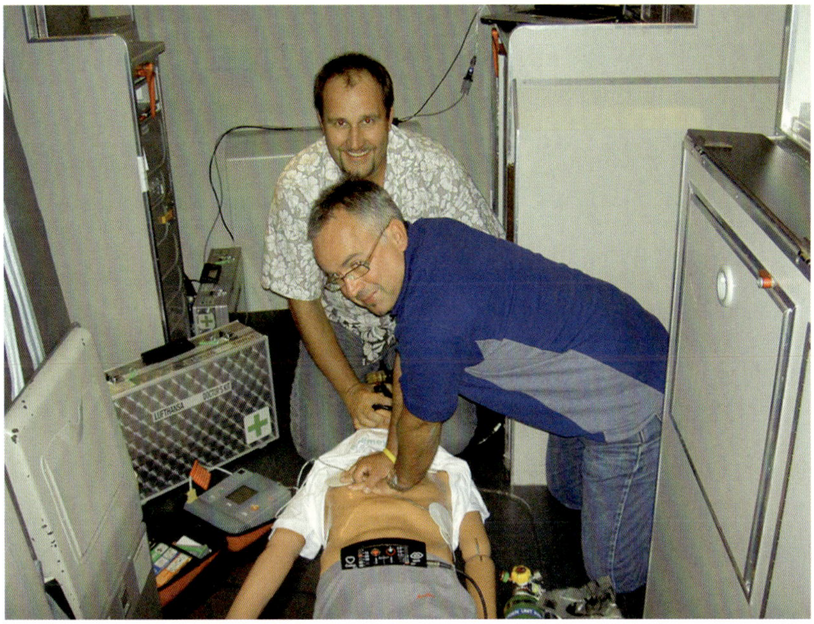

Abb. 28.**17** Hands-on-Training für den medizinischen Notfall über den Wolken. Unter Anleitung des als Björn-Steiger-Zentrum zertifizierten Medizinischen Dienstes werden interessierte Ärzte mit originalem Bordequipment in der Umsetzung neuster CPR-Guidelines unter Realbedingungen im Kabinensimulator geschult. Simulatorzentrum der LFT – Lufthansa Flight Training, Frankfurt / M. (Kontakt: www.wallmeyer.de).

Qualifizierter Krankentransport

Der Transport von Erkrankten stellt stets eine erhebliche zusätzliche Belastung dar. Vorbereitung und Durchführung sind häufig durch Unterbrechung wichtiger Therapien, inadäquate Flüssigkeits- und Nahrungsaufnahme sowie fehlende Ruhemöglichkeiten gekennzeichnet. Umlagern, Systemwechsel und Bewegung lassen die Rate an „mishaps" beim Transport besonders ansteigen. Darüber hinaus droht eine Gefährdung durch das eigentliche Transporttrauma (Gabel 2007).

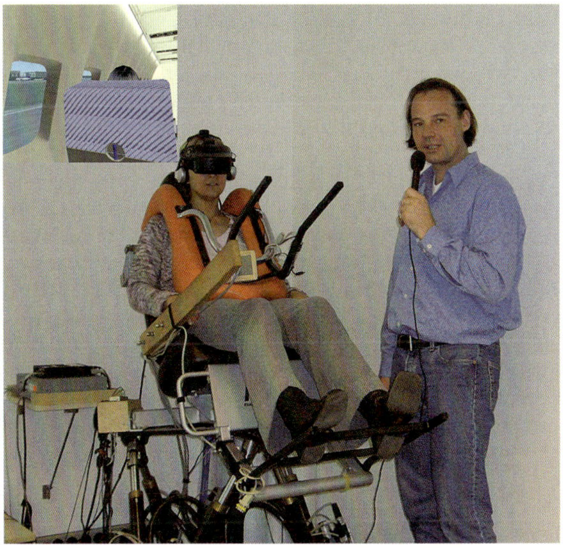

Abb. 28.**18** Effektive Flugangsttherapie: verhaltenstherapeutische Intervention unter Virtual-Reality-Simulation (Probandensicht: Einschub links oben), Universität Würzburg. Weiterentwicklung zur Therapie von fliegendem Personal: Gemeinschaftsprojekt Aeromedical Center Frankfurt / M., Universität Würzburg, Psychosomatische Fachklinik Bad Dürkheim (Kontakt: www.ahg.de / duerkheim oder psychotherapie-ambulanz@psychologie.uni-wuerzburg.de; Bild: A. Mühlberger).

Beim Lufttransport treten zu den bodenüblichen Stressoren spezifische Störgrößen hinzu. Bewegung im dreidimensionalen Raum und das Empfinden von Ausgeliefertsein führt schon beim Gesunden häufig zum Auftreten einer Luftkrankheit. Lange Immobilisation und räumliche Enge können vermehrte Schmerzen, starken Dyskomfort und erhöhte Thromboseneigung hervorrufen. Eine Abnahme des Sauerstoffpartialdruckes verschlechtert die pulmonale Situation und periphere Gewebsoxygenierung mit der Folge von Kreislaufreaktionen, vermehrten Herzrhythmusstörungen und Thrombogenese aufgrund einer endothelialen Stickoxidfreisetzung. Die trockene Kabinenluft bedingt eine erhöhte Perspiratio insensibilis und erfordert eine gesteigerte Flüssigkeitszufuhr.

Einschätzung der Transportfähigkeit, Bestimmung der Modalitäten und des erforderlichen Equipments sind ärztliche Aufgabe. Wie jede therapeutische Maßnahme bedarf auch der Lufttransport Kranker einer medizinischen Indikation unter Abwägung von Nutzen und Risiko für den Patienten (Gabel 2007).

Voraussetzungen für einen qualifizierten Krankentransport

Wichtig: Voraussetzungen für einen qualifizierten Krankentransport sind:
- eine begründete Indikation,
- eine adäquate Nutzen- / Risikoanalyse für den Patienten,
- ärztliche Auswahl des geeigneten Transportmittels, der Rahmenbedingungen und erforderlichen Hilfsmittel.

Hilfsmittel zum Intensivtransport. An Hilfsmitteln steht bis zum individuellen Intensivtransport im Kleinjet eine Reihe von Optionen zur Verfügung. Angefangen beim Extra-Seat zur Verbesserung der Beinlagerung beim Extremitätentrauma über den Stretcher bis hin zur vollständig ausgestatteten Intensiveinheit, dem PTC (Patient Transport Compartment, Abb. 28.**19**). Letztere Option ist bislang nur auf dem Langstreckennetz der Lufthansa verfügbar. Ein Vorrat von 13 000 Litern Sauerstoff ermöglicht eine un-

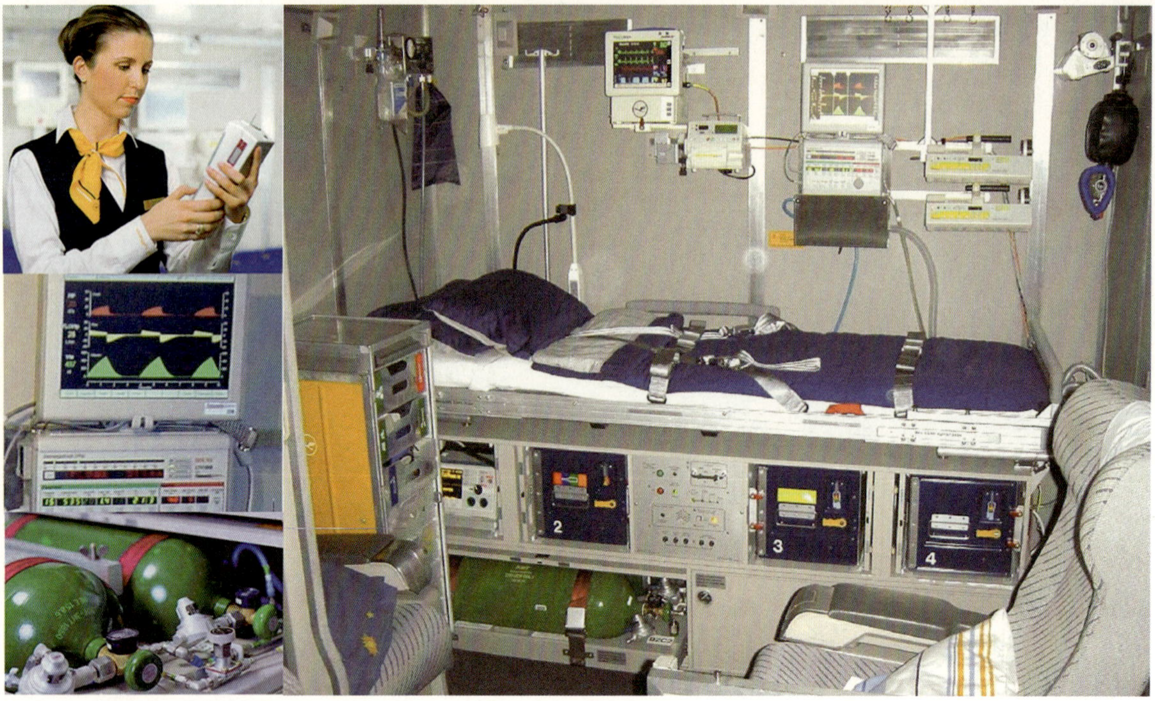

Abb. 28.**19** Das PTC (Patient Transport Compartment, Entwicklung Lufthansa 1996) ermöglicht auf dem gesamten Langstreckennetz der Fluglinie einen schonenden Non-stop-Transport stabiler Intensivpatienten. Details: Ausrüstung mit Breas Ventilator LTV 1000, Blutgasanalysator, 13 000 l Sauerstoffvorrat, intensivmedizinischem Ampullarium für eine differenzierte Beatmungstherapie unter Analgosedierung.

unterbrochene differenzierte Beatmungstherapie auch beim kritisch Kranken. Ausreichend Infusionspumpen sowie ein Ampullarium, welches der Ausstattung eines Notarztwagens entspricht, bieten Gewähr für die Fortsetzung erforderlicher medikamentöser Therapien.

Mit dem PTC sind dem Transport auch von Schwerkranken über weite Strecken kaum noch Limitationen gesetzt. Im Hinblick auf die Auswirkungen eines Transporttraumas allerdings sollte ein intensivmedizinisch stabiler Zustand mit konsolidierten Kreislauf- und Beatmungsverhältnissen bestehen. Naturgemäß sind die Optionen bei Eskalation einer Erkrankung auf die Verhältnisse eines Notarztwagens beschränkt. Weitergehende diagnostische und therapeutische Hilfsmittel wie Einschwemm- oder Linksherzkatheter, Röntgen oder „cardiac assist devices" können über den Weltmeeren und unerschlossenen Ländern mitunter stundenlang außer Reichweite sein.

Flugmedizin im Katastropheneinsatz und Massenevakuierung

Luftbrücke. Große übernationale Katastrophen wie der Tsunami 2004 im Indischen Ozean oder die Überschwemmung von New Orleans 2005 haben neben dem Helikopter als lokalem Rettungsmittel die zentrale Bedeutung des Luftverkehrs in der Bewältigung unübersehbarer Schadenslagen gezeigt. Bei Großschadensereignissen in fernen Ländern muss einerseits jedes Hilfsmittel dorthin, andererseits jeder Patient in seine Heimat zurücktransportiert werden. Es entsteht die Situation einer „Luftbrücke" als Flaschenhals notfallmedizinischer Versorgung mit zentraler Bedeutung flugmedizinischer Aspekte (Gabel 2005).

Fluggesellschaften der Luftbrücke. Als drei essenzielle Säulen dieser Luftbrücke haben sich die großen Fluggesellschaften, die Ambulanzfluggesellschaften sowie das System MedEvac der Bundeswehr erwiesen. Bei der größten Naturkatastrophe nach dem zweiten Weltkrieg, dem Tsunami im Indischen Ozean, waren Ärzte und Hilfsgüter der Fluggesellschaften und Assistancen naturgemäß als Erste vor Ort und konnten die erforderlichen rettungsdienstlichen Strukturen lange vor dem Einsetzen einer organisatorisch erheblich trägeren staatlichen Hilfe in Gang setzen.

Zusammenarbeit. In beispielloser Zusammenarbeit mit ehrenamtlichen professionellen Helfern aus deutschen Kliniken, Arztpraxen, Sanitätsorganisationen und Berufsfeuerwehren gelangen innerhalb einer Woche medizinische und psychosoziale Notversorgung sowie Repatriierung Tausender Betroffener. Rund 300 Schwerverletzte wurden in speziell vorbereiteten Langstreckenflugzeugen befördert. Eine Boeing 747 oder 767 der Lufthansa bot neben 220 Sitzplätzen Versorgungsmöglichkeiten für 50 Liegendpatienten auf 20 eigens eingebauten Stretchern oder 30 Businessclasssitzen. Beatmungsmöglichkeiten und Großschadenscontainer wurden innerhalb weniger Stunden von der Berufsfeuerwehr Frankfurt sowie Ortsverein und Kriseninterventionsdienst Bellheim / Pfalz (www.drk-bellheim.de) zur Verfügung gestellt (Gabel, Greie, Braun et al. 2005).

Trotz bestmöglicher Ausstattung (rund 45 Stretcher, 6 Intensiveinheiten PTE) und Eignung des A 310 MedEvac (Abb. 28.**20**) für derartige Notfallszenarien waren die bestehenden Kapazitäten der Bundeswehr mit 100 transportierten Patienten bald erschöpft. Als wesentliche Einschränkungen konnten die Erfordernis zur Zwischenlandung (Auftanken) sowie politische Uneinigkeit über die Kostenträgerschaft identifiziert werden, welche den Erst-

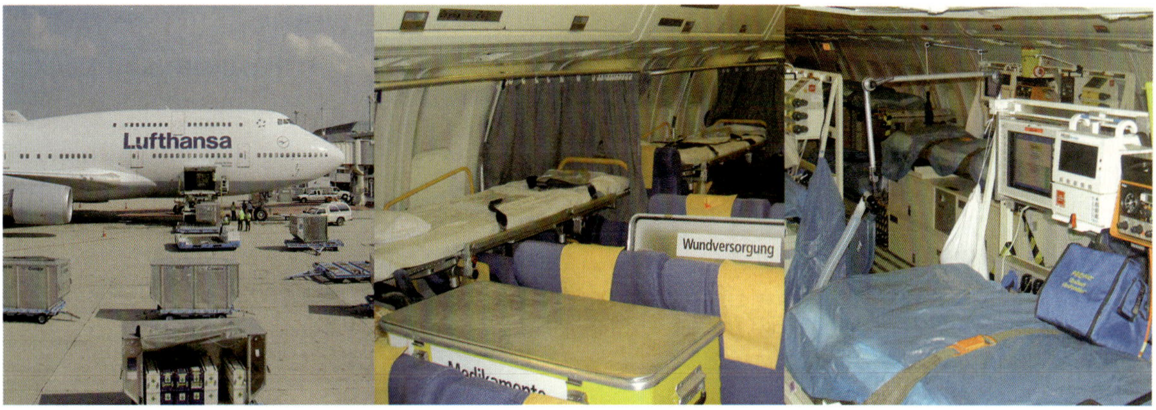

Abb. 28.**20** Luftbrücke für die Flutopfer (Phuket 2004). Bei übernationalen Katastrophen wie dem Tsunami im Indischen Ozean haben medizinische Dienste ziviler Fluggesellschaften die erste qualifizierte medizinische Hilfe geleistet. Gemeinsam mit zahlreichen freiwilligen Helfern von Sanitätsorganisationen und Feuerwehren wurden Tausende von Betroffenen und Verletzten versorgt und evakuiert. Auf Sonderflügen mit Langstreckenflugzeugen konnten je 50 Liegendpatienten auf 20 Stretchern (links) und 30 Businessclasssitzen (Mitte) befördert werden. Der A 310 MedEvac der Bundeswehr hält bis zu 50 Liegeplätze, davon 6 Intensiveinheiten, bereit (PTE, Patiententransporteinheit – rechts).

einsatz um ganze 3 Tage verzögerte. Die überwiegende Zahl der Schwerverletzten (ca. 200) musste deshalb durch zivile Fluggesellschaften befördert werden, die Distanzen von 11000 km non-stop und ohne bürokratische Hindernisse bewältigen konnten.

Auf dem Prüfstein internationaler Zusammenarbeit hatten sich erhebliche Organisationsdefizite in der überregionalen Katastrophenhilfe gezeigt, welche dringend politische Verbesserungen und neue Organisationsstrukturen erfordern.

Flugmedizinische Belange spielen in der Notfallmedizin im Hubschraubereinsatz sowie bei überregionalen Katastrophen eine entscheidende logistische und organisatorische Rolle.

Kernaussagen

Historie, Definition und Aufgabenfelder

Flug- und Höhenmedizin befassen sich mit den physikalischen Einflussgrößen und physiologischen Adaptationsvorgänge einer Exposition gegenüber mittleren und großen Höhen.

Physikalische und physiologische Grundlagen

Zentrale physikalische Determinante der Höhenphysiologie ist die exponenzielle Abnahme des atmosphärischen Luftdruckes und damit des arteriellen Sauerstoffpartialdruckes mit der Folge einer hypobaren Hypoxie.

Höhenmedizinische Notfälle

Die akute Höhenkrankheit entwickelt sich innerhalb von Stunden nach dem Aufstieg und erreicht innerhalb von 24–48 h ihren Höhepunkt.

Höhen-Lungenödem oder -Hirnödem sind lebensbedrohliche Erscheinungen mit Erfordernis einer sofortigen Notfallversorgung.

Flugmedizinische Notfälle

Notfälle im Cockpit sind dank qualifizierter fliegerärztlicher Tauglichkeitsuntersuchungen und Fortschritten der Luftfahrtkardiologie eine Rarität.

Ärztliche Hilfe bei Fluggästen wird in 34 Fällen pro Mio. Passagiere erforderlich, in nur 6 % liegt ein vitalbedrohliches kardiologisches Krankheitsbild vor. Bei etablierten Fluggesellschaften kann der hilfsbereite Arzt Unterstützung durch hochwertiges Notfallequipment einschließlich AED, kollegiale Beratung über Satkom und vorbereitende Trainingskurse in Kabinensimulatoren erhalten.

Literatur

Amendt R (Hrsg). Kompendium der Flugphysiologie. Fürstenfeldbruck: Flugmedizinisches Institut der Luftwaffe; 1993.

Booze CF. Sudden in-flight incapacitation in general aviation. Aviat Space Environ Med 1989; 60: 332–335.

Cullen SA et al. Role of medical factors in 1000 fatal aviation accidents: case note study. Br Med J 1997; 314: 592.

Curdt-Christiansen C, Draeger J, Kriebel J (eds). Practical Aviation Medicine. Singapore: World Scientific; 2007.

DeHart RL, Davis JR (eds). Fundamentals of Aerospace Medicine. 3rd ed. Philadelphia: Lippincott Williams & Wilkins; 2002.

Dille JR. In the Beginning. In: DeHart RL, Davis JR (eds). Fundamentals of Aerospace Medicine. 3rd ed. Philadelphia: Lippincott Williams & Wilkins; 2002.

Draeger J, Kriebel J (Hrsg). Praktische Flugmedizin. Landsberg/Lech: ecomed; 2002.

Ernsting J, Nicholson AN, Rainford DJ (eds). Aviation medicine. 3rd ed. Oxford: Butterworth-Heinemann; 2000.

Gabel A. Luftbrücke für die Flutopfer. Evakuierungsoperation in Asien. Dt Ärztebl 2005; 102: C78–80.

Gabel A, Greie A, Braun J et al. Die Renaissance der Luftbrücke. Analyse der Evakuierungsoperation von Phuket, Thailand. Notarzt 2005; 21: 43–48.

Gabel A, Janicke I. Allgemeine Grundlagen der Flugmedizin, Kardiozirkulatorisches System. In: Hinkelbein J, Glaser E (Hrsg). Flugmedizin. Bremen: Uni-Med; 2006.

Gabel A. Krankentransport im Linienflugzeug. In: Stüben U (Hrsg). Taschenbuch Flugmedizin und ärztliche Hilfe an Bord. Berlin: Medizinisch Wissenschaftliche Verlagsgesellschaft; 2007.

Gendreau M, DeJohn C. Responding to medical events during commercial airline flights. N Engl J Med 2002; 346(14): 1067–1073.

Hinkelbein J, Glaser E (Hrsg). Flugmedizin. Bremen: Uni-Med; 2006.

Jagoda A, Pietrzak M. Medical emergencies in commercial air travel. Emerg Med Clin North Am 1997; 15: 251–260.

Kallenberg K, Bailey DM, Christ S et al. Magnetic resonance imaging evidence of cytotoxic cerebral edema in acute mountain sickness. J Cereb Blood Flow Metab; 2006 [Epub ahead of print].

Mühlberger A, Herrmann MJ, Wiedemann GC et al. Repeated exposure of flight phobics to flights in virtual reality. Behav Res Ther 2001; 39(9): 1033–1050.

O'Rourke MF, Donaldson E, Geddes JS. An airline cardiac arrest program. Circulation 1997; 96(9): 2849–2853.

Possik SE, Barry M. Air Travel and Cardiovascular Disease. J Travel Med 2004; 11(4): 243–250.

Rödig E. Höhen- und Flugmedizin. In: Hempelmann G, Adams HA, Sefrin P et al (Hrsg). Notfallmedizin. Stuttgart: Georg Thieme; 1999: 372–379.

Rupert JL, Koehle MS. Evidence for a genetic basis for altitude-related illness. High Alt Med Biol 2006; 7 (2): 150–167.

Russel B, Williams R, Williams K. The Passenger and the Patient Inflight. In: DeHart RL, Davis JR (eds). Fundamentals of Aerospace Medicine. 3rd ed. Philadelphia: Lippincott Williams & Wilkins; 2002.

Ryan ET, Kain KC. Primary care: health advice and immunization for travellers. N Engl J Med 2000; 342(23): 1716–1725.

Stüben U (Hrsg). Taschenbuch Flugmedizin und ärztliche Hilfe an Bord. Berlin: Medizinisch Wissenschaftliche Verlagsgesellschaft; 2007.

Wirth D, Rumberger E. Ausgewählte physiologische Grundlagen der Flugmedizin. In: Draeger J, Kriebel J (Hrsg). Praktische Flugmedizin. Landsberg/Lech: ecomed; 2002.

28

28.8 Strahlenschäden

W. Kirchinger

Roter Faden

Einteilung der Strahlenschäden am Menschen

Kurzüberblick

Nach dem zeitlichen Auftreten

Wann ist der Schaden erkennbar (Früheffekte / Spätfolgen):
- Akuter Strahlenschaden:
  - Frühschaden bis zu 90 Tage.
  - Spätfolgen >90 Tage.
- Chronischer Strahlenschaden, Spätschaden:
  - ab einem Jahr.

Nach der Eintrittswahrscheinlichkeit

Tritt der Schaden nach den Gesetzen der Wahrscheinlichkeitsmathematik auf oder wird er zwangsläufig eintreten:
- stochastischer Strahlenschaden.
- deterministischer Strahlenschaden.

Nach dem Zielpunkt bzw. dem betroffenen Individuum

Welche Zellen sind betroffen, normale Körperzellen oder Keimzellen:
- somatischer Strahlenschaden: selbes Individuum,
- genetischer, hereditärer Strahlenschaden: nächste bzw. folgende Generationen.

Sonderform

Bestrahlung der befruchteten Eizelle, des Embryo und / oder Fetus:
- teratogener Strahlenschaden.

Nach dem Wirkungsmechanismus

Kommt die negative Auswirkung auf den Organismus durch die physikalische Wirkung der Teilchen- oder Wellenstrahlung selbst zustande oder durch die Erzeugung für die Zelle schädlicher chemischer Stoffe:
- direkte Strahlenwirkung: Zerstörung von Molekülen oder Veränderung von Makromolekülen.
- indirekte Strahlenwirkung: Ionisierung intrazellulärer Wassermoleküle und Erzeugung von freien Radikalen oder stabilen reaktiven Produkten.

Nach der betroffenen Anzahl an Zellen

Ist nur ein Teil des Körpers von ionisierender Strahlung getroffen oder der ganze Mensch:
- Teilkörperexposition: lokal, z. B. Haut (kutanes Strahlensyndrom, cutaneous radiation syndrom, CRS).
- Ganzkörperexposition: generalisiert, z. B. Ganzkörperbestrahlung (akutes Strahlensyndrom, acute radiation syndrom, ARS).

Details

Stochastischer Strahlenschaden

Zufallswahrscheinlichkeit. Der stochastische Strahlenschaden ist das Ergebnis einer ablaufenden biologischen Effektkaskade, die nach den Gesetzen der Zufallswahrscheinlichkeit eintritt. Die Eintrittswahrscheinlichkeit für stochastische Strahleneffekte am Menschen (Beispiel: strahlenbedingte solide maligne Tumore oder Leukämie) ist proportional zur akkumulierten Strahlendosis.

Wichtig: Der Schweregrad der Schädigung ist jedoch unabhängig von der Dosis. Das heißt: Die Wahrscheinlichkeit, an einem durch ionisierende Strahlung ausgelösten Krebs zu sterben, ist umso größer, je höher die Dosisbelastung des Individuums war.

Überlebenswahrscheinlichkeit. Die Malignität des Tumors und somit die Überlebenswahrscheinlichkeit des Betroffenen richtet sich aber nicht nach der Dosis. Nach heutiger Vorstellung der Ereignisabläufe im Körper der exponierten Person gibt es keine Schwellendosis, unterhalb derer das Risiko eines schädlichen Effekts die Wahrscheinlichkeit „Null" hätte. Das bedeutet aber auch, dass alleine die natürliche Strahlenexposition des Menschen durch seine Umwelt theoretisch zu einem gewissen Prozentsatz zu malignen Tumoren führt, die letztendlich frühzeitig lebenszeitbegrenzend sein können. Eine einzelne getroffene Körperzelle, die dieses Ereignis überlebt, kann theoretisch ausreichen, dass die betroffene Person später an einem malignen Tumor verstirbt (single hit hypothesis).

Prozessabfolge. Man darf nach aktuellem Kenntnisstand der Strahlenbiologie jedoch davon ausgehen, dass für die

Entstehung der meisten Tumore eine Prozessabfolge mit mehreren Schritten nötig ist. Zwischen der Einwirkung ionisierender Strahlung und der Manifestation einer bösartigen Neubildung besteht eine Latenzphase beim Erwachsenen von Jahren bis Jahrzehnten. Bis heute lässt sich ein strahlenbedingter Tumor nicht sicher von malignen Tumoren anderer Genese unterscheiden. Das bedeutet, dass epidemiologische Daten, wie z. B. die Gesundheits- und Sterbedaten der Überlebenden von Hiroshima und Nagasaki, nach wie vor einen hohen Stellenwert bei der Beurteilung der Effekte ionisierender Strahlung einnehmen.

Wichtig: Zur Bewertung des Strahlenrisikos dient die effektive Dosis E. Die Einheit ist das Sievert (Sv).

Deterministischer Strahlenschaden

Schweregrad in Abhängigkeit von der Dosis. Unter deterministischen Strahlenschäden bzw. nach alter Nomenklatur sog. „nichtstochastischen Strahlenschäden" versteht man negative gesundheitliche Effekte am Menschen, deren Schweregrad eindeutig von der akkumulierten Dosis abhängt. Bei deterministischen Effekten gibt es eine Dosisschwelle unterhalb derer keine diesbezüglichen Effekte auftreten können.

Wichtig: Neben lokalen Effekten wie z. B. der Rötung der Haut nach Strahlenexposition (Strahlendermatitis) zählt auch die akute Strahlenkrankheit mit allen ihren Facetten, bis hin zum akuten nichtmalignen Strahlentod, zu den deterministischen Strahlenschäden.

Korrelation mit der Körperoberfläche. Deterministische Strahlenschäden brauchen, um für das betroffene Individuum relevant zu sein, eine große Zahl an geschädigten, betroffenen Körperzellen. Am Beispiel der Haut lässt sich im Vergleichen mit Verbrennungen am Menschen eine Korrelation mit der betroffenen Körperoberfläche (KOF) herstellen. Je mehr an KOF, bei überschrittener Dosisschwelle, betroffen ist, desto schwerwiegender ist der Schaden. Im schlimmsten Falle führt auch die strahlenbedingte Zerstörung der Haut zum Tod der betroffenen Person. Deterministische Wirkungen sind durch eine zeitliche und räumliche Häufung von relevanten Schadensereignissen gekennzeichnet.

Die bewusste Herbeiführung deterministischer Schäden am Tumorgewebe ist das Ziel der Radioonkologie. Hier sollen die malignen Zellen durch eine entsprechend hohe Strahlendosis letal geschädigt werden, wobei das umliegende gesunde Gewebe so gut wie irgend möglich vor der Wirkung ionisierender Strahlung geschützt werden muss.

Genetischer, hereditärer Strahlenschaden

Der vererbbare Strahlenschaden bezieht sich auf die Wirkung ionisierender Strahlung auf die Eizelle der Frau und/ oder die Samenzelle des Mannes in allen ihren Entwicklungsstadien, wobei es vor dem Zeitpunkt der Befruchtung zur Einwirkung der Strahlung kommen und die betroffene Zelle prinzipiell zur Erzeugung eines Kindes fähig bleiben muss. Die Daten der Nachkommen der Überlebenden von Hiroshima und Nagasaki zeigen bis heute keinen signifikanten Hinweis für das Auftreten hereditärer Strahlenschäden am Menschen.

Wichtig: Der Stellenwert der jahrzehntelang besonders beachteten Gonadendosis und der genetisch signifikanten Dosis ist einer mittlerweile nüchternen Einschätzung des genetischen Risikos gewichen.

Nichtsdestotrotz ist aber aus den vielen Tierversuchen im Rahmen der Strahlenforschung des letzten Jahrhunderts bestens belegt, dass ionisierende Strahlung sehr wohl zu vererbbaren hereditären Strahlenschäden bei Labortieren führen kann.

Teratogener Strahlenschaden

Die Einwirkung der Strahlung muss während der Embryonal- bzw. Fetalperiode erfolgen, also auf jeden Fall pränatal. Die zum Zeitpunkt der Explosionen der Atombomben schwangeren Frauen in den beiden betroffenen Städten Hiroshima und Nagasaki, haben überdurchschnittlich viele missgebildete Kinder zur Welt gebracht. Etwa 30 der in utero bestrahlten Kinder waren schwer geistig behindert (sensible Phase zwischen der 8. und 15. SSW). Auch in Bezug auf eine Erhöhung der Krebsrate erscheint die pränatale Bestrahlung kritisch. Es besteht eine besondere Strahlenempfindlichkeit in utero.

In den ersten Tagen der Schwangerschaft ist nach heutiger Vorstellung die „Alles-oder-Nichts-Regel" gültig. Dies bedeutet, dass es bis zur Einnistung der befruchteten Eizelle in die Gebärmutter, bei Einwirkung der Noxe Strahlung, zum Absterben der Frucht kommt oder aber die Zygote ein gleich hohes Risiko hat wie eine nicht bestrahlte Eizelle. Man nimmt, je nach Effekt, einen Schwellenwert von 100 – 300 mSv Uterusdosis an.

Notfallmedizinische Aspekte

Deterministische Strahlenwirkung

Definition des Begriffs Strahlenunfall

In Abstimmung mit den Definitionen der WHO und internationaler Kommissionen wie der ICRP (International Commission on Radiological Protection), muss ein Strahlenunfall nach Vorgabe der Deutschen Strahlenschutzkommission (SSK) mindestens eines der folgenden Kriterien erfüllen:

- Ganzkörperbestrahlung mit Schädigung des hämatopoetischen Systems oder anderer kritischer Organsysteme mit Dosiswerten von mindestens 0,25 Sv.
- Kutane und lokale Bestrahlung (einschließlich Kontamination) mit Dosiswerten von mindestens 6 Sv.
- Lokale Bestrahlung anderer Organe durch externe Quellen von mindestens 0,4 Sv.
- Inkorporation mit Erreichen bzw. Überschreiten der Hälfte der ICRP-Werte (maximum permissible organ burden).
- Medizinische Unfälle so weit eines der vorgenannten Kriterien erfüllt ist.

Definition: Nach der deutschen Strahlenschutzverordnung vom 20. Juli 2001 ist ein Unfall ein „Ereignisablauf, der für eine oder mehrere Personen eine effektive Dosis von mehr als 50 Millisievert zur Folge haben kann" (StrlSchV § 3, 35).

Kurzfassung möglicher Symptome der Strahlenwirkung am Menschen

Früheffekte (bis zu 90 Tage nach Bestrahlung)

- Nausea / Emesis
- Veränderung des Geschmacksempfindens
- Dysphagien
- Radiodermatitis
- Mukositis (oropharyngeal, gastrointestinal), Mukositis enoralis
- „Strahlenkater", Gastritis, Magenentleerungsstörungen
- Reversibler Temperaturanstieg
- Schmerzhafte Parotitis
- Knochenmarkaplasie
- Thrombozytopenische Blutungen
- Infektanfälligkeit
- Nierenfunktionsstörungen
- Hämorrhagische Zystitis
- Alopezie, Nagelwachstumsstörungen, Onycholyse
- Akutes Lungenödem, interstitielle Pneumonie, alveoläre Hämorrhagie
- Hepatische Venenverschlusserkrankung
- Kardiomyopathie
- Multiorganversagen

Spätfolgen

- Teleangiektasien
- Permanente Epilation
- Poikilodermie
- Xerose, Xerostomie (radiogenes Sjögren-Syndrom)
- Gonadale Insuffizienz
- Wachstumsstörungen im Kindesalter
- Hypothyreose
- Lungenfibrose
- Strahlenmyelopathie
- Strahlenkaries
- Osteoradionekrosen
- Magenulzera, Ileus
- Katarakt
- Multiorganversagen
- Malignome
- Herzkreislauferkrankungen
- Psychosen, Suizidgefährdung
- Infektanfälligkeit

Akutes Strahlensyndrom

In Abhängigkeit von der Dosis treten unmittelbar oder wenige Stunden nach der Strahlenexposition erste Symptome auf, die als Früheffekte (Frühschaden) oder frühe Normalgewebereaktionen bezeichnet werden. Die wichtigsten Manifestationsorte der Strahlenwirkung am Menschen unter dem Aspekt der Notfallmedizin betreffen überwiegend sog. Umsatz- oder Mausergewebe wie z. B. die Haut, die Schleimhäute, die Augenbindehäute, das blutbildende Knochenmark, den Gastrointestinaltrakt und bei sehr hohen Dosen auch das Zentralnervensystem.

Je nach Höhe der akkumulierten Dosis treten die klinischen Symptome nicht sofort nach Bestrahlung auf, sondern erst, wenn eine große Zahl betroffener Zellen funktionsunfähig bzw. verloren gegangen ist. Die wichtigsten Organe für eine akute lebensbedrohliche Strahlenwirkung stellen die Haut, das blutbildende Knochenmark, der Gastrointestinaltrakt und das Zentralnervensystem dar.

Die Schädigung kann nach folgenden Syndromen eingeteilt werden:
- kutanes Strahlensyndrom,
- hämatopoetisches Strahlensyndrom,
- gastrointestinales Strahlensyndrom,
- neurovaskuläres Strahlensyndrom.

Die Effekte am Menschen durch akute Ganzkörperbestrahlung werden aus Tab. 28.**24** deutlich.

Die letale Dosis von 50% der betroffenen Personen ($LD_{50/30}$) ist bei etwa 3–4 Gy Ganzkörperdosis erreicht, sofern keinerlei medizinische Maßnahmen ergriffen werden.

Prodromalphase

Je nach der Höhe der akkumulierten Dosis können die nachfolgenden Symptome innerhalb von Minuten bis Stunden auftreten und einen ersten Hinweis auf die Schwere der Schädigung geben: Es zeigt sich eine Phase allgemeiner Schwäche mit Appetitlosigkeit, Schwindel, Kopfschmerzen, Übelkeit und Erbrechen (Prodromalphase). Das Auftreten dieser Symptome kann jedoch auch Ausdruck der psychischen Belastung und der allgemeinen Erwartungshaltung nach vermeintlicher Strahlenexposition sein. Nach einem Intervall (Latenzphase) teilweise mit relativem Wohlbefinden vermischt mit euphorischen Stimmungslagen, kann es in den folgenden Tagen und Wochen, bei stattgehabter Strahlenexposition, zum Auftreten von Infektionen mit hohem Fieber, Blutungen und Durchfällen mit sichtbaren Ulzerationen der Schleimhäute z. B. im Mundrachenraum sowie Haarausfall und neurologischen Symptomen bis hin zu einer Querschnittssymptomatik kommen.

Tabelle 28.**24** Effekte durch akute Ganzkörperbestrahlung

Dosis [Gy]	Symptome / Laborbefunde
0,1	Chromosomenaberrationen nachweisbar
0,15	Störung der Spermatogenese (Spermatozoenzahl < 20 Mio / ml)
0,5	Störung der Hämatopoese
1	Nausea, Erbrechen
2	*Beginn des hämatopoetischen Strahlensyndroms* Auge (nach akuter Exposition): Katarakt nach Jahren
3–4	Teilkörperexposition: Hauterythem, temporäre Epilation Ganzkörperexposition: mittlere letale Dosis
6	*Beginn des gastrointestinalen Strahlensyndroms* Auge (bei chronischer Exposition): Katarakt nach Jahren
16	permanente Epilation
einige 20	*neurovaskuläres Strahlensyndrom*, evtl. mit Bewusstseinsverlust, Krämpfen, Schock, Tod

Kutanes Strahlensyndrom

Schon in der Frühphase der Nutzung von ionisierender Strahlung in der Medizin wurden Hauterytheme als negative Strahlenfolgen beobachtet. Das strahlenbedingte Erythem und eine trockene Desquamation lassen sich mit Hautdosen ab 3 – 4 Gy auslösen. Oberhalb von 10 Gy treten Symptome wie Epitheliolyse und Blasenbildung auf. Nach Werten über 20 Gy entwickeln sich Nekrosen. Die Reaktionen der Haut können in ein

- Früh- oder Primärerythem, das nach mehreren Stunden bis Tagen auftritt und wenige Tage dauert, sowie in das
- Haupterythem, das mit einer Latenzzeit von Tagen bis Wochen später auftritt und
- ein Späterythem eingeteilt werden (Abb. 28.**21**).

Die einzelnen Schübe des Hauterythems können, je nach Schweregrad, durch vermeintliche Erholungsphasen mit äußerlich intakt aussehender Beschaffenheit der betroffenen Hautareale (symptomfreies Intervall mit evtl. auftretender lokaler Hyperthermie) getrennt sein.

Je höher die Dosisbelastung der Haut, desto kleiner werden die Latenzzeiten, wie sie aus der Literatur bekannt sind. Die Veränderungen an der Haut können sehr schmerzhaft sein und bedürfen einer suffizienten Schmerztherapie.

Wurde eine Person mit durchdringender Strahlung (z. B. Gamma-Strahlung) exponiert, ist die Haut weit weniger betroffen als bei Exposition mit Beta-Strahlung, Neutronen oder weicher Röntgenstrahlung.

Wichtig: Das Ausmaß und Muster des Hauterythems kann einen Hinweis auf die Ausprägung einer vermeintlichen Ganz- oder Teilkörperbestrahlung liefern.

Bei Kontamination der Haut mit radioaktiven Stoffen überwiegt bei einem Gemisch aus Beta- und Gamma-Strahlern, die schädigende Wirkung der Beta-Strahlung, sog beta-burns.

Wichtig: Eine Flächenkontamination der Haut von 1 Bq/cm² eines beliebigen Beta-/Gamma-Strahlers ruft eine maximale Beta-Hautdosisleistung von 1 – 2 µSv/h hervor.

Einteilung der Hautschäden

Radiodermatitis acuta

Radiodermatitis 1. Grades: Dosis > 3 – 4 Gy (Schäden reversibel):

- dunkelrotes Erythem in der Regel gefolgt von einer diffusen und fleckigen Hyperpigmentierung,
- Talgdrüsensekretion kann aussetzen,
- evtl. passagere Alopezie mit Beginn ab der 2. – 3. Woche bei Dosiswerten von 3 – 4 Gy (erneutes Wachstum nach 4 – 12 Wochen).

Radiodermatitis 2. Grades: Dosis > 8 – 10 Gy (Reparaturheilung):

- entzündliche Rötung, Blasenbildung, Ödem,
- permanente Epilation,
- Funktionsverlust der Talgdrüsen und evtl. Schweißdrüsen,
- Nägelwachstumsstörungen.

Radiodermatitis 3. Grades: Dosis > 20 Gy (plastisch chirurgische Maßnahmen nötig):

- „Soforterythem", tiefe Gewebenekrosen, toxische Schädigung der Haut,
- schmerzhafte Ulzerationen,
- Spätfolgen.

Radiodermatitis chronica (chronisches Radioderm)

Spätfolge der Hautbestrahlung mit einer Latenz von etwa 2 Jahren bis Jahrzehnte nach Exposition (bei akut applizierten Dosen von > 12 – 15 Gy oder nach lang dauernder chronischer Verabreichung von kleinen Dosen). Es handelt sich hierbei um eine chronisch entzündliche Hautreaktion mit Tendenz zu chronischen Ulzerationen ohne Granulationsneigung und mit Ausbildung evtl. maligner Hautveränderungen (Abb. 28.**22**):

- sklerotische Atrophie der Haut,
- Störung der Pigmentbildung (fleckige Hyper- und Depigmentierung),
- Teleangiektasien und Elastose,
- trockene atrophische Haut (Xerose), rissige Nägel,
- Hyperkeratosen,
- Hautmalignome.

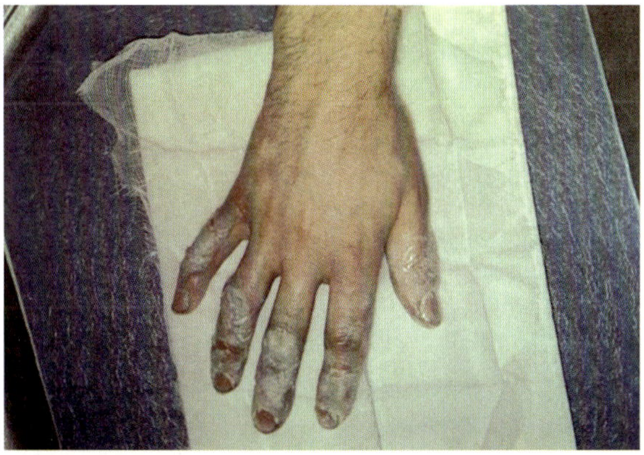

Abb. 28.**21** Akuter Strahlenschaden an der Haut durch weiche Röntgenstrahlung (Quelle: Dr. A. Lösler, Fachklinik Hornheide).

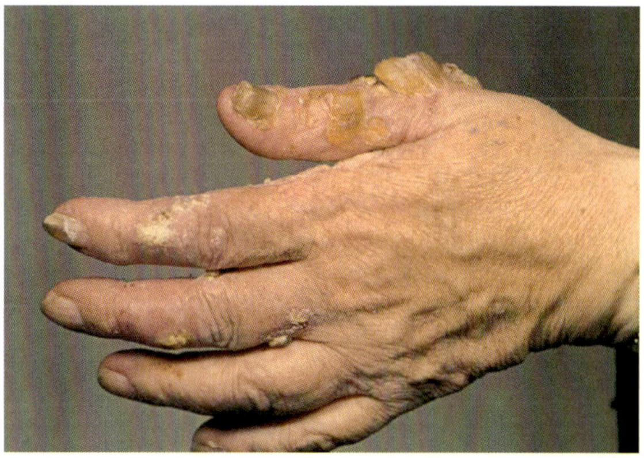

Abb. 28.**22** Kumulativer Spätschaden: „Röntgenhaut" mit multiplen präkanzerösen Keratosen (Morbus Bowen) und Vorstufen von Plattenepithelkarzinomen sowie Nageldystrophie (Quelle: Dr. A. Lösler, Fachklinik Hornheide).

Je nach Dosisbelastung können die Hautveränderungen in der Prodromalphase mit transientem Erythem und Blasenbildung eine Woche dauern. Daran anschließend folgt eine zweite Erythemwelle mit Schwellung und Ödem, mit trockener und feuchter Desquamation sowie dem Verlust der Haare und einer Onycholyse. Die späte Phase der Reaktion der Haut erfolgt nach etwa 60 Tagen mit Pigmentveränderungen, irreversiblem Haarverlust, Onychodystrophie, Fibrose, Teleangiektasien, Atrophie und Keratosen.

Hämatopoetisches Strahlensyndrom

Wird durch ionisierende Strahlung das blutbildende rote Knochenmark mit einer so hohen Dosis exponiert, dass ein Großteil der Stammzellen funktionsunfähig ist, dann sind

- die Erythropoese,
- die Granulopoese,
- die Lymphopoese und
- die Thrombopoese

betroffen. Die sich schnell teilenden Zellpopulationen des Knochenmarks produzieren pro Tag etwa 10×10^{11} Zellen.

Wichtig: Die mittlere letale Dosis für den Menschen beträgt 3 – 5 Sv.

Auswirkungen und Grading. Die strahlenbedingte Granulozytopenie führt zu einer erhöhten Infektanfälligkeit, die Thrombozytopenie erklärt das gesteigerte Blutungsrisiko. Im Rahmen der klinischen Versorgung und der Einschätzung der Gefährdung des Patienten sowie des Gradings ist eine fortlaufende Sequenzialdiagnostik mit Laborbestimmung der Anzahl der noch vorhandenen Lymphozyten, Granulozyten und Thrombozyten entscheidend. Diese Daten müssen ab dem ersten postexpositionellen Tag erhoben werden. Ebenso muss eine Retikulozytenzählung erfolgen. Des Weiteren ist eine HLA-Typisierung, sind Blutausstriche und zytogenetische Tests einschließlich Stammzelltestungen notwendig. Eine Knochenmarkpunktion sollte zu Beginn (binnen 24 h) und in wöchentlichem Abstand erfolgen.

Stadieneinteilung. Je nach dem Grad der Stadieneinteilung, Grading H1–H4 (Fliedner 2005), des hämatopoetischen Schadens, kann das Sterberisiko innerhalb der ersten Tage nach akuter Strahlenexposition und noch vor der notwendigen Stammzelltransplantation extrem hoch sein und sich bei Versagen weiterer Organe und Organkomplexe potenzieren. Die am schwersten betroffenen Patienten (Kategorie H4) erleben einen linearen Abfall der Lymphozytenzahlen innerhalb der ersten 24 h auf Werte um $0{,}1 - 0{,}25 \times 10^9$ / L. Die Granulozytenzahl verändert sich innerhalb von 48 h und erreicht Werte von $0 - 0{,}5 \times 10^9$ / L nach 5 – 7 Tagen. Auch die Blutplättchen zeigen einen linearen Abfall mit einem Tiefpunkt (Nadir) um den 10. Tag. Diese Werte können theoretisch mehrere Wochen bestehen bleiben. Die einzige Rettung für solch schwer geschädigte Patienten ist die Stammzelltransplantation da keine pluripotenten autologen Stammzellen mehr für die Repopulierungsprozesse zur Verfügung stehen. Viele Patienten überleben die ersten beiden Wochen jedoch nicht, aufgrund des Versagens lebenswichtiger Organkomplexe (strahlenbedingtes Multiorganversagen).

Gastrointestinales Strahlensyndrom (GIS)

Der Gastrointestinaltrakt (GIT) des Menschen zählt zu den Organkomplexen mit hohem Zellumsatz und hat eine hohe Strahlensensibilität. Vorraussetzung für die fortwährende Erneuerung der funktionalen Zellen des GIT sind pluripotente Stammzellpopulationen in den Lieberkühn-Krypten.

Prodromalphase. Die nach Bestrahlung auftretenden Symptome können einer Prodromalphase und der manifesten Krankheitsphase zugeordnet werden. Kurzfristig bis wenige Stunden nach akuter Strahlenexposition kann es zu Appetitlosigkeit, Übelkeit und Erbrechen sowie Durchfällen und abdominalen Krämpfen kommen.

Wichtig: Das zeitliche Auftreten dieser Symptome hängt stark von der Expositionsdosis und der Bestrahlungsfläche ab. Übelkeit und Erbrechen können jedoch auch bei Exposition mit kleinen Dosen auftreten und lassen sich in ihrer Ursache oftmals nicht exakt zuordnen.

Bei Personen, die sich nur „bestrahlt" fühlen, aber keine tatsächliche Dosis akkumuliert haben, können diese Effekte ebenfalls auftreten. In der Prodromalphase kann die Diarrhö auch erst nach Tagen beginnen. Abdominale Krämpfe können noch nach Wochen manifest werden.

Krankheitsphase. Die klinischen Symptome der manifesten Krankheitsphase des GIT sind dann hauptsächlich abdominale Krämpfe und Diarrhöen. Bei Ganzkörperbestrahlung treten nach initialer Diarrhö nach 1 – 2 Wochen schmerzhafte blutige Diarrhöen mit Krämpfen durch die Zerstörung der Mukosa des GIT auf. Das Resultat ist massiver Flüssigkeits- und Elektrolytverlust sowie die massenhafte Überschwemmung des Körpers mit pathogenen und nichtpathogenen Keimen aus dem GIT (Verlust der Schutzfunktion der Darmmukosa). Die parallel stattfindenden Veränderungen durch das ablaufende hämatopoetische Strahlensyndrom verstärken durch die mangelnde Infektabwehrfähigkeit und zunehmende Blutungsneigung das Krankheitsbild.

Strahlensensibilität der Organe. Der Dünndarm ist wegen seiner schnelleren Zellerneuerung strahlensensibler als der Magen oder das Kolon. Die Strahlensensibilität der verschiedenen Darmabschnitte nimmt von kranial nach kaudal ab. Schon nach Organdosiswerten von 10 mSv können in den Dünndarmkrypten von Mäusen vermehrt apoptotische Zellen (Aktivierung zelleigener Zerstörungsprogramme) nachgewiesen werden.

Im Magen wird die Zellerneuerung nach Applikation von 7 Sv gestoppt und schon nach 1,5 Sv treten Motilitätsstörungen und Hyperämie auf. Das Symptom der Nausea ist relativ zu anderen bestrahlten Teilen des GIT hier am stärksten ausgeprägt. Die Absorptionskapazität des normalen Kolon beträgt bis zu 6 l / Tag. Nach Überschreiten dieses Wertes kommt es zu massiven Diarrhöen.

Bei all diesen Veränderungen spielen auch neuronale Faktoren (Neurotransmitter) und Entzündungsmediatoren eine pathophysiologisch wichtige Rolle.

Späteffekte. Als Späteffekte des GIS können Stenosierungen bis hin zum Ileus und Perforationen der Darmwände auftreten.

Hinweis für die Praxis: Für die Behandlung des GIS ist eine rasche Reduzierung der intestinalen Keimzahl zur Verminderung der Endotoxinämie und Sepsis wichtig (Antibiotika, Antimykotika, antivirale Mittel). Ziel einer Therapie muss, sofern möglich, der rasche Wiederaufbau des Darmepithels unter maximalem Infektionsschutz sein.

Chronische Strahlenreaktionen am Darm werden durch Schädigungen des Bindegewebes und der blutversorgenden Gefäße verstärkt. Chronische Ulzerationen können zu Stenosen bis hin zum Ileus führen. Die operative Versorgung solcher Schäden ist äußerst risikobehaftet und Wundheilungsstörungen sind vorprogrammiert.

Neurovaskuläres Strahlensyndrom (NVS)

Historisch wurde das Zentralnervensystem aufgrund der mangelnden Zellerneuerungsrate als relativ strahlenresistent betrachtet. Zentralnervöse regulatorische Kontrollmechanismen sind aber durchaus als strahlenempfindlich einzustufen.

Prodromalphase. Das NVS lässt sich in seiner Prodromalphase charakterisieren durch Appetitlosigkeit, Übelkeit, und Erbrechen. Diese Symptome werden auch durch das gastrointestinale Strahlensyndrom hervorgerufen. Die Schwere der Prodromie lässt mit zunehmender Strahlendosis nach. Bei Dosiswerten über 10 Gy kann das Gefühl der Übelkeit unterdrückt sein und es stellt sich eine allgemeine Sedierung und Teilnahmslosigkeit ein. Es kommt aufgrund von Gefäßveränderungen zu Begleitsymptomen wie Hypotension und Schwindel.

Nach Exposition hoher Dosen entwickelt sich ein Fatigue-Syndrom. Je ausgeprägter das Fatigue-Syndrom ist, desto schwerwiegender ist das NVS. Es können zentral bedingtes Fieber, Kopfschmerzen und neurologische Defizite der sensorischen und motorischen Fähigkeiten des Patienten (z. B. Gangstörungen) auftreten.

Späteffekte. Überlebende haben ein hohes Risiko für Späteffekte, wie Einschränkung der kognitiven Fähigkeiten und Persistieren neurologischer Defizite.

Wichtig: Für die grobe Einschätzung des Schweregrades einer Strahlenexposition mit unbekannter Dosis, können das Erbrechen (erstmaliger Beginn, Dauer und Häufigkeit) und die einsetzende Müdigkeit und Abgeschlagenheit von prognostischer Bedeutung sein.

Man sollte jedoch bedenken, dass auch psychogene Ursachen im Rahmen einer vermeintlichen Strahlenexposition in Frage kommen. In der manifesten Phase kann es zu zerebralen Ödemen mit Hirndrucksteigerung kommen. Die Permeabilität der Bluthirnschranke ist erhöht. Es kommt zu Flüssigkeitsansammlungen im Extrazellulärraum. Weiter kennzeichnen zerebrale Durchblutungsstörungen, petechiale Blutungen, Meningitis und eine Hypertrophie der perivaskulären Astrozyten die akute Phase des NVS. Die inflammatorische Zerstörung kleiner Blutgefäße und Kapillaren wird häufig beobachtet. Eine Beeinträchtigung größerer Gefäße tritt meist erst später auf. Bei sehr hohen Strahlendosen kann der Tod innerhalb von wenigen Minuten eintreten.

Akutes Strahlensyndrom

Präklinische und klinische Maßnahmen

Allgemeines Vorgehen und Basistherapie

Hinweis für die Praxis: Lebensrettende Sofortmaßnahmen zur Aufrechterhaltung der Vitalfunktionen des Patienten haben absoluten Vorrang vor jeglichen sonstigen Maßnahmen wie z. B. einer Dekontamination.

Präklinische Maßnahmen. Präklinisch unterscheidet sich die Primärversorgung von betroffenen Patienten nicht von weniger exotischen Einsatzszenarien: Die Vitalfunktionen müssen aufrechterhalten werden. Schock- und Schmerzbekämpfung sowie Stabilisierung für den Transport in die Klinik sind obligat. Bei Strahlenunfällen ohne zusätzliche Noxen (wie z. B. Verletzungen, Verbrennungen) sollte besonderes auf das zeitliche Einsetzen der Prodromie wie Übelkeit und Erbrechen geachtet werden. Für die Suche nach einem Hauterythem als möglichen Indikator für die Schwere der Strahlenexposition darf keine Zeit verschwendet werden.

Ein kontaminierter Patient sollte, sofern es sein Zustand zulässt, noch an der Unfallstelle und vor Eintreffen in der Klinik grob dekontaminiert werden. Hierfür ist das Rettungsdienstpersonal in der Regel auf die Mithilfe der Feuerwehreinsatzkräfte angewiesen. Dekontaminationsmaßnahmen werden auf die betroffenen Hautareale beschränkt bleiben und so schonend wie möglich durchgeführt. Die Einsatzkräfte haben geeignete persönliche Schutzausrüstung zu tragen. In den meisten Fällen lässt sich alleine durch Entkleiden des Patienten (trockene Dekontamination) eine deutliche Reduzierung der Kontamination erreichen und eine Kontaminationsverschleppung verringern oder gänzlich vermeiden. Kontaminationen im Gesichtsbereich bedeuten immer auch einen Hinweis auf eine mögliche Inkorporation durch radioaktive Stoffe.

Wichtig: Ein kontaminierter Patient stellt keine Gefahr für den behandelnden Arzt dar, sofern eine eigene Kontamination vermieden und eine Inkorporation verhindert wird!

Dekorporierungsmaßnahmen nach Inkorporation radioaktiver Isotope können, je nach Substanz, schon am Unfallort von Bedeutung sein.

Transport. Beim Transport kontaminierten Patienten ist die Klinik vorab von dieser Tatsache zu informieren um spezielle Bereiche für die Aufnahme der verunfallten Person abzugrenzen und das Personal im Umgang mit solchen Patienten zu unterweisen.

Klinische Maßnahmen. Das therapeutische Vorgehen in der Klinik richtet sich nach der Art und dem Schweregrad des Strahlensyndroms.

Wichtig: Die Einteilung in bestimmte Kategorien des Schweregrades erfolgt durch regelmäßige Überprüfung des Status des Patienten anhand seines klinischen Verlaufs und seiner Laborparameter.

Generell sollten Patienten mit einer Dosis ab 1 Gy Ganzkörperdosis stationär aufgenommen werden. Es muss unmittelbar nach der Strahlenexposition ein Blutbild mit Differenzialblutbild erstellt werden. Der Verlauf der Veränderungen der Blutbildparameter ist täglich mehrfach zu verifizieren. Innerhalb der ersten beiden postexpositionellen Tage sollte alle 6 h eine Beurteilung des Zustandes des Patienten sowie eine Blutzelluntersuchung erfolgen. In der Anfangsphase sind für Aussagen zum Schweregrad der Strahlenexposition des Patienten die Anzahl und der Verlauf des Abfalls der Lymphozyten und der neutrophilen Granulozyten von entscheidender Bedeutung.

Eine schwere Schädigung des hämatopoetischen Systems muss bei einem Abfall der Lymphozyten unter $0,5 \times 10^9/l$ innerhalb von 6–12 h angenommen werden. Der Abfall der neutrophilen Granulozyten zwischen Tag 4 und 6 post expositionem ist ein weiterer wichtiger Prognosemarker.

Für eine Chromosomenanalyse im Rahmen der biologischen Dosimetrie und HLA-Typisierung sollte je nach vermuteter Höhe der Gesamtdosis, rasch 20 ml Vollblut (mit Heparin versetzt) gewonnen werden. Die Auswertung erfolgt durch spezielle zytogenetische Zentren (über das nächste Regionale Strahlenschutzzentrum, RSZ, zu erfragen).

Therapeutische Maßnahmen. Als therapeutische Maßnahmen bei manifestem hämatopoetischem Strahlensyndrom kommt als Überbrückungstherapie eine Substitution der Blutbestandteile in Frage, die aufgrund der Knochenmarkdepression nicht mehr gebildet und ins periphere Blut abgegeben werden können. Der Infektionsgefahr, in der solche Patienten schweben, kann durch Isolation in Sterileinheiten und Gabe von Antibiotika und Antimykotika begegnet werden. Flüssigkeits- und Elektrolytverluste müssen ausgeglichen werden (z. B. bei großflächiger Ausprägung des kutanen Strahlensyndroms). Durch Gabe von Zytokinen wie G-CSF, GM-CSF usw. kann eine Stimulation des restlichen evtl. noch funktionsfähigen Knochenmarks erreicht werden. Ultima Ratio bleibt dann die Knochenmarktransplantation bzw. Stammzelltransplantation.

Wichtig: Eine mechanische, chemische oder sonstige Irritation von betroffenen bestrahlten Hautarealen ist generell zu vermeiden. Notwendige operative Eingriffe an diesen Stellen sollten, sofern möglich, erst nach einer Latenzzeit von bis zu mehreren Wochen erfolgen. Absprachen mit erfahrenen Zentren für strahlenverunfallte Personen sind nötig.

Supportive Maßnahmen müssen ergriffen werden, um Übelkeit und Brechreiz zu behandeln. Eine suffiziente Schmerztherapie ist in der Regel notwendig. Prophylaxe und Therapie des Hirnödems erfolgt mittels Kortikosteroiden. Antibiotische, antimykotische und antivirale Therapie sowie lokale Therapie der Hautschäden sind ggf. erforderlich. Parenterale Ernährung und psychologische Betreuung können notwendig sein.

Chronische Hautschäden müssen mit entsprechenden Salben gepflegt und vor Irritationen geschützt werden. Auch wenig teilungsaktive Gewebe des Menschen können eine hohe Strahlenempfindlichkeit zeigen. Der Schaden manifestiert sich allerdings erst, wenn auch diese betroffenen Zellen eine Mitosephase durchlaufen. Es können zum Beispiel Gefäßendothelien einen großen Beitrag zur Entstehung chronischer Strahlenfolgen leisten (Herrmann et al. 2006). Die Strahlenreaktion manifestiert sich in einer Veränderung des Zusammenspiels von Parenchymzellen, Bindegewebe und kapillärer Blutversorgung (Endothelzellschädigung).

Prognose. Für Aussagen zur Prognose der Gesundheitsstörung bis hin zur Überlebenswahrscheinlichkeit des Patienten kann auf Datenbanksysteme der WHO zu weltweiten Strahlenunfällen im Rahmen der nationalen REMPAN-Zentren (Radiation Emergency Medical Preparedness and Assistence Network) zugegriffen werden. Das deutsche WHO-Kollaborationszentrum für die medizinische Vorsorge und Hilfe bei Strahlenunfällen ist die Klinik und Poliklinik für Nuklearmedizin am Universitätsklinikum Würzburg.

Neben Ganzkörperexpositionen können Teilkörperbestrahlungen (die normalerweise nicht akut lebensbegrenzend sind) bestimmter Körperteile wie z. B. des ZNS oder des Herzens dennoch zu raschen Todesfällen führen.

Latenzzeit. Die Latenzzeit ist bei chronischen Strahlenreaktionen indirekt proportional abhängig von der akkumulierten Dosis. Die Bestrahlung des Lungenparenchyms kann zur Fibrosierung des umliegenden Bindegewebes infolge massiver Kollagenablagerungen führen. Neben einer primären Fibrosierung kann es bei tiefen strahlenbedingten Ulzerationen zu einer sekundären Fibrosierung infolge von Narbengewebe kommen. Bei chronischen Strahlenreaktionen gibt es kaum Mechanismen, die zu einer Regeneration beitragen können.

Am Auge kann es zu einer zentripetalen, hinteren, subkapsulären Trübung der Linse kommen.

Wichtig: Für operative und oder invasive Maßnahmen in einem ehemaligen Bestrahlungsfeld ist eine interdisziplinäre Absprache mit strahlentherapeutischen und speziellen dermatologischen Abteilungen von Bedeutung.

Späteffekte. Ist eine Strahlenfrühreaktion vergesellschaftet mit der Beeinträchtigung der Schutzfunktion gegenüber anderen Noxen (chemisch, mechanisch), so kann es zu konsekutiven Späteffekten (consequential late effects, CLE) kommen. Besonders anfällig hierfür sind der Darm, die Harnblase, die Lungen, die Haut und die Schleimhäute des Mundes. Chirurgische Maßnahmen dürfen in chronisch veränderten Hautbezirken nur mit besonderer Vorsicht vorgenommen werden.

Regionale Strahlenschutzzentren. Speziell ausgestattete Zentren, wie die Regionalen Strahlenschutzzentren (RSZ) der Berufsgenossenschaft der Feinmechanik und Elektrotechnik und der Berufsgenossenschaft der chemischen Industrie, angesiedelt an Universitätskliniken und Forschungszentren in Deutschland, besitzen sowohl die technische als auch die personelle Ausstattung für die Versorgung von strahlenverunfallten Personen. Über die Vermittlung durch das RSZ können auch spezielle Leistungen von Kliniken in Anspruch genommen werden. Die Liste der RSZ liegt den Rettungsleitstellen vor.

Kernaussagen

Einteilung der Strahlenschäden am Menschen

Man kann die Wirkung ionisierender Strahlung am Menschen einteilen nach akuten und chronischen Schadensereignissen, nach stochastischen und deterministischen Schäden, nach der Art der betroffenen Zellen wie somatischen Zellen, Keimzellen, embryonalen und fetalen Zellen, nach den physikalischen oder chemischen Effekten und nach der Anzahl betroffener Zellen bis hin zur Ganzkörperexposition.

Ionisierende Strahlung kann für die Induktion und Promotion maligner Neoplasien verantwortlich sein. Als Maßzahl für die

Gefährlichkeit bzw. das Risiko wird die Dosisangabe der effektiven Dosis, das Sievert, verwendet. Deterministische Strahlenschäden treten erst nach Überschreiten einer Dosisschwelle auf. Vererbbare Strahlenschäden sind beim Menschen noch nicht signifikant nachgewiesen worden.

Notfallmedizinische Aspekte

Der Strahlenunfall ist in der Strahlenschutzverordnung definiert. Bei Strahlenunfällen kann zwischen pathognomonischen Früheffekten und Spätfolgen unterschieden werden.

Das akute Strahlensyndrom lässt sich neben einer Prodromalphase in vier dosis- bzw. organkomplexabhängige Syndrome unterteilen. Wichtigste Symptome der Prodromalphase können Übelkeit, Erbrechen, Kopfschmerz und Müdigkeit sein.

Das Hauterythem stellt präklinisch keinen Indikator für die akkumulierte Dosis dar.

Früherytheme treten in der Regel erst nach Stunden auf.

Hohe Knochenmarkdosen können zu einem raschen Abfall der Lymphozytenzahl im peripheren Blut führen (s. hämatopoetisches Strahlensyndrom).

Für die biologische Dosimetrie (z. B. Chromosomenanalyse) ist eine frühzeitige Blutasservierung notwendig.

Infektanfälligkeit und gastrointestinales Strahlensyndrom bedingen den Aufenthalt des Patienten in Steril- / Isoliereinheiten.

Das neurovaskuläre Strahlensyndrom kann, je nach akkumulierter Dosis, innerhalb weniger Minuten zum Tode führen.

Akutes Strahlensyndrom

Unter Beachtung eines vernünftigen Eigenschutzes der Helfer haben lebensrettende Sofortmaßnahmen absoluten Vorrang vor sonstigen Strahlenschutzmaßnahmen.

Ein kontaminierter Patient stellt somit keine Gefahr für die behandelnden Einsatzkräfte dar (Cave: persönliche Schutzausrüstung).

Kontaminierte Patienten sollen, sofern möglich, vor dem Transport in die Klinik dekontaminiert werden.

Behandlungskonzepte in der Klinik können sich an Schemata der WHO zu weltweit gesammelten Datensätzen über Strahlenunfallopfer und deren Versorgung orientieren.

Die individuelle Behandlungsstrategie wird anhand des Verlaufs der klinischen Parameter wie Blutwerte und der Veränderung der Funktionsfähigkeit von Organen etc. täglich neu ausgerichtet.

Eine frühzeitige Einbindung spezieller Einrichtungen wie Regionaler Strahlenschutzzentren ist wichtig.

Literatur

Fliedner TM, Friesecke I, Beyrer K. Medical Management of Radiation Accidents-Manual on the Acute Radiation Syndrome. Oxford: British Institute of Radiology; 2001.

Fliedner TM, Meinecke V. Radiation-Induced Multi-Organ Involvement and Failure: A Challenge for Pathogenetic, Diagnostic and Therapeutic Approaches and Research. London: British Institute of Radiologie; 2005.

Herrmann T, Baumann M, Dörr W. Klinische Strahlenbiologie. 4. Aufl. München: Urban & Fischer; 2006.

Katastrophenmedizin. Leitfaden für die ärztliche Versorgung im Katastrophenfall. 4. Aufl. Berlin: BMI; 2006.

Weickhardt U, Meier J. Der Strahlenunfall. 2. Aufl. Luzern: Schweizerische Unfallversicherungsanstalt; 2001.

28.9 Chemische Schäden und Gefahrstoffunfall

B. Mayer

Roter Faden

Allgemeine Stoffkunde
- **Grundlagen**
- **Chemische Gefahrstoffe**

Problemstellung nach Gefahrstoffunfällen
- **Medizinisches Konzept**

Medizinisches Management
- **Grundlagen**
- **Meldeschema**
- **Organisation und Führung im Schadensraum**
- **Organisation der Sanitätshilfsstelle (Rettungsstation oder Verbandplatz)**
- **Gefahrendetektion – Gefahrstoffidentifikation – Gefahrstoffinformation**
- **Gefahrgutkennzeichnung**
- **Gefahrendetektion**
- **Gefahrstoffidentifikation**
- **Gefahrstoffinformation**
- **Schutzkonzeption**
- **Allgemeine Aufgaben des Notarztes**
- **Sichtung (Triage)**
- **Dekontamination**
- **Asservierung**

Gefahrstoffe und Terrorismus

Allgemeine Stoffkunde

Grundlagen

Definition: Gefahrstoffe sind feste, flüssige oder gasförmige Substanzen, von denen aufgrund ihrer physikalischen, biologischen oder chemisch-toxischen Eigenschaften unter bestimmten Voraussetzungen Gefahren für das menschliche Leben und/oder seine Umwelt ausgehen.

Gefahrstoffe können damit zur Gefährdung der öffentlichen Sicherheit und Ordnung und zur Gefahr für die Allgemeinheit und wichtige Gemeingüter werden.

Definition: Gefährliche Güter sind Gefahrstoffe, die – unabhängig ob als Zwischen-, Zerfalls-, Spalt-, Abfall- oder Endprodukte – in Behältnissen abgefüllt oder verpackt in irgendeiner Form gelagert oder transportiert werden.

Bedingt durch den technischen Fortschritt werden in Zahl und Menge immer mehr gefährliche Güter befördert sowie gelagert. Zum anderen kam es in den letzten Jahren zu einer wahren Produktexplosion. Aus diesem Grund ist es oftmals für die Einsatzkräfte, so auch für den Notarzt, schwierig, den aktuellen Wissens-, Informations- und Ausrüstungsstand zu halten.

Mit nationalen Gesetzen wurde für die Beförderung von Gefahrgütern eine weitgehend einheitliche und ausreichende Rechtsgrundlage in Europa geschaffen (z.B. in der Bundesrepublik Deutschland die „Gefahrgutverordnung Eisenbahn", GGVE, und die „Gefahrgutverordnung Straße", GGVS), die u.a. die Verpackung und Kennzeichnung von gefährlichen Gütern regeln, eine Auskunfts-, Aufzeichnungs- und Anzeigepflicht sichern, die Mess- und Prüfverfahren reglementieren und das Verhalten und die Schutz- und Hilfsmaßnahmen nach Unfällen mit gefährlichen Gütern festlegen.

Die Deklarationspflicht sowie die Auskunfts- und Aufzeichnungspflicht erlauben, frühzeitig ein wirkungsvolles medizinisches Management bei Gefahrstoffunfällen aufzubauen.

Chemische Gefahrstoffe

Chemische Gefahrstoffe besitzen folgende Eigenschaften:
- explosionsgefährlich,
- brandfördernd,
- entzündlich (hochentzündlich, leichtentzündlich und entzündlich),
- giftig,
- gesundheitsschädlich,
- ätzend,
- reizend,
- sensibilisierend,
- kanzerogen,
- teratogen,
- genmutierend oder
- umweltgefährlich.

Reaktionszeit. Da sowohl für den technischen Einsatz als auch für die Diagnostik und medizinische Versorgung die Reaktionszeit der Stoffe von eminenter Bedeutung ist, sind weitere Unterscheidungen erforderlich:
- *Stoffe vom Temporärtyp*, wenn die schädigende Einwirkung oder Reaktion nach kurzer Zeit beendet ist (z.B. eine Druckwelle nach Explosionen).
- *Stoffe vom Persistenztyp*, wenn die schädigende Wirkung oder Reaktion nach dem Ereigniseintritt in der Wirkzone über einen längeren Zeitraum anhält (Radioaktivität, sesshafte Gifte u.a.m.).

Wichtig: Die schädigende Wirkung von Gefahrstoffen auf den Menschen kann sich somatisch, psychisch oder psychosomatisch sowie teratogen oder genetisch manifestieren. Die somatischen oder psychischen Auswirkungen treten nur bei der exponierten Person selbst entweder sofort oder nach einer Latenzzeit auf. Teratogene oder genetische Effekte zeigen sich nur bei den Nachkommen exponierter Personen.

Zeitliche Aspekte. Für die Diagnostik, Prognose, Sichtung und medizinische Behandlung ist von wesentlicher Bedeutung, *wann* nach der Exposition mit einem Gefahrstoff die Symptome auftreten. Hier werden unterschieden:
- *Stoffe vom Akuttyp*, wenn sich die durch die Schädigung hervorgerufene Symptome unmittelbar nach der Exposition zeigen. Diese Stoffe zählen in der Regel zu den gut wasserlöslichen Substanzen. Die Schädigung findet sich meist an den Augen, der Haut und an den Schleimhäuten, wobei durch Inhalation aufgenommenen Stoffen überwiegend den oberen Respirationstrakt betreffen.

- *Stoffe vom Latenz- oder Spättyp*, wenn sich die Symptome erst nach einer Latenzzeit, die zwischen einigen Minuten und Tagen liegen kann, manifestieren. Diese Stoffe zeichnen sich durch eine geringe Wasser- und hohe Lipidlöslichkeit aus.

Wichtig: Je nach Konzentration kann derselbe Stoff Eigenschaften des Akut- bzw. Latenztyps aufweisen.

Problemstellung nach Gefahrstoffunfällen

Sind Gefahrstoffe für die Entwicklung einer Schadenslage ursächlich oder auch nur flankierend beteiligt, werden Einsatzleitung und Einsatzkräfte mit besonderen Lagemerkmalen konfrontiert:

- unbekannte Substanz,
- eingeschränkte Handlungsfreiheit der Rettungskräfte,
- verzögertes Einsetzen der Ersten Hilfe und verlängerte Rettungszeiten,
- unbekannte Exposition,
- monomorphes Schädigungsmuster,
- Mangel an Antidota,
- Kapazitätsüberforderung im Hospitalisationsraum.

Eingeschränkte Handlungsfähigkeit bei unbekannter Substanz. Am Beginn der meisten Notarzteinsätze ist die *Identität* der verursachenden Substanz unbekannt. Die von ihr ausgehende Gefährdung kann primär nicht abgeschätzt werden; ein gefahrorientiertes, stoffspezifisches Vorgehen ist in dieser frühen Phase der Schadensbewältigung nicht möglich.

Das *Risiko* für die Einsatzkräfte ist erheblich. Die aufzubauende Schutzkonzeption und die Bewältigungsmaßnahmen müssen sich an den allgemeinen Grundsätzen orientieren; das medizinische Management muss sich auf Basismaßnahmen beschränken.

Durch die anhaltende Wirkung oder drohende Gefahr einer potenziellen Reaktion von chemischen Gefahrstoffen sind die Rettungskräfte in ihrer *Handlungsfreiheit* eingeschränkt.

So ist in der Atmosphäre eines Benzol-Luft-Gemisches, welches auch nur knapp über der unteren Explosionsgrenze (UEG) liegt, die Verwendung von elektrisch betriebenen medizinischen Geräten nur möglich, wenn sie „explosionsgeschützt" sind.

Hinweis für die Praxis: Die Intubation (Schließfunken des Laryngoskops) oder Defibrillation eines Patienten in einer mit Benzindämpfen angereicherten Atmosphäre kann zur Explosion führen und muss daher bis zur entsprechenden Konzentrationsmessung unterbleiben.

Des Weiteren dürfen Rettungskräfte nur dann in die Wirkzone lungentoxischer Gase vorrücken, wenn sie durch umluftunabhängige Atemschutzgeräte geschützt sind. Insgesamt ist ein umfassendes Schutz- und Sicherheitskonzept für die Einsatzkräfte erforderlich, welches vom kollektiven über den individuellen bis hin zum medizinischen Schutz reicht.

Verzögertes Einsetzen der Hilfsmaßnahmen. Das mitunter sehr hohe Einsatzrisiko, schwierige Einsatzbedingungen (Rauch, Hitze, Kontaminationsgefahr usw.) und die erforderlichen Schutzmaßnahmen können dazu führen, dass nur Spezialisten in die Wirkzone vorrücken können, um eine Erstversorgung und die Rettung aus der Gefahrenzone sicherzustellen.

Es kommt zum verzögerten Einsetzen der Ersten Hilfe und zu verlängerten Rettungszeiten.

Unbekannte Exposition. Da die *Exposition*, definiert als Produkt von Einwirkdauer und Wirkstoffkonzentration bzw. -intensität, im Rahmen der ersten ärztlichen Untersuchung individuell für jede einzelne Person nicht eruierbar ist und auch bei der weiteren medizinischen Versorgung nur geschätzte Werte zur Verfügung stehen, können durch den Notarzt evtl. Spätreaktionen und die individuelle Prognose kaum beurteilt werden.

Monomorphes Schädigungsmuster. Gefahrstoffe, die den menschlichen Körper durch chemische Reaktionen schädigen, bewirken bei allen Betroffenen ein sehr monomorphes Schädigungsmuster.

Antidota. Eine flächendeckende Bevorratung von Antidota in ausreichender Menge ist aus logistischen und ökonomischen Überlegungen nicht möglich. Kommt es zu einer großräumigen Ausbreitung chemisch schädigender Gefahrstoffe, z. B. toxischer Gase, führt dies zu einem Massenanfall von Patienten und zu einem Mangel an Antidota und medizinischen Verbrauchsgütern. Eine spezifische, medizinische Behandlung kann nicht sofort in vollem Umfang einsetzen und verschlechtert daher die Prognose für das Patientenkollektiv.

Kapazitätsüberforderung. Das oben bereits angesprochene monomorphe Schädigungsmuster führt beim Massenanfall von Patienten mit chemischer Schädigung zu einer Kapazitätsüberforderung im behandlungskompetenten *Hospitalisationsraum*. Im Speziellen wird es sehr bald zu wenige Dekontaminationseinrichtungen sowie Versorgungseinheiten für schwerbrandverletzte und beatmungspflichtige Patienten geben.

Medizinisches Konzept

Allgemeine taktische Zielsetzung des medizinischen Managements ist,

- die Schädigung für jeden Einzelnen, der eine chemische Schädigung erlitten hat, so gering wie möglich zu halten,
- zu verhindern, dass Personen, die sich in der Wirkzone befinden, aber nicht geschädigt wurden, bei der Rettung einen Sekundarschaden durch eine Exposition mit dem Gefahrstoff erleiden,
- durch zielgerichteten Kräfteeinsatz frühzeitig eine optimierte, individualmedizinsiche Versorgung sicherzustellen,
- das persönliche Einsatzrisiko jedes einzelnen Helfers auf ein Minimum zu reduzieren,
- die Handlungsfreiheit der Einsatzkräfte bei der Schadensbewältigung, im Besonderen der Notärzte, frühzeitig zurückzugewinnen.

Wichtig: Um diese Zielsetzung zu erreichen, muss nach der *„DIII-Regel"* vorgegangen werden (*DIII* bedeutet: *D*etektion, *I*dentifikation, *I*nformation, *I*ntervention).

28

Medizinisches Management

Grundlagen

Das ärztliche Handeln bei Gefahrstoffunfällen ist nur dann erfolgreich, wenn der Notarzt sein medizinisches Wirken auf die Gesamtorganisation abstimmt und einzelne allgemeine Rahmenbedingungen kennt.

Diese Maßnahmen sind:

- Meldeschema bei Gefahrstoffunfällen,
- Organisation und Führung im Schadensraum,
- Organisation der Patientensammelstelle (Sanitätshilfsstelle),
- Gefahrendetektion,
- Gefahrstoffidentifikation,
- Gefahrstoffinformation,
- medizinische Intervention bei Gefahrstoffunfällen,
- Schutzkonzeption.

Diese werden in der Präventivphase geplant und geübt, um in der Akutphase eingesetzt werden zu können.

Meldeschema

Die erste Meldung nach Gefahrstoffunfällen wird in der Regel durch die unmittelbar Betroffenen oder zufällig Hinzukommenden an die Feuerwehr, die Rettungsleitstellen oder die Polizei erfolgen. Nur in Einzelfällen wird die Meldung präzise und umfassend sein. Dies ist jedoch die Voraussetzung für einen zielgerichteten und risikominimierten Einsatz.

Hinweis für die Praxis: Jeder Ersteintreffende am Schadensplatz muss versuchen, am Beginn des Einsatzes das Schadensereignis abzuklären und eine exakte Unfallmeldung an die Einsatzleitstelle abzugeben.

Die Schadensmeldung umfasst folgende Punkte:

- Sind Gefahrstoffe am Unfallgeschehen beteiligt?
- Wo befindet sich der Beobachtungsstandort des Melders?
- Wann hat sich der Gefahrstoffunfall ereignet?
- Wo hat sich der Gefahrstoffunfall zugetragen?
- Welcher Art ist das Schadensereignis und welches Ausmaß hat es?
- Ist bekannt, um welchen Gefahrstoff es sich handelt?
- Welche Folgen der Gefahrstoffeinwirkung konnten bereits beobachtet werden?

Wird die Meldung in dieser Form abgegeben, kann eine gezielte Hilfsaktion gestartet werden, ohne dass die hilfeleistenden Kräfte einem nicht verantwortbaren Risiko ausgesetzt werden.

Organisation und Führung im Schadensraum

Schadensplatz / Wirkzone. Der Raum, in dem sich die Schadenslage entwickelt hat, wird Schadensplatz genannt. Da aber nach Schadensereignissen mit Stoffen vom Persistenztyp die schädigende Wirkung für den Menschen weiter bestehen bleibt, wird dieser auch Wirkzone genannt. Diese Wirkzone wird von den technischen Kräften nach außen deutlich sichtbar markiert. Um die Wirkzone wird eine *Sicherheitszone* gelegt, deren Ausmaß von der manifesten oder latenten Gefährdung durch die verursachende Substanz abhängig ist.

Gefahrenzone. Wirkzone (Schadensplatz) und Sicherheitszone zusammen bilden die Gefahrenzone. Diese wird durch einen Sicherheitsring von Feuerwehr und Polizei abgeriegelt. Der Zutritt ist für Einsatzkräfte einschließlich des Notarztes nur mit ausdrücklicher Erlaubnis des Einsatzleiters und unter entsprechendem persönlichem Schutz erlaubt.

Aufenthaltsdauer. Die Aufenthaltsdauer in der Gefahrenzone hängt von der manifesten Gefahr für die Helfer, den arbeitsphysiologischen Bedingungen und den technischen Schutzmaßnahmen sowie der maximal zulässigen Belastung durch eine bestimmte Substanz ab. Sie wird auch von dem erreichbaren Einsatzziel und dem einzugehenden Einsatzrisiko bestimmt.

Sperrzone. Um die Gefahrenzone schließt sich die Sperrzone an. In diesem sicheren Raum entfalten sich die Einsatzleitung, Sanitätskräfte, technische Einheiten und Ordnungskräfte.

In dieser Sperrzone wird auch die Sanitätshilfsstelle (in der Bundesrepublik Deutschland „Rettungsstation" oder „Behandlungsplatz") mit den erforderlichen Annexeinrichtungen (Dekontaminationsstation, Wagenhalteplatz und Hubschrauberlandeplatz) aufgebaut. Um die Sperrzone wird durch einen äußeren Absperrring noch eine *verkehrsverdünnte Zone* geschaffen.

Organisation der Sanitätshilfsstelle (Rettungsstation oder Behandlungsplatz)

Die ankommenden Patienten werden im Stauraum aufgenommen und registriert und der Sichtung zugeführt. Im *Sichtungsraum* wird durch den Sichtungsarzt eine Grobdiagnose gestellt und die Behandlungs- und Transportpriorität jedes einzelnen Patienten festgelegt. Besteht Behandlungsdringlichkeit vor Ort, gelangt der Patient in den *Behandlungsraum*, wo von Notärzten lebensrettende Maßnahmen durchgeführt werden. Liegt Transportpriorität vor, kommt der Geschädigte in die *„Wartezone Transportpriorität"*, wo erweiterte erste Hilfe geleistet wird, um die Transportfähigkeit herzustellen. Für die Patienten der Sichtungskategorie III, die nur eine Minimalbehandlung benötigen, und IV, die aufgrund der Schwere ihrer Schädigung keine Überlebenschancen besitzen und deshalb in der Behandlungsdringlichkeit zurückgestellt werden müssen, sind getrennte Wartezonen anzulegen:

- Handelt es sich bei der verursachenden Substanz um einen Gefahrstoff, der bei einer Kontamination mit dem menschlichen Körper weiterhin schädigend wirkt und somit auch eine Gefahr für die eingesetzten Kräfte darstellt, muss die Sanitätshilfsstelle um eine *Spür- und Dekontaminationseinheit* erweitert werden.
- Diese umfasst den Spürplatz „Aufnahme", den eigentlichen „Dekontaminationsplatz" und den Spürplatz „Kontrolle".
- Bereits beim geringsten Verdacht, mit schädigenden Stoffen kontaminiert zu sein, durchläuft der Patient noch vor der Registrierung die Spür- und Dekontaminationsstation.
- Erst bei einem negativen Ergebnis durch die Spürkontrolle wird er in den weiteren Ablauf der medizinischen Versorgung eingeschleust.
- Sind Vitalfunktionsstörungen zu beobachten, erfolgt noch im schwarzen Bereich eine Notdekontamination (Spotdekontamination) und die sofortige notfallmedizinische Behandlung.

Gefahrendetektion – Gefahrstoffidentifikation – Gefahrstoffinformation

Wichtig: Ist die vom Gefahrstoff ausgehend Gefahr erkannt, können die Rettungskräfte gezielt geschützt und die Betroffenen zielgerichtet versorgt werden.

Mit der *Gefahrstoffidentifikation* ist die Möglichkeit der umfassenden *Gefahrstoffinformation* gegeben.

Gelingt die Identifikation des Gefahrstoffs nicht sofort, muss wenigstens ein orientierendes Aufspüren oder Erkennen der vom Stoff ausgehenden Gefahr, die *Gefahrendetektion*, erfolgen.

Auf der Grundlage internationaler Abkommen wird in entsprechenden Gefahrgutvorschriften festgelegt,

- welche Stoffe befördert werden dürfen (Stoffabgrenzung),
- wie gefährliche Güter zu verpacken und zu kennzeichnen sind,
- wie die Beförderungsmittel gebaut und ausgestattet sein müssen,
- wie die Beförderungsmittel zu kennzeichnen sind,
- was bei der Be- und Entladung hinsichtlich der Verladeweise sowie während der Beförderung zu beachten ist.

Neben den, speziell für den Transport gefährlicher Güter geschaffenen Vorschriften sind auch die übrigen gesetzlichen Bestimmungen, die sich mit gefährlichen Stoffen beschäftigen, zu beachten.

Gefahrgutkennzeichnung

Die Gefahrgutkennzeichnung dient der orientierenden Schnellerkennung der drohenden Gefahr. Immer wieder kommt es jedoch zu Falsch- oder Fehldeklarationen. Diese können in tatsächlicher Unkenntnis geschehen; in den meisten Fällen erfolgen sie aus wirtschaftlichen oder kriminellen Überlegungen. Derartige Situationen bedingen ein wesentlich höheres Risiko für die Hilfskräfte, die unter falschen Voraussetzungen in den Einsatz gehen.

Wichtig: Gefährliche Güter sind so zu kennzeichnen, dass sie als solche aus einer Sicherheitsdistanz unzweifelhaft erkannt werden können. Dies erfolgt durch Warn- und Kennsysteme. Sie dienen der Identifizierung des Gefahrstoffes und zur Feststellung der möglichen Gefahren.

Die Kennzeichnung erfolgt durch:

- Warntafeln (an Transportfahrzeugen und Versandstücken),
- Beförderungspapiere mit Unfallmerkblättern,
- Gefahr- bzw. Handhabungszettel zur Kennzeichnung von Versandstücken und Transportfahrzeugen,
- Warnzeichen bei innerbetrieblichem Umgang mit Gefahrstoffen,
- Gefahrensymbole nach dem Chemikaliengesetz.

Im ADR bzw. RID ist festgelegt, dass eine *orangefarbene Warntafel mit schwarzem Rand* und einer Größe von 30 mal 40 cm die Ladung gefährlicher Güter signalisiert.

Findet sich im orangefarbenen Feld keine weitere Mitteilung, ist dies die allgemeine Kennzeichnung eines Gefahrguttransports, welcher meist ein Sammeltransport verschiedener Stoffe ist.

Ist die Tafel quergeteilt und weist in jedem Feld eine Zahlenkombination auf, lässt sich eine exakte Gefahrstoffidentifizierung und eine sofortige Feststellung der von der Substanz ausgehenden Gefahr durchführen.

- Im oberen Feld der Warntafel findet sich eine zwei- oder dreiziffrige Zahlenkombination, die *Gefahrnummer* oder *Kemler-Nummer*. Diese kennzeichnet die von der Substanz ausgehende allgemeine Gefahr.
- Die Ziffernkombination in der unteren Hälfte der Warntafel, *die Stoffnummer* oder *UN-Nummer*, ermöglicht die genaue Identifizierung des Stoffes.

Exakte Information über Gefahren und erforderliche Schutzmaßnahmen sind in speziellen Nachschlagwerken (Hommel 1997; Kühn u. Birett 2005) zu finden, die in den Einsatzleitfahrzeugen der Gefahrstoffzüge usw. mitgeführt werden.

Gefahrendetektion

Die orientierende Einordnung der Gefahr erfolgt durch die Gefahr- oder Kemler-Nummer (Tab. 28.**25**) auf der oberen Hälfte der Warntafel.

Derzeit werden 98 Gefahrennummern verwendet. Eine weitere Möglichkeit der Gefahrerkennung ist durch die an den Versandeinheiten bzw. dem Ladegut angebrachten *Gefahrzettel* gegeben.

Wichtig: Gefahrzettel in Form eines auf die Spitze stehenden Quadrats stellen die vom Stoff ausgehende Hauptgefahr bildlich dar (Detonation, Totenkopf usw.). Beim Transport radioaktiver Stoffe bestehen Sonderregelungen für die Kennzeichnung.

Weitere Hinweise zu den Kemler-Nummern:

- Die Verdoppelung einer Ziffer weist auf die Zunahme der entsprechenden Gefahr hin; so bedeutet 6 giftig, 66 sehr giftig.
- Wenn die Gefahr eines Stoffes ausreichend von einer einzigen Ziffer definiert werden kann, wird dieser Ziffer eine Null angefügt.
- Ein „X“ vor der Gefahrnummer bedeutet, dass der Stoff gefährlich mit Wasser reagiert (keine Dekontamination mit Wasser durchführen!).
- Folgende Ziffernkombinationen besitzen jedoch eine besondere Bedeutung: 22; 323; 333; 362; 382; 423; 44; 446; 462; 482; 539; 606; 623; 642; 823; 842; 90 und 99.

Tabelle 28.**25** Allgemeine Bedeutung der Kemler-Nummern

2	Entweichen von Gas durch Druck oder chemische Reaktion
3	Entzündbarkeit von flüssigen Stoffen (Dämpfen) und Gasen oder selbsterhitzungsfähiger flüssiger Stoffe
4	Entzündbarkeit von festen Stoffen oder selbsterhitzungsfähiger fester Stoffe
5	oxidierende (brandfördernde) Wirkung
6	Giftigkeit oder Ansteckungsgefahr
7	Radioaktivität
8	Ätzwirkung
9	an 1. Stelle: verschiedene gefährliche Stoffe an 2. oder 3. Stelle: Gefahr einer spontanen heftigen Reaktion
0	ohne weitere Bedeutung

28

Hinweis für die Praxis: Gelingt die Identifizierung und Gefahrfeststellung nicht, ist es wichtig, die Wirkzone auf explosible, giftige oder ionisierende Stoffe zu untersuchen.

Folgender Geräte und Methoden kommen zum Einsatz:
- Explosiometer,
- Gasspürgeräte,
- Mess- und Warngeräte für toxische Gase,
- Kohlenmonoxidmessgeräte,
- Sauerstoffmessgeräte,
- Lackmuspapier,
- Strahlenmessgeräte (Dosimeter, Dosisleistungsmesser und Kontaminationmessgeräte).

Gefahrstoffidentifikation

Die genaue Gefahrstoffidentifikation erfolgt durch die Stoffnummer oder UN-Nummer auf der unteren Hälfte der Warntafel.

Von einer Arbeitsgruppe der Vereinten Nationen (United Nations, UN) wurden bis jetzt bereits über 3000 gefährliche Stoffe mit einer vierstelligen Nummer versehen. In einschlägigen Nachschlagewerken (Hommel 1997; Kühn u. Birett 2005) finden sich unter der jeweiligen Stoffnummer spezielle Informationen:
- technische Daten,
- Synonyma,
- Erscheinungsbild,
- Verhalten bei Freiwerden von Substanzen,
- Vermischen mit anderen Substanzen,
- Gesundheitsgefährdung,
- Schutz- und Einsatzmaßnahmen,
- Hinweise für die erste Hilfe und den Arzt.

Bei einem Verkehrsunfall mit einem Transportfahrzeug mit der Warntafel

268
1005

geht der Einsatzleiter wie folgt vor: Er meldet die Ziffer 1005 der Einsatzleitstelle. Bis er von dieser den Stoffnamen (Ammoniak) und weitere einsatzrelevante Angaben bekommt, stellt er die bestehende Gefährdung fest. 268 bedeutet ätzendes Gas mit giftiger Wirkung. Diese Aussage ermöglicht die erforderlichen kollektiven, persönlichen und medizinischen Schutzmaßnahmen.

Wichtig: Beim Transport gefährlicher Güter ist das Mitführen entsprechender Beförderungspapiere (bei der Eisenbahn: Frachtbriefe) vorgeschrieben. Sie müssen neben dem Stoffnamen der transportierten gefährlichen Substanz auch die Klasse und die Ziffer der Stoffaufzählung gemäß Transportvorschriften (ADR oder RID) ausweisen.

Die Ziffer der Stoffaufzählung kann mit Kleinbuchstaben, welche folgende Bedeutung besitzen, versehen sein:
- Klasse 2: verdichtete, verflüssigte oder unter Druck gelöste Gase:
  - a nicht brennbar
  - at nicht brennbar, toxisch
  - b brennbar
  - bt brennbar, toxisch
  - c chemisch instabil
  - ct chemisch instabil, toxisch
- Klasse 3, 6 und 8: entzündbare, flüssige Stoffe, giftige Stoffe und ätzende Stoffe:
  - a sehr gefährliche (brennbare, giftige oder ätzende) Stoffe
  - b gefährliche Stoffe
  - c weniger gefährliche Stoffe

Wichtig: Außerdem sind Unfallmerkblätter für das Verhalten bei Schadensereignissen oder Zwischenfällen aller Art mitzuführen.

Die Unfallmerkblätter müssen enthalten:
- die Bezeichnung des Stoffes sowie die UN- und Kemler-Nummer,
- die Eigenschaften des Ladegutes,
- die von ihm ausgehenden Gefahren,
- eine Aufzählung der erforderlichen Schutzausrüstung bei Unfällen,
- allgemeine Maßnahmen,
- Maßnahmen bei Leckwerden der Transportbehältnisse,
- Maßnahmen bei Feuer,
- Angaben zur ersten Hilfe,
- evtl. zusätzliche Hinweise des Herstellers,
- wo telefonisch Rückfragen möglich sind.

Gefahrstoffinformation

Wichtig: Ist der Gefahrstoff mit Hilfe der Stoffnummer identifiziert, ist es für den Einsatzleiter wichtig, eine möglichst umfassende Information über diesen zu erhalten.

Nachschlagewerke. Primär sind hier die Nachschlagewerke von Hommel (1997) sowie Kühn/Birett (2005) zu erwähnen. Sie werden für den EDV-Einsatz auch auf Datenträgern angeboten und enthalten physikalisch-chemische Daten, Grenzwerte, Gefahrenhinweise, Sicherheitsratschläge sowie Hinweise auf Erste-Hilfe- und erste ärztliche Maßnahmen. Diese Nachschlagewerke finden sich bei allen Feuerwehreinheiten, die zur Bekämpfung von Gefahrgutunfällen vorgesehen sind.

Vergiftungszentren und Gefahrgutdatenbank. Des Weiteren können *regionale Vergiftungszentren* befragt werden. Darüber hinaus wurde auch eine *überregionale, abrufbare Gefahrgutdatenbank* geschaffen (DABAWAS, Datenbank für wassergefährdende Stoffe).

TUIS. Hervorzuheben ist aber *TUIS* (*T*ransport-*U*nfall-*I*nformations- und Hilfeleistungs-*S*ystem). TUIS ist ein freiwilliges Angebot der chemischen Industrie der Bundesrepublik Deutschland. Ähnliche Angebote gibt es aber auch in der Schweiz und in Österreich.

Hinweis für die Praxis: Wenn bei einem Schadensereignis auf einem öffentlichen Verkehrsweg der Hersteller, Versender oder Empfänger des chemischen Gutes nicht direkt erreichbar ist, kann TUIS von Behörden, Polizei und Feuerwehr nach dem Unfallnotrufschema von TUIS in Anspruch genommen werden (Telefontabelle).
Telefonnummern von TUIS:
- 0049-621-604 33 33 BASF AG, Ludwigshafen (ständig besetzt)
- 0049-214-30 30 30 Bayer AG, Leverkusen
- 0049-211-7 97 33 50 Henkel KG, Düsseldorf
- 0049-8677-83 22 22 Wacker-Chemie, Burghausen

Es werden drei Stufen im Hilfeleistungssystem angeboten:

- Stufe I: TUIS-Mitgliedsfirmen mit Kenntnissen der transportierten Gefahrstoffe geben der Einsatzleitung telefonisch Informationen, Ratschläge und Empfehlungen. Die telefonische Hilfeleistung ist kostenfrei.
- Stufe II: Ein Spezialist einer TUIS-Mitgliedsfirma kommt zum Schadensplatz und berät die Einsatzleitung.
- Stufe III: Der TUIS-Spezialist vor Ort fordert eine TUIS-Mitgliedsfeuerwehr an, um qualifizierte Hilfe leisten zu können. Diese Einheit untersteht während des Einsatzes der örtlichen Einsatzleitung.

Für Leistungen der Stufen II und III werden die anfallenden Kosten verrechnet.

Schutzkonzeption

In der Rettung gilt neben dem Prinzip der Hilfe auch das Gebot des Selbstschutzes für die Einsatzkräfte. Die Minderung der Gefahrstoffwirkung für Betroffene, Gefährdete und Einsatzkräfte in der Wirkzone muss durch die Sicherstellung des

- kollektiven,
- persönlichen oder individuellen und
- medizinischen Schutzes

erreicht werden. Jede Schutzkonzeption bei Gefahrstoffunfällen beruht auf einer Minimierung der Gefahrstoffwirkung auf den Menschen.

Wichtig: Die Evakuierung bzw. Rettung Betroffener aus der Gefahrenzone ist als kollektive Schutzmaßnahme ein erster Schritt.

Evakuierung. Bei großflächiger Gefahrstoffwirkung ist die Evakuierung ins Auge zu fassen. In dieser Situation entscheidet der leitende Notarzt (LNA) über die Notwendigkeit, Zeitpunkt und die Art der Evakuierung. Ob horizontal oder vertikal evakuiert werden muss, ist neben den baulich-räumlichen Gegebenheiten auch von den physikalisch-chemischen Eigenschaften des Gefahrstoffes sowie von den meteorologischen Bedingungen abhängig:

- Verbleiben die betroffenen Personen in geschlossenen Räumen im Bereiche der Gefahrenzone, ist durch permanente Konzentrations- bzw. Intensitätsmessungen jener Zeitpunkt zu ermitteln, an dem die Gefahrstoffkonzentration der Umgebung nach Abklingen des Ereignisses geringer wird als in den geschützten Räumen.
- Bei Kontakt mit Substanzen, die auf der Körperoberfläche schädigend weiterwirken, ist die frühestmögliche Dekontamination durchzuführen.
- Dies ist oft nur in Form einer Grobdekontamination (Entkleiden, mechanische Grobreinigung) möglich.

Wichtig: Zeitgerechte Aufklärung der Betroffenen und der Öffentlichkeit sowie exakte Information über mögliche Schutzmaßnahmen sind entscheidend.

Schutz der Einsatzkräfte. Der persönliche Schutz der Einsatzkräfte umfasst den:

- Körperschutz durch außenluftunabhängige Atemschutzgeräte (Pressluftatmer, Sauerstoffkreislaufgeräte) sowie Schutzkleidung der Schutzstufen 1 – 4,
- Mess- und Warngeräte sowie
- Gefahrstoffnachweisgeräte.

Für den Individualschutz der Betroffenen sind Selbstrettergeräte auf der Basis von Chemikalatmern, Rettungs- und Fluchthauben sowie Kontaminationsschutzanzüge bereitzuhalten.

Allgemeine Aufgaben des Notarztes

Die Sicherstellung des medizinischen Schutzes erfolgt durch den Notarzt, der am Rande der Gefahrenzone tätig wird. Seine allgemeinen Aufgaben sind:

- die medizinische Sofortversorgung bei Störungen der Vitalfunktionen,
- die arbeitsphysiologische Betreuung der Einsatzkräfte und
- die Fachberatung der Einsatzleitung (sofern kein LNA zur Verfügung steht).

Allgemeine Zielsetzung des notärztlichen sanitätsdienstlichen Einsatzes muss es sein,

- die Gefahr frühzeitig zu erkennen bzw. den Gefahrstoff zu identifizieren,
- schnellstens eine Minderung der Gefahrstoffwirkung auf den Menschen herbeizuführen und
- nach der Sichtung bzw. Erstuntersuchung der Geschädigten
- die mehrphasige und etappenweise medizinische Versorgung einzuleiten.

Trifft der Notarzt im Rahmen eines Gefahrstoffunfalls am Schadensplatz ein, muss er

- die Lage beurteilen,
- die erforderlichen organisatorischen Maßnahmen einleiten,
- die medizinische Primärversorgung sicherstellen,
- durch Beratung der Einsatzleitung Sekundärschäden verhindern und
- bei der definitiven Ereignisbewältigung mithelfen.

Erste Versorgungsebene. Auf der ersten Versorgungsebene, der Wirkzone, muss durch Selbstschutz und gegenseitige erste Hilfe sowie lebensrettende Sofortmaßnahmen das Überleben ermöglicht werden. Wesentlich ist die primäre Minderung der Gefahrstoffwirkung durch:

- Retten der Betroffenen aus der Wirkzone,
- Evakuierung bei großräumiger Gefahrstoffbelastung,
- Sicherstellung nicht schädigender Atemluft und
- Schutz vor einer weiteren Kontamination.

Zweite Versorgungsebene. Auf der zweiten Versorgungsebene, der Sanitätshilfsstelle, setzt die erste notärztliche Versorgung ein. Die Aufgaben des Notarztes sind:

- die Stellung einer Grobdiagnose,
- die Sichtung,
- die Wiederherstellung und Aufrechterhaltung der Vitalfunktionen,
- allgemeine Sofortmaßnahmen im Sinne von symptombezogener Therapie,
- der Versuch einer kausalen Sofortdiagnostik,
- die sekundäre Minderung der Gefahrstoffwirkung und
- die erweiterten medizinischen Erstmaßnahmen zur Herstellung der Transportfähigkeit.

Die sekundäre Minderung der Gefahrstoffwirkung durch den Notarzt umfasst:

- die Entfernung bzw. Neutralisation noch nicht resorbierter Gefahrstoffe durch Oberflächendekontamina-

tion, ggf. provoziertes Erbrechen, Verabreichung von Aktivkohle und Wunddekontamination (unter Berücksichtigung der Kontraindikationen),
- beschleunigte Elimination bzw. Neutralisation bereits resorbierter Gefahrstoffe durch: Überdruckbeatmung, Antidota oder spezifischen Pharmaka, forcierte Diurese und Dekorporation.

Sichtung (Triage)

Wichtig: Im Zentrum des operationellen Handelns der Notärzte beim Massenanfall von Gefahrstoffgeschädigten steht die Sichtung.

Die außergewöhnliche Lage stellt den Arzt vor eine schwierige Situation. Wegen der unterschiedlichen Schädigungsmechanismen und dem zeitlich oft verzögertem Auftreten der Symptome ist es oft nicht möglich, bei der Erstuntersuchung die gesundheitlichen Störungen in vollem Umfang festzustellen.

Die Prioritätenreihung erfolgt nach den anlässlich der Konsensuskonferenz von Ahrweiler festgelegten Einteilungen und Grundsätzen. Neben diesen allgemeinen Grundsätzen sind bei chemischen Schadensfällen nachfolgende Grundsätze zu beachten:
- Ist die Identität der verursachenden Substanz nicht bekannt, erfolgt die Beurteilung über die Anamnese, die Symptomatik der lebenswichtigen Funktionen und den Lokalbefund.
- Personen, die keine Symptome zeigen, sich aber nachweislich in der Wirkzone aufgehalten haben, sind ggf. mit hoher Behandlungspriorität einzustufen. Dies ist im Besonderen bei Gasen oder Aerosolen von Substanzen mit geringer oder fehlender Wasserlöslichkeit der Fall, da hier die Wirkung verzögert eintritt.
- Lokale Schädigungen der Haut und Schleimhäute durch Säuren oder Laugen sind analog den thermischen Schädigungen zu sichten (Neuner-Regel und Gradeinteilung).
- Liegen Kombinationsschädigungen vor, ist die schwerwiegendste Schädigung für den Sichtungsentscheid maßgebend. Dieser wird durch entstandene Begleitschäden, aber auch durch präexistente Erkrankungen negativ beeinflusst.
- Bestimmter Gefahrstoffe führen nicht nur zu physischen sondern auch zu psychischen Schädigungen.

Asymptomatische Personen. Durch mechanische Kräfte entstehende, direkte Gewebetraumatisierung ist somit unmittelbar nach der Einwirkung manifest; dies trifft grundsätzlich auch bei thermischer Schädigung zu. Auch bei chemisch-toxischer Einwirkung sind gewisse Schädigungen sofort erkennbar. Gesundheitliche Störungen durch Gefahrstoffe vom Latenztyp manifestieren sich dagegen erst nach gewisser Zeit. Dies bedeutet, dass ggf. bei der ersten Sichtung Personen ohne nennenswerte Symptome zur Untersuchung kommen und fälschlich nicht einer weiteren zielführenden Behandlung zugeführt werden.

Hinweis für die Praxis: Bei asymptomatischen Personen, die sich ungeschützt in der Wirkzone aufgehalten haben, muss in den Sichtungsentscheid die mögliche oder auch gesicherte Gefahrstoffexposition und die zu erwartende Schädigung einfließen.

Gefahrstoffexposition. Die Gefahrstoffexposition ist das Produkt von Einwirkdauer und Wirkstoffkonzentration bzw. -intensität. Die Dauer der Exposition ist für den Sichtungsarzt relativ exakt abschätzbar, die Konzentration bzw. Intensität bleibt jedoch in den meisten Fällen unbekannt.

Bewusstlosigkeit. Bei Bewusstlosigkeit kann der Sichtungsarzt oft nur die Diagnose „Koma“ stellen. Ob dieses primär durch die Intoxikation oder sekundär nach einem Sturz bei der Flucht aus der Wirkzone entstanden ist, lässt sich schon unter individualmedizinischen Bedingungen nur schwer und unter massenmedizinischen Verhältnissen kaum entscheiden.

Monomorphe Schädigung. Gefahrstoffspezifische Schädigungsmechanismen führen häufig zu einem monomorphen Schädigungsmuster. Die objektive Prioritätenreihung einer großen Anzahl von gleichförmig Geschädigten ist aber sehr schwierig.

Kapazitätsüberforderung. Darüber hinaus werden die behandlungskompetenten Einrichtungen im Hospitalisationsraum frühzeitig in ihrer Kapazität überfordert sein:
- Durch gezielte Sichtung muss gegengesteuert werden, um eine Überlastung der Krankenhäuser zu vermeiden.
- In vielen Fällen kann durch symptombezogene Sofort- und Intensivmaßnahmen auch im Schadensraum ausreichend behandelt werden.
- Chemisch-toxische Schädigungen sind ein dynamischer Prozess. Der bi- oder mehrphasige Symptomverlauf erfordert eine immer wiederkehrende Sichtung.

Einteilungsindex. Für die Festlegung der Behandlungs- und Transportpriorität von chemisch-toxisch Geschädigten eignet sich auch die von den europäischen Giftinformationszentralen aufgestellte Einteilung (INTOX-Index). Der INTOX-Index ist mit dem NACA-Sichtungskategorien I–IV kompatibel.
- Patienten mit dem INTOX-Index G entsprechen dem NACA-Index V und VI bzw. der Sichtungskategorie I (Vergiftungen mit akuter Vitalgefährdung, die ohne baldige Therapie letal enden).
- Patienten mit Vergiftungen, bei denen zum Zeitpunkt der ärztlichen Untersuchung keine akute Lebensgefahr besteht, die aber eine kurzfristige oder plötzliche Entwicklung einer Vitalgefährdung nicht ausschließen lassen, werden im INTOX-Index unter M, im NACA-Index mit IV bzw. als Sichtungskategorie II_a (Patienten mit hoher Priorität zur frühzeitigen Fachbehandlung im Hospitalisationsraum, erste Transportpriorität) klassifiziert.
- Handelt es sich um Vergiftungen, bei denen keine akute Vitalgefährdung zu erwarten, jedoch eine stationäre Abklärung und Behandlung erforderlich ist, macht der INTOX-Index zur Sichtungskategorie II_a keine Unterscheidung und klassifiziert ebenfalls mit M. Im NACA-Index findet man diese Patienten in III, in den Sichtungskategorien in II_b (Patienten mit aufgeschobener Priorität zur verzögerten Fachbehandlung im Hospitalisationsraum, zweite Transportpriorität).
- Intoxikationen, die zwar eine weitere Abklärung und Therapie, aber in der Regel keines stationären Aufenthalts bedürfen, finden sich im INTOX-Index unter L bzw. im NACA-Index unter I und II. Sie entsprechen der Sichtungskategorie III (Patienten, die nur eine Minimalbehandlung benötigen).

- Vergiftete in moribundem Zustand werden laut INTOX-Index in F, im NACA-Index unter VII bzw. Sichtungskategorie IV geführt. Ihre Versorgung muss hinter der von Patienten mit günstigerer Prognose zurückstehen. Es ist jedoch dringend für menschlichen Beistand und Schmerzbekämpfung zu sorgen.

Wichtig: Sichtung ist ein dynamischer Prozess. Ein einmal getroffener Entscheid ist nicht endgültig. Richtwerte dürfen nicht als unumstößliches Dogma verstanden werden; situationsbedingte Abweichungen zählen zur Norm. Diese Ausführungen sollen als Leitlinie für den Notarzt in einer sehr schwierigen Situation dienen.

Dekontamination

Grundlagen

Wird im Rahmen der Gefahrendetektion oder Gefahrstoffidentifikation festgestellt, dass vom Gefahrstoff durch direkten Kontakt mit den Betroffenen und Helfern eine kontinuierliche, schädigende Einwirkung auf deren Gesundheit ausgeht, liegt eine Kontamination vor.

In diesen Fällen ist die frühzeitige Unterbrechung des schädigenden Wirkmechanismus auf den menschlichen Körper anzustreben.

Definition: Dekontamination ist die Beseitigung einer schädigenden Substanz vom und aus dem menschlichen Körper bzw. von Gegenständen durch mechanische Entfernung oder chemische Umwandlung in einen weniger bis nicht schädigenden Stoff.

Eine Kontamination des menschlichen Körpers mit einem Gefahrstoff erfolgt durch
- Oberflächenkontamination über die intakte Haut oder offene Wunden,
- Inhalation oder
- Inkorporation bzw. Ingestion.

Die schädigende Wirkung oberflächenaktiver Substanzen kann aktinischer, biologischer, chemischer oder thermischer Natur sein. Für das medizinische Management ist von Bedeutung, ob die Kontamination:
- akut lebensbedrohend,
- langfristig schwer gesundheitsschädigend,
- mäßig schädigend oder
- vernachlässigbar ist.

Für die Art der Dekontamination ist entscheidend, ob der Stoff:
- sesshaft,
- flüchtig oder
- indifferent ist bzw.
- oberflächenaktiv ohne sofortige Gewebszerstörung,
- penetrationsfähig oder
- primär gewebezerstörend ist.

Medizinisches Management chemisch oberflächenkontaminierter Personen

Wichtig: Ist der Nachweis erbracht oder besteht nur der Verdacht, dass Personen mit einer Substanz vom Persistenztyp in Kontakt gekommen sind, muss unter allen Umständen versucht werden, die schädigende Einwirkung auf den menschlichen Körper frühzeitig zu mindern oder gänzlich zu unterbrechen.

Oberflächenkontamination und intakte Haut. Je nach Aufnahmeweg ist unterschiedlich vorzugehen. Bei einer Oberflächenkontamination und intakter Haut bieten sich zwei Dekontaminationsmöglichkeiten an, die unspezifische (mechanische) sowie die spezifische (chemische) Dekontamination. Unter üblichen Bedingungen stehen spezifische Dekontaminationsmittel flächendeckend und in vertretbarer Zeit nicht zur Verfügung; sie sind vornehmlich dem militärischen Bereich vorbehalten.

Hinweis für die Praxis: Die erste Dekontamination am Schadensplatz wird in der Regel mechanisch durchgeführt, im Besonderen, wenn es sich um gewebezerstörende Substanzen handelt.

Das Vorgehen bei Substanzen, die bei Kontakt mit Wasser keine weiteren, unerwünschten Nebenwirkungen zeigen:
- Schalenweises Entkleiden der kontaminierten Person.
- Nach der vorsichtigen Abnahme der Ober- oder Schutzkleidung wird eine neuerliche Kontaminationsmessung mit Unterwäsche bekleideter Person vorgenommen.
- Zeigt sich weiterhin eine Oberflächenaktivität, wird die Person vollständig entkleidet und mit Wasser von höchsten 32 °Celsius geduscht. Wärmeres Wasser kann durch Hyperämisierung zu vermehrten Übertritt pentrationfähiger Substanzen in das Gewebe führen.
- Nach der ersten Grobreinigung wird mit einem milden Duschgel und einem sehr weichen Schwamm unter ständig fließendem Wasser kraniokaudal die mechanische Feinreinigung durchgeführt. Augenmerk ist dabei darauf zu legen, dass die Verwendung von Reinigungshilfen (Schwamm, Bürsten) nicht zu Hautläsionen führt, durch die eine Inkorporation ermöglicht und beschleunigt wird.
- Dieser Wasch- und Spülvorgang wird dreimal wiederholt.
- Nach der Dekontamination wird die behandelte Person durch vorsichtiges Abtupfen abgetrocknet; reibende Bewegungen sind wegen der Gefahr von Hautläsionen zu vermeiden.
- Anschließend wird eine neuerliche Kontaminationsmessung durchgeführt. War die Dekontamination erfolgreich, wird die Person bzw. bei gleichzeitigem Vorliegen von Begleitschädigungen der Patient in die reguläre Sanitätsversorgung eingegliedert, ansonsten ist der Dekontaminationsvorgang ein weiteres Mal zu wiederholen.

Hinweis für die Praxis: Bei Substanzen, die mit Wasser eine unerwünschte Wirkung oder Reaktion zeigen (alle Gefahrstoffe, die ein X vor der Gefahrnummer haben) muss eine ausschließlich mechanische Dekontamination in Form einer *trockenen, hautschonenden Säuberung* erfolgen.

Oberflächenkontamination und offene Wunden. Bei Oberflächenkontamination der Haut bei offenen Wunden ist primär die frühzeitige Dekontamination der Wunden durchzuführen:
- Zunächst wird die intakte Haut um die Wundränder dekontaminiert.
- Anschließend sind die Wundränder zu spreizen und eine Wundauswaschung mit physiologischer Kochsalzlösung und nachfolgend mit 3% Wasserstoffsuperoxid durchzuführen.
- Steht keines dieser Mittel zur Verfügung, ist es immer noch besser, die Wunde mit Leitungswasser zu spülen, als die schädigende Substanz im Wundbett zu belassen.
- In Einzelfällen kann die Exzision der Wunde erforderlich sein.
- Nach erfolgter Wunddekontamination ist die Wunde steril mit saugfähigem und undurchlässigem Material zu verbinden.
- Anschließend wird die restliche, intakte Körperoberfläche dekontaminiert, wobei peinlichst darauf zu achten ist, dass nicht neuerlich schädigende Stoffe in die Wunde eingeschwemmt werden.

Asservierung

Definition: Asservierung ist die Sicherstellung und gesicherte Aufbewahrung von Gefahrstoffen oder gefahrstoffbelastetem Material (Blut, Serum, Harn usw.) zum Nachweis des Gefahrstoffes und zur Feststellung der Schadstoffkonzentration.

Grundlagen der Asservierung. Asservate müssen bei jedem Gefahrstoffunfall aus medizinischen und aus rechtlichen Gründen sichergestellt werden:
- Sicherstellung von geeignetem Material: Reinsubstanz, Kleidungsstücken, Venenblut, Urin und Mageninhalt.
- Die Asservierung hat möglichst frühzeitig zu erfolgen, um den Schadstoff gegen weitere exogene Einwirkung zu schützen sowie dessen anfängliche Konzentration zu erhalten.
- Bei Entnahme ist zu achten, dass es zu keinen Verunreinigungen des Asservates kommt und die Asservierungsbehältnisse keine weitere Veränderung des Stoffes zulassen.
- Werden vom Verunfallten Proben in Form von Blut, Harn oder Mageninhalt genommen, soll die Probenentnahme vor jeder Medikation oder anderen therapeutischen Maßnahmen erfolgen.
- Die personen-, ereignis-, zeit- und ortsbezogene Zuordnung von Proben ist sicherzustellen.
- Die Verwahrung sowie der Transport der Proben sind so durchzuführen, dass es zu keinen Artefakten kommt oder eine spätere klinische Analytik durch unsachgemäße Behandlung gestört wird.

Weitere Hinweise zur Asservierung. Darüber hinaus ist zu beachten:
- Handelt es sich um einen pulverförmigen Stoff, müssen mindestens zwei 8 – 10 ml Blutabnahmevakuetten ohne Innenbeschichtung mit dem Gefahrstoff gefüllt werden.
- Bei sperrigen Stoffen (Klumpen oder sehr grobem Granulat) ist eine Menge von etwa 250 g in einem trockenen, gut verschließbaren Kunststoffbehälter sicherzustellen.
- Bei flüssigen Stoffen sind mindestens 20 ml in einem Kunststoff- oder Glasbehälter zu asservieren, wobei aggressive Stoffe (Säuren) und Lösemittel unbedingt in Glas aufzubewahren sind.
- Die Asservierung von toxischen Gasen ist sehr problematisch. Es kann der Versuch unternommen werden, einen Kunststoffsack mit dem Gas-Luft-Gemisch zu füllen und hermetisch abzuschließen. Besser empfiehlt sich der Stoff- und Konzentrationsnachweis eines Gefahrstoffes bereits vor Ort mittels Messgeräten.
- Sind Ausrüstungsgegenstände oder Kleidung kontaminiert, wird ein Stück in einem Kunststoffsack gut verschlossen zur Analyse gebracht.
- Jedem Gefahrstoffgeschädigten sollten bei der ersten Venenpunktion am Schadensplatz 10 ml EDTA-Blut und 10 ml Nativblut abgenommen werden. Die Blutabnahmevakuetten sind dabei so zu befüllen, dass das Gefäß randvoll ist, damit leichtflüchtige Substanzen nicht vor der Analyse abdampfen können. Die Vakuetten sind nach exakter Kennzeichnung am Patienten rechts infraklavikulär mit Heftpflaster zu befestigen, sofern diese Körperregion nicht geschädigt wurde.
- Kann der Patient spontan urinieren, sind 20 ml Harn sicherzustellen. Muss in Ausnahmefällen Harn nur durch einen Katheterismus gewonnen werden, ist das verwendete Gleit- und Desinfektionsmittel anzugeben.

Wichtig: Asservate sind eindeutig und haltbar zu kennzeichnen. Sind die Personalien des Patienten bekannt, werden diese deutlich und haltbar auf das Asservatgefäß aufgebracht; ggf. ist eine Klebeetikette des Patientenleitsystems zu benutzen.

Schriftliche Patienteninformation. Jedem Patienten, der nach medizinischer Erstversorgung und Sicherstellung seines persönlichen Asservates mit diesem in den Hospitalisationsraum transferiert wird, muss eine umfassende schriftliche Information mitgegeben werden. Diese umfasst:
- die vermutete Vergiftung (Stoffgruppen) bzw. bei Bekanntsein des Gefahrstoffes, um welche Substanz es sich handelt,
- Art des Asservats (z. B. Venenblut),
- Zeitpunkt der Asservatgewinnung,
- Beginn der Expositionszeit,
- die vermutete Exposition (Wirkstoffkonzentration bzw. -intensität mal Einwirkdauer),
- Tätigkeit des Gefahrstoffgeschädigten während der Exposition (z. B. ergibt das durchschnittliche Atemvolumen mal der tätigkeitsabhängigen Atemfrequenz pro Zeiteinheit mal der Wirkstoffkonzentration die Gefahrstoffbelastung pro Zeiteinheit),
- bisheriger klinischer Verlauf,
- Therapie, die vor der Asservation verabreicht wurde,
- weiterführende Therapie.

Gefahrstoffe und Terrorismus

Gefahrstoffe wurden in den letzten Jahren zunehmend in das Waffenarsenal von Terroristen aufgenommen. Sind es einmal die spezifischen chemischen Kampfstoffe (Sarin; Tokyo), nutzen die Terroristen heute auch chemische Stoffe, die störend oder gesundheitsschädigend (Merkaptan; St. Petersburg usw.) sind.

Wichtig: Das ärztliche Handeln hat auf die neue Form der Bedrohung – chemische Gefahrstoffe in der Hand von Terroristen – Bedacht zu nehmen.

Maßnahmen des ärztlichen Managements:

- Bei Schadensereignissen, die von ihrer Entstehung her nur den geringsten Verdacht auf ein terroristisches Geschehen aufkommen lassen, müssen die Hilfskräfte unter entsprechenden Schutzmaßnahmen (Vollkörperschutz) in den Einsatz gehen.
- Der chemischen Vorortanalytik muss größtes Augenmerk geschenkt werden.
- Die erste ärztliche Versorgung darf nicht in unmittelbarer Nähe des Schadensplatzes durchgeführt werden, da auch mit Sekundärschlägen gerechnet werden muss (Taktik der zurückgezogenen Vorortversorgung).
- Da eine flächendeckende Auslagerung von spezifischen Antidota aus ökonomischen Gründen nicht möglich ist, müssen alternative Substanzen in der ersten Phase zum Einsatz kommen. So ist die Oberflächendekontamination bei Anthraxverdacht mit Natriumhypochlorit (Hygienereiniger) möglich; die Oberflächendekontamination von hautschädigenden oder durch die Haut penetrierenden Substanzen kann mit Aktiverde (Bentonit) (adsorbierende Wirkung) durchgeführt werden.
- Die ärztliche Grundversorgung am Schadensplatz wird sich jedoch auf die allgemeinen notärztlichen Maßnahmen beschränken.

Kernaussagen

Allgemeine Stoffkunde

Gefahrstoffe sind feste, flüssige oder gasförmige Substanzen, von denen aufgrund ihrer physikalischen, biologischen oder chemisch-toxischen Eigenschaften unter bestimmten Voraussetzungen Gefahren für das menschliche Leben bzw. seine Umwelt ausgehen.

Problemstellung nach Gefahrstoffunfällen

Besondere Lagemerkmale des Gefahrstoffunfalls sind u. a. unbekannte Substanz, eingeschränkte Handlungsfreiheit der Rettungskräfte und verzögertes Einsetzen der Hilfe mit verlängerten Rettungszeiten.

Ein Zutritt in die Gefahrenzone ist (auch dem Notarzt) nur mit ausdrücklicher Erlaubnis des Einsatzleiters und unter Individualschutz erlaubt.

Gefahrstoffdetektion, Gefahrstoffidentifikation, Gefahrstoffinformation und stoffspezifische Intervention sind vordringlich anzustreben.

Zur Minderung der Gefahrstoffwirkung für Betroffene, Gefährdete und Einsatzkräfte in der Wirkzone gehören der kollektive, persönliche und medizinische Schutz.

Medizinisches Management

Allgemeine Aufgaben des Notarztes sind die medizinische Sofortversorgung bei Störungen der Vitalfunktionen, die arbeitsphysiologische Betreuung der Einsatzkräfte und die Fachberatung der Einsatzleitung (sofern kein LNA zur Verfügung steht).

Bei der Sichtung ist es oft nicht möglich, bereits bei der Erstuntersuchung die gesundheitlichen Störungen in vollem Umfang festzustellen.

Im Fall der Kontamination ist die frühzeitige Unterbrechung des schädigenden Wirkmechanismus auf den menschlichen Körper anzustreben.

Bei jedem Gefahrstoffunfall müssen aus medizinischen und rechtlichen Gründen Asservate sichergestellt werden.

Gefahrstoffe und Terrorismus

Maßnahmen des ärztlichen Managements bei terroristischem Einsatz von Gefahrstoffen: Vollkörperschutz, chemische Vorortanalytik, zurückgezogene Vorortversorgung, Einsatz alternativer Antidota, allgemeine notärztliche Maßnahmen am Schadensplatz.

Literatur

Bundesamt für Bevölkerungsschutz und Katastrophenhilfe. Biologische Gefahren; 2004.

Bundesamt für Bevölkerungsschutz und Katastrophenhilfe. Aufbau und Ablauf der Dekontamination und Notfallversorgung Verletzter bei Zwischenfällen mit chemischen Gefahrstoffen; 2005.

Heinemeyer G, Fabian U. Der Vergiftungs- und Drogennotfall. Allgemeine und spezielle Maßnahmen im ärztlichen Not- und Rettungsdienst. Berlin: Ullstein-Mosby; 1997.

Hommel G. Handbuch der gefährlichen Güter. Berlin: Springer; 1997.

Kühn R, Birett K. Merkblätter Gefährliche Arbeitsstoffe. Landsberg: ecomed; 2005.

Mayer B. Organisation der medizinischen Versorgung von Gefahrstoffgeschädigten. In: Lanz R (Hrsg). Medizin und Management bei Katastrophen und Massenunfällen. Bern: Huber; 1992.

Mayer B. Chemische Schäden und Gefahrstoff-Unfall. In: Hempelmann G, Adams H-A und Sefrin P (Hrsg). Notfallmedizin. Stuttgart: Thieme; 1999.

Nüßler HD. Gefahrgut-Ersteinsatz. Handbuch für Gefahrgut-Transport-Unfälle mit „MET-Modell für Effekte von toxischen Gasen". Hamburg: Stork; 1997.

Rickli R. Checklisten des Werkärztlichen Dienstes der Ciba Werke. Kaisten AG; 1994.

Rodewald G, Heuschen R. Gefährliche Stoffe und Güter. Stuttgart: Kohlhammer; 1994.

Widetschek O: Der kleine Gefahrguthelfer Graz: Leopold Stocker; 2004.

Organisation des Rettungsdienstes

29

Rettungsmittel und Organisation des Einsatzes

29.1 Bodengebundener Rettungsdienst

P. Sefrin

Roter Faden

Der Rettungsdienst ist eine öffentliche Aufgabe sowohl im Bereich der Daseinsfürsorge als auch der Gefahrenabwehr. Neben den ambulanten und klinischen Einrichtungen im Gesundheitswesen ist er flächendeckend organisiert. In der Bundesrepublik Deutschland gibt es 320 Rettungsleitstellen in 325 Rettungsdienstbereichen. Ein Rettungsdienstbereich erstreckt sich im Durchschnitt über eine Fläche von ca. 1104 km², auf der ca. 253 000 Einwohner leben. Pro Rettungsdienstbereich errechnen sich im Mittel 3,2 Notarztstandorte und 6,8 Rettungswachen, sodass auf jede Rettungswache etwa 41 000 Einwohner entfallen.

Insgesamt gibt es mehr als 1800 Rettungswachen, von denen 90% ständig mit mindestens einem Rettungsfahrzeug besetzt sind.

Der bodengebundene Rettungsdienst verfügt über mehr als 1050 Notarztstandorte. Nahezu 7700 Fahrzeuge gehören zum Bestand des öffentlichen Rettungsdienstes, in dem etwa 31 800 hauptamtliche Personen und ca. 4200 Zivildienstleistende beschäftigt sind. Hinzu kommen 17 000 Notärzte. In einem Rettungsdienstbereich sind im Durchschnitt 118 hauptamtliche Personen und Zivildienstleistende eingesetzt. Die Anzahl der ehrenamtlich geleisteten Einsatzstunden beträgt pro Jahr mehr als 3,7 Millionen Stunden.

Pro Jahr werden in Deutschland ca. 11,9 Millionen Einsatzfahrten im öffentlichen Rettungsdienst durchgeführt. Damit nimmt durchschnittlich jeder 8. Einwohner den öffentlichen Rettungsdienst einmal im Jahr in Anspruch.

Aufgaben

Im bodengebundenen Rettungsdienst können der „Krankentransport" und die „Notfallrettung" unterschieden werden.

Definition: Notfallrettung ist die Durchführung lebensrettender Maßnahmen bei Notfallpatienten am Notfallort und die Herstellung der Transportfähigkeit sowie die Beförderung dieser Patienten unter fachgerechter Betreuung in eine geeignete Versorgungseinrichtung.

Von den 10,3 Millionen rettungsdienstlichen Hilfeersuchen, die in den Rettungsleitstellen bundesweit eingehen, entfallen 5,9 Millionen Einsätze (57%) auf die Kategorie Krankentransport. Davon werden etwa 3/5 als zeitlich planbar eingestuft. Die Anzahl der Notfalleinsätze beträgt jährlich 4,4 Millionen, das sind rund 43% des gesamten Einsatzaufkommens. Im bodengebundenen Rettungsdienst gibt es pro Jahr 2.1 Millionen Notfälle mit Notarztbeteiligung. Insgesamt werden 97,1% aller Einsätze eines Notarztes im bodengebundenen Rettungsdienst durchgeführt. 2,9% aller Notarztalarmierungen betrafen die Luftrettung. Das Aufkommen der Notfalleinsätze an der Gesamteinsatzleistung hat sich von 33% im Jahre 1990/1991 auf 43% in den Jahren 2000/2001 erhöht. Häufigster Notfallanlass ist der internistische Notfall (41,8%). Verkehrsunfälle sind mit 6% am Gesamteinsatzaufkommen beteiligt. Auf den sonstigen Notfall wie Suizid, hilflose Person oder dringende Blut- und Organspenden entfällt mehr als ein Drittel (35,3%) der Notfallanlässe, gefolgt von sonstigen Unfällen wie Haus-/Sport- oder Freizeitunfälle mit 15,6% und dem Arbeitsunfall mit 1,3%.

In Bayern entfallen im ländlichen Raum auf 1000 Einwohner pro Jahr 40 Notfälle im Gegensatz zum städtischen Bereich mit 66 Notfällen im Durchschnitt allerdings mit erheblichen lokalen Streuungen. Die Beteiligung von Notärzten liegt bei Notfällen in der Stadt bei 44,9%, auf dem Land dagegen bei 60,8%.

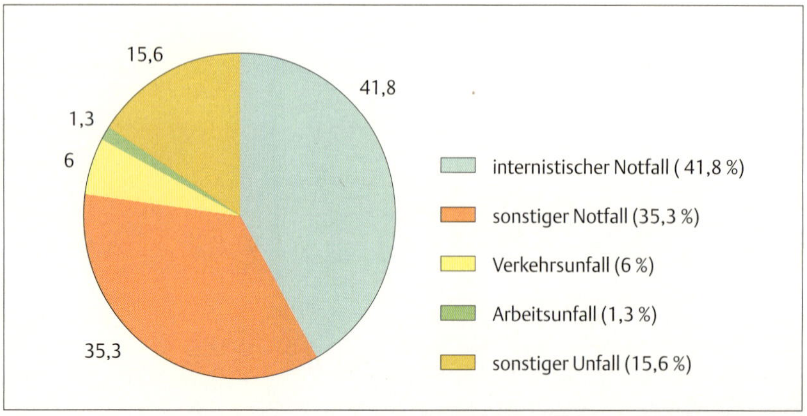

Abb. 29.**1** Verteilung von Notfalleinsätzen 2000/2001 (nach Angaben des Unfallverhütungsberichts Straßenverkehr Bundestagsdrucksache 14/9730 vom 04.07.2002).

Allgemeine Organisation

Rettungsleitstelle. Die Kommunikations- und Einsatzzentrale des gesamten Rettungsdienstes für einen definierten Rettungsdienstbereich ist die Rettungsleitstelle. In ihr werden Einsatzaufträge und Notfallmeldungen entgegen genommen. Der daraus resultierende abgestufte Einsatz von Krankentransportwagen, Rettungswagen, Notarztwagen, Notarzteinsatzfahrzeugen und Rettungshubschraubern hängt weitgehend vom Inhalt und der Zuverlässigkeit der Notfallmeldung ab. Da Notfallmeldungen zu ca. 95% durch medizinische Laien abgegeben werden, kann häufig keine exakte Beschreibung des Notfallgeschehens resultieren. Allerdings muss davon ausgegangen werden, dass grundsätzlich bei unklaren Meldungen ein höherwertiges Rettungsmittel zum Einsatz kommt.

Rettungskette. Handelt es sich um einen Notfall, so wird dieser als Notfalleinsatz mit und ohne Notarzt durchgeführt. Liegt kein akuter Notfall vor, werden die Einsätze als dringliche oder disponible (planbare) Krankentransporte eingestuft. Zur richtigen Einschätzung des Notfalls durch das Personal der Leitstelle werden differenzierte Schemata eingesetzt. Ein angepasstes Abfrageschema soll dem Personal der Rettungsleitstelle eine gedankliche Stütze sein und eine gewisse Systematik in das Wechselgespräch zwischen Notrufmelder und Leitstellenpersonal bringen. Die Rettungsleitstelle stellt auch in der *Rettungskette* ein wesentliches Verbindungsglied zwischen dem Rettungsdienst und der aufnehmenden Klinik dar. Nach der Einsatzalarmierung zur Rettung eines Notfallpatienten müssen Organisationsabläufe in Gang gesetzt werden, die durch definierte Vorschriften und Regeln weitgehend festgelegt sind, zu einem großen Teil aber ganz akut von situationsangepassten Entscheidungen bestimmt werden.

Definition: Die Rettungskette soll eine lückenlose Versorgung des Notfallpatienten vom Ort des Geschehens bis zur definitiven Versorgung ermöglichen. Dazu müssen alle Glieder (Erste Hilfe, Alarmierung, Notfall- und Rettungsdienst, Krankenhaus) reibungslos ineinander greifen.

Eintreffzeit. Ein geeigneter Indikator für die Leistungsfähigkeit des Rettungsdienstes ist die Eintreffzeit, d. h. die Zeitspanne vom Eingang der Notfallmeldung bis zum Eintreffen des Rettungsmittels am Notfallort. Die Bedienschnelligkeit des Rettungsdienstes ist ein wichtiges Beurteilungsmerkmal für seine Leistungsfähigkeit. Im Durchschnitt erreicht bei Verkehrsunfällen das erste Rettungsmittel den Unfallort nach 7,6 min und 95% der Verkehrsunfälle werden innerhalb von 16,8 min erreicht. Der Durchschnittswert für das Eintreffen bodengebundener Notärzte bei Verkehrsunfällen beträgt 10,6 min, wobei 95% der Notärzte binnen 22,8 min eingetroffen sind.

Hilfsfristen. Davon zu trennen sind die Hilfsfristen. Hilfsfristen sind Planungsgrößen, die in den Ländern unterschiedlich definiert und zeitlich festgelegt sind. Die Ausstattung der Einrichtungen sowie Zahl und Standort der Rettungswachen werden durch den Bedarf bestimmt, der neben den Erfordernissen der Sicherheit auch saisonbedingte Schwankungen des Transportaufkommens und besondere Gegebenheiten des Einsatzbereiches zu berücksichtigen hat. Die im bayerischen Rettungsdienstgesetz vorgegebene Hilfsfrist von 12 min wird bei 92,4% der zu versorgenden Notfälle eingehalten. Der Median der Fahrzeit ist 4,9 min mit einer Differenzierung von 5,8 min für den ländlichen und 4,6 min für den städtischen Raum, woraus ersichtlich wird, dass in Bayern bei 50% der versorgten Notfälle die Hilfsfrist weniger als 5 min beträgt.

Rendezvous- und Stationssystem

Organisationsmodelle. Der bodengebundene Notarztdienst wird in zwei verschiedenen Organisationsmodellen betrieben, das Stations- und das Rendezvoussystem. Das Stationssystem wird auch als Kompaktsystem bezeichnet, da Notarzt und Rettungspersonal gemeinsam zum Einsatz kommen. Beide Organisationsformen haben ihre spezifischen Vor- und Nachteile.

Rendezvoussystem

Definition: Das Rendezvoussystem ist durch den getrennten Standort von Rettungswagen (RTW) und Notarzt (NA) mit getrennter Anfahrt zum Notfallort gekennzeichnet. Voraussetzung ist die Verfügbarkeit eines gesonderten Notarzteinsatzfahrzeuges (NEF). Der RTW befindet sich in der Regel auf Abruf in einer Wache; in besonders einsatzreichen Zeiten können auch mehrere Fahrzeuge an verkehrsgünstigen Standorten disloziert werden, sodass kurze Anfahrtszeiten garantiert sind.

Der Notarzt kann im Rendezvoussystem seiner gewohnten Tätigkeit als niedergelassener Arzt oder Krankenhausarzt nachgehen. Er muss jedoch jederzeit unverzüglich abkömmlich sein und wird im Bedarfsfall mit dem NEF zum Einsatzort gebracht. Damit fahren zwei Fahrzeuge zum Notfallort und treffen dort aufeinander. Für den Einsatz mit dem NEF sollte dem Notarzt ein Rettungsassistent oder -sanitäter als Fahrer zur Verfügung stehen, da nicht auszuschließen ist, dass im Einzelfall das NEF zuerst am Notfallort eintrifft und damit die Versorgung des Patienten zu übernehmen hat. Nach der Patientenversorgung begleitet der Notarzt je nach Ausmaß der Schädigung und des Erfolgs der Behandlung den Patienten zur Klinik. Der Anteil der arztbegleitenden Klinikfahrten liegt im Bereich zwischen 30 und 50%.

Vorteile. Der entscheidende Vorteil des Rendezvoussystems ist seine hohe Flexibilität. Nach suffizienter Versorgung des Patienten ist es möglich, einen Folgeauftrag zu übernehmen. Bei nicht indizierter Alarmierung steht der Notarzt (NA) sofort für weitere Einsätze zur Verfügung. Insbesondere im ländlichen Bereich ist darüber hinaus die Versorgung mehrerer RTW-Einsatzbereiche durch einen NA mit dem NEF möglich.

Nachteile. Zu den Nachteilen des Rendezvoussystems zählt die Möglichkeit, am Notfallort auf ein unbekanntes Team zu treffen. Darüber hinaus besteht ein relativ hoher personeller Aufwand, denn es müssen stets zwei Fahrzeuge mit entsprechender Besetzung eingesetzt werden (Tab. 29.**1**).

Tabelle 29.1 Vor- und Nachteile des Rendezvous- und Stationssystems

	Rendezvoussystem	Stationssystem
Vorteile	▸ höhere Flexibilität und bessere Kompensation von Meldefehlern ▸ ggf. kürzere Eintreffzeit und kürzere Einsatzdauer ▸ größeres Ärztereservoir (mehrere Kliniken, niedergelassene Ärzte)	▸ komplettes Team ständig einsatzbereit, ▸ routinierte Zusammenarbeit ▸ gleichzeitiges Eintreffen von Notarzt und Notarztwagen am Einsatzort ▸ kontinuierliche Therapie vom Notfallort bis zur Klinikaufnahme
Nachteile	▸ gesondertes Fahrzeug, zusätzlicher Rettungssanitäter / -assistent als Fahrer ▸ evtl. unbekanntes Team des Rettungswagens	▸ Blockierung des Notarztes bei absoluten und relativen Fehleinsätzen ▸ Konkurrenz einzelner Krankenhäuser ▸ bei Einsatz des Notarztes an Notarztwagen gebunden ▸ längere Anfahrtswege, wenn Krankenhaus nicht im Zentrum ▸ bei Stationierung auf Rettungswache untätiges Warten auf den Einsatz

Sonderformen des Rendezvoussystems

Stationierung des NEF mit Fahrer. Eine Sonderform des Rendezvoussystems ist die Stationierung des NEF mit Fahrer auf einer Wache, während sich der NA in der Klinik oder Praxis aufhält, sofern sich die Wache nicht in unmittelbarer Nähe des Aufenthaltsortes des Notarzt befindet, kann durch den Anfahrtsweg wertvolle Zeit verloren gehen.

Gemeinsame Stationierung von RTW und NEF. Als eine weitere Modifikation ist die gemeinsame Stationierung von RTW und NEF am Krankenhaus anzusehen; damit werden die Vorteile des Stations- und des Rendezvoussystems vereint. Eine Stationierung des Notarztes an einer Feuer- oder Rettungswache ist nur dann gerechtfertigt, wenn üblicherweise eine sehr hohe Einsatzfrequenz (mehr als 15 Einsätze pro 24h) zu erwarten sind. Als besonderer Nachteil ist anzusehen, dass sowohl das Sanitätspersonal wie auch der Notarzt in der Zeit zwischen den Einsätzen für originäre andere Aufgaben nicht zur Verfügung stehen.

Rendezvoussystem in ländlichen Regionen

Das Rendezvoussystem in ländlichen Regionen, in denen eine Anbindung des Notarztes an eine Klinik aufgrund der Krankenhausdichte nicht möglich ist, erfordert die Mitwirkung der niedergelassenen Ärzteschaft und die Bereitschaft, den täglichen Praxisbetrieb notfalls zu unterbrechen. Als weitere Voraussetzung wird von den mitwirkenden Vertragsärzten die entsprechende notfallmedizinische Qualifikation verlangt.

Stationssystem

Definition: Beim Stationssystem sind NA und die Besatzung des RTW am Krankenhaus oder an einer Rettungswache stationiert. Im Alarmfall rücken sie von dort gemeinsam zum Notfallort aus. Dabei wird der RTW durch Mitnahme des NA zum Notarztwagen (NAW).

Bei der Stationierung des RTW am Krankenhaus kann der Notarzt seiner üblichen klinischen Tätigkeit nachgehen. Das Rettungspersonal wird in den Klinikbetrieb integriert und kann damit gleichzeitig fortgebildet werden.

Vorteile. Der besondere Vorteil dieses Systems liegt in der engen Zusammenarbeit und Vertrautheit des Teams außerhalb des Einsatzes. Der NA ist genauestens über die Qualifikation und die Fähigkeiten seiner Mitarbeiter informiert. Aufgrund der engen Zusammenarbeit sind nach dem Einsatzende eine Analyse des Geschehens, eine Besprechung möglicher Fehler und Komplikationen sowie die Verbesserung der medizinischen Ausrüstung durchführbar. Durch die gemeinsame Stationierung ist weiter gewährleistet, dass das Rettungsteam gemeinsam am Notfallort eintrifft. Das Team kann die Notfalltherapie am Ort des Geschehens einleiten und kontinuierlich bis zur Klinik und darüber hinaus auch innerklinisch fortsetzen.

Nachteile. Der wesentliche Nachteil des Stationssystem ist die Bindung des NA an das Rettungsfahrzeug. Dies ist insbesondere in Gegenden relevant, in denen nur ein NAW zur Verfügung steht. Bei einem Doppeleinsatz ist ein Abrücken in der Regel unmöglich, obwohl keineswegs alle Notfallpatienten nach der Primärversorgung zwingend eine ärztliche Transportbegleitung benötigen. Dazu kommt, dass die für den Rettungsdienst zuständigen Organisationen durchgehend auf zwei Mitarbeiter verzichten müssen, die nicht für Aufgaben auf der Wache oder andere geeignete Transportaufgaben zur Verfügung stehen.

Wichtig: Rendezvous- und Stationssystem werden vielerorts in unterschiedlicher Modifikation eingesetzt. Eine generelle Empfehlung für ein bestimmtes System ist nicht möglich, vielmehr sollten die regionalen Gegebenheiten die Einsatzform bestimmen.

Intensivtransport

Mit der zunehmenden Spezialisierung der medizinischen Versorgung und der Versorgungsstätten parallel geht eine zunehmende Verlagerung von Patienten in höherwertige Behandlungsstätten, auch unter Fortführung der begonnenen Behandlung. Dies beinhaltet auch die Tatsache, dass eine Intensivtherapie während des Transportes weitergeführt werden muss.

Die Arbeitsgruppe Strukturfragen des Ausschusses „Rettungswesen" hat in ihrem Bericht vom September 1996 die Verlegung von Notfallpatienten vom Krankentransport abgegrenzt: „Zur Notfallversorgung gehört auch die Beförderung von bereits klinisch versorgten Notfallpatienten zwischen Behandlungseinrichtungen."

Damit wird deutlich, dass zum Bereich des Notfalltransportes auch der Intensivtransport gehört, da ein Intensivpatient nach der Definition grundsätzlich als Notfallpatient einzustufen ist. Nachdem die notfallmedizinische Versorgung auf hohem Niveau vergleichbar der stationären Behandlung von Intensivpatienten ist, haben sich mehrere Länder dazu entschlossen für diesen Bereich zur Klarstellung eigenständige Vorschriften zu erlassen. Die Umstände des Intensivtransportes gehen über die „normale" Notfallsituation nicht selten weit hinaus. Zur Durchführung dieser Transporte werden im bodengebundenen Rettungsdienst eigene, besonders dimensionierte Fahrzeuge (Intensivtransportwagen, ITW) eingesetzt. Sie ermöglichen aufgrund ihrer Konzeption und Ausstattung die Weiterführung einer stationär begonnenen Intensivtherapie. Trotz der Definition und Festlegung der Ausstattung der Fahrzeuge im bodengebundenen Rettungsdienst durch die DIN, ist es nicht gelungen eine eigene DIN für Intensivtransportwagen einzuführen.

Kernaussagen

Aufgaben

Im bodengebundenen Rettungsdienst können Krankentransport und Notfallrettung unterschieden werden.

Notfallrettung ist die Durchführung lebensrettender Maßnahmen und die Herstellung der Transportfähigkeit sowie der Transport von Notfallpatienten.

Allgemeine Organisation

Die Kommunikationszentrale des Rettungsdienstes ist die (Rettungs-) Leitstelle.

Die Rettungskette soll eine lückenlose Versorgung des Notfallpatienten ermöglichen.

Hilfsfristen sind Planungsgrößen für die Zahl und den Standort der Rettungswachen.

Rendezvous- und Stationssystem

Es gibt für den Notarztdienst 2 Organisationsmodelle: das Stations- und das Rendezvoussystem.

Vor- und Nachteile der Notarztsysteme hängen von regionalen Vorgaben ab.

Intensivtransport

Eine Sonderform des Notarztdienstes ist der Intensivtransport von kritisch kranken, bereits vorversorgten Patienten.

Literatur

Bericht der Bundesregierung über Maßnahmen auf dem Gebiet der Unfallverhütung im Straßenverkehr und Übersicht über das Rettungswesen 2000 und 2001 – Unfallverhütungsbericht Straßenverkehr 200/2001. Bundestagsdrucksache 14/9730 vom 4.7.2002.

Trend- und Strukturanalyse des Rettungsdienstes in Bayern (TRUST-Studie) Abschlussbericht 1999–2004. Traunreut: Institut für Notfallmedizin und Medizinmanagement München Hofmann GmbH+Co KG; 2005.

29.2 Luftrettungsdienst

L. Lampl, Th. Schlechtriemen

Roter Faden

Aufgabenstellung und Begriffsbestimmung

Die Einbindung von Luftfahrzeugen in das Gesamtsystem der notärztlichen Versorgung dient zur Ergänzung des bodengebundenen Rettungsdienstes sowie zur Erweiterung der dort vorhandenen Möglichkeiten. Dabei fällt dem Rettungshubschrauber (RTH) die quantitativ wie qualitativ umfangreichste Aufgabe im Bereich der Luftrettung zu.

Vom Prinzip her ist der RTH, ebenso wie der Notarztwagen (NAW) und das Notarzteinsatzfahrzeug (NEF), als „schneller Notarztzubringer" konzipiert. Die Kurzhaltung des therapiefreien Intervalls ist seine vordringliche Aufgabe.

Im gesamten zentraleuropäischen Raum gilt der RTH als integraler Bestandteil des organisierten Rettungsdienstes (Abb. 29.**2a – c** zeigt im Überblick die RTH-Stationen in Deutschland, der Schweiz und Österreich).

Dazu haben neben staatlichen Institutionen (Bundeswehr, Katastrophenschutz) v. a. privatrechtliche Träger wie der Allgemeine Deutsche Automobilclub (ADAC), die Deutsche Rettungsflugwacht (DRF) und vergleichbare Organisationen im Ausland während der vergangenen 40 Jahre bahnbrechende Pionierarbeit und entscheidende Beiträge geleistet.

Aufbauend auf den mit dem RTH gewonnenen Erfahrungen haben sich im Laufe der letzten Jahre weitere notfallmedizinische Hubschrauberkonzepte mit gezieltem Aufgabenspektrum entwickelt. Dies betrifft zum einen den speziell ausgestatteten Intensivtransporthubschrauber (ITH), zum anderen den Großraumhubschrauber (GRH), dessen Einsatz allerdings nur im Ausnahmefall (Großschaden) vorgesehen ist.

Grundlegend für das Verständnis des RTH ist es, ihn nicht als besonders herausgehobenes Rettungsmittel zu betrachten, welches v. a. in Laienmedien mit geradezu mystischen Eigenschaften belegt wird. Es ist stattdessen die Kenntnis der speziellen Einsatzcharakteristika, der Vor- aber auch Nachteile des RTH, die es gestatten, Boden- und Luftrettung im Sinne des individuellen Notfallpatienten wirkungsvoll zu verknüpfen.

Der RTH übernimmt, auch im Sinne einschlägiger gesetzlicher Regelungen, „nur" eine Ergänzungsfunktion im Gesamtrahmen des Rettungsdienstes. Der weitaus größere Anteil an Rettungseinsätzen wird von der Bodenrettung geleistet. Gemeinsames Ziel ist die effiziente Nutzung personeller, finanzieller und fachlicher Ressourcen.

Charakteristika der Luftrettung im Vergleich zur bodengebundenen Rettung

Personelle Besetzung und apparative Ausstattung

Personelle Besetzung und materielle Ausstattung von RTH und NAW stimmen weitgehend überein. Die Besatzung eines Rettungshubschraubers (RTH) besteht im Regelfall aus Pilot, Notarzt und Rettungsassistent. An einigen Stationen müssen zusätzliche fliegerische Aufgaben – etwa die Windenrettung im Gebirge oder im Küstenbereich – geleistet werden, für die ein Bordmechaniker die Crew ergänzt. Für routinemäßige Nachteinsätze – etwa im Intensivtransportbereich – sind zwei Piloten vorgeschrieben.

Qualifikation des Notarztes

Die berufsrechtlichen Vorgaben an die Qualifikation des Notarztes unterscheiden nicht zwischen Luftrettung und bodengebundenem Rettungsdienst. Gefordert wird je nach zuständiger Ärztekammer der Fachkundenachweis Rettungsdienst oder die Zusatzbezeichnung Notfallmedizin. Die internen Vorgaben der Luftrettungsorganisationen gehen jedoch über diese Mindestanforderungen hinaus. So benennt die Deutsche Rettungsflugwacht die Facharztqualifikation als Eingangsvoraussetzung für den Luftrettungsdienst. Die ADAC-Luftrettung schreibt in ihrem Handbuch Medizin Facharztniveau vor – in 2005 wurden hier 74,9% aller Einsätze von Fachärzten betreut. 98,2% der Notärzte kamen aus einem Fachgebiet mit Bezug zur Intensivmedizin (Anästhesie, Innere Medizin, Chirurgie).

Intensivtransportkurs. Für den Einsatz auf *Intensivtransporthubschraubern (ITH)* wird von ADAC und Deutscher Rettungsflugwacht von den eingesetzten Ärzten zusätzlich ein „Intensivtransportkurs" nach den Empfehlungen der DIVI gefordert – beide Organisationen führen für ihre Mitarbeiter entsprechende Kurse durch. Diese Qualifikationsanforderung ist nicht gesetzlich vorgeschrieben, wird jedoch von den notärztlichen Fachgesellschaften in Deutschland dringend empfohlen. Einige Intensivtransporte erfordern spezifische Kenntnisse (Inkubatortransport von Frühgeborenen, Einsatz der intraaortalen Ballongegenpulsation). Im Bedarfsfall kann bei diesen Einsätzen ein entsprechender Spezialist (Pädiater, Intensivmediziner) die Stammbesatzung ergänzen.

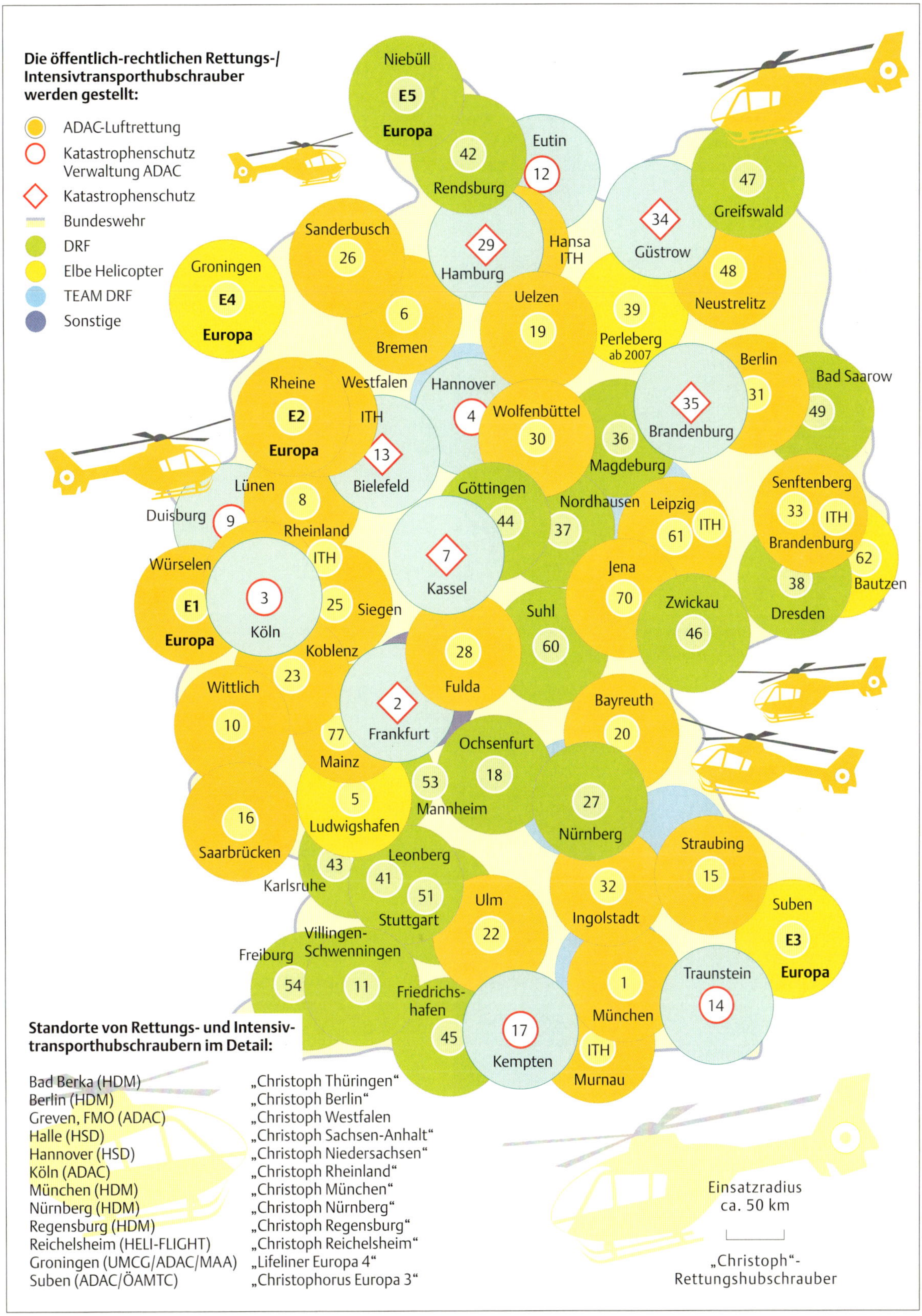

Standorte von Rettungs- und Intensivtransporthubschraubern im Detail:

Bad Berka (HDM)	„Christoph Thüringen"
Berlin (HDM)	„Christoph Berlin"
Greven, FMO (ADAC)	„Christoph Westfalen
Halle (HSD)	„Christoph Sachsen-Anhalt"
Hannover (HSD)	„Christoph Niedersachsen"
Köln (ADAC)	„Christoph Rheinland"
München (HDM)	„Christoph München"
Nürnberg (HDM)	„Christoph Nürnberg"
Regensburg (HDM)	„Christoph Regensburg"
Reichelsheim (HELI-FLIGHT)	„Christoph Reichelsheim"
Groningen (UMCG/ADAC/MAA)	„Lifeliner Europa 4"
Suben (ADAC/ÖAMTC)	„Christophorus Europa 3"

Abb. 29.**2a–c** Luftrettungsstandorte.
a RTH-Stationen in der Bundesrepublik Deutschland (Stand: 01/2007).

29

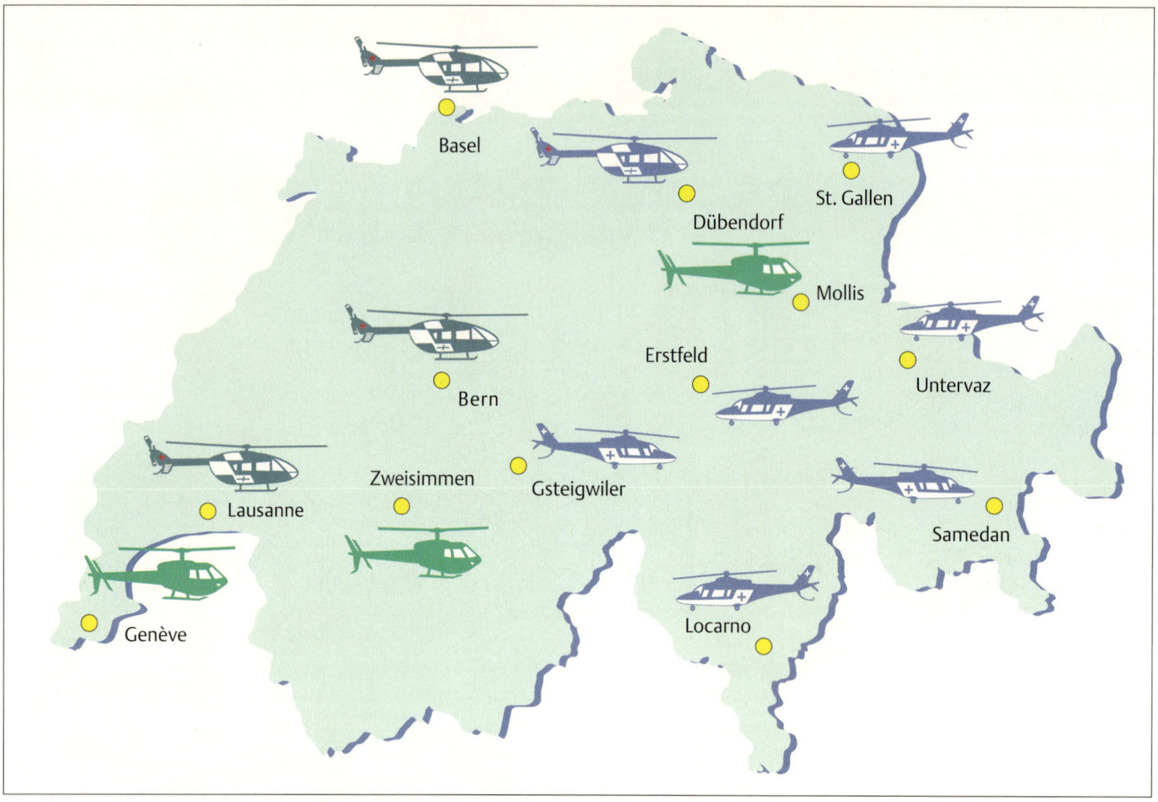

Abb. 29.**2b** RTH-Stationen in der Schweiz (Stand: 01 / 2007).

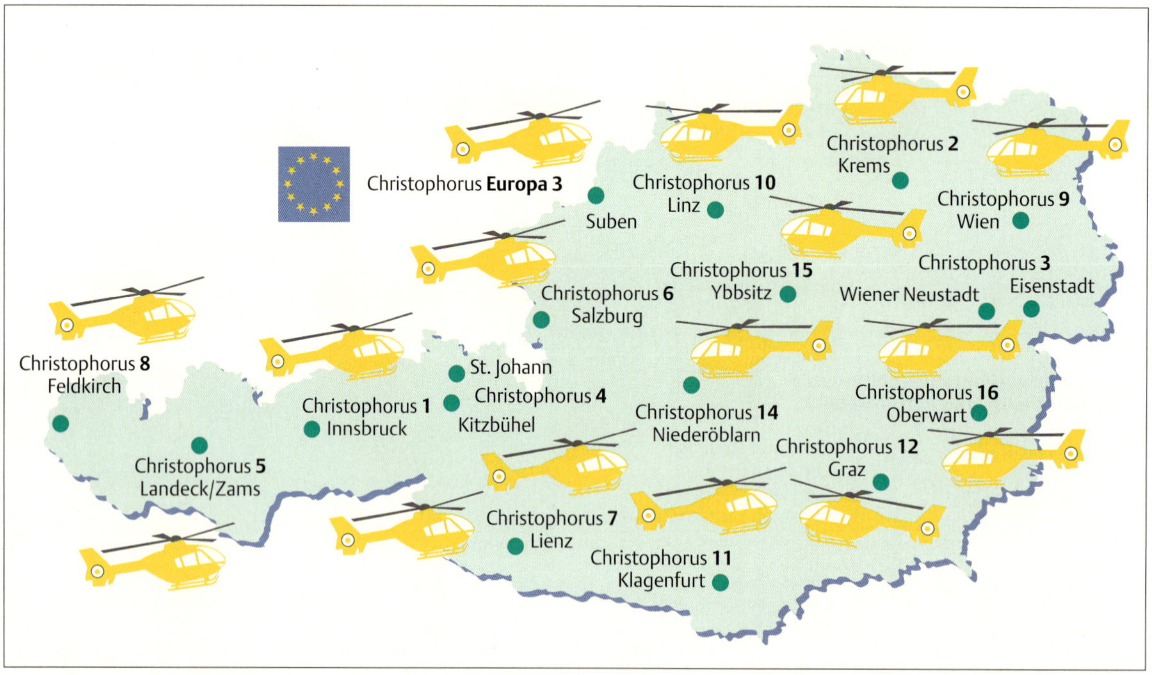

Abb. 29.**2c** RTH-Stationen in Österreich (Stand: 01 / 2007).

Qualifikation des Rettungsassistenten

Für das nichtärztliche Personal im Luftrettungsdienst ist die Qualifikation „Rettungsassistent" nur in einigen Landesrettungsdienstgesetzen vorgeschrieben. Trotzdem setzen alle Luftrettungsorganisationen in Deutschland in ihren medizinischen Teams ausschließlich Rettungsassistenten ein. Zudem werden – wie im notärztlichen Bereich – unternehmensintern zusätzliche Qualifikationsvorgaben gemacht. So verlangt die ADAC-Luftrettung eine mindestens 3-jährige Berufserfahrung als Rettungsassistent, die DRF eine mindestens 5-jährige hauptamtliche Tätigkeit auf arztbesetzten Rettungsmitteln. An Luftrettungszentren mit medizinischem Personal der Bundeswehr haben die eingesetzten Rettungsassistenten grundsätzlich die zusätzliche Qualifikation einer Fachpflegekraft aus dem Bereich Anästhesie oder Intensivmedizin.

Zusätzlich zur medizinischen Qualifikation absolvieren die Rettungsassistenten im Luftrettungsdienst eine spezifische Ausbildung zum HEMS-Crew-Member (Helicopter Emergency Medical Service Crew Member). Diese Ausbildung vermittelt detailliert vorgeschriebene Kenntnisse in den Bereichen Flugplanung, Meteorologie, Funk und Navigation und wird von den einzelnen Luftrettungsunternehmen zum Teil noch durch unternehmensinterne Schulungsvorgaben v. a. im Bereich Crew Resource Management erweitert.

Wichtig: Eine spezielle Weiterbildung zum „Rettungsassistenten im Luftrettungsdienst" – wie von einigen Rettungsdienstschulen angeboten – entspricht weder einem berufsrechtlich anerkannten Ausbildungsgang noch wird sie von den Luftrettungsunternehmen anerkannt.

Apparative Ausstattung

In DIN 13230 ist die apparative Ausstattung eines RTH, im Part 2 und 4 die Ausrüstung eines ITH festgelegt. Alle Luftrettungsunternehmen in Deutschland überschreiten diese Mindestausstattung in der Regel deutlich. Eine flottenweite Ausstattung mit Intensivrespiratoren und ein erweitertes Patientenmonitoring ermöglichen es beispielsweise, mit demselben Ausstattungskonzept sowohl Primäreinsätze wie Intensivtransporte durchzuführen (Dual-use-Modus) und damit flexibel auf Einsatzanforderungen zu reagieren. Dem hohen Anteil an Traumapatienten in der Luftrettung wird durch spezielle Ausrüstungskonzepte (spezifische Lagerungshilfsmittel, Kindertraumasets, präklinische Sonographie) Rechnung getragen.

Weitere Spezialausstattung (z. B. Inkubatoren) können bei den meisten RTH nach entsprechender Vorabsprache innerhalb von Minuten zusätzlich verladen werden. Nur im Ausnahmefall ist bei Patienten mit sehr spezifischen Krankheitsbildern (z. B. ARDS-Patienten) eine personelle wie apparative Sonderausstattung notwenig, die nur von wenigen ITH vorgehalten wird und bei der Anforderung im Detail besprochen werden muss.

Wichtig: Zusammenfassend lässt sich der RTH treffend als „fliegender NAW" charakterisieren.

Einsatztaktik

Besonderheiten und Unterschiede zwischen RTH und NAW ergeben sich nach dem bisher Gesagten nicht aus Ausstattung und Besatzung, sondern hinsichtlich der Einsatztaktik im Primäreinsatz.

Wichtig: Rettungshubschrauber werden in Deutschland zumeist in Ergänzung zu einem flächendeckenden bodengebundenen Rettungssystem eingesetzt. Nur im Ausnahmefall ersetzen sie in einer Region routinemäßig bodengebundene Rettungsmittel.

Rettungshubschrauber dienen insbesondere als:

- *Back-up-Funktion für den bodengebundenen Rettungsdienst:* Ist der bodengebundene Notarzt im Einsatz gebunden, können parallel in der Region auftretende Notfälle durch das Team des RTH versorgt werden. So werden insbesondere in ländlichen Regionen mit weiten Entfernungen zwischen benachbarten Notarztstandorten die in den Landesrettungsdienstgesetzen festgelegten Hilfsfristen besser eingehalten. Als Backup-System kann der RTH eine größere Region (50 – 70 km um seinen Standort) abdecken und unterliegt hierbei typischerweise denselben Dispositionsvorgaben wie der bodengebundene Notarzt.
- *Alternative bei Notfallsituationen mit mehreren Betroffenen:* Nach dem regionalen bodengebundenen Notarzt kann der RTH bei Notfällen mit mehreren Betroffenen als weiteres arztbesetztes Rettungsmittel zur Verfügung stehen und bietet darüber hinaus auch die Möglichkeit, die Patientenversorgung in den möglichen Zielkliniken zu entlasten, indem der RTH mit dem von ihm versorgten Patienten weiter entfernte Krankenhäuser – wegen seiner Schnelligkeit ohne Zeitverlust – anfliegt, während die regionalen Kliniken die Patienten des bodengebundenen Rettungsdienstes übernehmen.
- *Transport von Patienten in Spezialkliniken:* Aufgrund der zunehmenden Spezialisierung der Kliniken ist die Versorgung eines Traumapatienten (Polytrauma, schweres Schädelhirntrauma, Schwerbrandverletzte) in der Region oft nicht möglich – der RTH kann schnell größere Distanzen überwinden und damit auch weiter entfernte Häuser mit speziellen Versorgungsmöglichkeiten zeitgerecht erreichen. Dies gilt zunehmend auch für internistische Notfälle (Transport von Myokardinfarktpatienten zum Herzkatheter, Transport von Schlaganfallpatienten zur Stroke-Unit). Das zügige Überwinden großer Strecken spielt in Ausnahmefällen auch bei Organtransporten zu Transplantationen oder Transporten von Spezialkräften (z. B. Rettungstauchern) eine Rolle.
- *Schonender Transport:* Bestimmte Patientengruppen (z. B. Patienten mit Wirbelsäulenfrakturen) profitieren nicht nur von einem schnellen, sondern auch von einem schonenden, erschütterungsarmen Transport.
- *Einsatz in schwierigem Gelände:* Notfälle im Gebirge, auf der Küste vorgelagerten Inseln, in größeren Waldgebieten oder im Tagebergbau können besser erreicht, Hindernisse (Flusstäler, ausgedehnte Industrieanlagen) zügig überflogen und Verkehrsstaus umgangen werden.
- *Einsatz bei unbekannten Einsatzstellen:* Aus dem Luftrettungsmittel lassen sich unbekannte Einsatzstellen insbesondere im Gelände besser lokalisieren. Bei Verkehrsunfällen auf Autobahnen mit unklaren Informationen zur Fahrtrichtung kann der RTH flexibel reagieren, während Einheiten des bodengebundenen Rettungsdienstes

unter Umständen bei zeitkritischen Einsätzen aus beiden Fahrtrichtungen anrücken müssten.

Wichtige Nachteile der Luftrettung sind:

- *Abhängigkeit vom Wetter:* Bei eingeschränkter Sicht (Nebel, insbesondere auf Berghängen aufliegender Bodennebel) sind Bodenhindernisse und Hochspannungsleitungen schlecht zu erkennen und die Gefahr einer Kollision ist insbesondere bei der Landung an der Einsatzstelle in unbekanntem Gelände hoch. Flugsicherheit und damit das Leben der Besatzung gehen in diesen Fällen vor – die Entscheidung, ob ein Einsatz wetterbedingt möglich ist, trifft ausschließlich der Pilot.
- *Abhängigkeit vom Tageslicht:* Luftrettungsmittel werden üblicherweise von 7:00 Uhr morgens bis Sonnenuntergang (sunset) vorgehalten. Weder der tatsächliche Bedarf noch das erheblich erhöhte Flugrisiko rechtfertigen die 24-h-Bereitschaft bzw. den routinemäßigen Nachteinsatz von Primärrettungshubschraubern. Sinnvoll und machbar ist es dagegen, den Notfallpatienten nachts nach Erstversorgung im nächstgelegenen Krankenhaus, das in der Regel über einen bekannten und ausleuchtbaren Landeplatz verfügt, sekundär z.B. mittels eines ITH zu verlegen. In allen Fällen ist die Indikation zum Nachteinsatz jedoch streng zu stellen. Zukunftsweisend erscheint das Konzept des sog. „dual use", das tagsüber den Einsatz derselben Maschine als RTH, nachts als ITH vorsieht.
- *Notwendigkeit von Landemöglichkeiten:* Nicht immer sind in unmittelbarer Nähe zur Einsatzstelle Landemöglichkeiten vorhanden. Unter Umständen gelangt das RTH-Team erst mit einem Zwischentransport (Polizei, Passanten) zur Einsatzstelle. Sinnvoll kann es auch sein, wenn der RTW sich mit dem RTH an einer geeigneten Landestelle trifft.
- *Reduzierte Überwachungs- und Behandlungsmöglichkeiten im Flug:* Im RTH ist aufgrund der räumlichen Enge die Zugänglichkeit des Patienten eingeschränkt – invasive Maßnahmen (z.B. Intubation, Thoraxdrainage) müssen daher vor Transportbeginn mit großzügigerer Indikation als im bodengebundenen Notarztdienst erfolgen. Die Kommunikation mit wachen Patienten ist im RTH aufgrund des hohen Lärmpegels nur eingeschränkt möglich.

Tabelle 29.**2** fasst Vor- und Nachteile des RTH zusammen.

Patientenspektrum

Die genannten einsatztaktischen Besonderheiten der Luftrettung bedingen ein besonderes Spektrum der zu versorgenden Patienten, das sich auszeichnet durch:

- Hoher *Traumaanteil* (35,0%), darunter *viele Polytraumen* (14,2% aller Traumapatienten): Während zu Beginn der Luftrettung fast ausschließlich Traumapatienten zu versorgen waren, nimmt der Traumaanteil von Jahr zu Jahr kontinuierlich ab.
- Hoher Anteil *kardiozirkulatorischer* (28,4%) und *neurologischer* (19,5%) Notfälle: Diese internistisch-neurologischen Krankheitsbilder überwiegen ähnlich wie im bodengebundenen Rettungsdienst.
- Hoher Anteil von *Kindernotfällen* (12,9%): Im Luftrettungsdienst sind nicht nur häufiger Kinder zu versorgen, sie sind auch gemäß NACA-Score deutlich schwerer betroffen (Schlechtriemen et al. 2006).
- Niedriger Anteil an *psychiatrischen Notfällen* und *Intoxikationen* (2,2%), da diese Notfälle nicht selten in den Abendstunden und nachts auftreten und Innenstadtbereiche betreffen – hier wird die Luftrettung seltener eingesetzt.

(Zahlen in Klammern geben Anteil der Patienten bei Primäreinsätzen der ADAC-Luftrettung 2005 an)

Zusammenarbeit und Grenzziehung zwischen RTH und ITH

Im Gegensatz zum schnellen Notarztzubringer RTH stellt der ITH hinsichtlich Raumangebot sowie personeller und gerätetechnischer Ausstattung eine fliegende Intensivbehandlungseinheit dar, deren originäre Aufgabe der planbare Verlegungsflug kritisch kranker Patienten ist. Dies gilt insbesondere dann, wenn der Zustand des Patienten bzw. einsatztaktische Gesichtspunkte mit dem Auftrag des RTH bzw. dessen Ausstattung kollidieren (Lampl et al. 1996).

Wichtig: Als pragmatisch in der Abgrenzung und Ergänzung von RTH und ITH erscheint es, den Einsatz des ITH dann vorzusehen, wenn

- die medizinische Ausstattung des RTH nicht ausreicht, oder wenn
- der RTH aus logistischen Gründen nicht eingesetzt werden kann.

Letzteres ist gewöhnlich der Fall, wenn

- das abgebende Krankenhaus (deutlich) außerhalb des 50-km-Radius liegt,

Tabelle 29.**2** Vor- und Nachteile des RTH

Vorteile	Nachteile
Back-up-System für bodengebundenen Rettungsdienst mit großem Einsatzradius	Abhängigkeit vom Wetter (Nebel)
Zweites Rettungsmittel bei Notfällen mit mehreren Betroffenen	Abhängigkeit vom Tageslicht
Transport in Spezialkliniken über größere Entfernungen (Polytrauma, Schädelhirntrauma, Verbrennungen, Herzinfarkt, Schlaganfall)	reduzierte Überwachungs- und Behandlungsmöglichkeit im Flug (Lärmpegel, eingeschränkte Zugänglichkeit des Patienten)
Erschütterungsarmer Transport (Wirbelsäulenverletzungen)	Notwendigkeit von Landemöglichkeiten
Patientenversorgung in schwierigem Gelände (Gebirge, Inseln, Autobahn)	
Unabhängigkeit von Verkehrsverhältnissen (Stau)	

- die Distanz zwischen abgebendem und aufnehmendem Krankenhaus mehr als 100 km beträgt,
- die Abwesenheit des RTH insgesamt länger als 2 h dauert,
- der Einsatz zur Nachtzeit durchzuführen ist.

Arbeitsbedingungen

In allen in der Bundesrepublik Deutschland gebräuchlichen RTH (Bell UH 1D, BO 105, BK 117, EC 135 usw.) sind die medizinischen Arbeitsmöglichkeiten während des Fluges bestimmt durch:

- räumliche Enge (Patient nicht uneingeschränkt zugänglich),
- Lärm (90 – 95 dB gegenüber 75 – 80 dB im Rettungswagen, daher Auskultation und Perkussion nahezu unmöglich),
- Vibrationen,
- eingeschränkte Überwachungs- und Behandlungsmöglichkeiten (wird eine Flugunterbrechung für die Durchführung von Behandlungsmaßnahmen notwendig, so gehen bis zur Landung und zum Turbinenstillstand im günstigsten Fall zumindest einige Minuten verloren).

Wichtig: Im Vergleich zum bodengebundenen Notarzteinsatz stellen Luftrettungseinsätze daher erhöhte Anforderungen an die Transportstabilität des Patienten.

Daraus leiten sich folgende Empfehlungen ab:

- Die Indikation zur endotrachealen Intubation und Beatmung ist im Zweifelsfall großzügig zu stellen.
- Endotrachealtubus, venöse Zugänge und sonstige Sonden (z. B. Sengstaken-Blakemore-Sonde) sind zuverlässig zu fixieren.
- Vor dem Start muss eine präzise Kontrolle von (Be-)Atmung und Kreislauf erfolgen.
- Alle Überwachungsmöglichkeiten wie Monitor-EKG, Pulsoxymetrie, Kapnographie und oszillometrische Blutdruckmessung sind konsequent zu nutzen.
- Zur Dämpfung von Schwingungen und Vibrationen ist der Patient stets auf einer Vakuummatratze zu lagern.
- Alle Patienten erhalten einen geeigneten Gehörschutz.

Kontraindikationen gegen einen Lufttransport

Absolute Kontraindikationen gegen den Hubschraubertransport von Notfallpatienten stellen sich äußerst selten, sofern zwei Voraussetzungen beachtet werden:

- Zum einen bedürfen die Patienten einer vor Transportbeginn sichergestellten Stabilisierung ihrer vitalen Funktionen, die über das im NAW erforderliche Maß häufig hinausgeht.
- Zum anderen ist im Einzelfall zu prüfen, welcher Hubschrauber das geeignete Transportmittel darstellt. Während dies im Primärrettungseinsatz praktisch stets der RTH ist, muss beim Sekundärtransport kritisch Kranker entschieden werden, ob umfangreiches Monitoring oder lückenlose Aufrechterhaltung invasiver Therapieverfahren den Einsatz des ITH erfordern.

Unter Berücksichtigung des Gesagten finden sich in der Praxis so gut wie keine Kontraindikationen gegen einen Lufttransport mit Ausnahme des akut psychotischen bzw. randalierenden Patienten (Gefährdung der Flugsicherheit), der aber seinerseits selten eine Indikation für den Lufttransport darstellt.

Aspekte der Flugsicherheit

Von speziellen Sicherheitsrichtlinien für die fliegerische Besatzung abgesehen, sind zwei Bereiche auch für die mit dem RTH zusammenarbeitenden Rettungskräfte von Wichtigkeit:

- das Verhalten am Hubschrauber und
- die Kenntnis der Anforderungen an den Landeplatz.

Die Nichtbeachtung nachfolgend aufgeführter Regeln ist für den Großteil der Unfälle in der Luftrettung verantwortlich:

- Die Annäherung an den Hubschrauber erfolgt nur von vorne, ggf. von schräg vorne, jedoch stets im Blickwinkel des (der) Piloten.
- Die Annäherung an den Hubschrauber erfolgt in aller Regel nur bei stehendem Hauptrotor, bei noch laufendem Hauptrotor ausschließlich nach eindeutigen Zeichen der Besatzung.
- Der Rotorkreis darf nicht bei an- bzw. auslaufendem Hauptrotor durchquert werden. Bei An- bzw. Auslaufen der Turbine ist der Hauptrotor nicht höhenstabil und kann Kopf- und Brusthöhe eines aufrecht stehenden Erwachsenen erreichen. Besonders gefährlich ist das Herantreten an den RTH in abschüssigem Gelände von der „Bergseite“ her (Abb. 29.**3**).
- Das größte Gefahrenmoment geht vom senkrecht drehenden Heckrotor aus; daher gilt der hintere Teil eines Hubschraubers ab Beginn des Heckauslegers als besonderer Gefahrenbereich, der in begründeten Fällen aus-

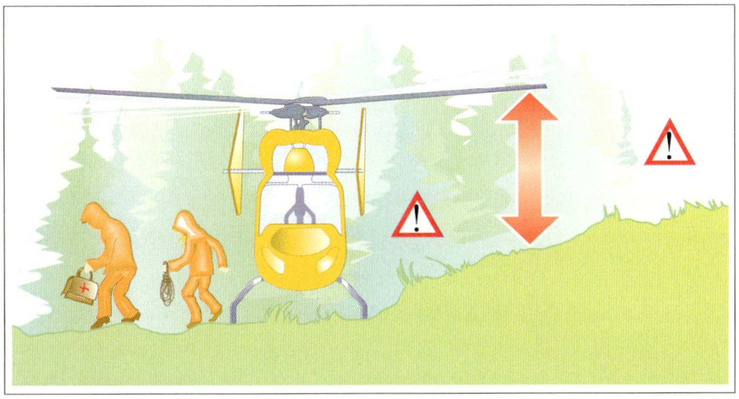

Abb. 29.**3** Gefährdungspotenzial bei der Annäherung an einen RTH mit laufendem Rotor am Hang.

29

schließlich mit der fliegerischen Besatzung betreten wird.
- Schaulustige sind in sicherem Abstand zu halten.

Wichtig: Für die Auswahl eines geeigneten Landegeländes im Primäreinsatz und die Durchführung des sicheren Landemanövers ist die fliegerische Besatzung verantwortlich.

Es erhöht jedoch die Flugsicherheit, wenn die bodengebundenen Rettungskräfte die typischen Anforderungen an einen geeigneten Landeplatz kennen und beachten:
- Die Größe des Landeplatzes soll mindestens den doppelten Rotordurchmesser betragen, d.h. je nach Hubschraubertyp 25 – 30 m.
- Der Landeplatz soll möglichst eben gelegen sein und einen festen Untergrund haben.
- Der Landeplatz soll frei von losen Gegenständen sein, die durch Luftwirbelungen weggeweht und dadurch zur Gefahr für Umstehende oder den RTH werden können.
- Es ist besonders darauf zu achten, dass der Landeplatz frei von Hindernissen ist bzw. solche weit genug entfernt sind. Dazu zählen z.B. Telefon- und Hochspannungsleitungen, Baukräne, Fabrikschlote und Straßenlaternen. Besonders bei eingeschränkter Sicht sind entsprechende Hinweise der bodengebundenen Rettungskräfte an die fliegerische Besatzung über Funk von größter Wichtigkeit.

Der Einsatz des RTH bei Verkehrsunfällen erfordert die Beachtung folgender Regeln:
- Wenn immer möglich, soll ein Landeplatz neben der Fahrbahn gewählt werden, um eine Gefährdung von Personen an der Einsatzstelle zu vermeiden, die An- und Abfahrt von Rettungskräften und Verkehr so gering wie möglich zu behindern und Gefahren für den landenden Hubschrauber durch weiterhin fließenden Verkehr zu eliminieren.
- Ist eine Landung nur auf der Fahrbahn möglich, muss die Fahrbahn in jedem Fall komplett gesperrt werden, zumindest für die Zeit der Landung und des Starts des RTH.

Kernaussagen

Aufgabenstellung und Begriffsbestimmung
Die Luftrettung dient der Ergänzung der Bodenrettung und erweitert die dort vorhandenen Möglichkeiten.
Die Kurzhaltung des therapiefreien Intervalls ist die vordringliche Aufgabe des RTH; dazu kommt der schnelle Transport in geeignete Zentren.

Charakteristika der Luftrettung im Vergleich zur bodengebundenen Rettung
Personelle Besetzung und materielle Ausstattung von RTH und NAW stimmen weitgehend überein.
Im Gegensatz zum schnellen Notarztzubringer RTH stellt der ITH hinsichtlich Raumangebot sowie personeller und gerätetechnischer Ausstattung eine fliegende Intensivbehandlungseinheit dar, deren originäre Aufgabe der planbare Verlegungsflug kritisch kranker Patienten ist.

Arbeitsbedingungen
Im Vergleich zum bodengebundenen Notarzteinsatz stellen Luftrettungseinsätze insgesamt erhöhte Anforderungen an die Transportstabilität des Patienten.

Kontraindikationen gegen einen Lufttransport
Ein schädigender Einfluss von Vibrationen und Beschleunigungskräften auf den Notfallpatienten im RTH ist nicht erwiesen.
Praktisch bestehen so gut wie keine Kontraindikationen gegen einen Lufttransport.

Aspekte der Flugsicherheit
Das Anfliegen nicht erkundeter Landeplätze beim Primäreinsatz beinhaltet typische fliegerische Gefahren. Dies begründet gegebene Einschränkungen zur Nachtzeit und bei Nebelwetterlagen.
Bezüglich der Flugsicherheit sind das Verhalten am Hubschrauber und die Kenntnis der Anforderungen an den Landeplatz von wesentlicher Bedeutung.

Literatur

Bundesministerium für Verkehr, Bau und Wohnungswesen. Bekanntmachung der Bestimmungen über die gewerbsmäßige Beförderung von Personen und Sachen in Hubschraubern (JAR-OPS 3 deutsch) vom 01.07.2002 (BAnz Nr.130a), berichtigt durch Bekanntmachung vom 10.01.2003, BAnz: 1117.

Lampl L, Helm M, Hauke J, Weidringer JW, Winter M. Stellenwert der differenten Formen der Luftrettung im Konzept des Rettungsdienstes. Notarzt 1996; 12: 145 – 149.

Schlechtriemen T, Masson R, Burghofer K, Lackner C, Altemeyer K. Pädiatrische Notfälle in der präklinischen Notfallmedizin. Schwerpunkte des Einsatzspektrums im bodengebundenen Rettungsdienst und in der Luftrettung. Anaesthesist 2006; 55: 255 – 262.

29.3 Seenotrettung

C.W. Flesche, W. Toepfer

Roter Faden

Zivile Maritime Notfallvorsorge
- Rechtliche und organisatorische Grundlagen
- Medizinische und rettungsdienstliche Aspekte

SAR-Dienst der Marine
- Rechtliche und organisatorische Grundlagen
- Rettungsdienstliche Aspekte

Zivile Maritime Notfallvorsorge

Rechtliche und organisatorische Grundlagen

Die internationale Festschreibung der Regelungen für den SAR-Dienst erfolgt durch eine Arbeitsgruppe von zwei Unterorganisationen der Vereinten Nationen (IMO – International Maritime Organisation und ICAO – International Civil Aviation Organisation). Dieser Ausschuss für Schiffssicherheit der Vereinten Nationen (UN) definiert SAR wie folgt: „Search and Rescue Service. The performance of distress monitoring, communication, coordination and search and rescue functions, including provision of medical advice, initial medical assistance, or medical evacuation, through the use of public and private resourses including cooperating aircraft, vessels and other craft and installations."

DGzRS. Die Bundesrepublik Deutschland hat schon im Jahre 1965 die Deutsche Gesellschaft zur Rettung Schiffbrüchiger (DGzRS) mit den in Artikel 27 des 2. Genfer Abkommens vom 12.08.1949 festgelegten Aufgaben im Bereich der Seenotrettung beauftragt. Der Rettungsdienst fällt in der 12-Seemeilenzone wie die Brandbekämpfung in die Zuständigkeit der Länder. Außerhalb der 12-Seemeilenzone in der ausschließlichen Wirtschaftszone und auf Flächen und Wassergebieten, die durch bi- oder trilaterale sowie internationale Abkommen in die Verantwortlichkeit der Bundesrepublik Deutschlands fallen, ist der Bund und hier im Besonderen das Bundesministerium für Verkehr, Bau- und Stadtentwicklung (BMVBS) zuständig. Für die Verletztenversorgung auf See werden eine generelle Vereinbarung zwischen Bund und Küstenländern sowie Vereinbarungen zwischen Ländern und Kommunen angestrebt. Mittels einer Verwaltungsvereinbarung BMVBS/ BMVg über die Zusammenarbeit beim Such- und Rettungsdienst in Seenotfällen vom 30.06.1977 wurde diese Aufgabe zweigeteilt:
- die Suche und Rettung (SAR) mit Wasserfahrzeugen der DGzRS und
- mit Luftfahrzeugen dem Bundesministerium der Verteidigung (BMVg) und damit der Bundeswehr übertragen.

Medizinische und rettungsdienstliche Aspekte

Vier Säulen der Notfallversorgung. Der zivile Teil der maritimen Notfallversorgung Verletzter und Erkrankter fußt prinzipiell auf vier Säulen:
- Krankenfürsorge auf Kauffahrteischiffen,
- seefunkärztliche Beratung,
- Deutsche Gesellschaft zur Rettung Schiffbrüchiger,
- Havariekommando.

Medizinische Ausrüstung und Ausbildung an Bord nach der Verordnung über die Krankenfürsorge auf Kauffahrteischiffen (KrfVO)

Für die medizinische Behandlung an Bord ist der Kapitän verantwortlich. Er kann diese Aufgabe delegieren; in der Regel ist der II. Nautische Offizier damit betraut. Eine mehrwöchige medizinische auch praktische Ausbildung findet an den Seefahrtsschulen und angebundenen Krankenhäusern im Rahmen des Studiums statt. International ist nach STCW (Standards of Training, Certification and Watchkeeping) zudem zur Aufrechterhaltung des nautischen Patents im 5-Jahres-Intervall ein einwöchiger medizinischer Auffrischungslehrgang an hierfür zugelassenen Einrichtungen verpflichtend vorgeschrieben.

Eine sog. „Anleitung zur Gesundheitspflege auf Kauffahrteischiffen" soll zudem als Leitfaden an Bord (Ausrüstungspflicht) eine richtige und zweckentsprechende Anwendung der an Bord standardisiert mitgeführten Arznei- und Hilfsmittel ermöglichen. Diese Krankenfürsorgeverordnung enthält ein Mindestmaß dessen, was für die Erkennung und Behandlung von Krankheiten und Verletzungen an Bord notwendig ist und stellt die deutsche Variante des „International Medical Guide for Ships" dar.

Seefunkärztliche Beratung – Telemedical Maritime Assistance Service (TMAS Germany), Medico Cuxhaven

Die Funkärztliche Beratung stellt eine weitere Besonderheit in der Seefahrt dar. Nach einem Übereinkommen über den Gesundheitsschutz und die medizinische Betreuung der Seeleute aus dem Jahre 1987 hat eine funk- oder satellitenfunkärztliche Beratung, einschließlich fachärztlicher Beratung, allen Schiffen unabhängig von Nationalität und Heimathafen zu jeder Tages- und Nachtzeit unentgeltlich zur Verfügung zu stehen. Der medizinische Hilfe leistende Schiffsoffizier an Bord kann wie prinzipiell auch jeder Seemann selbst auf diesem Wege jederzeit ärztlichen Rat einholen.

TMAS. Im Gegensatz zum nachfolgend beschriebenen Maritime Rescue Coordination Center (MRCC) Bremen liegt der Aufgabenschwerpunkt des deutschen funkärztlichen Beratungsdienstes „Medico Cuxhaven" primär international und sind medizinische Anfragen im deutschen Zuständigkeitsbereich von MRCC Bremen vergleichsweise selten. Nach Vorgaben der International Maritime Organisation (IMO) werden die nationalen funkärztlichen Beratungszentren heute einheitlich als Telemedical Maritime Assistance Service (TMAS) bezeichnet. Aufgrund seiner über 75-jährigen Geschichte wird TMAS Germany hierbei jedoch in der täglichen Routine meist noch als „Medico Cuxhaven" angesprochen.

Seeposition des Hilfe ersuchenden Schiffes. Im Falle eines medizinischen Hilfeersuchens von See wird daher als eine der ersten Maßnahmen die exakte Seeposition des Schiffes abgefragt und das potenziell zuständige MRCC ermittelt.

Erst hierdurch wird man in der Lage versetzt die notfallmedizinische Versorgung eines Patienten in See zu planen. Um die Abwicklung von Notfällen an Bord von Land aus angemessen organisieren zu können, besteht zusätzlich eine automatisierte Zugriffsmöglichkeit auf die Daten eines zu beratenden Schiffes, die im Bedarfsfall auch einem kooperierenden MRCC z.B. per E-Mail unkompliziert zur Verfügung gestellt werden können.

Wichtig: Um eine „funkärztliche" Beratung durchführen zu können, müssen die beratenden Ärzte neben medizinischem Fachwissen und spezifischem telemedizinischem Knowhow zudem über eingehende Kenntnisse besonderer schifffahrtspezifischer Aspekte, wie z.B. Schiffstypen, Einfluss der nautischen Position, klimatische Besonderheiten, Windbedingungen, Besonderheiten bei Sturm oder Eisgang sowie reise- und tropenmedizinische Grundkenntnisse verfügen.

Kooperation. Auf diese Weise kooperieren mit der Seenotrettung bzw. Hilfeleistung in See befasste, in der Regel staatliche Organisationen wie Marine und MRCC militärisch und zivil international sehr eng. Von der nationalen deutschen Funkärztlichen Beratungsstelle werden über 1000 derartige Gespräche pro Jahr abgewickelt bzw. Hilfeersuchen bearbeitet.

Deutsche Gesellschaft zur Rettung Schiffbrüchiger mit dem Maritime Rescue Coordination Center Bremen

Rettungsdienstbereiche. An Land ist in Deutschland u.a. durch eine Festlegung von sog. Rettungsdienstbereichen und entsprechend zuständigen Rettungsleitstellen geregelt, auf welchem Wege einer erkrankten oder verletzten Person geholfen wird und wie diese Hilfe ggf. zu organisieren ist.

Wichtig: In Analogie hierzu könnte man die bestehende Aufteilung der Seegebiete dieser Welt in die sog. MRCC-Zonen betrachten. Durch dieses System ist weltweit die Zuständigkeit für „Search & Rescue" (SAR) auf allen Meeren dieser Welt geregelt.

Einsatzfahrten der DGzRS-Rettungsflotte. Auch wegen der vergleichsweise kurzen deutschen Küstenlinie ist das Seegebiet mit originärer deutscher SAR-Zuständigkeit international vergleichsweise sehr klein. Innerhalb dieses Bereichs deutscher Zuständigkeit für SAR unter Leitung des MRCC Bremen mit der Deutschen Gesellschaft zur Rettung Schiffbrüchiger sorgt ein sehr enges Netz von etwa 60 ständig einsatzbereiten Rettungseinheiten der DGzRS für ein im internationalen Vergleich beispielhaftes Seenotrettungssystem an der deutschen Nord- und Ostseeküste (s. auch: www.dgzrs.de). Die Einheiten der DGzRS-Rettungsflotte haben beispielsweise im Jahr 2004 insgesamt 2547 Einsatzfahrten durchgeführt. Dabei wurden

- 368 Menschen aus Seenot gerettet,
- 837 Personen aus kritischen Gefahrensituationen befreit,
- 343 Kranke und Verletzte von Seeschiffen, Inseln oder Halligen zum Festland transportiert,
- 67-mal Schiffe und Boote vor dem Totalverlust bewahrt und
- 883-mal Hilfeleistungen für Wasserfahrzeuge aller Art erbracht.

Darüber hinaus ist die Seenotleitung Bremen (MRCC) der DGzRS in 383 Seenotfällen international im Interesse der deutschen Schifffahrt unterstützend oder initiativ tätig gewesen. Einschließlich aller Such- und Rettungsaktionen sowie Kontrollfahrten haben allein die 20 großen Seenotkreuzer der DGzRS (die 41 Seenotrettungsboote nicht mitgerechnet) im Jahr 2004 auf Einsatz- und Kontrollfahrten in Nord- und Ostsee 73943 Seemeilen (ca. 137000 km) zurückgelegt.

Unterstützung bei internationalen Anfragen. Neben der primären Zuständigkeit für das deutsche SAR-Gebiet wird MRCC Bremen auf Anfrage jedoch auch international unterstützend und koordinierend tätig.

Wichtig: Seit ihrer Gründung 1865 hat die DGzRS somit insgesamt 72112 Menschen aus Seenot gerettet oder aus lebensbedrohender Gefahr befreit.

Die für die Seefahrt beeindruckend großen Zahlen zeigen jedoch gleichzeitig im Vergleich zu aus der Landrettung bekannten Dimensionen, dass es sich hierbei um einen nur sehr kleinen, besonderen Bereich des Rettungsdienstes handelt.

Medizinische Ausrüstung der Seenotrettungskreuzer. Die medizinische Ausrüstung der Seenotrettungskreuzer entspricht weitgehend der eines typischen Notarztwagens, ergänzt um spezifische Bedürfnisse in der Seenotrettung. Den größten Unterschied zum Rettungsdienst an Land stellt die personelle Besetzung dar. Einsatzhäufigkeit und -schwerpunkte bedürfen einer primär seemännisch qualifizierten Besatzung, ergänzt durch notfallmedizinische Kenntnisse. Eine notärztliche Präsenz kann nur in Einzelfällen realisiert werden, die medizinische Erstversorgung geschieht daher in der Regel durch sog. SAR-Rettungshelfer. Diese spezifische Qualifikation wird den besonderen Einsatzbedingungen gerecht und liegt medizinisch vergleichsweise auf einer Stufe zwischen Ersthelfer und Rettungssanitäter, jedoch bei funkärztlicher Anbindung.

Havariekommando (HK)

Das Havariekommando ist eine gemeinsame Einrichtung des Bundes und der Küstenländer und repräsentiert mit dem Fachbereich 4 den Aufgabenbereich „Brandbekämpfung und Verletztenversorgung". Die Küstenländer haben sich im Rahmen einer Bund-/Küstenländer-Vereinbarung über die Errichtung des Havariekommandos (HKV) gegenüber ihren Partnern verpflichtet, an der Sicherstellung der Verletztenversorgung auf See mitzuwirken. Die Übernahme der im Einsatzfall und bei Übungen den Partnern entstehenden Kosten ist bereits in § 10 der HKV geregelt. Die Verletztenversorgung auf See bei einer komplexen Schadenslage gemäß HKV beinhaltet die Versorgung einer Vielzahl von Verletzten und Kranken auf See.

Massenanfall von Verletzten. Ein Massenanfall von Verletzten oder Kranken auf See erfordert zusätzliche Maßnahmen zur Einsatzplanung, Einsatzvorbereitung, Vorhaltung, Ausbildung, Übung und Einsatzbewältigung. Bund und Küstenländer nehmen diese Aufgabe auf der Grundlage der HKV gemeinsam wahr. Die von Bund und Küstenländern aufgestellten Einheiten werden unter der Führung des HK im Geltungsbereich der HKV eingesetzt. Internationale

Hilfeersuchen werden durch das HK koordiniert. Eine „Generalvereinbarung für die Verletztenversorgung auf See" zwischen Bund und Küstenländern trat mit Wirkung vom 01.01.2007 in Kraft.

Komplexe Schadensfälle. Zur Aufgabenwahrnehmung bei der Brandbekämpfung und der Verletztenversorgung in komplexen Schadensfällen auf See wurden vorrangig Berufsfeuerwehren an den Küsten gewählt, die landseitig sowohl Brandbekämpfung und Technische Hilfeleistung als auch den Rettungsdienst ausüben. Daneben nehmen Freiwillige Feuerwehren mit hauptberuflichen Wachbereitschaften oder hauptamtlichen Kräften diese Aufgaben wahr. Diese waren bereits vor Indienststellung des Havariekommandos durch Vereinbarungen zwischen den Kommunen und den Ländern auf der Basis von Vereinbarungen zwischen Küstenländern und Bund in das Einsatzgeschehen einbezogen.

Besonderheiten der Seeeinsätze. Grundsätzlich ist hierbei zu beachten, dass bei Einsätzen auf See der Transport der Einheiten zum Havaristen im Vergleich zu Einsätzen an Land erheblich mehr Zeit in Anspruch nimmt und dessen Dauer durch die Wetterabhängigkeit und sonstige seespezifische Rahmenbedingungen schwer kalkulierbar ist. Bei Einsätzen auf See sind nach der Alarmierung zunächst die benötigten Einsatzkräfte und die Ausrüstung zum Ablandeort zu transportieren und an Bord eines Hilfsschiffs, eines Feuerlöschbootes oder eines Hubschraubers zu verladen. Die Anmarschzeit der Einheiten zum Havaristen ist – abhängig von der Entfernung zum Havaristen, der Geschwindigkeit des Transportmittels und den weiteren seespezifischen Rahmenbedingungen – in der Regel erheblich länger als an Land. Das Übersetzen auf einen Havaristen ist eine besonders kritische Phase im Laufe eines Einsatzes, da auch dies beträchtliche Zeit in Anspruch nimmt und die Einsatzkräfte dabei selbst gefährdet sein können.

Des Weiteren kann sich bedingt durch nicht hinreichende Zuladungsreserven bei Lufttransporten ergeben, dass Einheiten nur sukzessive und nicht geschlossen zu einem Einsatzort auf See verbracht werden können. Im Einzellfall kann es bei schwerer See vorkommen, dass ein Übersetzen von einem Hilfsschiff auf den Havaristen überhaupt nicht möglich ist. Ebenso kann ein Hubschrauber z. B. wegen zu geringer Sicht oder Vereisungsgefahr an seine Einsatzgrenzen stoßen. Somit kann es vorkommen, dass ein Einsatz auf dem Havaristen zunächst nicht möglich ist und die Personen auf dem Havaristen auf sich selbst gestellt bleiben.

Wichtig: Diese Einsatzgrenze ist konzeptionell nicht zu überwinden. Der Transport von Einheiten zu einer Einsatzstelle auf See stellt den entscheidenden, begrenzenden Faktor für einen schnellen und wirksamen Einsatz dar.

Deshalb wird laufend versucht, Transportmittel im Wege von Vereinbarungen bzw. Verträgen mit in das Einsatzgeschehen einzubinden. Hierbei ist insbesondere eine Vereinbarung mit der Bundeswehr, und hier in erster Linie mit der Deutschen Marine, von Bedeutung, um auf deren Luftfahrzeuge zugreifen zu können. Dies gilt nicht nur für den Einsatzfall, sondern auch für gemeinsame Übungen.

SAR-Dienst der Marine

Rechtliche und organisatorische Grundlagen

Die internationalen Abkommen zur Sicherheit des See- und Luftverkehrs der International Maritime Organisation (IMO) und der International Civil Aviation Organisation (ICAO), beides Organisationen der Vereinten Nationen (s. o.), verpflichten die Unterzeichnerstaaten, Rettungsdienste im jeweiligen Zuständigkeitsbereich zu unterhalten.

SAR-Dienst im Bereich der zivilen Luftfahrt. In der Bundesrepublik Deutschland liegt die Verantwortung für den Such- und Rettungsdienst (Search und Rescue, SAR) beim Bundesministerium für Verkehr, Bau- und Stadtentwicklung, das die Zuständigkeit für den Teilbereich der zivilen Seefahrt der Deutschen Gesellschaft zur Rettung Schiffbrüchiger (DGzRS) übertragen hat (s. o.). Auf Grundlage ministerieller Vereinbarung mit dem Bundesministerium der Verteidigung ist die Bundeswehr unter Federführung der Luftwaffe für den SAR-Dienst im Bereich der zivilen Luftfahrt zuständig und unterstützt zugleich die DGzRS in See im Rahmen der Nothilfe.

Wichtig: Die Deutsche Marine unterhält entsprechend einen SAR-Dienst zur Hilfeleistung bei Unfällen mit zivilen und militärischen See- und Luftfahrzeugen sowie bei sonstigen Notfällen in See und im Küstenbereich.

Rettungsleitstelle. Im Flottenkommando in Glücksburg/Ostsee wird hierzu eine ständig erreichbare Rettungsleitstelle (Rescue Coordination Center, RCC) betrieben, die überregional Informationen über Notfälle aufnehmen sowie die notwendigen Maßnahmen koordinieren kann, ggf. auch im Verbund mit den RCC anderer Staaten. Bei einer Alarmierung greift das RCC Glücksburg primär auf einen der beiden ständig verfügbaren Rettungshubschrauber der SAR-Bereitschaft auf Helgoland und in Warnemünde zurück. Die Rettungshubschrauber der Marine vom Typ MK 41 „Sea King" sind für den Einsatz über See konzipiert, können auf geeigneten Decks von Schiffen landen, sofern Seegang und Wind dies zulassen und befinden sich in einer 15-min-, nachts 60-min-Bereitschaft.

Ausstattung der Rettungshubschrauber. Sie sind mit einer Transporteinheit zum Lufttransport eines Patienten unter Intensivbehandlungsbedingungen ausgestattet. Im Notfall können ein zweiter liegender Patient sowie 3 weitere sitzende Personen transportiert werden. Die Hubschrauber sind in der Lage, im Bedarfsfall umgerüstet 6 liegende Patienten aufzunehmen. Die Flugausdauer liegt bei ca. 3–3½ h.

MPA und weitere Einheiten. Lageabhängig werden auch Seefernaufklärungsflugzeuge der Marine (Maritime Patrol Aircraft, MPA) mit der Fähigkeit zur weitreichenden Seeraumüberwachung sowie visuellen und elektronischen Aufklärung zur Suche über See eingesetzt. Bei einem großen Seeunfall können weitere Einheiten der Marine wie Fregatten, Einsatzgruppenversorger oder Tender zur Hilfeleistung eingesetzt werden. Diese verfügen mit ihren Schiffslazaretten über moderne, in der Regel ärztlich besetzte Notfallambulanzen und sind mit einem Flugdeck für Marinehubschrauber ausgestattet.

Rettungsdienstliche Aspekte

Einsatzverfahren bei der Rettung Einzelner. Das Einsatzspektrum des SAR-Dienstes der Marine umfasst neben Hilfeleistung bei Unfällen von See- und Luftfahrzeugen die Suche und Rettung einzelner, z.T. erkrankter, verletzter oder unterkühlter Personen in See sowie Sekundärtransporte im Küsten- und Inselbereich. Bei großen Entfernungen und ungünstigen Wetterverhältnissen ist eine Hilfeleistung evtl. nur verzögert möglich, sodass mit einer Verschlechterung eines gemeldeten Krankheitsbildes gerechnet werden muss. Ist ein Flugdeck am Einsatzort nicht verfügbar, können Patienten, Personal und Ausrüstung auch über eine hydraulische Seilwinde an Bord des Hubschraubers gebracht werden. Für das Aufwinschen von Personen steht die Rettungsschlinge zur Verfügung, mit der ein handlungsfähiger Patient allein in vertikaler Lage rasch geborgen werden kann. Alternativ ist im Doppelwinschverfahren sowie mit dem Rettungskorb die gemeinsame Bergung einer handlungsunfähigen Person zusammen mit einem Retter möglich. Patienten in kritischem Zustand sollten dagegen in horizontaler Lage mit einer speziellen ohnmachtssicheren, schwimmfähigen Patiententrage von Bord des Schiffes oder dem Rettungskorb aus dem Wasser bzw. von Bord des Schiffes geborgen und aufgewinscht werden. Dies gilt besonders bei der Bergung schwer unterkühlter Patienten, um der Gefahr einer lebensbedrohlichen orthostatischen Dysregulation bei vertikaler Bergung entgegen zu wirken. Die Erstversorgung eines häufig handlungsunfähigen unterkühlten Patienten ist meist erst an Bord des Hubschraubers möglich. Zur orientierenden Messung der Körpertemperatur stehen spezielle Tieftemperaturthermometer zur Verfügung.

Einsatzverfahren beim Massenanfall von Verletzten. Bei größeren Unfällen in See, die mit einem Massenanfall an Verletzten verbunden sind, ist eine frühzeitige Koordination aller an der Rettung beteiligten Kräfte erforderlich, um die verfügbaren Mittel optimal zu nutzen. Hierzu ist ein erfahrener Arzt als Medical Coordinator (MC) an Bord eines sicheren, mit funktionstüchtiger Funk-/Satellitenkommunikationsanlage ausgerüsteten Schiffes sinnvoll, der sich in unmittelbarer Nähe des Unfallorts befindet und die Rettungskräfte mit geeigneter Schutzausrüstung (Schwimmweste/Kälteschutz) auf den havarierten Schiffen einsetzt, den Abtransport von Patienten organisiert und die Transportmittel koordiniert. An Bord eines havarierten Schiffes sollten alle Notarztteams unter Führung eines Leitenden Notarztes eingesetzt werden, der das medizinische Lagebild laufend an den MC weiterleitet. Hubschrauber sind in See für den Transport von Patienten das Mittel der Wahl. Stehen diese nicht in ausreichender Anzahl zur Verfügung, um z.B. bei weiten Transportwegen über See in angemessener Zeit den Abtransport aller Patienten zu gewährleisten, ist ggf. der Betrieb provisorischer Behandlungseinrichtungen auf den havarierten Schiffen oder einem sicheren Schiff in unmittelbarer Nähe erforderlich. Seegang und schiffbauliche Gegebenheiten setzen der Übergabe von Patienten von Schiff zu Schiff allerdings Grenzen, sodass auch über kurze Strecken der Hubschrauber das wichtigste Transportmittel bleibt. Eine wesentliche Aufgabe des MC ist es daher, im Zusammenwirken mit dem RCC die Abwesenheitszeiten der Hubschrauber am Unfallort möglichst gering zu halten, z.B. durch den Transport der Patienten in eine nahe Behandlungseinrichtung oder deren Abgabe an landgebundene Rettungsmittel bei Erreichen der Küste.

Kernaussagen

Zivile Maritime Notfallvorsorge

Die Ausstattung mit Medikamenten, medizinischen Instrumenten und Hilfsmitteln ist detailliert und verbindlich für fast alle zivilen Schiffe unter deutscher Flagge durch die „Verordnung über die Krankenfürsorge auf Kauffahrteischiffen" (KrfsVO) geregelt.

Für die medizinische Behandlung an Bord ist der Kapitän verantwortlich. Er kann diese Aufgabe delegieren; in der Regel ist der II. Nautische Offizier damit betraut. Um das nötige Wissen hierfür zu erlangen, muss jeder Nautiker bereits während der Ausbildung einen 4-wöchigen medizinischen Kurs mit theoretischen und praktischen Anteilen absolvieren und später alle 5 Jahre einen 5-tägigen Wiederholungskurs nachweisen.

Eine funkärztliche Beratung steht allen Schiffen unabhängig von Nationalität und Heimathafen weltweit 24 h/Tag an 365 Tagen im Jahr unentgeltlich zur Verfügung.

Die Deutsche Gesellschaft zur Rettung Schiffbrüchiger (DGzRS) ist für den seegebundenen SAR-Dienst der Bundesrepublik Deutschland zuständig und betreibt mit dem Maritime Rescue Coordination Center (MRCC) Bremen eine Einsatzzentrale, über die alle Seenotfälle abgewickelt werden.

Das Havariekommando (HK), eine gemeinsame Einrichtung des Bundes und der Küstenländer, wird bei komplexen Schadenslagen in See mit einem Massenanfall von Verletzten oder Kranken auf See in Zusammenarbeit mit den Partnern (DGzRS, Deutsche Marine, Feuerwehren, Medico Cuxhaven u.a.) leitend, unterstützend und koordinierend tätig.

SAR-Dienst der Marine

Die Deutsche Marine nimmt zivile und militärische SAR-Aufgaben wahr.

Das RCC führt die SAR-Bereitschaft mit 2 Hubschraubern für den Nord- und Ostseebereich.

Die Hubschrauber sind materiell für den Transport eines Patienten unter Intensivbehandlungsbedingungen ausgestattet.

Lageabhängig können weitere Marineeinheiten zur Hilfeleistung eingesetzt werden.

Das Einsatzspektrum umfasst Hilfeleistung bei Unfällen von See- und Luftfahrzeugen, Rettung einzelner Personen in See sowie Sekundärtransporte im Küstenbereich.

Das Aufwinschen von Patienten ist mit unterschiedlichem Gerät sowohl vertikal als auch horizontal möglich.

Bei Großschadensereignissen in See ist eine zentrale Koordination des Rettungseinsatzes erforderlich.

Ein MC in See setzt Rettungsteams an Bord der havarierten Schiffe ein und organisiert zusammen mit dem RCC die Hubschrauber als wichtigstes Transportmittel in See.

Das eingesetzte Rettungspersonal muss über eine persönliche Schutzausrüstung verfügen.

Einsatztaktische Entscheidungen sind unter Berücksichtigung der Raum-/Zeitfaktoren und der Wetterverhältnisse in See zu treffen.

29.4 Bergrettung

B. Durrer

Roter Faden

In der Bergrettung spielen neben der Medizin auch klimatische und geländebedingte Faktoren eine wichtige Rolle. Bei schwer zugänglichen Notfallorten limitieren häufig objektive Gefahren (Steinschlag, Eisschlag, Lawinen- oder Absturzgefahr), meteorologisch bedingter Zeitstress, Platzmangel sowie fehlende paramedizinische Helfer den Umfang der notärztlichen Maßnahmen. Zudem erschweren Kälte, Nässe und Höhe die Erstversorgung. Bei den meisten Luftrettungen in den europäischen Alpen werden schwer verletzte Patienten innerhalb der „golden hour" ins adäquate Zielspital gebracht (Marsigny et al. 1999; Scrimgeour et al. 2003). Bei rein terrestrischen Rettungen wird dieser Zeitrahmen regelmäßig gesprengt.

Gebirgsmedizin

Bis 1980 musste man gebirgsmedizinisches Wissen mühsam aus den verschiedenen Fachrichtungen zusammentragen. Seit 1980 organisieren die medizinischen Kommissionen der UIAA (Union Internationale des Associations d' Alpinisme) und der IKAR (Internationale Kommission für Alpine Rettungsarbeit) eigene gebirgsmedizinische Fortbildungen. Das große Echo darauf führte 1986 zur Gründung der Internationalen Gesellschaft für Gebirgsmedizin (ISMM), die für alle interessierten Ärzte und Laien offen steht. Eine enge Zusammenarbeit besteht auch mit der amerikanischen „Wilderness Medical Society" (WMS), die sich u. a. auch mit Gebirgsmedizin befasst. Heute gibt es in den meisten Gebirgsländern nationale Gesellschaften für Gebirgsmedizin.

Anforderungen an den Bergrettungsarzt

Wichtig: Die Möglichkeiten und Grenzen der notärztlichen Versorgung am Unfallort hängen wesentlich von den Fähigkeiten des Rettungsarztes ab. Idealerweise ist diese Person ein teamfähiger, gut trainierter aktiver Bergsportler, mehrsprachig, mit spezieller gebirgsmedizinischer und bergungstechnischer Zusatzausbildung.

Medizinisch muss das Notarztcurriculum mit pathophysiologischen Inhalten über Höhe und Kälte sowie über Lawinen-, Spalten- und Hängeunfälle ergänzt werden. Die Bergungstechnik wird zusammen mit den regionalen Rettungsbergführern respektive Rettungsspezialisten praktisch geübt. Der Arzt ist in die regionale / lokale Bergrettungsorganisation integriert und fähig, auch terrestrisch auszurücken. Ab NACA II ist im Gelände ein Arzt erwünscht und ab NACA IV ein Notarzt erforderlich.

In den europäischen Bergländern vermitteln nationale Gesellschaften für Gebirgsmedizin die entsprechende Postgraduateausbildung mit dem International Diploma of Mountain Medicine (UIAA, IKAR, ISMM) sowie mit Zusatzmodulen einer kontinuierlichen Aus- und Weiterbildung (Peters et al. 2003).

Bergungsmöglichkeiten

Im unwegsamen Gelände gibt es reine Bodenrettungen, reine Luftrettungen und kombinierte Boden-Luft-Rettungen.

Bodenrettung

In Höhlen und bei schlechtem Wetter im Gebirge wird rein bodengebunden gerettet. Dabei rückt der Notarzt zusammen mit dem Rettungsteam zu Fuß aus. Es gibt dabei eine Vorausgruppe, die die technischen Passagen mit Fixseilen einrichtet. Die Medizingruppe (Notarzt und 1 – 2 Rettungsleute) rückt mit dem medizinischen Material unmittelbar nach und die Transportgruppe ist für die technische Bergung des Patienten zuständig. In den meisten Bergländern werden die Bodenrettungsleute durch Alpenvereine oder ähnliche Organisationen rekrutiert und ausgebildet (Brugger et al. 2005). Reine Bodenrettungen machen ca. 5 % aller Bergrettungseinsätze aus.

Luftrettung

Im europäischen Alpenraum gibt es staatliche und private Helikopter-Rettungsunternehmen, die in der Regel in 15 Flugminuten jeden Notfallort erreichen können (Tomazin et al. 2003).

Bei heiklen Hochgebirgsrettungen hat in den letzten Jahren eine Spezialisierung der Helikopter stattgefunden. Für Einsätze in großen Höhen (> 3500 m), hoher Temperatur und starkem Wind werden leistungsfähige Bergungs-

29

helikopter benötigt, um eine Rettung sicher durchführen zu können. Nach der rudimentären Erstversorgung und Evakuation des Patienten mit dem Bergungshelikopter aus der Wand, wird der Patient an den Ambulanzhelikopter für die definitive Erstversorgung und den Transport ins Spital übergeben.

Wichtig: Bei Bergrettungseinsätzen wird die normale Helikopterrettungscrew (Pilot, Rettungssanitäter / Flughelfer und Notarzt) mit Rettungsspezialisten (Rettungsbergführer) ergänzt. Für Nachteinsätze stehen spezielle Nachtsichtgeräte und Suchscheinwerfer zur Verfügung. Ungefähr 90% aller Bergrettungen sind reine Luftrettungen (Durrer 1993; Durrer 1994).

Landung am Notfallort möglich

Falls die Landung am Notfallort möglich ist, kann der Patient mit Hilfe des Rettungssanitäters und Piloten optimal erstversorgt und sofort in den Helikopter verladen werden.

Schwebender Verlad des Patienten

Im steilen, bis ca. 35-grädigem Gelände können die Retter aus dem schwebenden Helikopter aussteigen. Der versorgte Patient wird anschließend auf der Bahre schwebend in den Helikopter verladen. Dieses Manöver ist nicht ungefährlich, setzt ein eingespieltes Team voraus und kann nicht mit jedem Helikoptertyp ausgeführt werden. Der schwebende Verlad ist schneller als eine Winden- oder Lineaktion und wird v.a. auf Skipisten und unter Zeitdruck durchgeführt.

Windenaktion (25 – 50 – 90 m)

Falls eine Landung oder ein schwebender Aussstieg nicht möglich sind, wird der Notarzt vor oder nach dem Rettungsspezialisten am Klettergurt vom Windenoperator zur Notfallstelle abgelassen. Je nach Helikoptertyp stehen 25, 50 oder bis zu 90 m Windenseil zur Verfügung. Der Patient wird je nach Schädigung am Klettergurt, in der Rettungsweste, im Rettungskorsett oder im Horizontalsack respektive -netz zusammen mit dem Arzt am Windenseil geborgen. Anschließend wird der Patient in der Regel an einem Zwischenlandeplatz in den Helikopter verladen.

Die meisten Winden sind für maximal 2 Personen ausgelegt. Für die Evakuation einer größeren Gruppe wird entsprechend mehr Zeit benötigt. Ein Vorteil ist, dass man im ersten Anflug einen Retter oder Arzt absetzen kann.

Windenabseilgerät (WAG)

Bei Unfallstellen in engen Schluchten oder steilen Waldgebieten ist es für den Piloten einfacher, wenn sich der Retter oder Arzt direkt mit einem speziellen Abseilgerät (WAG) an einem statischen Seil an die Notfallstelle abseilen kann. Der Helikopter kann dabei immer am gleichen Ort schweben und die Einweisung für den Abtransport ist damit einfacher.

Taurettung: Line- und Longlineaktionen

Definition: Taulängen: Fixation am doppelt gesicherten Lastenhaken des Helikopters. Line (L): Stahlseil bis 50 m. Longline (LL): Stahlseil 50 m bis 250 m.

Je nach gewählter Seillänge ist der Helikopter sicher außerhalb bzw. oberhalb eines möglichen Stein- oder Eisschlages. Taurettungen – Line (L) bis 50 m, Longline (LL) ab 50 m – erlauben eine Evakuation im Horizontalsack zusammen mit dem Arzt (medizinische Betreuung) und einem erfahrenen Rettungsspezialisten (Einweisung und Funkverkehr).

Das gleichzeitige Ein- und Ausfliegen von bis zu 5 Personen ist möglich und im Vergleich zu Windenaktionen sehr zeitsparend. Mit dieser Technik können sich die Retter mit einer Teleskopstange auch an Bergsteiger unter Überhängen heranziehen. Gestrandete Deltaglider, Gleitschirmer und Basejumper können mit einer Seillänge von ca. 60 – 80 m (je nach Helikoptertyp) ohne gefährlichen Abwind geborgen werden. Das Linesystem wird auch für Seil-, Gondelbahn- und Sesselliftevakuationen eingesetzt. Longlineaktionen sind wegen Pendelbewegungen potenziell gefährlich und verlangen ein eingeübtes Team (Abb. 29.**4**). Rund 90% aller Bergrettungen sind reine Luftrettungen (Mosimann 1993 – 2006).

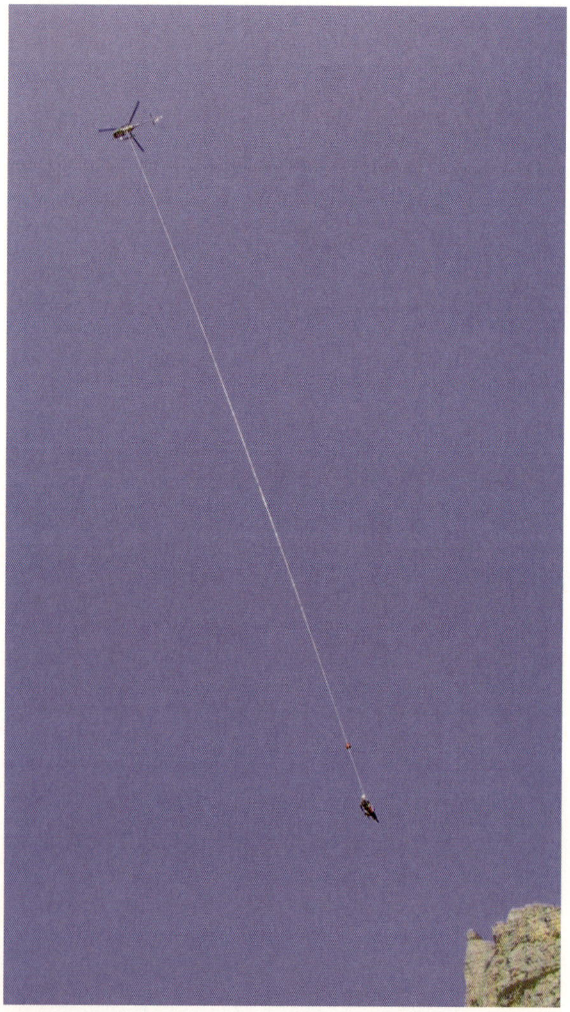

Abb. 29.**4** Einfliegen der Retter mit der Longline.

Kombinierte Luft-Boden-Rettung
Bei schlechtem Wetter ist es häufig möglich, die Retter und das nötige Material mit dem Helikopter bis unter die Wolkendecke zu bringen. Darauf wird zu Fuß zur Notfallstelle aufgestiegen. Vor Ort kann die Wettersituation besser beurteilt werden und gelegentlich kann darauf der Helikopter für die Bergung eingelotst werden. Ansonsten wird der Patient zu Fuß unter die Nebelgrenze transportiert.

Entscheidungsalgorithmus einer Bergrettungsaktion

Einsatzvorbereitungen des Bergrettungsarztes
Der Einsatz beginnt mit dem Alarmeingang. Im Hochgebirge muss der Arzt mit wetterfester, biwaktauglicher Kleidung und steigeisenfesten Schuhen und Gamaschen ausgerüstet sein. Steigeisen, Pickelhammer, Schaufel, Stirnlampe sowie Material für die Selbstsicherung gehören zur persönlichen Ausrüstung. Karte, Höhenmesser und GPS können hilfreich sein. Ein Notbiwak sollte überlebt werden können. Bei Gletscherspalten- und Lawineneinsätzen sind Thermounterwäsche, genügend heiße Getränke, Tourenskis sowie das Lawinenverschüttetensuchgerät Teil der Ausrüstung.

Bei einem bevorstehenden Windeneinsatz wird der Klettergurt rechtzeitig angelegt. Bei mehreren Verletzten muss das medizinische Material evtl. zusätzlich ergänzt werden. Ein zweiter Ambulanz- oder Bergungshelikopter mit zusätzlichen Rettungsspezialisten muss rechtzeitig aufgeboten werden.

Entscheidungen der Helicrew über dem Notfallort
Beim Anfliegen der Unfallstelle ergeben sich für die Rettung folgende Möglichkeiten:
- Rettung nicht sofort möglich,
- Rettung sofort möglich.

Rettung nicht sofort möglich: Immer Teamentscheid!

Gelegentlich kann ein Einsatz nicht unmittelbar durchgeführt werden, wegen objektiver Gefahren am Unfallort oder aus fliegerischen und bergungstechnischen Gründen.

Objektive Gefahren am Unfallort. Die Rettung ist wegen drohender Stein-, Eisschlag- oder Lawinengefahr nicht unmittelbar möglich. Gewisse Nordwandteile und Steilcouloirs, v. a. unter Eisabbrüchen, sind spätnachmittags stark steinschlaggefährdet. Eine Rettung ist deshalb nur in den frühen, kälteren Morgenstunden möglich.

Fliegerisch. Die Sichtverhältnisse sind schlecht oder bei Nachteinsätzen ungenügend. Die Ausbildung, Erfahrung und Geländekenntnisse des Piloten sind bei heiklen Einsätzen limitierend. Wegen Leistungsproblemen in großer Höhe und bei starkem Wind muss evtl. auf einen leistungsstärkeren Helikopter gewechselt werden.

Bergungstechnisch. Bei Absturzgefahr am Notfallort wird das Team mit einem Rettungsspezialisten, meist einem Bergführer, ergänzt. Zusätzliche Rettungsspezialisten sind nötig bei Longline-, Gletscherspalten-, Lawinen- und Gleitschirmrettungen.

Rettung sofort möglich

Bei einer Landung am Notfallort kann der Arzt zusammen mit Rettungssanitäter / Flughelfer und Pilot den Patienten optimal versorgen. Bei Absturzgefahr am Notfallort wird häufig zuerst ein Rettungsspezialist mit der Winde abgelassen, um den Notfallort zu sichern. Für eine Line- und Longlineaktion wird der Notfallort zuerst aus der Luft inspiziert. Danach wird das Seil in der erforderlichen Länge ausgelegt. Arzt und Rettungsspezialist werden dann gemeinsam eingeflogen (Abb. 29.**5**).

Medizinische Maßnahmen am Notfallort

Die Möglichkeiten und Grenzen der medizinischen Erstversorgung im Hochgebirge hängen einerseits stark von geländebedingten und meteorologischen Faktoren und andererseits von den Fähigkeiten des medizinischen Rettungspersonals ab. Der Umfang der möglichen ärztlichen Maßnahmen wird aber auch durch die Anzahl der Helfer am Notfallort beeinflusst. Ob ein Patient ohne medizinische Versorgung („load and go") geborgen werden muss, hängt von der Topographie des Notfallortes, objektiven Gefahren, klimatischen Einflüssen und der medizinischen Dringlichkeit ab. Im Idealfall kann eine notärztliche Erstversorgung am Notfallort („stay and play)" vor der technischen Bergung erfolgen (Abb. 29.**6**) (Durrer 1993; 1994).

„Load and go" im schwierigen Gelände?
Bei absoluter Gefährdung des Notfallortes oder drohender wetterbedingter Blockierung hat eine sofortige Bergung aus der Gefahrenzone Priorität vor der medizinischen Erstversorgung.

Dabei kann eine Landung am Unfallort möglich sein. Sonst wird der Patient entweder schwebend verladen oder mit der Line oder Winde geborgen. Eine ausreichende Analgesie vor der Bergung ist aber auch im schwierigen Gelände eine humanitäre Pflicht.

Landung / schwebender Verlad
Bei einer Landung oder einem schwebenden Verlad sind auch der Helikopter und die Retter kurzfristig im Gefahrenbereich eines möglichen Stein- oder Eisschlags.

Bergung am Klettergurt / Rettungsweste / Rettungskorsett
Unverletzte mit Klettergurt können sich evtl. selber an der Winde oder am Tau einhängen. Ein vorheriges Briefing über Mobiltelefon oder über ein herabgelassenes Funkgerät ist dabei aber notwendig. Dieses Vorgehen hat den Vorteil, dass keine Retter in der Wand abgesetzt werden müssen.

Ein freihängender Bergsportler wird von den Rettern an der Line gesichert; darauf wird das Bergseil mit einem Messer gekappt (Kaperbergung).

Unverletzte ohne Klettergurt werden von den Rettern in Rettungsgurten oder -westen verpackt und ausgeflogen. Dabei lösen sich die Retter häufig nicht vom Helikoptertau. Im Seil hängende Schwerverletzte werden nach Möglichkeit mit dem Rettungskorsett fixiert und ausgeflogen.

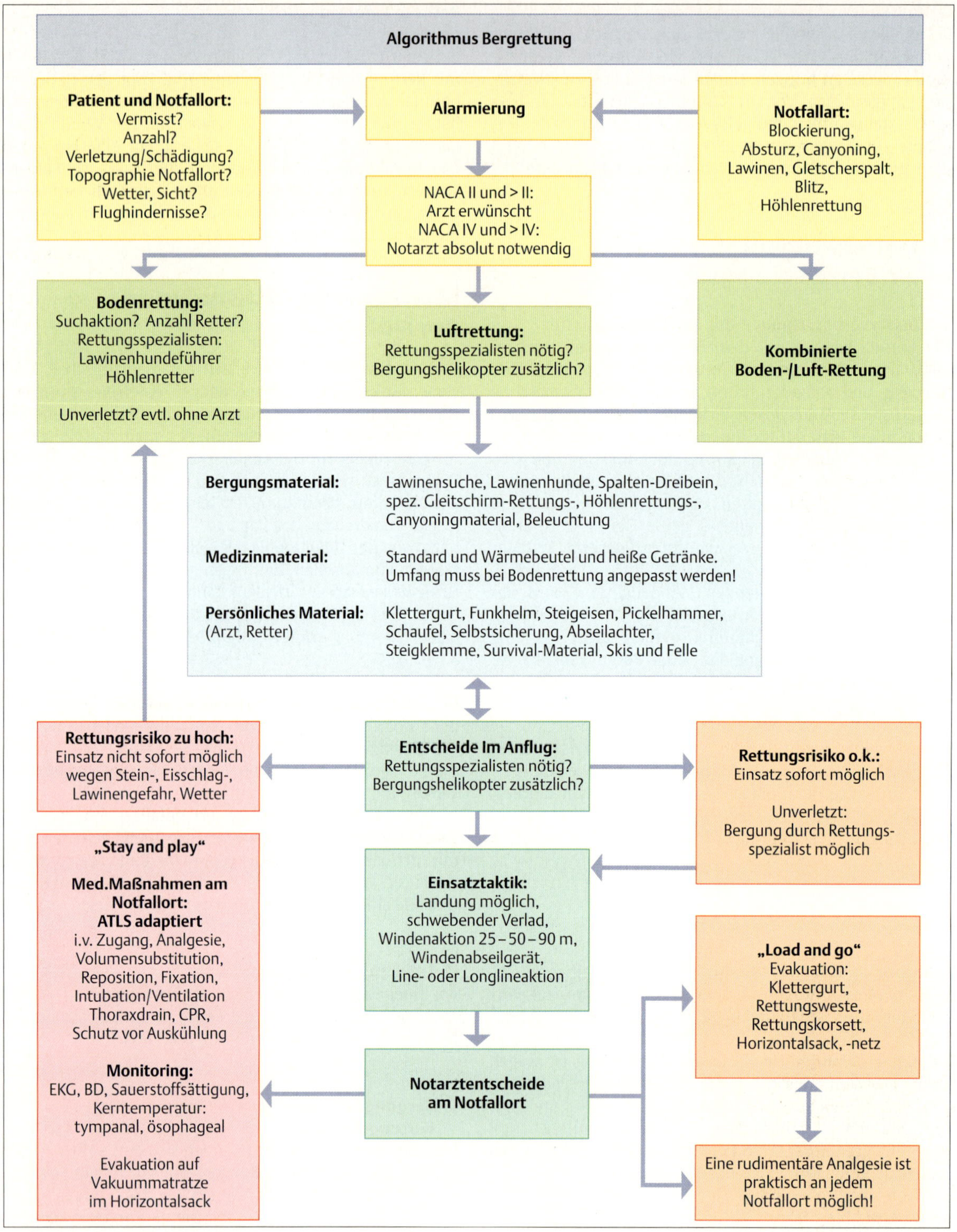

Abb. 29.5 Algorithmus Bergrettung.

Bergung im Rettungssack/-netz

Ein Schwerverletzter wird im Horizontalsack/-netz am schonungsvollsten evakuiert. Dafür sind die Retter aber längere Zeit im Gefahrenbereich und müssen sich vom Helikopterseil lösen. Bei Absturzgefahr sind für Sicherungsaufgaben zusätzliche Rettungsspezialisten am Notfallort notwendig. Die Gefährdung der Retter ist deshalb gegenüber dem medizinischen Risiko für den Patienten gut abzuwägen.

„Stay and play“ im schwierigen Gelände?

Falls die Umgebungssituation es erlaubt, wird der Patient bereits vor der technischen Bergung am Notfallort medizinisch erstversorgt. Viele theoretische notfallmedizinische Forderungen (ATLS, ACLS) lassen sich im Gelände aber nur bedingt in die Praxis umsetzen.

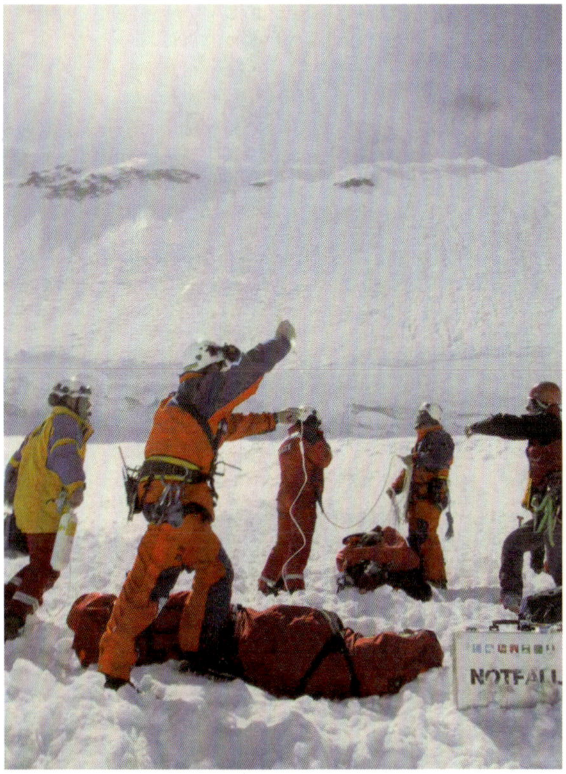

Abb. 29.**6** Versorgung von 2 polytraumatisierten Patienten nach Wächtenabsturz.

Wichtig: Die Qualität der Erstversorgung am Notfallort ist besser bei genügend Platz und Helfern. Im sehr schwierigen oder gefährlichen Gelände wird primär die Bergung und sekundär die medizinische Erstversorgung vorgenommen. Je schwieriger das Gelände und je schwerer die Schädigung, desto mehr Helfer werden am Notfallort benötigt.

Notärztliche Maßnahmen im Gelände

Venöser Zugang / Analgesie / Infusion. Material für einen venösen Zugang sowie Analgetika werden vom Arzt leicht greifbar und einsetzbar z. B. in einer Nierentasche mitgeführt. Der venöse Zugang kann nach der Analgesieapplikation abgestöpselt werden. Infusionsbeutel werden vorgängig am Körper des Arztes vor der Kälte geschützt. Für Druckinfusionen gibt es lageunabhängige Systeme, die auch im Horizontalsack funktionieren. Bei Unterkühlung kann der venöse Zugang schwierig sein. Der Zeitaufwand dafür ist immer mit dem Risiko der weiteren Auskühlung zu evaluieren (Abb. 29.**7** u. 29.**8**).

Intubation / Beatmung. Es ist eher die Ausnahme, dass akut vitalgefährdete Schwerverletzte im schwierigen Gelände intubiert werden und darauf eine Winden- oder Taubergung erfolgt. Genügend Helfer und eine doppelt gesicherte Tubusfixation sind dabei nötig. Bei Schädelhirntrauma mit suffizienter Atmung wird besser primär (evtl. im Rettungskorsett) geborgen und sekundär intubiert.

Wichtig: Die potenziellen Gefahren einer Intubation bei schlechten Bedingungen sind dabei mit dem möglichen Nutzen kritisch abzuwägen. In der Regel ist es besser, primär die technische Bergung vorzunehmen und danach zu intubieren.

Auf Schnee oder bei hellem Sonnenlicht müssen der Kopf des Arztes und des Patienten vorgängig mit einer Decke abgedunkelt werden, um die Augen vor dem Intubieren genügend akkommodieren zu können.

CPR. Im schwierigen Gelände soll nur ausnahmsweise mit der Reanimation begonnen werden, z. B. nach Blitzunfällen. Bei Unterkühlten empfiehlt es sich, die CPR erst einzuleiten, wenn sie ununterbrochen weitergeführt werden kann.

Thoraxdrainage. Eine Winden- oder Linebergung im Horizontalsack dauert im Idealfall immer mindestens 10 – 15 min. Die Indikation für eine Thoraxdrainage muss deshalb rechtzeitig gestellt werden.

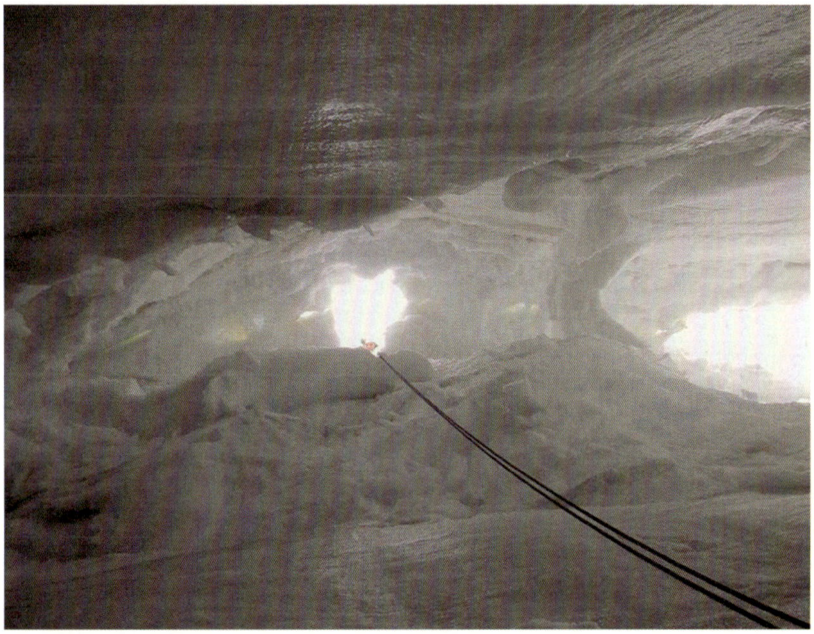

Abb. 29.**7** Gletscherspalt von unten.

29

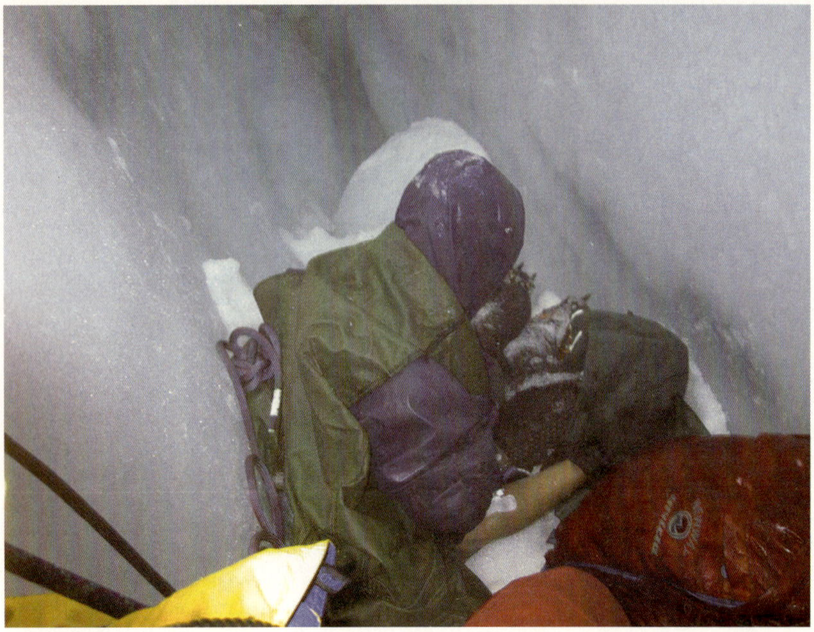

Abb. 29.**8** Analgesie im 20 m tiefen Gletscherspalt.

Auskühlungsschutz. Verletzte kühlen schneller aus, deshalb ist der Schutz vor weiterer Auskühlung im Gebirge mit Isolationsschichten, Wärmebeutel, evtl. heißen Getränken und evtl. Wechsel von nassen Kleidern notwendig. Der Patient muss immer vor dem Wind geschützt werden (Kälte-Wind-Index). Der Bergesack isoliert besser als das Horizontalnetz.

Sauerstoff. Die Flasche kann im Horizontalsack verstaut werden.

Fixation. Bei Wirbelsäulenverletzten und / oder Polytraumatisierten ist nach Möglichkeit die Bergung auf der Vakuummatratze im Horizontalsack anzustreben. Das Rettungskorsett und der Halskragen können praktisch in jedem Gelände angelegt werden. Extremitäten können mit rollbaren Leichtgewichtschienen z. B. SAM-Splints versorgt werden.

Repositionen. Finger-, Patella- und Schulterluxation können von erfahrenen Notärzten am Notfallort reponiert werden. Die technische Bergung ist danach einfacher.

Monitoring. Auf eine vollständige Monitorisierung (Blutdruck, EKG, Sauerstoffsättigung, Temperaturmessung) kann vor der technischen Bergung häufig verzichtet werden.

Rettungsrisiko

Die medizinische Dringlichkeit ist bei schwierigen und gefährlichen Rettungen immer wohlüberlegt gegenüber den subjektiven (Können und Erfahrung der Helicrew und Retter) und objektiven Rettungsrisiken (Wetter, Lawinen, Stein- / Eisschlag) abzuwägen. Unverletzte, gut ausgerüstete Bergsteiger können problemlos eine weitere Nacht biwakieren und frühmorgens ohne Steinschlaggefahr aus einer Wand geflogen werden. Bei Schwerverletzten wird man hingegen den zu verantwortenden Risikospielraum immer voll ausnützen. Die letzte Entscheidung muss immer beim Rettungsteam liegen. Bei schlechtem Wetter ist ein primärer Transport per Bergbahn und Ambulanz ins nächste Spital besser als ein gefährlicher Irrflug mit Landung und Blockierung im unzugänglichen Gelände.

Hinweis für die Praxis: Bei Rettungsstress sind doppelte Vorsicht (Rotorblätter, Flughindernisse) und dreifache Kontrolle (z. B. Knoten, Karabinersicherung, Leinenzahl des Horizontalsackes) vonnöten. Falscher Heroismus bei Piloten, Rettungsspezialisten und Ärzten ist lebensgefährlich. Der Selbsterhaltungstrieb muss immer vor dem Rettungstrieb kommen.

Kernaussagen

Gebirgsmedizin
Spezielles Wissen und Können im Zusammenhang mit dem Bergsport wird von speziellen Gesellschaften vermittelt: Pathologie der Höhe und Kälte, Rettungsmedizin im unwegsamen Gelände und bei speziellen Notfallmustern (Lawinen, Gletscherspalten).

Anforderungen an den Bergrettungsarzt
Der Bergrettungsmediziner ist im Idealfall aktiver Bergsportler und Notarzt.

Bergungsmöglichkeiten
Im Gebirge gibt es reine Boden-, reine Luft- und kombinierte Boden-Luft-Rettungen.
Helikopterrettungen können mit Landung am Unfallort, schwebendem Patientenverlad, Winden- oder Taubergung (Line-, Longline) erfolgen.

Entscheidungsalgorithmus einer Bergrettungsaktion
Je nach Unfallart und -ort werden Rettungsspezialisten mit dem entsprechendem Material zum Einsatzort gebracht. Die Wetterbedingungen spielen bei den Entscheidungsabläufen eine zentrale Rolle.

Medizinische Maßnahmen am Notfallort

Im schwierigen und gefährlichen Gelände entscheidet der Arzt zusammen mit dem Rettungsspezialisten über „load and go" oder „stay and play".

Je schwieriger das Gelände und je schwerer die Schädigung, desto mehr Helfer werden am Notfallort gebraucht.

Rettungsrisiko

Nicht alle Einsätze sind jederzeit durchführbar. Die medizinische Dringlichkeit muss immer mit den subjektiven und objektiven Rettungsrisiken abgewogen werden. Dies gilt v. a. bei Einsätzen in der Nacht und bei schlechtem Wetter.

Literatur

Bagnoud B, Durrer B, Henzelin R, Dubas F. Mountain rescue today. Colour Atlas of Mountain Medicine. Wolfe Publ. Ltd.; 1991.

Brugger H, Elsensohn F, Syme D, Sumann G, Falk M. A survey of emergency medical services in mountain areas of Europe and North America: official recommendations of the International Commission for Mountain Emergency Medicine (ICAR Medcom). High Alt Med Biol 2005; 6(3): 226 – 237.

Durrer B. Rescue Operations in the Swiss Alps. Wilderness Environ Med 1993; 4: 363 – 373.

Durrer B. Besonderheiten der Notfalltherapie bei Bergunfällen. Ther Umsch 1993; 50(4): 228 – 233.

Durrer B. Bergrettung und ärztliche Nothilfe. Schweiz Aerztezeitung 1994; 45: 1782 – 1784.

Marsigny B, Lecoq-Jammes F, Cauchy E. Medical mountain rescue in the Mont-Blanc massif. Wilderness Environ Med 1999; 10(3): 152 – 156.

Mosimann U, Hassler R, Durrer B. Bergnotall- und Bergrettungsstatistiken Schweizer Alpen. Die Alpen. Schweizer Alpenclub-Bulletins Mai und Juni 1993 – 1996 und 1997 – 2006.

Peters P, Plotz W. Mountain medicine education in Europe. Wilderness Environ Med 1998; 9(1): 19 – 27.

Scrimgeour C. Mountain rescue medicine in France. BMJ 2003; 19: 327(7407): S17 – 18.

Tomazin I, Kovacs T. International Commission for Mountain Emergency Medicine. Medical considerations in the use of helicopters in mountain rescue. High Alt Med Biol 2003; 4(4): 479 – 483.

30

Personelle Grundlagen

30.1 Nichtärztliches Personal

P. Sefrin

Roter Faden

Entwicklung zum Berufsbild „Rettungsassistent"
Verschiedene Qualifikationen des Rettungsdienstpersonals
- Rettungshelfer
- Rettungssanitäter
- Rettungsassistent

Tätigkeit im Rettungsdienst

30

Entwicklung zum Berufsbild „Rettungsassistent"

1973 – Gesetzesentwurf über den Beruf des Rettungssanitäters. Die Bemühungen um eine Verbesserung der medizinischen Qualifikation der Mitarbeiter des Rettungsdienstes gehen auf den 2. Rettungskongress des Deutschen Roten Kreuzes 1973 zurück, wo ein Gesetzentwurf über den Beruf des Rettungssanitäters mit zweijähriger Ausbildung vorgelegt wurde. Der Gesetzesentwurf sollte nach demselben Muster wie bei anderen Heilhilfsberufen auch die Berufsbezeichnung des Rettungssanitäters, die nach Abschluss einer gesetzlich definierten Ausbildung geführt werden durfte, schützen. Das Fehlen eines Ausbildungsziels hatte zur Folge, dass der Bundesrat in seiner Stellungnahme zum Gesetzesentwurf der Bundesregierung Zweifel darüber zum Ausdruck brachte, ob die Schaffung eines neuen Berufsbildes wegen seiner großen fachlichen Spezialisierung überhaupt bildungspolitisch wünschenswert sei oder ob nicht die Schulung vorhandenen Personals im Hinblick auf die gestiegenen Anforderungen im Rettungsdienst letztlich vorzuziehen wäre. Dieser Entwurf scheiterte im Jahre 1976 und führte zu landesdifferenten Regelungen bezüglich der Besetzung des Rettungsdienstes.

1977 – Grundsätze zur Ausbildung des Personals im Rettungsdienst. Im Jahre 1977 wurden vom damaligen Bund-Länder-Ausschuss „Rettungswesen" die „Grundsätze zur Ausbildung des Personals im Rettungsdienst" mit einer Mindestausbildungszeit von 520 h zur Grundlage der Qualifikation gemacht, was teilweise auch heute noch unverändert für die Qualifikation von Rettungssanitätern fortbesteht.

1989 – Rettungsassistentengesetz. 1985 wurde ein erneuter Vorstoß des Bund-Länder-Ausschusses zur Regelung der beruflichen Qualifikation durch die Schaffung eines Berufsbildes vorgetragen, der 1989 dann nach langen, z. T. außerordentlich kontroversen Diskussionen zur Verabschiedung des Rettungsassistentengesetzes (RettAssG) einschließlich einer Ausbildungs- und Prüfungsverordnung führte.

Verschiedene Qualifikationen des Rettungsdienstpersonals

Rettungshelfer

Die Qualifikation zum Rettungshelfer berechtigt zu einer Tätigkeit im Rettungsdienst, ist aber kein anerkannter Ausbildungsberuf. Lediglich bei der Rettungsassistentenausbildung handelt es sich um einen anerkannten Ausbildungsberuf. Die Ausbildung zum Rettungshelfer stellt die einfachste Qualifikationsstufe für das Personal im Rettungsdienst dar. Die Rettungshelferausbildung ist vordergründig als Einführungslehrgang für neue Mitarbeiter, Ehrenamtliche und Zivildienstleistende gedacht. Ziel der Ausbildung ist deshalb auch eine Vorbereitung auf die zukünftige Tätigkeit im Rettungsdienst durch die Vermittlung der fachlichen Grundvoraussetzungen und ein intensives Training grundlegender praktischer Maßnahmen. Die Ausbildung umfasst 320 h, beginnend nach einem Erste-Hilfe-Kurs, der nicht länger als 1 Jahr zurückliegen soll, mit mindestens 160 h theoretischer Ausbildung, gefolgt von einem mindestens 80 h Klinikpraktikum und einer mindest 80 h Rettungswachenausbildung.

Einzig im Bundesland Nordrhein-Westfalen gibt es seit dem Jahr 2000 eine verbindliche Ausbildungs- und Prüfungsverordnung für Rettungshelfer. Rettungshelfer werden in den meisten Bundesländern als Fahrer von Krankentransportwagen eingesetzt.

Rettungssanitäter

In den 1977 festgelegten Grundsätzen zur Ausbildung des Rettungspersonals findet sich auch heute noch die Basis für die Ausbildung als Rettungssanitäter. Zum Ausbildungsprogramm gehören ein Lernzielkatalog und ein Gegenstandskatalog. Im Tätigkeitskatalog werden die Tätigkeiten des Rettungssanitäters vorgeschrieben.

Ausbildungsumfang. Die Ausbildung umfasst nach einer Erste-Hilfe-Ausbildung, die nicht länger als 1 Jahr zurückliegen darf, eine mindestens 160 h dauernde theoretische Ausbildung, ein mindestens 160 h umfassendes Klinikpraktikum und eine mindestens 160 h dauernde Rettungswachenausbildung.

Tätigkeitskatalog. Für die Ausbildung im klinischen Bereich in den Funktionsbereichen Anästhesie und Intensivmedizin findet sich ein definierter Tätigkeitskatalog, in dem u. a. vorgeschrieben werden:
- Grundpflege im Intensivbereich,
- Überwachung und Aufzeichnung vitaler Funktionen,
- Hilfe bei Injektion und Infusion,
- Hilfe der Punktion peripherer und zentraler Venen,
- Freimachen und Freihalten der Atemwege ohne und mit Hilfsmitteln einschließlich Intubation,
- künstliche Beatmung,
- Hilfe bei der Herzlungenwiederbelebung,
- Hilfe bei der Magenspülung,
- Hilfe bei der Geburt.

Rettungswachenpraktikum und Abschlusslehrgang. Das 160-h-Rettungswachenpraktikum dient der praktischen Ausbildung und soll dem Auszubildenden die Umsetzung des in Schule und Klinik Gelernten im Bereich des Rettungsdienstes ermöglichen. Nach Absolvierung der 3 eigentlichen Ausbildungsabschnitte folgt ein 40-h-Abschlusslehrgang mit einer Prüfung, die in der Regel unter staatlicher Aufsicht stattfindet.

Rettungsassistent

Berufsbildungsgesetz. Ziele und Zweck der Berufsausbildung zum Rettungsassistenten sind bundeseinheitlich im Berufsbildungsgesetz festgelegt. Danach sind in einer Berufsausbildung eine breit angelegte berufliche Grundqualifikation und die für die Ausübung einer qualifizierten beruflichen Tätigkeit notwendigen fachlichen Fertigkeiten und Kenntnisse in einem geordneten Ausbildungsgang zu vermitteln. Sie hat den Erwerb der erforderlichen Berufserfahrung zu ermöglichen. Der Beruf des Rettungsassistenten gehört zu den Gesundheitsfachberufen und hat zum Ziel (gemäß §3 RettAssG) die zukünftigen Rettungsassistenten zu befähigen,

- am Notfallort als Helfer des Arztes tätig zu werden sowie
- bis zur Übernahme der Behandlung durch den Arzt lebensrettende Maßnahmen bei Notfallpatienten durchzuführen,
- die Transportfähigkeit solcher Patienten herzustellen und
- die lebenswichtigen Körperfunktionen während des Transportes zu beobachten und aufrechtzuerhalten.

In der gültigen Fassung konnte allerdings das Gesetz in der Praxis nicht befriedigen. Im Vergleich zu anderen Gesetzen im nichtärztlichen Bereich stellt es einen systematischen Bruch dar, wenn die staatliche Prüfung bereits nach dem 1. Jahr der praktischen und theoretischen Ausbildung an staatlich anerkannten Schulen für Rettungsassistenten abgelegt wird und nicht erst nach dem sich anschließenden Jahr der Ausbildung als Praktikant.

Keine einheitlichen Ausbildungsvorgaben. In den staatlich anerkannten Schulen gibt es keine einheitlichen Ausbildungsvorgaben, außer zeitlichen – die 2-jährige Regel- oder Vollzeitausbildung nach §§4 und 7 nach RettAssG umfasst mindestens 1200 Ausbildungsstunden in einer Schule und im Krankenhaus im 1. Ausbildungsjahr und mindestens 1600 Ausbildungsstunden auf einer Lehrrettungswache im 2. Ausbildungsjahr. Das 2. Jahr wird, von einem Abschlussgespräch abgesehen, eigentlich nur mit einer Bescheinigung über die erfolgreiche Ableistung dieser Zeit abgeschlossen.

Von einer einheitlichen Qualifikation kann derzeit keine Rede sein, trotz eines inzwischen abgestimmten gemeinsamen Inhalts- und Lehrzielkatalogs zur Rettungsassistentenausbildung. Vor diesem Hintergrund wurden mehrfache Vorstöße unternommen, zu einer Novellierung des Rettungsassistentengesetzes zu kommen, um eine Qualifikation zu erreichen, die den Anforderungen der präklinischen Notfallmedizin im Rettungsdienst entspricht.

2005 – Eckpunktepapier zur Novellierung des Rettungsassistentengesetzes. Im Jahre 2005 einigten sich alle an der Ständigen Konferenz für den Rettungsdienst Beteiligten gemeinsam auf ein „Eckpunktepapier zur Novellierung des Rettungsassistentengesetzes". Zur Vermeidung von Konfusionen hinsichtlich der unterschiedlichen Qualifikationsstufen von nichtärztlichem Personal im Rettungsdienst (Rettungshelfer, Rettungssanitäter, Rettungsassistent) bestand Einvernehmen, dass geprüft werden muss, ob eine „neue" Berufsbezeichnung für das nach einem novellierten RettAssG ausgebildete Personal zu wählen ist.

Zukünftige Ausbildungsziele. Die zukünftigen Ausbildungsziele sollen sein:

- Basisuntersuchung und Diagnostik der vitalen Funktionen im Rettungsdienst,
- Durchführung der erforderlichen lebensrettenden Sofortmaßnahmen im Rettungsdienst,
- Monitoring der vitalen Funktionen,
- betreuende Maßnahmen,
- Herstellung und Aufrechterhaltung der Transportfähigkeit und Durchführung des Transports,
- Rettungsdienstorganisation und Verwaltung.

Ausbildungsumfang. Der Ausbildungsumfang sollte in Analogie zu anderen Gesundheitsfachkräften über 3 Jahre in Vollzeitausbildung vermittelt werden, wobei ein Umfang von 4600 h, davon mindestens 50% praktisch, ⅓ theoretisch adaptiert durchgeführt werden soll.

Anforderungen an die Rettungsdienstschulen. Um eine einheitliche Qualifikation zu erreichen, werden dezidierte Anforderungen an die Ausbildungsbetriebe (Rettungsdienstschulen) gefordert, die auch anderen Berufsfachschulen entsprechen. Hierzu gehören:

- hauptberufliche Leitung mit integrierter ärztlicher und pädagogischer Kompetenz,
- pädagogisch qualifizierte hauptberufliche Lehrkräfte in ausreichender Zahl,
- vertragliche Verbindung mit Ausbildungsbetrieben,
- praktische Ausbildung, auch in anderen Einrichtungen (z. B. Krankenhaus),
- Ausbilder für die praktische Ausbildung mit berufspädagogischer Zusatzqualifikation,
- Prüfungsverfahren analog Berufsbildungsgesetz (BBiG).

Tätigkeit im Rettungsdienst

Funktionen. Das Rettungsdienstpersonal kann in verschiedenen Funktionen tätig sein. Neben einer hauptberuflichen besteht auch eine nebenberufliche sowie ehrenamtliche Tätigkeit. Darüber hinaus in geringem Maße auch eine Tätigkeit als Zivildienstleistender oder Freiwilliger im Rahmen eines sozialen Jahres.

Rechte und Pflichten. Die Rechte und Pflichten von haupt- und nebenberuflichen Mitarbeitern ergeben sich aus dem jeweiligen Arbeitsvertrag. Die rechtliche Stellung von Ehrenamtlichen ergibt sich aus der das Mitgliedsverhältnis regelnden Satzung der jeweiligen Hilfsorganisationen. Zivildienstleistende Mitarbeiter haben ihre rechtliche Position im Zivildienstgesetz geregelt. Die rechtliche Stellung der Freiwilligen im Rahmen einer Ableistung eines sozialen Jahres ergibt sich aus dem Gesetz zur Förderung eines freiwilligen sozialen Jahres.

Fortbildung. Fortbildungspflichten des Rettungsdienstpersonals ergeben sich nicht nur aus den jeweiligen Dienstverhältnissen, z. B. für hauptberufliche und nebenberufliche Mitarbeiter aus dem Arbeitsvertrag und für Ehrenamtliche aus der Satzung, sondern auch aus den meisten Rettungsdienstgesetzen. Meist umfasst die Fortbildungspflicht, unabhängig von der konkreten Qualifikation, mindestens 30 h jährlich.

Kernaussagen

Entwicklung zum Berufsbild „Rettungsassistent"

1977 wurde vom Bund-Länder-Ausschuss „Rettungswesen" die Ausbildung von Rettungssanitätern mit 520 h mit einem konkreten Ausbildungsprogramm und einem Tätigkeitskatalog geregelt, die noch heute gültig ist.

1989 wurde das Rettungsassistentengesetz einschließlich einer Ausbildungs- und Prüfungsverordnung verabschiedet, dessen konkrete Zielbeschreibung den Rettungsassistenten zum Helfer des Arztes macht und ihm in begrenztem Umfang eigenverantwortliche Tätigkeiten zuweist.

Verschiedene Qualifikationen des Rettungsdienstpersonals

Die derzeitige Qualifikation trotz definierter Vorgaben ist uneinheitlich, weshalb eine Novellierung des RettAssG erforderlich ist, wozu es konkrete Vorgaben der Ständigen Konferenz für den Rettungsdienst gibt.

Tätigkeit im Rettungsdienst

Die Tätigkeit des nichtärztlichen Personals im Rettungsdienst kann in verschiedenen Funktionen erfolgen (ehren-, hauptamtlich, als Zivildienstleistender, Freiwilliger).

30.2 Ärztliches Personal

P. Sefrin, D. Stratmann

Roter Faden

Der Rettungsdienst in Deutschland ist eine hochqualifizierte, notfallmedizinische Dienstleistung, die sich ständig weiterentwickelt. Die Mitwirkung von Ärzten im Rettungsdienst, aber auch in der klinischen Notfallmedizin kann in verschiedenen Funktionen erfolgen, was auch differente Qualifikationen erforderlich macht. Hierzu gibt es den Aufgaben und der Funktion entsprechend konkrete Vorgaben.

Notarzt

Aufgaben

Die präklinische notfallmedizinische Versorgung der Bevölkerung erfolgt im Rahmen des Rettungsdienstes, wobei die notärztliche Versorgung im Verbund mit der Notfallrettung erfolgt. Der Notarzt ist ein für diese Aufgabe gesondert qualifizierter Arzt, wobei sich die Qualifikation an seinen Einsatzindikationen orientiert. Das primäre in den Rettungsdienstgesetzen der Länder (z.B. gemäß Art.1 BayRDG) definierte Ziel seiner Tätigkeit ist es,

- Notfallpatienten zu versorgen,
- sie transportfähig zu machen und
- zu transportieren.

Definition: Notfallpatienten sind Verletzte und Erkrankte, die sich in Lebensgefahr befinden oder bei denen schwere gesundheitliche Schäden zu befürchten sind, wenn sie nicht unverzüglich medizinische Hilfe erhalten.

Notarztindikationskatalog. Die über die Rettungsleitstelle vermittelten Einsätze orientieren sich an Notarztindikationskatalogen, die nach unterschiedlichen Kriterien konzipiert sind. So kann sich z.B. die Notrufabfrage in 2 Ebenen gliedern:

- die Notfallbeschreibung und
- die Zustandbeschreibung (Symptome).

Derzeit wird meist nicht mehr nach – von Laien kaum feststellbaren – Diagnosen als vielmehr von Beschreibungen einzelner Notfallsituationen (Sturz aus großer Höhe, Ertrinken u.Ä.) ausgegangen.

Erkennung und Abwendung der Vitalfunktionsstörungen. Obwohl sich im Laufe der Zeit die Tätigkeit des Notarztes von der vordergründigen Versorgung von Unfallverletzten zu der Akutversorgung von internistischen und neurologischen Patienten geändert hat und keineswegs nur die Therapie von Vitalfunktionsstörungen zu seinen Aufgaben gehört, ist die Hauptaufgabe der präklinischen Versorgung die Erkennung und Abwendung der Vitalfunktionsstörung sowie die Betreuung von Notfallpatienten (Tab. 30.**1**). Im Einzelnen umfasst diese

- die erste notfallmedizinische Hilfe am Notfallort,
- die Überwachung der Rettung,
- die Stabilisierung zum Abtransport und richtige Lagerung,
- die Auswahl des geeigneten Krankenhauses,
- die Übergabe des Patienten zur Weiterbehandlung.

Wichtig: Die notärztliche Hilfe ist dann als absolute Indikation anzusehen, wenn es zu einer Bedrohung, Störung oder zum Ausfall der Vitalfunktionen gekommen ist.

Dies setzt eine vorherige Beurteilung der Lage voraus, wobei sich diese sowohl auf die Symptomatik des Krankheitsgeschehens wie auf die vor Ort vorgefundene Situation bezieht. Nach einer mit minimalem Aufwand im Gegensatz zu stationären Versorgungsmöglichkeiten durchgeführten

Tabelle 30.**1** Aufgaben des Notarztes am Notfallort

Rettung	Vorverlagerte Intensivtherapie	Transport
► Sicherung der Notfallstelle, Schutz vor Selbstgefährdung ► Sicherung der Vitalfunktionen ► Ärztliche Versorgung während der Rettung ► Überwachung der Rettung (Reihenfolge der Maßnahmen) ► Vermeidung von Folgeschäden ► Psychische Betreuung von Patient und evtl. Angehörigen	► Freimachen und Freihalten der Atemwege – Intubation, Absaugung, Beatmung mit O_2 ► Bekämpfung von Zirkulationsstörungen (Schock) – Infusionen – Blutstillung ► kardiales Monitoring (EKG-Veränderungen, Rhythmusstörungen) ► gezielte medikamentöse Therapie	► Herstellung der Transportfähigkeit ► Vermeidung eines Transporttraumas ► Verlaufsbeobachtung ► Klinikauswahl ► Voranmeldung über Leitstelle mit Befundübermittlung und Ankunftszeit ► Dokumentation zur Klinikübergabe

Diagnostik muss der Notarzt unter Einbeziehung möglicher exogener Störungseinflüsse (Witterung, Geräuschkulisse, Emotionen u.a.) sein Handlungsvorgehen festlegen.

Qualifikation

Fachkundenachweis Rettungsdienst

Die Ausdehnung intensivtherapeutischer Maßnahmen auf den Bereich der Präklinik bei der Versorgung von Notfallpatienten bedarf einer gesonderten Qualifikation, da eine adäquate, fachlich qualifizierte Behandlung nur durch einen entsprechend erfahrenen und speziell geschulten Arzt möglich ist. Die Bundesärztekammer hat schon 1983 den Beschluss gefasst, einen „Fachkundenachweis Rettungsdienst" für diejenigen Ärzte einzuführen, die mit Personal und Fahrzeugen des Rettungsdienstes notfallmedizinischen Patienten medizinische Hilfe leisten. Darüber hinaus haben die Länder in ihren Rettungsdienstgesetzen geregelt, welche Qualifikation für den Einsatz als Notarzt gefordert werden muss, wobei die Ländervorgaben teilweise über die Empfehlung der Bundesärztekammer hinausgehen.

30

Zusatzweiterbildung Notfallmedizin

Der Deutsche Ärztetag hat die Zusatzweiterbildung „Notfallmedizin" im Jahre 2003 in die (Muster-) Weiterbildungsordnung (MWBO) aufgenommen. Damit wurde als Nachfolge des bisherigen Fachkundenachweises Rettungsdienst den Landesärztekammern empfohlen, eine Zusatzbezeichnung einzuführen. 2004 fand eine Konsensuskonferenz statt mit dem Ziel, die Zugangsvoraussetzung, Struktur und Inhalte der für die Erlangung der Zusatzbezeichnung erforderlichen interdisziplinären Kurse über allgemeine und spezielle Notfallbehandlung im Hinblick auf veränderte oder erweiterte notfallmedizinische Versorgungsstrategien zu überarbeiten.

Zugangsvoraussetzungen. Als Zugangsvoraussetzungen sieht die MWBO 24 Monate Weiterbildung in einem Gebiet der stationären Patientenversorgung mit einem weiterbildungsbefugten Arzt an einer Weiterbildungsstätte vor. Des Weiteren wurde festgelegt, dass mindestens 6 Monate Weiterbildung in Intensivmedizin, Anästhesiologie oder in der Notaufnahme unter Anleitung eines Weiterbildungsbefugten zu absolvieren sind. Der bisher geforderte 80-h-Kurs bleibt hinsichtlich der Grundstruktur unverändert. Allerdings werden die Themen der „Basisversorgung" wegen der zukünftig beim Kursbesuch erwarteten notfallmedizinischen Erfahrungen zu Gunsten einer Ausweitung bei speziellen und neuen Notfallsituationen und Versorgungsstrategien gekürzt.

Wichtig: Die Zusatzweiterbildung Notfallmedizin umfasst die Erkennung drohender oder eingetretener Notfallsituationen und die Behandlung von Notfällen sowie die Wiederherstellung und Aufrechterhaltung akut bedrohter Vitalfunktionen.

Weiterbildungsinhalt. Erwerb von Kenntnissen, Erfahrungen und Fertigkeiten in:

- den rechtlichen und organisatorischen Grundlagen des Rettungsdienstes,
- der Erkennung und Behandlung akuter Störungen der Vitalfunktionen einschließlich der dazu erforderlichen instrumentellen und apparativen Techniken wie
  - endotracheale Intubation,
  - manuelle und maschinelle Beatmung,
  - kardiopulmonale Wiederbelebung,
  - Punktions- und Katheterisierungstechniken einschließlich Anlage zentralvenöser Zugänge und Thoraxdrainage,
- der Notfallmedikation einschließlich Analgesierungs- und Sedierungsverfahren,
- der sachgerechten Lagerung von Notfallpatienten,
- der Herstellung der Transportfähigkeit,
- den Besonderheiten beim Massenanfall Verletzter und Erkrankter einschließlich Sichtung.

Übergangsregelung. Die Landesärztekammern haben diese Musterempfehlung in ihren Satzungen in differenter Ausstattung übernommen und teilweise Übergangsbestimmungen festgelegt. Wer über den Fachkundenachweis Rettungsdienst zum Zeitpunkt der Einführung verfügt und in den zurückliegenden Jahren regelmäßig am Notarztdienst teilgenommen hatte, kann auf Antrag die Zusatzbezeichnung nach differenter Antragszeit bekommen. Nach Ablauf der Übergangsfrist soll die Zusatzbezeichnung den Fachkundenachweis ersetzen.

Rechtsstellung

Die Rechtsstellung des Notarztes bestimmt sich primär nach seiner Rechtsbeziehung zum Träger des Rettungsdienstes. Wer als Kassenarzt an einem von der Kassenärztlichen Vereinigung organisierten Notarztdienst teilnimmt, erbringt seine Leistungen aufgrund selbstständiger Rechtsbeziehung zum Notfallpatienten auf eigenes wirtschaftliches Risiko. Sofern ermächtigte (Klinik-)Ärzte an von der KV organisierten Notarztdiensten teilnehmen, üben auch diese eine freiberufliche Tätigkeit aus. Sie benötigen dazu eine Nebentätigkeitsgenehmigung ihres Arbeitgebers.

Bei einer Tätigkeit für andere Rechtsträger, die den Notarztdienst durchführen (z.B. Zweckverbände, Hilfsorganisationen, Feuerwehren), bleibt offen, ob der Notarzt die Leistungen in eigenem Namen oder als Erfüllungsgehilfe der Organisation erbringt.

Haftung

Aus der Rechtsstellung des Notarztes resultiert die Haftung, wobei zumindest in Bayern grundsätzlich für Notärzte die Amtshaftung zum Tragen kommt. Der Bundesgerichtshof hat festgestellt, dass die rettungsdienstlichen Aufgaben sowohl im Ganzen wie im Einzelfall der hoheitlichen Betätigung zuzurechnen sind. Somit sind Behandlungsfehler des Notarztes im Rettungsdiensteinsatz nach Ansicht der Richter nach Amtshaftungsgrundsätzen zu beurteilen. Die Teilnahme an rettungsdienstlichen Einsätzen stellt sich als Ausübung eines öffentlichen Amtes im Sinne des Art. 34 Satz 1 GG dar. Damit ist auch die ärztliche Tätigkeit als Ausübung eines öffentlichen Amtes einzustufen. Durch die 1997 erfolgte Änderung des SGB V ist klargestellt, dass der Notarzt im Rettungsdienst eine grundsätzlich der Gesetzgebungskompetenz der Länder unterliegende Rechtsfigur ist, sodass die Haftung des Notarztes an der in dem jeweiligen Bundesland anzutreffenden Organisationsform des Rettungsdienstes auszurichten ist.

Leitender Notarzt

Die zunehmende Anzahl von größeren Schadensereignissen mit einer Vielzahl Verletzter („Massenanfall") veranlasste 1987 die Bundesärztekammer, die Voraussetzungen und Bedingungen für die Institutionalisierung eines „Leitenden Notarztes" (LNA) im Rettungsdienst zu formulieren. Mit diesen, im Februar 1988 vom Vorstand der Bundesärztekammer (BÄK) veröffentlichten Empfehlungen, sollte einerseits – analog zu den anderen am Schadensort tätigen Diensten wie z. B. Polizei und Feuerwehr – auch eine *medizinische Führung* bei außergewöhnlichen Schadenslagen realisiert werden. Andererseits sollte auch das Ziel, bei größeren oder speziellen Schadenslagen so früh wie möglich eine individualmedizinischen Maßstäben genügende rettungsdienstliche Versorgung wiederherzustellen, adäquat umgesetzt werden können. Zeitgleich und inhaltlich übereinstimmend hat auch die Deutsche Interdisziplinäre Vereinigung für Intensiv- und Notfallmedizin (DIVI) ihre Empfehlungen zum LNA veröffentlicht.

Definition und allgemeine Aufgabenstellung

Definition: Nach der Definition der Bundesärztekammer übernimmt der LNA „Leitungsaufgaben im medizinischen Bereich beim Massenanfall Verletzter und Erkrankter sowie bei außergewöhnlichen Notfällen und Gefahrenlagen. Er hat alle medizinischen Maßnahmen am Schadensort zu leiten, zu koordinieren und zu überwachen."

Auch die DIN 13050 (Begriffe im Rettungswesen) des Deutschen Instituts für Normung hat diese Vorgaben ebenso übernommen wie die (Ausführungs-)Bestimmungen in den Rettungsdienst- oder Feuerschutzgesetzen der Bundesländer.

Damit kommt dem LNA eine verantwortungsvolle, umfassende medizinische Führungsfunktion am Einsatzort zu, die die im Folgenden geschilderten besonderen Voraussetzungen erfordern.

Qualifikation und Fortbildung

Qualifikation

Qualifikationsvoraussetzungen sind

- Umfassende Kenntnisse in der Notfallmedizin und regelmäßige Tätigkeit im Rettungsdienst; eine Gebietsanerkennung eines Gebiets mit intensivmedizinischer Tätigkeit soll ebenso vorliegen wie die „Fachkunde Rettungsdienst", letztere ist zukünftig wohl durch die „Zusatzbezeichnung Notfallmedizin" zu erweitern.
- Eine spezielle Fortbildung zum LNA (s. unten).
- Detailkenntnisse der regionalen Infrastruktur des Rettungs- und Gesundheitswesens.

Damit scheidet der vereinzelt aus Kostengründen erwogene Einsatz eines „überregionalen" LNA für mehrere Rettungsdienstbereiche in Ermangelung des erforderlichen regionalen Bezugs aus.

Tabelle 30.**2** Spezielle Fortbildung des Leitenden Notarztes

▸ Medizinische Fortbildung (Kriterien der Sichtung und der medizinischen Versorgung unter den Bedingungen des Massenanfalls)
▸ Gesetzliche Grundlagen (Rechtsgrundlagen für den LNA-Einsatz, Organisationsstruktur und Rechtsgrundlagen für den Einsatz von Polizei, Feuerwehr sowie Hilfsorganisationen und Katastrophenschutz)
▸ Einsatztaktik (Grundlagen der Führungslehre und der rettungsdienstlichen Versorgung, Koordination mit anderen Einsatzdiensten, Dokumentation)
▸ Technische Fortbildung (Geräte und Fahrzeuge für die Rettung und die technische Hilfeleistung, Fernmeldewesen [Funk])
▸ Übungen (Planspiel Großschadensfall und gemeinsame Einsatzlenkung, Funkübung)

Fortbildung

Die spezielle Fortbildung (40 h) zur Übernahme der Aufgaben als LNA umfasst weniger notfallmedizinische Bereiche als vielmehr die Vermittlung der Fähigkeit zur Bewältigung der umfangreichen organisatorischen Aufgaben, die Kooperation mit der Einsatzleitung vor Ort und technische Kenntnisse (Tab. 30.**2**.).

Spezielle Aufgabenstellungen

Die besonderen Aufgaben des LNA gegenüber dem Notarzt erfordern zwingend eine zunächst möglichst umfassende, aber rasche *Lagebeurteilung*, bevor Entscheidungen zur *Lagebewältigung* gefasst werden können; beide Bereiche erfordern eine ständige und enge *Koordination mit der Einsatzleitung* (Tab. 30.**3**). Dieser auch für alle anderen Einsatzdienste selbstverständliche Führungsgrundsatz entschei-

Tabelle 30.**3** Spezielle Aufgabenstellung für den Leitenden Notarzt

Lagebeurteilung	▸ Erkennen der taktischen Lage (Schadensart, -umfang und -entwicklung, Anzahl, Art, Umfang, Intensität und Ausmaß der Schädigungen) ▸ Erkennen der eigenen Lage (Personal-, Material-, Transport- und Behandlungskapazitäten, Zusatzgefährdungen) ▸ Feststellung des Schwerpunktes und der Art des medizinischen Einsatzes
Lagebewältigung	▸ Festlegung der Prioritäten (Behandlung, Transport), der medizinischen Versorgung (Behandlungsumfang bei eingeschränkten Kapazitäten) und der Transportmittel und -ziele ▸ Festlegung von Nachforderungen (Material / Personal) ▸ Delegation medizinischer Maßnahmen ▸ Dokumentation

det über den Erfolg des Einsatzes. Eine bei Nichtbeachtung sicher wiederholt notwendige Revision früher getroffener Entscheidungen durch den LNA wird kaum zu gezielten und reibungslosen Versorgungsabläufen führen und die Akzeptanz des LNA entscheidend schmälern.

Beraterfunktion

Neben seiner medizinischen *Einsatztätigkeit* hat der LNA auch eine *Beraterfunktion* gegenüber einer Einsatzleitung. Diese kann sowohl „prophylaktisch" zum Tragen kommen, z. B. im Rahmen der Planung und Durchführung von Großveranstaltungen wie im Einsatz im Hinblick auf Gefährdungspotenziale – auch für die Einsatzkräfte – z. B. bei einem Unfall / Brand unter Einbeziehung gefährlicher Stoffe und Güter. Letztere Risikobeurteilungen erfordern eine besonders enge Kooperation mit der Einsatzleitung der Feuerwehr und nicht vorschnelle Festlegungen einer Gefährdung mit u. U. erheblichen Konsequenzen für den weiteren Schadensverlauf.

Stellung im Rettungsdienst

Stellung und Ausstattung

Stellung. Der LNA muss im Einsatz über eine Stellung verfügen, die ihm auch die problemlose Durchführung seiner Aufgabe ermöglicht, wie es z. B. mit einer Beraterfunktion allein nicht möglich ist.

Da auch Großschadensereignisse primär immer zunächst vom Rettungsdienst zu versorgen sind und ggf. erst sekundär zusätzlich Einheiten des Katastrophenschutzes zum Einsatz kommen, ist seine Bestellung durch die für den *Rettungsdienst* zuständige Behörde („Träger des Rettungsdienstes") erforderlich, die ihm insbesondere ein klares *Weisungsrecht in allen medizinischen Fragen* zuordnen muss. Damit ist er im Einsatz vor Ort der *Leiter* der medizinischen Maßnahmen. Zudem obliegt ihm gegenüber einer Einsatzleitung die o. a. Beraterfunktion.

Ausstattung. Zur persönlichen Ausstattung eines jeden LNA gehören ein Dienstausweis, ein Funkmeldeempfänger, geeignete Schutzkleidung und Kommunikations- sowie Dokumentationsmittel.

Dienstordnung

Es empfiehlt sich, die Rechte und Pflichten, die Aufgaben und Einsatzkriterien, die Stellung, Absicherung (Haftung, Unfallversicherung), Ausstattung und Honorierung des LNA in einer gemeinsam festgelegten *Dienstordnung* auf der Basis der Empfehlungen der BÄK zu regeln und schriftlich zu fixieren. Dies gilt unbeschadet der Tatsache, dass nach der Entscheidung des BGH v. 9.1.2003 (AZ III ZR 217/01) die für den Notarzt geltende „Amtshaftung" des rettungsdienstlichen Trägers wohl auch für den LNA gilt.

Alarmierung und Einsatz

Die zur Einsatzabwicklung erforderlichen regionalen Kenntnisse des Rettungsdienstes und des Gesundheitswesens (insbesondere der Klinikkapazitäten und spezieller Versorgungsleistungen) erfordern es, dass für jeden Rettungsdienstbereich jederzeit ein LNA verfügbar sein muss. Effektiv wird sein Einsatz aber nur dann sein können, wenn vorab eine schnelle Alarmierung durch die Leitstelle (z. B. über Funkmeldeempfänger) und eine klare Regelung des unverzüglichen Transportes zum Einsatzort erfolgte.

Als grundsätzliches Einsatzkriterium für den LNA gilt die Notwendigkeit einer koordinierenden medizinischen Führung am Einsatzort. Hierfür gelten die in Tab. 30.**4** genannten Kriterien.

Tabelle 30.**4** Allgemeine Kriterien für den LNA-Einsatz

► Schadensereignisse, bei denen die Anzahl der Verletzten / Erkrankten oder die Schwere der gesundheitlichen Schädigung die *reguläre* Kapazität des Notarztdienstes übersteigt. Dabei ist es allerdings nicht möglich, z. B. eine bundesweit einheitliche Mindestanzahl Betroffener festzulegen. Es sind vielmehr regional unterschiedliche Kriterien zu berücksichtigen, die die im Schadensfall konkret erforderlichen Versorgungskapazitäten bestimmen (z. B. Uhrzeit, Witterung, Entfernung, Schadensart / -umfang / -schwere / -verlauf, Koordinierungsbedarf) und erheblichen regionalen Schwankungen unterliegen können
► Schadensereignisse, bei denen mit einer gesundheitlichen Gefährdung einer größeren Personenzahl gerechnet werden muss (Großbrand / -veranstaltung bis hin zu Gefährdungslagen bei polizeilichen Einsätzen)
► Die *vermutete* Schwere der Verletzungen / Schädigungen oder der notfallmedizinische Versorgungsumfang übersteigen die reguläre Kapazität der Notfallrettung (prophylaktische Alarmierung oder besonders aufwändige Rettung / Versorgung nach Art / Umfang der Maßnahmen und / oder Zeitdauer)
► Anforderung durch den Notarzt oder die Einsatzleitung vor Ort

Zukünftige Aufgaben

Ohne Zweifel haben zunächst z. B. die stark beachtete Flugzeugkatastrophe in Ramstein (28.08.1988) und später erneut das Zugunglück in Eschede (03.06.1998) das für die politische Umsetzung der Institutionalisierung des „Leitenden Notarztes" nötige öffentliche Interesse gefördert. Die erreichten landesgesetzlichen Regelungen und Verordnungen haben aber immer noch nicht zu einer effektiven *flächendeckenden* Umsetzung des LNA-Systems geführt.

Die Ereignisse des 11. September 2001 in New York und die folgenden „Terroranschläge" haben allerdings erneut die Aufmerksamkeit der für die (nichtpolizeiliche) Gefahrenabwehr zuständigen Ministerien und Behörden geweckt. Auch die anlässlich der FIFA-Fußball-WM in Deutschland umfangreichen Vorsorgemaßnahmen z. B. an den Spielstätten („Behandlungsplätze" und „Transportkomponenten") haben nicht nur zu einer Erweiterung und Aktualisierung der rettungsdienstlichen Versorgungskapazitäten und -mittel geführt, sondern es wurde auch begonnen, die bisher häufig gepflegte Trennung von Rettungsdienst und Katastrophenschutz aufzuheben. Somit ergeben sich für den LNA deutlich umfangreichere Planungsaufgaben und womöglich auch unterstützende überregionale Einsatzaufgaben.

Ärztlicher Leiter Rettungsdienst

Um den hohen medizinischen und organisatorischen Anforderungen im Rettungsdienst gerecht zu werden, ist eine kompetente ärztliche Leitung erforderlich. Nach der Definition der Bundesärztekammer und der Deutschen Vereinigung für Intensiv- und Notfallmedizin (DIVI) ist der Ärztliche Leiter Rettungsdienst ein Notarzt, der auf regionaler bzw. überregionaler Ebene die medizinische Kontrolle über den Rettungsdienst wahrnimmt und für Effektivität und Effizienz der präklinischen notfallmedizinischen Patientenversorgung und -betreuung verantwortlich ist. Der Ärztliche Leiter Rettungsdienst hat die Verantwortung für das Qualitätsmanagement. Er soll die dazu erforderlichen Grundsätze festlegen und daran mitwirken, dass im Rettungsdienst die notwendigen Strukturen aufgebaut und Prozessabläufe konstant sach-, zeit- und bedarfsgerecht erbracht werden.

Definition: Der ärztliche Leiter Rettungsdienst ist ein Notarzt, der die medizinische Aufsicht und Weisungsbefugnis in medizinischen Angelegenheiten über mindestens einen Rettungsdienstbereich hat. Er verfügt über eine entsprechende Qualifikation und wird von der zuständigen öffentlichen Stelle berufen (DIN 13050).

Aufgaben

Einsatzplanung und -bewältigung

Mitwirkung:
- bei der Erstellung von rettungsdienstlichen Bedarfsanalysen,
- bei der Koordination der Aktivitäten der am Rettungsdienst beteiligten Organisationen,
- bei der Konzeption der Fahrzeugstrategie,
- in der Leitstelle bei besonderen Schadenslagen.

Festlegung:
- der medizinischen Behandlungsrichtlinien für das nichtärztliche Personal im Rettungsdienst,
- der medizinisch-organisatorischen Versorgungsrichtlinien für arztbesetzte Rettungsmittel,
- der pharmakologischen und medizinisch-technischen Ausrüstung und Ausstattung im Rettungsdienst,
- von Strategien für die Bearbeitung von medizinischen Hilfeersuchen durch die Leitstelle,
- von medizinisch-taktischen Konzepten für die Bewältigung von besonderen Schadenslagen.

Qualitätssicherung

Mitwirkung:
- bei der Planentwicklung für evtl. notwendige Korrekturmaßnahmen,
- bei der Identifikation der zu untersuchenden Systemkomponenten,
- bei der Beurteilung der Wirksamkeit durchgeführter Korrekturmaßnahmen.

Festlegung:
- der Dokumentationsinstrumente für den Rettungsdienst,
- der Methodenauswahl für die Datenanalyse,
- der medizinischen Bewertung der Datenanalyse und Berichtfertigung.

Aus- / Fortbildung

- Richtlinienkompetenz für die notfallmedizinischen Aus- und Fortbildungsinhalte für nichtärztliches Personal im Rettungsdienst (inkl. Leitstelle).
- Erarbeitung von Roh- und Feinzielen für die ärztlichen Unterrichtsthemen der Aus- und Fortbildung für nichtärztliches Personal im Rettungsdienst.
- Auswahl und Einweisung von ärztlichen Referenten.
- Mitwirkung bei ärztlichen Unterrichtsthemen in der Aus- und Fortbildung von nichtärztlichem Rettungsdienstpersonal.
- Planung und Koordination der klinischen Aus- und Fortbildung von nichtärztlichem Rettungsdienstpersonal.
- Mitwirkung bei der Planung und Koordination der ärztlichen notfallmedizinischen Fortbildung.

Arbeitsmedizin / Hygiene

- Mitwirkung bei Anwendung von Einsatztauglichkeitskriterien,
- Mitwirkung bei der Auswahl von Schutzbekleidung,
- Überwachung der Einhaltung von Hygienevorschriften.

Gremienarbeit

Vertretung des Trägers des Rettungsdienstes in medizinischen Fragen in regionalen und überregionalen Gremien.

Forschung

Initiierung, Durchführung und Mitwirkung bei notfallmedizinischen Forschungsprojekten.

Stellung

Zur Durchführung seiner Aufgabe bedarf der Ärztliche Leiter Rettungsdienst einer Stellung, die ihm die Kompetenz zur Durchführung seiner Aufgaben verleiht. Der Ärztliche Leiter Rettungsdienst:
- wird von der für den Rettungsdienst zuständigen Behörde bestellt,
- ist in allen medizinischen Belangen der Durchführung des Rettungsdienstes entscheidungs- und weisungsbefugt:
  - in medizinischen Fragen und Belangen gegenüber den durchführenden Organisationen und dem nichtärztlichen Personal,
  - in medizinisch-organisatorischen Belangen gegenüber dem ärztlichen Personal im Rettungsdienst,
  - die den Rettungsdienst durchführenden Organisationen sind ihm gegenüber berichtspflichtig,
  - berät die zuständige Behörde in allen medizinischen Angelegenheiten des Rettungsdienstes,
  - ist in verantwortlicher Stellung eingebunden in eine am Notfalldienst beteiligten Abteilung eines Krankenhauses.

Neben den Kernaufgaben können dem Ärztlichen Leiter Rettungsdienst zusätzliche Aufgaben übertragen werden, z. B. Gefährdungsbeurteilungen, Gutachtertätigkeit.

Organisationsmodelle

Aufgrund der regional unterschiedlichen Größe und Organisationsstruktur des Rettungsdienstes können keine verbindlichen Empfehlungen für die Organisationsform zur Institutionalisierung des Ärztlichen Leiters Rettungsdienst gegeben werden. Grundsätzlich unverzichtbar ist die Verknüpfung von klinischer und rettungsdienstlicher Tätigkeit in verantwortlicher Stellung.

Regelungen zur Position des Ärztlichen Leiters Rettungsdienst finden sich nur in 7 Rettungsdienstgesetzen. Die Gestellungsmodelle reichen von einer ehrenamtlichen nebenberuflichen Tätigkeit über Teilzeitanstellung bis hin zum in Vollzeit angestellten Ärztlichen Leiter Rettungsdienst in leitender Position.

Qualifikation

Um die mit dem umfangreichen Aufgabenkatalog und der Bedeutung der Stellung Ärztlicher Leiter Rettungsdienst verbundenen hohen Anforderungen erfüllen zu können, ist eine besondere Qualifikation erforderlich, die sowohl medizinische als auch administrative Kenntnisse erfordert. Die Qualifikation umfasst:

- eine abgeschlossene Weiterbildung in einem Gebiet mit Bezug zur Notfall- und Intensivmedizin,
- den Fachkundenachweis „Rettungsdienst" oder eine von der zuständigen Ärztekammer als vergleichbar anerkannte Qualifikation,
- die Qualifikation als „Leitender Notarzt" entsprechend den Empfehlungen der Bundesärztekammer,
- eine langjährige und anhaltende Tätigkeit in der präklinischen und klinischen Notfallmedizin,
- zu erwerbende Kenntnisse in der Systemanalyse, Konzeptentwicklung und Problemlösung im Rettungsdienst,
- Detailkenntnisse der Infrastruktur des Rettungsdienstes und des Gesundheitswesens,
- Teilnahme an einer speziellen Fortbildung zum Ärztlichen Leiter Rettungsdienst entsprechend den Empfehlungen der Bundesärztekammer,
- kontinuierliche Fortbildung in den Fachfragen des Aufgabengebiets.

Arzt in der Notaufnahme

Die Schnittstelle zwischen präklinischer und klinischer Notfallmedizin ist die (zentrale) Notaufnahme. Der Arzt in der Notaufnahme hat die Aufgabe, die Organisation der interdisziplinären Diagnostik und Therapie bei Notfallpatienten zu gewährleisten. Die klinische Notfallmedizin implementiert fachübergreifend die akutmedizinischen Behandlungsvorgaben aller Fachgesellschaften. Ein Arzt in dieser Position sollte die im Folgenden aufgeführten Qualifikationen haben.

Kenntnisse, Erfahrungen und Fertigkeiten in:

- der ärztlichen Begutachtung,
- den Maßnahmen der Qualitätssicherung und des Qualitätsmanagements,
- der ärztlichen Gesprächsführung einschließlich der Beratung von Angehörigen,
- psychosomatischen Grundlagen,
- der interdisziplinären Zusammenarbeit,
- der Ätiologie, Pathophysiologie und Pathogenese von Krankheiten,
- der Aufklärung und der Befunddokumentation,
- labortechnisch gestützten Nachweisverfahren mit visueller oder apparativer Auswertung (Basislabor),
- medizinischen Notfallsituationen,
- den Grundlagen der Pharmakotherapie einschließlich der Wechselwirkungen der Arzneimittel und des Arzneimittelmissbrauchs,
- der allgemeinen Schmerztherapie,
- der interdisziplinären Indikationsstellung zur weiterführenden Diagnostik einschließlich der Differenzialindikation und Interpretation radiologischer Befunde im Zusammenhang mit gebietsbezogenen Fragestellungen,
- der Betreuung von Schwerstkranken und Sterbenden,
- den psychosozialen, umweltbedingten und interkulturellen Einflüssen auf die Gesundheit,
- gesundheitsökonomischen Auswirkungen ärztlichen Handelns,
- geschlechtsspezifischen Aspekten in Prävention, Diagnostik, Therapie und Rehabilitation.

Kernaussagen

Notarzt

Die ärztliche Tätigkeit in der Notfallmedizin kann in verschiedenen Funktionen und differenter Qualifikation erfolgen.
Der Notarzt – Arzt mit Zusatzqualifikation „Fachkunde Rettungsdienst" bzw. Zusatzweiterbildung „Notfallmedizin" und Tätigkeit im Rettungsdienst hat folgende Aufgaben:
erste notfallmedizinische Hilfe
Stabilisierung zum Transport
Auswahl des Zielkrankenhauses
Übergabe zur Weiterbehandlung.
Die Rechtsstellung ergibt sich aus der Rechtsbeziehung zum Träger des Rettungsdienstes.
Die Tätigkeit stellt eine Ausübung eines öffentlichen Amtes dar, woraus die Haftung im Sinne der Amtshaftung resultiert.

Leitender Notarzt

Nach den Empfehlungen der Bundesärztekammer (1988) soll der „Leitende Notarzt" (LNA) medizinische Führungsaufgaben beim Massenanfall Verletzter/Erkrankter sowie bei außergewöhnlichen Notfällen und Gefahrenlagen übernehmen.
Er hat alle medizinischen Maßnahmen am Schadensort zu leiten, zu koordinieren und zu überwachen.
Der LNA muss notfall- und intensivmedizinisch sowie im Notarztdienst erfahren sein und eine spezifische 40-h-Fortbildung (Rechtsgrundlagen, Einsatztaktik, Organisation, Koordination und Führungslehre, Technik und Kommunikation) absolviert haben.
Er ist zu bestellen durch den Träger des Rettungsdienstes.
Als Leiter aller medizinischen Maßnahmen muss er über ein Weisungsrecht in allen medizinischen Fragen verfügen.
Zur Erfüllung seiner Aufgaben bedarf der LNA einer geeigneten persönlichen Ausstattung, Schutzkleidung und Kommunikations- sowie Dokumentationsmitteln.
Als grundsätzliches Einsatzkriterium für den LNA gilt die Notwendigkeit einer koordinierenden medizinischen Führung am Einsatzort.
Der LNA wird vermehrt in umfangreiche Planungen zur Bewältigung bisher außergewöhnlich erscheinender Schadenslagen einbezogen werden müssen.

Ärztlicher Leiter Rettungsdienst

Der Ärztliche Leiter Rettungsdienst ist ein Notarzt, der die medizinische Kontrolle über den Rettungsdienst wahrnimmt und für Effektivität und Effizienz der präklinischen Patientenversorgung und -betreuung verantwortlich ist. Seine Aufgaben sind:

Einsatzplanung und -bewältigung,
Qualitätssicherung,
Aus- / Fortbildung,
Arbeitsmedizin / Hygiene,
Forschung.

Arzt in der Notaufnahme

Der Arzt in der Notaufnahme hat die Aufgabe, die Organisation der interdisziplinären Diagnostik und Therapie bei Notfallpatienten nach Aufnahme im Krankenhaus zu gewährleisten.

Literatur

Arbeitsgemeinschaft der in Bayern tätigen Notärzte: www.agbn.de/index.php?bereich=12&inhaltron=209.
Bundesärztekammer. Die Empfehlungen zur Fortbildung zum „Leitenden Notarzt". Dtsch Ärztebl 1988; 85: 1988; A454-A458.
Bundesärztekammer: www.baek.de/downloads/Kursbuch_Notfallmedizin.pdf.
Eichler F. Ärztlicher Leiter Rettungsdienst. DMW 2006; 41: 674 – 677.
Fehn K. Richtiger Anspruchsgegner bei notärztlichem Behandlungsfehler. Notarzt 2003; 19: 237 – 240.
Karami A, Burchard H. DIVI-Stellungnahmen. Empfehlungen zu Problemen der Intensiv- und Notfallmedizin. 5. Aufl. DIVI; 2004.
Mendel A, Hennes P. Handbuch Rettungswesen. Witten: Mendel; o. J.
Sefrin P, Knuth P, Stratmann D (Hrsg). Handbuch für den Leitenden Notarzt. Organisation, Strategie, Recht. Leitfaden für Einsatz und Fortbildung. Landsberg: ecomed; 1995.
Sefrin P. Notfalltherapie. 6. Aufl. München: Urban & Schwarzenberg; 1999.

31

Aufgaben einer Leitstelle im Rettungsdienst

31 Aufgaben einer Leitstelle im Rettungsdienst

P. Rechenbach

Roter Faden

Ziele und Aufgaben einer Leitstelle im Rettungsdienst
- **Abfrage der eingehenden Notrufe**
- **Bewertung von Notrufen und Disposition von Notfalleinsätzen**
- **Disposition in der Krankenbeförderung**
- **Automatisierte Anforderung von Rettungsmitteln**
- **Alarmierung und Lenkung der Rettungsmittel**

Für die Mehrzahl der betroffenen Menschen ist die Inanspruchnahme der Leistungen des Rettungsdienstes eine Ausnahmesituation. Diese Menschen haben keine Routine in der klaren Formulierung eines Notrufes und kennen die Prozesse des Rettungsdienstes nicht. Sie haben den Wunsch, dass der Rettungsdienst sie schnellstens erreicht und Maßnahmen ergreift. Diese Erwartungshaltung führt zu Unverständnis oder in einzelnen Fällen auch Verärgerung, wenn aus ihrer Sicht vermeintlich unnötige Fragen vom Disponenten der Leitstelle gestellt werden. Die Handlungsprozesse der Leitstelle müssen dieses Reaktionsverhalten berücksichtigen, um das Ziel einer zeit- und sachgerechten rettungsdienstlichen und notfallmedizinischen Versorgung zu erreichen.

Die im Einsatz befindlichen Rettungsmittel erwarten von der Leitstelle eine umfassende Unterstützung in all den Fällen, in denen der Schadensort nicht eindeutig beschrieben ist, der Zustand des Patienten nicht der Schadensmeldung entspricht, weitere Rettungsmittel erforderlich sind oder Unterstützung bei der Zuführung des oder der Patienten in die geeigneten Versorgungskrankenhäuser oder Diagnosezentren erforderlich ist.

Ziele und Aufgaben einer Leitstelle im Rettungsdienst

Die Leitstelle im Rettungsdienst disponiert die ihr zugewiesenen Rettungsmittel in einer räumlich begrenzten Region so, dass den betroffenen Menschen, die einen Notfall erleiden, schnellstmöglich rettungsdienstliche und soweit erforderlich unmittelbar am Schadensort notfallmedizinische Hilfe zuteil wird. Die entsprechenden Fristen (Hilfsfristen, Interventionszeiten) sind im Rettungsplan festzuschreiben (s. Rettungsgesetz), und deren Erfüllungsgrad ist im Rahmen der Strukturqualität zu überwachen (s. Kap. 38).

Wichtig: Die Notfallrettung ist ein Element der Gefahrenabwehr und somit Bestandteil der staatlichen Daseinsvorsorge. Die Notfallrettung entzieht sich deshalb den Gesetzmäßigkeiten einer konkurrierenden Leistungserbringung durch Wettbewerb mit verschiedenen Anbietern.

Gleichwohl müssen auch im Rahmen der Daseinsvorsorge die einzelnen Elemente der Notfallrettung wirtschaftlich erbracht werden.

Krankenbeförderung. In der Krankenbeförderung disponiert die Leitstelle die dafür vorgesehenen Rettungsmittel in der Weise, dass die betroffenen Menschen innerhalb einer zeitlichen Frist in das vorgesehene Krankenhaus bzw. Diagnose- oder Therapiezentrum oder von dort nach Hause befördert werden und dabei eine wirtschaftliche Nutzung der Rettungsmittel erzielt wird. Dringende Krankenbeförderungen sollten den Patienten innerhalb von 30 min, normale Krankenbeförderungen innerhalb von 60 min nach der Anforderung erreichen. Terminierte Beförderungsaufträge müssen innerhalb einer zeitlichen Toleranz von max. 10 min realisiert werden.

Kassenärztlicher Notdienstarzt. Mit der Disposition des kassenärztlichen Notdienstarztes – wobei dies keine generelle Aufgabe der Leitstelle ist – wird gewährleistet, dass Patienten, die offenkundig keine Notfallpatienten sind, schnellstmöglich von einem Notdienstarzt näher untersucht werden. Ob und inwieweit sich aus der Diagnose des Notdienstarztes eine Beförderung in ein Krankenhaus ergibt und mit welcher Priorität und Versorgungsqualität (Patientenfahrten, Kranken- oder Notfallbeförderung) dies realisiert wird, bestimmt der Notdienstarzt.

Kernaufgaben der Leitstelle. Für eine Leitstelle im Rettungsdienst sind insbesondere folgende Kernaufgaben zu nennen:
- Annahme der Notrufe (europaweiter einheitlicher Notruf 112).
- Bewertung des Notrufes und Disposition der erforderlichen mobilen Rettungsmittel.
- Alarmierung, Heranführen oder Bereitstellung der mobilen Rettungsmittel, wie insbesondere
  - des ärztlichen Notdienstes der kassenärztlichen Vereinigung (KV-Arzt),
  - Rettungswagen der Krankenbeförderung,
  - Rettungswagen der Notfallbeförderung,
  - Notarztwagen / Notarzteinsatzfahrzeuge (NAW / NEF),
  - Rettungshubschrauber (RTH),
  - Transportfahrzeuge für Intensivpatienten,
  - Babynotarztwagen,
  - Infektionsschutzrettungswagen (IRTW),
  - Großrettungswagen (GRTW),
  - Schnelleinsatzgruppe (SEG),
  - Einheiten des Sanitäts- und Betreuungsdienstes,
  - Aktivierung der psychosozialen Unterstützung,
  - dem Leitenden Notarzt (LNA),
  - dem Organisatorischen Leiter Rettungsdienst (OrgL),
  - medizinische Task Forces.
- Koordinierung der einsatzlenkenden Maßnahmen mit anderen Einrichtungen der Gefahrenabwehr, wie
  - den Feuerwehren (z. B. Brandschutz, technische Gefahrenabwehr, ABC-Schutz, Umweltschutz, Katastrophenschutz),
  - der Bundesanstalt Technisches Hilfswerk (z. B. Bergung),
  - Katastrophenschutz (z. B. Versorgung),
  - der Trägerorganisation für die Wasserrettung,
  - der Polizei,

- sonstiger beteiligter Einrichtungen der Gefahrenabwehr,
- sonstiger beteiligter Einrichtungen der gewerblichen Wirtschaft.

- Alarmierung und Information von Angehörigen der verantwortlichen Führungskräfte und der Führungsstäbe (administrativ-organisatorische und operativ-taktische Führung).
- Alarmierung der Krankenhäuser bei einem Massenanfall von verletzten oder erkrankten Patienten (MANV).
- Alarmierung des öffentlichen Gesundheitsdienstes bei dem Verdacht der Ausbreitung ansteckender Krankheiten (z. B. Masern).
- Alarmierung der Ver- und Entsorgungsbetriebe.
- Alarmierung der Verkehrsbetriebe (z. B. bei Evakuierungen oder Räumungen).
- Warnung und Information der betroffenen Bevölkerung auf Weisung des politisch Gesamtverantwortlichen.
- Beschaffung von Informationen.
- Darstellung einer übergeordneten Lagekarte.
- Darstellung einer übergeordneten Kräftelage.
- Beschaffung, Bereitstellung und Übertragung von Informationen (z. B. Gefahrgutdaten).

Weitere Aufgaben der Leitstelle. Die Leitstelle unterstützt aktiv die einzelnen Rettungsmittel bei der Aufgabenwahrnehmung. Alle Informationen, die der Disponent bei der Notrufannahme oder aus anderen Quellen über die Situation am Schadensort bzw. den Weg dorthin gewinnen konnte (z. B. Straßensperrungen, Stau, besondere Witterungsverhältnisse etc.), werden den Rettungsmitteln zeitgerecht zugeleitet.

Ergänzende Informationen vom Schadensort, Anforderung zusätzlicher Rettungsmittel, Informationen über den Zustand des Patienten an das aufnehmende Krankenhaus oder Anforderung zusätzlicher Dienste (z. B. Feuerwehr, Polizei, Notfallseelsorge etc.) werden von den eingesetzten Rettungsmitteln an die Leitstelle gegeben und von ihr weiterbearbeitet.

Die sog. Gesamtschadenslage in einer räumlich begrenzten Region wird von der Leitstelle kontinuierlich beobachtet und ggf. mit den Leitstellen der angrenzenden Regionen ausgetauscht. Besondere Auffälligkeiten (z. B. Häufung von Krankheitsmustern, Unwetter etc.) werden an den ärztlichen und organisatorischen Leiter des Rettungsdienstes gemeldet.

Zusammenarbeit mit benachbarten Leitstellen. Zwischen benachbarten Leitstellen müssen Regelungen bezüglich der gegenseitigen Unterstützung vereinbart sein. Insbesondere bei Großschadenslagen im Zuständigkeitsbereich einer Leitstelle müssen die benachbarten Rettungsdienstbereiche zusätzliche Rettungsmittel kurzfristig bereitstellen und diese in definierten Bereitstellungsräumen mit Meldekopf sammeln.

Die Vielzahl anderer Aufgaben, die sich aus der Kombination der Leitstelle des Rettungsdienstes mit anderen Fachdiensten (z. B. Feuerwehr, Wasserrettung) ergeben, bleiben hier zunächst unberücksichtigt.

Abfrage der eingehenden Notrufe

Gesprächsführung des Disponenten. Jeder Mensch, der die Notrufnummer wählt, befindet sich in einer momentanen Lebenssituation, in der er persönlich externe Hilfe benötigt oder sie für eine andere Person für geboten hält. Dieses Empfinden ist grundsätzlich emotional und subjektiv geprägt und muss nicht mit einer objektiven Bewertung eines tatsächlichen Notfalls im Einklang stehen. Diesen Grundsatz muss der Disponent bei jeder Abfrage der Notrufleitung berücksichtigen. Der Abfragedialog muss deshalb darauf ausgerichtet sein, dass der Anrufer schnellstmöglich das Gefühl gewinnt, dass ihm hier sofort geholfen wird.

Wichtig: Der Disponent darf sich nicht durch die emotionale Lage des Anrufers an der Erreichung dieses Zieles hindern lassen. Der Disponent muss deshalb so schnell wie möglich die Gesprächsführung übernehmen.

Der Disponent kann zunächst nicht beurteilen, welche Umstände und Rahmenbedingungen die emotional geprägte Situation des Anrufers ausgelöst hat. Ist der Anrufer nur ein Beauftragter, der ohne eigene Kenntnisse einen Notruf abzusetzen hat, oder ist es die Mutter eines schwer verunglückten Kindes, die bereits seit mehreren Minuten auf den Rettungsdienst in der Annahme wartet, dass der Notruf bereits abgesetzt wurde?

Schwierige Telefonsituationen. Der Disponent wird auch mit Anrufen konfrontiert, in denen der Anrufer den Rettungsdienst, den Disponenten oder alle staatlichen Einrichtungen beleidigen oder nur das Ergebnis eines Fußballspiels abfragen will. Gleichwohl dürfen diese ärgerlichen Anrufe nicht dazu führen, dass der Disponent beim nächsten Notruf unangemessen, unaufmerksam oder nachlässig reagiert. Jeder Disponent muss sich ständig gedanklich auf die Ausnahmesituation der Anrufer einstellen. Er muss sich selbst in die Lage versetzen, wie er reagiert, wenn er in einem fremden Land mit unzureichenden Orts- und Sprachkenntnissen einen Notruf absetzen muss, wie Kleinkinder die Notfallerkrankung des Vaters oder der Mutter melden und wie ältere Menschen reagieren.

Ablauf der Gesprächssequenz. Die Annahme eines Notrufes, der optisch und akustisch signalisiert wird, muss innerhalb von ca. 10 s erfolgen. In der ersten Gesprächssequenz ist festzustellen, ob es sich tatsächlich um einen Notruf handelt oder ob der Anrufer lediglich eine falsche Nummernfolge eingegeben hat bzw. eine missbräuchliche Nutzung erfolgt (z. B. beleidigende Äußerungen oder beliebiges Auskunftsersuchen). Dabei muss kontinuierlich berücksichtigt werden, dass die Ausnahmesituation der Personen, die Hilfe anfordern wollen, ursächlich für fehlerhafte Äußerungen sein könnten. Der Disponent muss auch in dieser ersten Sequenz deutlich machen, mit wem der Anrufer spricht. Dies bedeutet, dass auch in dieser ersten Gesprächssequenz die Gesprächsführung vom Disponenten ausgehen muss.

Abfrage des Schadensortes. Sowie erkennbar wird, dass es sich um einen Notruf handelt, muss der Disponent schnellstmöglich versuchen festzustellen, wo was passiert ist. Die Abfrage des Schadensortes muss eindeutig und zweifelsfrei erfolgen. Neben der Straße, der Hausnummer, dem Geschoss, dem Namen an der Klingel, sind weitere Elemente zur eindeutigen Ortsbestimmung (Stadt- oder

Ortsteil, Straßen- oder Streckenkilometer, Forst- oder Flurstücke usw.) abzufragen, damit die Rettungskräfte den Zielort eindeutig identifizieren und finden. Insbesondere die eindeutige Identifizierung des Schadensortes im Bereich von Großbaustellen, in Neubaugebieten, Verkehrsknotenpunkten, auf Gewässern, in Land- oder Forstgebieten oder in Freizeitanlagen mit vielen Menschen ist für eine schnelle Rettung unabdingbar.

Abfrage des Geschehens. In einer weiteren Gesprächssequenz ist zu klären, was passiert ist und in welchem Zustand sich der Patient bzw. die Patienten befinden. Um hier eindeutige Informationen für eine sachgerechte Bewertung des Notrufes zu erhalten, stehen international anerkannte Abfragealgorithmen zur Verfügung. Durch gezielte Anwendung dieser Abfragemodi erkennt der Disponent aufgrund seiner persönlichen Ausbildung (Rettungsassistent) und Erfahrung (ca. 5 Jahre in der Notfallrettung), welcher Zustand des Patienten zu erwarten ist.

Schutz des Anrufers. In einer weiteren Gesprächssequenz gibt der Disponent Hinweise zum persönlichen Schutz des Anrufers und des Patienten bzw. zur Sicherung der Schadensstelle, sofern eine Eskalation des Gefahrenzustands nicht ausgeschlossen werden kann.

31

Hinweise zur Erstversorgung des Patienten. Die abschließende Gesprächssequenz gibt dem Anrufer soweit möglich Hinweise zur Erstversorgung des Patienten auf der Grundlage der Erkenntnisse aus dem Abfragealgorithmus. In jedem Fall muss für den Anrufer am Ende des Gesprächs eindeutig klar sein, dass ein Rettungsmittel zu ihm unterwegs ist. Diese Gesprächssequenz kann möglicherweise bis zum Eintreffen der Rettungsmittel an der Schadensstelle andauern, wenn es für die Erstversorgung des Patienten sinnvoll erscheint.

Wichtig: Eine fernmündliche Betreuung des Anrufers bis zum Eintreffen der Rettungsmittel mit den Hinweisen zur Erstversorgung des Patienten kann nur dann geleistet werden, wenn entsprechende personelle Ressourcen verfügbar sind und nicht für die anderweitige Notrufannahme bzw. Rettungsmitteldisposition dringend benötigt werden.

Bewertung von Notrufen und Disposition von Notfalleinsätzen

Disposition des Rettungsmittels. Mit der Abfrage entsprechend der Vorgaben durch den Algorithmus entscheidet der Disponent, welches Rettungsmittel in diesem Fall zur Anwendung kommen sollte. Neben den Ergebnissen des Abfragemodus stehen dem Disponenten weitere ihm bekannte Informationen (z. B. Großveranstaltung am Schadensort) zur Verfügung, die bei der Wahl der erforderlichen Rettungsmittel Berücksichtigung finden. Die Entscheidung, welche Rettungsmittel erforderlich sind, muss zunächst unabhängig von deren Verfügbarkeit getroffen werden. Insbesondere ist die Frage zu klären, ob eine unmittelbare vitale Bedrohung gegeben bzw. in den nächsten Minuten aufgrund der Umstände zu erwarten ist und damit die sofortige Alarmierung eines arztbesetzten Rettungsmittels ergänzend zum Rettungswagen realisiert werden muss. Mit der exakten Einhaltung des entsprechenden Abfragemodus ergeben sich die erforderlichen Maßnahmen nahezu zwangsläufig.

Reviergrenzen der Rettungswachen. Bei der Disposition von Notfällen wird das Ziel verfolgt, dass die erforderlichen Rettungsmittel den Patienten in der kürzesten Zeit erreichen. Mit der Einsatzplanung sind die Reviergrenzen der einzelnen Rettungswachen so zu definieren, dass die einzelnen Bereiche des Reviers von der Rettungswache schneller angefahren werden können, als dies von den benachbarten Rettungswachen möglich ist.

Aufgrund unterschiedlicher Ursachen (Verkehrsstau, Großveranstaltungen, Straßensperrungen usw.) muss die Zuordnung einer Region an eine bestimmte Rettungswache dynamisch gestaltet werden. So kann aufgrund des werktäglichen Berufsverkehrs und der damit verbundenen Verkehrsdichte in einzelnen Streckenabschnitten eine bestimmte Region morgens einer anderen Rettungswache zugeordnet werden als am Abend.

Sind geeignete Rettungsmittel in der Region um den Schadensort einsatzbereit unterwegs, so sind diese zu alarmieren, wenn sie schneller am Schadensort verfügbar sein können als das Fahrzeug an der weiter entfernten Rettungswache. Geografische Informationssysteme unterstützen den Disponenten bei der Entscheidungsfindung, dürfen jedoch die erforderlichen genauen Revierkenntnisse der Disponenten nicht ersetzen.

Ergänzende Rettungsmittel und Einheiten. Neben den primär zu alarmierenden Rettungsmitteln (z. B. Rettungswagen, Notarztwagen, Notarzteinsatzfahrzeug und Rettungshubschrauber) muss bewertet werden, ob weitere Rettungsmittel (Infektionsschutzrettungswagen, Großrettungswagen usw.) oder ergänzende Einheiten (z. B. Polizei, Feuerwehr, Spezialeinsatzgruppen) erforderlich sein könnten. Es ist dabei abzuwägen, ob diese zusätzlichen Einheiten vorsorglich mit alarmiert werden oder ob eine entsprechende Nachalarmierung erst nach der Lagebewertung durch das erste Rettungsmittel am Schadensort erfolgt.

Anzahl der Patienten. Weiterhin ist anhand der verfügbaren Informationen zu prüfen, ob mit weiteren verletzten oder erkrankten Patienten aufgrund der Schadensschilderung (Serie von Verkehrsunfällen auf der Autobahn, akute Durchfallerkrankungen einer Hochzeitsgesellschaft usw.) zu rechnen ist oder ob es sich auf einen Patienten beschränkt. Die sofortige Aktivierung zusätzlicher Ressourcen (SEG-Rettung) bzw. die Auslösung der Handlungsprozesse für einen Massenanfall von Verletzten/Erkrankten (MANV) oder die Heranführung überörtlicher Hilfe (Ü-MANV) reduziert die Interventionszeit nachhaltig. Das Risiko, eine Prozedur gestartet zu haben, die letztendlich nicht erforderlich war, muss gelegentlich von allen Beteiligten getragen werden.

Besondere Umstände. Bei der Bewertung der Notrufe sind besondere Informationen über gewalttätige Demonstrationen, spezielle Polizeieinsätze (z. B. Schusswaffengebrauch, Geiselnahmen) oder besondere Witterungsverhältnisse (z. B. Eisregen oder Orkan) zu würdigen. Hier kann es erforderlich sein, dass der organisatorische Leiter Rettungsdienst zusammen mit dem LNA aktiviert werden muss.

Großschadenslagen. Bestimmte Großschadenslagen beginnen zunächst als unscheinbare einzelne Ereignisse, die sich im Laufe von einigen Minuten oder Stunden als Großschadenslage entpuppen (z. B. Massenanfall von erkrankten Patienten infolge einer Lebensmittelvergiftung in einer Großkantine, Ausbreitung einer ansteckenden Viruserkrankung aller Kinder einer Schule). Diese zunächst schleichende Entwicklung muss von den Disponenten einer Rettungsleitstelle möglichst frühzeitig erkannt werden. Dabei ist eine kontinuierliche Kommunikation mit dem Personal des Rettungsdienstes zwingend geboten. Nur dadurch kann gewährleistet werden, dass aus vielen Einzelinformationen ein vollständiges Lagebild entwickelt werden kann.

Disposition in der Krankenbeförderung

Konkurrierende Anbieter. Die Beförderung von Patienten, die keine Notfallpatienten sind, aber unter fachlicher Betreuung bzw. Versorgung mit einem entsprechend geeigneten Rettungsmittel transportiert werden müssen, ist eine wirtschaftliche Leistungserbringung, die den Regeln konkurrierender Anbieter unterliegt. Es ist dabei unerheblich, ob die Patienten in ein Krankenhaus, eine Diagnose- oder Therapieeinrichtung oder von dort nach Hause befördert werden.

Wichtig: Im Rahmen der öffentlichen Daseinsvorsorge muss ausschließlich sichergestellt sein, dass mindestens ein entsprechender Leistungsanbieter vorhanden ist und dass die erforderlichen Beförderungen innerhalb einer akzeptablen Frist durchgeführt werden.

Die Disposition der einzelnen Aufträge muss deshalb in der Weise erfolgen, dass der Anteil von sog. Leerfahrten insbesondere in zeitlicher Hinsicht minimiert wird und zwischen den einzelnen Aufträgen keine Wartezeiten für die Rettungsmittel entstehen.

Rettungsmittel oder Personenbeförderung. Weiterhin ist sicherzustellen, dass die Rettungsmittel eingesetzt werden, mit denen eine sach- und fachgerechte Beförderung und Betreuung des Patienten gewährleistet wird. Patienten, die besonders eingerichtete Fahrzeuge zur Beförderung benötigen, aber keiner Betreuung während der Beförderungen bedürfen und deren Gesundheitszustand stabil ist, müssen nicht mit Rettungsmitteln befördert werden. Diese Transporte gehören in den Bereich der Personenbeförderung (sog. Patientenfahrten).

Wichtig: Die Notwendigkeit, dass der Patient während der Beförderung eine rettungsdienstliche Betreuung / Versorgung durch speziell ausgebildetes Personal (mindestens Rettungssanitäter) benötigt, ist das Entscheidungskriterium, nicht die technische Ausstattung des Fahrzeuges.

Automatisierte Anforderung von Rettungsmitteln

Informations- und Kommunikationssysteme. Die technischen Möglichkeiten der Informations- und Kommunikationssysteme haben in den letzten Jahren deutlich zugenommen. Der Hausnotruf, die automatische Alarmierung einer Leitstelle durch ein verunfalltes Fahrzeug über das GSM-Netz mit den geografischen Daten des Schadensortes oder die automatisierte Anforderung eines bestimmten Rettungsmittels aus einem Pflegeheim sind realisierte Verfahren. Letztlich ist die weitgehend automatisierte Alarmierung im Bereich der Polizei (Einbruchsmeldeanlagen) und der Feuerwehr (Brand- und Gefahrenmeldeanlagen) seit vielen Jahrzehnten erfolgreich im Einsatz.

Datenübertragung. Um zeitliche Verzögerungen auszuschließen, müssen die automatisch generierten Daten (z. B. aus einem Unfallfahrzeug) unmittelbar an die örtlich zuständige Rettungsleitstelle übertragen werden. Eine Datenübertragung an eine zentrale Koordinierungsstelle, die dann wiederum die örtlich zuständige Rettungsleitstelle alarmiert, führt zu einer zeitlichen Verzögerung von bis zu 3 min, die in der Notfallrettung nicht akzeptiert werden kann. Die automatisch übermittelten Daten werden ggf. in der Rettungsleitstelle mit anderen verfügbaren Informationen (z. B. telefonische Meldungen) verifiziert und entsprechend in Reaktionsmechanismen umgesetzt.

Automatische Anforderung eines Rettungsmittels. Die automatische Anforderung eines Rettungsmittels durch ein Diagnose- oder Therapiezentrum bzw. durch ein Krankenhaus erfordert klar abgestimmte Prozesse. Die Bewertung der Schadenslage muss durch eine Fachkraft erfolgen (Mediziner oder Pflegekraft), die den gesundheitlichen Zustand des Patienten beurteilen kann und die einzelnen Leistungselemente des Rettungsdienstes genau kennt. Letztendlich wird von diesen Personen entschieden, welche Rettungsmittel der Notfallrettung oder Krankenbeförderung zum Einsatz kommen sollen.

Fachliche Bewertung eines automatisch eingehenden Hausnotrufes. Bei der fachlichen Bewertung eines eingehenden automatischen Hausnotrufes muss vorher aufgrund des individuellen gesundheitlichen Zustands definiert werden, mit welchen Mitteln des Rettungsdienstes oder unter Einbeziehung eines häuslichen Pflegedienstes reagiert wird. Täglich aktualisierte Informationen über den jeweiligen Gesundheitszustand des Patienten können mit jeweils unterschiedlichen Reaktionsmechanismen verknüpft werden.

In diesen Bereichen sind bisher noch nicht flächendeckend alle Möglichkeiten eines zukunftsorientierten Serviceunternehmens Rettungsleitstelle realisiert worden.

31

Alarmierung und Lenkung der Rettungsmittel

Allgemeine Grundsätze

Zeitliche Richtlinien. Unmittelbar nach der Bewertung des Notrufes oder der Anforderung einer Krankenbeförderung ist zu prüfen, ob die erforderlichen Rettungsmittel verfügbar sind. Ist dieser Umstand gegeben, sind sie unmittelbar zu alarmieren. Die Alarmierung muss auch bei komplexen Schadenslagen so gestaltet sein, dass alle erforderlichen Rettungsmittel, auch von unterschiedlichen Rettungswachen, innerhalb von ca. 40 s alarmiert sind. Dazu gehört eine optische und akustische Signalfolge an den jeweiligen Rettungswachen und eine Übertragung einer schriftlichen Meldung (in Papierform ausgedruckt, als mobile Displayanzeige auf einem Pager oder im Fahrzeug).

Schadensort und Schadensereignis. Die schriftliche Information muss klar zeigen, wo der Schadensort (Straße, Hausnummer, Geschoss, Name an der Tür, Anfahrtsstraßen, Belegenheit usw.) und welches Schadensereignis eingetreten ist (z. B. Notfallerkrankung, Verkehrsunfall). Weiterhin sind zusätzliche Informationen, die für die zeit- und fachgerechte Aufgabenwahrnehmung bedeutsam sind, bereitzustellen (z. B. Krankheitssymptome, Schusswaffengebrauch, Eisregen).

Wechselseitige Information. Alle durch weitere Informationen gewonnenen Erkenntnisse der Leitstelle und alle Möglichkeiten der Unterstützung der Rettungsmittel während der Anfahrt zum Schadensort sind über drahtlose Kommunikationsmittel den Rettungskräften zur Verfügung zu stellen. Alle Erkenntnisse, die die Rettungskräfte während der Anfahrt gewinnen (z. B. Staubildung auf den Zufahrtsstraßen, starke Rauchentwicklung/Feuerschein auf der Anfahrt erkennbar, viele Zuschauer mit schockähnlichem Reaktionsmuster), sind an die Leitstelle zu melden. Informationen, die sich aus der akuten Situation am Schadensort ergeben, müssen von den Rettungskräften der Leitstelle mitgeteilt werden. Dies gilt insbesondere in den Fällen, wo ein Patient aufgrund seines gesundheitlichen Zustands (vitale Bedrohung) in einem Versorgungskrankenhaus angemeldet werden muss (z. B. Schädelhirntrauma, Zustand nach Reanimation).

Ungünstige Rahmenbedingungen. Alle Aufgaben einer Leitstelle müssen auch unter ungünstigen Rahmenbedingungen (Ausfall der Stromversorgung, hohes Einsatzaufkommen, fehlende Unterstützung durch eine Leitstellensoftware) realisiert werden. Die Disponenten müssen kontinuierlich in den einzelnen Aufgaben trainiert werden. Auch der Ausfall wesentlicher technischer Teilkomponenten muss durch entsprechend trainierte Handlungsprozesse kompensierbar sein.

31

Grundsätzlich müssen Leitstellen des Rettungsdienstes mit allen wesentlichen Sicherheitselementen ausgestattet sein, wie sie auch für die gewerblichen Gefahrenmeldestellen gelten. Entsprechende Regelungen sind vom Verband der Schadensversicherer (VdS e.V. Köln, VdS 2135 Dez. 2005) herausgegeben worden. Insbesondere sind hier die Zugangssicherung, Einbruchssicherung, Blitzschutzanlage, Überspannungsschutzmaßnahmen, Notbeleuchtung und unterbrechungsfreie Sekundärstromversorgung mit Ersatzstromanlage zu nennen.

Massenanfall von Verletzten

Disposition bei mehreren Patienten. Ist den eingehenden Informationen zu entnehmen, dass mehrere Personen verletzt oder erkrankt sind (z. B. Unfallserie auf der Autobahn, Lebensmittelvergiftung), sind zusätzliche Rettungsmittel bereitzustellen. Die Einrichtung eines geeigneten Bereitstellungsraumes mit Meldekopf ist zu prüfen und bei mehr als 5 Rettungsmitteln obligatorisch. Der ärztliche und der organisatorische Leiter des Rettungsdienstes sind zu informieren bzw. zu alarmieren. Während der Leitende Notarzt (LNA) mit dem Organisatorischen Leiter Rettungsdienst (OrgL) am Schadensort aktiv wird, muss der Ärztliche Leiter Rettungsdienst (ÄLRD) ggf. in der Rettungsleitstelle weitere individuelle Maßnahmen einleiten und steuern.

Bestimmte Schadenslagen. Bei bestimmten Schadenslagen oder bei Schadensmeldungen aus bestimmten Objekten muss grundsätzlich von einem Massenanfall von Verletzten/Erkrankten ausgegangen werden (z. B. Panik in einem Kongresszentrum, Explosion in einer Chemiefabrik, Verkehrsunfälle mit Bussen). Entsprechend den vorgeplanten Handlungsprozessen sind in diesen Fällen die verschiedenen Ressourcen des Rettungsdienstes sowie der erforderlichen Unterstützungseinrichtungen (z. B. SEG-Rettung, Betreuungsdienst, Kriseninterventionsteam) zu aktivieren. Weiterhin sind die erforderlichen Maßnahmen zur Sicherstellung einer geordneten Führungsorganisation umzusetzen. Mit den benachbarten Rettungsleitstellen ist ein kontinuierlicher Informationsaustausch einzurichten, damit zusätzlich erforderliche Ressourcen aus anderen Rettungsdienstbereichen ohne zeitlichen Verzug alarmiert, herangeführt und bereitgestellt werden können. Die Rettungsleitstelle muss versuchen, in Kooperation mit der Polizei bestimmte An- und Abfahrtstrecken für die Rettungsmittel zu bestimmen und weitgehend freizuhalten (Aktivierung einer entsprechenden polizeilichen Verkehrslenkung).

Information von Einrichtungen medizinischer Versorgung. Alle für die medizinische Versorgung geeigneten lokalen und regionalen Einrichtungen sind bei einem Massenanfall von verletzten oder erkrankten Patienten von der Rettungsleitstelle zu informieren. Sobald konkrete Informationen vom Schadensort über die Zahl der verletzten bzw. erkrankten Patienten, deren Zustand (z. B. 9 Patienten der Sichtungskategorie rot, 12 Patienten der Sichtungskategorie gelb und 56 Patienten der Sichtungskategorie grün) und die Art des Schadenereignisses (z. B. Explosion in einem Wohnhaus) bekannt sind, muss die Leitstelle diese Informationen an alle Einrichtungen und an die benachbarten Leitstellen weitergeben. Ziel dieser Maßnahme ist, dass alle vital bedrohten Patienten so schnell wie möglich in ein geeignetes Krankenhaus befördert werden, um die Vitalfunktionen nachhaltig zu stabilisieren.

Notfallindikation und Sekundärverlegung. Ist erkennbar, dass aufgrund des gesundheitlichen Zustands eines Patienten nach einer primären Notfallversorgung eine weitergehende Versorgung in einer speziellen Einrichtung geboten erscheint, sind von der Leitstelle in Abstimmung mit dem behandelnden Krankenhaus entsprechende Vorbereitungen zu treffen. Dazu gehört insbesondere die Behandlung von brandverletzten Patienten. Um die dem Schadensort am nächsten gelegenen Krankenhäuser bei einem Massenanfall von Verletzten nach der primären Stabilisierung der Vitalfunktionen von Patienten zu entlasten, die einer zeitgerechten Weiterversorgung bedürfen, die jedoch aufgrund der Kapazitätsgrenzen (Operationssaal oder Intensivpflegeeinrichtungen) nicht leistbar erscheint, sind Planungen für mögliche Sekundärverlegungen frühzeitig aufzunehmen. Sind dafür aufgrund der Vielzahl von Patienten zusätzliche Ressourcen erforderlich, muss die Leitstelle in Abstimmung mit dem behandelnden Arzt klären, welcher Patient in welche Einrichtung verlegt wird. Die dafür ggf. erforderliche übergeordnete Koordinierung muss von einer Leitstelle unter Leitung des Ärztlichen Leiters Rettungsdienst oder eines Leitenden Notarztes realisiert werden. Entsprechende Planungen sind umzusetzen und kontinuierlich zu aktualisieren.

Kernaussagen

Ziele und Aufgaben einer Leitstelle im Rettungsdienst
Mit klar definierten Handlungsprozessen ist die Leitstelle das effiziente und effektive Bindeglied zwischen den Rettungsmitteln einer Region und den hilfsbedürftigen Menschen, die einer rettungsdienstlichen oder notfallmedizinischen Versorgung bedürfen.
Weiterhin wirkt die Leitstelle als Unterstützungseinrichtung für die Rettungsmittel, damit diese eine zeit- und fachgerechte Versorgung der Patienten realisieren können.
Die Leitstelle informiert, alarmiert und koordiniert alle beteiligten Einrichtungen und ist ständig über die Schadens- und Kräftelage in ihrem Zuständigkeitsbereich auskunftsfähig.

32

Primäreinsatz

32 Primäreinsatz

B. Dirks

Roter Faden

Grundlagen
- Definition und Ziel
- Indikation des Primäreinsatzes
- Einsatzspektrum
- Einsatzzeiten / -intervalle

Einsatzablauf
- Disposition
- Alarmierung
- Ausrücken und Anfahrt
- Eigenschutz und Überblick
- Diagnostik und Therapie
- Zuweisung und Transport
- Übergabe

Medizinische Versorgung
- Sofortdiagnostik (Vitaldiagnostik)
- Sofortmaßnahmen
- Erweiterte Diagnostik – Arbeitsdiagnose
- Erweiterte Therapie

Grundlagen

Definition und Ziel

Definition: Als Primäreinsatz wird die Entsendung eines Rettungsmittels an den üblicherweise außerklinischen Notfallort bezeichnet.

Vorrangiges Ziel ist die Wiederherstellung und / oder Sicherung der Vitalfunktionen. Darüber hinaus ermöglicht der Primäreinsatz auf der Basis von Anamnese, körperlicher Untersuchung und ausgewählter apparativer Diagnostik eine Arbeitsdiagnose, die es erlaubt, sehr zeitkritische Therapien bereits in der präklinische Phase einzuleiten und den Patienten gezielt zur am besten geeigneten medizinischen Einrichtung zu transportieren.

Indikation des Primäreinsatzes

Der Einsatz des Notarztes und Rettungsdienstes dient der Versorgung von Notfallpatienten.

Definition: Die meisten Rettungsdienstgesetze definieren Notfallpatienten als Patienten, die sich in Lebensgefahr befinden oder bei denen schwere gesundheitliche Schäden zu befürchten sind, falls sie nicht unverzüglich medizinische Hilfe erhalten.

Leitsymptome. Grundlage der unter Umständen weit reichenden Entscheidung des Leitstellendisponenten, welches Rettungsmittel er für den Primäreinsatz auswählt, sind die in der Regel von einem Laien übermittelte Schilderung des Notfalles, den er mit verbindlichen (häufig als Verordnung der zuständigen Ministerien) Vorgaben vergleicht. Danach ist die oben genannte Definition des Notfallpatienten generell Grund für den Einsatz der Notfallrettung. Der Notarzt wird vom Leitstellendisponenten bei Anforderung durch Laien in der Regel nach den von der Bundesärztekammer empfohlenen Leitsymptomen disponiert. Danach wird die Indikationsstellung zum Einsatz des Notarztes (NA) auf zwei Kategorien bezogen:

- den Patientenzustand,
- die Art des Notfalls.

Anforderung des Notarztes. Wird von einem Arzt der Notarzt angefordert, so hat der Leitstellendisponent dieser Bedarfsanmeldung zu folgen, auch wenn zu beklagen ist, dass diese nicht immer sachgerecht erfolgt. Der ärztlichen Anforderung gleichzustellen ist die Anforderung des Notarztes durch das Personal des Rettungsdienstes, hierfür werden in der Regel medizinische Gründe maßgeblich sein (z.B. Verschlechterung des Patientenzustands, Analgesie). Unabhängig davon steht es jedem Disponenten frei, nach eigenem Ermessen bei Situationen oder Befunden, die in der Liste nicht angeführt sind, einen Notarzt einzusetzen, wenn er eine akute Gefahr für das Leben oder die Gesundheit des Hilfesuchenden vermutet.

Patientenzustandsbezogene Indikation

Bei Verdacht auf fehlende oder beeinträchtigte Vitalfunktion ist der Notarzt einzusetzen (Tab. 32.**1**).

Notfallbezogene Indikation

Es gibt eine Reihe von Notfallsituationen, die für sich schon eine entsprechende Schwere der Erkrankung mit potenzieller Lebensgefahr für den Patienten vermuten lassen. Bei diesen Einsatzstichworten wird deshalb nach dem Indikationskatalog der Bundesärztekammer in jedem Fall der Notarzt eingesetzt, bis die Vitalgefährdung ausgeschlossen ist (Tab. 32.**2**).

Einsatzspektrum

Unterschiede im Einsatz der Boden- und Luftrettung. Im oben dargestellten Rahmen zeigen Primäreinsätze zwar eine gewisse regionale Schwankung der Häufigkeit der Einsatzgründe, wesentliche Unterschiede ergeben sich zwischen dem Einsatzspektrum der Bodenrettung und der Luftrettung aber nur aus einsatztaktischen Gründen: Während das Notarzteinsatzfahrzeug (NEF) jeden Notfallort in Innenstädten und Wohngebieten schnell anfahren kann, hat der Notarzt mit dem Rettungshubschrauber hier erhebliche Schwierigkeiten, schnell zu seinem Einsatzort zu gelangen. Allenfalls in Dörfern ist er im Stande, wohnungsnah zu landen; dagegen ist er einsatztaktisch im Vorteil, wenn es sich um Einsatzorte an Landstraßen und Autobahnen handelt, bei denen es v.a. darum geht, die Entfernung schnell zu überwinden, der Einsatzort aber frei zugänglich ist.

Tabelle 32.**1** Patientenzustandsbezogene Indikation

Funktionen		**Zustand**	**Beispiel**
Bewusstsein	☐	wird auf Ansprechen und Rütteln nicht wach	▸ Schädelhirntrauma ▸ Vergiftungen ▸ Koma ▸ intrazerebrale Blutung ▸ ischämischer Insult
Atmung	☐	ausgeprägte oder zunehmende Atemnot, Atemstillstand	▸ Asthmaanfall ▸ Lungenödem ▸ Aspiration
Kreislauf	☐	ausgeprägte oder zunehmende Kreislaufinsuffizienz, Kreislaufstillstand	▸ akutes Koronarsyndrom ▸ Herzrhythmusstörungen ▸ hypertensive Krise ▸ Schock
Sonstige Schädigungen mit Wirkungen auf die Vitalfunktionen	☐	schwere Verletzung, starke Blutung, starke akute Schmerzen	▸ Thorax-/Bauchtrauma ▸ Schädelhirntrauma ▸ größere Amputationsverletzungen ▸ Verbrennungen ▸ Frakturen mit deutlicher Fehlstellung ▸ Pfählungsverletzungen

Wichtig: Folglich überwiegen beim NEF bei weitem die schweren internistischen, v. a. kardiologischen und neurologischen Notfälle, während der Hubschraubernotarzt einen erheblichen Anteil schwerer traumatologischer Notfälle zu versorgen hat (Tab. 32.**3**).

Tabelle 32.**3** zeigt das Einsatzspektrum des NEF- und RTH-Notarztes am Beispiel des Rettungsdienstbereichs Ulm (kleine Großstadt mit ländlichem Umfeld und stark frequentierten Verkehrswegen – Kreuzungspunkt von 2 Autobahnen, 4 Bundesstraßen, 3 Bahnfernstrecken – im Vergleich zum Landesdurchschnitt Baden-Württemberg (2005).

Tabelle 32.**2** Notfallbezogene Indikation

▸ Unmittelbar einsetzende oder stattgefundene Geburt
▸ Schwerer Verkehrsunfall mit Hinweis auf Personenschaden
▸ Brände und/oder Rauchgasentwicklung mit Hinweis auf Personenbeteiligung
▸ Explosionsunfälle, thermische oder chemische Unfälle mit Personenbeteiligung
▸ Wasserunfälle, Ertrinkungsunfälle, Eiseinbruch
▸ Einklemmung
▸ Verschüttung
▸ Stromunfall
▸ Suizidversuch
▸ Sturz aus großer Höhe (ab ca. 3 m)
▸ Schuss-, Stich- und Hiebverletzungen im Kopf-, Hals- oder Rumpfbereich
▸ Geiselnahme und sonstige Verbrechen mit der unmittelbaren Gefahr für Menschenleben
▸ Massenerkrankungen (z. B. Infektionen, bioterroristische Ereignisse)
▸ Notfallsituationen mit Evakuierungen, z. B. bei Bombendrohung oder -fund

Einsatzspektrum und Spezialisierung des Notarztes. Diesem Einsatzspektrum muss der Notarzt mit seinen diagnostischen und therapeutischen Fähigkeiten gerecht werden, daher wird:

- dem internistisch-neurologischen Spektrum am ehesten ein Allgemeininternist, aber auch der notfallmedizinisch weitergebildete Anästhesist,
- dem traumatologischen Spektrum am ehesten ein Anästhesist, aber auch der notfallmedizinisch weitergebildete Chirurg entsprechen.

Wichtig: Da kein Arzt für all diese Notfälle, dazu in verschiedenen Altersklassen (Kindernotfälle in Deutschland 2–5%) weitergebildet ist, ist interdisziplinäre Zusammenarbeit und notfallmedizinische Weiterbildung sowie die „Zusatzbezeichnung Notfallmedizin" erforderlich. Der Anästhesist bringt hierfür gute Voraussetzungen mit.

Sichtung. Um bei den Primäreinsätzen eine hohe Sensitivität der Disponentenentscheidung sicherzustellen (Soll > 95%) muss die Disposition eine mäßige Spezifität der Entscheidung für den Notarzt in Kauf nehmen (Soll > 50%). Aus diesem Grund wird der Notarzt nicht jeden im Rahmen eines Primäreinsatzes diagnostizierten Patienten in eine Klinik einweisen, Patienten, bei denen eine akute Gefährdung ausgeschlossen werden kann, können zu Hause gelassen werden – mit der Anweisung, ihren Hausarzt aufzusuchen – oder dem Hausarzt zugewiesen werden. Darüber hinaus wird der Notarzt einen Teil der Patienten, für die er eine stationäre Diagnostik für erforderlich hält, bei fehlender akuter Gefährdung nicht in die Klinik begleiten. Es ist nicht sinnvoll, an der Zahl der Patienten ohne Vitalgefährdung (NACA-Klassifizierung) die Effizienz der Leitstelle oder des Notarztdienstes zu messen, da einerseits das ex ante vom Leitstellendisponenten erkannte Leitsymptom vieldeutig sein kann, darüber hinaus von Laien interpretiert wurde und außerdem gerade der „verhinderte" Krankenhausaufenthalt einen Teil der volkswirtschaftlichen Effizienz des Notarztes ausmacht, auch wenn dies beim heutigen Vergütungssystem der Rettungsorganisation betriebswirtschaftlich nicht nützt.

Tabelle 32.**3** Hitliste des Diagnosespektrums: Erkrankungen und Verletzungen nach Häufigkeit Ulm (NEF 1 und 2, RTH, Baden-Württemberg)

Diagnose	NEF 1 und 2 (n=3508)	Diagnose	RTH (n=1500)	Diagnose	Baden Württemberg (n=106986)
Kreislaufatemstillstand	5,8%				
Herz-Kreislauf:	64,7%	Herz-Kreislauf	23,3%	Herz-Kreislauf:	40,3%
▸ Angina pectoris	10,0%			▸ Angina pectoris	11,1%
▸ Herzinfarkt	6,4%			▸ Herzinfarkt	8,0%
▸ Lungenödem	4,6%			▸ Lungenödem	3,6%
▸ Hypertensiver Notfall	7,6%				
▸ Rhythmusstörung	5,6%			▸ Rhythmusstörung	8,4%
▸ Absolute Arrhythmie	15,4%				
▸ Synkope	7,8%				
▸ Orthostase	3,7%			▸ Hypotonie	10,2%
▸ PM-AICD-Fehlfunktion	3,6%				
ZNS		ZNS	20,3%	ZNS	
Krampfleiden	7,0%			Krampfleiden	7,8%
TIA / Insult / Blutung	6,3%			Lähmungssyndrom, Apoplex	8,4%
Stoffwechsel	3,5%	Stoffwechsel	1,5%	Stoffwechsel	4,2%
Trauma:		Trauma	41,3%	Trauma:	
▸ Äußere Kopfverletzung	3,4%			▸ Extremitätenfraktur	3,9%
▸ Obere / untere Extremität, Weichteile	5,5%			▸ obere / untere Extremität, Weichteile	6,3%
				▸ Schädelhirntrauma	3,8%
		Atmung	5,3%	Atmung	
				▸ Asthma / COPD	3,0%
		Abdomen	2,4%		
				Alkoholkrankheit	3,0%

Wichtig: Die Qualität der Leitstellenentscheidung kann erfolgreich durch Vergleich der Disposition und der nach den gleichen Kriterien ausgewerteten Notarztdiagnose bewertet werden.

Fehleinsatz. Selten sind Einsätze ohne Patient bzw. mit eindeutig totem Patient (Fehleinsätze). Einsätze, bei denen der Notarzt erfolglos reanimiert oder die Reanimation nicht beginnt, da die Reanimation nicht indiziert ist (sicher erfolglos oder unethisch), zählen nicht zu den Fehleinsätzen.

Einsatzzeiten / -intervalle

Hilfsfrist. Der Erfolg des Primäreinsatzes hängt entscheidend vom Zeitverzug zwischen dem Eintreten des Notfalles bis zum Einsetzen qualifizierter medizinischer Hilfe ab: dem therapiefreien Intervall (Abb. 32.**1**). Da dies im Rahmen des Qualitätsmanagements nur aufwändig festgestellt werden kann, wird stattdessen die „Hilfsfrist", die Dauer vom Auflaufen des Hilfeersuchens an der Leitstelle bis zum Eintreffen des indizierten Rettungsmittels am Notfallort festgelegt. Für diese Hilfsfrist bestimmen die Rettungsdienstgesetze uneinheitlich eine Zeit zwischen 8 und 15 min. Abbildung 2.**1** illustriert die Zeiten, aus denen sich die Hilfsfrist zusammensetzt. Jeder Summand muss anhand seiner spezifischen Einflussfaktoren optimiert werden, um die gesetzlichen Vorgabe zu erfüllen, v. a. aber dem Patienten auch bei extrem zeitkritischen Notfällen Überleben mit guter Lebensqualität zu ermöglichen. Leider kennt die Medizin in den wenigsten Fällen ein „alles oder nichts", meist führt zu späte medizinische Hilfe zu weniger Überlebenden mit guter Lebensqualität und mehr Toten, aber auch mehr Patienten mit Behinderungen, also schlechter Lebensqualität. Dies wird am Beispiel des zeitkritischsten Notfalls, des Kreislaufstillstandes, eindrucksvoll deutlich.

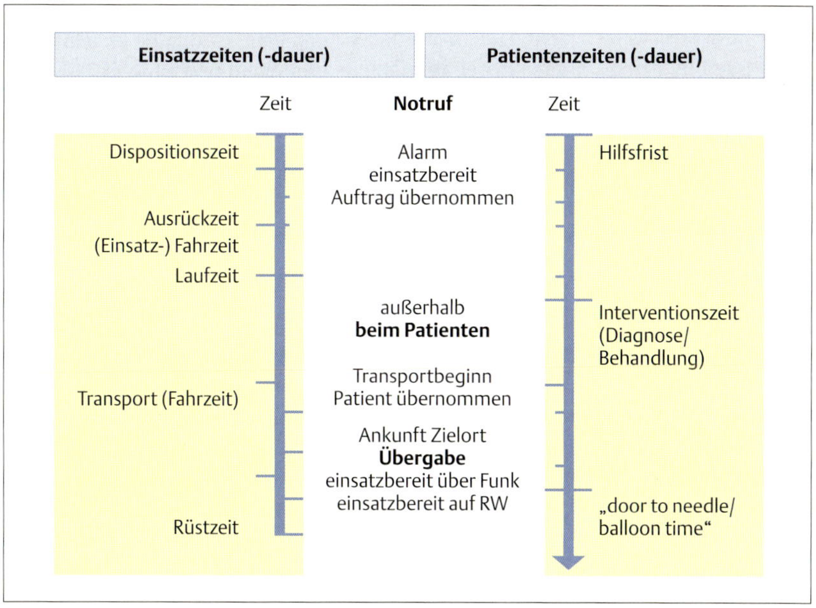

Abb. 32.**1** Hilfsfrist.

Wichtig: In der von den Rettungsdienstgesetzen vorgeschriebenen Hilfsfrist ist keinem Patienten im Kreislaufstillstand ohne tatkräftige Laienhilfe / Basismaßnahmen der kardiopulmonalen Reanimation zu einem lebenswerten Weiterleben zu verhelfen.

Einsatzablauf

Der Ablauf eines Primäreinsatzes wird in Verfahrensanweisungen (Standard Operation Procedures) festgelegt, nach denen sich alle Beteiligten richten sollen und die als Grundlage für das Qualitätsmanagement herangezogen werden.

Disposition

- Annahme eines Gespräches auf der Notfallnummer (112) spätestens nach 0,1 min.
- Abfrage der Notfallmeldung durch den Disponenten der Rettungsleitstelle.
- Während der Abfrage Alarmierung des geeigneten Rettungsmittels.
- Komplettierung der Abfrage, Ratschläge zur Laienhilfe, Beruhigen des Anrufenden.

Alarmierung

- Alarmierung von NA und NEF-Fahrer durch die Rettungsleitstelle über Alarmpager; der Leitstellendisponent gibt das Ziel des Einsatzes (Ort bzw. Stadtteil) durch.
- NA und Fahrer begeben sich sofort ins NEF und bestätigen die Einsatzübernahme durch FMS-Rückmeldung (Funkmeldesystem).
- Falls keine Rückmeldung innerhalb von 60 s: erneute Alarmierung.
- Falls erneut keine Meldung: Alarmierung über Klinikfunk und NEF-Fahrer-Handy.

Ausrücken und Anfahrt

- Sofort nach Bestätigen der Einsatzübernahme Abfahrt in Richtung Einsatzort (sofern dem NEF-Fahrer oder dem NA die Fahrtrichtung bekannt ist).
- Die Leitstelle gibt die genaue Einsatzstelle, Patientennamen (soweit bekannt) und Meldebild (Leitsymptom) über Funk durch.
- Bestätigung von Adresse und Patientenname durch NA über Funk. Adresse und Patientenname werden vom Notarzt notiert.
- Der Zeitpunkt der Abfahrt (Ausrücken) wird per FMS an die Leitstelle übermittelt. Sofern dem NEF-Fahrer die grobe Lage des Notfallortes bekannt ist, beginnt er unverzüglich mit der Anfahrt zur Einsatzstelle. Während der Anfahrt sucht der NA bei Bedarf im Stadtplan nach der exakten Einsatzstelle.
- Falls weder dem NEF-Fahrer noch dem NA die Fahrtrichtung bekannt ist, sucht der NA im Stadtplan; parallel ersucht der NEF-Fahrer die Leitstelle über Funk um Hilfe zur Fahrtrichtung.
- Die Anfahrt erfolgt mit Sondersignal (Blaulicht und Horn).
- Das Eintreffen am Notfallort an der Straße wird über FMS an die Leitstelle gemeldet.

Eigenschutz und Überblick

Bei Ankunft am Notfallort achten Notarzt und Rettungsassistent bewusst auf Anhaltspunkte für eine Gefährdung des Rettungsdienstpersonals (Verkehr, Baustellen, Brände, CO, Elektrounfall, Intoxikation etc.). An entsprechenden Einsatzorten wird die Schutzkleidung ergänzt.

Der Notarzt muss sich an allen Notfallorten, auch im häuslichen Umfeld, schnell einen Überblick verschaffen und evtl. die Rettungsleitstelle informieren. Vor allem bei mehreren Patienten ist abzuwägen, ob weitere Rettungsmittel benötigt werden. V. a. bei Unfällen, aber auch zum Transport des Patienten kann technische Hilfe notwendig sein.

Diagnostik und Therapie

Der Notarzt führt die Diagnostik und präklinische Therapie nach den Regeln der Kunst durch (Kenntnisse und Fertigkeiten aus der Zusatzbezeichnung Notfallmedizin und der Einarbeitung, Verfahrensanweisungen, aktuell gültige Notarztinfos). Hierbei gilt es, mit Blick auf den Zeitaufwand gegenläufige Ziele abzuwägen: einerseits das Ausschöpfen der zur Verfügung stehenden Mittel vor Ort, andererseits das zügige Überführen des Patienten in eine Einrichtung mit besseren diagnostischen und therapeutischen Möglichkeiten, schließlich das schnellstmögliche Wiederherstellen der Einsatzbereitschaft.

Die wichtigsten Schritte sind:

- Überprüfung der Vitalfunktionen (Elementardiagnostik):
  - Bewusstsein,
  - Atmung,
  - Kreislauf,
- Sicherung der Vitalfunktionen (Sofortmaßnahmen),
- Differenzierung der Störung (erweiterte Diagnostik),
- gezielte Therapie (erweiterte Sofortmaßnahmen, medikamentöse Therapie),
- Dokumentation von Befunden und Maßnahmen.

Zuweisung und Transport

Transportindikation. Sofern der Patient eine Diagnostik und/oder Therapie in einer Klinik benötigt, stellt der Notarzt so früh wie möglich die Transportindikation, um den Rettungsassistenten ausreichend Vorbereitungszeit zu geben. Der Transport beginnt, wenn der Notarzt die Möglichkeiten der Diagnostik und Therapie am Notfallort ausgeschöpft hat und/oder die weitere Diagnostik und Therapie nur mit klinischen Möglichkeiten erfolgen kann. Im Idealfall ist dabei Transportstabilität erreicht (d.h. die Vitalfunktionen sind temporär gesichert), der Transport kann aber auch ohne dieses Ziel zu erreichen notwendig werden (z.B. nur operativ stillbare Blutung, kardiogener Schock bei Myokardinfarkt, schwerer Asthmaanfall; Abb. 32.**2**).

Kriterien der Transportfähigkeit:

- gesicherte Oxygenierung,
- stabiler Kreislauf,
- adäquates Monitoring,
- erforderliche Diagnostik vor Ort abgeschlossen,
- weitere Therapie des instabilen Patienten nur klinisch möglich,
- Transportart und -dauer,
- Prognose.

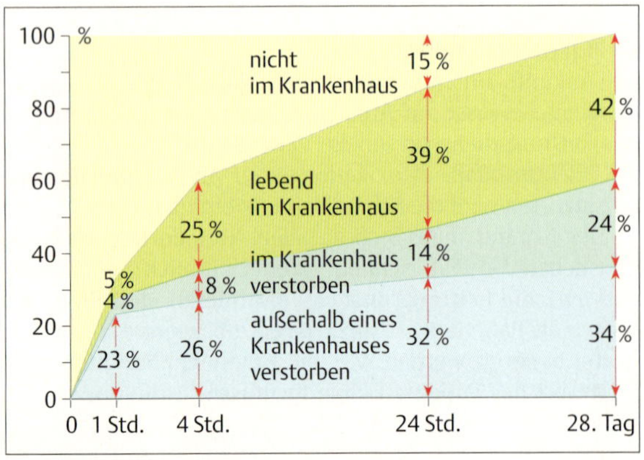

Abb. 32.**2** Letalität des Myokardinfarkts.

Anmeldung in der Zielklinik. Hat der NA genügend Zeit, den Patienten selbst anzumelden, so kündigt er sein Kommen in der angefahrenen Klinik im Arzt-Arzt-Gespräch an. Um dieses Vorgehen sicherzustellen, verfügen alle Rettungsdienstfahrzeuge über ein Mobiltelefon. Gegenstand des Gesprächs sind Arbeitsdiagnose, grobe Patientendaten und Ankunftszeit. Die Frage der Verfügbarkeit von „Betten" gehört nicht dazu.

Der Rettungsassistent informiert die Leitstelle über das Transportziel.

Falls die Instabilität des Krankheitsbildes dem Notarzt keine Zeit für eine Arzt-Arzt-Anmeldung lässt, teilt er der Leitstelle das gewünschte Transportziel mit der Bitte um Anmeldung mit. Die Leitstelle bestätigt die Anmeldung über Funk.

Die einzelnen Schritte sind:

- der Patient wird in den NAW gebracht,
- die Abfahrtszeit wird per FMS an die Leitstelle übermittelt,
- während des Transports bleibt das Monitoring aufrechterhalten,
- die Ankunft des NAW an der Zielklinik wird per FMS an die Leitstelle übermittelt.

Übergabe

Bei der Übergabe des Notfallpatienten behält der begleitende Notarzt die Verantwortung für den Patienten bis zum Abschluss des Übergabegesprächs an den aufnehmenden Kollegen. Die Übergabe darf ausschließlich an einen weiterbehandelnden Arzt (Arzt-zu-Arzt-Gespräch) erfolgen. Neben der kurzen Schilderung der Anamnese, des präklinischen Verlaufs und der notärztlichen Therapie werden eine Durchschrift des Notarzteinsatzprotokolls sowie aller sonstigen Patientenunterlagen, die dem Notarzt zur Verfügung standen, ausgehändigt.

Das DIVI-Protokoll muss spätestens zum Zeitpunkt der Übergabe vervollständigt werden. Insbesondere sind die Vitalfunktionen bei Übergabe einzutragen (MEES 2).

Nachdem der Einsatz abgeschlossen ist, wird die wiederhergestellte Einsatzbereitschaft per FMS an die Leitstelle übermittelt.

Medizinische Versorgung

Sofortdiagnostik (Vitaldiagnostik)

Sofort nach Eintreffen beim Patienten prüft der Notarzt die Vitalfunktionen nach internationalen Leitlinien (European Resuscitation Council) (Abb. 32.**3**).

Sofortmaßnahmen

Die Sofortmaßnahmen umfassen:

- Lagerung nach Leitsymptom,
- Sauerstoffgabe,
- intravenöser Zugang bei jedem ernsthaften Notfall,
- Monitoring (SpO_2, EKG und Blutdruck).

Erweiterte Diagnostik – Arbeitsdiagnose

Die erweiterte Diagnostik umfasst Anamnese, körperlichen Befund und wenige apparative Untersuchungen. In vielen Fällen wird sie auf die Auffindesituation und/oder das Leitsymptom des Patienten ausgerichtet werden, Begleitsymptome und körperlicher Befund lassen eine Arbeits-

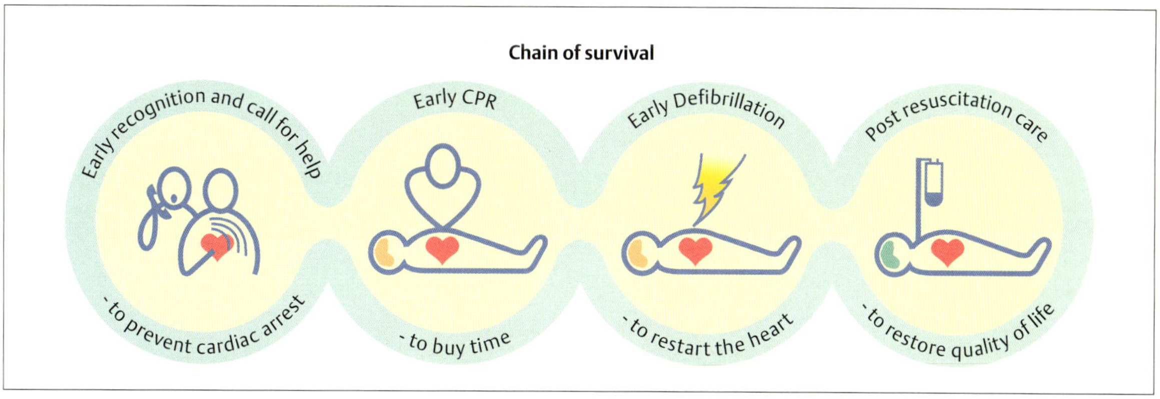

Abb. 32.**3** Rettungskette nach den internationalen Leitlinien.

diagnose zu. Eine abschließende Diagnostik ist vielfach unter dem Zeitdruck der Präklinik nicht möglich.

Erweiterte Therapie

Die präklinische Situation lässt in vielen Fällen nur eine symptomgerichtete Therapie zu. Wenn möglich wird aber die Kausaltherapie schon präklinisch begonnen. Dabei wird sich erweisen, ob sich unter der auf die Arbeitsdiagnose gerichteten Therapie der Patientenzustand bessert. Dies darf als Bestätigung der Arbeitsdiagnose gewertet werden. Verschlechtert sich der Patient weiter oder bleibt sein Zustand unverändert, sollte diese überdacht werden. Selbstverständlich kann diese Verschlechterung aber auch den Spontanverlauf der Erkrankung darstellen, der sich durch die begonnene Therapie nicht umkehren ließ.

Kernaussagen

Grundlagen

Der Primäreinsatz ist die Versorgung eines Notfallpatienten am Notfallort.

Die Notarztindikation wird nach Empfehlungen der Bundesärztekammer basierend auf dem Patientenzustand und der Art des Notfalles gestellt.

Im Einsatzspektrum des Bodennotarztes überwiegen internistische, speziell kardiologische und neurologische Krankheitsbilder, der Hubschraubernotarzt versorgt aus einsatztaktischen Gründen einen hohen Anteil an Traumapatienten, speziell Unfallverletzter.

Einsatzablauf

Der Erfolg des Primäreinsatzes hängt wesentlich von der Verkürzung des therapiefreien Intervalls ab. Dieses einsatztaktische Ziel wird annähernd von der Hilfsfrist abgebildet, die in den Rettungsdienstgesetzen der Länder vorgegeben ist.

Der Ablauf eines Einsatzes mit Disposition, Alarmierung, Ausrücken, Anfahrt, Eigenschutz und Überblick, Diagnostik und Therapie, Transport und Übergabe an die Klinik soll deshalb in detaillierten Verfahrensanweisungen für alle Beteiligten vorgegeben und durch kontinuierliches Qualitätsmanagement stetig verbessert werden.

Medizinische Versorgung

Sofortdiagnostik und Sofortmaßnahmen sind für die meisten Notfallpatienten weitgehend gleich.

Die erweiterte Diagnostik führt zur Arbeitsdiagnose. Die erweiterte Therapie kann sich kausal auf diese beziehen, häufig wird sie aber präklinisch nur symptombezogen sein können.

33

Sekundäreinsatz

33 Sekundäreinsatz

H. Krieter

Roter Faden

Grundlagen

Im Gegensatz zum Primäreinsatz, der die Erstversorgung eines Notfallpatienten zum Ziel hat, dient der Sekundäreinsatz dem Transport eines bereits versorgten Patienten von einer Klinik in eine andere. Sekundäreinsätze unterscheiden sich insofern erheblich von Primäreinsätzen (Tab. 33.**1**).

Neben dem Begriff „Sekundäreinsatz" werden auch andere Bezeichnungen (Intensivtransport, Interhospitaltransfer) gebraucht, die inhaltlich mit der Begriffsbestimmung nach DIN 13050 übereinstimmen. Im Weiteren wird der Begriff „Sekundärtransport" verwendet. Die Verlegung von Notfall- oder Intensivpatienten ist eine Aufgabe der Notfallrettung (Hennes 2001).

Definition: Ein Sekundäreinsatz ist ein Einsatz zur Beförderung des Notfallpatienten von einer Gesundheitseinrichtung bzw. einem Krankenhaus unter sachgerechter Betreuung einschließlich der Erhaltung und Überwachung der lebenswichtigen Körperfunktionen zur Weiterversorgung in Spezialkliniken oder zurück (DIN 13050 Begriffe im Rettungswesen).

Indikationen

Die Konzentration medizinischer Leistungen an spezialisierten Zentren steigert die Zahl der Sekundärtransporte, um die Versorgung kritisch kranker Patienten weiterhin zu gewährleisten. Umgekehrt besteht ein hoher ökonomischer Druck, Kapazitäten wieder freizusetzen, sobald der Patient der Spezialbehandlung nicht mehr bedarf und auf einer Intensivstation einer Klinik niedrigerer Versorgungsstufe weiterbehandelt werden kann.

Wichtig: Die Indikation des Hintransports gebietet fast immer eine Dringlichkeit während die Rückverlegung meist disponierbar ist.

Abgesehen von absolut zeitkritischen „Notfallverlegungen", ist der Einsatz von Primärrettungsmitteln für Sekundäreinsätze ungeeignet. Weder ermöglicht deren Ausstattung den Transport eines Intensivpatienten ohne Qualitätseinbußen, noch ist die oft mehrstündige Absenz für weitere Primäreinsätze eine sinnvolle Lösung. Daher wurden für diese Sekundäreinsätze unterschiedliche Strukturen entwickelt, die diese Lücke luft- und bodengebunden schließen sollen.

33

Tabelle 33.**1** Unterschiede zwischen Primär- und Sekundäreinsatz

Primäreinsatz	Sekundäreinsatz
Fehlende oder geringe Vorinformation über den Zustand des Patienten, seine Vorerkrankungen und Hausmedikation	Patient ist vordiagnostiziert und in der Regel bereits vortherapiert. Befunde liegen vor, oft ist eine (Fremd-)Anamnese vorhanden
Einsatzort birgt möglicherweise Gefahren für das Einsatzpersonal	Patient ist bereits in der Klinik
Notfallsituation mit hohem Zeitdruck	bei dringlichen Verlegungen ist der Zeitdruck im Vergleich zum Primäreinsatz geringer
Notfallausrüstung ist auf die Bedürfnisse des Primäreinsatzes abgestimmt und vollständig	bei Einsatz eines ITW oder ITH ist die Ausrüstung für den Sekundäreinsatz ausreichend bis gut auf den Einsatzzweck abgestimmt, bei Improvisation durch RTW/NEF bleiben häufig Defizite
Klare Vorgaben für die Qualifikation des Personals	Empfehlungen von DIVI und BAND existieren, haben jedoch keinen normativen Charakter
Ziele sind die erforderliche Diagnostik und der frühestmögliche Beginn der notwendigen Therapie noch am Einsatzort sowie der rasche Transport des Patienten in eine geeignete Klinik	Ziele sind der sichere und möglichst schonende Transport eines Intensivpatienten von einer Klinik in eine andere unter Beibehaltung der notwendigen Überwachung und Therapie
Klare Alarmierung der Rettungsmittel über die Rettungsleitstellen	unterschiedliche Konzepte der verschiedenen Bundesländer zu Einsatz, Standorten und Disposition

Personal

Für das ärztliche Personal hat die Deutsche Interdisziplinäre Vereinigung für Intensiv- und Notfallmedizin (DIVI) Empfehlungen erarbeitet, die einen sinnvollen Mindeststandard darstellen (DIVI 2004). Neben einem Intensivtransportkurs werden praktische Erfahrung in der Intensivmedizin sowie praktische Einweisungen in die medizinisch-technische Ausstattung gefordert.

Hinweis für die Praxis: Sekundäreinsätze sollten stets von Ärzten, die sowohl in der Notfall- als auch in der Intensivmedizin erfahren sind, begleitet werden.

Während es für die Ausbildung des ärztlichen Personals konkrete Empfehlungen gibt, fehlen äquivalente Vorgaben für das einen Sekundäreinsatz begleitende nichtärztliche Personal. Hier sind prinzipiell folgende Lösungen denkbar: Für den Einsatz von Fachpflegepersonal der Intensivstationen spricht deren Routine in der Betreuung von kritisch Kranken. Andererseits fehlt diesem Personal meist die Einsatzerfahrung im Rettungsdienst und dessen Strukturen. Umgekehrt haben Rettungsassistenten umfangreiche Erfahrung im Primäreinsatz, diesen fehlt jedoch die regelmäßige praktische Erfahrung einer Intensivstation. Die Bundesarbeitsgemeinschaft der Notärzte Deutschlands (BAND) empfiehlt eine mindestens 3-jährige Berufspraxis, eine 14-tägige Hospitation auf einer Intensivstation sowie die Teilnahme an einem Kurs „Intensivtransport für Rettungsdienstfachpersonal" (Schlechtriemen 2003).

Ausstattung

Fahrzeuge

Die Euronorm EN 1789 sieht für Fahrzeuge der Kategorie C zwar den Begriff „Mobile Intensive Care Unit" vor, deren Ausstattung entspricht jedoch in etwa dem bisherigen RTW/NAW nach DIN 75089/75090. Sekundärtransporte stellen hier höhere Anforderungen an Art und Umfang der Ausstattung. Versuche, eine Norm speziell für Fahrzeuge des Sekundärtransports zu entwickeln, sind gescheitert, sodass aktuell keine verbindlichen Mindeststandards definiert sind. Daher gibt es bundesweit unterschiedliche Konzepte, die nötigen Voraussetzungen zu schaffen.

Intensivtransporthubschrauber. Sekundärtransporte lassen sich sowohl luft- als auch bodengebunden durchführen, wobei jede Option spezifische Vor- und Nachteile hat. Für den Lufttransport sprechen der extrem schnelle und schonende Transport des Patienten. Die bundesweit stationierten Intensivtransporthubschrauber (ITH) können Kliniken direkt anfliegen. Flächenflugzeuge, wie sie für Langstrecken eingesetzt werden, erfordern dagegen den Transfer des Patienten zum und vom Flughafen.

Großraumflugzeuge. Großraumflugzeuge bieten die Möglichkeit, sog. „Patient Transport Compartments" aufzurüsten, die auch auf Interkontinentalflügen eine lückenlose intensivmedizinische Betreuung des Patienten erlauben. Der Airbus A380 wird sogar über eine fest eingebaute Behandlungseinheit verfügen. Nachteile der Flugtransporte sind die Witterungsabhängigkeit, enge Raumverhältnisse, eingeschränkte Verfügbarkeit bei Nacht und hohe Kosten.

Bodengebundene Transporte. Bodengebundene Transporte sind deutlich langsamer und daher sinnvoll nur in einem eingeschränkten Radius einsetzbar. Sie sind weniger witterungsabhängig, 24 h verfügbar und bieten deutlich mehr Raum. Dadurch konnten Systeme entwickelt werden, die den Patienten mitsamt dem Intensivbett aufnehmen. Die Idee, das Umlagern des Patienten dadurch vermeiden zu können, war in der Praxis nicht umsetzbar, da es keine Standardintensivbetten gibt. Des Weiteren fehlt den Intensivbetten auch die für den innerklinischen Transport zum und vom Fahrzeug nötige Gas- und Energieversorgung. Daher wurden spezielle Betten konstruiert, die entsprechende Erweiterungen beinhalten (Modell Saarbrücken; Schlechtriemen 2000). Um solche Betten in das Fahrzeug aufzunehmen, sind jedoch teuere hydraulische Ladebordwände notwendig. Spezialfahrzeuge allein für den Sekundäreinsatz haben den Nachteil, dass sie aufgrund der hohen Investitionen nicht mehrfach beschafft werden können. Dadurch wird die Verfügbarkeit dieses Systems bei Wartung und Reparatur deutlich eingeschränkt.

Mehrzweckfahrzeuge. Eine sinnvolle Alternative stellen Mehrzweckfahrzeuge dar: Auf der Basis eines RTW wird die nötige Zusatzausstattung durch eine Intensivtransporttrage aufgerüstet, die mit den Standardtragetischen der RTW kompatibel ist (Lott 2000). Diese Trage verfügt über eine integrierte Energie- und Gasversorgung und umfasst Respirator, Monitoring und sechs Spritzenpumpen (Abb. 33.**1**).

Basisfahrzeuge. Als Basisfahrzeuge haben sich RTW mit Kastenaufbau wegen des Raumangebots bewährt. Diese bedürfen nur relativ geringer Umbauten für die erweiterte Gas- (Druckluft und Sauerstoff) und Energieversorgung (12 V, 24 V, 230 V), daher lassen sich auch mehrere Fahrzeuge für die Aufnahme der Intensivtrage vorrüsten. Als Mehrzweckfahrzeug werden diese RTW im regulären Rettungsdienst eingesetzt. Sobald ein Sekundärtransport notwendig wird, tauscht die Besatzung die Trage des RTW gegen die Intensivtrage und ist einsatzbereit.

Monitoring

Die Grundausstattung eines RTW/RTH umfasst wesentliche Teile des erforderlichen Monitorings: EKG/Defibrillator (inkl. 12-Kanal-Option), Pulsoxymetrie, Kapnographie. Neben einer invasiven arteriellen Druckmessung ist bei neurochirurgischen Patienten häufig die Messung des intrakraniellen Druckes notwendig. Dies macht einen Monitor mit mindestens zwei Druckmodulen erforderlich. Bei Patienten mit erheblich gestörter Lungenfunktion und invasiver Beatmung ist der Einsatz eines mobilen BGA-Geräts sinnvoll.

Intensivrespiratoren

Bei Patienten mit schweren Störungen des pulmonalen Gasaustausches lässt sich eine ausreichende Oxygenierung nur durch invasive Beatmungsformen aufrechterhalten. Dies setzt voraus, dass auch für den Transport ein Respirator vorgehalten wird, der solche Beatmungsmodi zuverlässig erzeugt. Herkömmliche Notfallrespiratoren werden diesen Anforderungen nicht gerecht.

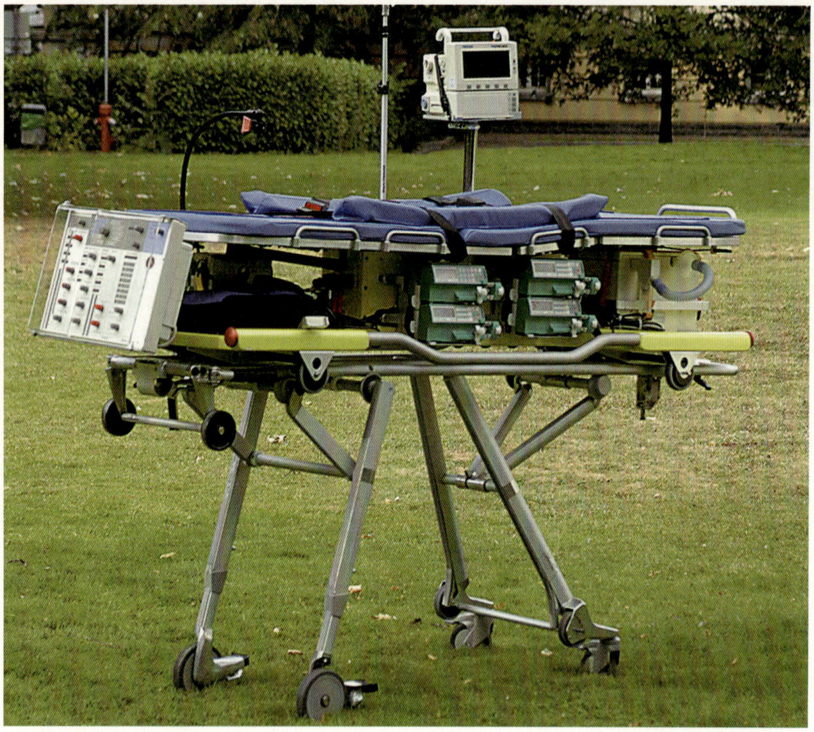

Abb. 33.**1** Intensivtransporttrage für ein modulares Fahrzeugkonzept (Modell Mannheim). Mehrere RTW sind für die Aufnahme dieser Trage vorbereitet und verfügen über die nötigen Gasreserven (Druckluft und Sauerstoff) sowie einen 230-V-Spannungswandler. Die Trage enthält alle Komponenten, die für einen Intensivtransport notwendig sind (Respirator, Spritzenpumpen, Monitoring) und ist durch eine integrierte Energie- und Gasversorgung auf dem Transport von der Intensivstation zum Fahrzeug und zurück autark.

Medikamente

Ein nach Art und Umfang auf die Bedürfnisse des Sekundärtransports erweiterter Vorrat an Medikamenten ist Voraussetzung für den sicheren und schonenden Transport schwerstkranker Patienten. Dies trifft besonders für die Mengen an Sedativa und Analgetika sowie die Katecholamine zu. Eine ausreichende Zahl von Spritzenpumpen zur exakt dosierten kontinuierlichen Medikamentenapplikation ist unabdingbar.

Hinweis für die Praxis: Vor Beginn eines Transports sollte der Umfang des Monitorings, wenn notwendig, erweitert werden (z. B. arterielle Druckmessung bei Katecholamintherapie). Die Zahl der Spritzenpumpen sollte auf das unbedingt notwendige Maß reduziert werden.

Sonstige Geräte

Gelegentlich sind zusätzliche Aggregate auch während des Transports erforderlich, beispielsweise eine intraaortale Ballonpulsation (IABP) oder nichtinvasive Beatmungsgeräte. Diese Geräte müssen während des Transports sicher im Fahrzeug befestigt sein und dürfen nur von eingewiesenem Personal bedient werden. Im Einzelfall ist hier eine sorgfältige Risikoabwägung notwendig.

Transportstress

Neben Vibrationen und Beschleunigungskräften wirken insbesondere beim Lufttransport Schallpegel teilweise über 100 dB auf den Patienten ein, die einen Gehörschutz erforderlich machen. Fahrten unter Sondersignal sollten nur bei absolut dringlichen Transporten durchgeführt werden, da sie eine zusätzliche Lärmbelastung bedeuten, mit höheren Beschleunigungskräften einhergehen und ein erheblich höheres Unfallrisiko haben.

Hinweis für die Praxis: Für den wachen Patienten kann eine Sedierung notwendig sein, für den kontrolliert Beatmeten ist sie zwingend erforderlich und meist zu vertiefen. Sensitive Trigger bei supportiven Beatmungsmodi neigen unter Transportbedingungen häufig zu Fehlauslösung und sollten daher vermieden werden.

Je nach Jahreszeit sind Heizung bzw. Klimagerät sowohl für den Patienten als auch für die Besatzung eine wertvolle Einrichtung.

Disposition

In den meisten Fällen werden Sekundärtransporte über die zuständigen Rettungsleitstellen angemeldet. In manchen Bundesländern sind zentrale Koordinierungsstellen – teils mit ärztlicher Fachkompetenz – zuständig. Eine bundesweit einheitliche Disposition und Koordination von Sekundärtransporten fehlt bislang. Die wesentlichen Prinzipien der Disposition sind in Abb. 33.**2** dargestellt.

Akuität. Wichtigstes Kriterium ist die Akuität des Transports. Duldet dieser keinen Aufschub, so ist das am schnellsten verfügbare Rettungsmittel zu wählen. Dies sind meist die 24 h bereitstehenden Primärrettungsmittel sowie die ITH. Bodengebundene Intensivtransportsysteme müssen erst bemannt und aufgerüstet werden, sodass hier wertvolle Zeit verloren geht. Ist der Transport dagegen disponibel, sollten Sekundärrettungsmittel in jedem Falle bevorzugt werden. Zum einen bleiben dadurch die Primärrettungsmittel weiter verfügbar, zum anderen ist die Ausstattung von ITH und ITW umfassender.

Lufttransport. Im nächsten Schritt muss die Frage geklärt werden, ob ein Lufttransport medizinisch erforderlich oder aufgrund der Transportdistanz sinnvoll wäre. Auch wenn

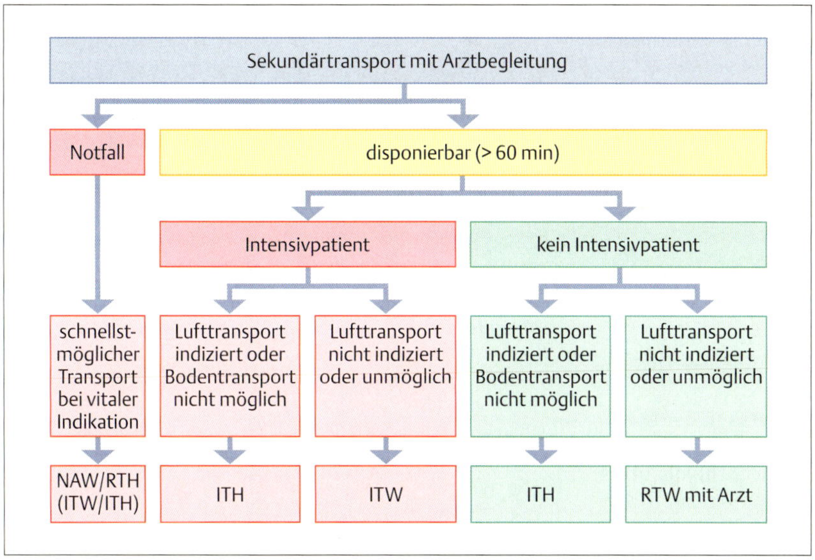

Abb. 33.**2** Beispiel für einen Dispositionsalgorithmus für Sekundäreinsätze. Wesentliche Kriterien sind die Dringlichkeit, die Indikation sowie die Verfügbarkeit der Rettungsmittel. Notfalltransporte, die keinen Aufschub dulden, sind in der Regel nur durch den Einsatz von Primärrettungsmitteln oder ITH zeitgerecht zu leisten.

die Entscheidung für den Lufttransport gefallen ist, kann es aufgrund mangelnder Verfügbarkeit angezeigt sein, auf einen bodengebundenen Transport zu wechseln, beispielsweise wenn witterungsbedingt ein rechtzeitiger Lufttransport nicht zustande kommt. Umgekehrt kann auch ein Lufttransport sinnvoll sein, wenn der ITW bereits einen längeren Einsatz fährt. Während die Kosten bei der Notfallverlegung in ein Zentrum höherer Versorgungsstufe in aller Regel ohne weiteres von den Kostenträgern übernommen werden, empfiehlt sich, für den Rücktransport – insbesondere beim Lufttransport – zuvor eine Kostenzusage einzuholen.

Einsatzablauf

Der Ablauf eines Intensivtransports ist in Abbildung 33.**3** dargestellt. Der zuständige Arzt der verlegenden „Quellklinik" klärt mit der Zielklinik Indikation und Zeitpunkt des Transports und meldet diesen anschließend der zuständigen Leitstelle. Diese disponiert dann das geeignete Rettungsmittel. Der den Transport begleitende Arzt erhält die nötigen Informationen von der Rettungsleitstelle (RLS) und nimmt seinerseits mit dem Arzt der Quellklinik Kontakt auf (Arzt-Arzt-Gespräch), um sich über den aktuellen Zustand des Patienten zu informieren.

Wichtig: Die Indikation zum Transport wird durch den verlegenden Arzt gestellt. Für die Dauer des Transports liegt jedoch die volle Verantwortung bei dem diesen Transport durchführenden Arzt. Ziel sollte immer eine einvernehmliche Entscheidung über die Transportfähigkeit eines Patienten sein. Lässt sich diese nicht erreichen, liegt die letzte Entscheidung jedoch bei dem für den Transport verantwortlichen Arzt. Gleiches gilt, wenn aus wichtigem Grund eine andere Zielklinik angesteuert werden muss.

Arzt-Arzt-Gespräch. Das Arzt-Arzt-Gespräch sollte auf einem Verlegungsprotokoll (z.B. DIVI-Protokoll Intensivtransport) dokumentiert werden und umfasst folgende Angaben zum Zustand des Patienten:

- Name des Patienten, Geburtsdatum, Diagnose,
- Dringlichkeit, benötigte Ausstattung,
- Quellklinik (Anschrift, Station), Ansprechpartner, Kontakte,
- Zielklinik (Anschrift, Station), Ansprechpartner, Kontakte,
- Kostenträger, ggf. Kostenübernahmebestätigung,
- Grunderkrankung und bisheriger Verlauf, operative Eingriffe,
- Monitoring: arterielle Kanüle, ZVK, (Thorax-) Drainagen, intrakranielle Druckmessung,
- Bewusstsein: Glasgow-Koma-Skala, Analgosedierung,
- Atmung: spontan, assistiert, kontrolliert, Parameter (Modus, FiO_2, P_{max}, PEEP, I:E),
- Atemweg: Art, bekannte Probleme, bei Punktionstracheostomie: Zeitpunkt!

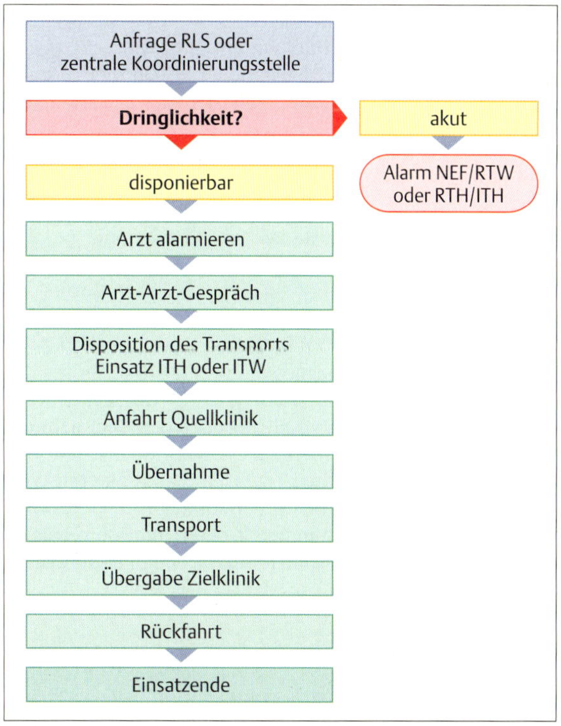

Abb. 33.**3** Schematischer Ablauf eines disponierbaren Sekundärtransports mit ITW oder ITH.

- Hämodynamik: Stabilität, vasoaktive Medikamente,
- Infektionsstatus: Keimnachweis, Antibiose, multiresistente Keime,
- Laborparameter: Hämoglobin, Gerinnung, Infektmarker,
- Radiologie: Kopie wichtiger Befunde bildgebender Verfahren,
- Skelett: Stabilität der Wirbelsäule und von Frakturen geklärt?

Wichtig: Bei Nachweis multiresistenter Keime sind die nötigen Schutzmaßnahmen auch während des Transports einzuhalten. Die Zielklinik muss unbedingt vorab über den Infektionsstatus des Patienten informiert sein. Hochkontagiöse Infektionen erfordern besondere Maßnahmen (Krieter 2005).

Übernahme. Bei Ankunft des Transportteams in der Quellklinik sollte der aktuelle Zustand des Patienten bezüglich der Frage nach dessen Transportfähigkeit nochmals überprüft werden, bevor die ersten Maßnahmen zur Übernahme des Patienten getroffen werden. Bei beatmeten Patienten ist sodann der Transportrespirator soweit möglich an die letzte Einstellung des stationären Beatmungsgeräts anzupassen und dann zu konnektieren. Ventilation und Oxygenierung sollten durch arterielle Blutgasanalysen überprüft und ggf. angepasst werden. Bei Patienten, die hochdosiert Katecholamine benötigen, sollten die Spritzenpumpen stufenweise überlappend gewechselt werden, um die Stabilität des Kreislaufs nicht zu gefährden.

Hinweis für die Praxis: Mit dem Patienten werden wichtige Befunde (teils im Original) und auch Eigentum des Patienten transportiert (Brille, Gebiss, Wertgegenstände). Um späteren Rückfragen vorzubeugen, hat es sich bewährt, die Art dieser Gegenstände auch auf dem Protokoll zu notieren und die Übergabe in der Zielklinik mit Uhrzeit und Person zu notieren.

Transport. Sind alle notwendigen Geräte und das Monitoring angeschlossen, wird der Patient zum Fahrzeug transportiert. Dort werden alle Systeme an die Bordversorgung des Fahrzeugs angeschlossen. Funktion der Geräte, Lagerung und Sicherung des Patienten werden nochmals überprüft, bevor der Transport beginnt. Während des Transports wird die Überwachung des Patienten kontinuierlich fortgesetzt und protokolliert. Bei unerwarteter erheblicher Verschlechterung des Zustands sollte immer die Anfahrt einer alternativen Klinik erwogen werden.

Übergabe. Kurz vor Ankunft an der Zielklinik hat es sich bewährt, das Eintreffen telefonisch dort mitzuteilen. Mitunter wird auch noch Diagnostik vorgeschaltet, sodass der Patient in anderen Räumen übergeben wird (CT, Schockraum). Bei der Übergabe sind die gleichen Maßnahmen wie bei Übernahme erforderlich. Die Befunde und der Verlegungsbrief nebst privatem Eigentum des Patienten wird übergeben, Besonderheiten im Verlauf des Transports werden berichtet. Nach vollständiger Dokumentation verbleibt ein Durchschlag des Transportprotokolls beim Patienten.

Dokumentation

Jeder Sekundäreinsatz wird dokumentiert. Die DIVI hat hierzu ein Verlegungsprotokoll entwickelt, das die im Verlauf eines Intensivtransports relevanten Informationen enthält (Moecke 2000).

Kernaussagen

Grundlagen
Der Sekundäreinsatz dient dem Transport eines bereits versorgten Patienten von einer Klinik in die andere.

Indikationen
Die Konzentration medizinischer Leistungen an spezialisierten Zentren steigert die Zahl der Sekundärtransporte, um die Versorgung kritisch kranker Patienten weiterhin zu gewährleisten.

Personal
Die Anforderungen des Sekundäreinsatzes bezüglich Personal, Rettungsmittel und Ausstattung unterscheiden sich erheblich von denen des Primäreinsatzes.
Neben einem Intensivtransportkurs werden praktische Erfahrung in der Intensivmedizin sowie praktische Einweisungen in die medizinisch-technische Ausstattung gefordert.

Ausstattung
Um einen sicheren Transport von Intensivpatienten zwischen zwei Kliniken ohne gravierende Einbußen in der Qualität von Monitoring und Therapie zu ermöglichen, bedarf es einer besonderen Vorhaltung.
Es existieren sowohl luft- als auch bodengebundene Systeme, die einen sicheren Transport von Intensivpatienten ermöglichen.
Bei Einsatz eines ITW oder ITH ist die Ausrüstung für den Sekundäreinsatz ausreichend bis gut auf den Einsatzzweck abgestimmt, bei Improvisation durch RTW / NEF bleiben häufig Defizite.

Transportstress
Neben Vibrationen und Beschleunigungskräften wirken insbesondere beim Lufttransport Schallpegel teilweise über 100 dB auf den Patienten ein, die einen Gehörschutz erforderlich machen.

Disposition
Leider fehlen bislang noch einheitliche Konzepte zur Disposition sowie eine überregionale Auswertung und Qualitätssicherung der Einsätze.

Einsatzablauf
Der disponierbare Sekundärtransport folgt einem festen Ablaufschema in den vier großen Schritten: Arzt-Arzt-Gespräch, Übernahme, Transport und Übergabe.

Dokumentation
Jeder Sekundäreinsatz wird dokumentiert.

Literatur

Deutsche Interdisziplinäre Vereinigung für Intensiv- und Notfallmedizin 2004. http://www.divi-org.de.

Hennes P. Rechtliche Grundlagen des Intensivtransports. In: Lüttgen R, Mendel F, Hennes P. Handbuch des Rettungswesens. BIII0.12. Witten: Mendel; 2001: 1 – 10.

Krieter H. Transport von Patienten mit Infektionserkrankungen. In: Ellinger K, Denz C, Genzwürker H, Krieter H (Hrsg). Intensivtransport. Köln: Deutscher Ärzteverlag; 2005: 173 – 185.

Lott C, Joost T, Hennes H. Intensivtransportsystem ITS-Terra 100. Notfall Rettungsmed 2000; 3:4 25 – 430.

Moecke H, Anding K. Intensivtransportprotokoll – Empfehlungen der DIVI und des Bayerischen Staatsministerium des Inneren. Notfall Rettungsmed 2000; 3: 441 – 444.

Schlechtriemen T, Altemeyer KH. Das Intensivtransportsystem – ein neues Konzept für den bodengebundenen Intensivtransport. Notfall Rettungsmed 2000; 3: 420 – 424.

Schlechtriemen T, Ruppert M, Anding KH, Hennes JH, Stratmann D. Empfehlungen der BAND zum arztbegleiteten Interhospitaltransport. Notarzt 2003; 19: 215 – 219.

34

Innerklinischer Notfall

34 Innerklinischer Notfall

T. Rosolski-Jantzen, J.-T. Gräsner

Roter Faden

Notfallsituationen können im Krankenhaus genauso plötzlich auftreten wie in der häuslichen oder öffentlichen Umgebung. Das Ausmaß der Störung ist meistens größer, weil es bei diesen Patienten einen vorgeschädigten Organismus betrifft. Bei innerklinischen Notfallsituationen muss man zwischen 2 Ereignissen unterscheiden:

- die „unerwarteten" Notfallsituationen, wie Sturz aus dem Bett, Herzinfarkt oder Schlaganfall, können jeden Menschen an jedem Ort treffen,
- die „erwarteten" Notfallsituationen, wie Nachblutung, Wundinfektion oder Lungenembolie, sind spezifisch für den Krankenhauspatienten und durch seinen Aufenthalt im Krankenhaus (z.B. Operation) und/oder seine Grundkrankheit bedingt.

Wichtig: Beide Situationen bewirken Patientenunzufriedenheit, Verlängerung der Krankenhausverweildauer, zusätzliche Belegung der Intensivstation, erhöhte Mortalität und Kosten. Deshalb muss es unser Ziel sein, innerklinische Notfälle zu vermeiden bzw., wenn sie nicht vermeidbar sind, dafür Sorge zu tragen, dass sie so schnell wie möglich beherrscht werden.

Gegenwärtige Situation

In deutschen Krankenhäusern gibt es für Notfallsituationen häufig ein Team von Ärzten und Schwestern, die als *Herzalarm-*, *Reanimations-* bzw. *Notfallteam* in plötzlichen kritischen Situationen alarmiert werden. Der Erfolg dieser Teams hängt, wie auch in präklinischen Notfallsituationen, von den zeitlichen Abläufen der Rettungskette ab. Ergebnisrelevant ist:

- wann wurde die Notfallsituation erkannt,
- wann wurden die Erstmaßnahmen eingeleitet,
- wann wurde das Notfallteam gerufen,
- wann konnte der Patient erfolgreich behandelt werden und
- wann hat sich sein Zustand stabilisiert?

Neben diesen Zeitfaktoren ist der Erfolg des Teams von den Fähigkeiten der „Glieder" der Rettungskette abhängig:

- waren die Erstmaßnahmen regelrecht,
- konnte das Notfallteam die erweiterten Maßnahmen sachgerecht durchführen,
- hat die Intensivbehandlung den wissenschaftlichen Erkenntnissen entsprochen und zur Genesung des Patienten beigetragen?

Wichtig: Um sowohl die zeitliche als auch die inhaltliche Komponente der innerklinischen Notfallbehandlung zu optimieren, müssen gegenwärtig praktizierte Systeme analysiert werden.

Epidemiologische Daten

Inzidenz innerklinischer Kreislaufstillstände. Das Risiko des Auftretens eines innerklinischen Kreislaufstillstands ist abhängig von Art und Belegung der jeweiligen Kliniken. Dabei ist die medizinische Fachdisziplin, in der sich der Patient behandeln lässt, bedeutsamer als die Altersstruktur der Patienten. Die Inzidenz innerklinischer Kreislaufstillstände wird mit 1/1000 Patienten angegeben und unterliegt einer – von der Präklinik bekannten – großen Ergebnisbandbreite von 5–37% Überleben. Analysen aus dem DGAI Reanimationsregister für innerklinische Kreislaufstillstände zeigen hiervon positiv abweichende Ergebnisse mit deutlich höheren primären Erfolgs- und Entlassungsraten nach Reanimationen (Graesner 2006).

Früherkennung. In Anbetracht unbefriedigender Langzeitergebnisse nach innerklinischem Kreislaufstillstand ist die Beachtung von Vorboten und die Erkennung potenziell gefährdeter Patienten bereits vor Eintritt der Reanimationssituation ein entscheidender Prozess zur Verbesserung der Ergebnisqualität. Etwa 80% der Notfallpatienten im Krankenhaus zeigten im Zeitfenster bis zu 8h vor dem Ereignis eine Verschlechterung der Vitalparameter Atmung, Bewusstsein oder Herzfrequenz (Franklin u. Mathew 1994).

Vermeiden innerklinischer Notfallsituationen

Innerklinische Notfallsituationen sind nur selten unvorhersehbar. Häufig geht die Erkrankung, die zur Krankenhausaufnahme führt, mit beeinträchtigter Funktion lebenswichtiger Organsysteme einher. In vielen Fällen weisen die Patienten langsam fortschreitende Veränderungen des Atem-, Kreislauf- und Nervensystems auf, die bislang unerkannt waren, oder sie zeigen Prodromi, die akute Veränderungen der vitalen Funktionen nach sich ziehen.

Deshalb ist es anzustreben, Patienten im Krankenhaus entsprechend der Schwere der Grundkrankheit und der Störung der vitalen Funktionen zu versorgen.

Tabelle 34.1 Versorgungsstufen im Krankenhaus

Stufe	Station	Grundkrankheit	Vitalparameter	Kontrolle der Vitalparameter	Beispiel
Stufe 1	Allgemeinstation	leicht	physiologisch	gelegentlich (3-mal täglich)	Cholezystitis
Stufe 2	Überwachungs-station	schwer	kompensierbar	regelmäßig (stündlich)	Pneumonie
Stufe 3	Intensivstation	schwerst	dekompensiert bzw. unterstützt	kontinuierlich (online)	Lungenembolie

Versorgung von Patienten nach Schweregrad ihrer vitalen Bedrohung

Die Versorgung der Patienten im Krankenhaus erfolgt auf 3 unterschiedlichen Versorgungsstufen (Tab. 34.**1**). Dabei hängt die Versorgungsstufe (Anzahl der Pflegekräfte / Ärzte und technische Ausstattung) von der Schwere der Grundkrankheit und der vitalen Bedrohung ab.

Schon in der Aufnahme / Notaufnahme muss nach angemessenen diagnostischen und ggf. therapeutischen Maßnahmen die richtige Einordnung des Patienten in seine Versorgungsstufe erfolgen. Im weiteren Verlauf ist ein Wechsel zwischen den Versorgungsstufen jederzeit möglich.

Hinweis für die Praxis: Zur Vermeidung von Notfallsituationen und Komplikationen werden Patienten im Krankenhaus nicht fachgebietsbezogen, sondern entsprechend der Schwere ihrer Erkrankung untergebracht und überwacht.

Intensivüberbrückungsteams

Besonders gefährdet sind Patienten, die nach der Intensivtherapie auf einer Station mit niedriger Versorgungsstufe betreut werden. Zur Überbrückung des Gradienten an diagnostischen, therapeutischen und pflegerischen Maßnahmen können Intensivüberbrückungsteams eingesetzt werden. Diese Teams (Pflegekräfte und / oder Ärzte) unterstützen auf Anforderung oder zu festgelegten Zeiten das Personal der Überwachungs- oder Allgemeinstation bei Maßnahmen wie Tracheostomapflege, endotracheales Absaugen, nichtinvasive Beatmung bzw. Flüssigkeitsbilanzierung. Die Intensivüberbrückungsteams können darüber hinaus den Stationskräften bei der Beurteilung des Fortschreitens des Gesundungsprozesses und bei der Bewältigung kritischer Situationen helfen. Diese Teams kann es in vielfältiger Form geben: von einer einzelnen Fachschwester bis zu einem multiprofessionellen Team rund um die Uhr. Durch den Einsatz derartiger Intensivüberbrückungsteams können die Krankenhausmortalität und die Wiederaufnahmen auf die Intensivstation gesenkt werden (Ball et al. 2003).

Hinweis für die Praxis: Patienten, die von der Intensivstation verlegt werden, bedürfen einer erhöhten Aufmerksamkeit bei der weiteren Behandlung im Krankenhaus.

Nutzen von Frühwarnsystemen

Werden bei der Überwachung / Kontrolle der vitalen Funktionen pathologische Befunde erhoben, sollte ein Frühwarnscore zur Abschätzung der vitalen Gefährdung eingesetzt werden (Tab. 34.**2**). Eine kritische Situation ist gegeben, wenn in der Summe 5 und mehr Punkte ermittelt werden bzw. Alarmierungskriterien für das Notfallteam (s. dort) gegeben sind. Es müssen diagnostische und therapeutische Maßnahmen so zeitnah eingeleitet werden, dass der Eintritt einer Notfallsituation vermieden werden kann. Abgestuft nach der jeweiligen Situation wird der Stationsarzt, der Oberarzt bzw. das Intensivüberbrückungsteam oder das Notfallteam gerufen. Gegebenenfalls muss der Patient auf einer höheren Versorgungsstufe weiter betreut werden (Abb. 34.**1**).

Tabelle 34.2 Beispiel eines Frühwarnscores (Goldhill 2005)

Score	3	2	1	0	1	2	3
Temperatur (°C)		<35	35–35,9	36–37,4	37,5–38,4	>38,5	
Herzfrequenz (1 / min)	<40		40–49	50–99	100–114	115–129	>130
Systolischer Blutdruck (mmHg)	<70	70–79	80–99	100–179		>180	
Atemfrequenz (1 / min)		<10		10–19	20–29	30–39	>40
Sauerstoffsättigung (%)	<85	85–89	90–94	>95			
Bewusstseinszustand				wach	somnolent	Reaktion auf Ansprache	Reaktion auf Schmerz
Urinproduktution (ml / kg / h)	keine	<0,5	Dialyse	0,5–3	>3		

34

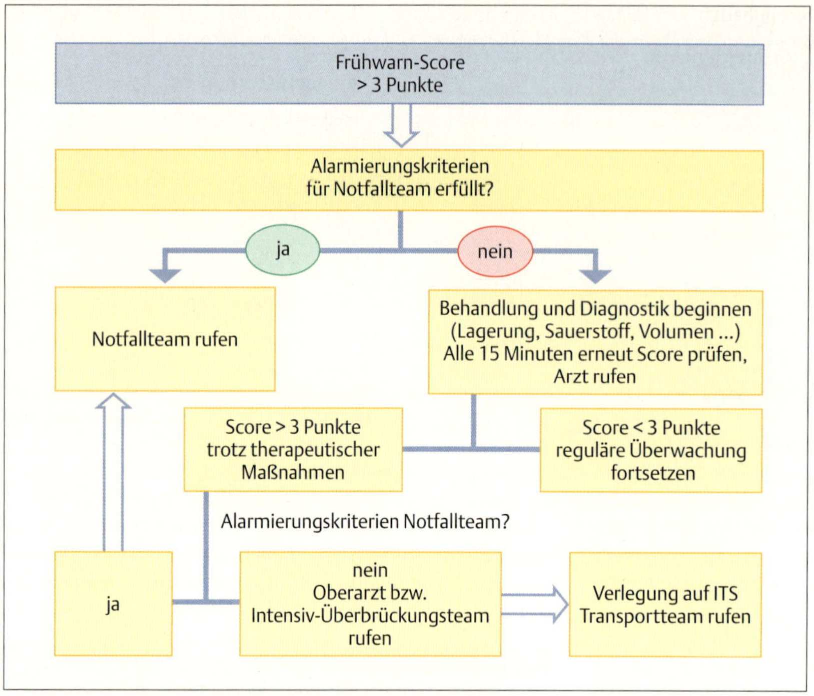

Abb. 34.1 Beispiel eines Handlungsalgorithmus bei Nutzung eines Frühwarnscores (Rees 2003).

Hinweis für die Praxis: Handlungsalgorithmen zum Erfassen und Bewältigen von Notfallsituationen müssen für alle Mitarbeiter im Krankenhaus zugänglich sein. Sie sollten als Plakat auf allen Stationen in frequentierten Arbeitsbereichen sichtbar angebracht sein.

Standardarbeitsanweisungen für das Vorgehen beim Auftreten vitaler Störungen

Sollten trotz Einsatz von Frühwarnsystemen und Intensivüberbrückungsteams akute Notfallsituationen eintreten, müssen Arbeitsanweisungen für das weitere Handeln vorliegen. Diese Anweisungen müssen auf die konkrete Situation bezogen sein und so detailliert wie möglich die vorzunehmenden Maßnahmen festlegen.

Management innerklinischer Notfälle

Erstversorgung

Bei der innerklinischen Bewältigung von Kreislaufstillständen und anderer Notfallsituationen unterscheidet man – wie in der Präklinik – zwischen Erst- und Weiterversorgung. Unter der Annahme, dass das Klinikpersonal auf jeder Versorgungsstufe mit den Grundlagen der notfallmedizinischen Diagnostik und Erstversorgung vertraut ist, sollte die Versorgungsqualität gegenüber reinen Laienmaßnahmen erhöht sein.

Basic-Life-Support. Als Basic-Life-Support-Team kommt somit das normale Personal jeder Station oder Funktionseinheit außerhalb einer Intensivstation zum Einsatz. Die Zeichen eines Kreislaufstillstands und dessen Vorboten sind bekannt und erste Maßnahmen/Reanimationsmaßnahmen im Rahmen des Basic-Life-Supports können eingeleitet werden. Während dem Laienhelfer keine Hilfsmittel zur Verfügung stehen, kann das Klinikpersonal entsprechend der Ausstattung bereits in dieser Phase Sauerstoff und technische Hilfsmittel wie Beatmungsbeutel nutzen. Sollten die technischen und organisatorischen Gegebenheiten den Zugriff auf Hilfsmittel nicht ermöglichen, sind die Reanimationsmaßnahmen mit Mund-zu-Mund- oder Mund-zu-Nase-Beatmung und Herzdruckmassage einzuleiten. 2005 fordert das ERC bei Kreislaufstillstand auch innerklinisch den Einsatz halbautomatischer Defibrillatoren (AED-Geräten) durch nichtärztliches Personal innerhalb von 3 min. Parallel zum BLS-Team wird leitlinienkonform das innerklinische Notfallteam alarmiert, welches aufgrund der personellen Besetzung und der Ausstattung die gesamte Bandbreite der Notfall-/Reanimationsversorgung sicherstellen kann.

Schulung von Ärzten und Pflegepersonal. Um die Mitarbeiter im Krankenhaus in die Lage zu versetzen, die Erstmaßnahmen erfolgreich durchzuführen, sind wiederholende Schulungen erforderlich. Diese dürfen sich nicht auf die Basismaßnahmen beschränken, sondern müssen auch die erweiterten Maßnahmen beinhalten, weil die Ersthelfer (Stationspersonal) das Notfallteam bei den weiteren Aktivitäten zur Stabilisierung des Patienten unterstützen müssen. Die Fortbildungsmaßnahmen sollten die praktische Unterweisung an Modellen und den Gebrauch der Notfallausrüstung beinhalten. Ein gemeinsames Training von Ärzten und Pflegepersonal in Notfallmaßnahmen im Arbeitsbereich dient der Erkennung von Schwachstellen und verbessert die Zusammenarbeit.

Notfallteam

Einsatz des Notfallteams. Das Notfallteam besteht idealerweise aus mehreren Personen. Die Anzahl der Personen hängt davon ab, welche Aufgaben das Team hat. Neben dem Einsatz als Reanimationsteam hat es sich immer mehr durchgesetzt, dieses Team auch in anderen Notfallsituationen zu rufen. Der Einsatz des Notfallteams auch in lebensbedrohlichen oder kritischen Situationen kann eine Verringerung der Häufigkeit von Reanimationen im Krankenhaus zur Folge haben (DeVita et al. 2004). Darüber hinaus kann der konsequente Einsatz eines Notfallteams die Mortalität, den Anteil ungünstiger Ergebnisse und die Krankenhausverweildauer senken (Bellomo et al. 2004).

Kompetenzen des Notfallteams. Neben einem in der Reanimation erfahrenen Arzt (Anästhesist, Notfallmediziner) sollten dem Team eine Pflegekraft (Fachschwester/pfleger Anästhesie) und ein erfahrener Internist angehören. Das Team sollte folgende vier Kompetenzen besitzen:

- für jede Notfallsituation eine adäquate Notfallbehandlung einleiten,
- das erweiterte Atemwegsmanagement beherrschen,
- zentrale Venenkatheter platzieren können und
- eine Intensivtherapie bettseitig beginnen können.

Mitglieder des Notfallteams dürfen während ihrer Dienstzeit keine Arbeit übernehmen, die nicht sofort unterbrochen werden kann, damit eine Hilfsfrist von <4 min eingehalten werden kann. Das Notfallteam muss 24 h am Tag über das ganze Jahr verfügbar sein. Die Mitglieder des Notfallteams bilden sich ständig auf dem Gebiet der Notfallmedizin fort und besuchen mindestens ein- bis zweimal im Jahr entsprechende Kurse. Diese werden in größeren Kliniken und von der Ärztekammer in allen Bundesländern regelmäßig angeboten.

Alarmierung

Für das Personal auf den Stationen müssen eindeutige und einfache Kriterien für die Alarmierung des Notfallteams vorliegen (Tab. 34.**3**). Komplizierte Tabellen mit Punktsystemen sind eher unpraktisch. Untersuchungen haben gezeigt, dass am häufigsten Bewusstseinsstörungen, gefolgt von Blutdruckabfall und Hyperventilation, Einsatzindikation für ein Notfallteam sind (Parr et al. 2001). Die technische Alarmierung des Notfallteams erfolgt in der Regel von einem Telefon zu einem Rufempfängersystem. Bei modernen Telefonanlagen kann die Notfallnummer z. B. unter Taste 1 eingespeichert werden, sodass kein Zeitverlust entsteht. Ist eine Pflegekraft auf der Station allein (was zunehmend der Fall ist), ist ein tragbares Telefon vorzuhalten. Die Mitglieder des Notfallteams tragen einen Funkmeldeempfänger, welcher ihnen idealerweise neben dem Alarmsignal auch den Bereich übermittelt, in dem der Alarm ausgelöst wurde. So kann sich das Personal am Notfallort ausschließlich um den Patienten kümmern, weitere Telefongespräche und Nachfragen entfallen. Das Notfallteam begibt sich unverzüglich zum Notfallort.

Hinweis für die Praxis: Bei Unsicherheiten bezüglich des Zustands des Patienten wird eine Alarmierung des Notfallteams empfohlen.

Notfallausrüstung

Geräte. Auf jeder Station und in jedem Funktionsbereich sollten die für die innerklinische Notfallversorgung/Reanimation erforderlichen Hilfsmittel an einem gut zugänglichen Ort vorgehalten werden. Dazu gehören als Minimum ein Sauerstoffgerät, ein Beatmungsbeutel und ein Reanimationsbrett. Entsprechend den ERC-Leitlinien 2005 sollen halbautomatische Defibrillatoren (AED) im Krankenhaus so verteilt sein, dass sie in jedem Bereich innerhalb von 3 min zum Einsatz gelangen können. Für die erweiterten Maßnahmen werden darüber hinaus Hilfsmittel zur Sicherung des Atemwegs (orotracheale Luftbrücken, Laryngoskop und verschiedene Spatel, Endotrachealtuben, Larynxtuben, Kehlkopfmasken, Kombitubus, Koniotomieset, Absaugung) und für den venösen Zugang (Venenverweilkanülen, ZVK, intraossäres Punktionssystem) benötigt.

Medikamente. Weiterhin ist ein Sortiment an Notfallmedikamenten zur Behandlung der häufigsten Notfallsituationen vorzuhalten. Bewährt hat sich, die Hilfsmittel und Notfallmedikamente in entsprechenden Notfallkoffern, Notfallrucksäcken oder auf Notfallwagen in den Bereichen zu bevorraten. Die Funktionstüchtigkeit der Hilfsmittel und die Haltbarkeit der Medikamente müssen gewährleistet sein. Durch wöchentliche Kontrolle durch eine verantwortliche Person des Bereichs oder aus zentralen Bereichen (Anästhesie, Medizintechnik, Apotheke) kann dieses sichergestellt werden.

Vorhaltung der Notfallausrüstung. Alternativ zu der Vorhaltung der Notfallausrüstung in den einzelnen Bereichen, kann diese auch zentral vorgehalten und durch das Notfallteam mitgebracht werden. Das verzögert allerdings das Eintreffen des Notfallteams und Maßnahmen durch die handelnden Personen vor Ort. Bewährt hat sich das Nachordern von Transportmonitor, Infusions- bzw. Spritzenpumpen, Transportbeatmungsgerät und speziellen Medikamenten vor Verlegung des stabilisierten Patienten auf

Tabelle 34.**3** Alarmierungskriterien für das Notfallteam (Hillman et al. 2001)

Gestörte Funktion	Störung
Atmung	▸ Atemstillstand ▸ Atemwegsverlegungen, subjektive Atemnot ▸ Atemfrequenz <5 oder >40
Kreislauf	▸ Kreislaufstillstand ▸ Herzfrequenz <40 oder >140 ▸ systolischer Blutdruck <70 mmHg
ZNS	▸ plötzliche Änderung der Bewusstseinslage (Abnahme der GCS um >2 Punkte) ▸ wiederholte oder anhaltende Krampfanfälle
Andere	▸ plötzliche starke Schmerzen (Kopf, Thorax, Abdomen) ▸ jeder Patient, bei dem die Pflegekraft ein „schlechtes Gefühl" hat und die obigen Kriterien nicht erfüllt sind

eine Intensivbehandlungs- oder Überwachungseinheit. Hierfür ist ein sog. „Transportteam" verantwortlich, welche aus einem in der Intensivtherapie erfahrenen Arzt und einer Fachschwester besteht.

Hinweis für die Praxis: Checklisten für die Notfallausrüstung einschließlich der Notfallmedikamente vereinfachen die notwendigen Kontrollen.

Notfallbehandlung

Für die innerklinische Notfallbehandlung gelten die gleichen Behandlungsalgorithmen wie für die präklinische Notfallmedizin. Diese Maßnahmen können im Krankenhaus um

- zielgerichtete apparative Diagnostik (z. B. CT),
- labormedizinische Analysen und
- spezielle Behandlungsmaßnahmen (z. B. Transfusion)

erweitert werden. Vorteilhaft ist auch, dass im Krankenhaus Spezialisten für konkrete Fragestellungen zur Verfügung stehen und einbezogen werden können. Hier gilt: der Erfahrenste und am besten Ausgebildete gehört an das Bett des Notfallpatienten.

Präklinisch sind der Notarzt und die Rettungsassistenten dagegen auf sich alleine gestellt und müssen die Notfallsituation mit der Ausrüstung des Notarzteinsatzfahrzeuges bzw. des Rettungswagen meistern.

Hinweis für die Praxis: Standardanweisungen zur Behandlung der häufigsten Notfallsituationen erleichtern die Ausbildung und praktische Arbeit. Sie müssen regelmäßig überarbeitet werden.

Dokumentation und Auswertung des Notfallmanagements

Die Dokumentation der Notfallversorgung im innerklinischen Alltag ist nicht festgeschrieben und demzufolge sehr heterogen. Einheitliche Protokolle, wie sie in der Präklinik üblich sind, werden bisher kaum eingesetzt. Häufig erfolgt eine handschriftliche, freie Dokumentation der Befunde und der durchgeführten Maßnahmen im Krankenblatt. Dadurch können wichtige Informationen, die für die weitere Behandlung des Patienten notwendig sind, vergessen werden. Das kann unter Umständen rechtsrelevante Folgen haben.

Hinweis für die Praxis: Die Nutzung aus der Präklinik bekannter Dokumentationssysteme, wie z. B. des DIVI-Notarztprotokolls, ist auch bei der innerklinischen Versorgung zu empfehlen. Für Reanimationen sollte zusätzlich das Reanimationsprotokoll der DGAI zum Einsatz kommen.

Die erfassten Daten müssen statistisch ausgewertet werden. Die Erläuterung und Bewertung der Ergebnisse mit den beteiligten Personen dient der Optimierung von Prozess- und Strukturqualität im Rahmen des Qualitätsmanagements. Nur durch standardisierte Dokumentation und Auswertung ist ein Benchmarking für die eigene Einrichtung möglich. Neben der statistischen Auswertung ist zur Einschätzung der individuellen Situation ein analysierendes Gespräch mit allen Beteiligten geboten.

Wichtig: Weitere Einzelheiten zum Reanimationsregister der DGAI findet man unter: www.reanimationsregister.de.

Perspektiven

Für die präklinische Notfallmedizin sind Hilfsfrist, Einsatzindikation, Alarmierung / Leitstelle, Kommunikation, Personal und deren Qualifikation, Ausrüstung und Finanzierung durch die Rettungsdienstgesetze der Länder geregelt. Für innerklinische Notfallsituationen gibt es bislang keine Vorgaben. Die heterogenen Strukturen bieten zurzeit klinik- oder abteilungsbezogene Lösungswege. Die Anzahl der Studien über den Einsatz von Notfallteams im Krankenhaus ist überschaubar; die Ergebnisse aufgrund der unterschiedlichen Strukturen und Prozesse sind kaum vergleichbar. Eine erste internationale Konsensuskonferenz zum Thema innerklinischer Notfall (DeVita et al. 2006) analysiert die gegenwärtige Situation. Damit verbunden ist die Hoffnung, durch klare Definitionen Voraussetzungen für einen Vergleich gegenwärtig etablierter, innerklinischer Notfallversorgungsstrukturen zu ermöglichen. Weitere Konsensuskonferenzen sind notwendig, um nationale bzw. internationale Empfehlungen für die innerklinische Notfallversorgung und deren Fortschreibung zu erarbeiten.

Wichtig: Krankenhausträger müssen auf die Vorteile eines optimalen innerklinischen Notfallmanagement aufmerksam gemacht und überzeugt werden, die Finanzierung sicherzustellen.

Kernaussagen

Gegenwärtige Situation

Der innerklinischen Notfallsituation steht ein Team von Ärzten und Schwestern gegenüber, deren Erfolg vom zeitlichen Ablauf der Rettungskette sowie von den einzelnen Gliedern der Rettungskette abhängig ist.

Um sowohl die zeitliche als auch die inhaltliche Komponente der innerklinischen Notfallbehandlung zu optimieren, müssen gegenwärtig praktizierte Systeme analysiert werden.

Epidemiologische Daten

Die Inzidenz innerklinischer Kreislaufstillstände wird mit 1 / 1000 Patienten angegeben und unterliegt einer – von der Präklinik bekannten – großen Ergebnisbandbreite von 5–37 % Überleben.

Vermeiden innerklinischer Notfallsituationen

Bei einem von 1000 Krankenhauspatienten wird eine Reanimation notwendig.

Im Vorfeld des Herzstillstands ist bei diesen Patienten eine Beeinträchtigung der Vitalfunktionen festzustellen.

Durch die Versorgung der Patienten entsprechend der Schwere ihrer Erkrankung können innerklinische Notfallsituationen vermieden werden. Frühwarnscores können zur Identifikation dieser Patienten hilfreich sein.

Management innerklinischer Notfälle

Sollten dennoch Notfallsituationen eintreten, müssen Standardanweisungen für das weitere Handeln vorliegen.

Das gesamte Krankenhauspersonal muss in der Bewältigung von Notfallsituationen regelmäßig geschult werden.

Das Personal vor Ort muss die Erstmaßnahmen einschließlich der Defibrillation mit AED einleiten und das Notfallteam rufen.

Das Notfallteam muss 24 h am Tag verfügbar sein und Kompetenz in den erweiterten Maßnahmen einschließlich der Intensivtherapie besitzen.

Alarmierung des Teams, vorgehaltene Notfallausrüstung und Dokumentation des Einsatzes sind zu standardisieren. Auswertungen sind nützlich, um das innerklinische Notfallmanagement zu verbessern.

Perspektiven

Konsensuskonferenzen sind notwendig, um nationale bzw. internationale Empfehlungen für die innerklinische Notfallversorgung und deren Fortschreibung zu erarbeiten.

Literartur

Ball C, Kirkby M, Williams S. Effects of the critical care outreach team on patient survival to discharge from hospital and readmission to critical care: non-randomised population based study. Brit Med J 2003; 327: 1014 – 1017.

Bellomo R, Goldsmith D, Uchino S, Buckmaster J, Hart G, Opdam H, Silvester W, Doolan L, Gutteridge G. Prospective controlled trial of effect of medical emergency team on postoperative morbidity and mortality rates. Crit Care Med 2005; 32: 916 – 921.

DeVita MA, Schaefer J, Lutz J, Dongilli T, Wang H. Improving medical crisis team performance. Crit Care Med 2004; 32 (Suppl 2): 61 – 65.

DeVita MA, Bellomo R, Hillman K et al. Findings of the first Consensus Conference on Medical Emergency Teams. Crit Care Med 2006; 34: 2463 – 2478.

European Resuscitation Council Guidelines for Resuscitation 2005. Section 3. Electrical therapies: Automated external defibrillators, defibrillation, cardioversion and pacing. Resuscitation 2005; 67(Suppl 1): 25 – 37.

European Resuscitation Council Guidelines for Resuscitation 2005. Section 4. Adult advanced life support. Resuscitation 2005; 67(Suppl 1): 39 – 86.

Franklin C, Mathew J. Developing strategies to prevent inhospital cardiac arrest: nalyting response of physicans and nurses in the hours before the event. Crit Care Med 1994; 22: 244 – 247.

Goldhill DR. Preventing surgical death: critical care and intensive care outreach services in the postoperative period. Brit J Anest 2005; 95: 88 – 94.

Hillman K, Parr M, Flabouris A, Bishop G, Stewart A. Redifining in-hospital resuscitation, the concept of the medical emergency team. Resuscitation 2001; 48: 105 – 110.

Graesner JT, Doerges V, Rosolski T, Wnent J, Scholz J. Outcome differences between pre-hospital and in hospital cardiac arrest. Resuscitation 2006; 69: 115 (P-039).

Parr MJ, Hadfield JH, Flabouris A, Bishop G, Hillman K. The Medical Emergency Team: 12 month analysis of reasons for activation, immediate outcome and not- for- resuscitation orders. Resuscitation 2001; 50: 39 – 44.

Rees JE. Early warning scores. Update in Anaesthesia 2003; 17: 30 – 33.

35

Technische Rettung

35 Technische Rettung

G. Schmöller

Roter Faden

Definition. Unter „Technischer Rettung" versteht man im Allgemeinen die Befreiung eines Menschen aus einer Zwangslage durch technische Maßnahmen. Das Einsatzspektrum reicht von Einklemmung in Aufzug, Maschine, Geländer oder Fahrzeug über Notfall auf Baukran, Absturz in Schacht bis zur Pfählung.

Beispiel: Indikation Verkehrsunfall mit eingeklemmter Person. Eine der häufigsten Indikationen für technische Rettung ist der Verkehrsunfall mit eingeklemmter Person. Die hierbei notwendigen technischen Maßnahmen können als beispielhaft angesehen werden und eignen sich somit zur exemplarischen Beschreibung.

Die Automobilindustrie unternimmt seit Jahrzehnten große Anstrengungen, um die aktive und passive Sicherheit von Kraftfahrzeugen zu erhöhen. Exemplarisch hierfür sind die Weiterentwicklung von Airbag-Systemen, der energieresorbierenden Konstruktion von „Knautschzonen", ABS, elektronischem Stabilitätssystem und die Erhöhung der Stabilität der Fahrzeuglängsseiten zu nennen.

Die jeweiligen Hersteller stellen aus Produkthaftungsgründen Rettungsleitfäden bereit. Als Hilfsmittel an der Einsatzstelle sind diese jedoch nicht sonderlich geeignet. Für die Zukunft wird ein Rettungslabel diskutiert, das die Schlüsselinformationen direkt am Unfallfahrzeug mitführt.

Bei eingeklemmten Personen ist es die Schlüsseltätigkeit der Feuerwehr, diese Einklemmung mittels technischer Maßnahmen zu beheben. Mittlerweile gehören hydraulische Rettungssätze zur Normbeladung vieler Feuerwehrfahrzeuge, eine Erhöhung der Flächendeckung und kürzere Zugriffszeiten sind die Konsequenz. Die Einsatzfrequenz bezogen auf den Standort nimmt allerdings deutlich ab. Um dem gegenzusteuern, muss die Aus- und Fortbildung mittels Standards vereinfacht und vereinheitlicht werden (Kanz 2002). Dies bedeutet, dass die Rettungsmaßnahmen bei PKW-, Kleintransporter und LKW-Unfällen angenähert werden müssen.

Wichtig: Die Einklemmung von Fahrzeuginsassen nach Verkehrsunfällen resultiert in aller Regel aus der Fixierung der unteren Extremitäten aufgrund Verformung der Fahrgastzelle in Folge hoher Verformungsenergien. Hauptziel des Feuerwehreinsatzes ist die Behebung der Einklemmungssituation.

Kommunikation an Einsatzstellen

Ein entscheidender Punkt in der Zusammenarbeit von Einsatzkräften ist die Kommunikation, die gerade unter Zeitdruck häufig eine Fehlermöglichkeit darstellt (s. Kap. 48).

Präzise Kommunikation. Stellt sich bei einer notfallmedizinischen Diagnostik und Versorgung heraus, dass ein eingeklemmter Patient z. B. wegen eines stumpfen Bauchtraumas kreislaufinstabil wird, wäre folgender Satz des Rettungsteams denkbar: „Der Patient muss schnell befreit werden!" Der Begriff „schnell" unterliegt einer subjektiven Interpretation, wird dieser nicht quantifiziert, kann hieraus eine erhebliche Patientengefährdung resultieren. Lautet der Satz jedoch: „Der Patient muss in 5 min befreit sein", stehen klare Rahmenbedingungen fest. Exemplarisch könnte die Antwort des Feuerwehreinsatzleiters lauten: „In 5 min ist der Patienten aus seiner Einklemmung befreit, das Dach ist dann allerdings noch auf dem Fahrzeug." Erst so kann vom Notarzt eine Nutzen-Risiko-Analyse und eine Therapieanpassung durchgeführt werden.

Mitteilung technischer Rahmenbedingungen. Umgekehrt muss der Feuerwehreinsatzleiter dem Notarzt technische Rahmenbedingungen mitteilen. Dies kann eine erheblich längere Rettungszeit bei Einklemmung durch Seitenanprall an einen Mast oder Baum sein. Bei mehreren Eingeklemmten ist es vielleicht notwendig, leichter Verletzte zuerst zu befreien, um die Voraussetzungen für die Rettung von schwerer verletzten Patienten zu schaffen.

Alle genannten Fakten müssen eindeutig kommuniziert werden.

Nichtkommunikation. Eine weitere Fehlerquelle ist Nichtkommunikation. Zeitverzögerungen entstehen z. B. einerseits durch fehlende Aussagen wie „wir sind so weit, wir können jetzt mit der Dachabnahme beginnen", andererseits durch die fehlende Rückmeldung des Angesprochenen.

Hier bewahrheitet sich die Aussage: Gesagt ist nicht gehört, gehört ist nicht verstanden!

Hinweis für die Praxis: Kommunikation muss in messbaren Größen erfolgen. Die Einzelschritte müssen klar kommuniziert und rückbestätigt werden.

Patientengerechte Rettung

Kritisch muss erwogen werden, ob bei einem hämodynamisch instabilen Patienten der Nutzen durch Dachabnahme und achsengerechte Rettung mit Rettungskorsett, das Risiko des Zeitnachteils und das damit verbundene spätere Eintreffen in der versorgenden Klinik rechtfertigt. (Abb. 35.**1**). Eine patientengerechte Rettung ist also eine für diesen Patienten maßgeschneiderte Rettung. Nicht alle möglichen Maßnahmen müssen auch zwingend zum Einsatz kommen, sondern werden unter Berücksichtigung der technischen Rahmenbedingungen dem aktuellen Patientenzustand angepasst.

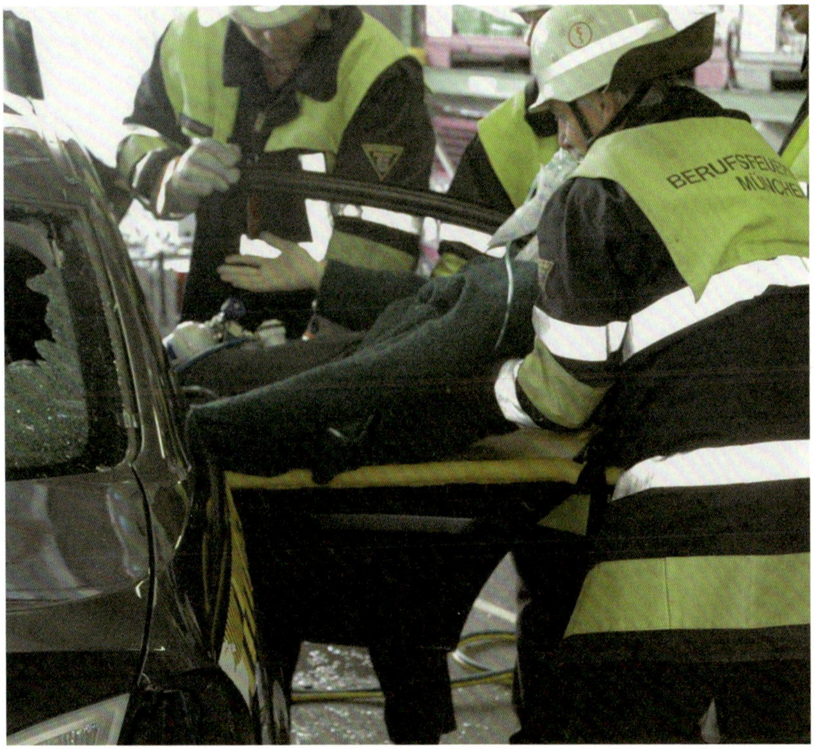

Abb. 35.1 Schnelle Rettung seitwärts mit Spineboard bei hämodynamisch instabilem Patienten.

Schwerverletzte müssen schnellstmöglich einer klinischen Versorgung zugeführt werden, hier gilt der Begriff der „golden hour of trauma". Konkret ist hierunter zu verstehen, dass bei einer Alarmierungs- bzw. Anfahrtszeit und einer Transportzeit von jeweils 20 min, die Rettung nicht länger als 20 min dauern sollte (Calland 2005).

Maßnahmen des Rettungsdienstes

Nicht selten werden Notarzt und Rettungsdienst vor der Feuerwehr am Unfallort eintreffen. Dies stellt die Einsatzkräfte vor besondere Herausforderungen.

Das Thema „Gefahren der Einsatzstelle" (Trepesch 2001) ist in den Curricula der Rettungsdienstausbildungen zwar enthalten, in der täglichen Einsatzpraxis wird der Mitarbeiter jedoch kaum mit „gefährlichen" Situationen konfrontiert. Durch Regeleinsätze desensibilisiert, fokussieren sich die Einsatzkräfte auf die Patientenversorgung und vernachlässigen Sicherheitsaspekte und die Gefahrenanalyse.

Gefahrenanalyse
In Anlehnung an das bei Feuerwehren verwendete Schema zur Gefahrenanalyse werden folgende Punkte herausgestellt.

Ausbreitung

Nicht nur auf Autobahnen und Schnellstraßen besteht durch den noch fließenden Verkehr ein erhebliches Gefahrenpotenzial. Auf die Vollständigkeit der persönlichen Schutzausrüstung, besonders unter dem Aspekt Hochsichtbarkeit, muss hier hingewiesen werden.

Das Thema Airbag wird unter diesem Punkt betrachtet. So lange keine Rüstmaßnahmen durchgeführt werden, besteht für die Retter keine Gefahr durch primär nicht ausgelöste Airbags. Während des Gebrauchs von Rettungsgerät sollte sich der Helfer in die Mitte hinter die Frontsitze zurückziehen, um bei sekundärer Auslösung (Auslösung durch Rettungsmaßnahmen) nicht gefährdet zu werden. Die Kommunikation spielt hier wieder eine große Rolle. Zum Risiko einer sekundären Auslösung kann generell festgestellt werden, dass seit 1995 weltweit nur eine einzige Auslösung eines Beifahrerairbags dokumentiert ist.

ABC-Gefahrstoffe

Bei Kurierfahrten werden Radionuklide (A), biologische Stoffe (B) oder Chemikalien (C) transportiert. Diese PKW oder Kleintransporter sind gekennzeichnet. Ist ein Insasse eines solchen Fahrzeugs nach einem Unfall eingeklemmt, das Fahrzeug ab der B-Säule aber weitgehend unbeschädigt, sind die Transportverpackungen vermutlich noch intakt. Somit ist ein Gefahrstoffaustritt unwahrscheinlich und die Patientenerstversorgung kann sofort aufgenommen werden.

Sind Fahrzeuge im Bereich des Transportraumes jedoch stark beschädigt, können Verpackungen und Behältnisse beschädigt sein und Gefahrstoffe austreten.

Wichtig: Bei der Erkundung muss auf auslaufende Flüssigkeiten, Geruch und Geschmack geachtet werden. Notfalls muss hier auf das Eintreffen von Kräften mit Atemschutz und Schutzanzügen gewartet werden.

35

Elektrizität

Die normale Fahrzeugspannung von 12V oder 24V stellt für das Rettungsdienstpersonal keine Gefahr dar. Hat das Unfallfahrzeug jedoch noch Verbindung z.B. mit einem Beleuchtungsmasten oder Verteilerkasten, kann die Karosserie durchaus unter Spannung stehen. Bei Unfällen im elektrifizierten Bahnbereich ist auf abgerissene Oberleitungen zu achten.

Explosion

Ausgehend von einem Brand im Motorraum dauert es ca. 10 min, bis das Fahrzeug im Vollbrand steht. Eine Explosion, wie in Filmen meist dargestellt, wird hierbei nicht beobachtet. Lösch- und Rettungsversuche müssen in jedem Fall unternommen werden.

Brandversuche mit gasbetriebenen Fahrzeugen haben gezeigt, dass selbst nach einem Frontalcrash mit Folgebrand das Gas kontrolliert über ein Überdruckventil entweicht. Dies entzündet sich an den Flammen und brennt mit hörbar pfeifendem Geräusch und einer grellen gerichteten Flamme im hinteren Bereich des Fahrzeuges ab.

Wichtig: Diese Flamme soll nicht gelöscht werden, damit sich kein explosives Gas-Luft-Gemisch an der Unfallstelle bilden kann.

Einsturz

Zu beachten ist eine etwaige Kipp- oder Absturzgefahr des verunfallten Fahrzeugs. Anprall und teilweises Durchstoßen eines Geländers, Zum-Stehen-Kommen an einer Böschung oder Liegen auf dem Fahrzeugdach oder der Fahrzeugseite sind hierfür Beispiele.

Wichtig: Manipulationen der Retter könnten einen Absturz oder Umkippen provozieren, dies gefährdet Patienten und Helfer. Der Zugang sollte in diesen Situationen erst nach Sicherung des Fahrzeugs durch die Feuerwehr erfolgen.

Durchschlägt ein Unfallfahrzeug eine Gebäudewand, muss mit einer Instabilität des Gebäudes in diesem Bereichs gerechnet werden. Retter und Patienten können durch herabfallende Teile oder Teileinsturz gefährdet werden. Die Kontaktaufnahme mit Patienten muss in jedem Fall so erfolgen, dass sich Rettungspersonal nicht unter „schwebenden Lasten“ aufhält. Steht das Unfallfahrzeug jedoch ohne Sturz- oder Kippgefahr auf einigermaßen geradem Untergrund, können die Retter ohne vorherige Unterbaumaßnahmen der Feuerwehr zum Patienten einsteigen. Die dabei entstehenden Bewegungen sind unproblematisch.

35

Einfache technische Maßnahmen

Absichern der Einsatzstelle / Erkundung

Gerade der alleinfahrende und ersteintreffende Notarzt steht hier vor einem Problem. Im Rahmen einer Güterabwägung muss vor den medizinischen Maßnahmen die Unfallstelle abgesichert werden. Dies kann durch Positionierung des Einsatzfahrzeugs und durch Mithilfe anderer Verkehrsteilnehmer erfolgen.

Hinweis für die Praxis: Bei der anschließenden Erkundung sollte unbedingt die Gesamtzahl der Unfallbeteiligten verifiziert werden, um keinen Verletzten zu übersehen.

Zugang zum Patienten

Meist gelingt es, durch eine, dem Anstoßpunkt gegenüberliegende Fahrzeugtür oder Heckklappe zum Patienten einzusteigen. Die Zerstörung der Heckscheibe, z.B. mit einem Federkörner, kann ebenfalls eine Möglichkeit sein, um ins Innere vorzudringen. Nachteilig ist hierbei das Auftreten von Splittern, das durch vorheriges Abkleben mit Pflasterstreifen minimiert werden kann. Bei Unterfahrung und entsprechender Deformierung des Fahrzeugdaches kann der Zugang ohne entsprechendes technisches Gerät unmöglich sein.

Hinweis für die Praxis: Die Zündung sollte ausgeschaltet, der Schlüssel im Schloss belassen werden. Bei Automatikfahrzeugen ist der Fahrzeugwahlhebel in die Stellung „P“ zu bringen.

Bewegen des Fahrzeugsitzes

Bei starker Verformung der Fahrgastzelle kann die Atemexkursion des Patienten durch Einklemmung zwischen Lenkrad und Sitz behindert sein. Es sollte zumindest der Versuch unternommen werden, die Sitzlehne mechanisch oder elektrisch nach hinten zu bewegen. Bei Einklemmung der unteren Extremitäten kann ebenfalls versucht werden, den Sitz nach hinten zu bewegen. Diese einfachen Handgriffe führen bei massiver Verformung jedoch häufig nicht mehr zum Erfolg.

Rettung

Ist der Patient nicht eingeklemmt oder konnte die Einklemmung vor Eintreffen der Feuerwehr behoben werden, muss kritisch abgewogen werden, ob eine Rettung mit wenigen Einsatzkräften durchgeführt wird. Wegen des damit verbundenen Zeitvorteils kann dies zielführend sein, geht allerdings zu Lasten der Immobilisationsmöglichkeiten.

Maßnahmen der Feuerwehr

Die Feuerwehr führt mehrere Maßnahmen zeitgleich durch. Dies sind Absicherung der Einsatzstelle, ggf. Brandbekämpfung, Erkundung, Kommunikation mit Rettungsdienst und Polizei, Sicherstellung des Brandschutzes, Unterbaumaßnahmen, Lageidentifikation der Airbag-Generatoren (Airbag-Scanning) und Entfernung aller Fahrzeugscheiben. Diese Standardmaßnahmen sollten nach etwa 4 min abgeschlossen sein. Die im Folgenden beschriebenen Maßnahmen können in der Reihenfolge variiert und angepasst werden.

Sicherung gegen Ab- oder Umstürzen

Stützsysteme, Hebekissen, Greifzüge oder Fahrzeugwinden werden zur Sicherung eingesetzt. Um notwendige Fixpunkte zu schaffen, sind Feuerwehrfahrzeuge entsprechend zu positionieren. Dies gilt es beim Abstellen von Notarztfahrzeugen und Rettungswagen zu beachten. Bei Unterfahrungen müssen Lasten mit Hebekissen, Hebezeugen oder Kranwagen angehoben bzw. fixiert werden. Das erforderliche Zeitintervall variiert für diese Maßnahmen zum Teil erheblich.

Öffnen von Türen

Zum Öffnen und Entfernen von Türen werden hauptsächlich 2 Techniken angewendet:
- das Durchtrennen der Scharniere mittels Schneidgerät (Rettungsschere) oder
- das Aufspreizen mit einem Rettungsspreizer.

In der Regel wird an der Scharnierseite begonnen. Das Türschloss lässt sich zum Teil öffnen, wird aufgespreizt oder durchtrennt. Das Entfernen einer Tür dauert ca. 3 min.

Behebung der Einklemmung des Brustkorbs

Nach Entfernen der Tür auf der Seite der Einklemmung, wird die A-Säule mit dem Schneidgerät, unten parallel zum Schweller (Abb. 35.**2**) und zum Dach (Abb. 35.**3**) durchtrennt. Der Rettungszylinder wird mit einem Stützwinkel eingesetzt. Der Vorderwagen wird mit dem Zylinder soweit nach vorne zurückgedrückt, bis das Lenkrad die Atemexkursionen nicht mehr behindert. Der Brustkorb kann so innerhalb von 2 min entlastet werden (Abb. 35.**4**).

Entfernen des Fahrzeugdaches

Alle Säulen des Daches werden mit Schneidgeräten durchtrennt, das Dach wird anschließend als Ganzes entfernt. Da im Vorfeld die Lage der Generatoren der Airbags identifiziert und alle Scheiben entfernt wurden, sind die möglichen Gefahrenmomente minimiert. Bei einem Kombifahrzeug dauert diese Maßnahme etwa 5 min.

Behebung der Einklemmung der unteren Extremitäten

Die Vorgehensweise entspricht weitestgehend der Technik zur Behebung der Einklemmung des Brustkorbs. In jedem Fall sollte die gegenüberliegende A-Säule ebenfalls zweimal durchtrennt werden. Bei Vorhandensein zweier Rettungszylinder sollten diese auf beiden Fahrzeugseiten zum Einsatz kommen. Die unteren Extremitäten können innerhalb ca. 4 min befreit werden (Abb. 35.**5**).

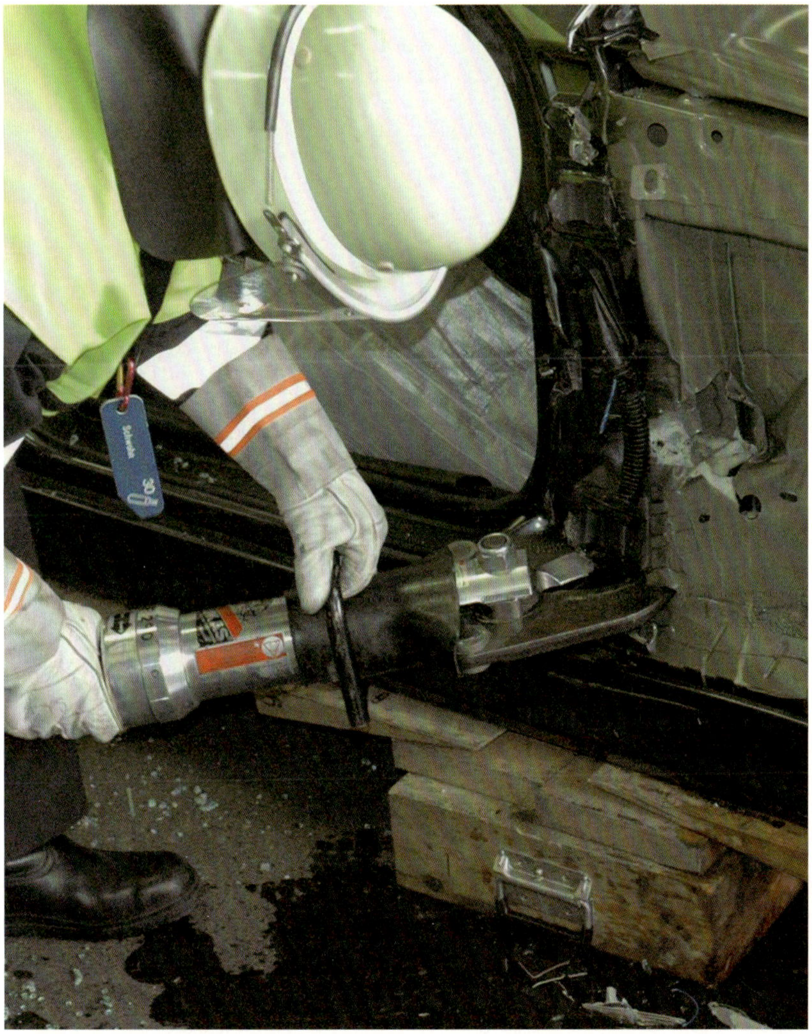

Abb. 35.**2** Die A-Säule wird unten, parallel zum Schweller mit einem Schneidgerät komplett durchtrennt (Beispiel PKW).

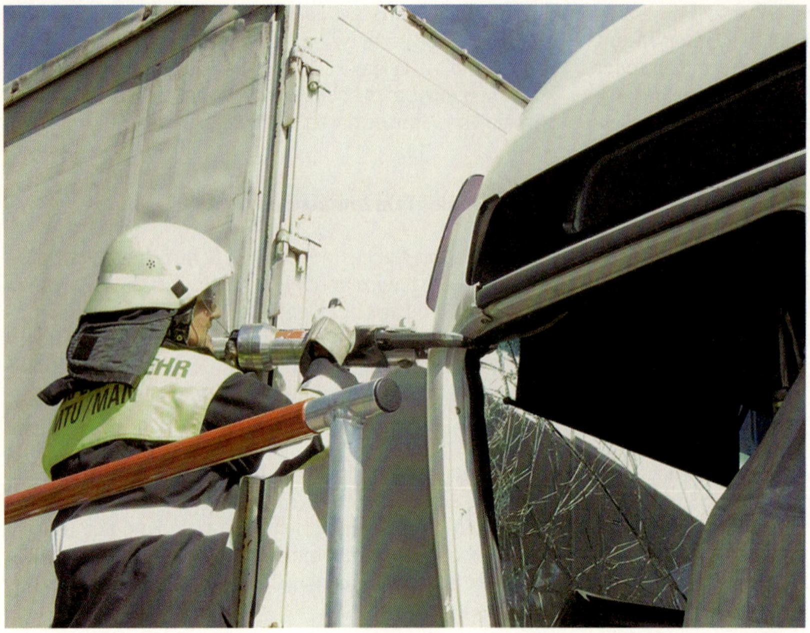

Abb. 35.**3** Schnitt durch die A-Säule oben (hier am LKW).

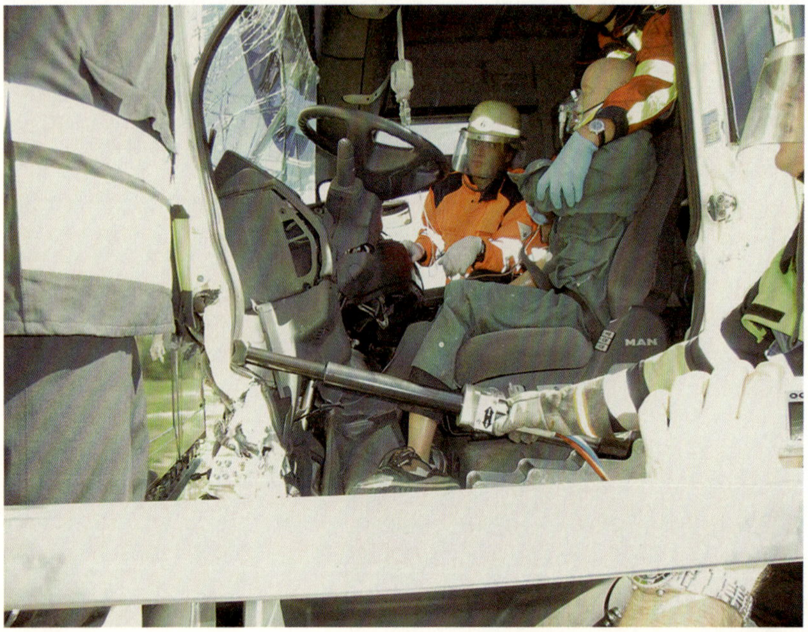

Abb. 35.**4** Der Rettungszylinder wird diagonal eingesetzt, die Lenksäule wird vom Patienten wegbewegt, der Brustkorb wird so entlastet.

Rettung

Ist die Rückenlehne des Sitzes abklappbar, kann eine achsengerechte Rettung mittels Rettungskorsett, Schaufeltrage oder Spineboard durchgeführt werden. Das Dach muss vorher entfernt werden. Sollte die Rückenlehne nicht mehr beweglich sein, ist eine seitliche Rettung mit den genannten Hilfsmitteln notwendig (Abb. 35.**6**). Ein Einschneiden in die Sitzstruktur mittels Schneidgerät wird wegen der Nichtkalkulierbarkeit der Verformung als problematisch erachtet und deswegen nicht empfohlen. Das Anlegen eines Rettungskorsetts dauert 4 min, die Rettung ca. 2 min.

Zusammenarbeit

Die Zusammenarbeit von technischen und medizinischen Einheiten zur Rettung von Patienten stellt bei jedem Einsatz eine neue Herausforderung für alle Einsatzkräfte dar. Die Einsatzsituationen ereignen sich selten, zeichnen sich aber durch ein hohes Maß an Komplexität, Dynamik und Zeitdruck aus. Teams treffen zeitversetzt und häufig neu zusammengesetzt an Einsatzstellen aufeinander. Dies sind keine optimalen Bedingungen für ein patientengerechtes Vorgehen. Deshalb muss, wie in vielen Bereichen der Einsatzvorbereitung, dem Training der einzelnen Fachdienste hohe Bedeutung beigemessen werden. Noch wichtiger sind jedoch gemeinsame Trainingsmaßnahmen, um besonders

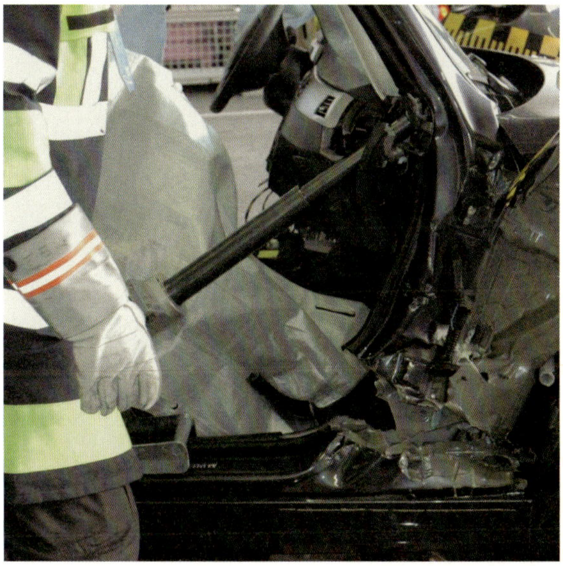

Abb. 35.**5** Der Rettungszylinder wird diagonal eingesetzt, der Vorderwagen nach vorne bewegt, die Einklemmung der unteren Extremitäten behoben.

die Berührungspunkte und die Kommunikation zu optimieren. Führungskräfte sind hier gefordert, einerseits Ressourcen für Aus- und Fortbildung bereitzustellen, andererseits Realeinsätze unter QM-Kriterien nachzubesprechen, denn „nach dem Einsatz ist vor dem Einsatz".

Kernaussagen

Kommunikation an Einsatzstellen

Die Zusammenarbeit zwischen Rettungsdienst und Feuerwehr erfordert eine disziplinierte Kommunikation. Diese muss in messbaren Größen und eindeutig erfolgen. Eine Rückbestätigung ist obligat.

Patientengerechte Rettung

Die erforderlichen notfallmedizinischen Versorgungsschritte müssen an die technisch realisierbaren Maßnahmen angepasst werden.

Patientengerechte Rettung ist eine für diesen Patienten maßgeschneiderte Rettung. Die Befreiung und Versorgung des Notfallpatienten sollte vor Ort nicht länger als 20 min dauern.

Maßnahmen des Rettungsdienstes

Bei Ersteintreffen des Rettungsdienstes ist die Unfallstelle abzusichern, eine Gefahrenanalyse ist vor Beginn der Maßnahmen durchzuführen.

Maßnahmen der Feuerwehr

Die Kernaufgabe der Feuerwehr ist die zeitgerechte Befreiung des Eingeklemmten aus seiner Zwangslage. Nach Sicherungsmaßnahmen werden die Reihenfolge und der Umfang der technischen Maßnahmen an den Patientenzustand angepasst. Nicht alle möglichen Verfahren müssen immer zum Einsatz kommen.

Zusammenarbeit

Neben Aus- und Fortbildung der einzelnen Fachdienste sind besonders gemeinsame Trainingsmaßnahmen von entscheidender Bedeutung für den Einsatzerfolg. Führungskräfte sind für die Bereitstellung von notwendigen Ressourcen und die Durchführung von problembezogenen Einsatznachbesprechungen verantwortlich.

Literatur

Calland V. Extrication off the seriosly injured road crash victim. Emerg Med J 2005; 22: 817 – 821.

Kanz K-G. Algorithmus für die Rettung von eingeklemmten Personen bei Verkehrsunfällen. Unfallchirurg 2002; 5: 1015 – 1021.

Trepesch D. Gefahren der Einsatzstelle-Betrachtungen für den Rettungsdienst. Notfall & Rettungsmedizin 2001; 4: 505 – 510.

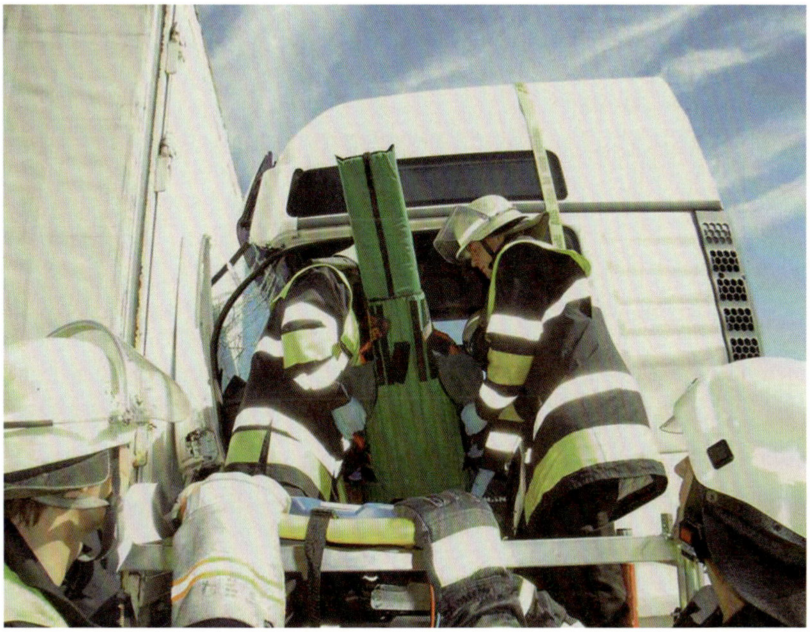

Abb. 35.**6** Seitliche Patientenrettung beim Lkw, da das Dach nicht abgetrennt werden kann.

36

Hochkontagiöse Erkrankungen

36 Hochkontagiöse Erkrankungen

G.-D. Burchard, K. Gerlach

Roter Faden

Als Notarzt muss man damit rechnen, als erster Arzt einen Patienten mit einer hochkontagiösen Erkrankung zu sehen – z. B. mit einem viralen hämorrhagischen Fieber (VHF). Dies kommt sicherlich nur äußerst selten vor, hat aber andererseits enorme Konsequenzen. Daneben muss man bei einem Massenanfall von Patienten mit ungewöhnlichen Symptomen evtl. auch an einen bioterroristischen Angriff denken, u. U. ebenfalls mit einem hochkontagiösen Agens.

Die wichtigsten hochkontagiösen Erreger sind:
- Filoviren,
- Arenaviren,
- Bunyaviren,
- Yersinia pestis,
- Pockenviren.

Wichtig: An eine hochkontagiöse Erkrankung, z. B. an ein VHF, muss man denken bei:
- einem Patienten, der Fieber hat und angibt, im Endemiegebiet – insbesondere in Afrika südlich der Sahara – Kontakt mit VHF-Patienten gehabt zu haben (z. B. bei medizinischem Personal),
- einem Patienten mit Fieber und einer hämorrhagischen Diathese nach Aufenthalt im Endemiegebiet.

Hochkontagiös sind auch Patienten mit Lungenpest; i. A. wird diese Verdachtsdiagnose aus der Anamnese möglich sein.

Erkrankungen

Virales hämorrhagisches Fieber. Die viralen hämorrhagischen Fieber sind eine Gruppe von Erkrankungen, die mit Fieber und im fortgeschrittenen Stadium mit Blutungen einhergehen. Die Filoviren verursachen Ebola- und Marburgfieber, die Arenaviren Lassafieber und südamerikanische hämorrhagische Fieber, die Bunyaviren u. a. das hämorrhagische Krim-Kongo-Fieber (Crimean-Congo-haemorrhagic-fever, CCHF). Das Krankheitsbild ist immer ähnlich: Die Inkubationszeit liegt zwischen einem und 21 Tagen. Es tritt Fieber auf, dann können respiratorische Symptome, schwere Blutungen, Nierenversagen und Schocksymptomatik folgen. Alle VHF führen zu mikrovaskulären Schädigungen und zu einem „*capillary leak syndrome*“. Die Letalität beim Ebolafieber kann bis zu 90 % betragen, andererseits gibt es insbesondere auch beim Lassafieber leichtere Verläufe. Der Krankheitsbeginn ist bei Lassafieber meist langsamer als bei Ebola und CCHF.

Hinweis für die Praxis: Wenn die Symptomatik länger als 3 Wochen nach Verlassen des Endemiegebiets einsetzt, kann es sich nicht um ein VHF handeln.

Lungenpest. Nach einer Inkubationszeit von 2 – 3 Tagen kommt es bei respiratorischen Infektionen mit Pestbakterien zu einem plötzlichen Krankheitsausbruch mit Fieber, Schüttelfrost, Kopf- und Gliederschmerzen sowie Symptomen einer akuten Pneumonie mit Thoraxschmerz, Dyspnoe, Husten und blutigem Sputum. Das Röntgenbild zeigt eine rasch progrediente Pneumonie.

Pocken. 7 – 19 Tage nach Infektion kommt es zum Initialstadium mit steilem Fieberanstieg, Gliederschmerzen, Rötung des Gesichts, Injektion der Konjunktiven und Rachenkatarrh. Dann treten unter Fieberabfall zunächst kleinpapulöse Veränderungen auf. Charakteristisch sind Effloreszenzen mit einem Durchmesser von 2 – 3 mm, die Ähnlichkeit mit Schrotkörnern besitzen. Die primäre Effloreszenz ist eine feste Papel, die aber bereits am 1., deutlicher am 2., sicher dann am 3. Krankheitstag auf ihrer Kuppe eine Bläschenbildung erkennen lässt. Die nachfolgenden Pusteln zeichnen sich durch eine prall-elastische Festigkeit aus, die etwa bis zum Zeitpunkt der Suppuration, also bis zum Einschießen der Leukozyten in die Bläschen, besteht.

Wichtig: Bei Pocken befinden sich die Effloreszenzen im gleichen Entwicklungsstadium und weisen eine periphere oder zentrifugale Ausbreitung auf.

Differenzialdiagnose

Virales hämorrhagisches Fieber. Wichtige Differenzialdiagnosen sind
- fulminante Virushepatitis,
- Leptospirose,
- Meningokokkensepsis und
- Intoxikationen.

Hinweis für die Praxis: Wichtigste Differenzialdiagnose ist die Malaria, die bedeutend häufiger importiert wird (man rechnet mit etwa 1000 Fällen in Deutschland pro Jahr). Bei der Malaria tropica tritt typischerweise eine Thrombozytopenie auf, eine Verbrauchskoagulopathie bzw. manifeste Blutungen sind allerdings selten (s. Kap. 13.5).

Lungenpest. Fulminante Pneumonien anderer Ursache kommen in Frage. Bei Lungenmilzbrand (Anthrax ist der am einfachsten zu produzierende und einzusetzende biologische Kampfstoff) findet sich ebenfalls ein schweres septisches Krankheitsbild mit Dyspnoe, Fieber und Hypotension, röntgenologisch liegt aber keine Pneumonie, sondern eine hämorrhagische Mediastinitis vor, es besteht hier keine Kontagiosität.

Pocken. Bei Windpocken beginnt das Fieber mit dem Exanthem, die Eruptionen sind auf den Stamm konzentriert und die Läsionen befinden sich in unterschiedlichen Entwicklungsstadien. Affenpocken kommen vor in West- und Zentralafrika, werden nur äußerst selten importiert (wenige über importierte infizierte Tiere übertragene Fälle in den USA), imponieren klinisch aber wie diskrete Pocken und sind ebenfalls kontagiös.

Epidemiologie und Übertragung

Wichtig: Um die Verdachtsdiagnose eines VHF oder einer anderen hochkontagiösen Erkrankung zu stellen, muss die Verbreitung der Krankheit bekannt sein.

Filoviren (Ebola und Marburg). Die Erkrankungen kommen im subsaharischen Afrika vor. Reservoirtiere sind wahrscheinlich Fledermäuse, die Übertragung auf den Menschen ist auch über erkrankte nichtmenschliche Primaten möglich. Die Erkrankungen treten in kleineren Epidemien in meist abgelegenen Gebieten auf, so zuletzt Ebola im Gabun, Marburgfieber in Angola.

Arenaviren (Lassa und Arenaviren der Neuen Welt). Lassafieber ist endemisch in Westafrika, man rechnet mit 100 000 – 300 000 Erkrankungen und etwa 5000 Todesfällen pro Jahr. Reservoirtiere sind Ratten (*Mastomys natalensis*), die das Virus mit dem Urin ausscheiden. Menschliche Infektionen sind meist auf Exposition mit aerolisierten Ausscheidungen oder kontaminierten Nahrungsmitteln zurückzuführen. Erkrankungen durch Arenaviren der Neuen Welt sind sehr selten und bisher nicht nach Europa importiert worden.

Bunyaviren (hämorrhagisches Krim-Kongo-Fieber). CCHF ist endemisch in Afrika, Asien, aber auch in Südosteuropa, mit Ausbrüchen z. B. im Kosovo, in Albanien, in der Türkei, in Pakistan, in Südafrika. Die Viren können durch Zecken übertragen werden, aber auch über Aerosole beim Schlachten infizierter Tiere.

Pest. Yersinia pestis lebt v. a. in Nagetieren sowie Kaninchen, Hasen und deren Flöhen. Es gibt lokal begrenzte Endemiegebiete in Amerika, Asien und Afrika.

Nosokomiale Übertragung

Wichtig: Die Bedeutung der genannten Krankheiten liegt darin, dass medizinisches Personal hochgradig gefährdet ist, sich an diesen Patienten zu infizieren – insbesondere erstversorgendes Personal in Unkenntnis der Diagnose.

Filoviren. Infektionen mit Ebola- und Marburgvirus nach Nadelstichverletzungen sind häufig, offenbar können dabei schon sehr geringe Inokula zur Infektion führen. Filoviren können aber auch durch Kontakt mit Schleimhäuten übertragen werden. Da man bei Patienten eine große Zahl von Ebolaviruspartikeln auf der Haut und in den Ausführungsgängen der Schweißdrüsen findet, kann bereits die Berührung infizierter Patienten zur Infektion führen – ein derartiger Übertragungsweg wurde vermutet bei Erkrankten, die während Ebolaepidemien Verstorbene gewaschen hatten. Darüber hinaus ist auch eine aerogene Übertragung möglich.

Arenaviren. Ähnlich wie bei Filoviren besteht bei Arenaviren eine Ansteckungsgefahr insbesondere durch Kontakt mit infiziertem Blut oder Sekreten. Dementsprechend wurden nosokomiale Infektionen bei Krankenhauspersonal häufig beschrieben. Ebenso wie bei Filoviren ist aber auch eine aerogene Transmission möglich.

CCHF. Nosokomiale Ausbrüche wurden mehrfach beschrieben. Die Infektion erfolgt meist über Blutkontakte, aerogene Übertragungen können aber nicht ausgeschlossen werden.

Lungenpest. Der blutig-seröse Auswurf der Patienten enthält massenhaft Pestbakterien, die aerogen übertragen werden können. Nur die sofortige Einleitung von Isolationsmaßnahmen kann eine Epidemie verhindern.

Verdacht auf bioterroristischen Angriff

Erreger, bei dem mit bioterroristischen Angriffen am ehesten zu rechnen ist, sind:

- Variola (Pocken),
- Bacillus anthracis (Milzbrand),
- Yersinia pestis (Pest),
- Francisella tularensis (Tularämie),
- Filoviren und Arenaviren.

Diese Erreger können potenziell als Aerosol verbreitet werden, würden auf eine nichtimmune Zivilbevölkerung treffen, führen zu hoher Morbidität und Letalität und sind schwer zu behandeln.

Symptome, bei denen man an einen bioterroristischen Angriff denken sollte, zeigt Tab. 36.**1**.

Tabelle 36.**1** Symptome, bei denen an einen bioterroristischen Angriff gedacht werden muss

Anthrax	▸ verbreitertes Mediastinum (ohne Thoraxtrauma)
Pocken	▸ vesikopustulöser Ausschlag mit Beteiligung von Hand- und Fußsohlen ▸ Gesicht häufiger als der Rumpf betroffen ▸ alle Läsionen in der gleichen Entwicklungsphase
Botulismus	▸ absteigende Paralyse beginnend mit Hirnnervenlähmungen
Pest	▸ erhöhte Inzidenz schwerer Pneumonien bzw. von Pneumonien mit Hämoptoe
Tularämie	▸ erhöhte Inzidenz atypischer Pneumonien
VHF	▸ erhöhte Inzidenz von Patienten mit Fieber und Hämorrhagien

Maßnahmen bei Verdacht auf eine hochkontagiöse Erkrankung

Hinweis für die Praxis: Bei Verdachtsfällen muss der Patient – soweit möglich – vor Ort isoliert und das zuständige Gesundheitsamt informiert werden. Das Gesundheitsamt muss den Transport des Patienten unter strikter Isolation in ein Behandlungszentrum organisieren.

Postexpositionsprophylaxe. Bei Kontaktpersonen mit einem hohen Infektionsrisiko kann eine Postexpositionsprophylaxe mit Ribavirin erwogen werden (bei Lassafieber und CCHF).

Die Dosierung liegt bei 10 mg Ribavirin/kgKG alle 6 h über 5 Tage.

Häufigste Nebenwirkungen sind:

- hämolytische Anämie,
- Panzytopenie,
- Transaminasenanstiege,
- Exanthem,
- Pankreatitis,
- Übelkeit,
- Kopfschmerzen,
- Müdigkeit,
- Myalgie.

Wichtig: Eine Chemoprophylaxe ist auch indiziert bei unerwartet exponierten Personal oder bei Angehörigen eines Pestkranken, verabreicht werden Tetrazykline oder Ciprofloxacin.

Krankentransporte. Die Krankentransporte müssen in jedem Fall unter hygienisch einwandfreien Bedingungen durchgeführt werden (s. Kap. 37). Dabei werden dem Assistenzpersonal die Infektionsgefahren mitgeteilt, die Erkrankung muss jedoch nicht benannt werden. Für die Organisation der Krankentransporte werden 3 Zuordnungsgruppen gebildet. Die hochkontagiösen Erkrankungen bzw. auch nur der Verdacht auf das Vorliegen einer Erkrankung, die in Gruppe 3 genannt sind, erfordern spezielle infektionsprophylaktische Maßnahmen. Bei der Durchführung dieser Infektionstransporte sind das Infektionsschutzgesetz und die Dienstanweisungen der jeweiligen Träger des Rettungsdienstes zu beachten.

Geplanter Transport

Wichtig: Bei einem geplanten Transport, d. h., wenn bei der Anforderung des Transports der Verdacht auf eine hochkontagiöse Erkrankung besteht oder diese bereits gesichert diagnostiziert ist, muss ein speziell vorbereitetes und ausgerüstetes Infektfahrzeug zum Einsatz kommen.

In diesem Fall ist der Transport durch das Gesundheitsamt bzw. einen vom Gesundheitsamt beauftragten Infektiologen beauftragt worden. Die notärztliche Begleitung des Transports ist nur bei medizinischer Notwendigkeit, die durch den Patienten bedingt ist, indiziert. Die Durchführung des Transports erfolgt unter der Maßgabe, möglichst wenig Personal, aber auch Material in Kontakt zu der infizierten Person zu bringen. Im Vorfeld des Transports werden schwer zugängliche Flächen des Rettungswagens, der mit einem wannenartig ausgegossenen Boden ausgestattet sein soll, mit Folien abgedeckt. Nicht benötigtes Material wird entfernt.

Hinweis für die Praxis: Das Einsatzpersonal zieht Infektionsschutzanzüge, inkl. Handschuhe und Überschuhe an, sorgt für entsprechenden Augenschutz und hält Atemschutzmasken bereit, um einen ausreichenden Inkorporationsschutz sicherzustellen.

Ausrüstung. Die Ausrüstung des Infektfahrzeugs beinhaltet darüber hinaus

- Händedesinfektionsmittel,
- Schutzkleidung für den Patienten,
- geeignete Säcke für die kontaminierte Wäsche und (Einmal-)Kleidung,
- Abfallbehälter und den
- schriftlichen Hygiene- bzw. Desinfektionsleitfaden.

Wichtig: Luftrettungsmittel sind für den Transport kontaminierter Patienten aufgrund der Desinfektionsproblematik ungeeignet.

Spezialfahrzeuge

Einige Rettungsdienstträger halten Spezialfahrzeuge für den Transport von Patienten mit hochkontagiösen Erkrankungen vor. Diese Fahrzeuge sollten wenn immer möglich zum Einsatz kommen, auch wenn lediglich der Verdacht auf das Vorliegen einer solchen Erkrankung besteht. Zur Ausrüstung dieser Fahrzeuge gehört eine Anlage zur thermischen Desinfektion. Die Desinfektion der kontaminierten Abluft gewährleistet den Schutz Dritter außerhalb des Fahrzeugs vor Übertragung von Erregern.

Patientenraum. Der Patientenraum ist nach außen hin vollständig abgedichtet. Es besteht auch kein Kontakt zur Fahrerzelle wie beim normalen Rettungswagen. Die Zugangstüren sind mit entsprechenden Dichtungen versehen. Die Fenster sind gasdicht ausgeführt. Durch die Anlage zur thermischen Desinfektion der Abluft wird im Betrieb permanent Luft aus dem Patientenraum abgesaugt, wodurch im Inneren ein leichter Unterdruck entsteht. Luft kann infolgedessen nur von außen nachströmen, kontaminierte Luft nicht aus dem Inneren des Fahrzeugkoffers entweichen. Die abgesaugte Luft wird in die dieselbetriebene Verbrennungsanlage im Technikraum geleitet, wo sie über eine gewisse Zeit auf eine Temperatur von mehr als 160 °C erwärmt wird. Auf diese Weise werden enthaltene Keime abgetötet. Der Patientenraum verfügt über eine Fußbodenheizung, die die Abluft der thermischen Desinfektionsanlage über einen Wärmeaustauscher nutzt. Die Kühlung des Patientenraumes wird bei Bedarf über eine Kühldecke ermöglicht.

Inneneinrichtung. Die Inneneinrichtung ist spartanisch gehalten und besteht aus:

- 1 Ambulanztisch für genormte Rettungstragen,
- 2 Begleitersitze,
- 1 Schrank und
- 1 Arbeitstisch.

Die medizinische Ausrüstung beinhaltet lediglich einen Notfallkoffer und die entsprechende Schutzausrüstung für das Personal (Abb. 36.**1**).

Transportmodus. Die kontaminierten Personen werden von sonstigen Personen getrennt befördert. Transportfähige Patienten werden abgedeckt. Beim Verdacht auf das Vorliegen einer entsprechenden Erkrankung und ausrei-

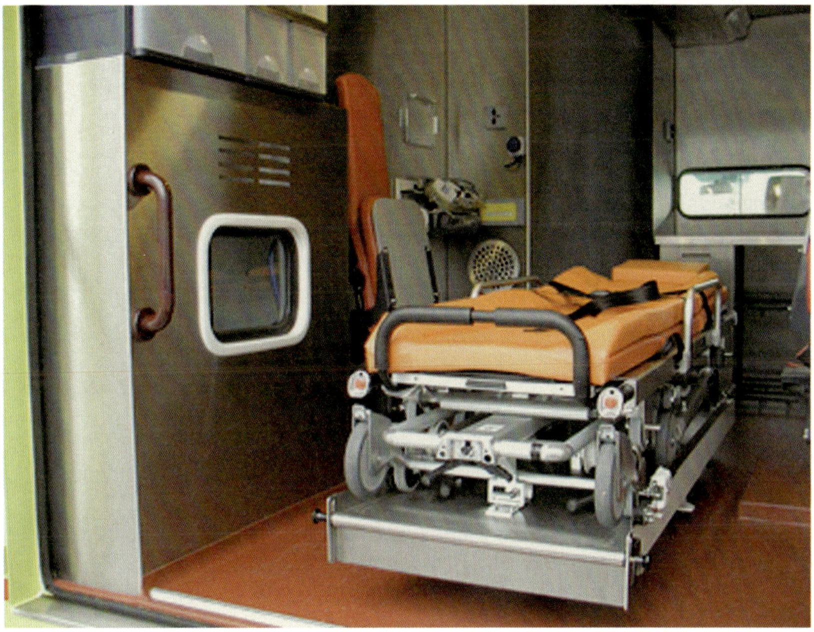

Abb. 36.1 Der Innenraum eines speziellen Fahrzeugs für den Transport von Patienten mit hochkontagiösen Erkrankungen. Der Fußboden ist ausgegossen und an den Rändern hochgezogen. Der Patientenraum ist gegenüber der Fahrerzelle abgeschlossen. Dichtungen in den Türen gewähren einen gasdichten Verschluss des Patientenraumes während des Transports.

chenden Zustand des Patienten, kann auch dieser eine Atemschutzmaske (FFP 2) tragen. Bei der Übergabe an die Klinik sollte der Patient so lange im Fahrzeug belassen werden, bis diese tatsächlich aufnahmebereit ist.

Notfalltransport

Ungleich problematischer ist das Vorgehen, wenn die Situation im Vorhinein unklar bzw. nicht bekannt ist, insbesondere dann, wenn der Patient zudem durch die Erkrankung selbst oder aus anderen Gründen vital bedroht ist und dringender Diagnostik und Behandlung bedarf.

Hinweis für die Praxis: Besteht auf der Anfahrt zumindest der Verdacht auf das Vorliegen einer entsprechenden Erkrankung, sollten

- die Einsatzkleidung geschlossen,
- Einmalhandschuhe angezogen und
- eine Atemschutzmaske bereitgehalten werden.

Nach dem Eintreffen an der Einsatzstelle sind, wenn erforderlich, vor direktem Kontakt mit dem Patienten weitere Maßnahmen für den Rettungsdienst unter Aspekten eines ausreichenden Kontaminations- und Inkorporationsschutzes festzulegen und durchzuführen.

Dies ist insbesondere auch mit Blick auf weitere erforderliche Kräfte notwendig.

Wichtig: Ergibt die Lageerkundung ausreichende Hinweise auf eine entsprechende Infektionserkrankung, muss frühzeitig Unterstützung durch das Gesundheitsamt angefordert werden.

Amtsarzt und Kompetenzzentrum. Der Ansprechpartner des Gesundheitsamtes wird in der Regel der Amtsarzt sein, zu dem der Kontakt über die Leitstellen des Rettungsdienstes hergestellt werden kann. Gegebenenfalls kann auch Hilfe beim zuständigen Kompetenzzentrum (s. u.) angefordert werden. Mit der dort vorhandenen fachlichen Expertise können über das reine „case management" hinaus auch Fragen im Vorfeld, z. B. im Zusammenhang mit der Plausibilität eines Krankheitsverdachts, geklärt werden. Wird der Verdacht bestätigt, dann findet der Transport des Patienten erst nach Indikationsstellung durch den Amtsarzt und nach Alarmierung des vorgesehenen Behandlungszentrums statt.

Auswahl des geeigneten Krankenhauses

Patient nicht vital bedroht. Wenn ausreichend Zeit bleibt, der Patient also nicht vital bedroht ist, wird das Krankenhaus vom Gesundheitsamt ausgewählt. Dies wird in der Regel das nächste Kompetenzzentrum sein.

Patient vital bedroht. Wenn der Patient vital bedroht ist, erfolgt die Auswahl des geeigneten Krankenhauses unter den üblichen notärztlichen Aspekten bei Einhaltung der erforderlichen Hygienemaßnahmen und Beachtung des Eigenschutzes in Absprache mit dem Gesundheitsamt. Der Schutz des Personals und der Bevölkerung ist dabei vorrangig.

Aufgaben des Amtsarztes. Dem Amtsarzt obliegt die Information der obersten Landesgesundheitsbehörde, die Isolation der Indexpatienten, die Anordnung von Quarantänemaßnahmen, das Management der Kontaktpersonen und die Prüfung der Schutzmaßnahmen für das Personal und die Umgebung.

Grundsätzliche Aspekte. Die Auswahl des Krankenhauses und der Transport des Patienten erfolgen nach medizinischen Kriterien, um für den Patienten die bestmögliche Behandlung sicherzustellen. Dabei ist die Anzahl möglicher Kontaktpersonen so gering wie möglich zu halten.

Hinweis für die Praxis: Bei der Auswahl der geeigneten Klinik ist zu berücksichtigen, dass aufgrund der Isolation des Patienten nicht nur die bildgebende Diagnostik, sondern auch die Durchführung von Laboruntersuchungen und die Bereitstellung von gekreuzten Erytrozytenkonzentraten logistisch erheblich erschwert sind, weil kontaminierte Blutproben nicht in den Routinelaboratorien der Kliniken bearbeitet werden dürfen.

Es kann deshalb hilfreich sein, auch den vital bedrohten Patienten nach Versorgung am Einsatzort unmittelbar in das Behandlungszentrum eines Kompetenzzentrums zu verlegen.

Kompetenzzentren

In den vorbereiteten spezialisierten Behandlungszentren können die Patienten optimal behandelt werden, während gleichzeitig ein maximaler Schutz von Patienten und Personal vor nosokomialer Verbreitung der Infektionen besteht. Den Behandlungszentren ist jeweils eine spezialisierte Funktionseinheit des öffentlichen Gesundheitsdienstes an die Seite gestellt worden, die dem Gesundheitsschutz der Bevölkerung dient.

StAKoB. In Deutschland sind mehrere derartige Behandlungszentren vorhanden. Sie sind Mitglieder der „Ständigen Arbeitsgemeinschaft der Kompetenz- und Behandlungszentren" (StAKoB) (Tab. 36.**2**). Ihre Aufgaben bestehen in der Risiko- und Lagebeurteilung bei Verdachtsfällen hochkontagiöser Erkrankungen und dem Quarantäne- und Kontaktpersonenmanagement bei Verifizierung sowie in der Risikokommunikation mit anderen Behörden, den Medien und der Öffentlichkeit. Die Kompetenzzentren sind Teile eines konvergierend vernetzten Systems (Gesundheitsämter → oberste Landesbehörde → oberste Bundesbehörde, Robert-Koch-Institut), das dazu dient, zeitnah eine zentrale Zusammenfassung und Analyse von Daten sicherstellen, um übertragbare Erkrankungen wirkungsvoll zu verhüten und zu bekämpfen. Diese neue Art der konvergierenden Datenerfassung ermöglicht auch ein Erkennen von Häufungen, die nicht auf ein enges räumliches Umfeld beschränkt sind.

Gesetzliche Grundlagen

Die gesetzlichen Grundlagen hierzu finden sich u.a. im Seuchenrechtsneuordnungsgesetz (SeuchRNeuG) und im Artikel 1 dieses Gesetzes, welcher als Artikelgesetz das Infektionsschutzgesetz (IfSG) beinhaltet. Der Hintergrund dieser gesetzlichen Neuordnung ist dabei nicht nur in der Sicherstellung einer adäquaten Behandlung lebensbedrohlich infizierter Patienten zu suchen, sondern insbesondere auch darin, planvolles und effizientes Agieren bei Freisetzung biologischer Agenzien in Betrieben oder bei Transportunfällen und letztlich auch im Zusammenhang mit bioterroristischen Anschlägen zu ermöglichen.

Anmeldung des Patienten und weitere Versorgung

Wichtig: Bei Verdacht auf Vorliegen einer hochkontagiösen Erkrankung wird der Patient in der Klinik vorangemeldet. Die Übergabe des Patienten an die Klinik erfolgt erst, wenn alle vorbereitenden Maßnahmen der Klinik abgeschlossen sind.

Die Kliniken müssen über einen Alarmplan verfügen, in dem das Vorgehen bei der Übernahme und der anschließenden Diagnostik und Behandlung festgelegt und beschrieben ist. Im Regelfall werden mit dem Patienten spezielle Räumlichkeiten außerhalb der regulären Notaufnahme aufgesucht. Diese Räumlichkeiten müssen vom übrigen Klinikbereich durch Schleusen getrennt sein und sollten über weitere spezielle Ausstattungsmerkmale verfügen, beispielsweise die Möglichkeiten, eine vorhandene Klimatisierung abstellen zu können, um eine Weiterverbreitung von Krankheitserregern durch kontaminierte Luft zu vermeiden. Im Alarmplan ist auch festgelegt, welcher Abteilung der Klinik die ärztliche und pflegerische Versorgung dieser Patienten obliegt.

Tabelle 36.**2** Kompetenz- und Behandlungszentren für Patienten mit hochkontagiösen Erkrankungen in Deutschland

▸ Berlin (Universitätsklinikum Charité – Campus Virchow-Klinikum, Medizinische Klinik mit Schwerpunkt Infektiologie)
▸ Frankfurt am Main (Universitätsklinikum, Medizinische Klinik III, Zentrum für Innere Medizin)
▸ Hamburg (Bernhard-Nocht-Klinik für Tropenmedizin, Universitätsklinikum Eppendorf)
▸ Leipzig (Klinikum St. Georg, 2. Klinik für Innere Medizin)
▸ München (Städtisches Krankenhaus München-Schwabing, 1. Medizinische Abteilung)
▸ Robert-Koch-Institut, Berlin
▸ Saarbrücken (Klinikum Saarbrücken, Medizinische Klinik I)
▸ Stuttgart (Robert-Bosch-Krankenhaus Stuttgart, Innere Medizin I)
▸ Würzburg (Missionsärztliche Klinik, Abteilung für Tropenmedizin)

Wichtig: Die Entscheidungen über das weitere Vorgehen – auch über eine Verlegung innerhalb der Klinik oder in eine externe Behandlungseinrichtung – werden in Absprache mit dem Gesundheitsamt gefällt.

Einsatznachsorge

Nach dem Einsatz sind die Einsatzfahrzeuge und die Ausrüstung zu desinfizieren. Die Einsatzkleidung wird in dichte Foliensäcke verpackt und anschließend der Desinfektion zugeführt. Sämtlicher Abfall wird in speziellen, als Sondermüll gekennzeichneten Behältern entsorgt. Die entsprechenden Vorschriften sind in den Hygieneplänen und den Plänen für die Abfallentsorgung aufgeführt. Einzelheiten müssen ggf. mit dem Hygienebeauftragten und dem Abfallbeauftragten geklärt werden.

Wichtig: Das betroffene Personal wird einem ermächtigten Arzt vorgestellt, der bei Bedarf weitere Maßnahmen, z. B. die Durchführung einer Antibiotikaprophylaxe, veranlasst.

Dabei müssen alle beteiligten Kräfte erfasst werden. Die im Zusammenhang mit dem Einsatz erstellten Unterlagen müssen 30 Jahre aufbewahrt werden. Weitere Maßnahmen werden mit den zuständigen Behörden abgestimmt.

Kernaussagen

Erkrankungen

Als Notarzt sollte man bei unklaren internistischen Krankheitsbildern überlegen, ob evtl. eine ansteckende Infektionskrankheit vorliegen könnte.

Als Notarzt muss man damit rechnen, dass man in sehr seltenen Fällen auf einen Patienten mit viralem hämorrhagischem Fieber trifft und richtig reagieren muss.

Bei Verdacht auf das Vorliegen einer hochkontagiösen Erkrankung sollte Kontakt mit einer tropenmedizinischen Einrichtung oder mit dem zuständigen Gesundheitsamt aufgenommen werden.

Die wichtigsten importierten hochkontagiösen Erkrankungen sind Lassa-, Ebola- und hämorrhagisches Krim-Kongo-Fieber sowie die Lungenpest.

Verdacht auf bioterroristischen Angriff

Bei einem bioterroristischen Angriff ist v. a. mit Erregern von Pocken, Milzbrand, Pest, Tularämie sowie mit Filo- und Arenaviren zu rechnen. Die Erreger können als Aerosol verbreitet werden.

Maßnahmen bei Verdacht auf eine hochkontagiöse Erkrankung

Für den Transport dieser Patienten muss ein speziell vorbereitetes und ausgerüstetes Infektfahrzeug zum Einsatz kommen.

Die Durchführung des Transports erfolgt unter der Maßgabe, möglichst wenig Personal und Material in Kontakt zur infizierten Person zu bringen.

Es ist zwingend erforderlich, schon auf der Anfahrt einen ausreichenden Kontaminations- und Inkorporationsschutz festzulegen und durchzuführen.

Die Zielklinik für diese Patienten sollte im Regelfall ein spezialisiertes Behandlungszentrum eines der in Deutschland eingerichteten Kompetenzzentren sein.

Literatur

Bossi P, et al. Bichat guidelines for the clinical management of haemorrhagic fever viruses and bioterrorism-related haemorrhagic fever viruses. Euro Surveill 2004; 9: 1 – 8.

CDC. Informationen zu Pest. www.bt.cdc.gov/agent/plague/factsheet.asp.

CDC. Informationen zu VHF. www.cdc.gov/ncidod/dvrd/spb/mnpages/dis-info.htm.

Fisher-Hoch SP. Lessons from nosocomial viral haemorrhagic fever outbreaks. Br Med Bull 2005; 73: 123 – 137.

Isaäcson M. Viral hemorrhagic fever hazards for travelers in Africa. Clin Inf Dis 2001; 33: 1707 – 1712.

Marty AM. Viral hemorrhagic fevers. Clin Lab Med 2006; 26: 345 – 386.

Richmond KJ, Baglole DJ. Lassa fever: epidemiology, clinical features, and social consequences. BMJ 2003; 327: 1271 – 1275.

Robert-Koch-Institut. Informationen zu Krankheiten. www.rki.de/cln_011/nn_225576/DE/Content/InfAZ/InfAZ_node.html_nnn=true.

WHO. Beschreibungen der Erkrankungen. www.who.int/mediacentre/factsheets/en/.

WHO. Informationen zu Ausbrüchen von Pest. www.who.int/topics/plague/en/.

WHO. Informationen zu VHF-Ausbrüchen. www.who.int/topics/haemorrhagic_fevers_viral/en/.

37

Hygiene im Rettungsdienst

37 Hygiene im Rettungsdienst

F.-A. Pitten, P. Sefrin

Roter Faden

Verantwortlichkeit und rechtliche Grundlagen

In den „Anforderungen der Hygiene im Krankentransport einschließlich Rettungstransport in Krankenkraftwagen" als Anlage zur Ziffer 4.5.3 der „Richtlinie für die Erkennung, Verhütung und Bekämpfung von Krankenhausinfektion" (Bundesgesundheitsblatt 1998) des Robert-Koch-Instituts wird gefordert, dass im Rettungsdienst ausreichende Vorsorge zu treffen ist, um Infektionen zu verhüten. Es wird festgestellt, dass für den hygienischen Zustand des Krankenkraftwagens die jeweilige Transportorganisation verantwortlich ist; stellvertretend haftet der Kraftfahrer.

Infektionsschutzgesetz. Auch das Infektionsschutzgesetz (IfSG) hat einen Bezug zum Rettungsdienst und Krankentransport, da sein Ziel darin besteht (§ 1 Abs. 1), „übertragbaren Krankheiten bei Menschen vorzubeugen, Infektionen frühzeitig zu erkennen und ihre Weiterverbreitung zu verhindern". Die Auswirkung des IfSG betreffen im Bereich des Rettungsdienstes weniger die neu geregelten Erfassungs- und Meldewege, da es hierzu ausdrücklich im § 8 Abs. 2 / Satz 1 IfSG heißt: „Die Meldepflicht besteht nicht für Personen des Not- und Rettungsdienstes, wenn der Patient unverzüglich in eine ärztlich geleitete Einrichtung gebracht wird."

Biostoffverordnung. Nach § 2 Abs. 5 der Biostoffverordnung (BioStoffV) fallen Tätigkeiten im Bereich des Gesundheitswesens, insbesondere im Zusammenhang mit Rettungsdienst und Krankentransport, unter die „nicht gezielten Tätigkeiten", da gewöhnlich nicht bekannt ist, ob der Patient mit Krankheitserregern infiziert oder besiedelt ist und, falls dies der Fall sein sollte, um welche Erkrankungen es sich handelt.

Hygieneplan. Zum Schutz vor Infektionen und anderen Gesundheitsschäden für das Personal im Rettungsdienst wird ein Hygieneplan erstellt, der den Forderungen der BGV A1 (Unfallverhütungsvorschrift – Grundsätze der Prävention, Januar 2004) und der BGR / TRBA 250 (Biologische Arbeitsstoffe im Gesundheitswesen und in der Wohlfahrtspflege, Stand 2006) Rechnung trägt.

Gemäß BGR / TRBA 250 / Abs. 7 hat der Unternehmer für den Rettungsdienst bei entsprechender Infektionsgefährdung Maßnahmen zur Desinfektion, Reinigung und Sterilisation sowie zur Ver- und Entsorgung schriftlich festzulegen (Hygieneplan) und ihre Durchführung zu überwachen. Darüber hinaus wird die Notwendigkeit der Immunisierung des gefährdeten Personals betont.

Das Rettungspersonal ist bei der Fort- und Weiterbildung in den Hygieneplan einzuweisen und mit den einzelnen hygienischen Maßnahmen – auch durch praktische Übungen – vertraut zu machen. Zur Sicherstellung eines ordnungsgemäßen Rettungsdienstbetriebes gehört, dass die Anforderungen der Hygiene erfüllt sind und das Personal aus- bzw. fortgebildet ist. Insbesondere der korrekte Umgang mit der persönlichen Schutzausrüstung (PSA) ist dem Personal durch den Arbeitsgeber in geeigneten Schulungen zu erläutern (§ 3 PSA-Benutzungsverordnung).

Medizinprodukte. Die Medizinprodukte-Betreiberverordnung (MPBetreibV) legt im § 4 fest, dass die Reinigung, Desinfektion und Sterilisation von Medizinprodukten nur mit geeigneten, validierten Verfahren (nach Angaben des Herstellers) durchgeführt werden dürfen (Abs. 2). Der Betreiber darf nur Personen mit der Instandhaltung von Medizinprodukten beauftragen, die Sachkenntnis, Voraussetzungen und erforderliche Mittel zur ordnungsgemäßen Ausführung besitzen (Abs. 1). Seitens der Hersteller der eingesetzten Medizinprodukte sind präzise Informationen zur Aufbereitung gemäß DIN EN ISO 17664 zur Verfügung zu stellen. Detaillierte Empfehlungen, insbesondere zum Qualitätsmanagement und zur Risikobewertung von Medizinprodukten, werden von der RKI-Kommission für Krankenhaushygiene und Infektionsprävention veröffentlicht (Bundesgesundheitsblatt 2001).

Aus- und Weiterbildung

In der Anlage 4.5.3 der „Richtlinie zur Erkennung, Verhütung und Bekämpfung von Krankenhausinfektionen" wird festgelegt, dass für Rettungspersonal („Krankenwagenkraftfahrer und ihre Begleiter") eine Schulung und regelmäßige Nachschulungen in Grundfragen der Infektionsprophylaxe durchgeführt werden müssen. In sinngemäßer Anwendung von § 35 IfSG (Belehrung von Personen, die in Gemeinschaftseinrichtungen tätig sind) ist das Rettungspersonal vor Aufnahme seiner Tätigkeit über die gesundheitlichen Anforderungen und Mitwirkungspflichten zu belehren. Das Personal ist verpflichtet, unverzüglich mitzuteilen, wenn einer der in § 34 Abs. 1, 2 oder 3 IfSG genannten Tatbestände eingetreten ist. Entsprechend der BGR-TRBA 250 Abs. 5.2 sind diese Belehrungen mindestens einmal pro Jahr mündlich durchzuführen und durch Unterschrift des Unterwiesenen zu bestätigen. Dies trifft auch auf Personen zu, die sich in Ausbildung befinden.

Schutzimpfungen

Schutzimpfungen stellen die effektivste Präventivmaßnahme zur Infektionsverhütung dar. Sie dienen dem Schutz des Personals, in einigen Fällen auch dem Schutz der transportierten und behandelten Patienten. Seitens der Ständigen Impfkommission am Robert-Koch-Institut (STIKO) werden Impfungen (z.B. Hepatitis A und B, Tetanus, Masern, Mumps, Poliomyelitis) empfohlen (STIKO 2006).

Bei der Hepatitis-B-Impfung ist zu berücksichtigen, dass bei allen im Gesundheitsdienst Beschäftigten der Impferfolg nach Erstimmunisierung serologisch kontrolliert werden muss; dies gilt auch für Auszubildende, Studenten oder Reinigungspersonal im Rettungsdienst.

Standardhygienemaßnahmen

Unter Standardhygienemaßnahmen sind Maßnahmen zu verstehen, die bei allen Patienten unabhängig von einer vermuteten oder bekannten Infektionskrankheit angewendet werden. Diese Maßnahmen kommen zum Einsatz bei Patienten ohne Anhalt auf eine Infektionserkrankung und bei Infektionspatienten, deren Erreger während des Transports üblicherweise nicht übertragen werden (z.B. HIV-positive Patienten ohne Krankheitszeichen, geschlossene Lungentuberkulose).

Die Standardmaßnahmen umfassen folgende Punkte:

- Hygienische Händedesinfektion nach möglichem Erregerkontakt und zwischen Patientenkontakten, auch nach Ablegen von Handschuhen, wobei ausschließlich alkoholische Händedesinfektionsmittel, die entsprechend den Vorgaben der Desinfektionsmittelkommission des Verbunds für angewandte Hygiene (VAH) geprüft wurden (ehemalige DGHM-Desinfektionsmittelliste), verwendet werden sollten.
- Puderfreie und proteinarme Handschuhe nach EN 455 bei Kontakt mit erregerhaltigem Material; bei der Auswahl der Handschuhe ist zu bedenken, dass für den Rettungsdienst besonders reißfeste Handschuhe erforderlich sind.
- Bei Auftreten von Blutspritzern und Aerosolen Benutzung von Mundschutz, Schutzbrille und Schutzkittel.
- Schutz vor Stich- und Schnittverletzungen durch sicheren Umgang (Schulung) und stichfeste Entsorgungsbehälter; unter keinen Umständen Zurückstecken der Injektionsnadel oder Kanüle in die Schutzkappe („*Recapping*").
- Routinemäßige Flächendesinfektion, sofortige Reinigung und Desinfektion von sichtbaren Kontaminationen.
- Sichere Lagerung von Instrumenten, Textilien und Abfällen vor Entsorgung.
- Sichere Lagerung von Fäzes, Urin und Erbrochenem vor Entsorgung über die Kanalisation.

Hygienemaßnahmen bei Infektionstransporten

Grundsätzlich müssen dem Rettungs- und Krankentransportpersonal Infektionsgefahren (ohne Nennung der Erkrankung) mitgeteilt werden, so weit diese bekannt sind. Aus infektionsprophylaktischen Gründen empfiehlt es sich, alle Krankentransporte durch den Arzt, der den Transport veranlasst, einer der nachfolgenden Gruppen (gemäß Anlage zur Ziffer 4.5.3 „Richtlinie für Erkennung, Verhütung und Bekämpfung von Krankenhausinfektionen") zuzuordnen.

Einteilung. Es werden drei Patientengruppen unterschieden:

- Gruppe 1: Patienten, bei denen kein Anhalt für das Vorliegen einer Infektionsgefahr besteht.
- Gruppe 2: Patienten, bei denen zwar eine Infektion besteht oder bekannt ist, die jedoch nicht durch die beim Transport üblichen Kontakte übertragen werden (wie z.B. Patienten mit Virushepatitis, HIV-positive Patienten ohne klinische Zeichen von AIDS, Patienten mit geschlossener Lungentuberkulose).
- Gruppe 3: Patienten, bei denen die Diagnose ätiologisch gesichert ist oder der begründete Verdacht besteht, an einer kontagiösen und gefährlichen Infektionskrankheit zu leiden (Cholera, Diphtherie, hämorrhagisches Fieber, Meningoenzephalitis, Milzbrandsepsis, Poliomyelitis, Q-Fieber, SARS, Tollwut, offene Tuberkulose, Typhus, Windpocken). Hierbei sind virale hämorrhagische Erkrankungen, Lungenpest und Infektionskrankheiten im Zusammenhang mit bioterroristischen Angriffen gesondert zu betrachten.

Transport Gruppe 1 und 2. Beim Transport der Patienten der Gruppe 1 und 2 sind die Standardhygienemaßnahmen zu beachten. Die Unterscheidung zwischen Patienten der Gruppe 1 und 2 ist nur für Zwischenfälle während des Transports (Reanimation, Verkehrsunfall o.Ä.) relevant.

Transport Gruppe 3. Beim Transport von Patienten der Gruppe 3 (=Infektionstransport) gelten die spezifischen Maßnahmen nach Ziffer 5.1.3 der RKI-Richtlinie für Krankenhaushygiene und Infektionsprävention. Rasche und zudem hoch aktuelle Informationen zu einem einzelnen Krankheitserreger und den erforderlichen Schutzmaßnahmen können über die Homepage des RKI (http://www.rki.de) unter der Rubrik „Infektionskrankheiten A–Z" abgerufen werden.

Durchführung eines Infektionstransports

Maßnahmen hinsichtlich des Personals. Zum Transport von Infektionskranken werden je nach Zustand des Patienten Krankenwagen oder ein Rettungswagen eingesetzt. Für hochinfektiöse Patienten stehen an einigen Standorten gesonderte Infektionstransportfahrzeuge zur Verfügung. Praktikanten, Hospitanten und nicht zwingend erforderliche („Dritte") Besatzungsmitglieder nehmen an der Durchführung von Infektionstransporten nicht teil. Handelt es sich um eine impfpräventable Erkrankung der Gruppe 3 (Diphtherie, Poliomyelitis, Windpocken s.o.), wird ausschließlich immunisiertes Personal eingesetzt.

Infektionsschutzausrüstungen. Vor Beginn des Transports wird überprüft, ob alle ggf. benötigten Infektionsschutzausrüstungen in ausreichender Zahl vorhanden sind und ob ausreichende Informationen zur Art der Erkrankung sowie zur Durchführung von Präventivmaßnahmen vorliegen. Auf jedem Rettungsdienst- bzw. Krankentransportfahrzeug müssen mindestens 3 Infektionsschutzsets und möglichst 3 Ergänzungssets vorhanden sein. Die Infektionsschutzsets bestehen aus:

- Schutzhandschuhen,
- Mund-Nasen-Schutz,
- partikeldichtem Einwegoverall und
- Einwegüberstiefeln.

Bei offener Lungentuberkulose empfiehlt die Kommission für Krankenhygiene und Infektionsprävention (KRINKO) am RKI, dass das Tragen eines mehrlagigen Mund-Nasen-Schutzes (z. B. OP-Mund-Nasen-Schutz) für den Patienten angemessen und ausreichend ist, um die Abgabe von Tröpfchen in die Umgebung zu reduzieren.

Hochkontagiöse Patienten. Bei hochkontagiösen Erkrankungen wird auf die Alarmpläne des öffentlichen Gesundheitsdienstes verwiesen. Nach Erreichen der Einsatzstelle ist die Schutzkleidung anzulegen (Mund-Nasen-Schutz, Einmalhandschuhe, Einmaloverall und Schutzschuhe). Nach Verbringung des Patienten in das Fahrzeug legt der Fahrer seine Schutzkleidung ab (Innenseite nach außen) und belässt diese im Patientenraum (am besten gleich in den entsprechenden Säcken). Die Frage, welche Qualität der Mund-Nasen-Schutz in welcher Situation haben muss, wird seit längerem kontrovers diskutiert.

Wichtig: Einigkeit besteht darin, dass im Umgang mit MRSA-Patienten eine chirurgische OP-Maske vollkommen ausreicht, da es hier weniger darum geht, das Einatmen von Staphylokokken zu verhindern, als vielmehr darum, durch Handkontakt von kontaminierten Flächen zur Nase eine Besiedlung des Vestibulum nasi herbeizuführen.

Ist ein Patient mit offener Tuberkulose mit einem mehrlagigen Mund-Nasen-Schutz versorgt, ist ebenfalls eine OP-Maske als hinreichend anzusehen. Muss ein solcher Patient allerdings intubiert, extubiert oder reanimiert werden (Absaugen!), so ist in jedem Fall ein Mund-Nasen-Schutz mit einer höheren Qualität erforderlich. Sinnvollerweise kommen hier Gesichtsmasken der Kategorie FFP 2 zum Einsatz. Bei hochkontagiösen Erkrankungen kann auch eine Maske der Kategorie FFP 3 erforderlich sein.

Maßnahmen nach dem Transport. Nach dem Transport wird die kontaminierte Wäsche in fest verschlossenem (gelbem) Sack der Schmutzwäsche zur Wäscheaufbereitung oder Abfallentsorgung zugeführt. Das Fahrzeug ist gemäß dem lokalen Hygieneplan zu desinfizieren. Hierbei sind Desinfektionsmittel, die vom Verbund für angewandte Hygiene (VAH) für prophylaktische Desinfektionsmaßnahmen gelistet wurden, zu verwenden. Bei der behördlich angeordneten Desinfektion ist die Verwendung der vom RKI gelisteten Desinfektionsmittel erforderlich.

Hygienische Händedesinfektion

Hinweis für die Praxis: Die hygienische Händedesinfektion ist die wichtigste Maßnahme zur Prävention nosokomialer Infektionen. Sie verhindert die Kontamination bzw. Infektion des Personals nach passagerem Kontakt mit Erregern, die durch Schmierinfektion übertragen werden können. Sie ist auch durchzuführen, wenn Handschuhe abgelegt werden, da Handschuhe keinen absoluten Schutz vor erregerhaltigem Material bieten können und die Hände häufig beim Ablegen der Handschuhe kontaminiert werden.

Die hygienische Händedesinfektion ist mit alkoholischen Einreibepräparaten, die in einem fest installierten Desinfektionsmittelspender vorgehalten werden, auszuführen. Die korrekte Anwendung (Standardeinreibeverfahren gemäß DIN EN 1500) ist durch entsprechende Einweisungen und praktische Übungen sicherzustellen. Bei mutmaßlichem Kontakt mit unbehüllten Viren (insbesondere bei Durchfallerkrankungen durch Rota- oder Noroviren sowie der epidemischen Bindehautentzündung durch Adenoviren) sind viruswirksame Mittel einzusetzen. Bei besonderen Indikationen ist auf eine verlängerte Einwirkzeit, bei behördlich angeordneten Desinfektionen auf die Verwendung von Präparaten aus der RKI-Liste, zu achten.

Von der Installation von Handwaschplätzen in Krankentransport- oder Rettungswagen wird abgeraten, da das Wasser in den Tanks der Fahrzeuge häufig mit potenziell pathogenen Mikroorganismen kontaminiert ist. Um dennoch eine Reinigung der Hände nach erfolgter Kontamination zu ermöglichen, sollte das hierfür benötigte Wasser in Einweggebinden vorgehalten werden. Es wird empfohlen, die Abfallentsorgung schriftlich zu regeln und mit dem zuständigen kommunalen Abfallentsorgungsunternehmen abzustimmen.

Hygienepraxis im Rettungsdienst

Instrumente

Gemäß TRBA 250 Punkt 4.2.4 sind für Tätigkeiten im Rettungsdienst und in der Notfallaufnahme sichere Arbeitsgeräte einzusetzen, bei denen keine oder nur eine geringere Gefahr von Stich- und Schnittverletzungen besteht.

Hinweis für die Praxis: In der Praxis bedeutet dies, dass beispielsweise Venenverweilkanülensysteme eingesetzt werden müssen, deren Edelstahlnadel nach Zurückziehen aus der Vene automatisch verschlossen wird und somit eine Verletzung verhindert.

Medizinprodukte zur endotrachealen Intubation werden nach Gebrauch vorzugsweise maschinell aufbereitet (Reinigung, Desinfektion). Bei allen Medizinprodukten sind die Herstellerangaben zur Wiederaufbereitung zu beachten. Sekretbehälter sollten nach Gebrauch durchgespült und anschließend maschinell wieder aufbereitet werden. Alternativ können auch Einwegsekretbeutel verwendet werden. Für alle Medizinprodukte, die manuell aufbereitet werden, muss in einer schriftlichen Anweisung die Aufbereitung spezifiziert werden. Die mit diesen Aufgaben betrauten Personen müssen entsprechend eingewiesen und weitergebildet werden.

EKG-Geräte, Defibrillationen, Blutdruckmessgerät, Pulsoxymeter, Perfusor und Transportinkubator sind wöchentlich nach Herstellerangaben oder nach Kontamination einer Wischdesinfektion zu unterziehen.

Textilien

Dienstkleidung und Rettungsdienstjacken werden täglich oder bei Kontamination desinfizierend in einer Wäscherei gereinigt. Laken werden täglich oder bei Kontamination, Wolldecken oder Kopfkissen werden wöchentlich oder bei Kontamination desinfizierend in einer Wäscherei gereinigt.

Flächen

Flächen werden in Abhängigkeit von Infektionstransporten nach Kontamination desinfizierend gereinigt. Ansonsten werden alle Kontaktflächen im Innenraum täglich desinfizierend gereinigt. Als Desinfektionsmittel sollten Produkten, die sowohl in der Desinfektionsmittelliste des VAH, als auch in der RKI-Liste aufgeführt sind, der Vorzug gegeben werden.

Wichtig: Bei der Auswahl von Desinfektionsmitteln ist u. a. zu berücksichtigen, dass für die Desinfektion stark verschmutzter Flächen (z. B. Blut, Erbrochenes, Sekrete) Desinfektionsmittel zur Anwendung kommen sollten, die in der Desinfektionsmittelliste des VAH unter der Bedingung einer „hohen organischen Belastung" geprüft und für wirksam befunden wurden.

Für den Fall, dass Flächen möglicherweise mit TB-Erregern kontaminiert wurden, sind Desinfektionsmittel, deren tuberkulozide Wirksamkeit belegt ist, anzuwenden. Kleinere Flächen (Türgriff, RR-Manschette, Stethoskop usw.) können auch mit VAH-zertifizierten alkoholischen Desinfektionsmitteln behandelt werden. Sonstige Flächen werden bei Ausbleiben einer Kontamination mit infektiösem Material wöchentlich gereinigt. Dies gilt auch für den Fußboden. Nach jedem Einsatz sollte die Patiententrage desinfizierend gereinigt werden. Kontaktflächen des Fahrerraums sind nach jedem Infektionstransport bzw. nach Kontamination desinfizierend zu reinigen.

Ver- und Entsorgung, Abfallentsorgung

Bei der Organisation der Abfallentsorgung ist die aktuelle Richtlinie über die ordnungsgemäße Entsorgung von Abfällen aus Einrichtungen des Gesundheitsdienstes der Länderarbeitsgemeinschaft Abfall (LAGA) zu berücksichtigen. Im Einzelnen werden folgende Abfallarten und Entsorgungsanforderungen (Abfallschlüssel AS) unterschieden (Richtlinie über die ordnungsgemäße Entsorgung von Abfällen aus Einrichtungen des Gesundheitsdienstes):

- AS 180101 – „Spitze oder scharfe Gegenstände" (Skalpell, Kanülen, Spritzen):
  - Vorgehen: Sammlung in stich- und bruchfesten Behältnissen – keine Sortierung.
- AS 180102 – „Körperteile und Organe einschließlich Blutbeutel und Blutkonserven":
  - Vorgehen: Sammlung in sorgfältig verschlossenen Einwegbehältnissen, gesonderte Beseitigung in zugelassener Verbrennungsanlage; einzelne Blutbeutel können unter Beachtung der kommunalen Abwasserordnung in die Kanalisation entleert werden.
- AS 180103 – „Abfälle, an deren Sammlung und Entsorgung aus infektionspräventiver Sicht besondere Anforderungen gestellt werden" (Abfälle mit erregerhaltigem Blutsekret oder -exkret, Blutabfälle, die mit meldepflichtigen Erregern behaftet sind; die LAGA zählt hierzu auch blutgefüllte Gefäße oder blutgetränkten Abfall von Patienten mit AIDS/HIV und Virushepatitis. Ausdrücklich nicht gemeint sind kontaminierte aber nichttropfende Abfälle wie Wundverbände oder Kompressen von Patienten mit AIDS/HIV und Virushepatitis):
  - Vorgehen: am Abfallort verpacken, in reißfeste, feuchtigkeitsbeständige und dichte Behältnisse, Sammlung in sorgfältig verschlossenen Einwegbehältnissen zur Verbrennung oder Desinfektion, kein Sortieren oder Komprimieren.
- AS 180104 – „Abfälle, an deren Sammlung und Entsorgung aus infektionspräventiver Sicht keine gesonderten Anforderungen gestellt werden" (Wundverbände, Gipsverbände, Einwegkleidung usw.):
  - Vorgehen: Sammlung in reißfesten, flüssigkeitsbeständigen und dichten Behältnissen, Transport nur in sorgfältig verschlossenen Behältnissen, kein Umfüllen oder Sortieren.

Wichtig: Es wird empfohlen, die Abfallentsorgung in einer schriftlichen Dienstanweisung festzulegen und mit dem kommunalen Abfallentsorgungsunternehmen abzustimmen.

Kernaussagen

Verantwortlichkeit und rechtliche Grundlagen
Die rechtlichen Grundlagen für die Hygiene im Rettungsdienst finden sich u. a. im Infektionsschutzgesetz, der Biostoffverordnung und der Medizinprodukte-Betreiberverordnung.
Für das Personal im Rettungsdienst ist verpflichtend ein Hygieneplan zu erstellen und eine Schulung sowie eine regelmäßige Nachschulung in Grundfragen der Infektionsprophylaxe durchzuführen.

Aus- und Weiterbildung
Für Rettungspersonal („Krankenwagenkraftfahrer und ihre Begleiter") müssen Schulungen und regelmäßige Nachschulungen in Grundfragen der Infektionsprophylaxe durchgeführt werden.

Schutzimpfungen
Zum Schutz des Personals werden von der Impfkommission des RKI Impfungen empfohlen.

Standardhygienemaßnahmen
Für die Sicherheit der Patienten und des Personals sind Standardhygienemaßnahmen erforderlich.

Hygienemaßnahmen bei Infektionstransporten
Bei bekannten Infektionsgefahren sind spezielle Maßnahmen zu ergreifen und Besonderheiten bei einem Infektionstransport zu beachten.

Hygienische Händedesinfektion
Die hygienische Händedesinfektion ist die wichtigste Maßnahme zur Prävention nosokomialer Infektionen.

Hygienepraxis im Rettungsdienst
Besondere Hygienemaßnahmen betreffen im Rettungsdienst verwendete Instrumente, Textilien und Flächen in den Fahrzeugen.

Ver- und Entsorgung, Abfallentsorgung
Für die Entsorgung ist die Richtlinie über die ordnungsgemäße Entsorgung der Länderarbeitgemeinschaft Abfall zu berücksichtigen.

Literatur

18. Mitteilungen der Ländergemeinschaft Abfall. 2. Aufl. Januar 2002.

Kommission für Krankenhaushygiene und Infektionsprävention beim RKI. Anforderungen an die Hygiene bei der Aufbereitung von Medizinprodukten. Bundesgesundheitsbl 2001; 44: 1115–1126.

Aktuelle Empfehlungen der STIKO. Epidemiologisches Bulletin 2006; 30: 235–254

Wysnewski M, Mielke M. Prävention der nosokomialen Übertragung der Tuberkulose. Hygmed 2006; 31: 84–92.

38

Dokumentation und Qualitätsmanagement

38

38 Dokumentation und Qualitätsmanagement

M. Fischer, M. Messelken

Roter Faden

Dokumentation im Rettungsdienst

Der Notarzt- und Rettungsdienst dient der Daseinsfürsorge und stellt heutzutage weit mehr als einen Transportdienst dar.

Wichtig: Die wichtigste Aufgabe des Rettungsdienstes ist eine qualifizierte notfallmedizinische Versorgung und Betreuung von akut erkrankten oder verletzten Personen während der Notfallrettung und auf dem Transport.

Rettungsdienst und Notarztdienst sind eine medizinische Dienstleistung, die in der Bundesrepublik Deutschland zu einer eigenständigen medizinischen Entität geworden sind. Diese Entwicklung spiegelt sich u.a. in der Musterweiterbildungsordnung der Bundesärztekammer (www.bundesaerztekammer.de) wider, die die Inhalte der Zusatzweiterbildung Notfallmedizin definiert. Ebenso hat die Etablierung eines medizinisch verantwortlichen Arztes für den Rettungsdienst diese Entwicklung unterstützt. Schon 1994 hat die Bundesärztekammer eine klare Empfehlung zur Etablierung eines „Ärztlichen Leiters Rettungsdienst" ausgesprochen (www.bundesaerztekammer.de), die inzwischen in einigen Bundesländern per Erlass oder per Landesrettungsdienstgesetz umgesetzt wurde. Entsprechend diesen Ausführungen ist es nur verständlich, dass es eine Dokumentationspflicht nicht nur für den Notarzt, sondern auch für nichtärztliche Mitarbeiter im Rettungsdienst gibt.

Dokumentationspflicht und Ziele der Dokumentation

Grundlagen der Dokumentationspflicht. Die Dokumentationspflicht des Arztes und Notarztes ergibt sich u.a. aus dem ärztlichen Standesrecht (vgl. § 10 der Musterberufsordnung), den Heilberufe-Kammergesetzen, im vertragsärztlichen Bereich aus den Bundesmantelverträgen für Ärzte und Zahnärzte und entsprechend der privatärztlichen Gebührenordnungen (GOÄ / GOZ). Darüber hinaus bewertet der Bundesgerichtshof die Dokumentationspflicht als vertraglich und deliktisch begründete Pflicht des Arztes zur Aufzeichnung des Behandlungsgeschehens und bezeichnet sie als unverzichtbare Grundlage für die Sicherheit des Patienten in der Behandlung. Weitere Gesetze verpflichten Notarzt- und Rettungsdienst unmittelbar zur Dokumentation und beschreiben die Art und Weise, wie der Untersuchungsbefund schriftlich festzuhalten ist.

Zweck der Dokumentation. Die Dokumentation sollte immer die für Diagnostik und Therapie wichtigen medizinischen Fakten in einer für den Fachmann hinreichend klaren Form darstellen. Die Dokumentation dient der Therapiesicherung und der Rechenschaftspflicht, sie soll das Persönlichkeitsrecht des Patienten wahren. Der Patient hat ein Recht, die Dokumente einzusehen.

Kommt es zu einer Schadensersatzklage eines Patienten gegen die Behandelnden, so hat der Patient – entsprechend der regelmäßigen Beweisverteilung –
- den Schaden,
- den Behandlungsfehler und
- den Kausalzusammenhang zwischen diesem Fehler und dem Schaden

zu beweisen.

Verletzung der Dokumentationspflicht. Dokumentationspflichtverletzungen können aber eine Beweiserleichterung bis hin zur Beweislastumkehr zu Gunsten des Patienten zur Folge haben. Im Einzelfall kann sogar zu Lasten der Behandelnden vermutet werden, dass nicht dokumentierte Maßnahmen auch nicht erbracht und vorgenommen wurden.

Wichtig: So ergibt sich für die ärztliche Praxis die klare Empfehlung, Aufklärung, Diagnose und Behandlung sorgfältig und vollständig zu dokumentieren; möglichst entsprechend medizinischer Standards vorzugehen und bei Abweichungen entsprechende Begründungen zu dokumentieren.

Dokumentationsverpflichtung für den Notarzt. Die für den Arzt im Allgemeinen dargestellten Verpflichtungen zur Dokumentation sind ebenso auf die notärztliche Tätigkeit zu übertragen. Die Dokumentation sollte zeitnah zur Behandlung durchgeführt und spätestens mit Übergabe des Patienten an die weiterversorgende Einrichtung vervollständigt und abgeschlossen werden. Dies dient nicht nur der Dokumentationspflicht im Rechtssinn, sondern ist die Grundvoraussetzung für eine unmittelbare Weiterversorgung von Notfallpatienten in der Klinik.

Dokumentationsverpflichtung für nichtärztliche Mitarbeiter im Rettungsdienst. Für die im Rettungsdienst tätigen nicht ärztlichen Mitarbeiter ergibt sich die Pflicht zur Dokumentation aus entsprechenden Paragraphen der Landesrettungsdienstgesetze, Vorschriften zur Abrechnung, den Empfehlungen zur Notkompetenz und den medikolegalen Überlegungen zu jedweder medizinischen Handlung.

Dokumentationspflicht in Rettungsdienstgesetzen. In manchen Rettungsdienstgesetzen – hier Bayern (www.rettungsdienst.brk.de/gesetze/bayrdg.htm) – sind die Pflichten zur Dokumentation klar geregelt:

Art. 27 *(Bayerisches Gesetz zur Regelung von Notfallrettung, Krankentransport und Rettungsdienst (Bayerisches Rettungsdienstgesetz – BayRDG))*

Dokumentation

(1) Die in der Notfallrettung in der Leitstelle oder zur Versorgung und Betreuung von Notfallpatienten eingesetzten Personen haben die Pflicht, jeden Einsatz und die dabei getroffenen aufgabenbezogenen Feststellungen und Maßnahmen ausreichend zu dokumentieren. Art. 18 Abs. 1 Nr. 3 des Heilberufe-Kammergesetzes in der jeweils geltenden Fassung bleibt unberührt. Die für die Weiterbehandlung erforderlichen Daten sind der den Notfallpatienten aufnehmenden Einrichtung zu übergeben.

(2) Die bei der Dokumentation anfallenden Daten können innerhalb des Rettungsdienstes in nicht patientenbezogener Form für Zwecke der Qualitätssicherung und der Effizienzkontrolle ausgewertet werden. Mit der Auswertung kann eine öffentliche Stelle beauftragt werden, die wissenschaftliche Zwecke verfolgt.

In diesem Gesetzestext werden die umfassenden Ziele der rettungsdienstlichen Dokumentation klar dargelegt. Sie dient

- der Information der weiterbehandelnden Teams in der Zielklinik,
- der Pflicht zur Dokumentation unter medikolegalen Aspekten,
- der Abrechnung und
- als Informationsbasis des medizinischen Qualitätsmanagements.

Dokumentationspflicht des gesamten Rettungspersonals. Die rettungsdienstliche Dokumentationspflicht betrifft demnach alle am Prozess beteiligte Personen, insbesondere Leitstellenpersonal, Notärzte, Rettungsassistenten und Rettungssanitäter. Betrachtet man die Aufgaben des Ärztlichen Leiters des Rettungsdienstes, so obliegen ihm entsprechend der Empfehlung der Bundesärztekammer von 1997 umfangreiche Aufgaben im Qualitätsmanagement. Diese kann er nur wahrnehmen, wenn sowohl die Logistik als auch die medizinische Versorgung vom Beginn des Notrufes bis hin zur Übergabe des Patienten dokumentiert werden und elektronisch verfügbar sind. Einem regelmäßigen Berichtswesen kommt hier eine besondere Bedeutung zu.

Dokumentation des Notarztes

Notarzteinsatzprotokoll. Bei einer bestehenden Rechtpflicht zur Dokumentation ist eindeutig geregelt, dass der Notarzt sein Tun nachvollziehbar dokumentieren muss. Jedoch wird dieses erschwert durch Zeitdruck und wechselnde äußere Umstände bei der präklinischen Behandlung vital bedrohter Patienten. Nicht nur aus diesem Grund haben sich standardisierte Notarzteinsatzprotokolle seit Jahren bewährt. Sie ermöglichen die schnelle und damit übersichtliche Erfassung notfallmedizinisch relevanter Befunde, Diagnosen, Maßnahmen und Therapien. 1992 wurde erstmals ein bundeseinheitliches Notarzteinsatzprotokoll von der Deutschen Interdisziplinären Vereinigung für Intensiv- und Notfallmedizin (DIVI) vorgestellt und in den folgenden Jahren mehrfach überarbeitet (Moecke u. Herden 1994; Moecke et al. 2000). Ein Notarzteinsatzprotokoll gemäß der Empfehlung der DIVI-Version 4.2 ist in Abb. 38.**1** exemplarisch dargestellt.

Inhalt des Notarzteinsatzprotokolls. Die Notarzteinsatzprotokolle entsprechend der DIVI-Empfehlung beinhalten:

- rettungstechnische Daten,
- eine Beschreibung des Notfallgeschehens, die Anamnese und Erstbefunde,
- eine quantitative Befundung zur Neurologie, die Glasgow-Koma-Skala, Messwerte zu Blutdruck, Herz- und Atemfrequenz, oxymetrischer Sättigung, endtidalem PCO2, Blutzucker, Temperatur, visuelle Analogskala zur Schmerzmessung, grobe EKG-Befundung,
- Erstdiagnose in 34 Kurzformen, 3 ICD-10-Codes und tabellarischer Verletzungsbeschreibung,
- graphische Verlaufsdarstellung entsprechend üblicher Vitalparameterdarstellung auf Narkoseprotokollen,
- Maßnahmen zu Herzkreislauf, Atmung, Medikamenten, Infusionen, Lagerung und Verbänden,
- Zweitbefundung zum Zeitpunkt der Übergabe, um die Effektivität der präklinischen Maßnahmen darzustellen,
- Ergebnisse,
- Bemerkungen,
- Ereignisdokumentation.

Vorteile der papiergestützten Dokumentation. Die Vorteile einer papiergestützten Dokumentation liegen in einer

- universellen Verfügbarkeit,
- unproblematischen Anwendung auch unter erschwerten äußeren Bedingungen,
- guten Übersichtlichkeit und Lesbarkeit,
- sofortigen Verfügbarkeit von Kopien für die weiterbehandelnden Teams.

Nachteile der papiergestützten Dokumentation. Nachteilig ist jedoch, dass eine elektronische Erfassung und Weiterverarbeitung der Daten primär nicht möglich ist und zusätzliche Arbeitsschritte erfordert.

Dokumentation im Rettungsdienst

Inhalt der rettungsdienstlichen Dokumentation. Die rettungsdienstliche Dokumentation beinhaltet neben der Logistik des Einsatzes ebenfalls die medizinische Befundung und Therapie. Die Dokumentation beginnt mit Anruf der Leitstelle, umfasst die Gesprächsaufzeichnung, die Dispositionsentscheidung sowie die zugehörige Zeitendokumentation bis hin zur Freimeldung der rettungsdienstlichen Einheit. Die Notwendigkeit zur umfassenden Dokumentation ergibt sich aus den medikolegalen Aspekten der rettungsdienstlichen Aufgabe, den Belangen der Abrechnung und Darstellung des gesetzlich verankerten Versorgungsauftrages. In den verschiedenen Rettungsdienst- und Feuerschutzgesetzen der Länder ist die Dokumentationspflicht entsprechend geregelt. Bei jedweder Dokumentation sind die entsprechenden Vorschriften zum Datenschutz personenbezogener Daten zu beachten.

Rechnergestützte Dokumentation. Die Dokumentation der Leitstelleninformationen erfolgt in der Regel rechnergestützt. Eine exakte Erfassung der Zeiten zur Berechnung der Hilfsfrist und der einzelnen Prozesse der Disposition ist somit möglich. Diese Datendokumentation ist unerlässlich, um im einzelnen Rettungsdienstbereich nachweisen zu können, ob die gesetzlich geregelten oder per Rechtssprechung eingeforderten Hilfsfristen im Rettungsdienst eingehalten werden.

Hilfsfrist. Hierbei definiert die DIN 13050:2002 – 09 in Punkt 3.11 die Hilfsfrist als: „die planerische Vorgabe für die Zeitspanne aller Notfalleinsätze eines Rettungsdienstbereiches zwischen dem Eingang des Notrufes in der (Rettungs-) Leitstelle und dem Eintreffen des Rettungsdienstes

NOTARZTEINSATZPROTOKOLL

Empfehlung der DIVI 2003 **Version 4.2**

AOK	LKK	BKK	IKK	VdAK	AEV	Knappschaft	UV

Name, Vorname des Versicherten

geb. am

Kassen-Nr. | Versicherungs-Nr. | Status

Vertragsarzt-Nr. | VK gültig bis | Datum

Geschlecht 01 ◯ m 02 ◯ w — Geburtsjahr ◯ unbekannt — -monat

Notarzt: 01 ◯ Innere 02 ◯ Chirurgie 03 ◯ Anästhesie 04 ◯ Pädiatrie 05 ◯ Allgemeinmedizin 99 ◯ Andere Fachrichtung

Ausbildung 01 ◯ Arzt in WB 02 ◯ Facharzt

◯ Fehlfahrt (Einsatzabbruch/kein Patient)

Standort — Rettungsmittel — Einsatznummer

Typ 01 ◯ NEF 02 ◯ NAW 03 ◯ RTH 04 ◯ ITH 05 ◯ ITW 06 ◯ RTW 07 ◯ KTW

1. Rettungstechnische Daten

Einsatzdatum:

Einsatzort:

Transportziel:

Rettungs-Ass.:

Notarzt:

Alarm:

Ankunft:

Abfahrt:

Übergabe:

Einsatzbereit:

Ende:

km (gesamt):

2. Notfallgeschehen / Anamnese / Erstbefund (Beschwerdebeginn, Unfallzeitpunkt, Vormedikation, Vorbehandlung)

CPR: Kollaps beobachtet: 55 ◯ ja 56 ◯ nein Zeitpunkt

3. Erstbefund

Zeitpunkt

3.1 Neurologie unauffällig ◯

Glasgow-Coma-Scale

Augen öffnen	
spontan	4
auf Aufforderung	3
auf Schmerzreiz	2
kein Augenöffnen	1
beste verbale Reaktion	
konversationsfähig	
orientiert	5
desorientiert	4
inadäquate Äußerung (Wortsalat)	3
unverständliche Laute	2
keine	1
beste motor. Reaktion	
auf Aufforderung	6
auf Schmerzreiz	
gezielt	5
normale Beugeabwehr	4
abnorme Abwehr	3
Strecksynergismen	2
keine	1

re li — Arm — Bein

Summe

Bewusstseinslage	
narkotisiert/sediert	01 ◯
orientiert	02 ◯
getrübt	03 ◯
bewusstlos	04 ◯

Extremitätenbewegung		re	li
normal	3	Arm	
leicht vermindert	2	Bein	
stark vermindert	1		

Pupillenweite	re	li
eng	01 ◯	02 ◯
mittel	03 ◯	04 ◯
weit	05 ◯	06 ◯
entrundet	07 ◯	08 ◯
nicht beurteilbar	05 ◯	06 ◯
keine Lichtreaktion	01 ◯	02 ◯
Meningismus	01	

3.2 Messwerte 00 ◯ keine

Temp.

RR / HF regelmäßig ◯ ja ◯ nein

BZ Atemfrequenz $pSaO_2$ pet CO_2

Schmerz: 0 — 5 — 10

3.3 EKG 00 ◯ nicht untersucht

01 ◯ Sinusrhythmus
02 ◯ absolute Arrhythmie
03 ◯ AV-Block II° Typ Wenckebach
04 ◯ AV-Block II° Typ Mobitz
05 ◯ AV-Block III° Typ
99 ◯
06 ◯ schmale QRS-Tachykardie
07 ◯ breite QRS-Tachykardie
08 ◯ Kammerflattern/-flimmern
09 ◯ elektromechanische Dissoziation
10 ◯ Asystolie
11 ◯ Schrittmacherrhythmus

Extrasystolen 01 ◯ SVES 02 ◯ VES 03 ◯ monomorph 04 ◯ polymorph

3.4 Atmung 00 ◯ nicht untersucht

01 ◯ unauffällig
02 ◯ Dyspnoe
03 ◯ Zyanose
04 ◯ Spastik
05 ◯ Rasselgeräusche
06 ◯ Stridor
07 ◯ Atemwegverlegung
08 ◯ Schnappatmung
09 ◯ Apnoe
10 ◯ Beatmung/Tubus
99 ◯

3.5 Psych. Zustand

01 ◯ unauffällig
02 ◯ verwirrt
03 ◯ aggressiv
04 ◯ verlangsamt
05 ◯ depressiv
06 ◯ euphorisch
07 ◯ wahnhaft
08 ◯ nicht beurteilbar

4. Erstdiagnose

4.1 Erkrankung 00 ◯ keine

ZNS/Neurologie
01 ◯ TIA/In sult/intrakranielle Blutung
02 ◯ Krampfanfall
99 ◯

Herz-Kreislauf
01 ◯ Angina pectoris
02 ◯ Herzinfarkt
03 ◯ Rhythmusstörung
04 ◯ Lungenembolie
05 ◯ Herzinsuffizienz
06 ◯ Lungenödem
07 ◯ hypertensiver Notfall
08 ◯ Orthostase
99 ◯

Atmung
01 ◯ Asthma
02 ◯ Aspiration
03 ◯ Pneumonie/Bronchitis
04 ◯ Hyperventilations-Tetanie
99 ◯

Abdomen
01 ◯ akutes Abdomen
02 ◯ gastrointestinale Blutung
03 ◯ Kolik
99 ◯

Psychiatrie
01 ◯ Psychose/Depression/Manie
02 ◯ Erregungszustand
03 ◯ Intoxikation Alkohol/Drogen/Medikamente
04 ◯ Entzug Alkohol/Drogen/Medikamente
05 ◯ Sulzidversuche
06 ◯ soziale Krise
99 ◯

Stoffwechsel
01 ◯ Hypoglykämie
99 ◯

Pädiatrie
01 ◯ Fieberkrampf
02 ◯ Pseudokrupp
03 ◯ SIDS
99 ◯

Gynäkologie/Geburtshilfe
01 ◯ Geburt
02 ◯ vaginale Blutung
99 ◯

Sonstiges
01 ◯ anaphylakt. Reaktion
02 ◯ Unterkühlung
03 ◯ Ertrinken
04 ◯ sonstige Intoxikation
05 ◯ Exsikkose
99 ◯

4.2 Verletzungen 00 ◯ keine Unfallzeitpunkt

	keine	leicht	mittel	schwer
Schädel-Hirn	01 ◯	02 ◯	03 ◯	04 ◯
Gesicht	01 ◯	02 ◯	03 ◯	04 ◯
HWS	01 ◯	02 ◯	03 ◯	04 ◯
Thorax	01 ◯	02 ◯	03 ◯	04 ◯
Abdomen	01 ◯	02 ◯	03 ◯	04 ◯
Wirbelsäule BWS/LWS	01 ◯	02 ◯	03 ◯	04 ◯
Becken	01 ◯	02 ◯	03 ◯	04 ◯
Obere Extremitäten	01 ◯	02 ◯	03 ◯	04 ◯
Untere Extremitäten	01 ◯	02 ◯	03 ◯	04 ◯
Weichteile	01 ◯	02 ◯	03 ◯	04 ◯

01 ◯ Verbrennung/Verbrühung
Grades %
Grades %
02 ◯ Inhalationstrauma
03 ◯ Elektrounfall
04 ◯ andere

Unfallmechanismus
Trauma: stumpf ◯ penetrierend 02 ◯
Sturz >3m Höhe 03 ◯
Verkehr: als Fußgänger angefahren 04 ◯
PKW/LKW-Insasse 05 ◯
Zweiradfahrer 06 ◯
Polytrauma 07 ◯
sonst. 99 ◯

Erstdiagnose

ICD 1 ICD 2 ICD 3

Abb. 38.1 Notarzteinsatzprotokoll gemäß Empfehlung der DIVI, Version 4.2 (Moecke et al. 2004) (www.datapec.de).

5. Verlauf

h

Puls ○
RR
Defi
Intub.
HDM
Transport T-T

300
280
260
240
220
200
180
160
140
120
100
80
60
40
O_2 l/min
$pSaO_2$
pet CO_2
Maßnahmen

6. Maßnahmen

00 ○ keine

6.1 Herz/Kreislauf

01 ○ Herzdruckmassage
02 ○ Defibrillation/Kardioversion
03 ○ mono-biphasisch 09 ○
04 ○ biphasisch
05 ○ Erstdefibrillation durch RA/RS

1. Defi.
1. ROSC

Anzahl
Joule letzte Defi.

04 ○ peripher venöser Zugang — Anzahl
Ort/Größe

05 ○ zentral venöser Zugang — Anzahl
Ort/Größe

06 ○ intraossär. Zug.

07 ○ Schrittm. (ext.) 08 ○ Spritzenpumpe — Anzahl

6.2 Atmung

00 ○ keine

01 ○ Sauerstoffabgabe — l/min
02 ○ Freimachen der Atemwege
03 ○ Absaugen
04 ○ Intubation — Größe Ch
05 ○ oral 06 ○ nasal
07 ○ LMA 08 ○ andere
09 ○ Beatmung 10 ○ manuell 11 ○ maschinell

AMV
AF
PEEP
FiO_2

6.5 Medikamente

Dosis

00 ○ keine Medikamente
01 ○ nicht opiat Analgetika
02 ○ Opioide
03 ○ Antirrythmika
04 ○ Antidota
05 ○ Antiemetika
06 ○ Antiepileptika
07 ○ Antihypertensiva
08 ○ Bronchodilatantien
09 ○ Diuretika
10 ○ Glukose
11 ○ Katecholamine
12 ○ Kortikosteroide
13 ○ Muskelrelaxantien
14 ○ Narkotika
15 ○ Sedativa
16 ○ Thromb. aggr.hemmer
17 ○ Thrombolytikum
18 ○ Vasodilatanten
01 ○ Kristalloide
02 ○ Kolloide
03 ○ Pufferlösung
99 ○ Sonstige

6.3 Weitere Maßnahmen

00 ○ keine

01 ○ Narkose
02 ○ Blutstillung
03 ○ Magensonde
04 ○ Verband
05 ○ Reposition, Ort:
06 ○ besondere Lagerung, Art:
07 ○ Zervikalstütze
08 ○ Thoraxdrainage/Punktion
○ re ○ li Ch
Ort:
09 ○ Entbindung
10 ○ Dauerkatheter
11 ○ Krisenintervention
12 ○ Vakuummatratze
99 ○ Sonstiges

6.4 Monitoring

00 ○ kein

01 ○ EKG-Monitor
02 ○ 12-Kanal-EKG
03 ○ Pulsoximetrie
04 ○ Kapnometrie
99 ○ Sonstiges
05 ○ manuelle Messung RR
06 ○ oszillometr. Messung RR
07 ○ Temperatur

7. Übergabe

7.1 Zustand

Bewusstseinslage — Glasgow-Coma-Scale

narkotisiert/sediert 01 ○
orientiert 02 ○
getrübt 03 ○
bewusstlos 04 ○

7.2 Messwerte

00 ○ keine

Temp.

RR / HF

regelmäßig 01 ○ ja 02 ○ nein

BZ — Atemfrequenz — $pSaO_2$ — et CO_2

Schmerz: 0 — 5 — 10

7.3 EKG

00 ○ nicht untersucht

01 ○ Sinusrhythmus
02 ○ absolute Arrhthmie
03 ○ AV-Block II° Typ Wenckebach
04 ○ AV-Block II° Typ Mobitz
05 ○ AV-Block III°
99 ○
06 ○ schmale QRS-Tachykardie
07 ○ breite QRS-Tachykardie
08 ○ Kammerflattern/-flimmern
09 ○ elektromechanische Dissoziation
10 ○ Asystolie
11 ○ Schrittmacherrhythmus

Extrasystolen 01 ○ SVES
02 ○ VES 03 ○ monomorph 04 ○ polymorph

7.4 Atmung

00 ○ nicht untersucht

01 ○ unauffällig
02 ○ Dyspnoe
03 ○ Zyanose
04 ○ Spastik
05 ○ Rasselgeräusche
06 ○ Stridor
07 ○ Atemwegsverlegung
08 ○ Schnappatmung
09 ○ Apnoe
10 ○ Beatmung/Tubus
99 ○

8. Ergebnis

8.1 Einsatzbeschreibung

01 ○ Transport ins Krankenhaus
02 ○ Sekundäreinsatz
03 ○ Patient lehnt Transport ab
04 ○ nur Untersuchung/Behandlung
05 ○ Übergabe an anderes Rettungsmittel
06 ○ Übernahme von arztbesetztem Rettungsmittel
Art
07 ○ Reanimation primär erfolgreich
08 ○ Reanimation erfolglos
09 ○ Tod auf dem Transport
10 ○ Todesfeststellung
Zeit

8.2 Ersthelfermaßnahmen (Laien)

01 ○ suffizient
02 ○ insuffizient
03 ○ keine
04 ○ AED

8.3 Notfallkategorie

01 ○ kein Notfall
02 ○ akute Erkrankung
03 ○ Vergiftung
04 ○ Verletzung
Unfall
05 ○ Verkehr
06 ○ Arbeit
99 ○ Sonstiger

8.4 NACA-Score

01 ○ I geringfügige Störung
02 ○ II ambulante Abklärung
03 ○ III station. Behandlung
04 ○ IV akute Lebensgefahr nicht auszuschließen
05 ○ V akute Lebensgefahr
06 ○ VI Reanimation
07 ○ VII Tod

9. Bemerkung (z.B. Hausarzt)

Unterschrift Notarzt:

10. Zwischenfälle/Ereignisse/Komplikationen

00 ○ keine

	1.	2.	3.
Art			
Zeitpunkt			
Relevanz			

Abb. 38.1 (Fortsetzung)

am Einsatzort" und fordert sie „so zu bemessen, das die Möglichkeiten der Notfallmedizin nutzbar sind".

Die Bundesärztekammer definiert 1997 die Hilfsfrist aus medizinischer Sicht als die Zeitspanne zwischen Eingang der Meldung und Eintreffen am Patienten. Für das Qualitätsmanagement ist ausschließlich der Behandlungsbeginn entscheidend. Die Hilfsfrist sollte mit 10 min festgeschrieben werden. In dieser Zeit sollten 80 % der Notfallpatienten erreicht werden.

Dokumentation der Leitstellendaten. Die Dokumentation der Leitstellendaten kann jedoch nicht nur die Grundlage der Bedarfsplanung sein, vielmehr stellt die Verknüpfung von Einsatzort, Zeiten und Art des Notfalls einen Datensatz dar, der zur prädiktiven Einsatzplanung (Fischer et al. 2003), Erstellung von Gesundheitsindikatoren (Krafft et al. 2003; Krafft et al. 2006) und Nutzung in geographischen Informationssystemen (Lerner et al. 2005; Peleg u. Pliskin 2005; Ott 2003; Soo et al. 2001) hilfreich ist und der Weiterentwicklung des Rettungsdienstes dient.

Rettungsassistenten und Rettungssanitäter. Die Dokumentation der medizinischen Tätigkeit von Rettungsassistenten und Rettungssanitätern ist nach oben genannten Sachverhalten als eine Pflicht anzusehen. Diese Dokumentationspflicht umfasst natürlich alle Einsätze, die ohne Notarzt durchgeführt werden, sollte aber auch die Zeit vor Eintreffen des Notarztes oder eines alleinig durchgeführten Transportes abbilden.

Dokumentationsbogen für Rettungsdiensteinsätze. Unter dem Aspekt der Notkompetenz oder der erweiterten Regelkompetenz, wie sie zum Beispiel in den aktuellen Reanimationsleitlinien eingefordert werden, ist die Pflicht zur lückenlosen Dokumentation entsprechend höher anzusetzen. Schon 1994 hat die DIVI die Notwendigkeit eines einheitlichen Dokumentationsbogens für die Rettungsdiensteinsätze erkannt und gefordert. Bei diesen Protokollen handelt es sich in der Regel um eine komprimierte Version des oben genannten Notarzteinsatzprotokolls. Die Vorteile dieser komprimierten Versionen mögen in der höheren Compliance der Rettungsdienstmitarbeiter liegen, jedoch erschwert der verminderte Datenrahmen ein umfassendes Qualitätsmanagement, da die Abschnitte zur Befundung, Diagnostik, Therapie und zum Verlauf stark gekürzt wurden.

Einheitliches Protokoll für Notärzte und Rettungsdienst. In wissenschaftlichen Untersuchungen (Fischer et al. 2003; Krafft et al. 2003; Krafft et al. 2006) und einzelnen Pilotprojekten konnte aber gezeigt werden, dass Rettungsdienstmitarbeiter sehr wohl in der Lage sind, auch das umfangreichere Notarzteinsatzprotokoll weitgehend korrekt einzusetzen. Der entscheidende Vorteil eines einheitlichen Protokolls für Notärzte und Rettungsdienst liegt darin begründet, dass qualitätssichernde Maßnahmen – basierend auf dem Notarzteinsatzprotokoll – schon weiter verbreitet sind (Messelken et al. 2005; Gräsner et al. 2005; Schlechtriemen et al. 2004) und deswegen leichter auf den Rettungsdienst zu übertragen wären. Zudem ist dem Ärztlichen Leiter Rettungsdienst eine medizinische Qualitätssicherung auch im Rettungsdienst nur mittels einer umfänglichen Dokumentation möglich. Im Hinblick auf eine erweiterte Regelkompetenz der Rettungsdienstmitarbeiter wird dieser Aspekt zukünftig immer wichtiger.

Elektronische Datenverarbeitung zur Dokumentation

Die Ziele der rettungsdienstlichen Dokumentation sind – wie schon genannt – die Information der weiterbehandelnden Teams in der Zielklinik, die Pflicht zur Dokumentation unter medikolegalen Aspekten, die Abrechnung und das medizinische Qualitätsmanagement. Die ersten beiden Ziele sind allein mit einem entsprechenden Protokollwesen zu erreichen, die erweiterten Ziele sind aber nur mit einer elektronischen Verfügbarkeit der Information effizient zu erschließen. Insofern stellt sich die Frage, mit welcher Technik eine elektronische Datenerfassung machbar ist.

Papierdokumentation und Scanner

Ausgehend von den bundeseinheitlichen DIVI-Notarzteinsatzprotokollen wurden verschiedene Möglichkeiten der elektronischen Erfassung entwickelt. In den einfachsten Varianten haben die Notärzte oder Rettungsdienstmitarbeiter die Daten händisch in die EDV übertragen (Moecke u. Herden 1994; Moecke et al. 2000; Fischer et al. 2003; Fischer et al. 1995; Fischer et al. 1997; Moecke 1998), später wurden Versionen für Belegleser und Scanner entwickelt, welche den Datentransfer vom Papier in den Computer übernehmen. Diese Techniken haben bis heute eine hohe Zuverlässigkeit erreicht und ermöglichen auch Standorten mit einer hohen Anzahl von Rettungsdiensteinsätzen eine effiziente elektronische Datenerfassung. Der Vorteil dieser Dokumentationsart liegt in der hohen Zuverlässigkeit, der ergonomischen Protokolldarstellung und besten Verfügbarkeit. Als Nachteil ist die zweizeitige elektronische Erfassung zu sehen, welche den Aufwand entsprechend steigert.

Tragbare Computer (Notebooks und Handheld-PCs)

Mit Einführung des bundeseinheitlichen Notarztprotokolls 1994 wurde überlegt, ob nicht eine direkte Eingabe der notfallmedizinischen Daten in ein tragbares Computersystem eine sinnvolle Alternative zur Variante „Protokoll und Scanner" sein kann (Felleiter 1995). Der Beginn wurde in den 1990er-Jahren mit Notebooks und kompletter Tastatur gemacht, es folgten Handheld-PCs mit 3,5-Zoll-Bildschirmen und schließlich Tablett-PCs mit bis zu 10 Zoll großen Bildschirmen. Alle Versuche zeigten in der Praxis Schwächen, die zukünftig aber sicher ausgeräumt werden können.

Hinweis für die Praxis: Im notfallmedizinischen Alltag können sich demzufolge nur Systeme bewähren, die bei großer Übersichtlichkeit der Bildschirmdarstellung eine zügige Dokumentation auch bei schlechten Lichtverhältnissen und störenden äußeren Umständen ermöglichen. Insofern scheint die Mindestgröße bei 8-Zoll-Bildschirmen zu liegen, um eine ergonomisch akzeptable Eingabeprozedur zu gewährleisten. Im Einsatzgeschehen sind die Geräte verschiedenen äußeren Einflüssen wie Hitze, Kälte und Nässe ausgesetzt, auch ein Herabfallen des Geräts wird sich nicht immer vermeiden lassen. Insofern ist eine robuste Gesamtkonstruktion der Geräte eine Grundvoraussetzung für eine PC-gestützte außerklinische Rettungsdienstdokumentation.

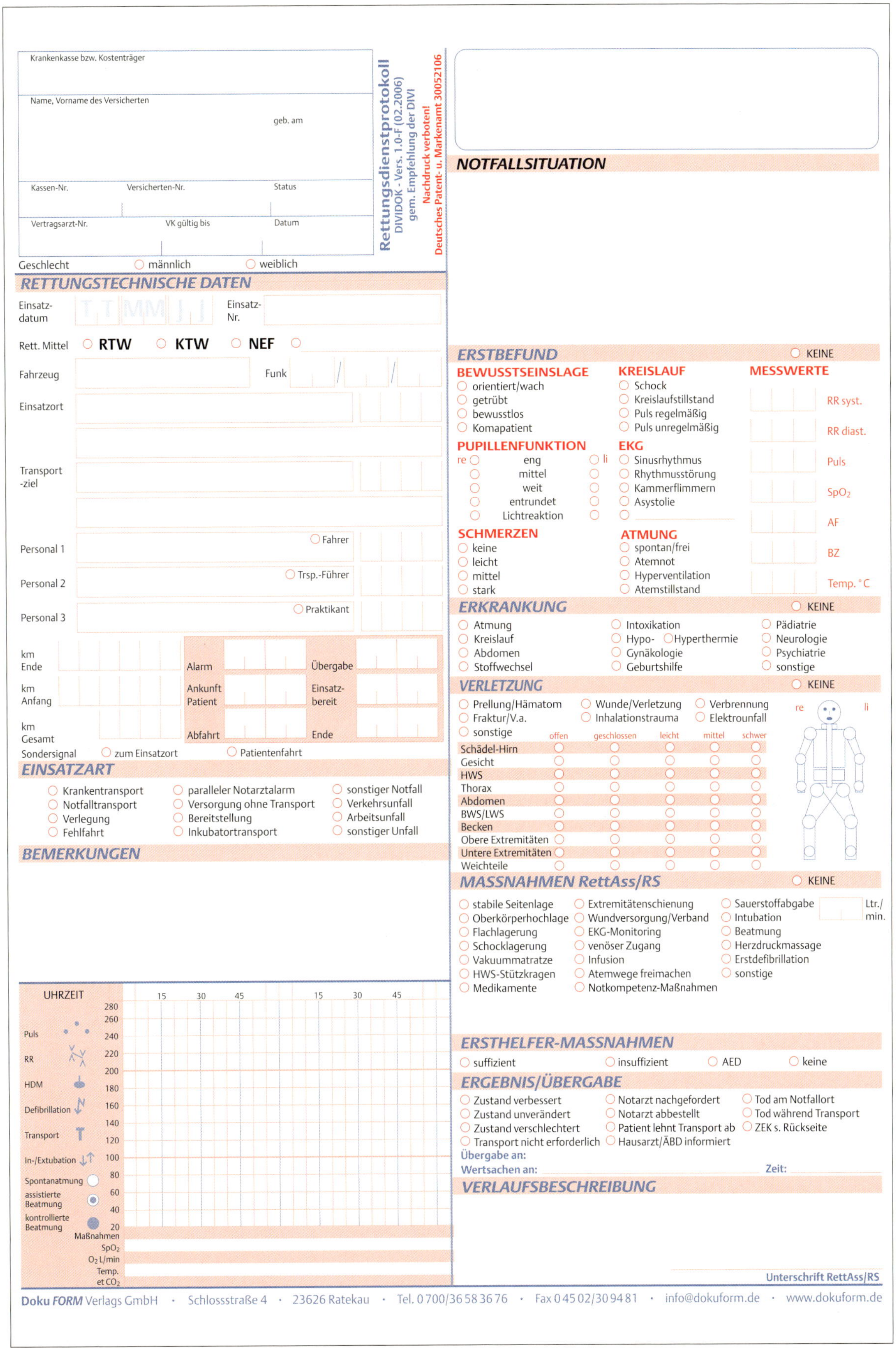

Krankenkasse bzw. Kostenträger
Name, Vorname des Versicherten
geb. am
Kassen-Nr. | Versicherten-Nr. | Status
Vertragsarzt-Nr. | VK gültig bis | Datum

Rettungsdienstprotokoll
DIVIDOK - Vers. 1.0-F (02.2006)
gem. Empfehlung der DIVI
Nachdruck verboten!
Deutsches Patent- u. Markenamt 30052106

Geschlecht ○ männlich ○ weiblich

RETTUNGSTECHNISCHE DATEN

Einsatz-datum TTMMJJ | Einsatz-Nr.

Rett. Mittel ○ RTW ○ KTW ○ NEF ○

Fahrzeug | Funk

Einsatzort

Transport -ziel

Personal 1 ○ Fahrer
Personal 2 ○ Trsp.-Führer
Personal 3 ○ Praktikant

km Ende | Alarm | Übergabe
km Anfang | Ankunft Patient | Einsatz-bereit
km Gesamt | Abfahrt | Ende

Sondersignal ○ zum Einsatzort ○ Patientenfahrt

EINSATZART

○ Krankentransport ○ paralleler Notarztalarm ○ sonstiger Notfall
○ Notfalltransport ○ Versorgung ohne Transport ○ Verkehrsunfall
○ Verlegung ○ Bereitstellung ○ Arbeitsunfall
○ Fehlfahrt ○ Inkubatortransport ○ sonstiger Unfall

BEMERKUNGEN

UHRZEIT 15 30 45 15 30 45
280 260 240 220 200 180 160 140 120 100 80 60 40 20
Puls, RR, HDM, Defibrillation, Transport, In-/Extubation, Spontanatmung, assistierte Beatmung, kontrollierte Beatmung
Maßnahmen, SpO_2, O_2 l/min, Temp., et CO_2

NOTFALLSITUATION

ERSTBEFUND ○ KEINE

BEWUSSTSEINSLAGE
○ orientiert/wach
○ getrübt
○ bewusstlos
○ Komapatient

KREISLAUF
○ Schock
○ Kreislaufstillstand
○ Puls regelmäßig
○ Puls unregelmäßig

MESSWERTE
RR syst.
RR diast.
Puls
SpO_2
AF
BZ
Temp. °C

PUPILLENFUNKTION
re ○ eng ○ li
○ mittel ○
○ weit ○
○ entrundet ○
○ Lichtreaktion ○

EKG
○ Sinusrhythmus
○ Rhythmusstörung
○ Kammerflimmern
○ Asystolie
○

SCHMERZEN
○ keine
○ leicht
○ mittel
○ stark

ATMUNG
○ spontan/frei
○ Atemnot
○ Hyperventilation
○ Atemstillstand

ERKRANKUNG ○ KEINE

○ Atmung ○ Intoxikation ○ Pädiatrie
○ Kreislauf ○ Hypo- ○ Hyperthermie ○ Neurologie
○ Abdomen ○ Gynäkologie ○ Psychiatrie
○ Stoffwechsel ○ Geburtshilfe ○ sonstige

VERLETZUNG ○ KEINE

○ Prellung/Hämatom ○ Wunde/Verletzung ○ Verbrennung
○ Fraktur/V.a. ○ Inhalationstrauma ○ Elektrounfall
○ sonstige

	offen	geschlossen	leicht	mittel	schwer
Schädel-Hirn	○	○	○	○	○
Gesicht	○	○	○	○	○
HWS	○	○	○	○	○
Thorax	○	○	○	○	○
Abdomen	○	○	○	○	○
BWS/LWS	○	○	○	○	○
Becken	○	○	○	○	○
Obere Extremitäten	○	○	○	○	○
Untere Extremitäten	○	○	○	○	○
Weichteile	○	○	○	○	○

re li

MASSNAHMEN RettAss/RS ○ KEINE

○ stabile Seitenlage ○ Extremitätenschienung ○ Sauerstoffabgabe Ltr./min.
○ Oberkörperhochlage ○ Wundversorgung/Verband ○ Intubation
○ Flachlagerung ○ EKG-Monitoring ○ Beatmung
○ Schocklagerung ○ venöser Zugang ○ Herzdruckmassage
○ Vakuummatratze ○ Infusion ○ Erstdefibrillation
○ HWS-Stützkragen ○ Atemwege freimachen ○ sonstige
○ Medikamente ○ Notkompetenz-Maßnahmen

ERSTHELFER-MASSNAHMEN

○ suffizient ○ insuffizient ○ AED ○ keine

ERGEBNIS/ÜBERGABE

○ Zustand verbessert ○ Notarzt nachgefordert ○ Tod am Notfallort
○ Zustand unverändert ○ Notarzt abbestellt ○ Tod während Transport
○ Zustand verschlechtert ○ Patient lehnt Transport ab ○ ZEK s. Rückseite
○ Transport nicht erforderlich ○ Hausarzt/ÄBD informiert

Übergabe an:
Wertsachen an: Zeit:

VERLAUFSBESCHREIBUNG

Unterschrift RettAss/RS

Doku FORM Verlags GmbH · Schlossstraße 4 · 23626 Ratekau · Tel. 0700/36583676 · Fax 04502/309481 · info@dokuform.de · www.dokuform.de

Abb. 38.2 Rettungsdienstprotokoll gemäß Empfehlung der DIVI-Version 1.0-F, 02.2006 (www.dokuform.de).

38

Transportverweigerungserklärung

Refusal of transportation by ambulance car or of medical treatment

Patient ______________________________

Hiermit erkläre ich, dass ich heute, am ______________________ vom Rettungsdienst/Notarztdienst über meine Erkrankung bzw. Verletzung und deren Konsequenzen aufgeklärt worden bin und eine Behandlung oder/und Beförderung in ein Krankenhaus entgegen der Belehrung ablehne.

Für hieraus entstandene Schäden trage ich selbst die Verantwortung. Ich wurde darüber informiert, dass ich späterhin keinerlei Ersatzansprüche wegen dieser nicht ausgeführten Krankenbeförderung/Behandlung und den sich evtl. daraus ergebenden gesundheitlichen Schäden geltend machen kann.

Herewith i declare, that I have been informed today ______________________ by the paramedics/emergency physicians about my Illness/Injuries with all the possible consequences and that I refuse medical treatment or a transportation to a hospital. I am fully responsible for all possible damages to my health and I have been informed, that there will be no indemnifications in case of a deterioration of my medical situation.

Datum/*Date* ______________________ Uhrzeit/*Time* ______________________

Unterschrift/*Signature Patient*

Kostenanerkennung

Ich, ______________________________ verpflichte mich, bei Nichtvorlage einer Notwendigkeitsbescheinigung, diese innerhalb von 14 Tagen nachzureichen, da ansonsten die Transportkosten zu meinen Lasten gehen.

____
Datum und Unterschrift

MATERIALVERBRAUCH

Schlüssel	☐☐☐	☐☐☐	☐☐☐	☐☐☐	☐☐☐	☐☐☐
Menge	☐	☐	☐	☐	☐	☐

Zwischenfälle / Ereignisse / Komplikationen (ZEK)

ZEK-Art

Atemwege, Gasaustausch
01= Dekonnektion
02= Tubus verlegt/abgeknickt
03= Akzidentelle Extubation
04= Nicht vorhergesehene schwierige Intubation
05= Intubation nicht möglich
06= Fehlintubation
07= Einseitige Intubation
09= Laryngospasmus
11= Aspiration
12= Hypoventilation/Hypoxämie
15= Andere resp. Störung

Herz-Kreislauf-System
18= Hypotension
19= Hypertension
20= Arrhythmie
21= Tachykardie
22= Bradykardie
23= Hypovolämie
26= Kreislaufstillstand
29= Venenzugang nicht möglich
30= Andere Störung des H-K-Systems

Allgemeine Reaktionen
40= Anaphylaktisch-allergische Reaktion
42= Hypothermie
48= Andere allgemeine Reaktion

Zentrales Nervensystem
60= Krampfanfall
61= Verwirrtheitszustand
64= Andere zentrale neurologische Störungen

Medizintechnik
67= Narkosegerät/Beatmungsgerät
68= EKG-Überwachungsgerät
69= Automatische Blutdruckmessung
70= Externer Schrittmacher
71= Defibrillator
72= Pulsoxymetrie
73= Intubationsbesteck
74= Medikamentenzufuhr (Infusionssysteme/Pumpen)
75= Andere Störungen Medizintechnik

Läsionen
78= Fehl-/Mehrfachpunktion Gefäße
79= Zähne
80= Gefäße
81= Muskel- und Weichteile
82= Haut
83= Atemwege
84= Augen
85= Epistaxis
86= Pneumo-/Hämatothorax
87= Nerven
88= Verletzung durch HDM
89= Andere Läsionen

Organisation
91= Zwangseinweisung/Zwangsbehandlung
92= Fehlerhafte Einsatzmeldung
93= Nächstgelegenes geeignetes Rettungsmittel nicht verfügbar
94= Nächstgelegenes geeignetes Krankenhaus nicht aufnahmebereit
95= Übergabeproblem in aufnehmender Klinik
96= Zusätzlich erforderliche Rettungsmittel waren nicht zeitgerecht verfügbar
97= Einsatz unter Leitung eines LNA
98= Sonstiges

	1.	2.	3.
Art	☐☐	☐☐	☐☐
Zeitpunkt	☐	☐	☐
Relevanz	☐	☐	☐

ZEK-Zeitpunkt

0 = Anfahrt
1 = Versorgung
2 = Transport
3 = Übergabe

ZEK-Relevanz

0 = ZEK ohne Auswirkung auf den klinischen Zustand
1 = ZEK klinisch bedeutsam, aber ohne Einfluss auf den weiteren Krankheitsverlauf
2 = ZEK klinisch bedeutsam, mit Einfluss auf den weiteren Krankheitsverlauf
3 = ZEK klinisch bedeutsam mit zusätzlicher Schädigung des Patienten, die Tod oder Dauerschäden zur Folge hat

Abb. 38.**2** (Fortsetzung)

Um die Vorteile der direkten elektronischen Datenerfassung umfänglich zu nutzen, sollten zukünftige Systeme z. B.

- das Meldebild und einsatztaktische Daten der Leitstelle vor oder während der Fahrt empfangen (Mobilfunktechnologie),
- über einen Kartenleser die Patienten- und Arztdaten erfassen,
- über eine drahtlose Schnittstelle verfügen, um die Daten des Monitorings, des Defibrillators und des Beatmungsgerätes zu registrieren,
- einen Protokollversand an die Klinik während der Anfahrt (Mobilfunktechnologie) ermöglichen.

In der Zukunft wird eine direkte elektronische Erfassung und Dokumentation der Einsatzdaten – wie heutzutage das automatische Anästhesieprotokoll oder Patientendatenmanagementsysteme in der Intensivmedizin – zum Standard gehören.

Qualitätsmanagement im Rettungsdienst

Der Rettungsdienst als Teilbereich der medizinischen Leistungserbringung im Gesundheitswesen unterliegt ebenso wie die anderen Bereiche der Forderung eines umfassenden Qualitätsmanagements. Schon 1998 haben die „Ständige Konferenz für den Rettungsdienst", die „Bundesvereinigung der Arbeitsgemeinschaften Notärzte Deutschlands (BAND)", der „Vorstand der Bundesärztekammer" und die „Deutsche Interdisziplinäre Vereinigung für Intensiv- und Notfallmedizin (DIVI)" eine entsprechende Empfehlung erarbeitet und publiziert (Ahnefeld 1998).

Eine bundeseinheitliche gesetzliche Regelung zum Qualitätsmanagement im Rettungsdienst gibt es bis heute aber nicht. In den verschiedenen Rettungsdienstgesetzen der Länder ist teilweise ein Qualitätsmanagement als Aufgabe des Ärztlichen Leiters Rettungsdienst klar geregelt, in anderen Ländern fehlen entsprechende Bestimmungen komplett oder sind per Erlass geordnet. Unabhängig von dieser verwirrenden Gesetzeslage ist ein umfassendes Qualitätsmanagement im höchsten Maße sinnvoll, um die Ergebnisqualität, aber auch die Effektivität in Bezug auf die Kosten (Effizienz) vergleichen und optimieren zu können. Das Qualitätsmanagement im Rettungsdienst ist eine der wesentlichen Aufgaben des „Ärztlichen Leiters Rettungsdienst" oder entsprechend ausgewiesener Personen und umfasst drei verschiedene Ebenen:

- Strukturqualität,
- Prozessqualität,
- Ergebnisqualität.

Strukturqualität

Räumliche Ordnung. Die räumliche Ordnung der Rettungsdienstbereiche und die Festlegung von Anzahl und Standorten der Rettungsmittel ist die Grundvoraussetzung für ein effizientes und schnelles Rettungsdienstsystem. Doch bis heute bestimmen eher kommunale Grenzen als rettungstaktische Überlegungen den Zuschnitt der Bereiche. Auch bei der Standortwahl ist eher die Lage des Krankenhauses und der Wache entscheidend, als Einsatzschwerpunkte und Verkehrswege. Eine Optimierung dieser Grundfragen ist heutzutage jedoch mittels des Einsatzes geographischer Informationssysteme leicht möglich und kann bei verminderten Kosten die Hilfsfrist verkürzen (Peleg u. Pliskin 2004; Ott 2003; Peters u. Hall 1999).

Qualifikation des Personals. Die Qualifikation des eingesetzten Personals, deren Weiterbildung und Motivation sind – wie in jedem Dienstleistungsbetrieb – die entscheidende Größe für die Leistungsfähigkeit des Systems. In den Rettungsdienstgesetzen der Länder und der Berufsordnung der Ärztekammern sind die Vorgaben zur Qualifikation und Ausbildung geregelt. Dies umfasst die Qualifikationen für den Notarzt, Leitenden Notarzt und die Besatzung der Rettungsfahrzeuge. Personelle Vorgaben für die Leitstelle sind indes höchst unterschiedlich festgelegt. Dies ist insbesondere durch die Art der Leitstelle bestimmt. Man unterscheidet reine Rettungsdienstleitstellen von sog. Integrierten Leitstellen, welche Feuerwehr, Rettungsdienst und ggf. weitere Dienste disponieren. Wissenschaftlich kontrovers diskutiert wird bis heute der Einsatz von computergestützten Dispositionsalgorithmen, welche präziser die medizinische Dringlichkeit des Notfalls erkennen sollen.

38

Technische Ausstattung. Die technische Ausstattung von Leitstelle und Fahrzeugen bestimmen in nicht unerheblichem Maß die Effizienz der rettungsdienstlichen Arbeit. Insbesondere kann moderne Ortungs-, Navigations- und Kommunikationstechnik zu einer Effizienzsteigerung des Rettungsdienstsystems beitragen (Fischer et al. 2003). Gerade in großen Rettungsdienstbereichen mit mehr als 20 Fahrzeugen ist eine „Nächste-Fahrzeug-Strategie" nur mit entsprechender technischer Hilfe sicher umzusetzen. Zu diesem Zweck sind eine Geokodierung des Einsatzortes, eine Satellitenortung und Statusübermittlung der Fahrzeuge und entsprechende Computersysteme erforderlich, welche die nächsten freien Rettungsmittel ermitteln und zur Disposition vorschlagen. Eine digitale Kommunikationstechnik zwischen Leitstelle, Rettungsdienstfahrzeugen und Dokumentationssystemen zur bidirektionalen Übermittlung von Notfallgeschehen, Einsatzort, Anfahrtshilfen, Einsatzdaten, Vorortbefunden und medizinischen Daten ist heutzutage technisch möglich und aus Gründen der medizinischen Versorgung, Abrechnung und Qualitätssicherung sinnvoll. Die Einführung des digitalen BOS-Funkstandards TETRA25 ist bis 2010 vorgesehen.

Organisatorische Rahmenbedingungen. Die Trennung von Notfallrettung und Krankentransport, die Integration von Luftrettung, Sekundär- und Intensivverlegungstransporten beschreiben organisatorische Rahmenbedingungen, die die Komplexität der rettungsdienstlichen Struktur weiter steigern. Ebenso sind ausgereifte Konzepte zur Weiterversorgung von Notfallpatienten in der Klinik gefragt.

Zusammenarbeit mit der aufnehmenden Klinik. Ein strukturell bestens organisierter Rettungsdienst ist hinsichtlich seiner medizinischen Effektivität zum Scheitern verurteilt, wenn die aufnehmende Klinik diese Arbeit nicht entsprechend fortführt. Vordringliche Aufgabe der medizinischen Notfallversorgung durch Rettungsdienst und Klinik ist es daher, den Notfallpatienten möglichst schnell einer „definitiven Versorgung" zuzuführen. Je nach Krankheitsbild kann dies durch den Rettungsdienst selbst – Reanimationsbehandlung – oder durch die geeignete Zielklinik erfolgen. Beim akuten Koronarsyndrom ist zum Beispiel eine funktionierende 24-h-Bereitschaft des Herzkatheterlabors zur Koronarangiographie, Dilatation und Stentversorgung erforderlich, beim Schädelhirn- und Polytrauma sind ein funktionierendes Schockraummanagement, CT-Diagnostik und chirurgische Interventionsmöglichkeit obligat.

Wichtig: Eine zentrale interdisziplinäre Notaufnahme, welche eine professionelle Schnittstelle zwischen Rettungsdienst und Klinik darstellen kann, wird sich als ein sinnvolles Konzept für die Zukunft herausstellen (s. Kap. 12).

Prozessqualität

Ziel des Rettungsdienstes ist es, einem Notfallpatienten schnellstmöglich die notwendige medizinische Hilfe zukommen zu lassen und ihn in das nächste geeignet Krankenhaus zu transportieren. Insofern müssen die zugrunde liegenden Prozesse erkannt und definiert werden. Die Studiengruppe des European Emergency Data Project (www.eed-project.de) hat diese Prozesse anhand einer „Reise des Patienten" (Abb. 38.**3**) durch die verschiedenen Schritte der rettungsdienstlichen Versorgung allgemeingültig dargestellt (Krafft et al. 2006).

Aufgaben der Leitstelle. Die Leitstelle ist hierbei das Bindeglied zwischen Hilfesuchenden und Rettungsdienst. Sie ermöglicht den Zugang zum System, bewertet Schwere und Dringlichkeit des Notfalls, lokalisiert den Notfallort, priorisiert die verschiedenen Einsätze und entsendet das nächste geeignete Rettungsdienstfahrzeug zum Notfallort. Dieser Prozess sollte zeitlich exakt erfasst werden, um die Hilfsfrist ermitteln zu können. Die Bundesvereinigung der Arbeitsgemeinschaften der Notärzte Deutschlands (BAND) schlägt diesbezüglich folgende Definitionen vor (Stellungnahme der BAND 2001):

- **Therapiefreies Intervall:** Zeitspanne zwischen dem Eintreten eines – vermutlich – akut lebensbedrohlichen Ereignisses und dem Einsetzen geeigneter notfallmedizinischer Maßnahmen der Notfallrettung am Notfallpatienten.
- **Hilfsfrist in der Notfallrettung:** Planungsgröße für den Rettungsdienstbereich als Zeitspanne zwischen dem Aufschaltzeitpunkt des Notrufes bei der für den Rettungsdienst zuständigen Leitstelle und dem Eintreffen eines geeigneten Rettungsmittels der Notfallrettung an dem Einsatzort. Unter Hinweis auf das Urteil des BGH v. 12. 11. 1992 (III ZR 178/91) ist diese Planungsgröße sowohl bei der Standortwahl von Rettungswachen als auch bei der ggf. notwendigen Festlegung von Notarztstandorten zu beachten. Die Zeitspanne soll 10 min nicht überschreiten.
- **Sicherheitsniveau:** Grad der Einhaltung der geplanten Hilfsfrist in der Notfallrettung in einem Rettungsdienstbereich, in dem alle Notfallorte erreicht werden sollen. Das Sicherheitsniveau soll 95 % betragen.

Standards. Darüber hinaus sollten alle weiteren Prozesse im Rettungsdienst eindeutig definiert und zweifelsfrei festgelegt sein, d. h. sie sollten sich an Normierungsstandards (z. B. Norm ISO 9001, 2000) orientieren. Das betrifft u. a. Abläufe im Verwaltungsbereich und Standardprozeduren auf den Rettungswachen (Geräteüberprüfungen, Einhaltung des MPG sowie der MPBetreibV, Hygienestandards). Im Rahmen der Prozessbeschreibung sollten ebenso die Standards zur Dokumentation und elektronischen Speicherung festgelegt werden, z. B. die Verwendung der DIVI Protokolle zum Rettungsdienst, Notarzteinsatz oder Intensivtransport und der Minimale Notarztdatensatz (MIND2) (Messelken et al. 2005; Schlechtriemen et al. 2004).

Ergebnisqualität

Qualitätsmanagement darf kein Selbstzweck sein, sondern vielmehr muss es dem eigentlichen Ziel dienen, dem Notfallpatienten schnellstmöglich die erforderliche medizinische oder technische Hilfe zukommen zu lassen. Ob dies gelingt, muss letztlich anhand der Ergebnisqualität analysiert werden. Im Bereich der Reanimatologie sind die Endpunkte zur Beschreibung eines Erfolgs gut definiert und seit Publikation des „Utstein Styles" (Cummins et al. 1991) weit verbreitet. Insofern ist es nicht verwunderlich, dass seither viele Untersuchungen die Erfolgsrate nach präklinischem Herzkreislaufstillstand und kardiopulmonaler Reanimation berechnet und publiziert haben (Fischer et al. 1997; Pleskot et al. 2006; Sipria et al. 2006; Fredriksson et al. 2003; Leung et al. 2001; Herlitz et al. 1999; Böttiger et al. 1999; Lombardi et al. 1994). Diese Untersuchungen zeigen klar auf, dass die Wahrscheinlichkeit, einen plötzlichen Herztod zu überleben, in verschiedenen Rettungs-

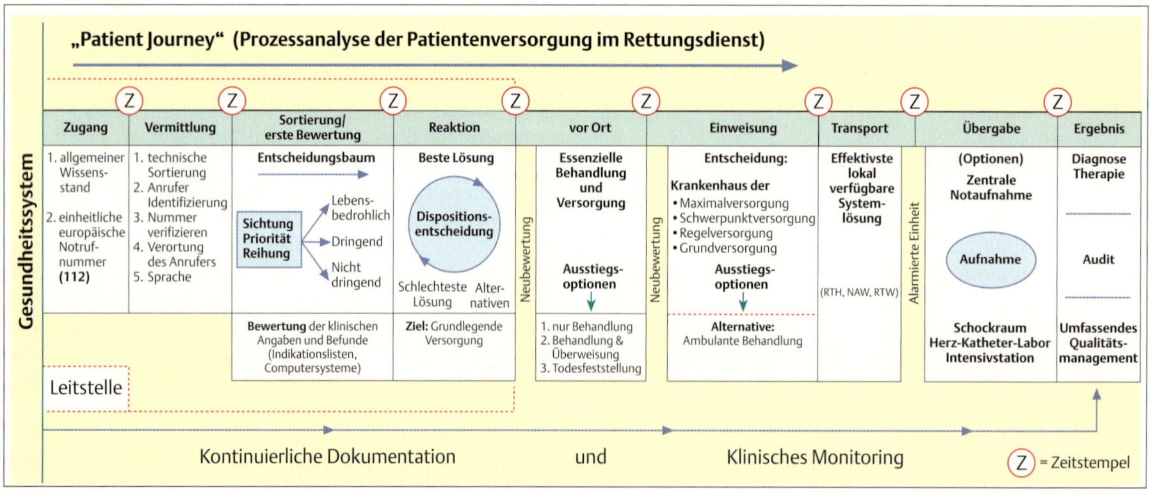

Abb. 38.**3** „Patient Journey" entsprechend der Prozessanalyse Rettungsdienst der Arbeitsgruppe des EED-Projects (Krafft et al. 2003).

dienstbereichen um den Faktor 10 variiert. Die Gründe hierfür sind vielfältig und sind in einigen Untersuchungen analysiert worden (Fischer et al. 2003; Krafft et al. 2006; Herlitz et al. 1999). Da der plötzliche Herztod ein höchst zeitkritischer Notfall ist, sind kurze Hilfsfristen obligat, um hohe Überlebensraten zu erzielen (Vukmir 2006). Doch auch bei vergleichbarer Hilfsfrist war der Reanimationserfolg in verschiedenen Rettungsdienstsystemen höchst unterschiedlich (Fischer et al. 2003; Eisenberg et al. 1990). Mängel der logistischen und medizinischen Prozessqualität erklären diese Befunde.

Reanimationsregister der DGAI

Diese eher ernüchternden Ergebnisse von Rettungsdienstsystemvergleichen und die in der Fläche – trotz anhaltender Bemühungen – bis heute eher bescheidene Erfolgsrate bei „plötzlichem Herztod" haben die Deutschen Gesellschaft für Anästhesiologie und Intensivmedizin (DGAI) veranlasst, bundesweit ein interdisziplinäres Reanimationsregister zu etablieren. Das Register wird als universelles Werkzeug des Qualitätsmanagements Ärzten und Rettungsdiensten die notwendigen Informationen liefern, um ihre CPR-Erfolgsraten zu steigern.

Initiative der DGAI zum Reanimationsregister. Die DGAI startete im Jahre 2003 ihre Initiative zum Reanimationsregister (Gräsner et al. 2005; Gräsner et al. 2006). Nach Vorgaben des Utstein-Style-Protokolls wurde zunächst der Reanimationsdatensatz „Erstversorgung" entwickelt, die Datensätze „Weiterversorgung" und „Langzeitverlauf" folgten. Hierbei wurde darauf geachtet, dass der MIND2 sachgerecht erweitert wurde. Auf Basis dieser Datensätze ist eine zentrale webbasierte Datenbank aufgesetzt worden. Die Daten können nach entsprechender Anmeldung via Internet direkt in diese Datenbank eingegeben werden. Ein sofortiges Feedback ist genauso implementiert wie ein regelmäßiges Berichtswesen. Darüber hinaus sind unterschiedliche Erfassungssysteme entwickelt worden, welche die vielfältigen Dokumentationsmöglichkeiten im Notarztdienst berücksichtigen. Hierbei kommen sowohl Papierprotokolle – als reine Reanimationsregisterprotokolle – oder Kombinationsprotokolle für den Notarztdienst, die neben den MIND2-Daten auch die ergänzenden Reanimationsdaten enthalten, zum Einsatz. Das regelmäßige Berichtswesen ermöglicht den Teilnehmern, über ein Benchmarking ihr System zu analysieren und kontinuierlich zu verbessern (Abb. 38.**4**).

Baden-württembergisches Projekt zum Qualitätsmanagement im Notarztdienst

Eine noch umfassendere Analyse der notärztlichen Tätigkeiten bietet das „NADOK-Projekt" (Messelken et al. 2005; Messelken u. Dirks 2001), welches seit 2003 unter der Trägerschaft der Landesärztekammer Baden-Württemberg (www.aerztekammer-bw.de/20/qualitaetssicherung/infonadok/index.html) läuft. Es dient der zentralen Auswertung von Notarzteinsätzen. Die Landesärztekammer erhält derzeit im Halbjahresturnus von 106 der 136 Notarztsysteme aus 31 Rettungsdienstbereichen die kodierten Einsatzdaten von über 55000 Notarzteinsätzen und lässt sie extern auswerten. Halbjährlich werden entsprechende Ergebnisdarstellungen im Sinne eines externen Benchmarking an die Notarztstandorte übermittelt und dort im Sinne einer eigenen Qualitätsinitiative in Struktur- oder Prozessänderungen umgesetzt (Abb. 38.**5**). Diese Vorgehensweise hat in vielen Standorten bereits zu messbaren Verbesserungen der Versorgungsqualität geführt. Bei der Tracerdiagnose „Akutes Koronarsyndrom" zum Beispiel breitet sich mehr und mehr die geforderte prähospitale Diagnostik mittels 12-Kanal-EKG aus, was einen dezidierten Maßnahmenkatalog und die Einweisung in eine geeignete Zielklinik zur Folge haben soll (Abb. 38.**6**). In einer Qualitätsoffensive sollen Fragen der Vermittlung von Notfalleinsätzen (Dispositionskriterien), der Organisation (Fahrzeug, Strategien, Ausrückzeiten, Hilfsfristerreichungsgrade) und der Notärztlichen Versorgungsqualität angegangen werden. Auch die Frage der Auslastung von Notarztstandorten ist unter der Frage der Wirtschaftlichkeit zu prüfen.

Ergebnisqualität im Rettungsdienst anhand des Mainzer Emergency Evaluation Scores (MEES)

Die präklinische Patientenversorgung umfasst nur eine kurze Zeitspanne, die Beurteilung der Ergebnisqualität ist daher – jenseits der Reanimationsbehandlung – schwierig. Bei allen methodischen Einschränkungen bietet der MEES hierzu eine sinnvolle Beurteilungsmöglichkeit (Fischer et al. 2003; Hennes et al. 1993; Himmelseher et al. 1994; Grmec u. Gasparovic 2001; Grmec u. Kupnik 2003; Kulla et al. 2005).

Inhalt des MEES. Der MEES ist ein Scoresystem, das auf der Analyse von 7 Vitalparametern basiert, die in ihrer Gesamtheit den Zustand eines Notfallpatienten kennzeichnen. Die einzelnen Parameter der Funktionen Atmung, Kreislauf und Bewusstsein (Atemfrequenz, arterielle Sauerstoffsättigung, Herzfrequenz, Herzrhythmus, Blutdruck, Glasgow-Koma-Skala und Schmerzstatus) werden jeweils mit 1–4 Punkten klassifiziert. Vier Punkte entsprechen dem physiologischen Normalzustand. Bei gering pathologischer Abweichung eines Parameters wird dieser mit 3 Punkten und bei einer erheblich pathologischen Abweichung mit 2 Punkten bewertet. Bei vitaler Gefährdung wird dieser Parameter mit nur 1 Punkt bewertet. Unter der Annahme, dass Schmerz keine vitale Bedrohung darstellt, wird die Kategorie Schmerz minimal mit 2 Punkten bewertet. Die Kategorie Schmerz ist zugleich auch der einzige Parameter des MEES, der einer subjektiven Einschätzung durch das Rettungsdienstpersonal bedarf, wenn eine VAS nicht angewendet werden kann. Der MEES berechnet sich aus der Summe der Einzelpunkte. Er nimmt Werte von maximal 28 bis minimal 10 Punkten an (Tab. 38.**1**).

Erhebung des MEES-Wertes. Alle diese Parameter werden ohnehin routinemäßig bei der Versorgung von Notfallpatienten erhoben, die Berechnung des MEES durch ein EDV-System setzt aber Vollständigkeit bei der Befunddokumentation voraus. Zu Beginn der präklinischen Versorgung wird der MEES1 von der Besatzung der zuerst eintreffenden Rettungseinheit erhoben. Am Ende der präklinischen Versorgung, also in der Regel bei Übergabe im Krankenhaus, wird der MEES2 vom Rettungsdienstpersonal oder den Notärzten erhoben. Die Differenz von MEES2 – MEES1 = Δ MEES beschreibt objektiv die Änderung des Patientenzustands während der präklinischen Versorgung durch den Notarzt und/oder die RTW-Besatzung. In wissenschaftlichen Untersuchungen (Fischer et al. 2003;

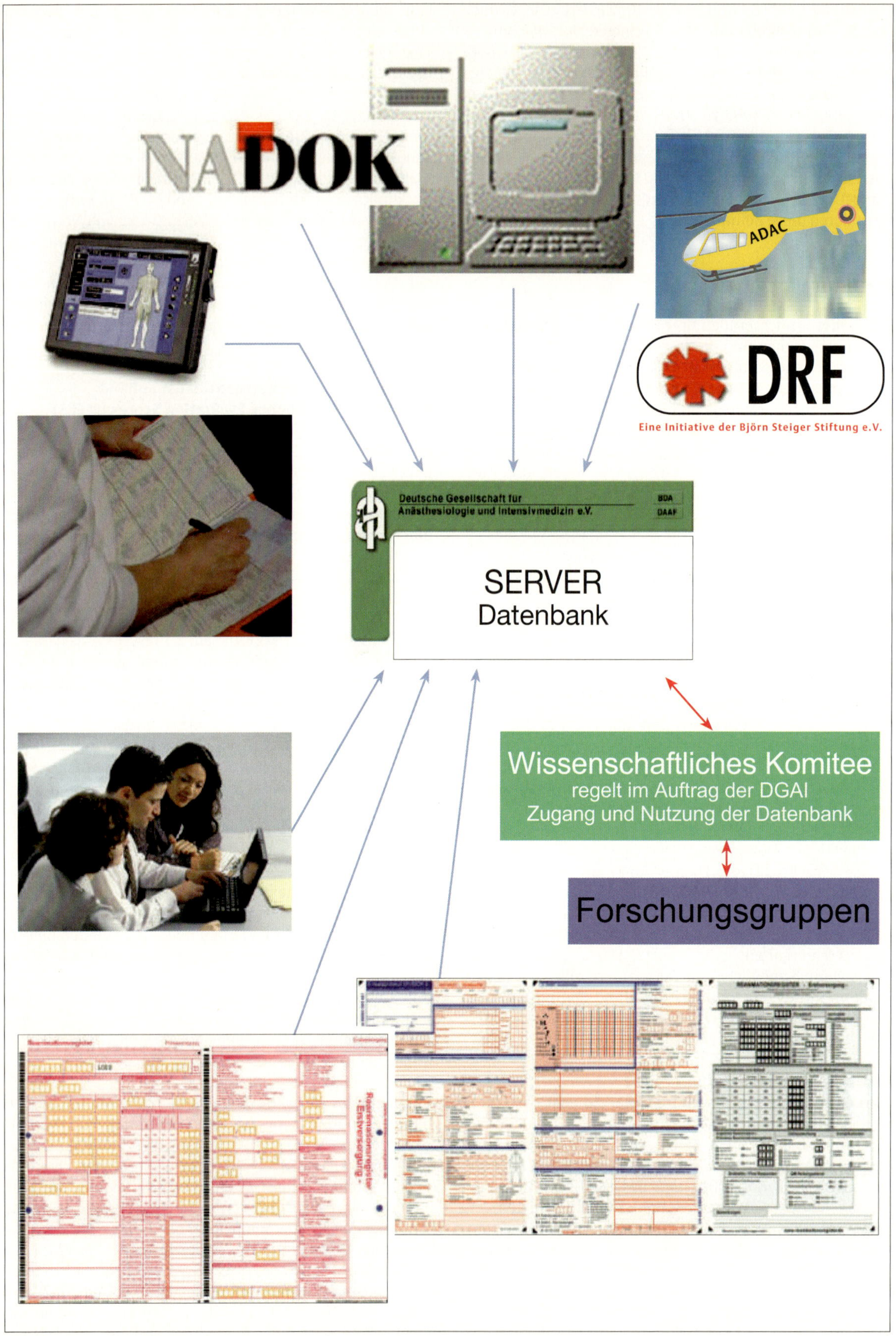

Abb. 38.**4** Reanimationsregister der DGAI: Die Dateneingabe erfolgt auf entsprechenden Reanimationsprotokollen, direkt über Internet oder kostenfreie Importfunktionen.

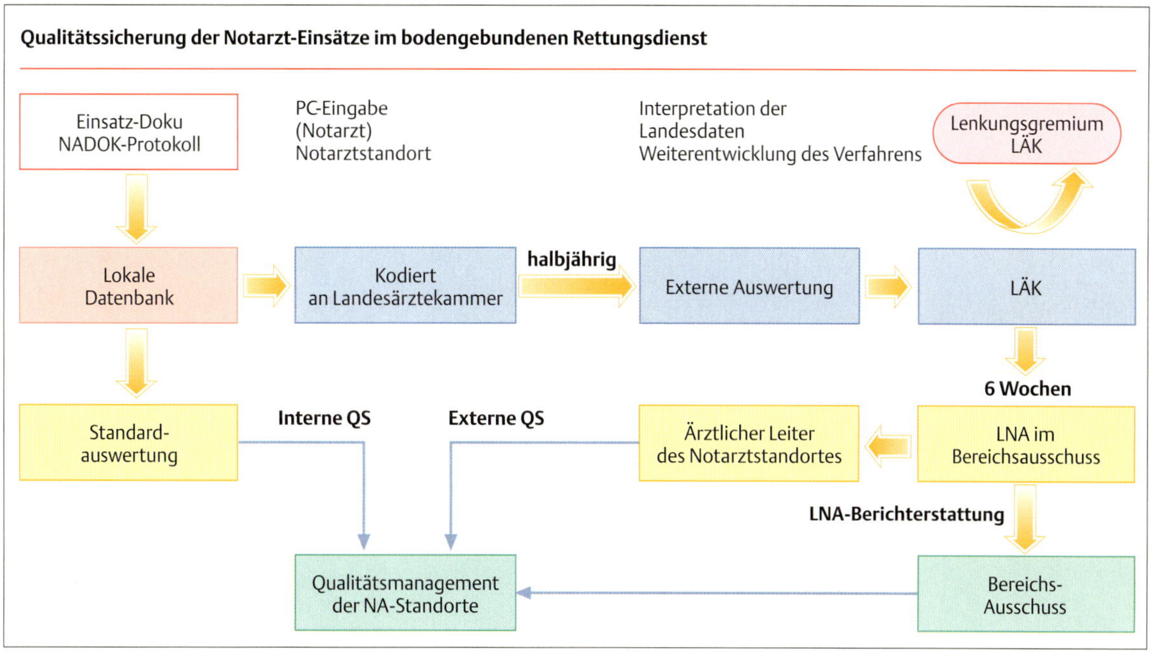

Abb. 38.**5** Workflow des Programms zur Qualitätssicherung in Baden-Württemberg: Die Datenerfassung erfolgt lokal auf Notarzteinsatzprotokollen, die über einen Scanner eingelesen werden. Diese Daten stehen für lokale Auswertungen zur Verfügung und werden im Format des MIND2 in eine zentrale Datenbank der Landesärztekammer exportiert. Die „Leitenden Notärzte" der Rettungsdienstbereiche erhalten halbjährig entsprechende Berichte u. a. im Sinne eines Benchmarking und setzen die notwendigen Maßnahmen um. Anmerkung: In Baden-Württemberg werden keine „Ärztlichen Leiter Rettungsdienst" bestellt. Soweit es um das Qualitätsmanagement geht, wird diese Funktion durch einen „Leitenden Notarzt im Bereichsausschuss" wahrgenommen.

Tabelle 38.**1** Mainzer Emergency Evaluation Score

Vitalparameter	Wertegrenzen	MEES-Punkte
Glasgow-Koma-Skala	► 15 ► 14 – 12 ► 8 – 11 ► < 8	► 4 ► 3 ► 2 ► 1
Herzfrequenz [1 / min]	► 60 – 100 ► 50 – 59 oder 101 – 130 ► 40 – 49 oder 131 – 160 ► < 40 oder > 160	► 4 ► 3 ► 2 ► 1
Atemfrequenz [1 / min]	► 12 – 18 ► 8 – 11 oder 19 – 24 ► 5 – 7 oder 25 – 30 ► < 5 oder > 30	► 4 ► 3 ► 2 ► 1
Herzrhythmus	► SR ► SVES, monotope VES ► absolute Arrhythmie, polytope VES ► ventrikuläre Tachykardie, Kammerflimmern, Asystolie	► 4 ► 3 ► 2 ► 1
Schmerz	► kein Schmerz (auch Narkose) ► leichter Schmerz ► starker Schmerz	► 4 ► 3 ► 2
Blutdruck [mmHG]	► 120 / 80 bis 140 / 90 ► 100 / 70 – 119 / 79 oder 141 / 91 – 159 / 94 ► 80 / 60 – 99 / 69 oder 160 / 95 – 229 – 119 ► < 80 / 60 oder 229 / 119	► 4 ► 3 ► 2 ► 1
SaO2 [%]	► 100 – 96 ► 95 – 91 ► 90 – 86 ► < 85	► 4 ► 3 ► 2 ► 1
		MEES-Wert = Summe

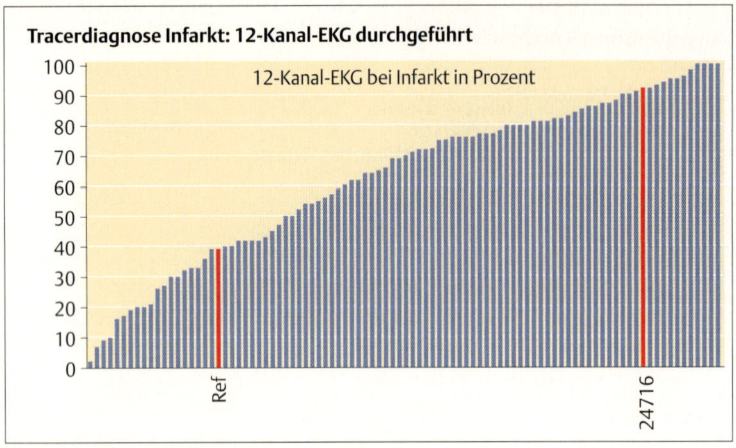

Abb. 38.**6** Benchmark für durchgeführte 12-Kanal-EKG-Diagnostik bei Patienten mit der Notarztdiagnose „Herzinfarkt". Häufigkeiten dargestellt für die 106 teilnehmenden Notarztstandorte in Baden-Württemberg und den eigenen Standort.

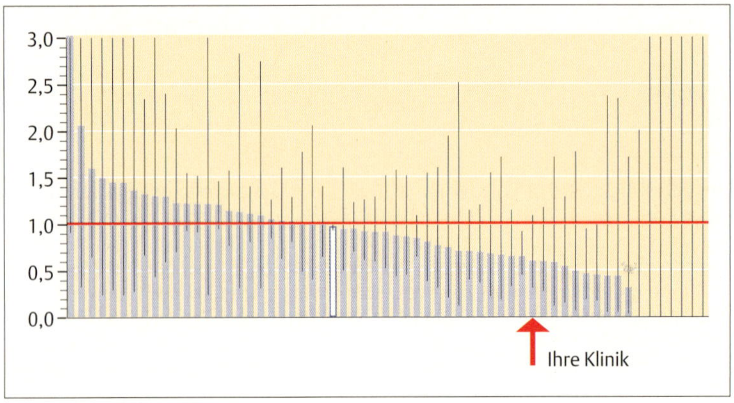

Abb. 38.**7** Auswertung des Traumaregisters in 2005, dargestellt ist die standardisierte Mortalitätsratio (SMR) für die teilnehmenden Kliniken. Die SMR berechnet sich als Quotient der tatsächlichen Mortalitätsrate und dem Mittelwert der Prognose. Ergibt sich ein Wert von 1, ist die beobachtete gleich der erwarteten Mortalität; Werte unter 1 zeigen ein günstiges Verhältnis an (d. h. es sind weniger Patienten verstorben als nach RISC-Prognose erwartet), bei Werten größer als 1 sind entsprechend mehr Patienten verstorben als im Mittel erwartet. Der senkrechte Strich zu jedem Balken bezeichnet wieder das 95 %-Konfidenzintervall.

Hennes et al. 1993) hat sich gezeigt, dass ΔMEES die Effektivität der präklinischen Rettungsdienstmaßnahmen gut abbilden kann, weswegen dieser Messparameter ebenfalls im „NADOK-Projekt" zur Objektivierung der notärztlichen Leistungsfähigkeit und Ergebnisqualität Anwendung findet.

Sekundäre und tertiäre Ergebnisqualität

Darüber hinaus kann die sekundäre Ergebnisqualität der rettungsdienstlichen Maßnahmen anhand der erzielten Verkürzung von Liegezeiten auf Intensivstation oder im Krankenhaus beschreiben werden. Die tertiäre Ergebnisqualität beschreibt schließlich die durch rettungsdienstliche Maßnahmen erreichte Senkung von Morbidität und Mortalität, Erhöhung der Lebensqualität und die Häufigkeit der Wiedereingliederung in den Arbeitsprozess.

Zusammenführung der Daten. All diese Analysen benötigen eine Zusammenführung von Daten des Rettungsdienstes und Krankenhauses, was logistisch aufwändig und in Deutschland teilweise als datenschutzrechtlich bedenklich angesehen wird. In wissenschaftlichen Analysen haben sich derartige Untersuchungen als außerordentlich ergiebig erwiesen (Fischer et al. 2003; Eisenberg et al. 1990; Matsumoto et al. 2006; Hallstrom et al. 2004; Hallas 2000; Stiell et al. 1999; Moront et al. 1996; Nichol et al. 1996; Messelken et al. 1996), sind in Deutschland als Routineauswertungen aber nicht etabliert. Zudem ist es aus methodischen Gründen schwer nachzuweisen, welchen Anteil die prä- oder innerklinische medizinischen Behandlung am Erfolg oder Misserfolg der Gesamtbehandlung hat.

Traumaregister. Das Traumaregister der Deutschen Gesellschaft für Unfallchirurgie (www.traumaregister.de) beinhaltet mittlerweile einen sehr umfänglichen Satz prä- und innerklinischer Daten von über 20 000 polytraumatisierten Patienten (Ruchholtz 2004; Guenther et al. 2003; Ruchholtz et al. 2002; Ruchholtz 2000). Auch bei diesem Projekt wird den Teilnehmern jährlich ein Bericht übersandt, der die Ergebnisse der eigenen Klinik der Gesamtheit aller Teilnehmer gegenüberstellt. Diese detaillierte Darstellung versetzt die Teilnehmer in die Lage, ihren eigenen prä- aber auch innerklinischen Ablauf hinsichtlich der benötigten Zeit, der durchgeführten Maßnahmen und dem erzielten Ergebnis zu analysieren und im Sinne eines kontinuierlichen Qualitätsmanagements die notwendigen Änderungen zu veranlassen (Abb. 38.**7**).

Kernaussagen

Dokumentation im Rettungsdienst

Im Notarzt- und Rettungsdienst besteht eine Pflicht zur Dokumentation, welche u. a. in den Landesrettungsdienstgesetzen, dem ärztlichen Standesrecht und den Heilberufe-Kammergesetzen aufgeführt ist. Sie umfasst u. a. die medizinische Diagnose und Therapie sowie die Logistik des Einsatzes.

Die Dokumentation dient primär als Information der Weiterbehandelnden in der Klinik, aber ebenso der Abrechnung und als Informationsbasis des medizinischen Qualitätsmanagements.

Unter medikolegalen Aspekten ist zu berücksichtigen, dass Verletzungen der Dokumentationspflicht eine Beweiserleichterung bis hin zur Beweislastumkehr zugunsten des Patienten zur Folge haben können. So gilt die klare Empfehlung, Aufklärung, Diagnose und Behandlung sorgfältig und vollständig zu dokumentieren; möglichst entsprechend medizinischer Standards vorzugehen und bei Abweichungen entsprechende Begründungen zu dokumentieren.

Das bundeseinheitliche Notarzteinsatzprotokoll gemäß den aktuellen DIVI-Empfehlungen ist – in seinen verschiedenen Auslegungen – das Protokoll der Wahl.

Eine elektronische Erfassung der Daten unter Nutzung des konsentierten „Minimalen Notarztdatensatzes MIND2" ist für qualitätssichernde Maßnahmen obligat. Sie erfolgt derzeit mittels Papierprotokoll und händischer Eingabe/Scanner oder verschiedenen tragbaren Computern. Hohe Verfügbarkeit und einfache Handhabung sprechen für ersteres Verfahren, partielle Arbeitserleichterung und variable Integration weiterer Systeme für Letzteres.

Qualitätsmanagement im Rettungsdienst

Qualitätsmanagement im Rettungsdienst ist keine „Liebhaberei einer interessierten Minderheit", sondern ist als ethische Verpflichtung gegenüber Patienten, Gesellschaft und Kostenträgern anzusehen.

Die Basis hierfür ist eine einheitliche und hinreichend umfängliche Dokumentation einschließlich elektronischer Datenerfassung und Plausibilitätsprüfung, welche die Bereiche Leitstelle, Rettungs- und Notarztdienst umfasst.

Um im Sinne eines Benchmarking Vergleiche und Analysen über den eigenen Bereich hinaus durchführen zu können, ist eine Vereinheitlichung der Daten über die Landes-, Bundes- bis hin zur europäischen Ebene sinnvoll.

Die vorgestellten Werkzeuge zum Qualitätsmanagement (Hilfsfrist, DIVI-Protokoll, MIND2, Reanimationsregister, NADOK-Projekt, Traumaregister) erzeugen plausible Daten, die ein regelmäßiges Feedback an die Teilnehmer über die Qualität ihrer Arbeit ermöglichen.

Ein weisungsunabhängiger „Ärztlicher Leiter Rettungsdienst", der alle genannten Aktivitäten in einem Rettungsdienstbereich koordiniert, ist insofern als eine „conditio sine qua non" für ein umfassendes Qualitätsmanagement zu verstehen.

Literatur

Ahnefeld F. Grundlagen und Grundsätze zur Weiterentwicklung der Rettungsdienste und der notfallmedizinischen Versorgung der Bevölkerung in der Bundesrepublick Deutschland. Anästh Intensivmed 1998; 39: 255 – 261.

Böttiger BW, Grabner C, Bauer H, Bode C, Weber T, Motsch J, Martin E. Long term outcome after out-of-hospital cardiac arrest with physician staffed emergency medical services: the Utstein style applied to a midsized urban/suburban area. Heart 1999; 82: 674 – 679.

Cummins RO, Chamberlain DA, Abramson NS, Allen M, Baskett PJ, Becker L, Bossaert L, Delooz HH, Dick WF, Eisenberg MS et al. Recommended guidelines for uniform reporting of data from out-of-hospital cardiac arrest: the Utstein style. A statement for health professionals from a task force of the American Heart Association, the European Resuscitation Council, the Heart and Stroke Foundation of Canada, and the Australian Resuscitation Council. Circulation 1991; 84: 960 – 975.

Eisenberg MS, Horwood BT, Cummins RO, Reynolds-Haertle R, Hearne TR. Cardiac arrest and resuscitation: a tale of 29 cities. Ann Emerg Med 1990; 19: 179 – 186.

Felleiter P, Helm M, Lampl L, Bock KH. Data processing in prehospital emergency medicine. Int J Clin Monit Comput 1995; 12: 37 – 41.

Fischer M, Fischer N, Schüttler J. Welches Dosierungskonzept für Adrenalin ist bei kardiopulmonaler Reanimation das richtige? Eine Datenanalyse präklinischer Reanimationen. Anästhesiol Intensivmed Notfallmed Schmerzther 1995; 30: 350 – 356.

Fischer M, Fischer NJ, Schüttler J. One-year survival after out-of-hospital cardiac arrest in Bonn city: outcome report according to the ‚Utstein style'. Resuscitation 1997; 33: 233 – 243.

Fischer M, Krep H, Wierich D, Heister U, Hoeft A, Edwards S, Castrillo-Riesgo LG, Krafft T. Effektivitäts- und Effizienzvergleich der Rettungsdienstsysteme in Birmingham (UK) und Bonn (D). Anästhesiol Intensivmed Notfallmed Schmerzther 2003; 38: 630 – 642.

Fredriksson M, Herlitz J, Engdahl J. Nineteen years' experience of out-of-hospital cardiac arrest in Gothenburg – reported in Utstein style. Resuscitation 2003; 58: 37 – 47.

Gräsner JT, Fischer M, Altemeyer KH, Bahr J, Böttiger BW, Dörges V et al. Nationales Reanimationsregister – Strukturierte Datenerfassung mit dem DGAI-Reanimationsdatensatz „Erstversorgung". Notfall Rettungsmed 2005; 8: 112 – 115.

Gräsner JT, Messelken M, Scholz J, Fischer M. Das Reanimationsregister der DGAI. Anästh Intensivmed 2006; 47: 630 – 631.

Grmec S, Gasparovic V. Comparison of APACHE II, MEES and Glasgow Coma Scale in patients with nontraumatic coma for prediction of mortality. Acute Physiology and Chronic Health Evaluation. Mainz Emergency Evaluation System. Crit Care 2001; 5: 19 – 23.

Grmec S, Kupnik D. Does the Mainz Emergency Evaluation Scoring (MEES) in combination with capnometry (MEESc) help in the prognosis of outcome from cardiopulmonary resuscitation in a prehospital setting? Resuscitation 2003; 58: 89 – 96.

Guenther S, Waydhas C, Ose C, Nast-Kolb D. Quality of multiple trauma care in 33 German and Swiss trauma centers during a 5-year period: regular versus on-call service. J Trauma 2003; 54: 973 – 978.

Hallas P. Prehospital cardiac arrest in Denmark: are emergency services efficient? [in Danish]. Ugeskr Laeger 2000; 162: 2025 – 2027.

Hallstrom AP, Ornato JP, Weisfeldt M, Travers A, Christenson J, McBurnie MA et al. Public-access defibrillation and survival after out-of-hospital cardiac arrest. N Engl J Med 2004; 351: 637 – 646.

Hennes HJ, Reinhardt T, Otto S, Dick W. Die präklinische Effektivität der notärztlichen Versorgung. Eine prospektive Studie. Anaesthesist 1993; 42: 455 – 461.

Herlitz J, Bahr J, Fischer M, Kuisma M, Lexow K, Thorgeirsson G. Resuscitation in Europe: a tale of five European regions. Resuscitation 1999; 41: 121 – 131.

Himmelseher S, Pfenninger E, Strohmenger H. Brauchen wir traumatologische Scores in der Notfallmedizin? Anaesthesist 1994; 43: 376 – 384.

Krafft T, Castrillo-Riesego LG, Edwards S, Fischer M, Overton J, Robertson-Steel I, Koenig A. European Emergency Data Project (EED Project), EMS data-based Health Surveillance System. European Journal of Public Health 2003; 13: 85 – 90.

Krafft T, Garcia-Castrillo Riesgo L, Fischer M, Lippert F, Overton J, Robertson-Steel I. European Emergency Data Project (EED Project) – EMS data-based health surveillance system. Köln: Brandt; 2006.

Kulla M, Fischer S, Helm M, Lampl L. Traumascores für den Schockraum – eine kritische Übersicht. Anästhesiol Intensivmed Notfallmed Schmerzther 2005; 40: 726 – 736.

Lerner EB, Fairbanks RJ, Shah MN. Identification of out-of-hospital cardiac arrest clusters using a geographic information system. Acad Emerg Med 2005; 12: 81 – 84.

Leung LP, Wong TW, Tong HK, Lo CB, Kan PG. Out-of-hospital cardiac arrest in Hong Kong. Prehosp Emerg Care 2001; 5: 308 – 311.

Lombardi G, Gallagher J, Gennis P. Outcome of out-of-hospital cardiac arrest in New York City. The Pre-Hospital Arrest Survival Evaluation (PHASE) Study. JAMA 1994; 271: 678 – 683.

Matsumoto H, Mashiko K, Hara Y, Sakamoto Y, Kutsukata N, Takei K, Tomita Y, Ueno Y, Yamamoto Y. Effectiveness of a „doctor-helicopter" system in Japan. Isr Med Assoc J 2006; 8: 8 – 11.

Messelken M, Martin J, Milewski P. Ergebnisqualität in der Notfallmedizin. Notfall Rettungsmed 1998; 1: 143 – 149.

Messelken M, Dirks B. Zentrale Auswertung von Notarzteinsätzen im Rahmen externer Qualitätssicherung. Notfall Rettungsmed 2001; 4: 408 – 415.

Messelken M, Schlechtriemen T. Der minimale Notarztdatensatz MIND2. Notfall Rettungsmed 2003; 6: 189 – 192.

Messelken M, Fischer M, Dirks B, Throm G, Wettig T. Externe Qualitätssicherung im Rettungsdienst – Das Baden-Württemberger Modell. Notfall Rettungsmed 2005; 8: 476 – 483.

Moecke HP, Herden HN. Dokumentation im Rettungsdienst. Basis für Forschung und Qualitatssicherung. Anaesthesist 1994; 43: 257 – 261.

Moecke H. Emergency medicine in Germany. Ann Emerg Med 1998; 31: 111 – 115.

Moecke H, Dirks B, Friedrich H, Hennes HJ, Lackner C, Messelken M, Neumann C, Pajonk F, Reng M, Schachinger U, Violka T. DIVI Notarzteinsatzprotokoll, Verson 4.0. Anaesthesist 2000; 49: 211 – 213.

Moecke H, Dirks D, Friedrich HJ, Hennes HJ, Lackner C, Messelken M et al. DIVI-Notarzteinsatzprotokolle Version 4.2. Notarzt 2004; 20: 139 – 141.

Moront ML, Gotschall CS, Eichelberger MR. Helicopter transport of injured children: system effectiveness and triage criteria. J Pediatr Surg 1996; 31: 1183 – 1186.

Nichol G, Detsky AS, Stiell IG, O'Rourke K, Wells G, Laupacis A. Effectiveness of emergency medical services for victims of out-of-hospital cardiac arrest: a metaanalysis. Ann Emerg Med 1996; 27: 700 – 710.

Ott WE. GIS in EMS. Jems 2003; 28: 89 – 91.

Peleg K, Pliskin JS. A geographic information system simulation model of EMS: reducing ambulance response time. Am J Emerg Med 2004; 22: 164 – 170.

Peters J, Hall GB. Assessment of ambulance response performance using a geographic information system. Soc Sci Med 1999; 49: 1551 – 1566.

Pleskot M, Babu A, Kajzr J, Kvasnicka J, Stritecky J, Cermakova E et al. Characteristics and short-term survival of individuals with out-of-hospital cardiac arrests in the East Bohemian region. Resuscitation 2006; 68: 209 – 220.

Ruchholtz S. Das Traumaregister der DGU als Grundlage des interklinischen Qualitätsmanagements in der Schwerverletztenversorgung. Eine Multicenterstudie. Arbeitsgemeinschaft „Polytrauma" der Deutschen Gesellschaft für Unfallchirurgie. Unfallchirurg 2000; 103: 30 – 37.

Ruchholtz S, Waydhas C, Ose C, Lewan U, Nast-Kolb D. Prehospital intubation in severe thoracic trauma without respiratory insufficiency: a matched-pair analysis based on the Trauma Registry of the German Trauma Society. J Trauma 2002; 52: 879 – 886.

Ruchholtz S. Das externe Qualitätsmanagement in der klinischen Schwerverletztenversorgung. Unfallchirurg 2004; 107: 835 – 843.
Schlechtriemen T, Lackner CK, Moecke HP, Arntz HR, Messelken M, Altemeyer KH. Medizinisches Qualitätsmanagement mit Hilfe ausgewählter Zieldiagnosen – Empfehlungen für eine einheitliche Dokumentation und Datenauswertung. Notfall Rettungsmed 2004; 6: 175 – 188.
Sipria A, Novak V, Veber A, Popov A, Reinhard V, Slavin G. Out-of-hospital resuscitation in Estonia: a bystander-witnessed sudden cardiac arrest. Eur J Emerg Med 2006; 13: 14 – 20.
Soo L, Huff N, Gray D, Hampton JR. Geographical distribution of cardiac arrest in Nottinghamshire. Resuscitation 2001; 48: 137 – 147.
Stellungnahme der Bundesvereinigung der Arbeitsgemeinschaften der Notärzte Deutschlands (BAND) zur ‚Hilfsfrist' im Rettungsdienst (Notfallrettung). Notarzt 2001; 17: A33-A34.
Stiell IG, Wells GA, Field BJ, Spaite DW, De Maio VJ, Ward R, et al. Improved out-of-hospital cardiac arrest survival through the inexpensive optimization of an existing defibrillation program: OPALS study phase II. Ontario Prehospital Advanced Life Support. JAMA 1999; 281: 1175 – 1181.
Vukmir RB. Survival from prehospital cardiac arrest is critically dependent upon response time. Resuscitation 2006; 69: 229 – 234.

39

Spezielle Rechtsfragen

39 Spezielle Rechtsfragen

E. Biermann

Aufnahmepflicht der Krankenhäuser

Krankenhäuser sind in ein öffentlich-rechtliches Planungs- und Finanzierungssystem eingebunden, aus dem nach §§39 Abs.1, 73 Abs.4 Sozialgesetzbuch V (SGB V) eine Aufnahme- und Behandlungspflicht gegenüber stationär behandlungsbedürftigen Patienten folgt. Ob und inwieweit teil-, vor- und nachstationäre oder ambulante Behandlung ausreicht, ist nach §39 Abs.1 Satz 1 SGB V (auch) durch das Krankenhaus zu prüfen. Vielfach ist diese Verpflichtung in den Krankenhausgesetzen der Länder präzisiert[1].

Wichtig: Ist das Krankenhaus nicht in der Lage, seiner Aufnahme- und Behandlungspflicht zu genügen, weil es z.B. voll belegt ist, seine Operationskapazitäten erschöpft sind oder die notwendige personelle oder apparative Infrastruktur nicht zur Verfügung steht, so muss es akut aufnahmebedürftige Patienten gleichwohl einstweilen aufnehmen, wenn kein anderes geeignetes Krankenhaus eine zeitgerechte Versorgung sicherstellen kann. Das Krankenhaus muss zumindest eine Erstversorgung durchführen und sich nötigenfalls um eine Verlegung kümmern.

Erschöpfte ökonomische Ressourcen rechtfertigen die Verlegung eines Patienten aus einem an sich nach Leistungsstruktur und Versorgungsauftrag geeigneten Krankenhaus nicht. Die Verlegung eines Patienten allein aus ökonomischen Gründen von einem Krankenhaus der Grund- und Regelversorgung in ein Krankenhaus höherer Versorgungsstufe, etwa der Maximalversorgung, gefährdet nach der Gliederung der Krankenhausversorgung die speziellen Versorgungsaufträge der Häuser der Maximalversorgung und würde diese berechtigen, die Aufnahme solcher Patienten abzulehnen[2], die im verlegenden Krankenhaus ausreichend versorgt werden könnten.

Wichtig: Wie die Landeskrankenhausgesetze betonen, bleiben weitergehende Pflichten der Krankenhäuser bei der *Hilfe in Notfällen* unberührt. Krankenhäuser haben im System der Gesundheitsfürsorge eine Auffangfunktion.[3] Jedes für die Erstversorgung geeignete Krankenhaus muss in Unglücks- und Notfällen Patienten untersuchen, soweit notwendig behandeln und aufnehmen.

So betont z.B. §2 Abs.1 Satz 2 KHG Nordrhein-Westfalen, dass Notfallpatienten vorrangig zu versorgen sind.

Hilfspflicht der Ärzte

Grundlagen

Aus der allgemeinen Rechtspflicht des Krankenhauses folgt für die nach der internen Aufgabenteilung, also nach Dienstvertrag oder Dienstordnung, zuständigen Ärzte eine konkrete Untersuchungs- und Behandlungspflicht der aufnahmesuchenden Patienten[4].

Abgesehen vom Wahlleistungspatienten hat der Patient in der Regel keinen Anspruch auf die Behandlung durch einen bestimmten Arzt. Es obliegt dem Krankenhausträger in Zusammenarbeit mit den leitenden Ärzten der Fachabteilungen, für eine sachgerechte personelle, aber auch räumlich-apparative Infrastruktur zu sorgen, damit die Aufnahme-, Untersuchungs- und Behandlungspflicht erfüllt werden kann[5].

Wichtig: Der Patient hat aber Anspruch auf eine Behandlung durch einen für diese Erkrankung ausreichend qualifizierten Arzt. Bekanntlich stellt die Rechtsprechung an die Qualität der ärztlichen Versorgung hohe Ansprüche. Deutlich hat z.B. das Oberlandesgericht (OLG) Düsseldorf[6] festgestellt, dass das Krankenhaus jederzeit, auch in Not- und Eilfällen – auch außerhalb der Regeldienstzeiten – eine Versorgung gewährleisten muss, die dem Standard eines Facharztes entspricht[7].

[1] Genzel. In: Laufs A, Uhlenbruck W (Hrsg). Handbuch des Arztrechts. 3.Aufl. München; 2002: §84 RN 26.

[2] Zur Aufnahmeverweigerung aus ökonomischen Gründen: Franzki H. Heilauftrag und Wirtschaftlichkeitsgebot unter Berücksichtigung haftungsrechtlicher Fragen. Arzt und Krankenhaus 1994; 61: 65.

[3] Genzel: a.a.O.; §84 RN 29.

[4] Genzel: a.a.O.; §84 RN 31.

[5] Deutlich zur Pflicht des Krankenhausträgers, die notwendige Infrastruktur zu schaffen: BGH. NJW 1985; 2189 ff., dazu: Weißauer W. Haftung des Krankenhausträgers bei personeller Unterbesetzung der Anästhesieabteilung. Anästh Intensivmed 1986; 24.

[6] OLG Düsseldorf, NJW 1986, 790.

[7] Zur Bedeutung des Facharztstandards: Weißauer W, Opderbecke HW. Facharztqualität versus formelle Facharztqualifikation (An-

Kommen Krankenhaus und Ärzte den Aufnahme- und Behandlungspflichten nicht nach und kommt ein Patient dadurch zu Schaden, so drohen zivilrechtliche Konsequenzen den zuständigen Ärzten, unter Umständen dem Pflegepersonal sowie dem Krankenhausträger (u.a. Schadenersatz einschließlich Schmerzensgeld wegen „unerlaubter Handlung" nach §§823, 847 BGB); dies zumindest dann, wenn die nachfolgend noch zu besprechende Garantenstellung gegeben ist. Strafrechtliche Konsequenzen – u.U. auch gegen den Krankenhausträger bzw. den Verwaltungsleiter, der die erforderliche Infrastruktur nicht zur Verfügung gestellt hat – können sich in erster Linie wegen Körperverletzung oder Tötung durch Unterlassen nach §§223ff., 222, 13 StGB oder wegen unterlassener Hilfeleistung nach §323 c StGB ergeben.

Garantenstellung

Begriff

Wichtig: Nicht nur derjenige, der schuldhaft, d.h. vorsätzlich oder fahrlässig, einen Patienten durch eine fehlerhafte Behandlung „aktiv" schädigt, sondern auch derjenige, der schuldhaft untätig bleibt, kann, wenn diese „Passivität" einen Patienten schädigt, wegen Körperverletzung oder Tötung durch Unterlassen zivil- und strafrechtlich zur Rechenschaft gezogen werden.

Voraussetzung dafür ist einmal, dass der Untätige den schädlichen Erfolg durch pflichtgemäßes Verhalten hätte vermeiden können, also eine Kausalität vorliegt *(Kausalitätsproblem)*. Zum anderen muss, damit ein Untätigbleiben ein strafwürdiges Unrecht darstellt, eine Rechtspflicht bestanden haben, den schädlichen Erfolg abzuwehren; dies wird als *Garantenstellung* bezeichnet (§13 Abs.1 StGB).

Garantenstellung kraft Fallübernahme

Wichtig: Eine Garantenstellung *kraft* Fallübernahme hat derjenige Arzt, der eine Behandlung eines Patienten übernommen und damit den Patienten quasi in seine Obhut genommen hat.

Schon eine erstmalige telefonische Konsultation[8], u.U. bereits die Bitte um eine Beratung[9], kann eine Garantenstellung des um Hilfe angegangenen Arztes begründen. Der Arzt übernimmt eine Schutzfunktion für den Patienten und ist nun verantwortlich für eine sorgfältige, leistungsgerechte Untersuchung und Behandlung bzw. deren Kontrolle, z.B. bei der Therapie mit Betäubungsmitteln[10].

Garantenpflicht zur Fallübernahme

Wichtig: Neben der Garantenpflicht wegen Fallübernahme kann sich ein Arzt schadenersatzpflichtig bzw. strafbar machen, wenn er es ablehnt, einen Fall, d.h. die Versorgung eines Patienten, zu übernehmen.

Voraussetzung ist auch hier eine Garantenstellung gegenüber dem Patienten bzw. gegenüber dem „Publikum". Eine solche Garantenstellung obliegt nicht jedem Arzt. Kein Arzt hat sich ständig und überall einsatzbereit zu halten oder ständig einen Notfallkoffer mitzuführen. Insbesondere ein Krankenhausarzt hat nicht generell eine Garantenstellung gegenüber externen Personen.

Wichtig: Derjenige Arzt allerdings, der im vertragsärztlichen Notfall- oder im Rettungsdienst eingesetzt ist oder der im Krankenhaus für die Patientenaufnahme zuständig ist, hat eine Garantenstellung, d.h. eine Pflicht zur Übernahme der medizinischen Betreuung der „Notfallpatienten". Dasselbe wird für den zum Ruf- oder Bereitschaftsdienst eingeteilten Arzt zumindest für die Patienten seiner Abteilung gelten.

Aufgrund der übernommenen speziellen Aufgaben haben diese Ärzte eine besondere Schutzfunktion gegenüber dem Personenkreis, zu dessen Versorgung sie eingesetzt sind.

Erfüllt der Arzt diese Garantenpflicht vorsätzlich oder fahrlässig (leichte Fahrlässigkeit genügt) nicht und ergreift er die nach Lage des Einzelfalles gebotenen Maßnahmen nicht, so kann dieses Unterlassen, wenn es schuldhaft[11] und für einen Gesundheitsschaden beim Patienten oder für seinen Tod (mit-) ursächlich war, zu forensischen Konsequenzen wegen Körperverletzung oder Tötung führen („unechtes Unterlassungsdelikt"). Der Arzt muss für die schädlichen Folgen seiner „Passivität" ebenso wie für ein sorgfaltswidriges aktives Tun einstehen.

Pflicht zur Gefahrtragung

Wichtig: Der Garant muss in gewissen Grenzen Gefahren tragen, die mit der übernommenen Schutzfunktion zusammenhängen.

Polizisten, Feuerwehrleute, Mitarbeiter des Katastrophenschutzes haben besondere Schutzpflichten gegenüber der Allgemeinheit, die sich aus ihrer besonderen sozialen Rolle ergeben, deren Erfüllung typischerweise mit erhöhten Gefahren verbunden ist. Das gilt auch für Ärzte, die im Rettungsdienst eingebunden sind. Die besonderen Gefahrtragungspflichten beziehen sich aber immer nur auf die mit der fraglichen Tätigkeit in typischer Weise verbundenen Gefahren[12]. Vom „ärztlichen Garanten", also dem in Notarztdienst eingebundenen Arzt, ist die Inkaufnahme von gewissen, mit der ärztlichen Versorgung verbundenen Gefahren, etwa Ansteckungsgefahren, oder, in später noch zu besprechenden Grenzen, auch der Umgang mit aggressiven und unkooperativen Patienten zu erwarten.

merkungen zu einem Urteil des BHG v. 10.03.1992, MedR 1993, 1ff.; *dieselben*: Eine erneute Entscheidung des BGH zur „Facharztqualität", Anmerkungen zum Urteil v. 15.06.1993 (VI ZR 195/92). Med R 1993; 447.

8 Laufs A. Arztrecht. 5.Aufl. München; 1993: RN 84 m.w.N.

9 Siehe den Fall der Eileiterschwangerschaft: BGH: JR 1984. 293 mit ablehnender Anmerkung Kreuzer, 294ff.

10 Siehe hierzu genauer Wömpner A, Kienzler E. Schwierige Patienten. Erlangen; 1987: RN 629f.

11 Zu Irrtumsfragen ausführlich Wömpner A, Kienzler E: a. a .O.; RN 597ff.

12 BGH, NJW 1964, 730.

Wichtig: Dies bedeutet indes nicht, dass der Arzt im Notarztdienst konkrete Lebensgefahr eingehen muss, etwa indem er sich in ein brennendes, einsturzgefährdetes Haus oder auf eine stark befahrene Autobahn oder z. B. in einem Bergwerk unter Tage in konkrete Lebensgefahr bei der Versorgung eines Verunfallten begibt.

Was von dem einzelnen Arzt erwartet werden kann, ist nur situationsorientiert im Einzelfall zu entscheiden. Unter dem Aspekt der „Eigensicherung" kann der Arzt erwarten, dass die anderen Berufsgruppen, insbesondere die Polizei oder Einsatzkräfte des Katastrophenschutzes, die Einsatzstelle absichern, den Verunfallten bergen, sodass eine für den Arzt zumutbare und den Patienten, so weit wie möglich, sichere Behandlungssituation geschaffen wird.

Schaden des Patienten

Allein die Verletzung der Garantenpflicht führt nicht zu forensischen Konsequenzen, wenn der Patient dadurch keinen Nachteil erleidet. Wird der Patient indes geschädigt – ausreichend sind auch nicht unerhebliche Schmerzen, die pflichtwidrig nicht gelindert werden – so hängt die zivilrechtliche Haftung und die strafrechtliche Verantwortung noch davon ab, ob die unterlassene Maßnahme den Patienten gerettet, unter Umständen den Tod auch nur um geringe Zeit hinausgezögert[13], vor sonstigen Schaden bewahrt oder seinen Zustand verbessert hätte (Kausalitätsproblem). Ist dies zu verneinen, kann sich der Arzt aber einer unterlassener Hilfeleistung nach § 323 c StGB schuldig gemacht haben.

Hilfspflicht nach § 323 c StGB

Grundlagen

Eine strafrechtliche Verantwortung wegen unterlassener Hilfeleistung – in der Regel mit milderer Strafdrohung – kann aber auch denjenigen treffen, der nicht Garant ist. Nach §323 c StGB wird bestraft, wer es unterlässt, bei Unglücksfällen, gemeiner Gefahr oder Not die erforderliche und zumutbare Hilfe zu leisten.

Diese Vorschrift gilt für jedermann, der zufällig mit einem Not- oder Unglücksfall konfrontiert wird, und nicht speziell nur für den Arzt, aber auch für diesen. Allerdings wird kompetente medizinische Hilfe nur vom Arzt bzw. vom Heil-/Hilfspersonal erbracht werden können. Insoweit bestimmt die Qualifikation nicht nur Art und Umfang, sondern auch unter Umständen bereits den Inhalt der Hilfspflicht. Deshalb hat die spezielle berufliche Qualifikation des Arztes dort Relevanz, wo medizinisches Wissen zur Hilfeleistung erforderlich ist[14].

Die Verpflichtung zur Hilfeleistung nach § 323 c StGB begründet keine Garantenstellung, sie ist als „Minus" gegenüber der Garantenverantwortlichkeit subsidiär, sie kann aber bei einem Garanten greifen, wenn unklar bleibt, ob die unterbliebene Maßnahme den schädlichen Erfolg vermieden hätte. § 323 c StGB setzt, was gelegentlich übersehen wird, Vorsatz voraus, Fahrlässigkeit genügt hier – anders als bei der Garantenstellung – nicht.

[13] BGH, NStZ 1985, 26. Kritisch dazu Ulsenheimer K. Arztstrafrecht in der Praxis. 3. Aufl. Heidelberg; 2003; RN 221.

[14] Ulsenheimer K. Arztstrafrecht. a. a. O.; RN 224.

Wichtig: Bei § 323 c StGB handelt es sich um ein „echtes Unterlassungsdelikt". Dies bedeutet, dass hier das bloße, schuldhafte Untätigbleiben trotz möglicher, notwendiger und zumutbarer Hilfeleistung unter Strafe gestellt wird. Auf die Erfolgsaussichten der Hilfeleistung kommt es nicht an, es genügt die Gefahr weiterer Schäden, vorausgesetzt, der Arzt kann auf das Geschehen noch Einfluss nehmen[15].

Unglücksfall und Gefahr

Ein *Unglücksfall* ist jedes plötzlich eintretende Ereignis, das erhebliche Gefahren für Menschen oder Sachen mit sich bringt oder zu bringen droht[16]. *Gefahr* besteht, wenn aufgrund konkreter, tatsächlicher Anhaltspunkte der Schadenseintritt nahe liegt. Eine entfernte oder bloß gedankliche, theoretische Schadensmöglichkeit reicht nicht aus. Unerheblich ist allerdings, ob das Ereignis „von außen" kommt oder vom Betroffenen selbst herbeigeführt wurde[17].

Auch der Suizidversuch ist nach allgemeiner Auffassung der Rechtsprechung ein zur Hilfeleistung verpflichtender Unglücksfall.

Nicht jede Erkrankung, auch nicht eine schwere, ist schon ein Unglücksfall im Sinne des § 323 c StGB, sie ist oder wird es aber dann, wenn sie eine akute, sich rasch verschlimmernde Wende nimmt[18], z. B. bei sich steigernden, unerträglichen Schmerzen in der Bauchhöhle[19] oder bei plötzlichen Symptomen eines Myokardinfarkts[20].

Die Rechtsprechung neigt dazu, in Arztfällen den Begriff des Unglücksfalles weit zu interpretieren und zudem, nach allerdings umstrittener Auffassung, die Hilfeleistungspflicht in eine Untersuchungs- und Informationspflicht *(Prüfungspflicht)*, und in eine aus den gewonnenen Ergebnissen abzuleitende *Hilfspflicht im engeren Sinn* aufzuteilen[21]. Daran wird kritisiert, dass so die Feststellung, ob überhaupt ein Unglücksfall vorliegt, schon zum Inhalt der Hilfspflicht gemacht wird und damit der Arzt, der diese Prüfung unterlässt, bereits kriminalisiert wird, selbst wenn die Untersuchung den Verdacht des „Unglücksfalles" nicht bestätigt („Vorwurf des Gesinnungsstrafrechts")[22].

Hinweis für die Praxis: Vorsichtshalber sollte der Arzt sich auf diese Rechtsprechung einstellen. Im Rahmen der Prüfungspflicht ist deshalb sorgfältig zu eruieren, ob überhaupt ein behandlungsbedürftiger Fall vorliegt und ob und wie ggf. zu helfen ist, um dann im Rahmen der Hilfspflicht im engeren Sinne die notwendigen Maßnahmen zur Schadenabwehr, soweit möglich und zumutbar, zu ergreifen.

Aus dieser Prüfungspflicht leitet die Rechtsprechung die Pflicht zur sofortigen Untersuchung eingelieferter Notfallpatienten ab, selbst dann, wenn eine anschließende stationäre Aufnahme nicht möglich ist. Die notwendige „Erste Hilfe" muss geleistet werden, sodann ist zu prüfen, ob ein

[15] Ulsenheimer K. In: Laufs A, Uhlenbruck W. Handbuch des Arztrechtes. 3. Aufl. München: Beck; 2002: § 141 RN 29.

[16] BGHSt 6, 147.

[17] BGHSt 6, 147; 13, 162.

[18] Zum Beispiel AG Gerau. NJW 1972; 709.

[19] OLG Hamm, NJW 1975, 605.

[20] Weitere Nachweise bei Ulsenheimer K. In: Laufs A, Uhlenbruck W: a. a. O.; § 141 RN 17 f.

[21] Nachweise bei Wömpner A, Kienzler E: a. a. O.; RN 583 ff. m. w. N.

[22] Gegen OLG Köln, NJW 1957, 1609; z. B. Kreuzer A. Die unterlassene ärztliche Hilfe in der Rechtsprechung. NJW 1967; S. 278 ff.

Weitertransport verantwortbar ist, sonst muss der Patient zumindest provisorisch aufgenommen werden[23].

Erforderlichkeit

Wichtig: § 323 c StGB setzt weiter voraus, dass die Hilfeleistung erforderlich ist. Dies ist sie dann, wenn nach dem vorausschauenden Urteil eines objektiven Beobachters im Zeitpunkt der möglichen Hilfeleistung – also Sicht „ex ante" – eine Chance zur Gefahrenabwehr besteht[24].

Die Hilfeleistungspflicht entfällt (nur), wenn sichere Gewähr für andere, ausreichende Hilfe besteht oder Hilfe von vornherein aussichtslos ist. Da aber nicht nur die Abwendung von Gefahren für Leib und Leben, sondern auch die Möglichkeit der Schmerzlinderung ein Akt der Hilfeleistung sein kann, besteht Hilfeleistungspflicht auch in aussichtslosen Fällen, bezogen dann allerdings auf Schmerz- oder Leidenslinderung[25].

Wichtig: Der Arzt genügt seiner Hilfeleistungspflicht nicht schon dadurch, dass er irgendetwas tut, sondern er muss sofort die ihm *zumutbare, bestmögliche Hilfe* leisten[26]. Er hat je nach Umfang der Gefahr und der zu ihrer Abwehr notwendigen Maßnahmen unter Einsatz seiner fachlichen Kompetenz und der ihm zur Verfügung stehenden Mittel *unverzüglich* tätig zu werden[27].

Wer als Arzt in Notfällen zu Hilfe gerufen wird, darf sich nicht mit hinhaltenden Auskünften oder Scheinmaßnahmen begnügen[28]. Nach Auffassung des OLG München[29] ist unter Umständen die einfache körperliche Untersuchung nicht ausreichend, sondern der Arzt muss die ihm zur Verfügung stehenden diagnostischen Möglichkeiten, z. B. das EKG, einsetzen, um weitere Aufschlüsse über das Befinden des Patienten zu gewinnen.

Zeitlicher und räumlicher Zusammenhang

Dass nach § 323 c StGB „bei" Unglücksfällen Hilfe geleistet werden muss, darf nicht räumlich und zeitlich eng interpretiert werden, sondern ist als „anlässlich eines Unglücksfalles" zu verstehen[30]. Auch ein Abwesender, der fernmündlich zur Hilfe gerufen wird, muss Hilfe leisten, wenn sonst keine oder jedenfalls keine ausreichend qualifizierte Hilfe zur Verfügung steht.

Hinweis für die Praxis: Im Zweifel muss der Arzt einem Hilferuf folgen[31].

Zumutbarkeit

Art und Umfang der Hilfspflicht werden auch durch das Merkmal der Zumutbarkeit begrenzt.

Konkreter Gefahr braucht sich der nach § 323 c StGB Hilfspflichtige – anders als unter Umständen der ärztliche Garant – nicht aussetzen, auch nicht der hilfspflichtige Arzt[32]. Im Rahmen der Zumutbarkeit spielt auch die fachliche Qualifikation eine Rolle. Ein um Erste Hilfe ersuchter Facharzt kann sich zwar nicht darauf berufen, als Spezialist sei er für allgemeine Fälle nicht zuständig, auf der anderen Seite können einem Facharzt aber schwierige und riskante Maßnahmen fremder Fächer nicht zugemutet werden[33]. Ebenso wenig muss der Arzt eigene Pflichten vernachlässigen, z. B. andere dringende Fälle. Auch eine eigene Erkrankung, Übermüdung oder das Ruhebedürfnis vor einer eigenen Operation können eine Hilfeleistung im konkreten Fall unzumutbar machen.

Doch ist Vorsicht geboten. Verunglückt z. B. vor dem Krankenhaus ein Passant, wird ein um Hilfe ersuchter Krankenhausarzt sich nicht auf die abstrakte Gefährdung der Krankenhauspatienten berufen, falls er die Klinik verlässt, und deshalb die externe Hilfe ablehnen dürfen, sofern die Gefahr für die Klinikpatienten eine nur entfernte, die für den verunglückten Passanten dagegen eine konkrete ist[34].

39

Pflichtennotstand

Wichtig: Unter Umständen muss der Hilfspflichtige sogar eine Ordnungswidrigkeit (z. B. das Überschreiten der zulässigen Höchstgeschwindigkeit, um einen Patienten aufzusuchen oder ins Krankenhaus zu bringen[35]) oder gar eine Straftat begehen, z. B. eine Trunkenheitsfahrt, vorausgesetzt, eine Fahrt mit einem Taxi scheidet als Mittel zur Gefahrenabwehr aus.

Dies folgt aus der Hilfspflicht nach § 323 c StGB bzw. aus der Garantenstellung in Verbindung mit § 34 StGB und wird als *rechtfertigender Notstand* bezeichnet. § 34 StGB bestimmt:

„Wer in einer gegenwärtigen, nicht anders abwendbaren Gefahr für Leben, Leib, Freiheit, Ehre, Eigentum oder ein anderes Rechtsgut eine Tat begeht, um die Gefahr von sich oder einem anderen abzuwenden, handelt nicht rechtswidrig, wenn bei Abwägung der widerstreitenden Interessen, namentlich der betroffenen Rechtsgüter und des Grades der ihnen drohenden Gefahren, das geschützte Interesse das beeinträchtigte wesentlich überwiegt. Dies gilt jedoch nur, soweit die Tat ein angemessenes Mittel ist, die Gefahr abzuwenden."

Das Notstandsrecht nach § 34 StGB gibt dem Hilfeleistenden zunächst nur das Recht zu handeln, verpflichtet ihn aber nicht ohne Weiteres dazu. Soweit der Arzt aber Hilfe leisten muss und sich bei der Hilfeleistung zugleich im Rahmen des § 34 StGB über sonst entgegenstehende gesetzliche Verbote hinwegsetzen darf, führt die Kombination von Hilfeleistungspflicht und Notstandsrecht dazu,

23 Siehe OLG Köln, NJW 1957, 1609; Rieger HJ. Pflichten des Krankenhaus-Aufnahmearztes bei Überbelegung des Krankenhauses. DMW 1991; S. 1610 ff.
24 Ulsenheimer K. In: Laufs A, Uhlenbruck W: a. a. O.; RN 26 m. w. N.
25 Ulsenheimer K. Arztstrafrecht. a. a. O.; RN 256.
26 BGHSt 21, 50 (54).
27 Näheres bei Wömpner A, Kienzler E: a. a. O.; RN 153.
28 BGH, Med R 1985, 229.
29 OLG München, Das Krankenhaus 1980, 64.
30 Ulsenheimer K. Arztstrafrecht: a. a. O.; RN 254.
31 Wömpner A, Kienzler E: a. a. O.; RN 154.
32 Wömpner A, Kienzler E: a. a. O.; RN 155.
33 Laufs A: a. a. O.; RN 146.
34 Kreuzer A: Die strafrechtliche Haftung des Krankenhausarztes für unterlassene Hilfe gegenüber dem Außenpublikum. Med Klinik 1967; 850 ff., 889 ff.
35 Zum Beispiel OLG Schleswig, VRS 30, 62.

dass das Notstandsrecht zur *Pflicht* erstarkt („Pflichtennotstand")[36], vorausgesetzt, die Hilfeleistung ist zumutbar.

Wann dies der Fall ist, kann nur anhand des Einzelfalles entschieden werden: Je geringer die Gefahr, die mit der Ausübung des Notstandsrechts nach §34 StGB verbunden ist, je stärker indes die Hilfeleistungspflicht, desto eher erstarkt das Notstandsrecht zur Notstandspflicht.

Pflichtenkollision

Davon zu unterscheiden ist der Fall, dass mehrere Hilfspflichten zu erfüllen sind, der Betroffene aber nur einer gerecht werden kann.

Beispiel: Der Arzt sieht sich am Unfallort mehreren Patienten gegenüber. Hier liegt eine Kollision vor. Der Arzt muss u.U. eine Hilfspflicht verletzen, um einer anderen genügen zu können. Kollidieren Pflichten verschiedenen Ranges, so ist der Arzt gerechtfertigt, wenn er die höherwertige auf Kosten der geringerwertigen erfüllt, z.B. zunächst den Schwerverletzten versorgt und die Behandlung des Leichtverletzten zurückstellt.

39

Wichtig: Bei gleichwertigen Rangverhältnissen (z.B. mehrere Schwerverletzte) muss der Arzt wählen und hat nicht mit rechtlichen Konsequenzen zu rechnen, wenn er in dieser Situation nach bestem Vermögen hilft und wenigstens ein Leben zu retten versucht.

Das Rangverhältnis bestimmt sich nach dem Grad der Schutzwürdigkeit, wobei es nicht nur auf den abstrakten Rang, sondern die Umstände des Einzelfalles, das Schutzbedürfnis in der konkreten Situation, auf die Art der Gefahr und das Ausmaß der Verletzung ankommt. In der Regel wird deshalb die akute Gefahr eines schweren Gesundheitsschadens bei dem einen, der entfernteren Lebensgefahr bei dem anderen Patienten vorgehen[37]. Ob der Arzt in diesen Sichtungsfällen im Hinblick auf die Verletzten, deren Behandlung zurückgestellt werden muss, für gerechtfertigt oder nur für entschuldigt zu halten ist, oder ob bereits die Hilfeleistungspflicht durch die zur Verfügung stehenden Mittel und Möglichkeiten als begrenzt anzusehen ist[38], mag dahinstehen.

Wichtig: Im Ergebnis ist festzuhalten, dass sich der Arzt mit der Sichtung keiner unterlassenen Hilfeleistung, oder, falls eine Garantenstellung vorliegt, keiner Körperverletzung oder Tötung durch Unterlassen, schuldig macht.

Fixierung

Die im Bereich der stationären Heilbehandlung diskutierte Frage, ob und unter welchen Umständen der Arzt Fixierungsmaßnahmen bei einem einwilligungsunfähigen Patienten (mutmaßlicher Wille – Einwilligung des Betreuers – Genehmigung des Vormundschaftsgerichts) vornehmen darf, spielt im Notarztdienst im Rahmen der Erstversorgung des Notfallpatienten keine Rolle. Weil der mutmaßliche Wille eines einwilligungsunfähigen Patienten in aller Regel darauf gerichtet sein wird, gerettet und ärztlich versorgt zu werden, kann und darf der Arzt dazu erforderliche Fixierungsmaßnahmen, zumal sie in aller Regel nur vorübergehender Art sind, durchführen.

Wichtig: Soweit Fixierungsmaßnahmen überhaupt den strafrechtlichen Tatbestand einer Freiheitsberaubung oder Nötigung erfüllen, wären sie jedenfalls dort, wo sie im Rahmen der notärztlichen Maßnahmen notwendig oder zur (Transport-) Sicherung des Patienten erforderlich sind, nach §34 StGB gerechtfertigt oder zumindest nach §35 StGB entschuldigt.

Kollision von Garantenpflicht und Hilfspflicht

Beispiel: Der Bereitschaftsdienst leistende Anästhesist führt eine Narkose bei der Operation eines Unfallopfers durch und wird gleichzeitig zu einem weiteren Einsatz, z.B. einer Notsectio oder zu einem Rettungseinsatz außerhalb des Hauses, gerufen.

Wichtig: Nach dem Präventionsprinzip hat der Anästhesist als Garant zunächst den Patienten weiter zu betreuen, dessen Versorgung er einmal übernommen hat. Dies entbindet ihn aber nicht von der Pflicht, zu prüfen, ob seine Hilfe an anderer Stelle dringender benötigt wird und ohne konkrete Gefährdung „seines" Patienten erfolgen kann.

Nicht in jedem Fall kommt der Garantenpflicht absoluter Vorrang zu, sondern bei der Abwägung sind der Rang und die Schutzbedürftigkeit des anderen Rechtsguts mit einzubeziehen[39]. Rechtlich wiegt ein Leben so schwer wie das andere, eines kann nicht gegen das andere aufgewogen werden. Hier hilft die Garantenstellung allein nicht weiter, um eine höhere Schutzwürdigkeit eines Lebens zu begründen[40]. Der Arzt wird auch bei der Kollision der Garantenstellung mit einer anderen Hilfspflicht nach den Umständen des Einzelfalles abwägen dürfen und müssen.

Ende der Hilfspflicht

Grundlagen

Die Hilfspflicht endet, wenn keinerlei Hilfe, einschließlich Schmerzens- oder Leidenslinderung, mehr nötig oder möglich ist. Doch schon vorher kann der Patient dem ärztlichen Bemühen Grenzen setzen.

Wichtig: Die medizinische Indikation allein berechtigt den Arzt nicht zur Behandlung des Patienten bzw. des Hilfsbedürftigen, sondern nach allgemeinen Grundsätzen der Heilbehandlung ist zusätzlich grundsätzlich die Einwilligung des Patienten bzw. seines gesetzlichen Vertreters erforderlich[41].

[36] Leizpiger Kommentar zum Strafgesetzbuch (LK)-Hirsch, 11.Aufl. 2003; vor §32 RN 76.

[37] Schönke-Schröder (Sch-Sch)-Lenckner. Kommentar zum Strafgesetzbuch. 27.Aufl. München; 2006: vor §32 RN 73.

[38] So Lippert HD, Weißauer W. Das Rettungswesen. Berlin u.a. 1984; RN 411.

[39] So z.B. LK-Hirsch: vor §32 RN 79, 80; anderer Ansicht Sch-Sch-Lenkner: vor §32 RN 76.

[40] Wömpner A, Kienzler E: a.a.O.; RN 179ff.

[41] Hier genauer: Biermann E. Einwilligung und Aufklärung in der Anästhesie – Rechtsgrundlagen und forensische Konsequenzen. Anästhesiol Intensivmed Notfallmed Schmerzther 1997; 427ff.

Weigerung des Patienten

Die Hilfeleistungspflicht des Arztes, sei es aus der Garantenstellung, sei es aus §323 c StGB, findet ihre Grenze im Veto des Patienten bzw. Verunglückten, der die Hilfeleistung oder die ärztliche Maßnahme insgesamt oder teilweise ablehnt.

Die Möglichkeit und Notwendigkeit einer ärztlichen Behandlung rechtfertigt einen zwangsweisen Eingriff nicht. Zwangsbehandlungen sind in der Bundesrepublik nur in wenigen, gesetzlich genau definierten Ausnahmefällen, etwa zur Bekämpfung von Seuchen und übertragbaren Krankheiten, nach §81 a Strafprozessordnung (StPO) oder §101 Strafvollzugsgesetz (StVollzG) zulässig[42].

Wichtig: Weigert sich der Patient, Hilfe anzunehmen bzw. sich untersuchen oder behandeln zu lassen, so darf der Arzt nicht tätig werden, selbst wenn die Entscheidung des Patienten aus ärztlicher Sicht unvernünftig erscheint und eine schwere Gesundheitsschädigung oder den Tod zur Folge haben kann.

Das aus Artikel 2 Grundgesetz abgeleitete Selbstbestimmungsrecht des Menschen beinhaltet das Recht zur Unvernunft. Eine eigenmächtige Behandlung gegen die dezidierte, wirksame und rechtsbeachtliche Weigerung des Patienten kann vorsätzliche Körperverletzung, Nötigung und Freiheitsberaubung mit strafrechtlichen Konsequenzen sein, selbst wenn der Eingriff erfolgreich ist.

Die nachfolgend dargestellten Voraussetzungen einer bindenden Weigerung des Patienten sind sorgfältig zu beachten.

Voraussetzungen einer bindenden Weigerung

Grundsatz

Ähnlich wie die Einwilligung ist eine Weigerung, sich untersuchen oder behandeln zu lassen, für den Arzt nur dann bindend, wenn die Weigerung rechtlich wirksam und beachtlich ist.

Wirksamkeit

Wichtig: Der Patient muss entscheidungsfähig sein. Dies bedeutet, dass der Patient die Tragweite seiner Entscheidung überblicken und eine entsprechende Verstandesreife und Urteilskraft besitzen muss.

Die Entscheidungsfähigkeit ist nicht identisch mit der bürgerlich-rechtlichen Geschäftsfähigkeit. Kinder unter 14 Jahren sind regelmäßig nicht entscheidungsfähig, bei 14–18-Jährigen muss der Arzt im Einzelfall die psychosoziale Reife prüfen[43].

Wichtig: Zu den Pflichten des Arztes gehört auch bei einem Veto die Aufklärung des Patienten – unter Umständen drastisch und schonungslos – über die Notwendigkeit der Untersuchung und Behandlung sowie über die Folgen ihrer Nichtvornahme.

Der Arzt hat „alles nach der Sachlage gebotene zu unternehmen, damit der Patient seine Weigerung aufgibt und seine Einwilligung zu den notwendigen ärztlichen Eingriffen erteilt"[44]. Ansonsten braucht der Arzt im Notfall, in dem sofortiges Eingreifen erforderlich ist, „mit der Aufklärung nicht viel Umstände machen"[45], insbesondere die Risikoaufklärung bei einem akut bedrohten Patienten tendiert gegen Null[46].

Bleibt der Hilfsbedürftige bei seiner Weigerung und handelt es sich nicht nur um eine „psychische Ausnahmeverfassung von Krankheitswert"[47], d.h., die Einsichtsfähigkeit ist gegeben, so bindet die Weigerung den Arzt.

Allein aus einer Weigerung, sich einer – auch notwendigen – Behandlung zu unterziehen, darf für sich genommen nicht schon ohne weiteres der Schluss auf fehlende Einsichtsfähigkeit gezogen werden[48], jedenfalls nicht bei einem Erwachsenen, allerdings können Art und Weise der Weigerung Rückschlüsse erlauben[49].

39

Betreuung und Vormundschaftsgericht

Wichtig: Kann der Patient selbst nicht wirksam einwilligen oder ist seine Weigerung nach den oben dargestellten Grundsätzen nicht rechtswirksam, so muss der Betreuer befragt werden.

Steht der Patient nicht bereits unter Betreuung und bleibt Zeit, muss für den Patienten über das Vormundschaftsgericht ein Betreuer bestellt werden, der dann für die Erteilung der Einwilligung zuständig ist. Bei schwerwiegenden Eingriffen, bei denen die begründete Gefahr besteht, dass der Patient aufgrund der Maßnahme stirbt oder einen schweren und länger dauernden gesundheitlichen Schaden erleiden könnte, bedarf es nach §1904 BGB zusätzlich der Genehmigung des Vormundschaftsgerichts. Das gilt allerdings dann nicht, wenn mit dem Aufschub der Maßnahme Gefahr für den Patienten verbunden ist. Kann in Eilfällen der Betreuer nicht erreicht werden bzw. reicht die Zeit zur Betreuerbestellung nicht aus, kann das Vormundschaftsgericht im Wege einstweiliger Anordnung einen Betreuer bestellen bzw. auch selbst an Stelle des Betreuers entscheiden (§1846 BGB)[50].

Wichtig: Reicht auch dazu die Zeit nicht, kann der Arzt ohne ausdrückliche Einwilligung handeln, wenn er annehmen darf, dass der Patient in den Eingriff eingewilligt haben würde (mutmaßliche Einwilligung).

42 Weitere Beispiele bei Ulsenheimer K. In: Laufs A, Uhlenbruck W: a. a. O; §153 RN 2.
43 Wömpner A, Kienzler E: a. a. O.; RN 179 ff.
44 So BGH, VersR 1954, 98.
45 Lippert HD, Weißauer W: a. a. O.; RN 472.
46 Wömpner A, Kienzler E: a. a. O.; RN 179 ff.
47 Dreher E, Tröndle H: StGB Kommentar. München; 1995: §323 c RN 6.
48 Wigge P. Ärztliche Fragen des Unterbringungsrechtes. Med R 1996; 291 (292) m. w. N.
49 Ukena G. Aufklärung und Einwilligung beim Heileingriff an Untergebrachten. Med R 1992; 202.
50 Siehe hierzu: Weißauer W. Der nicht einwilligungsfähige Patient. Anästh Intensivmed 1999; 40: 209 ff.; Coeppicus R. Der nicht einwilligungsfähige Patient. Anästh Intensivmed 1999; 40: 583 ff.; Bangen H. Arzt- und Betreuungsrecht. Rhein Ärzteblatt 1996; S. 13; Kern B-R. Die Bedeutung des Betreuungsgesetzes für das Arztrecht. Med R 1991; S. 66; Helle J. Das neue Betreuungsrecht. Dtsch Ärzteblatt 1991; C-2234.

Wenn möglich, muss der Arzt diesen Willen ermitteln, etwa durch Befragung der Angehörigen. Die Angehörigen, falls sie nicht Betreuer sind, können nicht an Stelle des Patienten einwilligen. Fehlen konkrete Anhaltspunkte oder lassen sie sich in der zur Verfügung stehenden Zeit nicht ermitteln, hat der Arzt sich am Leitbild des „verständigen Patienten" zu orientieren[51].

Wichtig: Soweit keine gegenteiligen Erkenntnisse vorliegen, wird der Arzt von dem Grundsatz „in dubio pro vita" auszugehen haben[52].

Suizidpatienten

39

Die Weigerung muss nach der Rechtsordnung beachtlich sein. Dies stellt die Rechtsprechung bei der Selbsttötung in Frage. Zwar ist die Selbsttötung rechtlich nicht verboten, doch wird sie von der Rechtsordnung nicht gebilligt.

„Da niemand selbstherrlich über sein eigenes Leben verfügen und sich den Tod geben darf, kann das Recht nicht anerkennen, dass die Hilfspflicht des Dritten hinter dem sittlich mißbilligten Willen des Selbstmörders zu seinem eigenen Tode zurückzustehen habe."[53]

Wichtig: Dies bedeutet nach der Rechtsprechung, dass trotz des entgegenstehenden Willens des Suizidanten der Arzt – sei es aus Garantenstellung oder nach § 323 c StBG – zur Hilfeleistung verpflichtet ist und bleibt, gleichgültig, ob der Suizidant einer freien Willensbestimmung oder einem „krankhaften Kurzschluss"[54] folgt.

Unter dem Aspekt eines umfassenden Lebensschutzes ist dem zuzustimmen, zumal gerade in Not- und Eilfällen, etwa im Rettungsdienst, für den Arzt in der Regel keine Möglichkeit besteht, die konkreten Umstände und den Willen des Patienten zu ermitteln.

Nicht zu verkennen ist aber die Antinomie zu den vorstehend geschilderten Rechtsprechungsgrundsätzen: Wer die wirksame Weigerung eines Patienten missachtet und ihn gegen seinen Willen behandelt, setzt sich forensischen Konsequenzen aus, auch wenn der Eingriff erfolgreich ist; wer den Willen des Suizidanten beachtet, unter Umständen ebenso.

In äußersten Grenzfällen, in denen der Arzt bei schwerstkranken Patienten nichts zu deren Rettung unternahm, hat die Rechtsprechung allerdings unter dem Gesichtspunkt der Zumutbarkeit das Gebot des Lebensschutzes der Verantwortung der Ärzte gegenübergestellt, bei der Festlegung der Grenzen ärztlicher Behandlungspflicht dem gewissenhaften Entschluss des Arztes Raum gelassen und ihm einen Beurteilungsspielraum zugestanden. Die Problematik kann hier nicht näher dargestellt werden[55].

Keine Weigerung zu Lasten Dritter

Wichtig: Eine Weigerung, deren Folgen nicht den Verweigernden betreffen, sondern zu Lasten eines Dritten gehen, ist in der Regel unzulässig.

So dürfen Eltern mit der Verweigerung der Zustimmung in notwendige Heilmaßnahmen aus weltanschaulichen oder religiösen Gründen nicht Gesundheit oder Leben ihrer Kinder aufs Spiel setzen[56]. Soweit hier Zeit bleibt, ist wegen des Verdachts des Sorgerechtsmissbrauchs das Familiengericht einzuschalten[57]. Ist dies nicht oder nicht zeitgerecht möglich, ist der Arzt im Rahmen des Notstands (§ 34 StGB) zum Handeln berechtigt und unter dem Aspekt der Garantenstellung bzw. Hilfeleistungspflicht nach § 323 c StGB sogar verpflichtet[58].

Unkooperative Patienten

Auch bei an sich bestehender Hilfspflicht, etwa bei rechtsunwirksamer oder unbeachtlicher Weigerung, findet die Hilfeleistungspflicht bzw. die Notstandsbefugnis unter dem Aspekt der Zumutbarkeit Grenzen bei unkooperativen und nicht einsichtsfähigen Patienten, die sich mit „Händen und Füßen" wehren.

Weniger der Hilfspflichtige nach § 323 c StGB, mehr indes der ärztliche Garant, muss zwar gewisse Gefahren auf sich nehmen, dies steht jedoch unter dem Vorbehalt der Zumutbarkeit. Inwieweit kann oder muss ein körperlicher Widerstand des Patienten gebrochen werden, was ist dem Arzt zumutbar?

In der Literatur findet sich die Formel von der Verpflichtung zum Einsatz „maßvoller, sanfter Gewalt", es wird auf den „kurz entschlossenen Handgriff", auf den „maßvoll dirigierenden Einsatz körperlicher Kraft" hingewiesen[59].

Auch hier sind die Umstände des Einzelfalles entscheidend. Steht dem Arzt geschultes Pflegepersonal (z. B. in einer psychiatrischen Klinik / einem Landeskrankenhaus) zur Verfügung, kann und muss dessen Hilfe in Anspruch genommen werden.

Hilfskräfte der Polizei, die ihrerseits hilfeleistungspflichtig sind, können und müssen dem Arzt helfen, indem sie etwa den sich Sträubenden, nicht Einsichtsfähigen zur Untersuchung und Behandlung oder zu deren Vorbereitung zur Verabreichung eines Sedativums festhalten[60].

Wichtig: Der Einsatz von „Brachialgewalt", die nur zu „widerwärtigen Ringkämpfen"[61] führt, wird – mit Einschränkung indes wieder bei der Verhinderung von Selbsttötungen – allgemein als unzumutbar abgelehnt[62].

51 Biermann E: a. a. O.; S. 432 ff.
52 Weißauer W. Ärztliche Behandlungspflicht und Sterbehilfe. Anästh Intensivmed 1988; 333.
53 BGH, NJW 1954, 1049; BGH, NJW 1959, 1738.
54 Laufs A: a. a. O.; RN 151.
55 Detaillierte Übersicht über den Problemkreis bei Wömpner A, Kienzler E: a. a. O.; RN 483 ff; s. auch dazu „Dr. Wittig" BGH, Med R 1985; 40; Landgericht Ravensburg, Med R 1987, 196; Fall „Hackethal" OLG München, NJW 1987, 2940; s. FN 53; Opderbecke HW, Weißauer W: Grenzen der ärztlichen Behandlungspflicht bei irreversibler Bewußtlosigkeit – zugleich ein Kommentar zum „Kemptener Fall". Anästh Intensivmed 1996; 42 ff.
56 OLG Hamm, NJW 1968, 212 zur religiös begründeten Weigerung des Vaters, bei seinem Kind eine Bluttransfusion vornehmen zu lassen; s. Biermann E. Forensische Gesichtspunkte der Bluttransfusion. Anaesthesist 1993; 187 ff.
57 Zum Verfahren bei aufschiebbaren Maßnahmen s. OLG Celle, Beschluss vom 21.02.1994 – 17 W 8/94.
58 Weitere Beispiele bei Ulsenheimer K. In: Laufs A, Uhlenbruck W: a. a. O; § 153 RN 2.
59 Wömpner A, Kienzler E: a. a. O.; RN 573 ff. m. w. N.
60 Wömpner A, Kienzler E: a. a. O., RN 593.
61 Zum Verfahren bei aufschiebbaren Maßnahmen s. OLG Celle, Beschluss vom 21.02.1994 – 17 W 8/94.
62 Genauer: Wömpner A, Kienzler E: a. a. O.; RN 565 ff. m. w. N.

Dabei geht es nicht nur um die Zumutbarkeit für den Arzt, sondern auch um die Frage, inwieweit ärztliche Maßnahmen ohne Gefährdung des Patienten überhaupt durchführbar sind. Steht das Risiko, dass der Patient wegen seines Widerstands bei ärztlichen Maßnahmen zusätzlicher Gefahr ausgesetzt wird, in keinem Verhältnis zum Untersuchungs- oder Behandlungszweck, haben die Maßnahmen zu unterbleiben.

Ist stationäre Aufnahme erforderlich, muss auch bei unkooperativen Patienten (mit Ausnahme der Weigerung eines informierten, einsichtsfähigen Patienten) eine Aufnahme gewährleistet werden, wenn sich keine andere, bessere oder genauso geeignete Möglichkeit zur Versorgung finden lässt. Unter Umständen sind solche Patienten nach Polizei- und Ordnungsrecht von der Polizei in *„Schutzgewahrsam"* zu nehmen.

Eine polizeiordnungswidrige Selbstgefährdung, die diesen Gewahrsam erlaubt, wird die Weigerung gegen ärztliche Maßnahmen aber wohl erst dann darstellen, wenn damit mit Sicherheit oder zumindest hoher Wahrscheinlichkeit erhebliche Gesundheitsbeeinträchtigungen verbunden sind[63], die über „normale Selbstgefährdungen" hinausgehen, wenn nicht gar zugleich Fremdgefährdung oder eine Gefährdung der Allgemeinheit gefordert werden muss, wie z. B. bei Zwangsimpfungen[64]. Auch die zivilrechtliche oder öffentlich-rechtliche Unterbringung kann in Frage kommen, wobei auch in diesem Rahmen Zwangsbehandlungen nur in engen Grenzen zulässig sind. Diese Problematik kann hier nicht vertieft dargestellt werden[65].

Alkoholisierte Patienten

Die dargestellten Grundsätze gelten auch gegenüber eingelieferten, anscheinend oder tatsächlich alkoholisierten Patienten, die nicht selten durch Polizei oder Feuerwehr im Krankenhaus abgeliefert werden.

Wichtig: Weil – nach wenn auch umstrittener Auffassung – bereits die Prüfung, ob eine Hilfsbedürftigkeit vorliegt (also die ärztliche Untersuchung), Teil der Hilfspflicht ist[66], muss der Arzt durch Untersuchung feststellen, ob und inwieweit der Eingelieferte behandlungsbedürftig ist.

Insbesondere bei unkooperativen Patienten soll der Arzt dabei auf der Anwesenheit der Polizeibeamten bestehen, die ihn unterstützen und, wenn sich keine Behandlungsbedürftigkeit zeigt, den Eingelieferten wieder mitnehmen können[67].

Hinweis für die Praxis: Dem Arzt kann nur dringend geraten werden, den Patienten in jedem Fall zu befragen, wozu auch Hinweise der Polizei, wo und wie der Eingelieferte aufgefunden wurde, wichtige Informationen geben können, und ihn zu untersuchen.

Weist der Arzt einen anscheinend alkoholisierten Patienten ohne Untersuchung mit dem Bemerken ab: „Der gehört in eine Ausnüchterungszelle", weil er z. B. die Symptome einer Hypoglykämie für Trunkenheit gehalten hat, so kann dies fatale Folgen für den Patienten und forensische Konsequenzen für den Arzt haben.

Doch nicht in jedem Falle ist die Einlieferung eines Betrunkenen ein zur Hilfeleistung verpflichtender Unglücksfall. Ein angetrunkener Obdachloser, der vor der Klinik einen „Herzanfall" simuliert, um sich für die Nacht ein warmes Bett zu verschaffen, begründet keine Hilfspflicht. Aber: Abgesehen von offensichtlichen Fällen wird der Arzt ohne Untersuchung in unklaren Situationen eine Gesundheitsgefahr in der Regel nicht von vornherein ausschließen können.

Wichtig: Im Zweifel ist deshalb jedem Arzt, ob Garant oder „nur" (potenziell) hilfspflichtig nach § 323 c StGB, zur Untersuchung zu raten[68].

Ärztliche Eingriffe zur Unterstützung hoheitlicher Maßnahmen

Von ärztlichen Eingriffen, die dem gesundheitlichen Interesse des Patienten dienen, sind die Fälle zu unterscheiden, in denen Ärzte von der Polizei zugezogen werden, um etwa eine in Polizeigewahrsam genommene oder nach der StPO festgenommene Person im Streifenwagen, für den Transport oder auf der Polizeiwache bzw. bei Einweisungsfahrten zur Unterbringung „ruhig zu stellen"[69].

Wichtig: Sofern die betroffene Person sich mit den ärztlichen Maßnahmen nicht (freiwillig) einverstanden erklärt, dürfen Zwangsmaßnahmen nur in gesetzlich definierten, engen Grenzen durchgeführt werden.

Dazu § 81 a StPO: „Eine Untersuchung des Beschuldigten darf zur Feststellung von Tatsachen angeordnet werden, die für das Verfahren von Bedeutung sind. Zu diesem Zweck sind Entnahmen von Blutproben und andere körperliche Eingriffe, die von einem Arzt nach den Regeln der ärztlichen Kunst zu Untersuchungszwecken vorgenommen werden, ohne Einwilligung des Beschuldigten zulässig, wenn kein Nachteil für seine Gesundheit zu befürchten ist. Die Anordnung steht dem Richter, bei Gefährdung des Untersuchungserfolgs durch Verzögerung auch der Staatsanwaltschaft und ihren Hilfsbeamten ... zu."

Wichtig: Ärztliche Maßnahmen sind hiernach nur zur körperlichen Untersuchung, nicht darüber hinaus zulässig. Die Maßnahme muss vom Richter und kann bei Gefahr im Verzug auch von der Staatsanwaltschaft und ihren Hilfsbeamten, nicht aber von jedem Polizeibeamten angeordnet werden.

Nicht jede beliebige ärztliche Maßnahme ist zulässig, sondern nur eine solche, die dem Untersuchungszweck dient[70].

[63] Siehe etwa Baumann J. Unterbringungsrecht. Tübingen 1966; 272.
[64] Siehe etwa Kullmann HJ. Die Bedrohung der öffentlichen Sicherheit oder Ordnung bei Zwangsunterbringung. NJW 1967; 287.
[65] Siehe dazu Wigge P: a. a. O.; 291 ff; auch BayObLG MedR 1990, 273.
[66] Siehe oben S. 9 zu 3.1.
[67] Wömpner A, Kienzler E: a. a. O.; RN 577.
[68] So auch Wömpner A, Kienzler E: a. a. O.; RN 587.
[69] Sander B, Agor M. „Mit Schlagstock und Handschellen im Rettungsdienst" – Rechtliche Probleme bei Einweisungsfahrten. Rettungsdienst-Journal 1995; 113.
[70] Dettmeyer R, Musshof F, Madea B. Die zwangsweise Verabreichung von Vomitivmitteln als ärztlicher Eingriff gem. § 81a I. MedR 2000; 316.

39

39

Kein Beschuldigter ist verpflichtet, aktiv an der Untersuchung mitzuwirken. Er muss die Untersuchung nur dulden. Von der Polizei kann gegen einen sich sträubenden Patienten unmittelbarer Zwang eingesetzt werden, um die Untersuchung zu ermöglichen. Das Polizei- und Ordnungsrecht der Länder regelt, welche Maßnahmen des unmittelbaren Zwangs (Einsatz körperlicher Gewalt, Einsatz von Hilfsmitteln wie Fesseln und technischen Sperren, Waffen) wann und in welchen Grenzen angewendet werden dürfen.

Die Fesselung eines Beschuldigten durch die Polizei kann als eine Form unmittelbaren Zwangs zulässig sein. Die „psychische Fesselung" durch Verabreichung einer Beruhigungsspritze, z. B. im Rahmen der Blutprobenentnahme bei Verdacht der Trunkenheit im Straßenverkehr, wird überwiegend als unzulässig angesehen[71]. Zur Begründung wird angeführt, dass es sich nicht um eine akzessorische Maßnahme zur Durchführung des Eingriffs handelt, wie z. B. die Schmerzausschaltung bei schmerzhaften Untersuchungen, sondern um eine selbständige Zwangsmaßnahme, die so im Gesetz jedenfalls nicht ausdrücklich vorgesehen ist.

Auch der Untersuchungszweck rechtfertigt nicht jedes beliebige Mittel. Es gilt das *Übermaßverbot* (Grundsatz der Verhältnismäßigkeit). Dies gilt erst recht, wenn zweifelhaft ist, ob die ärztliche Maßnahme nicht anderen als Untersuchungszwecken dient[72]. So hat das OLG Frankfurt/Main[73] die zwangsweise Verabreichung von Brechmitteln durch einen Arzt bei Verdacht des Mitsichführens von Kokainpäckchen im Magen eines Beschuldigten als einen von der StPO nicht gedeckten, unerlaubten Eingriff in die körperliche Unversehrtheit angesehen[74].

Wichtig: Wenn schon im Rahmen eines strafrechtlichen Ermittlungsverfahrens ärztlichen Eingriffen Grenzen gesetzt sind, so gilt dies erst recht, wenn es darüber hinaus (nur) darum geht, der Polizei die Arbeit oder die Ausübung „unmittelbaren Zwanges" zu erleichtern, um Festgehaltene zu „beruhigen".

Anders ist es, wenn der Betroffene – nach Aufklärung – in die Maßnahmen einwilligt oder diese zur Abwehr von Gesundheitsgefahren des in Gewahrsam genommenen *nicht* einwilligungsfähigen Betroffenen notwendig sind. Bei einwilligungsfähigen Personen, die sich in staatlichem Gewahrsam befinden, gelten für die ärztlichen Eingriffe die allgemeinen arztrechtlichen Regeln, wenn nicht ausnahmsweise weitergehende gesetzliche Eingriffsbefugnisse bestehen. Aber auch dann sind die Grenzen oft streitig, wie z. B. die Diskussion um die Zwangsbehandlung von Häftlingen[75] bei einem Hungerstreik zeigt.

Auch gegenüber untergebrachten Patienten sind ärztliche „Zwangsmaßnahmen", die über den Unterbringungszweck hinausgehen, in der Regel nur zur Abwehr von Gefahren für Leib und Leben des nicht einsichtsfähigen Untergebrachten, nicht aber zur Erleichterung des Vollzugs der Unterbringung für das Personal zulässig[76]. Es gelten im Wesentlichen die allgemeinen arztrechtlichen Grundsätze[77].

Kernaussagen

Aufnahmepflicht der Krankenhäuser

Krankenhäuser haben im Gesundheitssystem eine Auffangfunktion. In Unglücks- oder Notfällen muss jedes Krankenhaus eine Erstversorgung von Notfallpatienten durchführen und diese, ggf. provisorisch, aufnehmen bzw. sekundär verlegen.

Hilfspflicht der Ärzte

Aus der allgemeinen Aufnahmepflicht des Krankenhauses folgt für die nach Dienstvertrag oder Dienstplan zuständigen Krankenhausärzte eine Untersuchungs- und Behandlungspflicht gegenüber behandlungsbedürftigen Patienten. Verletzen z. B. die für die Notaufnahme zuständigen Ärzte diese Pflicht, können sie aufgrund ihrer Garantenstellung zur Fallübernahme zivil- und strafrechtlich zur Verantwortung gezogen werden, wenn ein Patient dadurch zu Schaden kommt.
Darüber hinaus ist jedermann, auch der Arzt, verpflichtet, bei Unglücksfällen oder Gefahr so schnell wie möglich zu helfen, soweit seine Hilfe erforderlich, möglich und ihm zumutbar ist.
Hilfeleistungspflicht besteht für den Arzt auch in aussichtslosen Fällen, dann aber reduziert auf die Schmerz- und Leidenslinderung.

Hilfspflicht nach § 323 c StGB

Nach §323 c StGB wird bestraft, wer es unterlässt, bei Unglücksfällen, gemeiner Gefahr oder Not die erforderliche und zumutbare Hilfe zu leisten.
Diese Vorschrift gilt für jedermann, der zufällig mit einem Not- oder Unglücksfall konfrontiert wird, und nicht speziell nur für den Arzt, aber auch für diesen.

Pflichtennotstand

Unter Umständen muss der hilfspflichtige Arzt sogar eine Ordnungswidrigkeit oder Straftat begehen, wenn die Gefahr nicht anders abgewendet werden kann.

Pflichtenkollision

Kollidieren mehrere Hilfspflichten, so hat der Arzt bei Pflichten verschiedenen Ranges in der Regel die höherwertige zu erfüllen, bei gleichwertigen Pflichten, z. B. mehrere Schwerverletzte, nach pflichtgemäßem Ermessen unter Berücksichtigung des Schutzbedürfnisses der jeweiligen Personen im konkreten Fall zu entscheiden und zu handeln.

Fixierung

Weil der mutmaßliche Wille eines einwilligungsunfähigen Patienten in aller Regel darauf gerichtet sein wird, gerettet und ärztlich versorgt zu werden, kann und darf der Arzt dazu erforderliche Fixierungsmaßnahmen, zumal sie in aller Regel nur vorübergehender Art sind, durchführen.

---

71 Sander B, Agor M. „Mit Schlagstock und Handschellen im Rettungsdienst" – Rechtliche Probleme bei Einweisungsfahrten. Rettungsdienst-Journal 1995; 113.

72 Dettmeyer R, Musshof F, Madea B. Die zwangsweise Verabreichung von Vomitivmitteln als ärztlicher Eingriff gem. §81a I stopp. MedR 2000; 316.

73 OLG Frankfurt/Main, NJW 1997, 1647.

74 Siehe auch: Weißauer W, Biermann E. Körperliche Untersuchungen aufgrund strafprozessualer Anordnungen – am Beispiel des Verdachts intrakorporalen Drogenschmuggels. Chirurg BDC 1989; 116.

75 § 101 StVollzG; dazu: Geppert K. Die gegenwärtige gesetzliche Regelung zur Zwangsernährung von Gefangenen (§ 101 Strafvollzugsgesetz). Jura 1982; 177; Ulsenheimer K. In: Laufs A, Uhlenbruck W: a. a. O.; § 153 RN 68; Tröndle H. Zwangsernährung und Rechtsstaat. Anästh Intensivmed 1987; 95; Becker F. Medizinische und ethische Aspekte der Zwangsernährung. Anästh Intensivmed 1987; 90.

76 Wömpner A, Kienzler E: a. a. O.; RN 858 ff.

77 Siehe Wigge P. a. a. O., 291.

Kollision von Garantenpflicht und Hilfspflicht

Nach dem Präventionsprinzip hat der Anästhesist als Garant zunächst den Patienten weiter zu betreuen, dessen Versorgung er einmal übernommen hat. Dies entbindet ihn aber nicht von der Pflicht zu prüfen, ob seine Hilfe an anderer Stelle dringender benötigt wird und ohne konkrete Gefährdung „seines“ Patienten erfolgen kann.

Ende der Hilfspflicht

Die Hilfspflicht endet nicht nur, wenn keinerlei Hilfe mehr nötig oder möglich ist, sondern auch dann, wenn der Hilfsbedürftige sie in Kenntnis der Tragweite seiner Entschließung dezidiert verweigert, vorausgesetzt, die Weigerung ist wirksam und rechtsbeachtlich.

Der Arzt ist zwar gehalten, den Betroffenen, der der Hilfe bedarf, sie aber verweigert, umzustimmen, er hat dabei aber die freie und selbstbestimmte Entscheidung des informierten und einsichtsfähigen Patienten zu respektieren, selbst wenn die Entscheidung medizinisch unvernünftig und mit Leibes- oder Lebensgefahren für den Patienten verbunden ist. Das Selbstbestimmungsrecht schließt das Recht zur Unvernunft ein. Eine Ausnahme macht die Rechtsprechung nur beim Suizidanten. Hier bleibt der Arzt grundsätzlich zur Hilfeleistung verpflichtet.

Gesetzliche Vertreter (etwa Eltern) können, z. B. aus religiöser oder weltanschaulicher Überzeugung, die ärztliche Hilfe nicht zu Lasten Dritter (ihrer Kinder) verbieten. Soweit Zeit bleibt, ist wegen des Verdachts des Sorgerechtsmissbrauchs das Familiengericht anzurufen, im Eilfall hat der Arzt nach Notstandsgesichtspunkten die erforderlichen Hilfsmaßnahmen zu ergreifen.

Bei einem nicht einwilligungsfähigen, erwachsenen Patienten obliegt die Entscheidung dem Betreuer. Ist dieser noch nicht bestellt, so ist bei aufschiebbaren Maßnahmen das Vormundschaftsgericht einzuschalten, in Eilfällen kann das Vormundschaftsgericht selbst über die ärztliche Maßnahme entscheiden.

Reicht die Zeit für die Anrufung des Vormundschaftsgerichts nicht aus, hat der Arzt nach den Gesichtspunkten der mutmaßlichen Einwilligung „in dubio pro vita“ zu handeln.

Unkooperative Patienten

Die Hilfspflicht besteht im Grundsatz auch gegenüber unkooperativen Patienten. Sie ist jedoch beschränkt durch die Zumutbarkeit. Brachialgewalt gegenüber dem Patienten kann nicht verlangt werden. Die ärztliche Hilfeleistung wird unzumutbar insbesondere dann, wenn durch den Widerstand des Patienten die ärztlichen Maßnahmen mehr Schaden als Nutzen anzurichten drohen.

Alkoholisierte Patienten

Dies gilt auch gegenüber alkoholisierten Patienten. Grundsätzlich ist der Arzt auch hier zur Untersuchung und ggf. Behandlung verpflichtet, auch dies steht aber unter dem Gebot der Zumutbarkeit.

Ärztliche Eingriffe zur Unterstützung hoheitlicher Maßnahmen

Medizinische Zwangsbehandlungen sind nur ausnahmsweise in gesetzlich genau definierten Fällen zulässig. Im Prinzip gelten auch gegenüber Personen in hoheitlichem Gewahrsam die allgemeinen Grundsätze für ärztliche Eingriffe. Soweit ärztliche Zwangsmaßnahmen zulässig sind, gilt das Übermaßverbot: Nicht jedes Mittel ist erlaubt.

Unmittelbarer Zwang mit Hilfe des Arztes in Form einer nicht von der Einwilligung des Betroffenen gedeckten „psychischen Fesselung“, z. B. durch Sedierung, allein zur Erleichterung anderer hoheitlicher Maßnahmen außerhalb der gesetzlich definierten Zwangsbefugnisse, ist in der Regel nicht zulässig.

Großschadens-
ereignisse

40

Alarm- und Einsatzplan des Krankenhauses

40 Alarm- und Einsatzplan des Krankenhauses

S. Wirtz, Hp. Moecke, H. Krause, S. Oppermann

Roter Faden

Planung – Allgemeiner Teil

Die Reaktion auf außergewöhnliche Ereignisse sollte in einfachen, möglichst universellen Handlungsanweisungen hinterlegt und in allen Einzelbereichen des Krankenhauses bekannt, umgesetzt und regelmäßig geübt sein. Dabei ist es sinnvoller, vorhandene und bewährte Routineprozesse zu nutzen, als Spezial- und Sonderkonzepte zu entwickeln, die nur im Krisenfall gelten und damit aus vielen Gründen im Ernstfall nicht funktionieren. Die Situationen, bei denen der Alarm- und Einsatzplan zur Anwendung kommt, müssen klar benannt werden. Der einheitlichen Nomenklatur wegen verwenden wir im Weiteren den Begriff „Alarm- und Einsatzplan" (ALEP).

Anhand des in Tab. 40.**1** aufgeführten, *beispielhaften* und *kurzgefassten* Inhaltsverzeichnisses werden im Folgenden die wichtigsten Elemente der Alarm- und Einsatzplanung dargelegt.

Zweck

Der ursprüngliche Gedanke des früher geforderten „Krankenhauskatastrophenplanes" verfolgte allein das Ziel, das Krankenhaus auf den Anfall einer größeren Anzahl von Verletzten vorzubereiten. Es setzt sich aber zunehmend die Erkenntnis durch, dass entsprechende Planungen auch für interne Schadenslagen notwendig sind. Zusammenfassend besteht der Zweck der Alarm- und Einsatzplanung darin, bei eskalierenden Betriebsstörungen, besonderen medizinischen Lagen sowie bei notwendiger Räumung bzw. Evakuierung:

- jedem einzelnen Patienten die bestmögliche individualmedizinische Versorgungsqualität zukommen zu lassen,
- die uneingeschränkte Betriebsfähigkeit der Klinik aufrechtzuerhalten bzw. so zügig wie möglich wiederherzustellen,
- Mitarbeitern die notwendige Handlungssicherheit zu vermitteln,
- dem Auskunftsbegehren behördlicher Instanzen sowie betroffener Angehöriger gerecht zu werden,
- eine sach- und zeitgerechte Öffentlichkeitsarbeit zu gewährleisten,
- eine adäquate Dokumentation, Leistungserfassung und -abrechnung zu ermöglichen.

Tabelle 40.**1** Planung des Alarm- und Einsatzplans

Allgemeiner Teil	▸ Zweck ▸ Begriffe ▸ Zuständigkeit und Verantwortung ▸ Aufbau des Krisenplans ▸ Führung ▸ Alarmierung ▸ Schulungen und Übungen ▸ Änderungsdienst
Spezieller Teil	▸ eskalierende Betriebsstörungen ▸ besondere medizinische Lagen ▸ Räumung / Evakuierung

Begriffe

Begriffe wie Notfall, Krisenfall, Großschadensfall, Katastrophenfall, interne bzw. externe Schadenslage, Räumung oder Evakuierung sind Beispiele dafür, wie schnell Verwirrung dadurch entstehen kann, dass sie selbst innerhalb eines Krankenhauses mit unterschiedlichem Inhalt belegt werden können. Begriffsdefinitionen sind zur besseren Verständigung unumgänglich und im ALEP zu hinterlegen.

Zuständigkeit und Verantwortung

Die Krankenhausleitung ist verantwortlich für die Vorhaltung eines aktuellen und *funktionsfähigen* Alarm- und Einsatzplanes. Zur Umsetzung der dadurch implizierten Aufgaben benennt sie einen qualifizierten Beauftragten, der verantwortlich ist für die Erstellung, Pflege und Aktualisierung des ALEP und die Initiierung geeigneter Schulungsmaßnahmen.

Aufbau des Alarm- und Einsatzplanes

Für jeden Bereich und jede Schadenslage werden Handlungsprozesse definiert und verantwortliche Funktions- und Entscheidungsträger benannt. Im sog. *Masterplan* werden dann alle Verfahren, Anweisungen und Regelungen zusammengefasst. Es macht allerdings keinen Sinn, diesen Plan zu kopieren und auf die Funktionsträger bzw. Funktionsbereiche und Stationen zu verteilen. Die Funktionsfähigkeit sowie die notwendige Handlungssicherheit für die Mitarbeiter werden durch 2 Faktoren erhöht:

- die gezielte Informationsreduktion auf das für einen Bereich / Funktionsträger notwendige Maß,
- die Vorhaltung von kurz gefassten, verständlichen und übersichtlichen Handlungsanweisungen und Checklisten für unterschiedliche Szenarien, die exakt für einen Bereich / Funktionsträger zugeschnitten sind.

Damit entstehen neben dem Masterplan einzelne Arbeitsordner für die Bereiche (Satellitenpläne), deren Inhalte die Aufgaben dieser Bereiche sicher beschreiben. Die im Ergebnis erzielte Handlungssicherheit für die unterschiedlichen Notfallsituationen rechtfertigt den initial erhöhten Aufwand.

Führung

Erfahrungen aus Schadensfällen in Kliniken, aber auch bei präklinischen Großschadensereignissen haben gezeigt, dass in der frühen Phase für den weiteren Verlauf die entscheidenden Weichen gestellt werden. Im Ereignisfall ist es daher von grundlegender Bedeutung, dass das Krankenhaus einen initial sofort verfügbaren und weisungsberechtigten Einsatzleiter hat, der unverzüglich Maßnahmen anordnen kann.

Diese Führungsperson

- erkundet initial die Lage,
- besitzt die Fähigkeit und Ermächtigung, sachgerecht entsprechende Reaktionen zu veranlassen,
- koordiniert die Maßnahmen in den verschiedenen betroffenen Bereichen.

Dieser Einsatzleiter wird analog zum präklinisch tätigen Leitenden Notarzt (LNA) *LNA-Krankenhaus* genannt. Er muss über Führungserfahrung und eingehende Kenntnisse bzgl. der Krankenhausstruktur und Versorgungsprozesse verfügen.

Hinweis für die Praxis: Da Führungspersonen, die diese Aufgabe wahrnehmen könnten, nachts und am Wochenende nicht regelhaft im Krankenhaus präsent sind, muss wiederum mit Hilfe von Checklisten und Handlungsanweisungen sichergestellt werden, dass diese Aufgaben bis zum Eintreffen des LNA-Krankenhaus auch von nachgeordneten Mitarbeitern überbrückend wahrgenommen werden können.

Bei ausgedehnten Schadenslagen fallen zusätzliche Führungs- und Koordinationsaufgaben an, die vom LNA-Krankenhaus allein nicht bewältigt werden können. Für diese Aufgaben wird eine Krankenhauseinsatzleitung (KEL) einberufen, deren Arbeit mit Hilfe eines Stabes effektiv gestaltet wird.

Leiter Krankenhauseinsatzleitung

Der Leiter der KEL stellt prinzipiell die letzte Entscheidungsinstanz dar und wird somit von einem Mitglied der Krankenhausleitung gestellt. Er entscheidet über die personelle Besetzung des Stabes, er leitet, überwacht und koordiniert die Arbeit des Stabes. Für die Teilbereiche der Stabsarbeit sind die Funktionen folgendermaßen zu besetzen:

- S1 Personal / innerer Dienst: organisiert die Einrichtung einer Personalsammelstelle und die Registrierung von alarmierten Mitarbeitern.
- S2 Lage: beschafft Informationen, fordert Lagemeldungen an, wertet Informationen aus, führt die Einsatzübersicht und bereitet Lagebesprechungen vor.
- S3 Einsatzführung: diese Position entspricht dem LNA-Krankenhaus, der initial als KEL-Mitglied die Führung vor Ort übernimmt und sich im weiteren Verlauf, abhängig von der Lage, in die KEL begibt und von dort aus seine Koordinationsaufgabe wahrnimmt.
- S4 Versorgung / Technik: ist zuständig für die Bereitstellung, Zuführung und Koordination von Verbrauchsgütern, Einsatzmitteln, Essen und Getränken, Ver- und Entsorgung und Technik.
- S5 Presse- und Öffentlichkeitsarbeit: diese Funktion umfasst die Presse- und Medienkoordination, -information und -betreuung und die Vorbereitung von Pressekonferenzen.
- S6 Information und Kommunikation: diese Funktion ist verantwortlich für die Herstellung und Aufrechterhaltung und Rückfallstufen der Kommunikationswege innerhalb des Krankenhauses (EDV, Telefone, Fax, Pieper).

Der Alarm- und Einsatzplan regelt auch die Kennzeichnung von Führungskräften (z. B. farblich unterschiedliche beschriftete Kennzeichnungswesten).

Alarmierung

Im Schadensereignis ist eine schnelle Einsatzbereitschaft der benötigten Kräfte in ausreichender Stärke und Qualifikation von entscheidender Bedeutung. Dabei unterscheidet der Alarm- und Einsatzplan zwischen 2 Betriebszuständen:

- Innerhalb der Regeldienstzeit ist Personal in ausreichender Stärke in der Klinik, hier ist vorrangig der laufende Klinikbetrieb organisatorisch an die Schadenslage anzupassen.
- Außerhalb der Regeldienstzeit ist eine gezielte Alarmierung von zusätzlichen Mitarbeitern erforderlich.

Alarmierungskonzept. Das Alarmierungskonzept sollte möglichst einfach sein und eine rasche Alarmierung sicherstellen. Nach Alarmeingang wird der Einsatzleiter vom Dienst (LNA-Krankenhaus) benachrichtigt, die Meldung übermittelt und durch ihn eine Alarmstufe ausgerufen. Die Festlegung geeigneter Alarmstufen im Alarm- und Einsatzplan dient u. a. einer einheitlichen Kommunikation und der abgestuften Reaktionsmöglichkeit auf unterschiedliche Szenarien. Bewährt haben sich 2 Alarmstufen:

- eine Teilalarmierung vorher festgelegter Kräfte und
- die Vollalarmierung für alle Mitarbeiter des Hauses.

Ort des Alarmeingangs und Aufnahme der Meldung. Der Ort des Alarmeinganges ist eindeutig festzulegen. So ist beispielsweise eine ständig besetzte Zentrale Notaufnahme geeigneter Standort für das Alarmierungstelefon des Rettungsdienstes („Rotes Telefon"). Die Aufnahme der Meldung bei externen Alarmierungen sollte auf einem standardisierten Formular erfolgen, welches einerseits eine schnelle Mitschrift des Meldungstextes bietet, es andererseits aber ermöglicht, die Vollständigkeit der benötigten Informationen checklistenartig abzufragen.

Alarmstufe. Nach Verifizierung dieser Meldung legt der LNA-Krankenhaus die Alarmstufe für die Klinik fest:

- In der *1. Alarmstufe* reicht das im Dienst befindliche Personal zur Bewältigung des Schadensereignisses aus. Hier ist es wichtig, möglichst schnell die entsprechenden Mitarbeiter über die Art des Ereignisses zu informieren, damit sie sofort entsprechende Maßnahmen gemäß dem Einsatzplan ergreifen können. Bewährt hat sich hierfür z. B. ein zahlenkodierter krankenhausinterner Sammelruf („Generalalarm") über die Personensuchanlage oder Telefonanlage analog des Reanimationsalarms.

- In der *2. Alarmstufe* werden entsprechend der im ALEP hinterlegten Alarmierungslisten szenarienabhängig nur für bestimmte Bereiche Mitarbeiter aus der Freizeit rekrutiert.
- Die *3. Alarmstufe* bedeutet, dass zur Herstellung der höchstmöglichen Leistungsfähigkeit des Krankenhauses alle Mitarbeiter aus der Freizeit alarmiert werden.

Wichtig: Wer die Alarmierung übernimmt – Telefonzentrale, Pförtner, Aufnahmestation oder der jeweilige Funktionsbereich für sich – muss *sorgfältig* geprüft und festgelegt werden. Hierbei ist darauf zu achten, dass es zu keiner Überlastung einzelner Funktionsträger durch eine große Anzahl sich überschneidender Aufgaben kommt!

Alarmierungsformen

Händische Alarmierungsformen. Bei den händischen Alarmierungsformen hat eine Listenalarmierung, im Gegensatz zum sog. „Schneeballsystem", den Vorteil, dass sich die Alarmierung im Bedarfsfall anhalten lässt, jederzeit einen Überblick über die erreichten Kräfte bietet und sich Personalreserven bilden lassen. Die Nachteile dürfen nicht außer Acht gelassen werden. Das Telefonieren ist zeitaufwändig, bedarf einer hinreichenden Anzahl (ggf. fernamtsberechtigter!) Apparate, bindet Personal, kann ausfallen und weist keine Redundanz auf.

40

Automatisierte Alarmierungssysteme. Alternativ können computergestützte, automatisierte Alarmierungssysteme genutzt werden (Hessisches Ministerium des Innern und für Sport 2003). Vorteile dieser Systeme liegen in der technisch ermöglichten Gleichzeitigkeit der Alarmierung einer großen Personenzahl und der parallelen Nutzung unterschiedlicher Alarmierungswege (Festnetz, Handy, SMS, E-Mail). Zusätzlich sind damit gezielte, im Voraus programmierte, szenarienabhängige Alarmierungen möglich.

Ausstattung. In jedem Fall sollten die Orte, von denen aus die Alarmierung erfolgt, über eine funktionsgerechte Ausstattung verfügen. Hierzu zählen neben fernamtsberechtigten Telefonen, die auch bei Ausfall der Strom- und Ersatzstromversorgung funktionstüchtig bleiben, auch weitere technische Hilfen und Kommunikationssysteme (Fax, Kopierer usw.).

Personalsammelstelle. Während die primär alarmierten Kräfte entsprechend den Einsatzplänen ihre zugewiesenen Positionen direkt beziehen, sollte sich das nachalarmierte Personal bei der 2. Alarmstufe zunächst in einer ausgewiesenen Sammelstelle einfinden. Der Standort der Personalsammelstelle soll unter Nutzung bereits vorhandener Räumlichkeiten sinnvoll gewählt werden (z. B. Cafeteria). Hier kann durch die Registrierung der eintreffenden Mitarbeiter ein Überblick über die eingesetzte Personalstärke gewonnen werden.

Parkplatz. Eine Abstellmöglichkeit für PKWs außerhalb des Klinikgeländes, ggf. mit Transfermöglichkeit, sollte eingeplant und im Ablauf geübt werden. Nur so kann sichergestellt werden, dass Mitarbeiter trotz polizeilicher Absperrmaßnahmen auf das Klinikgelände kommen können.

Schulungen und Übungen

Hinweis für die Praxis: Handlungskompetenz in außergewöhnlichen Situationen kann nur durch Übungen erreicht werden. Vor der Durchführung von Großübungen sollten zunächst einzelne Elemente geübt und die Optimierungspotenziale aufgedeckt werden.

Folgende Teilübungen können beispielsweise durchgeführt werden:

- interne Alarmierung,
- externe Alarmierung momentan dienstfreien Mitarbeitern,
- Aufbau einer Sichtungsstelle,
- Sichtung,
- Stabsarbeit der KEL,
- Aufbau einer Notdekontaminationsstelle,
- Räumung und Evakuierung von Teilbereichen.

Änderungsdienst

Der Alarm- und Einsatzplan muss ständig den sich ändernden Verhältnissen angepasst werden. Dies betrifft nicht nur die telefonischen Erreichbarkeiten der Mitarbeiter oder strukturelle Änderungen der Klinik, sondern ebenso die Einschätzung von Risikopotenzialen.

In diesem Abschnitt wird ein stringentes Verfahren beschrieben, mit dem Informationen über Änderungen einerseits zu dem Beauftragten für Alarm- und Einsatzplanung, andererseits aber auch zu den betroffenen Mitarbeitern gelangen.

Planung – Spezieller Teil

Im speziellen Teil werden Verfahren zur Bewältigung verschiedener Szenarien beschrieben. Hierbei gilt die Regel, dass insbesondere in der Anfangsphase nach Etablierung eines Alarm- und Einsatzplanes die Szenarien bevorzugt beplant werden, die eine hohe Eintrittswahrscheinlichkeit haben, mit einem hohen Gefährdungspotenzial für Mitarbeiter verbunden sind oder schwerste betriebswirtschaftliche Schäden verursachen können.

Interne Schadenslagen, eskalierende Betriebsstörungen

In diesem Bereich werden alle Störungen aufgeführt, die potenziell zu erheblichen Teil- oder gar vollständigen Betriebsstörungen der Klinik führen können. Folgende Themenbereiche gehören dazu:

- Feuer / Rauchentwicklung,
- Gefahrstofffreisetzung,
- technische Störungen (Strom- / Wasserversorgung),
- kriminelle Delikte
  - (Bomben-) Drohung, sprengstoffverdächtige Gegenstände,
  - Entführung oder Geiselnahme,
  - Schusswaffengebrauch,
  - Entweichung amtlich untergebrachter Personen.

Feuer und Rauchentwicklung. Grundsätzlich gilt in jedem Krankenhaus eine Brandschutzordnung, die in der Regel jedoch nicht umfassend detaillierte Handlungsanweisungen für alle Beteiligten beinhaltet. Sie zielt auf die Menschenrettung, die Alarmierungs-, Brandbekämpfungs- und Brandvermeidungsregeln ab. Nicht geregelt ist darin der Umgang mit der sich aus der Schadenslage ergebenden Betriebsstörung innerhalb der Klinik. Es ist deshalb sinnvoll, dieses häufige (!) Szenario in Form von Checklisten für die verschiedenen Akteure im ALEP zu hinterlegen. Hierzu zählen auch die Maßnahmen bei Räumung bzw. Evakuierung.

Gefahrstofffreisetzung. Die Möglichkeiten der innerbetrieblichen Gefahrstofffreisetzung unterscheiden sich von Haus zu Haus ganz erheblich. Das Management dieser Situationen sollte Teil des Gesamtplanes sein.

Technische Störungen. Diese unterliegen grundsätzlich dem üblichen Störfallmanagement, können aber potenziell auch Dimensionen annehmen, die zu einer Patientengefährdung bzw. zu massiven betriebswirtschaftlichen Schäden führen können. In diesen Fällen muss schnell und kompetent reagiert werden. Mögliche Beispiele hierfür sind

- der komplette Stromausfall (ggf. mit Stillstand lebenserhaltender Therapiegeräte auf der Intensivstation und im OP),
- die Wasserkontamination mit Krankheitserregern,
- der längerfristige Ausfall von Fahrstühlen oder
- eine anhaltende Störung des Krankenhausinformationssystems.

Kriminelle Delikte. Kriminelle Delikte, wie Schusswaffengebrauch, Entführung oder Bombendrohung treten nicht häufig auf. Das Vorhalten von Handlungsanweisungen wird aber von den Mitarbeitern als Sicherheit vermittelnde Maßnahme eingestuft und kann die polizeiliche Arbeit erheblich erleichtern. In jedem Falle sind hier klare Entscheidungsregeln festzulegen, die sich auf die Einbeziehung der Sicherheitsbehörden (Polizei) und die Kommunikation mit diesen beziehen.

Besondere medizinische Lagen

Definition: Darunter versteht man medizinische Lagen, die das übliche tägliche Leistungsvermögen einer Klinik erheblich übersteigen und bei denen zur Bewältigung der Lage die zur Verfügung stehenden Versorgungskapazitäten angehoben werden müssen.

Dazu gehören:

- der Massenanfall von Verletzten,
- das Auftreten hochinfektiöser lebensbedrohlicher Erkrankungen,
- das gehäufte Auftreten von Vergiftungen,
- chemische oder radioaktive Kontamination von Patienten.

Massenanfall von Verletzten

Sichtungs- und Registrierungsstelle. Bei der Bewältigung von externen Großschadenslagen mit der Einlieferung einer Vielzahl verletzter oder erkrankter Personen ist die Sichtungs- und Registrierungsstelle das wichtigste Instrument zur Patientensteuerung innerhalb der Klinik. Sie sollte so lokalisiert und personell ausgestattet sein, dass sie eine Schleusenfunktion bilden kann. Nur so ist es möglich, ins Krankenhaus kommende Patientenströme steuern zu können, einen Überblick zu gewinnen und die zur Verfügung stehenden materiellen und personellen Ressourcen sinnvoll einzusetzen. Im Sichtungsbereich erfolgt

- die Registrierung der Betroffenen,
- eine Sichtung und Einstufung in die gängigen Dringlichkeitsstufen zur Therapie und
- die Weiterleitung an Behandlungsteams, bzw. in Behandlungsbereiche.

Beschriftung und Beschilderung. Personal und Sichtungsstelle müssen deutlich gekennzeichnet sein (z.B. beschriftete Kennzeichnungswesten, Beschilderung). Die materielle Ausstattung muss einsatzbereit vorgehalten werden und zur Erfassung einer vorgegebenen Anzahl Betroffener ausreichen. Dabei hat sich die Vorbereitung von Patientensets (Aufkleber, Formulare, Labormaterial, Beutel für Patienteneigentum usw.) in Rollcontainern bewährt. Die frühzeitige und eindeutige krankenhausinterne Registrierung ist zwingend erforderlich, um beispielsweise Laborbefunde oder Blutkonserven anfordern und eindeutig zuordnen zu können. Raumkonzept, Transportlogistik und Überlagerungsorte sind im Vorwege festzulegen. Den Sichtungsgruppen entsprechend werden Räume definiert, die Farbgebung entsprechend der festgelegten Ampelfarben rot-gelb-grün hat sich zur Kennzeichnung der Bereiche und ihrer Erreichbarkeit besonders für externe Einsatzkräfte bewährt.

Räumlichkeiten und Patientensichtungskategorie. Nachfolgend seien beispielhaft die zur Verfügung stehenden Räumlichkeiten entsprechend der Patientensichtungskategorien aufgeführt:

- Sichtungskategorie 1 (rot) – Patienten mit akuter Vitalbedrohung und erforderlicher Sofortbehandlung: OP, Anästhesieeinleitungsräume, perioperative Behandlungseinheit („Aufwachraum"), Intensivstation, Schockraum.
- Sichtungskategorie 2 (gelb) – Schwerverletzte/-erkrankte, die dringend behandelt werden müssen: Intermediate-Care-Bereich, perioperative Behandlungseinheit („Aufwachraum"), Zentrale Notaufnahme.
- Sichtungskategorie 3 (grün) – Leichtverletzte/-erkrankte, die später ggf. ambulant behandelt werden können: geeigneter Stations- oder Funktionsbereich, möglichst deutlich abgetrennt von den Rot-Gelb-Bereichen.

Spezifische Organisation der Sichtungsbereiche. Für jeden dieser Bereiche ist eine Leitung zu benennen und zu kennzeichnen. In der Anfangsphase gehört die Schaffung ausreichender Kapazitäten durch geeignete Verlegungsmaßnahmen zu den Hauptaufgaben der Funktionsträger. Weiterhin müssen Behandlungsplätze eingerichtet und Vorräte bereitgestellt werden. Bedarfsmeldungen (Material, Blutkonserven usw.) können anhand von Checklisten erfolgen. Ein besonderes Augenmerk ist auf die kommunikative Verbindung der Bereiche zu legen. Nur so ist eine engmaschige Übersicht über die Behandlungskapazitäten und sich entwickelnde Engpässe (Kapazitätsüberschreitung, Logistik) möglich.

Materialreserven. Um die Versorgungskapazität sicherstellen zu können, muss bei der Erstellung des ALEP bekannt sein, wie viele Materialreserven (Medizinbedarf, Arzneimittel, Sterilgut, Blutprodukte, Wäsche) wo im Krankenhaus vorhanden sind. Gegebenenfalls sind die Reserven dem für Krisenfälle errechneten Bedarf anzupassen.

Patientenangehörige. Bei Massenanfall von Verletzten/Erkrankten können Angehörige den Ablauf der Notfallversorgung erheblich stören. Um ihnen qualifizierte Auskunft geben zu können und Einsatzkräfte nicht durch Nachfragen zu blockieren, ist frühzeitig eine Auskunftsstelle einzurichten. Zusätzlich ist es unbedingt nötig, Aufenthaltsräume vorzubereiten, damit begleitende Angehörige getrennt von den Versorgungsbereichen betreut werden können.

Hochinfektiöse lebensbedrohliche Erkrankungen

Wenn Erkrankungen dieser Art, wie beispielsweise die verschiedenen Formen des virusbedingten hämorrhagischen Fiebers (z. B. Krim-Kongo, Lassa), auch relativ selten auftreten, sind sie jedoch angesichts der heutigen Reisemöglichkeiten nicht auszuschließen. Der Verdacht einer solchen Erkrankung ergibt sich möglicherweise erst, wenn sich der Patient bereits in der Klinik befindet.

Wichtig: Das oberste Ziel ist, eine Ansteckung des Personals oder anderer Patienten zu verhindern. Der Regelungsbedarf umfasst in erster Linie die Anordnung von adäquaten Schutz- und Isolierungsmaßnahmen.

Hierzu müssen folglich bereits im Vorfeld entsprechende Materialien wie Schutzmasken, -brillen und -kleidung beschafft und in angemessener Zahl vorgehalten werden. Des Weiteren müssen entsprechende Räumlichkeiten sowie die Möglichkeit zur Isolierung oder Abschaltung raumlufttechnischer Anlagen beschrieben sein. Wichtig ist ebenso die Vorhaltung von Telefonverzeichnissen, die eine schnelle Kontaktaufnahme mit entsprechenden infektiologischen Referenzzentren oder dem zuständigen Gesundheitsamt ermöglichen. Bewährt hat sich die Ausgabe von Informationsblättern an die Mitarbeiter, in denen das allgemeine Verhalten sowie die Notwendigkeit für Quarantänemaßnahmen für Kontaktpersonen erläutert werden.

Gehäuft auftretende Vergiftungen

Die in diesem Abschnitt zu beschreibenden allgemeinen Verfahren dienen dem Schutz der Mitarbeiter, der schnellen Identifikation des Agens, der zeitgerechten Kommunikation mit behördlichen Instanzen (Gesundheitsamt, Polizei) und dem Rettungsdienst sowie der Einleitung einer adäquaten Therapie.

Kontaminierte Patienten

Ist eine Kontamination – bakteriell, chemisch oder radioaktiv – bereits präklinisch bekannt, werden die zuständigen Organisationen versuchen, Patienten erst nach einer erfolgten Dekontamination den Krankenhäusern zu übergeben. Probleme ergeben sich dann, wenn deren Dekontaminationskapazitäten überschritten werden, die Information über die Kontamination erst später bekannt wird oder Patienten ohne Kontakt zum Rettungsdienst in die Klinik gelangen. Für diesen Fall müssen entsprechende Schutzmaßnahmen ergriffen und die Vorhaltung der hierfür notwendigen Ausrüstung gewährleistet sowie Maßnahmen zur behelfsmäßigen Dekontamination beschrieben werden.

Räumung / Evakuierung

Evakuierung. Der Bombenfund bei Bauarbeiten ist ein Beispiel dafür, dass auch ein Krankenhaus einmal evakuiert werden muss. Der vielfältige Regelungsbedarf umfasst u. a. die Erstellung von Handlungsanweisungen für Stationspersonal, die Festlegung von Sammelstellen, die Organisation des Transportwesens, die Vorhaltung einer Ausgangs- und Eingangsdokumentation sowie Absprachen bezüglich der Aufnahmekapazitäten anderer Krankenhäuser.

Räumung eines Teilbereichs. Noch wichtiger ist die Vorhaltung von Strategien und Handlungsanweisungen für Situationen, in denen eine sofortige Räumung eines (Teil-) Bereichs notwendig wird, wie beispielsweise bei Feuer/ Rauchentwicklung oder ernst zu nehmenden Bombenwarnungen. In der Regel ist bei Bränden in Krankenhäusern die horizontale Räumung vorgesehen, d. h. die Verbringung von Patienten in die benachbarten Rauch- bzw. Brandabschnitte. Ergänzend sind Verfahren zur vertikalen Räumung zu beschreiben, bei der Patienten in eine tiefer gelegene Etage verbracht werden. Letztere erfordern die Vorhaltung von speziellen Rettungstüchern, mit deren Hilfe Patienten auf ihren Matratzen liegend gezogen werden können. Die beschriebenen Strategien sind mit der Feuerwehr abzusprechen.

Gesetzliche Grundlagen

Gesetzliche Forderungen nach Alarm- und Einsatzplänen für Kliniken in Deutschland finden sich beispielsweise in den Krankenhausgesetzen der Bundesländer, dem Zivilschutzneuordnungsgesetz, den Katastrophenschutzgesetzen oder auch dem Haushaltsgrundsätzegesetz. Aus diversen anderen gesetzlichen Regelungen lassen sich einzelne Elemente der Alarm- und Einsatzplanung ableiten, wie die Räumungsplanung nach Arbeitsstättenverordnung oder die Brandschutzplanung aus der Brandschutzverordnung.

Kernaussagen

Planung – Allgemeiner Teil

Ein funktionierender Alarm- und Einsatzplan eines Krankenhauses bildet die Grundlage dafür, dass die ungeplante Aufnahme einer großen Zahl an verletzten oder erkrankten Patienten in kurzer Zeit gelingt und deren Versorgung in der Klinik sichergestellt wird.

Ferner bildet er die Grundlage dafür, dass besondere medizinische Lagen ohne erhebliche Störung des Gesamtbetriebes und zum Schutz der Mitarbeiter sicher bewältigt werden können.

Er sichert ab, dass es bei Betriebsstörungen innerhalb der Klinik nicht zu einem Totalausfall und damit zu einem erheblichen Risiko für die Patienten und Mitarbeiter kommt.

Ebenso schützt er Krankenhäuser bei inneren Betriebsstörungen durch klares Krisenmanagement vor erheblichen wirtschaftlichen Schäden.

Planung – Spezieller Teil

Im speziellen Teil werden Verfahren zur Bewältigung verschiedener Szenarien beschrieben: interne Schadenslagen, besondere medizinische Lagen, Räumung/Evakuierung.

Bei der Etablierung eines ALEP sollen die Szenarien bevorzugt geplant werden, deren Eintrittswahrscheinlichkeit am höchsten ist.

Gesetzliche Grundlagen

Die Grundlagen eines ALEP sind in den Krankenhausgesetzen, dem Zivilschutzneuordnungsgesetz, den Katastrophenschutzgesetzen, dem Haushaltsgrundsätzegesetz festgelegt; Einzelelemente können aus der Arbeitsstättenverordnung, der Brandschutzplanung und anderen Verordnungen entnommen werden.

Literatur

Bundesamt für Bevölkerungsschutz und Katastrophenhilfe. Biologische Gefahren. 2. Aufl. Bonn; 2005.

Hessisches Ministerium des Innern und für Sport. Katastrophenschutz in Hessen. Medizinischer Katastrophenschutz; 2003.

Peral Gutierrez de Ceballos J, Turégano Fuentes F, Perez Diaz D, Peral Gutierrez de Ceballos J, Turégano Fuentes F, Perez Diaz D. Casualties treated at the closest hospital in the Madrid, March 11, terrorist bombings. Crit Care Med 2005; 33: 107 – 112.

Rega P. Bio-Terry. In: Moecke H (Hrsg). Handbuch zur Diagnose und Therapie von Erkrankungen durch biologische Kampfstoffe. Berlin: ABW Wissenschaftsverlag; 2002.

Robert-Koch-Institut: www.rki.de.

Urban B, Kreimeier U, Prückner S, Kanz KG, Lackner CK. Krankenhaus-Alarm- und Einsatzpläne für externe Schadenslagen an einem Großklinikum. Notfall Rettungsmed 2006; 9: 296 – 303.

41

Massenanfall von Verletzten

41.1 Strukturfragen

A. Lechleuthner

Roter Faden

Grundlagen
- **Kapazität des Rettungsdienstes**
- **Einsatzplan**

Einsatzorganisation in Komponenten
- **Komponente**
- **Funktionale Einheiten**
- **Aufgaben rettungsdienstlicher Komponenten**
- **Erstellung von MANV-Plänen**

Qualitätssicherung von MANV-Einsätzen
- **Nachbesprechungen mit einer Gesamtbeschreibung des Einsatzes**

Wiederkehrende Probleme
- **Zeitabläufe**
- **Kommunikation**
- **Verletztendarsteller (Mimen) bei Übungen**
- **Einsatz zu junger Kräfte**
- **Kennzeichnung der Einsatzkräfte**
- **Arbeitsplatzsicherheit**
- **Krankenhäuser**
- **Rote Patienten mit hoher Transportpriorität**
- **Übungsszenarien**
- **Sichtung, Dokumentation und Auskunftsstelle**

41

Grundlagen

Die Bewältigung von Großschadensereignissen ist glücklicherweise selten notwendig. Bei der öffentlichen Gefahrenabwehr beginnen derartige Einsätze in der Regel mit einer Meldung an die Rettungsleitstelle. Spätestens dann stellt sich die Frage, welche und wie viele Kräfte an die Einsatzstelle entsandt werden müssen und können.

Begriff. Hinter der Abkürzung MANV versteckt sich der Begriff „Massenanfall von Verletzten", womit gemeint ist, dass die Anzahl der Patienten die Kapazitäten des lokalen Rettungsdienstes übersteigt. Anfang 2002 wurde dieser Begriff als Ü-MANV von den Rheinischen Feuerwehren und Rettungsdiensten auf Anregung des Kölner Feuerwehrchefs Stephan Neuhoff weiterentwickelt, wobei ein überregionales Unterstützungssystem geschaffen wurde (Arbeitsgruppe Ü-MANV 2003).

Beschreibung der Strukturen. Eine übersichtliche Beschreibung von MANV und Ü-MANV-Strukturen findet sich unter http://de.wikipedia.org/wiki/Massenanfall_von_Verletzten. In dem hier vorliegenden Beitrag werden ergänzende – keinesfalls abschließende – Aspekte von Großschadensereignissen mit einem MANV aufgegriffen (Ü-MANV wird nicht besprochen), die als Informationen zur bisherigen Entwicklung, teilweise auch als Weiterentwicklung oder auch nur als Anregung verstanden werden können. Neben den vorliegenden Ausführungen sei noch auf die Rettungsdienst-, Feuerschutz- und Katastrophenschutzgesetze der Länder sowie auf die regional spezifischen Erlasse und Verwaltungsvorschriften verwiesen, die die rechtliche Grundlage für die Bewältigung von Großschadensereignissen bilden.

Wichtig: In Deutschland sind die Strukturen der Gefahrenabwehr sehr heterogen, wobei Rettungsdienst und Katastrophenschutz historisch voneinander getrennt sind, was negative Auswirkungen bei der Organisation von Großschadensereignissen haben kann.

Kapazität des Rettungsdienstes

Die Kapazitäten des Rettungsdienstes sind regional je nach Größe des Rettungsdienstbereichs und der Besiedelungsdichte unterschiedlich.

Wichtig: Zusammengefasst können die Kräfte des Regelrettungsdienstes als diejenige Anzahl von Rettungsmitteln (Rettungswagen, notarztbesetzte Fahrzeuge, Krankentransportfahrzeuge und Luftrettungsmittel) bezeichnet werden, die zum Zeitpunkt des Unfalls zur Abdeckung des Grundbedarfs im Dienst sind.

Leitstelle. Auf diese Einsatzmittel hat die Leitstelle Zugriff. Sie muss entscheiden, wie viele davon an die Einsatzstelle entsandt werden können, welche zur Abdeckung des übrigen Einsatzgebiets verbleiben müssen und welche zusätzlichen Kräfte alarmiert und eingesetzt werden können. Bereits an diesem Punkt wird klar, dass diese Entscheidung nicht der einzelne Mitarbeiter der Leitstelle treffen sollte, da es sich um eine Ressourcenverschiebung handelt, die Einfluss sowohl auf die Versorgung der Patienten am Unfallort als auch auf die folgenden Patienten im übrigen Rettungsdienstbereich hat. Diese Entscheidung muss deshalb vom Träger des Rettungsdienstes zuvor in der Form getroffen werden, dass die Reaktionsmuster auf Großschadensereignisse in einem Einsatzplan niedergelegt werden. Damit wird der Einsatzdisponent der Leitstelle von diesen Entscheidungen entlastet und auch von späteren Vorwürfen befreit.

Einsatzplan

Alarmierung. Soweit die vorhandenen Kapazitäten des Regelrettungsdienstes zur schnellen Bewältigung eines Großschadensereignisses nicht ausreichen, muss der Plan Vorgaben enthalten, ob eine horizontale (z. B. beim Ü-MANV) oder eine vertikale Alarmierung (z. B. beim MANV) erfolgen soll – oder beides und in welchen Stufen. Unter einer *horizontalen Alarmierung* wird die Einbeziehung der benachbarten Rettungsdienstbereiche verstanden, wobei das sog. Ü-MANV-Konzept diese Zusammenarbeit am detailliertesten regelt.

Mit einer *vertikalen Alarmierung* ist die Aktivierung lokaler Kräfte aus dem eigenen Bereich gemeint, die sich entweder im Dienstfrei befinden oder als zusätzliche Einsatzkontingente (z. B. in Form von Schnelleinsatzgruppen) zum Einsatz gebracht werden.

Rettungsfahrzeuge. Während bei der horizontalen Alarmierung in der Regel zunächst Kräfte des Regelrettungsdienstes aus dem Nachbarbereich entsandt werden und diese mit den jeweiligen Fahrzeugen kommen, muss in der

Vorplanung geklärt werden, welche Fahrzeuge durch zusätzlich alarmierte Kräfte besetzt werden können oder sollen. Das können sowohl Reservefahrzeuge als auch Spezialfahrzeuge sein, die entweder nur das Personal mit persönlicher Einsatzausrüstung oder auch zusätzliche Materialien und Geräte für die Bewältigung von Großschadensereignissen besitzen.

Schnelleinsatzgruppen. Derartige ergänzende Komponenten werden häufig in Form sog. „Schnelleinsatzgruppen" (SEG) organisiert, was bedeutet, dass diese Komponenten ergänzend zum Regelrettungsdienst vorgehalten und aus dienstfreien oder ehrenamtlichen Kräften besetzt werden (Mitschke u. Peter 2001).

Einsatzkonzeption. Der Vorplanung ist dabei eine Konzeption zugrunde zu legen, die Rettungsfahrzeuge, das Personal und die zusätzlichen Materialien und Geräte entsprechend des Einsatzwertes zu einem leistungsfähigen Instrument der rettungsdienstlichen MANV-Bewältigung macht.

Hinweis für die Praxis: Neben der Vorplanung, Organisation und Beschaffung der dafür erforderlichen Materialien und Fahrzeuge wird eine derartige Einsatzkonzeption allerdings erst dann wirksam, wenn sie regelmäßig anhand angenommener Szenarien beübt wird.

Ohne präzise Vorabsprachen und ohne dahinter stehende Konzeption (z. B. Ü-MANV-Konzept) erfolgt eine horizontale Alarmierung oft nur unstrukturiert („schickt was Ihr habt…"), wobei dann meist nur Einsatzfahrzeuge (z. B. RTW, NEF, etc.) entsandt werden.

Führungs- und Koordinationsunterstützung. Das Heranführen aller Kräfte sollte grundsätzlich koordiniert erfolgen. Neben der reinen Heranführung und Einsatzzuweisung sind auch Absprachen zwischen verschiedenen Einsatzkräften mit unterschiedlichen Aufgaben notwendig. Die häufigsten sind Feuerwehr, Rettungsdienst, Polizei und Technisches Hilfswerk, aber auch Spezialfirmen und auswärtige Kräfte benötigen diese Führungs- und Koordinationsunterstützung.

Einsatzleitung. Dieser Führungs- und Koordinationsaufwand lässt sich nur durch spezialisierte, ortskundige Kräfte realisieren, die zusammengefasst als Einsatzleitung bezeichnet werden. Je schneller eine funktionsfähige Einsatzleitung vor Ort ist, umso schneller können Sicherheits- und Rettungsmaßnahmen koordiniert und damit effektiv und effizient eingesetzt werden. Die Heranführung und der Aufbau einer Einsatzleitung fällt Ballungszentren mit im Dienst befindlichen hauptamtlichen Führungskräften naturgemäß etwas leichter als Gebieten, in denen die Führungskräfte im Dienstfrei oder grundsätzlich rein ehrenamtlich sind und deshalb erst von zu Hause oder vom Arbeitsplatz weg alarmiert und herangeführt werden müssen.

Einsatzleiter. Je komplexer das Einsatzgeschehen ist, umso mehr unterschiedliche Kräfte werden gebraucht, was den Koordinationsbedarf erhöht.

Hinweis für die Praxis: Bereits in der Aufbauphase des Einsatzes, in dem der Ressourcenmangel klar ersichtlich ist, muss vermieden werden, dass unterschiedliche Kräfteverbände die gleiche Aufgabe wahrnehmen und so Einsatzkraft verschwendet wird.

Sowohl beim Einsatzaufbau, der Zuweisung von Aufgaben als auch bei Konflikten muss ein letztlich Verantwortlicher als Einsatzleiter vor Ort sein, der die Entscheidungen trifft. Dieser Einsatzleiter bildet zusammen mit seinem Stab die Gesamteinsatzleitung, die die verschiedenen Abschnitte lenkt und führt.

Feuerwehrdienstvorschrift. Der Aufbau und die Zusammensetzung erfolgt üblicherweise und vorteilhaft nach den Vorschriften der Feuerwehrdienstvorschrift 100 (Stand 1999). Diese Feuerwehrdienstvorschrift 100 (FWDV 100) und die darin beschriebenen Führungsstrukturen und Positionen (S1–S6) sind in allen Bundesländern durch Rechtsvorschrift eingeführt. Dabei wird die sog. Einsatzleitung als „operativ-taktische Komponente" bezeichnet. Bei größeren Schadenslagen, die eine übergreifende Führung benötigen, tritt eine „administrativ-organisatorische" Komponente hinzu, die als sog. kommunaler Krisenstab bezeichnet wird.

Leitender Notarzt. Der Leitende Notarzt LNA ist – obwohl in allen Rettungsgesetzen der Länder vorgesehen – bislang in keinem dieser Stäbe institutionalisiert, was durchaus als Mangel gewertet werden kann. Auch der organisatorische Leiter des Rettungsdienstes (OrgL) (Crespin u. Peter 2002) ist explizit weder in der FWDV 100 noch in den meisten Rettungsgesetzen enthalten. Definition der Aufgaben, Zuständigkeiten und die dafür erforderliche rechtliche Absicherung sind derzeit in der Entwicklung.

Bei komplexen Einsatzlagen und einer Vielzahl unterschiedlicher Einsatzkräfte wird der Rettungsdienst zu einem Abschnitt von mehreren und auch dieser Abschnitt benötigt eine Führung (Abb. 41.**1**).

41

Einsatzorganisation in Komponenten

Unterschiedliche geographische Situationen, unterschiedliche Ausrüstung, unterschiedliche Personalmengen und -strukturen und eine unterschiedliche Kliniklandschaft führen zwangsläufig dazu, dass die Konzepte für eine MANV-Bewältigung nicht alle gleich sein können. Wie so oft ist dies einzelnen Akteuren nicht immer bewusst, wes-

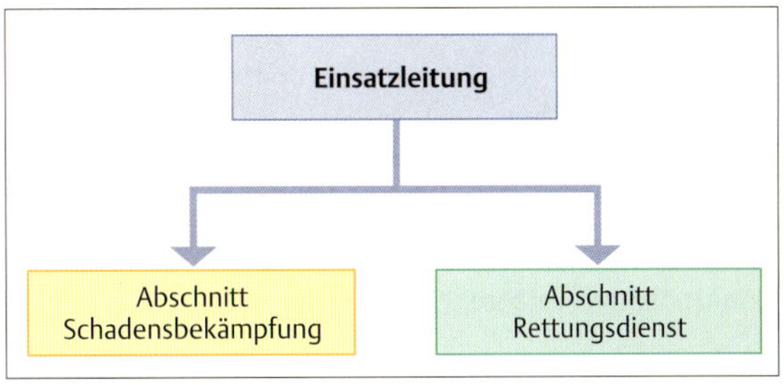

Abb. 41.**1** Einsatzabschnitte. Der Einsatz kann unterhalb der Einsatzleitung eine Vielzahl von Abschnitten erforderlich machen.

halb lokale Konzeptionen, die aufgrund dieser unterschiedlichen Gegebenheiten erarbeitet wurden, schnell als Standard oder sogar „Einsatzphilosophie" verkauft werden, die dann auch zu Kontroversen führen können, welches Vorgehen jetzt das „richtige" sei.

Komponente

Alle diese Grundkonzepte benötigen Bausteine, mit denen sie ihr eigenes, lokales Konzept aufbauen können. Ein kleiner Baustein wird hier als „Komponente" bezeichnet. Eine Komponente umfasst dabei:

- einheitliche, abgrenzbare Aufgabe,
- definierte Ausrüstung,
- Führung und Koordinierung durch eine dafür vorgesehene Führungskraft,
- Anbindung und Unterstellung an eine nächsthöhere Führungsebene/-kraft.

Wichtig: Auf der konzeptionellen Aneinanderreihung dieser Komponenten baut der Einsatzplan auf.

Funktionale Einheiten

Kleinere Komponenten können auch zu größeren funktionalen Einheiten zusammengefasst und einer Führungskraft unterstellt werden. Das Arbeiten mit kleinen Komponenten muss aber bereits in die Vorplanung aufgenommen werden, ansonsten werden lediglich Aufgaben beschrieben und es wird – mehr oder weniger informell – erwartet, dass die Führungskräfte die Abarbeitung der Aufgaben im Einsatzfall mit einer reinen Kräftezuweisung realisieren können, was in der Regel nicht gelingt.

Hinweis für die Praxis: Bei MANV-Situationen handelt es sich um hochdynamische Prozesse, die einer intensiven strukturellen Vorplanung bedürfen, in der individualisierte Erklärungen und Aufgabenkonstruktionen im Einsatz minimiert werden müssen (s. Kap. 45).

Der Begriff der „Komponente" kann hier helfen, die Vorplanung und den Einsatzablauf besser in funktionale Aufgabeneinheiten zusammenzufassen, damit besser zu strukturieren und somit auch hinzukommende Kräfte ohne vorbestehenden Auftrag klarer einbinden zu können.

Aufgaben rettungsdienstlicher Komponenten

Rettungsdienstliche Komponenten müssen bei der MANV-Bewältigung folgende Aufgaben erledigen:

- Unfallort,
- Verletzten- bzw. Patientenablage,
- Behandlungsplatz,
- Betreuung,
- Transport,
- Krankenhäuser,
- Auskunftstelle.

Unfallort. Rettungskräfte müssen Patienten und Betroffene aus dem Schadensgebiet herausholen und außerhalb der unmittelbaren Gefahrenzone ablegen (sog. Verletztenablage).

Hinweis für die Praxis: Es kann erforderlich sein, dass diese Kräfte besonders geschützt sein müssen. Treffen an der Unfallstelle zuerst ungeschützte Kräfte ein, kommt es immer wieder vor, dass diese Rettungsmaßnahmen ungeschützt durchführen und dadurch zu Schaden kommen.

Diese erste Komponente wird bei zusätzlichen Gefahren (z. B. Feuer, Gefahrstoff) in der Regel aus Einsatzkräften der Feuerwehr oder des THW bestehen, da nur sie über Schutzmaßnahmen verfügen. Die Tätigkeit dieser Kräfte muss durch eine oder mehrere Führungskräfte koordiniert werden.

Verletzten- bzw. Patientenablage. Erste rettungsdienstliche Fachkräfte können an der Verletztenablage bereits eine erste Sichtung durchführen und mittels geeigneter Priorisierungsinstrumente (z. B. Sichtungskarten) den Abtransport in eine medizinisch sinnvolle Reihenfolge bringen (logistische Aufgabe). Tragekräfte können als weitere Komponenten diese Patienten dann zu einem bestimmten Behandlungsplatz, direkt zu Rettungsfahrzeugen oder anderen Räumen oder Plätzen bringen.

Hinweis für die Praxis: Idealerweise kann eine Verletztenablage direkt zu einem Behandlungsplatz ausgebaut werden, da dann längere Transportwege und weitere Sammel- oder Behandlungsplätze entbehrlich sind.

Behandlungsplatz (BHP). An einem oder mehreren Behandlungsplätzen können Patienten behandelt und für den Abtransport vorbereitet werden. Je nach Ausrüstung können dort eine bestimmte Anzahl von Patienten auch nach intensivmedizinischem Standard versorgt werden. Üblich sind Behandlungsplätze von bis zu 50 Patienten. Daneben gibt es noch Sammelräume für Betroffene („grüne"), in denen Unverletzte oder Patienten mit absoluten Bagatellverletzungen versorgt und organisiert werden. Die Komponente des BHP besteht aus Rettungskräften und Notärzten sowie Organisationspersonal für die Registratur, Patientenverteilung und Material (Nachschub). Für den Aufbau von Zelten können auch andere Komponenten (z. B. ein spezieller Trupp, der anschließend auch andere Aufgaben wahrnehmen kann) herangezogen werden.

Hinweis für die Praxis: Ein BHP ist automatisch dann notwendig, wenn sich der Abtransport der Patienten wesentlich verzögert, sodass zwischenzeitlich auch eine Behandlung notwendig ist.

Bei wenigen Patienten, hoher Transportkapazität und günstigen Zufahrts- und Abfahrtswegen kann u. U. auf den BHP verzichtet werden, da er kein Selbstzweck an sich ist und bei fehlender Notwendigkeit lediglich Zeit und Aufwand kostet.

Betreuung. Der Betreuung wurde früher keine besondere Beachtung geschenkt, da man sich in den frühen 1980er-Jahren eigentlich nur Verletzte vorstellen konnte und der Auffassung war, dass diese Personen keiner weiteren Versorgung bedurften. Inzwischen wurde die Erkenntnis gewonnen, dass auch dem ersten Augenschein nach unverletzt erscheinende Betroffene sehr wohl betreut und auch „verwaltet" und organisiert werden müssen. Neben diesen betreuenden Aufgaben gibt es sowohl psychologisch fassbare Bedürfnisse im Akutfall wie Angst, Trauer, Panik etc. (s. Kap. 45), als auch Spätfolgen, die als posttraumatische

Belastungsreaktion über Monate, Jahre und teilweise das ganze Leben nachwirken können. Die Folgen können sowohl Patienten, Betroffene, Angehörige als auch Einsatzkräfte treffen. Diesem Problemfeld wurde etwa Ende der 1980er-Jahre durch die Einführung seelsorgerischer und psychologischer Fachkräfte Rechnung getragen. Die Betreuung umfasst dabei nicht nur die Akutversorgung im Einsatz, sondern auch die Nachsorge der Betroffenen nach dem Einsatz. Inzwischen hat sich dieser Bereich zu einem echten Spezialgebiet weiterentwickelt. Näheres zu diesen Konzepten findet sich in Arbeitskreise psychosoziale Unterstützung der AGBF in NRW 2005 (Armagan et al. 2006).

Hinweis für die Praxis: Auf einen Einsatzfall bezogen sollten die Betreuung und die weitere Nachsorge als eigener Abschnitt geführt werden.

Transport. Für die Organisation der Fahrzeuge (auch Luftfahrzeuge) ist eine logistische Komponente erforderlich. Diese muss den Kraftwagenhalteplatz einrichten sowie die Heranführung und Bereitstellung organisieren. Dabei ist zu regeln, wie die Übernahme bzw. Übergabe der Patienten erfolgt. Kritisch dabei ist, bei welcher Komponente die Registratur angesiedelt werden muss. Wird ein Behandlungsplatz betrieben, kann die Registratur dort angesiedelt werden, wird kein BHP betrieben, kann die Registratur und Patientenverteilung eine eigene logistische Komponente bilden oder sie wird bei der Fahrzeugorganisation angesiedelt.

Hinweis für die Praxis: Wichtig dabei ist, dass in der Registratur und der Patientenverteilung eine erfahrene Einsatzkraft, am besten ein erfahrener Notarzt, eingebunden wird. Die Dokumentation und Verteilung sollte sich dabei an Übersichtslisten orientieren, auf denen die Krankenhäuser und ihre Kapazitäten vermerkt sind.

Krankenhäuser. Mit den Krankenhäusern ist die Einsatzorganisation abzusprechen. Hier sind grundsätzlich unterschiedliche Konzepte möglich. Eine Variante kann sein, dass das Krankenhaus für seinen Notfallbetrieb eine bestimmte Anzahl von roten, gelben und grünen Patienten vorsieht. Eine andere, dass das Krankenhaus alle roten Patienten annimmt und dann eine Weiterverteilung stattfindet. Alle anderen Konstellationen sind ebenfalls denkbar. Ein Krankenhaus stellt dabei ebenfalls eine eigene Komponente dar.

Besonderes Augenmerk ist der Krankenhausalarmierung im Großschadensfall mit einem MANV zu schenken. Der Grund ist, dass meistens noch bevor die Gefahrenabwehrbehörden eine genaue Übersicht über die Lage vor Ort haben, die Medien schon weiträumig über den Unglücksfall berichten und Kliniken sich sehr schnell die Frage stellen, ob sie Patienten bekommen und wenn, wie viele. Anrufe bei der Leitstelle sind zu diesem Zeitpunkt oft noch fruchtlos, da die Leitstelle mit Alarmierungen und Führungsaufgaben beschäftig ist.

Die diesbezüglichen Vorgaben der Notfallpläne tragen diesen komplexen Einsatzentwicklungsprozessen oft nicht Rechnung. Dort ist oft lediglich die Alarmierung dienstfreier Kräfte geregelt, um volle Einsatzbereitschaft herzustellen. Sowohl die Alarmierung als auch die organisatorische Umgestaltung von Krankenhäusern, die größere Wirtschaftsunternehmen darstellen, ist allerdings aufwändig und letztlich auch mit Kosten verbunden.

Hinweis für die Praxis: Insofern ist es sinnvoll, Krankenhäuser entsprechend dem aktuellen Wissenstand des Rettungsdienstes zu informieren und Schritt für Schritt auf Patienten vorzubereiten. Dadurch ist eine – auch unter wirtschaftlichen Gesichtspunkten – optimierte Zusammenarbeit möglich, die unnötige Kosten vermeiden hilft. So kann sich das Krankenhaus adäquat auf eine kleinere oder größere Zahl von Patienten vorbereiten.

In Köln wird deshalb von der Leitstelle der Berufsfeuerwehr die Information und Alarmierung der Kliniken in Stufen vorgenommen (Tab. 41.**1**).

Im MANV-Plan der Stadt Köln ist des Weiteren zur verbesserten Klinikkommunikation ein erfahrener Arzt als Ansprechpartner in der Leitstelle vorgesehen, der in Kontakt mit den zuständigen Kollegen der Kliniken tritt und laufend Fragen und Entwicklungen abspricht. In anderen Städten (z. B. London) ist vorgesehen, dass der Rettungsdienst je einen Mitarbeiter als „Verbindungskraft" in die Notaufnahmen der Krankenhäuser entsendet, die dann vor Ort den Brückenkopf zur Leitstelle bilden. Nach Abarbeitung des Ereignisses müssen die Kliniken mit einer Abschlussmeldung informiert werden, dass planmäßig keine Patienten mehr kommen werden, sodass die Klinik wieder zu ihrem Normalbetrieb zurückkehren kann.

Auskunftstelle. Bei Großschadensereignissen mit vielen Betroffenen gibt es regelmäßig einen hohen Andrang von Angehörigen, Freunden, Botschaften (bei Bürgern anderer Staaten) und Behörden. Diese hohe Nachfrage sollte von einer zentralen Stelle bearbeitet werden, die die vorhandenen Informationen verwaltet, das Auskunftersuchen prüft und Auskünfte erteilt. Entscheidend für die Leistungsfähigkeit dieser Komponente ist nicht nur die ausreichende Besetzung und Qualifikation der damit Beschäftigten, sondern auch die Informationserfassung und Weiterleitung an die Auskunftsstelle. Es gibt dafür in verschiedenen Bundesländern spezialisierte Strukturen, wie z. B. das Gast-Epic-System in München (Gast-Epic-System 2005) und das GSL.net in NRW (GSL-net 2005). Die Einrichtung derartiger Auskunftstellen bei Großschadensereignissen sind teilweise in Gesetzen vorgeschrieben (z. B. § 31 FSHG-NRW).

Erstellung von MANV-Plänen

Die zuvor beschriebenen Komponenten sind in Tab. 41.**2** zusammengefasst. Diese Komponenten sollten bei der Erstellung von MANV-Plänen auch berücksichtigt werden (Abb. 41.**2**).

Qualitätssicherung von MANV-Einsätzen

Nachbesprechungen mit einer Gesamtbeschreibung des Einsatzes

Die Nachbesprechung von Übungen und Einsätzen macht das Gesamtgeschehen nachvollziehbar. Einsatzkräfte verstehen dadurch, was und warum etwas funktioniert oder nicht funktioniert hat. Mit einer Einteilung in Einsatzphasen (Lechleuthner et al. 1990) können Prozesse zugeordnet werden, was ebenfalls bei der Analyse helfen kann. Jede Führungskraft sollte an solchen Nachbesprechungen teilnehmen und ihre Beobachtungen und Erfahrungen mit einbringen. Während und (oft besser) nach der Nach-

☐ **Stufe 1:** Es ist noch unklar, ob und wie viele Patienten kommen. Sie werden gebeten, sich einen Überblick über freie Kapazitäten zu verschaffen. Das Routineprogramm kann weiterlaufen. Es muss kein zusätzliches Personal einbestellt werden.

☐ **Stufe 2:** Es ist mit 3 – 10 gelben und grünen Patienten (und bei Zentren mit 1 – 3 roten Patienten) zu rechnen. Das Routineprogramm sollte beendet werden. Die Notaufnahme sollte für die Ankunft der Patienten vorbereitet werden. Zusätzliches Personal ist nur nach Maßgabe der Kliniken einzubestellen.

☐ **Stufe 3:** Es ist mit Patienten, bis hin zur vereinbarten MANV-Kapazität, zu rechnen. Es sind in der Notaufnahme alle Vorkehrungen zu treffen, die Patienten aufzunehmen und im Krankenhaus unterzubringen. Für die Anfahrt sind verkehrslenkende Maßnahmen vorzubereiten. Dienstfreies Personal ist zu alarmieren und volle Einsatzbereitschaft herzustellen.

☐ **Stufe 4:** Es ist mit mehr Patienten als der vereinbarten MANV-Kapazität zu rechnen. Es sind in der Notaufnahme alle Vorkehrungen zu treffen, die Patienten aufzunehmen und im Krankenhaus unterzubringen. Für die Anfahrt sind verkehrslenkende Maßnahmen vorzubereiten. Dienstfreies Personal ist zu alarmieren und volle Einsatzbereitschaft herzustellen.

☒ **Innerhalb von 10 min** ist ein Ansprechpartner für die weitere Kommunikation mit der Leitstelle der Berufsfeuerwehr Köln hier einzutragen und an die **0221 9748 700** zu **faxen**!

Krankenhaus: ______________________________

Ansprechpartner: ______________________________

Tel.: ______________________________

Nach 60 min können Sie unter der 0221 9748 712 telefonisch Rückfragen zur aktuellen Entwicklung stellen.

Tabelle 41.**1** Krankenhaus-Alarmierungsschema der Leitstelle Köln

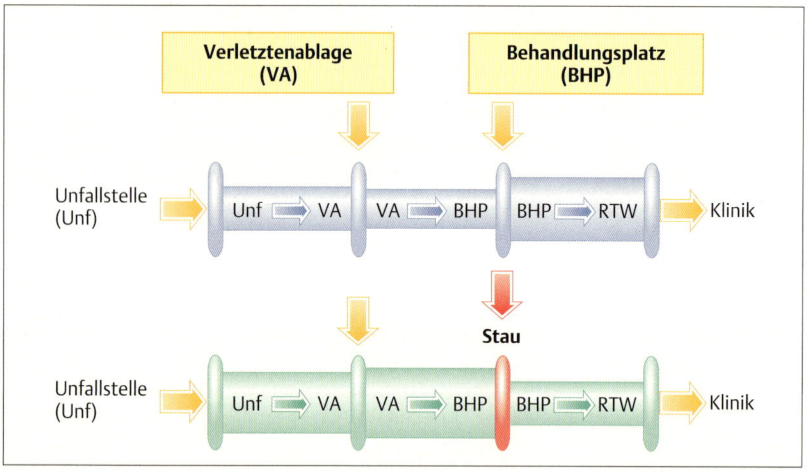

Abb. 41.**2** Darstellung der Versorgungs- und Transportkette als Kapazitäten. Überschreitet die Transportkapazität eines vorhergehenden Abschnitts die des nachfolgenden, entstehen Stauungen.

besprechung müssen Abläufe und Zuständigkeiten immer wieder auf den Prüfstand (Furbee et al. 2006).

Wichtig: Es ist ein Zeichen hoher Führungsqualität, wenn die Führungskraft eigene Probleme und Sichtweisen schonungslos mit auf den Prüfstand stellt und nicht durch (meist sinnlose) Erklärungen versucht, eigene Defizite zu rechtfertigen. Erkannte Defizite müssen an geeigneter Stelle (z. B. im Plan, bei der Schulung etc.) geändert und umgesetzt werden.

Für die genaue Beschreibung des Einsatzes ist der Einsatz von Beobachtern sehr hilfreich, was aber in der Regel nur bei Übungen gelingt.

Wiederkehrende Probleme

Im Rahmen des Studienganges Rettungsingenieurwesen (Rescue Engineering) der Fachhochschule Köln wird mit den Studenten regelmäßig versucht, an einer rettungsdienstlichen Übung teilzunehmen, wobei die Studenten als Beobachter eingesetzt werden. Dabei ließen sich bei der Begleitung von Großübungen wiederkehrende Probleme beobachten, wobei hier die wichtigsten kursorisch beschrieben werden.

Tabelle 41.2 Rettungsdienstliche Komponenten bei einem MANV vor Ort (Beispiele nicht abschließend)

	Einsatzabschnitt	Komponente	Kräfte	Führungskraft	Aufgaben
1	Gesamt	Einsatzleitung	Stabsfunktionen gemäß FWDV 100 (Feuerwehrdienstvorschrift 1999) sowie LNA und OrgL	Einsatzleiter	► Führung ► Koordination ► Kommunikation ► Dokumentation ► Öffentlichkeitsarbeit
2	Unfallort	Rettungstrupp	► Feuerwehr ► erste Kräfte	Zugführer Führungskraft der ersten Komponente	Rettung der Patienten aus der Gefahrenzone zur Patientenablage
3	Patientenablage	Rettungskräfte	Rettungsdienstkräfte (RA, RS, Notärzte)	Führungskraft Rettungsdienst	► Sichten ► lebensrettende Sofortmaßnahmen
4		Tragetrupps	► z. B. Freiwillige Feuerwehr ► Helfer	Führungskraft für Tragetrupps	Transport zum BHP oder zum Abtransport
5	Behandlungsplatz (BHP)	Behandlung	► Notärzte ► RA ► RS ► RH	► LNA-BHP ► koordinierende Notärzte in Zelten/Teilabschnitten	Behandlung der Patienten: Sichtung und Priorisierung
7		Organisation		OrgL-BHP	► Aufbau BHP ► Betrieb des BHP ► Material ► Nachschub
8		Registratur vor Ort	Einsatzkräfte	► Führungskraftregistratur ► besonders erfahrener Notarzt	► Registratur der Patienten ► Zuweisung von Krankenhäusern gemäß Übersichtslisten ► Übergabe an Transportkräfte mit Zielauftrag ► Unterstützung bei Trageaufgaben (BHP zum Fahrzeug) ► Information an Einsatzleitung, welche und wie viele Patienten wohin
9	Betreuungsraum (kann Bestandteil des BHP sein)	Betreuung	Betreuungskräfte	Führungskraft Betreuung	Betreuung und Organisation von grünen Patienten
10	Kliniken	Krankenhaus	Mitarbeiter/innen des Krankenhauses entsprechend der Alarmstufe und in Einklang mit dem klinikinternen Alarm- und Organisationsplan	Notfallkoordinator, schrittweise später eine klinikinterne Einsatzleitung	Aufnahme und Behandlung von Patienten
11	Spezialisierte Stelle, die auch außerhalb des Schadensortes liegen kann	Auskunftstelle	spezialisierte Kräfte und spezialisierte (Software-) Instrumente	Erfassung und Verwaltung von einsatzbezogenen Personendaten	Prüfung von Auskunftsersuchen und Auskunft

Zeitabläufe

Bei Übungen werden die Zeitabläufe häufig unrealistisch eingeschätzt. Anfahrten erfolgen oft schneller, da die Übungseinheiten meist schon in Bereitschaft stehen. Umgekehrt erfolgen Patiententransporte oft sehr verzögert, was vielschichtige Gründe hat. Ein ganz wesentlicher Grund ist das nicht synchronisierte Eintreffen von Kräften, Komponenten und Führungspersonen. Dies führt zu unterschiedlichen Einsatzabläufen, bis das gesamte System „steht". Während dieser Aufbauphase kann es vorkommen, dass Kräfte an einer Stelle eingesetzt werden (müssen), für die eigentlich eine andere oder überhaupt keine Komponente vorgesehen war. Diese Komplexität ist schwer in Einsatzplänen wiederzugeben und es bedarf deshalb des Geschickes der Einsatzleitung, damit umzugehen. Die Strukturierung der Einsatzkräfte in Komponenten bereits im Einsatzplan, kann diese Probleme aber vereinfachen.

Kommunikation

Die Ausdehnung von Einsatzstellen wird häufig unterschätzt. Großflächige Einsatzstellen führen dazu, dass sich Kräfte der Einsatzabschnitte und die Einsatzleitung nicht sehen können. Dadurch wird die Kommunikation zum kritischen Element. Gelingt die funktechnische Versorgung, bleiben nur die Verständnisprobleme. Gelingt die funktechnische Versorgung nicht, verselbständigt sich alles und die Abläufe bleiben chaotisch.

Verletztendarsteller (Mimen) bei Übungen

41

Als Mimen werden oft jugendliche Freiwillige herangezogen, die sich hoch engagiert beteiligen. Je nach Wetterlage und Kleidung kann es passieren, dass die Mimen unterkühlt oder auch psychisch überfordert werden. Hier ist es notwendig, dass ein Arzt und einige Betreuer ausschließlich für die Mimen abgestellt werden und die Kompetenz besitzen, einzelne Mimen aus dem Geschehen zu nehmen und in einem gesonderten Zelt zu betreuen.

Wichtig: Fehlen diese Kräfte und die Betreuungsmöglichkeit, ist dies ein Übungsmangel der zu Lasten des Veranstalters (nicht der Mimeneinheit) geht.

Einsatz zu junger Kräfte

Nicht nur bei den Mimen in Übungen, sondern auch als Einsatzkräfte werden sowohl bei Übungen als auch bei Realeinsätzen oft Personen eingesetzt, die teilweise noch sehr jung sind und mit Aufgaben betraut werden, denen sie vielleicht physisch, aber noch nicht psychisch gewachsen sind. Betreuungskräfte zwischen 14 und 17 Jahren können die Aufgaben durch entsprechende Schulung vielleicht leisten, der Kontakt mit Leichen, schreienden Patienten, weinenden Angehörigen etc. kann aber zur Überforderung, Traumatisierung und evtl. sogar zu posttraumatischen Folgeschäden führen. Bereits in der Vorplanung, aber auch während eines Einsatzes muss deshalb dafür Sorge getragen werden, dass derartige Situationen minimiert oder verhindert werden.

Kennzeichnung der Einsatzkräfte

Der Kennzeichnung von Einsatzkräften bei Großschadensfällen kommt herausragende Bedeutung zu, da nur so die Funktionen auch erkennbar sind. Im Einsatzfall trifft man häufig jedoch auf eine „bunte Truppe" von Funktionsträgern. So z.B. mehrere LNAs, zahlreiche Zugführer, Einsatzleiter etc. Viele Rettungsdienste haben sich dazu bereits Gedanken gemacht und Konzepte für eine einheitliche und differenzierende Kennzeichnung entwickelt. Oft handelt es sich dabei um sog. Überwurfwesten, die zusätzlich zur Einsatzkleidung die Funktion bei Großschadensfällen kennzeichnen. Nicht immer gelingt es, alle Funktionen im Großschadensfall schnell genug zu kennzeichnen und/oder bei der Beteiligung von überregionalen Kräften ausreichend Kennzeichnungen verfügbar zu haben.

Hinweis für die Praxis: Wichtig ist, dass die Einsatzkräfte sich direkt an ihre Führungskraft halten und nicht Fragen bzw. Unterstützung bei anderen suchen.

Für die Einbindung von Ärzten, die zufällig am Unfallort vorbeikommen und sich anbieten, hat sich die Vorhaltung von Überwurfwesten mit der Aufschrift „Arzt" bewährt, da sie damit auch kenntlich eingebunden werden können.

Arbeitsplatzsicherheit

Während des Einsatzes sind Aufregung und die Fokussierung der Beteiligten auf den Einsatz so groß, dass die Arbeitsplatzsicherheit *oft* vernachlässigt wird. Das heißt, dass Risiken (Kabel, Hindernisse, eigene Sicherheit etc.) entstehen und Beteiligte zu Schaden kommen können.

Beispiel: Bei einer Großübung werden die Tragen am Behandlungsplatz so aufgestellt, dass die Tragenkopfteile in den Gang ragen und die Einsatzkräfte über den Kopf von Patienten stolpern können.

Krankenhäuser

Die Beteiligung von Krankenhäusern verläuft, je nachdem ob es sich um ein Realereignis oder eine Übung handelt, unterschiedlich. Bei Übungen und Realeinsätzen kommt es häufig vor, dass angesichts des Ausmaßes des Ereignisses die Krankenhäuser mit einer deutlich höheren Anzahl und einem schnelleren Zustrom von Patienten rechnen, als sie tatsächlich bekommen. Bei Realeinsätzen werden nicht selten naheliegende Krankenhäuser von Patienten und Betroffenen geflutet, die sich teilweise selbst auf den Weg gemacht haben. Die Flutung mit roten Patienten kann konzeptionell gewollt und abgesprochen sein, kann aber insbesondere bei sehr kleinen Krankenhäusern zu Problemen bei Versorgung und Logistik führen. Das Management innerhalb des Krankenhauses ist inzwischen ebenfalls weiterentwickelt und sehr spezialisiert (Hsu et al. 2004; Kanz et al. 2006).

Rote Patienten mit hoher Transportpriorität

Patienten mit bestimmten Verletzungsmustern (z.B. unkontrollierte innere Blutung) müssen schnellstmöglich durch Sichtung identifiziert, erstversorgt und einer definitiven klinischen Behandlung zugeführt werden. Wird diese Aufgabe konzeptionell nicht berücksichtigt, kommt es zu Problemen. Diese manifestieren sich häufig in zu lang dauernden Sichtungsprozessen (Gutsch et al. 2006) oder aber die Patienten erhalten keine besondere Aufmerksamkeit und schwimmen im Strom mit den weniger bedürftigen (gelben und grünen) einfach mit. Vermeidbare schwere Schäden und eine erhöhte Sterblichkeit von Patienten können Konsequenzen davon sein.

Hinweis für die Praxis: Gegebenenfalls müssen diese Patienten *sofort* nach der Sichtung in ein Transportmittel verbracht, versorgt und abtransportiert werden, damit sie nicht im Behandlungsplatz unter erheblichen Zeitverlusten untergehen.

Übungsszenarien

Bei einer Übungsplanung werden oft als realistisch eingeschätzte Szenarien zugrunde gelegt, anhand derer die Einsatzfähigkeit des eigenen Systems geprüft werden soll. Dabei werden dann auch Einheiten / Komponenten eingesetzt und beübt, die für das Übungsszenario nicht benötigt werden. Dadurch kann sich die Abarbeitung verkomplizieren und es entsteht der Eindruck, dass die Abläufe viel zu lange gedauert haben oder nicht notwendig waren (Übungskünstlichkeit).

Beispiel: Die Komponente Behandlungsplatz soll in die Übung miteinbezogen werden. Dieser wird abgesetzt von der Verletztenablage aufgebaut, obwohl die Transportfahrzeuge gut an die Verletztenablage heranfahren und die Patienten direkt hätten übernehmen können. So wurden die Patienten um die Fahrzeuge herum zuerst zum BHP und von dort wieder zurück zu den Fahrzeugen transportiert.

Sichtung, Dokumentation und Auskunftsstelle

Die Sichtung soll eine Priorisierung von Patienten ermöglichen. Bereits bei Übungen zeigt sich immer wieder, dass die Sichtungskarten im Einsatzfall regelmäßig kompliziert zu handhaben sind, sie oft die Ablaufprozesse nicht wiedergeben und ihr zeitlicher Aufwand nicht unerheblich ist. Dies führt nicht selten dazu, dass bei Realeinsätzen das vorhandene Sichtungskartensystem nicht oder nur teilweise genutzt wird. Oft werden in der Vorplanung auch zu große Erwartungen an das Sichtungssystem und die Dokumentation von Patientendaten geknüpft, die weder im Übungs- noch im Einsatzfall erfüllt werden. Schon die Erhebung von Namen bei Großschadensereignissen stößt oft auf Grenzen der Verständlichkeit, der Genauigkeit der Schrift etc. Wo die Datenerhebung peinlichst genau durchgesetzt wird, kommt es zu Verzögerungen im Versorgungsfluss (Staus etc.). Die ersten patientenbezogenen Daten werden deshalb in der Registratur zusammengeführt. Dazu gehören Sichtungskategorien und weitere Daten (z. B. Namen, Verletzungen etc.). Der Informationsfluss von der Registratur zur Einsatzleitung und von dort weiter zur Auskunftsstelle ist bis heute noch sehr schleppend. Innovative Ansätze wie Laptopunterstützung, Informationsweitergabe durch Funk, Datenfunk, Datenübertragung, W-LAN etc. sind vielerorts in der Entwicklung bzw. Erprobung.

Kernaussagen

Grundlagen

Bereits die hier dargestellten kursorischen Aspekte zeigen die Komplexität der Bewältigung von Großschadensereignissen. Diese Komplexität hat in den letzten Jahren mit zunehmenden Erfahrungen mit Großschadensereignissen und Übungen sowie durch die Weiterentwicklung von Aufgaben, Geräten und Technik stetig zugenommen.

Daneben ist anzumerken, dass im Bereich der Bewältigung von Großschadensereignissen bislang sehr wenige wissenschaftliche Untersuchungen vorliegen, sodass Konzepte häufig „Glaubenscharakter" besitzen, was beispielhaft die Auseinandersetzungen im Vorfeld der WM 2006 mit Diskussionen um Behandlungsplätze, Krankenhauszuweisungen etc. zeigen. Aufgrund der fehlenden wissenschaftlichen Daten und der lokalen, geographischen, technischen und personellen Unterschiede gibt es diesbezüglich auch zumindest derzeit keine belegten Vorteile eines Konzepts für alle Regionen.

Somit sind individuell angepasste Lösungsansätze das derzeitige Optimum, die sich an den örtlichen Möglichkeiten und Gegebenheiten orientieren. Die Koordination und Synchronisation der beteiligten Komponenten ist deshalb die Kunst vor Ort.

Einsatzorganisation in Komponenten

Alle Grundkonzepte benötigen Bausteine, mit denen sie ihr eigenes, lokales Konzept aufbauen können. Ein kleiner Baustein wird als „Komponente" bezeichnet. Eine Komponente umfasst dabei: einheitliche, abgrenzbare Aufgaben, definierte Ausrüstung, Führung und Koordinierung durch eine dafür vorgesehene Führungskraft, Anbindung und Unterstellung an eine nächsthöhere Führungsebene / -kraft.

Bei den in Tab. 41.**2** beschriebenen Versorgungs- und Transportkomponenten spielt die Kapazität (Patientendurchsatz / h) des einzelnen Abschnitts eine ganz entscheidende Rolle für die effektive und effiziente Bewältigung.

Qualitätssicherung von MANV-Einsätzen

Hemmnisse und Stauungen entstehen dann, wenn der Durchsatz an einer Stelle hängt (Abb. 41.**2**). Dies kann sowohl Ressourcenmangel sein (z. B. zu wenig Tragekräfte an der Unfallstelle, zu wenige Rettungsfahrzeuge), aber es kann sich auch um Konzeptionsprobleme handeln (z. B. an der Unfallstelle werden schon Maximaltherapien vorbereitet und durchgeführt, der BHP kann sich nicht von Patienten trennen, die Dokumentation wird hochgeschraubt und wirkt ablaufhemmend etc.).

In diesem Bereich sind noch viele weitere Entwicklungen und wissenschaftliche Projekte notwendig, die helfen können, diese Prozesse weiter zu optimieren.

Wiederkehrende Probleme

Die wichtigsten wiederkehrenden Probleme betreffen:
Zeitabläufe,
Kommunikation,
Verletztendarsteller bei Übungen,
Einsatz zu junger Kräfte,
Kennzeichnung der Einsatzkräfte,
Arbeitsplatzsicherheit,
Krankenhäuser,
Patienten mit hoher Transportpriorität,
Übungsszenarien,
Sichtung, Dokumentation und Auskunftstelle.

Literatur

Adams HA, Mahlke L, Flemming A, Probst C, Tecklenburg A. Katastrophenmedizin: Konzentration aller Ressourcen. Dt. Ärztebl 2006; 6: A-314, B-278, C-264.

Arbeitsgruppe Ü-MANV. Projektleitung Ruster V: http://www.bbk.bund.de/nn_398928/SharedDocs/Publikationen/A_20ZusaetzlErlaeut,templateId=raw,property=publicationFile.pdf/A%20ZusaetzlErlaeut.pdf. Köln; 2003.

Arbeitskreise Psychosoziale Unterstützung und AGBF in NRW: Konzept zur psychosozialen Unterstützung bei Großschadensereignissen in NRW: http://www.psu-nrw.de/download/psu_bei_grpssschaden.pdf. Münster; 2005.

Armagan E, Engindeniz Z, Onder Devay A, Eurdur B, Ozcakir A. Frequency of Post-Traumatic Stress Disorder among Relief Force Workers after the Tsunami in Asia: Do Rescuers Become Victims? PrehospDisMed 2006; 21: 168 – 172.

Crespin UB, Peter H (Hrsg). Handbuch für organisatorische Leiter. Edewecht: Stumpf & Kossendey; 2002.

Feuerwehrdienstvorschrift 100 in NRW: http://www.pirna.de/downloads/assets/fwdv100.pdf. Düsseldorf; 1999.

Furbee PM, Coben JH, Smyth KS, Manley WG, et al. Realities of Rural Emergency Medical Services Disaster Preparedness. PrehospDisMed 2006; 21: 64 – 71.

Gast-Epic-System am Flughafen München: http://www.gast-epic.de/. München; 2005.

GSL.net ein Informations- und Auskunftssystem zur Bewältigung größerer Schadenslagen: http://www1.polizei-nrw.de/zpd/Information/GSL%20net/?8afc86c456cadb2e2239b1d26da2653b=3e2adb20fdbf5b1164cdbf0957ca7a15. Polizei NRW; 2005.

Gutsch W, Huppertz T, Zollner C, Hornburger P, Kay MV, Kreimeier U, Schäuble W, Kanz KG. Initiale Sichtung durch Rettungsassistenten. Notfall- und Rettungsmedizin 2006; 9: 384 – 388.

Hsu EB, Jenckes MW, Catlett CL, Robinson KA, Feuerstein C, Cosgrove AE, Green GB, Bass EB. Effectiveness of Hospital Staff Mass Casualty Incident Training Methods: A Systematic Literature Review. PrehospDisMed 2004; 19: 191 – 200.

Kanz KG, Huber-Wagner SM, Lefering R, Kay MV, Qvick ML, Biberthaler P, Mutschler W, AG Polytrauma der DGU. Abschätzung von Operationskapazitäten bei einem Massenanfall von Verletzten anhand des Zeitbedarfs für lebensrettende Notfalloperationen. Unfallchirurg 2006; 109: 278 – 284.

Lechleuthner A, Bouillon B, Schweins M, Dauber A, Troidl H. Die 4 Phasen eines Massenanfalls von Verletzten (MANV) – ein Konzept für Management, Fehleranalyse und Qualitätssicherung. Notarzt 1990; 6: 160 – 165.

Lechleuthner A. Rettungsdienst und Katastrophenschutz. In: Strategiepapier der AGBF und des Deutschen Städtetages zur Neuorganisation, Ausstattung und Ausbildung im Katastrophenschutz. Köln; 2002.

Lobermann G. Hausarbeit: Aufbau- und Ablauforganisation einer Personenauskunftsstelle auf Landesebene mit GSL.net: http://www.lobermann.de/guido/Hausarbeit-PASS-NRW.pdf. Pforzheim; 2005.

Mitschke T, Peter H. Handbuch für Schnell-Einsatz-Gruppen. Edewecht: Stumpf & Kossendey; 2001.

Stratmann D. Hannoversches Konzept – grundlegende Neuorientierung? Notarzt 2006; 22: 1 – 3.

Stratmann D, Sefrin P, Beneker J, Burghardt M, Luiz T, Riebandt FH. Stellungnahme der BAND zur Planung der rettungs- und sanitätsdienstlichen Hilfeleistung anlässlich der Fußball-WM 2006. Notarzt 2006; 22: 4 – 6.

41.2 Ärztliche Aspekte

A. Lechleuthner

Roter Faden

Grundlagen

Die Erkenntnis, dass in der Bewältigung von Großschadensereignissen mit vielen Verletzten und betroffenen Personen eine medizinische Konzeption und Führung benötigt wird, hat in den letzten 25 Jahren dazu geführt, dass eine medizinische Führungskraft gefordert und geschaffen wurde, die als „Leitender Notarzt" (LNA) zahlreiche Aufgaben im Großschadensfall übernimmt (Bundesärztekammer 1988). Dabei wurde diesem LNA anfangs eine Fülle von Aufgaben zugewiesen, die ein Einzelner während eines Großeinsatzes kaum bewältigen kann. Darin sind auch Aufträge enthalten, die nach der FWDV 100 Aufgaben der Einsatzleitung sind (Stand 1999), weshalb es hier immer wieder zu Konflikten gekommen ist. Dies mag ein Grund sein, warum diese Funktion teilweise nur sehr zögerlich angenommen wurde und bis heute auch noch längst nicht alle Aufgabenträger diese Funktion im Großschadensfall organisatorisch sichergestellt haben.

Nach den ersten Erfahrungen mit der LNA-Funktion stellte sich immer mehr die Frage, bei welcher Einsatzlage der LNA welche Aufgaben am wirkungsvollsten übernehmen soll, und damit verbunden, wo er im Einsatzplan am besten platziert wird. Diese Frage ist keineswegs trivial.

Hinweis für die Praxis: Grob gilt, je kleiner und dynamischer die Einsatzlage ist, umso weiter vorne sollte der LNA tätig werden. Bei sehr großen und eher statischen Einsatzlagen ist er besser bei der Gesamteinsatzleitung als Berater des Einsatzleiters und als Koordinator der medizinischen Ressourcen aufgehoben. Der Hinweis auf die enge Zusammenarbeit mit dem OrgL ist sicherlich nicht zu vernachlässigen.

Voraussetzung für eine wirksame LNA-Funktion

Voraussetzungen für die Wirksamkeit der Funktion des LNA sind:

- exakte Kenntnis des gültigen Einsatzplanes für Großschadensereignisse (MANV-Plan),
- exakte Kenntnisse, welche Einsatzkräfte, Einsatzgruppen (SEG), Spezialfahrzeuge und welche Ausrüstung vorhanden sind sowie welchen Einsatzwert sie besitzen. Dazu gehören auch Kenntnisse zu den technischen Möglichkeiten der Feuerwehr und anderer Organisationen.
- Kenntnis der Zuständigkeiten, Aufgaben und Abläufe,
- Einsatzlehre, Einsatztaktik (Ferch u. Melioumis 2005),
- Kennen der Führungspersonen des Rettungsdienstes und der anderen beteiligten Institutionen (Feuerwehr, Polizei, Rettungsdienstorganisationen, THW etc.),
- Kenntnis der rechtlichen, länderspezifischen Rahmenbedingungen (Rettungsdienstgesetz, Feuerschutzgesetz, Katastrophenschutzgesetz, zugehörige Erlasse und Verwaltungsvorschriften, Dienstvorschriften wie die FWDV 100).

Wichtig: LNAs, die diese Voraussetzungen nicht erfüllen, können im Realeinsatz nicht wirkungsvoll und harmonisch arbeiten und werden entweder zum Lernenden („was muss ich hier machen?") oder können im schlimmsten Fall sogar den Einsatz stören, wenn sie Aufgaben und Zuständigkeiten für sich reklamieren, die ihnen im Einsatzplan nicht zugewiesen sind.

Einsatzplan. Substantielle Kenntnisse über den Einsatzplan erlernt man jedoch nicht durch bloßes Durchlesen oder Lernen. Vielmehr ist eine intensive Auseinandersetzung mit den anderen Mitgliedern der Einsatzleitung erforderlich. Noch günstiger sind die Verhältnisse dort, wo der LNA bei der Einsatzplanerstellung miteinbezogen wird. Zwar ist die ärztliche Mitwirkung üblicherweise durch den Ärztlichen Leiter des Rettungsdienstes (ÄLRD) sichergestellt, jedoch gibt es noch nicht überall einen ÄLRD und dort, wo einer vorhanden ist, kann dieser die LNAs bei der Einsatzplanerstellung beteiligen. Eine weitergehende Einarbeitung in den Plan wird dort intensiviert, wo der LNA bereits bei der Übungsvorbereitung mitwirken und er sich mit den Szenarien, Alarmierungen und Abläufen auseinandersetzen kann.

Der LNA als Teil des Gesamtsystems. Bei diesen Interaktionen wird jedem LNA schnell klar, dass auch Führungskräfte nur Teil eines ganzen Systems sind und die Aufgaben, die ursprünglich dem LNA zugeschrieben wurden, letztlich ärztliche Führungsaufgaben sind, die der LNA keinesfalls alle alleine erledigen kann. Vielmehr ist er auf erfahrene Kollegen und Assistenten sowie auf organisatorische Führungskräfte (z.B. den OrgL) (Crespin u. Peter 2002) angewiesen, mit denen er arbeitsteilig arbeiten kann. So sind ärztliche Führungs- und Koordinierungsaufgaben auch an der Patientenablage, am Behandlungsplatz, an der Registratur und im Bereich der Schnittstellenkommunikation notwendig.

Gestaltung von LNA-Dienstplänen und Einsätzen

Mit der Umsetzung der LNA-Funktion in die Praxis haben sich viele Aufgabenträger von Anfang an schwer getan. Zum einen sind die echten Großschadensfälle glücklicherweise selten, zum anderen kommen damit Kosten auf den Aufgabenträger zu, die er nicht überall ohne weiteres vollständig refinanzieren kann. In diesem Spannungsfeld wurde die Errichtung einer leistungsfähigen LNA-Gruppe nicht selten kontinuierlich verschoben und dort, wo sie eingerichtet wurde, war zunächst unklar, wie der LNA tatsächlich eingesetzt werden soll.

Ungünstiger Einsatz des LNA. Hinzu kommen seitens des Aufgabenträgers bzw. der Leitstelle oft Lösungen, die die tatsächlich vorgehaltenen LNAs nicht selten als unbefriedigend empfinden. So werden verschiedentlich LNAs immer wieder als „Reservenotarzt" eingesetzt, wenn die Notärzte des rettungsdienstlichen Grundbedarfs im Einsatz sind, oder er wird zu aufwändigen Verlegungen alarmiert, womit der Notarzt des Grundbedarfs mehrere Stunden gebunden gewesen wäre. Diese eigentlich zweckfremden Aufgaben können Hinweise darauf sein, dass dort bereits der Regelrettungsdienst nicht vollständig durchgeplant und durchorganisiert ist.

Wichtig: Es kann durchaus zur Planung gehören, dass aufwändige Verlegungen vom LNA durchgeführt werden, da er sehr erfahren und intensivmedizinisch fachkundig ist. Dies sollte dann allerdings konsequent geplant sein und mit Zustimmung der Beteiligten geschehen.

Kein Einsatz des LNA. Neben diesen anderweitigen Einsätzen kommt es auch heute noch vor, dass der LNA bei echten Großschadensfällen nicht zum Einsatz kommt („vergessen" wird), was ebenfalls unterschiedliche Gründe hat. Die Ursachen können in einer fehlenden Versorgung im Leitrechner der Rettungsleitstelle, im langsamen Einsatzaufbau (ein RTW wird nachgefordert, und dann noch einer, etc.) und auch in einer Unterschätzung der Lage durch die vor Ort tätigen Einsatzkräfte bzw. Einsatzleiter liegen.

Günstiger Einsatz des LNA. Umgekehrt gibt es auch Beispiele hochaktiver LNA-Gruppen, die sich intensiv in die rettungsdienstliche Vorplanung, in Übungen und Nachbesprechungen gestaltend einbringen und teilweise dadurch den Aufgabenträger nicht nur bereichern, sondern auch tatsächlich vorwärts bringen.

Hinweis für die Praxis: Für eine erfolgreiche LNA-Arbeit ist deshalb neben der Aufnahme in den Einsatzplan und den darin enthaltenen Zuweisungen der einzelnen Aufgaben und Funktionen ein intensives Engagement der beteiligten LNAs unabdingbar. Gute Vorarbeit wird nicht zuletzt an der Minimalforderung gemessen, dass der LNA beim Eintreffen an der Einsatzstelle den Führungskräften persönlich bekannt sein muss. Ist dies nicht der Fall, so hat entweder der Aufgabenträger die LNAs nicht richtig in der Vorplanung und bei Übungen beteiligt (das gilt auch bei dem Verzicht auf Übungen) oder die LNA-Gruppe hat sich oder ihre Mitglieder bis dahin nicht richtig eingebracht.

Priorisierung von Patienten – Sichtungskategorien

Für alle echten Großschadenslagen aber auch schon darunter gilt, dass Entscheidungen ohne medizinischen Sachverstand dazu führen können, dass eine Priorisierung oder Ressourcenverteilung nicht nach rettungsmedizinischen Erfordernissen erfolgt, was zu weniger optimalen Ergebnissen bei Patienten führen kann. Zur Priorisierung werden – neben der sog. „Sweeping-Triage" (de Boer 1999), die sich auf den visuellen Eindruck stützt – meistens sog. Sichtungssysteme benutzt (Neff u. Crespin 2000), wobei sich 2003 auf einer Konsensuskonferenz deutsche und ausländische Experten auf einen Standard geeinigt haben (Sefrin et al. 2003). Sichtungssysteme sind in der häufigsten Variante farbkodiert:

- *Sichtungskategorie I (rot):*
  - Patienten, bei denen eine akute Störung ihrer Vitalfunktionen besteht, die mit hoher Wahrscheinlichkeit durch die vor Ort befindlichen Kräfte und Mittel erfolgreich beseitigt oder deren Zustand stabilisiert werden kann.
  - Patienten, deren gesundheitliche Schädigungen die Vitalfunktionen akut bedrohen und bei denen eine zielführende Behandlung vor Ort möglich ist.
  - Nach erfolgter Behandlung ist der Sichtungsentscheid erneut festzulegen.
- *Sichtungskategorie II (gelb):*
  - Patienten, deren Vitalfunktionen trotz schwerer Erkrankung/Verletzung nicht unmittelbar bedroht sind, aber einer umgehenden Behandlung bedürfen.
- *Sichtungskategorie III (grün):*
  - Patienten, deren Behandlung zu einem späteren Zeitpunkt (ohne wesentliche Nachteile) erfolgen kann.
  - Patienten, deren Behandlung unter den gegebenen Bedingungen ambulant durchgeführt werden kann.
- *Sichtungskategorie IV (blau):*
  - Patienten, deren gesundheitliche Schädigung so schwerwiegend ist, dass ein Überleben mit den vorhandenen Behandlungskapazitäten kaum oder nicht möglich ist.

Ergänzend wurde festgelegt, dass der LNA zusätzlich eine Transportpriorisierung festlegen kann (Sefrin et al. 2003). Nicht gesichtete Patienten besitzen oft eine weiße Markierung, von einem Notarzt für tot erklärte Patienten eine schwarze Markierung.

Medizinische Maßnahmen an der Einsatzstelle

Die medizinischen Maßnahmen an einer MANV-Einsatzstelle entsprechen grundsätzlich jenen des Regelrettungsdienstes (Tab. 41.**3**).

Entlang der Rettung werden die Umgebungsbedingungen immer stärker strukturiert und standardisiert. Das bedeutet, dass am Unfallort und der Verletztenablage (VA) noch reine Umgebungsbedingungen herrschen. Dort sollten nur Stufe-1-Maßnahmen durchgeführt werden, da ansonsten der Behandlungs- und Trageaufwand erheblich ansteigt und die äußeren Einwirkungen auf einen zunehmend ungeschützten Körper treffen, da für Maßnahmen der Stufen 2 und 3 zunehmende Entkleidung notwendig und die Liegedauer verlängert wird. Der weitere Transport zum Behandlungsplatz (BHP) führt dann zu einer wettergeschützten Umgebung (Zelt), die sowohl als Puffer als auch als Behandlungsstelle dient. Danach erfolgt der Weitertransport in einem Boden- oder Luftrettungsmittel, die weitergehenden Schutz und Behandlungsmöglichkeiten bieten (Abb. 41.**3**).

Tabelle 41.**3** Medizinischer Aufwand an Diagnostik und Therapie (Beispiele)

Aufwand in 3 Stufen	Diagnostik	Therapie
Stufe 1: ► Aufwand gering ► Maßnahmen ohne Geräte oder Assistenz möglich ► Keine laufende Überwachung vorhanden	► Inspektion ► körperliche Untersuchung ► Puls	► Lagerung ► einfache Schienung ► Verband
Stufe 2: ► Aufwand höher ► Einfache Geräte / Medikamente	► Auskultation ► Blutdruckmessung ► EKG ► Pulsoxymetrie	► Sauerstoffgabe ► i.v. Zugang ► Infusion ► Analgesie
Stufe 3: ► Aufwand hoch ► Aufwändige Geräte / Medikamente ► Assistenz und laufende Überwachung notwendig	► invasive Blutdruckmessung ► Sonographie	► spezifische medikamentöse Therapie ► Narkose, Beatmung, Defibrillation ► Eingriffe (z. B. Thoraxdrainage)

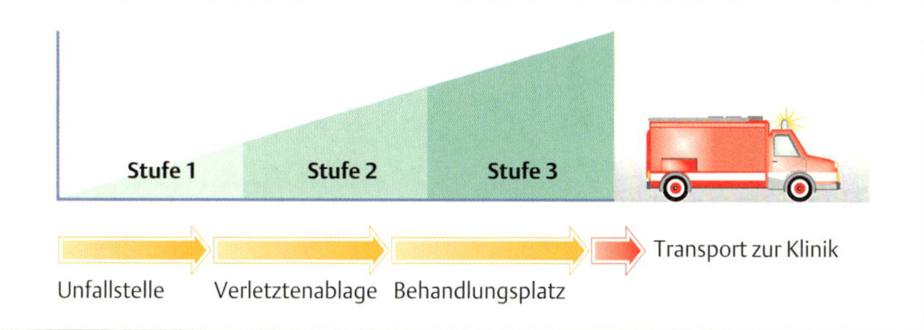

Abb. 41.**3** Grafische Darstellung der Zuordnung von medizinischen Maßnahmen (Stufen 1 – 3) zu der Lokalisation.

Herausragendes Organisationsinstrument des LNA – die Übersichtsdokumentation

Das vom Autor am meisten favorisierte Organisationsinstrument des LNA ist die Übersichtsdokumentation (Tab. 41.**4**).

Hinweis für die Praxis: Diese Dokumentation sollte bereits bei wenigen Patienten eingeführt werden, da sie die Patienten, ihre Kennzeichnung und den Verbleib übersichtlich dokumentiert.

Die Übersichtsdokumentation schafft die erste (!) Möglichkeit, Patienten zu erfassen, zu bezeichnen und zuzuordnen. Die Sichtungskarten dienen lediglich der Individualklassifikation und -dokumentation. Für die Einsatzsteuerung und Organisation ist allerdings nur eine Übersichtsdokumentation geeignet.

Steigt die Anzahl der Patienten an, stellt sich die Frage, wo diese Übersichtsdokumentation am sinnvollsten erstellt und geführt wird. Ist ein BHP eingerichtet und laufen alle Patienten durch den BHP, ist die Ausgangsregistratur die erfahrungsgemäß sinnvollste Stelle. Diese in der Übersichtsdokumentation erfassten Informationen sind auch für die Einsatzleitung von erheblicher Bedeutung. Derzeit lassen sich bei der Übermittlung dieser Informationen von der Registratur zur Einsatzleitung (ggf. auch zur Leitstelle) noch viele mehr oder weniger gute Lösungen beobachten. Dies fängt an bei Meldern, elektronischen Lösungen, Kopien etc. Häufig werden diese Dokumentationen erst am Ende des Einsatzes weitergegeben, wenn der Patientenstrom durch den BHP versiegt ist. Lücken entstehen, wenn Patienten an dieser Registratur „gebypasst“ oder vor ihrer Etablierung bereits abtransportiert wurden. Dadurch entstehen viele Probleme, so kann z. B. die Personenauskunftstelle nicht richtig arbeiten, Schätzungen von Patientenzahlen bleiben ungenau, wer und wie viele Patienten wohin gekommen sind, bleibt unklar etc.

Tabelle 41.**4** Übersichtsdokumentation

Nr.	Nr. Sichtungskarte	Sichtung	Patient	Verletzung	Transportmittel	Zielkrankenhaus
1	2345	Rot	weiblich, ca. 30 Jahre	SHT III, Polytrauma	RTW 7 / 5, NEF 1	Uniklinik X
2	3456	Gelb	männlich, ca. 45 Jahre Peter Müller	Oberschenkelfraktur links, Prellungen	RTW 5 / 5	St. Josef KH
3						

Hinweis für die Praxis: Es spricht deshalb derzeit viel dafür, eine eigene Komponente nur für Registratur im MANV-Einsatzplan einzurichten und entsprechend auszurüsten. Dabei ist zu regeln, in welchen Fahrzeugen die Sichtungskarten in welchem Umfang vorhanden sein müssen und welche Aufgaben die unterschiedlich möglichen Fahrzeuge übernehmen, wenn sie als erste an der Einsatzstelle eintreffen.

Qualitätssicherung der LNA-Funktion

Mit der Bestellung zum LNA ist nicht nur die Übernahme einer Funktion verbunden, sondern sie muss auch funktional ausgefüllt werden. Dazu gehören neben der Wahrnehmung der Einsatzaufgaben auch die Mitwirkung bei der Analyse der Einsätze und dabei das Erkennen von Mängeln. Während die Erkennung von Mängeln bei anderen relativ leicht fällt, ist das Erkennen der eigenen Mängel und Defizite oft eine schwierige Aufgabe.

Wichtig: Bei Übungen und Großeinsätzen wird auch der LNA zu einem Teil eines Gesamtprozesses, dessen Effektivität und Effizienz von der Aktivität und Leistungsfähigkeit jedes einzelnen Beteiligten abhängt. Insofern stehen bei der Qualitätssicherung das Erkennen und das Verstehen des Gesamtprozesses am Anfang jeder Analyse.

Dazu ist es erforderlich den Gesamteinsatz (Übung, Realeinsatz) in Gänze nachzuvollziehen, da der Einzelne nur sich und seine eigenen Aktionen wahrnimmt und deshalb Abläufe und Prozesse ohne Kenntnisse der Zusammenhänge unverstanden bleiben:

- warum waren die Patienten vom Zelt X plötzlich weg,
- warum lagen bis zum Schluss noch immer 10 rote Patienten an der Ablage etc.

Der LNA ist bei der Aufarbeitung des Einsatzes ein enorm wichtiger Prozessteil:

- Er kann Prozesse, Abläufe und mögliche Ursachen aus ärztlicher Sicht beschreiben.
- Er kann und muss (!) aber auch das Einsatzpersonal durch Lob und Motivation stärken und entlasten.

Gerade die Entlastungsfunktion ist eine herausragende Aufgabe, da manche Einsatzkräfte, wenn etwas schief gelaufen ist, die Schuld bei sich suchen bzw. Schuld auf sie geladen wird.

Kernaussagen

Grundlagen
Hinsichtlich der Aufgaben des LNA gilt: Je kleiner und dynamischer die Einsatzlage ist, umso weiter vorne sollte der LNA tätig werden.
Bei sehr großen und eher statischen Einsatzlagen ist er besser bei der Gesamteinsatzleitung als Berater des Einsatzleiters und als Koordinator der medizinischen Ressourcen aufgehoben.

Voraussetzung für eine wirksame LNA-Funktion
Grundvoraussetzung ist die exakte Kenntnis von Einsatzplan, Einsatzmitteln, Personal und Rahmenbedingungen.
Nicht minder wichtig sind jedoch das persönliche Engagement und die Bereitschaft, sich als ein Teil in das Gesamtsystem des Einsatzes einzureihen.

Gestaltung von LNA-Dienstplänen und Einsätzen
Bereichernd ist der Einsatz des LNA v. a. dann, wenn sich LNA-Gruppen intensiv in die rettungsdienstliche Vorplanung, in Übungen und Nachbesprechungen gestaltend einbringen können.

Priorisierung von Patienten – Sichtungskategorien
Zur Priorisierung werden – neben der sog. „Sweeping-Triage", die sich auf den visuellen Eindruck stützt – meistens sog. Sichtungssysteme benutzt, wobei sich 2003 auf einer Konsensuskonferenz deutsche und ausländische Experten auf einen Standard geeinigt haben.

Medizinische Maßnahmen an der Einsatzstelle
Die medizinischen Maßnahmen an einer MANV-Einsatzstelle entsprechen grundsätzlich jenen des Regelrettungsdienstes.

Herausragendes Organisationsinstrument des LNA – die Übersichtsdokumentation
Die Übersichtsdokumentation schafft die erste (!) Möglichkeit, Patienten zu erfassen, zu bezeichnen und zuzuordnen. Die Sichtungskarten dienen lediglich der Individualklassifikation und -dokumentation. Für die Einsatzsteuerung und Organisation ist allerdings nur eine Übersichtsdokumentation geeignet.

Qualitätssicherung der LNA-Funktion
Der LNA ist bei der Aufarbeitung des Einsatzes ein enorm wichtiger Prozessteil:
Er kann Prozesse, Abläufe und mögliche Ursachen aus ärztlicher Sicht beschreiben.
Er kann und muss (!) aber auch das Einsatzpersonal durch Lob und Motivation stärken und entlasten.

Literatur

de Boer J. Order in chaos: modelling medical management in disasters. Europ J Emerg Med 1999; 6: 141 – 148.

Bundesärztekammer. Empfehlungen zur Fortbildung zum Leitenden Notarzt: www.bundesaerztekammer.de/30/Richtlinien/Empfidx/NotfallL.html. Köln: Bundesärztekammer; 1988.

Crespin UB, Peter H (Hrsg). Handbuch für organisatorische Leiter. Edewecht: Stumpf & Kossendey; 2002.

Ferch H, Melioumis M. Führungsstrategie. Großschadenslagen beherrschen. Stuttgart: Kohlhammer; 2005.

Feuerwehrdienstvorschrift 100 in NRW: www.pirna.de/downloads/assets/fwdv100.pdf. Düsseldorf; 1999.

Neff G, Crespin UB (Hrsg.): Handbuch der Sichtung. Edewecht: Stumpf & Kossendey; 2000.

Sefrin P, Weidringer JW, Weiss W. Katastrophenmedizin: Sichtungskategorien und deren Dokumentation. Dt Ärztebl 2003; 31 – 32: A-2057, B-1711, C-1615.

42

Schnelleinsatzgruppen

42 Schnelleinsatzgruppen

A. Thierbach

Roter Faden

Grundlagen

Begriff

Der Begriff Schnelleinsatzgruppe (SEG) – zum Teil auch als „Sonder-Einsatz-Gruppe" bezeichnet, hat sich in den letzten Jahren gewandelt.

Definition: Der ursprüngliche SEG-Rettungsdienst ist eine Gruppierung dienstfreier haupt- und ehrenamtlicher Kräfte des Rettungsdienstes sowie weiterer ehrenamtlicher Kräfte des Sanitätsdienstes (Böbel 2002). Sie dient der raschen personellen und materiellen Verstärkung des regulären Rettungsdienstes im Großschadensfall, wird aber zum Teil bereits dann eingesetzt, wenn die reguläre Vorhaltung von Rettungsmitteln an ihre Kapazitätsgrenzen stößt.

Der Wandel der Struktur des Katastrophenschutzes hat in der Folge zu einer Veränderung und Ausweitung des Begriffs geführt. Danach können die im Rahmen des Katastrophenschutzes aufgebauten Schnelleinsatzzüge in Amtshilfe auch unterhalb der Katastrophenschwelle zur Verbesserung der rettungsdienstlichen Versorgung bei größeren Schadensereignissen eingesetzt werden. Typischerweise wird hierbei zwischen SEG-Sanitätsdienst (SEG-S bzw. SEG-San), SEG-Betreuung (SEG-B bzw. SEG-Betr) und SEG-Verpflegung (SEG-V) unterschieden.

Definition: Die Schnelleinsatzgruppe (SEG) ist nach DIN 13050 wie folgt definiert (Deutsches Institut für Normung 1996): Eine Gruppe von ausgebildeten Helfern. Sie ist so ausgerüstet und ausgestattet, dass sie bei einem Großschadensfall oder außergewöhnlichen Ereignis Verletzte, Erkrankte sowie andere Betroffene versorgen kann.

Aufgaben und allgemeine Organisation

Rettungsdienstgesetze. In den Neufassungen der Rettungsdienstgesetze der Länder wurde zum Teil bereits festgelegt, dass die Träger des Rettungsdienstes bzw. Katastrophenschutzes dafür Sorge zu tragen haben, die regelmäßig verfügbaren Versorgungskapazitäten im Rettungsdienst innerhalb einer bestimmten Zeitspanne (z.B. 30 min) verstärken zu können. Diese Forderung ist nur durch eine SEG zu erfüllen. Der eigentliche Rettungsdienst ist aus wirtschaftlichen Gründen lediglich für die reguläre Auslastung zuzüglich einer gewissen Reserve ausgelegt. Damit ist klar, dass es beim Massenanfall von Patienten schnell zu dramatischen personellen und materiellen Engpässen kommen muss.

Wichtig: Typischerweise kommen die SEG als Teil des sog. erweiterten Rettungsdienstes zum Einsatz (Adams 1995). Bei einem solchen Großschaden im Rettungsdienst wird die Kapazität des Rettungsdienstes überschritten, jedoch bleibt das Schadensausmaß unterhalb der Katastrophenschwelle und kann in der Regel mit lokalen Kräften bewältigt werden.

SEG werden allerdings auch bei Ereignissen zum Einsatz kommen, die der Definition einer klassischen Katastrophe entsprechen.

Allgemeine Aufgaben einer SEG. Die allgemeinen Aufgaben einer SEG sind wie folgt definiert (Heinrichs 1992):
- Hilfe bei der schnellen rettungsdienstlichen Versorgung der Patienten vor Ort,
- Versorgung von Patienten an unwegsamen Orten, die mit regulären Einheiten des Rettungsdienstes nur schwer erreichbar sind,
- Transport von Patienten in Krankenhäuser bei Überlastung von Rettungsmitteln,
- Einsatz bei Evakuierungsmaßnahmen,
- Unterbringung von Betroffenen,
- Verpflegung von Betroffenen und Einsatzkräften.

Wichtig: Auch bei einem Großschadensereignis sollte eine SEG so rasch wie möglich nach individualmedizinischen Prinzipen tätig werden bzw. durch ihren Einsatz dazu beitragen, diese Versorgungsqualität wieder herzustellen. Zur Erfüllung dieser Forderung sind personelle und materielle Mindestanforderungen zu beachten (Hinse 1993).

Kapazität. Die Kapazität der meisten SEG ist auf die Versorgung von bis zu 50 Patienten ausgelegt; häufig bestehen jedoch deutliche Einschränkungen bei kostenintensiven Geräten wie Defibrillator-EKG-Einheiten oder Notfall-Beatmungsgeräten.

Rotierende Dienstbereitschaft. Sind in einem Rettungsdienstbereich mehrere SEG verfügbar, hat sich eine rotierende Dienstbereitschaft der einzelnen Einheiten bewährt. Es ist einsatztaktisch sinnvoller, eine dienstbereite und personell möglichst vollzählige SEG in den Einsatz zu schicken, als im Einsatz die Zusammenarbeit mehrer inkompletter Gruppen zu koordinieren.

Alarmierung. Um nach Möglichkeit für die SEG eine Hilfsfrist von 30 min zu erreichen, muss dass Personal schnell und zuverlässig über Funkmeldeempfänger alarmiert werden können.

42

Personal

Wichtig: Die Personalstärke einer SEG ist von der rettungsdienstlichen Infrastruktur und der Zahl der verfügbaren Helfer abhängig und variiert in der Regel zwischen 10 und 30 Personen. Die Qualifikation der SEG-Mitglieder ist entscheidend für den Einsatzerfolg.

Eine SEG wird in der Regel aus ehrenamtlichen (Rettungs-) Sanitätern und dienstfreien hauptamtlichen Rettungsassistenten gebildet. Sie wird einsatztaktisch von einem „Leiter der SEG" geführt, dieser untersteht im Einsatz unmittelbar dem organisatorischen Leiter (Sefrin 2006). Dem Leiter der SEG können sog. Abschnittsführer unterstellt werden.

Medizinisch weniger geschultes Personal und Sanitätshelfer werden insbesondere in der Anfangsphase des Einsatzes in technisch-logistischen SEG-Funktionen eingesetzt, die für einen erfolgreichen Einsatz ebenso unverzichtbar sind wie die eigentlichen medizinischen Positionen. Darüber hinaus können diese Kräfte wichtige Aufgaben bei der Betreuung unverletzter Betroffener und Leichtverletzter erfüllen.

Wichtig: Bei einem Großschadensfall besteht nicht nur ein Mangel an Personal des Rettungs- und Sanitätsdienstes, sondern ebenso an Ärzten. Die vorausschauende Integration engagierter (Not-) Ärzte in die SEG-S trägt wesentlich zur reibungslosen Zusammenarbeit im Einsatz bei. Für den sinnvollen Einsatz bei Großschadenslagen ist der Fachkundenachweis Rettungsdienst zu fordern.

Neben der allgemeinen Qualifikation aller SEG-Mitglieder sind v. a. regelmäßige Fortbildungen und praktische Übungen unverzichtbar. Dazu zählen auch Veranstaltungen mit der Leitenden-Notarzt-Gruppe des Zuständigkeitsbereichs, um die gegenseitige Integration und Zusammenarbeit zu verbessern.

Material

Allgemeines

Wichtig: Die Materialausstattung einer SEG-S soll den individualmedizinischen Vorgaben des regulären Rettungsdienstes möglichst nahe kommen.

Ein Teil der allgemeinen Ausrüstung einer SEG-S kann sich aus Beständen des Katastrophenschutzes zusammensetzen. Hierzu zählen v. a.:

- Fahrzeuge,
- Zelte,
- Tragen,
- Decken,
- Beatmungsbeutel,
- Absaugpumpen,
- Vakuummatratzen,
- Verbandmaterial.

Das typische rettungsdienstliche Material, insbesondere die medikamentöse Ausstattung, muss vom Träger der SEG neu beschafft werden. Die finanziellen Möglichkeiten sind hierbei jedoch häufig schnell erschöpft, ggf. kann jedoch ein Sponsoring lokaler Firmen genutzt werden.

Wichtig: Die Aufteilung des Materials in Module, z. B. in kompakten Kleincontainern oder Rucksäcken, erleichtert Lagerung und Transport und ist auch einsatztaktisch vorteilhaft.

Sinnvoll kann eine Aufteilung nach Kriterien wie „Anzahl der zu versorgenden Patienten" oder Maßnahmen, hier v. a. „Schockbekämpfung", „Beatmung" oder „Brandwundenversorgung" sein.

Persönliche Ausstattung

Zu einer angemessenen persönlichen Ausstattung der SEG-Mitglieder gehören:

- Overall mit SEG-Kennzeichnung auf dem Rücken,
- Schutzjacke,
- Sicherheitsstiefel,
- Schutzhelm,
- Schutzhandschuhe,
- Schreibutensilien,
- unsterile Untersuchungshandschuhe.

Technisch-medizinische Ausstattung

Wichtig: Die medizinisch-technische Ausrüstung einer SEG-S soll den Aufbau eines sog. „Behandlungsplatzes" (bzw. modern auch „Rettungsstation" genannt) unabhängig von einer festen Unterkunft und der Wetterlage ermöglichen.

Transportmittel. Als Transportmittel können sowohl Kranken- und Rettungswagen als auch Fahrzeuge des Sanitätsdienstes (z. B. Viertrage-, Arzttrupp-, Mannschaftstransportwagen) dienen. Spezielle Fahrzeuge für eine SEG lassen sich häufig nur über Spenden bzw. die zuständige Kommune finanzieren.

Behandlungsplatz. Zum Aufbau und Betrieb des Behandlungsplatzes sind u. a. erforderlich:

- Kommunikationsmittel (v. a. 2 und 4 m Funk, ggf. auch Mobiltelefon),
- beheizbares Zelt, ggf. aufblasbar,
- Notstromaggregat und Leuchtmittel,
- modulare medizinische Ausstattung in Containern,
- Tragen und entsprechende Lagergestelle,
- Infusionsständer,
- Tische und Stühle,
- Material zum Ausschildern, Absperren und Absichern,
- Werkzeug,
- Büromaterial.

Medizinische Ausstattung. Die eigentliche medizinische Ausstattung orientiert sich an den lokalen Gegebenheiten und muss mit den Einheiten des Rettungsdienstes abgestimmt werden:

- Defibrillator-EKG-Einheiten und Pulsoxymeter,
- komplette Notfallkoffer,
- Schock- und Traumasets mit Infusions- und Verbandmaterial,
- tragbare Sauerstoffeinheiten,
- Vakuummatratzen,
- Rettungsfolien,
- Mittel zur Haut- und Händedesinfektion, sterile und unsterile Handschuhe,
- Blutdruckmessgeräte und Stethoskope,
- Absaugpumpen und Katheter,

- Beatmungsbeutel mit Masken und Wendl-Tuben aller Größen,
- Laryngoskope, Magill-Zangen, Endotrachealtuben und Führungsstäbe aller Größen,
- supraglottische Beatmungshilfen aller Größen,
- Venenstauer, Venenverweilkanülen aller Größen, verschiedene Spritzen und Kanülen, Infusionssysteme,
- Thoraxdrainagen und chirurgische Bestecke,
- Magensonden,
- Nierenschalen,
- Schienen und Verbandsmaterial,
- Kleinteile wie Pflaster, Wundschnellverbände, Tupfer, Dreiwegehähne, Stöpsel u.s.w.

Medikamente

Neben der Art und Menge der Bevorratung sind Lagerungsmöglichkeiten und Stabilität sowie der Transport im Vorhinein zu klären.

Es müssen ein verantwortlicher Arzt und ein Apotheker benannt werden, die die Bestellungen rezeptieren bzw. die Lagerung und Haltbarkeit regelmäßig überprüfen. Bei Großschadenslagen oder Katastrophen, die eine überregionale Versorgung erforderlich machen, sollte an die Möglichkeit des Lufttransportes durch die Bundeswehr gedacht werden.

Zur medikamentösen Ausstattung einer SEG-S gehören insbesondere die folgenden Substanzen:

- Infusionslösungen (v.a. Vollelektrolytlösungen und Volumenersatzmittel),
- Analgetika (v.a. Tramadol und Ketamin),
- Anästhetika (v.a. Midazolam und Etomidate)
- Katecholamine (v.a. Adrenalin),
- ggf. Muskelrelaxanzien (v.a. Succinylcholin, Vecuronium),
- weitere Substanzen wie Prednisolon, Atropin oder Glukoselösung können in Abhängigkeit von lokalen Gegebenheiten und nach einer „Gefahrenanalyse“ ergänzt werden.

42

SEG-Betreuung und SEG-Verpflegung

Eine SEG-Betreuung (SEG-B) kann sowohl zur Ergänzung einer SEG-S als auch unabhängig von dieser eingesetzt werden. Ihre Aufgabe ist die zeitlich begrenzte Betreuung unverletzt Betroffener eines Schadensereignisses. Dazu zählen die unverletzten, unmittelbar Betroffenen, die Angehörigen von Patienten sowie prophylaktisch evakuierte Personen.

Die SEG-Verpflegung arbeitet häufig mit der SEG-B zusammen. Sie versorgt die Betroffenen ebenso wie die eingesetzten Helfer.

Kernaussagen

Grundlagen

Die SEG-S ist eine Gruppierung dienstfreier haupt- und ehrenamtlicher Kräfte des Rettungsdienstes sowie weiterer ehrenamtlicher Kräfte des Sanitätsdienstes. Sie dient der raschen personellen und materiellen Verstärkung des regulären Rettungsdienstes im Großschadensfall und wenn die reguläre Vorhaltung von Rettungsmitteln an Kapazitätsgrenzen stößt.

Auch bei einem Großschadensereignis sollte eine SEG so rasch wie möglich nach individualmedizinischen Prinzipen tätig werden bzw. durch ihren Einsatz dazu beitragen, diese Versorgungsqualität wiederherzustellen.

Personal

Die Personalstärke einer SEG ist von der rettungsdienstlichen Infrastruktur und der Zahl der verfügbaren Helfer abhängig und variiert in der Regel zwischen 10 und 30 Personen. Die gestaffelte Qualifikation der SEG-Mitglieder ist entscheidend für den Einsatzerfolg.

Bei einem Großschadensfall besteht auch ein Mangel an Ärzten. Die vorausschauende Integration engagierter (Not-) Ärzte trägt wesentlich zur reibungslosen Zusammenarbeit im Einsatz bei.

Material

Die Materialausstattung einer SEG-S soll den individualmedizinischen Vorgaben des regulären Rettungsdienstes möglichst nahe kommen.

Die Aufteilung des Materials in Module erleichtert Lagerung und Transport und ist einsatztaktisch vorteilhaft.

Die medizinisch-technische Ausrüstung einer SEG-S soll den Aufbau eines sog. „Behandlungsplatzes“ unabhängig von einer festen Unterkunft und der Wetterlage ermöglichen.

Zur medikamentösen Ausstattung einer SEG-S gehören insbesondere Infusionslösungen, Analgetika, Anästhetika und Katecholamine.

SEG-Betreuung und SEG-Verpflegung

Eine SEG-Betreuung (SEG-B) kann sowohl zur Ergänzung einer SEG-S als auch unabhängig von dieser eingesetzt werden. Ihre Aufgabe ist die zeitlich begrenzte Betreuung unverletzt Betroffener eines Schadensereignisses.

Die SEG-Verpflegung arbeitet häufig mit der SEG-B zusammen. Sie versorgt die Betroffenen ebenso wie die eingesetzten Helfer.

Literatur

Adams HA. Organisatorische Grundlagen des Rettungsdienstes. In: Refresher Course – Aktuelles Wissen für Anästhestisten. Berlin: Springer; 1995; 115–125.

Böbel M, Hündorf HP, Lipp R, Veith J (Hrsg). LPN. Edewecht: Stumpf & Kossendey; 2002: 498.

DIN 13050 – Begriffe im Rettungswesen. Deutsche Norm. Berlin: Deutsches Institut für Normung e.V.; 1996.

Heinrichs W, Lipp R, Hartje H, Vogel U, Stallmann A, Müller J. Ausrüstung einer Schnelleinsatzgruppe. Notfallmed 1992; 18:378–382.

Hinse J, Wütscher H, Seibt W, Gerhold-Toepsch H. SEG – Organisatorische Aspekte. In: Engelhard GH (Hrsg). Rettungsdienst im Wandel. Edewecht: Stumpf & Kossendey; 1993: 163–191.

Sefrin P (Hrsg): Handbuch für den Leitenden Notarzt: Rahmenempfehlung für den Einsatz von Schnelleinsatzgruppen (SEG) beim Massenanfall von Verletzten oder Erkrankten. Landsberg: ecomed; 2006.

43

Unterstützung durch die Bundeswehr bei Massenanfall

43 Unterstützung durch die Bundeswehr bei Massenanfall

B. Hossfeld, L. Lampl

Roter Faden

SAR-Rettungshubschrauber
Großraumrettungshubschrauber (GRH)
Flächenflugzeuge zum Patiententransport
Einsatz von technischem und medizinischem Spezialgerät
Mobile und modulare Sanitätseinrichtungen
Alarmierung

Definition: Der Massenanfall von Patienten definiert sich durch ein Missverhältnis zwischen Patientenaufkommen und Versorgungskapazität.

Die Versorgungskapazität wird dabei durch die verschiedensten Faktoren beeinträchtigt. Im Wesentlichen handelt es sich dabei um personelle und materielle Engpässe. Insgesamt sind jedoch auch Defizite in anderen Bereichen denkbar:

- Personal unterschiedlichster Qualifikationen,
- Material,
- geeignete Fahrzeuge, ggf. geländetauglich,
- Lufttransportmittel,
- ggf. schweres Gerät (Radlader, Kran etc.),
- Verpflegung für Helfer bei entsprechender Einsatzdauer.

Bedingt durch die neuen Anforderungen infolge von internationalen Einsätzen hat sich der Sanitätsdienst der Bundeswehr in den vergangenen Jahren deutlich gewandelt. Ein Großteil des Personals ist rettungsdienstlich aus- und weitergebildet und das vorgehaltene medizintechnische Gerät entspricht dem aktuellen Stand der zivilen Technik.

Sowohl das präventive als auch das reaktive Management von Großschadensereignissen fällt in Deutschland in die Zuständigkeit der Bundesländer sowie der Regierungsbezirke, Landkreise und kreisfreien Städte. Das Bundesministerium des Inneren kann koordinierend unterstützen. Für grundsätzlich vorgesehene Hilfeleistungen bei Katastrophen und besonders schweren Unglücksfällen stellt die Bundeswehr subsidiär Kräfte und Mittel ab.

Die rechtliche Grundlage hierfür ergibt sich v. a. aus *Artikel 35 des Grundgesetzes*. Neben der allgemeinen Verpflichtung der Behörden des Bundes und der Länder zur gegenseitigen *Amtshilfe* kann im Falle von Katastrophen oder besonders schweren Unglücksfällen die Unterstützung der Streitkräfte angefordert werden. Der militärische Einsatz erfolgt auf Beschluss der Bundesregierung.

Hiervon zu unterscheiden ist der Einsatz der Streitkräfte im Falle der dringenden Nothilfe. Begünstigte Stelle kann hierbei auch eine Einzelperson oder ein Unternehmen sein.

Der Einsatz der Bundeswehr erfolgt in allen Fällen subsidiär im Rahmen verfügbarer Ressourcen.

Fallbeispiele

Hochwasser. Im Rahmen eines schnell steigenden Hochwassers wird die Evakuierung einer Klinik in einer süddeutschen Kreisstadt erforderlich. Die Zufahrt zum Krankenhaus durch den regulären Rettungsdienst und die örtlichen Katastrophenschutzeinheiten wird durch das steigende Wasser zunehmend erschwert und dann aufgrund mangelnder Waattiefe der Fahrzeuge unmöglich.

Der Einsatz von geländegängigen Rettungsfahrzeugen einer nahe gelegenen Bundeswehreinheit ermöglicht den Transport der Patienten vom Krankenhaus zu einem geeigneten Übergabeplatz, von dem aus die Patienten durch den zivilen Rettungsdienst auf die umliegenden Krankenhäuser verteilt werden.

Großunfall. In ländlicher Gegend rast der Fahrer eines Kleintransporters infolge eines akuten Herzinfarkts mit seinem Fahrzeug in einen Trauerzug. Die Zahl von 3 Toten und 35 zum Teil schwerstverletzten Patienten übersteigt die Versorgungskapazität des regionalen Rettungsdienstes bei weitem. Seitens der zuständigen Rettungsleitstelle werden alle Rettungshubschrauber aus einem Radius von etwa 200 km angefordert. Innerhalb dieser Entfernung liegt auch eine Heimatbasis der SAR-Hubschrauber der Bundeswehr. Infolge der Alarmierung über die SAR-Leitstelle in Münster entsendet die Bundeswehr 4 im Dienst befindliche RTH und zwei weitere schnell umgerüstete Hubschrauber vom Typ Bell UH-1 D sowie den Großraumrettungshubschrauber (GRH) zur Einsatzstelle. Der ersteintreffende Rettungshubschrauber CHRISTOPH 22 setzt das medizinische Team an der Einsatzstelle ab und bringt weitere Notärzte aus dem Bundeswehrkrankenhaus Ulm an die Einsatzstelle.

Elbehochwasser. Das Jahrhunderthochwasser an der Elbe macht vor allem im Raum Dresden die Evakuierung mehrerer Kliniken erforderlich. Darüber hinaus werden Kräfte und Mittel für Deichbau und -sicherungsmaßnahmen benötigt. Neben einem Großaufgebot ziviler Helfer aus ganz Deutschland ist die Bundeswehr mit über 40 Luftfahrzeugen im Einsatz: Hubschrauber vom Typ Bell UH-1 D zur Rettung mit Winde, vom Typ CH-53 zum Transport von Patienten und Deichbaumaterial sowie Flächenflugzeuge vom Typ C160-Transall und Airbus A-310 zur weit reichenden Dislozierung von Patienten. Darüber hinaus sind 25 Busse zum Transport von Personal, 250 Lkw zum Transport von Material, 50 Berge-, Pionier- und Brückenlegepanzer für Deichbaumaßnahmen sowie 50 Schlauchboote der Bundeswehr im Einsatz.

Wichtig: Diese Beispiele aus der Vergangenheit zeigen stellvertretend die Möglichkeiten der Bundeswehr zum Einsatz bei zivilen Schadenslagen. Die aktuelle Verfügbarkeit von Personal und Material im Inland ist dabei stets abhängig vom eigentlichen Einsatzauftrag der Streitkräfte. Besonders durch die Verlegung von Soldaten und Gerät in die Auslandseinsätze kann es regional auch zu Einschränkungen kommen.
Jederzeit verfügbar sind die SAR-Rettungsmittel sowie der Großraumrettungshubschrauber.

SAR-Rettungshubschrauber

Der Such- und Rettungsauftrag (SAR = Search and Rescue) ergibt sich aus den Vereinbarungen der International Civil Aviation Organisation (ICAO), einer Sonderorganisation der Vereinten Nationen zur Standardisierung und Sicherung der zivilen Luftfahrt. Demzufolge muss jedes Land, das am internationalen zivilen Luftverkehr teilnimmt, sog. SAR-Mittel für die Suche nach vermissten oder abgestürzten Luftfahrzeugen sowie die Rettung der Insassen bereithalten. In Deutschland wurde dieser Auftrag über Land der Luftwaffe und über See der Marine übertragen. Entsprechend hält die Bundeswehr über ganz Deutschland verteilt 10 Hubschrauber vom Typ Bell UH-1 D (bzw. SeaKing im Bereich der Küste) 24 h an 365 Tagen an folgenden Standorten in Bereitschaft:

- Landsberg,
- Ingolstadt,
- Malmsheim,
- Nörvenich,
- Erfurt,
- Holzdorf,
- Diepholz,
- Helgoland,
- Kiel,
- Warnemünde.

Die medizinische Ausstattung dieser Rettungshubschrauber entspricht dem zivilen Standard. Die Besatzung besteht aus Pilot, Bordtechniker und Rettungsassistent.

Wichtig: Die Besetzung mit einem Notarzt ist nur fallweise gegeben.

Abhängig von den herrschenden Wetterbedingungen sind die SAR-Hubschrauber nachtflugfähig.

Großraumrettungshubschrauber (GRH)

Im oberschwäbischen Laupheim hält das Heeresfliegerregiment 25 rund um die Uhr einen einsatzbereiten Großraumrettungshubschrauber bereit, der mit medizinischem Personal aus der Abteilung für Anästhesiologie und Intensivmedizin des nahe gelegenen Bundeswehrkrankenhauses Ulm besetzt wird.

Mit dem Einsatz dieses mittleren Transporthubschraubers vom Typ CH-53 (Abb. 43.**1**) konnte seit Beginn der 1980er-Jahre immer wieder erfolgreich zur Entlastung des zivilen Rettungsdienstes bei Großschadenslagen beigetragen werden.

Bei einem Ereignis mit einem großen Patientenaufkommen erweist sich die Aufnahmekapazität der nahe gelegenen Kliniken als einer der limitierenden Faktoren. Die Größe dieses Luftfahrzeuges ermöglicht den gleichzeitigen Transport von bis zu 12 Patienten (6 davon beatmet), um die Krankenhäuser im Schadensraum zu entlasten. Selbst wenn eine derartige Dislozierung nicht notwendig erscheint oder an der Schadensstelle genügend Transportraum zur Verfügung steht, erhält der Leitende Notarzt mit Eintreffen des GRH 5 notfallmedizinisch erfahrene Teams, die materiell autark agieren können und sich der Sanitätseinsatzleitung an der Einsatzstelle unterordnen.

Flächenflugzeuge zum Patiententransport

Die Notwendigkeit, verwundete oder erkrankte Soldaten aus den Einsatzländern zur definitiven Versorgung in die Heimat zu transportieren, führte in den vergangenen 10 Jahren zur Entwicklung eines der international modernsten Systeme zur medizinischen Evakuierung (MedEvac).

Patienten-Transport-Einheit. Im Zuge dessen wurde eine Patienten-Transport-Einheit (PTE – Abb. 43.**2**) zum Transport von Intensivpatienten entwickelt. Diese PTE sind aus-

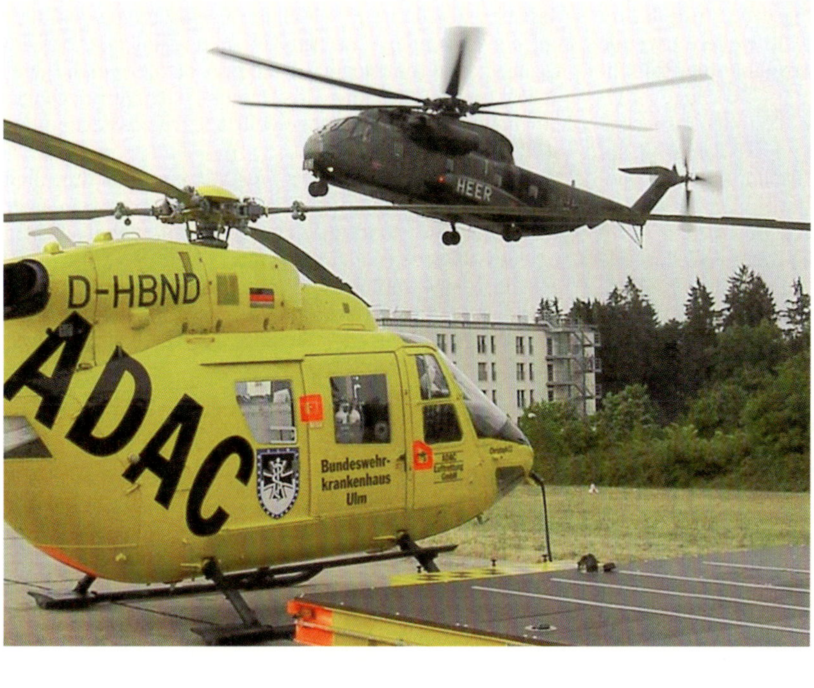

Abb. 43.**1** Großraumrettungshubschrauber.

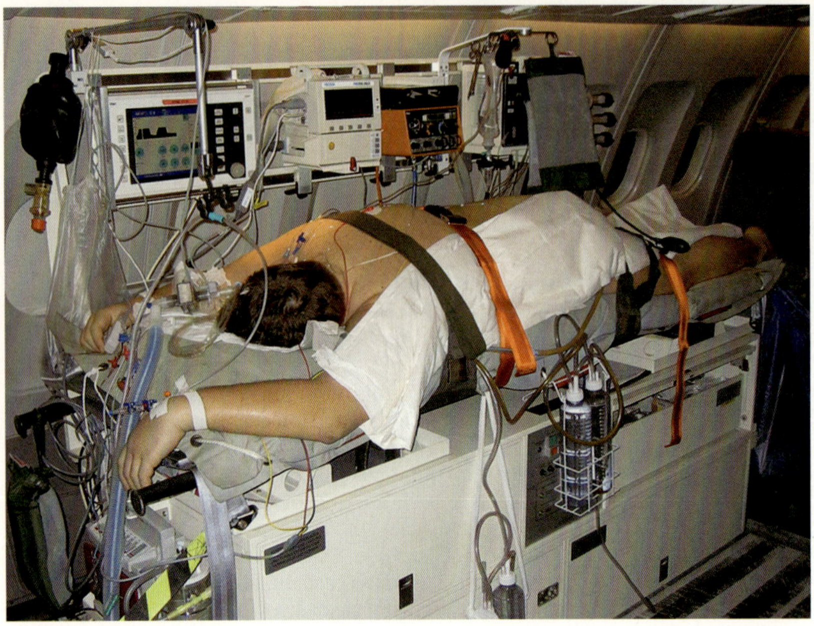

Abb. 43.**2** Patienten-Transport-Einheit.

gestattet mit einem Intensivrespirator mit eigenem Atemgasvorrat für mindestens 10 h, geeignetem Monitoring und Perfusoren zur kontrollierten Medikamentapplikation. Bronchoskopie, Sonographie und Laboranalysegeräte gehören ebenfalls zur Ausstattung. Mit diesem einheitlichen System können Hubschrauber und Flächenflugzeuge der Bundeswehr zum Transport von Patienten ausgerüstet werden.

Luftfahrzeuge bei Großschadenslagen. Interessant für den Einsatz bei Großschadenslagen sind aufgrund der zu erreichenden Transportkapazität der *Airbus A-310 MRT* sowie die *C-160 Transall.* Diese Luftfahrzeuge werden von der Luftwaffe bereitgestellt und analog zum GRH mit Fachärzten und Fachpflegepersonal aus den Bundeswehrkrankenhäusern besetzt.

Die C-160 Transall kann dabei je nach Rüstsatz bis zu 3 Intensivpatienten auf der PTE sowie 10 weitere liegende Patienten auf Monitorplätzen mit Beatmung über Notfallrespiratoren aufnehmen. Der Vorteil der C-160 liegt vor allem in der einfachen Beladung des Militärtransporters über die Laderampe im Heck sowie in der Fähigkeit auf provisorischen oder unvorbereiteten Landeflächen zu operieren.

43

Für die Langstrecke empfiehlt sich der Airbus A-310 MRT. Mit diesem Luftfahrzeug können bis zu 44 liegende Patienten (6 davon auf PTE) transportiert werden. Allerdings ist der Einsatz an geeignete Flugplätze gebunden und die Be- und Entladung gestaltet sich infolge des in etwa 4,5 m Höhe gelegenen Ladetors deutlich langwieriger.

Im Rahmen der Fluthilfe an der Elbe wurde deutlich, dass die C-160 Transall infolge der einfacheren Be- und Entladung auf der Kurzstrecke innerhalb Deutschlands gegenüber dem Airbus einen einsatztaktischen Vorteil bietet.

Einsatz von technischem und medizinischem Spezialgerät

Um den Anforderungen der internationalen Auslandseinsätze entsprechen zu können, ist auch die Ausstattung des Sanitätsdienstes der Bundeswehr in den vergangenen Jahren stetig weiter optimiert worden. So finden sich z. B. allradtaugliche Rettungsfahrzeuge, die in ihrer Ausstattung dem zivilen deutschen Standard entsprechen (Abb. 43.**3**). Besonders im Rahmen von Naturkatastrophen (Hochwasser, Schneekatastrophen etc.) können mit solchem Gerät Patienten auch noch erreicht werden, wenn die handelsüblichen Fahrzeuge versagen.

Darüber hinaus können beispielsweise Pioniereinheiten mit technischem Großgerät unterstützen, wie in dem Hochwasserbeispiel beschrieben. Hubschrauber der Bundeswehr können im Einzelfall der Einsatzleitung den Blick auf die Gesamtlage aus der Luft und somit eine bessere Lagebeurteilung ermöglichen. Ebenso kann eine nahe gelegene Kaserne auch mit Unterkunfts- oder Verpflegungsmöglichkeiten die Helfer bei mehrtägigen Einsätzen unterstützen.

Im Rahmen der Abwehr von atomaren, biologischen und chemischen Angriffen verfügt die Bundeswehr über verschiedene spezialisierte Einrichtungen, die auf diesem Gebiet Fähigkeiten aufweisen, über die zivile Einrichtungen nur eingeschränkt verfügen. Im Falle einer entsprechenden Schadenslage könnte die Bundeswehr mit fachkundigen Beratern oder technischem Gerät die örtliche Einsatzleitung unterstützen.

Mobile und modulare Sanitätseinrichtungen

Ebenfalls für die Anforderungen im militärischen Auslandseinsatz wurden hoch mobile und modular aufbaubare Sanitätseinrichtungen auf der Basis von Zelt- und Containersystemen entwickelt, die in ihrer maximalen Ausstattung mit Schockraum, Operationsräumen, Intensivstation,

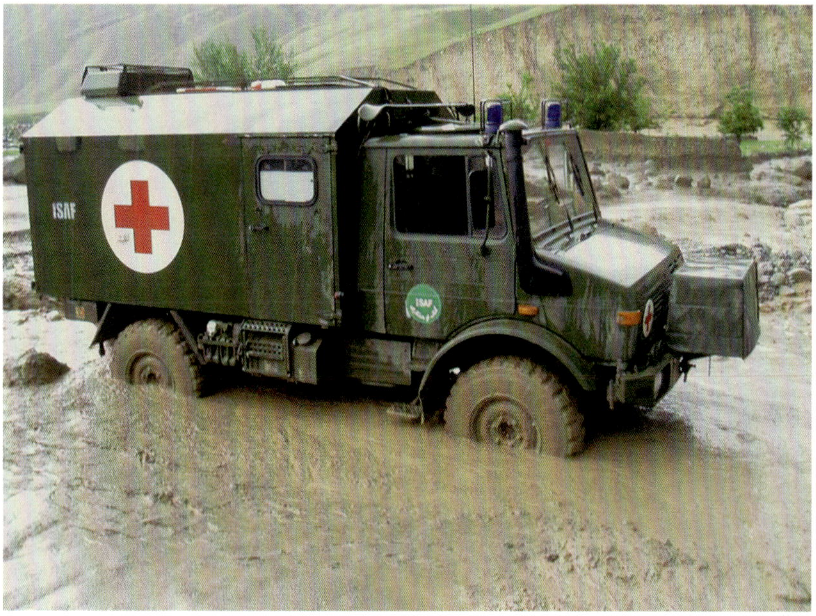

Abb. 43.3 Geländefahrzeug.

CT und Labor einem zivilen Krankenhaus vergleichbar sind. Dabei sind diese Einrichtungen dank der Integration von Stromerzeugern sowie Wasseraufbereitung und -entsorgung autark zu betreiben.

Zur Verstärkung der Versorgungskapazität im Rahmen des Weltjugendtages und der FIFA-Weltmeisterschaft 2006 wurden solche Module aufgebaut bzw. verlegebereit an verschiedenen Standorten in Deutschland vorgehalten.

Diese Module benötigen allerdings je nach Ausmaß (von der Rettungsstation bis zum Einsatzlazarett) Stunden bis Tage für den Aufbau, sind also für einen akuten Massenanfall von Patienten wenig hilfreich. Durchaus sinnvoll kann es jedoch sein, sich im Katastrophenfall auf einzelne Komponenten (z. B. Stromerzeuger) zu stützen.

Weiterhin bietet sich der Einsatz derartiger Einrichtungen an, wenn durch Zerstörung oder Überlastung ziviler Strukturen über längere Zeitabschnitte Lücken kompensiert werden müssen. Luftverlegbare zeltgestützte Module bieten darüber hinaus die Möglichkeit des Einsatzes in von der Außenwelt infrastrukturell abgeschnittenen Gebieten (z. B. nach Naturkatastrophen).

Alarmierung

Da abgesehen vom Such- und Rettungsauftrag (SAR) der Luftwaffe derartige Unterstützungen durch die Bundeswehr nicht zum Kernauftrag der Streitkräfte gehören, ist auch keine zentrale Alarmierung vorgesehen. Die SAR-Hubschrauber sowie der Großraumrettungshubschrauber können jederzeit über die SAR-Leistelle in Münster angefordert werden.

Wichtig: SAR-Leistelle beim Lufttransportkommando, Münster: 0251-13 57 57.

Die Organisation von Kräften und Mitteln der Bundeswehr im Rahmen von Großeinsätzen im Inland obliegt dem Streitkräfteunterstützungskommando in Köln.

Zur zivilmilitärischen Zusammenarbeit auf regionaler Ebene empfiehlt es sich, nicht erst im Bedarfsfalle nach der Bundeswehr zu schauen, sondern bereits im Vorfeld mit Bundeswehreinrichtungen im eigenen Bereich Kontakt aufzunehmen, um die Möglichkeiten der Unterstützung und Zusammenarbeit auszuloten. Als Ansprechpartner auf Bezirks- und Kreisebene stehen speziell beauftragte Sanitätsstabsoffiziere der Reserve zur Verfügung. Die Einbindung der Bundeswehr in gemeinsame Übungen (z. B. im Rahmen des Katastrophenschutzes) hat sich im Hinblick auf die zivilmilitärische Zusammenarbeit bestens bewährt.

Kernaussagen

SAR-Rettungshubschrauber
24 h einsatzbereit.
Ausstattung gemäß zivilem Standard.
Notarzt nur fallweise.

Großraumrettungshubschrauber (GRH)
Steigerung der Personalkapazität.
Weitreichende Dislozierung von bis zu 12 Patienten.

Flächenflugzeuge zum Patiententransport
Hochwertige Ausstattung für Intensivtransport.
Auf kurzen Distanzen C160-Transall gegenüber Airbus im Vorteil.

Einsatz von technischem und medizinischem Spezialgerät
Geländetaugliche Fahrzeuge mit rettungsdienstlicher Ausstattung.
Technisches Großgerät.

Mobile und modulare Sanitätseinrichtungen
Modulares Konzept – auch nur einzelne Komponenten möglich.
Gesamtaufbau je nach Umfang zeitintensiv.

Alarmierung
Lufttransportkapazität über SAR-Leitstelle Münster: 0251-13 57 57.
Gemeinsame zivilmilitärische Übungen sinnvoll.

44

Terroristische Anschläge

44 Terroristische Anschläge

Hp. Moecke, S. Oppermann, P. Rechenbach, J. Schallhorn, S. Wirtz

Roter Faden

Bedrohungspotenzial
Historische Entwicklung
Neue Bedrohung
Fallbeispiel: Madrid
Abwehrbereitschaft
Triage
Prozesse im Einsatz
Personalbedarf
Materiallogistik
Aus- und Fortbildung

Das staatliche Handeln im Falle einer Katastrophe muss darauf konzentriert sein, dass durch

- den vorbeugenden Katastrophenschutz (disaster prevention),
- die umfassende Abwehrbereitschaft (disaster preparedness) und
- den abwehrenden Katastrophenschutz (disaster protection)

die Wirkungen durch koordiniertes gemeinschaftliches Handeln aller verfügbaren Ressourcen des Bundes, der Länder, der Kommunen sowie der privaten Organisationen unter einheitlicher Leitung wirksam begrenzt werden.

Wichtig: Spätestens seit dem 11. September 2001 sind auch Terroranschläge als Ursache für einen Massenanfall von Verletzten in Europa nicht mehr auszuschließen.

Die jeweiligen Handlungskonzepte, die weitgehend spezifisch für einzelne Fachbereiche z. B. Feuerwehr, Polizei, Rettungsdienst, Notarzt, Leitender Notarzt, Katastrophenschutz, Krankenhaus, Krankenhausabteilungen, Versorgungs- und Dienstleistungseinrichtungen oder für bestimmte Arbeitssequenzen erarbeitet wurden, sind einer strukturierten Betrachtung zu unterziehen. Diese muss alle einzelnen Maßnahmen in der chronologischen Prozesskette aus dem Blickwinkel der betroffenen Patienten untersuchen. Wer wird wo und wie tätig, welche Mittel werden von wem und wann bereitgestellt.

Bedrohungspotenzial

Wichtig: Die Ursachen für medizinische Großschadenslagen können vielfältig sein. Aus rettungsmedizinischer Sicht ist es unerheblich, welche Ursache tatsächlich zu einem Schadensereignis geführt hat.

Zu den bereits bekannten Gefahren für eine Großschadenslage sind die Bedrohungen durch Terroranschläge hinzugetreten. Anschläge von global operierenden Terroristen verursachen schwere Schäden, deren Wirkungen nationale und internationale Bedeutung erlangen können. Deshalb sind diese Szenarien in die Entwicklung medizinischer Versorgungsstrategien mit einzubeziehen, ohne dass zunächst die Notwendigkeit besteht, grundsätzlich andere Versorgungsstrategien aufzubauen. Wegen der möglichen Größe solcher Schadensereignisse, der potenziell zusätzlichen Gefährdung für die eingesetzten Rettungskräfte und der mangelnden Möglichkeit zur Vorplanung für die Orte des Geschehens ist es allerdings zwingend erforderlich, zusätzliche Planungsgrundlagen zu schaffen.

Historische Entwicklung

Auf der Basis der Erfahrungen der beiden Weltkriege im 20. Jahrhundert und der Bedrohungslage während des kalten Krieges konzentrierten sich die Diskussionen zur Gefahrenabwehr im Rahmen der Zivilverteidigung auf den möglichen Einsatz von Waffensystemen mit strategischen oder taktischen Atomwaffen (A-Waffen), biologischen Kampfstoffen, chemischen Kampfstoffen sowie konventionellen Waffensystemen (Spreng- und / oder Brandwirkung).

Neue Bedrohung

Wichtig: Die Anschläge global operierender Terroristen haben gezeigt, dass Schadensereignisse eintreten können, deren Wirkungen die vorhandenen Ressourcen und Strukturen der regionalen Gefahrenabwehr deutlich übersteigen.

Während in der Vergangenheit überwiegend Spreng- oder Brandmittel eingesetzt wurden, muss berücksichtigt werden, dass auch gefährliche chemische, biologische oder radioaktive Stoffe für die Anschläge genutzt werden (Powers 2004).

Die Kombination von relativ kleinen Sprengsätzen mit am Zielort vorhandenen Gefahrenpotenzialen z. B. Tanklager, Gasanlagen oder die gezielte Zerstörung tragender Elemente können sekundäre Wirkungen z.B Gebäudeeinsturz, Ausbreitung einer Giftgaswolke, Explosionen und Flächenbrände auslösen, die die eigentliche Sprengwirkung der primären Bombe wesentlich übersteigen (Koenig 2005; Okumara 1998).

Die Terroranschläge am 11. September 2001 in den USA haben die neue Form des global wirkenden Terrorismus grausame Realität werden lassen. Dass die Bedrohung durch terroristische Anschläge real existiert, zeigen z. B. die Anschläge in Djerba (TUN), in Kuta auf Bali (IDN), in Madrid (E) oder in London (GB).

Wichtig: Ein besonderes Augenmerk muss auch auf Gefahrenlagen gerichtet werden, die eine unmittelbare Gefahrenabwehr in einem Schadengebiet nicht zulassen, da sie das eingesetzte Personal extrem gefährden.

So ist die Ausbreitung einer Epidemie z. B. durch das Ausbringen von Pockenviren durch bewusst infizierte Terroristen, die flächendeckende radioaktive Kontamination infolge einer Sabotage in einem Kernkraftwerk oder den Absturz eines Satelliten mit Kernreaktor (Koenig 2005; de Lorenzo 2005) oder einer Tier- bzw. Pflanzenseuche nicht mit den üblichen Methoden der technischen Gefahrenabwehr zu bekämpfen. An der Optimierung der hierfür erforderlichen Gefahrenabwehrprozesse muss künftig intensiver gearbeitet werden. Hier ergeben sich auch völlig neue Aufgabenfelder für den öffentlichen Gesundheitsdienst (Jason 2002).

Wichtig: Die Ursachen für diese Störungen sind sehr unterschiedlich. Die Antworten der Gefahrenabwehr und -beseitigung müssen aber stets auf den gleichen Prinzipien beruhen.

Fallbeispiel: Madrid

Gezielte Rettungsmaßnahmen. Mit eindrucksvoller Grausamkeit haben die Anschläge vom 11. März 2004 auf Nahverkehrszüge der Großstadt Madrid gezeigt, dass auch die Rettungsmaßnahmen gezielt getroffen werden sollen. Die Einsatzkräfte wurden primär mit 177 Toten und 2062 Verletzten an 4 räumlich getrennten Einsatzorten konfrontiert. Erschwerend kam hinzu, dass eine erhebliche Bedrohung von nicht detonierten Sprengkörpern ausging. Rettungskräfte sind unter Lebensgefahr zu den Verletzten in den Zügen vorgedrungen. Vom Rettungsdienst wurden 388 Patienten registriert, davon 50 vital bedrohte Patienten, 86 Schwerverletzte und 252 Leichtverletzte. Dies macht klar, dass ein erheblicher Anteil von über 1000 Verletzten unabhängig vom Rettungsdienst oder zumindest unregistriert in die Krankenhäuser gelangte.

Schwer- und Leichtverletzte. Die immense Zahl Leichtverletzter stellt hierbei für alle Versorgungsebenen ein Problem dar, da sie die Konzentration der knappen Personal- und Transportressourcen auf vital bedrohte und schwer verletzte Patienten erschwert. Dass alle Patienten innerhalb von 2 h 25 min abtransportiert wurden, verdeutlicht einerseits, dass die Transportkapazität eines großstädtischen Rettungsdienstes in der Regel kein limitierender Faktor ist. Andererseits kann als Lektion hieraus gelernt werden, dass die Kombination mehrerer schädigender Ereignisse mit besonderen Eigenschaften in alle strategischen Überlegungen und planerischen Konzepte mit einzubeziehen ist. Ist Sichtung, Stabilisierung vor Ort und zielgerichteter Transport nach Prioritäten beispielsweise ein heute favorisiertes Konzept, wird dieses bei fortbestehender Bedrohung durch Sprengstoffe, Ausfall moderner Kommunikationsmittel und panikartigen Fluchtbewegungen nur noch eingeschränkt anwendbar sein.

Rettungskette. Beeindruckend zeigen auch Berichte der klinischen Versorgung, mit welchen Realitäten sich dieses Glied der Rettungskette auseinander setzen muss, wenn praklinische Strategien nur bedingt anwendbar sind: Die beiden größten öffentlichen Krankenhäuser Madrids haben nach den Anschlägen über die Hälfte aller Patienten aufgenommen. So wurden innerhalb von 2,5 h in das Gregorio Marañón Universitätskrankenhaus 312 Patienten eingeliefert. Neben der sehr hohen Zahl Leichtverletzter, befanden sich 29 Patienten in einem kritischen Zustand von denen 9 sofort operativ versorgt werden mussten (Ceballos 2005). Auch hier wurden die ersten Minuten für Maßnahmen genutzt, die aktuelle Alarm- und Einsatzplankonzepte vorsehen: Anhalten des Routine-OP-Programms, Vorbereitung der perioperativen Behandlungseinheiten, Schaffung von Bettenkapazitäten, besonders auf Intensiv- und Intermediate-Care-Einheiten, Einrichtung eines Triagepunktes und eines Informationszentrums. Erleichternd in dieser Situation war der Zeitpunkt des Unglücks: So standen an einem Wochentag gegen acht Uhr morgens ausreichend Personal und Behandlungsressourcen zur Verfügung.

Abwehrbereitschaft

Sachgerechte Versorgung bei MANV. Bei einem Massenanfall von Verletzten und/oder Erkrankten (MANV) wird unter Einbeziehung der Ressourcen aus den unmittelbar benachbarten Kreisen und Regionen sowie der dafür eingerichteten Ergänzungen z. B. Schnelleinsatzgruppen (SEG) des Rettungsdienstes und des Katastrophenschutzes, eine sachgerechte Versorgung der betroffenen Patienten gewährleistet. Großschadensfälle der letzten Jahre belegen, dass dieses System in Deutschland funktioniert. Beispiele dafür sind die Eisenbahnunglücke in Eschede und Brühl. Dabei ist anzumerken, dass über die unmittelbare nachbarschaftliche Hilfe hinaus überregionale Rettungsmittel aus Entfernungen von mehr als 80 km eingesetzt werden mussten und Arzneimitteldepots ausreichenden Nachschub vorhalten müssen.

Wichtig: Je geringer die Zahl der medizinisch indizierten Sekundärverlegungen ist, desto qualifizierter war die prähospitale Primärstrategie.

Regionale Leistungsfähigkeit. Die regionale Leistungsfähigkeit des öffentlichen Rettungsdienstes und des Gesundheitswesens mit den Ergänzungen für den Großschadens- oder Katastrophenfall ist in Abhängigkeit von der Bevölkerungsdichte regional sehr unterschiedlich. Grundsätzlich kann angenommen werden, dass auch in dünn besiedelten Regionen eine Versorgung von ca. 50 verletzten und/oder erkrankten Personen bei einem Schadensfall gewährleistet wird. In den Ballungsräumen ist die Versorgung von bis zu 300 Patienten – in Ausnahmefällen bis zu 500 Patienten – weitgehend gesichert. Dies ist jedoch entscheidend von den auslösenden Elementen also z. B. Explosion, Flugzeugabsturz oder Epidemie und den damit verbundenen Verletzungsmustern und/oder Krankheitsbildern abhängig.

Schadenslagen mit mehr als 1000 verletzten Menschen können nicht ausgeschlossen werden. So wurden in New York in den ersten 48 h nach dem Terroranschlag vom 11. September 2001 1103 Personen in den 5 Emergency Departments der Krankenhäuser Manhattans als Folge des Anschlages behandelt (Moecke 2002).

Wichtig: Bei unerwartet auftretenden Ereignissen kann die Versorgung grundsätzlich nur mit einer Zuführung von überregionalen Einheiten und SEG aus Entfernungen bis zu 150 km gewährleistet werden.

Triage

Die typische Verteilung der Verletzungsmuster auf die verschiedenen Kategorien ist wesentlich abhängig von der Art der Katastrophe. Jan de Boer hat dazu vor Jahren ein mathematisches Vorhersagemodell entwickelt. Der Schweregrad einer Katastrophe ergibt sich aus dem Quotienten, der aus der Summe der Patienten in den Kategorien I und II geteilt durch die Anzahl der Betroffenen in Kategorie III ($S=(I+II)/III$) besteht. Nach seinen Analysen beträgt der Quotient bei Wirbelstürmen zwischen 0,1 und 1. Unfälle mit Verkehrsmitteln liegen bei 1,0. Bei Bränden und Explosionen muss mit einem Quotient zwischen 1,0 und 2,0 gerechnet werden (Sefrin 2003; de Boer 1989).

Prozesse im Einsatz

Wichtig: Bei der Planung muss darauf geachtet werden, dass auch in Großschadenslagen aus dem Alltag gewohnte medizinische und organisatorische Versorgungsprinzipien genutzt werden, damit nicht in der schwierigen Großschadenslage völlig neue, sonst ungewohnte medizinische Strategien eingesetzt werden müssen.

Dieses Prinzip ist schon vor über 30 Jahren von Mitarbeitern des Royal Victoria Hospitals in Belfast beschrieben worden, als sie über ihre Erfahrungen mit der medizinischen Bewältigung der Bombenanschläge durch die IRA in Nordirland berichteten (Rutherford 1973).

Übernahme der Patienten. Der Rettungs- und Sanitätsdienst übernimmt die geretteten Personen an den Patientenablagen von den Rettungskräften der Feuerwehren. Die verletzten Personen werden einer Sichtung durch entsprechend qualifizierte Notärzte und zur weiteren Versorgung dem Behandlungsplatz zugeführt. Eine unmittelbare Beförderung ohne Sichtung und Primärtherapie in ein Notfallkrankenhaus erfolgt grundsätzlich nicht. Als Behandlungsplätze werden geeignete Örtlichkeiten, z.B. Turnhallen, Gaststätten oder öffentliche Gebäude genutzt. Ergänzend werden schnell aufzubauende Zelte mit entsprechender Infrastruktur bereitgestellt.

Triage und Erstversorgung. Nach der ersten Sichtung, Triage, müssen die notwendigen Behandlungsmaßnahmen zur Erstversorgung, Sicherung der Vitalfunktionen und Herstellung der Transportfähigkeit festgelegt und am Behandlungsplatz umgesetzt werden. Sten Lennquist weist zu Recht darauf hin, dass auch beim Großunfall das Zeitintervall zwischen schädigendem Ereignis und definitiver klinischer Behandlung von größter Bedeutung ist. Das Ziel der präklinischen Triage muss deshalb sein, sich auf das Minimum des Notwendigen zu reduzieren und die Patienten schnellstmöglich in ein für das Verletzungsmuster geeignetes Krankenhaus zu transportieren. Es muss ausgeschlossen sein, dass durch gut gemeinte präklinische Strukturen im Ergebnis wertvolle Zeit verloren geht (Lennquist 2004). Deshalb macht es auch keinen Sinn, alle Patienten in das nächstgelegene Krankenhaus zu transportieren (Adams 2005), egal wie groß das Krankenhaus ist.

Die Arbeitsgruppe Notfallmedizin der Deutschen Gesellschaft für Unfallchirurgie (DGU) hat dazu 2005 je einen Algorithmus zum Einsatz beim Massenanfall von Verletzten und zur Triage veröffentlicht (Abb. 44.**1**) (Beck 2005).

Behandlungsplätze. Für die Behandlung einer großen Zahl an Verletzten ist der Aufbau von Behandlungsplätzen in direkter Nähe zum Schadensort erforderlich. Hier werden die Kräfte zur Stabilisierung der Vitalfunktionen der Patienten eingesetzt.

Wichtig: Die medizinische Versorgung richtet sich dabei nach den Möglichkeiten in der Großschadenslage und beschränkt sich auf das absolut Erforderliche zur Erhaltung und Stabilisierung der Vitalfunktionen, zur Schmerzbekämpfung und zur Betreuung der betroffenen Patienten.

Nicht stabilisierbare und stabilisierbare Patienten. Nicht stabilisierbare Patienten müssen in dieser Phase rasch identifiziert und mit hoher Priorität direkt den umliegenden Versorgungskrankenhäusern zugeführt werden, die übrigen Patienten werden vor Ort stabilisiert und weiterbehandelt. Damit kann gewährleistet werden, dass die Katastrophe nicht direkt in die Kliniken verlagert wird und dass die zu Beginn noch eingeschränkten Transportkapazitäten entlastet werden können.

Nachführung weiterer Ressourcen. Das anfängliche Defizit zwischen Hilfsnotwendigkeit und Hilfsangebot wird durch Nachführung weiterer Ressourcen an die Einsatzstelle ausgeglichen. Dabei wird nach der vorher durchgeführten Sichtung die Dringlichkeit der Versorgung vor Ort festgelegt, um den anfangs beschränkten Ressourceneinsatz sinnvoll steuern zu können.

Prozess der Sichtung am Behandlungsplatz. Lebensbedrohlich Verletzte werden sofort behandelt, weniger schwer betroffene werden aufgeschoben behandelt. Neben großlumigen Zugängen zur Volumenersatztherapie und der Schmerzbehandlung durch Analgetika ist die Lagerungsbehandlung und Betreuung eine wichtige Maßnahme. Immer muss der Prozess der Sichtung am Behandlungsplatz wiederholt durchgeführt werden, um der Dynamik einzelner Verläufe Rechnung tragen zu können und Zustandsverschlechterungen am Versorgungsort frühzeitig erkennen zu können. Die Beurteilung bestimmt dann die Reihenfolge und das Ziel des Transportes in die Krankenhäuser. Ziel ist die möglichst frühzeitige Wiederherstellung individualmedizinischer Versorgung.

Versorgungsstruktur bei Großschadenslagen. Um bei großen Schadenslagen eine funktionierende Versorgungsstruktur realisieren zu können, müssen modular aufgebaute Behandlungsplätze auch unterschiedlicher Rettungsdienstbereiche in einer Gesamtstruktur sinnvoll und koordiniert zusammenarbeiten. Zwei grundsätzliche Ergänzungsstrukturen können dabei eingesetzt werden: Die Ergänzung medizinischen Personals und Materials unterschiedlicher Organisationen und Rettungsdienstkreise zu einer Behandlungsplatzeinheit oder die Zusammenführung selbstständig arbeitender Module für jeweils eine definierte Anzahl verletzter Patienten (Behandlungsplatz). Verschiedene Übungsszenarien haben gezeigt, dass die Zusammenführung selbstständig operierender Behandlungsplätze eine sehr effektive Methode zur Bewältigung einer Großschadenslage mit mehreren hundert Betroffenen ist. Unabhängig davon sind entsprechende Transportkapazitäten bereitzustellen.

Teilung in Module. Auch hier ist die Teilung in Module, zum Beispiel jeweils zum Transport von 50 Betroffenen der unterschiedlichen Verletzungsschwere, sinnvoll und für die einzelnen Regionen planbar, im Schadensfall dann als „Gesamtpaket" abrufbar. Die einzelnen Module werden an der Einsatzstelle mit durch die örtliche Einsatzleitung zugewiesenen Aufgaben belastet und arbeiten diese selbstständig ab.

Notfallplanung der Krankenhäuser. Grundsätzlich kann jedes Krankenhaus ca. 1–5% seiner normalen Bettenkapazität pro Stunde an Patienten aufnehmen. Mit dem Schadenseintritt und der Aktivierung der Notfallplanung der Krankenhäuser werden die Bettenkapazitäten kurzfristig deutlich gesteigert (bis zu 40%), indem ein Teil der Patienten in die häusliche Pflege entlassen und die im voraus geplanten Fälle nicht aufgenommen werden. Die tatsächlich realisierbaren Möglichkeiten müssen in den entsprechen-

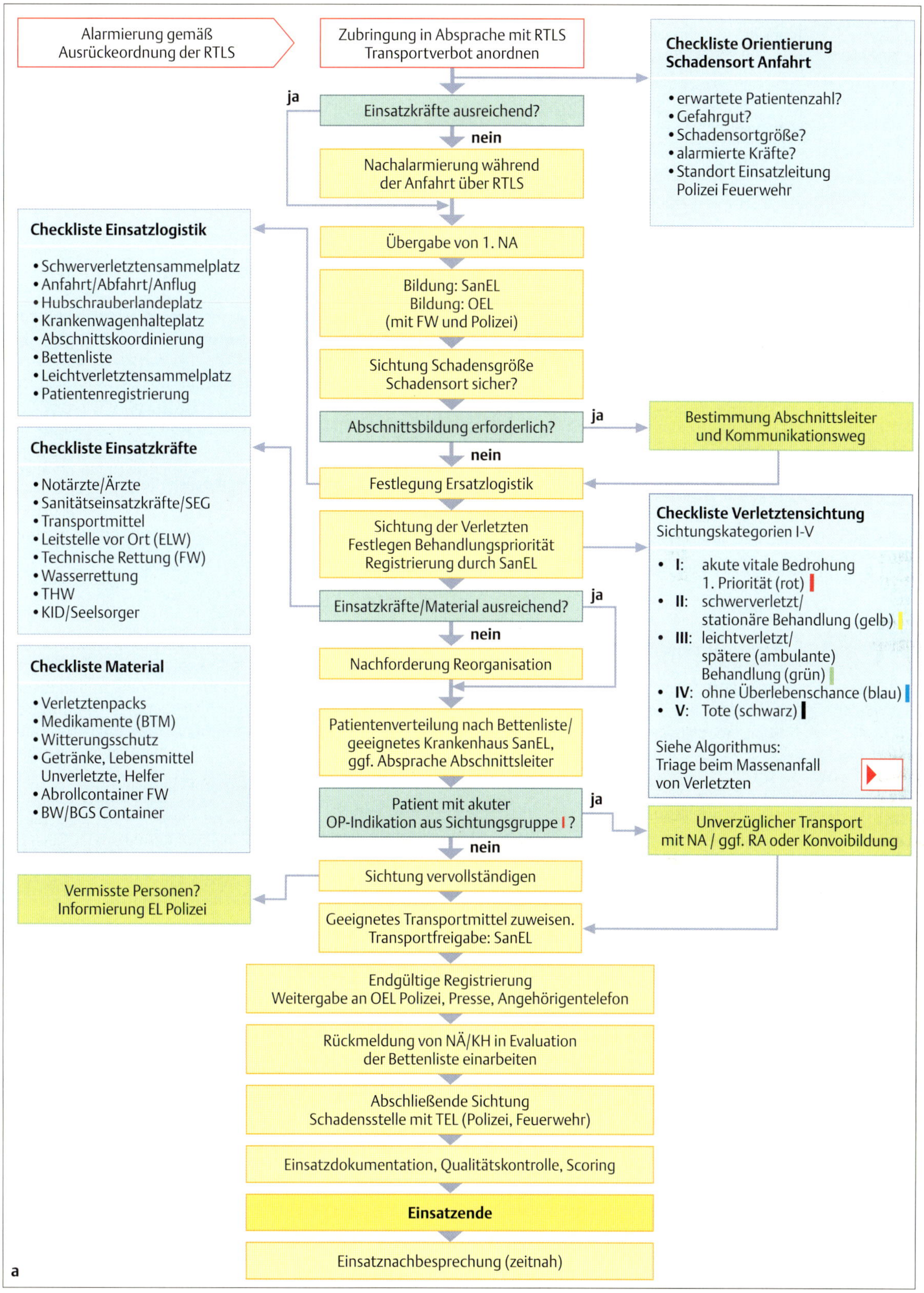

Abb. 44.**1a** u. **b** Algorithmen für Einsatz (**a**) und Triage (**b**) beim Massenanfall von Verletzten (Beck 2005).

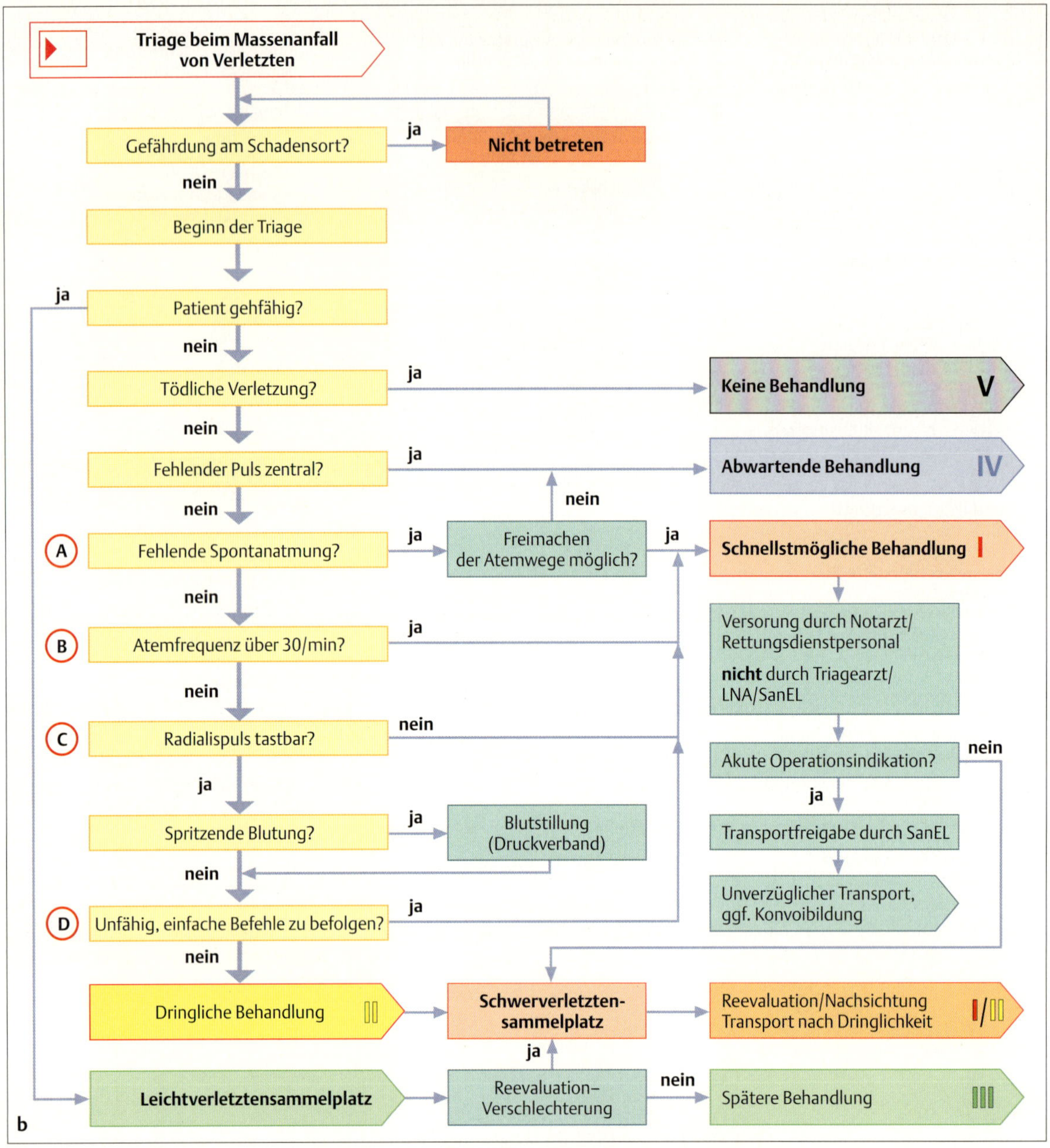

Abb. 44.**1a** u. **b** (Fortsetzung)

den regionalen Einsatzplänen festgelegt sein. Die Aufnahme von Notfallpatienten der Sichtungskategorien I und II erfordert jedoch bestimmte diagnostische Kapazitäten, die nicht beliebig gesteigert werden können. Deshalb wird vorbehaltlich einer entsprechenden Einsatzplanung und -organisation zunächst davon ausgegangen, dass nicht alle Patienten in die örtlichen Krankenhäuser befördert werden, sondern auch in Krankenhäuser in größeren Entfernungen. Dies erfordert eine längere Verweilzeit der Patienten am Behandlungsplatz und eine entsprechende Transportvorbereitung und -stabilisierung.

Personalbedarf

Anzahl. Die sachgerechte Versorgung einer Vielzahl von teilweise lebensbedrohlich verletzten Personen wird mit allen verfügbaren Ressourcen der Gefahrenabwehr sichergestellt. Aufgrund der längeren Anfahrtswege werden die sonst im Rettungsdienst üblichen Hilfsfristen grundsätzlich nicht eingehalten werden können. Auf der Basis der standardisierten Konzepte für einen Massenanfall von Verletzten und/oder Erkrankten müssen für 1000 Patienten über 645 Personen unterschiedlicher Qualifikationen alarmiert und zugeführt werden.

Dieses Personal (75 Ärzte, 105 Rettungsassistenten [RA], 121 Rettungssanitäter [RS], 84 Rettungshelfer [RH], 84 Sanitäter [SA], 84 Sanitätshelfer [SH] und 92 sonstige Helfer) muss unter Einbeziehung aller ehren- und hauptamtlichen

Kräfte bereitgestellt werden. Weitere Funktionen wie der leitende Notarzt (LNA), der organisatorische Leiter im Rettungsdienst (OrgL), zusätzlich erforderliche Ärzte für die Sichtung (ca. 30) oder sonstiges Personal sind dabei noch nicht genannt, müssen jedoch gleichermaßen verfügbar sein. Für Führungs-, Kommunikations-, Registrierungs- und Logistikaufgaben müssen der örtlichen Einsatzleitung – in der Regel der leitende Notarzt und der organisatorische Leiter Rettungsdienst – mindestens 18 Helfer zur Verfügung stehen. Die hier genannten quantitativen und qualitativen Anforderungen bilden die untere quantitative Grenze. Bei einer linearen Steigerung der sonst üblicherweise im Rettungsdienst bereitgestellten Ressourcen, wären deutlich mehr qualifizierte Helfer geboten.

Integration der niedergelassenen Ärzte. Die Bewältigung eines Massenanfalls von 1000 verletzten und/oder erkrankten Personen kann nicht ohne eine sachgerechte Integration der niedergelassenen Ärzte realisiert werden. Sie leisten einen spezifischen Beitrag durch Behandlung von Patienten der Sichtungskategorie III in ihren Praxen. Die Kassenärztlichen Vereinigungen müssen – entsprechend den Krankenhäusern – Alarmierungspläne entwickeln, über die die Arztpraxen informiert und außerhalb der üblichen Praxiszeiten eine Öffnung der Praxen sichergestellt wird.

Darüber hinaus müssen in der ersten Phase des MANV evtl. Ärzte aus den Krankenhäusern zum Schadensort beordert werden, um dort die sachgerechte Sichtung und Notfallbehandlung durch die Notärzte des Rettungsdienstes zu unterstützen. Hier kann potenziell ein Zielkonflikt entstehen, da die umliegenden Krankenhäuser wegen der großen Zahl von Akutpatienten ihre Ärzte im Krankenhaus benötigten. Dies muss deshalb im Einzelfall sehr sorgfältig abgewogen werden, damit der Arzteinsatz dort erfolgt, wo er den größten Nutzen bringt.

Die notwendigen regionalen Planungen müssen von den dafür verantwortlichen Stellen des öffentlichen Gesundheitswesens in Zusammenarbeit mit den Krankenhäusern realisiert werden (Holden 2005).

Materiallogistik

Wichtig: Die spezifischen Schadenslagen nach terroristischen Anschlägen lösen spezifische Materialbedarfe aus. Dies stellt eine besondere logistische Herausforderung für den Rettungsdienst und die Krankenhäuser dar.

Sprengstoffanschläge. Bei „reinen" Sprengstoffanschlägen besteht die Herausforderung darin, akut große Mengen an konventionellem medizinischem Material prähospital und im Krankenhaus zur Verfügung zu stellen. Infusionslösungen, Analgetika und Verbandmaterial stehen im Vordergrund.

Chemische Schadstoffe. Das Ausbringen von chemischen Schadstoffen macht die sofortige Verabreichung von spezifischen Antidota erforderlich. Diese sind fast nirgendwo in Deutschland im größeren Umfang so bevorratet, dass sie kurzfristig ausgeliefert werden können.

Dekontamination. Ähnlich problematisch wird sich die Dekontamination einer großen Zahl von Betroffenen darstellen. Die Kapazitäten der Feuerwehren sind begrenzt. Fast kein Krankenhaus verfügt über eine geeignete Infrastruktur. Gleichwohl ist zu berücksichtigen, dass die Entfernung der kontaminierten Kleidung zu einer Schadstoffreduzierung von ca. 80–90% führt.

Infektiologische Großschadenslagen. Im Fall von infektiologischen Großschadenslagen müssen analoge Konzepte zur kurzfristigen Auslieferung von z. B. Atemschutzmasken und ggf. spezifischen Medikamenten sowohl an die Kräfte der Gefahrenabwehr wie auch die betroffene Bevölkerung entwickelt werden.

Aus- und Fortbildung

Insbesondere für die Bewältigung von radiologischen, biologischen und chemischen Anschlägen müssen besondere Schulungsmaßnahmen erfolgen (Moecke 2002; de Lorenzo 2005).

Die World Association for Disaster and Emergency Medicine (WADEM) hat 2004 internationale Standards und Richtlinien für die Ausbildung und das Training für einen multidisziplinären Einsatz bei Großschadenslagen veröffentlicht (WADEM 2004).

Die Homepage der National Disaster Life Foundation zeigt Beispiele für solche Aus- und Fortbildungsangebote (http://www.ndlsf.org). Ein weiteres Beispiel aus den USA findet sich auf der Homepage der University of Arizona Health Science Center (http://www.ahls.org). Von diesen Webpages aus öffnet sich der Zugang zu vielen weiteren amerikanischen Institutionen, die sich mit der CRNBE-Problematik beschäftigen. Auch die Webauftritte des Robert-Koch-Instituts (http://www.rki.de) und der WHO (http://who.int) haben sehr konkrete und aktuelle Hinweise zum Umgang mit biologischen Gefahren online verfügbar.

Simulationsmethoden. Damit die theoretischen Prinzipien der Bewältigung von Terrorangriffen im Einsatzfall auch erfolgreich eingesetzt werden können, müssen sie von allen Beteiligten regelmäßig geübt werden. Da reale Großübungen wegen der hohen damit verbundenen Kosten nur beschränkt durchgeführt werden können, sind Simulationsmethoden entwickelt worden. Das in Europa am erfolgreichsten eingesetzte Konzept – Emergotrain – ist vor fast 20 Jahren von Professor Dr. Sten Lennquist in Schweden entwickelt worden. Unter Echtzeitbedingungen lernen die Teilnehmer Prinzipien des Ressourcenmanagements unter Berücksichtigung verschiedener Vorgaben. Mit Emergotrain kann man nahezu alle theoretischen Schadenslagen in der Prozesskette Schadensbewältigung gesamthaft und in Abschnitten üben. Der Teilnehmer sieht während der Simulation nicht nur sich selbst als Person, sondern versteht die Verzahnung und Verkettung von Entscheidungen, Prozessen und Abläufen und kann diese besser nachvollziehen (Lennquist 2003).

Kernaussagen

Bedrohungspotenzial

Zu den bereits bekannten Gefahren, wie z. B. Naturkatastrophen oder technische Großschadensereignisse, sind die Bedrohungen durch Terroranschläge hinzugetreten.

Wegen der möglichen Größe solcher Schadensereignisse, der potenziell zusätzlichen Gefährdung für die eingesetzten Rettungskräfte und der mangelnden Möglichkeit zur Vorplanung für die Orte des Geschehens ist es allerdings zwingend erforderlich, zusätzliche Planungsgrundlagen zu schaffen.

Fallbeispiel: Madrid
Die Kombination mehrerer schädigender Ereignisse mit besonderen Eigenschaften ist in alle strategischen Überlegungen und planerischen Konzepte mit einzubeziehen.

Abwehrbereitschaft
Die regionale Leistungsfähigkeit des öffentlichen Rettungsdienstes und des Gesundheitswesens mit den Ergänzungen für den Großschadens- oder Katastrophenfall ist in Abhängigkeit von der Bevölkerungsdichte regional sehr unterschiedlich.
Die Strategien des Alltags müssen auch im Schadensfall greifen und müssen sich modular aufbauen.

Triage
Der Schweregrad einer Katastrophe ergibt sich aus dem Quotienten, der aus der Summe der Patienten in den Kategorien I und II geteilt durch die Anzahl der Betroffenen in Kategorie III besteht. Formel: $(S = (I + II) / III)$.

Personalbedarf
Auf der Basis der standardisierten Konzepte für einen Massenanfall von Verletzten und/oder Erkrankten müssen für 1000 Patienten über 645 Personen unterschiedlicher Qualifikationen alarmiert und zugeführt werden.

Materiallogistik
Die spezifischen Schadenslagen nach terroristischen Anschlägen lösen spezifische Materialbedarfe aus. Dies stellt eine besondere logistische Herausforderung für den Rettungsdienst und die Krankenhäuser dar.

Aus- und Fortbildung
Insbesondere für die Bewältigung von radiologischen, biologischen und chemischen Anschlägen müssen besondere Schulungsmaßnahmen erfolgen.
In die Aus- und Fortbildung sind neue Lern- und Lehrmethoden, wie z. B. das E-Learning, das Blended-Learning oder die Simulation zu integrieren.

Literatur

Adams HA. Überörtliche Hilfe beim Massenanfall von Verletzten (Ü-MANV). Anästh Intensivmed 2005; 46: 215 – 223.
Beck A, Bayeff-Filloff M, Kanz KG, Sauerland S. Algorithmus für den Massenanfall von Verletzen an der Unfallstelle. Notfall Rettungsmed 2005; 8: 466 – 473.
de Boer J, Brismar B, Eldar R et al. The medical severity index of disasters. J Emerg Med 1989; 7: 269 – 273.
de Ceballos JPG, Fuentes FT, Diaz DP et al. Casualties treated at the closest hospital in the Madrid March 11, terrorist bombing. Crit Care Med 2005; 33(suppl.): S 107 – 112.
de Lorenzo RA. When it's hot, it's hot. Ann Emerg Med 2005; 45: 653 – 654.
Holden PJP. Improvising in an emergency. NEJM 2005; 353: 541 – 543.
Jason S, McKee M. The implication of terrrism for public health. Europ J Pub Health 2002; 12: 1 – 2.
Koenig KL, Goans RE, Hatchett RJ et al. Medical treatment of radiological casualties: current concepts. Ann Emerg Med 2005; 45: 643 – 652.
Lennquist S. The emergotrain system for training and testing disaster preparedness: 15 years experience. ISDM 2003; 1: 13 – 22.
Lennquist S. The importance of maintaining simplicity in planning and preparation for major accidents and disasters. IJDM 2004; 2: 5 – 8.
Moecke Hp. Erste Übersicht über das Verletzungsmuster der Überlebenden des Terroranschlages auf das World-Trade-Center. Notfall Rettungsmed 2002; 5: 54 – 56.
Moecke Hp, Finke EJ, Fleischer et al (Hrsg). Paul Rega: Bio-Terry. Handbuch zur Diagnose und Therapie von Erkrankungen durch biologische Kampfstoffe. Berlin: ABW-Verlag; 2002.
Okumara T, Suzuki K, Fukuda A et al. Tokyo subway sarin attack: disaster management. Part 1: community emergency response. Acad Emerg Med 1998; 5: 613 – 617.
Powers MJ. CBRN terrorism – a risk matrix.Crisis Response J 2004; 1: 39 – 43.
Rutherford WH. Experience in the Accident and Emergency Department of the Royal Victoria Hospital with patients from civil disturbances in Belfast 1969 – 1972. Injury 1973; 4: 189 – 199.
Sefrin P, Weidringer J, Weiss W. Katastrophenmedizin: Sichtungskategorien und deren Dokumentation. Dtsch Ärztebl 2003; 100: A2057 – 2058.
WADEM. International standards and guidelines on education and training fort he multi-disciplinary health response to major events that threaten the health status of a community. Prehosp Disast Med 2004; 19 (suppl.2): s17-s24.

45

Panikreaktion und Massenphänomene

45 Panikreaktion und Massenphänomene

W. R. Dombrowsky, F.-G. Pajonk

Roter Faden

Bedeutungsursprung von Panik
Vom Pan-Kultus zum sozialen „Normenkontrollverfahren"
Biologischer Reduktionismus versus Natur-Kultur-Interaktion
Distanzierung als Panikprävention
Empirische Panikforschung
Panikmache und Angstinstrumentalisierung
Panikvermeidung

Bedeutungsursprung von Panik

Nach der Internationalen Klassifikation der Krankheiten (ICD-10 F41.0) findet sich unter „Angst- und Panikstörungen" auch die „Panikattacke", eine seit den 1970er-Jahren in westlichen Industriegesellschaften auftauchende und seitdem um sich greifende Zivilisationskrankheit (vgl. Brodde u. Escher 1992; Leidig u. Glomp 2003). Diese spezifische Erkrankung an und durch Zivilisation (vgl. Roelcke 1999) wird allerdings nicht gemeint, wenn von „Panik" die Rede ist.

Definition: Im Alltag, in den Medien und v.a. im Kontext von Unfällen und Katastrophen umschreibt „Panik" kollektive Ausbrüche völliger Kopflosigkeit und ein dadurch bewirktes extremes Fehlverhalten.

Historischer Aspekt. Die mythologischen Wurzeln von Panik gehen auf die Urangst des Menschen zurück, die Beherrschung (Kultur) zu verlieren und unterzugehen. Pan personifizierte die eruptive Flüchtigkeit des Fruchtbaren (z.B. Frühjahrsflut des Nils, Regen), sein Flötenspiel die mühsam zu erwerbende Kunstfertigkeit des Zivilisierenden. Indem man sich in Fruchtbarkeitskulten (Bacchanalien) in Pans Felle hüllte und ausbrechen ließ, was ansonsten mühsam bezähmt werden musste, entstanden soziale Verfahren und Verständnisse, die Handhabbarkeit ermöglichten. Panik wurde so zu einer symbolischen Ritualisierung, die sich nach und nach verselbstständigte, bis man schließlich in Mummenschanz und Karneval (vgl. Moser 1986; Weihe 2004) die Gefährdung des Zivilisatorischen durch den Rückfall ins Tierische nicht mehr wahrnahm. Seinen historischen Höhepunkt erlebte diese Transformation im Barock; Nicolas Poussins um 1635 entstandenes Gemälde „Bacchanal vor einer Pan-Büste" steht stellvertretend für die Verharmlosung einer als anthropologisch aufzufassenden Gefährdung der Zivilisation zu bloßem Ringelrein und Schäferspiel.

Selbst- und Naturbeherrschung. Die Urangst vor dem Verlust von Selbstbeherrschung und Naturbeherrschung ist jedoch keineswegs verschwunden. „Kulturleistung", formulierte Freud (Freud 2001) Jahrtausende später, sei ohne „Triebverzicht" nicht möglich, stehe der „Macht der Liebe", dem der „Zwang zur Arbeit" und die „Not von außen" unversöhnlich gegenüber. In dieser Interpretation ist der Ursprung des ägyptisch-griechisch-römischen Pan-Kults nicht mehr zu erkennen; noch weniger allerdings bewirken die ehemaligen rituellen Ausdrucks- und Umgangsformen, was sie sollten: Mummenschanz und Karneval sind derart von ihren Ursprüngen abgelöst, dass sie nichts mehr thematisieren und nichts mehr bannen.

Wichtig: Inhalt und Bedeutung von „Panik" sind somit verschwunden und haben eine diffuse Angst vor einer „irgendwie" grundlegend bedeutsamen Gefährdung zurückgelassen.

Vom Pan-Kultus zum sozialen „Normenkontrollverfahren"

Zurückgeblieben ist ein eigentümlicher Begriff mit ubiquitärem „Bedeuten". Sein Aussprechen lässt Abläufe und Verhalten als „erklärt" erscheinen, ohne dass es empirisch inhaltlicher Aufklärung bedarf.

Bestes Beispiel ist noch immer das am 30. Oktober 1938 als Reportage ausgestrahlte Hörspiel von Orson Welles über eine Invasion aus dem Weltall, die angeblich zu Massenpanik in ganz Nordamerika führte. Obgleich Nachuntersuchungen (Rosengren et al. 1975) Massenpanik als bloße Medienkolportage und das berühmte Standardwerk von Hadley Cantril (1942) als Täuschung erweisen konnten, lebt die Legende selbst in der Polizei- und Feuerwehrausbildung (vgl. Tiedemann 1968; Hinkel 1978) und in der Wissenschaft (vgl. Bochnik 1999) munter fort.

Panik als Normverletzung. Womöglich kommt es auf empirische Tatsachen auch nicht an, so lange man „Panik" im Sinne Durkheims (Durkheim 1961, S.156ff.) als eine „Verletzung" kollektiver Normverständnisse versteht. Wie das Verbrechen immer auch auf die Norm verweist und Empfindungen „gesteigerter Lebhaftigkeit" auslöst, wenn es bestehende Normen besonders verletzt, so verletzt und bestätigt auch „Panik" das kollektive Verständnis über „richtiges" und „falsches" Verhalten in extremen Situationen.

Wichtig: In genau diesem Sinne „erklärt" auch die Selbstaussage, „in Panik" gewesen zu sein, nicht, wie „es" tatsächlich war, sondern den Kniefall vor der Norm. Die Zuflucht in eine „erlittene" Entmündigung durch eine übermächtige Biologie enthebt beide Seiten der Pein, darüber befinden zu müssen, ob ein absichtliches, also die Normen bewusst außer Kraft setzendes Handeln vorlag, oder „nur" ein „unentrinnbar" biologisch gesteuertes (Fehl-)Verhalten.

Das Eingeständnis, auf diese Weise versagt zu haben, mag zwar die Kapitulation des Willen gegenüber „dem Fleisch" offenbaren, erspart aber, im Äußersten als Saboteur oder Fahnenflüchtiger erschossen werden zu müssen, weil man sich seiner Pflichten willentlich versagte. *Das* wäre die Kündigung von Disziplin und Gehorsam, schlimmsten Falles Verstoß gegen die bestehende Ordnung.

Interviews mit Offizieren der Wehrmacht haben diese Interpretation bestätigt: Unter den extremen Belastungen von Schlafmangel, Hunger, Durst, Dauerbeschuss und Todeserlebnissen sind gelegentlich größere Kampfgruppen (nur 2 Fälle bezeugen Kompaniestärke) „in Auflösung" übergegangen. Um allen ein Kriegsgerichtsverfahren zu ersparen, wurde einvernehmlich von „Panikausbruch" gesprochen und „Bewährung" in Sondereinsätzen oder Strafbataillonen verordnet. Joseph Heller (1994) hat dieses „Nicht-mehr-Wollen" und deswegen „Umso-schlimmer-Müssen" nach dem Vietnamkrieg als „Catch-22" literarisch verarbeitet.

Panik auf der Symbolebene. Auf der Symbolebene markiert Panik somit dreierlei:

- erstens den Schreck, der ins Glied fährt, also eine aufsteigende Triebhaftigkeit, die in Gefahr bringt, die Selbstkontrolle zu verlieren;
- zweitens den Schreck, der in die Glieder fährt angesichts äußerer Bedrohungen, die Leib und Leben in Gefahr bringen und die Chancen (v. a. des Überlebens) spürbar verringern;
- drittens schließlich den Schreck, der in einen fährt als Angst vor der Angst, passiv wie auch aktiv zu versagen und damit für sich und andere zu einem Risiko zu werden – was den Bogen zurück zur Panikattacke schlägt.

Panik auf der Wahrnehmungsebene. Auf der Wahrnehmungsebene sind alle drei Momente von Panik präsent. Die öffentliche, überwiegend massenmediale Darstellung von Panik ist am erfolgreichsten, wenn sie Empfindungen „gesteigerter Lebhaftigkeit" auszulösen vermag. So entzündete der Brand des Ringtheaters in Wien 1881 hitzige Phantasien über die Knäuel aus Leibern, die an den Ausgängen verbrannt waren, und bis heute herrschen Darstellungen vor, die wie Moritaten die Verwandlung des Menschen zur rücksichtslosen Bestie oder zum Triebtäter inszenieren. Der Katastrophenfilm hat diese Inszenierung perfektioniert und rückwirkend den Alltag mit Bebilderungen munitioniert, die sich von niemandem mehr wegdenken lassen. Die Medienkonsumenten imaginieren und die Medienproduzenten assoziieren diese Bilder, auch wenn sie in der Wirklichkeit nicht stattgefunden haben, wie regelmäßig bei Flugunfällen zutage tritt: Die Medienaufmacher über Kabinenpanik entsprachen so gut wie nie den realen Abläufen. Von daher ließe sich der lustvolle Imaginations-Assoziations-Zusammenhang als funktionales Äquivalent zum Bacchanal verstehen: Man wäre gern einmal „Bock", setzte sich über alle Normen hinweg bis zur Orgie, zum Schreikrampf und zum Blutrausch und fürchtet sich zugleich vor nichts mehr als vor diesen vollkommenen Kontrollverlusten (vgl. Balint 1972).

Panik auf der Handlungsebene. Auf der Handlungsebene wird nach wie vor auf Kontrolle und Kontrollerhalt abgestellt (vgl. Clarke 2000; Johnson 1987). „Panik" gilt dort als Chiffre für die Bedrohung der öffentlichen Sicherheit und Ordnung, für eine Art Virus, der zum endemischen Verfall von Disziplin und Selbstdisziplin führt und folglich ein frühzeitiges, der Seuchenbekämpfung nachgebildetes, hartes Durchgreifen erfordere: Ansteckungsfähige Personen (oft als „Rädelsführer" bezeichnet) müssten deshalb identifiziert und isoliert und die ansteckbare Masse beruhigt und zur Disziplin aufgefordert werden (vgl. Brickenstein 1982; 1993). Schaut man genauer hin, so entdeckt man die Konstitution einer Entscheidungssituation, wie sie sich v. a. in Kriegen bewährt hat: Zum Rädelsführer wird nur, wer sich willentlich versagt, also bewusst Dritte anstiftet. Die Anstiftung ist das Tatbestandsmerkmal dafür, dass nicht länger eine biologische Überschwemmung der Vernunft strafmildernd unterstellt werden kann, sondern aus einem Versagen ein willentliches Sich-Versagen wird, das auf Mittäterschaft abzielt.

Wichtig: Der Kreis der potenziell Ansteckungsfähigen muss folglich auf die Konsequenzen hingewiesen und vor die Alternative gestellt werden, sich entweder verlässlich zu verhalten oder „behandelt" zu werden. In logischer Konsequenz entstand daraus die Idee einer medikamentösen Panikprävention (vgl. Benkert / Hippius 2000; Hippius 1988).

Biologischer Reduktionismus versus Natur-Kultur-Interaktion

Während sich in den ordnungspolitischen Panikverständnissen noch residuale Anteile sozialer Interaktion finden, reduzieren neuere ingenieurwissenschaftliche Ansätze „Panik" auf Leittechnik für Massenströme und Menschen auf Partikel, deren Strömung optimiert werden muss (vgl. Helbig u. a. 2006; 2000).

Wichtig: „Panik" ist in diesen Ansätzen kein multipler Schreck mehr, der durch Behauptung oder Rückgewinnung kultureller Fertigkeiten bezähmt werden kann, sondern eine Verwandlung in einen Strom von Leibern, den man mit baulichen Maßnahmen reguliert (vgl. Kühnert 2004) wie Viehherden durch Laufgatter.

Missverständnis von Biologie und Panik. In dieser Reduktion auf eine Biologie, die nicht mehr mental und sozial, sondern nur noch von außen gelenkt werden kann, liegt zugleich ein grundlegendes naturalistisches Missverständnis von Biologie wie von Panik. Das Werden zum Menschen ist Kultivierung und Zivilisierung des Biologischen, ist dessen Transformation in etwas Neues. Der heutige Mensch hat sich eine Biologie erworben, die mit der eines Ägypters zu Zeiten Ramses oder eines Makedonen zu Zeiten Alexanders nicht mehr vergleichbar ist. Das gleiche gilt für Panik. Auch sie ist nichts Naturales, kein „Etwas", das aus- oder durchbricht, sondern eine psychobiologische Resultante aus einer fortlaufend kultivierten, zivilisierten Psyche und Physis. Die Ängste der Gegenwart haben mit denen der Antike oder des Mittelalters nichts mehr gemein. Mied man um 1100 den Wald, weil dort Kobolde, Geister und Ungeheuer lauerten, so ist „Wald" heute Ort der Erholung, während man sich an ganz anderen Orten vor ganz anderen „Dingen" (wie z. B. Krebs) fürchtet.

Kulturelle Durchformung des Körperlichen. Das Körperliche, insbesondere dessen „starke" Impulse wie Sexualität, Durst, Hunger, aber auch Angst (vgl. Bandelow 2006; Delumeau 1985) oder Schmerz, ist kulturell durchformt und somit selbst eine kulturelle Hervorbringung auf einer naturalen (Rest-)Basis. Von daher bricht zu allen Zeiten und an allen Orten eine andere „Panik" aus, die wiederum auf je andere Art entstanden ist. Sie entzieht sich damit keineswegs der Analyse, auch nicht der Vergleichbarkeit, doch bedarf es der Kontexte, um davor bewahrt zu bleiben, „Panik" als ahistorische Konstante menschlicher Biologie misszuverstehen.

Spezifische Wahrnehmung von Gefahr. Dies gilt nochmals zugespitzt für Gefahrensituationen, unbeschadet, ob sie objektiv gegeben oder nur subjektiv so wahrgenommen werden. „Gefahr" lässt sich unmöglich ohne Affekt- und Phantasiegeladenheit, rein über „Wissen" wahrnehmen und verarbeiten.

Wichtig: Nicht nur die „Gefahren" wandeln sich, sondern auch die gesellschaftlichen Verfahren ihrer Wahrnehmung, Bewertung und Behandlung.

Panik als Resultante der wirkenden Vektoren. Von daher wäre es irrig, den zu Panik führenden Schrecken von seinen historisch determinierten Vektoren lösen zu wollen. Er ist vielmehr die Resultante der wirkenden Vektoren, ganz ähnlich einem Kräfteparallelogramm aus

- sozialen,
- psychischen,
- physischen,
- politischen und
- sonstigen

Wirkgrößen. Zu ihnen gehören selbstverständlich auch bauliche, technische, tageszeitliche und viele weitere Determinanten, doch wäre es sträflich, eine einzige besonders zu betonen.

Wichtig: Hier zeigt gerade die empirische Panikforschung, dass „*in situ*" komplexe intra- und interpersonale „Aushandelungen" vorgenommen werden: Jeder Akteur setzt sein individuelles Kräfteparallelogramm zusammen, je nach Mischungsverhältnis seines Gewordenseins, seiner situativen Einsicht und seiner Affekt- und Phantasiegeladenheit, woraus danach alle beteiligten Akteure ein kollektives Kräfteparallelogramm bilden, das dann den Ablauf der Situation bestimmt.

Wenn alle Angst haben, keiner wagt, die Führung zu übernehmen, jeder nur auf den anderen schaut, dann wird tatsächlich herdenhaftes Verhalten wahrscheinlich, aber eben nicht biologisch notwendig.

Distanzierung als Panikprävention

Norbert Elias (1987) hat mit seiner Interpretation des Fischers im Mahlstrom die menschliche Fähigkeit zur Distanzierung in den Mittelpunkt gerückt, die Dieter Claessens (1970) als den eigentlichen Motor der Menschwerdung identifizierte.

Wichtig: Situative Distanzierungsfähigkeit bedeutet, durch Beobachtung bei gleichzeitiger Selbstbeobachtung Einsicht in die Wirkbedingungen erlangen zu können, denen man selbst unterworfen ist.

Indem sich der Fischer im Mahlstrom gleichsam von Außen selbst beobachtet (also eine distanzierte Position zu seinem „Schicksal" einnimmt), erkennt er dadurch Struktur und Richtung des Ereignisflusses. Er kann nun absehen, dass sein Boot, an das er sich vor Angst klammerte, unweigerlich in den Strudel gezogen wird. Um zu überleben, muss er doppelt loslassen: seine Angst und das Boot.

Wille und Vermögen zur Selbst- und Prozesskontrolle. Der von Elias propagierte Königsweg der Distanzierung verdeutlicht idealtypisch, dass Panik aus der Dominanz situativer Affekt- und Phantasiegeladenheit über Selbstkontrolle und Prozesskontrolle entsteht, doch gilt dies generell für jede Situation.

Wichtig: Um überhaupt Kontrolle über äußere Prozesse erlangen zu *können*, muss man dies auch *wollen*, und um dies wollen zu können, bedarf es der gesellschaftlichen Bedingungen, in und durch die dies möglich ist.

Distanzierungsfähigkeit resultiert nicht nur aus dem Willen und dem Vermögen zur Selbstkontrolle, sondern auch aus dem Glauben an die Möglichkeit zur Kontrolle beider, des Selbst wie der Situation. Wer nicht an Selbstkontrolle glaubt, wird es auch nicht wollen und nicht versuchen; wer nicht an Prozesskontrolle glaubt, wird sich unentrinnbar als Opfer „der" Verhältnisse oder übermachtiger Anderer fühlen und im Mahlstrom gefangen bleiben. Von daher muss jeder Handelnde als ein Ensemble von zahlreichen Mischungsverhältnissen aus (affektgeladenem) „Wissen", aus situativen Affektaufladungen und aus situativen Beimengungen angesehen werden (vgl. Dombrowsky 1988), wobei sich die Affektaufladung aus 3 Quellen speist:

- den situativen Ängsten,
- den interaktiven Ängsten und
- den inkorporierten Affektbeimengungen des verfügbaren Wissens (weil kein Wissen frei von „Beimengungen" ist, wie der Vergleich der Bibel mit einer Enzyklopädie deutlich macht).

Kulturüberflutung. Von daher wohnt jedem kulturellen Artefakt eine spezifische affektuelle Beimischung inne (z.B. einem Auto eine andere als einem Kernkraftwerk), die ebenso spezifische Ängste auszulösen vermag. Jede Angst wiederum bewirkt eine eigene „Destruktionsschleife"; in ihrer Gesamtwirkung ergibt sich ein Zyklus aus Kulturüberflutung durch überwältigende Affekte und danach eine Restituierung des Kulturellen (Abb. 45.**1**).

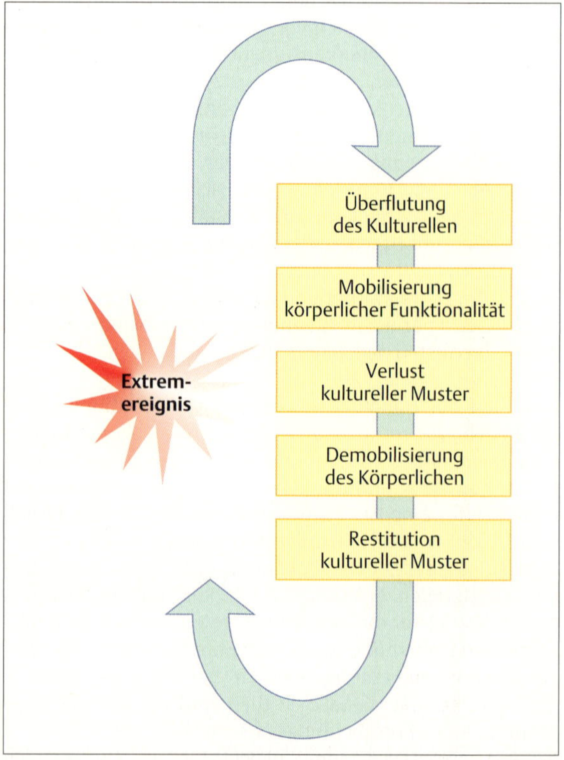

Abb. 45.**1** Kulturüberflutung und Restituierung des Kulturellen.

Die Schleife zeigt die in jeder Kultur einsetzende physische Reaktion auf Extremereignisse: Gemeinhin bewirken sie eine Art Überflutung der alltäglichen, als „normal", „stabil" und „verlässlich" empfundenen kulturellen „Muster". Als Muster lassen sich Abläufe, Verhaltensweisen, Umgangsformen, Kenntnisse und Fertigkeiten beschreiben, aber auch Funktionalität von und Verfügbarkeit über Einrichtungen, Dienste und Leistungen (z.B. Verkehrsmittel, Elektrizität, Wasser, Müll etc.).

Wichtig: Insofern lösen bestimmte Wahrnehmungen (auch Schreck oder Angst) ein Wechselspiel zwischen körperlicher Mobilisierung und kultureller Musterreduktion aus. Je weniger eingelebte Kulturmuster greifen, desto stärker mobilisiert der so entblößte Körper seine eigene (biologische) Funktionalität (Ungerer/Morgenroth 2001).

Restituierung des Kulturellen. Da jedoch die Extremereignisse der technisch-industriellen Welt nur noch marginal mit dem Sensorium des physischen Apparates detektiert und mittels körperlicher Fähigkeiten bemeistert werden können, sondern letztlich nur mit den Mitteln der Zivilisation selbst, erwachsen die Chancen auf Rettendes immer stärker dem Vermögen, die biologischen Reaktionsformen (Adrealin, Noradrenalin, Beta-Blocker etc.) überwinden und die kulturellen Muster so schnell wie möglich restituieren zu können.

Wichtig: Eine auf „Wirksamkeit" zielende Panikprävention hätte dem Rechnung zu tragen und situativ umsetzbare Restituierungstechniken beizusteuern, die die Rückkehr zum Kulturellen unterstützen oder beschleunigen (Abb. 45.**2**).

Die Pfeile neben den beiden Regelkreisen zielen auf einen spezifischen Regulierungsbedarf, der sich in Form langfristiger Sozialisationsprozesse als „Kulturmuster" herausgebildet hat. Diese Kulturmuster bilden zusammen unser „Wissen", das darüber mitentscheidet, welcher Regelkreis zur Durchsetzung gelangen kann: So verfügt jede Kultur über „Vorräte an Entregelungsformen" (z.B. Alkohol und andere Drogen, Partyspiele etc.), so gibt es Vorlagen, nach denen wir unseren Körper formen (Schlankheits- oder Jugendideal) und auf deren Grundlage ein „Körperbewusstsein" ausgebildet wird, das „Körper" und den Umgang mit Körperlichem definiert.

Kollektiv vermittelte Traditionen. Alle Kulturen formen ihre kindlichen, männlichen und weiblichen Körper höchst unterschiedlich, wie sie ebenso unterschiedliche Ausdrucks- und Inszenierungsformen entwickelt haben, um den Körper zu präsentieren und einsetzen oder Gefühle und Affekte zulassen oder verbieten. Ebenso formuliert jede Kultur mehr oder weniger verbindliche Vorschriften darüber, wie man sich zu präsentieren hat, was „schicklich" oder „unschicklich" ist (was insbesondere für „Nacktheit" und „Geschlecht" gilt). Die Fragen, auf welche kulturellen Muster in welcher Extremsituation Verlass ist oder welche Kulturmuster „rettender" sind als andere, beantwortet nicht nur die Erfahrung durch Extremsituationen, sondern auch die durch „signifikante Andere" (Eltern, Freunde, Lehrer etc.) kollektiv vermittelten Traditionen.

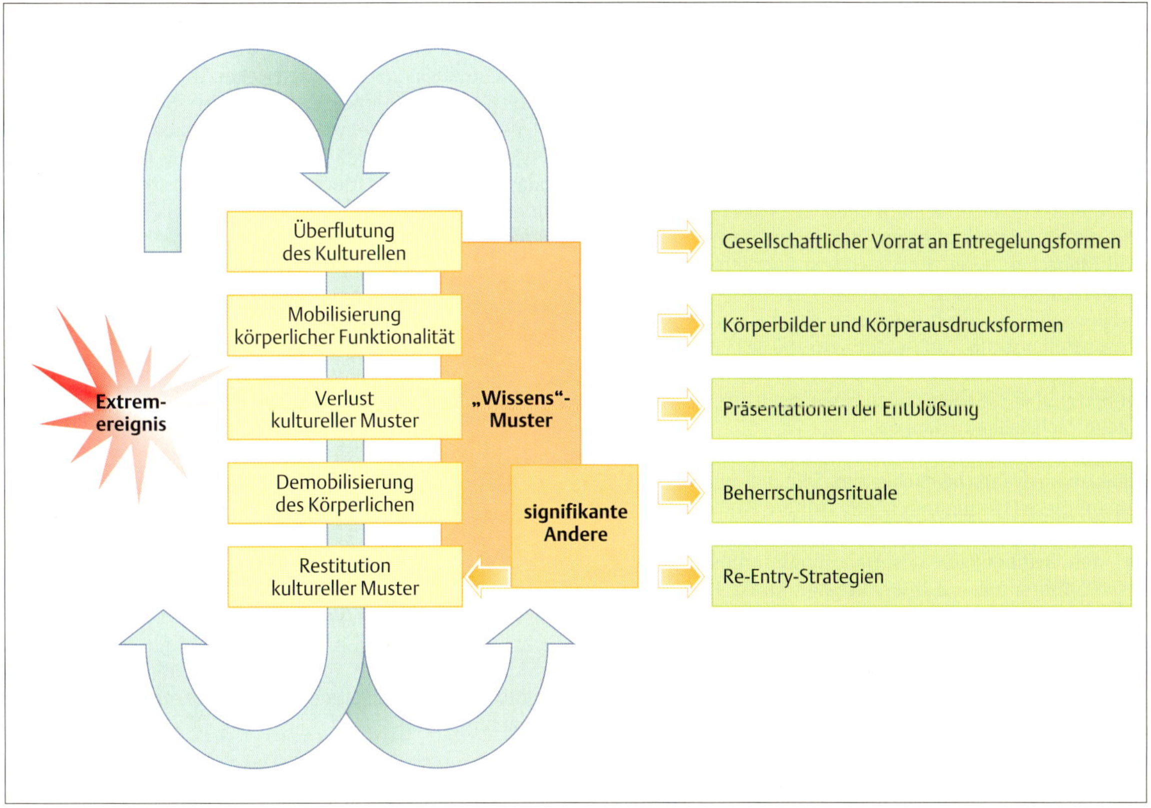

Abb. 45.**2** Restituierungstechniken.

Wichtig: Allerdings zeigt die Katastrophenforschung, dass in modernen, mobilen Gesellschaften diese Traditionen immer schneller verloren gehen, sodass immer weniger Menschen wissen, wie sie sich auch in Extremsituationen verhalten *sollten*. Dem hätte jedes Verhaltenstraining, durch das „Panik" vermieden werden soll, funktional zu entsprechen.

Wissensmuster und signifikante Andere. Die Fähigkeit, sich wie der Fischer im Mahlstrom angemessen distanzieren zu können, wird neben den individuell erworbenen „Wissensmustern" v. a. durch sog. „signifikante Andere" geprägt. Als signifikante Andere in einem Ereignis erscheinen jene, von denen man den Eindruck gewinnt, man könnte ihnen vertrauen, sie seien hilfreich oder zuverlässig oder in anderer Weise wichtig. Insofern findet innerhalb jeder Situation immer von Neuem eine Verzweigung statt, die über die Richtung der Rückkoppelung entscheidet. So kann eine positive Verstärkung über Wissensmuster und über signifikante Andere in Gang kommen, die den Distanzierungsgrad verstärkt, oder die gerade beginnende Restituierung von Kultur kann, durch das Ereignis, durch besonders affektgeladenes Wissen oder durch falsche personale Orientierungen neuerlich in eigener Angst und Unsicherheit enden und zum Teufelskreis werden, dessen Ende dann von den Außenstehenden als „Panik" bezeichnet werden wird.

Empirische Panikforschung

Wichtig: Die empirische Panikforschung deutet „Panik" als Endpunkt einer Chancenreduktion, also als einen Interaktionsprozess, in dessen Verlauf den Handelnden rapide und radikal alle Chancen abhanden kommen, um eine lebensbedrohliche Situation nach eigenen Bedingungen positiv beeinflussen zu können.

Ein solcher Ansatz ist unüberbrückbar entfernt von biologistischen Ansätzen oder der massenpsychologischen Philosophie des 18. und 19. Jahrhunderts. Die empirische Panikforschung, wie sie E. L. Quarantelli (2001) begründete, setzt konsequent die Erkenntnisse aus den tatsächlichen Abläufen von Ereignissen um und zeigt, dass Distanzierung und damit Kontrollfähigkeit erlangt werden können, sobald Menschen bereit sind, sich von überlieferten Annahmen lösen zu wollen.

Dies schließt jedoch das Risiko ein, auf einen Exkulpierungsmechanismus verzichten zu müssen, hinter dem man sogar ein absichtliches „Sich-Versagen" verstecken kann, um über ein menschliches Versagen aus biologischer Macht Nachsicht zu erlangen.

Gefährdungswahrscheinlichkeiten. Ohnehin wird der Rückzug auf diese Position durch jede weitere Panikanalyse immer schwieriger. Die empirische Panikforschung vermag aus den Bedingungen des Handlungsraumes (z. B. Kino, Disco, Stadion o. Ä. – d. h. Architektur, Klima, Licht, Fluchtwege etc.), den von diesen räumlichen Bedingungen beeinflussten Reaktionen (Mensch-Raum-Interaktionen) sowie den sozialen und psychischen Interaktionen der Raumnutzer untereinander (Mensch-Mensch-Interaktionen: d. h. „typisches" Kino-, Disco- oder Fanverhalten) Gefährdungswahrscheinlichkeiten abzuleiten und die Fehler aufzuzeigen, die zu einer Panik führen können (vgl. Best 1977; Johnson 1988; The Hillsborough Stadium Disaster 1990; Ploeger 1966).

Wichtig: Sie vermag auch zu sagen, wie es den Handelnden in einer spezifischen Belastungssituation gelingen kann, sich aus den kollektiven Abläufen zu lösen und ein Verhalten durchzusetzen, das vor Schaden bewahrt.

Anti-Panik-Training. Hier setzt das präventive, auf Kommunikation, Interaktion und Vorbildverhalten ausgerichtete Anti-Panik-Training an, wie es im Rahmen von speziellen Berufsausbildungen (z. B. Piloten, Taucher), Einsatzpersonalen (z. B. Feuerwehr, Polizei) und Soldaten zur Anwendung kommt. Dazu liegen seit Jahrzehnten sehr erfolgreiche Ausbildungs- und Trainingsverfahren vor (z. B. Lufthansa-Training gegen Flugangst), die im Grundsatz alle auf Distanzierungstechniken und spezifischen Selbstbeeinflussungs- und Programmierungsverfahren basieren (vgl. Pajonk u. Dombrowsky 2006).

Panikmache und Angstinstrumentalisierung

Ein bislang noch nicht systematisch untersuchter Spezialfall von Panik gewinnt zunehmend an Bedeutung: die Panikmache (Clarke 2000). Zwar kennt die empirische Panikforschung seit ihren Anfängen das „Cry-Wolf-Syndome" (Mackay 1995), doch galt es bislang selbst als Fehlverhalten, das unbedingt zu unterbinden ist, weil es als wirkungsvoller „Paniktrigger" galt. Nunmehr wird „Panik" zielstrebig von *„stakeholdern"* produziert, um dadurch Ängste vor der Panikangst mobilisieren und nutzen zu können. In den Medien häufen sich Berichte über „Panik" im Zuge von Terrorismus, Vogelgrippe, neuen Seuchen, Anthraxfunden oder Polloniumvergiftungen. Einerseits wird beruhigt, wie mit einem Beitrag in der Pforzheimer Zeitung (Nr. 223 vom 26.09.2001:12): „Experten warnen vor Panik", andererseits wird genau dadurch Panik zum Thema, um Maßnahmen einzufordern. Die Medien schüren damit die politische Angst vor dem klassischen Topos der Panikanfälligkeit der Massen und des Risikos der „Summationseffekte", wie es Brickenstein (1980) immer wieder beschwor: In der Masse verliere sich der Einzelne und seine Kontrolle, sodass sich aus der Deckung der Masse heraus ein Mob entwickeln könne, der besonders gefährlich und grausam werden könne.

Diesem ordnungspolitischen Strang der Affektmodellierung fallen noch immer die administrativen und politischen Entscheidungsträger anheim. Sie glauben an dieses Paniknarrativ und halten den Ausbruch von Panik bei Gefahrenlagen für höchst wahrscheinlich.

Wichtig: Wer jedoch seiner Bevölkerung so gründlich misstraut (vgl. Kalcher 1987), der kann mit ihr keinen offenen Diskurs über Gefährdungen und angemessenen Schutz führen, weil man ja heimlich fürchtet, dass die zu Beschützenden die eigentliche Gefahr darstellen (vgl. Dombrowsky u. Schorr 1986).

Die Frage, warum das, was sich für Piloten, Taucher, Feuerwehr und Armee bewährt hat, nicht auf gleiche Weise als Kräfteparallelogramm in Richtung Gefahrenabwehr und Bevölkerungsschutz ergeben soll, wird eigenartigerweise gar nicht gestellt.

Panikvermeidung

Über lange Zeiträume repräsentierte „Panik" eine spezifische Verlustangst der sozialen Evolution, die spätestens im Barock historisch überwunden wurde. Auf der individuellen Ebene ist die Angst, den gesellschaftlichen Erwartungen nicht gerecht werden zu können, jedoch zunehmend stärker geworden. Von daher erscheint es angemessen, „Panik" weit stärker als bisher als Chiffre zu verstehen, die einerseits eine ordnungspolitische und andererseits eine individualpsychologische Entkoppelung umschreibt.

Ordnungspolitisch entkoppelt jedoch nicht mehr „Triebhaftigkeit" von kultureller Bezähmung, sondern, zumindest seit dem 19. Jahrhundert und seinen Ängsten vor Masse und „Vermassung" (vgl. Dombrowsky u. Schorr 1986), Individuum von gesellschaftlicher Norm.

Wichtig: Deswegen erscheint „Panik" weitgehend als ein Problem der Aufrechterhaltung öffentlicher Sicherheit und Ordnung und individuell als bedrohliches Verhaltensrisiko.

Gelingt es den Betroffenen nicht mehr, diese Entkoppelung so zu reflektieren, dass sie sich davon im Sinn von Norbert Elias (Elias 1987) distanzieren können, fühlen sie sich „in Panik". Praktisch bedürfen diese Personen unmittelbar umsetzbarer Distanzierungshilfen, wie Handlungstipps, Orientierung und konkrete Ansprache, danach komplexere Hilfen für die Restituierung normativer Muster und Ausdrucksformen, wie sie oben im Regelkreis beschrieben wurden.

Praktische Hilfe. Von großer praktischer Bedeutung ist dabei, dass sich „Panik" nur in ganz seltenen Fällen als extreme Fluchtbewegung äußert. Viel häufiger bewirkt der zugrunde liegende Bewegungsimpuls extreme Verdichtungen, die gerade die rettende Flucht verhindern und dadurch zu Opfern führen. (Die meisten Panikopfer sind durch den Druck der Körper erstickt.) Von daher helfen Ansprachefomen, die den Bewegungsimpuls hin auf Flucht unterbinden. Sinnvolle Hinweise auf Reihenfolge („Reihe 1 geht zuerst, dann…"), Alternativen („Links ist noch eine Tür…") und Normen („Helfen Sie sich gegenseitig, dann schaffen es alle…") sind geeignet, einer unheilvollen Entkoppelung in die individuelle Angst entgegenzuwirken und eine intellektuelle Distanzierung zu ermöglichen, die Überblick zurückgewinnen lässt.

Wichtig: Allerdings sollte sich niemand darüber hinwegtäuschen, dass zwar eine situativ angemessene, klare, eindeutige und sinnhaft unmittelbar einleuchtende Ansprache positive Effekte erzielen kann, es aber dennoch maßgebender Einübung bedarf, um in Ausnahmesituationen den biologischen Mustern des Körperlichen bewusst und mit Überblick über die Situation Paroli bieten zu können.

Kernaussagen

Bedeutungsursprung von Panik
Die mythologischen Wurzeln von Panik gehen auf die Urangst des Menschen zurück, die Beherrschung (Kultur) zu verlieren und unterzugehen. Pan personifizierte die eruptive Flüchtigkeit des Fruchtbaren (z. B. Frühjahrsflut des Nils, Regen), sein Flötenspiel die mühsam zu erwerbende Kunstfertigkeit des Zivilisierenden.

Vom Pan-Kultus zum sozialen „Normenkontrollverfahren"
Im gegenwärtigen Verständnis bedeutet „Panik" ganz überwiegend eine spezifische, grundlegend biologisch bedingte Versagensform.
Panik wird dabei mit dem Verlust sozialer Zuverlässigkeit und Durchhaltefähigkeit gleichgesetzt und als Gefährdung der gesellschaftlichen Bindekraft angesehen.
Insofern herrscht in der Praxis ein sehr einseitiges Verständnis von „Panik" als biologischem Mechanismus vor, der bevorzugt in Bildern von „Krankheit" und „Behandlung" dargestellt wird und nicht als ein beeinflussbarer Lernprozess, dessen Inhalte zu körperlichen Vorgängen werden und nicht umgekehrt.

Biologischer Reduktionismus versus Natur-Kultur-Interaktion
Entgegen einer biologistischen Sicht auf den Menschen erscheint es angemessener, Verhalten und Handeln als Resultante wechselseitiger Bezugnahmen und Modifikationen zu verstehen, durch die die Biologie zunehmend kultureller wird und selbst starke Affekte durch Zivilisierung entscheidbar werden. In der Sozialisationstheorie wird dies als Enkulturation bezeichnet, was darauf verweist, dass Selbstbeherrschung ein lebenslanges Erfordernis darstellt.

Distanzierung als Panikprävention
Der Mechanismus der Distanzierung ermöglicht es, zugleich die Bedingungen des Handelns und das darauf Bezug nehmende Handeln wahrnehmen und analysieren zu können. Dadurch wird aus bloßem Reagieren und Verhalten souveränes Handeln. Eine solche Handlungssouveränität muss jedoch erworben werden, sie ist nicht in Tagesseminaren antrainierbar. Grundsätzlich ist Panik eine Option des Körperlichen, wenn alle kulturellen Beeinflussungen versagen. Umgekehrt aber kann man dem Körper den Ausweg in die Panik ersparen, sofern die Techniken der Distanzierung kontinuierlich eingeübt werden.

Empirische Panikforschung
Seit den 1950er-Jahren etablierte sich in den USA eine empirische Panikforschung, deren Ergebnisse in krassem Widerspruch zu den Panikphantasien stehen, wie sie die psychologisch-philosophische Reflexion der frühen Industrialisierung in Europa hervorbrachte. Ungeklärt ist nach wie vor, warum die empirische Forschung nicht rezipiert wird, obwohl ihre Ergebnisse äußerst erfolgreich zur Verhaltens- und Körpersteuerung eingesetzt werden.

Panikmache und Angstinstrumentalisierung
Ein neuer Missbrauch etabliert sich im Bereich Panikmache als eine interessengeleitete Inszenierung möglicher Panikausbrüche hin auf politische Destabilisierung. Die Drohung mit derartigen Panikausbrüchen dient zunehmend der Beeinflussung von Entscheidungen und der Durchsetzung von Interessen, v. a. im Bereich innerer Sicherheit, Infektionsschutz und Informationstechnologie. Mit der Angst vor Viren (IT wie Gesundheit) lassen sich sowohl Geschäfte machen wie auch Maßnahmen durchsetzen, die ohne solche Angstappelle gar nicht durchsetzbar wären.

Panikvermeidung
Praktisch bedürfen die potenziell von Panik betroffenen Personen unmittelbar umsetzbarer Distanzierungshilfen, wie Handlungstipps, Orientierung und konkrete Ansprache, danach komplexere Hilfen für die Restituierung normativer Muster und Ausdrucksformen, wie sie oben im Regelkreis beschrieben wurden.

Literatur

Balint M. Angstlust und Regression. Beitrag zur psychologischen Typenlehre. Mit einer Studie von Enid Balint. Reinbek b. Hamburg: Rowohlt; 1972.

Bandelow B. Das Angstbuch. Woher Ängste kommen und wie man sie bekämpfen kann. Reinbek b. Hamburg: Rowohlt; 2006.

Benkert O, Hippius H. Kompendium der Psychiatrischen Pharmakotherapie. Heidelberg: Springer; 2000.

Best RL. Reconstruction of a Tragedy: The Beverly Hills Supper Club Fire. Boston: National Fire Protection Association; 1977.

Bochnik HJ. Panikreaktionen Einzelner und Panik als Massenphänomen – Verstehen, Vermeiden, Bekämpfen. In: Hempelmann C, Adams H-A, Sefrin P (Hrsg). Notfallmedizin. Stuttgart: Georg Thieme; 1999: 604 – 611.

Brickenstein R. Individualreaktionen, Summationsphänomene und Kollektivreaktionen in Katastrophen. Münch Med Wochenschr 1980; 122 (42): 1459 – 1462.

Brickenstein R. Psychiatrische Maßnahmen zur Verhütung und zur Bewältigung panischer Reaktionen. Dt Ärztebl 1982; 79: 49 – 54.

Brickenstein R. Wesen, Prävention und Bekämpfung der Panik. Wehrmed Monatsschr 1993; 6: 187 – 197.

Brodde K, Escher J. In den Fängen der Furcht. Zeit Magazin 1992; 43: 26 – 35.

Cantril H. The Invasion from Mars: A Study in the Psychology of Panic. New York: Doubleday; 1942.

Clarke L. Mission Improbable: Using Fantasy Documents to Tame Disaster. Chicago: University of Chicago Press; 2000.

Claessens D. Instinkt Psyche Geltung. Zur Legitimation menschlichen Verhaltens. Eine soziologische Anthropologie. Köln: Westdeutscher Verlag; 1970.

Delumeau J. Angst im Abendland. In: Beck J et al. (Hrsg). Die Geschichte kollektiver Ängste im Europa des 14. bis 18. Jahrhunderts. 2 Bde. Reinbek b. Hamburg: Rowohlt; 1985.

Dombrowsky WR, Schorr JK: Angst and the Masses. Collective Behavior Research in Germany. Int J Mass Emergencies Disasters 1986; 4 (2): 61 – 89.

Dombrowsky WR. Katastrophenabläufe. Eine Phasendarstellung in soziologisch-praktischer Absicht. In: Messerschmidt O, Weithaler KL (Hrsg). Psychobiologie extremer Belastungssituationen. Tiroler-Bayerisches Partnerschaftssymposium '88 (15.–17. April 1988) Benediktinerabtei Ettal. Vorträge Bd. 8. München, Innsbruck; 1988: 105 – 118.

Durkheim E. Regeln der soziologischen Methode. In: Maus H, Fürstenberg F (Hrsg). Soziologische Texte. Bd. 3. 3. Aufl. Neuwied: Luchterhand; 1970.

Elias N. Die Fischer im Mahlstrom. In: Elias N (Hrsg). Engagement und Distanzierung. Arbeiten zur Wissenssoziologie I. Frankfurt / M.: Suhrkamp; 1987: 73 – 183.

Freud S. Hysterie und Angst. Mitscherlich et al. (Hrsg). Studienausgabe Bd. VI. Frankfurt / M.: Fischer; 1982.

Freud S. Das Unbehagen in der Kultur. In: Das Unbehagen in der Kultur und andere kulturtheoretische Schriften. Frankfurt / M.: Fischer; 2001: 29 – 108.

Guggenbühl D. Kriegspsychiatrie – die Entwicklung einer Wissenschaft und ihrer Lehre. Schweizerische Zeitschrift für Militär- und Katastrophenmedizin 1999; 76 (1): 21 – 26.

Helbig D, Farkas I, Vicsek T. Simulating dynamical features of escape panic. Nature 2000; 407: 487 – 490.

Helbig D, Johansson A, Mathiesen J, Jensen MH, Hansen A. Analytical approach to continuous and intermittent bottleneck flows. Physical Review Letters 2006; 97: 16801.

Heller J. Catch-22 (Roman). London: Vintage; 1994.

Hinkel E. Panik und Feuerwehr. Erkennen und Bekämpfen. Brandschutz 1978; 1: 6 – 8.

Hippius H (Hrsg). Angst - Leitsymptom psychiatrischer Erkrankungen. Berlin: Springer; 1988.

Johnson NR. Panic and the Breakdown of Social Order: Popular Myth, Social Theory, Empirical Evidence. Sociological Focus 1987; 20: 171 – 183.

Johnson NR. Fire in a Crowded Theater: A Descriptive Investigation of the Emergence of Panic. Int J Mass Emergencies Disasters 1988; 6 (1): 7 – 26.

Kalcher K. Panik. Verhalten in Extremsituationen. Blaulicht 1987; 36 (7): 8 – 10.

Kühnert C. Katastrophen- und Panikforschung. Vortrag zum 6. Berliner Rettungssymposium. Berlin; 21.08.2004.

Leidig S, Glomp I. Nur keine Panik. Ängste verstehen und überwinden. München: Kösel; 2003.

Macay C. Extraordinary Popular Delusions and the Madness of Crowds. Ware, Hertfordshire: Wordsworth Editions; 1995.

Moser D-R. Fastnacht, Fasching, Karneval. Das Fest der „verkehrten Welt". Graz: Edition Kaleidoskop; 1986.

Pajonk FG, Dombrowsky WR. Panik bei Großschadensereignissen. Notfall Rettungsmed 2006; 9 (3): 280 – 286.

Ploeger A. Zeiterleben in einer Extremsituation. Untersuchungen an den Bergleuten von Lengede. Z Psychother Med Psychol 1966; 16: 13 – 20.

Quarantelli EL. Sociology of Panic. In: International Encyclopedia of the Social and Behavioral Sciences. Oxford, UK: Pergamon; 2001.

Roelcke V. Krankheit und Kulturkritik: Psychiatrische Gesellschaftsdeutungen im bürgerlichen Zeitalter (1790 – 1914). Frankfurt / M.: Campus; 1999.

Rosengren KE, Arvidson P, Sturesson D. The Barsebäck Panic. A Radio Programme in a Negative Summary Event. Acta Sociologica 1975; 18 (4): 303 – 321.

The Hillsborough Stadium Disaster. 15 April 1989. Inquiry by the RT Hon Lord Justice Taylor. Final Report. Presented to Parliament by the Secretary of Stater for the Home Department by Command of Her Majesty. London: January 1990.

Tiedemann W. Panik erkennen, verhüten, abwehren. Lübeck; 1968.

Ungerer D, Morgenroth U. Analyse des menschlichen Fehlverhaltens in Gefahrensituationen. Zivilschutzforschung Neue Folge. Bd. 43. Schriftenreihe der Schutzkommission beim Bundesminister des Innern. Bonn: Druckhaus Dresden; 2001.

Anhang

46 Notfallsimulation

46 Notfallsimulation

H. Kuhnigk

Roter Faden

Ausbildungsziele in der Notfallmedizin

Die Etablierung effizienter Ausbildungs- und Fortbildungskonzepte gewinnt in der präklinischen Notfallmedizin zunehmend an Bedeutung. Ursächlich ist die rasche Fortentwicklung der notfallmedizinischen Behandlungsmöglichkeiten, die in immer kürzer werdenden Abständen erfolgende Einführung neuer Gerätegenerationen und der Anspruch, auch unter den Bedingungen der Präklinik eine allen medizinischen Erfordernissen gerecht werdende Versorgung umzusetzen.

Eine zunehmend interdisziplinär ausgerichtete und Spezialkenntnisse erfordernde Notfallmedizin beschränkt sich jedoch nicht nur auf die Fortentwicklung des Wissens und der Fertigkeiten des einzeln agierenden Notarztes, sondern fokussiert auch die Entwicklung von Ausbildungsinstrumenten für das gesamte Behandlungsteam.

Determinanten optimalen Behandlungserfolgs in der Notfallmedizin

Wichtig: Man muss nicht jeden Fehler selbst machen, um aus ihm zu lernen.

Ursachenanalyse. Die Ursachenanalyse vermeidbarer Behandlungsdefizite ergibt, dass in der Regel nicht alleiniges Fehlverhalten Einzelner verantwortlich ist, sondern zeigt die Summation vieler Einzelschritte und Begebenheiten, die in ihrer Kombination und unter Beteiligung mehrerer Personen zu unerwünschten oder im Extremfall katastrophalen Ergebnissen führen. Während technische Fehler in der Anästhesie zu 30% für kritische Ereignisse ursächlich sind, gilt menschliches Versagen zu 70% als Ursache. Diese Relation ist über die letzten 25 Jahre konstant geblieben (Arbous et al. 2001).

Menschliches Versagen. Häufig lässt sich in retrospektiven Fallanalysen menschliches Versagen rekonstruieren, dessen Muster in der Notfallmedizin dem folgenden entspricht: Eine Situation wird falsch eingeschätzt, da aus Zeitgründen nicht alle verfügbaren Informationen genutzt oder Entscheidungen aus Gewohnheit, ohne ausreichende Analyse der aktuellen Bedingungen getroffen werden. Institutionalisierte Therapieprinzipien werden aus der Klinik übernommen und nicht an die abweichenden Gegebenheiten der Präklinik angepasst. Zusätzliche Stressbedingungen wie der sich schnell und dramatische verschlechternde Zustand des Patienten oder das Arbeiten mit unzulänglicher oder unbekannter technischer und medizinischer Ausrüstung induzieren unüberlegtes und hektisches Handeln. Obwohl alle notwendigen theoretischen und praktischen Behandlungsabläufe bekannt sind, folgen inadäquate Maßnahmen.

Wichtig: Neue Ausbildungskonzepte in der Notfallmedizin sollten sowohl die Vermittlung von kognitiven und psychomotorischen Fertigkeiten als auch das Training von Verhaltensmustern (Hammond 2004; Schaefer 2004) einschließen.

Prospektives Lernen ohne Patientengefährdung

Flugsimulatoren. In der Luftfahrt werden seit Jahren in wirklichkeitsgetreuen Flugsimulatoren sowohl der technische Umgang mit dem Fluggerät als auch die Interaktionen der Crew untereinander sowohl in Standard- als auch in Notfallsituationen eingeübt. Auftretende Fehler werden in einer interaktiven Besprechung zwischen Crew und Fluglehrer aufgearbeitet. Dieses Training von komplexen Manövern hilft, kritische Situationen bei Bedarf durch bewusstes und koordiniertes Handeln anhand erworbener Engramme zu meistern. Ziel ist es dabei, Prioritäten in den Aufgaben zu setzen, den optimalen Einsatz von vorhandenen Personen und Hilfsmitteln zu realisieren sowie Führung und Koordination im Team sicherzustellen und damit letztlich ein vorausschauendes, planerisches Handeln unter optimaler Aufgabenverteilung zu entwickeln.

Übertragung auf die Notfallmedizin. Die Umsetzung dieser Prinzipien in die Notfallmedizin bietet sich an, da gerade die Ausbildung in der Behandlung von Notfällen häufig mit dem Schwerpunkt theoretischer Wissensvermittlung erfolgt.

Wichtig: Zusätzlich ist aber gerade die Qualität der notfallmedizinischen Versorgung von sehr vielen zusätzlichen in der Ausbildung kaum berücksichtigten Faktoren beeinflusst. Dazu gehören:
- zeitgerechte Aktivierung theoretischen Wissens,
- ausreichende technische und psychomotorische Fertigkeiten,
- rasche Entscheidungsfindung,
- sicheres Teammanagement,
- adäquater Umgang mit negativen äußeren Faktoren,
- Optimierung eigener Leistungsfähigkeit.

Simulation – Definitionen und Möglichkeiten

Simulation gestern und heute

In der Vergangenheit ist die Einbindung der Simulation in die Medizin im Gegensatz zu anderen Hochtechnologiebereichen sehr schleppend vorangegangen. Versuche mit mannequinbasierten Simulatoren scheiterten an der noch unzureichenden Computertechnologie, die eine vernünftige Relation von Aufwand und realisierbaren Möglichkeiten nicht erlaubte. Daneben war noch kein Verständnis für den Sinn eines solchen Instruments vorhanden, wie sich am Scheitern des ersten Anästhesiesimulators Sim One (Cooper u. Taqueti 2004) zeigen lässt, der bereits im Jahr 1969 viele Möglichkeiten heutiger Simulatoren bot.

Patientensimulatoren. Simulatoren lassen sich in der Notfallmedizin auf verschiedene Weise einsetzen. Grundsätzlich dient Simulation der Ausbildung und dem Training. Ziel aller Patientensimulatoren ist eine möglichst realitätsgetreue Nachbildung der Patientenreaktionen. Die gegenwärtig kommerziell angebotenen Anästhesiesimulatoren bestehen aus einem Phantom mit anatomisch korrekten Atemwegen, das Sprache, Bewegung, Spontanatmung, tastbare Pulse, Herztöne und Atemgeräusche sowie Pupillenreaktionen vereint. Neben der Generierung physiologischer Signale wie Blutdruckwerte, EKG-Potenziale, Sauerstoffsättigung oder einer an die Ventilation angepassten exspiratorischen Kohlendioxidkonzentration ermöglichen Simulatoren spezielles anästhesiologisches Monitoring wie Kapnometrie, Relaxometrie und den Einsatz eines Pulmonaliskatheters. Injizierte Medikamente und deren verabreichte Menge werden erfasst und rufen den im Simulator integrierten pharmakologischen Modellen folgend physiologische Reaktionen hervor. Eine in einen PC integrierte Kontrolleinheit steuert die Funktionen der Puppe und ermöglicht es, zeitgleich in die physiologischen und pharmakologischen Abläufe des Systems einzugreifen, um eine soweit wie möglich wirklichkeitsgetreue Patientenreaktion sicherzustellen.

Verschiedene Simulatormodelle. Diese als „full scale“ oder „high-fidelity“ bezeichneten Systeme zeichnen sich durch hohe Anschaffungskosten und kostenintensiven Betrieb aus. Um die Lücke zwischen solchen teuren, nicht transportablen High-End-Systemen und klassischen Reanimationsphantomen zu schließen, werden inzwischen Patientensimulatoren z.B. Laerdal SimMan kommerziell vertrieben, die in ihren Möglichkeiten zwar reduziert, je doch deutlich billiger und auch transportabel sind. Sie verfügen allerdings weder über Pupillenreaktion oder Medikamentenerkennung noch über ausgereifte physiologische Modelle.

Simulation in der Notfallmedizin

Wichtig: Notfallsituationen sind für Ausbildungszwecke denkbar ungeeignet. Ablauf und die Entwicklung des Patientenzustands sind ungewiss. Dazu kommen Komplexität und Grad der Vitalbedrohung, Zeitdruck, Erfolgszwang und Stress. Strukturierte didaktisch orientierte Ausbildung ist in solchen Notfallsituationen nicht möglich. Eine Entschärfung dieser Problematik können simulationsgestützte Ausbildungskonzepte bieten.

Eine Integration der Simulation in die Notfallmedizin lässt sich auf verschiedene Weise realisieren. Seit langem ist das Einüben von praktischen Fertigkeiten wie Herzdruckmassage, Maskenbeatmung, endotrachealer Intubation und Defibrillation an Übungspuppen gängige Praxis und erlaubt die Anwendung invasiver Maßnahmen ohne Patienteneinbindung schrittweise zu erlernen und für die Tätigkeit am Patienten zu trainieren.

Auch bieten Diskussionen unter dem Leitthema „Was machen wir, wenn ...“ die Möglichkeit, vorhandene Behandlungsoptionen anzusprechen und in ihrem Ablauf zu durchdenken. Diese Diskussionen sind eine Form der Simulation und zunehmend in Seminaren üblich.

Bildschirmsimulation. Bei beiden Formen fehlt jedoch die Darstellung physiologischer Wirkungen, etwa durch Medikamente oder Maßnahmen wie der Beatmung. Zu deren Einbindung und Interpretation kann eine Bildschirmsimulation weiterhelfen, die sich mit PC-Programmen realisieren lässt. Daneben lassen sich Managementoptionen und deren physiologische Wirkungen ausprobieren und Algorithmen erlernen.

Mega-Code-Training. Der nächste Schritt ist die Zusammenführung von theoretischen Kenntnissen und praktischen Fertigkeiten und deren Anwendung im Team. Für die Reanimation wird dieses Konzept in Form des sog. Mega-Code-Trainings durchgeführt. Hierbei wird die Reanimation an einer Übungspuppe durchgeführt. Die Puppe kann beatmet und intubiert werden, ein EKG kann abgeleitet und eine Defibrillation durchgeführt werden. Die Steuerung des Geräts und damit der Ablauf der Reanimation werden vom Instruktor vorgegeben. Sie sind damit personengebunden und sehr von dessen Erfahrung und Einstellung abhängig.

Screensimulation und Tasktraining

Screensimulation. Unter Screensimulation versteht man eine Simulation an einem PC-Bildschirm mit Hilfe einer Software. Auf dem Bildschirm können Szenarien dargestellt und der Patient medikamentös oder mit unterschiedlichen Therapiemaßnahmen behandelt werden. Dadurch können Managementoptionen eingeübt und in ihrer Wertigkeit eingeschätzt werden. Das Programm sollte in jedem Fall eine Erklärung für die durchgeführten Maßnahme und ihren Stellenwert liefern. Nachteil dieses Mediums ist die fehlende sensorimotorische Komponente in der Anwendung. Mit anderen Worten: Wissen und Anwendung zu der bestehenden Problematik sind bekannt, nur die Möglichkeit der Umsetzung ist nicht gegeben.

Tasktrainer. Diese Lücke schließen sog. Tasktrainer oder Aufgabentrainer. Hier wird zum Beispiel der Bewegungsablauf einer endotrachealen Intubation eingeübt. Die Aufgabe kann damit in Einzelschritte geteilt, didaktisch demonstriert und ohne Patientengefährdung eingeübt werden.

Fullscale-Simulation

Fullscale-Simulatoren dienen dazu, eine möglichst realistische Arbeitsumgebung zu schaffen, die die Gegebenheiten tatsächlicher Abläufe imitiert. So lässt sich etwa ein Operationssaal mit Narkosegerät, Überwachungsgeräten, Ärzten und Schwestern und einem künstlichen Patient in Form einer computergesteuerten Puppe installieren. Alle Aktivitäten von Operateuren, Anästhesisten und Schwestern lassen sich direkt oder für eine spätere Auswertung videoaufzeichnen. Das Gleiche gilt unter Inanspruchnahme einer entsprechenden Ausstattung für eine präklinische Notfallsituation. Der Einsatz von Fullscale-Simulatoren in einer der Realität nachempfundenen Umgebung ermöglicht damit einen lernzielorientierten Trainingsansatz ohne Patientenrisiko.

Allerdings ist Realitätsnähe ein nur unzureichend definierter Begriff und lässt sich auch nur schwer objektiv messen. Für eine Notfallsimulation sind Merkmale der Realitätsnähe neben einem exakt nachgebildeten Arbeitsumfeld, Training in Echtzeit, der Wirklichkeit entsprechende Arbeitsabläufe mit Interaktion zwischen beteiligten Personen, Entstehen von Kommunikation und Kommunikationsproblemen, Entscheidungsfindungsprozesse und Situationsdynamik.

Wichtig: Folgende Vorteile sind durch Simulation gegeben (Wong 2004):

- Realitätsnähe ohne Patientengefährdung,
- Training seltener klinischer Ereignisse und Situationen,
- vorhersehbare, frei programmierbare, standardisierte und wiederholbare Szenarien,
- Unterbrechung und Wiederholung der Simulation möglich,
- Beurteilung der Abläufe zu verschiedenen Zeitpunkten,
- Möglichkeit der Videoaufzeichnung und Nachbesprechung.

Notwendige Ressourcen und Kosten der Simulation

Für Simulation ist ein erheblicher Kostenaufwand notwendig. Neben den reinen Investitionskosten für den Simulator, Umbau und Einrichtung der Räumlichkeiten und Notfallequipment wie Beatmungsgerät sowie Videoanlage entstehen erhebliche Betriebskosten. Diese teilen sich auf in Personalkosten, Abschreibung und Wartung der verwendeten Geräte sowie Verbrauchsmaterial. Kursgebühren erlauben es, einen Teil dieser Kosten zu amortisieren. Die Größenordnung der entstehenden Kosten zeigt die Kalkulation der Universität Toronto, Kanada, die neben den Anschaffungskosten von 665 000 Kanadischen Dollar für den Simulationsbereich jährliche Betriebskosten von 167 250 Kanadische Dollar bei einer Auslastung von 3,35 Tagen pro Woche aufweist. Ein rein auf eine Notfallsimulation ausgerichtetes Zentrum benötigt in etwa den gleichen finanziellen Aufwand (Kurrek u. Devitt 1997).

Umsetzung simulationsgestützter Ausbildung

Simulationsgestützte Ausbildung sollte zielgerichtet sein. Ein großes Potenzial bietet die Simulation für den in der Notfallmedizin wichtigen Bereich Fehlervermeidung.

Methoden der Fehlervermeidung. An vielen Kliniken und auch im Rettungsdienst sind zumeist auf empirischer Grundlage Mechanismen entwickelt und institutionalisiert worden, um Fehler erst gar nicht eintreten zu lassen oder sie noch in der Entstehung erkennen und beseitigen zu können. Dazu gehören:

- *Geregelte Aufgabenverteilung:* Notarzt und Rettungsassistent arbeiten gemeinsam im Team, es erfolgt eine Absprache der Aufgabenverteilung und gegenseitige Kontrolle z. B. Gerätecheck und Medikamentenvorbereitung.
- *Ausschaltung von Verwechslungen:* Mehrfache Kontrolle durch Notarzt und Rettungsassistent, standardisierte Medikamentenvorbereitung, Einsatz von Checklisten bei Geräteeinstellungen und Arbeitsorganisation.
- *Sicherung durch Supervision:* Supervision jedes in den Rettungsdienst eintretenden Notarztes durch einen erfahrenen Notarzt oder ärztlichen Leiter Rettungsdienst, der zumindest Einsätze nachbespricht.
- *Zielgerichtete Kommunikation:* Ein gegenseitiger Informationsfluss zur zielgerichteten Kommunikation zwischen Rettungsassistent und Notarzt. Dazu zählen grundlegende Dinge wie die Information über Vorgehen und zeitlichen Ablauf der geplanten Maßnahmen, aber auch eine Rückkopplung bei konzeptionellen Änderungen. Ziel ist eine Weitergabe von jeglicher Information, die für die Arbeit des anderen relevant sein könnte.
- *Hierarchieübergreifende Supervision:* Hinweise auf offensichtliche oder mögliche Fehler in allen, auch vertikalen Hierarchiestrukturen, z. B. vom Rettungsassistenten zum Notarzt, werden akzeptiert und sind sogar erwünscht. Dadurch wird eine Qualitätssicherung, die auf einer gegenseitigen Kontrolle basiert, erleichtert.
- *Konsensfindung zum Vorgehen:* Bestehen unterschiedliche Ansichten über das Vorgehen zwischen den beteiligten Personen, ist das Ziel eine Konsensfindung. Persönliche Profilierung und nicht sachbezogene Argumente werden bewusst vermieden.

Validierung. Die Validierung solcher zumeist erfahrungsbasierten Konzepte für die Notfallmedizin wirft erhebliche methodische Probleme auf und ist bisher nur zu einem geringen Teil erfolgt. Dazu kommt, dass es mit konventionellen Ausbildungsformen nur eingeschränkt möglich ist, ein solches Konzept zu vermitteln. Vorträge können solche Systeme zwar präsentieren und präzisieren, jedoch deren optimale Umsetzung nicht ausreichend weitergeben. Algorithmen bieten Entscheidungshilfen, können jedoch nicht jede Situation mit einschließen. In der normalen Arbeitsroutine ist das Eintreten einer zu trainierenden Situation rein zufällig, nicht steuerbar oder wiederholbar. Damit gewinnt die Simulation als eigenständiges Ausbildungskonzept einen hohen Stellenwert.

Konzeption und Organisation simulationsgestützten Notfalltrainings

Der Einsatz von Fullscale-Simulatoren in einer der Realität nachempfundenen Umgebung ermöglicht einen lernzielorientierten Trainingsansatz ohne Patientenrisiko (Kurrek u. Fish 1996). Allerdings ist Realitätsnähe ein nur unzureichend definierter Begriff und lässt sich auch nur schwer objektiv messen. Für eine Notfallsituation sind Merkmale der Realitätsnähe neben einem exakt nachgebildeten Arbeitsumfeld, Training in Echtzeit, der Wirklichkeit entsprechende Arbeitsabläufe mit Interaktion zwischen beteiligten Personen, Entstehen von Kommunikation und Kommunikationsproblemen, Entscheidungsfindungsprozesse und Situationsdynamik. Die weitere Etablierung simulationsgestützter Konzepte in der notfallmedizinischen Ausbildung wird vom Grad vermittelter fachlicher Kompetenz bestimmt werden und muss sich einem Vergleich mit der Effizienz traditioneller Ausbildungskonzepte stellen.

Hinweis für die Praxis: Ein Trainingskonzept zur Steigerung notfallmedizinischer Kompetenz könnte folgende Punkte umfassen:
- theoretisches Wissen,
- manuelle Fertigkeiten,
- klinisches Urteilsvermögen,
- verantwortungsvolles ärztliches Handeln,
- Fertigkeiten und Fähigkeiten, auftretende Komplikationen zu behandeln.

Um diese Ziele umzusetzen, bietet sich ein Stufenkonzept für Ausbildung und Training unter Einbindung der Simulation an.

Stufenkonzept in der simulationsgestützten Ausbildung

Theorieteil. Ausgangspunkt ist das meistens unterschiedliche theoretische Vorwissen der Teilnehmer. Hierbei gibt es zwei unterschiedliche Vorgehensweisen. Durch einen einführenden Vortrag kann eine für alle gleiche Basis geschaffen werden. Die Verlagerung des Theorieteils in eine Nachbesprechung ermöglicht eine individuelle kritische Auseinandersetzung mit dem eigenen vorhandenen theoretischen Wissen. Beide Ansätze sind sinnvoll und erlauben eine unterschiedliche Gewichtung.

Praktischer Teil. Manuelle Fertigkeiten, z. B. das Legen eines venösen Zugangs oder die endotracheale Intubation, folgen Lernkurven. Um eine Erfolgsquote von 90% zu erzielen, ist eine 70–90-malige Durchführung notwendig (Schaefer 2004). Für die Anästhesiefacharztqualifikation werden 1800 Anästhesien gefordert. Damit ist das Erlernen von manuellen Fertigkeiten an regelmäßige und mehrfache Durchführung der zu erlernenden Prozedur gebunden. Dafür genügt es, Aufgabentrainer einzusetzen, die eine Fokussierung auf die zu erlernende Prozedur erlauben. Mit anderen Worten: Um die Intubation zu erlernen, ist es effizienter, einen Intubationstrainer zur Verfügung zu stellen, der unter Anleitung regelmäßig genutzt werden kann, als im Gruppentraining in geringer Anzahl eine Intubation durchzuführen, die bei Erfolg ein Gefühl falscher Sicherheit hinterlässt.

Hinweis für die Praxis: Klinisches Urteilsvermögen beruht auf der wiederholten Einschätzung klinischer Situationen und den sich daraus ergebenden Engrammen. Durch die Bearbeitung von exemplarischen Fällen in der Simulation wird die Bildung dieser Engramme erleichtert auf die dann in einer späteren realen Situation zurückgegriffen werden kann.

Komplikationen. In der Notfallmedizin ist die Behandlung häufig invasiv und damit auch gefahrengeneigt. Der Patientenzustand ist einer schnellen Dynamik unterworfen. Damit wird die Fähigkeit, Komplikationen zu beherrschen, die auch durch die notfallmedizinische Behandlung selbst entstehen können, zu einem zusätzlichen Aspekt notfallmedizinischer Versorgungsqualität. In der Simulation können die Behandlung, aber auch das frühzeitige Erkennen von Komplikation gezielt trainiert werden. Unterstützende Faktoren bei der Entstehung von Komplikationen wie Ablenkung, Erfolgszwang und Zeitdruck können simuliert und in das Training eingebunden werden (Kuhnigk et al. 1999).

Lernzielorientiertes Training in der Notfallmedizin

Wichtig: Bei einem lernzielorientierten Training steht das Management einer genau definierten Situation im Vordergrund.

Für die Notfallmedizin bedeutet dies z. B. die Behandlung einer anaphylaktischen Reaktion. Ziel ist es, die richtige Diagnose zu stellen und eine adäquate Therapie durchzuführen. Hierbei soll ein Engramm für die Situation geschaffen werden, um Diagnosestellung und Behandlung für die reale Situation zu erleichtern. Dies kann eine komplett neue Situation sein, aber auch eine Situation, für die wenig Erfahrung besteht. An einem Beispielfall wird bereits erworbenes Wissen angewendet, auf Lücken hin überprüft und ggf. ergänzt. Zusätzlich sollen in einer lernzielorientierten Simulation Therapieoptionen, die z. B. wegen mangelnder Erfahrung noch nicht eingesetzt wurden, angewendet werden, um sie in das Behandlungspektrum für zukünftige Situationen aufnehmen zu können. Damit wird letztlich eine Antizipation der realen Situation erreicht. Gleichzeitig ist in der lernzielorientierten Simulation eine Supervision kritischer Entscheidungsschritte durch einen Instruktor möglich. Letztlich werden idealisierte Behandlungsabläufe erstellt, die sowohl Theorie als auch Praxis einschließen und somit als Leitfaden für die reale Situation dienen.

Fallbezogenes Training in der Notfallmedizin

Handlungsweise der agierenden Personen. Beim fallbezogenen Training steht nicht ein medizinisch definiertes Lernziel im Vordergrund, sondern der Ablauf des Falles entwickelt sich aus der Handlungsweise der agierenden Personen. So sollte die Behandlung des Patienten bei einem eingespielten, professionell agierenden und medizinisch korrekte Entscheidungen treffenden Team optimal verlaufen, während ein nicht aufeinander eingespieltes Team, das falsche Entscheidungen trifft, nur ein durchschnittliches Ergebnis in der Behandlungsqualität erzielt.

Persönliche Algorithmen. In einem fallbezogenen Training mit erfahrenen Notärzten und Rettungsassistenten können „persönliche Algorithmen" im Hinblick auf ein mögliches Verbesserungspotenzial durch die Teilnehmer selbst oder andere überprüft werden. Diese Form des Trainings erlaubt Fehleranalysen und trägt dazu bei, Entscheidungsfindung und ihre Probleme zu analysieren. Darüber hinaus erlaubt eine fallbezogene Simulation, sich in andere Perspektiven hineinzuversetzen. So kann etwa der Notarzt die Funktion eines leitenden Notarztes oder der Rettungsassistent die Funktion eines Notarztes einnehmen. Damit können auch Handlungsspielräume erweitert werden, die in üblichen Hierarchien nicht zugänglich sind. Mit dieser Form des Trainings wird gleichzeitig eine kommunikationsorientierte Lernumgebung geschaffen, die es erlaubt, auch gemeinsam den Fall zu diskutieren und so mögliche Handlungsoptionen zu analysieren und zu bewerten.

Spektrum des Fullscale-Simulators. Die Entwicklung eines fallbezogenen Trainings sollte die Komplexität einer Fullscale-Simulation berücksichtigen. Ein Fullscale-Simulator, d. h. ein künstlicher Patient, verfügt über physiologische Modelle, Sprache und die Möglichkeit auf Medikamente in unterschiedlicher Dosierung zu reagieren. Die Freiheitsgrade des Systems werden mit solchen Ausstattungsmerkmalen fast unendlich. Dazu kommen Gerätetechnik und Arbeitsplatzorganisation. Realistische Arbeitsplatzbedingungen in der Notfallmedizin bedeuten auch Zeitdruck, Erfolgszwang und mögliche Ablenkung durch äußere Faktoren. Dem Instruktor und auch dem Aufbau des Szenarios obliegt es, einen Korridor vorzugeben, in dem sich der Fall und die agierenden Personen bewegen, damit der Fall plausibel bleibt und die Teilnehmer nicht überfordert werden.

Wichtig: Ein Ablauf der Simulation, der von Teilnehmern als unrealistisch empfunden wird, besitzt keinen Lerneffekt, sondern stellt die Simulation als Lehr- und Lerninstrument in Frage.

Teamtraining

Voraussetzungen. Teamtraining ist die anspruchvollste Form simulationsgestützter Fortbildung. Um ein solches Training effektiv zu gestalten, sind einige Voraussetzungen zu erfüllen. Die Ausbildungsgruppe sollte klein sein, um jedem Teilnehmer eine aktive Einbindung in die Simulation zu ermöglichen. Die Gruppenstärke sollte dafür 6–7 Teilnehmer nicht überschreiten. Ein gegenseitiges Kennenlernen der Teilnehmer untereinander sollte z. B. durch eine Vorstellungsrunde ermöglicht und durch eine Erläuterung der Simulationstechnik ergänzt werden.

Szenario. Jeder Teilnehmer sollte als Hauptakteur, z. B. als Notarzt, an mindestens 2 Szenarien teilnehmen. Ziel eines zweiten Falles ist es, ein eventuelles Misserfolgserlebnis zu kompensieren. Ein Szenario besteht aus einem Fall, den der Arzt mit seinem Assistenzpersonal versorgt (Abb. 46.**1**). Bei vorgegebener Ausgangssituation sind der Ablauf und die Entwicklung des Falles durch die diagnostischen und therapeutischen Schritte des behandelnden Kollegen bestimmt. Wegen der anzustrebenden realen Zeitverhältnisse sind je nach Szenarienaufbau 30–45 min Behandlungszeit einzuplanen. Danach erfolgt möglichst eine Analyse und Besprechung des Falles anhand von Schlüsselszenen des von der Simulation aufgenommenen Videofilmes.

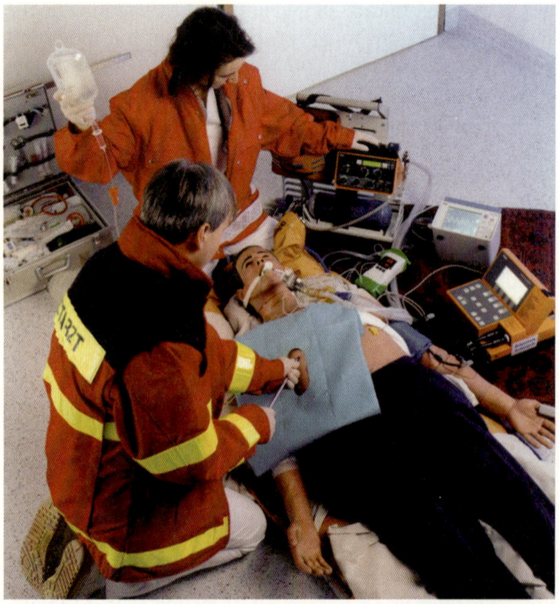

Abb. 46.**1** Notfallsimulation mit einem Fullscale-Simulator.

Debriefing. In dieser Besprechung, dem Debriefing, werden der Ablauf von der Gruppe und dem Instruktor gemeinsam auf Schwachstellen analysiert und optimierte Abläufe und Behandlungsschemata des Falles erarbeitet.

Wichtig: Teamtraining ist personal- und zeitaufwändig und benötigt kostspielige, wartungsintensive Technik. Andererseits ermöglicht Teamtraining wachsende gerätetechnische Anforderungen und schnelle Änderungen der Arbeitsplatzkonfiguration, um den Erfordernissen zunehmender Teamarbeit gerecht zu werden.

Grenzen der Simulation

Als-ob-Situation. Die vordergründigen Limitierungen entstehen durch die Simulationsumgebung selbst. Simulation ist trotz „Aha-Erlebnissen" immer eine „Als-ob-Situation" und kann die wirkliche Situation nur bis zu einem gewissen Grad nachvollziehen. Dieses Problem wird bei allen Bestrebungen, die Realitätsnähe von Patientensimulatoren zu verbessern, bestehen bleiben, ähnlich den unterschiedlichen Leistungen im Training und dem Wettkampf im Sport oder während der Generalprobe und der Premiere im Theater.

Motivation. Weitere Limitationen liegen in der unterschiedlichen Motivation der Teilnehmer begründet. Teilnehmer, die zu einem Training verpflichtet werden, ohne vom Sinn des Trainings überzeugt zu sein, werden durch fehlende aktive Teilnahme für die gesamte Trainingsgruppe zu einer Belastung. Im Gegensatz zu traditionellen Lehrformen wie Vorlesung oder Seminaren ist ein „Abschalten" in der Simulation nicht möglich. Dieses Problem lässt sich nur durch ein behutsames Heranführen an die Simulation, etwa durch eine entsprechend gestaltete Einführung in Kombination mit Videopräsentationen von Simulationssitzungen, lösen. Letztlich wird auch eine alternative Fortbildungsmöglichkeit für Personen, die von der Simulation nicht überzeugt werden können, bestehen bleiben müssen.

Wichtig: Simulation kann die Behandlung realer Patienten nicht ersetzen.

Zukünftige Entwicklungen in der Notfallsimulation

Hoher Kosten- und Effizienzdruck. Ausbildung und Training in der Notfallmedizin geraten zunehmend in Interessenskonflikte. Personal- und zeitintensiver Ausbildung stehen effizienzorientierte Arbeitsteilung, sich an ökonomischen Vorgaben orientierende Prozesssteuerungen und hoher Kostendruck gegenüber. Facharztstandard im Rahmen jedes Behandlungsschrittes, Professionalität in der Kommunikation mit dem Patienten und restriktive Haltung gegenüber Ausbildung unter direkter Patientenbeteiligung lassen wenig Raum für die Einbindung von Berufsanfängern in die notfallmedizinische Versorgung. Einerseits beschleunigen ethische Bedenken invasive Techniken an Tieren oder gerade Verstorbenen anzuwenden, die Integration der Simulation in die Ausbildung. Andererseits ist die unzureichende finanzielle und personelle Unterstützung von Ausbildungsaktivitäten mit Hilfe von Simulation Ausdruck der bislang noch unzulänglichen Würdigung simulationsgestützter Ausbildung als Qualitätssicherung im Sinne der Patientensicherheit.

Wettbewerb mit anderen Konzepten. Um diese Unterstützung zu erlangen wird sich Simulation als Ausbildungsinstrument mit anderen Konzepten messen lassen müssen (Gaba 2004). Dazu gehören „virtual reality", Multimediaprogramme, „computer-aided learning" und auch E-learning mit Hilfe des Internets. Als teure und personalaufwändige Lerntechnik sollte die Simulation besonders dort weiterentwickelt und eingesetzt werden, wo traditionelle Weiterbildungstechniken Schwächen aufweisen. Dazu zählen:

- Zielorientierter Kompetenztransfer: Zeitlich frei wählbares Training realer klinischer Situationen, ohne direkten Patientenkontakt unterstützt durch Expertenfeedback, das in einer unterstützenden, an einer Vermittlung des Wissens orientierten Lernumgebung stattfindet.
- Adaptives Lernen: Regelmäßiges Auffrischen von gerade Gelerntem, mit dem Ziel, diese Fertigkeiten durch sofortige Anwendung zu verinnerlichen. Schrittweise Änderungen im Vorgehen werden ermöglicht, bis optimale Ausführung und perfektes Ergebnis für den Teilnehmer sichtbar werden.
- Erarbeiten von Einstellungen und Motivationen: Verbinden von Wissen und Fertigkeiten unter Einbinden von klinischer Einschätzung mit dem Ziel kompetenten klinischen Handelns.

Perspektive der Simulation. Die Kombination der Fullscale-Simulation mit Tasktrainern und Bildschirmsimulation hilft, weiter Kosten zu senken und Simulation im größeren Rahmen zu nutzen. Die bereits bestehende Akzeptanz im Rahmen von „continuous medical education", bei der die Kosten für das Simulationstraining von Teilnehmern getragen werden, zeigt, dass sich das Angebot einer qualitativ hochwertigen Simulation auch wirtschaftlich selbst tragen kann.

Letztlich bietet die Simulation durch Offenlegung des Lernprozesses die Möglichkeit, das Vermitteln medizinischer Entscheidungsprozesse in der Zukunft komplett neu zu strukturieren. Sie schafft eine Atmosphäre, die es erlaubt, fehlendes Wissen zu erkennen, Überblick über neue und unbekannte Situationen zu gewinnen und Kritik durch Selbstkritik zu ersetzen. Letztlich zwingt sie zu einer Strategienwahl bei der Behandlung und fordert eigene Entscheidungsfreude.

Wichtig: Damit schließt die Einbindung der Simulation in das notfallmedizinische Repertoire die Lücke zwischen allein an Routine orientierten und auf vorgegebenen Regeln beruhenden Entscheidungen und umfassenden durchdachten, auf Expertise basierten medizinischen Handlungsweisen.

Der Einsatz der Fullscale-Simulation in Ausbildung und Training ist allerdings kein Ersatz für umfangreichen realen Patientenkontakt unter tatsächlichen klinischen Bedingungen. Aber ihr geschickter Einsatz kommt einem wirklichen Patientenkontakt und den realen Bedingungen medizinischer Versorgung bereits sehr nahe und hat damit einen hohen Stellenwert in der Aus- und Fortbildung, sowohl von Notärzten als auch alle an der notfallmedizinischen Versorgung Beteiligten.

Kernaussagen

Ausbildungsziele in der Notfallmedizin

Der Aufbau eines systematischen Trainings aller notfallmedizinischen Maßnahmen auch unter realen Bedingungen sollte integraler Bestandteil der Notfallmedizin sein.

Simulation – Definitionen und Möglichkeiten

Simulation als Ausbildungswerkzeug in der Notfallmedizin richtet sich nicht nur an Einzelpersonen, sondern auch an Teams, Gruppen und Organisationen.

Simulation erleichtert Kompetenzvermittlung in der Notfallmedizin durch Schaffung einer lernorientierten Umgebung.

Simulationsszenarien sollen reale Fälle beispielhaft wiedergeben und die Bildung von Engrammen erleichtern.

Umsetzung simulationsgestützter Ausbildung

Die Umsetzung simulationsgestützter, realitätsnaher Ausbildung soll Entscheidungsfindungsprozesse und Situationsdynamik vereinigen. Daneben bietet sie ein exakt nachgebildetes Arbeitsumfeld, Training in Echtzeit, der Wirklichkeit entsprechende Arbeitsabläufe mit Interaktion zwischen beteiligten Personen, Entstehen von Kommunikation und Kommunikationsproblemen.

Eine Verbesserung der Behandlungsqualität durch die Anwendung der Simulation lässt sich methodisch schwer quantifizieren.

Grenzen der Simulation

Simulation ist trotz „Aha-Erlebnissen" immer eine „Als-ob-Situation" und kann die wirkliche Situation nur bis zu einem gewissen Grad nachvollziehen.

Limitationen liegen in der unterschiedlichen Motivation der Teilnehmer.

Zukünftige Entwicklungen in der Notfallsimulation

Die Einbindung der Simulation in das notfallmedizinische Repertoire kann helfen, die Lücke zwischen allein an Routine orientierten und auf vorgegebenen Regeln beruhenden Entscheidungen und umfassenden durchdachten, auf Expertise basierten medizinischen Handlungsweisen zu schließen.

Literatur

Arbous MS, Grobbee DE, van Kleef JW, de Lange JJ, Spoormans HH, Touw P, Werner FM, Meursing AE. Mortality associated with anaesthesia: a qualitative analysis to identify riskfactors. Anaesthesia 2001; 56(12): 1141 – 1153.

Cooper JB, Taqueti VR. A brief history of the development of mannequin simulators for clinical education and training. Qual Saf Health Care 2004; 13 (Suppl 1): i11 – 18.

Gaba DM. The future vision of simulation in health care. Qual Saf Health Care 2004; 13 (Suppl 1): i2 – 10.

Hammond J. Simulation in critical care and trauma education and training. Curr Opin Crit Care 2004; 10(5): 325 – 329.

Kurrek MM, Fish KJ. Anaesthesia crisis resource management training: an intimidating concept, a rewarding experience. Can J Anaesth 1996; 43: 430 – 434.

Kurrek MM, Devitt JH. The cost for construction and operation of a simulation centre. Can J Anaesth 1997; 44(11): 1191 – 1195.

Kuhnigk H, Kuhnigk R, Sefrin P, Roewer N. Full-scale'-simulation in der praklinischen Notfallmedizin. Konzeption des Wurzburger Anasthesie- und Notfallsimulators. Notarzt 1999; 15 (6): 129 – 133.

Schüpfer G, Konrad C, Poelaert J. Erlernen von manuellen Fähigkeiten in der Anästhesie. Anaesthesist 2003; 52: 527 – 534.

Schaefer JJ 3rd. Simulators and difficult airway management skills. Paediatr Anaesth 2004; 14(1): 28 – 37.

Wong AK. Full scale computer simulators in anesthesia training and evaluation. Can J Anaesth 2004; 51(5): 455 – 464.

47

Schäden durch ABC-Kampfmittel

47.1 A-Gefahren

V. Meineke, H. D. Dörr

Roter Faden

Medizinisches Strahlenunfallmanagement
Umschlossene Strahlenquellen
Freigesetzte Radionuklide – Kontamination / Inkorporation
Unkontrollierte Kettenreaktion

Medizinisches Strahlenunfallmanagement

Strahlenunfälle stellen im Vergleich mit anderen Schadensereignissen relativ seltene Ereignisse dar. Jedoch erlitten zwischen 1945 und 1992 immerhin weltweit über 2000 Personen bei über 300 Strahlenunfällen einen Gesundheitsschaden durch die Einwirkung ionisierender Strahlung (Densow et al. 1992).

Folgen. Die potentiellen Folgen eines Strahlenunfalls können äußerst gravierend sein und umfassen ein breites Spektrum von akuten und chronischen Gesundheitsschäden strahlenexponierter Personen, psychologischen Reaktionen sowie möglicherweise erheblichen direkten und indirekten wirtschaftlichen Schäden (Zimmerman u. Loeb 2004).

Biologische Wirkung. Die biologische Wirkung auf den Organismus unterscheidet sich generell nicht durch die Art und Weise, wie eine Exposition mit ionisierender Strahlung zustande gekommen ist. Entscheidend für die biologischen Wirkungen sind in erster Linie

- die Strahlenart,
- die Strahlenqualität,
- die absorbierte Dosis einschließlich des zeitlichen Verlaufs der Strahlenexposition sowie
- die Verteilung der Exposition im Organismus (homogene Ganzkörperexposition oder Teilkörperexposition).

Bei einer Inkorporation von Radionukliden ist neben der Exposition mit ionisierender Strahlung auch eine mögliche Toxizität des entsprechenden Radionuklids zu berücksichtigen.

Wichtig: Grundsätze des medizinischen Strahlenunfallmanagements sind somit unabhängig von der Ursache der Strahlenexposition anwendbar.

Wichtige Problemfelder bei Strahlenunfällen sind insbesondere:

- Diagnostik strahleninduzierter Gesundheitsschäden,
- Ursachenaufklärung / Identifikation von Strahlenquellen,
- Kontamination / Inkorporation,
- Therapie von Patienten mit einem akuten Strahlensyndrom.

Planung der medizinischen Versorgung. Die Planung der medizinischen Versorgung von strahlenexponierten Patienten ist in erheblichem Maße von der *Höhe der Strahlenexposition* der Patienten abhängig. So kann eine geringere Strahlenexposition eine große Anzahl von Personen betreffen, wobei initial Evakuierungsmaßnahmen, Dekontamination und ggf. weitere Maßnahmen wie eine Verteilung von Jodtabletten (Jodprophylaxe) unter Umständen in großem Umfang durchzuführen sind. Bei einer hohen Strahlenexposition stellen sich gänzlich andere medizinische Probleme und Anforderungen. So ist bei der Versorgung von erheblich strahlenexponierten Patienten eine unverzüglich beginnende, intensive und interdisziplinär angelegte medizinische Behandlung von besonderer Bedeutung. Hierbei ist insbesondere der Aspekt einer strahlenbedingten Multiorganbeteiligung zu berücksichtigen (Fliedner et al. 2005). Gegebenenfalls müssen frühzeitig alle Vorbereitungen für eine evtl. notwendige Transplantation von hämatopoetischen Stammzellen getroffen werden. Weiter ist zu berücksichtigen, dass die adäquate Versorgung von schwer strahlenexponierten Patienten medizinische Ressourcen in erheblichem Umfang erfordert und über mehrere Wochen bindet.

Wichtig: Zur Vermeidung bzw. Verminderung potentieller Folgeschäden ist es von entscheidender Bedeutung, auf einen radiologischen oder nuklearen Schadensfall schnell und adäquat reagieren zu können. Dies wird jedoch nur möglich sein, wenn bereits im Vorfeld eine umfassende Planung der zu ergreifenden diagnostischen, therapeutischen und organisatorischen Maßnahmen erfolgt (Dörr u. Meineke 2006).

Risikobewertung. Die Bewertung des Risikos einer terroristisch motivierten Ausbringung von radioaktiven Substanzen hat sich insbesondere seit den Terroranschlägen vom 11. September 2001 in New York und Washington verändert (Lubenau u. Strom 2002). Die Bedrohung durch den möglichen Einsatz einer sog. „schmutzigen Bombe" oder „dirty bomb" (Sprengvorrichtung mit radioaktiver Beiladung) wird seit dieser Zeit verstärkt im Rahmen der vorbereitenden Planungen berücksichtigt (Timins u. Lipoti 2003).

Ressourcen. Die verfügbaren Ressourcen können ab einer bestimmten Größenordnung eines Strahlenunfalls zum limitierenden Faktor des medizinischen Strahlenunfallmanagements werden. Über internationale Netzwerke können die jeweiligen limitierten national vorhandenen Ressourcen im Strahlenunfallmanagement einschließlich Diagnostik- und Therapiekapazitäten bei Bedarf zusammengefasst werden. Dies insbesondere im Hinblick auf eine multidisziplinär angelegte und ressourcenfordernde intensivmedizinische Versorgung von schwer strahlenexponierten Patienten, die eine Verfügbarkeit von international vorhandener Fachexpertise und Behandlungskapazität erfordern.

Umschlossene Strahlenquellen

Vagabundierende Strahlenquellen. Umschlossene Strahlenquellen werden in der Industrie sowie im medizinischen Bereich regelmäßig und in großer Anzahl für unterschiedlichste Anwendungen eingesetzt. Neben beruflichen Strahlenexpositionen stellen v.a. umschlossene Strahlenquellen, die nicht mehr unter institutioneller Überwachung stehen und als „vagabundierende Strahlenquellen" bezeichnet werden, eine relevante Problematik dar. Diese Strahlenquellen können praktisch überall auftauchen und werden oftmals erst identifiziert, nachdem es bereits zu strahlenbedingten Gesundheitsschäden bei Personen gekommen ist. In einem solchen Falle ist dann die möglichst frühzeitige Diagnose strahlenbedingter Gesundheitsschäden von entscheidender Bedeutung.

Symptome der Strahlenkrankheit. Eine physikalische Messung von ionisierender Strahlung wird nicht an jedem Ort ohne begründeten Verdacht durchgeführt. Somit kann die Existenz einer oder mehrerer Strahlenquellen über einen längeren Zeitraum unbemerkt bleiben.

Hinweis für die Praxis: Die ersten Symptome der akuten Strahlenkrankheit fallen in die sog. Prodromalphase und können, wenn die Möglichkeit einer Strahlenexposition nicht in Betracht gezogen wird, als unspezifische Symptome gastrointestinaler Erkrankungen und von Infektionskrankheiten fehlinterpretiert werden. Symptome der Prodromalphase können Appetitmangel, Übelkeit, Erbrechen, Diarrhö sowie bei sehr hohen Strahlendosen auch Bewusstseinseintrübung bis hin zum Koma sein. Hinzu kommen Symptome der Haut sowie der Schleimhäute in Form von Erythem bzw. Mukositis und von Ulzerationen im weiteren zeitlichen Verlauf des kutanen Strahlensyndroms.

Besonders bei nicht anders erklärbaren unspezifischen Symptomen ist daher eine strahlenbedingte Gesundheitsstörung im Rahmen der Differenzialdiagnostik zu berücksichtigen.

Bei einem Strahlenunfall in Lilo, Georgien, wurden die Gesundheitsstörungen über einen langen Zeitraum von 15 Monaten nicht als strahleninduziert erkannt, was hier neben einer verzögerten medizinischen Versorgung auch eine weiter andauernde Strahlenexposition der betroffenen Personen zur Folge hatte (IAEA 2000).

Freigesetzte Radionuklide – Kontamination / Inkorporation

Schmutzige Bombe. Eine bewusste Ausbringung von radioaktiven Substanzen wird durch den Begriff der „Radiological Dispercal Devices (RDD)" beschrieben. Hierzu gehört auch die sog. „schmutzige Bombe" oder „dirty bomb". Bei einer schmutzigen Bombe handelt es sich um einen konventionellen Sprengsatz in Verbindung mit radioaktivem Material, welches durch die Detonation verteilt wird und dann zu einer radioaktiven Kontamination im Umfeld führen wird.

Äußerliche Kontamination. Personen, die sich im Umfeld eines solchen Ereignisses aufhalten, können äußerlich mit dem radioaktiven Material kontaminiert werden. Die äußere Kontamination führt zu einer Strahlenexposition in Abhängigkeit von den vorliegenden Radionukliden, der Strahlenart, der Strahlenqualität sowie der Gesamtmenge der Kontamination. Bei einer entsprechend großflächigen Verteilung des radioaktiven Materials sind jedoch bei Personen, die einer Kontamination ausgesetzt sind, in der Regel keine akuten Gesundheitsschäden durch ionisierende Strahlung zu erwarten.

Wichtig: Ein wichtiger Aspekt ist jedoch das Erkennen bzw. der sichere Ausschluss einer äußeren Kontamination mit radioaktiven Substanzen. Eine Kontamination macht neben einer Dekontamination des Patienten auch besondere Vorkehrungen zur Vermeidung einer Kontamination des medizinischen Personals sowie von medizinischen Einrichtungen und Geräten notwendig.

Dekorporationstherapie. Neben einer äußerlichen Kontamination besteht auch die Gefahr, durch Inhalation oder Ingestion Radionuklide zu inkorporieren. Neben der Strahlenexposition ist hierbei auch immer die Toxizität des jeweiligen Radionuklids zu berücksichtigen. Bei Vorliegen einer Inkorporation von radioaktiven Substanzen ist eine spezifische Dekorporationstherapie durchzuführen. Durch eine frühzeitige und adäquate Dekorporationstherapie lässt sich die absorbierte Strahlendosis erheblich reduzieren. Zur Durchführung einer Dekorporationstherapie mit spezifischen Dekorporationstherapeutika ist die Identifizierung des inkorporierten Radionuklids notwendig. Diese kann mit Hilfe der hochauflösenden Gammaspektrometrie erfolgen. Darüber hinaus kann dann die Gesamtexposition abgeschätzt werden.

Bei einem Strahlenunfall 1987 in Goiânia, Brasilien, stand zum Zeitpunkt der Identifikation der Strahlenquelle die Problematik der Kontamination im Vordergrund. Die Messung von kontaminierten Arealen wurde umgehend eingeleitet sowie 112 000 Personen auf eine äußere Kontamination hin untersucht, wobei 249 Personen als kontaminiert identifiziert wurden. Die kontaminierten Personen konnten darauf hin mit sehr gutem Erfolg äußerlich dekontaminiert werden. Zusätzlich zeigte sich die Problematik einer Inkorporation des Radionuklids Cäsium-137. Bei 46 Patienten wurde dann eine Dekorporationstherapie mit Preussisch Blau (Radiogardase) erfolgreich durchgeführt (Farina et al. 1991). Dieses Beispiel illustriert mögliche Größenordnungen von durchzuführenden Untersuchungen sowie von weiterführenden therapeutischen und organisatorischen Maßnahmen.

Psychologische Reaktionen. Bei einer Freisetzung von radioaktiven Substanzen ist zusätzlich zu den bereits genannten Aspekten stets auch mit psychologischen Reaktionen, wie z.B. einer Massenpanik, zu rechnen. Hierbei können primär nicht betroffene, jedoch ängstliche und verunsicherte Personen unter Umständen die Durchführung erforderlicher Maßnahmen erheblich behindern (Salter 2001).

Unkontrollierte Kettenreaktion

Neutronenstrahlung. Eine unkontrollierte Kettenreaktion ist mit einer hohen Abgabe von Energie in Form ionisierender Strahlung verbunden, hierbei tritt auch Neutronenstrahlung auf. Neutronenstrahlung besitzt eine höhere biologische Wirksamkeit als Gammastrahlung und induziert darüber hinaus Radioaktivität in exponierter Materie. So führte die neutroneninduzierte Radioaktivität z.B. bei einem Strahlenunfall in Tokai-Mura, Japan, zu einer Ortsdosisleistung von bis zu 1,5 µSv/h in unmittelbarer Nähe der Patienten. Hieraus resultierte eine, wenn auch geringe, Strahlenexposition des medizinischen Personals (NIRS 2002).

Nuklearwaffen. Eine unkontrollierte Kettenreaktion tritt ebenfalls bei einem Einsatz von Nuklearwaffen auf. Die Wirkung von Nuklearwaffen ist über das Auftreten von ionisierender Strahlung hinaus gekennzeichnet durch das begleitende Auftreten von Druck-, Sogwirkung und Hitzewelle. Bei betroffenen Patienten ist hierbei mit einer Strahlenexposition in Kombination mit mechanischen und thermischen Traumata zu rechnen. Diese Kombinationsschäden führen im Vergleich zu einer isolierten Betrachtung der Prognose eines reinen Strahlensyndrom sowie möglicher begleitender Traumata zu einer insgesamt deutlich ungünstigeren Prognose (Messerschmidt et al. 1969).

Radioaktiver Fallout. Darüber hinaus besteht durch radioaktiven Fallout die Gefahr einer Kontamination sowie einer Inkorporation von radioaktiven Substanzen. Vertiefende Aspekte zu diesen Punkten sind im Abschnitt über freigesetzte Radionuklide aufgeführt.

Kernaussagen

Medizinisches Strahlenunfallmanagement

Wichtige Problemfelder des Medizinischen Strahlenunfallmanagements sind:
Diagnostik strahleninduzierter Gesundheitsschäden,
Ursachenaufklärung / Identifikation von Strahlenquellen,
Kontamination / Inkorporation,
Therapie von Patienten mit einem akutem Strahlensyndrom.
Eine vorbereitende Planung von diagnostischen, therapeutischen und organisatorischen Maßnahmen muss, um schnell und adäquat reagieren zu können, vor Eintreten eines Strahlenunfalls erfolgen.

Umschlossene Strahlenquellen

Umschlossene Strahlenquellen werden in großem Umfang in der Industrie und im medizinischen Bereich eingesetzt und können u. U. als „vagabundierende" Strahlenquellen überall auftauchen. Oft sind strahlenbedingte Gesundheitsschäden dann der erste Hinweis auf eine Strahlenquelle und müssen daher im Rahmen der Differenzialdiagnostik berücksichtigt werden.

Freigesetzte Radionuklide – Kontamination / Inkorporation

Bei Nachweis einer äußeren Kontamination mit Radionukliden ist eine Dekontamination durchzuführen, eine weitere Kontamination sowie Inkorporation ist zu vermeiden.
Bei einer Inkorporation sind die Radionuklide schnellstmöglich zu identifizieren und abhängig von Dosisabschätzung und Toxizität eine spezifische Dekorporationstherapie einzuleiten.

Unkontrollierte Kettenreaktion

Bei einer unkontrollierten Kettenreaktion (Unfall in kerntechnischen Anlagen, Nuklearwaffen) tritt auch Neutronenstrahlung auf, die eine hohe biologische Wirksamkeit besitzt und in Materie Radioaktivität induziert.
Eine Kombination von Strahlenexposition mit begleitenden Traumata führt zu einer insgesamt deutlich ungünstigeren Prognose.

Literatur

Densow D, Fliedner TM, Arndt D. Übersicht und Kategorisierung von Strahlenunfällen und -katastrophen als Grundlage medizinischer Maßnahmen. In: Der Bundesminister für Umwelt, Naturschutz und Reaktorsicherheit (Hrsg). Medizinische Maßnahmen bei Strahlenunfällen. Stuttgart: Gustav Fischer; 1992; 27:9 – 50.

Dörr HD, Meineke V. Appropriate radiation accident medical management: necessity of extensive preparatory planning. Radiat Environ Biophys 2006; 45: 237 – 244.

Farina R, Brandao-Mello CE, Oliveira AR. Medical aspects of 137Cs decorporation: the Goiania radiological accident. Health Phys 1991; 60: 63 – 66.

Fliedner TM, Dörr HD, Meineke V. Multi-organ involvement as a pathogenetic principle of the radiation syndromes: A study involving 110 case histories documented in SEARCH and classified as the bases of hemopoietic indicators of effect. Br J Radiol Supplement 2005; 27: 1 – 8.

International Atomic Energy Agency. The Radiological Accident in Lilo. Vienna: International Atomic Energy Agency; 2000.

Lubenau JO, Strom DJ. Safety and security of radiation sources in the aftermath of 11 September 2001. Health Phys 2002; 83: 155 – 164.

Messerschmidt O, Langendorff H, Birkenmayer E, Koslowski L. Studies on combination injuries. The life expectancy of mice, who were exposed to skin burns in different time intervals previous and following whole body irradiation. Strahlentherapie 1969; 138: 619 – 626.

National Institute of Radiological Sciences. The report of the criticality accident in a uranium conversion test plant in Tokaimura. Chiba: National Institute of Radiological Sciences (NIRS-M-154); 2002.

Salter CA. Psychological effects of nuclear and radiological warfare. Mil Med 2001; 166: 17 – 18.

Timins JK, Lipoti JA. Radiological terrorism. N J Med 2003; 100: 14 – 21.

Zimmerman PD, Loeb C. Dirty Bombs The Threat Revisited. Center for Technology and National Security Policy, National Defense University. Defense Horizons 2004; 38.

47.2 B-Gefahren

E.-J. Finke, D. Frangoulidis

Roter Faden

Exposition
Eigenschaften
Symptomatik und klinisches Erscheinungsbild
Versorgung und notwendige Schutz- bzw. Gegenmaßnahmen
Diagnostik

Definition: B-Kampfmittel bestehen aus B-Kampfstoff und Einsatzmittel. B-Kampfstoffe sind militärisch oder terroristisch einsetzbare Mikroorganismen (Bakterien, Viren und Pilze) und Toxine (biologischen Ursprungs) die (B-) Gesundheitsstörungen hervorrufen oder zum Tode führen können.

Aus epidemiologischer Sicht sind B-Kampfstoffe in Erreger übertragbarer und nicht übertragbarer Krankheiten sowie Toxine zu unterteilen. Als *Einsatzmittel* für B-Kampfstoffe kommen Raketen, Bomben und Granaten in Frage, die bei ihrer Detonation den B-Kampfstoff freisetzen (z. B. als Aerosol). Als weitere Einsatzmittel sind Luftfahrzeuge (insbesondere Drohnen und Agrarflugzeuge mit Sprühvorrichtungen) sowie Land- und Wasserfahrzeuge mit Aerosolgeneratoren denkbar. Auch Trinkwasserversorgungssysteme, Lebensmittel und Vektoren eignen sich zur Verbreitung bestimmter B-Kampfstoffe.

Exposition

Es ist davon auszugehen, dass einige Regierungen über B-Kampfmittel verfügen. Ebenso können Terroristen und Kriminelle über B-Kampfstoffe verfügen. Eine Exposition gegen B-Kampfstoffe ist daher nicht nur im Rahmen von Kriegen möglich. Die Milzbrandbriefattacken in den Vereinigten Staaten von Amerika im Herbst 2001 haben die Bedrohung durch B-Kampfstoffe auch außerhalb von staatlichen Rüstungsprogrammen eindrucksvoll unter Beweis gestellt (Stichwort: „Bioterrorismus").

Tabelle 47.**1** zeigt eine Auswahl von Krankheitserregern und Toxinen, die als B-Kampfstoffe in Frage kommen, und ihre wichtigsten Eigenschaften.

Eigenschaften

B-Kampfstoffe besitzen vielfältigste Eigenschaften, die sie als Waffe geeignet erscheinen lassen:

- Hohe Wirksamkeit: Wirksamkeit übersteigt diejenige von chemischen Agenzien bis zu einem Gewichtsfaktor von 10^4 (z. B. Botulinumneurotoxine).
- Hohe Verfügbarkeit: Die Erreger sind in vielen Ländern endemisch. Dadurch ist die Herstellung, Stabilisierung und Lagerung mit zivilen Techniken der Nahrungsmittel- und Pharmaindustrie relativ einfach möglich (sog. „dual use equipment").
- Breites Spektrum an Wirkungen:
  - von vorübergehender Handlungsunfähigkeit bis zur tödlichen Wirkung,
  - vom sofortigen Wirkungseintritt (Toxine) bis zu Inkubationszeiten von vielen Tagen (Wochen),
  - vom Zerfall der B-Agenzien nach kurzer Zeit bis zur Wirksamkeit über viele Jahre (Sporen),
  - Mensch-zu-Mensch übertragbare Erreger, die Epidemien verursachen können.
- Infrastruktur bleibt intakt.
- Große psychologische Wirkung: Angst, Terror!
- B-Agenzien sind schwer nachweisbar (Spezialdiagnostik in ausgewählten Laboratorien).
- Durch verschieden lange Inkubationszeiten können der Freisetzungsort- und -zeitpunkt kaum ermittelt werden.
- Eine generelle Vorsorge (mit Impfung/Chemoprophylaxe) ist nur in sehr begrenztem Umfang möglich (teuer!).
- Therapie z. T. schwierig bzw. insuffizient.
- B-Kampfstoffe können *lautlos* und *unsichtbar* verbreitet werden, sind mit menschlichen Sinnen *nicht wahrnehmbar* und derzeit auch *mit Warnsystemen nicht nachweisbar*. Daher würde ein Einsatz von B-Kampfstoffen möglicherweise erst am gehäuften Auftreten ungewöhnlicher Erkrankungen und Todesfälle bemerkt.
- *Mimikry-Potenzial*: d. h. die Fähigkeit zur Nachahmung natürlich vorkommender Krankheiten. Diese Eigenschaft kann im verdeckten Einsatz besonders heimtückisch genutzt werden. Die Unterscheidung *künstlicher* und *natürlicher* Krankheitsursachen kann äußerst schwierig sein, insbesondere, wenn für den B-Kampfstoff Erreger ausgewählt werden, die auch endemisch in einer Region vorkommen.

Ein Beispiel für eine neu aufgetauchte natürliche Krankheit ist der Ausbruch eines bis dahin beim Menschen noch nicht beschriebenen Coronavirus 2002/2003, der Auslöser für die sog. SARS-Epidemie war. Hier herrschte in den ersten Wochen Unklarheit bezüglich natürlicher oder artifiziell ausgelöster Infektionskrankheit.

Symptomatik und klinisches Erscheinungsbild

Unmittelbar nach einem B-Kampfstoffeinsatz ist noch nicht unbedingt mit Krankheitsfällen zu rechnen. Je nach Art und Dosis des Agens und Disposition des Opfers werden *erste, meist untypische, unspezifische Krankheitszeichen* frühestens nach einigen *Stunden bis wenigen Tagen* auftreten.

Hinweis für die Praxis: Ein erster Hinweis auf einen B-Kampfstoffeinsatz kann das zeitgleiche gehäufte Auftreten ungewöhnlicher Erkrankungen und Todesfälle sein.

Die wichtigsten *Leitsymptome und -befunde* sind in Tab. 47.**1** kurz beschrieben.

Tabelle 47.1 Wirkungen ausgewählter B-Agenzien nach aerogener und oraler Aufnahme; klinische und epidemiologische Merkmale

Agens / Krankheit	**Einsatzform (Stabilität)**	**Effektive Dosis / Letalität (unbehandelt)**	**Inkubations- / Latenzzeit**	**Frühsymptome**	**Ansteckungs gefahr / Absonderung Exponierter / Prophylaxe**	**Impfstoff**	**Behandlung / Schutzmaßnahmen im Krankheitsfall**
Variolavirus[2,3,*] / Pocken	Aerosol (Stunden) Kontakt zu Ansteckungsfähigen	<10 Viren 10–50 %	(7) 10–14 (19) Tage	Fieber, Krankheitsgefühl Schüttelfrost, Übelkeit, Erbrechen, Kopf-, Kreuzschmerzen, Exanthem	*sehr hoch:* Quarantäne (19 Tage) Impfung	ja (nicht zugelassen)	S Iso PS Desinf
Ebolavirus[2] / Ebola-Hämorrhagisches Fieber	Aerosol (Stunden) Kontakt zu infektiösen Körperflüssigkeiten	<10 Viren 50–90 %	2–24 Tage	Fieber, Schüttelfrost Schmerzen, Blutungen, Schock	*mäßig:* Quarantäne (21 Tage)	nein	S Iso PS Desinf
Marburgvirus[2,3] / Marburgkrankheit	wie Ebolavirus	<10 Viren 25–70 %	3–12 Tage	wie Ebolafieber	*mäßig:* Quarantäne (21 Tage)	nein	S Iso PS, Desinf
Venezuelan equine encephalitis Virus[2,3] / Venezuelanische Pferdeenzepahlitis (VEE)	Aerosol (Stunden) infizierte Mücken	<10 Viren <1 %	1–5 Tage	Krankheitsgefühl, Fieberschübe, Schüttelfrost, Übelkeit, Erbrechen, rauer Rachen, massiver Kopfschmerz	*gering*	nein	supportiv Standardhygiene
Coxiella burnetii[2,3,*] / Q-Fieber	Aerosol (Stunden)	1–10 Zellen <1 %	3 (12)–21 Tage	Fieber, Kopf- und Muskelschmerz, Mattigkeit, Husten, Atemnot, Brustschmerz	*sehr gering*	nein	D, Ch Standardhygiene Desinf
Yersinia pestis[2,3,*] / Pest (Lungenpest >Pestsepsis> Beulenpest)	Aerosol (Stunden) infizierte Flöhe Kontakt zu Kranken	300 Zellen >95 %	1–4 Tage	Fieber, Schüttelfrost, Krankheitsgefühl, Kopfschmerz, Übelkeit, Delirium, produktiver Husten (blutiges Sputum), Atemnot	*hoch:* Quarantäne (7 Tage) Chemoprophylaxe	nein	T, Ch, Streptomycin, Chloramphenicol Iso PSDes Desinf
Burkholderia mallei[2,3,*] / Rotz	Aerosol (Stunden)	100 Zellen >50 %	10–14 Tage	Fieber, Schüttelfrost, Schweißausbrüche, Muskel-, Brust-, Kopfschmerzen, Exanthem, Nasen-Rachen-Ulcera, Lymphadenopathie, Spleno- / Hepatomegalie	*gering*	nein	D Ceftazidim + Gentamycin Imipenem Standardhygiene Desinf

Tabelle 47.**1** (Fortsetzung)

Agens / Krankheit	**Einsatzform (Stabilität)**	**Effektive Dosis / Letalität (unbehandelt)**	**Inkubations- / Latenzzeit**	**Frühsymptome**	**Ansteckungs gefahr / Absonderung Exponierter / Prophylaxe**	**Impfstoff**	**Behandlung / Schutzmaßnahmen im Krankheitsfall**
Brucella species[2 3] / Brucellose	Aerosol (Stunden) Lebensmittel	10 – 100 Zellen <5 %	5 – 60 Tage	Fieber, Schüttelfrost, Krankheitsgefühl, Kopf-, Muskel-, Gelenkschmerzen, Schweißausbrüche, Brustschmerzen, Husten	*sehr gering*	nein	Doxycyclin und Rifampicin Standardhygiene Desinf
Francisella tularensis[2 3] / Tularämie	Aerosol (Stunden) Lebensmittel Wasser	10 – 100 Zellen >30 % nach Inhalation	(1) 35 (10) Tage	*Inhalation:* Fieber, Kopfschmerz, Krankheitsgefühl, Brustschmerz, Husten, Atemnot *Ingestion:* Fieber, Krankheitsgefühl, rauer Rachen, Ulzera, Lymphadenopathie	*sehr gering*	nein	Tetrazykline, Gentamycin Chinolone Standardhygiene Desinf
Bacillus anthracis[2 3] * / Anthrax (Lungenmilzbrand), Darm-, Hautanthrax, Sepsis	Aerosol (Tage) Lebensmittel	>300 Sporen 40 – 100 %	<1 – 6 (>45) Tage	Fieber, Kopfschmerz, Brustschmerz, Atemnot, Husten, Kollaps	*sehr gering*	in USA und UK	Ch, D, (P), AC Standardhygiene Desinf mit sporoziden Mitteln
Clostridium botulinum Neurotoxine[2 3] * (A-G) – Botulismus	Aerosol Lebensmittel Wasser	<70 ng >50 %	<1 – 3 (8) Tage	Doppeltsehen, Dysarthrie, Dysphagie, Übelkeit, Obstipation, Paralyse	nein	nein	supportiv Beatmung ggf. Antibiotika
Staphylokokken-Enterotoxin B[2 3] / Intoxikation	Aerosol Lebensmittel Wasser	<50 mcg <1 % (20 %)	Stunden – 2 Tage	Übelkeit, Erbrechen, Durchfall, Fieber, Husten	nein	nein	supportiv
Rizin[2 3] * (Ricinus communis-Toxin) / Intoxikation	Aerosol Wasser Lebensmittel	50 mg >30 %	4 – 8 h	Fieber, Husten, Dyspnoe, Lungenödem, Übelkeit, Erbrechen, Durchfall, Schock	nein	nein	supportiv Beatmung

[2] in staatlichen B-Waffenprogrammen als B-Kampfstoff entwickelt, produziert und z. T. munitioniert
[3] biologische Agenzien der Kategorie A und B der Centers for Disease Control and Prevention Atlanta
* schon einmal für militärische, terroristische oder kriminelle Ziele eingesetzt
D = Doxycyclin, P = Penicillin, A / C = Amoxycillin / Clavulansäure, G = Gentamicin, Ch= Chinolone, S = supportiv, Iso = Isolierung: Barrierebehandlung PS = persönliche Schutzausstattung, Desinf = laufende und Schlussdesinfektion

47

Versorgung und notwendige Schutz- bzw. Gegenmaßnahmen

Hinweis für die Praxis: Sofern bekannt ist oder vermutet wird, dass ein B-Kampfstoff eingesetzt wurde, ist beim Betreten kontaminierter Bereiche und beim Umgang mit Exponierten Schutzkleidung mit Atemschutz zu tragen. Bis zum Beweis des Gegenteils ist jeder B-Exponierte als infektiös zu behandeln.

Aufgrund der Vielfalt der in Frage kommenden Erreger und Toxine können Schutzausrüstung und antiepidemische Maßnahmen (z.B. Quarantäne) erst spezifiziert werden, nachdem der Kampfstoff identifiziert ist. Grundsätzlich ist von einer besonderen biologischen Gefährdung auszugehen, da B-Kampfstoffe hochpathogene Erreger bzw. Toxine darstellen.

Einfache Maßnahmen zur Reduktion des Infektions- und Intoxikationsrisikos für Patient und Rettungspersonal sind:

- Anlegen von Schutzmasken oder Mund-Nasen-Schutz, Schutzbrille, -kittel und -handschuhe.
- Aufenthalt in kontaminierter Umgebung so kurz wie möglich gestalten.
- Kontaminierte Kleidung sofort entfernen und exponierte Körperteile behelfsmäßig oder vollständig dekontaminieren.
- Schutz des Patienten vor sekundärer Kontamination bei notfallmedizinischer Versorgung und Transport.
- Dekontamination (Duschen) des Personals und Kleidungswechsel vor Verlassen des kontaminierten Bereichs.
- Sammlung aller kontaminierten Gegenstände und Desinfektion, Sterilisation oder Verbrennung; Desinfektion von kontaminierten Oberflächen.
- Allgemeine persönliche und kollektive Hygienemaßnahmen.

Im Krankenhaus werden diese Maßnahmen unter dem Stichwort „Barrier Nursing" bis zur Identifizierung des B-Kampfstoffs weitergeführt.

Nach Sicherung der Diagnose können diese Maßnahmen z.T. zurückgenommen werden (z.B. Isolierung, wenn keine Mensch-zu-Mensch-Übertragung möglich ist).

In Deutschland steht nur eine begrenzte Anzahl von Krankenhausstationen zur Verfügung, die speziell für die Behandlung von hochkontagiösen Patienten ausgestattet sind. Diese befinden sich in Hamburg, Berlin, Leipzig, Frankfurt und München. Bei einem entsprechenden Einsatz von B-Kampfmitteln, sind diese Kapazitäten sehr schnell überlastet, sodass o.g. Behelfsmaßnahmen zum Tragen kommen (Stichwort: Seuchenalarmplan).

Wichtig: Das therapeutische Vorgehen muss im Einzelfall mit den Gesundheitsbehörden und nationalen und internationalen Einrichtungen abgestimmt werden, die Erfahrungen mit den jeweiligen Erregern und Toxinen besitzen. Die nationalen und internationalen Rechtsvorschriften und Richtlinien zur Verhütung und Bekämpfung übertragbarer Krankheiten sind zu beachten. Das Robert-Koch-Institut (Nordufer 20, 13353 Berlin) ist zu konsultieren. Weitere Beratung und Hilfeleistungen können durch medizinische B-Schutz- und ABC-Abwehrexperten der Bundeswehr nach Anfrage über das BMVg erfolgen.

Diagnostik

Zur Sicherung der *ätiologischen Diagnose* und *Verifikation* eines mutmaßlichen biologischen Angriffes sowie zur *Testung der Antibiotikaempfindlichkeit* bakterieller Kampfstoffe sollen umgehend geeignete Untersuchungsmaterialien aus der Umwelt und vom Patienten (Sputum, Blut, Sekrete, Stuhl, Erbrochenes oder Abstriche) gewonnen werden.

Die spezielle mikrobiologische Diagnostik zum Nachweis von B-Kampfstoffen erfolgt in Speziallaboratorien (Adressen erhältlich über: Robert-Koch-Institut, Nordufer 20, 13353 Berlin).

Kernaussagen

Exposition

Die Verfügbarkeit von B-Kampfmitteln in staatlichen oder auch nichtstaatlichen Strukturen (z.B. Terroristen, Kriminelle) kann prinzipiell nicht ausgeschlossen werden.

Somit besteht grundsätzlich neben der möglichen Exposition in militärischen Konflikten auch ein Risiko für die Zivilbevölkerung außerhalb von Konflikten (Stichwort: „Bioterrorismus").

Eigenschaften

Hohe Wirksamkeit.

Hohe Verfügbarkeit.

Breites Wirkspektrum.

Schwieriger Nachweis.

Zum Teil ungenügende Prophylaxe und Therapiemöglichkeiten.

„Mimikry-Potenzial" – schwierige Unterscheidung zwischen künstlicher und natürlicher Krankheitsursache.

Große psychologische Wirkung.

Symptomatik und klinisches Erscheinungsbild

Die Wirkung von B-Kampfstoffen kann je nach Kampfstoff und Dosis innerhalb von Stunden bis Tagen einsetzen. Von der B-Kontamination eines Patienten können erhebliche Gefahren für unzureichend geschützte Helfer ausgehen.

Sehr breites, häufig unspezifisches klinisches Erscheinungsbild.

Ein erster Hinweis auf einen B-Kampfstoffeinsatz kann das zeitgleiche gehäufte Auftreten ungewöhnlicher Erkrankungen und Todesfälle sein.

Versorgung und notwendige Schutz- bzw. Gegenmaßnahmen

B-Kampfstoff-Exponierte und Kontaktpersonen zu Erkrankten sind als äußerlich kontaminiert und bis zur Identifizierung des Agens als potenziell ansteckungsverdächtig zu betrachten.

Die Dekontamination soll so früh wie möglich erfolgen und bei stationärer Aufnahme des Patienten abgeschlossen werden.

B-Kampfstoff-Exponierte und Kontaktpersonen sollten bis zur Identifizierung des ursächlichen B-Kampfstoffes eine postexpositionelle Prophylaxe (Breitbandantibiotika, Schutzimpfung) erhalten und beobachtet werden.

Krankheitsverdächtige gelten bis zum Nachweis des Gegenteils als ansteckungsfähig und sind zu isolieren. Alle Maßnahmen am Patienten haben unter voller persönlicher Schutzausstattung und der Transport möglichst in speziell dafür ausgestatteten Rettungswagen zu erfolgen. Rettungswagen sind anschließend gründlich zu desinfizieren.

Die chirurgische Versorgung von B-Exponierten mit begleitenden Verletzungen ist innerhalb der Inkubationszeit abzuschließen und nach Möglichkeit eine postexpositionelle Chemo-/Immunprophylaxe durchzuführen.

Diagnostik

Proben für die Identifizierung des B-Kampfstoffes sind so früh wie möglich zu entnehmen und nach Vorankündigung an dafür ausgewiesene Untersuchungseinrichtungen gekühlt per Kurier zuzustellen.

Literatur

Centers for Disease Control and Prevention (Atlanta): www.bt.cdc.gov.

Fock R, Koch U, Finke EJ, Niedrig M, Wirtz A, Peters M et al. Schutz vor lebensbedrohenden importierten Infektionskrankheiten: Strukturelle Erfordernisse bei der Behandlung und anti-epidemische Massnahmen. Bundesgesundheitsbl Gesundheitsforsch Gesundheitsschutz 2000; 42: 891 – 899.

Franz D et al. Medical Management of Biological Casualties. US Army Medical Research Institute of Infectious Diseases. Maryland, Fort Detrick: Frederick; 1996.

Hagen R, Finke EJ, Sohns T. Diagnose und Therapie von Gesundheitsschäden durch biologische Waffen im Rettungsdienst. Notfallvorsorge 2001; 3: 22 – 26.

Meier J, White J. Handbook of Clinical Toxicology of Animal Venoms and Poisons. Boca Raton: CRC Press; 1995.

Nixdorff K. Gefährdungen durch biologische Agenzien. S + F Vierteljahresschrift für Sicherheit und Frieden 1997; 4: 233 – 240.

Robert-Koch-Institut (Hrsg). Nationale Referenzzentren und Konsiliarlaboratorien. Verzeichnis der Laboratorien und Leistungsübersicht. Berlin: Robert-Koch-Institut; 1999. Robert-Koch-Institut, Nordufer 20, 13353 Berlin. www.rki.de.

United States Army Institute of Infectious Diseases: www.usamriid.army.mil/education/bluebook.html.

World Health Organization: www.who.int/health-topics/bioterrorism/en/.

47.3 C-Gefahren

H. M. Thiermann, L. Szinicz, N. Aurbek

Roter Faden

Definition: Chemische Kampfstoffe sind toxische Chemikalien, die in geringer Dosis bei Mensch und Tier eine vorrübergehende Handlungsunfähigkeit, Dauerschäden oder den Tod verursachen können und zum Zweck der Kriegsführung synthetisiert, bevorratet und eingesetzt werden.

Am 29. April 1997 trat mit der Chemiewaffenkonvention (CWC) die internationale Vereinbarung zum Verbot chemischer Waffen und deren vollständige Abrüstung in Kraft. Nur 8 Staaten haben das Abkommen bis heute nicht unterzeichnet. Die Kontrolle des Abkommens unterliegt der Organisation zum Verbot chemischer Waffen (OVCW).

Mit den Sarin-Anschlägen der Aum-Shinrikyo-Sekte in Matsumoto 1994 und Tokio 1995 wurde deutlich, dass auch nicht staatlich organisierte Gruppen in der Lage sind, C-Kampfmittel einzusetzen.

Spezielle Schutzmaßnahmen

Nach Anwendung chemischer Kampfstoffe ist mit einem Massenanfall von kontaminierten Betroffenen und Patienten mit Vergiftungssymptomen evtl. in Kombination mit konventionellen Verletzungen zu rechnen. Die Erfahrungen von Japan zeigen, dass kontaminierte Betroffene selbständig medizinische Einrichtungen aufsuchen. Sie stellen eine mögliche Kontaminations- und Vergiftungsquelle für Rettungspersonal und medizinische Einrichtungen dar.

Schutz von *Hilfspersonal*:
- geeignete Schutzkleidung,
- ABC-Schutzmaske mit Aktivkohle- und Aerosolfilter,
- verbesserter Schutz durch schweres Atemschutzgerät.

Retten aus dem *kontaminierten Bereich*:
- Vermeidung einer sekundären Kontamination,
- Transport von Patienten in ausreichend belüfteten Fahrzeugen,
- medizinische Versorgung erst nach Deko (Ausnahme: zeitkritische Verabreichung lebenswichtiger Antidote unter Erhalt des Schutzzustands, z. B.: Autoinjektoren bei Nervenkampfstoffintoxikation).

Dekontamination (Deko):
- Errichtung einer Einheit zur schnellstmöglichen Deko von Exponierten und Vergifteten mit dem Ziel der schnellen Beendigung der Exposition und dem Entfernen von Kampfstoffresten.
- Entfernen der potenziell kontaminierten Kleidung exponierter Personen.
- Deko der:
  - Haut, Schleimhäute und Wunden mit wässrigen Lösungen, ggf. in Kombination mit Seife, die jedoch im Überschuss verwendet werden müssen. Zu geringe Wassermengen auf der Haut könnten die Resorption, insbesondere von Hautkampfstoffen, fördern. Sobald das Dekomittel RSDL (in den USA zugelassen) in Deutschland verfügbar ist, sollte es verwendet werden.
  - Körperhöhlen durch Spülung mit isotoner Kochsalzlösung.
  - Augen mit isotoner, steriler 2 – 5 %iger Natriumbikarbonatlösung, notfalls mit Wasser.
- Enzymatische Dekomittel zur Haut- und Flächendeko werden zur Zeit entwickelt, um die Effektivität der Deko deutlich zu erhöhen.

Schutz *medizinischer Einrichtungen*:
- Deko vor der medizinischen Einrichtung,
- Dekopflicht für alle Helfer und Patienten vor Einschleusung.

Dauer der *Schutzmaßnahmen*:
- Aufgrund variabler Persistenz chemischer Kampfstoffe (Tab. 47.**2**) bis nach erfolgreicher Deko.

Nervenkampfstoffe

Definition: Nervenkampfstoffe (NK) sind lipophile, bei Raumtemperatur flüssige Substanzen hoher Toxizität (Tab. 47.**3**), die der Gruppe der phosphororganischen Verbindungen (OP) zuzuordnen sind. Sie werden als Flüssigkeit, Aerosol oder Dampf über die Schleimhäute (besonders Aerosole, Dampf) oder die Haut (besonders Flüssigkeiten) resorbiert und verteilen sich dann schnell im gesamten Körper.

Wirkmechanismus

Unter Verlust einer sog. Abgangsgruppe binden NK kovalent an das aktive Zentrum von Serinesterasen und bewirken dadurch ihre Hemmung. Die akute Vergiftungssymptomatik wird durch die Hemmung der Acetylcholinesterase (AChE) hervorgerufen. Dadurch kommt es zur Akkumulation von Acetylcholin (ACh) in den Synapsen des cholinergen Systems mit Überstimulation muskarinischer sowie nikotinischer ACh-Rezeptoren und Überfunktion bzw. Funktionsverlust nachgeschalteter Organe. An der quergestreiften Skelettmuskulatur folgt der initialen Überfunktion die Lähmung. Die durch Nervenkampfstoff verursachte Hemmung der AChE kann unter biologischen Bedingungen spontan nicht behoben werden. Eine Beseiti-

Tabelle 47.**2** Verweildauer von einigen chemischen Kampfstoffen im Gelände bei verschiedenen Umgebungsbedingungen

Umgebungsbedingungen	Kampfstoff				
	Sarin	Tabun	Soman	VX	S-Lost
▸ Sommer ▸ Sonnig, geringer Wind ▸ Etwa 15 °C	0,25–4 h	1–4 Tage	2,5–5 Tage	3–21 Tage	2–7 Tage
▸ Frühjahr, Herbst ▸ Windig, regnerisch ▸ Etwa 10 °C	0,5–1 h	0,5–6 h	3–36 h	1–12 h	0,5–2 Tage
▸ Winter ▸ Kaum Wind, schneebedeckter Boden ▸ Etwa –10 °C	1–2 Tage	1–14 Tage	1–6 Wochen	1–16 Wochen	2–8 Wochen

Tabelle 47.**3** Angaben zur humanen Toxizität militärisch relevanter NK

Name	Symbol (*)	LD_{50} perkutan [mg/kg]	LCt_{50} inhalativ [mg min/m^3]
Tabun	GA	14–21	200–400
Sarin	GB	24	100
Soman	GD	15	70
VX	VX	0,04	36

(*) Abkürzung des US-Amerikanischen Verteidigungsministeriums

Tabelle 47.**4** Symptomatik bei Intoxikation durch NK

Wirkort	R (*)	Symptomatik
Auge	M	Miosis, Akkomodationsstörung, Tränenfluss, Nachtblindheit, Kopfschmerzen
Nasenrachenraum	M	Rhinorrhö, Speichelfluss
Bronchialsystem	M	Bronchorrhö, Bronchokonstriktion
Magendarmtrakt	M	Übelkeit, Erbrechen, Druckgefühl, Krämpfe, Durchfall, unwillkürliche Stuhlentleerung
Haut	M	Schweißausbruch
Urogenitalsystem	M	Harndrang, unwillkürliche Entleerung
Herzkreislauf	M	Bradykardie, Kreislaufversagen
Quergestreifte Muskulatur	N	Muskelzuckungen, Faszikulationen, Krämpfe, schnelle Ermüdbarkeit, Muskelschwäche, neuromuskulärer Block mit Atemversagen
Sympathische Ganglien	N	Tachykardie, Blutdruckanstieg
ZNS ▸ Atmung ▸ Verhalten ▸ Aktivität	 ▸ M ▸ M + N ▸ M + N#	 ▸ Abnahme der Atemfrequenz und -tiefe, zentrale Atemlähmung ▸ emotionale Labilität, Konzentrationsschwäche, Schlaflosigkeit, Alpträume, Unruhe, Ängstlichkeit, Verwirrung ▸ Schwäche, Tremor, Ataxie, epileptoforme Krämpfe

(*) R = Rezeptor; M = muskarinisch, N = nikotonisch; (#) und andere

gung der Hemmung kann aber durch Oxime erreicht werden. Unglücklicherweise kann sich aber von dem OP-AChE-Komplex eine zweite funktionelle Gruppe abspalten (Alterung). Gealterte OP-AChE-Komplexe können auch durch Oxime nicht mehr reaktiviert werden.

Die mit der Hemmung der Neuropathy Target Esterase (NTE) in Zusammenhang gebrachte „organophosphate induced delayed neuropathy" (OPIDN) scheint bei Vergiftungen mit NK eher von untergeordneter Bedeutung zu sein.

Vergiftungssymptome

Die Inhalation einer flüchtigen Substanz (z. B. Sarin) ruft in kurzer Zeit eine ausgeprägte Vergiftungssymptomatik hervor, während Symptome nach Aufnahme einer sesshaften Substanz (z. B. VX) über die Haut verzögert eintreten, aber länger andauern.

Die vielfältigen Vergiftungssymptome sind in Tab. 47.**4** zusammengefasst. Der Tod tritt meist durch Atemversagen (*lokal*: Bronchokonstriktion, Bronchorrhö; *zentral*: Läh-

Tabelle 47.**5** AChE-Status

Parameter	Bestimmung	Interpretation
AChE-Aktivität	photometrische Messung (Bezug auf Hämoglobingehalt)	Nachweis einer Hemmung der AChE durch NK, Reaktivierung
Reaktivierbarkeit	AChE-Aktivität von Patienten-Erys nach Inkubation mit 100 µM Obidoxim für 30 min	Bestimmung der maximal möglichen Reaktivierung im Patienten durch Oxime, Alterung
Restgiftbestimmung	AChE-Aktivität von Test-Erys nach Inkubation mit Patienten-Plasma	schnell bestimmbarer unspezifischer Nachweis der Anwesenheit von Gift (hemmender Aktivität) im Patientenplasma

mung des Atemzentrums; *peripher muskulär*: Lähmung der Atemmuskulatur) ein.

Klinische Chemie

Aufgrund ihrer Strukturgleichheit geht man davon aus, dass sich die AChE der Erythrozyten (Ery) als Surrogatparameter für die Hemmung, Reaktiverung und Alterung synaptischer AChE eignet. Allerdings erholt sich die gehemmte Ery-AChE allein durch Neusynthese der Erys (1% pro Tag) und zeigt daher nach vollständiger Alterung die Regeneration synaptischer, insbesondere der Muskel-AChE (ca. 1 Woche) verzögert an. Durch Bestimmung des **AChE-Status** (Tab 47.**5**) können therapeutisch relevante Vorgänge analysiert werden.

Die Butyrylcholinesterase (BChE) ist durch ihre große, interindividuelle Streubreite und die Strukturungleichheit sowie funktionelle Unterschiede zur AChE als klinisch chemischer Parameter weniger geeignet. Aufgrund ihrer schnellen Regeneration (1 – 3 Wochen) kann ihr Anstieg jedoch die Abwesenheit von hemmendem Gift anzeigen.

Therapie

Atropin. Atropin wird als kompetitiver Antagonist von ACh zur symptomatischen Therapie der muskarinischen Überstimulation (Tab. 47.**4**) eingesetzt. Es ist zu beachten, dass häufig die ersten Symptome einer dampfförmigen Exposition ungeschützter Opfer lokale Wirkungen an den Augen verursachen. Hier ist eine lokale Behandlung mit Atropin ausreichend. Nur bei systemischen parasympathischen Symptomen ist die systemische Verabreichung von Atropin angezeigt. Die initiale Dosis von 2 mg Atropin i. v. wird in diesen Fällen durch Verdoppeln (ca. alle 5 min) bis zum Erreichen einer zufriedenstellenden Wirkung auftitriert. Eine Dauerinfusion (etwa 1 mg / h) dient dem Erhalt der Atropinisierung. Die Therapiekontrolle erfolgt durch Beurteilung der klinischen Symptomatik (Kontrolle der Hypersekretion, Temperatur, Kreislaufparameter). Eine Überdosierung von Atropin ist mit unerwünschten Wirkungen verbunden und sollte vermieden werden.

Oxime. Oxime sind Reaktivatoren der gehemmten AChE. Die zugelassenen Wirkstoffe Obidoxim (Toxogonin, in Deutschland und einigen europäischen Ländern) und Pralidoxim (im angloamerikanischen Bereich) können die durch NK gehemmte AChE (Ausnahme Soman) reaktivieren. Die Reaktivierbarkeit der gehemmten AChE durch Oxime wird durch die schnelle Alterung des Enzym-Gift-Komplexes (Alterungshalbwertszeit Soman: etwa 1 – 2 min, Sarin: 3 h) limitiert. Deshalb müssen Oxime so früh wie möglich (Autoinjektoren) verabreicht werden. Im Plasma vorhandenes Restgift kann zur Reinhibition reaktivierter AChE führen. Eine suffiziente Reaktiverung ist erst möglich, wenn die Giftkonzentration unter einen kritischen Wert gefallen ist. Insbesondere bei inhalativen OP-Vergiftungen sollte dieser Konzentrationsabfall innerhalb kurzer Zeit (Minuten bis Stunden) erreicht sein. Bei perkutanen Vergiftungen (VX) kann eine längerdauernde Oximgabe erforderlich sein (Alterungshalbwertszeit VX >40 h). Als Standardmedikation werden nach initialem Bolus (250 mg Obidoxim) i. v. als Erhaltungsdosis 750 mg Obidoxim / 24 h i. v. eingesetzt. Mit Hilfe des AChE-Status (Tab. 47.**5**) können Therapieerfolg, Therapiedauer und eine mögliche Ursache eines Therapieversagens bestimmt werden.

GABA-Agonisten. Die frühzeitige Gabe von GABA-Agonisten dient der Neuroprotektion. Die initiale Dosis von 10 mg Diazepam kann bei Auftreten zerebraler Krämpfe bis zu einer kumulativen Dosis von 40 mg und mehr gesteigert werden.

Intensivmedizinische Versorgung. Bei schwerer Vergiftungssymptomatik wird eine intensivmedizinische Versorgung (häufig die künstliche Beatmung) notwendig.

Hautkampfstoffe

Definition: Zu den Hautkampfstoffen werden Schwefellost und Stickstoffanaloge (Alkylanzien), Lewisit (organischen Arsenverbindung, L) und Phosgenoxim gezählt. Da Lewisit und Phosgenoxim Substanzen von geringem militärischem Interesse sind, wird in den weiteren Ausführungen auf ihre Darstellung verzichtet.

Der militärische Nutzen von Schwefellost (Dichlordiethylsulfid, Senfgas, Yperit, HD) wurde erstmals durch die deutschen Chemiker Lommel und Steinkopf beschrieben. Sein Stickstoffanalog (HN-3) ruft eine dem Schwefellost sehr ähnliche Symptomatik hervor.

Loste sind lipophile Substanzen, die als Dampf oder Flüssigkeit über die Haut innerhalb von Minuten aufgenommen werden (Tab. 47.**6**). Daher ist eine schnelle Deko betroffener Hautareale erforderlich.

Wirkmechanismus

Infolge einer intramolekularen Zyklisierung der Chlorethylseitenketten des Lost-Moleküls kommt es zur Abspaltung von Chlorid. Die dadurch entstehenden Kationen alkylieren DNA, RNA, Proteine und Enzyme. Weiterhin

Tabelle 47.6 Angaben zur humanen Toxizität militärisch relevanter Hautkampfstoffe (geschätzte Werte)

Name	Symbol (*)	LD_{50} perkutan [mg / kg]	LCt_{50} inhalativ [mg min / m^3]
S-Lost	HD	40–60	1500
N-Loste	HN-1 HN-2 HN-3	▸ – ▸ 15 ▸ 15	▸ – ▸ 1500 ▸ 0,02 mg / l (20 min)
Lewisite	L	38–54	1200–1500

(*) Abkürzung des US-Amerikanischen Verteidigungsministeriums. Die Datenlage zu Phosgenoxim ist spärlich.

reagieren sie mit Wasser zu Thioglycol. Die bevorzugte Bindung der Kationen an Guanin in der DNA verursacht Quervernetzungen zwischen den Nukleinsäuren oder den Nukleinsäuren und anderen Nukleophilen. Zellen mit einer hohen Proliferationsrate, in der Haut die basalen Keratinozyten, sind von einem Zellschaden durch Loste besonders betroffen. Weitere Reaktionen von Lost mit Zellbestandteilen führen zur verzögerten Heilung der verursachten Hautschäden.

Vergiftungssymptome

Loste sind sehr reaktive Verbindungen mit ausgeprägter lokal schädigender Wirkung, hoher systemischer Toxizität sowie Mutagenität und Kanzerogenität. Der Erstkontakt mit Lost-Dämpfen oder flüssigem Lost ist meist schmerzlos, es wird lediglich der charakteristische Geruch der Verunreinigungen (Knoblauch, Senf, Fisch) wahrgenommen. Symptome treten nach Stunden bis Tagen auf, weswegen zunächst eine Kontamination von exponierten Personen nicht bemerkt oder ernstgenommen wird. Die Symptomatik nach Lost-Exposition ist vielfältig (Tab. 47.7).

Klinische Chemie

Der Nachweis von Lost im Urin (instabil, nur für begrenzte Zeit), mit Gluthation oder Zystein konjugierte Metabolite in Plasma und Urin und Thioglykol im Urin (bis zu 2 Wochen nach Exposition) ist in speziellen Laboratorien möglich.

Nach postexpositioneller Leukozytose sind Veränderungen klinisch chemischer Parameter abhängig von der Art und Schwere der Intoxikation der Patienten zu finden.

Therapie

Die lokale Behandlung von Hautschäden entspricht grundsätzlich der Lokaltherapie von Verbrennungen. Die Schäden werden feucht und antiseptisch versorgt.

Bei Augenschäden können regelmäßige Spülungen und sterile Vaseline Verklebungen der Augenlider und Mydriatika enthaltende Augentropfen Synechien verhindern. Topische Antibiotika und Kortikosteroide können notwendig sein.

Bei Beteiligung des Atemtraktes sollten Antitussiva verabreicht und die eingeatmete Luft befeuchtet werden. Bei Pseudomembranbildung ist eine regelmäßige bronchiale Lavage, bei rezidivierendem Laryngospasmus die Anlage eines Tracheostomas indiziert. Bei Infektionen sollte die

Tabelle 47.7 Akute Vergiftungssymptomatik und Spätschäden nach Lost-Exposition

Wirkort	Akute Vergiftunssymptomatik	Hk.*	Spätschäden
Haut	Erythem, Juckreiz, subepidermale Blasenbildung (gelbliches, giftfreies Sekret), großflächige Epidermolyse, erhöhte Empfindlichkeit Schweiß- und talgdrüsenreicher Areale (Axillae, Skrotum, Analregion), späte Blasenbildung über mehrere Wochen nach Exposition, verzögerte Heilung mit Hyper- und Depigmentationen	44 %	abnorme Pigmentierung
Auge	Fremdkörpergefühl, Tränensekretion, Photophobie, Blepharospasmus, Konjunktivitis, Korneatrübung / -geschwüre mit meist reversiblem Verlust der Sehfähigkeit	36 %	chronische Konjunktivitis, Keratitis, Erblindung (selten)
Atemtrakt	Irritation der Nasen- und Rachenschleimhaut mit verstärktem Ausfluss und Verlust des Geruchs- und Geschmacksinns, schmerzhafter Reizhusten, Pharyngitis, Laryngitis, Aphonie, Schluckbeschwerden, Tracheobronchitis mit Pseudomembranbildung, Schleimhautschwellungen mit Ulzerationen und Nekrosen	78 %	chronische Bronchitis, Bronchialstenosen, asthmoide Bronchitis, Lungenfibrose, *Induktion von Bronchialkarzinomen*
Systemisch	Kopfschmerzen, Übelkeit, Erbrechen, epigastrische Schmerzen, Niedergeschlagenheit, Depression, Schädigung von Gastrointestinaltrakt und Knochenmark mit allgemeinem Krankheitsgefühl, Fieber, Diarrhö, Kachexie, Knochenmarkdepression mit progressiver Leukopenie (ab dem 3. Tag), Krampfneigung	45 %	neurotische Störungen, Persönlichkeitsveränderungen

* Häufigkeit von Spätschäden bei ca. 100 000 während des I. Golfkriegs gegenüber Lost exponierten Patienten

Gabe von Antibiotika gezielt nach Identifikation des Keims erfolgen.

Bei systemischer Intoxikation sind die Patienten wie onkologische Patienten zu behandeln, die unter den Folgen einer Radio- oder Chemotherapie leiden.

Kernaussagen

Spezielle Schutzmaßnahmen

Kontaminierte Betroffene und Vergiftete stellen eine Kontaminations- und Vergiftungsquelle für das Rettungspersonal und die medizinische Einrichtung dar.
Durch Rettung Exponierter und Vergifteter aus dem kontaminierten Bereich und Deko, wird die Exposition gegenüber C-Kampfstoffen so schnell wie möglich beendet.

Nervenkampfstoffe

NK bewirken über die Hemmung der AChE schnell eine cholinerge Krise.
Atopin und Oxime (z. B. Obidoxim) müssen so früh wie möglich verabreicht und bei persistierender Vergiftung weitergegeben werden. Unter ärztlicher Aufsicht ist die Behandlung durch Antikonvulsiva (z. B. Diazepam) und symptomatische Maßnamen (z. B. künstliche Beatmung) zu ergänzen.

Hautkampfstoffe

Hautkampfstoffe bewirken die Alkylierung von DNA, RNA, Proteinen und Enzymen. Die Vergiftungserscheinungen werden erst nach einer Latenzzeit sichtbar.
Die Therapie ist symptomatisch. Mit Spätschäden im Bereich des Respirationstraktes, der Augen und der Haut ist zu rechnen.

Literatur

Dacre JC, Goldman M. Toxicology and pharmacology of the chemical warfare agent sulfur mustard. Pharmacol Rev 1996; 48(2): 289 – 326.

Holstege CP, Dobmeier SG. Nerve Agent Toxicity and Treatment. Curr Treat Options Neurol 2005; 7(2): 91 – 98.

Kehe K, Szinicz L. Medical aspects of sulphur mustard poisoning. Toxicology 2005; 214(3): 198 – 209.

Krivoy A, Rotman E, Layish I, Goldberg A, Horvitz A, Yehezkelli Y. Medical management in the chemical terrorism scene. Harefuah 2005; 144(4): 266 – 271, 302.

Okumura T, Hisaoka T, Yamada A, Naito T, Isonuma H, Okumura S et al. The Tokyo subway sarin attack-lessons learned. Toxicol Appl Pharmacol 2005; 207(2 Suppl): 471 – 476.

Szinicz L. Chemische Kampfstoffe. In: Marquart H, Schäfer SG (Hrsg). Lehrbuch der Toxikologie. Mannheim: BI Wissenschaftsverlag; 1994.

Thiermann H, Mast U, Klimmek R, Eyer P, Hibler A, Pfab R et al. Cholinesterase status, pharmacokinetics and laboratory findings during obidoxime therapy in organophosphate poisoned patients. Hum Exp Toxicol 1997; 16(8): 473 – 480.

Worek F, Backer M, Thiermann H, Szinicz L, Mast U, Klimmek R, Eyer P. Reappraisal of indications and limitations of oxime therapy in organophosphate poisoning. Hum Exp Toxicol 1997; 16(8): 466 – 472.

48

Crew Resource Management

48 Crew Resource Management

W. Ummenhofer, M. Zürcher

Roter Faden

Organisationsversagen
CRM – Crew Resource Management
Kommunikation
Teamarbeit
Crew Resource Training

Ein Patient in einer akuten lebensbedrohlichen Extremsituation ist wohl eine der größten Herausforderungen für jeden Arzt. Bedauerlicherweise wird die initiale Behandlung dieser Patienten häufig den jüngsten Mitgliedern unseres Berufsstandes mit der geringsten klinischen Erfahrung überlassen. Insofern beginnt „Crew Resource Management" (CRM) mit einer sinnvollen Strukturierung des leistungserbringenden Notfallsystems: Der Notarztdienst ist eigentlich kein geeignetes Terrain für die Ausbildung; die notwendige Ausbildung muss stufenweise, gestützt auf ein klares Curriculum, in der „geschützten Werkstätte" der Klinik unter unmittelbarer Supervision erworben werden können. Im Anschluss daran bietet das präklinische Umfeld allerdings eine Chance, das klinisch erworbene Wissen und vorhandene „skills" in einer neuen und dynamischen Umgebung einzusetzen. Gleichzeitig können dabei Erfahrungen gesammelt werden, die dem reinen Kliniker in dieser Form vorenthalten bleiben.

Warum soll sich gerade Rettungsdienstpersonal mit dem Thema CRM beschäftigen? In der Notfallmedizin arbeiten kleine und damit an und für sich gut strukturierbare Teams unter schwierigen äußeren Bedingungen. Die Teamzusammensetzung wechselt zudem häufig, es bestehen Zeit-, Erwartungs- und Erfolgsdruck und Patienten sowie das Rettungsteam sind mit Extremsituationen konfrontiert. Es lohnt sich, bei einer derartigen Konstellation ungünstiger Faktoren in die „Homöostase" des Behandlungsteams zu investieren, um bei dem schmalen therapeutischen Fenster möglichst alle Faktoren zugunsten des Patienten beeinflussen zu können.

Organisationsversagen

Kernprobleme. Die Kernprobleme unserer medizinischen Organisationsformen sind nicht rettungsdienstspezifisch. Sie finden sich gleichermaßen auf Notfall- und Intensivstationen, im Operationssaal, auf stationären Krankenhausabteilungen und in Arztpraxen. Sie sind gekennzeichnet durch:

- eine hohe Fehlerrate,
- hohe Variation in Behandlung und Outcome,
- Unsicherheit in ethischer Kompetenz,
- hierarchische Konflikte,
- ständig wechselnde Teamzusammensetzung,
- Personalmangel,
- Kommunikationsprobleme innerhalb des Teams,
- Kommunikationsprobleme zwischen Teammitgliedern und Patienten bzw. deren Angehörigen,
- Schnittstellenprobleme.

Europäische Versorgungssysteme. Kontinentaleuropa und die angelsächsischen Länder haben während der vergangenen Jahrzehnte unterschiedliche Ansätze für die notfallmedizinische Versorgung ihrer Bevölkerung gewählt. Erstaunlicherweise ist in jenen Systemen, die eine anerkannte und strukturierte Facharztausbildung zum „Emergency Physician" entwickelt haben, die präklinische Versorgung von Notfallpatienten nichtärztlichen Berufsgruppen übertragen worden. Auf der anderen Seite weisen die Systeme in Kontinentaleuropa Strukturdefizite in der klinischen Fortsetzung der notärztlich begonnenen Versorgungskette auf.

Wichtig: Die Interdisziplinarität europäischer Versorgungssysteme bietet einerseits die Chance hoher selektiver Kompetenz, offenbart aber andererseits auch schonungslos die jeweiligen „Teilleistungsschwächen" der beteiligten Disziplinen, die im Einzelfall zu einer fragmentierten und wenig ganzheitlichen Patientenversorgung führen können: Die im Reanimationsraum tätigen Personen unterscheiden sich erheblich in ihren Einstellungen zu und Wahrnehmungen von eigentlich gemeinsam durchgeführten Aktivitäten, je nachdem, welcher Fachdisziplin sie angehören (Ummenhofer et al. 2001).

Sicherheitssysteme. Nur punktuell liegen die Versorgungsdefizite im rein fachlichen Kompetenzbereich der beteiligten Individuen. Zertifizierte Weiterbildungsprogramme im Sinn einer „continuous medical education" konzentrieren sich auf die Vermittlung neuer wissenschaftlicher Erkenntnisse und vernachlässigen die Entwicklung sog. „non-technical skills". Gaba und Mitarbeiter haben früh auf den Stellenwert von „interpersonal human factors" hingewiesen (Gaba et al. 1987), Helmreich und Schaefer haben Erfahrungen aus der Luftfahrt für komplexe medizinische Systeme wie einen Operationssaal weiterentwickelt (Helmreich u. Schaefer 1994) und ein Sicherheitsmodell für die Notfallmedizin angedacht (Schaefer et al. 1994). Eine breite Öffentlichkeit ist allerdings erst kurz vor der Jahrtausendwende durch den Bericht des amerikanischen Institutes of Medicine (Kohn et al. 1999) dafür sensibilisiert worden, dass solche Sicherheitssysteme nicht nur in Risikoindustrien, sondern auch in der Medizin eingeführt werden müssen. Erste zaghafte Erfolge zeichnen sich seither ab (Leape u. Berwick 2005).

CRM – Crew Resource Management

Interaktion im Team. Um die Systemsicherheit zu erhöhen, müssen sich Organisationen und Strukturen, aber auch die beteiligten Personen verändern und weiterentwickeln. Notwendige Verhaltensänderungen von Individuen und eine Sensibilisierung für das Vorhandensein von Gruppenprozessen lassen sich am besten in der realen Welt der praktischen Arbeit anstoßen; die Interaktion im Team ist dabei ein zentrales Element von „safety culture" (Rall et al. 2002): Um funktionierende Mikrosysteme aufzubauen, muss das System und dürfen nicht nur die Individuen trainiert werden.

CRM-Programme. CRM-Programme (Helmreich u. Fushee 1993) konzentrieren sich sowohl auf Inputfaktoren (z.B. vorbestehende Meinungen und Einstellungen von Teammitgliedern) als auch auf dynamische Prozessfaktoren (z.B. Teambildung, Kommunikation, Leadership und Entscheidungsstrategien). David Gaba und seine Mitarbeiter haben als erste CRM als „crisis resource management" aus dem Cockpit der Luftfahrt in den medizinischen Anwendungsbereich des Patientensimulators überführt (Howard et al. 1992).

CRM-Key-Points. Die CRM-Key-Points (Rall u. Gaba 2005) haben sich auch im medizinischen Biotop etablieren können (Tab. 48.**1**):

- Das Wissen um seine personellen und technischen Ressourcen ist entscheidend. Wen kann ich wann (nachts, am Wochenende?), wo und wie erreichen, was habe ich an Material wo zur Verfügung und wie funktioniert es?
- Vorausdenken hilft, den Überraschungseffekt (meist unangenehm) zu reduzieren.
- In einer kritischen Situation ist personelle Unterstützung notwendig. Ein Hilfeersuchen ist kein Ausdruck mangelnden Selbstvertrauens, sondern von Souveränität. Einsame Helden sind oft tapfer, aber scheitern meistens. Wenn Hilfe hinzugezogen wird, beachten, dass Unterstützung auch über ein Zeitfenster verfügt. Deshalb Signale früh genug aussenden.
- Jedes Team braucht einen Leiter. Das ist nicht jemand, der alles weiß und alles kann, sondern jemand, der plant und koordiniert und effizient kommuniziert. Für den Teamerfolg sind alle Teammitglieder verantwortlich.
- Idealerweise hält der Teamleiter eine gewisse Distanz zum unmittelbaren Geschehen und verteilt Aufgaben und Arbeitspensum. Ein effizientes Team zeichnet sich dadurch aus, dass Rollen definiert sind und die Aufgabenverteilung im Wesentlichen abgesprochen ist. Das Fehlen von Leadership oder expliziter Aufgabenverteilung führt auch in einem kleinen Team (z.B. Reanimationsteam) zu einer schlechten Performance (Marsch et al. 2004).
- Ressourcen sind Chancen. Sie sind da, um genutzt zu werden. Man bekommt keinen Preis, wenn man es sich unnötig schwer macht.
- Kommunikation ist das Schlüsselelement von Teamarbeit. Diese Aussage hört sich einfach an; effiziente Kommunikation ist aber ein sehr komplexer Prozess.
- Informationsbeschaffung ist essenziell. In einem 2. Schritt muss die vorhandene Information aber auch noch gefiltert werden: Was ist für die konkrete Situation wichtig, was fehlt mir noch?
- Fixierungsfehler sind eine der häufigsten Ursachen fataler Verläufe. In einem frühen Stadium setzt eine mentale Festlegung auf eine Ursache oder Diagnose oder ein spezifisches Verfahren ein. Die weiteren Prozesse sind dann relativ konsistent auf diesen Irrtum bezogen und induzieren damit erst die letztlich verhängnisvolle Eigendynamik. Alternativmöglichkeiten werden dabei gar nicht mehr geprüft. Wichtig ist, immer wieder an diese Gefahr zu denken und Techniken zu kennen, die eine Re-Evaluation der Situation mit offenen Augen ermöglichen.
- Gelegentlich werden bei Routineprüfungen Dinge gecheckt, die nicht in Ordnung oder sogar nicht vorhanden sind. Deswegen sind Double-Checks so wertvoll: entweder durch eine 2. Person oder mit einer 2. Methode (korreliert z.B. der Pulsoxymeteralarm mit dem EKG?).
- „Der Zweck heiligt die Mittel": Hilfsmittel sind immer erlaubt. Wenn man verfügbare Informationsquellen in nützlicher Frist zum Absichern eines Medikamentes oder einer Dosierung nützen kann: do it!
- Das Kochbuch der Notfallmedizin hat die Überschrift „Evaluation und Re-Evaluation". Notfallsituationen sind dynamisch und haben ein extremes Veränderungspotenzial. Was jetzt oder vor einer Minute noch richtig war, kann in einer weiteren Minute völlig falsch sein.
- Dream-Teams werden nicht geboren, sie entwickeln sich. Damit alle Teammitglieder ihre Stärken zum Tragen bringen können, müssen auch ihre Schwächen erkannt und respektiert werden.
- Aufmerksamkeit und Konzentration können nur schwer verteilt werden. Zu viele Details können für die effiziente Leitung eines Teamablaufs hinderlich sein. Allerdings kann auch der Teamleiter sich vorübergehend einem speziellen Aspekt widmen, sofern ein anderes Mitglied in dieser Phase den Überblick behält.
- Prioritäten dürfen im Verlauf neu gesetzt werden. Ein gutes Team trägt Kehrtwendungen dann mit, wenn sie dem wechselnden Zustand des Patienten Rechnung tragen.

Tabelle 48.**1** CRM-Key-Points (nach Rall u. Gaba 2005)

► Kenne Deine Umgebung
► Versuche, vorauszudenken und zu planen
► Ziehe früh Unterstützung hinzu
► Trainiere unterschiedliche Teamrollen (Leitung und Unterstützung)
► Verteile das Aufgabenpensum
► Mobilisiere alle verfügbaren Ressourcen
► Betreibe wirkungsvolle Kommunikation
► Nutze jegliche verfügbare Information
► Vermeide Fixierungsfehler; falls eingetreten, versuche, mit ihnen umzugehen
► Arbeite mit Rückkopplung: Cross (double) Check
► Benütze Erinnerungshilfen
► Re-evaluiere Situationen wiederholt
► Nutze die Vorteile guter Teamarbeit
► Konzentriere Deine Aufmerksamkeit umsichtig
► Passe Deine Prioritäten der Dynamik der Situation an

Teamtraining. CRM versucht, alle verfügbaren Ressourcen, insbesondere eben die menschlichen Ressourcen, zugunsten einer höheren Patientensicherheit nutzbar zu machen. Dabei werden Individuen nicht idealisiert; um kritische Ereignisse zu reduzieren, muss ein Bewusstsein über die Entstehungsgeschichte fehlerhafter Prozesse und die Beschränktheit menschlicher Kommunikation geschaffen werden. Wegweisend war die Einsicht, dass effizientes Teamverhalten nur durch erfolgreiches Training erworben wird. Ein solches Teamtraining darf sich nicht auf einzelne Ausbildungsabschnitte beschränken, sondern muss ein integraler Bestandteil der gesamten beruflichen Karriereentwicklung sein.

Wichtig: Grundvoraussetzung eines funktionierenden Teams ist eine funktionierende Kommunikation.

Kommunikation

Fatale Fehleinschätzungen oder Fehlentscheidungen sind fast immer mit gestörten Kommunikationsprozessen assoziiert (Davies 2005). Funktionierende Kommunikation wird v. a. behindert durch:

- hierarchische Barrieren,
- interindividuelle Konflikte,
- unterentwickeltes Verantwortungsgefühl,
- Fehleinschätzung von Situationen und Personen.

Neben diesen vorwiegend organisatorischen, aber auch individuellen Barrieren, die analysiert und reduziert werden müssen, um funktionierende Kommunikation überhaupt erst zu ermöglichen, gibt es glücklicherweise einfache strukturelle Hilfsmittel und Techniken, die Kommunikation effizienter machen:

- Checklisten für standardisierte Situationen,
- Arbeiten mit Algorithmen,
- Briefing / Debriefing als fester Bestandteil von Teamaktivitäten,
- „closed loop communication" für alle situativ oder emotional angespannten Interaktionen: Das „Senden" eines Signals wird als nicht angekommen bewertet, so lange es vom Empfänger nicht mit einer adäquaten Reaktion „quittiert" wird (Tab. 48.**2**) (Rall et al. 2005).

Teamarbeit

Teamleistung. Teamleistung setzt sich aus den kognitiven Kompetenzen und den „skills" der Mitglieder, aber auch aus ihrem spezifischen Verhalten zusammen. Nach der Formel

P = K × S × B
(K = knowledge, P = performance, S = skills, B = behaviour)

setzt eine optimale Teamperformance neben adäquatem Wissen und ausgezeichneten Skills eben auch ein souveränes Verhalten voraus (1 × 1 × 1 = 1). Betragen Skills und Verhalten nur 50% eines Optimums, ergibt sich bereits eine erhebliche Verschlechterung des Gesamtergebnisses (1 × 0,5 × 0,5 = 0,25).

Wichtig: Fatal wird das Resultat beim völligen Fehlen eines der Faktoren: Ein katastrophales Verhaltensmuster produziert einen Totalausfall der Teamleistung selbst bei einer gleichzeitig vorhandenen hundertprozentigen Sachkompetenz (1 × 1 × 0 = 0).

Tabelle 48.**2** Kommunikation „close the loop" (nach Rall u. Gaba 2005)

► Gemeint heißt nicht gesagt
► Gesagt heißt nicht gehört
► Gehört heißt nicht verstanden
► Verstanden heißt nicht ausgeführt

Neben der Verhaltensebene der Mitglieder und der hohen Wertigkeit effizienter Kommunikation braucht Teamarbeit folgende zusätzliche Komponenten:

- gemeinsames Situationsbewusstsein,
- Koordination und Führung („Leadership"),
- Problemlösungsverhalten,
- gemeinsame Entscheidungsfindungsprozesse,
- Konfliktlösungsverhalten.

Faktoren erfolgreicher Teamarbeit. In der psychologischen Literatur werden Teamkonzepte als soziale Systeme beschrieben, deren Struktur größen- und zeitabhängig ist. Ein Team gewinnt an innerer Konsistenz, wenn es im Verlauf der Zeit über eine gemeinsame Geschichte geteilter Erfahrungen oder erlebter Ereignisse verfügt. Erfolgreiche Zusammenarbeit im Team wird dabei v. a. von vier Faktoren mitbestimmt (West 1990):

- gemeinsame Vision,
- Beteiligungssicherheit: ein Gefühl, dass das Team für seine Mitglieder keine Bedrohung ausstrahlt und deren persönliches Engagement belohnt,
- Unterstützung von innovativem, auf Veränderung abzielendem Verhalten,
- inneres Klima, das nach „Exzellenz" strebt.

Crew Resource Training

Nichttechnische Verhaltensmerkmale. Im Umfeld des schottischen Anästhesiesimulationszentrums ist ein „behavioural marker system" entwickelt worden, das auf verschiedenen Ebenen eine strukturierte Beobachtung und damit auch eine systematische Entwicklung von „non-technical skills" (anaesthetists' non-technical skills, ANTS) ermöglichen soll (Fletcher et al. 2003). Wie für „technical skills" gilt auch für die nichttechnischen Verhaltensmerkmale, dass sie standardisiert und kategorisiert werden müssen, um erfolgreich für Trainingszwecke einsetzbar zu werden. Sollen sie darüber hinaus zu einem späteren Zeitpunkt auch in Selektionsprozessen nutzbar sein, müssen sie objektiven Evaluationsverfahren standhalten können. Das ANTS-System unterscheidet 4 Kategorien von wichtigen Verhaltensmerkmalen und verknüpft sie mit beobachtbaren Elementen (Tab. 48.**3**).

Wechselnde Teamzusammensetzung. Gerade im Bereich der Notfallmedizin kann man nicht mit einer konstanten Teamzusammensetzung rechnen. Insofern bleibt der teambegünstigende Effekt von gemeinsamen positiven Erfahrungen bei der Bewältigung komplexer Aufgaben auf Ausnahmen beschränkt. Immer wieder wird man auf Mitarbeiter, die man nicht kennt, und Situationen, die man so noch nie erlebt hat, treffen. Um unter solchen Bedingungen nach innen wie auch nach außen dennoch als Team zu funktionieren, ist ein hohes Maß an Uniformität auf der Skills- wie auch auf der Verhaltensebene eine Voraussetzung. Vorhersehbarkeit von Reaktionen und Verlässlichkeit in der Abfolge von Tätigkeiten ermöglicht allen Teammitgliedern strukturiertes und zielorientiertes Arbeiten auch mit weniger gut bekannten Funktionsträgern. Die eingangs erwähnten Unterschiede in der Einstellung zu und der Wahrnehmung von interdisziplinären Reanimationsraumaktivtäten konnten überwunden werden, wenn die Teammitglieder in einem Advanced-Trauma-Life-Support-Kurs die Vorteile uniformer Abläufe kennen gelernt haben (Gross et al. 2005).

Tabelle 48.3 ANTS-System (nach Fletcher et al. 2003)

Kategorien	Elemente
Task Management	▸ Planung und Vorbereitung ▸ Setzen von Prioritäten ▸ Berücksichtigen und Einhalten von Standards ▸ Erkennen und Nutzbarmachen von Ressourcen
Team Working	▸ Koordination eigener Aktivitäten mit denen der Teammitglieder ▸ Austausch von Informationen ▸ Autorität und Selbstvertrauen ▸ Einschätzen der Fähigkeiten und Möglichkeiten ▸ Unterstützung anderer Teammitglieder
Situation Awareness	▸ gezieltes Einholen notwendiger Informationen ▸ Erkennen von und Verständnis für eine spezielle Situation ▸ Vorausschau auf mögliche Entwicklungsperspektiven
Decision Making	▸ Erkennen vorhandener Optionen ▸ Risikoabwägung und Auswahl von Optionen ▸ Re-Evaluation

Sicherheitsstrategien. In der Luftfahrt und anderen Risikoindustrien sind heute weltweit Sicherheitsstrategien akzeptiert und standardisiert, die neben allen anderen Bereichen explizit auch Personaltraining und Kompetenzevaluation enthalten. Medizinische Teams sind gerade in Notfallsituationen aber den gleichen Faktoren wie Entscheidungsfindung unter Stress und feindlichen Umgebungsbedingungen, divergierenden und gleichzeitig einwirkenden Umgebungssignalen, Zeitdruck und Gruppenkonflikten ausgesetzt. Alles spricht dafür, dass auch sie von einem Systemwechsel profitieren würden: Die Balance zwischen Eigenverantwortung des Individuums und Verantwortung des organisierenden Systems muss in der Richtung der organisatorischen Strukturen verschoben werden, die mehr als bisher dafür leisten müssen, dass sich auch in der Medizin Fehlerkultur zu Sicherheitskultur entwickeln kann. CRM ist ein wichtiges Element auf diesem Weg.

Kernaussagen

Organisationsversagen

Fehler sind selten (nur) „menschliches Versagen", sondern Systemfehler.

Effiziente Kommunikation kann Unsicherheit, hierarchische Barrieren, häufig wechselnde Teamzusammensetzung und Schnittstellenprobleme entschärfen.

Uniformität in Abläufen von Standardsituationen schafft Struktur und Sicherheit.

CRM – Crew Resource Management

Systemsicherheit setzt Systementwicklung voraus.

Ein System entwickelt sich nur, wenn seine Organisation, Struktur und die beteiligten Individuen für Veränderungen offen sind und Teaminteraktionen unterstützen.

Kommunikation

In Extremsituationen braucht es nicht irgendeine Kommunikation, sondern effiziente und funktionierende Kommunikation.

Bewährt haben sich hierfür Checklisten, Algorithmen, Briefing und Debriefing sowie die sog. „closed loop communication".

Teamarbeit

Performance = Knowledge × Skills × Behaviour.

Crew Resource Training

Unsere Aus- und Weiterbildungsstrategien sind zu sehr auf Wissensvermittlung und die Skills-Ebene fixiert.

Literatur

Davies JM. Team communication in the operating room. Acta Anaesthesiol Scand 2005; 49(7): 898 – 901.

Fletcher G, Flin R, McGeorge P, Glavin R, Maran N, Patey R. Anaesthetists' Non-Technical Skills (ANTS): evaluation of a behavioural marker system. Br J Anaesth 2003; 90(5): 580 – 588.

Gaba DM, Maxwell M, DeAnda A. Anesthetic mishaps: breaking the chain of accident evolution. Anesthesiol 1987; 66(5): 670 – 676.

Gross T, Amsler F, Ummenhofer W, Zuercher M, Jacob AL, Messmer P et al. Multiple-trauma management: standardized evaluation of the subjective experience of involved team members. Eur J Anaesthesiol 2005; 22(10): 754 – 761.

Helmreich RL, Foushee HC. Why crew resource management? The history and status of human factors training programs in aviation. In: Wiener E, Kanki B, Helmreich RL (ed). Cockpit resource management. New York: Academic Press; 1993.

Helmreich RL, Schaefer HG. Team Performance in the Operating Room. In: Bogner MS (ed). Human error in Medicine. Hillsdale, NJ: Lawrence Erlbaum Associates; 1994: 225 – 253.

Howard SK, Gaba DM, Fish KJ, Yang G, Sarnquist FH. Anesthesia crisis resource management training: teaching anesthesiologists to handle critical incidents. Aviat Space Environ Med 1992; 63(9): 763 – 770.

Leape LL, Berwick DM. Five years after To Err Is Human: what have we learned? JAMA 2005; 293(19): 2384 – 2390.

Marsch SC, Muller C, Marquardt K, Conrad G, Tschan F, Hunziker PR. Human factors affect the quality of cardiopulmonary resuscitation in simulated cardiac arrests. Resuscitation 2004; 60(1): 51 – 56.

Rall M, Schaedle B, Zieger J, Naef W, Weinlich M. [Innovative training for enhancing patient safety. Safety culture and integrated concepts]. Unfallchirurg 2002; 105(11): 1033 – 1042.

Rall M, Gaba DM. Human Performance and Patient Safety. In: Miller R (ed). Miller's Anesthesia. Philadelphia: Elsevier Churchill Livingstone; 2005: 3021 – 3072.

Schaefer HG, Helmreich RL, Scheidegger D. Human factors and safety in emergency medicine. Resuscitation 1994; 28(3): 221 – 225.

Ummenhofer W, Amsler F, Sutter PM, Martina B, Martin J, Scheidegger D. Team performance in the emergency room: assessment of inter-disciplinary attitudes. Resuscitation 2001; 49(1): 39 – 46.

West MA. The social psychology of innovation in groups. In: West MA, Farr JL (ed). Innovation and creativity at work: psychological and organizational strategies. Chichester: Wiley; 1990: 101 – 122.

Sachverzeichnis

Fett gedruckte Seitenzahlen verweisen auf Hauptfundstelle

A

B

C

D

H

L

Q

R

S

T

U

V

W